T0218723

HANDBUCH
DER UROLOGIE

BEARBEITET VON

R. BACHRACH-WIEN · V. BLUM-WIEN · H. BOEMINGHAUS-HALLE A.S. · H. BRÜTT-HAMBURG
TH. COLM-KÖNIGSBERG I. PR. · F. COLMERS-MÜNCHEN · H. FLÖRCKEN-FRANKFURT A. M.
P. FRANGENHEIM-KÖLN A. RH. · R. FREISE-BERLIN · H. GEBELE-MÜNCHEN · G. GOTTSTEIN-
BRESLAU · G. B. GRUBER-INNSBRUCK · TH. HEYNEMANN-HAMBURG · H. HOLTHUSEN-HAM-
BURG · R. HOTTINGER-ZÜRICH · P. JANSSEN-DÜSSELDORF · W. ISRAEL-BERLIN · E. JOSEPH-
BERLIN · P. JUNGMANN-BERLIN · W. LATZKO-WIEN · A. LEWIN-BERLIN · A. v. LICHTENBERG-
BERLIN · TH. MESSERSCHMIDT-HANNOVER · E. MEYER-KÖNIGSBERG I. PR. · FR. NECKER-WIEN
F. OEHLECKER-HAMBURG · R. PASCHKIS-WIEN · E. PFISTER†-DRESDEN · ED. PFLAUMER-
ERLANGEN · H. G. PLESCHNER-WIEN · C. POSNER-BERLIN · A. RENNER-ALTONA · O. RINGLEB-
BERLIN · E. ROEDELIUS-HAMBURG · P. ROSENSTEIN-BERLIN · H. RUBRITIUS-WIEN
O. RUMPEL-BERLIN · C. R. SCHLAYER-BERLIN · P. SCHNEIDER-DARMSTADT · O. SCHWARZ-
WIEN · TH. SCHWARZWALD-WIEN · R. SEYDERHELM-GÖTTINGEN · R. SIEBECK-BONN
F. SUTER-BASEL · F. VOELCKER-HALLE A.S. · H. WALTHARD-BERN · E. WEHNER-KÖLN A. RH.
H. WILDBOLZ-BERN

HERAUSGEGEBEN VON

A. v. LICHTENBERG · F. VOELCKER
BERLIN
HALLE A. S.
H. WILDBOLZ
BERN

VIERTER BAND
SPEZIELLE UROLOGIE II

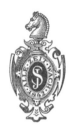

Springer-Verlag Berlin Heidelberg GmbH

1927

SPEZIELLE UROLOGIE

ZWEITER TEIL

TUBERKULOSE · AKTINOMYKOSE · SYPHILIS
STEINKRANKHEITEN · HYDRONEPHROSE
WANDERNIERE · NIERENGESCHWÜLSTE
STOFFWECHSELSTÖRUNGEN · TROPEN-
KRANKHEITEN

BEARBEITET VON

R. BACHRACH · H. BOEMINGHAUS · H. FLÖRCKEN
G. GOTTSTEIN · R. HOTTINGER · W. ISRAEL · E. PFISTER†
A. RENNER · P. ROSENSTEIN · O. RUMPEL · F. VOELCKER
H. WALTHARD · H. WILDBOLZ

MIT 371 ZUM TEIL FARBIGEN
ABBILDUNGEN

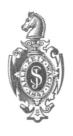

Springer-Verlag Berlin Heidelberg GmbH

1927

ISBN 978-3-540-01053-1   ISBN 978-3-642-50204-0 (eBook)
DOI 10.1007/978-3-642-50204-0

Inhaltsverzeichnis.

Inhaltsverzeichnis. **IX**

Die Tuberkulose der Harnorgane.

Von

HANS WILDBOLZ-Bern.

Mit 30 Abbildungen.

Einleitung.

Alle Harnorgane, Nieren und Ureteren sowohl, wie Blase und Harnröhre erkranken häufig an Tuberkulose. Aber nicht jedes von ihnen zeigt die gleiche Neigung, als erstes der tuberkulösen Infektion zu erliegen. Darin steht die Niere allen anderen Harnorganen weit voran. Aber ob dieses oder jenes der Harnorgane zuerst tuberkulös erkrankt, es bleibt nicht lange das einzig erkrankte. Es breitet sich die Tuberkulose in der Regel ziemlich rasch auf mehrere der Harnorgane aus, weil alle unter sich durch den Harnstrom und auch durch die zahlreichen, von einem zum anderen führenden Lymphbahnen verbunden sind.

Es kommt dehalb nur selten das Krankheitsbild der Tuberkulose eines einzelnen Harnorgans, z. B. das Bild einer reinen Nieren- oder einer bloßen Blasentuberkulose zur Beobachtung. Sobald die Harntuberkulose klinisch in Erscheinung tritt, hat sie fast immer schon mehrere der Harnorgane in Mitleidenschaft gezogen. Deshalb würden, wollte man das Krankheitsbild der Tuberkulose jedes einzelnen der Harnorgane für sich getrennt beschreiben, häufige Wiederholungen nicht zu vermeiden sein. Es ist deshalb besser die Tuberkulose der Harnorgane als ein gemeinsames Krankheitsbild darzustellen. Dabei muß allerdings die Nierentuberkulose in den Vordergrund gerückt werden. Denn sie ist fast immer der Ausgangspunkt des Harnleidens und sie ist durch ihren Verlauf entscheidend für die Entwicklung der Tuberkulose in den übrigen Harnorganen.

Wo auch immer die Tuberkulose in den Harnorganen beginnt, ob in den Nieren oder in den unteren Harnwegen, *fast nie* ist die *Harntuberkulose ein primäres tuberkulöses Leiden* des Körpers. Beinahe ausnahmslos gingen der Tuberkulose der Harnorgane andere tuberkulöse Erkrankungen des Körpers voraus. Bei bloß klinischer Untersuchung erscheint allerdings die Harntuberkulose nicht so gar selten als primäres Leiden, scheinen neben den Harnorganen alle anderen Organe des Körpers frei von Tuberkulose. Aber immerhin sind doch meist neben der Tuberkulose der Harnorgane auch Tuberkuloseherde in den Lungen oder in den Lymphdrüsen bemerkbar. Und gar bei der anatomischen Untersuchung des Körpers lassen sich neben den Tuberkuloseherden der Harnorgane fast ausnahmslos anderweitige tuberkulöse Krankheitserscheinungen des Organismus nachweisen. Nur bei wenigen Sektionen erschien die Harntuberkulose als ein primäres, tuberkulöses Leiden; doch auch bei diesen

1

ganz vereinzelten Beobachtungen bleibt ein Zweifel fortbestehen, ob nicht bei der Autopsie der wirklich primäre Tuberkuloseherd des Körpers übersehen worden sei.

Die Möglichkeit einer primären Infektion der Harnorgane ist immerhin nicht ganz zu leugnen. Es können ja von außen Tuberkelbacillen in die Harnröhre eingeschleppt werden und eine primäre Urethraltuberkulose erzeugen (z. B. beim Katheterismus, bei Beschneidung usw.). Es können aber auch durch die Schleimhäute der Atmungs- oder Verdauungsorgane Tuberkelbacillen in die Blutbahnen des Körpers eindringen und zu den Nieren gelangen, ohne an ihrer Eintrittstelle eine tuberkulöse Erkrankung zu hinterlassen. So mögen in der Niere sich Tuberkel bilden, ohne daß vordem irgendwo anders im Organismus tuberkulöse Gewebsveränderungen entstanden waren. Eine solche protopathische Nierentuberkulose gehört aber sicher zu den allergrößten Seltenheiten. Es muß in der Praxis immer damit gerechnet werden, daß der Tuberkulose der Harn- organe, auch wenn sie klinisch als primäres Leiden erscheint, ziemlich sicher eine andere, unserem Nachweise entgangene tuberkulöse Erkrankung des Körpers vorausgegangen war.

Die Erforschung der Pathogenese der Harntuberkulose hat erwiesen, daß die Tuberkulose innerhalb der Harnorgane ihren ersten Sitz fast immer in einer Niere hat. Einer Besprechung der Tuberkulose der Harnorgane muß deshalb die pathologische Anatomie der Nierentuberkulose vorangestellt werden.

A. Pathologische Anatomie der Nierentuberkulose.

Die Tuberkelbacillen rufen in den Nieren recht verschiedenartige anatomische Veränderungen hervor. Sie bewirken das eine Mal in kurzem über das ganze Organ zerstreute Entzündungsherde mit miliaren Tuberkeln, das andere Mal eine nur langsam sich ausbreitende, lange auf einzelne, mehr oder weniger eng begrenzte Bezirke beschränkte tuberkulöse Entzündung mit Verkäsung und kavernösem Zerfall der Gewebe; seltener erzeugen sie Entzündungsprozesse, denen die für die Tuberkulose typische Tuberkelbildung völlig fehlt oder, bei denen sie doch neben scheinbar banalen Entzündungserscheinungen stark zurücksteht.

Unter diesen anatomisch so verschiedenen Formen der Nierentuberkulose lassen sich drei Hauptgruppen unterscheiden:

I. Die akute oder subakute Miliartuberkulose der Niere, bei der, über beide Nieren zerstreut, zahlreiche feine Tuberkel fast gleichzeitig ausgesät werden. Bei ihr erfolgt der Tod des Kranken so rasch, daß in den Nieren ein Zerfall des Gewebes und Höhlenbildung ausbleibt.

II. Die chronische Nierentuberkulose, die viel langsamer als die Miliartuber- kulose verläuft, erst zur Bildung einzelner kleiner, dann allmählich zur Entwicklung zahlreicher, zum Teil recht großer Käseherde führt und mit dem kavernösen Zerfalle oder weitgehender Schrumpfung mehr oder weniger großer Teile des Nierengewebes endet.

Als Übergangsformen dieser käsig-kavernösen, chronischen Nierentuber- kulose zu der tuberkulösen Nephritis sind a) die disseminierte Knotenform der Nierentuberkulose und b) die fibröse oder indurative Nierentuberkulose auf- zufassen. Bei der ersten bleibt die Kavernenbildung aus, oft sogar auch die Verkäsung der Tuberkel. Bei der fibrösen oder indurativen Nierentuberkulose bilden sich nur noch wenige Tuberkel und äußert sich die Infektion der Niere vorwiegend in banalen Entzündungserscheinungen mit reichlicher Bindegewebs- neubildung.

III. Die tuberkulöse Nephritis. Bei dieser entsteht gar keine Tuberkelbildung, sondern unter dem Einfluß der Tuberkelbacillen nur eine parenchymatöse Degeneration und interstitielle Infiltration, die nie zu Verkäsung und Höhlenbildung, sondern nur zu Sklerose und Schrumpfung führt.

Wenn auch den Chirurgen fast ausschließlich die chronische Nierentuberkulose mit ihren Unterformen beschäftigt, so ist doch auch für ihn die Kenntnis der anderen anatomischen Formen der Nierentuberkulose von Belang. Denn nur durch den Überblick über alle anatomischen Formen der Nierentuberkulose öffnet sich ihm das richtige Verständnis für das wechselnde klinische Bild der chronischen Nierentuberkulose. Es muß deshalb hier neben der Schilderung der Anatomie der chronischen Nierentuberkulose auch das anatomische Bild der Miliartuberkulose und der tuberkulösen Nephritis wenigstens in groben Umrissen gezeichnet werden.

I. Die Miliartuberkulose der Niere.

Die *akute, miliare Tuberkulose* der Nieren ist entweder die Teilerscheinung einer allgemeinen, über den ganzen Körper ausgebreiteten Miliartuberkulose, oder sie entwickelt sich im Anschlusse an die chronische Tuberkulose eines einzelnen Organs als lokale, miliare Metastase, so z. B. im Anschluß an eine letal endende Tuberkulose der Lungen. Sie ist dabei oft von miliaren Tuberkeln in Leber und Milz begleitet. Nie beschränkt sich die Miliartuberkulose auf die eine Niere, stets ergreift sie beide Nieren, wenn auch oft in ungleichem Grade. Die Aussaat der Tuberkel erfolgt vorzugsweise in der Rinde. Oft finden sich auf der Nierenoberfläche, auf ihr gleichmäßig zerstreut, mehr oder weniger dichtstehende kleine, grauweiße, etwas verwaschene Flecken und weiße oder gelbe, leicht vorgewölbte, scharf begrenzte Knötchen. Nur selten bleiben die miliaren Herde auf das Ausbreitungsgebiet einer einzelnen Arterie begrenzt. Dagegen bilden sich hin und wieder an einer oder mehreren Stellen der Rinde keilförmige, anämisch-hämorrhagische Herde, welche einem Infarkte ähnlich sind.

Die miliaren Knötchen sind meist in den peripheren Partien der Rinde am dichtesten gelagert und werden nach dem Mark zu spärlicher. Hie und da sind sie im Verlaufe einer Interlobulararterie perlschnurartig aneinander gereiht. Die Markschicht wird von dem tuberkulösen Prozesse nicht ganz verschont, aber immerhin ist in ihr die Zahl der Tuberkel meist viel geringer als in der Rinde. Nur ganz ausnahmsweise ist, im Widerspruche zur Regel, das Mark stärker von der Tuberkulose betroffen als die Rinde.

Voll ausgebildete Marktuberkel liegen sowohl in der Grenzschicht, wie auch nahe den Kelchen oder in den Pyramiden, sogar in den Papillenspitzen. Sie sind nicht immer rund, wie die Rindentuberkel, sondern oft länglich, seltener strichförmig (MEYER). Sie mahnen in ihrem Aussehen an die Markherde der Frühstadien einer chronischen Nierentuberkulose.

Histologisch zeigen die Miliartuberkel der Niere meistens zentrale Nekrose, daneben Riesenzellen, epitheloide Zellen und einen peripheren Lymphocytensaum. Seltener ist das Bild des reinen Epitheloidzellentuberkels vorhanden, dies namentlich bei den miliaren Metastasen einer Lungenphthise.

Mehr noch als die makroskopische, läßt die mikroskopische Betrachtung eine nahe Beziehung der einzelnen Miliartuberkel zu den Blutgefäßen erkennen. In der Mitte der Tuberkel sind sehr oft Glomeruli zu sehen, in denen sich ab und zu Tuberkelbacillen nachweisen lassen. An anderen Stellen sitzen die Tuberkel rings um kleine Gefäße mit tuberkulöser Wandung. Auch eigentliche Gefäßwandtuberkel wurden häufig gefunden, meistens allerdings nur in Venen, seltener in Arterien. Die Arterientuberkel können durch Gefäßverschluß zu

Infarkten führen, in deren Gebiet die Bacillen vor der völligen Unterbrechung des Blutstromes aus dem wandständigen Tuberkuloseherd ausgesät werden (ORTH).

Wie die primäre Infektion der Niere, so scheint bei der Miliartuberkulose auch die Verschleppung der Keime innerhalb des Organs auf dem Blutwege zu erfolgen. Es besteht aber nach den Untersuchungen von MEYER kein Zweifel mehr, daß immerhin bei der Ausbreitung der Miliartuberkulose innerhalb der Nieren auch dem Harnstrome eine erhebliche Bedeutung zukommt. Die Bacillen scheinen durch den infizierten Glomerulus, bevor dieser total zerstört wird, in die Harnkanälchen ausgeschieden zu werden, dort sich zu vermehren und ohne fortlaufende Erkrankung der Kanalwand durch den Urin markwärts befördert zu werden. Dabei bleiben einzelne Bacillen in den geraden Kanälchen stecken und bilden Tuberkel (*Ausscheidungstuberkulose von* ORTH). Ob auch der Lymphstrom bei der Ausbreitung der Miliartuberkulose in den Nieren mitspielt, ist noch fraglich. Jedenfalls könnte seine Rolle bei dem akuten Verlaufe des Leidens nur gering sein.

Die krankhaften Veränderungen des Nierengewebes beschränken sich überall nur auf die unmittelbare Umgebung jedes einzelnen Tuberkels. Weiter abseits vom Tuberkel fehlen sie; das Gewebe zeigt dort ein normales Verhalten.

Im Nierenbecken entstehen sehr bald nach der Infektion der Niere zahlreiche miliare Tuberkel.

II. Die chronische Nierentuberkulose.

Die chronische Nierentuberkulose bietet ein ganz anderes anatomisches Bild als die Miliartuberkulose der Niere. Während diese wohl zu einer dichten Durchsetzung des Nierengewebes mit Tuberkeln, ihres raschen tödlichen Verlaufes wegen aber nie zu weitgehender Zerstörung des Nierengewebes durch Verkäsung und Kavernenbildung oder durch Schrumpfung führt, nimmt die chronische Nierentuberkulose einen langsamen Verlauf, der sich auf Jahre oder sogar Jahrzehnte erstrecken kann. Während dieser Zeit können sich alle Stadien des tuberkulösen Prozesses entwickeln, von der Bildung des Tuberkels, ohne zentrale Nekrose bis zur ausgedehnten Verkäsung und zum kavernösen Zerfall oder zur hochgradigen fibrösen Schrumpfung des Gewebes. Da der tuberkulöse Prozeß in der chronisch tuberkulös erkrankten Niere nicht überall gleichzeitig beginnt, auch nicht überall gleich rasch fortschreitet, so finden sich oft die verschiedensten Stadien der tuberkulösen Entzündung in einer chronisch tuberkulösen Niere nebeneinander. Da zudem die Entzündung bald mehr im Mark, bald mehr nur in den Papillen oder im Nierenstiel auftritt, das eine Mal die Nierenrinde stark mitergreift, das andere Mal sie fast unversehrt läßt, den Harnstrom in den Harnkanälchen bald erheblich staut, bald wenig hemmt, so entstehen bei der chronischen Nierentuberkulose recht mannigfaltige anatomische Bilder. Eine übersichtliche Gruppierung der vielgestaltigen Formen der chronischen Nierentuberkulose erweist sich als sehr schwer, da fast in jeder chronisch-tuberkulösen Niere Übergänge von der einen zu der anderen Form des tuberkulösen Krankheitsprozesses, von einem Gruppenmerkmal zum anderen auftreten. TUFFIER schlug vor zu unterscheiden:

1. Die Pyelonephritis tuberculosa,
2. die tuberkulöse Infiltration,
3. die tuberkulöse Hydronephrose,
4. die massive Tuberkulose.

ISRAEL trennte auseinander:

1. Die käsig-kavernöse Form,

2. die tuberkulöse Ulceration der Papillenspitzen,
3. die chronisch disseminierte Knotenform.

KÖNIG und PELS-LEUSDEN sowie HALLÉ setzen der
   a) *geschlossenen, parenchymatösen Nierentuberkulose*
   b) *die pyelitische Form gegenüber,*
und HALLÉ vereinigte in einer dritten Gruppe
   c) *die gemischten Formen der chronischen Nierentuberkulose.*

Bei diesen Gruppierungen wird mehr Rücksicht auf die Lage der tuberkulösen Herde (parenchymatöse und pyelitische Form) und auf deren Rückwirkung auf den Sekretionsstrom der Niere (tuberkulöse Hydronephrose, massive Tuberkel) genommen als auf die Art der tuberkulösen Gewebeveränderungen (käsig-kavernöse Form, Knotenform, fibröse Nierentuberkulose). Wie schwer es dabei wird, im Einzelfalle zu entscheiden, welcher Gruppe die vielen Zwischenformen jeweilen zuzuzählen sind, beweist die Statistik von HALLÉ. Dort sind die gemischten Formen ebenso zahlreich, wie die nach HALLÉs Auslegung primitiv parenchymatösen und primitiv pyelitischen Formen.

Mir scheint eine klare Übersicht über die verschiedenen Formen der chronischen Nierentuberkulose leichter erreichbar, wenn nur der Art der tuberkulösen Gewebeveränderung bei der Gruppierung Rechnung getragen wird. Deshalb schlage ich vor, bei der chronischen Nierentuberkulose drei Unterformen auseinanderzuhalten:

1. Die käsig-kavernöse Form der chronischen Nierentuberkulose,
2. die disseminierte Knotenform, und
3. die fibröse oder indurative Form der chronischen Nierentuberkulose.

Die beiden letzten Formen sind außerordentlich viel seltener als die erste Form, die käsig-kavernöse. Die zweite Form, die disseminierte Knotenform, zeichnet sich durch die nur spärliche oder gar fehlende Verkäsung der Tuberkuloseherde aus und durch das Ausbleiben eines kavernösen Zerfalls des Gewebes. Sie gleicht hierin der gutartigen, oft fungösen Form der Tuberkulose anderer Organe, bei welcher die Proliferationsprozesse das anatomische Bild beherrschen. Die dritte Form hingegen, die fibröse oder indurative Nierentuberkulose, bildet durch das weitgehende Zurücktreten der spezifisch tuberkulösen Gewebsveränderungen hinter scheinbar banalen Entzündungsprozessen in der Niere einen Übergang von der chronischen, käsig-kavernösen Nierentuberkulose zu der tuberkulösen Nephritis. Die Begründung dieser Auffassung soll später, bei der Schilderung des anatomischen Bildes dieser Formen, gegeben werden, nachdem vorerst die anatomischen Veränderungen der käsig-kavernösen, der wichtigsten Form der chronischen Nierentuberkulose, festgestellt sind.

1. Die käsig-kavernöse Nierentuberkulose.

In dieser wichtigsten Gruppe der chronischen Nierentuberkulosen sind alle diejenigen anatomischen Formen zu vereinigen, bei denen die Verkäsung und die Höhlenbildung in den tuberkulös erkrankten Gewebebezirken als Hauptmerkmal hervortritt.

Eine weitere Sonderung der mannigfaltigen Unterformen bei vorwiegend käsig-kavernösen Prozessen wird meines Erachtens besser gar nicht versucht. Mir scheint es genügend, bei der anatomischen Schilderung nur die verschiedenen Stadien des Leidens getrennt zu berücksichtigen.

   a) Das Frühstadium der chronischen Nierentuberkulose,
   b) das vollentwickelte und
   c) das Schlußstadium der Nierentuberkulose, in dem der kavernöse Zerfall des Nierengewebes sehr ausgedehnt ist.

a) Frühstadium der käsig-kavernösen Nierentuberkulose.

Die Umgrenzung des Frühstadiums der chronischen Nierentuberkulose läßt sich nicht nach der Dauer der Krankheit ziehen. Denn die Dauer ist weder aus den bestehenden anatomischen Gewebeveränderungen, noch aus den klinischen Krankheitserscheinungen mit irgendwelcher Zuverlässigkeit zu berechnen. Merkmale für die Begrenzung des Frühstadiums ergeben sich eher aus der Ausdehnung des tuberkulösen Prozesses in der Niere. Es sind meines Erachtens dem Frühstadium der chronischen Nierentuberkulose nur die Nieren zuzurechnen, in denen der käsig-kavernöse Zerfall erst kleine Bezirke des Nierengewebes trifft und deshalb auch das kranke Organ bei klinischer Untersuchung nur eine geringe Funktionseinbuße durch die Tuberkulose aufweist (Abb. 1).

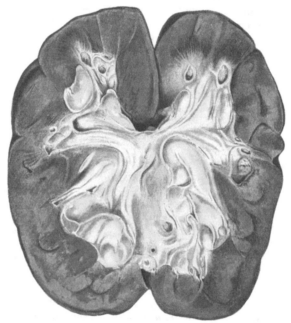

Abb. 1. Frühstadium der Nierentuberkulose. Rinde ohne Tuberkel; in einigen Markpapillen kleine Kavernen.

Den Begriff „Frühstadium" so eng zu fassen wie Stutzin und als „beginnende Nierentuberkulose" nur das anatomische Stadium gelten zu lassen, in dem der tuberkulöse Embolus eben frisch in die Niere gelangt ist und dort zur ersten Reaktion, zum einfachen Tuberkel, geführt hat, ist sicher nicht berechtigt. Es muß doch bei einer Einteilung der chronischen Nierentuberkulose nach verschiedenen Stadien den klinischen Bedürfnissen irgendwie Rechnung getragen werden. Deshalb dürfen meines Erachtens selbst Nieren, in denen außer Tuberkelbildung auch schon Verkäsung und Zerfall des Gewebes zu beobachten sind, den Frühstadien der Nierentuberkulose zugezählt werden, sobald die eine Bedingung erfüllt ist, daß diese tuberkulösen Veränderungen auf einen noch ganz engen Bezirk der Niere beschränkt sind.

Zu pathologisch-anatomischen Untersuchungen solcher Frühstadien der käsig-kavernösen Nierentuberkulose bietet sich verhältnismäßig selten Gelegenheit, weil einerseits das tuberkulöse Nierenleiden selten schon in seinem Beginne klinisch richtig erkannt und der chirurgischen Behandlung zugeführt wird

und weil andererseits Kranke im Frühstadium der Nierentuberkulose nur ausnahmsweise sterben und zur Autopsie kommen.

An Leichen Tuberkulöser, besonders von Phthisikern, werden allerdings keineswegs
selten scheinbar eben erst entwickelte, meist noch nicht verkäste Tuberkel in Rinde
und Mark der Niere ohne offene Verbindung mit dem Nierenbecken gefunden. Aber in
diesen Fällen bleibt es ungewiß, ob es sich in den Nieren um den Beginn einer chronischen
Nierentuberkulose handelt oder um eine eben einsetzende lokale, akute Miliartuberkulose
der Niere.

In den Nieren, die im Frühstadium einer sicher chronisch-käsigen Tuberkulose pathologisch-anatomisch genau untersucht werden konnten (HOGGE,
CATHELIN, ORTH, ROSENSTEIN, SCHNEI-
DER, TITTINGER, WEGELIN und WILD-
BOLZ, MARION, CAULK, LEGUEU, PAPIN
und VERLIAC, BOECKEL, BAZY, PERSSON
usw.) fand sich der größte und ausgedehn-
teste, scheinbar erste Tuberkuloseherd
immer im Bereiche einer Markpyramide.
Dort war meist hauptsächlich die Papille
erkrankt (Abb. 2), oft aber war auch
eine der Papille benachbarte Nische des
Nierenbeckens mitergriffen (Abb. 3).
Häufig schien es sogar, als ob in dieser
Beckennische der älteste Tuberkuloseherd
gelegen, die Tuberkulose von der Calix-
nische aus auf die Papille übergegriffen
hätte (Abb. 4).

Die früher als eigene Form beschriebene Papillentuberkulose scheint die
typische Frühform der chronischen Nierentuberkulose zu sein.

Frühfälle, in denen einzig in der Rinde der
Niere käsige Tuberkuloseherde zu finden gewesen waren, sind bis jetzt nie beobachtet
worden. Wohl sind Rindentuberkel bei Frühfällen keineswegs selten. Aber diese Rindentuberkel erscheinen bei der histologischen Untersuchung meist als Ableger älterer Tuberkuloseherde der Markpyramiden.

SCHWARZ berichtete über einen Fall von
Frühtuberkulose der Niere, bei dem sich ein
kleiner tuberkulöser Infarkt in der Niere
bereits fibrös-narbig und teilweise verkalkt fand

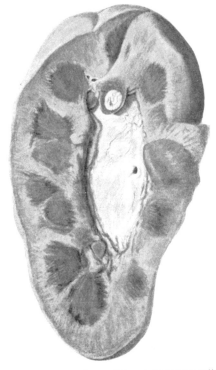

Abb. 2. Frühfall von Nierentuberkulose mit
Käseherd in einer Papille.

und beckenwärts davon frische, nicht verkäste Tuberkel. Hier scheint in der Grenzschicht
der erste Tuberkuloseherd zur Entwicklung gekommen zu sein, die beckenwärts gelegenen
Herde des Markes später sich gebildet zu haben. Nach HALLÉ sollen die corticalen Tuberkel
in den Frühstadien der Nierentuberkulose häufiger zu finden sein als medulläre; aber er
bleibt den Beweis für diese Behauptung schuldig. Er selbst vermag auch kein Beispiel eines
Frühfalles mit nur rein corticaler Tuberkulose der Niere zu bringen.

Bei den Frühformen der Tuberkulose erscheint die *Niere äußerlich* oft vollständig *normal*. Es sind selbst nach ihrer Dekapsulation häufig keine Rinden-
Tuberkel zu erkennen. Nur ausnahmsweise liegen an der Oberfläche der Niere
vereinzelte oder in ganz kleinen Gruppen zusammenstehende, feine Tuberkel.
Noch seltener ist bei einem Frühfalle eine narbige Einziehung der Nierenoberfläche sichtbar, welche, wie ein Durchschnitt durch die Niere lehrt, immer über
einem größeren Käseherd einer Markpyramide gelegen ist.

Auf dem Längsschnitte zeigt die Niere *stärkere Veränderungen.* Es sind in
einer oder mehreren, mitunter etwas verformten Markpapillen kleinere oder

größere, gelbliche Knötchen sichtbar, nach dem Nierenbecken zu oft geschwürig zerfallen. Andere Male ist an den Papillen keine Verkäsung oder Geschwürsbildung sichtbar und fallen die erkrankten Papillen nur durch ihre plumpe Form

a   b

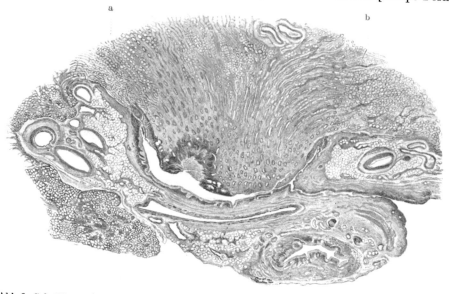

Abb. 3. Schnitt durch eine Papille und des zugehörigen Calyx. Beginnende Tuberkulose der Papille. Kleine Ulceration mit käsigem Grund und Tuberkeln. In den Calyxnischen bei a und b vereinzelte Tuberkel (Lupenvergrößerung).

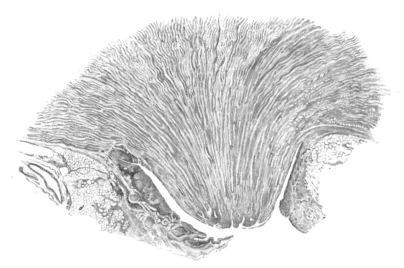

Abb. 4. Nur in der Calyxnische Tuberkel, besonders an der Oberfläche der Nierenbeckenschleimhaut. Papille normal. (Lupenvergrößerung.)

und ihre glasige, opalblasse Farbe auf (ISRAEL und SCHNEIDER, TITTINGER). In etwas späteren Stadien des Leidens finden sich auf dem Durchschnitte der Niere außer in den Papillen auch im übrigen Marke Käseherde. Diese sind oft strahlenförmig in kleinen Gruppen in dem zur erkrankten Pyramide gehörigen

Markkegel ausgebreitet (Abb. 5). Außerdem werden in der Papille ab und zu auch kleinste Stauungscystchen schon von bloßem Auge sichtbar. In der Rinde sind manchmal makroskopisch auch auf der Schnittfläche gar keine Veränderungen zu erkennen, andere Male aber einzelne oder in kleinen Gruppen stehende Rindentuberkel, und zwar fast immer nur in der nächsten Nachbarschaft der erkrankten Pyramide. Größere Käseherde der Rinde fehlen immer. Dagegen ist ab und zu frühzeitig in der Rinde ein kleiner, tuberkulöser, keilförmiger Infarkt zu sehen, in dem kleinste Tuberkel eng zusammenliegen.

Die mikroskopische Untersuchung bestätigt, was die makroskopische Betrachtung der Nieren vermuten ließ: Die ersten Tuberkel bei der chronischen, käsigen Nierentuberkulose liegen fast immer im Bereiche der Papillen, dort nur selten an der Spitze, häufiger an den seitlichen Partien der Papillen und in der an sie angrenzenden Calyxnische. Die Tuberkel entwickeln sich vorerst subepithelial; aber der sie deckende Epithelsaum geht durch die Entzündung bald verloren. Die ersten subepithelialen Tuberkel treten meist frühzeitig mit dem Nierenbecken in offene Verbindung und führen bald zu tuberkulöser Infektion der Nierenbeckenschleimhaut.

Nur ganz selten ist beobachtet worden, daß die ersten Tuberkel längere Zeit allseitig vom Nierenbecken vollkommen abgeschlossen blieben (ORTH, ROSENSTEIN, s. Abb. 2). Wenn größere Tuberkuloseherde im Nierenparenchym völlig abgeschlossen vom Nierenbecken gefunden wurden, ließen sich

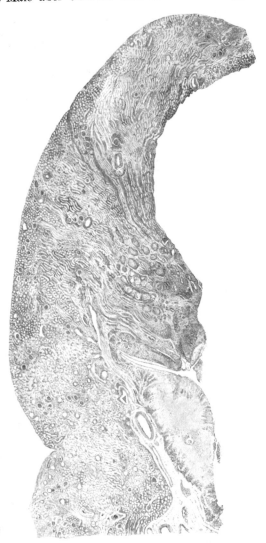

Abb. 5. Schnitt durch eine Markpyramide und die zugehörige Rinde. An der Spitze der Pyramide ausgedehnte Verkäsung. In den äußeren Schichten der Markpyramide perlschnurförmig aufgereihte Tuberkel. Rinde normal. Wand des Nierenbeckens neben Markpyramide stark verkäst. (Lupenvergrößerung.)

meist Zeichen einer früheren Verbindung mit dem Nierenbecken nachweisen.

Wiederholt sind Fälle beobachtet worden, in denen sich die tuberkulösen Veränderungen der Niere auf das Nierenbecken beschränkten (VINCENT, GAUTHIER, WILDBOLZ, HARTMANN). Daraus einen besonderen Typus der Nierentuberkulose, die primär offene, pyelitische Form der Nierentuberkulose, zu machen und ihr auch alle Fälle zuzuzählen, bei der die ersten Herde in der Nierennische liegen, wie HALLÉ dies vorschlägt, scheint mir nicht berechtigt. Denn erstens sind es nur Ausnahmeformen und zweitens sind bei ihnen die Tuberkuloseherde keineswegs von Beginn ab offen gegen das Nierenbecken, sondern sie liegen einige Zeit subepithelial und treten erst nach Nekrose des überdeckenden Epithelsaumes mit dem Lumen des Nierenbeckens in offene Verbindung.

Die Papillartuberkel breiten sich parenchymwärts vorzugsweise im interstitiellen Gewebe aus. Es schiebt sich dort eine beträchtliche Infiltration mit Lymphocyten und Plasmazellen vor. Durch den Druck dieser Infiltrate und der in den Interstitien sich entwickelnden Tuberkel, sowie auch durch deren stellenweisen Einbruch in die Ductus papillares kommt es hier und dort in der Papille zu Urinstauung. Diese führt zur Erweiterung der Ductus und der Sammelröhren,

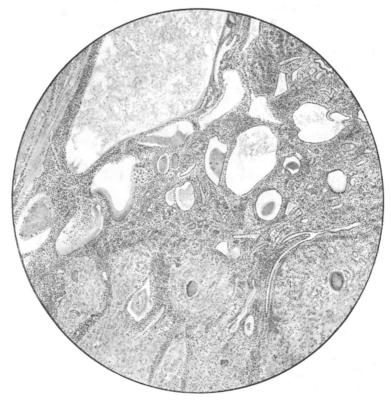

Abb. 6. Tuberkulose einer Papillenspitze mit cystischer Erweiterung der Sammelröhren.

schließlich zur Bildung kleiner, mit Epithel ausgekleideter Cystchen (Abb. 6). An einzelnen Stellen lagern sich rings um die Papillarherde schollige Kalkmassen ab, die in Form und Anordnung den Sammelröhren entsprechen. Sie entstehen wahrscheinlich aus Kalkinkrustationen des Sammelröhrenepithels.

Häufig sprießt schon frühzeitig eine Aussaat von kleinen Tuberkeln nicht nur in der Papille auf, sondern auch in dem zu ihr gehörenden Markkegel. Diese Tuberkel liegen oft, wie an einer Perlschnur angereiht, dicht aneinander, der Richtung der Sammelröhren folgend. Sie reichen manchmal bis an die Grenzschicht zwischen Rinde und Mark. Wiederholt wurden solche Marktuberkel längs den Arteriolae rectae der Markpyramiden gesehen, diesen in regelmäßigen Abständen ährenförmig aufsitzend. Die beteiligten Arterien zeigten dabei meist keine krankhaften Veränderungen oder doch nur eine leichte Verdickung der Intima. Arterientuberkel, wie sie NASSE bei Miliartuberkulose, ORTH bei vorgeschrittenen chronischen Nierentuberkulosen beobachtet hatten, wurden ein einziges Mal im Frühstadium chronischer Nierentuberkulose gesehen (WEGELIN und WILDBOLZ, Abb. 7). Venentuberkel dagegen sind bei den Frühfällen der Nierentuberkulose häufig zu beobachten, teils in größeren Venen des Hilus, teils auch in Venae arciformes. Meist handelt es sich um typische Intimatuberkel. Es ist an umschriebenen Stellen der Intima eine polsterförmige Verdickung sichtbar, in der sich epitheloide Zellen und manchmal auch typische LANGHANSsche Riesenzellen finden. Dabei sind die elastischen Fasern

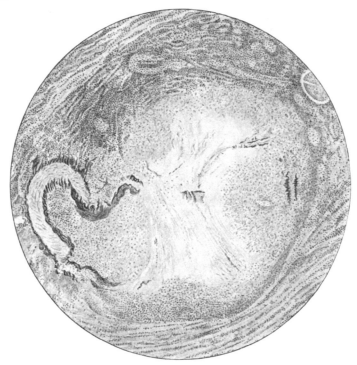

Abb. 7. Einbruch eines Käseherdes in eine Arteria arciformis. In der rechten Hälfte des Gesichtsfeldes sind noch einige Reste der Elastica interna und externa erhalten. Elastinfärbung nach WEIGERT. Leitz Obj. 3. Ok. 1.

der Media und Adventitia noch völlig intakt. Manchmal zeigte auch das Endothel über solchen Intimatuberkeln keine Veränderungen.

Da die Tuberkel der Markkegel vielerorts so auffällig dem Verlaufe der Arterien folgen, meist ohne die Gefäßwand selbst tuberkulös zu infizieren, drängt sich die Annahme auf, die Tuberkel möchten in den die Arterien begleitenden Lymphbahnen liegen. Ein sicherer Lymphgefäßtuberkel wurde aber nie in einem Frühfalle von Nierentuberkulose gefunden.

Die Rinde der Niere erscheint im Frühstadium der chronischen Nierentuberkulose manchmal nicht nur makroskopisch, sondern auch mikroskopisch normal bis auf einzelne, kleine Lymphocytenhaufen, die vorzugsweise in der Umgebung hyalin degenerierter Glomeruli liegen. Wird die Rinde der Niere schon im Frühstadium der Nierentuberkulose mitinfiziert, so liegen ihre Tuberkel oder Tuberkelgruppen immer über der offenkundig vor ihr erkrankten Pyramide, bald ohne scharfe Abgrenzung, bald deutlich auf den Bereich eines über der erkrankten

Pyramide gebildeten, keilförmigen Infarktes beschränkt (Abb. 8). Das innerhalb des Niereninfarktes liegende Gewebe ist dabei zuweilen stark atrophisch.
Die Glomeruli sind hyalin degeneriert, die Harnkanälchen zu einem großen
Teile atrophisch, mit engem Lumen und das zwischen ihnen liegende Bindegewebe ist verbreitert und infiltriert. Bei solcher Infarktbildung läßt sich an

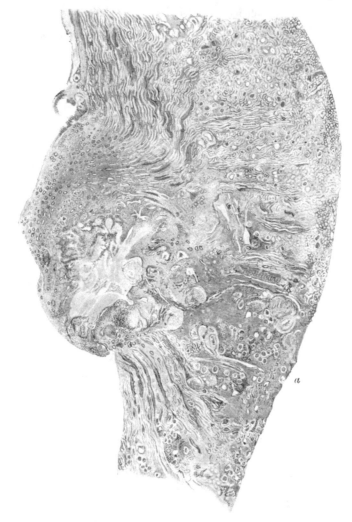

Abb. 8. Papillentuberkulose mit kleinem Rindeninfarkt bei *a*.

der Spitze des keilförmigen, erkrankten Gewebebezirkes fast immer ein entzündlicher Herd nachweisen, der an einer Arteria arciformis gelegen ist und
oft Tuberkel enthält. Auch bei der Rindentuberkulose ohne Infarktbildung
ist oft eine nahe Beziehung zwischen Tuberkel und Arterie zu erkennen.
Die Tuberkel zeigen manchmal in der Rinde, wenn auch nicht so schön wie
im Mark, eine Anordnung in Reihen, die senkrecht zur Grenzschicht stehen
und hie und da bis zur Nierenoberfläche reichen. Solche Tuberkelreihen sitzen
oft einer kleinen Arterie auf, die von einer größeren Arteria arciformis in

die Rinde aufsteigt. Außerhalb der tuberkulösen Bezirke zeigt das Nierengewebe, weder in Rinde, noch in Mark mit der Tuberkulose irgendwie in
Verbindung stehende krankhafte Veränderungen.

Tuberkelbacillen werden bei den Frühfällen der chronischen Nierentuberkulose
vorzugsweise im Bereiche des Nierenbeckens in den oberflächlichen, nekrotischen
Schichten der tuberkulös erkrankten Papillen gefunden, dort oft in enormer
Menge in Haufen und Zöpfen angeordnet (Abb. 9). Die von Urin durchtränkten
nekrotischen Gewebemassen scheinen den Bacillen einen ganz besonders günstigen
Nährboden zu bieten. Nach der Tiefe des Gewebes zu nimmt die Zahl der
Tuberkelbacillen in der Regel sehr rasch ab; sie sind in den tieferliegenden
Gewebeschichten oft nicht einmal mehr in den Käseherden zu finden. Andere

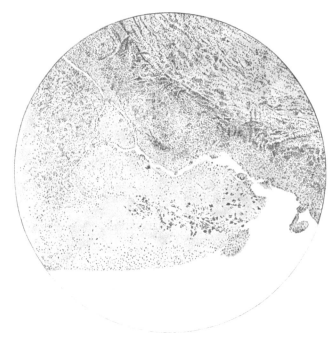

Abb. 9. Nekrose in tuberkulöser Papille mit zahlreichen Tuberkelbacillen. Leitz Ok. 1. Obj. 3.

Male liegen auch außerhalb der Tuberkuloseherde, allerdings stets nur in
deren nächster Umgebung, einzelne oder zu kleinen Häufchen zusammengeballte Tuberkelbacillen in wenig erweiterten Harnkanälchen. Das Epithel
dieser bacillenhaltigen Kanälchen ist nicht immer auffällig verändert.

b) Vollentwickelte chronische Nierentuberkulose.

In den vorgeschritteneren Stadien der chronischen Nierentuberkulose zeigt
die erkrankte Niere, im Gegensatz zu den Frühstadien, fast immer schon von
außen erkennbare krankhafte Veränderungen. Sie ist nur selten merklich
vergrößert, dagegen oft durch Vorwölbungen und Einziehungen der Oberfläche
verformt. Fast immer sind an der Oberfläche der Niere nach ihrer Dekapsulation
vereinzelte oder Konglomerattuberkel zu sehen, meist in Gruppen eng zusammenstehend, selten ziemlich gleichmäßig über die ganze Niere zerstreut (Abb. 10).
Manchmal erscheint ein 2—3 cm breites Segment der Nierenoberfläche blaß

verfärbt oder deutlich eingesunken als Folge einer tuberkulösen Infarktbildung. Wird die Niere aufgeschnitten, so findet sich unter einer tuberkulösen Rinden-

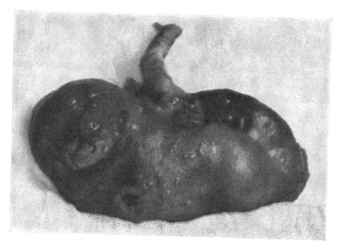

Abb. 10. Nierentuberkulose mit Rindentuberkeln.

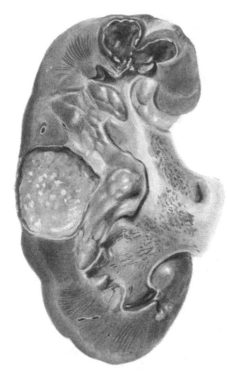

Abb. 11. Kavernöse Nierentuberkulose.

schicht nie ein gesunder Markbezirk. Stets liegen unter den kranken Rindenstellen stark vorgeschrittene tuberkulöse Veränderungen in dem zugehörigen Markbezirk. Dort ist die Papille teilweise oder gänzlich ulcerös zerfallen. Im Markkegel liegen kleinere und größere Käseherde; oft sind diese streifenförmig, radiär angeordnet. Sehr häufig liegen im Mark Kavernen verschiedener Größe mit zerfressener, käsig-eitriger Wandung (Abb. 11). Die mikroskopische Untersuchung läßt erkennen, daß die Kavernenwand aus einem Granulationsgewebe besteht, nach innen zu belegt mit einer mehrere Millimeter dicken Käsemasseschicht, die nach außen umgeben ist von einem Infiltrationssaum, in welchem zahlreiche Tuberkel dicht nebeneinander liegen. Diese Kavernen stehen mit dem Nierenbecken oft in offener Verbindung, andere Male scheinen sie gegen dieses völlig abgeschlossen. Sie reichen verschieden weit in die Tiefe der Markschicht; nicht selten greifen sie gar auf die Rinde über, so daß die Kaverne bis nahe an die Nierenkapsel hinanreicht und von ihr nur durch einen wenige Millimeter breiten Parenchym- oder Bindegewebsstreifen getrennt ist (Abb. 12). Die Grenzen der erkrankten Markkegel bleiben auch bei starker

Höhlenbildung lange noch angedeutet durch die teilweise stehengebliebenen Septa Bertini und das Hilusgewebe.

Neben diesen echten Kavernen finden sich auch Höhlen mit glatter Wandung, die durch Erweiterung von beckenwärts verschlossenen Harnkanälchen infolge Urinstauung entstanden sind. Ihr mikroskopisch nachweisbarer, meist gut erhaltener Epithelbelag läßt ihre Verwechslung mit tuberkulösen Kavernen vermeiden.

Die *Ausbreitung der Tuberkulose* von den umschriebenen Papillen- und Nischenherden des Anfangsstadiums bis zu den eben geschilderten, in Rinde und Mark ausgedehnten Krankheitsprozessen vollzieht sich, soweit dies anatomische Untersuchungen erkennen lassen, auf drei verschiedenen Wegen, auf den Harn-, den Lymph- und den Blutwegen.

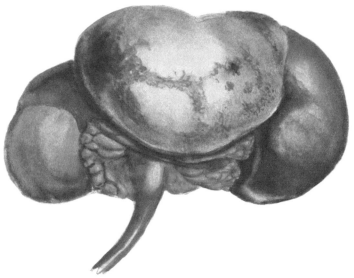

Abb. 12. Tuberkulöse Niere mit vereinzelter, stark über die Nierenfläche vorragender Kaverne.

Daß Tuberkelbacillen auf den *Harnwegen* in der tuberkulös infizierten Niere verschleppt werden können und in der Tat auch verschleppt werden, ist durch mikroskopische Untersuchungen ziemlich sicher erwiesen. Wiederholt wurden, sowohl in früheren, wie in späteren Stadien der chronischen Nierentuberkulose Tuberkelbacillen in Harnkanälchen beobachtet, und zwar auch in Kanälchen, deren Epithel noch unverändert war (BENDA, WEGELIN und WILDBOLZ). Die Herkunft dieser Bacillen ergab sich aus dem Nachweise von Einbruchstellen typischer Tuberkel in die Harnkanälchen nahe der Fundstelle der Bacillen. Da nun außerdem BENDA aus histologischen Beobachtungen, BUDAY aus experimentellen Erfahrungen schließen durften, daß die Tuberkelbacillen innerhalb der Harnkanälchen außerordentlich günstige Wachstumsbedingungen finden und deshalb in den Kanälchen sich rasch vermehren, ist kaum an der Möglichkeit einer intracanaliculären Ausbreitung der tuberkulösen Infektion in der Niere zu zweifeln. Die Ausbreitung wird vorwiegend der Richtung des Harnstromes folgen. Aber da der Harnstrom in den Kanälchen durch interstitiell entwickelte Tuberkel, welche die Kanalwand zusammenpressen, gehemmt wird, die Harnkanälchen häufig wesentlich erweitert werden, so mag oftmals eine Verschleppung

der Tuberkelbacillen nicht nur in der normalen Harnstromrichtung, sondern
oftmals auch retrograd vom Marke rindenwärts erfolgen.

Häufiger als in den Harnwegen verbreitet sich die Tuberkulose *längs der
Lymphbahnen* in der Niere. Darauf weist die perlschnurartige Anordnung von
Tuberkeln längs kleiner Arterien hin, wie sie sowohl im Mark, als auch in der
Rinde zu beobachten ist. Sie spricht unbedingt für eine Entwicklung der Tuberkel
in den perivasculären Lymphgefäßen. Es stimmt dieser Befund perivasculärer
Anordnung der Tuberkel mit den Beobachtungen von Achilles Müller überein,
wonach bei eitriger, nicht tuberkulöser Pyelonephritis die ersten entzündlichen
Infiltrate des Nierenparenchyms den Blutgefäßen entlang sich ausbreiten.
Ein weiterer Beweis für den Einbruch von Tuberkeln in die Lymphbahnen
der Niere ist in den von Cropp u. a. in vorgeschrittenen Stadien der Nierentuberkulose gefundenen Tuberkeln größerer Lymphgefäße zu sehen.

Eine Ausbreitung der Tuberkulose innerhalb der Niere *durch die Blutwege*
wird wahrscheinlich gemacht durch die oft zu beobachtende Gruppierung von
Tuberkeln im Verzweigungsgebiete einer einzelnen Arterie; sicher erwiesen wird
sie durch die keineswegs seltene Infarktbildung in den tuberkulösen Nieren.

Diese Infarkte entstehen nach den Untersuchungen Orths in der tuberkulösen
Niere in verschiedener Weise. Die tuberkulösen Herde im Mark können die
ihnen anliegenden Arterien durch Thrombosierung oder durch Entwicklung einer
obliterierenden Endarteritis zum Verschlusse bringen. Dies läßt sich histologisch deutlich erkennen und wird auch durch die Injektionspräparate von
Hinman und Morison bestätigt, die beweisen, daß bei der käsigen Nierentuberkulose zahlreiche arterielle Gefäße verschlossen werden und dadurch peripher von der Verschlußstelle einen, dem gewöhnlichen embolischen Infarkte analogen, anämisch-nekrotischen Infarkt erzeugen. Andere Male aber bricht der tuberkulöse Markherd vor dem völligen Verschluß der ihm anliegenden Arterie ins
Lumen dieses Gefäßes ein. Der noch erhaltene Blutstrom reißt von der tuberkulösen Arterienwand Tuberkelbacillen in das Verzweigungsgebiet des erkrankten
Gefäßes und erzeugt dadurch eine umschriebene, nur auf dieses eine Gefäß-
gebiet beschränkte Miliartuberkulose in der Rinde der chronisch-tuberkulösen
Niere (Orth, Nasse). Neben diesen hauptsächlichen Formen der Infarktbildung
kann aber nach Orth die Tuberkulose der Arterienwand durch einen nur
teilweisen Schluß des Gefäßlumens zu einer dritten Art des Infarktes führen,
zu einer keilförmig ausgebreiteten, genau dem Verzweigungsgebiet der erkrankten
Arterie folgenden Atrophie der ungenügend ernährten Epithelien der Harnkanälchen.

Als ein weiterer Beweis der Mitbeteiligung der Blutbahnen an der Ausbreitung des tuberkulösen Prozesses in der Niere sind noch zu nennen die Venen-
Intimatuberkel, die sowohl bei vorgeschrittenen Stadien der Nierentuberkulose
(Cropp), als auch bei Frühfällen beobachtet wurden (Wegelin und Wildbolz)
und schließlich auch die Arterien-Intimatuberkel.

c) Schlußstadien der chronischen Nierentuberkulose.

Je weiter der tuberkulöse Prozeß vorschreitet, um so auffälliger wird die
Veränderung der äußeren Form der Niere. Die Oberfläche wird unregelmäßig groß-
bucklig (Abb. 13); das Organ wird breit, massig und verliert seine zierliche
Nierenform. Die Farbe wird blaß. An einzelnen Stellen schimmert der eitrige Ka-
verneninhalt durch die vielerorts dünn gewordene, prall gespannte Rindenschicht
durch. Tuberkel sind an der Oberfläche nur noch dort zu sehen, wo die Rinde
in erheblich dicker Schicht erhalten blieb. Die Größenzunahme des Organs ist
meist gering. Manchmal, wenn der Urinabfluß aus der Niere freibleibt, schrumpft

sogar die tuberkulöse Niere unter fortschreitendem geschwürigem Zerfalle ihres Parenchyms bis zur Unkenntlichkeit zusammen und sinkt ihr Gewicht auf 15—30 g. Wird aber durch die tuberkulöse Erkrankung die Lichtung des Ureters verengt oder seine Peristaltik gehemmt und damit der Urinabfluß aus dem Nierenbecken gehindert, dann können durch die Tuberkulose große Pyonephrosesäcke entstehen. Die Niere wächst bis auf das Vier- bis Fünffache ihrer natürlichen Größe an und erreicht oft ein Gewicht von über 1000 g.

Ob die tuberkulöse Niere groß oder klein wird, immer schwindet in den Endstadien des Leidens ihr Parenchym bis auf kleine Bezirke, die zudem häufig von Tuberkeln durchsetzt sind. An der Stelle des Parenchyms bilden sich zahlreiche Höhlen, die nur noch durch dünne Säume von Nierengewebe oder vielerorts gar nur noch durch bindegewebige Septen voneinander getrennt sind. Das untergehende Nierenparenchym kann durch Fettgewebe ersetzt werden, das längs den Blutgefäßen mit dem Fettgewebe des Hilus zusammenhängt.

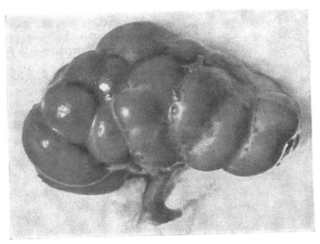

Abb. 13. Endstadium der Nierentuberkulose. Starke Lappung der Niere durch Kavernenbildung. Fast keine Tuberkel an der Oberfläche des Organs sichtbar.

Die Höhlen sind zum Teil mit dem Nierenbecken in offener Verbindung, zum Teil sind sie von ihm vollständig abgeschlossen (Abb. 14). Die einen der letzteren sind wohl vom Beginne der Höhlenbildung ab ohne Verbindung mit dem Nierenbecken; bei anderen ging diese offensichtlich erst sekundär verloren durch narbigen, bindegewebigen Verschluß des früher offenen Verbindungsganges zwischen Höhle und Nierenbecken.

Diese Höhlen im Nierengewebe sind in ihrer Mehrheit echte tuberkulöse Kavernen, entstanden durch käsigen Zerfall des tuberkulös erkrankten Nierenparenchyms. Zum kleineren Teile sind sie Stauungscysten, hervorgerufen durch Harnstauung in Harnkanälchen, die vom Nierenbecken durch Narbenbildung abgeschlossen wurden.

Die Unterscheidung der beiden Höhlenarten ist leicht:

Die *Stauungscysten* sind mit einer klaren, wässerigen Flüssigkeit gefüllt. Ihre Wand ist innen völlig glatt, ohne geschwürigen Zerfall, selbst ohne eitrigen Belag. *Sie ist stets von einem ziemlich regelmäßigen Epithel ausgekleidet.*

Die *tuberkulösen Kavernen* haben dagegen einen eitrig-urinösen Inhalt, der nach längerem Bestande der Kaverne allmählich dickeitrig wird, oftmals sogar sich zu einer glaserkittartigen, gelblichweißen Masse eindickt, die teilweise verkreidet.

Findet diese Eindickung in fast allen Teilen der Niere statt, so entsteht die sog. *Kittniere* (Abb. 15). Eine eigentliche Steinbildung innerhalb der Kavernen wird fast nie beobachtet; im Nierenbecken dagegen entstehen ab und zu multiple kleinere oder größere Konkremente, die zur Hauptsache aus phosphorsaurem und kohlensaurem Kalk bestehen.

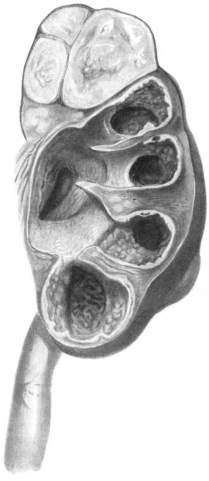

Bei den tuberkulösen Kavernen fehlt im Gegensatz zu den Stauungscysten *eine Epithelauskleidung.* Ihre Innenseite ist in der Regel mit einem tuberkulösen Granulationsgewebe belegt und oft auch mit einer mehr oder weniger dünnen Schicht von Käsemassen. Nur ausnahmsweise finden sich tuberkulöse Kavernen, deren fibröse Wandung innen kein tuberkulöses Gewebe trägt, sondern ganz glatt ist und deren Inhalt nicht eitrig trübe, sondern wässerig klar, nur mit spärlich eitrig-fibrinösen Fetzen untermischt ist. Solche Kavernen werden den Stauungs-

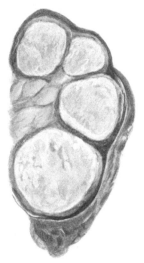

Abb. 14. Tuberkulöse Niere mit Kavernen, die zum Teil vom Nierenbecken abgeschlossen, zum Teil mit diesem in offener Verbindung stehen.

Abb. 15. Kittniere, atrophisches Organ.

cysten im Aussehen ähnlich. Daß sie nicht Cysten, sondern nur Pseudocysten sind, geht aber deutlich daraus hervor, daß auf der Innenseite der Höhlenwandung nirgendwo ein Epithelbelag zu finden ist, wie er den Stauungscysten eigen ist. Solche glattwandige, tuberkulöse Kavernen entstehen wohl dadurch, daß eine im Mark durch Gewebezerfall entstandene Höhle ihren eitrig-verkästen Inhalt sowie das tuberkulöse Gewebe ihrer Wandung nach dem Nierenbecken abstößt und sich danach durch Bildung narbig-fibrösen Gewebes vollständig vom Nierenbecken abschließt. Es ist dies als ein lokaler *Heilungsvorgang* der Nierentuberkulose aufzufassen.

2. Die disseminierte Knotenform der Nierentuberkulose.

Ein charakteristisches Hauptmerkmal der eben geschilderten käsig-kavernösen Form der chronischen Nierentuberkulose ist die allmähliche Verkäsung und der kavernöse Zerfall der stets in neuen Schüben sich ausbreitenden Tuberkel und Tuberkelgruppen. Nun gibt es aber, wie oben bereits erwähnt, auch Formen der chronischen Nierentuberkulose, bei denen jegliche Höhlenbildung infolge Einschmelzung von Tuberkeln fehlt, ja selbst die Verkäsung der Tuberkel ausbleibt. Eine dieser Formen ist die sog. disseminierte Knotenform der Nierentuberkulose.

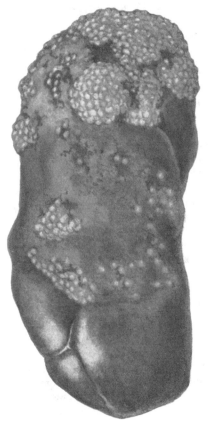 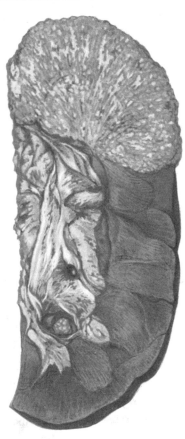

Abb. 16.　　　　　　Abb. 17.

Abb. 16 und 17. Knotenform der Nierentuberkulose.

Bei ihr werden allmählich immer größere Bezirke der Niere von Tuberkeln durchsetzt; diese bleiben aber in ihrem Zellbau trotz langen Fortbestandes wohl erhalten, sie schmelzen nicht ein und führen nicht zur Kavernenbildung (Abb. 16 und 17). Oftmals bleibt sogar die Verkäsung im Zentrum der Tuberkel aus.

Diese Knotenform der chronischen Nierentuberkulose ist ziemlich selten. Ich beobachtete sie bei ungefähr 600 Nephrektomien wegen Tuberkulose nur fünfmal.

Daß dabei die Knotenbildung vorzugsweise oder gar ausschließlich in der Nierenrinde auftritt, wie dies BRONGERSMA beobachtete und deshalb glaubte diese

2*

Knotenform der Nierentuberkulose als einen corticalen Typus von dem medullären Typus der käsig-ulcerösen Form abtrennen zu müssen, kann ich nicht bestätigen. Bei der Mehrzahl meiner Kranken entstanden die Knoten ebenso zahlreich im Mark wie in der Nierenrinde; in einem Falle waren sie sogar ausschließlich auf das Mark beschränkt und blieben zudem ohne die geringste Verkäsung. Auch die wenigen anderen in der Literatur mitgeteilten Beobachtungen von disseminierter Knotenform der Nierentuberkulose erlauben keineswegs, in der Knotenform einen rein corticalen Typus der chronischen Nierentuberkulose zu sehen. Es wurden von ALBARRAN u. a. bei der disseminierten Knotenform die Tuberkel vorwiegend im Mark, nicht in der Rinde der Niere gefunden. In den Fällen von TENDELOO, wo dies nicht der Fall war und auf die BRONGERSMA seine Darstellung stützt, handelte es sich meines Erachtens nicht um chronische, sondern um akute, miliare tuberkulöse Prozesse der Niere. Mit diesen hat aber die Knotenform der Nierentuberkulose nichts gemein. Denn bei ihr entwickeln sich die Knoten nicht, wie bei der Miliartuberkulose, vorzugsweise um die Glomeruli; es ist zudem bei ihr der Verlauf in der Regel nicht rasch und bösartig wie bei der Miliartuberkulose, sondern im Gegenteil in der Mehrzahl der Fälle eher langsam und gutartig. Es ist deshalb meines Erachtens nicht gerechtfertigt, die disseminierte Knotenform als eine Zwischenform zwischen akuter, miliarer Nierentuberkulose und chronisch-käsig-kavernöser Form hinzustellen. Sie scheint mir vielmehr ein Bindeglied zwischen käsig-kavernöser Nierentuberkulose und tuberkulöser Nephritis zu sein.

Der Grund, warum bei der chronischen Knotenform der Nierentuberkulose der Zerfall der Tuberkel und die Höhlenbildung, oft sogar auch die Verkäsung ausbleiben, ist sicher nicht in einem besonders raschen Verlauf der Krankheit zu suchen, sondern wohl vielmehr in dem besonderen Verhältnis zwischen Virulenz und Menge der in die Niere eingedrungenen Tuberkelbacillen einerseits und dem Allergiezustand des Nierengewebes anderseits. Näheres darüber wird nachher bei der tuberkulösen Nephritis noch zu sagen sein.

3. Die fibröse oder indurative Form der Nierentuberkulose.

Eine weitere Abart der Nierentuberkulose, die fibröse oder indurative Form, ist dadurch gekennzeichnet, daß in der Niere nur sehr spärliche Tuberkuloseherde sich entwickeln, in diesen zudem Verkäsung und ulceröser Zerfall ausbleiben oder doch, wie im Falle von LOUMEAU, äußerst gering sind, und daß daneben in ausgedehnten Bezirken der Niere hochgradige Bindegewebswucherungen ohne spezifisch tuberkulöse Merkmale sich bilden, welche die epithelialen Gebilde des Parenchyms zum Schwunde bringen und Schrumpfungsherde erzeugen (HEYN, D'ARRIGO, LECÉNE, LOUMEAU, MORELLE, BUGBEE u. a.).

In einzelnen von SCHÖNBERG, CEELEN, KIRCH, REYMOND beobachteten Fällen indurativer Nierentuberkulose waren die Schrumpfungsprozesse infolge der Bindegewebswucherung so hochgradig, daß das Bild einer *Schrumpfniere* entstand.

Dabei waren zwei Arten von Schrumpfungsherden, meist nebeneinander auftretend, zu unterscheiden. Die einen hatten Ähnlichkeit mit einem Infarkt. Die zuführenden Blutgefäße waren durch eine tuberkulöse Endarteritis vollständig geschlossen oder doch hochgradig verengt. In den ihnen zugehörigen Gewebebezirken waren die Glomeruli hyalin entartet, die Harnkanälchen stark atrophiert, ähnlich wie bei Arteriosklerose der mittleren und kleinen Rindenarterien.

In anderen Schrumpfungsherden war eine starke interstitielle Bindegewebswucherung festzustellen, die wohl zum Untergange der Harnkanälchen, nicht aber zur primären Verödung der Glomeruli führte.

Bei diesen fibrösen oder indurativen Formen der Nierentuberkulose treten die spezifisch tuberkulösen Gewebeveränderungen oft so stark hinter scheinbar banalen Entzündungsvorgängen zurück, daß in einzelnen Fällen nur eine sehr sorgfältige histologische Untersuchung die Tuberkel finden läßt. Immerhin sind stets charakteristische Tuberkuloseherde in der Niere festzustellen; nie bleibt der tuberkulöse Ursprung der ausgedehnten entzündlichen Veränderungen, die tuberkulöse Infektion der Niere zweifelhaft.

Anders verhält es sich bei der dritten Hauptform der tuberkulösen Erkrankung der Nieren, der *tuberkulösen Nephritis*. Bei ihr sind nirgendwo mehr spezifisch tuberkulöse Gewebeveränderungen zu sehen, und es bedurfte zahlreicher Untersuchungen, bis die Überzeugung durchdrang, daß es sich trotzdem um eine tuberkulöse Nephritis, nicht nur um eine Nephritis bei Tuberkulösen handelt.

III. Tuberkulöse Nephritis.

Frühzeitig schon wurde auffällig, daß bei Tuberkulösen, besonders bei Phthisikern, recht oft (nach SALUS bei 30—50% der Kranken, nach KIEFFER bei 20—36%, nach RITTER dagegen nur bei 1—2%) Anzeichen einer Nephritis sich einstellen. Es trat eine Albuminurie auf, seltener auch eine Beimischung von Zylindern und vereinzelten Leukocyten zum Harnsediment. Anhaltspunkte für eine tuberkulöse Infektion der Nieren bestanden dabei klinisch nur selten. Die Sektion solcher Tuberkulöser ergab denn auch meist keine käsig-kavernösen Tuberkuloseherde in den Nieren, sondern sie ließ meist ausschließlich banale, bald mehr epitheliale, bald mehr interstitielle Veränderungen finden, nur ab und zu neben banalen entzündlichen Prozessen ganz vereinzelte Tuberkel.

Daß diese auf den ersten Blick scheinbar banalen Entzündungsprozesse in den Nieren in einem gewissen Zusammenhange mit der tuberkulösen Infektion des Organismus stehen, erschien bald unzweifelhaft. Sie wurden zu häufig in Verbindung mit einer tuberkulösen Erkrankung des Körpers, besonders einer Tuberkulose der Lungen, gefunden.

Man deutete diese Nierenläsionen bei Tuberkulösen vorerst als eine rein *toxische Nephritis*. Es lag nahe anzunehmen, es möchten bei jedem tuberkulösen Kranken von seinen tuberkulösen Herden aus, gleichgültig wo diese gelegen sind, Toxine durch den Blutkreislauf zur Niere gelangen und dort, oft ohne tuberkulöse Infektion der Niere, entzündliche Gewebeveränderungen erzeugen. Ähnliches war ja für andere Infektionskrankheiten, z. B. für die Diphtherie, scheinbar sicher erwiesen. Die Annahme eines toxischen Ursprungs der Nephritiden bei Tuberkulose wurde zudem gestützt durch die Beobachtung, daß die Injektion einer hohen Tuberkulindosis bei tuberkulösen Kranken, die vordem keine Zeichen einer Nierenerkrankung dargeboten hatten, oft Albuminurie und Zylinderabgang, ab und zu sogar Nierenblutungen erzeugte.

Daß eine Nephritis durch Toxine der Tuberkelbacillen entstehen kann, schienen auch Tierversuche zu beweisen. Schon KOCH selbst, dann ARLOING, ROUX und COURMONT, CARRIÈRE, RAMOND und HULET sahen bei ihren Versuchstieren, sowohl nach Tuberkulininjektionen, wie auch nach Einbringen von in Collodiumsäckchen eingeschlossenen Tuberkelbacillen in die Bauchhöhle, entzündliche Nierenveränderungen. Diese beschränkten sich meist auf die epithelialen Gebilde der Nieren, äußerten sich nur wenig im interstitiellen Gewebe. Allerdings wurden diese Versuche mit Tuberkulin meist an gesunden, nicht an tuberkulösen Tieren ausgeführt. Es betrafen dagegen die oben erwähnten Beobachtungen am Menschen von entzündlichen Nierenschädigungen nach Tuberkulininjektion stets tuberkulöse Individuen, die, meist allergisch gegen

Tuberkulin, in ihren Nieren wohl anders auf Tuberkulininjektionen reagierten als gesunde Tiere, die noch keine Allergie gegen Tuberkulin zeigen.

Immerhin schien die Lehre, daß rein toxische tuberkulöse Nephritiden vorkommen, genügend begründet. Sie kam erst wieder ins Wanken, als erkannt wurde, wie oft bei Tuberkulösen, sowohl bei Phthisikern, wie auch bei Kranken mit sog. chirurgischer Tuberkulose (LIEBERMEISTER, JESSEN und RABINOWITSCH, KENNERKNECHT usw.) Tuberkelbacillen im Blute kreisen *(tuberkulöse Bakteriämie)* und wie oft andererseits bei den Tuberkulösen ohne tuberkulöse Erkrankung der Harnorgane Tuberkelbacillen im Harne ausgeschieden werden *(tuberkulöse Bacillurie)*.

Am *Vorkommen einer tuberkulösen Bakteriämie* ohne Miliartuberkulose ist heute wohl nicht mehr zu zweifeln, wenn auch die tuberkulöse Bakteriämie sicherlich nicht so häufig auftritt, wie dies die ersten Mitteilungen von LIEBERMEISTER hätten glauben lassen können. Bei bloß mikroskopischer Untersuchung ist oft ein Bacillengehalt des Blutes durch Kunstprodukte bei der Färbung (Zerfallsteile roter Blutkörperchen usw.) vorgetäuscht worden. Aber anderseits sind doch so häufig durch Tierversuche Tuberkelbacillen im Blute chronisch Tuberkulöser nachgewiesen worden, daß am zeitweiligen Kreisen von Tuberkelbacillen im Blute Tuberkulöser nicht zu zweifeln ist. Damit steht ja auch der offenkundig hämatogene Ursprung vieler Tuberkuloseherde des Organismus in Einklang.

Eine *tuberkulöse Bacillurie* wurde zuerst von FOULERTON und HILLIER nachgewiesen. Diese untersuchten systematisch den Urin von Phthisikern auf seinen Bakteriengehalt. Die Verimpfung des eiterfreien Sedimentes der 24stündigen Urinmenge von sechs untersuchten männlichen Phthisikern in vorgeschrittenem Stadium des Leidens erzeugte bei den geimpften Meerschweinchen eine Tuberkulose. Und doch ließen sich später bei der Sektion dieser Kranken weder in den Nieren, noch sonstwo in den Harnorganen irgendwelche Erscheinungen einer Tuberkulose erkennen. Leider gaben die Autoren keine Auskunft über den Befund an den Genitalorganen der fast ausschließlich männlichen Leichen. Es ist deshalb der Zweifel berechtigt, ob die zu Lebzeiten im Urine nachgewiesenen Tuberkelbacillen nicht vielleicht aus tuberkulös erkrankten Genitalorganen stammten und nicht durch die Nieren ausgeschieden wurden. Dieselbe Unsicherheit haftet auch den Untersuchungen von BERNARD und SALOMON an. Es wurde wohl bei Phthisikern zu Lebzeiten im Tierversuche eine tuberkulöse Bacillurie festgestellt und bei der Sektion trotzdem die Nieren ohne Tuberkel gefunden, aber die Genitalorgane waren offenbar keiner genügend sorgfältigen Durchforschung unterzogen worden, so daß auch hier nicht auszuschließen ist, daß die im Harne gefundenen Tuberkelbacillen aus den Genitalien abgestoßen wurden.

Eine tuberkulöse Bacillurie ohne Nierentuberkulose glaubten bei Phthisikern auch JOUSSET, BERTIER, ROLLY, RITTER und STURM, FALCI, BOLOGNESI u. a. erwiesen zu haben. Aber keiner dieser Autoren hat bei seinen Untersuchungen alle Fehlerquellen vermieden, die zu einer Täuschung hätten führen können. Ihre Mitteilungen sind deshalb nicht sicher beweisend für das Vorkommen einer renalen Bacillurie. Den vollgültigen Beweis für das Vorkommen einer renalen tuberkulösen Bacillurie brachten erst die sorgfältigen Untersuchungen von KIELLEUTHNER. Dieser Autor konnte bei Phthisikern 40—235 Tage vor deren Tode in völlig eiterfreiem, bei und nach der Entleerung vor äußeren Verunreinigungen sorgfältig geschütztem Urin durch Tierverimpfung Tuberkelbacillen nachweisen und doch fand er bei der Sektion dieser männlichen Phthisiker die Harn- sowohl, wie die Geschlechtsorgane trotz genauester makroskopischer und mikroskopischer Untersuchung vollkommen frei von tuberkulösen Gewebeveränderungen. Diese tuberkulöse Bacillurie fand aber KIELLEUTHNER nur bei Phthisikern mit eiweißhaltigem Harne (bei 3 von 18 derart untersuchten Kranken). War der Harn eines Phthisikers eiweißfrei, so fiel die Tierimpfung immer negativ aus. KIELLEUTHNER glaubt deshalb, daß ein Durchtritt von Tuberkelbacillen durch die Nieren nur möglich sei bei einer, wenn auch nur geringen Schädigung der Niere, dagegen nie vorkommt bei ganz normalen Nieren. Ob diese Ansicht richtig ist, werden weitere Untersuchungen lehren.

Sie wird jedenfalls nicht widerlegt durch die Beobachtungen von BERNARD und SALOMON, von BOLOGNESI, sowie von RITTER und STÜRM, wonach auch bei eiweißfreiem Harne von Phthisikern eine tuberkulöse Bacillurie vorgekommen sein soll. Denn diese Beobachtungen sind nicht in völlig einwandfreier Weise durchgeführt worden. Ob die Ansicht HEIDRICHS zutrifft, daß bei genügender Menge und Virulenz von im Blute kreisender Tuberkelbacillen auch eine ganz normale Niere Bacillen in den Harn ausscheiden wird, muß noch nachgeprüft werden.

Offen steht auch noch die Frage, ob die tuberkulöse Bacillurie längere Zeit durch andauern kann oder ob sie jeweilen nur kurz vorübergehend ist. Sicher steht und ist für die Diagnostik der Nierentuberkulose von Belang, daß die Zahl der bei der tuberkulösen Bacillurie ausgeschiedenen Bacillen immer ganz außerordentlich gering ist, so daß bei der Bakteriurie die Bacillen im Harne nie mikroskopisch, sondern stets nur mit Hilfe des Tierversuches nachweisbar sind.

Die untrüglichen Beweise des Vorkommens sowohl einer tuberkulösen Bacillurie, wie einer tuberkulösen Bakteriämie ohne begleitende tuberkulöse Erkrankung der Nieren ließen von neuem die Frage erwägen, ob die bei Tuberkulösen in den Nieren gefundenen, scheinbar banalen Entzündungen vielleicht doch nicht bloß Folge einer reinen Toxinwirkung seien, eher durch im Blute zur Niere verschleppte Tuberkelbacillen, als nur durch deren Gifte erzeugt worden seien. Für die Annahme ihres bacillären, nicht rein toxischen Ursprungs sprach entschieden der mikroskopisch gelungene *Nachweis von Tuberkelbacillen in scheinbar banal entzündlichen Nierenherden* von Tuberkulösen.

Die ersten derartigen Beobachtungen wurden fast gleichzeitig von HEYN und von D'ARRIGO gemacht. Bei den meisten der von ihnen untersuchten Nieren handelte es sich allerdings nicht um eine reine tuberkulöse Nephritis, sondern um fibröse Nierentuberkulosen, bei denen neben banalen Entzündungsherden einige typische Tuberkel lagen. Wenn neben dem spezifisch tuberkulösen Gewebe in scheinbar banalen, völlig tuberkelfreien Entzündungsherden vereinzelte Tuberkelbacillen zu finden waren, so blieb solchen Befunden gegenüber der Vorhalt FISCHERS wohl berechtigt, es möchten die in den nicht spezifischen Entzündungsherden liegenden Tuberkelbacillen nur zufällig aus den benachbarten Tuberkuloseherden in das nicht spezifisch entzündete Gewebe verschleppt worden sein.

Diese Auslegung des Bacillenbefundes in banalen Entzündungsherden der Niere war aber nicht angängig bei Nieren, in denen nirgendwo Tuberkel oder tuberkelähnliche Gebilde, dagegen mehrere scheinbar banale Entzündungsherde mit Tuberkelbacillen gefunden wurden.

HEYN selbst verfügte über einzelne solche Beobachtungen. Auch JOUSSET wies bei Phthisikerleichen in vollkommen tuberkelfreien Nieren, die teils Veränderungen wie bei parenchymatöser, teils wie bei interstitieller Nephritis darboten, in den scheinbar banalen Entzündungsherden, sowohl mikroskopisch, wie auch durch Tierimpfung Tuberkelbacillen nach. Die im Nierengewebe gefundenen Bacillen waren allerdings immer sehr gering an Zahl. Sie ließen sich nur in sehr wenigen der vielen untersuchten Schnitte nachweisen, und zwar ganz vereinzelt und immer erst nach stundenlangem Durchmustern der

Präparate. Daß diese Tuberkelbacillen nicht etwa erst in der Agone des Kranken mit dem Blute durch die Nieren kreisten, sondern schon vordem im Nierengewebe hafteten, glaubte Jousset dadurch erwiesen, daß er das Blut dieser Phthisikerleichen völlig frei von Tuberkelbacillen fand.

Die Befunde von Heyn und Jousset wurden zuerst stark bezweifelt; sie sind später aber von verschiedenen Seiten vollauf bestätigt worden. So gelang es z. B. Liebermeister mit Hilfe des Antiforminverfahrens bei Tuberkulösen in den entzündeten Nieren, die keine spezifisch tuberkulösen Gewebeveränderungen darboten, Tuberkelbacillen nachzuweisen. Ebenso konnte Schönberg in einer exstirpierten Niere, deren Sekret vor der Operation Tuberkelbacillen enthalten hatte, die aber bei der histologischen Untersuchung gar keine tuberkulösen Gewebeveränderungen, nur scheinbar unspezifische, zur Schrumpfung führende Entzündungsherde aufwies, durch das Antiforminverfahren im Gewebe Tuberkelbacillen finden.

Tierimpfungen mit dem Gewebe waren unterlassen worden, und in den Gewebeschnitten konnten ohne Antiformin keine Tuberkelbacillen gefunden werden. Dagegen war das Antiforminverfahren mit aller nötigen Vorsicht ausgeführt worden, so daß sein positiver Ausfall als Beweis gelten darf, daß die Niere wirklich trotz des Fehlens spezifisch tuberkulöser Gewebeveränderungen Tuberkelbacillen enthielt, die zu scheinbar nicht spezifischer, chronischer Nephritis geführt hatten.

Bolognesi fand bei einem Kranken, der außerhalb der Harnorgane keine tuberkulösen Herde zu haben schien, im fast eiterfreien Blasenharn Tuberkelbacillen. Da zudem die eine Niere schmerzhaft war und auf eine subcutane Tuberkulindosis mit Steigerung der Schmerzen und mit Schwellung reagierte, wurde diese als tuberkulös erkrankt angenommen und entfernt, obschon weder Cystoskopie, noch Ureterenkatheterismus vorgenommen worden waren. In der exstirpierten Niere ließen sich nun wider Erwarten keine spezifisch tuberkulösen Gewebsveränderungen auffinden, dagegen in scheinbar banal entzündlichen Herden vereinzelte Tuberkelbacillen. Dieser Fall darf nicht als vollgültiger Beweis einer tuberkulösen Nephritis angesehen werden, da das Unterlassen des Ureterenkatheterismus die Frage offen läßt, ob die im Blasenharn gefundenen Bacillen wirklich aus der exstirpierten Niere stammten oder ob sie nicht vielleicht aus der im Körper zurückgelassenen Niere ausgeschieden worden sind.

Fedorow ließ mehrere Nieren mikroskopisch untersuchen, die er wegen Ausscheidung von Eiter und Tuberkelbacillen exstirpiert hatte und die wider Erwarten makroskopisch keine tuberkulösen Veränderungen aufwiesen. Sie zeigten bei der mikroskopischen Untersuchung das Bild der chronischen Nephritis, zum Teil der Schrumpfniere, aber keine spezifisch tuberkulösen Gewebeläsionen.

Wohl wäre vielleicht in diesen Präparaten Fedorows, wie einer der untersuchenden Pathologen selbst zugibt, bei einem noch gründlicheren Durchforschen der Nierenschnitte hier oder dort ein spezifisch tuberkulöser Herd auffindbar gewesen. Dies ändert aber nichts an der Tatsache, daß in Nieren, die Eiter und Tuberkelbacillen ausschieden, sich doch jedenfalls vorwiegend scheinbar unspezifische Entzündungsfolgen vorfanden, wie bei einer chronischen Nephritis mit Schrumpfung, dagegen nicht die geringsten Zeichen einer Nierentuberkulose.

Diese Beobachtungen beheben in ihrer Gesamtheit, auch wenn nicht jede einzelne von ihnen mit aller wünschenswerten Genauigkeit durchgeführt worden ist, jeden Zweifel, daß, auch wenn virulente Tuberkelbacillen in die Niere verschleppt werden, sie dort nicht immer spezifisch tuberkulöse Gewebeveränderungen auslösen, sondern manchmal lediglich eine scheinbar nicht spezifische parenchymatöse Degeneration und interstitielle Infiltration mit Ausgang in Sklerose und Schrumpfung.

Diese Tatsache, erst als etwas zu Unglaubliches bezweifelt, verliert ihr Befremdendes durch die Erfahrung, daß, wie in der Niere, auch in der Leber und in anderen drüsigen Organen, dann aber auch in der Haut, der Lunge, der Pleura, vielleicht sogar auch in den Gelenken (PONCET) Tuberkelbacillen offenbar gar nicht so selten Entzündungsprozesse auslösen, die nichts Spezifisches an sich haben, sich vielmehr in ihrem Verlauf und ihrem histologischen Bilde in keiner Weise von den durch banale Eitererreger hervorgerufenen entzündlichen Gewebereaktionen unterscheiden.

Was ist nun der Grund, warum die Tuberkelbacillen in der Niere das eine Mal einen käsig-kavernösen Zerfall des Gewebes, das andere Mal nur wenige Tuberkel ohne Verkäsung, dagegen ausgedehnte, scheinbar banale Entzündungen mit starker Bindegewebswucherung (fibröse Nierentuberkulose) und schließlich bei anderen Kranken nur die Erscheinungen der Nephritis ohne jegliche tuberkulöse Gewebestruktur erzeugen? Einzelne Autoren suchten den Grund in einer Verschiedenheit der Virulenz und der Menge der in die Niere eingedrungenen Tuberkelbacillen. FEDOROW z. B. glaubte, besonders die geringe Virulenz der Bacillen sei Schuld daran gewesen, daß in den von ihm beobachteten tuberkulösen Nephritiden keine spezifisch tuberkulösen Gewebeveränderungen aufgetreten seien. BERNARD, GOUGEROT und SALOMON, sowie auch LIEBERMEISTER u. a. vertraten die Ansicht, die tuberkulöse Infektion erzeuge jeweilen nur banale Entzündungen ohne spezifisch tuberkulöse Gewebeveränderungen, wenn entweder zahlreiche und sehr virulente Tuberkelbacillen das Gewebe überschwemmen oder im Gegenteil nur ganz vereinzelte, schwach virulente Bacillen in das Gewebe eindringen. Nur Infektionen mittleren Grades in Virulenz und Menge der Bacillen vermöchten ihrer Meinung nach die typisch käsig-kavernöse Form der Nierentuberkulose zu erzeugen. Neuere Forschungen lassen nun aber erkennen, daß diese Auslegung kaum völlig zutreffend ist. Verschiedenheiten in Virulenz und Menge der Tuberkelbacillen sind an sich allein nicht ausschlaggebend, ob im infizierten Gewebe spezifisch tuberkulöse Strukturen entstehen oder nicht; maßgebender scheint die Art und Menge der vom Organismus zu den Giftstoffen der Tuberkelbacillen gebildeten Antikörper. Die Tuberkelbacillen sind nie, auch wenn sie noch so zahlreich und virulent sind, imstande, mit ihren Giften an sich allein das Gewebe zur Bildung tuberkulöser Entzündungen zu reizen. Erst wenn die Gifte der Tuberkelbacillen, die Tuberkuline, durch spezifische Antikörper in Tuberkulopyrin umgesetzt werden, entstehen unter dem Einfluß dieses frisch gebildeten Giftes typisch tuberkulöse Gewebeveränderungen, aber auch nur dann, wenn das Tuberkulopyrin längere Zeit auf das Gewebe einwirkt. Ist die Einwirkung des Tuberkulopyrins von kurzer Dauer, so ruft auch dieses Gift nur unspezifische Gewebereaktionen hervor. Fehlen also bei einer tuberkulösen Infektion im infizierten Organismus die Antikörper der Tuberkuline, so antworten die Organgewebe auf die eingedrungenen Tuberkelbacillen vorerst nur mit unspezifischer Entzündung, möge die Zahl und Virulenz der eingedrungenen Keime groß oder klein sein. Erst nachdem der Organismus allmählich eine genügende Menge Antikörper zu den Tuberkulinen gebildet und die Umwandlung des Tuberkulins in Tuberkulopyrin sich vollzogen hat, wird — unter der Bedingung, daß das Tuberkulopyrin sich längere Zeit auswirken kann, — das Gewebe spezifisch tuberkulösentzündliche Veränderungen eingehen.

Bei der tuberkulösen Infektion der Nieren stoßen die eingedrungenen Tuberkelbacillen immer sogleich auf spezifische Antikörper. Denn die tuberkulöse Niereninfektion ist nie eine primäre Infektion des Organismus, sondern stets eine Nach- oder Superinfektion. Immer hatten sich Tuberkelbacillen, bevor sie in die Niere gelangten, schon anderswo im Körper angesiedelt gehabt. Bacillen ihrer Art werden deshalb in der Niere das Gewebe stets in anderer Abwehrstellung finden als die Bacillen es an der ersten Infektionsstelle fanden. Denn sobald einmal der Organismus an irgendwelcher Stelle mit Tuberkelbacillen infiziert war, so besitzt er überall in seinen Geweben auf lange Zeit hin, vielleicht für immer, gegen die Tuberkuline spezifische Antikörper. Dazu besitzt er aber auch eine zweite Art von Antikörpern, welche das aus den Tuberkulinen durch die ersten Antikörper geschaffene Tuberkulopyrin zu entgiften vermögen. Es werden also die in die Niere eindringenden Tuberkelbacillen in dem Gewebe stets auf zwei Arten spezifischer Antikörper stoßen: Erstens auf Antikörper, die Tuberkulin in Tuberkulopyrin verwandeln, welches tuberkulöse Gewebeveränderungen hervorzurufen vermag, und zweitens auf Antikörper, welche ihrerseits das entstehende Tuberkulopyrin zu entgiften vermögen und ihm die Fähigkeit rauben, im Gewebe Tuberkel, Verkäsung und kavernösen Zerfall zu erzeugen. Je nach dem Verhältnis der Antikörpermengen erster und zweiter Art zu der Zahl und Virulenz der eingedrungenen Tuberkelbacillen werden in der Niere entweder vorwiegend spezifisch tuberkulöse Gewebereaktionen mit Tuberkelbildung, Verkäsung und kavernösem Zerfall im Gewebe entstehen oder vorwiegend, ab und zu sogar ausschließlich, nur banale Entzündungserscheinungen. Es entwickelt sich das eine Mal infolge der Einwanderung der Tuberkelbacillen in die Niere eine tuberkulöse Nephritis ohne jegliche Tuberkelbildung, das andere Mal eine fibröse Nierentuberkulose mit wenigen Tuberkeln neben vielen scheinbar banalen Entzündungsprozessen, ausnahmsweise eine disseminierte Knotenbildung ohne kavernösen Zerfall oder es entsteht, was am häufigsten zuzutreffen scheint, eine käsig-kavernöse Nierentuberkulose, bei der sich fast ausschließlich spezifische Entzündungsherde, nur wenige banale bilden.

Wir sehen daraus, daß die tuberkulöse Nephritis mit der käsig-kavernösen Nierentuberkulose trotz ihren so großen anatomischen Verschiedenheiten enger verbunden ist, als bis jetzt angenommen wurde, und daß überhaupt alle die mannigfaltigen Formen der Nierentuberkulose nicht scharf voneinander zu trennen sind, sondern in ununterbrochener Kette aneinandergefügt sind. Auf der einen Seite der Kette steht die tuberkulöse Nephritis, bei der trotz des Bacillengehaltes des Nierengewebes gar keine tuberkulöse Gewebestruktur zustande kam, nur banale Entzündungserscheinungen, Sklerosen und Schrumpfungsvorgänge sich entwickelten. Ihr steht nahe die fibröse oder indurative Nierentuberkulose, die vorwiegend die gleichen anatomischen Veränderungen aufweist wie die tuberkulöse Nephritis, bei der aber immerhin, einzelne wenige Herde mit spezifisch tuberkulösen Gewebebildungen zu finden sind. Dann folgt als drittes Glied der Kette die disseminierte Knotenform der Nierentuberkulose, bei der die fibrösen Prozesse im Gewebe zurücktreten, die Entzündungsreaktion fast ausschließlich in tuberkulösen Knoten sich äußert, in Knoten, die nicht kavernös zerfallen, ja oftmals nicht einmal verkäsen. Bei der käsig-kavernösen Nierentuberkulose hinwiederum wiegen Verkäsung und kavernöser Zerfall des infizierten Gewebes vor, doch finden sich auch bei ihr Anklänge an das Anfangsglied der Kette, die tuberkulöse Nephritis. Denn auch bei ihr finden sich neben den typisch tuberkulösen Gewebebezirken immer auch einzelne scheinbar banale Entzündungsherde. Als Endglied der Kette ist die Miliartuberkulose zu betrachten, bei der die Widerstandskräfte des Organismus von den Bacillen so rasch niedergerungen werden, daß der Kranke stirbt, bevor auch nur einzelne der vielen in der Niere gebildeten Tuberkel verkäsen und unter Höhlenbildung zerfallen.

Ob das Fehlen tuberkulöser Gewebeveränderungen trotz der Anwesenheit erheblicher Mengen von Tuberkelbacillen im Gewebe manchmal auch darauf beruht, daß die Infektion statt durch Tuberkelbacillen des Typus humanus oder bovinus durch die Bacillen der Hühnertuberkulose erfolgte, wie LÖWENSTEIN angab, ist mangels genügender Nachprüfungen noch nicht zu bejahen erlaubt.

IV. Erkrankungen der Hüllen der tuberkulösen Niere.

Solange die Tuberkulose im Nierengewebe noch wenig ausgedehnt ist, nur fast ausschließlich auf die Marksubstanz beschränkt, werden die Hüllen der Niere vom Krankheitsprozesse meist noch nicht mitbetroffen. Sowie aber in der Rinde der Niere Tuberkel und Tuberkelgruppen auftreten, wird die fibröse Nierenkapsel dicker und ihre Verbindung mit der Nierenrinde und mit der Fettkapsel fester; die operative Ausschälung der Niere aus der umgebenden Fettschicht wird dadurch schwieriger. Von DÖRING und von CATHELIN wurden auch Beobachtungen gemeldet, wonach man glauben sollte, es können sich unter der fibrösen Kapsel einer tuberkulösen Niere spontan Hämatome entwickeln. Ob aber diese Hämatome wirklich spontan entstanden, ob sie nicht vielleicht doch die Folgen des operativen Traumas waren, ist noch fraglich.

Die Mitbeteiligung der Nierenhüllen an der Tuberkulose der Niere beschränkt sich manchmal auf diese geringen Entzündungserscheinungen. Andere Male bildet sich im Verlaufe der Nierentuberkulose rings um die Niere unter oft weitgehendem Schwunde des perirenalen Fettes allmählich eine derbe, bis mehrere Zentimeter dicke, bindegewebige Schwarte, in welcher Capsula propria und Capsula adiposa renis verschmelzen. Das noch erhaltene Kapselfett wird knollig und fibrös. Es bleibt besonders mächtig im Gebiete des Hilus. Von dort ziehen längs den Nierengefäßen zwischen die einzelnen Nierenkavernen hinein knollige Fettstränge. Die perirenale Schwarte ist mit den umliegenden Organen oft außerordentlich fest verlötet, viel fester als mit der Niere selbst. Es läßt sich deshalb die Niere häufig leichter aus ihren umgebenden Schwarten und Hüllen ausschälen als ihre Hüllen von den umgebenden Organen (Peritoneum, Nebennieren, Milz usw.) lostrennen. Selten wird auch die Verwachsung zwischen Kapsel und Nierenrinde so solide, daß beim Versuche der Ausschälung der Niere deren Parenchym anreißt und in dichten Schichten an der Kapsel hängen bleibt. Durch die starken Verwachsungen der bindegewebigen Nierenkapsel geht die respiratorische Verschiebbarkeit der Niere allmählich verloren.

Die bindegewebigen, dicken Schwarten rings um die tuberkulöse Niere haben häufig nichts für Tuberkulose Spezifisches an sich. Sie sind oft den bei banalen Eiterungen um die Niere gelagerten Schwarten gleich. Aber hin und wieder finden sich bei vorgeschrittener Tuberkulose der Niere doch auch spezifisch tuberkulöse Prozesse im perirenalen Gewebe. Sie treten in verschiedener Form in Erscheinung:

a) Als *fungöse Perinephritis,* wobei ein tuberkulöser, meist mit einem Rindenherd direkt in Verbindung stehender Fungus sich flächenförmig zwischen den einzelnen Schichten der bindegewebigen, perirenalen Schwarte ausbreitet.

b) Als *perirenale Abscesse,* die viel häufiger im Gebiete des oberen, als des unteren Nierenpoles auftreten. Diese oft recht großen Abscesse sind nicht immer rein tuberkulöser Natur, sondern oft durch eine Mischinfektion bedingt. Manchmal ist ein direkter Zusammenhang der Absceßhöhle mit einem tuberkulösen Nierenherd nicht zu erkennen. Die dazwischenliegende Capsula propria der Niere scheint intakt zu sein, wie z. B. in Fällen von ISRAEL, COLMERS u a. Es mag also nicht immer der Durchbruch eines Rindenherdes Ursache des perirenalen Abscesses sein, sondern ab und zu eine Verschleppung der Tuberkelbacillen durch die Lymphbahnen des Nierenparenchyms in die umgebenden Hüllen. Eine solche Verschleppung ist sicher die Ursache der

c) *käsigen Knoten in der Fettkapsel.* Diese Form der Perinephritis ist die seltenste. Ich beobachtete sie bei meinen zahlreichen Nephrektomien nur zweimal. In dem Fettgewebe rings um den Hilus lagen sehr zahlreiche miliare, zum Teil verkäste Tuberkel.

In dem einen Falle war die Capsula fibrosa in der Ausdehnung eines 5-Frs.-Stückes dicht durchsetzt mit miliaren Tuberkeln, obschon an der Nierenrinde auch mikroskopisch keine Tuberkel zu finden waren. Es war ein nahe am Hilus gelegener Käseherd des Nierenparenchyms frühzeitig in das äußere Lymphnetz der Niere eingebrochen.

ISRAEL sah in einem Falle die ganze Fettkapsel der Niere von erbsengroßen Käseknoten durchsetzt. Nach den Untersuchungen von LEGUEU u. a. sollen auch oft in der makroskopisch gesund aussehenden Fettkapsel mikroskopisch Tuberkel zu finden sein.

V. Tuberkulose des Nierenbeckens und des Harnleiters.

Das Nierenbecken nimmt an der tuberkulösen Erkrankung der Niere in der Regel schon frühzeitig teil. In einzelnen Fällen scheint das Nierenbecken sogar vor dem Nierenparenchym zu erkranken; es wurde wenigstens wiederholt eine Nierenbeckentuberkulose in Verbindung mit Tuberkeln des Harnleiters und der Blase, aber ohne Miterkrankung des Nierenparenchyms beobachtet (siehe S. 47).

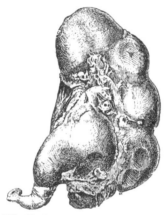

Die ersten tuberkulösen Veränderungen des Nierenbeckens entwickeln sich vorzugsweise in dem einer kranken Markpapille anliegenden Wandteil, dort besonders in der Übergangsfalte zur Papille. Häufig bleibt die tuberkulöse Erkrankung des Nierenbeckens in Form kleiner, subepithelialer Tuberkel lange auf die nächste Umgebung der erkrankten Markpapille beschränkt. Erst in späteren Stadien dehnt sich die Tuberkulose auf das ganze Nierenbecken aus; dabei wird nicht selten ein geschwüriger Zerfall einzelner Knötchen des Nierenbeckens beobachtet. Auf den geschwürigen, käsig belegten Stellen der Nierenbeckenschleimhaut bilden sich oft feine plattenförmige Kalkniederschläge.

Abb. 18. Total kavernöse Niere mit erweitertem Nierenbecken; Ureterstenose.

Von BESELIN wurde ein tuberkulöses Nierenbecken vollständig ausgekleidet gefunden mit fischschuppenartigen, glänzenden, cholesterinhaltigen Massen.

Der geschwürige Zerfall der Nierenbeckenschleimhaut macht in der Regel an der Muscularis Halt und führt nur außerordentlich selten (DÖRING) zum Durchbruch der Nierenbeckenwand.

Oft wird das Nierenbecken durch Harnstauung infolge Verengerung des Harnleiters erweitert (Abb. 18). Eine solche *Hydronephrose* infolge Tuberkulose ist nicht zu verwechseln mit einer sekundär tuberkulös gewordenen Hydronephrose. In den Endstadien der Nierentuberkulose verödet das Nierenbecken manchmal vollständig, meist unter gleichzeitiger Obliteration des Ureters. Die Niere wird dadurch vollkommen von den unteren Harnwegen abgeschlossen, so daß aus ihr kein Tropfen Sekret mehr in die Blase fließt *(geschlossene Form der tuberkulösen Pyonephrose)*.

Die großen Gefäße des Nierenhilus werden, teils durch die entzündlichen Prozesse, die sich in ihrer Umgebung abspielen, teils durch den Druck des ihnen anliegenden fibro-lipomatösen Gewebes verengt und schließlich fast ganz geschlossen.

Wie das Nierenbecken, so bleibt auch der *Harnleiter* bei tuberkulöser Erkrankung der zugehörigen Niere selten von der Infektion verschont. Es bilden sich meist schon frühzeitig in seiner Schleimhaut miliare, erst durchscheinend graue, später weißgelb werdende Tuberkel. Diese sind bald in der ganzen Länge des Ureters gleichmäßig ausgestreut, bald an einzelnen Stellen der sonst gesunden Schleimhaut gruppen- oder strichweise zusammenliegend. Wo die Knötchen eng zusammenstehen, wird die Schleimhaut gerötet, gewulstet oder feinkörnig, bedeckt von einem eitrigen Schleim. Die nebenliegenden Schleimhautpartien sind etwas gerötet und werden stärker gefältelt als gewöhnlich. Die mikroskopische Untersuchung läßt erkennen, daß die meisten Tuberkel dicht unter dem oft lange Zeit wohl erhaltenen Epithelbelag liegen, nur ausnahmsweise in den tieferen Schichten der Submucosa des Ureters (Abb. 19). Später stößt sich das Epithel über den Knötchen ab und diese zerfallen geschwürig. Die so ent-

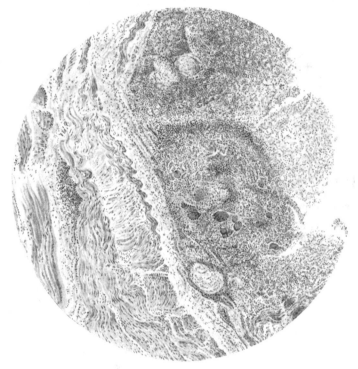

Abb. 19. Tuberkel in der Ureterschleimhaut.

standenen Geschwüre des Ureters sind erst sehr klein, rundlich oder ovalär; später bilden sie durch ihr Zusammenfließen ausgedehnte Geschwürsflächen von unregelmäßiger Form, die oft noch die Grenzen der einzelnen Geschwürchen erkennen lassen. Bei weiter vorgeschrittenen Prozessen findet man ausgedehnte Verkäsung der ganzen Mucosa und Submucosa des Ureters.

Neben diesen scharf begrenzten Zonen von Knötchen- und Geschwürsbildung finden sich im Ureter noch Strecken ausgedehnter, massiger Infiltration, die schließlich die Ureterschleimhaut in ihrer ganzen Ausdehnung durchdringen kann und dabei zu einer totalen Zerstörung des Epithels führt. Als seltene Form der Ureteritis tuberculosa wird eine beetförmige, dichte Infiltration der Mucosa mit später kavernösem Zerfall beschrieben (HALLÉ und MOTZ).

An diesen spezifischen Entzündungserscheinungen der Ureterschleimhaut nehmen auch die äußeren Schichten des Ureters teil. Die *Muscularis* widersteht zwar der Infiltration ziemlich lange, wird aber von ihr schließlich doch auch durchdrungen und geht in den späteren Stadien der Krankheit in einem Granulationsgewebe auf.

Die *Bindegewebsscheide* des Ureters zeigt schon frühzeitig eine Infiltration; sie macht sich in einer ungleichmäßigen Verdickung der Harnleiterwand bemerkbar. Durch Infiltration und Sklerose seiner adventitiellen Scheide wird der tuberkulöse Ureter oft zu einem bleistift- oder gar fingerdicken, starren Strang. In einzelnen Fällen erreicht der Ureter einen Durchmesser von 3—4 cm. Er zeigt dabei nicht selten eine straffe Spannung zwischen Blase und Nierenbecken, da die Vernarbungsvorgänge in der Ureterhülle die normale Länge des Ureters oft um mehrere Zentimeter vermindern. Dadurch werden häufig starke Einziehungen der Blasenwand an der Einmündungsstelle des Ureters bedingt; anderseits vermag der schrumpfende Ureter auch ab und zu die Niere gegen das Becken hinunterzuziehen (STRAUSS).

Mit der Entzündung aller Ureterschichten verbindet sich eine starke Infiltration und bindegewebige Wucherung des umliegenden Gewebes. Dadurch wird der Harnleiter so fest mit seinen benachbarten Organen verlötet, daß seine operative Auslösung mit der Gefahr einer Zerreißung des Peritoneums, des Dickdarms oder der großen Gefäße verbunden ist.

Die tuberkulöse Erkrankung des Ureters hindert häufig den Harnabfluß aus dem Nierenbecken. Schon die Wulstung und Schwellung der erkrankten Ureterschleimhaut bietet dem Urin, besonders an den normalen Einschnürungsstellen des Ureters, ein Durchgangshindernis, das, wenn der Urin Eiterfetzen oder Eiterbröckel aus dem Nierenbecken mit sich schleppt, sich klinisch durch Nierenkoliken geltend macht. Doch auch wenn die Lichtung des Harnleiters nicht vermindert, infolge Rückstauung des Urins aus der Blase sogar erweitert ist, kann die tuberkulöse Infiltration des Ureters durch Verminderung oder vollständige Hemmung der Peristaltik der starrgewordenen Ureterwand den Abfluß des Urins aus dem Nierenbecken hindern. Die schwersten Abflußhindernisse bilden die fibrösen, durch Vernarbung tuberkulöser Schleimhautgeschwüre entstandenen narbigen Stenosen des Ureters. Diese führen, wie oben bereits erwähnt, nicht gar so selten zu einer wahren Hydronephrose der tuberkulösen Niere (Abb. 18). Als seltenes Abflußhindernis des Urins beobachtete PAGÉS einen in der Ureterwand gelegenen, haselnußgroßen Tuberkelknoten, welcher die Lichtung des Kanals unmittelbar unter dem Nierenbecken beinahe vollständig schloß.

Versiegt die Nierensekretion infolge ausgedehnter Zerstörung des harnbereitenden Parenchyms, so verödet auch der Ureter. Nur sehr selten verliert er überall, von der Blase bis zum Nierenbecken, seine Lichtung; diese bleibt fast immer zwischen einzelnen Verschlußstellen streckenweise erhalten, allerdings oft gefüllt mit käsigem, teilweise verkalktem Detritus.

VI. Tuberkulose der Blase.

In der Harnblase entwickeln sich die ersten tuberkulösen Herde entweder in der Umgebung der Harnleitermündung und median an der Vorderwand der Blase, nahe deren Scheitel (Abb. 20), wenn die Infektion von der Niere ausging, oder im Bereiche des Blasenhalses, wenn eine Prostatatuberkulose auf die Blase übergreift. Erst bilden sich miliare Knötchen, oft begleitet von einem Ödem der umliegenden Schleimhaut; bald zerfallen einzelne der Knötchen, lenticuläre Geschwüre treten an ihre Stelle. Durch Zusammenfließen mehrerer solcher kleiner Geschwürchen entstehen allmählich größere, unregelmäßig begrenzte Geschwüre mit Tuberkeln am Rand und am Geschwürsgrunde. An einzelnen Stellen der Blase, vorzugsweise am Blasenboden und dort besonders in der Umgebung der Harnleitermündungen wuchern manchmal tuberkulöse Granulationsmassen tumorartig in das Blaseninnere vor (tuberkulöse Granulome.)

Die tuberkulösen Geschwüre der Blase sind selten tiefgreifend, nur ausnahmsweise führen sie zu einem extraperitonealen oder gar intraperitonealen Durchbruch der Blasenwand (ASTRALDI, EKEHORN, CAULK, PILLET, POUSSON) oder zur Bildung von tuberkulösen Blasen-, Scheiden- bzw. Cervixfisteln, wie eine Beobachtung von mir und eine solche von AMANN lehren. Daß die Tuberkulose

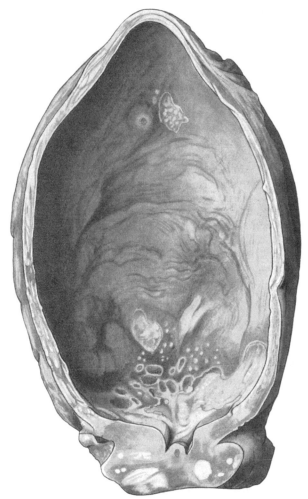

Abb. 20. Blasentuberkulose.

der Blase auch auf allfällige Divertikel des Organs übergeht beweisen die Beobachtungen von DUVERGNEY und JEANBREAU. Eine auf ein Divertikel beschränkte offenbar vom tuberkulösen Darm durch Einbruch entstandene Blasentuberkulose wurde von HOTTINGER beobachtet.

B. Pathogenese der Tuberkulose der Harnorgane.

Da die Tuberkulose der Harnorgane klinisch meist mit den Erscheinungen einer Cystitis beginnt und oft von tuberkulösen Entzündungsherden in den Genitalorganen begleitet ist, bevor eine Erkrankung der Nieren bemerkt wird,

hielt sich lange Zeit der Glaube, die Tuberkulose der Harnorgane nehme fast
ausnahmslos ihren Ausgang in der Harnblase oder in den Geschlechtsorganen
und breite sich erst sekundär durch Aufsteigen der Infektion aus der Blase in
das Nierenbecken auf die Nieren aus. Bei der chronischen Harntuberkulose
wurde dieser Entwicklungsgang lange Zeit gar nicht bezweifelt. Daß die Niere
zuerst von allen Harnorganen durch Eindringen der Tuberkelbacillen auf dem
Blutwege tuberkulös infiziert werden könne, wurde gar nicht oder doch nur
von ganz vereinzelten Autoren als möglich erachtet. Einzig die Miliartuberkulose
der Harnorgane, die vorzugsweise in den Nieren in Erscheinung tritt, wurde
frühzeitig als hämatogenen Ursprungs erkannt. Bei ihr ließ sowohl das anatomische Bild, wie der klinische Verlauf kaum eine andere Deutung der Pathogenese zu. Die ersten vereinzelten Hinweise, daß wohl auch bei der chronischen
Tuberkulose der Harnorgane die Tuberkelbacillen manchmal auf dem Blutwege
in die Nieren gelangen und dort die erste Infektion innerhalb der Harnorgane
erzeugen können, später durch Abstieg mit dem Harnstrome die übrigen Harnorgane zur Erkrankung bringen, fanden lange keinen Glauben, obschon sie
doch von Steinthal durch genaue pathologisch-anatomische Untersuchungen
gestützt wurden. Der klinische Verlauf des Leidens schien zu deutlich zu beweisen,
daß die chronische Nierentuberkulose immer das Endglied einer durch die Harnorgane aufsteigenden Infektion sei.

Diese jeden Fortschritt in der Behandlung der Nierentuberkulose hemmende
Lehre von der ascendierenden Tuberkulose der Harnorgane wurde erst umgestoßen, als durch die Cystoskopie die bis dahin so mangelhafte klinische Beobachtung der Harnorgantuberkulose plötzlich in ungeahntem Maße verfeinert
und erweitert wurde.

I. Die hämatogene tuberkulöse Infektion der Niere.

Bei der cystoskopischen Untersuchung der Kranken mit Tuberkulose der
Harnorgane ließ sich häufig feststellen, daß trotz einer offenkundigen Nierentuberkulose die Blase längere Zeit vollkommen gesund blieb. Es ließ sich auch
oft deutlich verfolgen, wie von der einen Niere und deren Ureter die Tuberkulose
allmählich auf die Blase übergriff, erst nur rings um die Einmündungsstelle
des Harnleiters, nachher Schritt für Schritt auf die ganze Blasenschleimhaut sich
ausbreitete. Die Cystoskopie ließ auch erkennen, daß, sobald die tuberkulöse Niere
exstirpiert war, die Blasentuberkulose sich zurückbildete und schließlich ausheilte. Die Häufung solcher cystoskopischer Befunde beseitigte bald jeden Zweifel,
daß die Niere doch recht oft, vielleicht fast immer, der Ausgangspunkt der
Harntuberkulose sei. Eine Bestätigung dieser neuen Erkenntnis brachten die
immer zahlreicher werdenden Sektionsbefunde, die bewiesen, daß neben einer
beginnenden Nierentuberkulose keineswegs immer in den unteren Harnwegen
eine tuberkulöse Erkrankung zu finden ist. Ein solcher innerhalb der Harnorgane solitärer Tuberkuloseherd der Niere konnte unmöglich durch eine aus
den unteren Harnwegen aufsteigende Infektion entstanden sein; er mußte
zweifelsohne auf dem Blut- oder allenfalls auf dem Lymphwege zur Entwicklung
gekommen sein. Für eine hämatogene Infektion sprach, daß die ersten Tuberkuloseherde in der Niere gar nicht selten auf das Stromgebiet einer einzigen, an
abnormer Stelle in die Niere einmündenden Arterie, z. B. einer oberen Polarterie,
beschränkt gefunden wurden.

Weitere Belege für den hämatogenen Ursprung der Nierentuberkulose
brachten schließlich auch die histologischen Untersuchungen frühester Stadien
der chronischen Nierentuberkulose. Die früher als Merkmale einer aus den
Harnwegen aufsteigenden Infektion gedeuteten Tuberkuloseherde im Mark

der Niere erwiesen sich fast regelmäßig in engsten Beziehungen zu den Blutbahnen des Organs (vgl. Pathologische Anatomie der Nierentuberkulose, S. 11 u. 16) und die früher ebenfalls als ein Charakteristicum der ascendierenden Tuberkuloseinfektion erachteten, strichförmig angeordneten Tuberkel längs der Sammelröhren erschienen nach den Untersuchungen von ORTH, MEYER u. a. als Folge einer hämatogenen Ausscheidungstuberkulose.

Unvereinbar mit der Annahme einer hämatogenen Tuberkuloseinfektion der Nieren glaubte man aber doch noch die Tatsachen:

1. daß die frühesten Tuberkuloseherde der Niere bei der chronischen Nierentuberkulose fast ausschließlich im Mark, nicht wie bei der sicher hämatogenen, akuten Miliartuberkulose vorwiegend in der Rinde beobachtet wurden, und ferner

2. daß die chronische Nierentuberkulose in der großen Mehrzahl der Fälle als einseitiges Leiden beginnt, während doch zu erwarten war, daß bei der engen Nachbarschaft der beiden Nierenarterien Tuberkelbacillen, die in die Aorta geschleudert wurden, häufig gleichzeitig beide Nieren infizieren müßten.

Aber auch diese scheinbaren Widersprüche zu der Annahme einer hämatogenen Entstehung der Nierentuberkulose fanden in der Folge eine befriedigende Aufklärung.

Erklärung des Beginnes der hämatogenen Nierentuberkulose im Mark. Aus Tierversuchen war zu ersehen, daß auch bei hämatogener Infektion der Niere die ersten Tuberkuloseherde im Markteil des Organes entstehen können. Lange Zeit mißlang es allerdings den Forschern, durch Injektion von Tuberkelbacillen in die Blutbahn von Tieren ein der chronischen Nierentuberkulose des Menschen ähnliches Krankheitsbild beim Tiere zu erzeugen. DURAND-FARDEL, BOREL, BERNARD und SALOMON, BAUMGARTEN, LAROCHE, FRIEDRICH, ASCH u. a. konnten wohl durch Injektion von Tuberkelbacillen in die Blutbahn von Tieren bei diesen eine Nierentuberkulose erzeugen; aber diese experimentelle Nierentuberkulose bot alle Merkmale der Miliartuberkulose. Sie war immer doppelseitig und die Tuberkuloseherde lagen vorzugsweise in der Nierenrinde. In den histologischen Präparaten war deutlich zu sehen, daß die in die Blutbahn eingespritzten Bacillen in den Glomeruli und in den Capillaren der Nierenrinde hängen geblieben waren und dort, je nach ihrer Menge, spärliche oder zahlreiche Tuberkel zur Entwicklung gebracht hatten. Im Mark lagen nur vereinzelte Tuberkuloseherde. Eine bloß einseitige hämatogene Nierentuberkulose zu erzeugen gelang LAROCHE und DU PASQUIER, wenn sie die Tuberkelbacillen den Versuchstieren direkt in eine der beiden Nierenarterien einspritzten. Aber wenn diese experimentelle Nierentuberkulose auch einseitig war, so behielt sie doch in der Art der Aussaat und der Form der Tuberkel den anatomischen Charakter der akuten Miliartuberkulose.

Erst PELS-LEUSDEN gelang es, beim Tiere ein der chronischen Nierentuberkulose des Menschen ähnliches Krankheitsbild durch Injektion von Bacillen in die Blutbahn hervorzurufen. Er hatte erkannt, daß die Ursache des Mißlingens aller vorher auf dieses Ziel gerichteten Versuche einerseits in der allzu großen Tuberkuloseempfänglichkeit der verwendeten Tiere lag, andererseits in der zu heftigen Virulenz und allzu hohen Dosierung der injizierten Keime.

Sowie PELS-LEUSDEN dieser Einsicht in der Versuchsanordnung Rechnung trug, erzielte er den gewünschten Erfolg. Er benützte zu den Versuchen Ziegen und Hunde, also Tiere, die einer Tuberkuloseinfektion nicht allzu leicht erliegen. Diesen Tieren injizierte er nur sehr spärliche Mengen in Öl suspendierter, schwach virulenter Tuberkelbacillen in die Arterie renalis. Es entstand bei den Tieren eine einseitige, solitäre Nierentuberkulose, deren makroskopisches und mikroskopisches Bild dem der chronischen Nierentuberkulose des Menschen sehr ähnlich sah. Die tuberkulöse Erkrankung nahm auch hier, wie bei der menschlichen

Nierentuberkulose, ihren Beginn in der Marksubstanz, meist in der Nähe der Papillen und verschonte vorerst die Rinde mehr oder weniger völlig. Durch Verschmelzung kleiner Tuberkelgruppen entstanden an einzelnen Stellen ausgedehnte Käseherde mit deutlichen Kavernen.

Durch das Ergebnis dieser Tierversuche hatte PELS-LEUSDEN die Behauptung widerlegt, daß bei einer hämatogenen Nierentuberkulose die ersten Herde nie im Marke liegen können. Gleichzeitig ergab sich auch aus seinen Versuchen, warum bei hämatogener Infektion der Niere die Tuberkuloseherde das eine Mal, wie bei der Miliartuberkulose, vorwiegend in der Rinde, das andere Mal, wie bei der chronischen Tuberkulose, zuerst im Mark des Organes sich entwickeln. Der Grund dieser verschiedenen Lokalisation fand sich in der Verschiedenheit des Virulenzgrades der injizierten Tuberkelbacillen.

Wurden in die Nierenarterie der Versuchstiere voll virulente Tuberkelbacillen eingespritzt, so bildete sich eine Miliartuberkulose der Niere aus, bei der die Rinde des Organs dichter mit Tuberkelherden übersät war als das Mark. Brachte PELS-LEUSDEN dagegen schwach virulente Keime in die Nierenarterie, und zudem nur in geringer Zahl, so entwickelte sich eine auf die Markschicht beschränkte Nierentuberkulose, welche das gleiche anatomische Bild bot wie die chronische Tuberkulose der menschlichen Niere.

Diesen Ergebnissen der experimentellen Forschung PELS-LEUSDENs, wonach Form und Lokalisation der Nierentuberkulose vom Virulenzgrad der Tuberkelbacillen abhängig zu sein scheinen, ist um so größere Beweiskraft beizumessen, als sie vollkommen mit den Beobachtungen KOCHs über die hämatogene Entstehung der eitrigen Nephritis übereinstimmen.

KOCH sah nach Verimpfung von Staphylokokken in das kreisende Blut von Nieren wiederholt eine rein einseitige Nierenentzündung entstehen, deren erste Eiterherde im Mark und in der Papille lagen. Bei mannigfaltigen Kontrollen dieses auffälligen Impfergebnisses erwies es sich, daß nur dann die Abscesse auf die eine der Nieren und in dieser auf die Markschicht beschränkt blieben, wenn die Virulenz der eingeimpften Staphylokokken stark abgeschwächt war. Wurden voll virulente Eitererreger in die Blutbahn eingespritzt, so erkrankten gleichzeitig beide Nieren mit multiplen gleichmäßig über Rinde und Mark verstreuten Abscessen.

KOCHs Beobachtungen lassen die Deutung zu, daß voll virulente, im Blut zirkulierende, banale Eitererreger bei ihrem Durchtritte durch die Niere die Glomeruligefäße sofort hochgradig schädigen und deshalb in ihnen haften bleiben und das Gewebe zu eitriger Einschmelzung bringen. Schwach virulente Keime dagegen scheinen durch ihre Bakterientoxine die Gefäßschlingen wohl zu schädigen, aber nicht zu zerstören, in ihnen keine eitrige Entzündung hervorzurufen. Die Bakterien passieren teils die Gefäßschlingen, teils treten sie durch deren geschädigte Gefäßwand in die Harnkanäle über. In diesen nur langsam weitergeschwemmt, vermehren sie sich und bilden rings um die Harnkanäle streifenförmige Abscesse, und zwar bald näher der Basis, bald näher der Spitze des Markkegels, je nachdem die Eiterkeime hier oder dort durch ein mechanisches Hindernis zurückgehalten werden.

Ob die Mitteilungen KRASSAWITZKYs, wonach in die Blutbahn eingespritzte Staphylokokken zuerst in den Gefäßen der Marksubstanz, erst nachher in den Glomeruli und den Harnkanälchen nachweisbar sind, eine ähnliche Deutung finden, wie die Befunde KOCHs, bleibt dahingestellt. Aus den Versuchen von PELS-LEUSDEN und von KOCH ist jedenfalls zu ersehen, daß der Beginn der Nierentuberkulose im Mark keinesfalls unvereinbar ist mit einer hämatogenen Infektion der Niere. Sie geben aber zudem, wie oben auseinandergesetzt, auch für diese primäre Lokalisation der Entzündungsherde im Mark eine Erklärung, die, wenn sie auch nicht ganz überzeugend ist, immerhin annehmbar ist.

Eine andere Erklärung für die Lokalisation der ersten hämatogenen Tuberkuloseherde im Mark der Niere gaben COHNHEIM, sowie ORTH und seine Schüler.

Nach ihnen handelt es sich bei der tuberkulösen Erkrankung der Niere um eine *Ausscheidungsinfektion*, wobei die auf dem Blutwege in die Niere verschleppten Tuberkelbacillen durch die Glomeruli in die Harnkanälchen ausgeschieden werden, ohne während dieses Überganges von den Blut- in die Harnbahnen eine tuberkulöse Erkrankung der Gewebe zu verursachen. Erst wenn die Bacillen in den Harnkanälchen oder in den Sammelröhren stecken bleiben, vermögen sie eine tuberkulöse Entzündung auszulösen. Daß so häufig die ersten Tuberkuloseherde der Nieren in den Papillen ihren Sitz haben, möchte seinen Grund wohl darin haben, daß der Übertritt der Bacillen aus den Papillenröhren in das Nierenbecken durch eine Verengerung der Papillenröhren an ihrer Ausmündungsstelle häufig gehemmt wird.

Die bei der Untersuchung von Frühfällen der chronischen Nierentuberkulose unverkennbare, nahe Beziehung der ersten Tuberkuloseherde der Niere zu Blutgefäßen macht es wahrscheinlich, daß doch wohl häufiger als durch eine solche Ausscheidungsinfektion durch einen vasculären, direkten Import von Tuberkelbacillen die ersten Tuberkuloseherde im Mark entstehen.

Wie dies möglich ist, erklären die anatomischen Befunde von ZONDEK. Nach diesen scheint die Verlaufsrichtung der arteriellen Gefäße der Niere derart angeordnet zu sein, daß die durch die Arteria renalis in die Niere eingedrungenen Tuberkelbacillen im wesentlichen nur bis in die untersten Glomeruli gelangen, von ihnen aus durch die Vasa efferentia in die Markstrahlen bis nahe an die Papillen geschleudert werden und dort am Übergang der Vasa efferentia in die Capillaren haften bleiben, sich vermehren und ihre zerstörende Wirkung ausüben.

Mag man der einen oder der anderen Auslegung mehr Gewicht beilegen, jedenfalls geben alle diese Beobachtungen von PELS-LEUSDEN, KOCH, ORTH und seinen Schülern und von ZONDEK genügenden Aufschluß, warum auch bei einer hämatogenen, nicht nur bei einer aus den unteren Harnwegen aufsteigenden Infektion der Niere die ersten Entzündungsherde im Mark, nicht in der Rinde sich entwickeln. Es ist nach diesen Beobachtungen keinesfalls mehr erlaubt, durch den Hinweis auf die Lokalisation der primären Tuberkuloseherde im Mark die Annahme einer hämatogenen Entstehung der Nierentuberkulose widerlegen zu wollen. So bleibt denn an der Lehre der hämatogenen Entwicklung der Nierentuberkulose nur das eine noch ungeklärt, warum die im Blute kreisenden Tuberkelbacillen fast immer vorerst nur die eine Niere infizieren, nicht ebensooft oder gar häufiger gleichzeitig oder doch kurz nacheinander beide Nieren tuberkulös erkranken machen.

An *Erklärungen für die Einseitigkeit der hämatogenen Nierentuberkulose* hat es nicht gefehlt. Erst glaubte man, *eine lokale Disposition der einen Niere* gebe den Anlaß zur Einseitigkeit des tuberkulösen Nierenleidens. Man suchte eine solche lokale *Disposition der einen Niere* in einem der tuberkulösen Infektion vorausgegangenen *Trauma* der Niere, ferner in einer *Mißbildung* oder *Erkrankung*, welche die Widerstandsfähigkeit der einen Niere gegen die tuberkulöse Infektion vermindern könnte.

Daß ein *Trauma* in der Niere besonders günstige Verhältnisse zur Ansiedlung von im Blute kreisenden Tuberkelbacillen schaffen kann, ist nach den Tierversuchen von ORTH, SEELIGER, FAVENTO und CONFORTI nicht zu bezweifeln.

ORTH quetschte die eine Niere des Versuchstieres mit der Hand und spritzte dem Tiere gleich nachher Tuberkelbacillen in die Ohrvene ein; es erkrankten beide Nieren an Tuberkulose, aber die gequetschte Niere stärker als die unverletzte. SEELIGER wiederholte diese Versuche mit demselben Ergebnisse. Zur Kontrolle verletzte er in einer anderen Versuchsreihe die eine Niere der Tiere durch operative Freilegung und einstündige Abschnürung ihrer Gefäße; 24 Stunden später wurden den Tieren Tuberkelbacillen in die Ohrvene eingespritzt. Wiederum wurde die verletzte Niere besonders hochgradig oder alleinig tuberkulös.

FAVENTO und CONFORTI erzeugten bei ihren Versuchstieren durch direkte Einimpfung in das Nierenparenchym eine einseitige Nierentuberkulose. 15—30 Tage später spalteten oder entkapselten sie bei dem einen dieser Versuchstiere die zweite gesunde Niere und exstirpierten gleich nachher die tuberkulöse Niere. Bei zwei von sechs so behandelten Tieren wurde, wie später bei der Sektion zu sehen war, die verbliebene, verletzte Niere tuberkulös und daneben entwickelte sich eine miliare Lungentuberkulose; bei den Kontrolltieren dagegen, bei denen die tuberkulöse Niere entfernt worden war ohne vorausgehende mechanische Schädigung der zurückgebliebenen, blieb diese nicht operierte Niere dauernd gesund. obschon sich bei den Tieren doch auch eine miliare Lungentuberkulose entwickelt hatte.

Wie beim Tiere, so wird wohl auch beim Menschen die Niere durch eine mechanische Schädigung zur Infektion mit Tuberkulose disponiert. Es ist sicherlich möglich, daß, wie OPPEL, BONANOME, STEINER, PERSSON u. a. bei einigen ihrer Kranken annahmen, die tuberkulöse Erkrankung der Niere durch eine Verletzung des Organs ausgelöst wird. Dies geschieht aber selten. Denn nach allen Statistiken ging dem Ausbruch der Nierentuberkulose nur ausnahmsweise ein Nierentrauma voraus.

KÜSTER konnte seinerzeit bei genauester Durchsicht der Literatur unter 403 Fällen von Nierentuberkulose nur 7 finden, in welchen die Nierentuberkulose mit einem Trauma irgendwie in Verbindung zu stehen schien. Unter den über 800 Kranken mit einseitiger Nierentuberkulose, die ich zur Beobachtung bekam, war dies bei keinem einzigen der Fall. Und bei 72 Kranken von BRONGERSMA war nur ein einziges Mal der Nierentuberkulose ein Trauma der erkrankten Niere vorausgegangen.

Demnach spielt sicherlich das Trauma in der Pathogenese der Nierentuberkulose eine so geringe Rolle, daß in ihm nicht die Erklärung für die häufige Einseitigkeit des Leidens zu sehen ist.

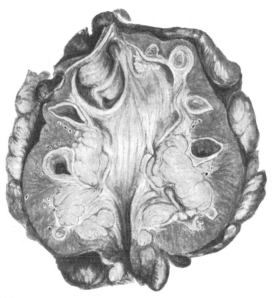

Abb. 21. Tuberkulose einer kongenital-hyperplastischen Niere mit abnorm tiefem Ureterabgang. (Eigene Beobachtung.)

Angeborene Mißbildungen der Niere werden etwas häufiger als ein Trauma in Verbindung mit einer tuberkulösen Erkrankung der Niere gefunden. So wurde z. B. recht oft in Hufeisennieren eine Tuberkulose beobachtet (CARLIER, CASPER, HOFMANN, ISRAEL, THEVÉNOT, ZUCKERKANDL, WEISSWANGE u. a.), ferner in hypoplastischen Nieren von KÖNIG und PELS-LEUSDEN, von COHN, von mir (s. Abb. 21) u. a. KÜSTER, WAGNER, FRANK fiel es auf, wie häufig an den von ihnen exstirpierten tuberkulösen Nieren die *embryonale Lappung* erhalten war.

Aus diesen Beobachtungen zu schließen, daß eine Mißbildung eine offensichtliche Disposition zur tuberkulösen Erkrankung der Niere schafft, geht nicht an. Denn gerade bei der einen Mißbildung, die besonders häufig in Verbindung mit Tuberkulose beobachtet wurde, bei der Hufeisenniere, ist, obschon beide Nieren gleichmäßig an der Mißbildung beteiligt sind, doch fast immer nur die eine der beiden Nierenanlagen tuberkulös erkrankt. Die gleichen Überlegungen gelten auch für die Tuberkulose in Nieren mit gedoppeltem Nierenbecken, wenn, was oft der Fall, nur eine der Hälften infiziert ist.

Auch bei dem Zusammentreffen von erhaltener embryonaler Lappung und von Nierentuberkulose ist ein bloßer Zufall nicht auszuschließen. Denn es ist jeweilen bei diesen Kranken nicht festgestellt worden, ob nicht auch an der anderen, von der Tuberkulose verschonten Niere die fetale Lappung erhalten war. Zudem fehlen uns genaue Angaben, wie oft überhaupt die embryonale Lappung an den Nieren Erwachsener zu finden ist. Vielleicht läßt sich schon aus der großen Häufigkeit dieser Entwicklungshemmung das vielfach beobachtete Zusammentreffen dieser Mißbildung mit Nierentuberkulose erklären.

Daß *jede Erkrankung der Niere*, die eine mehr, die andere weniger, das Organ zu tuberkulöser Erkrankung disponiert, ist in Analogie mit den Erfahrungen an anderen Körperorganen kaum zu bezweifeln. Besonderes Leiden, die in der Niere eine Störung der Blutzirkulation oder eine Stauung des Urins zur Folge haben, machen das Organ der Ansteckung durch im Blute kreisende Tuberkelbacillen besonders leicht zugänglich.

So ist es denn wohl erklärlich, warum die Entwicklung einer Tuberkulose wiederholt in einer vordem *hydronephrotischen* Niere gesehen wurde (KRÖNLEIN, KROISS, LEGUEU, HEITZ-BOYER, GAYET et DECHAUME, MILLONS u. a.). Von mir wurde bei ungefähr 600 Nephrektomien wegen Nierentuberkulose zweimal eine sicher sekundäre Entwicklung von tuberkulösen Herden in der Wandung einer hydronephrotischen Niere beobachtet.

Das eine Mal handelte es sich um einen gewaltigen Hydronephrosesack, der erst seit kurzer Zeit Zeichen tuberkulöser Infektion darbot und in dessen Wandung sich bei der histologischen Untersuchung frische, typische Tuberkelherde fanden. Bei einem anderen Kranken handelte es sich um eine 23 Jahre vor der Nephrektomie nephrostomierte, damals aseptische Hydronephrose, die aber natürlich später sich infizierte und deren Wandung nach der Exstirpation neben banaler Infiltration eine ausgedehnte tuberkulöse Erkrankung aufwies. Bei beiden Kranken war nur die hydronephrotische Niere tuberkulös erkrankt, die andere nicht.

Auch an Tieren konstatierten MEINERTZ und VON HANSEN, daß eine hydronephrotisch gemachte Niere viel häufiger und stärker tuberkulös erkrankt als eine normale Niere. Nach den Beobachtungen von MEINERTZ disponiert nicht die Harnstauung an sich zur tuberkulösen Infektion der Niere, sondern der durch das prall gefüllte Nierenbecken auf die Vena renalis ausgeübte Druck, welcher eine Verlangsamung des Capillarblutstromes bedingt und damit dem Steckenbleiben von Bacillen und auch einer Thrombosenbildung Vorschub leistet.

Eine besonders starke Neigung zur Erkrankung an Tuberkulose wurde der *Wanderniere* zugedacht (KORANYI, KÜSTER und WAGNER); ob mit Recht, erscheint fraglich. Denn wiederholt wurde bei Kranken mit Wanderniere nicht in dieser, sondern in der zweiten normal gelagerten Niere eine einseitige Tuberkulose entwickelt gefunden (GIORDANO). Zudem ist bei Frauen, die doch so unendlich viel häufiger als die Männer an Wanderniere leiden, die einseitige Nierentuberkulose keineswegs mehr verbreitet als bei Männern und sie ist bei den Frauen auch nicht viel häufiger rechts als links. Und doch müßte beides zutreffen, wenn die meist rechtsseitige Wanderniere wirklich zur tuberkulösen Infektion disponiert.

KAPSAMMER fand die Nierentuberkulose bei den Frauen sogar häufiger linksseitig als rechtsseitig, bei den Männern, die sehr selten eine Wanderniere haben, häufiger rechtsseitig als linksseitig.

Demnach scheint das Zusammentreffen von Wanderniere und Tuberkulose oftmals ein rein zufälliges zu sein. Andere Male mag ein kausaler Zusammenhang zwischen den Leiden bestehen, sei es, daß Urinstauung oder Störungen der Blutzirkulation die Niere zur tuberkulösen Infektion disponierten, oder sei es, daß umgekehrt die Tuberkulose der Niere den Anlaß zur Bildung einer Wanderniere gab, indem das Organ, durch die tuberkulösen Veränderungen besonders groß und schwer geworden, sich senkte und dadurch abnorm beweglich wurde.

Als ein nur zufälliges Zusammentreffen zweier Krankheiten im selben Organe ist es zu deuten, wenn bei einer doppelseitigen polycystischen Degeneration der Niere in dem einen der Organe Tuberkuloseherde gefunden werden (CARLIER, COENEN, CHEVASSU) oder wenn sich neben einem Nierentumor Tuberkuloseherde in der Niere entwickeln (MARION). Auf mehr als einem Zufall mag dagegen das häufige *Zusammentreffen* von *Nierentuberkulose* und *Nierensteinen* beruhen. Die in einer tuberkulösen Niere gefundenen Konkremente sind sicherlich oft infolge der Nierentuberkulose entstanden, z. B. durch Inkrustation nekrotischer, tuberkulöser Gewebebröckel (FRANK, HEITZ-BOYER, LEGUEU, OPEL, RAFIN, SCHLAGINTWEIT, WILDBOLZ). Dadurch erklärt sich auch leicht, warum LIEBER-MEISTER in solchen Steinen auffällig zahlreiche Tuberkelbacillen fand. Denn es ist ja bekannt, daß auf den vom Harn bespülten nekrotischen Geweben der Niere, die am meisten der Inkrustation ausgesetzt sind, auch die Tuberkel-bacillen besonders reichlich wachsen (EKEHORN). Andere Male aber ist aus der erheblichen Größe des in einer frisch an Tuberkulose erkrankten Niere gefun-denen Steines mit ziemlicher Sicherheit zu schließen, daß die Steinbildung das Primäre war, die tuberkulöse Infektion der Niere ihr nachfolgte. Ja, es läßt sich aus einzelnen Sektionsbefunden schließen, daß die Steinbildung in der Niere den Anstoß zur späteren tuberkulösen Infektion des Organes gab, sei es durch mechanische Schädigung umschriebener Gewebebezirke durch das häufige Anschlagen des Steines, sei es durch Zirkulationsstörungen in der ganzen Niere infolge von Harnstauung durch den oft vor oder in den Ureter sich legenden Stein.

FRERICHS fand bei einem wegen Lungen- und Darmtuberkulose Verstorbenen in der einen Niere einen Stein und daneben spärliche tuberkulöse Veränderungen des Nieren-gewebes, die sich auf die rings um den Stein gelegenen, von diesem wohl mechanisch geschä-digten Gewebeteile beschränkten, im ganzen übrigen Nierengewebe dagegen fehlten.

ORTH sah bei einem an allgemeiner Miliartuberkulose Verstorbenen im einen Nieren-becken einen Harnstein. Die miliaren Tuberkel der Niere waren in der nächsten Umgebung des Steines ganz besonders reichlich entwickelt, und zudem fand sich das einzige tuberkulöse Geschwür des Nierenbeckens an der Lagerungsstelle des Steins. FOWLER fand in einer käsig-kavernösen Niere einen isolierten Nierenbeckenstein, der offenbar durch Verstopfung des Harnleiters die Niere infolge der Harnstauung zur tuberkulösen Infektion disponiert hatte.

Bei zwei meiner Kranken erschien, klinisch wenigstens, der gefundene Nierenstein von Einfluß auf die gleichzeitig bestehende tuberkulöse Infektion der Niere zu sein. Denn anschließend an die Entfernung der Steine bildeten sich bei dem einen Kranken die Er-scheinungen der Nierentuberkulose rasch wesentlich zurück, bei dem anderen Kranken schwand die neben dem aus oxalsaurem Kalk bestehenden Nierenstein vor der Operation schon nachgewiesene tuberkulöse Bacillurie vollständig. Bei einem dritten Kranken mit klarem, nur ganz vereinzelte Leukocytengruppen enthaltenden Urin entfernte ich einen auf dem Radiogramm deutlich sichtbaren, mehr als erbsengroßen Oxalatstein durch Pyelo-tomie, weil der Kranke öfter Schmerzen in der Niere hatte und eine 6 Monate lang durch-geführte konservative Behandlung nicht zum Abgang des Steines zu führen vermochte. Bei der Operation waren an der Niere keine Zeichen von Tuberkulose zu sehen. Auffällig war nur, daß der Oxalatstein der Nierenbeckenwand fest anhaftete. In der Operationswunde entwickelte sich infolge der Pyelotomie eine Wundtuberkulose und eine fast 1 Jahr lang sezernierende Nierenfistel. Sowohl der Blasenharn wie der Fistelharn erzeugten am Meer-schweinchen Impftuberkulose.

Eine banale *chronische Pyelitis* mag, wie wiederholt behauptet wurde, die Niere zur tuberkulösen Infektion empfänglich machen. Aber nicht selten wurde eine chronische Pyelitis sicher irrtümlich als banalen Ursprungs und als Vorgänger einer Nierentuberkulose gedeutet, während sie in Wahrheit von Beginn ab tuberkulös und das erste Symptom der noch verkannten Nieren-tuberkulose war.

Ähnlich scheint es sich auch mit der *Gonorrhöe* zu verhalten, die früher oft als ein zur Harntuberkulose disponierendes Moment genannt wurde. Sicher war in vielen Beobachtungen, welche die Gonorrhöe in diesen Ruf brachten, die gonorrhoische Infektion nicht der Anlaß zu einer Tuberkulose der Harnorgane, sondern war dieser sekundär aufgepfropft worden und hatte die bis dahin unscheinbaren Symptome der Tuberkulose der Harnorgane derart gesteigert, daß sie als etwas Neues erschienen. Jetzt, da wir wissen, daß die Urogenitaltuberkulose fast ausnahmslos in der Niere ihren Ausgang nimmt, wird es theoretisch auch schwer verständlich, wieso die Gonorrhöe, die doch relativ selten über den Blasenhals hinaus die Blasenschleimhaut in Mitleidenschaft zieht und noch viel seltener zu einer Entzündung des Nierenbeckens führt, den Anstoß zur einseitigen Lokalisation der Nierentuberkulose geben soll. Ich persönlich habe in meinem beträchtlichen Materiale nie eine Nierentuberkulose an eine Gonorrhöe sich anschließen sehen; wohl aber fand ich wiederholt bei Kranken mit frischer Gonorrhöe neben dieser die unverkennbaren Symptome einer bis dahin nicht beachteten, schon vorgeschrittenen Nierentuberkulose.

Eine lokale Disposition der Niere durch Trauma, Mißbildung oder nicht tuberkulöse Erkrankung ist, wie der oben gebotene Überblick über die bis jetzt in der Literatur vorliegende Kasuistik zeigt, sicher nur in der Minderzahl der Fälle als Ursache der Einseitigkeit der hämatogenen Nierentuberkulose zu zeihen.

Ob vielleicht manchmal die eine der Nieren durch physiologische *Eigentümlichkeiten ihrer Blutgefäße* zur tuberkulösen Infektion besonders disponiert wird, ist noch nicht sicher zu beurteilen. ZONDEK beobachtete zuweilen an einzelnen Venen der einen Niere Klappenbildungen und am Abgang kleiner Arterienäste Einschnürungen, die an den Gefäßen der zweiten Niere des gleichen Individuums fehlten. Er fand zudem die normalen Einschnürungen der Vasa efferentia an ihrer Einmündung in die Glomeruli, sowie die Einschnürungen der Vasa efferentia an ihrem Abgang aus den Glomeruli nicht immer in beiden Nieren gleichmäßig entwickelt. Es wäre möglich, daß diese Besonderheiten in der Gefäßanlage der einen Niere, die nichts Krankhaftes bedeuten, sondern wahrscheinlich physiologische Vorrichtungen zur Erhaltung des Gleichmaßes in der Zirkulation des Blutstromes und des Sekretionsdruckes sind, die Schuld tragen, warum im Blute kreisende Bacillen in der einen Niere eine Tuberkulose erzeugen, in der anderen nicht. Es bleiben vielleicht die Tuberkelbacillen nur in der Niere stecken, in der die Gefäße durch ihre physiologische Anlage besonders günstige mechanische Bedingungen zum Anhalten der Bacillen bieten.

Besser als durch die Annahme einer lokalen Disposition lassen sich vielleicht alle Fälle von einseitiger hämatogener Niereninfektion erklären durch die sog. *Emboietheorie der hämatogenen Niereninfektion.* Bei jedem als hämatogenen Ursprungs vermuteten, solitären Tuberkuloseherde des Körpers, sei es nun ein scheinbar solitärer Knochen- oder ein solitärer Nierenherd, erscheint es ja immer sonderbar, daß, wenn Tuberkelbacillen im Blute kreisen, diese so oft nur an einer einzigen Stelle des Körpers, nicht immer gleichzeitig an mehreren Orten, einen Tuberkuloseherd erzeugen. Unerläßliche Voraussetzungen für eine solche vereinzelte Bildung eines Infektionsherdes ist jedenfalls eine sehr geringe Virulenz der im Blute kreisenden Krankheitskeime. Wurde auch diese angenommen, so blieb es doch immer noch schwer verständlich, warum die schwach virulenten Keime gerade nur an einer einzigen Stelle des Organismus sich festsetzten und zur Infektion der Gewebe führten, ohne daß diese Stelle durch ein lokales Trauma oder eine andere Gewebsschädigung unverkennbar zur tuberkulösen Erkrankung disponiert schien. Eine Erklärung für solche Vorkommnisse sahen MÜLLER, HILDEBRAND u. a. in der Annahme, daß möglicherweise nur dort die Bakterien sich festsetzen, wo gleichzeitig mit ihnen ein kleiner Embolus in die Gewebe eindringt und durch eine Zirkulationsstörung die Widerstandsfähigkeit der Gewebe gegen die Bakterien vermindert.

Diese Auslegung wurde durch den Ausfall verschiedener Tierversuche von PELS-LEUSDEN und auch von KOCH glaubhaft gemacht.

Injizierte PELS-LEUSDEN den Versuchstieren Tuberkelbacillen, in einer Ölemulsion suspendiert, in die Arterie der einen Niere, so entstand, wenn er stark virulente Bacillen verimpfte, eine miliare Tuberkulose in *beiden* Nieren, nicht nur in der direkt geimpften Niere. Verimpfte er aber in gleicher Weise schwach virulente Tuberkelbacillen mit der Ölemulsion, so entwickelte sich die Nierentuberkulose nur auf der Seite der Impfung und dort zudem nur im Mark, nicht in der Rinde der Niere. Auffällig war, daß bei der Infektion mit schwach virulenten Bakterien die Nierenerkrankung selbst dann auch oft einseitig blieb, wenn die in die Nierenarterie eingespritzten Bacillen trotz ihrer schwachen Virulenz nicht nur in der geimpften Niere, sondern auch in den Lungen Tuberkelherde erzeugten, die eingeimpften Bacillen also sicher über die Niere hinaus in den allgemeinen Blutkreislauf eingedrungen waren. Eine Erklärung für diese Beobachtung, wonach die Bacillen trotz ihrer Weiterverbreitung in der Blutbahn nur in der einen, direkt geimpften Niere, nicht auch in der anderen Niere sich ansiedelten, sah PELS-LEUSDEN darin, daß die Bacillen nicht mit Wasser vermischt, sondern in Ölemulsion in die Nierenarterie eingespritzt worden waren. Nach seiner Meinung vermochten die schwach virulenten Tuberkelbacillen nur dort, wo die mit ihnen eingespritzte Ölemulsion kleine Fettembolien und damit Zirkulationsstörungen und Gewebsschädigungen verursacht hatten, Tuberkel zu bilden. Dies würde erklären, warum die injizierten Bacillen in der zweiten Niere keine Tuberkulose erzeugten, wohl aber in der Lunge. Es kamen in der zweiten Niere keine Fettembolien zustande, weil alle größeren Fetttropfen vordem entweder in den feinsten Gefäßen der arteriell geimpften Niere oder nachher in den Lungencapillaren aufgefangen worden waren und nur die allerfeinsten Fetttröpfchen in die zweite Niere dringen konnten. Es blieb deshalb in der zweiten Niere eine Schädigung des Gewebes durch Embolie aus und damit auch die Disposition zur Infektion. Im Einklang mit dieser Deutung der Versuchsergebnisse von PELS-LEUSDEN stehen auch die bereits oben erwähnten Resultate der Versuche KOCHS. Die Injektion schwach virulenter Staphylokokken in die allgemeine Blutbahn erzeugte häufig nur in der einen Niere Staphylokokkenabscesse, obschon doch sicher in beide Nieren Eiterkeime durch die Blutbahn verschleppt worden waren. Da im Gegensatz zu einer solchen Impfung mit schwach virulenten Keimen die Blutimpfung mit stark virulenten Staphylokokken immer eine doppelseitige Niereneiterung nach sich zog, folgerte KOCH daraus, daß stark virulente Kokken von der Blutbahn aus das Gewebe an zahlreichen Stellen schädigen und daher sich an vielen Stellen anzusiedeln vermögen, die schwach virulenten Kokken aber sich nur an Stellen festsetzen können, wo ein kleiner Embolus, sei es ein reiner Bakterienembolus oder ein bakterienhaltiger Gewebsembolus, zu lokalen Zirkulationsstörungen und Gewebsschädigungen Anlaß gibt.

Ob stets ein Embolus Ursache der Einseitigkeit der tuberkulösen Niereninfektion ist oder ob vielleicht manchmal auch eine Verschiedenheit des Allergiezustandes der Gewebe der beiden Nieren, ist noch unerwiesen. Immerhin ist festzustellen, daß aus den vorliegenden Ergebnissen anatomischer und experimenteller Untersuchungen doch wenigstens das eine mit Sicherheit hervorgeht, daß in der Einseitigkeit einer Nierentuberkulose nie und nimmer ein Beweis gegen ihre hämatogene Entwicklung zu sehen ist.

II. Lymphogene tuberkulöse Infektion der Niere.

Es machen sich aber trotz der im vorhergehenden mitgeteilten Beobachtungen und Überlegungen immer noch einzelne Stimmen geltend, welche das vorwiegend einseitige Auftreten der Nierentuberkulose und die Lokalisation der ersten Nierenherde im Mark und nicht in der Rinde des Organs als unvereinbar mit der Annahme eines hämatogenen Ursprungs der Nierentuberkulose hinstellen. Es glauben einzelne Autoren, die Einseitigkeit der Nierentuberkulose und der Beginn des Leidens im Mark des Organs weisen unbedingt auf eine lymphogene Infektion der Niere hin. Besonders TENDELOO und BRONGERSMA vertreten diese Auffassung. TENDELOO meinte aus Sektionsbefunden schließen zu dürfen, daß häufig aus tuberkulösen Lungenherden oder aus tuberkulösen Bronchialdrüsen Tuberkelbacillen durch die Lymphbahnen in eine Niere verschleppt werden und dort eine tuberkulöse Erkrankung auslösen. Die Verschleppung der Bacillen aus den Bronchialdrüsen zu der einen der Nieren schien durch Verwachsungen zwischen Pleura pulmonalis und Pleura diaphragmatica erleichtert zu werden. Jedenfalls fand TENDELOO bei solchen Pleuraverwachsungen recht oft, auch wenn noch keine Niereninfektion erkennbar war, neben den tuberkulösen Bronchialdrüsen die para-aortalen Lymphdrüsen tuberkulös erkrankt. Daß bei diesem häufigen Zusammentreffen von Tuberkulose der bronchialen und Tuberkulose der para-aortalen Drüsen ein retrograder Transport aus den bronchialen Drüsen zu den para-aortalen Drüsen eine Rolle spielt, hielt TENDELOO erwiesen durch den nicht seltenen Befund von Staubpigment in den para-aortalen Drüsen, das dorthin wohl nicht anderswoher als aus den Bronchialdrüsen hatte gebracht werden können. Es schien deshalb TENDELOO ziemlich sicher, daß von den Bronchialdrüsen und tuberkulösen Lungen her recht oft die para-aortalen Lymphdrüsen tuberkulös infiziert werden. Und sind diese tuberkulös, so werden nach der Meinung TENDELOOs die Tuberkelbacillen aus ihnen sehr leicht retrograd durch die Lymphwege in die zu ihnen gleichseitig gelegene Niere verschleppt. Tuberkelbacillen, die durch die Lymphbahnen in die Niere gelangen, werden dort meist schon in den Anfängen des renalen Lymphgefäßnetzes stecken bleiben, d. h. also in den Lymphbahnen des Marks und im Lymphgefäßnetz der Nierenbeckenwand. Dies ist nach TENDELOO der Grund, warum die chronische Nierentuberkulose, die er als lymphogenen Ursprungs anspricht, meist im Mark der Niere ihren Ausgang nimmt.

Diese Darstellung von TENDELOO stützt sich auf keine experimentellen Beweise, sondern nur auf verhältnismäßig spärliche Sektionsbefunde und klinische Beobachtungen, die naturgemäß verschiedenartig gedeutet werden können. Deshalb hat es denn auch an Einwänden gegen die von TENDELOO gegebene Deutung der Pathogenese der Nierentuberkulose nicht gefehlt.

Es wurde geltend gemacht, daß im Widerspruche zur Theorie von TENDELOO neben einer chronisch tuberkulös erkrankten Niere sehr häufig alle retroperitonealen Lymphdrüsen völlig gesund gefunden werden und dabei gar nicht selten auch tuberkulöse Erkrankungen der Lunge und der Bronchialdrüsen fehlen. Sind aber wirklich neben der Nierentuberkulose Tuberkuloseherde in Lungen oder Bronchialdrüsen vorhanden, was wirklich häufig zu sehen ist, so sind diese, wie HERESCO und CEALIC hervorheben, keineswegs immer gleichseitig mit der Nierentuberkulose gelegen, sondern oft auf der Seite der gesunden, nichttuberkulösen Niere. Aber selbst, wenn Bronchialdrüsentuberkulose, Pleuraverwachsungen, Tuberkulose der para-aortalen Drüse und Nierentuberkulose gleichseitig sind, so ist doch dabei die zeitliche Aufeinanderfolge der nebeneinander bestehenden Infektionsherde schwer festzustellen. In einem von TENDELOO als Typus der lymphogenen Nierentuberkulose mitgeteilten Falle darf man z. B. ohne Zwang die noch schwach entwickelte Tuberkulose der para-aortalen Drüsen ebensogut als Folge wie als Ursache der neben ihr bestehenden, vorgeschrittenen Nierentuberkulose deuten. Gegen TENDELOOS Auffassung spricht jedenfalls auch die unbestrittene Tatsache, daß meist erst bei schwerer, vor-geschrittener Nierentuberkulose die zugehörigen retroperitonealen Lymphdrüsen tuberkulös erkranken, diese bei Frühfällen einseitiger Nierentuberkulose nur sehr selten tuberkulös sind.

Der Lehre TENDELOOS ist außerdem entgegenzuhalten, daß sie uns nicht besser als die Lehre vom hämatogenen Ursprung der chronischen Nierentuber-kulose Aufschluß gibt, warum die ersten Tuberkuloseherde im Mark der Niere sitzen. Wenn die Tuberkelbacillen wirklich, wie TENDELOO annimmt, retrograd durch die Lymphbahnen in die Niere verschleppt würden, so sollten sie doch, wenn unsere Kenntnisse der Lymphbahnen nicht täuschen, ebensooft in der Rinde als im Mark die ersten Entzündungsherde erzeugen. Denn nach den Annahmen der Anatomen besteht in der Niere nicht nur ein tiefes, den Arterien folgendes Lymphnetz, sondern auch ein oberflächliches, das die ganze Rinde umspinnt. Zudem sind beide, das oberflächliche und das tiefe Lymphnetz, miteinander durch zahlreiche Lymphbahnen verbunden. Deshalb ist nicht einzusehen, warum aus den retroperitonealen Lymphdrüsen in die Niere ver-schleppte Tuberkelbacillen stets zuerst im tiefen, nicht ebensooft im oberfläch-lichen Netz der Niere festhaften sollten.

Auch die Einseitigkeit der Nierentuberkulose würde durch die Annahme einer lymphogenen Infektion nicht besser erklärt, als wenn das Leiden als hämato-gener Natur gedeutet wird; denn bei den zahlreichen Verbindungen der para-aortalen Lymphdrüsen beider Körperseiten unter sich, müßte, wenn die eine para-aortale Drüsengruppe von den Lungen her retrograd infiziert würde, wohl meist bald auch die auf der anderen Seite der Wirbelsäule gelegene Drüsen-gruppe tuberkulös erkranken und damit zum Ausgangspunkte der Infektion der zweiten Niere werden.

Gegenüber diesen berechtigten Einwänden vermochte sich TENDELOOS Darstellung von der Pathogenese der Nierentuberkulose nicht durchzusetzen. Einzig BRONGERSMA blieb als Verfechter der Anschauungen TENDELOOS. Die übrigen Autoren, die sich über die Lehre der lymphogenen Nierentuberkulose äußerten, lehnen sie in der von TENDELOO gegebenen Form einhellig ab. Immer-hin ist doch wohl zuzugeben, daß ausnahmsweise die Niere wirklich auf dem Lymphwege tuberkulös infiziert werden mag. In der Nachbarschaft der Niere gelegene Tuberkuloseherde können sich in den Lymphbahnen allmählich an die Niere hinanarbeiten und schließlich in das Nierenbecken einbrechen. Solches wurde bei spondylitischen Abscessen und auch bei vereiterten retroperitonealen Drüsen gesehen (ALBARRAN, BRAUN, HEITZ-BOYER, LE FUR). An einer Über-mittlung der Infektion auf die Niere durch die Lymphbahnen ist aber nur dann nicht zu zweifeln, wenn zwischen dem außerhalb der Niere gelegenen Herde, z. B. einem spondylitischen Abscesse, und der Niere eine deutliche Verbindungs-brücke besteht (z. B. LE FUR). Liegen die beiden Tuberkuloseherde ohne eine solche Verbindung nebeneinander, so darf mit ebensoviel Berechtigung eine Übertragung der Infektion auf die Niere durch den Blut- wie durch den Lymphweg angenommen werden.

Wie weit die Lymphbahnen bei der gleich zu besprechenden ascendierenden Infektion der zweiten Niere von der tuberkulös erkrankten Blase her die Ver-mittler der Niereninfektion sind, ist noch nicht völlig abgeklärt. Ein Über-greifen der Blasentuberkulose auf den untersten Harnleiterteil ist wiederholt nachgewiesen; es fehlt aber noch der Nachweis des fortlaufenden Aufstieges der Infektion durch die Lymphbahnen des Ureters in das Nierenbecken.

III. Ascendierende tuberkulöse Infektion der Niere.

Lange Zeit herrschte allgemein die Ansicht vor, die Tuberkulose der Harnorgane nehme fast ausnahmslos in der Blase ihren Ausgang und breite sich von dort, in den Harnleitern aufsteigend, auf das Nierenbecken und die Nieren aus. Diese Anschauungen haben sich jedoch, wie in den einleitenden Worten zum Kapitel der Pathogenese der Nierentuberkulose bereits festgestellt wurde, völlig geändert. Wir wissen jetzt, daß der erste tuberkulöse Herd in den Nieren fast immer auf dem Blutwege, nur in ganz seltenen Ausnahmefällen durch eine aus den unteren Harnwegen aufsteigende Infektion zustande kommt. Glaubwürdige Beobachtungen unzweifelhaft urogener Entstehung des ersten Tuberkuloseherdes in den Nieren sind von ROVSING und von BARTH mitgeteilt worden. Bei diesen handelte es sich allerdings um ganz außergewöhnliche Vorkommnisse. Das eine Mal um den Durchbruch eines tuberkulösen Abscesses der Samenblasen, das andere Mal um den Durchbruch eines tuberkulösen Vas deferens in den stark erweiterten Harnleiter, in welchem die Keime, weil der Harnstrom im Ureter stark gestaut war, in das Nierenbecken aufsteigen konnten.

Wie in diesen Fällen der Ureter, so kann andere Male die Blase infolge des Durchbruches eines außerhalb der Harnwege gelegenen Tuberkuloseherdes als erstes der Harnorgane tuberkulös erkranken. Dies beweisen zwei Kranke von ISRAEL und von SAXTORPH.

Bei der Kranken von ISRAEL handelte es sich um den Einbruch einer tuberkulösen Salpingitis in die Harnblase, wodurch eine tuberkulöse Cystitis entstand. Trotz langen Bestandes der tuberkulösen Fistel zwischen Tube und Blase blieben die Nieren von der Infektion verschont. Die Excision der tuberkulösen Tube brachte rasche Heilung der Blasentuberkulose.

SAXTORPH fand an einer Leiche einen tuberkulösen, hinter der Blase gelegenen Absceß in das Blaseninnere durchgebrochen. Auch hier waren die Nieren frei von Tuberkulose.

Außer diesen beiden Fällen sind allerdings noch mehrere klinische Beobachtungen einer scheinbar primären Blasentuberkulose ohne Mitbeteiligung der Nieren mitgeteilt worden. Aber bei keiner derselben ist eine der Blasentuberkulose vorausgegangene Nierentuberkulose sicher auszuschließen. Bei der Mehrzahl der Kranken ist der Ureterenkatheterismus unterlassen worden oder wenn dieser vorgenommen wurde (ERTZBISCHOFF, HOTTINGER) ist die Tierimpfung mit dem Nierenurin unterblieben.

Einzig JUNGANO hat bei scheinbar primärer Blasentuberkulose das direkt aus den Ureteren aufgefangene Nierensekret nicht nur mikroskopisch untersucht und frei von Eiter und Tuberkelbacillen gefunden, sondern auch durch Tierimpfungen auf seinen Bacillengehalt geprüft. Leider wurden aber die geimpften Tiere schon nach 3 Wochen getötet, so daß diesen Tierversuchen, die negativ ausfielen, keine Beweiskraft zukommt. Deshalb ist diese Beobachtung von JUNGANO auch nicht als völlig überzeugendes Beispiel einer primären Blasentuberkulose anzusehen.

Eine innerhalb der Harnorgane als primäres Leiden auftretende Blasentuberkulose mag bei männlichen Kranken wohl ab und zu entstehen durch Übergreifen einer Prostata- oder Samenblasentuberkulose auf die Harnblase. Wenigstens wurde wiederholt neben einer Prostata- oder Samenblasentuberkulose im cystoskopischen Bilde eine Blasentuberkulose beobachtet, die sich besonders oder gar ausschließlich auf dem Blasenboden ausbreitete. Aber bei keinem dieser Kranken wurde mit Sicherheit eine Miterkrankung der Nieren ausgeschlossen, so daß es fraglich bleibt, ob die Blasentuberkulose wirklich durch Übergreifen der Genitaltuberkulose zustande gekommen oder ob sie die Folge einer klinisch nicht erkannten Nierentuberkulose war.

Jedenfalls steht mit Sicherheit fest, daß die Harnblase ganz außerordentlich selten als erstes der Harnorgane an Tuberkulose erkrankt. Bei dieser großen Seltenheit der primären Blasentuberkulose kann natürlich auch nur ganz ausnahmsweise bei der Entstehung des ersten tuberkulösen Nierenherdes eine aus der Blase ascendierende Infektion überhaupt in Frage kommen. Es geschieht dies so selten, daß die ascendierende tuberkulöse Infektion der Niere für den Beginn der Nierentuberkulose praktisch fast vollkommen außer Betracht fällt. Der ascendierende Infektionsweg kommt nur ernstlich in Erwägung, wenn nach hämatogener Erkrankung der einen Niere und nachfolgender Miterkrankung der Harnblase schließlich auch die zweite Niere der tuberkulösen Infektion erliegt.

Selbst unter diesen Bedingungen wird aber von vielen Autoren die Möglichkeit einer ascendierenden tuberkulösen Infektion der zweiten Niere bezweifelt, seitdem BAUMGARTEN in Tierversuchen scheinbar den Beweis erbracht hatte, daß die Tuberkelbacillen wegen des Fehlens jeglicher Eigenbewegung sich nie gegen den Blut- oder Lymphstrom, sicher auch nie gegen den Harnstrom ausbreiten können.

Diesem BAUMGARTENschen Gesetz wurde lange um so mehr ausnahmslose Gültigkeit beigemessen und seinetwegen die Möglichkeit einer in den Harnwegen aufsteigenden tuberkulösen Infektion der Nieren geleugnet, weil die Beobachtungen BAUMGARTENs durch zahlreiche Tierversuche anderer Autoren scheinbar einwandfrei bestätigt wurden.

Wurde die Harnblase mit virulenten Tuberkelbacillen des humanen oder bovinen Typus geimpft, so blieb eine tuberkulöse Erkrankung der Nieren aus (HANAU, BERNARD-SALOMON, SAWAMURA), selbst auch dann, wenn in der tuberkulös infizierten Blase der Harn durch Harnröhrenligatur während 24 Stunden (HANSEN, ROVSING), ja dauernd (BERNARD und SALOMON) gestaut wurde. Eine aufsteigende tuberkulöse Infektion konnte selbst dann nicht erzielt werden, wenn Reinkulturen von Tuberkelbacillen in offenen Celluloidröhrchen in die Blase der Versuchstiere versenkt wurden (GIANI).

Auch die Injektion von Tuberkelbacillen direkt in den Ureter hatte nur dann eine tuberkulöse Infektion der zugehörigen Niere zur Folge, wenn gleichzeitig mit oder sofort nach der Impfung eine dauernde Stauung des Urins im geimpften Ureter erzwungen wurde (ALBARRAN, HANSEN, BERNARD und SALOMON, MAUGEAIS, KAPPIS).

Sogar die direkte Impfung des Nierenbeckens mit Tuberkelbacillen hatte nur dann eine aufsteigende Erkrankung der Niere zur Folge, wenn die Impfung von einer Ligatur des Ureters begleitet wurde (BERNARD und SALOMON).

Neuere experimentelle, sowie klinische Beobachtungen brachten aber schließlich gegenüber allen diesen erwähnten Tierversuchen doch überzeugende Beweise, daß auch ohne dauernde Urinstauung im Ureter ein Aufstieg der tuberkulösen Infektion von der Blase in die Niere erfolgen kann.

In einer größeren Versuchsreihe sah ich im Widerspruch zu den erwähnten Beobachtungen von ALBARRAN, BERNARD und SALOMON usw. wiederholt nach Injektion von Tuberkelbacillen in das Lumen eines Ureters eine isolierte Papillen- oder Marktuberkulose der zugehörigen Niere sich entwickeln, ohne daß nach der Impfung des Ureters eine Urinstauung im Nierenbecken oder Ureter nachweisbar gewesen wäre. Es gelang mir zudem auch, bei Auslösung einer zeitweiligen Antiperistaltik im Ureter, bloß durch Impfung der Blase ohne irgendwelche Berührung oder sonstige Schädigung des Ureters eine aufsteigende Nierentuberkulose bei Kaninchen zu erzeugen.

LEWIN und GOLDSCHMIDT, GUYON und COURTADE hatten das Vorkommen einer Antiperistaltik im Ureter an Tieren nachgewiesen [1]. Wenn ich, in Nachahmung der Versuchsanordnung dieser Autoren, in der mit Tuberkelbacillen beschickten Blase von Kaninchen eine plötzliche Drucksteigerung hervorrief, so stieg Blaseninhalt in das Nierenbecken hinauf und es erfolgte durch diesen momentanen Wechsel der Urinstromrichtung ein retrograder Transport der Tuberkelbacillen aus der Blase in das Nierenbecken; dadurch wurde bei einzelnen Nieren nicht nur das Nierenbecken, sondern auch die Nierenpapille und das Nierenmark tuberkulös infiziert. Daß die nach solchen Versuchen tuberkulös gefundene

---

[1] Ihre Versuchsergebnisse wurden in allerletzter Zeit durch GRAVES und DAVIDOFF bestätigt und deren Erklärung wesentlich gefördert.

Niere nicht etwa metastatisch auf dem Blutwege erkrankt war, wurde erwiesen durch das Fehlen jeglicher Tuberkelherde außerhalb der Harnorgane (Lungen, Leber, Milz), ferner durch den histologischen Befund reiner Papillen- und Nierenbeckentuberkulose mit so reichem Bacillengehalt im erkrankten Gewebe, daß eine Ausscheidung der Bacillen durch die Niere ohne Erkrankung ihres Parenchyms oberhalb der Papille unmöglich erscheinen mußte.

Jeden Zweifel an dem urogenen Infektionsmodus unterdrückten die Kontrollversuche an Tieren, deren einer Ureter vor der Injektion der Tuberkelbacillen in die Blase unterbunden worden war. Bei diesen Tieren erkrankte, wenn unter den oben erwähnten Bedingungen die Blase infiziert wurde, nur die Niere an Tuberkulose, die mit der Blase durch den unversehrten Ureter in Verbindung stand. Die infolge der Ureterligatur hydronephrotisch gewordene zweite Niere, welche nach den experimentellen Erfahrungen von MEINERTZ zur hämatogenen Infektion besonders stark hätte disponiert sein müssen, blieb vollkommen frei von Tuberkulose.

Meine Versuchsresultate wurden von TOSATI und nachher auch im Institut BAUMGARTENS durch SUGIMURA bestätigt. Es besteht deshalb kein Zweifel mehr, daß an Tieren eine urogene, aufsteigende Nierentuberkulose ohne Mithilfe längerer Unterbrechung oder Stauung des Urinstromes erzeugt werden kann.

Ob aus diesen Versuchsergebnissen geschlossen werden darf, daß auch beim Menschen eine durch die Harnwege aufsteigende Tuberkuloseinfektion der Niere vorkommen kann, ist noch umstritten. SUGIMURA sowie BAUEREISEN und BRONGERSMA glauben nicht, daß in der menschlichen Pathologie ähnliche Verhältnisse, wie die von mir im Tierversuch geschaffenen vorkommen. Sie bezweifeln, daß beim Menschen aus der tuberkulösen Blase Tuberkelbacillen in den gesunden Harnleiter gelangen und durch Antiperistaltik des Harnleiters in das Nierenbecken hinauf verschleppt werden können.

Ihrem Einwand gegenüber ist immerhin festzuhalten, daß sicher in der tuberkulösen menschlichen Blase durch willkürliches Zurückhalten des Blaseninhaltes bei Urindrang Drucksteigerungen zustande kommen, die, ähnlich wie beim Tiere, einen Harnrückfluß in den Ureter erzwingen können. Ähnliches mag auch bei Spülungen der reizbaren tuberkulösen Blase vorkommen, wenn nicht mit größter Sorgfalt jegliche heftige Kontraktion des Blasendetrusors während der Injektion der Spülflüssigkeit in die Blase vermieden wird.

Zu glauben, beim Menschen werde selbst unter diesen Bedingungen ein Rückfluß aus der Blase in den Harnleiter nur dann möglich, wenn der Ureter erkrankt ist, hat keine Berechtigung. Vorerst ist zu bedenken, daß der menschliche Ureter in seinem anatomischen Bau und in seinem Abschlußmechanismus gegen die Blase nicht wesentlich von dem Ureter des Hundes verschieden ist. Wenn also beim Hunde ein Rückfluß aus der Blase in den Harnleiter ohne Erkrankung des letzteren möglich ist, ist nicht einzusehen, warum dies nicht auch beim Menschen vorkommen könnte.

Zudem ist zu berücksichtigen, daß beim Menschen ein zeitweiliger Rückfluß des Blaseninhaltes in einen normal erscheinenden Ureter wirklich öfters cystoskopisch beobachtet worden ist. Es ließ sich oft deutlich mit dem Auge verfolgen, wie im Blaseninhalt schwimmende Fetzen plötzlich in den einen Ureter hineingewirbelt und später aus diesem wieder ausgeworfen wurden. Noch überzeugender erwiesen wird das Vorkommen eines Rücklaufes von Blaseninhalt in die Ureteren durch Radiogramme der mit Kontrastflüssigkeit gefüllten Harnblase. Da wird recht oft an dem Schattenbilde sichtbar, daß die Kontrastflüssigkeit aus der Blase auch bei gesunden Ureteren in deren einen oder anderen bis in wechselnde Höhe eindringen kann.

Im selben Sinne spricht eine Mitteilung von ESCAT, wonach dieser bei der Exstirpation einer tuberkulösen Niere in deren Becken Überreste des vor der Operation in die tuberkulöse Blase injizierten Gomenolöls fand. Ganz ähnliche Beobachtungen teilten auch ANDRÉ und GRANDINEAU mit.

Es scheint mir deshalb kein Zweifel mehr zu bestehen, daß auch beim Menschen wie beim Tiere, Tuberkelbacillen aus der tuberkulösen Blase durch die Ureteren in das Nierenbecken hinaufgetrieben werden können.

Noch eine andere Art einer von der Blase zur Niere aufsteigenden Tuberkulose-infektion ist möglich: die Ausbreitung der Blasentuberkulose auf das Nieren-becken durch Aufstieg der Infektion in den *Lymphbahnen des Ureters.*

Die Lymphgefäße des Ureters laufen zwar, soweit wir wissen, nicht in ununter-brochener Bahn in der Ureterwand von der Blase bis zum Nierenbecken empor. Sie zeigen am Ureter vielmehr eine segmentäre Anordnung. Vom oberen, mittleren und unteren Segment des Ureters, die allerdings unter sich durch zahlreiche Lymphbahnen verbunden sind, ziehen Lymphgefäßstränge median-wärts gegen die retroperitonealen Lymphdrüsen. Ein Aufstieg von Infektions-keimen durch die Lymphbahnen aus der Blase in die Niere erscheint deshalb nicht leicht; die in den untersten Teil der Ureterwand eindringenden Keime werden wahrscheinlich, eher als nach oben, medianwärts nach den retroperi-tonealen Lymphdrüsen zu verschleppt.

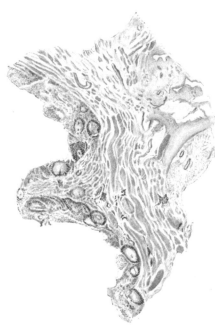

Abb. 22. Übergreifen der Blasentuberkulose auf die Ureterschleimhaut. (Eigene Beobachtung.)

Einzelne Tierversuche, die ich zur Kontrolle der im Harn aufsteigenden Niereninfektion durchführte, ließen denn auch ein Hinaufwandern von Tuberkel-bacillen durch die Lymphbahnen aus dem unteren und mittleren Ureterteile in die Niere als unwahrscheinlich er-scheinen. Ebenso schienen Tierversuche SUGIMURAS zu beweisen, daß, selbst wenn die Tuberkelbacillen aus der Blase durch die Lymphbahnen in die Ureter-wand gelangen, sie dort bald in den netzartig angeordneten Lymphgefäßen haften bleiben und dort Knötchen bilden, welche den Lymphstrom in seiner Auf-wärtsbewegung hemmen, ihn in *seitlicher* Richtung nach den regionären Lymph-drüsen abdrängen und damit die weitere Ausbreitung der Tuberkuloseinfektion von der Ureterwand ablenken.

Im Gegensatz dazu glaubten BAUEREISEN und später auch BONHOEFFER durch einzelne wenige Tierversuche den Beweis erhalten zu haben, daß Tuberkel-bacillen aus der Blasenwand mit dem Lymphstrom nicht nur in die Wand des unteren Ureterabschnittes verschleppt werden können, sondern auch von dort allmählich in den äußeren Schichten des Ureters nierenwärts vorzudringen vermögen.

Die Beobachtungen am Menschen lassen in dieser Frage nur das eine mit Sicherheit erkennen, daß ein Übergreifen der Blasentuberkulose auf den Harn-leiter einer noch völlig gesunden Niere möglich ist und auch gar nicht so sehr selten vorkommt.

Klinisch wurde bei einseitiger Nierentuberkulose wiederholt auf der Seite der zweiten, gesunden Niere eine offenbar von der Blase aufsteigende tuberkulöse Erkrankung des unteren Ureterteiles festgestellt. Aus diesem Ureter floß durch die Uretersonde nur dann eitriger Urin ab, wenn das Auge des Katheters im untersten Teile des Ureters lag. Wurde der Katheter in die oberen Teile des Ureters vorgeschoben, so floß klarer Urin aus. Die zugehörige Niere zeigte zudem vollkommen normale Funktion. Derartige Fälle wurden von KREISSL, THORNDICKE u. a. mitgeteilt; ich selbst habe mehrere persönlich beobachtet. Neben diesen klinischen sind aber auch mehrere einwandfreie *anatomische* Beweise einer aufsteigenden Uretertuberkulose in der Literatur niedergelegt.

HOTTINGER fand bei der Sektion eines 60jährigen Mannes mit einseitiger Nierentuberkulose und starker Blasen- und Prostatatuberkulose die zweite Niere und deren Becken vollständig frei von tuberkulösen Veränderungen, den Ureter dieser zweiten Niere aber im unteren Teile stark tuberkulös erkrankt, in seinem obersten Drittel aber nur mit spärlichen Tuberkeln in der Schleimhaut.

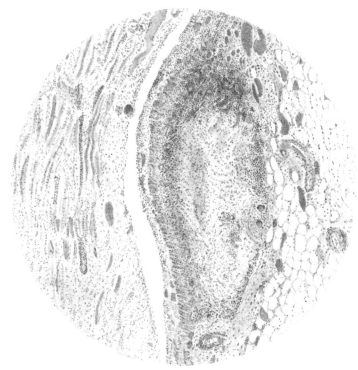

Abb. 23. Solitärtuberkel außerhalb der Muscularis des Nierenbeckens einer tuberkelfreien Niere.

Von mir wurde ein Fall von einseitiger Nierentuberkulose mitgeteilt, in dem bei der Sektion der Ureter der „gesunden" Seite in seinem untersten, an die schwer tuberkulöse Blase angrenzenden Teile stark tuberkulös war (Abb. 22), doch nur auf einer Strecke von etwa 10 cm, höher nierenwärts dagegen selbst bei mikroskopischer Untersuchung nicht die geringsten Tuberkuloseherde aufwies. Die zu diesem Ureter gehörige Niere war histologisch ganz normal, ebenso die Schleimhaut des Nierenbeckens; dagegen fand sich außerhalb der Muscularis des Nierenbeckens ein isolierter, einzelner Tuberkel in der sonst ganz gesunden Nierenbeckenwand (Abb. 23).

Ganz analoge Beobachtungen sind seitdem auch von LEGUEU, PAPIN und VERLIAC, von BAETZNER, von PACHOUD und von ZOEPFFEL mitgeteilt worden.

Am Vorkommen einer aufsteigenden Uretertuberkulose ist deshalb kaum zu zweifeln. Fraglich bleibt nur, ob die tuberkulöse Entzündung, die von der

Blase auf das unterste Ureterende übergegriffen hat, wirklich auch weiter aufsteigend bis in das Nierenbecken und die Niere gelangen kann. Beweise dafür
fehlen. Klinische und experimentelle Beobachtungen lassen aber immerhin
vermuten, daß solches vielleicht gar nicht so selten vorkommt.

IV. Schlußfolgerungen über die Pathogenese der Tuberkulose der Harnorgane.

Aus allen bisherigen anatomischen, klinischen und experimentellen Beobachtungen geht scheinbar mit Sicherheit hervor, daß der primäre Herd
der Tuberkulose der Harnorgane fast ausnahmslos in der Niere liegt, daß nur
außerordentlich selten eines der anderen Harnorgane primär erkrankt, sei es
durch allmähliches Überwandern eines den Harnwegen naheliegenden Tuberkuloseherdes, z. B. durch Übergreifen einer Prostata- oder Samenblasentuberkulose auf die Harnblase oder aber durch das Einbrechen eines tuberkulösen
Abscesses (z. B. spondylitischer Absceß) in Ureter oder Harnblase. Eine tuberkulöse Infektion der Harnwege direkt von außen her, durch eine Verletzung,
einen unreinen Katheterismus oder dergleichen ist nie beobachtet worden.

Fest steht auch, daß der primäre tuberkulöse Nierenherd beinahe immer
durch eine hämatogene Infektion vermittelt wird, nur ganz ausnahmsweise
auf dem Lymphwege oder durch ascendierende Infektion aus einer tuberkulösen
Einbruchstelle in die unteren Harnwege entsteht.

Die Ausbreitung der Tuberkulose innerhalb der Harnorgane vollzieht sich
auf dem Harn-, dem Lymph- und dem Blutwege, und zwar sowohl innerhalb
der erst erkrankten Niere selbst, als auch beim Übergreifen des Leidens von
dieser Niere auf die übrigen Harnorgane. Welchem der drei Wege jeweilen der
Hauptanteil an der Vermittlung der Infektionskeime zukommt, ist oft nicht
mit Sicherheit zu entscheiden.

Innerhalb der Niere werden die Tuberkelbacillen, wenn die anatomischen
Bilder nicht täuschen, vom ersten Herde aus bald mehr auf dem einen, bald mehr
auf dem anderen Wege verbreitet. Die Übertragung der Infektion aus der
primär erkrankten Niere auf Nierenbecken, Ureter und Blase vollzieht sich
dagegen wohl vorzugsweise mit dem Harnstrome; immerhin wird sie sicherlich
auch, wie aus der Infiltration der Ureterwand bis in ihre äußeren Hüllen zu entnehmen ist, durch die Lymphbahnen vermittelt. Vorwiegend durch die Lymphbahnen breitet sich die Infektion von der Niere auf die perirenalen Hüllen aus.
Bei der Ausbreitung des Leidens innerhalb der Blase sind die Lymphbahnen
sicherlich auch mitbeteiligt. Das Aufsitzen frischer Tuberkel an den Ästen der
Gefäßbäume der Blasenschleimhaut, das cystoskopisch oft deutlich zu beobachten ist, spricht dafür. Außerdem werden die Keime in der Blase aber auch
durch Klatschinfektion und durch den Harn ausgebreitet.

Umstritten ist noch, auf welchem Wege die tuberkulöse Erkrankung der
zweiten Niere stattfindet, die sich der erst nur einseitigen Nierentuberkulose
so häufig nach einiger Zeit anschließt.

Wahrscheinlich wird sie recht oft durch eine in den Harnwegen aufsteigende
Infektion vermittelt. Sichere Beweise dafür sind nicht zu geben. Doch ist die
Berechtigung dieser Annahme wohl begründet (vgl. S. 45). Daß außerdem
von der tuberkulösen Blase die Tuberkulose auch durch die Lymphbahnen
zur zweiten Niere aufsteigen kann, ist unbedingt zuzugeben. Ja, es wäre möglich,
daß eine lymphogen-ascendierende Infektion ebenso häufig vorkommt, wie die
urogene. Die dritte Infektionsmöglichkeit, die Infektion der zweiten Niere
auf dem Blutwege, tritt vermutlich an Häufigkeit hinter der urogen oder

lymphogen ascendierenden Infektionsweise zurück. Es kann wohl sicher die zweite Niere sowohl von einem außerhalb der Harnorgane gelegenen Tuberkuloseherd, z. B. vom gleichen Herde wie die Erstinfektion der Harnorgane hämatogen infiziert werden, als auch ausgehend von einem in der ersterkrankten Niere oder in den unteren Harnwegen gelegenen Tuberkuloseherd. ISRAEL glaubte aus seinen Beobachtungen schließen zu dürfen, daß die Infektion der zweiten Niere ganz besonders häufig von der ersterkrankten Niere aus erfolgt, ungefähr fünfmal so oft als von einem außerhalb der Harnorgane gelegenen Tuberkuloseherd her. Mit der Annahme einer hämatogenen Infektion der zweiten Niere wäre dies schwer erklärlich, es sei denn, es wäre eine direkte Keimübertragung durch die Blutbahn von der einen Niere auf die andere möglich; ESCAT, sowie ALBARRAN und CATHELIN haben nun allerdings ein die beiden Nieren unter sich verbindendes venöses Blutgefäß beschrieben, den canal véneux renocapsulodiaphragmatique. Beobachtungen, die eine Keimvermittlung von Niere zu Niere durch diesen Kanal annehmen lassen, fehlen aber bis jetzt. Es ist deshalb wahrscheinlicher, die hämatogene Infektion der zweiten Niere erfolge durch den allgemeinen Blutkreislauf. Dann ist es aber wieder auffällig, warum die in den allgemeinen Blutkreislauf gelangten Bacillen nur die zweite Niere anstecken, nicht ebensooft oder öfter auch die Lungen, die Knochen oder andere Organe des Körpers. Eine Erklärung dafür suchte ISRAEL in der Möglichkeit, daß die lange Zeit in der einen Niere gewachsenen Tuberkelbacillen eine größere Affinität zu ihrem Nährboden, dem Nierengewebe, erlangen, als zu irgend einem anderen Körpergewebe, so daß sie, in den allgemeinen Blutkreislauf gelangt, sich eher in der zweiten Niere als anderswo im Körper ansiedeln.

Eine ähnliche Anschauung vertreten neuerdings auch LÖFFLER und LÖWENSTEIN. Sie weisen darauf hin, wie häufig die chronische Tuberkulose als eine Organsystemerkrankung auftrete. Einem tuberkulösen Knochenherd folgt meist ein anderer Knochenherd, einer Tuberkulose eines Auges eine Tuberkulose des anderen Auges, während daneben die Lungen, die Harnorgane, des Peritoneum frei von Tuberkulose bleiben. Noch deutlicher zeigt sich die Affinität der Tuberkelbacillenstämme zu bestimmten Organgeweben bei der Nebennierentuberkulose und nach LÖFFLER und LÖWENSTEIN auch bei der Nierentuberkulose. Die Nebennierentuberkulose tritt außerordentlich häufig doppelseitig auf, auch wenn sonst im Körper keine anderen ausgedehnten Tuberkuloseherde vorliegen und ähnliches findet ja auch in geringerem Maße bei der Nierentuberkulose statt. Die beiden Autoren glaubten auch experimentell erweisen zu können, daß durch die tuberkulöse Infektion der einen Niere die andere eine hochgradige Disposition zur tuberkulösen Erkrankung erlange.

Meines Erachtens geht allerdings diesen Versuchen die Beweiskraft ab, solange nicht geprüft ist, ob nicht jede tuberkulöse Erkrankung des Tieres, gleichgültig ob sie eine Niere oder ein anderes Organ ergriff, Tuberkelbacillen leichter in den Nieren haften macht, als bei dem ganz gesunden Tiere.

Wir sehen also, daß es nur etwas gezwungen möglich wird, zu erklären, warum bei der Annahme einer hämatogenen Infektion der zweiten Niere nicht häufiger als dies beobachtet wird, neben den neuen Tuberkuloseherden in der zweiten Niere auch außerhalb der Harnorgane tuberkulöse Infektionsherde entstehen. Der ganze Verlauf des Leidens macht es wahrscheinlich, daß die Infektion der zweiten Niere bei der Tuberkulose der Harnwege häufiger aufsteigend von der tuberkulösen Blase her, sei es durch die Harn- oder die Lymphwege, infiziert wird, als durch die Blutbahnen.

Es muß allerdings hier auch darauf hingewiesen werden, daß möglicherweise ab und zu einmal eine konstitutionell bedingte minderwertige Widerstandsfähigkeit des Nierengewebes gegen Tuberkulose bestehen kann, die erklären

möchte, warum bei einem Kranken mit einseitiger Nierentuberkulose leichter
die zweite Niere als ein außerhalb der Harnorgane gelegenes Gewebe an Tuberkulose erkrankt. Für eine derartige konstitutionell bedingte Disposition des
Nierengewebes zu tuberkulöser Infektion spricht wenigstens das von mir wiederholt beobachtete *familiäre Auftreten* der Nierentuberkulose. Aus der Anamnese
mehrerer meiner Kranken mit Nierentuberkulose ging hervor, daß Vater oder
Mutter oder ein Geschwister ebenfalls an Nierentuberkulose erkrankt waren,
und in drei Familien hatte ich auch Gelegenheit, je zwei Geschwister an Nierentuberkulose im Verlaufe weniger Jahre operieren zu müssen, ohne daß bei diesen
Kranken außerhalb der Harnorgane klinisch nachweisbare Tuberkuloseherde
bestanden hätten. Dabei hatten diese Geschwister keineswegs im gleichen
Haushalte gelebt oder auch nur nahe beieinander gewohnt, so daß nicht wohl
glaubhaft schien, Bacillenstämme mit besonderer Affinität zu den Nieren seien
in die Familie eingeschleppt worden. Die Annahme lag näher, es hätte in der
betreffenden Familie eine besondere Disposition des Nierengewebes für tuberkulöse Infektion bestanden.

V. Häufigkeit der Tuberkulose der Harnorgane und Ver-
teilung des Leidens auf die verschiedenen Lebensalter.

Die Tuberkulose der Harnorgane ist ein sehr häufiges Leiden; das beweisen
nicht nur die klinischen Beobachtungen, sondern auch die Feststellungen am
Sektionstische. 3—5% aller Leichen lassen Tuberkuloseherde in den Harnorganen erkennen.

Von 5338 Leichen, die von CHAMBERS, MORRIS und HILDEN-BROWN untersucht wurden,
zeigten 2,95% eine tuberkulöse Erkrankung der Nieren. An 2345 Leichen, die innerhalb
6 Jahren im Berner pathologischen Institut zur Sektion kamen, wurden bei 5,3% tuberkulöse Herde in den Nieren festgestellt; die Lungen fanden sich am selben Materiale in 20,7%
der Leichen tuberkulös erkrankt (SCHLESINGER). KAPSAMMER jedoch fand, wenn er
alle miliaren tuberkulösen Infektionen ausschaltete, die Tuberkulose der Niere nur bei
1% der Leichen. HEIDRICH wiederum aber berichtet, daß innerhalb 15 Jahren im
pathologischen Institute Breslau bei 3—5% aller Sektionen tuberkulöse Veränderungen
in den Nieren gefunden worden sind. HOBBS stellte bei 1000 Sektionen von an Tuberkulose Verstorbenen an 16,2% der Leichen eine Nierentuberkulose fest.

Weitaus am häufigsten scheint die tuberkulöse Infektion der Harnorgane
im 3. und 4. Lebensjahrzehnt aufzutreten; sie wird in den späteren Lebens-
perioden immer seltener, doch wurde ihr Ausbruch auch noch im Greisenalter
beobachtet.

Im frühesten Kindesalter tritt die Tuberkulose der Harnorgane meist nur
als Teilerscheinung einer Miliartuberkulose auf. Eine chronische Tuberkulose
der Harnorgane scheint bei Kindern ziemlich selten zu sein.

VIGNARD und THÉVENOT fanden im Jahre 1912 in der Literatur nur 38 Fälle
von chronischer Nierentuberkulose im Kindesalter beschrieben:

    4 Fälle im 1.— 3. Lebensjahre
    8 „ „ 3.— 6. „
    9 „ „ 6.—11. „
    17 „ „ 12.—17. „

ORAISON beobachtete dreimal bei Kindern eine chronische Nierentuberkulose,
und zwar bei 7-, 13- und 15jährigen Kindern. ELIASBERG nahm bei 5 Kindern
im Alter von 2—12 Jahren wegen chronischer Tuberkulose der Niere und Blase
eine Operation vor. FALCI fand in den Büchern des Service civiale in Paris,
daß dort in den Jahren 1911—1925 50 Kranke unter 18 Jahren wegen Nierentuberkulose behandelt worden waren.

                    2 Kranke im 1.— 6. Lebensjahre,
                    8   ,,   ,,   7.—12.   ,,
                   40   ,,   ,, 13.—18.   ,,
darunter ungefähr gleichviel Knaben wie Mädchen. Bei 27% dieser Kinder
war die Nierentuberkulose beidseitig, während FALCI am selben Spitale bei den
Erwachsenen nur in 14,12% das Leiden doppelseitig fand. Ich selbst sah trotz
eines recht großen Materials an Harnkranken nur sechsmal bei Kindern eine
Tuberkulose der Harnorgane, viermal bei Mädchen zwischen 8—13 Jahren, bei
denen die Nephrektomie ausgeführt werden mußte und zweimal bei Knaben
von 13 und 9 Jahren, bei denen die Tuberkulose der Niere doppelseitig und
bei einem mit einer Tuberkulose der Harnröhre, bei dem andern mit einer
Tuberkulose der Nebenhoden verbunden war.

Nach den Sektionsberichten scheint aber die Tuberkulose der Harnorgane
bei den Kindern immerhin etwas häufiger aufzutreten, als dies nach den klinischen Berichten vermutet werden möchte. Daß sich selbst im allerfrühesten
Kindesalter eine käsige Nierentuberkulose entwickeln kann, beweist ein Autopsie-
befund von CANTLEY an einem 12 Monate alten Kinde.

Bei den Kindern hat die Tuberkulose der Harnorgane, wie die klinischen
und die anatomischen Beobachtungen erkennen lassen, eine große Neigung
zur Metastasenbildung außerhalb der Harnorgane. Die Prognose des Harnleidens
ist deshalb bei Kindern im allgemeinen eine viel schlechtere als bei den Erwachsenen, selbst wenn die Einseitigkeit der Nierentuberkulose eine Nephrektomie
erlaubt. Dies wird auch neuerdings durch die Statistik von FALCI bestätigt.

Verteilung der Tuberkulose der Harnorgane auf die Geschlechter und auf die beiden Körperseiten der Kranken.

Welches der Geschlechter häufiger an Tuberkulose der Harnorgane erkrankt,
ist trotz der außerordentlich zahlreichen Mitteilungen über die Verteilung des
Leidens auf die beiden Geschlechter nicht ganz sicher zu entscheiden. Die vorliegenden Statistiken sind nach zu verschiedenen Gesichtspunkten aufgestellt,
als daß sich aus ihnen allgemein gültige Schlüsse ziehen lassen könnten. Den
Operationslisten ist zu entnehmen, daß durchschnittlich mehr Frauen als Männer
wegen Nierentuberkulose operiert werden; darin ist aber kein Beweis dafür
zu sehen, daß Frauen häufiger an Tuberkulose der Harnorgane erkranken als
die Männer. Möglicherweise wird durchschnittlich bei den Frauen die Nierentuberkulose früher erkannt als bei den Männern und wird sie deshalb bei
ihnen häufiger als bei den Männern einseitig und operabel gefunden. In den
Sektionsstatistiken über die Tuberkulose der Harnorgane überwiegen prozentual
die Männer gegenüber den Frauen. Große Unterschiede in der Beteiligung
der beiden Geschlechter an der Tuberkulose der Harnorgane bestehen wahrscheinlich überhaupt nicht. Im Einklang mit dieser Auffassung sind unter den
von mir beobachteten 800 Kranken mit Tuberkulose der Harnorgane fast
ebensoviele Frauen wie Männer. Dieselbe Feststellung konnte auch HEIDRICH
an den Kranken der KÜTTNERschen Klinik machen.

Wichtiger, als die Frage nach der Verteilung der Tuberkulose der Harnorgane
auf die Geschlechter, ist die Frage nach der Beteiligung der Körperseiten an der
Nierentuberkulose. Für unsere therapeutischen Maßnahmen ist es außerordentlich wichtig, zu wissen, ob häufiger beide Nieren oder nur eine derselben tuberkulös erkranken. Klinische und anatomische Befunde beweisen übereinstimmend, daß wenigstens in den ersten Zeiten des Leidens die Tuberkulose jedenfalls
bei der großen Mehrzahl der Kranken nur die eine der beiden Nieren ergreift.
Wie häufig das Leiden von seinem Beginn ab doppelseitig in Erscheinung tritt,

ist nicht genau festzustellen. Die klinischen Untersuchungen lassen vermuten, daß nur etwa 11—14% der Nierentuberkulosen doppelseitig einsetzen.

Neben ungefähr 600 Kranken, denen ich wegen Einseitigkeit der Nierentuberkulose die Nephrektomie ausführte, bekam ich 78 Kranke zur Untersuchung, bei denen das Leiden sicher doppelseitig war, also 12,6 %.

Der Einwand, es möchte diese Schätzung zu niedrig sein, weil manche wegen ihres eiter- und bacillenfreien Sekretes klinisch als gesund erscheinende Niere anatomisch einen Tuberkuloseherd aufweisen möchte, ist durch den Hinweis zu entkräften, daß dieser Irrtum jedenfalls nicht häufig sein kann, weil doch verhältnismäßig wenige der wegen einseitiger Nierentuberkulose Nephrektomierten bald nachher eine Tuberkulose der zweiten Niere zeigen. Und wenn auch bei den Sektionen die Nierentuberkulose häufiger, als bei der klinischen Untersuchung doppelseitig gefunden wird (nach der Zusammenstellung von RAFIN bei 47,9% statt klinisch bei 14,6%), so widerspricht dies keineswegs der klinischen Beobachtung eines vorwiegend einseitigen Beginnes der Nierentuberkulose. Denn zur Sektion kommen die Nierentuberkulosen meist erst nach jahrelangem Bestande, nachdem oftmals die erst lange rein einseitig gebliebene Niereninfektion schließlich doch auch die zweite Niere mitergriffen hat. Auf eine erst rein einseitige Entwicklung der Nierentuberkulose weist selbst bei Doppelseitigkeit des Leidens auch der Sektionsbefund häufig hin. Denn sehr oft enthält die eine Niere lauter frische Tuberkuloseherde, während die andere neben frischen auch sehr alte verkäste und zum Teil verkalkte Herde zeigt.

Eine Wiedergabe der Statistiken über rechts- oder linksseitige Nierentuberkulose mag unterbleiben. Die Frage, welche der beiden Nieren häufiger erkrankt, ist ziemlich belanglos. Im allgemeinen geht aus den Statistiken deutlich hervor, daß ein wesentlicher Unterschied in der Zahl der rechtsseitigen und linksseitigen Nierentuberkulosen nicht besteht, daß, wenn vielleicht ein Vorwiegen der rechten Körperseite bemerkt werden kann, dieses jedenfalls nur ganz unbedeutend ist.

C. Symptomatologie.

Die Tuberkulose der Harnorgane tritt klinisch, obschon sie anatomisch stets von der Niere ihren Ausgang nimmt, nur ausnahmsweise mit Nierensymptomen in Erscheinung, viel häufiger unter den Zeichen einer Cystitis. In einzelnen wenigen Fällen fehlen auffällige Lokalsymptome. Es sind deshalb recht verschiedene Anfangsbilder der Tuberkulose der Harnorgane zu beobachten. Unter diesen sind vier Haupttypen hervorzuheben:

1. Der Kranke leidet trotz weitgehender Entwicklung der tuberkulösen Infektion in den Harnorganen nur unter *Störungen des Allgemeinbefindens*, unter Abmagerung, Abnahme der Arbeitskraft und Arbeitslust, Appetitlosigkeit usw. Von seiten der tuberkulösen Harnorgane leidet er so wenig, daß er an gar kein Harnleiden denkt.

2. Andere Male ist eine *Hämaturie* das erste dem Kranken auffallende Symptom des Harnleidens. Die Blutung kann ganz unvermutet bei bis dahin vollem Wohlbefinden sich einstellen und sogleich recht heftig, ausnahmsweise sogar lebensbedrohlich sein (eigene Beobachtung vgl. SCHÜPBACH). Die Quelle der Blutung ist meist die Niere, selten die Blase. Wohl geben tuberkulöse Blasenherde recht häufig Anlaß zu Harnblutungen, aber doch meist erst, nachdem sie längere Zeit die Blase zu Pollakiurie und Dysurie gereizt hatten. Nur selten ist eine vesicale Blutung das erste Symptom der tuberkulösen Infektion der Blase.

3. Das tuberkulöse Harnleiden macht sich zuerst durch eine *Nierenkolik* geltend. Der Kolikanfall verläuft genau gleich wie bei Nierensteinen. Der Schmerz setzt im Gebiete einer Niere ein, strahlt längs des Harnleiters nach der Blase zu aus, erzeugt oft vermehrten Harndrang und wird begleitet von einer Auftreibung des Abdomens durch Blähung der Därme. Wind- und Stuhlabgang bleiben während der Kolik aus. Solche Schmerzanfälle wiederholen sich bei den Kranken oft mehrere Male, bevor Erscheinungen der Cystitis oder eine ohne Reizung der Blase sich einstellende Eitertrübung des Harns auf den entzündlichen Ursprung der Nierenschmerzen hinweisen. Seltener treten schon bald nach der ersten Nierenkolik Zeichen einer tuberkulösen Cystitis auf.

Ursache der Nierenkolik ist häufig eine lokale spastische Kontraktion des Harnleiters, ausgelöst durch einen in seinem Lumen steckengebliebenen Eiter- oder Blutpfropfen. Andere Male ist die Kolik die Folge einer wirklichen Ver- engerung des Harnleiters durch eine Infiltration seiner Wandung.

Ein Beginn des tuberkulösen Nierenleidens mit einer Nierenkolik ist nach den Mitteilungen von KÜTTNER, HOTTINGER, SCHEDE, WYSS, LANZILLOTA-MARION, CATHELIN u. a. gar nicht selten. Bei den von mir beobachteten ungefähr 800 Kranken mit Tuberkulose der Harnorgane gaben 5,5% als Initialsymptom ihres Leidens eine Nierenkolik an; genau gleich viele bezeichneten eine Harn- blutung als das erste ihnen auffällige Zeichen ihres Harnleidens. Ähnliche Zahlen gibt auch EISENDRATH an.

4. Weitaus am häufigsten tritt die tuberkulöse Erkrankung der Harnorgane unter dem Bilde einer *Cystitis* in Erscheinung. Gar nicht selten setzt diese Cystitis ganz akut ein, von einem Tag zum anderen und macht den Kranken, der vordem nicht die geringsten Harnbeschwerden hatte, durch ihre Schmerz- haftigkeit bettlägerig. Jeder Gedanke an einen tuberkulösen Ursprung scheint bei einem so akuten Leiden vorerst unberechtigt; viel näher liegt die An- nahme einer Infektion durch banale Eitererreger.

Häufiger als akut stellen sich die Erscheinungen der Blasenentzündung ganz allmählich ein und steigern sich nur langsam zu einem für den Kranken lästig werdenden Grade. Die Harnentleerung bleibt zuerst schmerzlos, wird aber sehr viel häufiger nötig als früher. Besonders auffällig wird dem Kranken das vorher nie gekannte Bedürfnis, auch nachts die Blase mehrere Male entleeren zu müssen. Nach und nach wird die Entleerung der Blase aber auch schmerzhaft, weniger im Beginne als am Ende der Miktion. Oft hält der Schmerz über die Entleerung hinaus einige Zeit an, begleitet von dem Gefühl eines krampfhaften Dranges, als ob zurückgebliebener Urin ausgepreßt werden sollte. Der Urin, der dem Kranken bei Beginn der Blasenbeschwerden noch klar schien, wird allmählich merklich trübe und am Ende der Miktion unverkennbar mit einigen Tropfen Blut vermischt. Dazu verschlimmert sich das Allgemein- befinden des Kranken. Es treten zudem auch ziehende oder anfallsweise krampfartige Schmerzen in der einen oder anderen Niere ein, die den Kranken nun erst ein Nierenleiden befürchten lassen.

Bei genauem Befragen dieser Kranken, bei denen vorerst die Cystitis im Vordergrunde des Krankheitsbildes stand, läßt sich häufig feststellen, daß einige Zeit vor dem Auf- treten der Blasenbeschwerden ab und zu ziehende oder drückende Schmerzen in der einen oder anderen Niere aufgetreten waren, denen aber, weil sie nicht stark waren, der Patient kein großes Gewicht beigelegt hatte.

Bei ROVSINGS Kranken gingen bei 60% Schmerzen in der Niere dem Beginne des Blasen- leidens voraus. Bei meinen Kranken stellte ich dies nur bei 43% fest, RAFIN bei 19,9% seiner Kranken und BÖCKEL bei den Patienten von ANDRÉ in 18,7%.

Wenn auch die Schmerzen ab und zu neuralgischer Art waren und sich zeitweilig recht erheblich geltend machten, so scheint es mir doch nicht berechtigt, dem Vorschlage TUFFIERS folgend, eine forme douloureuse der Nierentuberkulose aus dem Krankheitsbilde besonders hervorzuheben.

1. Symptome von seiten der Niere.

Die tuberkulöse Infektion erzeugt an den Nieren häufig keine palpablen Veränderungen. Eine fühlbare Vergrößerung fehlt im Beginne des Leidens immer, auch im späteren Verlaufe sehr oft. Sie tritt erst auf, wenn sich Urin oder Eiter im tuberkulösen Nierenbecken oder in Nierenkavernen stauen. Es können sich dadurch recht große, im Hypochondrium fühlbare, ballotierende Stauungsgeschwülste bilden, die eine respiratorische Beweglichkeit zeigen, solange der Entzündungsprozeß auf die Niere allein beschränkt ist, die Nierenhüllen noch verschont läßt. Sowie sich aber rings um die Niere, wie dies im späteren Verlaufe der Nierentuberkulose recht oft erfolgt, eine derbe, perinephritische Schwarte bildet, dann geht die Beweglichkeit der Niere verloren. Nicht selten werden die perirenalen Schwarten massiger als die Niere selbst. Die bei der Palpation scheinbar große, höckerige Niere erweist sich manchmal bei der Operation als klein und verkäst, von massigen, dicken Schwarten umgeben.

Perinephritische Schwarten bilden sich häufig um die tuberkulöse Niere. Israel fand sie in 23% der Fälle, Pagès in 19,5%. Sie entstehen infolge der Verschleppung des tuberkulösen Virus durch die Lymphbahnen oder infolge des Durchbruches einer Nierenkaverne oder des Nierenbeckens, wie Döring konstatierte. Nicht selten bilden sich in ihnen, vorzugsweise am oberen Pol der Niere, perirenale Abscesse, deren Entwicklung mit stürmischen Erscheinungen (starken Schmerzen, Fieber, Peritonealreizung) einhergehen kann. Im Eiter dieser Abscesse finden sich neben den Tuberkelbacillen manchmal banale Eitererreger, durch welche jeweilen viel höhere Fiebersteigerungen erzeugt werden als durch die rein tuberkulöse Infektion. Israel scheint bei seinen Nephrektomierten perirenale Abscesse ziemlich oft beobachtet zu haben. Ich selbst sah sie früher bei 3% meiner Operierten, in den letzten Jahren seltener, seitdem die Ärzte die Nierentuberkulose rascher erkennen und zeitiger zur Operation einweisen.

Nach Vignard und Thévenot soll die perirenale Abscessbildung besonders bei den Kindern häufig vorkommen; ich konnte bis jetzt keine Bestätigung dieser Ansicht finden.

Daß erst nach Bildung eines perirenalen Abscesses die Nierentuberkulose bemerkt wird, ist selten geworden.

Wiederholt wurde der Durchbruch eines tuberkulösen, perirenalen Abscesses nach dem Kolon beobachtet (Döring, Pagès und Rafin, von mir), auch ein Durchbruch nach der Pleura (Fowler, Pillet) und in die Bronchien (Milhand), in einzelnen Fällen von mir u. a. eine Senkung bis in das Schenkeldreieck hinab oder ein Durcharbeiten unter die Haut der Lende.

Die tuberkulöse Niere kann trotz ihrer Vergrößerung durch Harn- und Eiterstauung in ihrem Innern oder durch Bildung dicker Schwarten in ihren Hüllen äußerlich unfühlbar bleiben, weil sie durch frühzeitig sich entwickelnde starke Adhäsionen hinter dem Rippenbogen festgehalten ist und auch bei tiefer Inspiration nicht über den unteren Rippenrand vortritt.

Auch wenn die tuberkulöse Niere nicht fühlbar ist, läßt sich doch häufig die Seite der Erkrankung trotzdem palpatorisch erkennen und zwar an einer vermehrten Spannung der die tuberkulöse Niere umgebenden Muskeln.

Statt der tuberkulösen Niere kann manchmal ihr gesundes Schwesterorgan vergrößert und druckempfindlich sein, die kranke, kavernöse Niere nicht. Es kann die gesunde Niere durch ihre kompensatorische Hypertrophie fühlbar vergrößert sowie druckempfindlich, sogar dauernd schmerzhaft sein. Eine so deutliche Spannung der Lendenmuskulatur wie bei der tuberkulösen Niere fehlt allerdings meistens. Bei der Tuberkulose scheinen auch reflektorische Schmerzübertragungen vom kranken auf das gesunde Schwesterorgan, ähnlich wie bei der Steinkrankheit der Nieren, vorzukommen.

So konnte ich über einen Kranken mit einseitiger Nierentuberkulose berichten, der längere Zeit an Kolikschmerzen in der, wie sich später erwies, gesunden Niere litt, nie an Schmerzen in der tuberkulösen Niere und dessen Schmerzen nach der Exstirpation der tuberkulösen Niere völlig und dauernd schwanden.

Ähnliche Beobachtungen von Schmerzübertragungen machten bei der Nierentuberkulose auch HOTTINGER und andere Autoren.

Die Schmerzen in der tuberkulösen Niere werden nicht immer nur durch die Tuberkulose bedingt, sondern auch durch Begleiterkrankungen, vor allem durch kleine *Konkremente*. Solche können sich in der tuberkulösen Niere bilden durch die Ablagerung von Kalksalzen in nekrotischen Gewebebröckeln oder auf Geschwürsflächen des tuberkulösen Nierenbeckens.

Es wurden aber auch oxalsaure und harnsaure Steine in der tuberkulösen Niere beobachtet (BÖCKEL, GUINARD, SCHLAGINTWEIT, TUFFIER, WILDBOLZ), die offenbar gleichzeitig mit der tuberkulösen Infektion oder dieser sogar vorausgehend sich entwickelt hatten (vgl. S. 38). Auffällig ist, wie oft sich nach der Exstirpation der einen tuberkulösen Niere Uratsteine in der zurückgelassenen anderen Niere entwickeln.

Eine häufiger befürchtete als wirklich eintretende Begleiterkrankung der Nierentuberkulose ist die *Nephritis*.

Bei der einseitigen Nierentuberkulose enthält der Urin der „gesunden" Niere außerordentlich häufig Eiweiß, meist nur in unmeßbaren Spuren oder in wenigen Zehntelpromillen, selten in größerer Menge. Daß dieser Albuminurie keine Nephritis zugrunde liegt, ist nicht nur klinisch durch das Fehlen von Zylindern, von typischen Nierenzellen, von weißen oder roten Blutkörperchen im Sekret dieser Niere und durch das Ausbleiben einer Blutdrucksteigerung erwiesen, sondern auch durch den histologischen Befund bei der Autopsie solcher Organe.

Diese Albuminurie der „gesunden" Niere wird meist als toxische bezeichnet, als die Folge einer von der tuberkulösen Niere ausgehenden Giftwirkung hingestellt, womit auch die experimentellen Untersuchungen von MAUGEAIS über den Einfluß der einseitigen Nierentuberkulose auf die zweite Niere übereinstimmen.

ALBARRAN war der Meinung, daß aber auch andere Ursachen diese Eiweißausscheidung einer anatomisch normalen Niere erzeugen können. Er glaubte, die Albuminurie könne entstehen:

1. Durch eine Reflexwirkung der tuberkulösen Niere entweder auf die Blutzirkulation oder direkt auf die Parenchymzellen der gesunden Niere;

2. durch Übermaß von Arbeit der kompensatorisch besonders reichlich sezernierenden gesunden Niere;

3. durch Cytotoxine, die bei der Funktion der Nierenzellen entstehen;

4. durch Bakterientoxine;

5. durch Störungen des allgemeinen Stoffwechsels.

Eine wirkliche Nephritis mit Ausscheidung gekörnter oder epithelialer Zylinder wird verhältnismäßig selten in Begleitung einer Nierentuberkulose gesehen. DIEULAFOY (zit. nach DUHOT) sah nur bei 2 oder 3 von über 300 an Nierentuberkulose Verstorbenen eine echte Nephritis. Ich selbst beobachtete bei etwa 800 Kranken mit Nierentuberkulose nur 5 mit den Zeichen einer Nephritis.

Alle Angaben, die in der Literatur zu finden sind, lassen die echte Nephritis als eine verhältnismäßig seltene Komplikation der Nierentuberkulose erscheinen.

Beachtenswert ist die Erfahrung von ALBARRAN, daß eine die Nierentuberkulose begleitende Nephritis bloß durch Ausscheidung von Epithelzylindern und Nierenepithelien ohne begleitende Albuminurie sich äußern kann.

Bei langer Dauer der Nierentuberkulose kann sich natürlich in beiden Nieren, wie auch in anderen Körperorganen, eine amyloide Degeneration einstellen.

2. Symptome von seiten des Ureters.

Die der Infektion der Niere auf dem Fuße folgende tuberkulöse Erkrankung des Ureters macht in der Regel nur geringe klinische Erscheinungen. Ihre auffälligsten sind die Ureterkoliken, die oft durch eine narbige oder nur spastische Verengerung des Harnleiterlumens oder durch die Hemmung der Peristaltik infolge der starren Infiltration der Ureterwand bedingt werden.

Der klinische Nachweis der Uretererkrankung gelingt nicht immer. Die Palpation des Harnleiters durch die Bauchdecken läßt seine entzündliche Infiltration nur bei Bildung dicker, periureteraler Schwarten erkennen. Bei Männern ist der Ureter auch rectal nur selten fühlbar; bei Frauen läßt die vaginale Untersuchung auch schon eine geringe Infiltration und Verdickung des Ureters erkennen. Manchmal äußert sich palpatorisch die tuberkulöse Erkrankung des Ureters auch bloß darin, daß während der vaginalen Betastung des Ureters dieser sich plötzlich fühlbar kontrahiert und steift. Ein weiteres Zeichen der Uretererkrankung ist ein Schmerzreflex, der sich durch Druck an drei bestimmten Stellen des Ureters auslösen läßt: Am Abgang aus dem Nierenbecken, an seiner Kreuzungsstelle mit der Linea innominata und an seinem Eintritt in die Blase. Druck auf den Harnleiter ruft an diesen drei Stellen bei dem Kranken Harndrang hervor.

Am frühzeitigsten läßt sich die tuberkulöse Erkrankung des Ureters durch die Cystoskopie erkennen (vgl. S. 81).

3. Symptome von seiten der Blase.

Am auffälligsten und für den Kranken am qualvollsten äußert sich die Tuberkulose der Harnorgane in Störungen der Blasenfunktion.

a) Inkontinenz.

Als eines der allerersten Symptome einer Tuberkulose der Harnorgane wurde wiederholt eine Incontinentia urinae nocturna, seltener eine Incontinentia diurna beobachtet, und zwar nicht etwa nur bei Kindern, sondern auch bei Erwachsenen.

CONSTANTINESCO konstatierte bei 6 unter 52 Kranken mit Nierentuberkulose eine nächtliche Urininkontinenz, dabei zweimal als erstes Symptom der Krankheit.

Diese Inkontinenz tritt manchmal auf, bevor die Blase tuberkulös erkrankt ist. Bei einem von POUSSON behandelten 11jährigen Mädchen stellte sie sich sogar zwei Jahre vor dem klinisch-manifesten Beginn der Nierentuberkulose ein. Die Inkontinenz wird meist als Wirkung eines reno-vesicalen Reflexes aufgefaßt; nur GUISY sah in ihr lediglich die Folge eines dringenden Urinbedürfnisses, das tags zu häufiger Miktion, nachts bei benommenen Sinnen des Kranken zur Inkontinenz führt. Ihm gegenüber macht aber CONSTANTINESCO mit Recht aufmerksam, daß die Inkontinenz auch bei Kranken zu beobachten ist, die tags nicht an Pollakiurie leiden.

b) Pollakiurie.

Das weitaus häufigste Blasensymptom der Nierentuberkulose ist die Verminderung der Blasenkapazität. Bei der Mehrzahl aller Fälle nimmt das tuberkulöse Harnleiden mit dem Auftreten einer mehr oder weniger hochgradigen Pollakiurie seinen Beginn. Diese kann sich von einer eben kaum bemerkbaren Vermehrung des Urinbedürfnisses steigern bis zu einem fast beständigen, krampfhaften Urindrang, der die Patienten zu den beklagenswertesten Invaliden macht. Die Pollakiurie ist fast konstant verbunden mit einer mehr oder weniger hochgradigen Schmerzhaftigkeit der Miktion, die am Beginn und am Ende der Urinentleerung ihren Höhepunkt erreicht.

Bei der Mehrzahl der Kranken wechselt die Pollakiurie in ihrem Grade. Stunden erträglicher Heftigkeit der Pollakiurie folgen plötzlich lange anhaltende Blasentenesmen. Im allgemeinen stellt sich bei Körperruhe der Urindrang seltener ein als bei Bewegung, doch wurde auch ein gegenteiliges Verhalten beobachtet. So fand z. B. PAGÈS bei 9 unter 92 Kranken die Miktion in der Nacht häufiger als am Tage und BAZY erachtet es als geradezu typisch für Tuberkulose, daß trotz des tagsüber normalen Urinbedürfnisses die Kranken in der Nacht mehrmals urinieren müssen. Nach der Exstirpation der tuberkulösen Niere blieb bei vielen meiner Kranken das Urinbedürfnis nachts länger gesteigert als tags.

Besonders auffällig ist, daß der Urindrang, auch wenn er sich noch nicht besonders häufig einstellt, immer, sobald er sich zeigt, sogleich sehr gebieterisch wird.

Die Pollakiurie kann, wie die Inkontinenz, auftreten, ohne daß sich an der Blasenschleimhaut cystoskopisch tuberkulöse Veränderungen nachweisen lassen. Die Pollakiurie wurde deshalb, wie die Inkontinenz, als Ausfluß eines renovesicalen Reflexes gedeutet. In dieser Deutung ihres Ursprungs wäre auch eine Erklärung zu finden, warum nach der Exstirpation der tuberkulösen Niere die Pollakiurie so oft sich sogleich vermindert, noch bevor die tuberkulösen Herde der Blasenschleimhaut Zeit hatten, sich zurückzubilden (vergl. S. 137).

Nervöse Einflüsse mögen bei der Entstehung der Pollakiurie eine Rolle mitspielen; im allgemeinen aber ist die Pollakiurie doch hauptsächlich abhängig von den tuberkulösen Veränderungen an der Blasenwand. In der Regel ist die Pollakiurie um so hochgradiger, je ausgedehnter die Entzündung der Blase ist. Doch ist wohl auch die Lage und Art der einzelnen Tuberkuloseherde von erheblichem Belang. Es kann eine Blase mit diffuser, oberflächlicher Entzündung ihrer Schleimhaut den Kranken wenig durch Harndrang belästigen, dagegen eine Blase mit einem kleinen, tiefgreifenden Tuberkuloseherd nahe der Blasenmündung sehr quälen.

c) Harnverhaltung.

Trotz der häufigen Harnentleerungen werden in der tuberkulösen Blase oftmals dauernd kleinere Urinmengen zurückgehalten. Diese unvollkommene Entleerung der Blase scheint manchmal die Folge entzündlicher Schädigungen der Blasenmuskulatur zu sein, welche dieser die Möglichkeit einer vollständigen Kontraktion nehmen. Andere Male vermeiden die Patienten offenbar unwillkürlich, ihre Blase völlig zu entleeren, weil das Auspressen der letzten Tropfen aus der tuberkulösen Blase sehr schmerzhaft ist. Wird solchen Kranken die Blase künstlich durch den Katheter entleert, so klagen sie beim Ausfließen des letzten Urinrestes über außerordentlich heftige Schmerzen.

Die Harnverhaltung in der tuberkulösen Blase wird außerdem nicht so gar selten durch eine tuberkulöse Striktur der Harnröhre bedingt.

d) Schmerzhaftigkeit der Blase.

Die Blase wird durch die Tuberkulose ihrer Schleimhaut sehr empfindlich. Schon die spontane Entleerung der tuberkulösen Blase wird, wie bereits erwähnt,

schmerzhaft. Zudem stellen sich aber auch Schmerzen unabhängig von der
Miktion ein, bald nur anfallsweise, bald tage- und wochenlang ständig anhaltend.
Sie sind bei einzelnen Kranken nur auf die eine, der tuberkulösen Niere ent-
sprechende Blasenhälfte beschränkt, dort manchmal sogar auf einzelne, vom
Patienten stets genau bezeichnete Punkte. Meist strahlen die Schmerzen auch
in die Harnröhre aus, auch dorthin nicht selten nur rein halbseitig.

Ein auffälliges Symptom der tuberkulösen Blase ist deren Empfindlichkeit
auf Druck und auf Dehnung. Schon die Palpation der Blase durch die Bauchdecken durch ist oft schmerzhaft, mehr noch die rectale oder die vaginale Untersuchung. Am deutlichsten aber tritt die Empfindlichkeit der tuberkulösen
Blase bei der Sondenuntersuchung in Erscheinung. Jede innere Berührung
der Blasenwand löst Schmerzen aus und die geringste Dehnung der Blase durch
Einspritzung einer, wenn auch körperwarmen, chemisch reizlosen Flüssigkeit
ruft heftigen Urindrang hervor. Die Kapazität der Blase ist dadurch vermindert,
oft bis auf 100, ja bis auf 50 ccm und noch weniger. Bei vorgeschrittener Blasentuberkulose fließt beim Versuche der Blasenspülung jeder Tropfen der in die
Blase eingespritzten Flüssigkeit neben dem Katheter sofort wieder aus.

PAGÈS fand bei 92 Patienten die Blasenkapazität 4 mal unter 25 ccm, 34 mal zwischen
25—100 ccm, 19 mal zwischen 100—200 ccm und 26 mal fand er sie gar nicht vermindert,
sogar bis zu 450 ccm reichend.

Die geringe Kapazität der Blase ist nicht immer durch anatomische Veränderungen der Blasenwand bedingt, sie kann auch ausnahmsweise die Folge
einer Reflexwirkung der kranken Niere auf die gesunde Blase sein.

Auch auf chemische Reize ist die tuberkulöse Blase sehr empfindlich. Die
in der Behandlung der gewöhnlichen Cystitis so viel verwendeten Silbersalze,
besonders das Argentum nitricum, rufen schon in geringer Konzentration in der
tuberkulösen Blase heftige Schmerzen hervor. Diese Empfindlichkeit der Blase
gegen Silbersalze ist so charakteristisch, daß sie als diagnostisches Merkmal
der tuberkulösen Cystitis verwertbar ist.

e) Cystoskopisch sichtbare Veränderungen der Blasenschleimhaut.

In den Anfangsstadien der tuberkulösen Cystitis sind in der Schleimhaut
der Blase oft typische Tuberkel mit gelblich-weißem Zentrum und rotem Saum
zu sehen. Diese liegen vorzugsweise in der Umgebung der einen oder anderen
Harnleitermündung oder median an der Vorderwand der Blase. Andere Male
zeigen die Veränderungen, die in der Blasenschleimhaut durch die tuberkulöse
Infektion hervorgerufen werden, in ihrem Aussehen bei cystoskopischer Betrachtung nichts Spezifisches an sich. Es entstehen vereinzelte Infiltrationsherde
mit starker Rötung, Auflockerung und Wulstung der Schleimhaut ohne Bildung
sichtbarer Tuberkel. Was aber auch bei dieser Form der Blasenentzündung
auf deren tuberkulöse Natur hinweist, ist, daß die einzelnen Entzündungsherde,
die alle ziemlich scharf umschrieben sind, voneinander durch größere Strecken
völlig normaler Blasenschleimhaut getrennt sind und keine diffuse Entzündung
der Blasenschleimhaut besteht wie bei einer banalen Cystitis.

Bei weiterem Fortschreiten der tuberkulösen Erkrankung der Blase werden
diese Infiltrationsherde immer zahlreicher und ausgedehnter. An den Stellen
stärkster Entzündung bilden sich oberflächliche, mit eitrigen, fetzigen Belägen
bedeckte Geschwürchen mit unregelmäßigen, scharf gezeichneten Rändern.
An anderen Stellen entstehen grobhöckerige, oft tumorartig in das Blaseninnere
vorwuchernde Granulationen. An den Rändern der Geschwüre sind manchmal
zerfallende Tuberkel zu erkennen; noch deutlicher und häufiger ist der Zerfall
der Tuberkel an den Stellen der Schleimhaut zu erkennen, wo einzelne Tuberkel
in Gruppen zusammenstehen. Dort sieht man oft, wie einige der Tuberkel

zusammenfließen und geschwürig zerfallend unregelmäßige Lentikulärgeschwür-chen bilden.

Je länger die Blasentuberkulose andauert, um so größer werden die Bezirke entzündeter Schleimhaut, oftmals nimmt schließlich die ganze Blase an der Entzündung teil, bleibt nicht der kleinste Bezirk der Schleimhaut von der Infiltration verschont.

4. Veränderungen des Urins.

Fast nie fehlen bei einer Tuberkulose der Harnorgane krankhafte Ver-änderungen des Urins. Nur ganz ausnahmsweise kann der Harn, wenn die Tuberkuloseherde in der Niere vollkommen abgeschlossen sind, ganz normal sein trotz einer noch virulenten, tuberkulösen Infektion der Niere.

Ein besonders typisches Beispiel dieser Art ist nach den Mitteilungen von WYSS durch KRÖNLEIN beobachtet worden. Trotz eines keilförmigen, tuber-kulösen Infarktes mit einem großen Käseherd wurde bei wiederholter Unter-suchung der Urin des Kranken normal, ohne die geringste Beimischung von Eiweiß oder Eiter gefunden.

Zahlreich sind die Fälle, in denen der früher eitrige Urin nach narbigem Abschluß der vordem mit den unteren Harnwegen in offener Verbindung stehenden tuberkulösen Nierenherde wieder klar und eiweißfrei geworden ist [siehe Spontanheilung der Nierentuberkulose durch teilweise oder ganze Ausschaltung der erkrankten Niere (S. 104)].

a) Albuminurie.

In der Regel zeigt sich schon in den allerfrühesten Stadien der Nierentuber-kulose etwas Eiweiß im Urin, oft ohne daß sich daneben irgend ein anderes Krankheitssymptom des Nierenleidens erkennen ließe. Diese sog. *prämoni-torische Albuminurie* kann den übrigen Erscheinungen der Nierentuberkulose monatelang, sogar mehr als ein Jahr lang vorausgehen. Deshalb wurde auch wiederholt der Rat gegeben, jede ohne erkennbare Ursache auftretende Albu-minurie, besonders bei Kindern (LEEDHAM-GREEN), aber auch bei Erwachsenen (BAZY, BERNARD, KEERSMAECKER, TEISSIER) als tuberkulöser Art zu be-trachten.

Die Menge des Albumins ist nicht nur in den Frühfällen, sondern auch in den späteren Stadien der Nierentuberkulose meist gering; sie schwankt von eben kaum nachweisbaren Spuren bis zu $1/4^0/_{00}$ und erreicht nur relativ selten $1/2^0/_{00}$. Diese Tatsache verdient beachtet zu werden; denn die irrige Anschauung, daß die Nierentuberkulose mit hohem Eiweißgehalt des Urins verknüpft sein müsse, hat schon oft eine frühzeitige Erkenntnis des Leidens verhindert. Die Albuminurie bleibt selten vollständig aus oder erscheint doch nur intermittierend. Daß dies aber in einzelnen Fällen auch bei vollentwickelter Nierentuberkulose vorkommen kann, beweisen außer dem oben erwähnten Fälle von KRÖNLEIN einzelne Beobachtungen von KAPSAMMER, ROVSING, POUSSON und ZIEGLER.

Große Eiweißmengen von $1-2^0/_{00}$ und mehr finden sich bei einer Nieren-tuberkulose so selten, daß ihr Befund immer den Verdacht auf eine die Tuber-kulose begleitende Nephritis oder gar, wenn die Albuminurie dauernd stark bleibt, auf eine Amyloidose der Nieren erwecken muß.

Die Albuminurie kann durch intravesicale Untersuchungen momentan stark gesteigert werden (KEYDEL, WILDBOLZ). Der Grund davon mag in einer reflek-torischen Störung der Urinsekretion (nervöse Albuminurie) liegen oder in einer durch mechanische Läsion bedingten Vermehrung der Eiweißtranssudation der Blasen- oder Ureterschleimhaut.

Zylinder werden bei reiner Nierentuberkulose neben der Albuminurie nur selten beobachtet; zudem sind diese immer nur hyaliner Art und auch nur in spärlicher Zahl. Ein reichlicherer Gehalt des Urins an hyalinen Zylindern und gar die Beimischung von gekörnten Zylindern stellen sich nur ein, wenn sich neben der Nierentuberkulose eine echte Nephritis entwickelt.

b) Harnmenge.

Die tägliche Urinmenge wird durch die Nierentuberkulose in der Regel nicht wesentlich beeinflußt. Nur ausnahmsweise ist sie erheblich vermindert; fast immer nur, wenn eine vorgeschrittene, doppelseitige Nierentuberkulose vorliegt.

Etwas häufiger erzeugt die Nierentuberkulose eine Vermehrung der Harnmenge. Wiederholt wurde eine Polyurie, meist verbunden mit leichter Albuminurie als eines der ersten Frühsymptome konstatiert. Die Tagesmenge des Urins stieg dabei bis auf 3 oder 4 Liter.

Diese Polyurie der Frühstadien, oft als „klare" Polyurie bezeichnet, weil bei ihr der Urin noch wenig oder gar nicht durch Eiter getrübt ist, tritt oft anfallsweise auf (BRAUN und CRUET), verbunden mit Schmerzanfällen in der Niere oder der Blase (GUYON und TAPRET, ISRAEL). Sie verbindet sich nicht selten mit einer Pollakiurie, die sich, wie bereits oben erwähnt, bis zur Inkontinenz steigern kann, obschon die Blase noch wenige oder gar keine anatomischen Veränderungen zeigt.

Neben dieser „klaren" Polyurie der Frühfälle wird eine „trübe" Polyurie in späteren Stadien der Nierentuberkulose beobachtet, bei der im Harn reichlich Eiter vorhanden ist. Einzelne Autoren (z. B. HOTTINGER) halten diese Polyurie als Folge einer tuberkulösen Läsion des wasserresorbierenden Markteiles der Niere bei erhaltener Funktion des Glomerulusgebietes. Andere sehen in ihr nur eine reflektorische Nierenreizung durch die infolge der Blasentuberkulose entstandene Pollakiurie.

LEICHTENSTERN sah eine Nierentuberkulose unter dem Bilde des Diabetes insipidus verlaufen. Es wurden täglich 8—10 Liter eines schwach getrübten Urins entleert.

c) Chemische Reaktion des Urins.

Der Urin reagiert bei der Nierentuberkulose in der Regel sauer. Ein auffällig hoher Säuregrad, der im steril aufbewahrten Urin anhält, wurde sogar als ein Frühsymptom der Nierentuberkulose bezeichnet (FRANK, HOTTINGER, MALMÉJAC).

MALMÉJAC wies nach, daß bei der Nierentuberkulose der aseptisch entnommene und steril aufbewahrte Urin seine stark saure Reaktion 12 Tage bis 3 Monate lang beibehält, während der Harn nicht tuberkulöser Kranker nach 3—10 Tagen eine Abnahme seines Säuregrades erkennen läßt.

Eine saure Reaktion des eitrigen Urins ist natürlich nicht pathognomonisch für die Nierentuberkulose, da auch andere Infektionen der Harnwege ohne Zersetzung des Urins verlaufen können. Ausnahmsweise kann der tuberkulöse Harn alkalisch werden, wenn sich der Tuberkulose eine Infektion mit Harnstoff zerlegenden Bakterien beigesellt. Ohne eine solche Mischinfektion ist bei Tuberkulose der Harnorgane der Urin nur äußerst selten alkalisch, wobei meist Phosphaturie besteht.

d) Pyurie.

Eines der Hauptmerkmale der Nierentuberkulose ist der Eitergehalt des Urins. Nur wenn die Tuberkuloseherde des Nierenparenchyms nicht in offener

Verbindung mit dem Nierenbecken stehen, kann das Sekret der tuberkulösen Niere vollkommen eiterfrei sein. Es scheint aber, soweit die klinischen Beobachtungen dies beurteilen lassen, daß in der Regel relativ bald nach der Infektion der Niere der eine oder andere Tuberkuloseherd gegen das Nierenbecken durchbricht und dem Urin Eiter beimischt. In der Tat wird denn auch meist schon im frühesten Beginne der Nierentuberkulose, wenn im Mark nur erst ganz vereinzelte, kleine Tuberkelherde sind, Pyurie beobachtet, so daß diese nicht etwa bloß als Zeichen eines vorgeschrittenen Stadiums der Nierentuberkulose aufgefaßt werden darf, sondern ein Frühsymptom ist.

Bei den Frühfällen der Nierentuberkulose ist die Pyurie allerdings geringgradig. Es ist so wenig Eiter dem Harne beigemischt, daß dieser kaum merklich getrübt wird und beim Stehen nur ein sehr spärliches, wolkiges Sediment absetzt. Deshalb entgeht die Pyurie der Eigenbeobachtung der Kranken meist lange Zeit und wird nur selten als erstes Krankheitszeichen gemeldet.

Mit der Ausdehnung des tuberkulösen Prozesses in der Niere nimmt auch der Grad der Pyurie zu. Der Urin bleibt selbst nach längerem Stehen trübe, klärt sich nicht wie bei banaler Cystitis und setzt nur langsam ein flockiges Sediment ab, das nur selten größere Eiterbröckel enthält. Seine Farbe ist meist auffällig graugelb, selten stroh- oder dunkelgelb. Durch eine geringe Blutbeimischung wird der tuberkulöse Harn oft leicht rötlich verfärbt. Ein dickes, rahmiges Eitersediment setzt der Urin erst in den späteren Stadien der Nierentuberkulose ab, wenn sich in der Niere Kavernen gebildet haben. Dabei schwankt die Menge des Eitersedimentes oft sehr erheblich, je nachdem zeitweilig mehr oder weniger Eiter im Nierenbecken und den Nierenkavernen verhalten wird. Infolge der Eiterretention kann sogar eine vorübergehende, fast vollständige Klärung des Urins eintreten, die aber nicht mit einer Besserung, sondern meist einer momentanen Verschlimmerung des Allgemeinbefindens und mit Fieber und Schmerzen einhergeht.

Wiederholt wurde nach der Palpation kavernöser Nieren, wie leicht erklärlich, eine vorübergehende Vermehrung der Pyurie beobachtet.

Die Eiterzellen des Urinsedimentes erscheinen mikroskopisch oft verformt. Sie sind, worauf COLOMBINO zuerst aufmerksam machte, im ungefärbten, frischen Präparate nicht rund, sondern länglich, vieleckig oder gezackt. Die Grenzlinie vieler Zellen ist überragt von einem Protoplasmatropfen, wie wenn die Zellmembran geplatzt wäre und Plasma hätte austreten lassen. An den gefärbten Leukocyten lassen sich im Protoplasma, das oft geschrumpft um den Kern liegt, zahlreiche Vakuolen erkennen. Die nicht selten ganz freiliegenden Kerne färben sich schlecht. Nach MOSCOU erfolgt diese Veränderung der Leukocyten schon im Nierenbecken und ist unabhängig von der Reaktion des Urins oder dessen Dichtigkeit und dessen Gehalt an Kochsalz oder Uraten. MOSCOU, RAFIN, GOLDBERG, BRAUN und CRUET u. a. stellten fest, daß diese Formveränderungen der Eiterkörperchen nicht nur bei tuberkulösen, sondern auch nicht selten bei nichttuberkulösen Entzündungen der Harnorgane vorkommen.

Als Kuriosum ist zu erwähnen, daß STEINDL in einem Fall von Urogenitaltuberkulose Riesenzellen im eitrigen Urinsediment fand. Eine Erklärung für diese auffällige Beobachtung gibt ein von WEGELIN und mir erhobener anatomischer Befund. Wir fanden im Präparate einer initialen Nierentuberkulose im Lumen einer wohlerhaltenen Sammelröhre neben einigen desquamierten Epithelien eine vollentwickelte typische LANGHANSsche Riesenzelle.

e) Hämaturie.

Bei der Tuberkulose der Harnorgane findet sich dem Urin außerordentlich häufig neben Eiter auch Blut beigemischt. Besonders in den Anfängen der

Krankheit ist dies fast konstant; später wird die Hämaturie eher seltener. Die Blutbeimischung zum Urin ist oft so geringgradig, daß sie nur mikroskopisch erkennbar ist. Andere Male aber ist der Urin durch sie rosa- oder deutlich blutigrot gefärbt und es setzt sich aus ihm nach längerem Stehen ein blutiges Sediment ab. Manchmal bei geringer Blutung macht sich die Sedimentierung der roten Blutkörperchen im stehenden Harn nur bemerkbar durch die Bildung eines roten Ringes in der obersten Sedimentschicht. Ausnahmsweise wird eine renale Hämaturie durch Tuberkulose so stark, daß durch sie das Leben der Kranken bedroht wird (CAMPBELL, SCHÜPBACH, THÉVENOT, LEGUEU und PAPIN).

Speziell als Frühsymptom der Nierentuberkulose wurden solche heftige Nierenblutungen wiederholt gemeldet (TRAUTENROTH, ALBARRAN, LOUMEAU, GOLDBERG, GUISY, POUSSON, MARION, NEWMAN); sie zwangen in einzelnen Fällen sogar durch ihre Hochgradigkeit zur Nephrektomie, bevor die Tuberkulose diagnostiziert werden konnte (KAPSAMMER). Ein besonders lehrreiches Beispiel dieser Art wurde aus meinem Materiale von SCHÜPBACH mitgeteilt.

BÖCKEL sah die Hämaturie bei 4 von 64 Kranken als erstes Krankheitszeichen der Nierentuberkulose, BARTH bei 7 von 40 und RAFIN beobachtete dies bei 5% seiner 160 Patienten. Ich selbst konnte bei ungefähr 5% meiner Kranken die Hämaturie als erstes Symptom der Nierentuberkulose konstatieren.

Die Blutung kann die Folge tuberkulöser Endarteritis oder einer Gefäßarrosion sein, die meist in einer Nierenpapille liegt. Aber wahrscheinlich vermag auch schon die Giftwirkung der tuberkulösen Herde oder jede starke Kongestion der tuberkulösen Niere (ASKANAZY) eine erhebliche Hämaturie auszulösen.

KAPSAMMER führte einen Fall an, in dem sich die Hämaturie aus der tuberkulösen Niere jeden Monat gleichzeitig mit der Menstruation einstellte.

Als charakteristisch für den tuberkulösen Ursprung der Blutung betrachtete ASKANAZY deren plötzliches Auftreten ohne jeden erkennbaren Grund, ihr spurloses Verschwinden, den Mangel jeglichen Einflusses von Ruhe oder Bewegung auf die Intensität oder Dauer der Hämaturie.

In späteren Stadien der Krankheit wird dem Urin sehr häufig aus den unteren Harnwegen Blut beigemischt, meist in geringer, seltener in großer Menge. Ich selbst beobachtete bei zwei Kranken sehr heftige Blutungen aus tuberkulösen Geschwüren der Blase. Die Blutung war beide Male so stark, daß der Urinabgang durch große Blutklumpen gehemmt, die Blase stark überdehnt wurde und sie durch den Aspirator des Lithotriptors entleert werden mußte. Beim Nachlassen der Blutung war ihre Quelle cystoskopisch deutlich in einem ziemlich tiefgehenden Ulcus der Blasenschleimhaut zu sehen.

f) Bacillengehalt des Urins.

Das bedeutungsvollste Symptom der Tuberkulose der Harnorgane ist der Gehalt des Urins an Tuberkelbacillen. Die Bacillen sind an Zahl sehr wechselnd. Sie werden meistens in der nach ZIEHL färbbaren Form ausgeschieden, daneben auch als MUCHsche Granula oder als Bacillensplitter (SPENGLER). Über ihren Nachweis wird im Kapitel Diagnostik berichtet werden.

Mischinfektion. Der tuberkulöse Urin enthält neben den Tuberkelbacillen in der Regel keine anderen Bakterien, worauf schon frühzeitig MELCHIOR, NOGUÈS u. a. hinwiesen.

SUTER erhielt bei der Verimpfung des Urinsedimentes von 78 Kranken mit Nierentuberkulose nur 8mal ein Wachstum von banalen Eitererregern.

Andere Untersucher beobachteten die Mischinfektion bei Tuberkulose der Harnorgane etwas häufiger; POUSSON 12mal auf 32 Fälle, ich selbst bei 22% meiner Kranken. RAFIN, der dieser Frage besondere Aufmerksamkeit schenkte, erhielt durch die Verimpfung des Urinsedimentes in 29,6% der 239 untersuchten Fälle den Nachweis einer Mischinfektion.

Diese war bedingt 58 mal durch Staphylokokken, 3 mal durch Bact. coli, 2 mal durch Streptokokken, 2 mal durch Tetragenus, 3 mal durch Pneumokokken, 3 mal durch unbestimmte Bakterien.

Eigene Beobachtungen von perirenalen Abscessen mit auffällig stark stinkendem, grünem Eiter, der auf dem üblichen Nährboden verimpft kein Bakterienwachstum zeigte, lassen mich vermuten, daß öfters als bis jetzt vermutet wurde, eine Mischinfektion der tuberkulösen Niere mit anaeroben Bakterien erfolgt. In diesen eben erwähnten Fällen waren die Patienten vor der Operation hochfiebernd, mit Temperaturen zwischen 39 und 40°, ihr Fieber fiel nach der Nephrektomie sofort ab.

Die Mischinfektion findet sich natürlich immer viel öfter bei Kranken, die katheterisiert worden waren, als bei solchen mit unberührten Harnwegen.

Der Mischinfektion messen BÖCKEL, BLUM u. a. eine große Bedeutung bei. Sie soll nach ihrer Anschauung den Verlauf der Harnorgantuberkulose besonders bösartig gestalten. Meine persönlichen Beobachtungen lassen mich diese Ansicht nicht teilen; ich sah keine regelmäßige Erschwerung des Verlaufes durch die Mischinfektion.

5. Allgemeinbefinden.

Das Allgemeinbefinden der Kranken bleibt durch die tuberkulöse Erkrankung der Harnorgane nie unberührt, besonders die Nierentuberkulose ist von erheblichem Einfluß. Die Intensität der Störungen steht aber nicht immer in Parallele zum Grade der Ausdehnung des tuberkulösen Prozesses in der Niere. Bei Kranken mit einem kleinen Nierenherde, auch einem scheinbar solitären, kann das Allgemeinbefinden sehr rasch und stark beeinträchtigt sein, während andere Kranke eine total kavernös-käsige Niere mit sich herumtragen, ohne sich in ihrem Allgemeinbefinden auffällig gestört zu fühlen.

Bei genauer Beobachtung ist nach dem Beginne der Nierentuberkulose fast immer, auch bei fieberlosem Verlauf, eine Abnahme des Körpergewichts zu konstatieren, in der Regel begleitet von einer Verminderung der Körperkräfte.

Hand in Hand geht damit häufig eine Abnahme des Hämoglobingehaltes des Blutes, nicht selten bis auf 50—45%. Manchmal besteht eine leichte Lymphocytose bis 12 000 (MASING). Ob, wie GOLASCH meint, die Blutalkalescenz durch eine Nierentuberkulose regelmäßig gesteigert wird, muß wohl noch nachgeprüft werden.

Das Herz wird von der chronischen Nierentuberkulose nicht so oft wie bei einer chronischen Nephritis in Mitleidenschaft gezogen. Immerhin entwickelt sich nach langer Dauer der Nierentuberkulose häufig eine Myokarditis, die als Intoxikationserscheinung aufzufassen ist.

Im Gegensatz zu der chronischen Nephritis ist der Blutdruck bei doppelseitiger Nierentuberkulose sehr oft erniedrigt (BRAUN und CRUET, REITTER), doch wie ADRIAN nachwies, nicht so konstant, daß aus der Erniedrigung des Blutdruckes auf Doppelseitigkeit des Leidens geschlossen werden dürfte. Die nur einseitige Nierentuberkulose scheint nach den Erfahrungen von ADRIAN den Blutdruck in keiner Weise zu beeinflussen.

Der Appetit vermindert sich oft schon im Beginn der Krankheit; andere Male hält er sich gut, solange die Beschwerden der Kranken noch nicht sehr groß sind. Die Verdauung bleibt meist lange Zeit unbeeinflußt. In späteren Stadien der Krankheit stellen sich manchmal Diarrhöen ein.

In der Mehrzahl der Fälle bleibt die Körpertemperatur trotz der Tuberkulose der Niere, auch wenn diese schon zu ausgedehnter Zerstörung des Organs geführt hat, ganz normal oder führt nur zu geringen, subfebrilen Temperatur-steigerungen. Hohes Fieber ist meist das Zeichen einer Mischinfektion oder aber die Folge eines neuen Krankheitsschubes außerhalb der Harnorgane, oft auch Anzeichen einer miliaren Aussaat. Bei Retention im mischinfizierten Nieren-sekret stellen sich heftige Schüttelfröste ein, meist begleitet von Schmerzen in der kranken Niere. Nach den Erfahrungen von Israel wird Fieber häufiger bei Miterkrankung der Blase als bei reiner Nierentuberkulose beobachtet. Israel sieht die Erklärung dafür in der durch die Blasenerkrankung bedingten Er-leichterung der Resorption der im Harne gelösten, fiebererregenden Substanzen.

Das Fieber zeigt keine regelmäßigen Kurven; oft ist es eine Febris hectica, seltener eine Continua. Bei starken Temperaturschwankungen treten Nacht-schweiße auf.

D. Diagnostik der Tuberkulose der Harnorgane.

Eine tuberkulöse Infektion der Harnorgane richtig und zeitig zu erkennen, bietet keine besonderen Schwierigkeiten. Wenn das Leiden trotzdem häufig längere Zeit verkannt wird, so hat dies seinen Grund darin, daß die ersten Erscheinungen der Krankheit gar nichts für Tuberkulose Charakteristisches an sich tragen und die Frage ihres tuberkulösen Ursprungs oft gar nicht er-wogen wird.

Eingangs zum Kapitel der Symptomatologie (vgl. S. 53) wurde betont, daß die Tuberkulose der Harnorgane, wenn sie auch anatomisch fast ausnahmslos in der Niere beginnt, sich klinisch doch meist durch die Zeichen einer Cystitis geltend macht. Diese Cystitis hat in ihrem Verlaufe außer ihrer Hartnäckigkeit und Heftigkeit nichts für Tuberkulose Eigenes an sich. Deshalb ist es wohl berechtigt, in der Diagnostik der Harnleiden die Regel zu befolgen, bei jedem länger dauernden Katarrh der Harnwege auf Tuberkulose als dessen Ursache zu fahnden.

Wie in der Symptomatologie weiterhin festgestellt wurde, setzt die Tuber-kulose der Harnorgane bei je 5,5% aller Kranken, klinisch statt mit Cystitis mit einer Nierenkolik oder einer Hämaturie ein. Es ist also auch bei diesen Leiden zu bedenken, daß eine Tuberkulose der Nieren ihnen zugrunde liegen möchte.

Sobald der Untersucher die Möglichkeit einer tuberkulösen Infektion als Ursache dieser Leiden in den Kreis seiner Erwägungen zieht, dann wird es ihm mit Hilfe der gleich zu besprechenden diagnostischen Maßnahmen bald gelingen, zu entscheiden, ob eine Tuberkulose der Harnorgane vorliegt oder nicht.

Ist die tuberkulöse Natur des Leidens erwiesen, so ist aber damit erst der leichtere Teil der diagnostischen Aufgaben, welche die Tuberkulose der Harn-organe dem Untersucher auflegt, erledigt. Es müssen weiterhin, soll eine zweck-mäßige Bekämpfung der Krankheit einsetzen können, noch eine große Reihe, ins einzelne gehender diagnostischer Fragen gelöst werden. Es muß klar-gelegt werden, von wo die Tuberkulose innerhalb der Harnorgane ihren Aus-gang nahm, ob, wie dies die Regel ist, eine der Nieren den primären Herd birgt oder ob ausnahmsweise nur die unteren Harnwege der tuberkulösen Infektion infolge einer Überwanderung von Keimen aus den Genitalorganen unterlegen seien. Findet sich der primäre Sitz in einer der Nieren, dann muß

1. dessen Ausdehnung und Einwirkung auf die Funktion der Nieren bestimmt werden,

2. klarzulegen versucht werden, ob die andere Niere vom Leiden völlig ver-schont ist oder nicht,

3. zudem jeder die Nierentuberkulose begleitende sekundäre Herd in den unteren Harnwegen und in den Genitalien genau auf seine Ausdehnung und seinen Einfluß auf das ganze Krankheitsbild untersucht werden.

In der Besprechung der diagnostischen Aufgaben und Ziele bei der Tuberkulose der Harnorgane ist es deshalb angezeigt, zwei Teile getrennt zu behandeln,

I. die allgemeine Diagnostik der Harntuberkulose und
II. die spezielle Diagnose der Nierentuberkulose.

I. Allgemeine Diagnose einer tuberkulösen Erkrankung der Harnorgane.

Das regelmäßigste und wichtigste Zeichen einer Harnorgantuberkulose ist die *Pyurie*.

Sind dem Urine eines Kranken monatelang Eiterkörperchen in geringerer oder größerer Zahl beigemischt, ohne daß völlig klargelegt ist, was die Ursache dieser Pyurie ist, so muß immer nach einer bis dahin übersehenen Tuberkulose als Grund des Leidens gesucht werden. Dies gilt auch für akut einsetzende Pyurien, da die Tuberkulose der Harnorgane gar nicht so sehr selten sich zuerst durch die Symptome einer scheinbar ganz akuten Cystitis kundgibt. Jedes entzündliche Harnleiden ist besonders dann der Tuberkulose verdächtig zu erachten, wenn bei dem Kranken früher schon tuberkulöse Erkrankungen beobachtet worden waren oder wenn sich gar bei ihm momentan neben dem Harnleiden tuberkulöse Herde in den Lungen, den Lymphdrüsen oder sonstwo außerhalb der Harnorgane nachweisen lassen.

Ob es sich um ein tuberkulöses Harnleiden handelt, läßt wohl manchmal schon die allgemeine Untersuchung des Kranken vermuten; Sicherheit der Diagnose bringt aber erst die Harnuntersuchung.

1. Allgemeine Untersuchung.

Der *Allgemeinzustand* des Kranken bietet längst nicht immer Anhaltspunkte für die Diagnose einer Tuberkulose der Harnorgane. Das schwere Harnleiden verbirgt sich oft lange hinter einem guten Allgemeinbefinden. Hat aber der Kranke einen phthisischen Habitus, oder lassen sich an ihm gar irgendwelche Tuberkuloseherde außerhalb der Urogenitalorgane nachweisen, dann wird auch sein Harnleiden der Tuberkulose verdächtig.

Die *Palpation* der *Urogenitalorgane* fördert die Diagnose der Tuberkulose oft wesentlich, besonders bei männlichen Patienten. Finden sich bei diesen in der *Prostata*, in den *Samenblasen* oder in den *Nebenhoden* derbe, knotige Infiltrate, die als tuberkulöser Art gedeutet werden müssen, dann wird es auch wahrscheinlich, daß die daneben bestehende Entzündung der Harnorgane tuberkulösen Ursprungs ist.

Bei den weiblichen Kranken gibt weniger die Palpation der Genitalorgane, als vielmehr die vaginale Untersuchung des *Ureters* eine Wegleitung zur richtigen Diagnose. Bei weiblichen Kranken mit Harntuberkulose wird der Ureter sehr oft infolge seiner tuberkulösen Infiltration im vorderen Scheidengewölbe als federkiel- bis bleistiftdicker Strang fühlbar. Eine solche Ureterinfiltration ist fast charakteristisch für Tuberkulose; sie ist bei anderen Erkrankungen der Harnorgane nur ganz außerordentlich selten beobachtet worden, so z. B. bei Lithiasis. Nach den Beobachtungen von ISRAEL kann die vaginale Betastung der Ureteren, selbst wenn eine fühlbare Ureterinfiltration fehlt, einen Fingerzeig auf die Art des Harnleidens geben. Wenn ein Ureter, erst nicht deutlich fühlbar, sich unter dem Drucke des tastenden Fingers plötzlich stark zusammenzieht und steift, so darf er als tuberkuloseverdächtig betrachtet werden.

Die Palpation der *Nieren* hilft wenig zum Entscheid, ob eine Harntuberkulose vorliegt oder nicht. Eine Vergrößerung oder Druckempfindlichkeit der Niere kann ebenso gut Folge einer banalen wie einer tuberkulösen Entzündung des Organs sein, ebenso der Verlust ihrer respiratorischen Verschieblichkeit. Die bei Tuberkulose häufige *Empfindlichkeit der Blase* auf äußeren Druck oder auf Berührung ihrer Schleimhaut mit Kathetern, auf Dehnung ihrer Wand bei Blasenspülungen hat auch nichts Pathognomonisches an sich. Nur eine auffällig kleine Kapazität der Blase muß immer den Verdacht auf Tuberkulose erregen. Als der Tuberkulose eigen wird die große Empfindlichkeit der tuberkulösen Blasenschleimhaut mit Silbernitratlösungen hingestellt.

2. Harnuntersuchung.

Ausschlaggebend für die Diagnose ist das Ergebnis der Harnuntersuchung.

a) Albuminurie und Pyurie.

Die Tuberkulose der Harnorgane hat fast ausnahmslos eine Albuminurie und Pyurie zur Folge. Fehlen beide, Eiweiß und Eiter, im Harn, so wird das Bestehen einer Harntuberkulose sehr unwahrscheinlich. Auch eine Albuminurie ohne Pyurie ist bei Tuberkulose außerordentlich selten. Immerhin ist sie, begleitet von einer deutlichen Polyurie ohne Cylindrurie, als erstes warnendes Vorzeichen einer in Entwicklung stehenden Nierentuberkulose beobachtet worden.

Ausnahmsweise kann bei einer Nierentuberkulose der Harn eiter- und auch eiweißfrei sein. Fast nie ist dies bei offener Verbindung einer tuberkulösen Niere mit der Blase gefunden worden, sondern meist nur, wenn die tuberkulöse Niere vollkommen von den unteren Harnorganen abgeschlossen ist. Das Fehlen der Pyurie ist bei abgeschlossener Nierentuberkulose sogar recht häufig, nicht aber das Fehlen der Albuminurie, da die abgeschlossenen Tuberkuloseherde der Niere, auch wenn sie keinen Eiter in den Harn abgeben können, sie doch durch ihre Toxine auf das mit dem Harnstrom in offener Verbindung stehende Nierengewebe schädlich wirken und dadurch Albuminurie erzeugen. (Ausnahmen siehe Kap. Spontanheilung S. 109.)

Die *Albuminurie* ist bei Nierentuberkulose meist nur geringgradig; übersteigt der Eiweißgehalt des Urins $1/4\,^0/_{00}$, so ist stets zu befürchten, daß neben der Tuberkulose noch eine parenchymatöse Nephritis besteht.

Die *Pyurie* ist bei Tuberkulose der Harnorgane im ersten Beginne des Leidens sehr gering, oft so gering, daß der Harn dadurch gar nicht getrübt wird. Dies ist bei der Untersuchung auf Tuberkulose der Harnorgane nie zu vergessen. Nie darf das Fehlen einer merklichen Trübung des Harns von dem Verdachte auf Tuberkulose ablenken; stets soll trotzdem das auszentrifugierte Harnsediment auf Eiterkörperchen und Tuberkelbacillen untersucht werden. Einigermaßen charakteristisch für den Harn bei Tuberkulose ist eine *blasse, graugelbe Färbung* und eine gleichmäßige, ganz *feinflockige Trübung* durch Eiter, der sich nur langsam als lockeres Sediment absetzt. Ein starkes, rahmiges Eitersediment findet sich im Harne erst, wenn die Tuberkulose in einer Niere zur Kavernenbildung geführt hat.

COLOMBINO glaubte aus der *Form der Eiterkörperchen* im Harne zuverlässige Schlüsse auf die Natur der Entzündung der Harnorgane ziehen zu können. Nachprüfungen ließen den diagnostischen Wert der von ihm beschriebenen cytologischen Merkmale (S. 61) als ziemlich gering erscheinen. MICHELI trat zwar wiederum für den Wert des Zeichens von COLOMBINO in der Diagnose der Harntuberkulose ein. Aber MOSCOU, GOLDBERG, ZAWISZA, BRAUN und CRUET haben übereinstimmend festgestellt, daß die von COLOMBINO beschriebenen Zellveränderungen allerdings oft bei Tuberkulose der Harnorgane vorkommen, aber daneben keineswegs selten auch bei banalen Entzündungen der Harnwege, so daß ihnen wirklich keine wesentliche diagnostische Bedeutung beigemessen werden kann.

Die bei einer Tuberkulose der Harnorgane fast nie dauernd fehlende, allerdings oft nur mikroskopisch erkennbare *Hämaturie* ist diagnostisch nur als Zeichen eines heftigen Entzündungsprozesses in den Harnwegen zu verwerten. Sie ist aber nicht charakteristisch für Tuberkulose. Im Gegensatze zur Hämaturie bei Lithiasis ist sie bei Tuberkulose der Harnwege von der Körperbewegung unabhängig.

b) Bacillennachweis im Urin.

Lassen sich Tuberkelbacillen im Harne finden, so ist die Diagnose einer Tuberkulose der Harnorgane fast gesichert. Es kommt, wie später noch genauer zu erörtern sein wird, differentialdiagnostisch nur noch in Frage: die tuberkulöse Bacillurie und die Beimischung von Tuberkelbacillen zum Harne aus tuberkulösen Genitalorganen ohne tuberkulöse Erkrankung der Harnwege.

α) Mikroskopischer Nachweis der Tuberkelbacillen im Urin.

Früher galt der mikroskopische Nachweis von Tuberkelbacillen im Harne als recht schwer. Nach den Statistiken von KÜSTER, KRÖNLEIN, auch noch nach späteren Mitteilungen von NOGUÈS, RAFIN, MIRABEAU, STEINER u. a. gelang es nur bei 20% bis höchstens 50% der Kranken mit Nieren- resp. Blasentuberkulose, im Harnsedimente die Tuberkelbacillen mikroskopisch zu finden. Mit wachsender Sorgfalt und besserer Technik der Untersuchung wuchs aber die Zahl der positiven Bacillenbefunde. Jetzt äußern sich die meisten Autoren dahin, daß doch bei 80 bis 90% aller Kranken mit Harntuberkulose die Bacillen schon mikroskopisch im Ausstrich

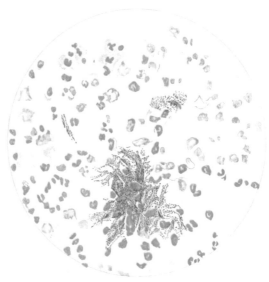

Abb. 24. Auszentrifugiertes Harnsediment mit zahlreichen Tuberkelbacillen.

des Harnsedimentes sichtbar sind (CASPER, CAMPBELL, LEEDHAM-GREEN, ROVSING, MARION, ANDRÉ, GAUTHIER, WILDBOLZ, LASIO, EKEHORN, v. FRISCH, KÜMMELL, SUTER). HOTTINGER gelang ihr Nachweis bei 42 von 52 Kranken sogar schon im allerersten Ausstrichpräparate, bei 6 im zweiten.

Ein reicher Bacillengehalt des Urinsedimentes (Abb. 24) ist nicht in den späten Stadien, sondern vorzugsweise in den frühen, wenn auch nicht in den allerfrühesten Stadien der Nierentuberkulose zu beobachten. Ist die Niere total kavernös geworden, so enthält ihr Sekret nur noch sehr wenige Bacillen. Völlig frei von Bacillen kann der Urin trotz Nierentuberkulose sein, wenn die tuberkulösen Herde der Niere vom Nierenbecken abgeschlossen sind oder wenn die einzig kranke Niere von der noch gesunden Blase durch Verschluß des Ureters abgetrennt ist (geschlossene tuberkulöse Pyonephrose).

Der Bacillengehalt des Urinsedimentes wechselt oft innerhalb kurzer Zeit sehr stark. Den einen Tag sind sehr zahlreiche Bacillen im Ausstrichpräparate zu finden, den anderen fehlen sie. Deshalb ist es zweckmäßig, nicht allzuviel Mühe auf ein einziges Urinsediment zu verwenden. Sind nicht gleich schon im ersten Ausstrichpräparate Bacillen zu sehen, so ist es besser, nicht vom Sedimente dieser selben Harnportion neue Präparate zu machen, sondern die Nachforschungen an anderen Urinportionen in den nächstfolgenden Tagen fortzusetzen.

Die früheren Mitteilungen von ISRAEL, wonach die Bacillen im Harne an Zahl wesentlich zunehmen, sobald die Tuberkulose von der Niere auf die Blase übergegriffen hat, haben sich nicht bestätigt. In dem mit Katheter direkt aus dem Ureter der kranken Niere aufgefangenen Urin ist die Zahl der Bacillen oft sehr groß. Es kann dies nicht wundern, seitdem wir wissen, daß auf den tuberkulösen Nierenpapillen und Nierenkelchwänden oft dichte Bacillenrasen sich ausbilden (EKEHORN, siehe auch Abb. 25).

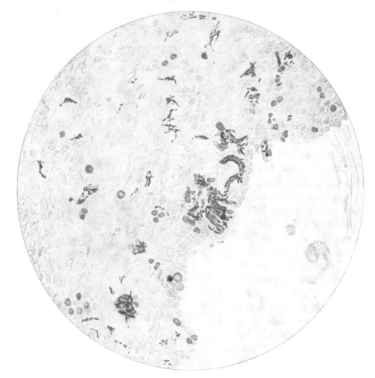

Abb. 25. Nekrose einer Papille mit sehr zahlreich eingelagerten Tuberkelbacillen. (Eigene Beobachtung.)

Daß natürlich auch aus den Tuberkuloseherden der Blase dem Harne noch reichlich Bacillen beigemischt werden können und dadurch eine Erleichterung des Bacillennachweises möglich werden mag, ist nicht zu bezweifeln.

Ein Beispiel, wie üppig die Bacillen in der Blase wuchern können, gibt die Abb. 26. Sie stellt das mikroskopische Präparat dar, das ich aus dem Harne eines wegen Tuberkulose Nephrektomierten gewann, dessen zweite Niere sicher gesund, dessen Blase aber diffus tuberkulös erkrankt war. Der Urin war makroskopisch kaum getrübt, sein Sediment enthielt mehr Bacillen als Leukocyten.

Untersuchungstechnik. Zum mikroskopischen Nachweise der Tuberkelbacillen im Urinsedimente genügt die einfachste Technik: Das auf einen Objektträger dünn ausgestrichene Urinsediment wird an der Luft getrocknet, durch Hitze fixiert, mit Carbolfuchsinlösung übergossen und auf der Stichflamme des Bunsenbrenners 2 bis 3 Minuten lang erhitzt, dann mit 3%igem Salzsäure-Alkohol entfärbt, nach Abspülen mit Wasser nachgefärbt mit verdünnter Methylenblaulösung.

GAUTHIER empfiehlt in Abweichung von dieser Vorschrift: Carbolfuchsinfärbung 10 Minuten, Entfärbung mit ⅓ Salpetersäure 2 Minuten, Wasserspülung, Entfärbung mit absolutem Alkohol 5 Minuten, Nachfärbung mit Methylenblau.

Die Pikrinfärbung der Tuberkelbacillen und der Bacillensplitter (SPENGLER) hat keine große Verbreitung gefunden. Die Ansichten über ihre Vorzüge vor der Carbolfuchsinfärbung sind noch widersprechend. Auch die Färbung der MUCH-schen Granula wird für die Diagnose der Tuberkulose der Harnorgane selten verwendet.

Die von KONRICH empfohlene Entfärbung der Tuberkelbacillenpräparate mit wässeriger Natriumsulfitlösung und Nachfärbung mit Malachitgrün wird von den einen warm empfohlen, von den anderen verworfen. Jedenfalls hat sich auch diese Färbungsmethode noch nicht als eine wesentliche Verbesserung der Färbetechnik erwiesen. Gerühmt wird die Methode von LUISI: Färbung mit konzentrierter wässeriger Krystallviolettlösung mit Carbolsäure. Entfärbung mit Salpetersäure, Kontrastfärbung mit wässeriger Orange G-Färbung.

Um genügend Harnsediment zur Untersuchung zu gewinnen wird der Bodensatz einer frisch, entweder spontan oder besser durch den Katheter entleerten Urinportion zentrifugiert. Ist der Urin sehr bacillenarm, so ist es zweckmäßig, nach dem Vorschlage von FORSSELL, das aus 1 Liter

Abb. 26. Harnsediment eines Nephrektomierten mit Blasentuberkulose.

Urin in 24 Stunden abgelagerte Sediment zu zentrifugieren. Der Einwand von GREGERSEN, daß beim Zentrifugieren die Bacillen leicht an der Wand des Zentrifugengläschens kleben bleiben und dadurch der Untersuchung entgehen, hat sich nicht als stichhaltig erwiesen.

Ein Auswaschen des Sedimentes, wie TREVETHIK es anriet, ist nicht nötig; nach den Erfahrungen von THÈVENOT und BETRIE kann es sogar das Auffinden der Bacillen erschweren.

Das Antiforminverfahren, das für die Untersuchung tuberkulöser Gewebe und des Sputums sehr wertvoll geworden ist, bietet für die Urinuntersuchung nur wenig Vorteile gegenüber den Methoden des direkten Bacillennachweises im ungelösten Sediment. Sie ist diesen nur überlegen bei der Untersuchung von Urin, der durch Mischinfektion alkalisch und stark schleimhaltig geworden ist; bei den übrigen Fällen aber führt das Antiforminverfahren weder sicherer, noch rascher zu einem Resultate als die oben erwähnten Methoden.

Täuschung durch Smegmabacillen. Die mikroskopisch-bakteriologische Diagnose der Harnorgantuberkulose wird dadurch erschwert, daß im Urinsedimente von Männern und Frauen säurefeste, nicht pathogene Bacillen, die

Smegmabacillen, vorkommen, die in Form und Färbeverhalten den Tuberkelbacillen so ähnlich sind, daß sie mit diesen leicht verwechselt werden. Die
Ähnlichkeit dieser Bacillen bedingt sicher viel häufiger diagnostische Irrtümer,
als nach den spärlichen Mitteilungen in der Literatur zu vermuten wäre.

Mir wurden wiederholt Kranke mit einer banalen Infektion der Harnwege wegen des
Befundes von säurefesten Bacillen im Urinsedimente unter der Diagnose Nierentuberkulose
zur Behandlung und allfälligen Operation überwiesen, deren Urin keine Tuberkelbacillen,
wohl aber Smegmabacillen enthielt. Bei einem Kranken von MILCHNER wurde die Verwechslung der beiden Bacillenarten erst bemerkt, nachdem die fälschlich als tuberkulös
bezeichnete Niere exstirpiert worden war. Der Irrtum war in diesem Falle für den Kranken
allerdings belanglos, da die fragliche Niere wegen banaler Infektion und Urinstauung sowieso
der Nephrektomie verfallen war.

Eine Verwechslung der beiden Bacillenarten kann folgenschwer sein; es ist
deshalb außerordentlich wichtig, die Unterscheidungsmerkmale zwischen
Tuberkelbacillen und Smegmabacillen zu kennen.

Leider hat sich bis jetzt kein Färbeverfahren finden lassen, das eine sichere
Differenzierung der beiden Bacillenarten ermöglicht. Es wird zwar immer
wieder betont, daß die Entfärbbarkeit durch Alkohol den Smegmabacillus von
dem Tuberkelbacillus unterscheiden läßt (vgl. BESANÇON und PHILIBERT),
Aber gleichwie YOUNG und CHURCHMANN, kam auch ROLLY nach außerordentlich
gründlicher Prüfung der Frage zum Schlusse, daß dies nie mit Sicherheit möglich
sei, ja, daß überhaupt kein konstanter, mikroskopischer und färberischer Unterschied zwischen den beiden Bacillenarten bestehe. Wenn auch die Smegmabacillen durch ihre plumpere Gestalt, die verschiedene Größe der einzelnen
Individuen, ihre lose Gruppierung, die fehlende Körnelung, ihre wechselnde
Säure- und Alkoholresistenz von den Tuberkelbacillen meist zu unterscheiden
sind, so finden sich nach den Beobachtungen ROLLYS doch immer wieder einzelne
Stämme von Smegmabacillen, die sich in allen Punkten genau wie Tuberkelbacillen verhalten.

GASIS empfahl als sicheres, färberisch verwertbares Unterscheidungsmerkmal
zwischen den beiden Bacillenarten die nie fehlende Alkalifestigkeit der Tuberkelbacillen zu benützen, die schon ALVAREZ und TAVEL zu ihrer Unterscheidung
von den Smegmabacillen verwenden.

Er riet, das mit einem sauren Farbstoffe gefärbte Ausstrichpräparat statt mit Säure
und Alkohol mit Jodkali in alkalischer Lösung zu entfärben. Nach den Erfahrungen GASIS
bleiben danach die Tuberkelbacillen satt gefärbt, während alle Smegmabacillen ohne Ausnahme ihre Farbe abgeben.

Umständlicher und zeitraubender als die Methode von GASIS ist das auf
ähnlichem Prinzipe fußende Verfahren SCHUSTERS, durch Vorbehandlung des
Urinsedimentes mit Antiformin alle Smegmabacillen zu zerstören und dadurch
deren Verwechslung mit den Tuberkelbacillen zu vermeiden.

Eine weit einfachere Maßnahme, sich vor Täuschungen durch Smegmabacillen zu schützen, glaubten einzelne Autoren darin gefunden zu haben, nur
Katheterurin zur mikroskopischen Untersuchung zu verwenden, dessen Sediment nach ihrer Meinung nie Smegmabacillen enthalten soll. Leider hat sich
dieser Ausweg als unzuverlässig erwiesen. Mehrere Autoren (BESANÇON und
PHILIBERT, KASSEL, LUBARSCH, ROLLY, SCHUSTER) fanden auch in dem mit allen
Kautelen durch den Katheter aus der Blase entnommenen Harne Smegmabacillen.

Eine Verwechslung von Smegmabacillen mit Tuberkelbacillen im mikroskopischen Präparate ist also nicht mit Sicherheit zu vermeiden. Aber man
braucht durch die Furcht vor Täuschung doch nicht so weit verängstigt zu
werden wie einzelne Autoren, die dem Ergebnis der mikroskopisch-bakterio-
logischen Untersuchung auf Tuberkelbacillen keinen Glauben mehr schenkten

und nur nach der Kontrolle durch den Tierversuch endgültig die Diagnose einer Nierentuberkulose stellen wollen.

Wer einige Übung hat, wird fast immer aus der *Gruppierung der säurefesten Bacillen im Ausstrichpräparate* des Urinsedimentes erkennen, ob er Smegmabacillen vor sich hat oder Tuberkelbacillen. Die Smegmabacillen liegen, auch wenn sie in großer Zahl vorhanden sind, in der Regel vereinzelt oder in ganz losen Gruppen zwischen den Eiterkörperchen (Abb. 27); nur ganz ausnahmsweise sind sie, wie die Tuberkelbacillen, reihenförmig oder gar in Zopfform geordnet.

Die Tuberkelbacillen sind dagegen in jedem Präparate, wenigstens an einzelnen Stellen, dicht aneinander und übereinander gelagert, oft in engen Verbänden von 10—20 und mehr Stück, ja in großen Ballen und Zöpfen (Abb. 24). Wird neben der Gruppierung der im Harne gefundenen säurefesten Bacillen auch das ganze klinische Bild der Krankheit beachtet, vor allem auch der cysto-

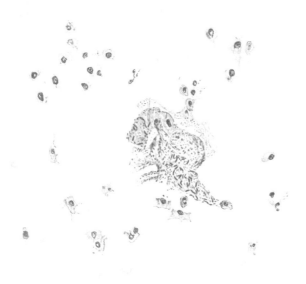

Abb. 27. Smegmabacillen im Harnsediment.

skopische Befund, so wird sicher nur selten eine Tuberkulose der Harnorgane durch Smegmabacillen vorgetäuscht werden.

Aseptische Pyurie und Mischinfektion der Harnwege. Läßt die mikroskopische Untersuchung im Urinsedimente keine Tuberkelbacillen erkennen, so spricht dies noch keineswegs gegen das Bestehen einer Tuberkulose der Harnorgane. Trotz des fehlenden Tuberkelbacillenbefundes wird die Diagnose einer Tuberkulose wahrscheinlich, wenn im eitrigen Urinsedimente nicht nur keine Tuberkelbacillen, sondern überhaupt keine Bakterien zu finden sind. Eine solche *aseptische Pyurie* ist meist tuberkulösen Ursprungs; nur sehr selten ist sie durch nichttuberkulöse Erkrankungen der Harnorgane (z. B. Lithiasis) bedingt. Aus ihr darf aber nur dann auf Tuberkulose geschlossen werden, wenn neben dem Fehlen aller Bakterien im Harn noch andere klinische Merkmale der Harntuberkulose, wie z. B. der später zu erwähnende cystoskopische Befund von Tuberkeln auf der Blasenschleimhaut oder charakteristische tuberkulöse Veränderungen an den Uretermündungen für die tuberkulöse Natur des Harnleidens sprechen.

Finden sich in einem *Urinsedimente* mikroskopisch keine Tuberkelbacillen, dagegen reichlich *banale Bakterien,* so darf nicht zu voreilig die Pyurie als alleinige Folge einer banalen Infektion gedeutet und der Verdacht auf eine Tuberkulose der Harnorgane fallen gelassen werden. Besteht allerdings das Harnleiden erst seit kurzer Zeit, so läßt der Befund zahlreicher banaler Eitererreger im Urinsediment beim Fehlen mikroskopisch nachweisbarer Tuberkelbacillen die Diagnose Tuberkulose der Harnorgane unwahrscheinlich erscheinen, wenn er auch die Diagnose Tuberkulose nicht außer Betracht fallen lassen darf. Hat aber eine Pyurie schon längere Zeit angedauert, dann spricht der Befund von banalen Eitererregern im Urinsediment in keiner Weise gegen den Verdacht auf Tuberkulose der Harnorgane. Denn die Untersuchungen von ALBARRAN, POUSSON, RAFIN und mir ergaben mit Sicherheit, daß eine Mischinfektion bei Tuberkulose der Harnorgane immerhin häufiger vorkommt als nach den früheren Angaben von MELCHIOR, NOGUÈS und SUTER zu glauben gewesen wäre (vgl. S. 62).

β) Kultureller Nachweis der Tuberkelbacillen.

Im Harne Tuberkelbacillen durch Verimpfung des Harnsedimentes auf künstlichen Nährboden nachzuweisen, gelang bis vor kurzem so selten, daß lange Zeit derartige Versuche fast völlig unterblieben. Neuerdings gab nun die Empfehlung besserer, künstlicher Nährböden für Tuberkelbacillen den Anlaß, die Kulturverfahren in der Diagnostik der Harntuberkulose wieder mitzuverwenden.

Vorerst wurde der von PETROFF empfohlene Gentianaviolettnährboden benützt.

Die Urteile über seine Zuverlässigkeit lauten noch verschieden. MOREAU sah, wenn tuberkelbacillenhaltender Eiterharn nach Homogenisierung mit Soda auf PETROFFschen Nährboden verimpft wurde, die Tuberkelbacillen fast regelmäßig nach ungefähr einem Monat aufgehen.

ROCHAIX und BAUSILLON dagegen hatten selbst nach Verimpfung von sehr bacillenreichem Harne fast immer Mißerfolge. Sie lehnen deshalb, da überdies nicht nur Tuberkelbacillen, sondern auch andere nicht pathogene, säurefeste Bacillen auf diesem Nährboden gedeihen können, den Gebrauch des PETROFFschen Nährbodens als Diagnosticum ab.

Als wesentlich zuverlässiger wurde an Stelle des PETROFFschen Nährbodens von DESPEIGNES ein verbesserter Eidotter-Alkalinährboden nach BESREDKA empfohlen.

Zu 200 ccm Besredkanährboden müssen 100 ccm abgerahmte, gekochte Milch, 15 g Glycerin und 9 g Agar zugegeben werden. Die Mischung wird auf dem Wasserbad bis zu völliger Auflösung des Agars erwärmt, dann im Autoklaven bei 105° sterilisiert und nach dem Erkalten mit 3 ccm einer alkoholischen, 1%igen Gentianaviolettlösung untermischt.

Auf diesem Nährboden, in Reagensgläschen schräge gestellt, gingen Tuberkelbacillen aus Harnsediment schon nach 48 Stunden auf.

In ganz allerletzter Zeit empfahl LÖWENSTEIN als sicherstes Kulturverfahren das der Tuberkulose verdächtige Urinsediment mit der fünffachen Menge einer 35%igen Natronlauge oder besser noch einer 40%igen Schwefelsäure zu vermischen, dann nach dreimaligem Auswaschen das Sediment auf Glycerin-Kartoffeln oder auf Eiernährböden zu verimpfen. Durch die Vorbehandlung des Urinsedimentes mit Schwefelsäure oder Natronlauge werden alle Bakterien im Urine abgetötet, nur die Tuberkelbacillen nicht. Mit Hilfe dieser Methode erhielten LÖWENSTEIN und sein Schüler SUMYOSHI fast immer ein gutes Wachstum der Tuberkelbacillen auf den künstlichen Nährböden, wenn das Urinsediment überhaupt bacillenhaltig war. Diese Beobachtungen von LÖWENSTEIN wurden durch HRYNTSCHAK bestätigt.

Wie weit diese Versuche, die Bacillen aus dem Harnsedimente auf künstlichem Nährboden zu züchten, dazu verhelfen werden, ein zuverlässiges diagnostisches Verfahren herauszubilden, bleibt noch abzuwarten. Einstweilen übertrifft die Verimpfung des Harnsedimentes auf das Tier die Kulturverfahren noch wesentlich an Sicherheit.

γ) Tierimpfung zum Nachweise der Tuberkelbacillen.

Bleibt die Diagnose Harntuberkulose mangels eines mikroskopischen Bacillenbefundes im Harne unsicher, so ist mit dem Urinsedimente eine Tierimpfung vorzunehmen. Selbst wenn der Urin nur außerordentlich wenige Bacillen enthält, erzeugt die Verimpfung seines Sedimentes bei den einer tuberkulösen Infektion so leicht erliegenden Meerschweinchen eine tuberkulöse Erkrankung. Es mehrten sich allerdings in den letzten Jahren die Mitteilungen, wonach auch diese Art des Bacillennachweises nicht unbedingt zuverlässig sei. Trotz später operativ nachgewiesener Tuberkulose der Harnorgane resp. der Nieren ergab die Verimpfung des Harnes beim Versuchstiere wiederholt keine Tuberkulose (BÖCKEL, BLATT, DESNOS, GENONVILLE, LEGUEU u. a.). Auch bei mehreren meiner Kranken mit offener Nierentuberkulose fiel der Impfversuch an Meerschweinchen negativ aus. HYMANN u. a. erhielten sogar bei einem Dritteil ihrer Kranken mit Harnorgantuberkulose beim Tierversuch ein negatives Resultat.

LÖWENSTEIN sieht die Ursache davon darin, daß die Nierentuberkulose beim Menschen wahrscheinlich gar nicht so sehr selten durch die Bacillen der Hühnertuberkulose verursacht werden, die wohl für Menschen und Kaninchen pathogen sind, dagegen nicht oder fast nicht für die Meerschweinchen.

Ein häufiger Mißerfolg der Tierimpfung ist aber sicher bei richtiger Durchführung zu vermeiden. In der Regel wird der Tierversuch positiv ausfallen, wenn eines der Harnorgane tuberkulös ist. Neben dem Fehlen unbedingter Beweiskraft bei seinem negativen Ausfalle haftet dem Tierversuch auch noch ein anderer Mangel an: seine lange Dauer. Wird, wie meist üblich, das tuberkulöse Urinsediment dem Meerschweinchen in die freie Bauchhöhle oder unter die Haut des Unterbauches resp. des Oberschenkels (SALUS, GÖTZEL) eingespritzt, so entstehen bei dem Versuchstiere meist erst in 5—6 Wochen deutliche, schon makroskopisch als sicher tuberkulös zu deutende Gewebeveränderungen. Diese Wartefrist wird in der Praxis peinlich lange empfunden; es hat deshalb nicht an Bemühungen gefehlt, den Verlauf des Tierversuches zu beschleunigen.

Die Methode von NATHAN-LARRIER, das tuberkulöse Urinsediment weiblichen Meerschweinchen während der Lactationsperiode in die Brustdrüse einzuspritzen, gibt wohl schon nach 10 Tagen ein brauchbares Resultat, aber ihrer allgemeinen Anwendung steht die Schwierigkeit der Beschaffung geeigneter Tiere hemmend entgegen.

Auch der Versuch, den Ablauf des Tierversuches durch Injektion des tuberkulösen Sedimentes in die Blutbahn zu beschleunigen, war wenig erfolgreich. Als die geeignetsten Blutgefäße zur Impfung bewährten sich NOGUÈS die Mesenterialvenen. Trotz der direkten Einspritzung des Impfmateriales in diese entstanden aber schon makroskopisch als Tuberkel erkennbare Knötchen in den Bauchorganen nicht schneller als nach der üblichen intraperitonealen Impfung. Nur wenn die Leber, die Milz und die Mesenterialdrüsen histologisch untersucht wurden, gelang der Nachweis der Bacillen in diesen Organen bereits 2—14 Tage nach der Impfung, aber auch nur bei zwei Dritteln der Tiere.

Die ausgesprochene Disposition der Leber und Milz von Meerschweinchen zur Erkrankung an Tuberkulose wurde von OPPENHEIMER in anderer Weise zum raschen Bacillennachweis verwendet.

Er spritzte den Tieren das Urinsediment in die Leber und in die Milz, sowie in deren nächste Umgebung ein. Er fand, wenn das eingespritzte Material bacillenhaltig war, ziemlich konstant in diesen Organen nach 5—16 Tagen eine Aussaat kleiner, gelbweiß gefärbter Knötchen, wie sie nach Impfung mit bacillenfreiem Harne nie zu beobachten waren, und die sich histologisch und biologisch als Tuberkel erwiesen. Ob, wenn der Versuch schon in der zweiten Woche nach der Impfung verwertet werden soll, zur Vermeidung diagnostischer Irrtümer eine histologische Untersuchung der beobachteten Knötchen nötig ist, oder ob die makroskopische Besichtigung genügt, ist fraglich (NECKER, ASCH). In der dritten Woche nach der Impfung scheinen die Organveränderungen so ausgesprochen zu sein, daß auf ihre mikroskopische Untersuchung verzichtet werden kann.

Diese Methode bedeutet jedenfalls eine Erleichterung und Beschleunigung des biologischen Nachweises der Tuberkelbacillen.

Der Nachweis der Tuberkelbacillen im geimpften Tiere gelingt nach den Untersuchungen von WEBER auch sehr früh, wenn nach subcutaner Impfung die regionären Lymphdrüsen, sobald sie eine merkliche Anschwellung zeigen, histologisch untersucht werden. Am 10.—16. Tage nach der Impfung sind mikroskopisch in der Rindenschicht der geschwollenen Drüsen Tuberkelbacillen in großer Zahl zu sehen, bevor sich im Gewebe Tuberkel oder auch nur Riesenzellen ausgebildet hätten.

BLOCH machte bei den subcutan am Oberschenkel geimpften Meerschweinchen die inguinalen Lymphdrüsen durch percutane Quetschung zu tuberkulöser Infektion besonders empfänglich. Er konnte in diesen gequetschten Drüsen schon 9—11 Tage nach der Impfung Tuberkelbacillen histologisch nachweisen. Seine Beobachtungen wurden von anderen Autoren, von JOANNOVICZ und KAPSAMMER u. a. bestätigt. Leider haften aber auch seiner Methode Mängel an. Wenn das injizierte Urinsediment neben Tuberkelbacillen noch andere Bakterien enthält, so bildet sich im Gebiete der gequetschten Drüsen sehr oft eine Phlegmone aus, durch die der Versuch gestört wird. Zur Vermeidung dieser Komplikation wurde eine Vorbehandlung des Urinsedimentes mit Antiformin empfohlen (BLOCH, BACHARACH und NECKER), die aber ihrerseits den Nachteil hat, daß durch das Antiformin nicht nur die Eiterkokken zerstört, sondern auch die Tuberkelbacillen so stark geschädigt werden, daß ihre Entwicklung im Tierkörper erheblich verzögert oder ganz verhindert wird (SCHLAGINTWEIT). Eine andere Unbequemlichkeit der Methode ist, daß die Gewebestruktur der Drüse durch die Quetschung stark verändert und dadurch der histologische Nachweis der Bacillen im Gewebe erschwert und oft nur unter Beihilfe des immerhin zeitraubenden Antiforminverfahrens möglich wird. Schließlich wurde auch noch darauf hingewiesen, daß die Quetschung der Lymphdrüsen leicht zu diagnostischen Irrtümern führen kann, da sie die Drüsen nicht nur disponiert zur Infektion mit den im Drüsenbereich subcutan eingeimpften, sondern auch mit zufällig im Blute des Tieres kreisenden Tuberkelbacillen (GÖTZL).

Statt durch mechanische Läsion steigerte EBRIGHT bei den Versuchstieren die Empfänglichkeit der Gewebe zur tuberkulösen Infektion durch Einspritzung hoher Tuberkulindosen. Wenn er einem Meerschweinchen kurze Zeit nach der Impfung mit dem tuberkulösen Materiale Tuberkulin injizierte, so gelang ihm der Nachweis der Tuberkelbacillen im Gewebe viel rascher als bei den Kontrolltieren, die kein Tuberkulin erhalten hatten. In ähnlicher Weise erzielte auch ASCH eine starke Beschleunigung des Tierversuches, wenn er gemeinsam mit dem tuberkulösen Urinsedimente das Filtrat einer konzentrierten Tuberkelbacillen-Bouillonkultur in die Bauchhöhle und in die Bauchwand einspritzte. Er konnte bei dieser Versuchsanordnung in der Bauchwand bereits 8 Tage nach der Injektion einen tuberkulösen Absceß beobachten und 4—10 Tage später eine ausgesprochene Miliartuberkulose der Abdominalorgane.

DETRÉ erhielt rasche Impfergebnisse, wenn er zur Impfung mit dem tuberkulösen Materiale statt gesunder Tiere Meerschweinchen verwendete, die 3 bis 4 Wochen vorher mit Tuberkulose infiziert worden waren; Zweifel an der Unzweideutigkeit des Impfergebnisses dürften dabei aber leicht aufstoßen.

MEYER und JACOBY empfahlen, den mit Urin geimpften Versuchstieren 11—14 Tage nach der Harnverimpfung Tuberkulin einzuspritzen. Reagieren die Tiere auf Tuberkulin, so liegt darin ein Beweis für den Bacillengehalt des vordem verimpften Harnsedimentes. Ein negativer Ausfall dieser Tuberkulinprobe sagt natürlich nichts.

Ob das Tuberkulin intracutan injiziert wird und der „Mantoux" an der Tierhaut abgelesen wird, oder ob man den Versuchstieren 0,5 ccm Alttuberkulin subcutan injiziert, worauf das tuberkulöse Tier mit Exitus reagiert, erachtet MEYER für gleichgültig. Beide Versuchsweisen sind seiner Ansicht nach zuverlässig.

ESCH prüft bei den geimpften Tieren die intracutane Tuberkulinreaktion vom 6.—9. Tage ab alle 3 Tage. Er tötet die Tiere, sobald die Reaktion positiv ausfällt und kann so möglichst frühzeitig den anatomischen Beweis der Impftuberkulose erhalten.

MORTON setzte die Impftiere kurz vor oder nach der Impfung mit dem tuberkuloseverdächtigen Material einer Röntgenbestrahlung aus, die seiner Meinung nach die Widerstandsfähigkeit der Tiere gegen Tuberkuloseinfektion wesentlich vermindert, so daß schon 8—10 Tage nach der Impfung anatomisch Tuberkel nachweisbar werden.

NAGEL konnte diese Befunde aber *nicht* bestätigen. Er fand bei den nicht bestrahlten Kontrolltieren die Tuberkulose sich nicht langsamer entwickeln als bei den bestrahlten.

Unsere neu erworbenen Kenntnisse über Immunitätsreaktionen des lebenden Organismus machen es wohl erklärlich, daß alle diese eben genannten Versuchsanordnungen durch Steigerung der Allergie des geimpften Tieres einen beschleunigten Ablauf der Impfreaktion im Versuchstiere bedingen können. Es mag sicherlich gelingen, durch Steigerung der Allergie bei den Impftieren eine wesentliche Abkürzung des Tierversuches zu erlangen, ohne dessen Zuverlässigkeit bedeutend zu beeinträchtigen.

In sehr einfacher Art glaubt LYDIA RABINOWITSCH den raschen Nachweis der Tuberkelbacillen im Harn erbringen zu können. Wird das auszentrifugierte, bacillenhaltige Harnsediment einem Meerschweinchen intracutan injiziert, in Mengen von 0,1—1,0 bis erbsenbohnengroße Quaddel entsteht (an 2—3 Stellen), so entwickelt sich an jeder Injektionsstelle, wo bacillenhaltiges Material eingespritzt wurde, ein kleines Knötchen oder ein tuberkulöser Absceß. Nach 6—8 Tagen entleert sich beim Anstechen dieser infiltrierten Hautstelle Eiter, in dem sehr zahlreiche Tuberkelbacillen, zum Teil intracellulär gelagert, mikroskopisch zu finden sind. Nach 5—6 Wochen erliegt das Impftier einer Tuberkulose der inneren Organe.

c) Diagnostische Tuberkulinreaktionen, Antigen-Nachweis im Urin, Thermopräcipitinreaktion.

Der Bacillennachweis im Harne kann, wie gesagt, trotz bestehender Nierentuberkulose schwierig, ja zeitweilig unmöglich sein, weil manchmal nur äußerst spärliche oder gar keine Tuberkelbacillen aus den tuberkulösen Herden der Harnorgane in den Harn übergehen. Deshalb wurde vielfach empfohlen, wenn bei chronischer Pyurie der Bacillennachweis mißlang, durch biologisch-diagnostische Methoden zu untersuchen, ob die Pyurie tuberkulösen Ursprungs sei oder nicht.

Diagnostische Tuberkulinreaktionen. Die üblichen *Tuberkulinreaktionen* auf Haut und Schleimhäuten erwiesen sich bei der Diagnostik der Harnorgane bald als unbrauchbar.

Der PIRQUETSchen Hautreaktion sowohl, wie der intracutanen Reaktion von MANTOUX ist beim Erwachsenen wegen ihrer großen Empfindlichkeit jeder Wert für die Diagnose der Nieren- und Blasentuberkulose abzusprechen. Ihr positiver Ausfall beweist ja nur, daß der reagierende Organismus einmal mit Tuberkulose infiziert worden ist, beweist aber nicht, ob im Organismus ein tuberkulöser Prozeß noch fortbesteht und sagt natürlich erst recht nichts darüber aus, ob die in Frage stehende Entzündung der Harnorgane tuberkulösen Ursprungs ist oder nicht.

Größeren diagnostischen Nutzen als die Hautreaktion schien erst die Ophthalmoreaktion zu versprechen, da sie in der Regel nur bei frischen, noch in voller Fortbildung stehenden Tuberkulosen positiv ausfällt, nicht aber bei abgelaufenen Prozessen. Besonders PASCHKIS und NECKER meldeten frühe günstige Erfahrungen mit der Ophthalmoreaktion als diagnostisches Hilfsmittel bei Pyurien unbekannter Ätiologie. Bei weiterer Prüfung erwies sich aber diese Methode nicht nur als ziemlich wertlos für die Diagnostik der Nierentuberkulose (HOHLWEG, BRAUN und CRUET, CASPER, KARO u. a.); es zeigte sich auch, daß sie für die Augen der Kranken eine erhebliche Gefahr bot (GÖRLICH, SATTERLEE, SIEGRIST, WIENS und GÜNTHER). Die Ophthalmoreaktion wird deshalb heute zur Diagnose der Harnorgantuberkulose kaum je mehr benützt.

Bei der Tuberkulose der Harnorgane als diagnostisches Hilfsmittel ganz verwerflich sind die *subcutanen Tuberkulininjektionen.* Die ihnen häufig, wenn auch keineswegs immer folgenden Herdreaktionen in den tuberkulösen Harnorganen (Schmerzen in den Nieren oder in der Blase, gesteigerter Harndrang, vermehrte Albuminurie, Hämaturie usw.) schädigen den Kranken oft nicht nur vorübergehend, sondern dauernd. Sie sind zudem nicht einmal beweisend für das Bestehen einer Tuberkulose im reagierenden Organ. Es wurde von HOHLWEG nach einer Tuberkulineinspritzung eine *scheinbar typische Herdreaktion* (Schmerzhaftigkeit und Hämaturie) in einer Niere beobachtet, die völlig frei von Tuberkulose war. PANKOW sowohl, wie auch ich, sahen bei rein einseitiger Nierentuberkulose nach einer diagnostischen Tuberkulininjektion in der gesunden Niere eine ebenso heftige Herdreaktion wie in der tuberkulösen Niere. Diese Einzelbeobachtungen fanden eine Bestätigung in den Beobachtungen von MAU, wonach nur 80% der Organe, die auf eine subcutane Tuberkulininjektion mit einer Herdreaktion antworteten, wirklich tuberkulös erkrankt waren, während sich 20% der reagierenden Organe bei der Autopsie als frei von Tuberkulose erwiesen.

Die eine Erleichterung der Diagnose bringt die diagnostische Tuberkulininjektion; sie steigert sehr häufig den Bacillengehalt des Urinsedimentes, wodurch manchmal der vordem mißlungene Bacillennachweis möglich wird. Dieser eine Vorteil rechtfertigt es aber nicht, die diagnostische Tuberkulininjektion bei der Tuberkulose der Harnorgane in Anwendung zu ziehen. Es ist mir unverständlich, warum immer wieder die subcutane Tuberkulininjektion zur Lokaldiagnose der Nierentuberkulose empfohlen wird, trotz ihrer ungenügenden Zuverlässigkeit und der ihr anhaftenden Gefahren.

Nachweis tuberkulöser Antigene im Urin. Daß im Urin Tuberkulöser wahrscheinlich *tuberkulöse Antigene* ausgeschieden werden, wurde schon durch die Versuche von MARAGLIANO und von MARMOREK nahegelegt. Zur Diagnose der Nierentuberkulose wurde der Antigengehalt des Urins in systematischer Weise aber erst von DEBRÉ und PARAF benützt. Ähnlich wie MARMOREK wiesen sie im Harn das Antigen durch die Methode der Komplementablenkung nach. Sie glaubten im Gegensatz zu MARAGLIANO und MARMOREK, daß das tuberkulöse Antigen jeweilen nur in den Harn übergehe, wenn ein tuberkulöser Herd innerhalb der Harnorgane liege, nicht aber, wenn der Tuberkuloseherd außerhalb der Harnorgane seinen Sitz habe. DEBRÉ und PARAF vermeinten sogar, durch die Prüfung des Antigengehaltes der getrennt aufgefangenen Nierensekrete feststellen zu können, ob beide Nieren tuberkulös erkrankt seien oder nur eine. Die Niere, deren Sekret frei von Antigen schien, d. h. keine Komplementablenkung gab, hielten sie frei von Tuberkulose. Eine Niere mit antigenhaltigem Urin erachteten sie als tuberkulös erkrankt.

Leider hat sich diese erst vielversprechende Methode (HEITZ-BOYER, CHEVASSU) bei weiterer Nachprüfung nicht bewährt. Im Harne spezifische Körper durch Komplementablenkung an einem hämolytischen System nachzuweisen, gelingt nur unsicher, weil auch bei gesunden Menschen der Urin Hämolysine und Antihämolysine enthält. Da zudem scheinbar sichersteht, daß nicht nur bei Tuberkulose der Harnorgane, sondern wohl bei jeder tuberkulösen Erkrankung des Organismus im Harne tuberkulöse Antigene in wechselnder Menge ausgeschieden werden, so beweist der positive Nachweis von tuberkulösen Antigenen im Urin keineswegs eine tuberkulöse Erkrankung der Harnorgane; er zeigt nur an, daß irgendwo im Körper eine noch aktive, tuberkulöse Erkrankung besteht.

Auch die von mir empfohlene *intracutane Eigenserum- oder Eigenharnreaktion* ist zur Diagnose der Tuberkulose der Harnorgane nur in beschränktem Maße nützlich, so wertvoll sie für die allgemeine Diagnose einer tuberkulösen Erkrankung des Gesamtorganismus sonst ist. Ihr positiver Ausfall beweist mit etwa 90% Wahrscheinlichkeit, daß der Spender des Urins tuberkulös ist; ob aber auch seine Harnorgane tuberkulös sind oder nicht, bleibt eine offene Frage.

Die Eigenharnreaktion eignet sich weniger zur Diagnose der Nierentuberkulose als zum Nachweise außerhalb der Harnorgane sich abspielender tuberkulöser Entzündungen, weil der bei Nierentuberkulose nie fehlende Eiweißgehalt des Urins an sich allein manchmal einen positiven Ausfall der Eigenharnreaktion bedingen kann und weil anderseits stark tuberkulös erkrankte Nieren ihrer Funktionsschädigung wegen verhältnismäßig wenig Tuberkulose-Antigene ausscheiden.

Eine *Thermopräcipitinreaktion* ist zur Diagnose der Nierentuberkulose von ASCOLI angegeben und von WIGET in neuester Zeit wieder empfohlen worden. Das auszentrifugierte Sediment des zu untersuchenden Urins soll mit einer gleichen Menge destillierten Wassers oder physikalischer Kochsalzlösung vermischt werden. Dieses Gemisch wird mit einem präcipitierenden Serum überschichtet. Bei positivem Ausfall der Reaktion bildet sich nach 10 Minuten in der Grenzschicht ein feiner, milchiger Ring, der nach Ablauf weiterer 10 Minuten seine größte Dichte erreicht. Tritt selbst nach 20 Minuten keine Trübung an der Grenzschicht zwischen Serum und Sedimentgemisch auf, so ist die Reaktion negativ. Nach der Meinung von ASCOLI und WIGET verursacht nur das spezifische Antigen, nicht Eiter oder irgend eine andere Beimischung die Reaktion. Es reagierten denn auch eitrige Harne bei nichttuberkulösen Harnleiden negativ. LASIO fand die Reaktion nicht sehr zuverlässig.

Wiederholt wurde auch empfohlen, wenn trotz des Verdachtes auf Tuberkulose der Harnorgane im Urin Tuberkelbacillen weder mikroskopisch, noch durch Tierversuch nachweisbar sind, das Blutserum der Kranken auf tuberkulöse Antitoxine zu untersuchen, sei es unter Verwendung des Antigens nach BESREDKA, sei es mit Antigen aus den auf Glycerin-Kartoffeln gewachsenen, über Schwefelsäure getrockneten, pulverisierten Tuberkelbacillenkulturen (SILVIO ROLANDO). Wie weit diese Methoden, die für die Allgemeindiagnose „Tuberkulose" sicher wertvoll sind, die Diagnostik der Harntuberkulose fördern, müssen erst wesentlich größere als die vorliegenden Erfahrungen lehren. Sie werden kaum je ein sicheres diagnostisches Hilfsmittel für die Harntuberkulose werden; denn

wenn sie auch positiv ausfallen, lassen sie stets die Frage offen, ob der Tuberkuloseherd, den sie anzeigen, in den Harnorganen liegt oder sonst irgendwo
im Organismus, vielleicht ohne klinisch erkennbare Lokalsymptome.

d) Radiographie und Pyelographie als diagnostisches Hilfsmittel bei Nierentuberkulose.

Zur Vervollständigung der Diagnose wurde bei der Nierentuberkulose in
den letzten Jahren auch immer häufiger die Radiographie beigezogen.

Einen für die Tuberkulose spezifischen Befund ergibt die Radiographie
zwar nie, nur Bilder, wie sie auch bei einer banalen Pyonephrose entstehen
können. Es geben ab und zu die in den Kavernen gestauten Detritusmassen,
selbst wenn in ihnen sich keine größeren Inkrustationen gebildet haben, deutliche,
die Umrisse der Kavernen zeichnende Schatten. Häufiger werden tuberkulöse
Herde erst durch die Verkalkung nekrotischer Gewebe als fleckige Schatten
auf dem Bilde der Niere sichtbar. Diese fleckigen Schatten unterscheiden sich
von den Schatten kompakter Nierensteine durch ihre wenig scharfe Begrenzung
und ihre geringe Dichtigkeit.

Vielfach wurde auch die Pyelographie zur Diagnose der Nierentuberkulose
empfohlen. Es ist zuzugeben, daß die durch den tuberkulösen Zerfall der Nierenpapillen bedingten Formveränderungen des Nierenbeckens durch die Pyelographie sichtbar gemacht werden können und dabei gleichzeitig auch die mit
dem Nierenbecken in offener Verbindung stehenden Kavernen. Aber es läßt
sich nicht leugnen, daß die Füllung des Nierenbeckens durch eine Kontrastlösung bei Tuberkulose der Niere keine harmlose Untersuchungsmethode mehr
ist. Die Injektion der Bromlösung usw. in das tuberkulöse Nierenbecken birgt
die Gefahr einer mechanischen Schädigung der Nierenbeckenwand und des
angrenzenden Nierengewebes und damit die Gefahr, eine frische Aussaat der
Infektion, gar eine Miliartuberkulose zu erzeugen.

Ähnlich verhält es sich mit der *Pneumoradiographie des Nierenlagers,* die
ebenfalls zur Diagnose der Nierentuberkulose empfohlen wurde. Die bucklige
Form der Nierenoberfläche kann durch sie sichtbar gemacht werden. Aber
mit der Gaseinblasung in die Nierenhüllen ist das Risiko verbunden, dort
liegende Tuberkuloseherde zu eröffnen und damit die Infektion zu verbreiten.
Zudem haftet der Insufflation auch noch die Gefahr der Luftembolie an. Beide
Methoden, Pyelographie und Luftinsufflation, sind deshalb bei der Nierentuberkulose zu widerraten oder doch jedenfalls nur auf ganz seltene, der Diagnose
große Schwierigkeiten bietende Einzelfälle zu beschränken.

II. Spezielle Diagnose der Nierentuberkulose.

Sobald bei einem Kranken eine tuberkulöse Erkrankung der Harnorgane
festgestellt ist, muß, bevor irgend ein Entscheid über die Behandlung des Leidens
getroffen wird, die Diagnose ergänzt werden durch die möglichst genaue Bestimmung des Sitzes und der Ausdehnung der in den Harnorganen gelegenen tuberkulösen Krankheitsherde. Ganz besonders wichtig ist festzustellen, ob die
Nieren an der tuberkulösen Infektion mitbeteiligt sind und wenn ja, ob beide
von ihnen oder nur die eine und welche von beiden. Weiterhin ist wünschenswert zu wissen, in welcher Ausdehnung das Parenchym der tuberkulösen Niere
vom Krankheitsprozesse betroffen ist.

1. Palpation.

Auf diese Fragen gibt die *Palpation der Nieren* keine oder nur eine unzu-
verlässige Antwort. Trotz schwerer tuberkulöser Erkrankung können die

Nieren unter den Rippen so geborgen sein, daß sie der palpierenden Hand vollständig entgehen. Dagegen ist sehr häufig auf der Seite der kranken Niere im Hypogastrium eine unwillkürliche, abwehrende *Muskelspannung* zu fühlen, welche selbst in frühen Stadien der Nierentuberkulose auf den Sitz des Krankheitsherdes hinweist. Ist eine Niere vergrößert und druckempfindlich, so darf darin noch kein zuverlässiger Beweis ihrer Erkrankung gesehen werden. Wohl wird die Niere infolge ihrer tuberkulösen Erkrankung manchmal groß und druckempfindlich, nach der Berechnung von BRAASH in 20% aller Fälle; aber fast ebenso oft ist die gesunde Niere infolge ihrer kompensatorischen Hypertrophie vergrößert und etwas druckempfindlich, während die kranke unfühlbar unter dem Rippenbogen verborgen bleibt. Auch spontane Schmerzen in der einen Niere haben keinen großen diagnostischen Wert, da recht häufig nicht die kranke, sondern die gesunde Niere den Kranken schmerzt.

Wieweit diese Schmerzen in der gesunden Niere durch eine mit der kompensatorischen Hypertrophie verbundenen Blutfülle des Organs zu erklären sind, wieweit durch einen reno-renalen Schmerzreflex, ist unbestimmt. Sicher ist nur, daß sehr oft die Schmerzen in der gesunden Niere nach Entfernung der kranken schwinden (s. S. 55).

Die Mißachtung der Tatsache, daß längst nicht immer die vergrößerte und schmerzhafte Niere die kranke ist, hat schon wiederholt zu bedauerlichen diagnostischen Irrtümern geführt. Nur dann ist die Vergrößerung der Niere als Krankheitszeichen zu betrachten, wenn an dem vergrößerten Organe deutliche Buckel von ungleicher Konsistenz zu konstatieren sind oder wenn der Verlust der respiratorischen Verschieblichkeit der Niere auf die Bildung perirenaler Infiltrate hinweist.

Besser als die Palpation der Nieren läßt oft die *Palpation des Ureters* die Seite der Nierenerkrankung erkennen. Wenn eine Niere an Tuberkulose erkrankt ist, zeigt ihr Ureter an drei Stellen schmerzhafte Druckpunkte: An seinem Abgange vom Nierenbecken, an der Kreuzungsstelle mit der Linea innominata pelvis und an seiner Einmündung in die Blase, die dem Finger von der Vagina oder dem Rectum aus erreichbar ist (BAZY). An der letzten Stelle wird allerdings der Schmerz weniger durch Druck auf den Ureter, als auf die rings um die Uretermündung liegende erkrankte Blasenpartie ausgelöst (RAFIN).

Nach den Beobachtungen von ISRAEL ist zudem auch eine Druckempfindlichkeit im Gebiete des äußeren Leistenringes, sowie an der Innenseite des vorderen oberen Darmbeinstachels zur Bestimmung der Seite der Nierenerkrankung verwertbar. Am eindeutigsten ist natürlich eine fühlbare, harte Infiltration des Ureters, die sich, wie (S. 30) erwähnt, sehr oft infolge dessen tuberkulöser Erkrankung ausbildet. Wird auf der Seite der vergrößerten und druckempfindlichen Niere von der Vagina oder, was viel seltener möglich ist, beim Manne vom Rectum aus der eine Ureter als derber dicker Strang gefühlt, oder steift sich der erst kaum fühlbare Ureter plötzlich deutlich unter dem tastenden Finger (vgl. S. 65), so darf daraus in der Regel auf eine tuberkulöse Erkrankung der gleichseitigen Niere geschlossen werden. Es bleibt allerdings immer zu bedenken, daß diese beobachteten Veränderungen des Ureters auch durch eine ascendierende Ureteritis bei intakter Niere entstehen können.

Bei dem oben erwähnten Falle (S. 47) einer ascendierenden Ureteritis war nur auf der Seite der gesunden Niere eine deutliche Verhärtung und Verdickung des Ureters zu konstatieren; auf der kranken Seite nicht, so daß der Palpationsbefund in der Diagnose leicht hätte irreführen können.

Ebensowenig wie aus den Schmerzen in der Niere lassen sich aus der Lokalisation der Schmerzen in der Blase, die manchmal nur auf die eine, der kranken Niere entsprechende Blasenhälfte beschränkt sind, irgendwie verläßliche Schlüsse auf den Sitz des Nierenleidens ziehen. Denn auch dort können sich Schmerzen

fühlbar machen an Stellen, die gar nicht erkrankt sind, ja es wurden wiederholt
in anatomisch ganz gesunden Blasen heftige Tenesmen und Schmerzen beobachtet, die offenbar lediglich auf einer reno-vesicalen Reflexwirkung beruhten.

Die äußere Untersuchung des Kranken ermöglicht uns also auch bei sorgfältiger Berücksichtigung aller Einzelheiten nur selten, mit einiger Sicherheit
zu erkennen, in welcher der Nieren der Hauptsitz des Leidens liegt; und wenn
sie das auch erlaubt, so gibt sie uns doch keinesfalls Aufschluß über den Zustand
der zweiten Niere, dessen Kenntnis bei der Wahl der Behandlungsmethoden
doch so notwendig ist. Eine sichere Auskunft über Sitz und Ausdehnung der
Tuberkulose innerhalb der Harnorgane gibt uns erst die *Cystoskopie* und die
durch sie ermöglichte Untersuchung der getrennt aufgefangenen Nierensekrete.

2. Cystoskopie.

Ohne Cystoskopie wären wir in der Diagnostik der Nierentuberkulose auch
heute noch recht hilflos. Es erscheint deshalb fast unglaublich, daß einzelne
Autoren bei der Tuberkulose der Harnorgane auf die Anwendung dieses wichtigen
diagnostischen Hilfsmittels glauben verzichten zu dürfen. Die Cystoskopie
der tuberkulösen Blase ist allerdings kein belangloser Eingriff; sie hat oft,
wie übrigens häufig auch ein einfacher Katheterismus der tuberkulösen Blase,
Schmerzen, Tenesmen, Hämaturie, ja auch Fieber zur Folge. Aber dauernder
Schaden entsteht aus ihr dem Kranken sicher nur selten. Am ehesten bringt die
Cystoskopie Gefahr bei tuberkulöser Erkrankung der Urethra; die Einführung
des starren Instrumentes durch die tuberkulöse Harnröhre kann, wenn nicht
mit großer Vorsicht ausgeführt, leicht zu einer Verletzung der infiltrierten tuberkulösen Schleimhaut Anlaß geben und dadurch zu dem Einbruch eines tuberkulösen Herdes in die Blut- oder Lymphbahnen. Bei einer empfindlichen Blase
mit geringer Kapazität ist es angezeigt, die Cystoskopie in Sakralanästhesie
vorzunehmen. Die Untersuchung wird dadurch schmerzlos, die Kapazität der
Blase fast um die Hälfte vermehrt. Damit werden auch leichter mechanische
Verletzungen der Schleimhaut und ein Einbruch von Tuberkelbacillen in den
Kreislauf vermieden.

Die Cystoskopie kann auch Reizerscheinungen der Nieren auslösen. ISRAEL,
CASPER, ich und viele andere beobachteten nach der Cystoskopie das Auftreten
einer allerdings nur kurze Zeit dauernden Albuminurie oder eine merkliche
Verstärkung einer bereits vorher bestehenden Eiweißausscheidung. Die Cystoskopie vermag auch hin und wieder zu vorübergehender starker Verminderung,
ja zu völliger Hemmung der Nierensekretion zu führen (GRUND). Derartige
Erfahrungen müssen natürlich stets berücksichtigt werden, soll eine falsche
Deutung der Resultate der cystoskopischen Funktionsprüfungen der Nieren
vermieden werden.

Der *diagnostische Aufschluß*, den schon die einfache Cystoskopie bei der
Tuberkulose der Harnorgane bringt, ist recht groß. Die Cystoskopie läßt vorerst
sogleich erkennen, ob die Blase an dem Entzündungsprozesse beteiligt ist oder
nicht. Gleichzeitig läßt sie oft auch ziemlich sicher bestimmen, ob die in der
Blase gefundenen entzündlichen Veränderungen tuberkulösen Ursprungs sind.
Unverkennbare Tuberkel, kleine gelbe Knötchen mit rotem Hof, finden sich
allerdings nicht immer, am ehesten bei frischer Infektion der Blase. Sie
liegen dann meist in der Umgebung des einen oder anderen Ureters oder in
der Mitte der Blasenvorderwand.

Die Mittelpartie der Blasenvorderwand scheint zur tuberkulösen Infektion besonders
disponiert zu sein. Denn außerordentlich häufig sieht man neben der tuberkulösen Erkrankung der den kranken Ureter umgebenden Schleimhaut eine umschriebene Partie der

Blasenvorderwand erkrankt. Es mag sich dabei wohl oft um eine Klatschinfektion vom erkrankten Trigonum auf die Vorderwand der Blase handeln.

Nur dem Unerfahrenen mag ab und zu der Irrtum unterlaufen, die bei banaler chronischer Cystitis nicht seltenen follikulären Infiltrate (Cystitis follicularis) mit Tuberkeln zu verwechseln. Diesen gegenüber ist der Tuberkel meist deutlich charakterisiert durch das gelblich verfärbte Zentrum und den roten, zirkulären Saum.

Die von einzelnen Autoren (HOTTINGER, NICOLICH u. a.) als für Tuberkulose charakteristisch geschilderten Granulome im Bereiche der Uretermündungen wurden, wenn auch selten, bei nicht tuberkulöser Cystitis ebenfalls beobachtet, so daß ihnen keine unbedingte pathognomonische Bedeutung beizumessen ist. Ab und zu werden diese Granulationen so groß, daß sie eigentliche Tumoren der Blase vortäuschen könnten (ORAISON, GAUTHIER, BRAASH, WILDBOLZ).

Den Granulomen ähnliche Bilder kann ein auf die Umgebung der Uretermündung beschränktes bullöses Ödem erzeugen (LESCHNEFF, UNTERBERG), das aber natürlich keine spezifisch tuberkulöse Entzündungserscheinung ist. Um in der Deutung der entzündlichen Veränderungen der Blasenschleimhaut sicher zu gehen, empfahl BUERGER durch das Cystoskop Probeexcisionen aus der Schleimhaut vorzunehmen. Es gelang ihm, Tuberkel in kleinen Stückchen der Schleimhaut nachzuweisen, selbst wenn diese cystoskopisch nur Ödem gezeigt hatte.

Was die Entzündungsherde der Blasenschleimhaut am sichersten als tuberkulös charakterisiert, ist ihre fleckweise Ausbreitung in der Blase. Neben scharf umschriebenen hyperämischen Entzündungsherden liegen vollständig normale, blasse Schleimhautbezirke, die zu den kranken in seltsamem Kontraste stehen.

Aus der Lokalisation der Entzündungsherde in der Blase ist aber nicht nur die tuberkulöse Natur der Entzündung zu erkennen, sondern oft ist aus ihr auch zu folgern, von welcher der Nieren die Blase tuberkulös infiziert wurde.

Sind die Entzündungsherde rings um die eine Uretermündung gruppiert, oder sind sie doch auf die eine Blasenhälfte beschränkt, so darf vermutet werden, daß die der erkrankten Blasenhälfte entsprechende Niere den primären Sitz des Harnleidens birgt. Bekräftigt wird diese Annahme sehr oft durch charakteristische Veränderung an den Mündungslippen des Ureters. Es zeigen sich an ihnen bei absteigender Infektion des Harnleiters Rötung und Ödem der Schleimhaut. Die Ränder der Mündung verlieren ihre Schmiegsamkeit; sie werden unregelmäßig gewulstet und bleiben dauernd geöffnet. Später wird das Orificium infolge zunehmender Infiltration der Ureterwand klaffend, bald gleichmäßig rund, bald unregelmäßig verzogen. Nach und nach wird durch die Kürzung des infiltrierten Ureters dessen Mündung mitsamt der den Ureter umgebenden Blasenwandpartie trichterförmig eingezogen. Finden sich solche *Veränderungen der Harnleitermündung* nur *einseitig,* sind zudem nur in der entsprechenden Blasenhälfte tuberkulöse Schleimhautinfiltrate, so ist eine einseitige tuberkulöse Nierenerkrankung wahrscheinlich. Ausgeschlossen ist eine tuberkulöse Erkrankung der anderen Niere aber nicht. Eine gesunde Harnleitermündung beweist nicht das Fehlen einer Infektion der zugehörigen Niere.

Eine *tuberkulöse Erkrankung beider Harnleitermündungen* beweist ihrerseits nicht immer eine doppelseitige tuberkulöse Niereninfektion. Es kann sehr wohl das Orificium der einen Seite durch eine von der Niere absteigende Tuberkulose ergriffen, das andere aber durch eine von der Blase auf den Ureter übergreifende Infektion erkrankt sein, ohne daß die zugehörige Niere dieser zweiten Seite tuberkulös ist. Es wurde wenigstens wiederholt bei Sektionen nur der unterste Teil des zweiten Harnleiters tuberkulös erkrankt gefunden, die obere Hälfte dagegen, sowie Nierenbecken und Niere vollkommen frei von Tuberkulose.

Schon die einfache Cystoskopie läßt also häufig ein Urteil zu, welche der Nieren an Tuberkulose erkrankt ist. Einen noch viel zuverlässigeren Aufschluß über die Mitbeteiligung der Nieren am tuberkulösen Prozeß gibt aber die Verbindung der Cystoskopie mit intramuskulärer Indigoinjektion, die sog. *Chromocystoskopie* nach VOELCKER und JOSEPH. Werden einem Kranken 3—4 ccm einer 4%igen Lösung von Indigocarmin in physiologischer Kochsalzlösung im oberen äußeren Quadranten des Gesäßes intramuskulär injiziert, so setzt eine gesunde Niere nach 8—10 Minuten mit der Ausscheidung dieses Farbstoffes ein. Zeigt bei dem an Tuberkulose der Harnorgane leidenden Kranken die eine Niere cystoskopisch eine · normale Indigoausscheidung, während die andere Niere die Farbe erst 15—20 Minuten nach der Injektion, dabei auch noch in vermindertem Maße auszuscheiden beginnt, so darf eine rein einseitige Nierentuberkulose als wahrscheinlich angenommen werden, wenn auch noch nicht als sicher erwiesen gelten. Zeigen beide Nieren eine verspätete Ausscheidung, so liegt darin kein zwingender Beweis einer doppelseitigen Nierenerkrankung. Die doppelseitige Verspätung der Ausscheidung mag lediglich die Folge nervöser Sekretionsstörungen sein. Dies zu entscheiden, dient folgende Kontrollprobe. Es wird die Schnelligkeit der Farbstoffausscheidung durch die Nieren beim Kranken ohne begleitende Cystoskopie geprüft; es fällt dabei jede psychische Aufregung weg, die allfällig störend auf die Nierensekretion einwirken könnte.

Das Indigocarmin intravenös zu injizieren (0,01—0,02 in 5 ccm Wasser) hat meines Erachtens keinen Vorteil vor der intramuskulären Injektion. Wohl ist die Injektion schmerzlos und erscheint der Farbstoff bei gesunden Nieren schon nach 2—4 Minuten im Harne. Dafür aber bringt die intravenöse Einverleibung des Farbstoffes, der im Lösungsmittel nie völlig gelöst, sondern nur mehr oder weniger fein verteilt ist, Emboliegefahr. PFLAUMER. der diese Methode intravenöser Farbstoffinjektion von den Amerikanern übernahm und empfahl, beobachtete bei den Kranken ab und zu nach der Injektion Schwindelgefühl und Hyperämie der Bindehautgefäße mit Pulsbeschleunigung. Außerdem verwischt die intravenöse Injektion durch die Massigkeit der Farbstoffausscheidung oftmals feine Unterschiede in der Farbausscheidung der beiden Nieren, die bei der intramuskulären Injektion noch deutlich zu erkennen sind.

Aus dem Grade der Verzögerung und Verminderung der Farbstoffausscheidung ist die Ausdehnung der tuberkulösen Nierenveränderungen einigermaßen zu bemessen. Es wird meistens, je ausgedehnter der tuberkulöse Prozeß in der Niere ist, um so stärker auch die Hemmung der Farbstoffausscheidung sein; Ausnahmen dieser Regel sind selten.

Eine ganz normale Ausscheidung des Indigocarmin durch eine Niere ist ihrerseits aber noch kein *sicherer* Beweis für das Freisein der Niere von Tuberkulose; ab und zu ist auch aus leicht tuberkulösen Nieren eine normale Indigoausscheidung beobachtet worden. Die normale Ausscheidung ist nur eine Gewähr für die Funktionstüchtigkeit der Niere (Belege dafür S. 96).

Die Chromocystoskopie gibt also einen guten vorläufigen Überblick über Sitz und Ausdehnung der tuberkulösen Herde, sie bietet aber *nicht* Anhalt genug, um auf sie allein gestützt zu entscheiden, ob beide Nieren tuberkulös erkrankt sind oder nur eine von ihnen. (Einzelheiten über den diagnostischen Wert der Indigoprobe siehe S. 95 u. ff.)

3. Trennung der Nierensekrete.

Eine ganz genaue Lokalisation und zuverlässige Beurteilung der Ausdehnung des tuberkulösen Prozesses in der Niere ermöglicht erst die *Separation der beiden Nierensekrete.* Diese erlaubt nicht nur die mikroskopisch-chemische Untersuchung der getrennten Nierenharne, sie macht auch eine zuverlässige Funktionsprüfung jeder der beiden Nieren durchführbar.

Eine wirklich vollkommene und unbedingt zuverlässige Trennung der beiden Nierensekrete kann einzig durch den *Ureterenkatheterismus* erzielt werden. Die intravesicale Harnscheidung nach Luys, Cathelin u. a. ist unvollkommen. Deshalb ist ihre Anwendung ganz besonders bei der Tuberkulose der Harnorgane zu widerraten.

Hat die vorausgeschickte Chromocystoskopie keinen deutlichen Unterschied in der Ausscheidung der beiden Nieren gezeigt und bot keine der Harnleitermündungen sicher tuberkulöse Veränderungen dar, so ist immer ein doppelseitiger Ureterkatheterismus nötig. Erwies sich aber schon bei der Cystoskopie die eine der Nieren durch die sichtbaren tuberkulösen Veränderungen ihrer Uretermündung und durch die verzögerte Farbstoffausscheidung als wahrscheinlich tuberkulös, dann genügt es, den *Ureter der gesunden Niere allein zu sondieren*, den Urin der tuberkulösen Niere in der Blase aufzufangen.

Die Sondierung des vermutlich gesunden Ureters von der tuberkulös erkrankten Blase aus birgt natürlich immer die Gefahr der ascendierenden Infektion. Große Vorsicht bei der Sondierung ist deshalb dringend nötig. Der Ureterkatheter soll, bis er in den Harnleiter eintritt, immer von außen her mit einer antiseptischen Flüssigkeit (z. B. Hg. oxycyanat.) durchspritzt werden, damit er sich nicht mit infektiösem Blaseninhalt füllen kann. Seine Einführung in den Ureter muß zudem rasch geschehen. Man darf mit ihm nicht lange in der Blase herumstochern. Der Ureterkatheter soll in der Regel nicht mehr als 8—10 cm tief in den Ureter eingeschoben werden und er darf auch nicht länger als 30—40 Minuten im Ureter liegen gelassen werden.

Unter diesen Vorsichtsmaßnahmen vorgenommen, scheint, wie die Dauererfolge an meinem Materiale (S. 127) zeigen, der Ureterenkatheterismus der gesunden Niere nicht besonders gefährlich zu sein. Würden ihm wirklich die großen Gefahren anhaften, die Joseph und Kleiber ihm neuerdings wieder zuschreiben, so müßte bei meinen Kranken mit einseitiger Nierentuberkulose, bei denen ich fast regelmäßig den Ureterenkatheterismus der gesunden Niere vornahm, eine Tuberkulose der zweiten Niere in der weiteren Folge viel häufiger auftreten als bei den Kranken der Chirurgen, die den Ureterenkatheterismus der gesunden Niere unterlassen. Dies ist nun aber nicht der Fall. Meine Dauerresultate sind ebenso gut wie die der anderen Chirurgen.

Über die Technik des Ureterenkatheterismus und über die mit ihm verbundenen Untersuchungen des getrennten Sekretes der beiden Nieren, sowie über die gebräuchlichsten, verschiedenen Funktionsprüfungen der Nieren wird an anderer Stelle dieses Werkes alles Nötige gesagt werden.

Es muß hier aber doch auf einige Eigenheiten hingewiesen werden, die bei der Untersuchung der getrennten Nierenharne bei Verdacht auf Nierentuberkulose zu beachten sind und die besonders bei den Frühfällen der Nierentuberkulose oder bei weitgediehener Abkapselung der in der erkrankten Niere liegenden Tuberkuloseherde diagnostisch von erheblicher Bedeutung werden.

Zum Entscheide, ob eine Nierentuberkulose besteht, ist von ausschlaggebender Bedeutung, ob im Nierensekret Eiterkörperchen und Tuberkelbacillen gefunden werden oder nicht. Dabei ist zu berücksichtigen, daß eine renale Pyurie durch den Ureterenkatheterismus vorgetäuscht werden kann. Es können spärliche Eiterkörperchen durch den Ureterenkatheterismus aus der Blase in den Ureter eingeschleppt werden. Zu vermeiden ist dies durch das oben empfohlene Durchspülen des Katheters bis zu seinem Eintritt in den Harnleiter. Eine Beimischung von Leukocyten zum Ureterharn erfolgt aber auch aus der gesunden Ureterschleimhaut, wenn diese infolge des längeren Verweilen der Sonde gereizt und deshalb von Leukocyten durchwandert wird. Solche infolge Durchwanderung der gesunden, aber momentan mechanisch gereizten Schleimhaut dem Ureterharn beigemischte Leukocyten sind immer vereinzelt, nie in Grüppchen zusammengeballt. Es spricht deshalb nur der Befund von Leukocytenhäufchen im Ureterharn, dagegen nicht von vereinzelten Eiterkörperchen für das Bestehen einer Nierentuberkulose. Trotz einer Tuberkulose in der zugehörigen Niere können im Ureterharn Eiterkörperchen fehlen, wenn die Nierenherde völlig vom Nierenbecken abgeschlossen sind, wie dies im Frühstadium der Nierentuberkulose vorkommen kann, oder wenn alte Nierenherde durch Narbenbildung sich wieder völlig vom Nierenbecken abschließen (teilweise Ausschaltung der tuberkulösen Niere).

Eine Gabelung des Ureters kann bedingen, daß durch den Ureterkatheter bei der einen Untersuchung eiterhaltiger, bei einer anderen Sondierung eiterfreier Harn abfließt, je nachdem der Katheter in den zum gesunden oder zum kranken Nierenbecken führenden Ureterarm eindringt.

Der mikroskopische Befund von Tuberkelbacillen im Ureterharn ohne begleitende Pyurie läßt an eine zufällige Einschleppung der Bakterien durch den Ureterkatheter aus der infizierten Blase denken; er darf jedenfalls nicht als Beweis für eine tuberkulöse Infektion der Niere gelten. Sind im Ureterharn mikroskopisch weder Eiter noch Tuberkelbacillen zu finden, erweist sich aber dieser Urin bei der Verimpfung aufs Tier als bacillenhaltig, dann ist eine tuberkulöse Bacillurie anzunehmen. Nur wenn Tuberkelbacillen in Verbindung mit Pyurie im Ureterharn festzustellen sind, wird eine Nierentuberkulose höchst wahrscheinlich. Nach Tuberkelbacillen soll nicht im sog. Nativtropfen des abfließenden Ureterharns gesucht werden, sondern im auszentrifugierten Sediment größerer, durch den Katheter aufgefangener Urinportionen (3—5 ccm). Sicher wird die Diagnose Nierentuberkulsoe aber erst, wenn außer Pyurie und Bacillengehalt des Ureterharns auch eine Functio laesa der zugehörigen Niere nachweisbar ist. Andernfalls bleibt unsicher, ob Eiter- und Bacillengehalt des Ureterharns nicht bloß durch eine ascendierende Uretertuberkulose bedingt wurde (vgl. S. 46/47).

Ein geringer Blutgehalt des Ureterurins ist bedeutungslos für die Diagnose der Nierentuberkulose. Er kann sowohl renalen Ursprungs sein, als bloß die Folge einer leichten Verletzung der Harnleiterschleimhaut durch den eingeführten Katheter.

Auch dem *Eiweißgehalt* des durch die Uretersonde aufgefangenen Urins ist diagnostisch keine allzu große Wichtigkeit beizumessen. Erstens kann die eben erwähnte kleine, artifizielle Blutung den Ureterurin eiweißhaltig machen; außerdem scheint aber, sowohl durch den intravesicalen Harnscheider, wie durch die Ureterensonden, auch ohne Vermittlung einer Blutung, lediglich infolge eines nervösen Einflusses auf die Niere eine momentane Albuminurie aus einer ganz gesunden Niere bewirkt werden zu können (KEYDEL, GAUTHIER, WILDBOLZ). Aber auch ohne diese accidentellen Ursachen einer Albuminurie enthält bei einseitiger Nierentuberkulose der Urin der „gesunden", tuberkulosefreien Niere fast immer mehr oder weniger Eiweiß. Seine Menge erreicht meist kaum $1/4 \, {}^0/_{00}$, nur selten $1/2$ und mehr ${}^0/_{00}$.

Diese fast konstante Albuminurie der „gesunden" Niere hat, wie jetzt wohl feststehen darf, in der Regel keine schlimme Bedeutung. Es ist erwiesen, daß diese Albuminurie, die als toxischer Art zu deuten ist, nach Entfernung der tuberkulösen Niere nach kürzerer oder längerer Zeit vollständig schwindet und ihr sich nur ganz ausnahmsweise längere Zeit nach der Nephrektomie unzweideutige Symptome einer Nephritis beigesellen. Auch anatomische Untersuchungen an kurz nach der Nephrektomie Verstorbenen haben wiederholt an der verbliebenen Niere, deren Urin vor der Operation eiweißhaltig gefunden worden war, keine histologisch erkennbaren Gewebeveränderungen nephritischer oder tuberkulöser Art nachweisen lassen.

Die Albuminurie der „gesunden" Niere hat demnach in der Diagnose der einseitigen Nierentuberkulose keine wesentliche pathognomonische Bedeutung.

Wenn aber neben dem Albumen im Urin auch Zylinder, und zwar nicht nur hyaline, sondern auch gekörnte gefunden werden, dann darf natürlich diese Niere trotz des Fehlens von Eiter in ihrem Sekrete nicht mehr als gesund betrachtet werden. Daß aber auch dieser Nachweis wirklich nephritischer Veränderungen in der zweiten Niere nicht von einer Nephrektomie abzuhalten braucht, wird später eingehender besprochen werden.

4. Funktionsprüfung der Nieren.

Daß zu einer sicheren Diagnose der Nierentuberkulose ein Ureterenkatheterismus und eine mikroskopische Untersuchung der getrennt gewonnenen Sekrete nötig ist, wird von der Mehrzahl der Chirurgen und Urologen anerkannt. Nur vereinzelt machten sich neuerdings Stimmen geltend, welche die Notwendigkeit der Urinseparation in der Diagnostik der Nierentuberkulose leugneten und die Chromocystoskopie als allen diagnostischen Anforderungen genügende Untersuchungsmethode hinstellten (JOSEPH und KLEIBER, MÜLLER). Sehr häufig aber wurde der Verbindung des Ureterenkatheterismus mit Nierenfunktionsprüfungen ihre diagnostische Bedeutung für Nierentuberkulose abgesprochen. Dies geschah noch in allerletzter Zeit von scheinbar so maßgebender Seite, daß eine eingehende Widerlegung dieser Auffassung hier nicht umgangen werden darf.

Es stehen zwei Fragen in Diskussion:

1. Bedürfen wir zur genauen Diagnose der Nierentuberkulose und zur richtigen Leitung der Therapie des Leidens der Vornahme von Funktionsprüfungen der Nieren?

2. Besitzen wir Methoden der Funktionsprüfungen der Niere, die uns nicht nur die Lokalisation und die Ausdehnung der tuberkulösen Herde, sondern auch die sekretorische Leistungsfähigkeit jeder der beiden Nieren erkennen helfen? Wenn ja, welche dieser Methoden sind die empfehlenswertesten?

Zur Beantwortung der ersten Frage ist vor allem nötig sich vor Augen zu halten, was wir zur genauen Diagnose und zu einer wohlbegründeten Indikationsstellung in der Behandlung der Nierentuberkulose über den Zustand der Nieren wissen müssen. Es sind dies folgende Punkte:

1. Besteht eine Nierentuberkulose?
2. Ist sie einseitig oder doppelseitig?
Wenn die Tuberkulose nur einseitig ist:
3. Wie ausgedehnt ist der tuberkulöse Prozeß in der kranken Niere?
4. Ist die andere Niere funktionstüchtig genug, um nach der operativen Entfernung des tuberkulösen Schwesterorgans in ausreichendem Maße die harnfähigen Stoffe aus dem Körper auszuscheiden, oder ist sie durch, wenn auch nicht tuberkulöse Veränderungen, wie z. B. Nephritis, Hydronephrose, Steinbildung usw., derart geschädigt, daß nach Ausfall der Arbeitsleistung der anderen tuberkulösen Niere ihr Parenchym nicht mehr zur Erhaltung des Stoffwechselgleichgewichtes genügt und dadurch dem Kranken nach der Nephrektomie Urämie droht?
Wenn die Nierentuberkulose doppelseitig ist:
5. Wie weit ist die tuberkulöse Erkrankung in den beiden Nieren ausgedehnt,
a) sind beide Nieren schwer tuberkulös erkrankt?
b) ist die eine Niere stark tuberkulös und die andere schwach?
c) sind beide Nieren nur leicht tuberkulös erkrankt?

ad 1. *Die Grundfrage, ob eine Nierentuberkulose besteht oder nicht,* ist bei einer gewissen Zahl von Kranken ohne Funktionsprüfung der Nieren selbst ohne Ureterenkatheterismus, wenigstens mit weitgehender Wahrscheinlichkeit, zu beantworten. Finden sich bei einem Kranken Eiter und Tuberkelbacillen im Blasenurin und zeigt bei der cystoskopischen Untersuchung die eine Harnleitermündung für Tuberkulose charakteristische Veränderungen, dann ist selbst ohne Katheterismus der Harnleiter und ohne Funktionsprüfung der Nieren die Diagnose „Nierentuberkulose" sicher begründet.

Viel schwieriger ist die *richtige Erkenntnis der Frühfälle* von Nierentuberkulose. Bei diesen zeigt die Blase ein normales cystoskopisches Bild, auch an den beiden Harnleitermündungen. Nur mit Hilfe des doppelseitigen Harnleiterkatheterismus ist zu erkennen, ob die im Blasenurin gefundenen spärlichen Leukocyten und Tuberkelbacillen teilweise wenigstens aus einer der Nieren stammen oder nicht. Aber selbst, wenn wir durch den Ureterenkatheterismus den Beweis erhalten, daß im Sekret der einen Niere Leukocyten und vereinzelte, allerdings oft nur durch den Tierversuch nachweisbare Tuberkelbacillen vorhanden sind, so ist daraus noch nicht mit Sicherheit die Diagnose Nierentuberkulose zu stellen. Besonders dann nicht, wenn bei dem Patienten sonst irgendwo im Körper ein Tuberkuloseherd nachzuweisen ist. Der Bacillengehalt des Nierensekretes könnte bedingt sein durch eine sogenannte Bacillurie oder eine tuberkulöse Nephritis ohne tuberkulöse Gewebsreaktion in der Niere.

Die im Ureterharn gefundenen Tuberkelbacillen und spärlichen Leukocyten können aber auch durch den Ureterkatheter aus den unteren Harnwegen oder aus den tuberkulösen Sexualorganen eingeschleppt worden sein. Sie könnten auch die Folge sein des Übergreifens einer Samenblasentuberkulose auf die Ureterwand. Ein geringer Eiter- und Bacillengehalt des Ureterurins ist also recht vieldeutig.

Die Diagnose Nierentuberkulose darf deshalb, besonders in den Frühfällen, nur als gesichert gelten, wenn die Trias von Symptomen besteht: Bacillurie, Pyurie und Functio laesa der Niere. Der Einwand, der gegen diese Forderung erhoben wurde, bei ihrer strengen Beachtung würden fast nie mehr Frühfälle von Nierentuberkulose diagnostiziert werden dürfen, nur noch vorgeschrittenere Stadien des Leidens, ist unrichtig. Es bewirken schon sehr kleine *Tuberkuloseherde* in der Niere klinisch nachweisbare Funktionsstörungen. Belege dafür sind in der Literatur zur Genüge niedergelegt. Ich konnte auch persönlich an sehr zahlreichen Kranken beobachten, wie deutlich sich bei Frühfällen die Funktionsstörung im Ausfalle der Funktionsprüfungen äußert.

Es ist, das lehrt die Erfahrung, mit Hilfe der Funktionsprüfungen der Niere, aber nur mit diesen, möglich, die Frühfälle der Nierentuberkulose von der tuberkulösen Bacillurie, vom Einbruch tuberkulöser Prozesse in die Ureterwand zu unterscheiden, uns auch vor diagnostischen Täuschungen durch Einschleppen der Bakterien in den Ureter zu schützen. Denn wenn die Niere, selbst nur in kleinstem Ausmaße tuberkulös ist, so wird sich dies stets im Ausfalle der Funktionsprüfung merklich machen.

ad 2. Ob es sich bei der nachgewiesenen Nierentuberkulose um ein *ein- oder doppelseitiges Leiden* handelt, ist ohne Funktionsprüfung der Nieren ebenfalls nicht zuverlässig zu beantworten. Weder die Palpation, und zwar weder die Palpation der Nieren durch die Bauchdecken durch, noch die Betastung der Nieren nach deren operativer Freilegung, auch nicht die klinischen Erscheinungen: Schmerz, Muskelspannung usw. im Bereiche der Nieren, nicht die Radiographie und nicht die einfache Cystoskopie lassen entscheiden, ob ein einseitiges oder ein beidseitiges tuberkulöses Nierenleiden vorliegt. Ja nicht einmal die mikroskopische Untersuchung der durch Ureterenkatheter getrennt aufgefangenen Nierenharne läßt immer die Frage entscheiden, ob ein ein- oder doppelseitiges Nierenleiden besteht. Wer glaubt, der Nachweis von Eiterkörperchen und Tuberkelbacillen im Urin beider Nieren sichere die Diagnose: doppelseitige Nierentuberkulose, der wird in vielen Fällen zu Unrecht ein doppelseitiges

Leiden annehmen und Kranken die Nephrektomie verweigern, die ihnen vielleicht Heilung gebracht hätte.

Denn es kann, wie vordem schon erwähnt, ein geringer Eiter- und Bakteriengehalt des durch den Ureterkatheter aufgefangenen Ureterharns lediglich durch Verschleppen von Eiter und Bacillen aus der Blase resp. den Sexualorganen bedingt sein, sei es durch Einschleppen mit dem Ureterkatheter oder sei es durch Zurückpressen von Blaseninhalt in den Ureter. Ferner mag der Eiter- und Bakteriengehalt des Ureterharns die Folge einer *aufsteigenden Uretertuberkulose* sein und dadurch zu Unrecht eine Doppelseitigkeit des tuberkulösen Nierenleidens vortäuschen. Es erfolgt diese Täuschung um so leichter, als oft die Uretermündung des aufsteigend infizierten Ureters die gleichen tuberkulösen Veränderungen aufweist wie bei der descendierenden Ureteritis. (Beweise aufsteigender Uretertuberkulose S. 46/47.) Ob Eiter- und Bacillengehalt des Ureterharns wirklich durch eine Nierentuberkulose oder nur durch eine Uretertuberkulose oder gar nur durch Einschleppen bacillenhaltiger Eiterfetzen von der Blase her bedingt sei, ist nur mit Hilfe der Funktionsprüfung zu entscheiden. Die Uretertuberkulose kann allerdings manchmal auch aus den Ergebnissen verschieden hoher Sondierungen des Ureters vermutet werden. Wenn durch den Ureterkatheter nur aus dem untersten Teile des Ureters eitriger Urin abfließt, dagegen klarer Urin, sobald der Katheter höher in den Harnleiter hinaufgeschoben wird, so weist dies darauf hin, daß wahrscheinlich eine Ureter-, nicht aber eine Nierentuberkulose vorliegt. Dieser Versuch, durch hohe Sondierung des Ureters die Differentialdiagnose zwischen aufsteigender Uretertuberkulose und Nierentuberkulose zu ermöglichen, bringt aber die Gefahr, aus dem tuberkulös infizierten unteren Ureterteile Tuberkelbacillen in das Nierenbecken zu verschleppen. Zudem lehrt die Erfahrung, daß die Funktionsprüfung der Niere besseren Aufschluß über deren Zustand bringt, als die hohe Uretersondierung. Ist die Funktion der Niere gestört, so ist die Niere krank, ist die Funktion der Niere ganz normal, dann wird es wahrscheinlich, daß die im Ureterharn gefundenen Tuberkelbacillen und Eiterkörperchen nicht aus der Niere, sondern nur aus dem Ureter stammen, daß also wohl eine Ureter-, nicht aber eine Nierentuberkulose besteht.

ad 3. Ist der Nachweis gelungen, daß die Nierentuberkulose einseitig ist, dann drängt sich die weitere Frage auf: *wie ausgedehnt ist die Tuberkulose in dieser kranken Niere?*

Wohl wird die Indikationsstellung zur Nephrektomie wegen Tuberkulose heute nicht mehr von der Beantwortung dieser Frage abhängig gemacht; es wird fast allgemein die Notwendigkeit anerkannt, bei einseitiger Nierentuberkulose immer, auch bei wenig vorgeschrittenem Prozeß, die operative Entfernung des tuberkulösen Organs zu empfehlen. Aber es bleibt trotzdem für die Beurteilung des Falles wünschenswert, Näheres über die Ausdehnung des tuberkulösen Prozesses in der kranken Niere zu wissen. Nicht nur zur Stellung der Prognose ist diese Kenntnis wichtig, auch zur Begutachtung der *Haftpflichtfrage* bei Kranken mit Nierentuberkulose. In Versicherungsfällen wird uns oft die Frage gestellt: Ist die Nierentuberkulose, an welcher Patient leidet, auf den zu der und der Zeit vorgekommenen Unfall, oder, bei Militärpatienten, auf die zu der und der Zeit geleisteten Anstrengungen des Militärdienstes zurückzuführen? Von vornherein einen Zusammenhang zwischen Nierentuberkulose und Trauma oder körperlicher Überanstrengung zu leugnen, geht nicht an. Wir wissen aus Experimenten von ORTH, SEELIGER, FAVENTO und CONFORTI (S. 35), daß eine mechanisch geschädigte Niere der tuberkulösen Infektion leichter unterliegt als eine normale Niere. Es ist deshalb die Frage eines Zusammenhanges zwischen Trauma und Nierentuberkulose nicht von vornherein zu verneinen

und sie muß bei jedem Versicherten genau studiert werden (FÜRBRINGER).
Ihre Beantwortung wird wesentlich erleichtert, wenn bekannt ist, wieweit
der tuberkulöse Prozeß in der kranken Niere vorgeschritten ist. Liegt die als
Ursache des Leidens angeklagte Schädigung erst kurze Zeit zurück, und besteht
in der Niere ein vorgeschrittener, kavernöser tuberkulöser Prozeß, so darf
mit Sicherheit ein kausaler Zusammenhang zwischen dem Unfall resp. Militärdienst und dem tuberkulösen Nierenleiden verneint werden. Lassen dagegen
unsere Untersuchungen in der Niere Veränderungen annehmen, deren Entwicklung ungefähr die seit dem Unfall verflossene Zeitspanne benötigt hätte,
so muß die Möglichkeit des Zusammenhanges zwischen Unfall und Nierentuberkulose zugegeben werden.

Für den Chirurgen ist es aus einem weiteren Grunde äußerst wünschenswert,
vor der Operation einer Nierentuberkulose durch die Untersuchung aufgeklärt
zu sein, ob das Leiden bereits hochgradige Veränderungen im Nierenparenchym
erzeugt hat oder vermutlich nur auf die Papillen des Organs beschränkt ist.
In verschiedenen der kürzlich veröffentlichten Arbeiten über Nierentuberkulose
ist zu lesen, daß der Chirurg, bei der Operation vom normalen Aussehen der als
tuberkulös diagnostizierten Niere überrascht, an seiner Diagnose Nierentuberkulose zweifelnd wurde und nicht wagte, die vordem als tuberkulös angesprochene
Niere zu exstirpieren, sondern die Operation abbrach, oder daß er sich, was
für den Kranken noch schlimmer wurde, verleiten ließ, zur Sicherung der Diagnose
die tuberkulöse Niere zu spalten, bevor er sie entfernte. Welche verhängnis-
vollen Folgen dieses Vorgehen für den Kranken bringt, belegen die mitgeteilten
Krankengeschichten dieser Fälle. So berichteten REHN und RÖTTGER aus der
Klinik LEXER von drei Kranken, bei denen wegen Verdacht auf Tuberkulose
die Niere gespalten wurde; es erfolgte bei einem der Kranken tuberkulöse Infektion des Wundbettes, Pleuraempyem, Exitus. Ebenso sahen BAETZNER
sowie STEINTHAL nach diagnostischer Spaltung einer tuberkulösen Niere Infektion des Wundbettes und Exitus. Diagnostische Spaltungen der als tuberkulös angesprochenen, bei der Operation aber wider Erwarten äußerlich normal
befundenen Niere wurden auch vorgenommen in der Klinik GULEKE (vgl.
NIEDEN), der Abteilung BIRCHER (vgl. HÄUPTLI). Diese Beispiele, nur Mitteilungen der letzten Jahre entnommen, könnten an Zahl leicht vermehrt werden.
Sie zeigen aber genügend, wie notwendig es ist, vor dem Entschlusse zur Nephrektomie wegen Tuberkulose sich über die Ausdehnung des tuberkulösen Prozesses
in der zu entfernenden Niere zu orientieren, soll nicht der Chirurg durch sein
unruhiges Gewissen während der Operation verleitet werden, zur Sicherung
der Diagnose die Niere zu spalten. Die Nierenspaltung ist nie ein harmloser
Eingriff (Infarkt, Nachblutung); bei Tuberkulose der Niere aber ist sie direkt
lebensgefährlich; denn die Eröffnung tuberkulöser Herde der Niere bringt die
große Gefahr der miliaren Ausbreitung der Tuberkulose und führt fast sicher
zur Infektion des Wundbettes. Das Leben des Kranken wird durch einen derartigen diagnostischen Eingriff in höchstem Maße gefährdet. Zudem gibt die
Nierenspaltung nicht einmal einen irgendwie zuverlässigen Aufschluß über
die Frage, ob die in so grober Weise untersuchte Niere tuberkulös ist oder nicht.
Wenn auch auf der Schnittfläche der gespaltenen Niere keine Tuberkuloseherde
sind, so können solche doch neben der Schnittfläche in der Niere liegen. Zahlreiche Beweise dafür finden sich in der Literatur. Daß es dagegen durch Funktionsprüfungen möglich ist, sich über den anatomischen Zustand der Niere vor
der Operation weitgehend zu orientieren, haben mich meine zahlreichen Nephrektomien wegen Tuberkulose gelehrt. Nie wurde ich durch den Operationsbefund überrascht; stets war mir dieser durch den Ausfall der vorausgegangenen
Funktionsprüfungen vorgezeichnet worden. Wohl stiegen auch mir bei den

ersten Fällen, in denen ich Frühstadien der Nierentuberkulose operierte, beängstigende Zweifel an der Richtigkeit meiner Diagnose auf, wenn die äußerlich ganz normale Niere vor mir in der Operationswunde lag. Aber nie hatten mich die Untersuchungen getäuscht; stets fand ich in der exstirpierten Niere die noch wenig ausgedehnten tuberkulösen Veränderungen, welche die Funktionsprüfung vorher vermuten ließ. Und jetzt, durch jahrzehntelange Erfahrungen belehrt, kenne ich kein Zögern und Zweifeln mehr. War unter Mithilfe der Funktionsprüfungen die Diagnose Nierentuberkulose gestellt, so entferne ich in vollem Vertrauen auf die Zuverlässigkeit meiner Untersuchung die als tuberkulös angesprochene Niere, auch wenn weder Niere, noch Ureter äußerlich Zeichen einer tuberkulösen Erkrankung aufweisen. Nie haben mich die Methoden getäuscht, nie habe ich zu Unrecht eine Niere entfernt.

Es mag der Einwand erhoben werden, daß wenigstens das Bestehen vorgeschrittener tuberkulöser Prozesse auch ohne Funktionsprüfung der Niere vor der Operation erkennbar sei, sei es durch das starre Klaffen der Harnleitermündung, ein Zeichen hochgradigster Ureteritis, oder aber durch die Pyelographie, welche die kavernösen Aussackungen des Nierenbeckens auf der photographischen Platte zeichnet, durch Pneumoradiographie des Nierenlagers, welche Buckel an der Niere erkennen läßt, oder gar schon durch die einfache Radiographie, die in vorgeschrittenen Stadien des Leidens oft Verkalkungen in der Niere sichtbar macht. Aber darauf ist zu erwidern, daß diese Untersuchungsmethoden wohl bei positivem Ausfall eine hochgradige Erkrankung der Niere bezeugen, ihr negativer Ausfall aber keineswegs anzeigt, ob es sich in der tuberkulösen Niere um wenig oder stark vorgeschrittene Prozesse handelt; denn jede dieser Methoden, die Pyelographie, die Pneumoradiographie usw. kann einen normalen Befund liefern, obschon die Niere ausgedehnt tuberkulös erkrankt ist. Zudem sind, worauf schon S. 78 hingewiesen wurde, die Pyelographie und die Pneumoradiographie des Nierenlagers bei Nierentuberkulose nicht ungefährliche Untersuchungsmethoden.

ad 4. Am wichtigsten ist die Beantwortung der Frage, *ob die zweite Niere funktionstüchtig genug ist,* um nach operativer Entfernung des tuberkulösen Schwesterorgans die Ausscheidung der harnfähigen Stoffe aus dem Körper in genügendem Maße zu besorgen. Nur durch Funktionsprüfungen der Niere ist diese Frage einigermaßen zuverlässig zu beantworten. Pyelographie, Radiographie, selbst Freilegung und Betastung der Niere geben uns ganz unzulänglichen Aufschluß.

EKEHORN rühmt sich zwar, wenigstens bei vorgeschrittener Nierentuberkulose, in 20 Fällen ohne vorausgehende Funktionsprüfung der Nieren eine Nephrektomie mit Erfolg ausgeführt zu haben. Er stützte sich in seinen Indikationen auf den Befund bei doppelseitiger Lombotomie. Diese zeige immer genügend, welche Niere zu entfernen ist. Nur einmal verlor EKEHORN einen derart Nephrektomierten an Urämie. Diesen Todesfall glaubt er zudem nicht der Entfernung der Niere zur Last legen zu müssen, da die entfernte Niere gar kein sezernierendes Parenchym mehr gehabt habe, sondern total kavernös zerstört gewesen sei. Was die Todesursache war, darüber kann man verschiedener Meinung sein; jedenfalls handelte es sich um einen operativen Todesfall. Bei den anderen von EKEHORN nach doppelseitiger Lombotomie Nephrektomierten war die Operation, wenn auch nicht todbringend, so doch jedenfalls nutzlos. Denn die meisten der ohne vorherige Untersuchung der Nierenfunktion Operierten starben alle so kurze Zeit nach dem Eingriffe, daß anzunehmen ist, die zweite Niere sei zur Zeit der Nephrektomie schon erheblich tuberkulös erkrankt gewesen. Der Zweck unserer Operationen wegen Nierentuberkulose ist aber doch sicher nicht, eine möglichst große Zahl von Nephrektomien ohne Urämie auszuführen, sondern möglichst viele Patienten zu heilen. Unheilbare mit der Operation zu plagen, ist grausam.

Keine Untersuchung gibt ohne Funktionsprüfung der Nieren genügend sicheren Aufschluß, ob die zurückzulassende Niere funktionstüchtig ist oder nicht. Wenn sich zwar beim Ureterenkatheterismus im Urin der zweiten, nicht tuberkulösen Niere weder Eiter noch andere krankhafte Beimischungen finden, oder doch nur ein geringer Eiweißgehalt, wie er bei einseitiger Nierentuberkulose im Urin der zweiten, nicht tuberkulösen Niere selten fehlt, so ist anzunehmen, daß diese zweite, offenbar von Tuberkulose freie Niere nach Exstirpation der anderen genügend funktionieren würde, um den Kranken vor Urämie zu schützen. Aber eine zuverlässige Gewähr für die Funktionstüchtigkeit der zweiten Niere bietet dieser normale Harnbefund nicht; denn eine Niere kann eiterfreien, nur leicht eiweißhaltigen, aber sonst ganz normalen Harn absondern und doch in ihrer Funktionsfähigkeit hochgradig beeinträchtigt sein. So kann eine kongenital hypoplastische Niere, eine hydronephrotische Niere, eine Niere mit Hypernephrom, sogar ausnahmsweise eine Schrumpfniere einen, abgesehen von leichtem Eiweißgehalt, normalen Harn absondern trotz ihrer hochgradigen Insuffizienz. SCHWARZ erwähnt z. B. zwei Fälle eigener Beobachtung, in denen trotz normalen Harns der restierenden Niere kurz nach der Nephrektomie Urämie mit Exitus auftrat, weil eine Nephritis chronica resp. eine arteriosklerotische Schrumpfung der zurückgelassenen Niere bestand. Auch MARION teilte einen Fall mit, in dem er auf der einen Seite eine Nierentuberkulose fand, auf der anderen Seite klaren, scheinbar normalen Harn, aber eine, wie sich erwies, hochgradig kongenital hypoplastische Niere mit ganz geringer Funktionsfähigkeit. Merkwürdigerweise äußert SCHWARZ, ungeachtet seiner oben erwähnten schlechten Erfahrungen, die Meinung, es sei die Funktionsprüfung einer Niere, die normalen Harn absondert, unnötig, da Funktionsdefekte solcher Nieren wohl möglich, aber doch äußerst selten seien. Ob er damit gewissenhaften Chirurgen aus der Seele spricht, scheint mir fraglich. Er hat immerhin unter 207 Kranken 5 gehabt, bei denen sich die zweite, normalen Harn absondernde Niere als funktionell minderwertig erwies; zwei dieser Kranken hat er nach der Nephrektomie an Urämie verloren. Dies ist beweisend genug, wie notwendig es ist, die Funktion der zweiten Niere vor einer Nephrektomie sorgfältig zu prüfen, auch wenn ihr Sekret keine krankhaften Veränderungen aufweist.

Daß wir erst recht, wenn der Urin der zweiten Niere krankhafte Veränderung aufweist, der Funktionsprüfungen dieser Niere bedürfen, um entscheiden zu können, ob eine Nephrektomie erlaubt sei oder nicht, erscheint jedem Einsichtigen klar.

ad 5. Was nützen uns nun schließlich die Funktionsprüfungen der Niere, wenn die *Nierentuberkulose doppelseitig* ist? Bei Doppelseitigkeit der Nierentuberkulose schwindet jede Hoffnung auf eine Heilung des Kranken. Aber durch die Funktionsprüfungen der Niere und den dadurch erhaltenen Aufschluß über die Ausdehnung der tuberkulösen Prozesse in jeder der beiden Nieren erhalten wir doch wertvolle Richtlinien für die Behandlung des Patienten. Sie lassen uns ermessen, ob eine Besserung des Leidens überhaupt noch möglich oder ob die Sachlage so hoffnungslos ist, daß es besser erscheint, den Kranken nur noch rein symptomatisch zu behandeln, ihm keine Opfer für Höhen- und Tuberkulinkuren usw. zuzumuten. Die uns interessierenden Fragen,

a) ob beide Nieren schwer erkrankt, oder

b) ob beide Nieren nur leicht erkrankt sind, oder

c) ob die eine der Nieren schwer, die andere leicht erkrankt ist, sind nur durch Funktionsprüfungen der Niere zu beantworten. Ein Beispiel mag dies erläutern.

Bei einem hochfiebernden Kranken finden wir im Urin beider Nieren Eiter und Tuberkelbacillen, beide Nieren deutlich vergrößert, dazu ein schlechtes Allgemeinbefinden. Dieses klinische Bild scheint mit Sicherheit für eine sehr vorgeschrittene, beidseitige Nierentuberkulose zu sprechen. Und doch kann es täuschen. Es kann auch hier die Tuberkulose der einen Niere noch ganz geringgradig sein. Das schlechte Allgemeinbefinden des Kranken mag durch die Toxinwirkung der stark kavernösen Niere bedingt, die Vergrößerung der Niere, auf der einen Seite durch Eiterretention, auf der anderen durch kompensatorische

Hypertrophie hervorgerufen sein. Eine vergleichende Funktionsprüfung der beiden Nieren wird darüber klaren Aufschluß geben und entscheiden lassen, ob eher als eine Tuberkulin- oder Höhenkur, eine Nephrektomie eine wenigstens vorübergehende Besserung im Befinden des Kranken bringen kann. Wohl würde auch eine doppelseitige operative Freilegung der Nieren die Verhältnisse etwas abklären, aber längst nicht mit so großer Sicherheit, wie die Funktionsprüfung der Niere und zudem mit sehr viel größeren Gefahren und größeren Schmerzen für den Kranken.

Alle eingangs dieses Kapitels erwähnten, zur Diagnose und Leitung der Therapie der Nierentuberkulose wichtigen Fragen verlangen zu ihrer Beantwortung eine Funktionsprüfung der Niere. Die Frage: ,,Haben wir in der Behandlung der Nierentuberkulose Funktionsprüfungen der Niere überhaupt nötig?" ist deshalb unbedingt mit ja zu beantworten. Welche Funktionsprüfungen sind nun bei der Nierentuberkulose am zweckdienlichsten?

Unter den Funktionsprüfungen der Niere sind zwei große Gruppen zu unterscheiden:

a) Methoden, die durch Untersuchung des Blutes und des Gesamtharns beider Nieren erkennen lassen, ob die Gesamtleistung der Nieren normale Grenzen erreicht oder nicht;

b) Methoden, die darauf ausgehen, den Anteil jeder der beiden Nieren an der Gesamtleistung zu bestimmen.

Daß nur die Methoden der zweiten Gruppe, die nur in Verbindung mit Harnseparation durchführbar sind, uns über die Lokalisation und die Ausdehnung der tuberkulösen Herde, sowie über die Leistungsfähigkeit jeder der beiden Nieren Aufschluß geben können, erscheint bei ruhiger Überlegung vollkommen klar. Und doch finden wir neuerdings zahlreiche Mitteilungen, besonders in der französischen Literatur, die den Glauben erwecken möchten, es sei bei Nierentuberkulose häufig gar nicht nötig, die Sekrete der beiden Nieren getrennt zu untersuchen, die Indikation zur Nephrektomie lasse sich in einfachster Weise ohne den für den Kranken lästigen Ureterenkatheterismus durch Untersuchung von Blut und Harn stellen. Die Bestimmung der sogenannten *Konstante* nach *Ambard* soll uns dies ermöglichen. Die Methodik dieser Funktionsprüfung ist Bd. II geschildert worden. Hier bleibt nur übrig, zu erwägen, was mit dieser Untersuchungsmethode in der Diagnostik und in der Indikationsstellung bei Nierentuberkulose zu erreichen ist. Diese Frage eingehend zu besprechen ist nötig, weil kein Geringerer als LEGUEU, das Haupt der französischen Urologenschule des Hôpital Necker in Paris, die Konstante Ambard als die zuverlässigste Richtlinie in der Indikationsstellung der Nephrektomie bei Nierentuberkulose rühmt und empfiehlt. Es entsteht daraus, worauf MARION mit Recht hinwies, die große Gefahr, durch die Darlegungen LEGUEUS möchten junge, noch unerfahrene Kollegen zum Schaden ihrer Kranken verleitet werden, Nephrektomien wegen Nierentuberkulose ohne genügende Indikation auszuführen. LEGUEU, der früher bei der Nierentuberkulose den Ureterenkatheterismus neben der Bestimmung der Konstante Ambard doch noch zur Bestimmung der kranken Seite als notwendig erachtete, teilte später eine große Serie von Nephrektomien wegen Nierentuberkulose mit, in denen die Indikation zur Nierenexstirpation einzig und allein gestützt auf den Stand der Konstante Ambard ohne Mithilfe des Ureterenkatheterismus gestellt wurde. Unter 437 Nephrektomien, die LEGUEU allerdings scheinbar nicht bloß wegen Tuberkulose, sondern auch zum Teil wegen Stein, Hydronephrose und anderen Leiden vornahm, wurden 187 ohne vorherigen Ureterenkatheterismus, lediglich nach Beurteilung der Nierenfunktion durch die Bestimmung der Konstante Ambard ausgeführt. Unter diesen 187 Nephrektomien ohne Ureterenkatheterismus betrug die Mortalität $4,2\%$; unter den 250 Nephrektomien mit Ureterenkatheterismus war sie $3,2\%$. Sie war also, ob der Ureterenkatheterismus verwendet wurde oder nicht, gleich klein. QUÉNU, ein Schüler von LEGUEU, bestätigte an dem noch weiter gewachsenen Beobachtungsmateriale seines Lehrers die Behauptung, daß sich die Mortalität der Nephrektomie durch Beiseitelassen des Ureterenkatheterismus bei Berücksichtigung der Konstante Ambard nicht steigere, also Urinseparation und die Funktionsprüfung jeder der beiden Nieren vor der Nephrektomie unnötig seien.

Der Beweisführung von LEGUEU und QUÉNU ist jedoch entgegenzuhalten, daß sie sich auf die Statistik, die sie vorlegen, gar nicht stützen dürfen. Es fehlen in der Statistik genauere Angaben über die Ursache der einzelnen Operationstodesfälle. Es wird wohl nicht immer die erwähnten Todesfälle verursacht haben. Dies würde nach unseren heutigen Begriffen ja ein ganz erschreckend hoher Prozentsatz operativer Urämie sein. Es werden wohl auch tödliche Pneumonien, Embolien usw. zu der angegebenen Mortalitätsziffer beigetragen haben. Ist dies aber der Fall, dann sagt die Statistik nichts über den Wert der Konstante Ambard gegenüber dem Ureterenkatheterismus; nur ein Vergleich der Mortalität wegen Urämie wird darüber Aufschluß geben.

Die mit der Konstante Ambard gemachten Erfahrungen lassen den Optimismus von LEGUEU und QUÉNU in der Beurteilung des Nutzens der Konstante Ambard für die Nierenchirurgie, besonders für die operative Behandlung der Nierentuberkulose, nicht begründet erscheinen.

Was kann uns die Konstante Ambard, vorausgesetzt ihre von AMBARD behauptete Gesetzmäßigkeit sei wahr, bei der Nierentuberkulose im besten Falle diagnostisch helfen?

Die Konstante Ambard läßt uns wissen, ob die Gesamtfunktion der beiden Nieren eine genügende Ausscheidung der stickstoffhaltigen, harnfähigen Substanzen aus dem Stoffwechsel gewährleistet oder nicht. Über die Verteilung der tuberkulösen Veränderungen und über die Verteilung der Arbeitsleistung auf die beiden Nieren läßt sie uns völlig im Unklaren. Eine *normale Konstante Ambard* ist sowohl bei hochgradiger einseitiger Nierentuberkulose, wie auch bei schwach entwickelter doppelseitiger Tuberkulose möglich; denn wie bei dem einseitigen Leiden in der einen völlig gesund gebliebenen Niere, so können auch bei Doppelseitigkeit des Leidens neben den tuberkulösen Gewebeteilen in den beiden Nieren genügend große Bezirke des Nierenparenchyms funktionstüchtig geblieben sein, um gemeinsam die erforderliche Ausscheidung harnfähiger Substanzen zu besorgen.

Eine *schlechte Konstante Ambard* aber müßte, wenn keine der vielen Ausnahmen der AMBARDschen Regel vorliegt, wenn keine Hydrämie, kein Diabetes, kein hohes Fieber, kein hoher Kochsalzgehalt des Blutes, kein zu geringes Körpergewicht den Wert der Konstante trügerisch macht, eine ungenügende Totalfunktion der beiden Nieren beweisen.

Mit anderen Worten: Es kann die Bestimmung der Konstante, selbst wenn AMBARDS Ansichten den Tatsachen entsprechen, bei Nierentuberkulose im besten Falle nur Aufschluß geben, ob eine Nephrektomie in Frage gezogen werden darf oder nicht. Daneben aber sagt uns die Konstante Ambard über die bei Nierentuberkulose diagnostisch so wichtige Frage nach der Beteiligung jeder einzelnen der beiden Nieren am tuberkulösen Prozeß nicht das geringste; sie gibt uns gar keinen Hinweis, ob es nötig ist, eine der Nieren zu entfernen, sagt nicht, auf welcher Seite operiert werden soll. Was dieser Mangel an diagnostischem Wert der Konstante Ambard für die Praxis bedeutet, läßt sich aus LEGUEUS und seiner Schüler eigenen Mitteilungen herauslesen. Dort vernehmen wir, wie die Anwendung der Konstante Ambard mangels Mitbenutzung des Ureterenkatheterismus und der damit zu verbindenden Funktionsprüfungen der Nieren uns wieder in die Unsicherheit der allerersten Periode der Diagnostik und Therapie der Nierentuberkulose zurückwirft. LEGUEU und seine Schüler müssen, weil sie im Vertrauen auf die Konstante Ambard den Ureterenkatheterismus und die mit ihm zu verbindenden Funktionsprüfungen der beiden Nieren vernachlässigen, wieder in ausgiebigster Weise zu dem heroischen, diagnostischen Hilfsmittel der doppelseitigen Lombotomie greifen, um zu erkennen, welche der beiden Nieren zu entfernen ist. Scharf beleuchtet, ohne es zu wollen, CHEVASSU, ein Mitarbeiter LEGUEUS, die Unsicherheit des diagnostischen Vorgehens bei alleinigem Gebrauche der Konstante Ambard. Er rät dringlich, nach der Lombotomie wegen Nierentuberkulose eine vergrößerte, tuberkulös befundene Niere doch ja nur dann zu entfernen, wenn dieses Organ vollständig kavernös zerstört erscheint. Andernfalls möchte leicht der Mißgriff vorkommen, die von den beiden Nieren weniger tuberkulöse, noch einzig funktionierende, aber durch kompensatorische Hypertrophie vergrößerte Niere zu exstirpieren, den Kranken dadurch zu töten.

Aber auch, wenn durch den Ureterenkatheterismus bestimmt ist, welche der beiden Nieren die tuberkulös erkrankte oder doch die stärker an Tuberkulose erkrankte ist, wie weit sichert uns die Konstante Ambard gegen Todesfälle an operativer Urämie?

Die Konstante Ambard wird bei guter Nierenfunktion auf 0,07 berechnet. Auch bei einer Steigerung der Konstante bis auf 0,1 erachtet QUÉNU einen Nierenkranken als operabel; denn LEGUEU hat bei einer Konstante unter 0,1 nie einen Todesfall an Urämie erlebt. Es darf deshalb nach der Ansicht von QUÉNU in einem so niedrigen Wert der Konstante Ambard eine gute Gewähr für das Ausbleiben urämischer Erscheinungen nach der Nephrektomie erblickt werden. Andere Autoren machten aber dem widersprechende Erfahrungen. BEYER nephrektomierte bei normaler Konstante wegen Tuberkulose. Exitus an Urämie. Die zweite Niere war total kavernös; die entfernte hatte am unteren Pole einen großen tuberkulösen Absceß. MARION verlor einen Kranken, der eine Konstante Ambard von 0,09 zeigte, nach Exstirpation einer kavernösen Niere ebenfalls an Urämie. Die zurückgelassene Niere war noch stärker tuberkulös zerstört als die entfernte. CHEVASSU erachtet diesen Fall von MARION allerdings nicht als beweiskräftig genug, um gegen die Zuverlässigkeit der Konstante Ambard verwertet zu werden, da der Operierte hohes Fieber hatte und, wie CHEVASSU deshalb glaubt, an Hydrämie gelitten habe. Aber CHEVASSU selbst erwähnt doch auch an anderer Stelle einen Fall, in dem die Nierentuberkulose beiderseits vorgeschritten war, und wo die Konstante Ambard trotzdem normale Werte bot (0,08). Sogar im Materiale von LEGUEU sehen wir, wie wenig zuversichtlich eine gute Konstante Ambard uns stimmen darf. Wohl verlor LEGUEU bei allen Operierten, bei denen die Konstante Ambard nicht höher stand als 0,1, keinen Kranken unmittelbar anschließend an die Operation an Urämie. Dafür aber starben ihm mehrere der Kranken schon wenige Monate nach dem Eingriff urämisch. Die zurückgelassene Niere war demnach zur Zeit der Operation wohl schon recht stark tuberkulös erkrankt gewesen und die Konstante trotzdem niedrig.

Ein Normalwert der Konstante Ambard gibt uns also keine Sicherung gegen die Gefahr der operativen Urämie. Bedeutet nun anderseits eine schlechte Konstante eine Gegenanzeige der Nephrektomie bei Nierentuberkulose? LEGUEU-QUÉNU hatten, wenn sie bei einer Konstante von 0,1—0,14, also einer schlechten Konstante, nephrektomierten, die große Mortalität von 8%. Wer seine Chirurgenehre sorgfältig unbefleckt erhalten will, dürfte also bei einer Konstante über 0,1 keine Nephrektomie mehr ausführen. Aber dieser vorsichtige Chirurg würde dieser Regel wegen offenbar nicht selten einem Kranken mit Nierentuberkulose die Operation verweigern, die doch hätte Heilung bringen können. Denn RAFIN teilt die Heilung eines Kranken mit, bei dem er wegen Nierentuberkulose trotz einer Konstante Ambard von 0,28 die Nephrektomie wagte, weil durch den Ureterenkatheterismus auf der einen Seite normales Nierensekret aufzufangen war. Bei diesem Kranken sank nach der Operation die Konstante Ambard von 0,28 auf 0,07. Auch WOLFROMS und BEAUXIS-LAGRAVE, sowie MARION nephrektomierten bei Nierentuberkulose ebenfalls mit Erfolg trotz schlechter Konstante Ambard (0,13). Selbst LEGUEU hat bei Nierentuberkulose, trotz hoher Werte der Konstante Ambard von 0,196 bis 0,204 nephrektomiert. Die Konstante wurde sogar nach der Operation normal, Zeichen von Urämie traten nicht auf. Nach LEGUEU ist allerdings in solchen Fällen die Nephrektomie nur zu wagen, wenn die zu entfernende Niere bei der Freilegung als total kavernös zerstört erscheint. Besitzt sie noch funktionsfähiges Gewebe, dann exstirpiert er sie bei hoher Konstante Ambard nicht, sondern er bricht die Operation ab. Eine solche Beurteilung der Nierenfunktion während der Operation ist aber doch eine unsichere Sache. Daß übrigens, wenn die freigelegte Niere wirklich gar keinen Funktionswert mehr besitzt, ihre Exstirpation den Kranken in seiner Harnsekretionsfähigkeit nicht mehr schädigt als die Entfernung eines Lipoms am Oberschenkel, wie QUÉNU meint, ist energisch zu bestreiten. Jede Nephrektomie, auch wenn sie eine total kavernöse Niere trifft, bringt durch die Narkose, durch die mit der Operation verbundenen Zirkulationsstörungen Schädigungen der anderen Niere, welche diese, wenn sie in sehr labilem Gleichgewicht ist, zur Funktionseinstellung bringen können.

Die Konstante Ambard sagt uns also weder, ob die Nierentuberkulose ein- oder doppelseitig ist, noch, ob ein Fall operabel ist oder nicht. Ihr einziger Nutzen besteht darin, daß sie durch ihren hohen Stand zu doppelter Vorsicht bei der Nephrektomie warnt. Daß sie uns aber den Ureterenkatheterismus ersparen kann, wird wohl in Kenntnis der eben erwähnten Mitteilungen aus der Literatur niemand mehr ernstlich behaupten dürfen.

Wie die Konstante Ambard, so gibt uns auch die auf Empfehlung von KORANYI eine Weile in der Nierenchirurgie zur Kontrolle der Nierenfunktion vielfach benützte *Kryoskopie des Blutes* nur unsichere Anhaltspunkte in der Beurteilung der Nierenfunktion bei Nierentuberkulose. KÜMMELL glaubte zwar sagen zu dürfen, daß bei einem Gefrierpunkt des Blutes von — 0,54 bis — 0,6 eine Nephrektomie wegen Nierentuberkulose erlaubt sei, bei einem Gefrierpunkt unter — 0,6, zum Beispiel bei — 0,65, — 0,7 oder tiefer, aber nicht, weil sie ziemlich sicher Urämie nach sich ziehen würde. Diese Regel zeigte aber in der Praxis so viele Ausnahmen, daß sie nicht mehr als gültig anerkannt werden darf. Ich persönlich habe wiederholt, trotz eines sehr tiefen Gefrierpunktes des Blutes, mit Erfolg wegen Tuberkulose eine Nephrektomie vorgenommen. Ich exstirpierte tuberkulöse Nieren trotz des tiefen Blutgefrierpunktes von — 0,63 bis — 0,69, ja einmal sogar bei — 0,8, und erhielt Heilung des Kranken. Auch KÖNIG führte trotz eines Blutgefrierpunktes von — 0,73 eine Nephrektomie wegen Tuberkulose mit Erfolg aus.

Daß bloß technische Fehler in der Ausführung der Blutkryoskopie Widersprüche zu der KÜMMELLschen Regel vortäuschen, ist auszuschließen. Ich hatte bei meinen Kranken die Kryoskopie des Blutes stets persönlich, und zwar unter allen Kautelen vorgenommen. Die Untersuchung wurde an verschiedenen, jeweilen frisch entnommenen Blutproben in mehrtägigen Intervallen wiederholt und ergab übereinstimmende Resultate. Sie wurde auch stets unter Benützung des Luftmantels durchgeführt. Der KÜMMELLschen Regel widersprechende Beobachtungen sind außer von mir auch von anderer Seite in großer Zahl gemeldet worden. Es besteht daher kein Zweifel, daß auch bei ungewöhnlich tiefem Stand des Blutgefrierpunktes eine Nephrektomie wegen Tuberkulose Erfolg haben kann. Wertlos ist die Kryoskopie des Blutes für die Indikationsstellung der Nephrektomie wegen Tuberkulose aber trotzdem nicht. Wie eine schlechte Konstante Ambard, so ist uns auch ein abnorm tiefer Gefrierpunkt des Blutes eine wertvolle Mahnung, die Nephrektomie nur zu wagen, wenn wir uns durch ganz besonders sorgfältige und wiederholte Prüfungen der Funktion der zurückzulassenden Niere von deren genügender Leistungsfähigkeit überzeugt haben.

Ungefähr dasselbe leistet diagnostisch bei der Nierentuberkulose die *Bestimmung des Reststickstoffes* oder des Restharnstoffes im Blute. Sie ist eine wertvolle Ergänzung und Kontrolle der Kryoskopie des Blutes, da sie ungefähr bemessen läßt, wieweit die Erniedrigung des Gefrierpunktes des Blutes durch Anhäufung von Harnstoff, wieweit durch Verhaltung von Chloriden im Blute — vor allem von Kochsalz bedingt ist. Dauernd über 80 mg pro 100 ccm Serum hinausgehende Mengen von Restharnstoff müssen als Zeichen einer Niereninsuffizienz gewertet werden.

Nicht viel weiter in der Beurteilung der Leistungsfähigkeit jeder einzelnen der beiden Nieren bringen uns die *am Gesamtharn des Kranken vorgenommenen Funktionsprüfungen*: die Messung der täglich ausgeschiedenen Harnstoffmengen, die Verdünnungs- und Konzentrationsproben, die Kryoskopie des Gesamturins, die Farbstoffausscheidungsproben usw. Alle diese Untersuchungsmethoden lassen uns etwas sicherer als die Blutproben erkennen, ob überhaupt noch so viel funktionstüchtiges Gewebe in den Nieren vorhanden ist, daß eine Nephrektomie in Frage gezogen werden darf. Den Entscheid aber, ob eine Nephrektomie wirklich angezeigt ist, und auf welcher Seite sie nötig erscheint, bringen sie nicht. Nur die *Untersuchung der von beiden Nieren getrennt aufgefangenen Nierensekrete* gibt uns über diese Fragen Aufschluß.

Absolute Werte der Nierenleistungsfähigkeit zu messen, ist uns nicht möglich. Dagegen können wir aus dem Vergleich der Funktionsleistungen der beiden, mit derselben Aufgabe belasteten Nieren Schlüsse auf deren relative Leistungsfähigkeit ziehen.

Ein Vergleich der Sekretionsleistung beider Nieren ist uns in zuverlässiger Weise nur möglich, wenn die Sekrete beider Nieren getrennt aufgefangen und getrennt untersucht werden, was bei der Nierentuberkulose nur durch den Ureterenkatheterismus in genügend sicherer Weise möglich wird. Immerhin steht uns *eine* Methode zur Verfügung, ohne solche mechanische Harntrennung eine vergleichende Untersuchung der Funktion beider Nieren auszuführen. Dies ist die Methode der Indigo-Chromocystoskopie. Die *Indigoprobe*, in dieser Weise verwendet, gibt allerdings längst nicht so zuverlässigen Aufschluß, wie in Verbindung mit dem Ureterenkatheterismus. Aber sie erlaubt doch eine vorläufige Orientierung über den Funktionswert der beiden Nieren und damit über die Lokalisation und Ausdehnung der Tuberkulose.

Was sagt eine gute Indigoausscheidung, was eine schlechte? Scheidet eine Niere Indigocarmin 6—10 Minuten nach intramuskulärer Injektion reichlich aus, so bietet dies eine weitgehende Gewähr dafür, daß diese Niere funktionstüchtig genug ist, nach Exstirpation der anderen Niere die zur Erhaltung des Stoffwechselgleichgewichtes nötige Harnausscheidung allein zu bewältigen. Tausende von Beobachtungen beweisen dies (Suter, Thomas). Auch ich selbst habe an meinem eigenen Materiale, das über 600 Nephrektomien wegen Nierentuberkulose umfaßt und an dem ich die Indigoprobe regelmäßig anwandte, nie einen Todesfall an Urämie gehabt, wenn die Indigoausscheidung der zurückgelassenen Niere sich vor der Operation als gut erwies. Eine *sichere* Garantie vor jeder Gefahr der Urämie bietet die Indigoprobe aber natürlich trotzdem nicht. Es sind ganz vereinzelte Fälle bekannt, in denen trotz vordem guter Indigoausscheidung der zurückgelassenen Niere nach der Nephrektomie Exitus unter den Erscheinungen von Oligurie oder Anurie und Herzschwäche eintrat (Gaudy, Kleinknecht [s. S. 123]).

Derartige Todesfälle werden kaum je ganz zu vermeiden sein. Sie als Beweise eines Versagens unserer Funktionsprüfungen der Nieren hinzustellen, geht nicht an. Keine Funktionsprüfung der Nieren kann alle Schädigungen voraus- sehen lassen, welche die zurückgelassene Niere während und nach der Operation treffen. Sind diese Schädigungen einmal ungewöhnlich groß, so wird die vor der Operation suffiziente Niere nach der Operation ausnahmsweise insuffizient werden können.

Jedenfalls vermögen die vereinzelt gemeldeten Fälle scheinbarer Urämie trotz guter Indigoausscheidung nichts an der Tatsache zu ändern, daß eine gute Indigoausscheidung eine weitgehende Gewähr für die Suffizienz der Niere bietet. Schon dies allein verleiht der Indigoprobe einen unbestreitbar großen, funktionell-diagnostischen Wert. Die Forderung, vor jeder Nephrektomie die Ausscheidungsfähigkeit der Nieren durch Indigo zu prüfen, ist deshalb wohl berechtigt.

Mehr als die Funktionstüchtigkeit der Niere beweist eine gute Indigo- ausscheidung nicht. Sie beweist nie, daß die Niere frei von Tuberkulose sei. Eine Niere kann trotz tuberkulöser Erkrankung Indigocarmin in normaler Weise ausscheiden, wie Blatt, Roth u. a. beobachteten. Ich selbst habe dies allerdings an meinen Kranken nie gesehen. Soweit sich dies durch operative Autopsie kontrollieren ließ, bewirkten bei meinen Kranken selbst kleine Tuberkuloseherde der Nieren stets eine merkliche Verzögerung oder Vermin- derung der Indigoausscheidung gegenüber der gesunden Niere.

Was sagt uns nun eine schlechte Indigoausscheidung der Niere bei Tuber- kulose der Harnorgane? Beginnt die Ausscheidung des Farbstoffes bei der einen Niere in 6—10, bei der anderen erst 20 Minuten oder später nach der Injektion, zudem auch dann noch in stark verminderter Intensität, so beweist dies eine Funktionsuntüchtigkeit und eine wahrscheinlich tuberkulöse Er- krankung dieser einen schlecht ausscheidenden Niere. Scheiden *beide* Nieren Indigo schlecht aus, so ist eine doppelseitige tuberkulöse Nierenerkrankung und doppelseitige Insuffizienz der Nieren wahrscheinlich. Diese Annahme ist aber erst vollberechtigt, wenn sich die schlechte Ausscheidungsfähigkeit der Nieren für Indigo in einer zweiten Kontrolluntersuchung bestätigt. Denn es kann eine schlechte Ausscheidungsfähigkeit der Nieren für Indigocarmin vorgetäuscht werden durch eine starke Polyurie oder durch eine infolge der psychischen Auf- regung des Untersuchten auftretende, längere Zeit andauernde Anurie des Kranken; sie kann auch vorgetäuscht werden durch technische Fehler, wie Injektion des Farbstoffes in das subcutane Fett statt in die Muskulatur, durch Verwendung schlechten Farbstoffes. Aber selbst wenn solche Versuchsfehler auszuschließen sind, scheint eine schlechte Indigoausscheidung beider Nieren nicht immer unbedingt eine Insuffizienz der Nieren zu beweisen; denn es sind vereinzelte Fälle von Nierentuberkulose mitgeteilt worden, in denen trotz beidseitig schlechter Indigoausscheidung eine Nephrektomie mit Erfolg durch- geführt wurde. So nephrektomierte Joseph wegen Nierentuberkulose, obschon in der besseren Niere die Indigoausscheidung erst 40 Minuten nach der Injektion eingesetzt hatte. Es handelte sich allerdings um einen Morphinisten, und Morphium wirkt, wie bekannt, verzögernd auf die Indigoausscheidung ein. Der Fall ist also nicht eindeutig. Aber auch Renner nephrektomierte sogar 8mal bei ganz schlechter Indigoausscheidung beider Nieren (erste Ausscheidung erst 17—20 Minuten nach Injektion). 3 von diesen Kranken erlagen dem Eingriff, 2 gleich tags nach der Operation, 1 nach mehreren Tagen urämisch, 5 von den 8 Kranken aber überstanden die Nephrektomie. Baetzner (l. c.)

hat 4 mal bei doppelseitigem schlechtem Ausfall der Indigocarminprobe die Exstirpation der einen stark kavernösen, tuberkulösen Niere mit Erfolg ausgeführt, WESTERBORN 1 mal.

Diese Fälle, an deren genauen und zuverlässigen Beobachtungen zu zweifeln kein Grund ist, lehren, daß eine doppelseitig schlechte Indigoausscheidung kein sicherer Beweis der Insuffizienz beider Nieren ist. Es fehlen leider in diesen Fällen Angaben über den Ausfall anderer Prüfungen auf Niereninsuffizienz (Reststickstoff oder Gefrierpunkt des Blutes, Verdünnungs- und Konzentrationsproben am Gesamturin usw.). Jedenfalls aber zeigen sie, daß eine doppelseitige schlechte Indigoausscheidung an sich allein bei Nierentuberkulose keine unbedingte Kontraindikation der Nephrektomie bildet. Wie gefährlich es aber ist, trotz schlechter Indigoausscheidung beider Nieren eine Nephrektomie bei Nierentuberkulose zu wagen, dafür finden sich in der Literatur zahlreiche Beispiele.

BAETZNER hatte neben seinen erwähnten Erfolgen auch Mißerfolge der Nephrektomie bei schlechter Indigoausscheidung. Bei einem Kranken, bei dem auch 30 Minuten nach der Injektion noch keine Indigoausscheidung, weder von der einen, noch der anderen Niere erfolgte, wagte er die Exstirpation einer hydro-pyonephrotischen Niere, weil die operative Betastung der anderen Niere diese als normal geformt erwies, auch ein Radiogramm dieser Niere normalen Schatten ergeben hatte. Es erfolgte Exitus an Urämie. Die zweite Niere war eine tuberkulöse Kittniere, vollkommen von der Blase abgeschlossen. Daß RENNER von 8 Kranken mit schlechter Indigoausscheidung 3 an operativer Urämie verlor, ist bereits erwähnt. NIEDEN, der bei 2 Kranken wegen Nierentuberkulose die Nephrektomie wagte, obschon die Indigoausscheidung später als 20 Minuten nach der Injektion einsetzte, verlor den einen 4, den andern 11 Tage nach der Nephrektomie an Urämie. PETERS sah an der Klinik von GARRÈ 2 Kranke mit Nierentuberkulose, die trotz beidseitig schlechter Indigoausscheidung nephrektomiert wurden, anschließend an die Operation an Urämie sterben. Mein einziger Fall von Urämie, den ich bei über 600 Nephrektomien wegen Nierentuberkulose erlebte und der in die ersten Zeiten meiner Praxis fiel, hatte ebenfalls eine schlechte Indigoausscheidung. Durch eine heftige Blutung aus einer kavernösen Niere ließ ich mich damals verleiten, trotz schlechter Indigoausscheidung beider Nieren die Nephrektomie zu machen. Die Kranke starb eine Woche nach der Operation urämisch. Die verbliebene Niere war stark kavernös.

Seitdem habe ich bei Nierentuberkulose nie mehr nephrektomiert, wenn die Indigoausscheidung beider Nieren bei mehreren Kontrolluntersuchungen stets schlecht war, d. h. später als 15—20 Minuten nach der Farbstoffinjektion einsetzte und nur in geringem Grade erfolgte. Alle die Kranken mit so schlechter Indigoausscheidung starben nach verhältnismäßig kurzer Zeit unter den Zeichen der Niereninsuffizienz.

Diese Beobachtungen lehren, daß eine doppelseitige schlechte Indigoausscheidung eine Nephrektomie wohl nicht vollkommen verbietet, aber äußerst gewagt erscheinen läßt.

Wieweit ist es nun möglich, aus dem Grade der Verzögerung und Verminderung der Indigocarminausscheidung die *Ausdehnung des tuberkulösen Prozesses* innerhalb der Nieren zu bemessen?

Nach BAETZNER, STUTZIN, NIEDEN u. a. gibt die Indigoprobe keinen verläßlichen Aufschluß über die Ausdehnung des Prozesses in der Niere. Die zur Begründung dieser Behauptung beigebrachten Beobachtungen sind aber wenig zahlreich und zudem auch nicht alle beweiskräftig.

Bei dem Kranken von Stutzin wurde Indigo von der tuberkulösen Niere, und zwar bei zweimaliger Prüfung, erst nach 19 Minuten ausgeschieden, während die Farbausscheidung von der gesunden Niere das eine Mal nach 14 Minuten, das andere Mal schon nach 9 Minuten einsetzte. Das Indigo wurde also doch von der stark an Tuberkulose erkrankten Niere recht erheblich verspätet ausgeschieden. Dieser Fall spricht somit nicht, wie Stutzin meint, gegen, sondern für die Zuverlässigkeit der Indigoprobe.

Auch die Beobachtungen von Nieden scheinen mir die Indigoprobe nicht in Mißkredit bringen zu können. Nieden sah bei einer Niere mit mehreren Kavernen die Ausscheidung des Indigo schon nach 10 Minuten, gleich rasch, wie auf der gesunden Seite. Angaben über die Intensität der Ausscheidungen fehlen aber. Nieden erwähnt nur, die Intensität der Harnfärbung sei wegen der Eiterbeimischung zum Harn nicht zu bestimmen gewesen. Demgegenüber ist aber doch festzustellen, daß auch im eitrigen Urin die Blaufärbung durch Indigo in ihrem Grade sehr wohl beurteilt und verglichen werden kann, wenn der eitrige Urin durch Zentrifugieren oder Filtrieren geklärt wird. Die Beobachtung von Nieden ist deshalb nicht als einwandfrei zu betrachten. Der zweite Fall, den Nieden als Mißerfolg der Indigoprobe bucht, ist noch weniger beweisend. Es handelte sich um einen Kranken mit rechtsseitiger tuberkulöser Pyonephrose. Die rechte Niere war funktionslos; die linke scheinbar gesunde Niere schied Indigo nach 7 Minuten aus. Die daraufhin gewagte Exstirpation der kranken Niere war schwer durchzuführen. Die Eiterniere platzte; das Peritoneum wurde an zwei Stellen zerrissen. Infolge der Operation entwickelte sich eine eitrige Peritonitis, die drei Tage nach der Operation zum Tode führte. Niedens Erstaunen, daß bei der Sektion in der zurückgelassenen Niere neben hypertrophischen Prozessen starke Parenchymdegeneration zu finden war, obschon sie vor der Operation Indigo gut ausschied, ist sicher nicht gerechtfertigt. Daß die schwere Parenchymdegeneration nicht vor der Operation durch einen schlechten Ausfall der Indigoprobe angezeigt wurde, ist nicht als Versagen der Probe zu deuten. Die nephritischen Prozesse, welche Nieden an der zurückgelassenen Niere fand, könnten sehr wohl die Folge der schweren Operationsinfektion gewesen sein, wenn auch nur drei Tage zwischen Operation und Exitus lagen. Sehr scharf wendet sich Baetzner gegen die Verwertung der Indigoprobe zur Bestimmung der Ausdehnung des tuberkulösen Prozesses in der Niere. Er hat in seinem großen Materiale in den letzten zwei Jahren acht Fälle beobachtet, in denen die Indigoprobe seiner Meinung nach die Ausdehnung des tuberkulösen Prozesses schlecht angegeben hat. Einzelheiten teilt er mit, nur an einer Stelle erwähnt er, daß wider Erwarten eine Wanderniere normale Ausscheidung von Indigocarmin gegeben habe. Daß dies aber keineswegs gegen die Verwertbarkeit der Indigoprobe spricht, ist, wie mir scheint, klar; eine Wanderniere ohne wesentliche Urinstauung im Nierenbecken braucht funktionell nicht geschädigt zu sein.

Diesen im Verhältnis zu der großen Zahl von angestellten Indigoproben immerhin vereinzelten Mißerfolgen mit der Indigoprüfung ist das große Erfahrungsmaterial zahlreicher anderer Chirurgen entgegenzustellen, das die gute Verwertbarkeit der Indigoprobe zur Beurteilung der Ausdehnung der tuberkulösen Prozesse in der Niere erweist. An meinem eigenen Materiale von Nierentuberkulose erwies sich mir die Indigoprobe in Verbindung mit dem Ureterenkatheterismus ebenfalls immer als sehr brauchbar für die Beurteilung der Ausdehnung des tuberkulösen Prozesses. Ich fand bei der Nierentuberkulose die Regel stets wieder bestätigt, *daß bei geringer Verzögerung und Verminderung der Indigoausscheidung sich in der Niere nur kleine Tuberkuloseherde fanden, sich dagegen, je schlechter die Indigoausscheidung war, um so größere Gebiete des Nierenparenchyms bei der Operation von Tuberkulose ergriffen erwiesen.*

Trotz tuberkulöser Erkrankung der Niere eine normale Indigoausscheidung, eine Ausscheidung genau gleich stark und gleichzeitig wie auf der anderen, gesunden Seite fand ich an meinem Materiale kein einziges Mal. Stets, auch in den ersten Frühstadien der Nierentuberkulose, fand ich auf der tuberkulösen Seite den Beginn der Indigoausscheidung entweder 2—5 Minuten verspätet gegenüber der gesunden Seite, oder, wenn der Beginn der Farbstoffausscheidung gleichzeitig rechts wie links einsetzte, so ließ sich doch immer deutlich, besonders wenn der Urin der beiden Nieren durch Ureterkatheter aufgefangen wurde, eine geringere Blaufärbung des Urins der tuberkulösen Niere gegenüber dem Harn der gesunden Niere erkennen. Eine starke Verminderung oder Verzögerung der Indigoausscheidung, wie sie bei Frühfällen von Nierentuberkulose wiederholt beobachtet wurde, habe ich nur gesehen, wenn die kleinen Tuberkuloseherde mit einer Erweiterung des Nierenbeckens oder einer Nephrolithiasis verbunden waren.

Ein recht eindrucksvolles Beispiel, wie zuverlässig die Indigoprobe, wie trügerisch und gefährlich die heute wieder erneut benutzte Lombotomie zur Erkennung der Frühfälle von Nierentuberkulose sind, gibt STEINTHAL. Bei einer Kranken war nach Ureterenkatheteris- mus und Indigoprobe die Diagnose auf rechtsseitige Nierentuberkulose gestellt worden. Die rechte Niere und ihr Ureter erwiesen sich aber bei der operativen Freilegung äußerlich so vollkommen normal, daß STEINTHAL trotz des Eiter- und Bacillenbefundes und der vor der Operation beobachteten Verminderung der Indigoausscheidung dieser Niere an der Diagnose zweifelnd wurde. Da auch eine diagnostische Spaltung der freigelegten Niere, selbst die mikroskopische Untersuchung aus der Schnittfläche entnommener Gewebestücke keine tuberkulösen Veränderungen erkennen ließ, verzichtete STEINTHAL auf die Nephr- ektomie, nähte die gespaltene Niere und versenkte sie. Tuberkulöse Infektion des Wund- bettes und Miliartuberkulose war die Folge. Bei der Sektion fanden sich in der gespaltenen Niere zwei Tuberkuloseherde, welche die diagnostische Nierenspaltung nicht sichtbar gemacht hatte, sich aber in der verspäteten Indigoausscheidung geltend gemacht hatten. Diese Herde waren nach STEINTHALS Ansicht infolge der operativen Schädigung zum Aus- gangspunkt der Miliartuberkulose geworden. Nach dieser Erfahrung traute auch STEINTHAL in der Diagnose der Nierentuberkulose dem Ausfall der Indigoprobe mehr als der Nieren- spaltung. Vor letzterer warnt er bei Verdacht auf Nierentuberkulose dringend.

Warum schon sehr kleine Tuberkuloseherde, selbst wenn neben ihnen der größte Teil des Nierenparenchyms histologisch sich als vollkommen gesund erweist, so deutliche Verzögerung und Verminderung der Indigocarminaus- scheidung bewirken, während anderseits erhebliche Tumoren der Niere, z. B. Hypernephrome, dies nicht zu tun vermögen, ist noch nicht aufgeklärt. Möglicherweise trägt die Toxinwirkung der Tuberkuloseherde Schuld, daß schon kleine tuberkulöse Prozesse die Indigoausscheidung hemmen.

Während ich also bei Frühfällen der Nierentuberkulose die Indigoausschei- dung nie normal, sondern immer, wenn auch oft nur wenig, verzögert oder ver- mindert gefunden habe, sah ich bei vorgeschrittenen Fällen von Nierentuber- kulose die Farbstoffausscheidung immer recht erheblich verzögert und vermindert. Nie beobachtete ich bei meinen Nephrektomien wegen Tuberkulose, daß eine Niere, die sich bei der Operation als stark tuberkulös erwies, noch kurz vor der Operation eine gute Farbstoffausscheidung gegeben hätte, wie dies BAETZNER an seinem Materiale gesehen hat. Ich fand fast immer einen recht weitgehenden Parallelismus zwischen dem Grade der Behinderung der Farbstoffausscheidung und der Ausdehnung des tuberkulösen Prozesses in der Niere. Dabei ist aber das Maß der Ausdehnung des tuberkulösen Prozesses nicht nur nach Quadrat- zentimetern zu messen; man muß auch die Lokalisation der tuberkulösen Gebiete mit in Betracht ziehen. Es kann in einer Niere eine recht große Kaverne am einen Pole liegen, daneben aber der größere Teil der Niere normales Parenchym aufweisen. Eine solche Niere wird trotz der großen Kaverne eine stärkere Farb- stoffausscheidung zeigen als eine Niere, die äußerlich normal scheint, deren Papillen aber fast alle tuberkulös erkrankt sind, so daß aus keinem Markkegel Urin unbehindert abgesondert werden kann.

Gestützt auf mein erhebliches Beobachtungsmaterial muß ich deshalb fest- halten, daß die Indigoprobe diagnostisch bei der Nierentuberkulose große Dienste leistet. Sie weist nicht nur darauf hin, wo der Tuberkuloseherd in den beiden Nieren zu suchen ist; sie gibt auch über die Ausdehnung der Tuberkulose- herde recht weitgehenden Aufschluß. Daß ab und zu die Methode, wie jede Funktionsprüfung, Versager geben kann, ist nicht zu leugnen. Deshalb soll man sich denn auch in der Diagnose nicht auf diese Methode allein stützen, wie dies einzelne Autoren (JOSEPH und KLEIBER, MÜLLER u. a.) raten, sondern immer, wenn irgend möglich, zu ihrer Nachprüfung und Ergänzung noch andere Funktionsproben benützen.

In der Wahl solcher Funktionsproben soll meines Erachtens bei Nierentuberkulose nicht nur deren Zuverlässigkeit ausschlaggebend sein, sondern
auch die zum Versuche nötige Zeitdauer.

Bei Kranken mit Nieren- und Blasentuberkulose Nierenfunktionsprüfungs-
methoden anzuwenden, die durch ihre lange Dauer den Kranken nicht nur
quälen, sondern selbst schädigen können, ist zu widerraten. Eine Untersuchungsmethode, die benötigt, einen Katheter 2 und 3 Stunden lang im Ureter
liegen zu lassen, ist bei Tuberkulose zu unterlassen. Denn das lange Liegenlassen des Katheters im Ureter hat unvermeidlich Hyperämie und ödematöse
Schwellung der Ureterschleimhaut, starke Lockerung und Abschilferung des
Ureterepithels zur Folge und schafft dadurch eine starke Disposition zur Infektion.

Deshalb empfehle ich, bei Nierentuberkulose nur solche Methoden in Verbindung mit dem Ureterenkatheterismus zur Funktionsprüfung der Nieren
zu verwenden, die erlauben, die Untersuchung in $1/2$ bis höchstens $3/4$ Stunden
durchzuführen. Es fallen für mich ihrer langen Dauer wegen außer Betracht:
Die Probe der experimentellen Polyurie nach ALBARRAN, die Bestimmung der
Maxima und Minima der Harnstoffsekretion jeder Niere, die Prüfung der Ausscheidungskurve des Phenolsulfophthaleins an jeder Niere, Methoden, die alle
sicherlich recht wertvollen Aufschluß über die Leistungsfähigkeit beider Nieren
geben, die aber alle eine Urintrennung während mehr als einer Stunde verlangen.

In verhältnismäßig kurzer Zeit lassen sich dagegen durchführen:
1. *Die vergleichende Kryoskopie der beiden Nierensekrete,*
2. *die vergleichende Harnstoffbestimmung der beiden Nierensekrete,*
3. *die vergleichende Phlorrhizinprobe.*

Da die letztere, die Erzeugung der Phlorrhizinglykosurie, gleichwie die
Indigoprobe, nicht eine physiologische Sekretionstätigkeit der Nieren prüft,
empfehle ich zur Ergänzung der Indigoprobe eher die Bestimmung und Vergleichung der von jeder Niere während ungefähr einer halben Stunde ausgeschiedenen Harnstoffmengen oder die Vergleichung der Gefrierpunkte der
beiden getrennt aufgefangenen Nierensekrete. MARSAN, LEGUEU, MARION,
PASTEAU u. a. wiesen mit Recht darauf hin, daß bei keinem anderen Nierenleiden sich so regelmäßig, wie bei der Nierentuberkulose, im Harnstoffgehalt
der Nierensekrete große Unterschiede zwischen gesunder und kranker Niere
finden, wie bei der Tuberkulose. Die Bestimmung des Harnstoffgehaltes ist
deshalb für Nierentuberkulose sicher eine empfehlenswerte Funktionsprüfung.
Aber für den Praktiker, der die Untersuchung selbst durchführt, ist zu bedenken,
daß die Bestimmung des Harnstoffes im Harn bei Verwendung der zuverlässigen
Methoden ziemlich umständlich und zeitraubend, bei Verwendung der einfachen
Ureometer, z. B. nach ESBACH, AMBARD usw., ungenau ist.

Einfacher ist die vergleichende Kryoskopie der beiden Nierenharne. Am
Harne, wo nur Differenzen von mehreren $1/10$ Graden, nicht schon von $1/100$ Graden,
wie bei der Kryoskopie des Blutes, klinisch ins Gewicht fallen, darf die Kryoskopie
ohne Luftmantel ausgeführt werden; dies erlaubt, die Bestimmung des Gefrierpunktes in wenigen Minuten zu beenden.

Die Methode ist m. E. mit Unrecht etwas in Ungnade gefallen. Sie hat sich
mir in so vielen Hunderten von Untersuchungen bewährt, daß ich nicht zaudere,
sie auch jetzt noch zum Gebrauche zu empfehlen. Sie ist entschieden der
feinere Indicator für Verschiedenheiten der Sekretionsfähigkeit der beiden
Nieren als die Indigoprobe, selbst wenn diese mit dem Ureterenkatheterismus
verbunden wird. Dies ist besonders bei den Frühfällen der Nierentuberkulose
auffällig, läßt sich aber auch bei den vorgeschritteneren Nierentuberkulosen
feststellen. Die Harnkryoskopie erlaubt allerdings ebensowenig wie die anderen

Funktionsprüfungen der Nieren, aus der Untersuchung der getrennten Nierensekrete absolute Werte für die Leistungsfähigkeit der beiden Nieren zu berechnen. Der Gefrierpunkt des Harns ist ja wesentlich von der Flüssigkeits- und Nahrungszufuhr zum Organismus abhängig. Bei starker Diurese können beide Nieren, selbst wenn beide gesund sind, Harn abgeben, dessen Gefrierpunkt nahe bei 0°, jedenfalls über — 1,0, zum Beispiel bei — 0,6 bis — 0,8, steht; umgekehrt kann bei sehr geringer Flüssigkeitszufuhr eine noch nicht stark tuberkulöse Niere einen Harn mit einem Gefrierpunkt unter — 1,0 absondern. Um möglichst deutlich die Differenzen der beidseitigen Nierensekretion hervortreten zu lassen, ist es zweckmäßig, vor der vergleichenden Kryoskopie der beiden Nierenharne beim Kranken die Flüssigkeitszufuhr so zu ordnen, daß weder eine ungewöhnliche Polyurie, noch eine zu geringe Diurese besteht. Ich lasse deshalb den Kranken immer ungefähr 2 Stunden lang vor der Kryoskopie nichts mehr trinken, sorge aber dafür, daß er vor diesen 2 Stunden noch 2—3 dl nicht besonders diuretisch wirkender Flüssigkeit zu sich nimmt.

Es ist stets zu beachten, daß die tuberkulöse Niere im Beginne ihrer Erkrankung eine Reizpolyurie zeigt und Harn in größeren Mengen, aber in geringerer Konzentration ausscheidet, als das gesunde Schwesterorgan, daß aber in späteren Stadien der Nierentuberkulose das Sekret der kranken Seite nicht nur in Konzentration, sondern auch in Menge hinter der gesunden Seite zurücksteht.

Um das Verhältnis der Leistungsfähigkeit der beiden Nieren richtig zu beurteilen, muß deshalb neben dem Stande des Gefrierpunktes stets auch die Menge der beiden Nierensekrete in Rechnung gezogen werden.

Derart wird es mit Hilfe der vergleichenden Kryoskopie gelingen, in wertvoller Ergänzung der Indigoprobe einen Einblick in die sekretorische Leistung der beiden Nieren zu erhalten und ein Urteil zu gewinnen, wieweit der tuberkulöse Prozeß die kranke Niere in ihrer Funktion geschädigt hat, wieweit die gesunde Niere die kranke an Leistungsfähigkeit übertrifft.

5. Diagnostische Hilfsmittel bei Mißlingen des Ureterenkatheterismus.

Ist aus irgendwelchen Gründen eine Trennung der Nierensekrete durch Ureterenkatheterismus nicht möglich, so muß versucht werden, sich durch die *Chromocystoskopie* soweit wie irgend möglich über den anatomischen und funktionellen Zustand der beiden Nieren aufzuklären. Es ist dies immer nur ein Notbehelf. Nie erlaubt die Chromocystoskopie die Diagnose so weitgehend zu sichern, wie der Ureterenkatheterismus, nie bietet sie so sicheren Anhalt für die Wahl der Heilmethoden.

Immerhin: ist auf der einen Seite die Farbausscheidung durch die Niere gut, auf der anderen schlecht, so darf doch Einseitigkeit der Nierentuberkulose vermutet werden und ist jedenfalls die Exstirpation der schlecht ausscheidenden Niere ohne Gefahr der Urämie erlaubt. Ob aber auch ein Heilerfolg zu erwarten, ist natürlich nicht so sicher vorauszusagen, als wenn durch den Ureterenkatheterismus die Unversehrtheit der zurückgelassenen Niere festgestellt werden könnte. Ist die Ausscheidung des Indigo beiderseits schlecht, so weist dies auf eine doppelseitige Erkrankung der Nieren hin, die mit Wahrscheinlichkeit einer operativen Heilung nicht mehr zugänglich ist.

Daß nicht nur der Ureterenkatheterismus, sondern wegen zu geringer Blasenkapazität oder zu starker Trübung des Blaseninhalts auch die Chromocystoskopie unmöglich bleibt, ist selten geworden, seitdem gute Spülcystoskope den Einblick in die Blase auch bei trübem Blasenmedium meist ermöglichen und seitdem durch die Sakralanästhesie die Empfindlichkeit der Blase hochgradig gemindert werden kann, ohne durch die Anästhesie die Harnausscheidung der Nieren zu hemmen.

Ist aber ausnahmsweise bei einem Kranken mit Tuberkulose der Harnorgane die Chromocystoskopie dauernd unmöglich, so muß vorerst durch die
Verdünnungs- und Konzentrationsprobe, durch die Bestimmung des Rest-
stickstoffgehaltes und des Gefrierpunktes des Blutes, durch Farbstoffausscheidungsproben die Gesamtfunktion der Nieren geprüft werden. Beweist der
Ausfall dieser Proben eine schlechte Gesamtfunktion der Nieren, so ist daraus
auf eine doppelseitige, wahrscheinlich tuberkulöse Erkrankung der Nieren zu
schließen; ein operativer Eingriff erscheint aussichtslos. Ist das Ergebnis der
Proben aber günstig, dann besteht doch die Möglichkeit, die eine der Nieren
sei von der Tuberkulose verschont.

Ein *Radiogramm* läßt oft erkennen, welche der beiden dies sein möchte.
Denn eine stark kavernöse Niere gibt manchmal auf der photographischen
Platte deutliche, die Umrisse der Kavernen zeichnende Schatten oder Schatten-
bilder der in ihr liegenden Inkrustationen und nekrotischen Gewebe. Ein
solches Radiogramm läßt uns aber natürlich völlig im unklaren, ob die andere,
keinen Schatten von Kavernen oder Inkrustationen werfende Niere gesund sei
oder nicht. Darüber kann nach dem Mißlingen der Chromocystoskopie und der
unblutigen Urintrennung nur ein operativer Eingriff mehr oder weniger verläßlichen Aufschluß geben.

MARION empfiehlt für solche Fälle immer wieder die Ureterensondierung
von der durch Sectio alta eröffneten Blase aus. ISRAEL, KEY zogen vor, nach
extraperitonealer Freilegung der vermutlich gesunden Niere den Ureter in
seinem obersten Teile durch einen kleinen Einschnitt zu öffnen und aus ihm
Harn aufzufangen. MOTZ, KIDD u. a. entnahmen den Urin statt aus dem Ureter
aus dem inzidierten Nierenbecken. ROCHET wählte für diese Eingriffe statt der
vermutlich gesunden die vermutlich kranke Niere.

Alle diese diagnostischen Eingriffe sind für den Patienten recht mühsam und
zudem nicht ohne Gefahr. Die operative Öffnung der tuberkulösen Blase hinter-
läßt fast immer eine längere Zeit fortbestehende tuberkulöse Fistel, und eine
solche droht auch nach der diagnostischen Ureterotomie oder Pyelotomie,
wenn der ausfließende Urin Tuberkelbacillen enthält. Diese Eingriffe dürfen
deshalb nur ganz ausnahmsweise vorgenommen werden, wenn die Chromocystoskopie wirklich vollkommen unmöglich erscheint.

Ihrer Gefahren wegen wird die operative Trennung der Nierensekrete von
vielen Autoren ersetzt durch die *doppelseitige Lombotomie* mit rein äußerer
Besichtigung und Betastung der beiden Nieren, ohne Untersuchung ihres
Sekretes. Dieses Verfahren, wohl weit weniger gefährlich, gibt aber recht
unsicheren Aufschluß über die Ausbreitung der Tuberkulose in den Nieren.
Es kann eine Niere in ihrer Markschicht recht ausgedehnte Tuberkuloseherde
bergen und äußerlich dennoch ein völlig normales Aussehen, normale Konsistenz
zeigen. Sehr oft wird die tuberkulöse Infektion der Niere früher als durch
äußerlich bemerkbare Veränderungen des Parenchyms an einer derben Infiltration des obersten Ureterteiles nachweisbar. Doch auch diese Ureterinfiltration
bleibt manchmal längere Zeit trotz tuberkulöser Erkrankung der Niere aus.
Ein negativer Palpations- und Inspektionsbefund an der freigelegten Niere
läßt nie eine Erkrankung des Organs ausschließen.

Deshalb wurde vielfach zur weiteren Sicherung der Diagnose die der Tuberkulose verdächtige Niere gespalten. Dieser Eingriff ist aber bei Tuberkulose
so gefährlich, er ist schon so oft von einer Miliartuberkulose gefolgt gewesen,
daß er unbedingt unterlassen werden soll, um so mehr, als er diagnostisch auch
recht unzuverlässig ist. Denn kleine tuberkulöse Herde werden auch an der
gespaltenen und aufgeklappten Niere leicht übersehen, wie zahlreiche Erfahrungen lehren (BRAATZ, CASPER, GARNAU, ISRAEL, STEINTHAL u. a.).

E. Verlauf und Prognose der Tuberkulose der Harnorgane.

Die Tuberkulose der Harnorgane ist ein Leiden, dessen Verlauf sich in der Regel auf Jahre, ausnahmsweise sogar auf Jahrzehnte erstreckt.

Sie verursacht Beschwerden, die, wenn auch während des ganzen Verlaufes ziemlich gleich in der Art, doch sehr wechselnd in ihrer Heftigkeit sind. Schon im Beginne des Leidens sind es vorwiegend Blasenbeschwerden, die den Kranken quälen, nur ausnahmsweise Nierenkoliken oder dumpfe Nierenschmerzen. Später sind es fast ausschließlich die Blasenschmerzen und die Häufigkeit des Harndranges, die den Kranken leiden machen; sehr selten sind es Nierenbeschwerden. Den ersten Zeiten heftiger Cystitis folgen meist Zeiten spontaner Minderung der Blasenkrämpfe. Aber kaum erweckt dieser Nachlaß der Beschwerden die Hoffnung auf Genesung, so stellt sich ein unerwarteter Rückfall ein, der den Kranken in den früheren, qualvollen Zustand zurückwirft. Ab und zu hält die Besserung jahrelang an und werden die Krankheitserscheinungen so gering, daß nicht nur der Kranke, sondern auch sein Arzt an eine endgültige Heilung des Leidens glauben möchten. Aber selbst nach langer Pause treten die Beschwerden oft wieder in alter Form auf, oder es zeigt eine plötzlich auftretende Urämie, daß trotz der scheinbaren Ruhe der tuberkulöse Prozeß die Jahre hindurch wenigstens in den Nieren immer weiter um sich griff und nach und nach immer größere Teile des Nierengewebes zerstörte.

Nur ganz ausnahmsweise machen sich trotz der tuberkulösen Infektion der Harnorgane nie Harnbeschwerden geltend, so daß sogar eine totale kavernöse Zerstörung der Niere erst bei der Autopsie beachtet wird (BÉRARD, KROISS, PITHA u. a.). Aber nie bleibt die tuberkulöse Infektion der Harnorgane, insbesondere die der Nieren auf die Dauer ohne schädlichen Einfluß auf das Allgemeinbefinden der Kranken. Wohl widerstehen ihren Schädigungen einzelne Kranke lange und bleiben Jahre hindurch trotz des Leidens in einem guten Allgemeinzustande; aber in der Regel melden sich doch schon bald nach der Infektion der Niere Zeichen fortschreitender Kachexie. Durch den allmählichen Schwund der Körperkräfte wird die Ausbreitung der Tuberkulose auf außerhalb des Harnsystems gelegene Organe erleichtert, und über kurz oder lang treten bei den meisten Kranken klinische Erscheinungen extraurogenitaler Tuberkuloseherde auf. Sie fehlen zur Zeit des Todes fast nie (RAFIN).

Lebensdauer: Wie lange durchschnittlich die Kranken nach dem Beginne einer Tuberkulose der Harnorgane am Leben bleiben, wenn sie lediglich einer medikamentösen oder klimatischen, keiner operativen Behandlung teilhaftig werden, ist bei dem ungleichen Verlaufe der Krankheit schwer zu beurteilen. Nur sehr große Statistiken könnten darüber einigermaßen zuverlässige Auskunft geben.

Einzelbeobachtungen hatten schon lange bewiesen, daß Kranke mit ungeheilter Nierentuberkulose bei relativ gutem Allgemeinbefinden 10, 20, ja 30 Jahre lang am Leben bleiben können.

Eine ungefähre Schätzung der durchschnittlichen Lebensdauer der an Tuberkulose der Harnorgane Erkrankten wurde aus verschiedenen Statistiken möglich.

Nach CASPERS Mitteilungen starben von 38 operablen, aber nicht operierten Kranken mit einseitiger Nierentuberkulose 10 in den ersten drei Jahren der Krankheit.

Von HOTTINGERS Nichtoperierten waren im Laufe einer 12 jährigen Beobachtungszeit 76% ihrem Leiden erlegen und die Überlebenden litten alle, mit Ausnahme eines einzigen, stark unter den Symptomen ihrer Harntuberkulose.

Aus den Nachforschungen von KORNFELD, die sich auf mehr als 200 konservativ behandelte Nierentuberkulosen erstreckten, ergab sich, daß nur 5 der 200 Kranken den Ausbruch des Leidens länger als 6 Jahre in erträglichem Zustande überlebten.

RAFIN sah unter seinen nichtoperierten Patienten mit Nierentuberkulose 35% innerhalb der ersten 5 Jahre der Krankheit sterben, weitere 16% in den nächstfolgenden 5 Jahren. Nach seiner Beobachtung erliegen die Männer dem Leiden durchschnittlich rascher als die Frauen.

Eine von mir an die Schweizer Ärzte gerichtete Umfrage ergab, daß von 316 nichtoperierten Kranken mit Nierentuberkulose 99 = 31,3% schon im Verlaufe der ersten zwei Jahre an ihrer Erkrankung starben, 86 = 27,2% im 3.—5. Jahre. Es erlagen also mehr als die Hälfte (58%) der Kranken innerhalb der ersten 5 Jahre ihrem Leiden. Nur 20% der Kranken widerstanden der Krankheit länger als 5 Jahre, 6% lebten mehr als 10 Jahre nach Beginn der Nierentuberkulose.

Besonders rasch führt die Tuberkulose der Harnorgane zum Tode, wenn beide Nieren tuberkulös erkrankt sind (BLUM, CASPER, WILDBOLZ). Daß aber das Leiden auch bei Miterkrankung beider Nieren einen langsamen Verlauf nehmen kann, beweisen die Beobachtungen von BLUM, der zwei Kranke dieser Art noch nach 10 und nach 19 Jahren am Leben fand und von ROCHET, der zwei Kranke 10 Jahre nach Feststellung einer doppelseitigen Nierentuberkulose noch ohne wesentliche Verschlimmerung ihres Zustandes wiedersah.

I. Todesursachen.

Zur unmittelbaren Todesursache wird bald die Insuffizienz der Nieren, bald eine allgemeine Kachexie in Verbindung mit Myokarditis und Amyloidose. Sehr häufig sterben Kranke an außerhalb der Harnorgane gelegenen Tuberkuloseherden, am häufigsten an Lungentuberkulose.

Auffällig oft erliegen Kranke mit Urogenitaltuberkulose einer tuberkulösen Meningitis.

SIMMONDS hatte zuerst darauf hingewiesen, wie häufig die Genitaltuberkulose der Männer zu Meningitis führt. Bei 30% der männlichen Genitaltuberkulosen, die bei SIMMONDS zur Sektion kamen, war eine Meningitis die unmittelbare Todesursache, während von den phthisischen Männern ohne Genitaltuberkulose nur 5% an Meningitis gestorben waren. BLUM und MÜLLER ersahen aus dem Sektionsmateriale des Wiener allgemeinen Krankenhauses, daß noch mehr als die Genitaltuberkulose die Tuberkulose der Harnorgane oder ihre Kombination mit einer Genitaltuberkulose zu Meningitis Anlaß gibt. Unter 723 Leichen mit Tuberkulose der Harnorgane ohne Mitbeteiligung der Geschlechtsorgane fanden sie bei 30,7% eine tuberkulöse Meningitis als Todesursache, während die reine Genitaltuberkulose nur bei 17% zur Infektion der Hirnhäute geführt hatte. Bei dem gleichzeitigen Bestehen einer Tuberkulose der Harn- und der Sexualorgane fanden sie in 22% der Fälle eine Meningitis.

II. Die Spontanheilung der Tuberkulose der Harnorgane.

Die Tuberkulose der Harnorgane ist unzweifelhaft in der Regel ein schlimmes, in wenigen Jahren zum Tode führendes Leiden. Aber nicht ausnahmslos. Es gibt auch gutartige, tuberkulöse Infektionen der Niere und der Blase, die den Kranken in seiner Lebenskraft nur wenig mindern und ihn nach der ersten, meist ziemlich beschwerdereichen Krankheitsperiode jahre- selbst jahrzehntelang, gar, wie wiederholt beobachtet wurde, mehr als 20 Jahre lang unter geringen Leiden arbeitsfähig lassen. Ob auch spontane Heilungen der Tuberkulose der Harnorgane, besonders Heilungen der Nierentuberkulose möglich sind, ist noch umstritten. An Meldungen von solchen Spontanheilungen der Nieren- und Blasentuberkulose fehlt es zwar nicht; sie sind an Zahl sogar so groß, daß, wären sie alle wohl begründet, der Nierentuberkulose eine recht erhebliche Neigung zu spontaner Ausheilung zuzuschreiben wäre. Nun ist aber bei der Durchsicht der einschlägigen Schriften rasch zu erkennen, daß oft allzu voreilig von einer Spontanheilung der Blasen- und der Nierentuberkulose gesprochen wurde. Es wurde oft das tuberkulöse Harnleiden als geheilt angenommen, sobald beim Kranken die Blasenbeschwerden längere Zeit ausblieben und im Harne Eiterkörperchen und Tuberkelbacillen sehr spärlich geworden waren. Wie irrig es war, solche weitgehende Besserungen des Leidens gleich schon als Heilung zu deuten, bewies die weitere Beobachtung der Kranken. Denn nach Perioden monate- oder jahrelangen Stillstandes des Leidens traten wieder die alten Blasenbeschwerden auf und es ließen auch starke Ausfallserscheinungen der Nierentätigkeit erkennen, daß im Nierenparenchym trotz der vorübergehenden, scheinbaren Besserung des Leidens der tuberkulöse Zerstörungsprozeß dauernd weitergeschritten war.

Neben solchen sicher ungenügenden Belegen einer Spontanheilung der Harntuberkulose wurden aber auch einzelne Beobachtungen mitgeteilt, die wirklich das Vorkommen einer spontanen Ausheilung der Tuberkulose der Harnorgane zu beweisen schienen. Bei einer nicht unerheblichen Anzahl von Kranken mit Nieren- und Blasentuberkulose schwanden die erst recht heftigen Blasenbeschwerden vollkommen und wurde der Harn dauernd eiter- und bacillenfrei. Daß zum mindesten die vordem sicher nachgewiesene Blasentuberkulose bei diesen Kranken gänzlich ausgeheilt war, ließ sich nicht nur durch die cystoskopische Untersuchung der Blase feststellen, sondern bei einzelnen wenigen Kranken auch durch den anatomischen Befund.

In der vordem tuberkulösen Blase sah man cystoskopisch später vollkommen normale Verhältnisse oder als Überbleibsel der früheren Entzündung einzelne strahlige Narben, nirgendswo mehr Rötung und Infiltration der Schleimhaut, nirgendswo Ulcerationen. Bei mehreren meiner Kranken ließ sich post mortem selbst anatomisch in der früher stark tuberkulösen Blasenschleimhaut eine vollkommene Ausheilung der Tuberkulose feststellen. Als einziger pathologischer Befund an der Blasenschleimhaut fand sich eine auf einige Bezirke beschränkte Metaplasie des Cylinderepithels in ein breites Plattenepithel; tuberkulöse Herde oder auch nur stärkere Infiltrationsherde waren in der Blasenwand nirgends mehr zu sehen.

Daß die Blasentuberkulose spontan, ohne chirurgische Behandlung der sie erzeugenden Nierentuberkulose, ausheilen kann, ist demnach erwiesen. Nicht erwiesen aber ist die Möglichkeit einer spontanen Ausheilung der Nierentuberkulose. Wurde bei den Kranken, deren Tuberkulose der Harnorgane spontan ausgeheilt schien, die Funktion beider Nieren getrennt geprüft, so ließ sich in der Regel erkennen, daß die vermeintlich geheilte Niere gar kein Sekret mehr in die Blase abgab, daß der in der Blase angesammelte Urin lediglich von der zweiten, von der Tuberkulose bis dahin gänzlich verschonten Niere geliefert wurde. Wurde es möglich, die funktionslos gewordene, früher tuberkulöse Niere anatomisch, sei es nach Exstirpation am Lebenden, sei es post mortem zu untersuchen, so erwies sie sich durch käsig-kavernöse Prozesse völlig zerstört, oft teilweise verkreidet (Kittniere), von den unteren Harnwegen durch Vernarbung des Nierenbeckens oder des Ureters völlig abgeschlossen. Eine „Autonephrektomie" hatte stattgefunden (BRONGERSMA, CASPER, DELBET, HOCHE, LÉVY, RAFIN, RIHMER, ZUCKERKANDL u. a.).

Daß mit dieser „Autonephrektomie" nicht eine Heilung erfolgt war, ähnlich der durch Exstirpation bei Nierentuberkulose erzielten, bewies sowohl der anatomische Befund an der von den unteren Harnwegen abgeschlossenen Niere, wie auch der weitere klinische Verlauf des Leidens.

Es ließen sich bei der anatomischen Untersuchung im spärlich erhaltenen Parenchym der Niere oder in den die Kavernen trennenden Bindegewebsstreifen mikroskopisch typische, zum Teil offenkundig frische Tuberkelgruppen finden, und der Inhalt der Kavernen, auf Meerschweinchen überimpft, erzeugte oft noch eine Tuberkulose der Versuchstiere. Diesen anatomischen Befunden entsprechend wurde denn auch häufig klinisch beobachtet, wie späterhin von einer solchen vermeintlich geheilten Nierentuberkulose aus eine neue Ausbreitung des tuberkulösen Prozesses auf die Nachbarschaft der Niere stattfand oder gar eine Verschleppung der Bacillen aus der Niere in ferner gelegene Organe.

KAPSAMER teilte die Geschichte eines Kranken mit, bei dem nach jahrelang andauernder, scheinbarer Spontanheilung der Nierentuberkulose durch Autonephrektomie ein von der ausgeschalteten Niere ausgehender, perinephritischer Absceß zum Tode führte. Bei einem Kranken von BARTH gab eine abgeschlossene und geheilte Niere den Anlaß zu einem Beckenabsceß, der erst nach Exstirpation der kavernösen Niere zur Ausheilung kam. RIHMER berichtete von Fällen, in denen von der funktionslos gewordenen Niere aus die Lunge tuberkulös infiziert wurde. Ich selbst beobachtete bei einer Kranken mit völlig normalem Urin nach jahrelanger, spontaner Ausschaltung einer tuberkulösen, käsig-kavernösen Niere einen vom oberen Nierenpol ausgehenden tuberkulösen Senkungsabsceß, der längs des Psoas bis in das Schenkeldreieck abstieg und erst nach Exstirpation der kavernösen Niere ausheilte. Durch eine solche Senkung des tuberkulösen pararenalen Abscesses kann ein spondylitischer Senkungsabsceß vorgetäuscht werden, wie dies die Mitteilungen von WOLFF, KRUCKENHAGEN, REYNAUD, SMIRNOW, GENOUVILLE lehren.

Daß die abgeschlossene, kavernöse Niere, selbst wenn sie lokal keine Krankheitserscheinungen mehr macht, doch auch sehr schädigend auf den Organismus einwirkt, trat jeweilen klar zutage, wenn sie, weil nutzlos geworden, operativ entfernt wurde. Das Allgemeinbefinden des Kranken hob sich nach dem Eingriffe rasch, Kräfte und Gewicht nahmen zu, es schwanden oft vor der Nephrektomie recht beängstigende Herzbeschwerden, die als Zeichen einer Myokarditis zu deuten waren.

Ich habe zweimal bei Kranken, bei denen die Nierentuberkulose durch sog. Autonephrektomie scheinbar ausgeheilt war, eine Myokarditis auftreten sehen, für die kein anderer Grund als die Toxinwirkung der abgeschlossenen kavernösen Niere ausfindig zu machen war. Die eine Kranke erlag der Myokarditis; die andere wurde von mir trotz des normalen Harn- und Blasenbefundes nephrektomiert. Nach der Entfernung der von den unteren Harnwegen ausgeschalteten Niere bildeten sich innerhalb weniger Monate die Herzstörungen bei der Kranken ganz erheblich zurück.

Besonders auffällig wird auch häufig nach Exstirpation einer abgeschlossenen, kavernösen Niere, daß eine vor der Operation bestehende Albuminurie rasch abnimmt und allmählich völlig schwindet. Die abgeschlossene, irrtümlich als ausgeheilt eingeschätzte Niere vermag offenkundig, wenn sie auch nicht mehr Bacillen in die Harnwege abgibt, durch ihre Toxine schädigend auf ihr Schwesterorgan einzuwirken. Wie schwerwiegend diese Giftwirkung der abgeschlossenen tuberkulösen Niere auf die andere Niere des Körpers sein kann, geht aus der Erfahrung hervor, daß nicht selten nach der sog. Autonephrektomie allmählich die zweite, von Tuberkulose dauernd verschont bleibende Niere nephritisch erkrankt und der Kranke infolge dieser Nephritis ohne Tuberkulose der zweiten Niere zugrunde geht (GALLAVARDIN et RABATTU, BOUCHUT, DELBET, HEITZ-BOYER), wenn nicht noch zeitig genug die Exstirpation der abgeschlossenen, kavernösen Niere die Nephritis zur Rückbildung bringt (CARRARO, HEITZ-BOYER u. a.).

Die sog. Autonephrektomien sind deshalb unbedingt aus der Reihe der gemeldeten Spontanheilungen der Nierentuberkulose auszuscheiden. Eine wirkliche Spontanheilung der Nierentuberkulose darf nur ernstlich in Frage gezogen werden, wenn eine vordem tuberkulös befundene Niere allmählich einen wieder eiter- und bacillenfreien Harn ausscheidet, also sekretionsfähig bleibt. Heilungen dieser Art sind nur selten gemeldet worden.

Eine lange Zeit durch fortlaufend beobachtete scheinbare Spontanheilung der Nierentuberkulose wurde von mir gemeldet. Bei einer Kranken, bei der ich im Jahre 1906 im Urin der einen Niere Eiter und Tuberkelbacillen nachwies und gleichzeitig eine deutliche, wenn auch nur geringe Einbuße der Funktion der Niere, trat ohne irgendwelche Behandlung allmählich vollkommene Klärung des Harns mit Schwinden aller Harnbeschwerden ein. Wiederholte Kontrolluntersuchungen im Laufe der nächsten Jahre zeigten immer eiweiß- und eiterfreien Harn. Die letzte genaue Untersuchung im Jahre 1921, also 15 Jahre nach den ersten Krankheitserscheinungen, bewies das Andauern der scheinbaren Heilung der Nierentuberkulose. Die Tierimpfung mit dem Urin fiel negativ aus; die Blase war im cystoskopischen Bilde normal. Beide Nieren schieden Indigo 8 Minuten nach intramuskulärer Injektion in gleicher Stärke aus. Die Harnorgane waren also normal. Trotz der Heilung der Harntuberkulose war aber Patientin arbeitsunfähig durch eine frisch aufgetretene Adnextuberkulose, eine Lungentuberkulose, sowie durch eine tuberkulöse Spondylitis.

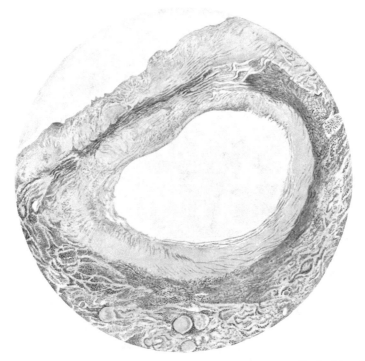

Abb. 28. Ausgeheilte tuberkulöse Kaverne der Niere. (Eigene Beobachtung.)

Eine andere, scheinbar ebenso unzweifelhafte Spontanheilung einer Nierentuberkulose teilt EKKEHORN mit.

EKKEHORN konstatierte bei einem Kranken mehrere Jahre nach Feststellung einer Nierentuberkulose einen eiter- und bacillenfreien Urin, dabei eine gute Funktion beider Nieren. Der Urin beider Nieren enthielt allerdings, wenn auch keinen Eiter und keine Bacillen, so doch reichlich Eiweiß.

Was hat nun bei diesen Kranken in der früher tuberkulös erkrankten Niere stattgefunden? Sind wirklich, wie das klinische Bild vermuten läßt, Tuberkuloseherde der Niere unter Erhaltung größerer Bezirke sekretionsfähigen Parenchyms durch Vernarbung ausgeheilt? Daß auch in der Niere tuberkulöse Herde vernarben können, ist durch zahlreiche anatomische Befunde erwiesen. Es lassen sich recht häufig in tuberkulösen Nieren bei der anatomischen Untersuchung neben fortschreitenden tuberkulösen Prozessen unverkennbar ausgeheilte Tuberkuloseherde im Gewebe finden, entweder kleine, fibröse Narben, die mitten im Parenchym zwischen Tuberkuloseherden liegen, oder aber größere

Schrumpfungsherde, die einen oder mehrere Renculi umfassen und neben einzelnen glattwandigen Höhlen mit klarem Inhalt (Abb. 28) breite Binde-gewebszüge ohne irgendwelche spezifisch tuberkulöse Gewebebildungen (Abb. 29) enthalten. Daraus zogen einzelne Autoren (Legueu, Verliac und Papin, Hallé, Castaigne u. a.) wohl etwas voreilig den Schluß, daß, weil einzelne Tuberkuloseherde der Niere vernarben können, sicherlich auch *alle* tuberkulösen

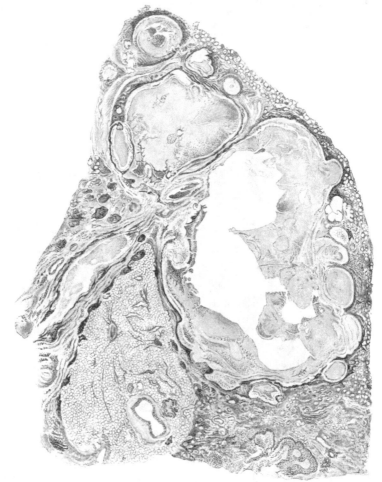

Abb. 29. Vernarbte Käseherde ohne Tuberkel, nur noch mit vereinzelten Riesenzellen. (Eigene Beobachtung.)

Herde der Niere spontan auszuheilen vermöchten. Sie hielten die Möglich-keit der spontanen Ausheilung einer Nierentuberkulose durch diese anato-mischen Befunde für erwiesen. Die Mehrzahl der Autoren gaben aber diesen anatomischen Befunden eine andere Deutung. Da neben kleinen oder großen völlig tuberkelfreien Narbenherden in anderen Teilen der Niere fast aus-nahmslos zahlreiche frische Tuberkuloseherde zu finden waren, sahen sie darin einen Beweis, daß immer nur an einzelnen Stellen der tuberkulösen Niere eine Vernarbung der Tuberkuloseherde eintritt, eine Heilung aller Tuber-kuloseherde aber offenbar nie möglich wird, da immer wieder neue Schübe der Infektion einsetzen, neue tuberkulöse Herde sich bilden und zerfallen, bis das ganze Organ durch den tuberkulösen Prozeß zerstört ist.

Welche Auslegung des anatomischen Befundes ist nun die richtige?

Der oben erwähnte, von mir mitgeteilte Fall von scheinbarer Spontanheilung einer Nierentuberkulose möchte wirklich vermuten lassen, daß die Tuberkuloseherde der Niere alle vernarbt seien. Die klinische Heilung hielt über 15 Jahre an. Zeichen eines frischen Aufflackerns des tuberkulösen Prozesses haben sich in den Harnorganen keine gezeigt. Alles scheint für eine völlige Ausheilung der Nierentuberkulose zu sprechen; aber es ist doch auch in diesem Falle zu bedenken, daß die scheinbare Heilung bedingt sein könnte durch eine Ausschaltung der tuberkulösen Parenchymherde vom Nierenbecken, so daß nur noch aus den gesunden Parenchymteilen Nierensekret ins Nierenbecken abfließt.

Beispiele einer solchen völligen Ausschaltung tuberkulöser Nierenteile vom Nierenbecken sind von verschiedenen Autoren (HEITZ-BOYER, GAUTHIER, ESCAT, ALESSANDRI) unter dem Namen der exclusion partielle du rein tuberculeux wiederholt mitgeteilt worden. Bei einzelnen Kranken mit einseitiger Nierentuberkulose wurde der vordem eitrige Urin völlig klar, frei von Eiter- und Eiweißbeimischung. Beide Nieren beteiligten sich an der Harnsekretion, die eine, früher als tuberkulös erkannte, zeigte allerdings eine Einbuße ihrer Sekretionsfähigkeit. Daß es sich dabei nur um eine Abkapselung tuberkulöser Herde, nicht um ein Erlöschen des tuberkulösen Prozesses handelte, konnte HEITZ-BOYER aus dem positiven Impfergebnis des Urinsedimentes und dem radiographischen Nachweis von Inkrustationsherden im einen Nierenpole erkennen, ALESSANDRI und GAUTHIER durch den anatomischen Nachweis geschlossener tuberkulöser Kavernen in der operativ entfernten, nicht nur eiter-, sondern sogar eiweißfreien Harn absondernden Niere.

Eine ähnliche Beobachtung wurde neuerdings auch von mir mitgeteilt: Ein Kranker mit scheinbar ausgeheilter Nebenhoden- und Prostatatuberkulose litt unter anfallsweise auftretenden, kolikartigen Schmerzen in der Gegend der rechten Niere. Sein Urin war eiweiß- und eiterfrei, ergab aber bei der Tierimpfung eine Impftuberkulose. Die Urintrennung durch Ureterkatheterismus erwies eine verminderte Ausscheidungsfähigkeit der rechten Niere für Indigo und Harnstoff, wobei aber deren Sekret eiweiß- und eiterfrei war. Da sich bei der Pyelographie der rechten Niere nur deren unterer Calyx im Schattenbilde abzeichnete, der obere Calyx scheinbar fehlte, so war anzunehmen, daß es sich entweder um eine Tuberkulose der oberen Renculi handelte oder um eine abgeschlossene Tuberkulose des oberen Nierenteiles. Bei der Operation fand sich in der Tat die obere Hälfte der Niere kavernös, mit zahlreichen Tuberkeln durchsetzt. Dabei aber war der ganze tuberkulöse Bezirk durch eine fibröse Grenzschicht vom Nierenbecken abgeschlossen, so daß nur der Harn des gesunden unteren Nierenteiles zum Abfluß kam.

Also auch bei diesen Kranken, die klinisch wirklich von ihrer Nierentuberkulose geheilt schienen, bestand keine wahre Heilung, keine Vernarbung aller tuberkulösen Herde. Es war hier eine Ausschaltung, nicht der ganzen Niere wie bei einer Autonephrektomie, sondern nur der tuberkulösen von den gesunden Nierenteilen zustande gekommen.

Alle diese genauen Beobachtungen möchten wirklich glauben machen, eine wahre Ausheilung der Nierentuberkulose sei unmöglich. Doch ist es trotzdem angezeigt, mit dem endgültigen Urteile über diese Frage noch zurückzuhalten. Die anatomischen Untersuchungen und die klinischen Erfahrungen lehren nur mit Sicherheit, daß eine spontane Ausheilung der Nierentuberkulose sehr selten ist. Sie beweisen nicht deren Unmöglichkeit. Einige anatomische Beobachtungen, allerdings nur ganz vereinzelte, sprechen vielmehr dafür, daß eine Vernarbung sämtlicher Tuberkuloseherde in einer Niere sich einstellen kann.

Die eindruckvollste Beobachtung dieser Art stammt von Castaigne. Bei einem Kranken mit nachgewiesen doppelseitiger Nierentuberkulose gingen unter interner Behandlung die vordem heftigen Beschwerden der tuberkulösen Cystitis allmählich zurück, der Urin wurde klarer und enthielt schließlich nach zweijähriger Behandlung keine Tuberkelbacillen mehr. Da aber in der einen Niere heftige Schmerzen andauerten und auch noch die Schmerzen am Ende der Miktion nicht schwanden, so wurde schließlich doch eine Niere exstirpiert. Es fanden sich in der Niere wohl noch Kavernen, aber nur solche mit glatter Wand, ohne Tuberkel im umgebenden Granulations- und Bindegewebe. Es waren auch nirgendwo anders in der Niere, auch nicht in den gut erhaltenen Teilen des Nierenparenchyms Tuberkel oder Tuberkelbacillen zu finden. Es hatte kein Ausschluß des früher tuberkulösen Gewebes stattgefunden, sondern scheinbar eine wirkliche Vernarbung.

Einen anatomischen Befund ähnlicher Art erhob Péchère bei einem an Tuberkulose Verstorbenen, bei dem allerdings zu Lebzeiten eine Nierentuberkulose nicht diagnostiziert worden war. Es fanden sich in der einen Niere harte, fibröse, große Knoten, die Péchère als narbig geheilte Tuberkuloseherde auffaßte.

Auch Kümmell beobachtete einen diesem nicht unähnlichen Fall. Einer seiner Kranken, bei dem früher ein tuberkulöser Hoden entfernt worden war, erkrankte nach einer Periode vollen Wohlbefindens an Gonorrhöe mit Cystitis, die 6 Monate lang ärztlich behandelt wurde. Nach mehreren Jahren trat scheinbar ein Rückfall der Cystitis ein. Innere Therapie war erfolglos; der Ureterenkatheterismus ergab normalen Urin von der rechten Niere, Eiterharn von der linken Niere, die funktionell minderwertig war. Tuberkelbacillen waren im Harne nicht zu finden, dagegen zeigte die Cystoskopie an der entzündeten Blasenschleimhaut scheinbar tuberkulöse Veränderungen. Die darauf hin exstirpierte linke Niere war normal groß, hatte eine stark gebuckelte Oberfläche. Die Vorwölbungen wurden gebildet durch glattwandige Höhlen, die mit dem Nierenbecken nicht in Verbindung standen. Sie waren nur stellenweise ausgekleidet mit epithelähnlichen, kubischen Zellen. Tuberkulöse Veränderungen fanden sich keine. An einzelnen Stellen der Rinde lagen Knötchen aus derbem, faserigem Bindegewebe mit einzelnen epitheloiden Zellen, seltenen Riesenzellen mit unregelmäßig verteilten Kernen. Pathologisch-anatomisch konnte dieser Befund als ausgeheilte Nierentuberkulose gedeutet werden; da aber klinisch die Nierentuberkulose nie durch Bakterienbefund sicher erwiesen worden war, blieb auch die Deutung des anatomischen Befundes fraglich.

In den sog. tuberkulösen Schrumpfnieren, wie sie von Schönberg, Ceelen, Kirch u. a. (Pathol. Anatomie, S. 20) beschrieben worden sind, dürfen wir wohl nicht eine Spontanheilung der käsigen Nierentuberkulose sehen, sondern eine eigene Form der tuberkulösen Erkrankung, bei der sich infolge besonderer Verhältnisse (geringe Zahl und geringe Virulenz der Infektionskeime, Immunitätsreaktion des Organs) gar keine typisch tuberkulösen Gewebe, sondern fast ausnahmslos unspezifische Entzündungsherde bilden. Sollten aber die Schrumpfungsherde wirklich das Ergebnis spontaner Heilungsprozesse sein, so ist zu betonen, daß dieser Heilungsvorgang das Organ ebenso zerstört, wie das Leiden selbst, nur daß das Gewebe statt durch Verkäsung und Kavernenbildung durch bloße Schrumpfung zugrunde gerichtet wird (cf. Lavenant).

Aus allen diesen Feststellungen läßt sich jedenfalls mit aller Sicherheit der Schluß ziehen, daß die spontane Ausheilung der chronischen, kavernösen Nierentuberkulose, wenn sie überhaupt vorkommt, so außerordentlich selten ist, daß mit ihr bei der Behandlung der Kranken nicht gerechnet werden darf. Die Möglichkeit einer spontanen Heilung der Nierentuberkulose ganz zu verneinen, ist aber nicht berechtigt.

F. Therapie der Tuberkulose der Harnorgane.

Eine Prophylaxe der Tuberkulose der Harnorgane ist nur in sehr beschränktem Maße möglich. Sie muß sich darauf beschränken bei tuberkulös Belasteten oder tuberkulös Erkrankten möglichst alle Schädigungen von den Harnorganen fernzuhalten. Denn durch solche kann der Boden zu einer tuberkulösen Erkrankung der Harnorgane vorbereitet werden. Es muß deshalb bei tuberkulösen Individuen jede banale oder gonorrhoische Infektion der Harnorgane besonders sorgfältig behandelt werden; allfällig gefundene Abflußhindernisse der Harnwege, wie Strikturen u. dgl. dürfen nicht unbehoben bleiben. Nieren- und Blasensteine müssen, wenn ihr Abgang auf natürlichem Wege nicht zu erzielen ist, frühzeitig operativ entfernt werden, bevor sie durch Kongestion und mechanische Reizung des Gewebes Anlaß zur Ansiedlung von Tuberkelbacillen geben.

Erfolgt trotzdem eine tuberkulöse Infektion der Harnorgane, so muß sie, darüber herrscht kein Zweifel, möglichst frühzeitig bekämpft werden. Wie dies zu geschehen hat, darüber gehen die Ansichten noch auseinander. Immerhin ist über die Hauptfragen der Therapie in den letzten Jahren eine gewisse Einigkeit erzielt worden.

I. Konservative Therapie.

Die Aussichten, schon durch eine antituberkulöse Allgemeinbehandlung des Organismus bei der Tuberkulose der Harnorgane eine Heilung zu erzielen, wie dies bei der Lungentuberkulose so häufig gelingt, mußten von vornherein sehr gering erscheinen. Denn die anatomischen, wie die klinischen Beobachtungen lehren allzu deutlich, daß leider die natürlichen Heilungstendenzen des hauptsächlichsten Herdes einer Tuberkulose der Harnorgane, des Nierenherdes, sehr gering sind. Niemand aber kann sich der Einsicht verschließen, daß, wie bei jedem tuberkulösen Leiden, auch bei der Tuberkulose der Harnorgane eine zweckmäßige Allgemeinbehandlung des Organismus wesentliches dazu beiträgt, die Heilung zu ermöglichen.

1. **Diätetische und hygienische Maßnahmen:** Die erste Sorge muß sein, den Kranken zu einer geordneten Lebensweise anzuhalten, ihn in möglichst günstige hygienische Verhältnisse zu bringen: helle, luftige Wohnung, häufiger Aufenthalt in frischer Luft. Eine eigentliche Liegekur ist unnötig, es genügt, körperliche Anstrengungen zu vermeiden. Die Nahrung soll reichlich, aber milde sein, die Neigung vieler Ärzte, Kranke mit Nierentuberkulose wie Nephritiker auf Milch- und Breidiät zu setzen, ist verwerflich. Den Patienten bekommt eine gemischte Kost besser. Zu meiden sind aber alle Genuß- und Nahrungsmittel, die erfahrungsgemäß das Nierenparenchym reizen und eine Hyperämie der Harnorgane erzeugen.

Deshalb sind zu verbieten: Alkoholica, Fleischbrühe, Gewürze und starkes Salzen der Speisen. Fleisch und Eier sollen spärlich genossen werden; die inneren Organe der Tiere (Leber, Niere, Milken und Hirn) sowie Wildbret sind unzuträglich, ebenso alle konservierten Fleischspeisen. Die Nahrung hat zur Hauptsache aus Milch- und Mehlspeisen, Gemüse und gekochtem Obst zu bestehen.

Die Kranken fühlen sich im allgemeinen bei reichlicher Flüssigkeitszufuhr wohler als bei geringer. Ein verdünnter Urin scheint die tuberkulösen Schleimhäute der Harnwege weniger zu reizen als ein hochgestellter. Deshalb muß stets für genügende Diurese gesorgt werden. Eigentliche Mineralwasserkuren sind aber nicht angezeigt.

Ein wichtiges, leider aber nicht jedem Kranken erreichbares Kampfmittel gegen die Tuberkulose ist die Klimatotherapie. Welches Klima dem Kranken mit Nieren- und Blasentuberkulose am besten bekommt, ist nicht nach einem allgültigen Schema zu entscheiden. Je nach der Konstitution des Kranken ist bald mehr ein Aufenthalt an der See, bald mehr ein längeres Verweilen in einem Höhenklima anzuraten. Selten wurden durch die trockene Wüstenluft und die Sonne Ägyptens Besserungen in den tuberkulösen Harnorganen erzielt.

Eine systematische Heliotherapie im Hochgebirge hebt das Allgemeinbefinden der Kranken mit Nieren- und Blasentuberkulose häufig ganz außerordentlich. Doch darf man von ihr nie eine Ausheilung der Nierentuberkulose erwarten. Eine solche ist noch nie durch Heliotherapie erreicht worden, selbst wenn diese jahrelang fortgesetzt wurde. Es haben sich denn auch alle Heliotherapeuten überzeugen müssen, daß sich die Nierentuberkulose der Sonnenbehandlung gegenüber lokal refraktär verhält (HARRAS). Bei meinen Operationen an lange besonnten Nieren war immerhin eine auffällig starke Vascularisation und Bindegewebsneubildung in den Nierenhüllen festzustellen. Wenn auch die Heliotherapie nicht heilend auf die tuberkulöse Niere selbst wirkt, so hat sie doch auf die Tuberkulose der unteren Harnwege einen sehr günstigen Einfluß, besonders wenn einmal die tuberkulöse Niere entfernt worden ist. Direkte Besonnung der Blase ist allerdings besser zu vermeiden, um nicht allzu starke lokale Reizerscheinungen zu erhalten. Gut darauf zu achten ist auch, daß während oder sofort nach Besonnung der starke Flüssigkeitsverlust des Organismus durch Wasserzufuhr gedeckt wird. Andernfalls löst die starke Konzentration des Harnes häufig Blasenkrämpfe aus.

Es wurde auch davor gewarnt, während einer Sonnenkur nie gleichzeitig eine Tuberkulinbehandlung durchzuführen. Wie ROLLIER habe aber auch ich nie Schädigungen bei gleichzeitiger Anwendung der beiden Heilfaktoren beobachtet.

Tröstlich für Kranke, die weder Wüstenluft, noch Bergessonne aufsuchen können, ist, daß auch ein einfacher, monatelanger Aufenthalt in reiner Landluft Besserung bringen kann.

2. Medikamentöse Therapie: Wohl alle Medikamente, die im Laufe der Jahre gegen die Tuberkulose empfohlen wurden, sind auch am Kranken mit Tuberkulose der Harnorgane versucht worden. Doch keines von ihnen vermag die Tuberkulose der Harnorgane zu heilen. Am besten wirken noch die Kreosot- und Jodpräparate, sowie das Methylenblau. Wie gering die Erfolge medikamentöser Therapie bei der Tuberkulose der Harnorgane sind, geht aus den statistischen Mitteilungen über das Schicksal der nichtoperierten Kranken mit Tuberkulose der Harnorgane hervor.

CASPER war der erste, der sich über den Ausgang des Leidens bei allen seinen nichtoperierten Kranken mit Nieren- und Blasentuberkulose erkundigte. Von den Kranken, die noch operationsfähig waren, jedoch eine Operation verweigerten, 38 an Zahl, starben 10 nach 2—3 Jahren; bei 3 der Überlebenden kam das Leiden zu einem jahrelangen Stillstande, sogar zu weitgehendem Rückgange der Krankheitssymptome, nicht aber zur Heilung. Alle anderen Kranken aber litten jahrelang in unvermindertem Maße an ihren Harnbeschwerden.

Von 28 konservativ behandelten Kranken BLUMS starben alle bis auf 2 innerhalb weniger Jahre. Die Überlebenden waren dauernd durch Urinbeschwerden gequält.

EKEHORN verfolgte das Schicksal von 29 Kranken mit Nierentuberkulose, die er einer konservativen Behandlung unterzogen hatte. 15 von diesen waren zur Zeit der Nachfrage ihrer Tuberkulose erlegen, 6 waren nachträglich anderswo operiert worden, 8 nur waren, obschon nicht operiert, am Leben geblieben. Bei ihnen dauerte die Krankheit schon 5 bis 10 Jahre. 4 von diesen Kranken hatten keine Beschwerden mehr. Einer genauen Untersuchung wurden sie nicht unterzogen; es ist deshalb unsicher, in welchem Zustande ihre Harnorgane waren.

Bei mehr als 300 nicht operierten Kranken mit Tuberkulose der Harnorgane, die ich beobachtet habe, ist bei einem einzigen eine scheinbare Heilung eingetreten (S. 107). Unterblieb die Operation wegen Doppelseitigkeit der Nierentuberkulose, so trat der Tod danach meist im Verlauf von 2—3 Jahren ein; selten widerstanden die Kranken der doppelseitigen Nierentuberkulose eine größere Zahl von Jahren. Bei den Kranken mit einseitiger Nierentuberkulose, die eine Operation verweigerten, war die durchschnittliche Lebensdauer länger. Doch blieben bei der überwiegenden Mehrzahl von ihnen die Harnbeschwerden bis ans Lebensende fortbestehen.

HOTTINGER konnte über 63 Kranke mit nicht operierter Nierentuberkulose nach längerer Beobachtungsdauer Nachrichten erhalten, 76% waren zur Zeit der Nachfrage ihrem Leiden erlegen, die einen nach verhältnismäßig kurzer Zeit, die anderen allerdings erst nach einer längeren Reihe von Jahren, ja bis 20 Jahre nach Feststellung der Nieren- und Blasentuberkulose. Die Überlebenden litten alle andauernd unter ihrer Tuberkulose der Harnorgane, ausgenommen ein einziger Patient, bei dem durch Autonephrektomie wenigstens vorübergehend die Beschwerden geschwunden waren.

KORNFELD erhielt über das Schicksal von über 200 nicht operativ behandelten Kranken mit Nierentuberkulose Nachrichten, 104 waren noch am Leben. Bei 5 dieser Kranken lag der Ausbruch der Krankheit schon 16—23 Jahre zurück. Bei keinem von ihnen war eine Heilung festzustellen. Die Krankheitsdauer bei den übrigen 99 Überlebenden betrug weniger als 6 Jahre, bei keinem war eine Heilung eingetreten. Genaue Angaben über die Todesfälle bei seinen Kranken fehlen. KORNFELD begnügte sich mit dem Hinweise, daß eher mehr als die Hälfte aller Patienten zur Zeit der Nachfrage bereits verstorben waren.

RAFIN gab statistische Angaben über 168 Fälle von nichtoperierter Nierentuberkulose. Im Verlaufe der ersten 2 Jahre nach dem klinischen Beginn der Krankheit sind 17,2% gestorben, im 3.—5. Jahre der Krankheit 17,8%, im 6.—10. Jahre der Krankheit 16%. Länger als 10 Jahre ertrugen nur 3% der Kranken ihre Krankheit. Eine Heilung trat bei keinem der konservativ Behandelten ein. Es ergab sich aus der Zusammenstellung von RAFIN, daß im allgemeinen die weiblichen Kranken, die nicht operativ behandelt wurden, länger am Leben blieben als die Männer. Der Durchschnitt der Lebensdauer von den ersten Symptomen der Krankheit bis zum Tode betrug bei den Männern 3 Jahre und 9 Monate, bei den Frauen 5 Jahre und 9 Monate.

Durch eine Umfrage bei zahlreichen praktischen Ärzten, die ihre Kranken mit Tuberkulose der Harnorgane ohne spezialistische Untersuchung von vornherein konservativ behandelt hatten, erhielt ich im Jahre 1910 über 316 bakteriologisch sicher erwiesene Fälle von Tuberkulose der Harnorgane genaue Auskunft. 31% der Kranken waren im Verlaufe der ersten 2 Jahre der Krankheit gestorben, 27% im 3.—5. Krankheitsjahre. Nur 6,3% starben erst 6—10 Jahre nach der Erkrankung, und bei 2,5% verzögerte sich der letale Ausgang noch länger. Nur 30% waren zur Zeit der Nachfrage noch am Leben, und bei diesen lag der Beginn der Krankheit erst kurze Zeit zurück, bei 27 Kranken nur 2 Jahre, bei 38 3—5 Jahre und nur bei weniger als einem Drittel der Überlebenden betrug die Krankheitsdauer schon mehr als 6 Jahre.

Von den noch lebenden Kranken litten zwei Drittel andauernd stark unter ihrer tuberkulösen Erkrankung der Harnorgane. Bei einem Drittel der Überlebenden, also bei etwas weniger als 10% aller Kranken, hatten sich die Krankheitszeichen so weit gemildert, daß die Kranken nicht mehr litten. Leider war keiner dieser scheinbar Geheilten genau untersucht worden, so daß jede Kenntnis des anatomischen Zustandes ihrer Harnorgane fehlt.

Von wirklicher Heilung darf bei ihnen jedenfalls nicht gesprochen werden, obschon die Besserung bei 16 dieser Kranken schon länger als 5 Jahre angedauert hatte. Denn wiederholt erfolgte bei anderen Kranken dieses Sammelmateriales nach jahrelanger Scheinheilung plötzlich der Tod an Urämie, hatte also der tuberkulöse Prozeß in den Nieren trotz des Rückganges der klinischen Krankheitserscheinungen immer weiter um sich gegriffen.

Wieweit die medikamentöse Behandlung einen Einfluß auf den Verlauf der Nierentuberkulose hatte, ist diesen Statistiken nicht zu entnehmen, denn sie geben über Art und Dauer der Behandlung keine genaue Auskunft. Sie zeigen aber immerhin, daß, wenn ein heilsamer Einfluß der Behandlung sich geltend gemacht hat, dieser offenbar nie genügte, eine wirkliche Heilung des Leidens zu erzielen. Die Kranken starben in der Mehrzahl innerhalb der ersten 5—6 Jahre nach Ausbruch der Nierentuberkulose, und nur wenige der Überlebenden wurden so weit beschwerdefrei, daß bei ihnen auch nur eine Scheinheilung in Frage gezogen werden durfte.

3. Tuberkulintherapie. Lange Zeit hoffte man mit Hilfe einer spezifischen Therapie erfolgreicher als mit Medikamenten und mit Klimatotherapie die Tuberkulose der Harnorgane bekämpfen zu können.

8

Schon nach den ersten Mitteilungen KOCHS über die Heilwirkung des Tuberkulins wurde die Urogenitaltuberkulose mit Tuberkulin zu behandeln versucht.
Als aber infolge unzweckmäßiger Verwendungsweise des Tuberkulins diese
Behandlung eine offenkundige Schädigung der Kranken mit Urogenitaltuberkulose brachte, wurden längere Zeit weitere Versuche einer spezifischen Therapie
der Urogenitaltuberkulose unterlassen. Erst nach einem Jahrzehnt nahmen in
Deutschland RÖHRING und auch KRUGER die spezifische Behandlung der Urogenitaltuberkulose wieder auf und berichteten Chirurgen aus England neben
vielen Mißerfolgen auch gute Erfahrungen mit der Tuberkulintherapie bei
Urogenitaltuberkulose. Von da an setzte nun allerseits eine gewaltige Anstrengung ein, die spezifische Behandlung der Urogenitaltuberkulose möglichst
wirkungsvoll zu machen. Am meisten verwendet wurden das Alt- und das Neu-
tuberkulin KOCH, die Tuberkuline von DENYS und von BÉRANECK, erst subcutan, später vorzugsweise intracutan einverleibt. Die Tuberkulindosen wurden
erst ohne Furcht vor Herdreaktionen ziemlich groß gewählt, später wurden sie
vorsichtig dem Allergiezustande des Kranken angepaßt. Es wurden mit aller
Sorgfalt nicht nur starke Allgemeinreaktionen, sondern auch die oft schaden-
bringenden, starken Herdreaktionen in der Niere und der Blase vermieden. Die
mit diesen Methoden der Tuberkulintherapie erzielten Erfolge bei Urogenitaltuberkulose wurden sehr verschieden beurteilt. Von der einen Seite klangen
die Berichte geradezu enthusiastisch, von der anderen kleinlaut, nur Mißerfolge
meldend. Es wurden auch immer wieder neue, größeren Erfolg versprechende
Vorschläge von Änderungen in der Herstellungs- und Anwendungsweise der
Tuberkuline gemacht. So blieb denn lange die Hoffnung wach, schließlich doch
zu dem von allen erstrebten Ziele zu gelangen, eine nicht allzuweit vorgeschrittene Tuberkulose der Harnorgane durch eine spezifische Therapie zur
Heilung bringen zu können. Aber diese Hoffnung schwindet allmählich dahin.
Nach mehr als 20jähriger Versuchszeit mit Tuberkulinen aller Art lautet das
Urteil über die mit der spezifischen Behandlung der Nieren- und Blasentuber-
kulose erreichten Erfolge im allgemeinen recht ungünstig.

Von den früher zahlreichen Meldungen einer Heilung der Nieren- und Blasentuberkulose durch Tuberkulin erwiesen sich bei genauer Prüfung eigentlich
alle als zu voreilig abgegeben oder gar als ungenügend begründet. Es war entweder die Beobachtung der Kranken so kurzdauernd gewesen, daß kein Verlaß
auf den Bestand der vermeintlichen Heilung gegeben war, oder es war diese
vermeintliche Heilung in der kranken Niere oft schon nach so kurzer Behandlung
mit Tuberkulin nach wenigen Monaten oder gar Wochen eingetreten (LEN-
HARTZ, LECLERC-DANDOY, MOTZ, ROSENFELD), daß schon dies allein Mißtrauen
gegen die Dauer des Heilerfolges erwecken mußte. Bei den meisten der „Geheilten" wurde denn auch, wenn sie später wieder untersucht wurden, von
neuem Eiter und Bacillen im Harne gefunden, und bei den wenigen Kranken,
bei denen nach der Tuberkulinkur der vordem tuberkulöse Harn eiter- und
bacillenfrei blieb, ließ die cystoskopische Prüfung der Nierenfunktion erkennen,
daß die nach der Tuberkulinbehandlung eingetretene Besserung nicht auf einer
Vernarbung der tuberkulösen Nierenherde, sondern auf ihrem Abschluß von den
unteren Harnwegen, auf einer sog. Autonephrektomie beruhte (S. 105).

Bei einer solchen durch Tuberkulin „geheilten" Kranken entfernte ich bald nach Abschluß der als erfolgreich eingeschätzten mehrjährigen Tuberkulinkur die beistehend abgebildete, total verkäste Niere, die zu einem heftigen Rückfalle der Blasentuberkulose geführt
hatte (Abb. 30). Ähnliche Beobachtungen wurden von KÜMMELL, von ZUCKERKANDL, von
CATHELIN u. a. mitgeteilt.

Damit eine klinische Beobachtung als beweisend für die Heilungsmöglichkeit
einer Nierentuberkulose durch Tuberkulin gelten darf, müssen drei Bedingungen
erfüllt sein: es muß bei dem Kranken vor Beginn der Tuberkulinkur eine

tuberkulöse Erkrankung der Niere sicher erwiesen worden sein und nach der vermeintlichen Heilung muß cystoskopisch die Niere sezernierend, mit der Blase in offener Verbindung gefunden werden und drittens muß das Sekret der Niere nicht nur vorübergehend, sondern längere Zeit hindurch, d. h. mindestens 2—3 Jahre lang eiter- und bacillenfrei sein.

Dabei bestände allerdings immer noch die Möglichkeit einer Täuschung durch eine sog. partielle Ausschaltung der tuberkulösen, noch virulenten Nierenherde (s. S. 109).

Keine der in der Literatur mitgeteilten, von BERNARD und von HEITZ-BOYER besonders genau zusammengestellten Meldungen über Tuberkulinheilung der Nierentuberkulose entspricht diesen Anforderungen. Bei dem kürzlich von HOFMANN mitgeteilten Falle ist die Beobachtungszeit noch zu kurz. Der klinische Beweis für die Möglichkeit einer völligen Ausheilung der Nierentuberkulose unter Einwirkung einer Tuberkulinbehandlung steht deshalb bis jetzt noch aus, obschon doch Tausende von Kranken mit Nierentuberkulose einer spezifischen Behandlung unterworfen worden sind.

Auch anatomische Belege über die Wirkung des Tuberkulins auf die Nierentuberkulose fehlen. In den tuberkulösen Nieren, die nach langer Tuberkulinbehandlung zur anatomischen Untersuchung kamen, fanden sich nie zahlreichere Narbenherde oder stärkere Bindegewebsneubildungen rings um die tuberkulösen Herde als wie sie sonst auch in tuberkulösen Nieren,

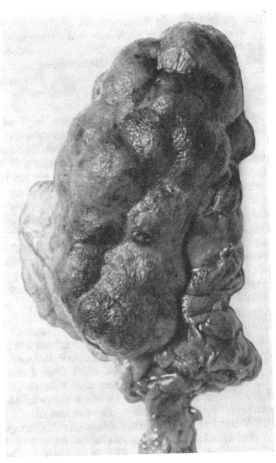

Abb. 30. Anatomischer Befund bei vermeintlicher Tuberkulinheilung einer Nierentuberkulose.

die keiner spezifischen Behandlung unterstanden hatten, gesehen werden (HOCK, KRÄMER, KÜMMELL, WILDBOLZ). Nur MORELLE fand in einer lange Zeit mit Tuberkulin DENYS behandelten Niere rings um die eine Kaverne eine stärkere Bindegewebsentwicklung, als wie er sie sonst an tuberkulösen Nieren beobachtete; aber auch hier war die starke Bindegewebswucherung nur an einer einzigen Kaverne auffällig, an den übrigen Kavernen der Niere und dem übrigen Nierenparenchym waren keine Zeichen außergewöhnlicher Neubildung von Bindegewebe zu erkennen.

Auch die experimentell am Kaninchen erzeugte Nierentuberkulose wurde durch 5—6 Monate fortgesetzte Tuberkulinkur nicht merklich heilsam beeinflußt (STUMPF).

So ist denn leider nicht zu leugnen, daß die Hoffnung, durch Tuberkulinkuren die Tuberkulose der Harnorgane zur Heilung bringen zu können, klein
geworden ist. Keines der vielen Tuberkuline erwies sich wesentlich heilkräftiger
als das andere, und auch die Partialantigene MUCHS erwiesen sich bei der Nierentuberkulose nicht als wirkungsvoll.

Die antituberkulösen Sera von MARAGLIANO, von MARMOREK, sowie das
Immunserum I. K. von SPENGLER versprechen nach den bisherigen Erfahrungen auch keine größeren Erfolge in der Behandlung der Nieren- und Blasentuberkulose als die Tuberkuline.

Wenn nun aber auch nie eine wirkliche Heilung der Nierentuberkulose
durch die spezifische Behandlung erzielt wurde, so ist doch nicht zu verkennen,
daß unter der spezifischen Behandlung sich oftmals wesentliche Besserungen
im Befinden der Kranken einstellten. Deshalb soll die spezifische Behandlung,
wenn sie auch bis jetzt eine weit geringere Heilwirkung gebracht hat, als erhofft
wurde, doch nicht ganz beiseite gelassen und verworfen werden. Sie kann uns
bei der Tuberkulose der Harnorgane in Verbindung mit chirurgischen Maßnahmen sicherlich oftmals Nutzen für unsere Kranken bringen.

Schädigungen durch die Tuberkulinbehandlung, wie sie früher oft beobachtet
wurden, treten bei vorsichtiger Dosierung und bei intracutaner statt subcutaner
Injektion des Tuberkulins wohl fast nie mehr auf. Die intracutane erlaubt
besser als die subcutane Injektion die Tuberkulindosis immer dem Allgemeinzustand des Kranken anzupassen und unerwünscht starke Herdreaktionen,
die sich in Steigerung der Blasenbeschwerden, in Vermehrung der Albuminurie,
im Auftreten von Hämaturie äußern, zu vermeiden. Auch der Gefahr einer
allzustarken Steigerung der Tuberkulinüberempfindlichkeit ist mit Hilfe der
intracutanen Injektion aus dem Wege zu gehen.

Mitteilungen über die Entwicklung einer Meningitis im Verlaufe oder im
Anschlusse an eine Tuberkulinbehandlung der Nieren- und Blasentuberkulose,
wie sie früher von KÜMMELL, HOCK, SUTER, BLUM und mir erfolgten, sind in den
letzten Jahren ausgeblieben. Vielleicht mochte auch da wieder die vorsichtigere
Dosierung in Verbindung mit der intracutanen statt subcutanen Verwendung
des Tuberkulins besser die miliare Aussaat der Bacillen vermeiden lassen, als die
früher gebräuchliche Art der Tuberkulinkuren.

Die Tuberkulinbehandlung hilft dem Kranken mit Tuberkulose der Harnorgane weniger zur Minderung der lokalen Beschwerden und zur Vernarbung
der Tuberkuloseherde in den Harnorganen, als vielmehr zur Hebung des allgemeinen Kräftezustandes. Darauf hat die Indikationsstellung zur Anwendung
des Tuberkulins bei Tuberkulose der Harnorgane Rücksicht zu nehmen.

Bei einseitiger Nierentuberkulose ist es fast nie angezeigt, eine Tuberkulinkur
anzuwenden. Es könnte dies höchstens der Fall werden, wenn irgend ein die
Tuberkulose der Harnwege begleitendes Leiden diesen großen, operativen Eingriff verbietet. Andernfalls ist bei einseitiger Nierentuberkulose nie und nimmer
eine Tuberkulinkur zu empfehlen, sondern die Nephrektomie, die nicht nur das
Allgemeinbefinden des Kranken viel rascher als die Tuberkulinkur hebt, sondern
auch eine Ausheilung aller Tuberkuloseherde in den Harnorganen bei der Mehrzahl der Kranken erzielt. Eine Tuberkulinkur ist dagegen *nach* der Operation
angezeigt, wenn trotz der Operation die Ausheilung einzelner Tuberkuloseherde in
den Harn- und Geschlechtsorganen sich verzögert und wenn das Allgemeinbefinden
des Kranken sich nur in unbefriedigendem Maße bessert. Auch dann aber soll
die Tuberkulinkur nie früher als 2—3 Monate nach der Nephrektomie einsetzen.

Bei doppelseitiger Nierentuberkulose darf eine Tuberkulinkur stets versucht
werden, wenn die Nierenfunktion in ihrer Gesamtheit noch gut erhalten ist;
die spezifische Behandlung ist sehr anzuraten, wenn trotz noch gut erhaltener

Nierenfunktion das Allgemeinbefinden stark gestört ist. Sind aber beide Nieren schon so hochgradig erkrankt, daß Zeichen der Niereninsuffizienz auftreten, dann ist von einer Tuberkulinbehandlung nur mehr Schaden zu erwarten. Der Organismus solcher Kranken ist meist derart mit Tuberkulin übersättigt, daß jede Tuberkulininjektion, auch die kleinst dosierte, nicht ertragen wird. Wiederholt starben solche Kranke nach einer an ihnen versuchten Tuberkulinkur auffällig rasch an Urämie.

Eine Tuberkulinkur möchte wohl auch bei den seltenen Kranken zu empfehlen sein, bei denen im Harne Tuberkelbacillen, aber keine Eiterkörperchen zu finden sind, bei denen also wahrscheinlich nur eine Bacillurie oder eine tuberkulöse Nephritis besteht.

II. Operative Therapie.

Die Erfahrungen der letzten Jahrzehnte haben bei Chirurgen und Nichtchirurgen der Überzeugung zum Durchbruch verholfen, daß günstige Aussichten zur Heilung einer Tuberkulose der Harnorgane wirklich nur durch eine chirurgische Behandlung des Leidens geboten werden.

Nephrotomie, partielle Nierenresektion. Versuche, durch konservative Operationen die tuberkulöse Niere und damit auch die Tuberkulose der unteren Harnwege zu heilen, brachten stets Mißerfolge und wurden deshalb bald vollkommen fallen gelassen.

Eine *Spaltung* der tuberkulösen Niere, von der durch Entleerung der tuberkulösen Kavernen eine Besserung des Nierenleidens erhofft wurde, wird heute nur noch selten empfohlen (GAYET, VERRIÈRE). Wenn auch nach ihr ab und zu das Fieber der Kranken sank und eine Milderung der Beschwerden sich einstellte, so nahm der tuberkulöse Prozeß der Nieren trotz der Nephrotomie doch immer seinen Fortgang. Was aber noch schlimmer war, es folgte der Nierenspaltung recht häufig eine miliare Aussaat der Tuberkelbacillen, so daß die Nephrotomie viel häufiger als die Nephrektomie den Tod des Kranken nach sich zog. Ausnahmsweise kann eine kleine Incision in die tuberkulöse *Niere* als Vorbereitung zur Nephrektomie angezeigt sein, wenn eine gewaltige, dünnwandige tuberkulöse Pyonephrose besteht und die andere Niere momentan infolge Toxinwirkung Zeichen von Insuffizienz aufweist.

Ebensowenig wie die Spaltung bewährte sich die *partielle Resektion* einer tuberkulösen Niere. Auch ihr folgten fast immer Rückfälle des Leidens (DELBET, ISRAEL, SCHMIEDEN, WATSON), wie dies bei der anatomischen Anordnung der Tuberkuloseherde innerhalb der Niere zu erwarten war. Vereinzelte günstige Erfolge mit der partiellen Nephrektomie, wie sie z. B. von NÄGELI aus Bonn mitgeteilt wurden, können das abfällige Urteil über die partielle Nephrektomie nicht ändern. Denn es ist doch sicher nicht zu leugnen, daß nach der partiellen Excision einer tuberkulösen Niere bei den meisten Operierten im zurückgelassenen Nierenteil noch Tuberkel bleiben werden und daß die partielle Resektion die Gefahr der Aussaat von Tuberkelbacillen in die Blutbahn in ebenso hohem Maße in sich trägt wie die Nephrotomie. Die partielle Nierenresektion ist einzig und allein angezeigt bei der tuberkulösen Erkrankung einer Hufeisenniere. Aber sie hat bei dieser anatomischen Form der Niere eigentlich mehr den Charakter der Totalexstirpation der einen von zwei Nieren. Sie gibt deshalb recht günstige Resultate (BARTH, CARLIER, CRAMER, HOFMANN, ISRAEL, MAGNUS, WEISSWANGE). Bei einem meiner Kranken, bei dem ich die tuberkulöse Hälfte einer Hufeisenniere entfernte, dauert die Heilung jetzt schon 8 Jahre ohne Störung an.

Eine operative *Ausschaltung* der tuberkulösen Niere von den unteren Harnwegen, die der tuberkulösen Blase zur Heilung verhelfen soll, ist natürlich immer
nur ein Notbehelf. Immerhin hat sie in der Form der Einnähung des Ureters
in die Leisten- oder Lendengegend bei tuberkulöser Einzelniere wiederholt
den Kranken eine wesentliche Erleichterung des Leidens, wenn auch nie eine
Heilung gebracht (ROVSING, FRANK, CASPER).

Nephrektomie. Die einzige, allerdings nur bei einseitiger Nierentuberkulose
gute Heilungsaussicht bietende Operation ist die Nephrektomie.

1. Technik der Nephrektomie.

Die Nierentuberkulose verlangt nur geringe Abweichungen von der bei
anderen Nierenleiden üblichen Technik der Nephrektomie. Wegen der Gefahr
einer tuberkulösen Infektion des Peritoneums wird von niemandem mehr ein
transperitoneales Eingehen auf die tuberkulöse Niere empfohlen, sondern ganz
allgemein das extraperitoneale.

Es wird zur extraperitonealen Freilegung der Niere meist ein lumbaler
Schrägschnitt gewählt, der die Schonung der die Bauchmuskulatur versor-
genden Nerven erlaubt und den Ureter bis ins Becken hinab verfolgen läßt.
Ihm zieht PERRET einen Querschnitt vor, der oberhalb des oberen Endes
der 12. Rippe durchgeht und die Ligatur der Nierengefäße leicht gestalten soll.
Wie CZERNY, TRÉLAT, GRÉGOIRE für Nierentumoren, empfahl CHEVASSU zur
Freilegung der tuberkulösen Niere einen Lateralschnitt vom Kreuzungspunkte
der Axillarlinie mit der 10. Rippe bis nach unten fingerbreit vor die Spina
ilei anterior. Diesem Schnitte wird der Vorzug nachgerühmt, eine Ligatur der
Nierengefäße ohne Luxation der Niere zu ermöglichen, und damit die Gefahr
zu mindern, durch Manipulationen an der tuberkulösen Niere Venentuberkel in
die Blutbahn zu entleeren und Anlaß zu miliarer Tuberkulose zu geben.

Trotz dieser Vorschläge ist der schräge Lumbalschnitt der üblichste geblieben. Er wird an dem in Seitenlage auf ein Rollkissen gelegten Kranken
vom Costolumbalwinkel aus parallel der 12. Rippe nach vorne unten gezogen
bis ungefähr zwei Finger breit über die Crista ilei externa. Wenn auch Maßhalten
in der Länge des Schnittes angebracht ist, so muß doch der Schnitt immer lang
genug gemacht werden, um genügend breiten Zugang zu der Niere zu schaffen.
Denn wichtiger als ein kleiner Schnitt ist die Möglichkeit, die Niere ohne Zerren
und Pressen luxieren und entfernen zu können. Mit der Richtung des Schnittes
fällt die Faserrichtung des Musculus obliquus externus zusammen, wenigstens
im unteren Teile des Schnittes. Der Muskel kann deshalb teilweise stumpf auseinander gedrängt werden. Die zweite Muskelschicht, gebildet aus dem Musculus
serratus posterior und dem Musc. obliquus internus, muß scharf durchtrennt
werden, wie auch die dritte Schicht des Musc. transversus und dessen Fascie.
Dabei ist sorgfältig darauf zu achten, den 12. Intercostalnerven, sowie den
Nervus ileo-hypogastricus nicht nur vor Schnitt, sondern auch vor Druck zu
schützen. Denn ein etwas stärkerer Druck oder Zug eines Wundhakens kann
den Nerven schädigen und zu monatelanger Parese der Bauchwandmuskulatur
führen. Im oberen Wundwinkel soll der Schnitt, um Raum zu schaffen, genügend
weit nach hinten in den Latissimus dorsi hinein geführt werden. Dabei ist aber
darauf zu achten, nicht allzunahe an die 12. Rippe hinanzukommen und dabei
die letzte Intercostalarterie zu verletzen, deren Ligatur nicht immer mühelos ist.
Bleibt trotz genügender Länge des Schnittes der Zugang zum oberen Pole und zu
den Hilusgefäßen ungenügend, so ist es angezeigt, die 12. Rippe zu resezieren.
Muß man, was nur ganz selten nötig ist, die 11. Rippe resezieren, so ist zu

bedenken, daß die Pleura an diese oft hinanreicht und bei der Rippenresektion verletzt werden kann. Die nach Durchtrennung des Musc. transversus in der Wunde vorliegende Fascia retrorenalis wird zur sicheren Vermeidung einer Peritonealverletzung möglichst weit dorsalwärts gespalten, danach vom unteren Pole der Niere weg das Peritoneum zurückgeschoben und der Ureter in seinem obersten Teile aufgesucht, von den Gefäßen stumpf isoliert und auf eine Strecke von ungefähr 10 cm auch nach unten aus seinen Verbindungen ausgelöst. So wird später beim Anlegen einer Zange an die Nierenhilusgefäße sein Mitfassen sicher vermieden. Bei der nun nachfolgenden, stumpfen Ausschälung der Niere muß sorgfältig eine Verletzung der Capsula fibrosa vermieden, das perirenale Fett in möglichst breiter Schicht samt der Niere ausgelöst werden. Denn in diesem Fett befinden sich häufig, besonders in den der Capsula fibrosa nahe gelegenen Schichten Tuberkel, deren Belassen in der Wundhöhle vermieden werden muß. Zu einer subkapsulären Ausschälung der tuberkulösen Niere darf man sich nur entschließen, wenn allzustarke, perirenale Schwarten eine extrakapsuläre Nephrektomie wirklich verunmöglichen. Die Niere selbst soll während der Ausschälung möglichst wenig gepreßt und gezerrt werden, um ja nicht durch Quetschungen des Gewebes einen Einbruch von Venentuberkeln in die Blutbahn zu bewirken. Die Verwendung von Nierenzangen zum Halten der Niere während der Ausschälung ist dringend zu widerraten, da mit dem Zangendruck die große Gefahr des Einpressens von Infektionskeimen in die Blutbahnen, sowie vor allem des Anreißens der Niere, des Platzens einer Kaverne verbunden ist. Die Ausschälung der Niere soll an der Vorderseite des Organs begonnen werden. Die zwischen Nierenhüllen und Peritoneum recht häufig bestehenden Verwachsungen müssen sehr vorsichtig gelöst werden, damit das Peritoneum nicht anreißt. Eine zweite Stelle, die besondere Vorsicht erheischt, ist der obere Nierenpol. Dort sind die tuberkulösen Zerstörungen des Nierenparenchyms recht oft am weitesten vorgeschritten; deshalb ist dort die Gefahr des Platzens einer Kaverne am größten.

Weitgehendste Sorgfalt zur Vermeidung jeglichen Anreißens der Niere oder des Ureters lohnt sich, da der geringste Austritt von infektiösem Sekret aus der tuberkulösen Niere mit Sicherheit zur diffusen, tuberkulösen Infektion der ganzen Wunde führt, wodurch nicht nur eine Verzögerung der Heilung der Operationswunde eintritt, sondern auch das endgültige Heilresultat gefährdet wird. Ist Urin in die Wunde ausgeflossen, dann folgt die tuberkulöse Infektion mit Sicherheit, man mag die Wunde ausspülen und tamponieren wie man will. Stets ist auch sorgfältig darauf zu achten, ob nicht zum oberen Pole eine isolierte Arterie zieht, die vor der Luxation der Niere zwischen zwei Ligaturen durchtrennt werden muß. Vom oberen Pole ist die Nebenniere sorgfältig loszulösen; ihr Einreißen bringt Blutungen, die leicht zu postoperativen Hämatomen führen. Die Nebenniere muß natürlich, wenn immer möglich, im Körper belassen werden. Ist sie aber mit den perirenalen Schwarten der Niere sehr fest verwachsen, und ist sie auch tuberkulös erkrankt, dann muß sie mit der Niere entfernt werden.

. Sobald die Niere ringsherum bis zu den Hilusgefäßen und zum Ureter ausgeschält ist, ist sie leicht aus der Wunde hervorzuziehen, wenn die Nierenhilusgefäße nicht außergewöhnlich kurz sind. Die Luxation gelingt am leichtesten, wenn zuerst der obere Nierenpol in die Wunde gedrängt und danach durch Druck von vorne auf die Bauchdecken das ganze Organ aus der Wunde vorgepreßt wird. Von verschiedenen Autoren wurde zur Erleichterung der Luxation empfohlen, den Ureter vorher zu durchtrennen. Es ist aber sicher zweckmäßiger, den tuberkulösen Ureter bis nach dem Abtrennen der Niere von den Hilusgefäßen uneröffnet zu lassen, da es nachher viel leichter ist, die Wunde gegen eine Infektion durch den tuberkulösen Ureterinhalt zu schützen. Nach der Luxation der Niere wird der Gefäßstiel mit der COLLINschen Nierenzange abgeklemmt, wobei gut darauf zu achten ist, weder den Ureter, noch das Nierenbecken mitzufassen. Peripher der Zange werden die Gefäße mit dem Messer durchtrennt, einzeln mit Schiebern gefaßt und mit Catgut erst einzeln ligiert, dann nachher noch alle zusammen durch eine unter die COLLINsche Zange gelegte Massenligatur umschnürt. Der Ureter wird danach 10—12 cm unter dem Nierenbecken, nach gutem Abdecken der umgebenden Gewebe durch Gazen zwischen zwei Klemmzangen mit dem Thermokauter durchtrennt, sein Stumpf gut verschorft und mit Jodoform bepudert, mit Catgut ligiert. Vor Schluß der Operationswunde sind sorgfältig alle Reste der Capsula adiposa, da diese Tuberkel enthalten möchte, zu entfernen. Danach werden die durchtrennten Muskelschichten in zwei Etagen mit Catgut vernäht. Zum Ureterstumpf wird ein Glasdrain eingelegt, eingehüllt in eine Xeroformgaze, die ihrerseits in ihrer peripheren Hälfte umwickelt ist mit sterilem, impermeablem Gaudaphil, wodurch die Bauchdeckenwunde gegen die Berührung mit dem durch den Drain ausfließenden Sekret geschützt wird. Der Drain wird am dritten Tag nach der Operation entfernt; die Drainstelle schließt sich meist innerhalb zwei Wochen.

Von verschiedenen Seiten wurde empfohlen, die Nephrektomiewunde nicht zu drainieren, sondern völlig zu schließen. Die an diesen Vorschlag geknüpfte Hoffnung, die Bildung von Ureterstumpffisteln zu vermeiden, hat sich nicht erfüllt. Die Fisteln wurden eher häufiger, die endgültige Wundheilung erfolgte zögernder. Deshalb wird von den meisten Chirurgen die Drainage beibehalten.

2. Versorgung des Ureterstumpfes.

Die extrakapsuläre Exstirpation der tuberkulösen Niere läßt sich fast völlig im gesunden Gewebe vornehmen, solange nicht perirenale Abscesse die Operation erschweren. Die einzige Stelle, wo immer tuberkulöses Gewebe oder doch von tuberkulösem Harn bespülte Schleimhaut durchtrennt werden muß, ist die Resektionsstelle am Ureter. Von dort droht immer die Gefahr einer tuberkulösen Infektion der Operationswunde. Diese kann mit einiger Sicherheit nur dadurch vermieden werden, daß der Ureter nicht mit Messer oder Schere, sondern stets mit einem Galvano- oder Thermokauter zwischen zwei festschließenden Klemmen durchtrennt wird, während das umliegende Gewebe aufs sorgfältigste durch rings um den Ureter eingelegte, sterile Gazen gedeckt und gegen Berührung durch die bei der Durchtrennung des Ureters abspritzenden Gewebsfetzen oder Urintropfen geschützt wird.

Aber auch, wenn es, wie meist, gelingt, während der Operation eine tuberkulöse Infektion der Wunde zu vermeiden, so droht doch immer auch nach der Operation eine Infektionsgefahr vom zurückgelassenen Ureterstumpfe her. In diesem werden fast immer Tuberkelbacillen und tuberkulöses Gewebe zurückgelassen, durch welche nachträglich die vernarbende Operationswunde infiziert werden kann. Um dieser postoperativen Infektion vom Ureterstumpf aus vorzubeugen, wurden verschiedene Verfahren empfohlen.

Einzelne Chirurgen glaubten, einen glatten Wundverlauf ohne Fistelbildung erzwingen zu können durch die Excision des ganzen Ureters bis zur Blase hinab (ALESSANDRI, GARCEAU, GIORDANO, ISRAEL, KAPSAMMER usw.) oder, wenn der Ureter bis an die Blase hinan erkrankt ist, durch Mitnahme des um den Ureter gelegenen Stückes Blasenwand (GIORDANO, KELLY). Es erwies sich aber bald, daß selbst dieses eingreifende Verfahren, durch welches die Operationsdauer natürlich wesentlich verlängert und der Eingriff erschwert wurde, keineswegs vor Fisteln schützt, daß im Gegenteil nach ihm die Fisteln eher häufiger als nach der nur teilweisen Resektion des Ureters auftraten und sie zudem, wegen des tief im Becken gelegenen Sitzes des Infektionsherdes oft einen schwereren Verlauf nahmen, als die vom hoch amputierten Ureter ausgehenden Infektionen. Es wird deshalb die Totalexstirpation des Ureters wegen Tuberkulose nur noch ausgeführt, wenn sie wegen eines bis an die Blase hinabreichenden tuberkulösen Empyems des Ureters notwendig wird.

Statt der totalen Exstirpation des Ureters wird jetzt empfohlen, entweder den Ureter hoch oben abzutragen und seinen Stumpf vor die Wunde vorzulagern oder den Ureter tiefer hinab zu resezieren und seinen Stumpf in der Wunde zu versenken.

Zur *Vorlagerung des Ureters* in die Hautwunde darf die Niere bis zum Schlusse der Operation nicht vom Ureter abgetrennt, sondern muß im Zusammenhang mit diesem durch den unteren Wundwinkel vor die Wunde vorgelagert werden. LONGARD zieht die freigemachte Niere samt dem ausgelösten Ureter durch einen besonderen, über dem Lig. Pouparti angelegten Schnitt extraperitoneal aus dem Leibe vor, REYNOLS durch einen pararectalen Schnitt. Erst nachdem Muskel- und Hautwunde bis eng an den Ureter hinan durch Nähte geschlossen sind, wird dieser außerhalb der Hautwunde ligiert und peripher der Ligatur durchtrennt. Der bleibende Ureterstumpf wird durch einige Fixationsnähte, die nur seine äußersten Schichten fassen, nicht aber in sein Inneres hineinreichen dürfen, vor der Hautwunde festgehalten, so daß seine Resektionsfläche die Wunde nirgends berührt. JUDD empfahl, den Harnleiter mit einem Gummirohr zu überziehen und ihn so von der Wundfläche fernzuhalten. Ein Zurückgleiten des Ureterstumpfes in die Wundtiefe kann derart meist vermieden werden. Nur selten mißlingt dies wegen zu raschem Durchschneiden der den Ureter fixierenden Knopfnähte (PASCHKIS und ZUCKERKANDL). Um nach der Operation möglichst bald eine Obliteration des vorgelagerten Ureterstumpfes zu erhalten, wurde empfohlen, sobald die Wunde um den Ureterstumpf vernarbt ist, in regelmäßigen Zwischenräumen 6 %ige Carbolsäure, Milchsäure oder Jodoformglycerin in das Ureterlumen von der Lende her zu injizieren.

Um eine *Versenkung des Ureterstumpfes* zu erlauben, muß der Harnleiter 10—15 cm unter dem Nierenbecken zwischen zwei Klemmen nach sorgfältigem Abdecken der umliegenden Gewebe durchtrennt, mit Catgut ligiert und sein Stumpf mit Jodoform bepudert werden.

MAYO verzichtet auf eine Ligatur des durch Abquetschen geschlossenen Ureters, um dadurch das Versenken eines Fremdkörpers in das tuberkulöse Gewebe zu vermeiden. (Dafür entsteht die Gefahr des zu frühzeitigen Ausfließens infektiösen Materiales aus dem Ureter, das zur tuberkulösen Wundinfektion führen müßte.)

Einige Chirurgen empfahlen seinerzeit, das in der Wunde zurückgelassene untere Ureterstück entweder mit Carbolsäure oder Jodtinktur zu durchspritzen (KOCHER, ISRAEL) oder die Schleimhaut dieses Ureterstückes mit einem tief in das Ureterlumen eingeführten, sehr langen Galvanokauter (KÜMMELL) zu verschorfen. Sie hofften dadurch die Vernarbung des Ureterstumpfes zu beschleunigen. Aber diese Verfahren, bei denen es nötig wird, das Ureterlumen zu eröffnen, bringen die Gefahr der Wundinfektion durch aus dem Ureter austretendes tuberkulöses Sekret. KAPSAMMER und DREESMANN zogen es deshalb vor, auf eine derartige Desinfektion des Ureterlumens während der Operation zu verzichten, den Ureterstumpf lieber nach der Operation von der Blase her durch Sublimat oder Jodoforminjektion zur Obliteration zu bringen.

Ob die Vorlagerung oder ob die Versenkung des Ureterstumpfes empfehlenswerter ist, wird noch verschieden beurteilt. Die Hoffnungen, durch Vorlagerung der Ureterschnittfläche vor die Operationswunde, die tuberkulöse Infektion vom Ureter her sicher zu vermeiden, haben sich jedenfalls nur zeitweilig unter Bildung einer trichterförmigen, schmierig belegten, lange Zeit stark sezernierenden Wundhöhle in den Körper zurück, er gab auch häufig, selbst wenn er der Wunde vorgelagert blieb, zu Fistelbildung Anlaß. Um den Ureter vorlagern zu können, muß er auf eine weite Strecke hin aus seinem Bette ausgelöst werden; seine Ernährung wird dadurch gestört. Es wird der vorgelagerte Ureter oft in erheblicher Ausdehnung nekrotisch und infiziert im Wundkanal. Wundfisteln sind deshalb bei Vorlagerung des Ureterstumpfes nicht seltener, eher häufiger als nach Versenkung des Ureters.

ISRAEL berechnete, daß nach Vorlagerung des Ureters in 16,3 % der Operationen Wundfisteln entstehen, bei Versenkung des Ureterstumpfes nur in 10,4 %.

Will man den Ureterstumpf in der Wunde versenkt zurücklassen, so ist sorgfältig darauf zu achten, daß er unter guten Ernährungsbedingungen bleibt.

Es soll daher der Ureter immer so weit reseziert werden, als er aus seinen Hüllen ausgelöst werden mußte; nur der Teil darf zurückgelassen werden, der in breiter Verbindung mit dem umliegenden Gewebe blieb. Dann wird sich keine größere Nekrose am Ureterstumpf bilden und die im Ureter liegenden Tuberkuloseherde bleiben gegenüber der Wunde geschlossen. Nur das kleine peripher der Ligatur gelegene Ureterstümpfchen, dessen Schleimhaut mit dem Thermokauter gut verschorft wurde, stirbt ab. Seitdem ich auf diesen Punkt strenge achte, ist die Zahl der Ureterfisteln bei meinen Kranken von 11% auf 7% gesunken.

Da bei keinem Operationsverfahren, weder bei der Versenkung, noch bei der Vorlagerung des Ureters eine tuberkulöse Wundfistel sicher zu vermeiden ist, empfahlen OPPEL und STEIN nach einer Nephrektomie wegen Tuberkulose auf einen primären Wundschluß zu verzichten und die Wunde offen zu lassen. Dieser Vorschlag verdient nur Beachtung, wenn die Wunde während der Operation durch Ausfließen eitrigen Urins aus der angerissenen Niere oder aus dem Nierenbecken infiziert wurde; bei einer glatt verlaufenen Nephrektomie darf er aber nicht befolgt werden. Die offene Wundbehandlung würde bei der Mehrzahl der Operierten das Krankenlager unnötig verlängern und zudem durch Bildung eines Narbenbruches oftmals eine dauernde Verminderung der Arbeitsfähigkeit bewirken.

Meines Erachtens ist es am besten, als Regel gelten zu lassen, den Ureter unter den oben genannten Bedingungen nach Catgutligatur zu versenken, den Ureterstumpf nur vorzulagern, wenn er keinen freien Abfluß nach der Blase zu haben scheint oder wenn der Ureter ungewöhnlich stark erweitert oder durch tuberkulöse Infiltration seiner Wand außergewöhnlich verdickt ist.

Ob die Operationswunde drainiert oder völlig geschlossen wird, ist von sekundärer Bedeutung. Bei vorgelagertem Ureter darf auf Drainage verzichtet werden. Bei versenktem Ureterstumpf dagegen ist das Einlegen eines Drains für 3 Tage angezeigt, nicht nur um dem in den ersten 24 Stunden nach der Operation immerhin recht reichlichen Wundsekrete Abfluß zu verschaffen, sondern auch um einen Drainagekanal zu bilden, längs dessen ein nach der Vernarbung der Wunde allfällig sich bildender tuberkulöser Ureterstumpfabsceß leichter nach außen durchbrechen kann, als wenn die Wunde ohne Drainage geschlossen worden wäre.

3. Mortalität der Nephrektomie wegen Tuberkulose.

Die Nephrektomie wegen Tuberkulose hatte früher eine hohe Operationsmortalität. Bis zum Jahre 1900 wurde sie in den Statistiken auf 18,35% berechnet, seitdem ist sie erheblich gefallen. Sammelstatistiken aus den Jahren 1910—1912 ergaben auf Tausende von Nephrektomien wegen Tuberkulose nur noch eine Mortalitätsziffer von 5,8—9,3%. Die in den letzten Jahren veröffentlichten, zum Teil recht großen Einzelstatistiken ließen bis auf wenige Ausnahmen ein noch weiteres Sinken der Operationssterblichkeit erkennen.

1. LEMBKE (1919)	37	Nephrektomien	5,7%	Operationstodesfälle
2. FEDOROFF (1920)	92	,,	1,1 ,,	,,
3. GALATTI (NICOLICH) . . .	95	,,	7,3 ,,	,,
4. RAFIN (1922)	320	,,	7,3 ,,	,,
5. LAMÉRIS (1922)	88	,,	5,6 ,,	,,
6. KÜMMELL (1923)	188	,,	7,0 ,,	,,
7. SUTER (1923)	204	,,	2,5 ,,	,,
8. PETERS (GARRÉ 1923) . .	62	,,	11,2 ,,	,,
9. HEIDRICH (KÜTTNER 1924)	73	,,	8,2 ,,	,,
10. WILDBOLZ (1924)	500	,,	2,4 ,,	,,
11. HOGGE (1924)	100	,,	7,0 ,,	,,
12. GAYET (1924)	100	,,	5,0 ,,	,,
13. JUDD und SCHOLL (1924) .	863	,,	2,7 ,,	,,

In diesen Statistiken sind die Mortalitätsziffern berechnet auf den Zeitraum der ersten 6 Wochen nach der Operation. Wird die Operationssterblichkeit berechnet nach den Todesfällen, die innerhalb 6 Monaten nach der Operation erfolgen, wie es seinerzeit von Israel vorgeschlagen wurde, dann erhöhen sich natürlich die Mortalitätsziffern um einige Prozente. Es scheint mir aber richtiger, unter die eigentlichen Operationstodesfälle nur diejenigen zu rechnen, welche die unmittelbare Folge des operativen Eingriffes sind, nicht die Fälle, in denen die Operation das Weiterschreiten der Tuberkulose nicht aufhalten konnte, eher gar noch beschleunigte.

Das starke Zurückgehen der Operationsmortalität bei der Nephrektomie wegen Tuberkulose ist sicherlich zum Teil auf die allgemein verbesserte Operationstechnik zurückzuführen, aber sicher mehr noch auf die allgemeine Anwendung des Cystoskops und der Funktionsprüfungen der Nieren. Denn durch diese Untersuchungsmethoden ist es möglich geworden, die Operationsindikationen auf feste Grundlagen zu stellen und die operativen Todesfälle an Urämie fast völlig zu vermeiden.

4. Ursachen der Operationstodesfälle.

Die *Urämie,* die früher eine der häufigsten Ursachen der Operationstodesfälle nach der Nephrektomie war (z. B. in der Sammelstatistik Pagés 1908 = 33%, Pousson 1900 = 37%), ist heute aus deren Reihen fast völlig geschwunden.

Es werden nur noch ganz vereinzelte postoperative Urämietodesfälle gemeldet und diese fast nur von Chirurgen, welche vor der Nephrektomie nicht regelmäßig die Nierenfunktionsprüfungen durchführen oder die trotz schlechten Ausfalls der Funktionsprüfung operieren (z. B. Schwarz, Peters). Wenn auch trotz aller Funktionsprüfungen die Auswirkungen der Operationsschädigungen auf die zurückgelassene Niere und deren Leistungsfähigkeit nicht sicher voraus bemessen werden können, so scheint es doch immerhin ganz außerordentlich selten vorzukommen, daß eine Niere, die vor der Operation eine gute Leistungsfähigkeit aufwies, nach Entfernung des Schwesterorgans in ihrer Funktion so weit versagte, daß durch das Ungenügen der Urinausscheidung der Tod herbeigeführt wurde.

Einen Fall dieser Art hatte seinerzeit Jenkel mitgeteilt. Eine bei der Funktionsprüfung scheinbar normal befundene Niere, die auch später bei der Autopsie, selbst bei histologischer Untersuchung, keine Erkrankungszeichen darbot, stellte nach der Entfernung des Schwesterorganes ihre Sekretion völlig ein, so daß der Kranke an Urämie zugrunde ging. Ein ganz ähnliches Vorkommnis erlebte Kleinknecht, wie er mir persönlich mitteilte. Nach Nephrektomie wegen einseitiger beginnender Nierentuberkulose stellte sich Oligurie ein und am 5. Tage post operationem Exitus. Die zurückgelassene Niere hatte vor der Operation normale Funktionswerte gezeigt und bot auch bei der postmortalen Untersuchung nicht die geringsten krankhaften Veränderungen dar. Eine mikroskopische Untersuchung war unterlassen worden.

Statt wie früher die Urämie zählen heute zu den häufigsten Ursachen der Operationstodesfälle nach Exstirpation einer tuberkulösen Niere *Herzinsuffizienz, Pneumonie, Embolie,* Komplikationen, die bei jeder größeren Operation zu befürchten sind. Auffällig oft schließt sich der Nephrektomie wegen Tuberkulose der Ausbruch einer tuberkulösen *Meningitis* oder einer *Miliartuberkulose* an (Blum, Israel, Mikulicz, Rafin, Wildbolz, Braash-Mayo, Suter).

Das genaue Zahlenverhältnis der Todesfälle an Meningitis und Miliartuberkulose zu den übrigen Todesfällen ist nur aus wenigen Statistiken zu ersehen. Rafin z. B. sah von 7 Todesfällen 2 durch Meningitis und Miliartuberkulose bedingt, Wildbolz 3 von 12 Operationstodesfällen. Von Frisch (1911) sah 1 Meningitis auf 10 Todesfälle, Heidrich 2 Meningitiden auf 5 Todesfälle, Peters (Garrè) 1 Meningitis und 1 Miliartuberkulose auf 7 Todesfälle. Aus diesen Angaben geht immerhin deutlich genug hervor, daß die Miliartuberkulose und Meningitis tuberculosa einen großen Teil der Operationstodesfälle bedingen.

Da die Tuberkulose der Harnorgane auch ohne die Mitwirkung operativer Schädigungen häufig mit einer Meningitis oder Miliartuberkulose endigt (S. 104), so möchte vermutet werden, daß vielleicht nicht wenige der postoperativen

Todesfälle an Meningitis oder Miliartuberkulose gar nicht in einem ursächlichen Zusammenhange mit der Operation standen, sondern auch ohne Operation eingetreten wären.

Manchmal mag ja wirklich ein Zufall die Miliartuberkulose mit der Operation verketten; dies zeigt ein Fall von RAFIN. Bei einem zur Nephrektomie bestimmten Kranken brach am Abend vor der Operation die Meningitis aus. Bei den meisten meiner Kranken, die in den ersten Wochen nach der Operation einer Miliartuberkulose erlagen, haben vor der Operation unregelmäßige Fieberschübe bestanden. Ich glaube, man darf in solchen Fieberschüben bei Kranken mit Nierentuberkulose, bei denen keine Mischinfektion des Harns das Fieber erklärt, ein Anzeichen drohender oder bereits beginnender Miliartuberkulose sehen.

Da aber von allen den Todesfällen an Miliartuberkulose und an tuberkulöser Meningitis nach einer Nephrektomie wegen Tuberkulose $2/3$ innerhalb der ersten 6 Monate nach der Operation sich ereignen, nur $1/3$ später, so ist doch ziemlich sicher anzunehmen, daß im operativen Eingriff an sich ein zur miliaren Aussaat der Tuberkelbacillen disponierendes Moment liegen muß (Quetschung der tuberkulösen Niere, tuberkulöse Wundinfektion durch Anreißen von Kavernen oder des Nierenbeckens usw.).

Wer sich durch mikroskopische Untersuchung tuberkulöser Nieren überzeugt hat, wie vielerorts Venentuberkel die Intima der Venen polsterförmig in das Gefäßinnere vorwölben, wird sich nicht wundern, daß schon bei geringem Drucke auf die Niere ein Einbruch von Tuberkeln in die venöse Blutbahn der operierten Niere und dadurch in den Kreislauf des Organismus stattfinden kann. Meines Erachtens mögen zudem manchmal auch die der Nephrektomie vorausgehenden endovesicalen Untersuchungen des Kranken (Cystoskopie, Ureterenkatheterismus, intravesicale Harnseparation) Schuld am Ausbruch der Miliartuberkulose tragen; denn durch diese Untersuchungsmethoden können, besonders bei tuberkulöser Infiltration der hinteren Harnröhre des Mannes oder bei Tuberkulose des Blasenhalses, selbst bei sorgfältiger Einführung des Untersuchungsinstrumentes, tuberkulöse Herde verletzt und dadurch Einbrüche von Bacillen in die Blutbahn veranlaßt werden. Für diese Auffassung spricht auch die Tatsache, daß die Mehrzahl der postoperativen Miliar- und Meningealtuberkulosen auf Männer fällt, bei denen Schädigungen bei der Untersuchung der Urethra und des Blasenhalses wohl eher vorkommen als bei Frauen. Allerdings ist auch nicht zu vergessen, daß die Meningeal- und Miliartuberkulose überhaupt bei Männern häufiger auftritt als bei Frauen.

Die operative *Verletzung des Peritoneums*, die wegen starker Schwartenbildung um die Niere bei der Nephrektomie nicht immer zu vermeiden ist, hat meist keine schlimmen Folgen. Ab und zu aber wird sie doch zum Ausgang einer rasch tödlich verlaufenden *Peritonitis*. Todesfälle an Peritonitis nach Nephrektomie wegen Tuberkulose sind in den Statistiken wiederholt angegeben (PETERS 3 auf 7 Todesfälle, HEIDRICH 2 auf 6 Todesfälle, JUDD und SCHOLL 5 mal auf 863 Operationen).

Häufiger als bei anderen Nephrektomien scheinen bei der Exstirpation einer tuberkulösen Niere todbringende *Verletzungen der Därme* vorzukommen. DÖRING beobachtete einen Exitus infolge Duodenalnekrose, VON FRISCH infolge Nekrose des Jejunum. Häufiger wurden über operative Verletzungen des Colons berichtet, die, wenn auch nicht stets zum Tode, doch immerhin zu gefahrdrohenden Erscheinungen und zur Bildung von Colonfisteln führten (BÖCKEL, CARLIER, ILLYÈS, NICHOLICH, POUSSON, RAFIN, THÉVENOT u. a.).

Die Nephrektomie kann auch ohne offene Verletzung des Peritoneums und ohne erkennbare Verletzung des Darmes zu tödlichem, *paralytischem Ileus* führen (BRAASH, DUVERGEY, SUTER). GAYET beobachtete als Todesursache nach Nephrektomie wegen Tuberkulose eine akute Magenerweiterung, ohne arterio-mesenterialen Schnürring. Toxische oder nervöse Einflüsse durch das operative Trauma scheinen die Lähmung bedingt zu haben.

5. Spättodesfälle.

Bei einem so schweren Leiden wie die Tuberkulose der Harnorgane, bei dem die tuberkulöse Infektion selten nur auf die exstirpierte Niere beschränkt war, sondern zur Zeit der Operation fast immer schon mehrere Harnorgane in Mitleidenschaft gezogen und außerdem meist auch außerhalb der Harnwege ein oder mehrere Herde gebildet hatte, ist es nicht zu erwarten, daß die Entfernung der tuberkulösen Niere die Lebensgefahr sofort beseitigt. Die wegen Tuberkulose Nephrektomierten bleiben auch nach der Operation noch Jahre lang tuberkulöse Menschen. Es kann deshalb nicht verwundern, daß zahlreiche dieser Kranken trotz des momentanen Operationserfolges ihrem Grundleiden binnen weniger Jahre nach der Operation erliegen.

Die Spätmortalität der wegen Tuberkulose Nephrektomierten ist recht groß, erheblich größer, als die unmittelbare Operationsmortalität. Sie beträgt nach den meisten Statistiken 15—25 %.

LAMÉRIS (1922) . . . . 25 %
ALESSANDRI (1922) . . . . . . 16,6 „
JUDD und SCHOLL (MAYO 1924) 19 „   davon 25,6% im 1. Jahre, 50,2% im 1. bis 5. Jahre, 12,8% im 6.—10. Jahre,

LEMBKE (1919) . . . . 14,3 „
KÜMMELL (1923) . . . . 11,3 „
SUTER (1923) . . . . 26,4 „
WILDBOLZ (1924) . . . . . . 19,4 „
GAYET (1924) . . . . 15 „   davon 10% im 1. Jahre, 5% in späteren Jahren.

Diese neuesten Statistiken stimmen ungefähr überein mit den älteren Statistiken von ISRAEL, RAFIN, LEGUEU und CHEVASSU, WILDBOLZ, aus denen eine Spätmortalität von 15—20% zu berechnen war. Die leichte Steigerung der Mortalitätsziffern in den neuesten Statistiken hat ihren Grund in der längeren Beobachtung der Kranken, die natürlich noch eine ganze Zahl von Spättodesfällen zu den früher festgestellten hinzukommen ließ.

6. Ursache der Spättodesfälle.

Unter den Ursachen der Spättodesfälle steht die *Tuberkulose* weit voran. Nach früheren Statistiken hätte man glauben mögen, daß vor allem die *Lungentuberkulose* die häufigste Ursache der Spättodesfälle sei. So berechnete ISRAEL, daß 42,2% der Spättodesfälle durch Lungentuberkulose bedingt wurden. In den neueren Statistiken aber tritt die Lungentuberkulose als Ursache der Spättodesfälle scheinbar etwas zurück. Es beschuldigten JUDD und SCHOLL nur bei 12 von 162 Spättodesfällen die Lungentuberkulose als Todesursache = 7,1%. Unter meinen 87 Spättodesfällen schien 19mal Lungentuberkulose die Ursache des Todes zu sein, also bei 21,8%. Möglicherweise bedingt die verschiedene Abgrenzung zwischen den Operations- und den Spättodesfällen (von den einen 4 Wochen, den anderen 6 Monate nach der Operation) die erhebliche Verschiedenheit in der Berechnung der prozentualen Häufigkeit der Todesursache in den Spättodesfällen. Jedenfalls ist es aber sicher, daß eben so oft oder noch häufiger als die Lungentuberkulose, die *Tuberkulose der Urogenitalorgane*, vor allem aber die *tuberkulöse Erkrankung* der *zweiten Niere* zum Tode führt und ferner in relativ großer Häufigkeit *miliare tuberkulöse Prozesse*.

SUTER fand bei 54 Spättodesfällen 29mal Tuberkulose der zweiten Niere als Todesursache, 9mal Miliartuberkulose. JUDD und SCHOLL konstatierten in 18% der Spättodesfälle Tuberkulose der verbliebenen Niere als Todesursache, in 15,8% miliare tuberkulöse Prozesse. KÜMMELL sah in den ersten 6 Monaten nach der Operation als Todesursache meist Miliartuberkulose und Meningitis, in den ersten 4 Jahren häufiger Tuberkulose der verbliebenen Niere und Lungentuberkulose. Später als 4 Jahre nach der Operation war fast nie mehr eine Tuberkulose der zweiten Niere als Todesursache verzeichnet, wohl aber Lungentuberkulose und allgemeine Tuberkulose. ISRAEL fand in den ersten 6 Monaten nach der Operation 21,4% der Todesfälle durch Miliartuberkulose bedingt, bei späteren Todesfällen nur 13,2% der Todesfälle. Bei meinem eigenen Materiale beobachtete ich unter 87 Spättodesfällen 19 = 21,8% an Tuberkulose der zweiten Niere (vergl. S. 132), 10 weitere Prozent an Urogenitaltuberkulose, wobei es nicht sicher feststand, ob die zweite Niere tuberkulös war oder nicht. An Miliartuberkulose und Meningitis gingen 10, d. h. 11,4% zugrunde.

An Spättodesfällen durch *tuberkulöse Peritonitis* wurden gemeldet 3 Fälle von JUDD und SCHOLL, von mir 1 Fall.

Eine ganze Reihe von Kranken wurde nach der Operation durch *interkurrente Krankheiten* dahingerafft, die mit der Tuberkulose der Harnorgane und der Nephrektomie keinen Zusammenhang hatten, bei SUTER z. B. 8 Fälle auf 54 Spättodesfälle, bei meinem Material 17 auf 87 Spättodesfälle.

Die Spätmortalität ist am höchsten in den ersten zwei Jahren nach der Operation. Nach ISRAEL fallen 54% aller Spättodesfälle auf die ersten zwei Jahre nach der Operation, 31,2% auf die nächstfolgenden drei Jahre und 14,2% auf noch spätere Jahre.

7. Gesamtmortalität.

Um jede Unterschätzung der Mortalität nach der Nephrektomie wegen Tuberkulose zu vermeiden, wie sie durch die Verschiedenheit der Berechnung von Operations- und von Spättodesfällen bedingt werden möchte, ist es gut, aus den verschiedenen Statistiken auch die Gesamtzahl der Todesfälle der Operierten zu errechnen. Dabei ergibt sich, daß die Zahl der Todesfälle betrug bei

JUDD und SCHOLL 31,2%
KÜMMELL 25   ,,
WILDBOLZ . . . . 29,9 ,,
SUTER . . . . . 28,9 ,,
GAYET 20   ,, (kürzeste Beobachtungsdauer).

Da nun aber in diesen Statistiken viele Kranke mitgezählt sind, bei denen die Operation erst wenige Jahre zurückliegt, möchte der Einwand berechtigt erscheinen, daß die Gesamtmortalität in der Statistik zu gering angegeben sei, sie bei längerer Beobachtung aller Kranken wesentlich höhere Ziffern aufweisen würde. Wie liegen nun in Wahrheit die Verhältnisse? Natürlich wird die Zahl der Spättodesfälle um so größer sein, je länger die Beobachtungsspanne zwischen Operation und Nachkontrolle ist; schon die Todesfälle durch interkurrente Krankheiten, die mit dem Grundleiden, der Tuberkulose, nichts zu tun haben, werden dies bedingen. Nun aber zeigen einzelne Statistiken, die sich nur auf Nierentuberkulöse beschränkten, *bei denen die Nephrektomie mindestens 10 Jahre zurückliegt*, bei denen also wirkliche Späterfolge der Operation geprüft worden sind, daß bei ihnen der Prozentsatz der Gesamtmortalität gegenüber den jüngeren Statistiken nur wenig steigt, vor allem die Mortalität durch Tuberkulose nicht viel höher ist als in den Statistiken, die sich nur auf eine Beobachtungsdauer von Minimum 3 Jahren stützen. Solche statistische Angaben über wirkliche Dauererfolge der Nephrektomie wegen Tuberkulose wurden gegeben von mir im Jahre 1921 über die Zeit von 1902—1911 mit 33% Spättodesfällen und von RAFIN im Jahre 1922 über die Zeitspanne 1902—1912 mit 50,5% Spättodesfällen, und zwar 15% im ersten Jahre, 16% im 1.—5. Jahre, 12% im 5.—10. Jahre, 5% später als 10 Jahre nach der Operation. An meinem Materiale ergibt sich also ein sehr geringer Unterschied zwischen der Totalstatistik, in der auch die nur 3 Jahre lang beobachteten Nephrektomierten aufgenommen sind, gegenüber der Statistik über die Kranken, bei denen die Operation mindestens 10 Jahre zurückliegt (29,9% gegen 33%). Bei RAFIN ist die Spätmortalität im ganzen erheblich größer als der Durchschnitt der übrigen Statistiken, doch geht auch aus seinen Ziffern hervor, daß mehr als die Hälfte der Spättodesfälle in den ersten 5 Jahren nach der Nephrektomie eintreten.

Die Mortalität ist bei den beiden Geschlechtern sehr ungleich groß. Sie ist bei den Männern wesentlich größer als bei den Frauen. Schon Israel hatte darauf hingewiesen. Ihm machte sich der Unterschied besonders bei den Nahtodesfällen stark bemerkbar. Er sah bei seinen Operierten innerhalb der ersten 6 Monate nach der Operation 15% der operierten Männer, dagegen nur 8,2% der operierten Frauen sterben. Bei den Ferntodesfällen fand er das Verhältnis 17,2% bei Männern zu 11,8% bei Frauen.

Noch auffälliger ist die größere Sterblichkeitsziffer der Männer in den statistischen Zahlen von Suter. Nur 39% der Verstorbenen waren Frauen, 61% Männer. Bei Rafin sind doppelt so viele der operierten Männer als der Frauen gestorben. In meinem Materiale dagegen fand ich bei den Männern gegenüber den Frauen nur ein leichtes Überwiegen der Todesfälle, d. h. 52% der Todesfälle bei Männern und 48% bei Frauen.

Die Ursache der größeren Sterblichkeit der Männer wegen Nierentuberkulose sucht Israel wohl mit Recht in der stärkeren Disposition der Männer zu miliaren tuberkulösen Prozessen. Nach seiner Statistik waren bei den Männern 19,7% der Todesfälle durch Miliartuberkulose bedingt, bei den Frauen nur 7,4%. Dies rührt wohl davon her, daß bei den Männern die Tuberkulose der Harnorgane außerordentlich häufig, bei ungefähr 75% von ihnen, mit einer Tuberkulose der Geschlechtsorgane verbunden ist, die immer leicht den Anlaß zu einer miliaren Aussaat der Tuberkulose gibt. Die schlimme Wirkung einer Verbindung der Nierentuberkulose mit Tuberkulose der Geschlechtsorgane habe ich früher schon an einer statistischen Aufstellung erwiesen. Von den wegen Tuberkulose nephrektomierten Männern, die auch an Tuberkulose der Harnorgane litten, heilten nur 43%, während von den wegen Nierentuberkulose operierten Männern ohne Sexualtuberkulose 86% durch die Nephrektomie geheilt wurden. Auch Rafin hatte berechnet, daß die Nephrektomie wegen Nierentuberkulose eine wesentlich geringere Sterblichkeitsziffer aufweist bei Männern ohne Sexualtuberkulose, d. h. nur 13%, als bei Männern mit Sexualtuberkulose, wo sie 25% beträgt. Ähnliches meldeten auch André und Böckel, sowie andere Autoren.

Die Sterblichkeit der Männer mit Tuberkulose der Harnorgane wird außerdem gegenüber den Frauen auch gesteigert durch den bei ihnen viel häufigeren Mißbrauch von Alkohol und Nicotin, sowie auch durch die größere Häufigkeit der Syphilis bei Männern als bei Frauen.

8. Dauerheilungen.

Bei Tuberkulösen ist schwierig zu entscheiden, wann von vollkommener und dauernder Heilung gesprochen werden darf. Nach jahrelangem Schwunde sämtlicher Symptome kann die Tuberkulose bald an der Stelle ihres ersten Herdes, bald in anderen, früher nie tuberkulösen Organen von neuem zum Ausbruch kommen. So fällt es denn auch schwer zu bestimmen, wieviele der wegen Tuberkulose Nephrektomierten als endgültig geheilt zu erklären sind.

Der Schwund der Krankheitsbeschwerden, das gute Befinden der Kranken geben noch nicht die Berechtigung an Heilung zu glauben. Es muß sicher erwiesen sein, daß der Urin eiter- und bacillenfrei geworden ist. Aber auch dann darf noch nicht von endgültiger Heilung gesprochen werden, bevor diese Besserung im Zustande des Kranken längere Zeit, d. h. mindestens 3 Jahre lang angedauert hat und zudem auch alle außerhalb der Harnorgane liegenden Tuberkuloseherde zur Ruhe gekommen sind.

Nicht alle Chirurgen stellen an den Begriff der Heilung die gleich strengen Anforderungen. Es ist deshalb auch nicht möglich, die mitgeteilten Statistiken über die Dauerheilungen der Nierentuberkulose durch Nephrektomie in einer einheitlichen Sammelstatistik zu vereinigen. LEGUEU und CHEVASSU mußten sich bei ihrem Versuche, die Heilerfolge von 23 Chirurgen gemeinsam zu berechnen, damit begnügen, die guten Resultate neben die schlechten zu stellen und von eigentlicher Heilung überhaupt nicht zu sprechen. Sie fanden auf 707 Nephrektomien wegen Nierentuberkulose 75% gute Dauerresultate. Auch ISRAEL konnte aus den Zahlen einer Sammelstatistik der ungenügenden Angaben wegen den Prozentsatz der Heilungen nicht bestimmen; er mußte sich für die Beurteilung der definitiven Heilerfolge ausschließlich auf sein eigenes Material beschränken. Aus diesem berechnete er eine Heilungsziffer von 63,8%. Die meisten Statistiken aus den Jahren 1910—1914 enthielten ähnliche Angaben über die Dauerheilungen. KRÖNLEIN meldete 53,5% Dauerheilungen, KÜMMELL 65,7%, BÖCKEL 47%, SUTER 56%, WILDBOLZ 58,9%.

Die Zahlen der Statistiken aus den allerletzten Jahren weichen nicht viel von den früher gegebenen ab, WILDBOLZ 1921 61,5%, JUDD und SCHOLL (1924) 58,6%, SUTER 60%, GAYET 50%, HOPPE 56% Dauerheilungen. Ganz gering ist die Zahl der Heilungen bei den Kindern, selbst wenn zur Zeit der Operation das Leiden ziemlich sicher rein einseitig war. FALCI fand bei seinen Nachforschungen nur 6% Dauerheilungen bei Kindern.

In allen diesen Statistiken war eine große Zahl von Kranken mit einberechnet, bei denen die Behandlungsdauer noch verhältnismäßig kurz war, zum Teil erst 3 Jahre zurückreichte. Sie gaben also längst nicht über alle Kranken einen Aufschluß über die wirklichen Dauererfolge. Dies geschah erst in den letzten Jahren in 3 Statistiken, die sich auf Nephrektomien wegen Tuberkulose beschränkten, bei denen die Operation mindestens 10 Jahre zurückliegt. Solche Statistiken wurden gegeben von WILDBOLZ, RAFIN und SUTER.

WILDBOLZ (1921) 104 Nephrektom. im Zeitraum von 1902—11 = 55,7% geheilt.
RAFIN (1922) . .166   „   „   „   „   1902—12 = 44,5 „   „
SUTER (1923) . 60   „   „ .   „   „   1906—12 = 61,5 „   „
40% ohne Defekt, 21,5% mit Defekt.

RAFIN gibt in Ergänzung seiner Statistik an, daß bei seinen 74 Überlebenden bloß 34 einen vollkommen normalen Gesundheitszustand zeigen, bei 19 der Gesundheitszustand wohl ein ausgezeichneter ist, der Urin aber noch minimale Spuren von Eiweiß enthält und Eiterkörperchen oder rote Blutkörperchen im zentrifugierten Sediment, aber ohne Tuberkelbacillen. Bei 3 Kranken ist der Urin klar, enthält aber vereinzelte Leukocyten und ergab bei der Tierimpfung noch positives Resultat. 13 der Kranken litten noch an Blasenbeschwerden. Es scheint bei ihnen nach dem wechselnden Ergebnis des Tierversuches auch noch eine Tuberkulose der Blase fortzubestehen. 2 Kranke zeigen Erscheinungen einer tuberkulösen Erkrankung der Niere, obschon ihr Allgemeinzustand noch ein guter ist.

Diese Statistiken erlauben nun wirklich ein richtiges Urteil über die Dauererfolge der Nephrektomie wegen Tuberkulose. Sie zeigen, daß wohl mehr als die Hälfte der Operierten dauernd geheilt wird. Diese drei Statistiken ergeben also ungefähr den gleichen Prozentsatz an Heilungen wie die Statistiken, denen nur eine Beobachtungszeit der Operierten von mindestens 3 Jahren zur Grundlage diente. Es ist daraus der Schluß zu ziehen, daß in der Regel eine Heilung, die 3 Jahre nach der Nephrektomie vollkommen erscheint, sich auch später als dauernd erweist und nur selten durch unerwartete Rückfälle gestört wird.

9. Kompensatorische Hypertrophie der verbleibenden Niere.

Die operative Entfernung der einen Niere ruft in dem verbleibenden Schwesterorgane kompensatorisch-hypertrophische Vorgänge hervor.

Wird wegen Tuberkulose eine Niere entfernt, deren Leistungsfähigkeit bereits stark vermindert oder gar gänzlich vernichtet war, so löst die Exstirpation dieses funktionsschwachen oder funktionslosen Organs in der zurückgelassenen Niere keine wesentliche Steigerung der vordem schon im Gange stehenden kompensatorischen Vorgänge aus. Es war die zweite Niere schon mit fast der gesamten Harnsekretion belastet gewesen. Nach der Exstirpation der kranken, nur noch geringgradig sezernierenden Niere nimmt deshalb die Urinmenge selbst in den ersten Tagen kaum merklich ab.

Leistete dagegen die tuberkulöse Niere vor ihrer Exstirpation noch eine erhebliche Sekretionsarbeit, so zieht ihre Entfernung deutliche Ausfallserscheinungen nach sich. Erstens nimmt die Urintagesmenge ab, allerdings nur wenige Tage lang, zweitens setzen, als wichtigste Folge des Ausfalles von sezernierendem Nierenparenchym, kompensatorisch-hypertrophische Vorgänge in der verbleibenden Niere ein. Diese wird hyperämisch; die dadurch bedingte Steigerung des intrarenalen Druckes wird vom Kranken oft als dumpfer Schmerz in der Lende empfunden. Objektiv macht sich die Kongestion der verbliebenen Niere in einer Steigerung der Albuminurie bemerkbar und oftmals auch in einer Blutmischung zum Urin. Tritt eine Blutung aus der verbliebenen Niere auf, so ist sie meist nur geringgradig, nur mikroskopisch erkennbar. Aber ab und zu wird sie in den ersten Tagen nach der Operation sehr stark, so daß scheinbar fast reines Blut aus der Blase entleert wird. Solche heftige renale Hämaturien nach Nephrektomie wurden von CARLIER 14mal, von BÖCKEL 3mal, von JEANBRAU 2mal, von MARION 3mal beobachtet (conf. PERMA). Ich selbst sah bei meinen Operierten eine solche Hämaturie 4mal. Diese postoperativen Nierenblutungen wurden mit Unrecht als Zeichen einer tuberkulösen Erkrankung der zurückgelassenen Niere gedeutet. Sie scheinen in der Regel lediglich die Folge einer starken Hyperämie des funktionell vermehrt belasteten Organs zu sein. Ob sie manchmal auch durch akute nephritische, nicht tuberkulöse Prozesse ausgelöst werden, ist fraglich.

An anatomischen Veränderungen fand FRANÇOIS in einer solchen kurz nach Exstirpation des tuberkulösen Schwesterorganes stark blutenden Niere bei der Autopsie des an Hämaturie Verstorbenen nur eine Füllung der geraden Harnkanälchen mit Blutzylindern; tuberkulöse Veränderungen fehlten in der Niere, ebenso irgendwelche nephritische Veränderungen des Parenchyms. Auch war keine Verletzung oder Erkrankung eines größeren Nierengefäßes zu erkennen. Wenn solche blutenden Nieren nicht schon zur Zeit der Exstirpation der anderen Niere Zeichen einer tuberkulösen Erkrankung aufwiesen, so wurden solche an ihnen auch später nie beobachtet, ebensowenig die Entwicklung einer Nephritis. In einem einzigen Falle von AUVRAY blieb nach der Hämaturie dauernd eine leichte Albuminurie fortbestehen.

Das schmerzhafte Druckgefühl, das die kompensatorische Hypertrophie in der verbliebenen Niere oftmals schon in den ersten Tagen nach der Operation erzeugt, macht sich meist in stärkerem Maße in der 3. und 4. Woche nach der Operation geltend, wenn der Kranke sich wieder mehr zu bewegen beginnt. Durch diesen Schmerz werden die Kranken erschreckt, wenn sie über dessen Ursache nicht aufgeklärt sind. Er erweckt in ihnen die Sorge, die einzig gebliebene Niere sei krank. Es muß deshalb ein Nephrektomierter stets auf das fast sichere Auftreten von Schmerzen in der verbliebenen Niere aufmerksam gemacht werden.

Infolge der kompensatorischen Hypertrophie überragt die Niere häufig den Rippenbogen und wird in ihrem unteren Teile fühlbar. Nur sehr selten senkt sie sich in der weiteren Folge stärker und wird beweglich, wie eine Wanderniere.

10. Toxische Albuminurie und Nephritis der zweiten Niere.

Die tuberkulöse Erkrankung einer Niere schädigt meist auch die zweite Niere, selbst wenn diese der tuberkulösen Infektion entgeht. Fast immer enthält nach längerem Bestehen einer einseitigen Tuberkulose auch das Sekret der zweiten Niere Eiweiß. Da meistens neben dieser Albuminurie keine Symptome einer Infektion der zweiten Niere, auch keine anderen Zeichen eines nephritischen Prozesses bestehen, ist diese Eiweißausscheidung wohl als Folge einer von der tuberkulösen Niere ausgehenden Giftwirkung zu deuten, die bloß zu funktioneller Schädigung der Nierenzellen, nicht aber zu einer histologisch nachweisbaren anatomischen Veränderung in ihnen geführt hat.

Für die Berechtigung dieser Auslegung spricht, daß wiederholt bei der Sektion von Kranken mit einseitiger Nierentuberkulose die zu Lebzeiten Eiweiß ausscheidende zweite Niere keine entzündlichen Veränderungen aufwies und daß bei Überlebenden die Albuminurie der zweiten Niere manchmal wenige Monate oder gar schon wenige Wochen nach der Exstirpation der tuberkulösen Niere schwindet.

Gewisse Bedenken gegen die Deutung der Albuminurie der zweiten Niere als durch Toxine erzeugte funktionelle Störung werden durch die Tatsache erweckt, daß immerhin nicht so gar selten die Albuminurie trotz Exstirpation der tuberkulösen Niere jahrelang fortbestehen bleibt. Selbst wenn in der weiteren Folge sich dieser Albuminurie keine sicheren Zeichen einer Nephritis zugesellen, so ist doch diese, die Entfernung des tuberkulösen Herdes und oft auch die Ausheilung der anderen Tuberkuloseherde überdauernde Albuminurie nicht mehr als rein funktionelle Störung zu deuten. Es müssen anatomische Veränderungen als Ursache der Albuminurie angenommen werden. Diese sind wohl oft bedingt durch eine in der verbliebenen Niere sich entwickelnde kompensatorische Hypertrophie, dann aber auch vielleicht öfters als bis jetzt geglaubt wurde, durch eine anschließend an eine erst bloß funktionelle Albuminurie entstandene wahre Nephritis.

Die Entwicklung einer Nephritis aus einer erst sog. rein toxischen Albuminurie der zweiten Niere glaubte ALBARRAN nach der Entfernung der tuberkulösen anderen Niere sicher beobachtet zu haben. Einer seiner Kranken, der zur Zeit der Nephrektomie nur Spuren von Albumen im Harne der zweiten Niere hatte und keine Symptome von Nephritis aufwies, starb schon sechs Monate nach der Operation unter den Erscheinungen einer Nephritis. ISRAEL will aber weder in dieser ALBARRANschen, noch in anderen ähnlichen Beobachtungen einen Beweis dafür erblicken, daß aus der toxischen Albuminurie der zweiten Niere sich später häufig eine zum Tode führende Nephritis entwickle. Er hält das Entstehen einer solchen postoperativen Nephritis, wenn sie überhaupt auftritt, für sehr selten.

Bei seinen zahlreichen Nachuntersuchungen von wegen Tuberkulose Nephrektomierten sah ISRAEL nie eine postoperative Nephritis. Die in der Literatur gemeldeten Spättodesfälle an nicht tuberkulöser Nephritis sind seiner Meinung nach bedingt durch eine bereits vor der Operation bestehende, nicht durch eine erst nach der Operation sich entwickelnde Nephritis. Für viele der Fälle mag dies zutreffen, für alle sicher nicht. Bei meinen wegen Tuberkulose Nephrektomierten beobachtete ich immerhin zweimal eine tödlich verlaufende Nephritis, die sicher erst nach der Operation entstanden war.

Bei der einen Kranken, die bei der Sektion eine akute Nephritis ohne Tuberkulose aufwies und die unter den Erscheinungen von Urämie zwei Jahre nach der Nephrektomie gestorben war, hatten häufige Urinuntersuchungen vor und im ersten Jahre nach der Nephrektomie nie Zeichen einer Nephritis erkennen lassen. Außer in den ersten Tagen nach der

Nephrektomie war der Harn bei ihr immer eiweiß- und zylinderfrei gefunden worden. Wann im zweiten Jahre nach der Operation die Nephritis einsetzte, ob kurz vor dem Tode, ob schon mehrere Monate vorher, war wegen Abbruch der früher fortlaufenden Untersuchungen nicht festzustellen. Kurz vor dem Tode enthielt der Harn neben Eiweiß reichlich Zylinder. Bei der zweiten Kranken, die 4 Jahre nach der Nephrektomie starb, war allerdings zur Zeit der Nephrektomie eine so starke Albuminurie (0,8 º/ₒₒ) nachgewiesen worden, daß eine Nephritis vermutet wurde. Zylinder fanden sich aber nie im Harne. Nach der Operation schwand das Eiweiß im Harne auf ganz geringe Spuren, nahm erst im 3. Jahre nach der Operation an Menge wieder zu. Da erst stellten sich auch gekörnte und hyaline Zylinder im Urinsediment ein und wurden im Harne dauernd bis zu dem 4 Jahre nach der Operation erfolgenden Tode an Urämie ausgeschieden. Eine Sektion konnte leider nicht vorgenommen werden.

Außer diesen 2 an Nephritis Verstorbenen fand ich unter 600 wegen Tuberkulose Nephrektomierten nur noch 8 Kranke mit Zeichen von Nephritis. Bei 3 derselben enthielt das Sekret der zurückgelassenen Niere zur Zeit der Nephrektomie Spuren Eiweiß, doch keine Zylinder; solche traten nach glatter Wundheilung bei 2 der Kranken 2 resp. 4 Monate nach der Operation neben dem Eiweiß im Harne auf, beim 3. Kranken im 2. Jahre nach der Operation unmittelbar anschließend an eine Influenza. Bei allen 3 Kranken dauerte diese Zylinderausscheidung aber nur wenige Wochen und stellte sich, soweit die nachfolgende, zum Teil viele Jahre (bis zu 11 Jahren) dauernde Beobachtung erkennen ließ, nie wieder ein. Bei den 5 anderen Kranken, bei denen nach Nephrektomie wegen Tuberkulose eine Nephritis beobachtet wurde, fanden sich schon zur Zeit der Nephrektomie im Sekret der zweiten Niere nicht nur Albumen in erheblicher Menge, sondern auch Zylinder. Bei ihnen bestand also bereits zur Zeit der Nephrektomie eine Nephritis. Trotz dieser nephritischen Erkrankung der einzig zurückgelassenen Niere blieben nach der Nephrektomie vorerst alle Erscheinungen einer Niereninsuffizienz aus. Bei einzelnen der Nephrektomierten nahm aber immerhin in den ersten Tagen nach dem Eingriffe Zylinder- und Eiweißgehalt des Harns zu.

Die eine dieser 5 Kranken starb aber nach vorübergehender Besserung der Nephritis im 6. Jahre nach der Nephrektomie an Urämie; Zeichen einer tuberkulösen Infektion der verbliebenen Niere hatten sich klinisch nicht finden lassen. Eine zweite Kranke starb 9 Jahre nach der Operation bei andauerndem Eiweiß- und Zylindergehalt des Urins ohne urämische Symptome. Sie erlag ihrer Lungentuberkulose. Ein dritter Kranker mit einseitiger Nierentuberkulose und arteriosklerotischer Nephritis starb 1 Jahr nach der Nephrektomie an Coronarsklerose ohne Zeichen von Urämie. Zwei weitere Kranke, die zur Zeit der Nephrektomie nephritische Symptome darboten, blieben nach der Operation in gutem Allgemeinzustand; der Harn behielt aber bis jetzt dauernd, d. h. 18, resp. 16 Jahre nach der Operation Eiweiß und Zylinder, ohne daß sich Zeichen vasculärer Störungen bei den Kranken eingestellt hätten.

Es heilte bei keinem dieser 5 Kranken die zur Zeit der Nephrektomie bestehende Nephritis der 2. Niere aus. Ich fand solche Heilungen auch nirgendswo in der Literatur verzeichnet. Dagegen sind sehr weitgehende Besserungen von Nephritiden nach Nephrektomie von BODDAERT, HOTTINGER u. a. beobachtet worden. Es wird wohl nicht nur vom Grade der Geweberände-rungen in der nephritischen Niere abhängen, ob das Leiden unter dem Einflusse der Nephrektomie sich bessert, sondern auch von der Ursache der Entzündung in der zweiten Niere. Lag die Ursache der Nephritis in der Toxinwirkung der anderen tuberkulösen Niere, so wird nach deren Wegfall ein Rückgang der nephritischen Prozesse in der zweiten Niere zu erhoffen sein. Bildete aber ein außerhalb der tuberkulösen Niere liegender Faktor den Grund der Nephritis, so wird die Nephrektomie keine Besserung der Nephritis in der zurückgelassenen Niere bringen.

Die Tuberkulose der Niere scheint kaum je eine amyloide Degeneration des Nierenparenchyms zu erzeugen. Jedenfalls findet sich neben einer Nierentuberkulose auffällig selten eine Amyloidose der Nieren. Und wenn dieses

Zusammentreffen ausnahmsweise vorkommt (Bachrach), so bestehen stets auch außerhalb der Harnorgane Tuberkuloseherde, die als Ursache der Amyloidose gedeutet werden können.

11. Postoperative Tuberkuloseinfektion der zweiten Niere.

Außerordentlich wichtig ist die Frage, wie weit bei vorerst einseitiger Nierentuberkulose die Exstirpation der tuberkulösen Niere Schutz bietet vor einer tuberkulösen Infektion der zweiten Niere. Ein sicherer Schutz dieser Art ist natürlich von der Nephrektomie nicht zu erwarten. Aber es hat sich immerhin erwiesen, daß die früher allgemein gehegte Befürchtung, die zweite Niere möchte trotz frühzeitiger Entfernung des erst erkrankten Schwesterorgans von einem außerhalb der Harnorgane gelegenen Tuberkuloseherd oder von Tuberkuloseherden der unteren Harnorgane her sehr oft infiziert werden, irrig war. Wohl verzeichnen alle Chirurgen in ihren Berichten über die Erfolge der Nephrektomie wegen Tuberkulose eine erhebliche Zahl von Spättodesfällen an Tuberkulose der zweiten Niere, aber aus den Einzelheiten dieser Mitteilungen geht hervor, daß bei den meisten dieser an Tuberkulose der zweiten Niere Verstorbenen schon zur Zeit der Operation oder doch sehr bald nachher Zeichen einer Tuberkulose der zweiten Niere zu erkennen gewesen waren. Bei den meisten war deshalb wohl sicher nicht eine postoperative Neuinfektion der zweiten Niere die Todesursache, sondern die Fortentwicklung einer schon zur Zeit der Operation bestehenden Tuberkulose der zurückgelassenen Niere. Israel glaubt aus einer Sammelstatistik nachweisen zu können, daß eine postoperative tuberkulöse Infektion der zweiten Niere nur bei 1,6% der Nephrektomierten eintrete. Rafin kam bei seinen Nachforschungen zu ähnlichen Ergebnissen. Bei keinem der von ihm Operierten trat mit Sicherheit nach der Operation eine Infektion der zweiten Niere ein. Bei allen seinen Kranken, die an Tuberkulose der zweiten Niere starben, schien es wahrscheinlich, daß schon zur Zeit der Operation die Infektion der zweiten Niere bestanden hatte. Kümmell beobachtete bei Nephrektomierten eine Tuberkulose der zweiten Niere als Todesursache der Spättodesfälle am häufigsten in den ersten 4 Jahren nach der Operation, später fast nie. Gleiches ergaben auch meine eigenen Beobachtungen. Bis jetzt starben von meinen Nephrektomierten 19 unter den Erscheinungen einer Tuberkulose der zweiten Niere. Bei 7 von ihnen war schon zur Zeit der Operation eine beginnende Tuberkulose der zweiten Niere sicher nachzuweisen oder doch als sehr wahrscheinlich zu erachten. Bei anderen schien die zweite Niere zur Zeit der Operation frei von Tuberkulose, aber es erfolgte der Exitus an Tuberkulose der zweiten Niere schon so früh, 1—1 1/2 Jahre nach der Operation, daß doch anzunehmen ist, es möchte schon zur Zeit der Operation die Niere tuberkulös gewesen sein, wenn sich dies auch klinisch damals nicht erkennen ließ. Nur bei 5 von ungefähr 600 Nephrektomierten stellten sich die ersten Zeichen einer tuberkulösen Infektion der verbliebenen Niere erst jahrelang nach der Exstirpation der anderen tuberkulösen Niere ein. Bei ihnen hatte die verbliebene Niere nach der Operation vorerst lange ein eiterfreies Sekret abgegeben.

Nach diesen übereinstimmenden Beobachtungen darf wohl mit Berechtigung angenommen werden, daß die Exstirpation einer tuberkulösen Niere die zweite Niere in erheblichem Maße gegen eine Frischinfektion mit Tuberkulose schützt und daß dieser Schutz nur bei etwa 1,5% der Nephrektomierten versagt.

12. Harnsteinbildung nach der Nephrektomie.

Ein unerwünschter Einfluß der Nephrektomie auf die verbleibende Niere äußert sich in einer unverkennbaren Neigung der Einzelniere zur Harnsteinbildung. Es entwickeln sich bei den wegen Tuberkulose Nephrektomierten, selbst wenn sie vor der Operation nie irgendwelche Symptome von Nephrolithiasis aufwiesen, so auffällig oft Nierensteine, daß zwischen der Steinbildung und der Nierenexstirpation ein kausaler Zusammenhang gesucht werden muß, dies um so mehr, als die Steinbildung in der Regel in der allerersten Zeit nach der Operation beobachtet wird, später nicht mehr. Die Entwicklung der meist aus Uraten gebildeten Steine wird von einzelnen Autoren als die Folge der nach der Operation verordneten Überernährung betrachtet (POUSSON, QUIGNON). Dies scheint aber nicht für alle Fälle zuzutreffen. Denn obschon die Überernährung der Nephrektomierten längst nicht mehr so häufig verordnet wird wie früher, scheint trotzdem die Steinbildung nach Nephrektomie nicht seltener geworden zu sein.

Ab und zu bilden sich nach der Nephrektomie in der ausheilenden tuberkulösen Blase phosphorsaure und kohlensaure Kalkeinlagerungen in den nekrotischen Gewebebezirken der Blasenwand, die bei ihrer Loslösung von der Blasenwand als freie Blasenkonkremente den Kranken stark schmerzen und oft den Harnabfluß aus der Blase hemmen.

13. Folgen der Nephrektomie auf den zurückbleibenden Ureterstumpf.

Bei der Nephrektomie wird in der Regel nur der obere Teil des Ureters mitentfernt, seine untere Hälfte wird im Körper zurückgelassen (S. 120). Dieses zurückgelassene Ureterstück, seiner Aufgabe als harnleitendes Organ enthoben, schrumpft allmählich unter Verlust seines Lumens zu einem bindegewebigen Narbenstrange zusammen. Das Lumen schwindet aber nicht sofort in seiner ganzen Ausdehnung. Es bleibt streckenweise lange Zeit erhalten, und wird an diesen Stellen manchmal durch verhaltenes Sekret sogar erweitert. Ist die Ureterwand gesund, so spielen sich diese Vernarbungsprozesse im Ureterstumpf klinisch völlig symptomlos ab. Ist aber der Ureterstumpf tuberkulös und das in ihm verhaltene Sekret bakterienhaltig, dann gehen vom schrumpfenden Ureterstumpf manchmal recht heftige und lange dauernde Entzündungserscheinungen aus.

Solche machen sich meist bald nach der Nephrektomie geltend. Ausnahmsweise treten sie erst Jahre nach scheinbar vollständiger Heilung der Nephrektomiewunde auf.

BÖCKEL berichtete über einen Kranken, bei dem sich $2\frac{1}{2}$ Jahre nach scheinbar endgültiger Vernarbung der Operationswunde ein Absceß am Ureterstumpf entwickelte. Und ich sah sogar 15 Jahre nach völliger, seinerzeit primär erfolgter Heilung einer Nephrektomiewunde die Bildung eines offenbar vom Ureterstumpf ausgehenden tuberkulösen Abscesses. Dabei war der Harn des Kranken in den letzten 12 Jahren mikroskopisch stets eiter- und bakterienfrei gefunden worden und es gab auch eine zweimalige Kontrolle durch Tierversuch ein negatives Ergebnis. Der Absceß heilte sehr rasch aus.

Daß diese Wundfisteln häufiger durch Tuberkel des perirenalen Fettgewebes als vom Ureterstumpf verursacht werden, wie CAULK behauptete, ist nicht wahrscheinlich.

Wie bei der Schilderung der Technik einer Nephrektomie wegen Tuberkulose betont wurde, stört der tuberkulöse Ureterstumpf oftmals den primären Schluß der Operationswunde oder führt kurz nach dem primär erfolgten Schluß der Nephrektomiewunde zur Bildung einer tuberkulösen Fistel in der Operationsnarbe. Tritt bei einem wegen Tuberkulose Nephrektomierten einige Wochen oder Monate nach der Operation plötzlich Fieber auf, so ist dessen Ursache immer in erster Linie in einem Ureterstumpfabscesse zu suchen. Auffälligerweise erzeugt ein solcher Absceß keineswegs immer eine Druckempfindlichkeit in seinem Bereiche. Es bleibt oft auch lange, trotz fortdauernden Fiebers eine Reizung der Operationsnarbe aus, bis sich schließlich ganz plötzlich innerhalb weniger Stunden eine umschriebene Stelle der Operationsnarbe rötet und erweicht, ein subcutaner Absceß sich bildet, der bald nach außen durchbricht. Im entleerten Eiter sind mikroskopisch meist keine Bakterien nachweisbar. Verimpfung des Eiters erzeugt aber an den Versuchstieren Tuberkulose. Die nach einem solchen Durchbruch eines vom Ureterstumpf ausgehenden Abscesses zurückbleibenden Fisteln schließen sich in der Regel ziemlich rasch und haben, selbst wenn sie einmal längere Zeit fortbestehen, keinen wesentlichen Einfluß auf das Allgemeinbefinden der Kranken und auf das endgültige Heilergebnis der Nephrektomie.

Das Andauern einer solchen Ureterfistel konstatierte ISRAEL bei 29,4% der Kranken in der zweiten Hälfte des 1. Jahres nach der Operation, in den folgenden 2 Jahren bei 26,3%, im 4.—8. Jahre nur bei 3,1% und nach dem 8. Jahre nur bei 1,9%. BRAASH sah in seinem Materiale eine sehr rasche Heilung der Fisteln. 43% aller Fisteln heilten innerhalb der ersten 3 Monate nach der Nephrektomie aus und am Ende des 1. Jahres nach der Operation waren schon 87% geschlossen. Nur eine einzige Fistel dauerte länger als 4 Jahre.

An meinen eigenen Kranken beobachtete ich auch nur sehr selten lange sezernierende Ureterfisteln. Die Mehrzahl der Ureterfisteln, die sich früher bei ungefähr 11% meiner wegen Tuberkulose Nephrektomierten, in den letzten Jahren nur noch bei etwa 7% bildeten, heilten in der überwiegenden Mehrzahl nach einem halben Jahre aus, die übrigen fast alle vor Ablauf eines Jahres. Nur bei 4 Kranken blieb die Fistel länger als 1 Jahr offen, bei 2 Kranken 1—2½ Jahre, bei 2 anderen 5 resp. 9 Jahre.

Durch eine zweckmäßige Behandlung wird die Ausheilung der tuberkulösen Ureterfisteln wesentlich beschleunigt.

Vor allem die Heliotherapie wirkt außerordentlich günstig auf den Vernarbungsprozeß. Sie sollte, wenn irgendmöglich, stets in Anwendung gebracht werden; die Quarzlampe bietet einen nur kümmerlichen Ersatz der natürlichen Besonnung in freier Luft. Ist eine Sonnenkur in günstigem Klima nicht möglich, so ist der Kranke durch häufigen Aufenthalt im Freien, durch gute Ernährung und durch Gebrauch von Lebertran oder von Malzextrakt mit Kreosot zu kräftigen. Daneben muß die Vernarbung der Ureterfistel durch eine lokale Therapie angeregt werden. Dies wird erreicht durch Injektionen von 15%igem Jodoformglycerin oder von LUGOLscher Lösung durch einen Ureterkatheter von der äußeren Fistelöffnung her in die Tiefe des Fistelganges. Auch den Injektionen von Wismutpaste wurde Gutes nachgerühmt. MARION empfiehlt das Einschieben und Liegenlassen eines Höllensteinstiftes in den Fistelgang, wodurch dieser kauterisiert und angefrischt wird.

Operative Eingriffe sind zur Heilung der Ureterfisteln nur selten nötig. Auskratzungen sind zu widerraten, weil sie meist erfolglos und zudem nicht ungefährlich sind. Wiederholt folgte ihnen eine tuberkulöse Meningitis. Entschließt man sich zu einem operativen Eingriff, so soll dieser nicht bloß auf eine Excision des Fistelganges sich beschränken, sondern eine extraperitoneale Excision des ganzen Ureterstumpfes bis zur Blase zum Ziele haben.

War der Ureter zur Zeit der Nephrektomie stark infiltriert, so kann durch ihn nach der Operation ein Rückfluß von Urin aus der Blase durch die Wunde nach außen stattfinden und der größte Teil des Urins auf diesem unnatürlichen Wege abgehen. Häufig ist dieses Vorkommnis nicht. Es wurde aber immerhin wiederholt beobachtet. (Von mir auf 600 Nephrektomien wegen Tuberkulose nur zweimal.) Der Harnabfluß aus der Blase in die Wunde braucht nicht gleich Anlaß zu einem operativen Eingriff zu geben. Meist hört er nach wenigen Wochen spontan auf, besonders wenn einige Zeit ein Dauerkatheter in die Blase eingelegt wird. Nur HARTMANN war einmal wegen allzu langer Dauer des Rückflusses zur Ureterotomie gezwungen (LÉVY-WEISSMANN).

Ein Rückfluß kleiner Urinmengen aus der Blase in den Ureterstumpf und in die Operationswundhöhle ist offenbar häufig. Er wird aber oft übersehen.

Er macht sich nur bemerkbar, wenn Ureterstumpffisteln von außen her, z. B. zur Injektion von Jodoformglycerin oder dergleichen mit einem feinen Seidenkatheter sondiert werden. Aus der Tiefe der Fistel entleert sich dann oft durch den Katheter tropfweise eitrig-urinöses Sekret, das sich in der Tiefe der Fistel angesammelt hatte. Die offene Verbindung zwischen Ureter und Blase ist auch darin zu erkennen, daß sich oft gleichzeitig mit Abnahme des Sekretabflusses aus der Fistel nach außen eine vermehrte Trübung des Blasenharns einstellt, die ihrerseits wieder schwindet, sowie der äußere Sekretabfluß der Fistel von neuem reichlicher wird. Es weist dies daraufhin, daß Wund- und Ureterstumpfsekret sich abwechselnd bald mehr nach außen, bald mehr in die Blase entleert: Manchmal schließt sich der Ureterstumpf nur an seinem peripheren Ende und bleibt nach unten in offener Verbindung mit der Blase. Er kann durch Ausfluß seines infektiösen Sekretes in die Blase die Ausheilung der tuberkulösen Cystitis sehr erschweren. ISRAEL sah sogar durch einen solchen Ureterstumpf eine vor der Operation noch intakte Blase postoperativ tuberkulös infiziert werden. Der Abfluß eitrigen Sekretes aus dem Ureterstumpf in die Blase kann manchmal cystoskopisch beobachtet werden, besonders wenn während der Untersuchung ein Druck auf den Ureter ausgeübt wird.

Selten stauen sich in dem Ureterstumpf infolge ungenügenden Abflusses nach der Blase größere Eitermengen an und bildet sich ein wahres *Ureterempyem*. Dieses kann manchmal durch eine mit Hilfe des Ureterencystoskopes von der Blase aus vorgenommene Sondierung und Ausspülung des Ureterstumpfes geheilt werden. Führt das Empyem zu ständig sich wiederholenden Fieberschüben oder zu ständiger Infektion der Blase, so muß der Ureterstumpf extraperitoneal excidiert werden.

14. Tuberkulose der Operationswunde.

Vielfach wurde der Meinung Ausdruck gegeben, der Ureterstumpf führe nicht nur zu einer tuberkulösen Wundfistel, sondern oftmals auch zur tuberkulösen Infektion der *ganzen* Operationswunde (THÉVENOT, PASCHKIS u. a.). Solche schwere Wundstörungen treten aber nur ein, wenn während der Operation infolge fehlerhafter Technik tuberkulöser Urin durch einen Riß in Niere oder Nierenbecken oder wegen Abgleitens der Ligatur usw. aus dem Ureter in das frische Wundbett floß. Schon das kleinste Tröpfchen tuberkulösen Urins, das in die frische Wunde fließt, zieht eine ausgebreitete tuberkulöse Wundinfektion nach sich, man mag nach der Beschmutzung der Wunde durch Urin diese spülen, wie man will. Ist dagegen während der Operation jeglicher Austritt tuberkulösen Sekretes aus Niere oder Ureter sorgfältig vermieden worden, so wird die Versenkung des Ureters nie eine Tuberkulose der ganzen Operationswunde zur Folge haben, im schlimmsten Falle nur eine eng umschriebene Wundinfektion mit Fistelbildung.

Eine tuberkulöse, allgemeine Wundinfektion ist eine ernste Komplikation der Nephrektomie. Als erstes Zeichen der tuberkulösen Wundinfektion stellt sich bei dem Kranken am Operationstage oder tags darauf, trotz scheinbar reaktionsloser Wunde, eine Temperatursteigerung bis 39⁰ oder 40⁰ ein. Diese kann wochenlang allen Antipyretica trotzen. Die Wunde heilt dabei vorerst ohne erkennbare Entzündungssymptome zu. Aber in der 2.—3. Woche rötet sich die Narbe, sie wird breiter und ihre Ränder weichen an einzelnen Stellen auseinander. Schließlich öffnet sich die Operationswunde in ihrer vollen Ausdehnung. Die Wundflächen zeigen bis in die Tiefe schmierige Beläge, unter denen glasige, tuberkulöse Granulationen hervorwuchern. Es entfließt der Wunde ein dünneitriges, seröses, nur selten ein dickeitriges Sekret in reichlicher Menge. Trotz sorgfältigster antiseptischer Wundbehandlung schließt sich die

Wunde nur langsam. Ihre endgültige Heilung erfolgt selten vor Ablauf eines
halben oder eines ganzen Jahres. Wiederholt trat der Tod an Miliartuberkulose
ein, bevor die Wunde geheilt war (PASCHKIS, THÉVENOT, WILDBOLZ). Aber
auch wenn die operativ tuberkulös infizierte Wunde schließlich gut vernarbt,
so scheint die überstandene Wundinfektion doch noch längere Zeit einen schädigenden Einfluß auf den Organismus zu hinterlassen. Spättodesfälle in den
ersten Jahren nach der Operation sind bei den Kranken mit tuberkulös infizierter Wunde prozentual häufiger als bei Kranken mit glattem Wundverlauf
und die Zahl der Dauerheilungen ist geringer. Die tuberkulöse Wundinfektion
zieht auch häufig die Bildung von Narbenbrüchen nach sich, die bei sauber
durchgeführter Nephrektomie zu den größten Seltenheiten gehören.

15. Einwirkung der Nephrektomie auf den Urin.

In den ersten Tagen nach einer Nephrektomie wegen Tuberkulose sinkt
bei dem Kranken die Tagesmenge seines Urins auf ungefähr die Hälfte oder gar
den Drittel der voroperativen Durchschnittsmenge. Dabei steigt aber meist
das spezifische Gewicht des Urins. Die Verminderung der Urinmenge ist in der
Regel um so erheblicher, je geringer die tuberkulösen Zerstörungen im Gewebe
der entfernten Niere waren resp. je größer der funktionelle Wert des erkrankten
Organs noch gewesen war. Wird eine total kavernöse Niere, die fast keinen Funktionswert mehr hatte, entfernt, dann ist die Abnahme der Urinmenge nach der
Nephrektomie nur gering. Immer aber, ob die entfernte Niere noch leistungsfähig war oder nicht, wird ihr Funktionsausfall bei gesunder zweiter Niere
nur wenige Tage durch Änderungen der Urinsekretion bemerkbar. Schon
5—7 Tage nach der Nephrektomie sind die Urinmengen und deren spezifisches
Gewicht in der Regel wieder normal.

Der vor der Operation trübe Urin klärt sich schon innerhalb der ersten Woche.
Besonders auffällig wird die Klärung, wenn die tuberkulöse Infektion der Harnwege fast ausschließlich auf die exstirpierte Niere beschränkt war, gar nicht
oder nur wenig auch die unteren Harnwege ergriffen hatte. Bis der Urin
aber auch mikroskopisch frei von *Eiter* gefunden wird, dauert es auch unter
günstigen Bedingungen fast stets mehrere Monate.

War beim Nephrektomierten die Blase stark tuberkulös erkrankt, so bedarf
es bis zu einer völligen Klärung des Harns manchmal nicht nur Monate, sondern
Jahre. PAGÈS sah bei einem Kranken von RAFIN den Harn erst $3^1/_2$ Jahre
nach der Operation vollkommen eiterfrei werden. Dies ist aber immerhin
eine Ausnahme. In der Regel wird der Harn schon innerhalb des ersten Jahres
oder allerspätestens bis zum Ende des zweiten Jahres nach der Operation eiterfrei, wenn überhaupt eine völlige Heilung der Blasentuberkulose eintritt. Bleibt
der Harn mehr als zwei Jahre lang nach der Operation eitrig, dann ist, abgesehen
von ganz seltenen Ausnahmen, eine völlige Ausheilung des Harnleidens kaum
mehr zu erwarten.

Allerdings beweist ein bleibender Eitergehalt des Harnes keineswegs immer
ein Fortdauern der tuberkulösen Infektion.

ISRAEL fand unter seinen wegen Tuberkulose Nephrektomierten den Urin bei der Tierverimpfung wiederholt bacillenfrei, obschon noch Leukocyten im Harnsedimente, allerdings
in geringer Zahl, vorhanden waren. Bei 48,8 % der bei der Tierimpfung frei von Tuberkelbacillen befundenen Urinen fand ISRAEL rote Blutkörperchen oder Schatten von solchen,
bei 23,2 % Zylinder, und zwar fast ausschließlich hyaline, alle diese Formelemente aber
immer in sehr geringer Zahl. Für ihre so lange anhaltende Ausscheidung trotz Fehlens von
Tuberkelbacillen im Harn macht ISRAEL die Veränderung durch kompensatorische Hypertrophie in der verbliebenen, nicht tuberkulösen Niere verantwortlich.

Noch länger als Eiter bleibt dem Harne nach der Nephrektomie *Eiweiß* beigemischt. In den ersten Tagen ist die Eiweißbeimischung oft größer, als vor der

Operation. In den zwei ersten Wochen nimmt sie dann meist wieder ab, steigt von neuem, wenn der Patient wieder herumzugehen beginnt und schwindet erst in einigen Wochen oder Monaten allmählich. Manchmal bleibt aber dauernd eine Spur Eiweiß im Harne des Nephrektomierten zurück, auch wenn die Harnorgane sonst gar keine anderen Krankheitserscheinungen zeigen. ISRAEL stellte noch bei 53,4% der bacillenfrei gewordenen Urine Eiweiß fest, allerdings nur in eben noch nachweisbaren Spuren. Nur selten ist die Albuminurie die Folge einer wahren Nephritis, öfters ist sie bedingt durch Kompensationsvorgänge in der verbliebenen Niere.

Der *Bacillengehalt* des *Harns* nimmt meist sofort nach der Nephrektomie merklich ab, so daß schon in den ersten Tagen nach der Operation im mikroskopischen Präparat des Urinsedimentes Bakterien gar nicht mehr oder nur noch in sehr spärlicher Zahl zu finden sind.

Bleibt die Abnahme des Bacillengehaltes aus, so ist darin immer ein recht übles prognostisches Zeichen zu sehen.

Wie lange die Bacillen nach der Nephrektomie noch im Urin bleiben, läßt sich aus einer Untersuchungsreihe von PAGÈS ersehen. Dieser konstatierte bei 41 von RAFIN Nephrektomierten durch Tierimpfung das Verschwinden der Bacillen

7mal nach 1—6 Monaten,
18mal ,, 6 Monaten bis 1 Jahr,
16mal ,, 1 und mehreren Jahren,
1mal sogar erst nach 6 Jahren.

Der Urin scheint nach der Erfahrung von ISRAEL u. a. um so länger bacillenhaltig zu bleiben, je ausgedehnter zur Zeit der Nephrektomie die Blase an Tuberkulose erkrankt war. Als Beispiel, wie lange aus den unteren Harnwegen dem Harne Tuberkelbacillen beigemischt werden können, erwähnt ISRAEL einen Kranken, bei dem trotz normaler zweiter Niere 17 Jahre nach der Nephrektomie noch Tuberkelbacillen im Harne gefunden wurden.

Wie häufig die Bacillen schließlich dauernd aus dem Harn verschwinden, geht einigermaßen schon aus den oben wiedergegebenen Zahlen der Dauerheilungen hervor. Die Keimfreiheit des Urins wurde zwar nicht in allen Fällen, aber doch in der Mehrzahl durch Tierimpfung festgestellt. Ganz konsequent geschah dies bei ISRAEL, der bei 63,8% seiner Operierten den Harn keimfrei fand, und bei BÖCKEL, der dasselbe bei 30 von 41 Nephrektomierten konstatierte. Bemerkenswert ist, daß bei den Männern der Urin häufiger bacillenhaltig bleibt als bei den Frauen. Nach der Berechnung ISRAELS fallen 66,6% der positiven Bacillenbefunde auf die Männer. Ursache davon ist wohl die häufige Verbindung der Harnorgantuberkulose der Männer mit einer Tuberkulose der Sexualorgane, speziell der Prostata und der Samenblasen.

Selbst einen nach der Nephrektomie völlig klar gewordenen Urin, der weder Eiweiß, noch krankhafte Formelemente mehr enthält, darf man nicht ohne weiteres als bacillenfrei erachten. Denn LICHTENSTEIN und ISRAEL konnten bei Kranken, bei denen die Nephrektomie eine vollständige klinische Heilung erzielt hatte, noch jahrelang nach der Operation in dem eiter- und eiweißfreien, klaren Harn durch Tierimpfung Bacillen nachweisen. Diese mögen manchmal aus dem Ureterstumpfe stammen oder aus den Geschlechtsorganen des Patienten; andere Male waren sie aber vielleicht die Folge einer hämatogenen Bacillurie.

16. Einwirkung der Nephrektomie auf die tuberkulöse Blase.

Die Erscheinungen der tuberkulösen Cystitis nehmen nach der Entfernung der tuberkulösen Niere fast immer an Stärke ab, und zwar schon nach wenigen Tagen, also noch bevor eine wirkliche Rückbildung der tuberkulösen Prozesse in der Blasenschleimhaut möglich war. Es darf daraus geschlossen werden, daß die tuberkulöse Niere oft eine Reizwirkung auf die Blase ausübt, sei es durch den toxinhaltigen Harn, sei es durch Vermittlung der Nervenbahnen. Daraus erklärt sich auch, daß die Nierentuberkulose selbst bei anatomisch intakter Blase von Blasentenesmen begleitet sein kann.

Nur ganz ausnahmsweise steigert sich der Blasendrang gleich nach der Nephrektomie (RAFIN, ISRAEL). Oft sind es wahrscheinlich Entzündungsprozesse am Ureterstumpf, die reflektorisch diese Blasenreizung bringen, andere Male nach der Operation frisch auftretende Tuberkuloseherde in der verbliebenen Niere oder in den Geschlechtsorganen.

Im allgemeinen läßt sich sagen, daß die Blasenbeschwerden und so rascher zurückgehen, je geringer die tuberkulöse Erkrankung der Blase war. Blasen mit nur ganz kleinen, spärlichen Tuberkuloseherden zeigen meist sogleich nach der Operation normale Funktion. Bestanden aber zur Zeit der Operation bereits ausgedehnte Tuberkuloseherde in der Blase, dann bedarf es zur Ausheilung der tuberkulösen Cystitis und zum Schwunde der Pollakiurie lange Zeit, 1 bis 2 Jahre und mehr. Oftmals bleibt die völlige Heilung der Blase dauernd aus.

Nach ISRAELS Beobachtungen schwand die Schmerzhaftigkeit der Miktion bei 72,7% der Kranken, wenn die Tuberkulose nur auf einen engen Bezirk beschränkt war. War aber die Hälfte der Blase mitergriffen, so schwanden die Schmerzen nur in 56,6% und war ein großer Teil des Organs ergriffen, wurde die Harnentleerung nur in 26,5% schmerzlos. Langsamer als die Schmerzhaftigkeit mindert die Häufigkeit der Harnentleerung. Während ISRAEL bei 88,8% seiner erfolgreich Nephrektomierten schließlich völlige Schmerzlosigkeit des Urinierens feststellen konnte, kehrte nach der Operation die Häufigkeit des Miktionsbedürfnisses nur bei 40,9% zur Norm zurück. Auch andere Autoren sahen nur bei der Minderzahl der erfolgreich Nephrektomierten ein völliges Schwinden aller Blasenbeschwerden (BRAASH nur bei 13%, PAGÈS bei 40%, BÖCKEL bei 44%).

Meist ist nicht nur die Hartnäckigkeit der tuberkulösen Blasenherde an sich allein Ursache des langsamen Heilungsverlaufes. Oft wird nach der Nephrektomie die tuberkulöse Cystitis durch die Tuberkulose des Ureterstumpfes oder durch eine Tuberkulose der Sexualorgane, besonders der Prostata unterhalten und schließlich auch noch, zwar nur selten, durch eine vordem übersehene oder durch eine nach der Nephrektomie frisch aufgetretene Tuberkulose der verbliebenen Niere.

Solange die Blasenreizerscheinungen noch nicht völlig geschwunden sind, soll man deshalb in der Beurteilung der Heilungsaussichten des Kranken sehr zurückhaltend sein. Denn bei solchen Nephrektomierten ist trotz scheinbar hochgradiger Besserung ihres tuberkulösen Harnleidens stets ein plötzlicher schwerer Rückfall zu gewärtigen.

Heilt die Tuberkulose der Harnorgane wirklich aus, so schwinden in der Regel auch alle Blasenerscheinungen; daß eine sogenannte Schrumpfblase nach Vernarbung aller Tuberkuloseherde zurückbleibt, ist offenbar sehr selten. Von 58 meiner Nephrektomierten, bei denen die Heilung von ihrer Tuberkulose mehr als 10 Jahre zurückreicht, haben nur noch 2 eine etwas vermehrte Miktionsfrequenz, bei den anderen sind die Blasenfunktionen vollständig normal geworden, obschon mehr als $3/4$ von ihnen seinerzeit eine sehr heftige Blasentuberkulose gehabt hatten. Bei einzelnen schwanden allerdings die letzten Blasenbeschwerden erst mehrere Jahre nach dem durch Tierimpfung nachgewiesenen, dauernden Schwunde der Tuberkelbacillen aus dem Harne. Treten bei einem Nephrektomierten nach hochgradigem Schwinden seiner Blasenbeschwerden plötzlich wieder heftigere Erscheinungen einer tuberkulösen Cystitis auf, so ist als Ursache des Rückfalles fast immer eine tuberkulöse Erkrankung der zweiten Niere zu finden.

Das Nachlassen der Beschwerden der tuberkulösen Cystitis ist meist begleitet von einem cystoskopisch erkennbaren Rückgang der tuberkulösen Blasenveränderungen.

Eine zu frühzeitige oder häufige cystoskopische Kontrolle des Zustandes der tuberkulös erkrankten Blase ist verwerflich; denn die mit der Cystoskopie fast unvermeidlich verbundene Reizung der Blase kann ein Aufflackern des Leidens und eine längere Zeit anhaltende Steigerung der Beschwerden erzeugen.

Eine ganz normale Struktur nimmt die Blasenwand nur selten mehr an, wenn sie wirklich stark tuberkulös erkrankt gewesen war. Wenn alle cystoskopisch sichtbaren Infiltrate, Ödeme, Rötungen der Blasenschleimhaut schwinden, so bleiben doch an den früher stark entzündeten Stellen der Blasenwand Narben zurück, die entweder weiße, flache Flecke bilden oder in das Blaseninnere vorragende, oft sternförmig ausstrahlende Falten oder Stränge. Durch anatomische Untersuchungen wurde von mir wiederholt festgestellt, daß in solchen geheilten Blasen wirklich nirgendwo mehr tuberkulöse Geweberveränderungen zu finden waren (vgl. S. 105).

17. Behandlung der Blasentuberkulose.

Die beste Behandlung der Blasentuberkulose ist bei einseitiger Nierentuberkulose die Exstirpation der tuberkulösen Niere.

Ist die Harnblase nur in geringem Grade tuberkulös erkrankt, so heilt sie nach Entfernung der tuberkulösen Niere meist spontan aus. Eine lokale Behandlung der Blase ist gar nicht mehr nötig. Es genügt, die natürlichen Heilkräfte des Organismus durch zweckmäßige Lebensweise und milde Ernährung, sowie durch Klimatotherapie, verbunden mit systematischer Sonnenbehandlung, zu stärken.

Ist aber die Blase des Nephrektomierten zur Zeit der Operation stark tuberkulös erkrankt, dann muß ihre unverkennbar recht erhebliche natürliche Heilungstendenz nicht nur durch eine allgemeine Klimato- und Heliotherapie oder eine spezifische Behandlung mit Tuberkulin unterstützt werden, sondern auch durch lokale therapeutische Maßnahmen an der Blase selbst. Die ersten 3 bis 4 Wochen nach der Operation sind allerdings für den Kranken Ruhe und Fernhalten aller Reize von den entzündeten Harnorganen das beste. Sind die Blasenbeschwerden sehr heftig, so sollen diese vorerst durch Narkotica und rectale Anwendung von Antipyrin oder durch Verordnung von Methylenblaupillen (dreimal 0,1 pro die) gemildert werden. Tritt trotz dieser Medikation bis zum Ende des ersten Monats keine erhebliche Besserung der Blasentuberkulose ein, so muß neben der medikamentösen auch eine lokale Blasenbehandlung bei dem Kranken zur Anwendung kommen.

Als mildeste Behandlungsweise ist zu empfehlen, täglich oder jeden zweiten Tag in die leere Blase 5—10 ccm eines in Öl gelösten Desinfizienz zu injizieren, so z. B. Guajacolöl 5%ig oder Jodoformöl 3%ig oder eine Mischung dieser beiden mit einem Zusatz von 2% Anästhesin. Ebenso wirksam ist 1%iges Eucupinöl, sowie auch das 15%ige Gomenolöl. Häufig bringen Injektionen wäßriger Lösungen eine raschere Besserung der tuberkulösen Blaseninfektion, so die Instillation von Sublimatlösung in allmählich zunehmender Konzentration von 1:10 000 bis 1:3000, dann Kollargol 2%ig und Rivanol 1:4000 oder 1/2—1% Methylenblaulösung körperwarm eingespritzt. Statt der früher vielfach benützten Milchsäurelösungen empfahl MARION Milchsäurebacillenkulturen in die tuberkulöse Blase einzuspritzen (3mal wöchentlich 10—15 ccm einer 12 Stunden alten Milchsäurebacillenkultur auf steriler Milch).

Die Verwendung von Joddämpfen zur Blasendesinfektion wird von keiner Seite mehr empfohlen. Als zweckmäßigste lokale Jodbehandlung der Blasentuberkulose empfahl CASPER das HOLLÄNDERsche Verfahren: Verabreichung mäßiger Dosen von Jodkali mit zweimal wöchentlich vorgenommenen Einspritzungen einer 2—5%igen Kalomelölsuspension in die Blase. HOLLÄNDER selbst wiederholt die Kalomelinjektion nur alle 14 Tage und gibt unmittelbar danach jeweilen eßlöffelweise eine 6—10%ige Jodkalilösung per os. Nach seinen Erfahrungen haftet das in die Blase eingespritzte Kalomel nur auf der tuberkulös veränderten Schleimhaut, nicht aber auf der gesunden, so daß die Quecksilberwirkung sich nur in den Tuberkuloseherden geltend macht.

Ausspülungen der tuberkulösen Blase sind im allgemeinen zu widerraten. Sie erzeugen in den infiltrierten Schleimhautbezirken durch die bei der Füllung der Blase unvermeidlichen Dehnung sehr oft oberflächliche Risse, die einer Ausbreitung der tuberkulösen Infektion Vorschub leisten und die Beschwerden des Kranken häufig steigern. Nur wenn sich die Harnblase bei der Miktion jeweilen nicht vollkommen entleert, wie dies bisweilen geschieht, nur dann sind vorsichtige Ausspülungen der Blase zur Entfernung des in der Blase liegenden Eitersedimentes angezeigt. Die seinerzeit von ROVSING empfohlenen Spülungen der Blase mit 6%iger warmer Carbollösung sind fast allgemein außer Gebrauch gekommen, einerseits wegen ihrer großen Schmerzhaftigkeit und der Gefahr einer Carbolschädigung der Niere, andererseits aber auch wegen der Unzuverlässigkeit ihrer Heilwirkung.

Führen die oben erwähnten Injektionen in die Blase, verbunden mit der Allgemeinbehandlung und mit interner Medikation von Jodpräparaten oder Methylenblau, nicht innerhalb weniger Monate zur Heilung der Blasentuberkulose, dann ist zu erwägen, ob nicht die von verschiedenen Autoren empfohlene intravesicale Elektrokoagulation der tuberkulösen Blasenherde oder eine Ätzung der tuberkulösen Blasenherde mit Trichloressigsäure unter Leitung des Cystoskops (JOSEPH, PAPIN) angewendet werden soll. Beide Methoden sind nur anwendbar, wenn in der Blase die Tuberkuloseherde sehr spärlich und eng umschrieben sind. Bei diffuser Cystitis sind sie kaum brauchbar.

Mir selber brachte die Elektrokoagulation der Blasentuberkulose nie sehr überzeugende, jedenfalls nie rasche Erfolge. Die Methode macht eine häufige Einführung von harten Instrumenten in die Blase notwendig, was bei tuberkulöser Infiltration der Urethra oder bei Tuberkulose der Prostata sicherlich nicht ohne erhebliche Gefahr ist.

Die hin und wieder beobachtete Heilwirkung der Röntgenstrahlen auf die Blasentuberkulose mag bei den weiblichen Patienten die Folge der durch die Bestrahlung bewirkten Vernichtung der Ovulation sein. Von vielen Gynäkologen wird ja ein günstiger Einfluß der Röntgensterilisation auf den Heilungsgang tuberkulöser Herde gemeldet. Bei der Blasentuberkulose mag zudem das Ausbleiben der Menses und der prämenstruellen Reizzustände der Blase und die damit erreichte gleichmäßigere Durchblutung der Blasenwand günstige Bedingungen zur Ausheilung der Tuberkulose schaffen. Ab und zu brachte auch die äußerliche Anwendung der Diathermie (ROCAYROL, GAUTHIER) eine wesentliche Beruhigung der tuberkulösen Blase.

Führte keine dieser unblutigen Behandlungsmethoden zur Besserung der Blasentuberkulose, so entschlossen sich einzelne Chirurgen, angesichts der großen Qualen der Patienten, zu chirurgischen Eingriffen, um die Blasenbeschwerden zu beseitigen.

Die früher vereinzelt ausgeführte totale Exstirpation der tuberkulösen Blase (BÖCKEL, KRÖNIG u. a.) wird ihrer Gefährlichkeit wegen von keiner Seite mehr empfohlen. Sie ist sicherlich nie gerechtfertigt, da wohl nur ausnahmsweise die mangelnde Heilungstendenz der Blase allein Schuld an der Fortdauer der Harntuberkulose trägt, sondern meist Tuberkuloseherde in der zweiten Niere oder in den Geschlechtsorganen, die auch durch die Totalexstirpation der Blase nicht beseitigt werden. Was durch einen chirurgischen Eingriff an der tuberkulösen Blase ohne große Gefahr erreicht werden kann, das ist die Ruhigstellung des tuberkulösen Organes. Diese vermag einerseits die Harnbeschwerden des Kranken zu mildern und andererseits die Vernarbungsbedingungen für die tuberkulösen Blasenherde zu bessern. Die Blase läßt sich ruhig stellen durch ihre Ausschaltung aus dem Urinstrome, entweder durch die iliakale oder lumbale

Ureterostomie oder durch die Nephrotomie. Besonders die Ureterostomie scheint für ganz schwere Fälle von Blasentuberkulose empfehlenswert (MIKULICZ, CASPER, VERRIÈRE, PAPIN, MARION). ROVSING, MARION u. a. sehen einen Nutzen der Ureterostomie auch darin, daß sie die zugehörige Niere von einer aus der Blase aufsteigenden Tuberkuloseinfektion schützt. MARION sieht deshalb die Anzeige zur Ureterostomie sofort gegeben, sobald radiologisch ein Rückfluß des tuberkulösen Blaseninhalts in den Ureter erwiesen worden ist. Ob aber dieser Schutz der Niere vor einer aus der Blase aufsteigenden Tuberkulose nicht zu teuer erkauft ist durch die jeder Ureterostomie fast immer folgende, banale Infektion der Niere, erscheint mir fraglich. Jedenfalls darf eine Blasenausschaltung durch Ureterostomie bei Tuberkulose nur vorgenommen werden, wenn wirklich alle anderen Versuche, die Blasenbeschwerden des Kranken zu mildern, als endgültig gescheitert betrachtet werden müssen.

Besteht neben der Blasentuberkulose eine doppelseitige Nierentuberkulose, dann ist sie als ein unheilbares Leiden zu betrachten. Zur Milderung der Beschwerden des Kranken trägt am meisten die Methylenblaumedikation bei und die oben erwähnten Ölinstillationen in die Blase. Daneben wird fast immer der Gebrauch von Narkotica nötig.

18. Einfluß der Nephrektomie auf die Sexualorgane.

Bei Männern ist die Harntuberkulose sehr häufig mit einer Tuberkulose der Sexualorgane verbunden. Auf einzelne dieser Genitalherde hat die Exstirpation der tuberkulösen Niere einen Einfluß, auf andere nicht. Sie bringt die Tuberkuloseherde der Prostata und der Samenblasen oft merklich zur Rückbildung und auch die Tuberkulose der Harnröhre wird durch die Nephrektomie häufig heilsam beeinflußt. Selbst ein auf der Glans penis ausgebreiteter Lupus heilte bei einem Kranken von BRANDMEYER nach Nephrektomie spontan aus. Die Tuberkulose in Hoden und Nebenhoden zeigt dagegen nach Exstirpation der tuberkulösen Niere keine bessere Heilungstendenz als vordem. Leider ist auch die Rückbildung der Tuberkulose in Prostata und Samenblasen keineswegs eine ständige Folge der Nephrektomie. Sie bleibt nach der Nephrektomie oft aus und nicht selten breitet sich in diesen Organen die Tuberkulose weiter aus und vereitelt den erhofften Heilerfolg der Nephrektomie. In wie hohem Maße dieser durch die Sexualtuberkulose bei den männlichen Patienten beeinträchtigt wird, wurde wiederholt zahlenmäßig nachgewiesen.

RAFIN hatte bei seinen nephrektomierten Männern, bei denen eine Nierentuberkulose mit einer Sexualtuberkulose vereint war, eine Spätmortalität von 25% gegenüber einer solchen von nur 13% bei Männern ohne Genitaltuberkulose. Bei der Verbindung der Nierentuberkulose mit Genitaltuberkulose wurde bei seinen Kranken auch seltener eine vollständige Ausheilung erreicht als bei reiner Harnorgantuberkulose. Ganz Ähnliches ergaben meine schon früher mitgeteilten Zusammenstellungen. Die Totalmortalität betrug bei den Nephrektomierten, die neben ihrer Nierentuberkulose eine Genitaltuberkulose hatten, 27%, gegenüber nur $6,6\%$ Mortalität bei den Kranken ohne Tuberkulose der Sexualorgane. Von den Kranken ohne Genitaltuberkulose heilten 86% vollständig, von den Patienten mit Genitaltuberkulose nur $43,2\%$.

Nicht selten treten erst nach der Nephrektomie in den bis dahin scheinbar gesunden Geschlechtsorganen tuberkulöse Herde in Erscheinung. Diese postoperative Erkrankung der Sexualorgane tritt meist schon verhältnismäßig kurze Zeit nach der Nephrektomie in Erscheinung. Es liegt deshalb nahe, anzunehmen, sie gehe von den noch nicht ausgeheilten Harnorganen aus oder sie habe vielleicht gar schon zur Zeit der Nephrektomie bestanden, ohne klinisch bemerkbare Symptome gemacht zu haben.

Daß längere Zeit nach völliger Ausheilung der Tuberkulose der Harnorgane noch eine Tuberkulose der Geschlechtsorgane auftritt, ist außerordentlich selten.

19. Wirkung der Nephrektomie auf das Allgemeinbefinden der Kranken.

Das Allgemeinbefinden der Kranken wird durch die Entfernung der tuberkulösen Niere recht bald günstig beeinflußt. Schon in der zweiten Woche nach der Operation, sobald die unvermeidlichen Operationsschädigungen abgeklungen sind, macht sich der Wegfall der Giftwirkung der tuberkulösen Niere bemerkbar in einer Besserung der Gesichtsfarbe des Kranken, in Steigerung des Appetites und der Kräfte. Im zweiten, seltener erst im dritten Monat nimmt das Körpergewicht des Operierten rasch und erheblich zu.

Nach einer Statistik von ISRAEL blieb das Körpergewicht nur bei 4,5% der Operierten unverändert. Bei 3% nahm es sogar ab, meist infolge einer fortschreitenden Lungentuberkulose oder einer Tuberkulose der zweiten Niere. Bei 92,5% der Nephrektomierten war aber die Gewichtszunahme sehr groß, bis zu 45 kg. PAGÈS konstatierte bei 86% der wegen Tuberkulose Nephrektomierten eine Gewichtsvermehrung. Sie stieg besonders rasch in den ersten 6 Monaten nach der Operation und erreichte am Ende des ersten Jahres ihr Maximum. Nachher sank das Gewicht häufig wieder etwas ab, wohl infolge der regeren, körperlichen Tätigkeit der Geheilten.

War die Tuberkulose nur auf die Harnorgane beschränkt, so erlangen die Nephrektomierten meist schon nach einem halben Jahre eine normale Leistungsfähigkeit. Vielen Kranken bringt erst diese nach der Nephrektomie unvermutet starke Steigerung ihrer Leistungsfähigkeit zum Bewußtsein, wie sehr ihre Kräfte vor der Operation durch das Leiden vermindert gewesen waren. Bestanden zur Zeit der Operation auch außerhalb der Urogenitalorgane erhebliche Tuberkuloseherde, z. B. in den Lungen, dann bessert sich das Allgemeinbefinden der Nephrektomierten meist nur langsam und wenig. Diese Kranken bilden das Hauptkontingent der Spättodesfälle nach der Nephrektomie.

ZUCKERKANDLS Spättodesfälle trafen fast ausschließlich Operierte, bei denen zur Zeit der Operation außerhalb der Harnorgane unverheilte Tuberkuloseherde bestanden hatten, nur 3% der Spättodesfälle Kranke, bei denen die Tuberkulose zur Zeit der Operation auf die Harnorgane allein beschränkt geblieben war.

Aber auch diesen Schwerkranken bringt die Nephrektomie, wenn auch nicht dauernd, immerhin vorübergehend, eine Besserung des Allgemeinbefindens. Nur bei wenigen bleiben trotz der Nephrektomie die Tuberkuloseherde in den Lungen, in den Knochen usw. völlig ungebessert und ist gar keine Hemmung der tuberkulösen Infektion durch die Operation zu erkennen.

Wird ein Kranker durch die Nephrektomie von seiner Tuberkulose geheilt, so kann er trotz des Verlustes einer Niere in jeder Beziehung fast so leistungsfähig werden wie seine doppelnierigen, gesunden Nebenmenschen. Hunderte der von ihrer Tuberkulose durch die Nephrektomie Geheilten üben ebenso erfolgreich wie ihre doppelnierigen Konkurrenten körperlich außerordentlich anstrengende Berufe aus, wie Schmied, Schlosser, Eisengießer, Landwirt usw. Zahlreich sind auch die Frauen, die nach Heilung ihrer Nieren- und Blasentuberkulose durch die Nephrektomie, trotz des Verlustes einer Niere mehrmalige Schwangerschaften sehr wohl ertragen und danach auch gesunde und normal sich entwickelnde Kinder geboren haben. Die Einniierigkeit an sich scheint weder die Schwangerschaft, noch die Geburt, auch nicht die Stillfähigkeit ungünstig zu beeinflussen. Die Einzelniere ihrerseits scheint durch die Schwangerschaft auch nicht geschädigt zu werden. Wiederholt blieb während der Schwangerschaft der Harn der einzigen Niere frei von jeglicher Spur von Eiweiß (BÖCKEL und auch eigene Beobachtungen). Bei allen in der Literatur mitgeteilten Fällen von ungenügender Funktion der übriggebliebenen, einzigen Niere während der Gravidität war die Ursache des Versagens der Niere in einer tuberkulösen Erkrankung derselben zu finden (HORNSTEIN).

Die Einnierigkeit an sich steigert die Gefahren der Gravidität nicht, wohl aber die Tuberkulose der Harnorgane, die zum Verluste der einen Niere geführt hatte. Deshalb sind denn auch erst, wenn die Tuberkulose wirklich ausgeheilt ist, die Gefahren der Gravidität für die Nephrektomierte nicht mehr größer als für die Doppelnierige. Es darf eine wegen Tuberkulose nephrektomierte Frau eine Gravidität nur austragen, wenn keine Zeichen der Harntuberkulose mehr nachweisbar sind. Besteht z. B. in der Blase ein noch nicht gänzlich geheilter Tuberkuloseherd, so kann dieser infolge der Gravidität der Kranken wieder lebhaft aufflackern und zu einem schweren Rückfalle der Tuberkulose in den Harnorganen führen. Es kann auch ein bis dahin symptomlos gebliebener Tuberkel in der verbliebenen Niere durch die Gravidität zur raschen Entwicklung kommen. Deshalb muß jeder Kranken, die wegen Tuberkulose eine Niere verloren hat, von einer Heirat dringlich abgeraten werden, solange die Ausheilung der Tuberkulose nicht sicher gestellt ist. Die ersten 3 Jahre nach der Nephrektomie sind kritisch und erst nach Ablauf dieser läßt sich ein einigermaßen sicheres Urteil über die Dauerhaftigkeit der Heilung der Operierten abgeben. Mindestens 2 Jahre lang müssen alle klinischen Zeichen der Tuberkulose der Harnorgane geschwunden, der Urin eiter- und bacillenfrei geworden sein, bevor der Heiratskonsens zu geben oder bei bereits Verheirateten eine neue Gravidität zu riskieren erlaubt wird.

Einen Defekt trägt immerhin jeder Nephrektomierte, auch wenn er durch die Nephrektomie von seiner Tuberkulose geheilt ist und sich im Alltagsleben so leistungsfähig erweist wie der Doppelnierige. Der Verlust eines so wichtigen Organes, wie die Niere, ist nie bedeutungslos. Besonders in die Augen springend ist der Nachteil des Einnierigen gegenüber dem Doppelnierigen, wenn Traumen seinen Körper treffen. Die einzige Niere ragt infolge ihrer kompensatorischen Hypertrophie oft vor den Rippenbogen vor und ist dadurch Verletzungen stärker ausgesetzt als eine normale Niere. Sie platzt bei stumpfer Gewalteinwirkung auch leichter als diese. Zudem ist jede Verletzung einer Einzelniere natürlich sehr viel folgenschwerer, als die gleiche Verletzung der Niere eines Doppelnierigen. Bei jedem wegen Tuberkulose Nephrektomierten sind deshalb alle Sportübungen, die, wie Hochgebirgstouren, Skilaufen, Reiten, Turnen, oft zu Körperverletzungen führen, unbedingt zu widerraten, wenn auch zuzugeben ist, daß eine große Zahl Einnieriger in solchen Leibesübungen Doppelnierigen Ebenbürtiges leisten könnte und auch geleistet hat.

Es haben auch nicht wenige wegen Tuberkulose Nephrektomierte an der Front jahrelang die Kriegsstrapazen ertragen, ohne vorerst sichtbar Schaden zu nehmen. Immerhin zeigte sich schließlich bei den meisten der von mir Beobachteten doch eine verminderte Widerstandsfähigkeit in einem plötzlichen Zusammenbruch, selbst wenn das Grundleiden, die Tuberkulose, nicht wieder ausbrach.

Daß die Einnierigen gegen Infektionskrankheiten und gegen Intoxikationen weniger widerstandsfähig sind, als Doppelnierige, geht deutlicher, als aus klinischen, aus experimentellen Beobachtungen hervor. BONARDI, BRUNI und MAUGEAIS fanden die einnierigen Tiere immer weniger widerstandsfähig gegen Intoxikation und Infektion, als die doppelnierigen. Auch bei den ziemlich zahlreichen eigenen Untersuchungen erwiesen sich mir die einnierigen Tiere gegen gewisse Gifte unverkennbar weniger widerstandsfähig, als doppelnierige Tiere.

Gifte, die im Körper erst nach Umsetzung in physiologisch harnfähige Substanz in den Harn übergehen, wie das Urethan, oder die, wie das Morphium, das Diphtherietoxin u. a. gar nicht oder nur in unbedeutendem Maße durch die Nieren ausgeschieden werden, wirken auf die einnierigen Tiere nicht stärker, als auf die doppelnierigen.

Dagegen Medinal, Chloralhydrat und Atropin, Gifte, die in ziemlich unveränderter Form im Urin aus dem Körper ausgeschieden werden, entfalten auf die Einnierigen eine viel stärkere Giftwirkung als auf die Doppelnierigen. In Bestätigung dieser Beobachtungen fand Syrkin Magnesiumsulfat, intramuskulär injiziert, bei einnierigen Tieren in weit kleineren Dosen narkotisierend als bei Doppelnierigen.

Eine so genaue Bemessung der Widerstandsfähigkeit wie am Tiere ist natürlich am Menschen nie zu machen. Nach den klinischen Beobachtungen möchte man glauben, die Widerstandsfähigkeit der einnierigen Menschen gegen Infektion und Intoxikation sei nicht geringer als bei Doppelnierigen.

Unter meinen wegen Tuberkulose Nephrektomierten finden sich zahlreiche, die im Laufe der Jahre schwere Infektionskrankheiten durchmachten, ohne eine auffällig verminderte Widerstandsfähigkeit zu zeigen. Immerhin fiel mir bei der großen Grippeepidemie im Jahre 1918 doch auf, wie häufig unter meinen Nephrektomierten im Anschluß an die Grippe schwere Nephritiden auftraten, die allerdings stets einen glücklichen Ausgang nahmen.

Die Nachbehandlung der Nephrektomierten ist von wesentlichem Belang auf den endgültigen Ausgang des tuberkulösen Harnleidens und auf die Ausheilung der außerhalb der Harnorgane liegenden Tuberkuloseherde des Körpers. Der wegen Tuberkulose Nephrektomierte bleibt trotz der Entfernung der tuberkulösen Niere noch längere Zeit ein tuberkulöser Mensch. Er wird um so eher völlig gesunden, je besser die Nachbehandlung ist. Dabei handelt es sich weniger um bloß medizinische Hilfe, als vielmehr um die Gestaltung der ganzen Lebenslage des Kranken, um gesundes Wohnen, körperliche Schonung, gute Ernährung.

Wie groß der Einfluß der Lebensbedingungen des Kranken auf die Dauerresultate der Nephrektomie wegen Tuberkulose ist, konnte ich bei meinen eigenen Patienten zahlenmäßig feststellen. Bei den Begüterten erhielt ich 78,8% Heilungen des Leidens, dagegen bei den Kranken ärmerer Stände nur 37,7%. Damit stimmen auch die Mitteilungen von Israel und von Böckel überein. Bei ersterem zeigten die Patienten der Spitalpraxis eine Mortalität von 12,7%, die Privatpatienten eine solche von 4,8%. Bei Zuckerkandl stand die Fernmortalität bei den beiden Patientenklassen in einem Verhältnis von 16,4 zu 6,4%.

20. Indikationen der Nephrektomie.

Ein Vergleich der Heilerfolge operativer und nichtoperativer Therapie der Tuberkulose der Harnorgane weist deutlich daraufhin, daß nur von der Mithilfe der Nephrektomie eine wirkliche Heilung dieses Leidens zu erhoffen ist. Die Versuche, ohne Opferung der kranken Niere die Tuberkulose der Harnorgane zu heilen, zeitigten so selten befriedigende Erfolge, daß die Tuberkulose der Harnorgane als unheilbar durch konservative Heilmethoden erklärt werden muß. Für die vorgeschrittene einseitige Nierentuberkulose wird diesem Urteil von keiner Seite mehr widersprochen; bei ihr wird denn auch die Indikation einer Nephrektomie allgemein anerkannt, sobald durch eine genaue Untersuchung der getrennten Nierensekrete nachgewiesen ist, daß nur die eine Niere tuberkulös erkrankt ist und die andere leistungsfähig genug erscheint, um die gesamte Harnsekretion allein zu übernehmen.

Nicht so einstimmig gutgeheißen wird die Indikation zur Nephrektomie, wenn die einseitige Nierentuberkulose noch im sog. *Frühstadium* steht, wenn die tuberkulösen Herde noch so umschrieben und klein sind, daß sie keine wesentliche Einbuße der Funktionsleistung der erkrankten Niere bewirken. Für solche

Fälle wird von einzelnen Seiten immer wieder verlangt (z. B. Wossidlo), vorerst längere Zeit hindurch Versuche konservativer Behandlung durchzuführen, bevor die Nephrektomie als letztes Heilmittel empfohlen werde. Viele Chirurgen hatten diese Forderung früher gut geheißen (auch ich), aber leider mußten sie sich überzeugen, daß selbst in den Frühstadien die Nierentuberkulose durch keine unblutigen Heilmethoden geheilt werden können, weder durch die neuerdings wieder von Käthe Deyke, von Krämer, von Wossidlo empfohlenen Tuberkulinkuren, noch auch durch die Heliotherapie, auf die auch im Kampfe gegen die Nierentuberkulose erst so große Hoffnungen gesetzt wurden. Dies gilt auch für die Behandlung von Kindern, bei denen die Nierentuberkulose nach den früheren Mitteilungen von Leedham Green, Karo, Stein u. a. bessere Heilungstendenzen zu zeigen schien, als bei den Erwachsenen.

Trotzdem wäre es ja erlaubt, bei Erwachsenen und Kindern, auch weiterhin noch Versuche mit unblutigen Heilverfahren bei der einseitigen Nierentuberkulose fortzusetzen, wenn die Verzögerung der Operation dem Kranken nicht Schaden brächte. Einen solchen bringt aber die Unterlassung der Nephrektomie.

Wie sehr bei längerem Bestehen einer erst einseitigen Nierentuberkulose die Gefahr einer tuberkulösen Infektion der zweiten Niere anwächst, ist im Vorausgegangenen wiederholt dargestellt worden und auch in wie weitgehendem Maße die frühzeitige Exstirpation der tuberkulösen Niere die Gefahr mindert. Es lehren ferner die klinischen Beobachtungen wie sehr die Blasentuberkulose durch einen langen Fortbestand der Nierentuberkulose verschlimmert und in ihrer Heilungsfähigkeit vermindert wird und wie rasch sich, je länger der Tuberkuloseherd in der Niere fortbesteht, die Gefahr steigert, daß die Tuberkulose von der Niere nicht nur über die Harn- und Sexualorgane, sondern auch auf außerhalb des uropoetischen Systems gelegene Organe sich ausbreite. Dies geht deutlich hervor aus dem Vergleiche der Erfolge der Nephrektomie bei Früh- und bei Spätfällen der Nierentuberkulose. Die Nephrektomie gibt in den Frühstadien der einseitigen Nierentuberkulose bei über 80% der Operierten eine Dauerheilung, während der Prozentsatz der Dauerheilungen durch die Nephrektomie bei Spätfällen auf 50—60% zu berechnen ist. Aus alledem ergibt sich nicht bloß die Berechtigung, sondern die Notwendigkeit der Forderung der Frühoperation bei einseitiger Nierentuberkulose, der sofortigen Empfehlung der Nephrektomie, sobald erwiesen ist, daß eine der Nieren tuberkulös erkrankt ist, gleichgültig, ob wenig oder stark und daß die zweite, tuberkelfreie Niere leistungsfähig genug ist, die gesamte Harnsekretion zu übernehmen.

Die Gefahr, die Aufforderung zur Frühoperation bei einseitiger Nierentuberkulose möchte doch hin und wieder dazu verleiten, eine Niere als vermeintlich tuberkulös zu entfernen, während sie in Wahrheit keine Tuberkel enthält, ist, durch eine sorgfältige Untersuchung, leicht zu umgehen. Denn selbst in den allerersten Stadien kennzeichnet sich die chronische Nierentuberkulose deutlich genug durch die Symptomentrias Pyurie, Bacillurie und functio laesa und läßt sich dadurch von einer bloßen Bacillurie der Niere und einer von der Blase aufsteigenden Uretertuberkulose ohne Erkrankung des Nierenparenchyms unterscheiden.

Gegenanzeigen der Nephrektomie finden sich bei einseitiger Nierentuberkulose verhältnismäßig selten. Eine solche unbedingtester Art liegt natürlich in einer Erkrankung der zweiten Niere, die diese unfähig macht, ohne Mithilfe des Schwesterorganes die dem Organismus nötige Harnausscheidung zu bewältigen. Dagegen sind Erkrankungen der zweiten Niere, die deren Sekretionskraft nur wenig beeinträchtigen, nicht als eine Gegenanzeige zur Entfernung der tuberkulösen Niere zu erachten.

So darf die so häufig beobachtete *toxische Albuminurie* der zweiten Niere nicht als Gegenanzeige der Nephrektomie gelten, selbst nicht eine *wahre Nephritis*, solange sie noch nicht zur Insuffizienz der zweiten Niere geführt hat. Die Aussichten der Nephrektomie werden allerdings durch die Nephritis der zweiten Niere wesentlich beeinträchtigt, denn nie ist mit Sicherheit vorauszusehen, wie hochgradig die Narkose und die übrigen mit der Nephrektomie verbundenen Schädigungen des Organismus die Sekretionsfähigkeit der verbliebenen Niere noch weiter mindern und das in der Schwebe stehende Gleichgewicht des Stoffwechsels stören werden. Dieser Gefahren wegen die Nephrektomie zu unterlassen ist aber nicht gerechtfertigt. Denn einerseits gibt nur sie allein Hoffnung, die Tuberkulose der Harnorgane zu heilen und andererseits hilft sie am ehesten, die Nephritis der zweiten Niere zur Besserung zu bringen, da oft die Nephritis die Folge einer Toxinwirkung der tuberkulös erkrankten Niere ist. KÜMMELL ist es bei einem Kranken mit einseitiger Nierentuberkulose und Nephritis der anderen Niere gelungen, die Insuffizienz der nichttuberkulösen Niere durch eine der Exstirpation der tuberkulösen Niere vorausgehende Dekapsulation zu beheben.

Auch andere Erkrankungen der zweiten Niere, z. B. *Steinbildung*, *Pyelitis non tuberculosa* bilden keine unbedingte Gegenanzeige der Nephrektomie, solange sie die Ausscheidungsfähigkeit der zweiten Niere nicht allzu stark geschädigt haben und sie auch nicht ihrer Natur nach, wie z. B. ein maligner Tumor oder eine unheilbare Hydronephrose, eine unabwendbar, ständig weiterschreitende Abnahme der Nierenfunktion bedingen. Ob vor der Exstirpation der tuberkulösen Niere die Krankheit der zweiten Niere, z. B. ein Steinleiden, eine Hydronephrose, operativ behandelt werden soll, ist in jedem Einzelfalle genau zu erwägen. Allgemeine Regeln über die Anzeige zu solchen Eingriffen lassen sich nicht aufstellen.

Tuberkuloseherde in den *unteren Harnwegen* verbieten ebensowenig, wie die Genitaltuberkulose, die Exstirpation der tuberkulösen Niere; im Gegenteil, sie machen diese eher dringlicher. Nur wenn der tuberkulöse Nierenherd sehr gering, die Tuberkulose der Genital- und der unteren Harnorgane aber so weit gediehen ist, daß eine Heilung des Kranken kaum mehr möglich erscheint, dann wird besser auf eine Nephrektomie verzichtet.

Eine *Lungentuberkulose* gibt nur selten eine Gegenanzeige der Nephrektomie wegen Nierentuberkulose. Wohl trübt sie die Aussichten des Eingriffes, weil sie natürlich auch nach der Entfernung der tuberkulösen Niere ein für den Kranken gefahrvolles Leiden bleibt. Ab und zu wird sogar das Lungenleiden durch die mit der Operation unvermeidlich verbundenen Schädigungen verschlimmert. Aber im allgemeinen ertragen die Phthisiker die Nierenexstirpation wider Erwarten gut und werden oft durch den Wegfall der tuberkulösen Niere auch in ihrem Allgemeinbefinden sehr gebessert, außerdem von den Beschwerden der tuberkulösen Cystitis auf Jahre hinaus befreit. Es wäre deshalb ein Unrecht, ihnen eine operative Hilfe gegen das Harnleiden zu versagen, nur weil die Lungentuberkulose eine endgültige Heilung sehr fraglich erscheinen läßt.

Ein *schlechter Ernährungs- und Kräftezustand,* ja selbst eine wahre Kachexie des Kranken darf nicht von der Nephrektomie abhalten, wenn die Tuberkulose der Harnorgane ihre Ursache ist. Denn auch scheinbar ganz hoffnungslose Fälle dieser Art sind durch die Entfernung der tuberkulösen Niere gerettet worden.

Eine unbedingte Gegenanzeige der Nephrektomie liegt dagegen in schweren, von der Tuberkulose unabhängigen Erkrankungen des Körpers, die jede größere Operation verbieten, wie ein unkompensierter Herzfehler, Diabetes usw.

Eine *Gravidität* braucht keineswegs von der sofortigen Vornahme einer Nephrektomie abzuhalten; denn diese gelingt meist, ohne den Verlauf der Schwangerschaft zu stören (WERHOFF). Da eine rasche Verschlimmerung der Nierentuberkulose während der Gravidität oftmals beobachtet wurde, so ist es vielmehr angezeigt trotz der Schwangerschaft die Nephrektomie möglichst bald auszuführen.

Eine relative Kontraindikation gegen Nephrektomie liegt manchmal im vor-geschrittenen Alter des Patienten. Wenn die 60 überschritten sind, scheinen die tuberkulösen Herde in den unteren Harnwegen trotz der Entfernung der tuber-kulösen Niere selten zu heilen. Da außerdem auch die Gefahr des Eingriffes in diesem Alter viel größer ist als in früheren Jahren, so ist stets sorgfältig zu erwägen, ob dem bejahrten Kranken die Nephrektomie von Nutzen sein kann.

Eine eigene Betrachtung bedürfen die Indikationen zur Nephrektomie bei doppelseitiger Nierentuberkulose.

Bei *doppelseitiger Nierentuberkulose* ist die Nephrektomie stets nur eine palliative Maßnahme. Die früher oftmals gehegte Hoffnung, die Entfernung der einen stark tuberkulösen Niere werde in der anderen, leichter erkrankten durch die kompensatorische Hypertrophie und der damit auftretenden Hyper-ämie besonders günstige Bedingungen zur Ausheilung der Tuberkulose schaffen war offensichtlich irrig. Noch nie ist durch Exstirpation einer von zwei tuber-kulösen Nieren eine Vernarbung aller Tuberkuloseherde in der anderen Niere erzielt worden.

RAFIN hatte bei 15 Kranken mit doppelseitiger Nierentuberkulose die eine stärker erkrankte Niere operativ entfernt. Von diesen Operierten sind alle der Tuberkulose der zweiten Niere innerhalb des ersten Jahres nach der Operation erlegen, mit Ausnahme eines einzigen Kranken, der erst 9 Jahre nach der Opera-tion an Tuberkulose der zweiten Niere starb. BACHRACH berichtete aus der Abteilung ZUCKERKANDLS über 5 Nephrektomien bei doppelseitiger Nieren-tuberkulose. Besserung trat im Befinden der Kranken nach dem Eingriffe wohl ein, aber keine Heilung. JOSEPH und auch JANU meldeten vereinzelte Besse-rungen des doppelseitigen Leidens nach Nephrektomie. JUDD und SCHOLL berichteten aus der Klinik MAYO, daß nach Nephrektomie bei doppelseitiger Nierentuberkulose von 18 Kranken 4 im Anschluß an die Operation an Urämie starben, 10 innerhalb der nächsten 18 Monate ebenfalls an Urämie oder an Tuber-kulose anderer Organe. Von mir wurde nur bei 6 Patienten mit zweifellos doppelseitiger Nierentuberkulose die eine total verkäste Niere entfernt. Die nach der Operation auftretende Besserung im Befinden der Kranken durch Wegfall des Fiebers und der Schmerzen war immer von kurzer Dauer. Alle Patienten erlagen der Tuberkulose der zweiten Niere innerhalb der ersten zwei Jahre nach der Operation. ISRAEL berichtete, daß von je drei wegen doppel-seitiger Nierentuberkulose einseitig Nephrektomierten immer zwei der Kranken kurze Zeit nach dem Eingriffe starben. Nur wenige, über die er Bericht erhielt, lebten nach der Operation mehrere Jahre; bei einem Kranken erstreckte sich die Lebensdauer sogar noch auf 7, bei einem anderen auf 8 und bei einem dritten gar auf 16 Jahre. Ob bei diesen, so lange den Eingriff Überlebenden zur Zeit der Operation die zweite Niere schon tuberkulös war, erscheint ISRAEL nach den vorliegenden Untersuchungsbefunden zweifelhaft. Bei den meisten die Operation längere Zeit Überlebenden fehlte ihm der sichere Beweis, daß zur Zeit der Operation die Nierentuberkulose wirklich doppelseitig war. Bei fast allen blieb es fraglich, ob nicht die im Urin der zweiten Niere gefundenen Tuberkel-bacillen durch den Katheterismus in den Ureter verschleppt worden waren.

Aus der Klinik von GARRÈ (NAEGELI) sowie von LEGUEU ist je ein ver-einzelter momentaner Erfolg durch einen beidseitigen Eingriff bei doppel-seitiger Nierentuberkulose gemeldet worden: Nephrektomie der einen Seite, Resektion eines zufälligerweise scharf begrenzten tuberkulösen Nierenteils der anderen Seite. Solche chirurgische Glanzfälle, deren Enderfolg allerdings wegen zu kurzer Beobachtungsdauer noch nicht zu beurteilen ist, dürfen aber nicht über die Tatsache hinwegtäuschen, daß bei doppelseitiger Nierentuberkulose eine wahre Ausheilung so ziemlich sicher ausgeschlossen ist, ja daß sogar sehr

fraglich ist, ob der operative Eingriff das Leben des Kranken häufiger verlängert
als verkürzt. Es sollte deshalb unbedingt, wie seinerzeit ISRAEL eingehend
begründete und in allerletzter Zeit ANDRÉ, HEIDRICH u. a. bestätigten, die
Nephrektomie bei doppelseitiger Nierentuberkulose nur vorgenommen werden,
wenn die eine der beiden tuberkulösen Nieren noch gut arbeitet, die andere
aber fast funktionslos geworden ist, sie zudem durch Fieber und Schmerzen
oder durch Blutungen den Kranken stark quält. Der Eingriff ist unter solchen
Bedingungen berechtigt, weil er, wenn auch keine Heilung und wenn auch
keine oder nur kurze Verlängerung der Lebensdauer, doch eine vorübergehende
Besserung im Befinden des Kranken verspricht.

Bevor einem Kranken wegen Doppelseitigkeit des tuberkulösen Nierenleidens
eine Nephrektomie versagt wird, muß natürlich auch wirklich feststehen, daß in
der Tat auf der zweiten Seite die Niere und nicht etwa bloß der Ureter an Tuberkulose erkrankt ist. Es ist bei Besprechung der Diagnose darauf hingewiesen
worden, wie leicht eine von der Blase wohl auf den Ureter, aber noch nicht auf
die zugehörige Niere übergreifende Tuberkulose eine Doppelseitigkeit der Nierentuberkulose vortäuschen kann, wie oft auch durch den Katheter aus der Blase in
den Ureter verschleppte Tuberkelbacillen eine Tuberkulose der zweiten Niere vortäuschen können. Nur wenn durch die Untersuchungen der getrennt aufgefangenen Nierenharne nicht nur Pyurie, Bacillurie, sondern auch functio laesa beider
Nieren festzustellen ist, nur dann steht fest, daß wirklich beide Nieren tuberkulös
erkrankt sind. Eine Nephrektomie schon bei bloßem Verdachte einer tuberkulösen
Erkrankung der zweiten Niere abzulehnen, obschon die zweite Niere noch gut
funktioniert, wäre unrecht. Es würde dadurch manchem Kranken Heilung versagt,
die ihm durch die Nephrektomie noch hätte zuteil werden können.

Bei 10 meiner Patienten hatte die tuberkulöse Infiltration der Uretermündung der
zweiten Seite oder ein Bacillen- oder leichter Eitergehalt des aufgefangenen Sekretes der
zweiten Niere eine doppelseitige tuberkulöse Erkrankung der zweiten Niere befürchten
lassen. Es wies aber der völlig normale Ausfall aller Funktionsproben auf eine unversehrte
Sekretionsfähigkeit der zugehörigen Niere hin. Deshalb wurde die Diagnose auf aufsteigende
Uretertuberkulose der zweiten Seite ohne Mitbeteiligung der zugehörigen Niere gestellt
und die Exstirpation der tuberkulösen, schlecht funktionierenden Niere der anderen Seite
ausgeführt. 3 dieser Operierten heilten völlig aus. Bei den anderen 7 Kranken zeigten sich
später deutliche Erscheinungen einer tuberkulösen Erkrankung der zweiten Niere. Mehrere
von ihnen sind schon wenige Jahre nach der Operation gestorben.

Wenn somit die Nephrektomie in der Regel bei doppelseitiger Nierentuberkulose zu widerraten ist, was soll dann mit den Kranken dieser Art therapeutisch
geschehen?

Aussicht, eine Heilung bei ihnen zu erzielen, bietet leider keines der uns
bis jetzt bekannten Heilverfahren. Hingegen stehen uns doch viele Hilfsmittel
zur Verfügung, um die Beschwerden dieser Bedauernswerten zu mindern und
vielleicht auch die Arbeitsfähigkeit dieser Kranken zu verlängern. Vor allem ist
zu trachten, die tuberkulöse Entzündung der Blase zu mildern, da diese den
Kranken mehr quält, als die Tuberkulose der Nieren. Die verschiedenen Behandlungsmethoden der Blasentuberkulose sind bereits S. 139 erwähnt worden.
Keine von ihnen wird bei doppelseitiger Nierentuberkulose eine Heilung der
Blasentuberkulose erzielen. Aber die eine oder die andere wird immerhin günstig
auf das Leiden einwirken. Oft wird es bei der Hartnäckigkeit der Blasentzün-
dung nötig, nach und nach die verschiedenen Heilmethoden anzuwenden, schon
nur um bei dem Kranken durch den Wechsel in der Behandlung stets wieder die
Hoffnung auf Heilung neu zu beleben. Die örtliche Behandlung der Blase ist
aber immer nur periodisch durchzuführen; eine andauernde lokale Behandlung
ist erstens Zeit und Geld raubend und reizt schließlich auch die Blase. Deshalb
muß man sich periodisch wieder längere Zeit mit interner medikamentöser Behandlung begnügen. Durch Narkotica ist immer eine Erleichterung zu erzwingen,

aber sie können ihrer schädlichen Nebenwirkungen wegen auch nicht andauernd benutzt werden. Dagegen haben wir, wie jahrzehntelange Erfahrungen lehren, im Methylenblau ein Medikament, das die Beschwerden der tuberkulösen Cystitis meist erheblich mildert und monatelang gut ertragen wird. 2—3 mal tägliche Gaben von *Methylenblau* zu 0,1 in Glutoidkapseln bringen häufig eine wesentliche Klärung des Urins und eine merkliche Minderung des Harndranges und der Miktionsschmerzen. Bewirkt das Medikament ausnahmsweise trotz der Verabreichung in Glutoid- oder Geloduratkapseln Magenstörungen, so kann es zeitweilig in 1% iger Lösung zu Injektionen in die Blase benützt werden.

Die *Röntgenbehandlung* der Blase, die nach der Nephrektomie bei einseitiger Tuberkulose der Niere ab und zu die Vernarbung der Blasenherde wesentlich zu beschleunigen scheint, ist bei doppelseitiger Nierentuberkulose aussichtslos. Auch die Röntgenbehandlung der tuberkulösen Niere ist sicherlich zwecklos. Wenn auch, wie eine anatomische Beobachtung von RAVE glauben machen könnte, die Röntgenbestrahlung der Niere möglicherweise zur Abkapselung der Tuberkuloseherde anregen kann, so wird doch die Bestrahlung anderseits das von der Tuberkulose noch frei gebliebene Parenchym der Niere sicher erheblich schädigen, in ihm Schrumpfungsherde erzeugen oder doch seine sekretorische Fähigkeit wesentlich beeinträchtigt.

Eine *Tuberkulinkur* ist, wie bereits S. 116 betont, bei doppelseitiger Nierentuberkulose nur eines Versuches wert, wenn sich noch keine Anzeichen einer beidseitigen Niereninsuffizienz geltend machen. Bei beiderseits stark vorgeschrittener Nierentuberkulose wirkt die Tuberkulinkur eher schädlich als günstig auf den Allgemeinzustand der Kranken ein und vermehrt eher die Blasenbeschwerden, als daß sie sie vermindert.

Zu einer operativen Ausschaltung der tuberkulösen Harnblase durch doppelseitige Pyelostomie oder eine doppelseitige Uretereinpflanzung in den Darm, die wiederholt empfohlen wurde, wird man sich bei der Unheilbarkeit der doppelseitigen Nierentuberkulose trotz der Beschwerden der Kranken nur selten entschließen. Das Anlegen einer Blasenfistel schafft in der Regel keine Erleichterung der Leiden.

Klimatische Kuren verbunden mit planmäßiger Sonnenbehandlung wirken bei doppelseitiger Nierentuberkulose recht günstig auf den Allgemeinzustand der Kranken ein, eine Heilung bringen aber auch sie nie.

Literatur.

a) Anatomie.

d'ARRIGO: Zentralbl. f. Bakteriol., Parasitenkunde u. Infektionskrankh., Abt. I. Bd. 28. 1900. — BAZY: Journ. d'urol. Tome 3. 1913. — BERNARD et SALOMON: Presse méd. 1904. — Arch. de méd. exp. et d'anat. pathol. 1905. — Bull. méd. 1908. — BERNARD, GOUGEROT und SALOMON: Cpt. rend. des séances de la soc. de biol. 1908. — BERTIER: Etoile méd. 1911. — BOECKEL, ANDRÉ: Journ. d'urol. Tome 17, Nr. 4. — BOLOGNESI: Ann. des maladies des organes gén. urin. Tome 1. 1911. — BRONGERSMA: 1. internat. Urologenkongr. 1908. — BUDAY: Virchows Arch. f. pathol. Anat. u. Physiol. Bd. 186, S. 2. — BUGBEE: Journ. of urol. Vol. 13. 1925. — CATHELIN: Bull. et mém. de la soc. anat. de Paris 1907. Nr. 5. — CAULK, JOHN R.: Journ. of urol. Vol. 6, p. 97. 1921. — CEELEN: Virchows Arch. f. pathol. Anat. u. Physiol. Bd. 221. — COLMERS: Zeitschr. f. urol. Chirurg. Bd. 14. 1924. — CROPP: Inaug.-Diss. Göttingen 1903. — DÖRING: Dtsch. Zeitschr. f. Chirurg. Bd. 101. 1909. — EKEHORN: Zeitschr. f. Urol. Bd. 9. 1915. — FALEI: Zeitschr. f. Tuberkulose. Bd. 38. 1923. — FEDOROW: Zeitschr. f. Urol. Bd. 17. 1923. — FOULERTON and HILLIER: Brit. med. journ. 1901. p. 774. — GAUTHIER: Assoc. française d'urol. 1913. — HALLÉ et MOTZ: Ann. des maladies des org. gén.-urol. 1906. — HALLÉ, NOEL: Les formes de la tuberculose rénale chronique. Paris: Steinheil. 1914. — HARTMANN: Soc. de chirurg. Paris 1913. — HEYN: Virchows Arch. f. pathol. Anat. u. Physiol. Bd. 165. S. 42. — HINMAN and MORISON: Journ. of urol. Vol. 11. 1924. — HOGGE: Ann. de la soc. belge d'urol. 1910. — JOUSSET: Arch. méd. exp. 1904. — ISRAEL: Chirurg. Klinik d. Nierenkrankh. 1901. — ISRAEL und SCHNEIDER: Dtsch. med. Wochenschr. 1909. S. 179. — KENNERKNECHT: Beitr. z. Klin. d. Tuberkul.

Bd. 23. — KIEFFER: Zeitschr. f. Tuberkul. Bd. 33. 1920. — KIELLEUTHNER: Fol. urol.
Vol. 7. 1912. — KIRCH: Virchows Arch. f. pathol. Anat. u. Physiol. Bd. 225. 1918. — KÖNIG
und PELS-LEUSDEN: Dtsch. Zeitschr. f. Chirurg. Bd. 55. 1900. — LECÈNE: Soc. anat. 1906.
Ann. des maladies des org. gén.-urin. Tome 1. 1907. — LEGUEU: Bull. et mém. de la soc.
chirurg. 1908. März. — LEUGEU, PAPIN et VERLIAC: Arch. urol. de la clin. de Necker. Tome 1.
Nr. 4. — MARION: Journ. d'urol. Tome 3. 1913. — MORELLE: Bull. de la soc. belge d'urol.
— MÜLLER, A.: Arch. f. klin. Chirurg. Bd. 97. — PAGÈS: Thèse de Lyon. 1908/09. — POUSSON:
Hygiea. Vol. 86. 1924. — RAMOND et HULET: Soc. de biol. 20. Oct. 1900. — REYMOND:
Rev. méd. de la Suisse romande 1921. Nr. 6. — RÉNAUD: Soc. anat. Paris 9. 4. 1921. Presse
méd. 1921. — RITTER und STURM: Verhandl. dtsch. Lungenheilanstaltsärzte. Juni 1912.
— ROLANDO: Journ. d'urol. Tome 27. 1924. — ROLLY: Münch. med. Wochenschr. 1907.
— ROSENSTEIN: Berlin. klin. Wochenschr. 1906. — SALUS: Dtsch. med. Wochenschr. 1903.
— SCHNEIDER: Folia urol. 1909. — SCHÖNBERG: Zeitschr. f. klin. Med. Bd. 78. 1913. Virchows
Arch. f. pathol. Anat. u. Physiol. Bd. 220. 1915. — SCHWARZ: Berlin. urol. Ges. Okt. 1923.
Zeitschr. f. Urol. Bd. 18, Nr. 5. 1924. — STRAUSS: Ärztl. Vereinigung Frankfurt a. M.
Februar 1911. — STUTZIN: Zentralbl. f. Chirurg. 1922. — TITTINGER: Wien. med. Wochen-
schrift 1911. — VINCENT: Assoc. franç. d'urol. 1913. — WEGELIN und WILDBOLZ: Zeitschr.
f. urol. Chirurg. Bd. 2. 1913. — WILDBOLZ: Neue dtsch. Chirurg. 1913.

b) Pathogenese.

ANDRÉ et GRANDINEAU: Journ. d'urol. Tome 12. 1921. — ASH: Zentralbl. f. d. Krankh.
d. Harn- u. Sexualorgane 1903. — BAETZNER: Diagnostik der chirurgischen Nierenkrankheit.
Berlin: Jul. Springer. 1921. — BARTH: Dtsch. med. Wochenschr. 1911. — BAUEREISEN:
Zeitschr. f. gynäkol. Urol. Bd. 2. 1911. — Verhandl. d. dtsch. Ges. f. Gynäkol. München
1911. — VON BAUMGARTEN: Berlin. klin. Wochenschr. 1905. Arch. f. klin. Chirurg. Bd. 63.
— BERNARD et SALOMON: Presse méd. 1904. Cpt. rend. des séances de la soc. de biol. 1905.
Bull. méd. 1908. — BONANOME: Policlinico, sez. chirurg. 1907. — BRAUN et CRUET: Ann.
Guyon 1909. — BRONGERSMA: Internat. Urologenkongreß 1908. Assoc. franç. d'urol. 1910.
— CARLIER: Suppl. Ann. des maladies des org. gén.-urin. 1911. Assoc. franç. d'urol. 1911.
— CASPER: Dtsch. med. Wochenschr. 1908. 1. internat. Kongreß f. Urol. Paris 1908. —
CATHELIN-ALBARRAN: Assoc. franç. d'urol. 1904. — CHEVASSU: Bull. et mém. de la soc.
anat. de Paris 1911. Journ. d'urol. Tome 12. 1921. — COENEN: Berlin. klin. Wochenschr.
1907. — COHN: Zeitschr. f. urol. Chirurg. Bd. 5. 1920. — ESCAT: Assoc. franç. d'urol. 1910.
— FAVENTO e CONFORTI: Fol. urol. Vol. 1. 1907. — FOWLER Journ. of urol. Vol. 5. 1921. —
FRANK: Zentralbl. f. d. Grenzgeb. d. Med. u. Chirurg. 1911. — FRIEDRICH: Dtsch. Zeitschr.
f. Chirurg. Bd. 53. 1899. — LE FUR: 13. session de l'assoc. franç. d'urol. Tome 4, p. 394. Journ.
d'urol. Tome 10, p. 303. — GIANI: Zentralbl. f. Bakteriol., Parasitenk. u. Infektionskrank-
heiten, Abt. 1. Bd. 43. — GIORDANO: 1. internat. Urologenkongreß 1908. — GRAVES and
DAVIDOFF: Journ. of urol. Vol. 10. 1923. Vol. 12. 1924. — GUIARD: Assoc. franç. d'urol. 1909.
— HANSEN: Ann. des maladies des org. gén.-urin. 1903. — HEIDRICH: Bruns Beitr. z. klin.
Chirurg. Bd. 131. 1924. — HEITZ-BOYER: Assoc. franç. d'urol. 1909, 1910. — HERESCO
und CEALIC: Ann. GUYON. 1911. — HOFMANN: Wien. klin. Wochenschr. 1904. — HOT-
TINGER: Zentralbl. f. Krankh. d. Harn- u. Sexualorgane. 1906. — ISRAEL: Dtsch. med.
Wochenschr. 1913. Nr. 47. Fol. urol. Bd. 1. — JUNGANO: Journ. d'urol. Tome 10. 1920.
— KAPPIS: Inaug.-Diss. Tübingen 1905/06. — KOCH: Zeitschr. f. Hyg. u. Infektionskrankh.
Bd. 61. 1908. — KÖNIG und PELS-LEUSDEN: Dtsch. Zeitschr. f. Chirurg. 1900. — KROISS:
Med. Klinik 1910. — KRÖNLEIN: Fol. urol. Vol. 3. — KÜSTER: Dtsch. Chirurgenkongr. 1904.
— LEGUEU, PAPIN et VERLIAC: Arch. urol. de la clin. de Necker. Tome 1. — LIEBERMEISTER:
Dtsch. Arch. f. klin. Med. Bd. 140. 1922. — LÖFFLER und LÖWENSTEIN: Med. Klinik 1923.
— MALHERBE: Assoc. franç. d'urol. 1909. — MAUGEAIS: Thèse de Paris 1907/08. — MARION:
Journ. d'urol. 1912. — MEINERTZ: Virchows Arch. f. pathol. Anat. u. Physiol. Bd. 192. —
Kongreß f. inn. Med. 1912. — MILLONS: Paris méd. Jg. 12. 1922. — OPPEL: Fol. urol. Vol. 1.
— ORTH: Dtsch. med. Wochenschr. 1907. — PASCHOUD: Schweiz. med. Wochenschr. 1924.
Nr. 2. — PELS-LEUSDEN: Arch. f. klin. Chirurg. Bd. 95. — PERSSON: Ann. of surg. Vol. 81.
1925. — RAFIN: Calculs du rein. Maloine. Paris 1911. — ROVSING: Zeitschr. f. Urol. 1909.
— SAWAMURA: Dtsch. Zeitschr. f. Chirurg. Bd. 103. 1910. — SAXTORPH: Congrès internat.
de chirurg. Paris 1900. — SEELIGER: Inaug.-Diss. Berlin 1909. — STEINER: Fol. urol. Vol. 1.
— SUGIMURA: Monatsschr. f. Geburtshilfe u. Gynäkol. Bd. 34. 1912. — TENDELOO: Münch.
med. Wochenschr. 1905. — THÉVENOT: Lyon méd. 1907. — TOSATI: Clin. chirurg. 1910. —
WEISSWANGE: Münch. med. Wochenschr. 1902. — WILDBOLZ: Fol. urolog. Bd. III. —
ZOEPFFEL: Zeitschr. f. Urol. Bd. 14. 1920. — ZONDEK: Zeitschr. f. Urol. Bd. 14. 1920.

c) Symptomatologie.

ADRIAN: Zeitschr. f. Urol. 1910. — ASKANAZY: Arch. f. klin. Med. 1905. — BARTH:
Dtsch. med. Wochenschr. 1911. — BAZY: Ann. Guyon 1905. — BLUM: Med. Klinik 1099.
— BOECKEL: Tuberculose rénale. Paris 1912. — BRAUN and CRUET: Ann. Guyon 1909.
— CAMPBELL: Americ. journ. of urol. 1914. Nr. 4. — CAULK: Journ. of urol. Vol. 6. 1921.

— CAUTHLEY: Brit. med. journ. of children diseases. Vol. 9. 1912. — COLOMBINO: Ann. Guyon. 1906. — CONSTANTINESCU: Journ. d'urol. 1912. — DÖRING: Dtsch. Zeitschr. f. Chirurg. 1909. — EISENDRATH: Zeitschr. f. urol. Chirurg. Bd. 16. Ref. S. 73. — ELIAS-BERG: Jahrb. f. Kinderheilk. Bd. 99. 1922. — FALCI: Journ. d'urolog. Tome 20. 1925. — FOWLER: Journ. of Americ. med. assoc. 1914. — GORASCH: Urologia 1924. — HOBBS: Ref. Zeitschr. f. urol. Chirurg. Bd. 15, S. 339. — HOTTINGER: Zentralbl. f. Krankh. d. Harn- u. Sexualorgane. Bd. 17. 1906. — ISRAEL: Fol. urol. Vol. 1. — KEERSMAKER: Fol. urol. Vol. 2. 1908. — KEYDEL: Zentralbl. f. Krankh. d. Harn- u. Sexualorgane. 1905. — LANZILLOTA-MARION: Journ. d'urol. Tome 16. 1923. — LEEDHAM-GREEN: Zeitschr. f. Urol. Bd. 3. — LEGUEU et PAPIN: Journ. d'urol. Tome 9. — LOUMEAU: Gaz. hebdom. des soc. méd. de Bordeaux 1910. — MALMÉJAC: Tribuna méd. 1909. — MARION: Journ. d'urol. Tome 3. 1913. — MASING: Zeitschr. f. urol. Chirurg. Bd. 16. Ref. S. 73. — MILHAUD: Lyon méd. 1921. — MOSCOU: Ann. Guyon Tome 2. 1907. — NOGUÈS: Ann. Guyon 1899. — ORAISON: Journ. d'urol. Tome 4. 1913. — PAGÈS: Thèse de Lyon 1908/09. — PILLET: Assoc. franç. d'urol. 1910. Ann. Guyon 1907. — RAFIN: Encyclopédie franç. d'urol. 1914. — REITTER: Zeitschr. f. klin. Med. Bd. 62. — ROVSING: Rev. clin. d'urol. 1913. — SCHÜPBACH: Zeitschr. f. urol. Chirurg. Bd. 1. 1913. — THÉVENOT: Lyon chirurg. Tome 18. 1921. — VIGNARD et THÉVENOT: Journ. d'urol. 1912. — WEGELIN und WILDBOLZ: Zeitschr. f. urol. Chirurg. Bd. 2. 1913.

d) Diagnostik.

ANDRÉ: Assoc. franç. d'urol. 22. Sess. 1922. — ANDRÉ et GRANDINEAU: Journ. d'urol. Tome 12. 1921. — ASH: Verhandl. d. dtsch. Ges. f. Urologie 1911. — BACHARACH und NECKER: Wien. klin. Wochenschr. 1911. — BAETZNER: Nierendiagnostik. Berlin: Jul. Springer 1922. — BESANÇON et PHILIBERT: Bull. méd. 1907. — BLATT: Zeitschr. f. Urol. Bd. 19. 1925. — BLOCH: Verhandl. d. dtsch. Ges. f. Urol. 1911. — BÖCKEL: Tuberculose rénale. Paris: Chapelot 1912. — BRAATZ: Dtsch. med. Wochenschr. 1900. — CHEVASSU: Journ. d'urol. Tome 9, p. 408 et Tome 10. 1920. Assoc. franç. d'urol. 1922. — COLOMBINO: Ann. Guyon 1906. — BRAUN et CRUET: Ann. Guyon 1909. — DEBRÉ et PARAF: Soc. de biol. Paris 1911. — DESPEIGNES: Cpt. rend. des séances de la soc. de biol. Tome 87. 1922. — DETRÉ: Urologica 1905. — EKEHORN: Zeitschr. f. urol. Chirurg. Bd. 12. 1923. — ESCH: Münch. med. Wochenschr. 1912. Nr. 39 und 1913. Nr. 2. Mitt. a. d. Grenzgeb. d. Med. u. Chirurg. Bd. 25. 1913. — FORSSELL: Dtsch. Zeitschr. f. Chirurg. Bd. 66. — FÜRBRINGER: Zeitschr. f. Tuberkul. Bd. 27. 1917. — GASIS: Zentralbl. f. Bakteriol., Parasitenkunde u. Infektionskrankh., Abt. 1. 1909. — GAUTHIER: Journ. d'urol. Tome 5. 1914. Assoc. franç. d'urol. 1922. — GENONVILLE: Journ. d'urol. Vol. 12. 1921. — GOLDBERG: Dtsch. med. Wochenschr. 1909. — GÖTZL: Med. Klinik 1907. — GRUND: Münch. med. Wochenschr. 1906. — HÄUPTLI: Schweiz. Rundschau f. Med. 1922. — HEITZ-BOYER: Journ. d'urol. 1912. — HEYMANN: Zeitschr. f. Urol. 1911. — HOHLWEG: Münch. med. Wochenschr. 1911. — HOTTINGER: Zentralbl. f. d. Krankh. d. Harn- u. Sexualorgane 1906. — HRYNTSCHAK: Wien. klin. Wochenschr. 1924. — HYMANN: Journ. of the Americ. med. assoc. Vol. 77. 1921. — JOANNOVICZ und KAPSAMMER: Berlin. klin. Wochenschr. 1907. — JOSEPH: Diskuss. Votum. Zeitschr. f. Urol. Bd. 15, S. 370. — JOSEPH und KLEIBER: Münch. med. Wochenschr. 1921. — KEY: Ann. Guyon 1911. — KEYDEL: Zentralbl. f. d. Krankh. d. Harn- u. Sexualorgane. 1905. — KÖNIG: Münch. med. Wochenschr. 1913. — LASIO: Ital. Chirurgenkongreß Neapel 1922. — LEEDHAM-GREEN: Zeitschr. f. Urol. Bd. 3. Internat. Urologenkongreß 1908. — LEGUEU: Journ. d'urol. Tome 9, p. 1 et Tome 14. 1922. — LESCHNEFF: Zentralbl. f. inn. Med. 1908. — LÖWENSTEIN: Zeitschr. f. urol. Chirurg. Bd. 15. 1924. — LUISI: Ann. d'ig. Jg. 33. 1922. Ref. Zeitschr. f. chirurg. Urol. Bd. 12, S. 54. — MARION: Journ. d'urol. Tome 9, p. 408 et Tome 14. 1922. Assoc. franç. d'urol. 1922. — MARSAN: Journ. d'urol. Tome 14. 1922. — MAU: Klin. Wochenschr. 1923. — MEYER: Zeitschr. f. Urol. 1914. Kongreßbericht. — MICHELI: Journ. d'urol. Tome 6. 1914/18. — MIRABEAU: Münch. med. Wochenschr. 1905. — MOREAU: Rev. de la tuberculose. Tome 3. 1922. — MORTON: Journ. of exp. med. 1916. — MOSCOU: Ann. Guyon 1907. — MÜLLER, ACHILLES: Schweiz. med. Wochenschr. 1924. Nr. 2. Diskussion Schweiz. Chirurgenkongreß 1923. — NAGEL: Zeitschr. f. Tuberkulose. Bd. 31. 1917. — NATHAN-LARRIER: Monographie clinique. Masson 1905. — NECKER: Wien. med. Wochenschr. 1921. — NIEDEN: Zeitschr. f. urol. Chirurg. Bd. 10. 1922. — NOGUÈS: Assoc. franç. d'urol. 1908. — OPPENHEIMER: Zeitschr. f. Urol. 1912. — ORAISON: Assoc. franc. d'urol. 1907. — PASCHKIS und NECKER: Wien. klin. Wochenschr. 1911. — PASTEAU: Journ. d'urol. Tome 14. 1922. — PETERS: Bruns Beitr. z. klin. Chirurg. Bd. 128. 1923. — PFLAUMER: Zeitschr. f. urol. Chirurg. Bd. 10. 1922. — QUÉNU: Journ. d'urol. Tome 14. 1922. — RABINOWITSCH: Therap. d. Gegenwart 1925. — RAFIN: Journ. d'urol. 1914. Tome. 6. Encycl. franç. d'ruol. 1914. — REHN und RÖTTGER: Zeitschr. f. urol. Chirurg. Bd. 10. 1922. — RENNER: Zeitschr. f. Urol. Bd. 16. 1922. — ROCHAIX et BAUSILLON: Cpt. rend. des séances de la soc. de biol. Tome 86. 1922. — ROCHET: Lyon chirurg. 1912. — ROLANDO: Journ. d'urol. Tome 17. 1924. — ROLLY: Münch. med. Wochenschrift 1907. — ROTH: Zeitschr. f. Urol. Bd. 5. 1911. — SALUS: Dtsch. med. Wochenschr.

1903. — SCHLAGINTWEIT: Monographie Nierentuberkulose. München 1912. — SCHUSTER:
Dtsch. med. Wochenschr. 1910. — SCHWARZ: Zeitschr. f. urol. Chirurg. Bd. 7. 1921. —
STEINER: Fol. urol. Vol. 1. — STEINTHAL: Med. Korrespondenz-Bl. f. Württemberg. Bd. 93.
1923. — SUTER: Zentralbl. f. Krankh. d. Harn- u. Sexualorgane. 1901. Schweiz. med.
Wochenschr. 1923, ibid. 1924. — THOMAS: Ref. Journ. d'urol. Tome 5, p. 213. — TREVETHIK:
Brit. med. Journ. 1904. — WEBER: Münch. med. Wochenschr. 1908. — WESTERBORN: Arch. f.
klin. Chirurg. Bd. 136, S. 705. 1926. — WIGET: Ref. Zeitschr. f. urol. Chirurg. Bd. 9. 1921. —
WOLFROMS und BEAUXIE-LAGRAVE: Journ. d'urol. Tome 14, Nr. 1. 1922. — YOUNG and
CHURCHMANN: Americ. journ. of med. science 1905.

e) Prognose und Verlauf.

ALESSANDRI: Fol. urol. Bd. 8. 1913. — BARTH: Dtsche med. Wochenschr. 1911. —
BÖHRINGER: Zeitschr. f. Urol. Bd. 15. 1921. — BONCHUT: Lyon méd. Tome 135. 1925. —
— BRAASH: Ref. Journ. d'urol. Tome 12. 1921. — CARRARO: Clin. chirurg. 1914. — CASPER:
5. Kongreß d. dtsch. Ges. f. Urologie 1921. — CASTAIGNE: Bull. de l'acad. de méd. 1914.
— ESCAT: Marseille méd. 1922. — FOWLER: Ref. Journ. d'urol. Tome 5. 1914. — GAUTHIER:
Journ. d'urol. Tome 12. 1921. — GENONVILLE: Journ. d'urol. Tome 12. 1921. — HEITZ-
BOYER: Journ. d'urol. Tome 2. 1912. Tome 5. 1913. — KRANKENHAGEN: Inaug.-Diss.
Königsberg 1904. — LEGUEU, VERLIAC et PAPIN: Arch. urol. de la clin. de Necker. Tome 1.
— PÉCHÈRE: Journ. méd. de Bruxelles 1907. — REYNAUD: Thèse de Lyon 1906. — RIHMER:
Fol. urol. Vol. 3. — SMIRNOW: Fol. urol. Vol. 7. 1912. — WILDBOLZ: Schweiz. med. Wochen-
schrift 1926. — WOLFF: Zeitschr. f. urol. Chirurg. Bd. 6. 1921. — ZUCKERKANDL: Zeitschr.
f. Urol. Bd. 2. 1908.

f) Therapie.

ALBARRAN: Ann. Guyon 1908. — ALLESSANDRI: Policlinico, sez. chirurg. Jg. 29. 1922.
— ANDRÉ: Assoc. franç. d'urol. 1924. — BACHARACH: Zeitschr. f. Urol. Bd. 8. 1914.
Zeitschr. f. urol. Chirurg. Bd. 20. — BARTH: Dtsch. med. Wochenschr. 1911. Nr. 2. —
BLUM: Dtsch. Zeitschr. f. Urol. 1909. — BÖCKEL: Tuberculose rénale. Paris 1912. Ver-
handlg. d. dtsch. Ges. f. Urol. Kongreß 1911. Journ. d'urol. 1912. — BRAASH und SCHOLL:
Ref. Zeitschr. f. urol. Chirurg. Bd. 16. 1924. — CARLIER: Assoc. franç. d'urol. 1910. —
CASPER: Berlin. klin. Wochenschr. 1913. Zeitschr. f. Urol. Bd. 14. 1920. — CAULK: Journ.
of urol. Vol. 6. 1921. — CHEVASSU et LEGUEU: 7. Congr. internat. de la tuberculose. Rome
1912. — DELBET: 9. Congr. franç. d'urol. 1905. — DUVERGEY: Journ. d'urol. Tome 17.
1924. — EKEHORN: Nord. med. Arch. 1909. — FALCI: Journ. d'urol. Tome 20. 1925. —
FEDOROFF: Ref. Zeitschr. f. urol. Chirurg. Bd. 12. 1922. — FRANCOIS: Scalpel 1922. — FRANK:
Zeitschr. f. Urol. 1912. 1. Beiheft. — GALATTI: Arch. della soc. ital. di chirurg. 1921. —
GARCEAU: Boston med. and surg. journ. 1899. — GAYET: Journ. d'urol. Tome 10. 1926. Lyon
méd. 1914. — HEIDRICH: Bruns' Beitr. z. klin. Chirurg. Bd. 131. 1924. — HEITZ-BOYER:
Journ. d'urol. 1924. — HOCK: Verhandl. d. dtsch. Ges. f. Urol. 3. Kongreß 1911. — HOF-
MANN: Zentralbl. f. Chirurg. Jg. 52. 1925. — HOGGE: Ann. de la soc. méd.-chirurg. de Liège
1924. Journ. d'urol. Tome 18. 1924. — HOLLÄNDER: Zeitschr. f. Urol. Bd. 14. 1920. —
HORNSTEIN: Zeitschr. f. gynäkol. Urologie 1910. — JANU: Ref. Zeitschr. f. urol. Chirurg.
Bd. 9. 1922. — JENKEL: Dtsch. Zeitschr. f. Chirurg. 1905. — JOSEPH: Zentralbl. f. Urol.
1924. 5. Kongreß d. dtsch. Ges. f. Urologie 1921. — JUDD und SCHOLL: Ann. of surg.
Bd. 79. 1924. — ISRAEL: Fol. urol. Vol. 5. 1911/12. — KORNFELD: Wien. klin. Wochenschr.
1908. — KÜMMELL: Klin. Wochenschr. 1923. Nr. 45. Zentralbl. f. Chirurg. 1913. Nr. 28.
Zeitschr. f. Urol. Bd. 18. 1924. — LAMÉRIS: Ref. Zeitschr. f. urol. Chirurg. Bd. 11. 1923.
— LEGUEU: Soc. de chirurg. Paris 1922. — LEMBKE: Zeitschr. f. urol. Chirurg. Bd. 4. 1919.
— LÉVY-WEISSMANN: Journ. d'urol. Vol. 5. 1914. Vol. 16. 1923. — MAGNUS: Zentralbl. f.
Chirurg. 1920. — MARION: Journ. d'urol. Tome 6. — MORELLE: Soc. belge d'urol. 1910.
— MOTZ: Rev. clinique d'urol. 1912. — NÄGELI: Schweiz. med. Wochenschr. 1924. —
NICOLICH: Kongr. d. ital. Ges. f. Chirurg. Neapel 1921. — OPPEL: Fol. urol. Vol. 1. —
PAGÈS: Thèse de Lyon 1908/09. — PAPIN: Journ. d'urol. Tome 15. 1923, 1924. — PENNA:
Journ. d'urol. Tome 4. 1913. — PERRET: Schweiz. med. Wochenschr. 1924. — POUSSON:
Congrès internat. de méd. 1900. Journ. d'urol. Tome 2. 1912. Assoc. franç. d'urol. 1923. Rafin: Journ. de méd. de
Paris 1922. Journ. d'urol. Tome 2. 1912. Assoc. franç. d'urol. 1923. — RAFIN: Journ. de méd. de
1923. — RAVE: Zeitschr. f. Urol. Bd. 20. 1926. — REYNOLDS: California state journ. of
med. Vol. 21. 1923. — ROCHET: Zeitschr. f. urol. Chirurg. Bd. 2. 1914. — ROCAYROL: Journ.
d'urol. 1924. — ROSENFELD: Zentralbl. f. Chirurg. 1904. — ROVSING: Arch. f. klin. Chirurg.
1907. Zeitschr. f. Urol. 1909. — SCHWARZ: Zeitschr. f. urol. Chirurg. Bd. 7. 1921. — STEIN:
Dtsch. Ges. f. Urol. 1911. — STUMPF: Zeitschr. f. allg. Pathol. u. pathol. Anat. 1910. —
SUTER: Zeitschr. f. urol. Chirurg. Bd. 1. 1914. Schweiz. med. Wochenschr. 1923. — SYRKIN:
Inaug.-Diss. Bern 1916. — THÉVENOT: Journ. d'urol. Tome 12. 1921 et Tome 18. 1924.
Lyon méd. Tome 130. 1921. — VERRIÈRE: Journ. d'urol. Tome 16. 1923. — VERRIOTIS:
Zeitschr. f. Urol. Bd. 9. 1915. — WILDBOLZ: Zeitschr. f. urol. Chirurg. Bd. 8. 1921. Fol.
urolog. Bd. VI. 1912. — WERHOFF: Zeitschr. f. Urol. Bd. 19. 1925. — WOSSIDLO: Zentralbl.
f. Chirurg. 1921. Nr. 33. — ZUCKERKANDL: Dtsche Ges. f. Urol. 1911.

Tuberkulose der männlichen Geschlechtsorgane.

Von

H. WALTHARD-Bern.

Mit 11 Abbildungen.

I. Die Tuberkulose des Hodens und des Nebenhodens.

Vorkommen, Häufigkeit.

Die Tuberkulose der männlichen Keimdrüsen ist eine recht häufige Erkrankung. Unter den chronischen Entzündungen des Hodens spielt sie weitaus die wichtigste Rolle. Sie tritt aber gar nicht immer, wie früher angenommen wurde, in Gesellschaft mit einer Tuberkulose der Harnwege auf.

Nach CHOLZOFF, HAAS u. a. sind die Fälle von männlicher Genitaltuberkulose mit Beteiligung der Harnwege sogar seltener als die ohne gleichzeitige Tuberkulose der Nieren. So fand BACHRACH in 20%, BARNEY und DELLINGER (bei Kindern) in etwa 10%, BECK in 19,3%, v. BRUNS in 15%, HAAS in 8%, SIMMONDS — an autoptischem Material — beim männlichen Geschlecht in 52%, beim weiblichen Geschlecht in nur 9%, der an einer Tuberkulose der Geschlechtsorgane leidenden Patienten eine gleichzeitige Tuberkulose der Harnwege.

Die Tuberkulose der Keimdrüsen beginnt fast stets als eine Tuberkulose des Nebenhodens, meistens einseitig, etwas häufiger rechts als links (TEUTSCHLÄNDER).

Beidseitiges Auftreten konstatierten BARNEY und DELLINGER in 29%, BECK in 20%, von BRUNS und HAAS in 38%, KÖNIG sogar in etwa 70—75%, RYDGAARD in 44% der Fälle, STEVENS in 25%, PETERS jedoch nur in etwa 8%, CHEVALIER und DELORE bei frischer Erkrankung in etwa einem Viertel, bei Autopsiematerial in etwa zwei Drittel der Fälle.

Von vornherein gleichzeitige tuberkulöse Erkrankung beider Nebenhoden ist recht selten. HAAS berichtet über vier Fälle unter 125 (3,5%), REINECKE über sechs unter 90 (6,6%).

Meist vergehen Monate oder Jahre zwischen der Erkrankung des einen Nebenhodens und der des andern. Nach WILDBOLZ verläuft die Tuberkulose in der Regel auf beiden Seiten ähnlich. Sowohl bei der akuten, stürmisch einsetzenden, wie bei der mild und langsam verlaufenden Form ist auf der in zweiter Linie erkrankten Seite ein ähnlicher Verlauf zu erwarten wie auf der Seite der ersten Erkrankung.

Die Hodentuberkulose kann in jedem *Alter* auftreten, befällt aber die verschiedenen Lebensabschnitte sehr ungleich häufig.

Im Kindesalter ist sie verhältnismäßig selten, noch am häufigsten im 1. Lebensjahr (BARNEY und DELLINGER, CHOLMELY, HOCHSINGER, HUTINEL, KAUFMANN, LYONS u. a.). Die Hodentuberkulose ist ausnahmsweise auch schon bei *Neugeborenen* zur Beobachtung gekommen (SEBILEAU und DECOMPS, GERALDÉS, zitiert bei FRANCK). In den folgenden Jahren wird sie seltener; in der zweiten Hälfte des ersten Jahrzehntes und bis zum Beginne der *Pubertät* ist sie eine große Seltenheit (BECK, HAAS, KANTOROWICZ, POISSONNIER,

REINECKE). Nach einer Zusammenstellung von 91 Fällen bei SEBILEAU und DECOMPS erkrankten 42 Fälle vor Ablauf des zweiten Lebensjahres, 47 zwischen dem 2. und 15. Lebensjahr.

Beim Kinde erkrankt meistens, im Gegensatz zum Erwachsenen, der Hoden vor dem Nebenhoden an Tuberkulose (EISENSTÄDT, FANO, GOODMANN, LAUNOIS, LYONS, ROCHER, SCHMIED). Doch ist eine ein- und beidseitige reine Nebenhodentuberkulose auch im kindlichen Alter beobachtet worden, nicht so selten schon in den ersten Lebensmonaten (BARNEY und DELLINGER, GOODMANN, PETERS, ROCHER).

Weitaus am häufigsten wird das Mannesalter, zwischen dem 20. und 40. Lebensjahr, von der Nebenhoden- und Hodentuberkulose befallen; nach einer Zusammenstellung meist neuerer Veröffentlichungen (BACHRACH, BRACK, HAAS, PETERS, REINECKE, RYDGAARD, SCHULTZ, TRAMONTANA, WALLNER) trat sie unter 722 Fällen 180 mal, also in 24,9% zwischen dem 20. und 30., 368 mal, d. h. in 50,9%, zwischen dem 20. und 40. Lebensjahre auf. Aus der gleichen Zusammenstellung geht hervor, daß Männer im Greisenalter ziemlich selten von einer Hodentuberkulose befallen werden; immerhin wurde diese Erkrankung nach dem 60. Lebensjahre 75 mal beobachtet (10,4%). Gegenüber älteren Veröffentlichungen bedeutet dieser Prozentsatz eine Zunahme der Erkrankung im hohen Alter, wie WALLNER vermutet, wahrscheinlich als Folge der Unterernährung während des Weltkrieges.

Nach allgemeiner klinischer Erfahrung gilt die Ansicht, daß die Männer viel mehr an einer Tuberkulose der Genitalien erkranken als das weibliche Geschlecht. Bei an Genitaltuberkulose Verstorbenen aber liegen die Verhältnisse ganz anders.

So fand SIMMONDS daß das männliche Geschlecht, alle Lebensalter inbegriffen, nicht viel häufiger an Genitaltuberkulose erkrankt als das weibliche; er beobachtete nämlich an seinem Sektionsmaterial beim Weibe eine Morbidität von $1\frac{1}{3}$%, beim Manne $1\frac{2}{3}$%. Wie seine nachfolgende Zusammenstellung zeigt, ist aber die Verteilung auf die einzelnen Altersstufen eine recht verschiedene.

Im ersten Jahrzehnt erkranken fünfmal soviel Mädchen als Knaben an Genitaltuberkulose. Beim Manne kommt die Genitaltuberkulose am häufigsten im dritten bis sechsten Dezennium zur Beobachtung, während beim Weibe das Maximum im ersten bis vierten Jahrzehnt liegt. Von 200 an Genitaltuberkulose Gestorbenen waren

0—10 Jahre alt	5 männlichen Geschlechts,	28 weiblichen Geschlechts.
11—20 ,, ,,	18 ,, ,,	38 ,, ,,
21—30 ,, ,,	51 ,, ,,	48 ,, ,,
31—40 ,, ,,	43 ,, ,,	35 ,, ,,
41—50 ,, ,,	38 ,, ,,	15 ,, ,,
51—60 ,, ,,	27 ,, ,,	12 ,, ,,
61—70 ,, ,,	11 ,, ,,	12 ,, ,,
71—80 ,, ,,	7 ,, ,,	12 ,, ,,

Ätiologie.

Wie bei jeder tuberkulösen Erkrankung begünstigen **allgemeine Ursachen,** die die Widerstandskraft des Organismus herabsetzen, auch den Ausbruch einer Hoden- und Nebenhodentuberkulose; so z. B. eine minderwertige Konstitution, erbliche Belastung, interkurrente Krankheiten, Überarbeitung, Unterernährung, Exzesse in baccho et venere, gewisse Diathesen, z. B. die Fettsucht.

Auch **lokale Schädigungen** werden für den Ausbruch einer Hoden- und Nebenhodentuberkulose verantwortlich gemacht. Vor allem

1. *Traumen.* Es werden, besonders von Unfallversicherten, oftmals Quetschung, Einklemmung des Hodensackes oder Schlag auf denselben, Überanstrengung beim Heben schwerer Gegenstände, ruckartige Bewegungen beim Ausgleiten oder beim Fallenlassen einer Last als Ursache der Hoden- und Nebenhodentuberkulose angeschuldigt. Nach einer Zusammenstellung der Mitteilungen 12 verschiedener Autoren wurde bei 115 von 676 Fällen, also in 17%, ein Trauma als Ursache der Hoden- und Nebenhodentuberkulose in der Anamnese angeführt. Über die zwischen dem beschuldigten „Unfall" und dem Auftreten der Hoden-

erkrankung verflossene Zeit wurden die verschiedensten Angaben gemacht; bald sollten nur einige Tage zwischen Trauma und Erkrankung verflossen sein, bald lag das Unfallereignis längere Zeit zurück, sogar 19 Jahre. Der so strittigen Frage über den Zusammenhang zwischen Trauma und Tuberkulose widmete von Meyenburg eine eingehende Besprechung, wobei er infizierende, lokalisierende und mobilisierende Traumata unterscheidet. Bei der Hoden- und Nebenhodentuberkulose kommt ein infizierendes Trauma, bei dem durch eine äußere Wunde Tuberkelbacillen direkt in das Hodengewebe hineingebracht werden, praktisch nicht in Betracht.

Dem lokalisierenden Trauma jedoch, „das eine Tuberkulose an der durch das Trauma betroffenen Stelle lokalisiert, wenn dort vorher keine tuberkulöse Veränderung bestand", ist u. a. schon von Kocher für die Erklärung der traumatischen Entstehung der Hodentuberkulose immer eine große Bedeutung beigemessen worden (Haas, Jani, Jäckle, Löwenstein, Nakarai, Peters, Simmonds, Zuckerkandl u. a.). Steht es doch fest, daß durch eine traumatische Gewebsschädigung die Resistenz eines Organes und seine Abwehrkräfte so stark vermindert werden können, daß ein Locus minoris resistentiae entsteht, an dem sich die im Blute kreisenden Tuberkelbacillen festsetzen. Durch Blutung und Nekrose im geschädigten Gewebe wird diesen ein günstiger Nährboden geschaffen, durch die Verlangsamung oder Unterbrechung der Blut- und Lymphzirkulation wird ihr Abtransport erschwert, ihre Ansiedlung und pathogene Wirksamkeit begünstigt (Locus majoris dispositionis, v. Meyenburg).

Gestützt auf Versuche am Kaninchen und Meerschweinchen glaubt Tylinsky die Möglichkeit der Lokalisation der Tuberkulose im gesunden Hoden unter dem Einfluß eines stärkeren Traumas bewiesen zu haben.

Orth (zitiert nach v. Meyenburg), Roepke, Rochs und Coste u. a. legen Wert auf die Feststellung, daß nur ein erhebliches Trauma Anlaß zu einer lokalen Tuberkulose geben kann. Haben sich im verletzten Gewebe Tuberkelbacillen wirklich frisch angesiedelt, so ist nach Haas anzunehmen, daß mindestens 6 Wochen nach dem Trauma die tuberkulöse Entzündung manifest wird.

Jeanbreau jedoch verhält sich dieser Theorie von der Bacillenansiedlung am Locus minoris resistentiae gegenüber ablehnend. Auch Flesch-Thebesius lehnt sie als unbewiesen ganz ab. Jedenfalls ist das theoretisch nicht unmögliche Auftreten einer Hodentuberkulose im Anschluß an ein lokalisierendes Trauma beim Menschen noch nicht sicher bewiesen worden, liegen doch keine einwandfreien Berichte vor über den Zustand des verletzten Hodens kurz vor dem Unfall.

Praktisch handelt es sich wohl meistens um ein mobilisierendes Trauma; die direkte oder indirekte Verletzung trifft einen bis dahin unbemerkt gebliebenen tuberkulösen Herd, bringt ihn zum Aufflackern, zur Verschlimmerung, zum Fortschreiten (v. Meyenburg). Kaufmann betont, daß wohl häufiger als man denkt, latente Tuberkuloseherde im Nebenhoden schon zur Zeit des Unfalles vorhanden gewesen sind. Wird unmittelbar nach dem Unfall oder in den ersten Tagen nachher eine ausgeprägte Nebenhodentuberkulose festgestellt, so bildet oft erst der Unfall die Veranlassung der Entdeckung des schon längere Zeit bestandenen Leidens; es wird versucht, einen Unfall dafür verantwortlich zu machen. Auch Cathelin, Jeanbreau, Morton u. a. äußern sich übereinstimmend dahin, daß die Nebenhodentuberkulose wohl fast immer zur Zeit des Unfalles bestanden hat. Kaufmann gibt nicht umsonst den Rat, schon bei der ersten Untersuchung nach dem Unfalle die Palpation der inneren Genitalien und die mikroskopische Untersuchung des Urins auf Eiter und Tuberkelbacillen nicht zu unterlassen, denn diese Organe können tuberkulös erkrankt sein, ohne dem Patienten Beschwerden zu machen. Pometta weist darauf hin, daß der

Umstand, daß der Verunfallte bis zum Tage des Unfalles arbeitete, den Trugschluß ziehen läßt, die Krankheit habe vor dem Unfall nicht bestanden. Er macht weiterhin darauf aufmerksam, daß Schmerzen und Schwellungen fälschlicherweise als Folgen eines Traumas im rechtlichen Sinne bezeichnet werden, während sie bloß die Folge einer Insuffizienz der betreffenden Gewebe sind bei Leistungen, die an und für sich noch innerhalb der allgemeinen, physiologischen Grenzen bleiben. Er anerkennt selbstverständlich die Verschlimmerung eines tuberkulösen Herdes durch ein Trauma; er weist aber auf die zur Beurteilung von Unfallfolgen wichtige Tatsache hin, daß eine solche nicht immer einzutreten braucht, sondern daß tuberkulöse Herde traumatische Schädigungen ohne eine Spur von Verschlimmerung ertragen können. Nach Rochs und Coste wird die Glaubhaftigkeit der Verschlimmerung durch ein Trauma erhöht, wenn kurz nach dem Trauma fieberhafte Temperaturen oder Absceßbildung einsetzen oder wenn der tuberkulöse Prozeß auf andere Organe übergreift.

Ob das verhältnismäßig häufige Auftreten einer Tuberkulose bei Ektopie, Inversion und Retention des Hodens (Le Dentu, Ferron, Razzoleoni) nicht eher abnormen Zirkulationsbedingungen und einer verminderten Resistenz des Gewebes zuzuschreiben ist, als traumatischen Schädigungen, wie mehrfach behauptet wird, ist eine noch unentschiedene Frage.

Zusammenfassend ist zu sagen, daß das Trauma für die Entstehung einer Hoden- und Nebenhodentuberkulose keine sichere, jedenfalls aber keine so ausschlaggebende Bedeutung hat, wie lange Zeit angenommen wurde. Bei der „traumatischen" Nebenhodentuberkulose handelt es sich wohl meist um das Aufflackern, um die Verschlimmerung eines bis zum „Unfall" unbemerkt gebliebenen Herdes im Anschluß an eine von außen einwirkende Gewalt (mobilisierendes Trauma).

2. Auch die *Gonorrhöe* wird beschuldigt, die Entstehung der Hoden- und Nebenhodentuberkulose zu begünstigen. Unter 493 aus der neueren Literatur zusammengestellten Fällen von Genitaltuberkulose fand ich 67 (13,9%), die teils noch beim Beginne der Hodentuberkulose an einem Tripper litten, oder aber längere oder kürzere Zeit vorher eine Gonorrhöe mit oder ohne Epididymitis durchgemacht hatten. Bei den meisten Patienten lag die gonorrhoische Infektion einige Jahre zurück. Da im ganzen keine genügend genauen Angaben über die Dauer, über den Verlauf, über Komplikationen und die Ausheilung der so sehr verbreiteten Gonorrhöe vorliegen, ist es kaum möglich, sich ein richtiges Urteil darüber zu bilden, in welchem Prozentsatz der Fälle die Gonorrhöe wirklich am Auftreten der Tuberkulose schuld ist. Jedenfalls hat die Gonorrhöe für die Entstehung der Hodentuberkulose keine so große Bedeutung, wie lange geglaubt wurde (Bachrach, Rydgaard, Sebileau und Descomps, Wallner).

3. Nach allgemeiner Ansicht ist auch die *funktionelle Kongestion der Geschlechtsorgane* am gehäuften Auftreten der Hoden- und Nebenhodentuberkulose zwischen dem 20. und 40. Lebensjahr, also in der Periode ihrer stärksten physiologischen Tätigkeit, schuld. In der Tat ist es sehr wahrscheinlich, daß die vermehrte und anhaltende Blutüberfüllung der Genitalien wenigstens die hämatogene Entstehung der Hoden- und Nebenhodentuberkulose begünstigt.

4. Von großer Bedeutung für die Entstehung der Hodentuberkulose ist unbestritten die *Tuberkulose der Harnwege.* Hallé und Motz fanden an autoptischem Material bei 72 Fällen von Tuberkulose der Harnorgane nur 5 ohne Tuberkulose der Genitalien. Küttner fand in 40%, Rafin in 53%, Suter in 70%, Wildbolz in 71% der männlichen Kranken mit Nierentuberkulose eine Genitaltuberkulose. Suter glaubt, daß diese Zahlen angesichts der diagnostischen Schwierigkeiten der Samenblasen- und Prostatatuberkulose noch zu niedrig gegriffen sind. Kocher, Legueu, Schultz, Wallner äußern sich in ähnlichem Sinne.

Pathologische Anatomie.

Die wirklich *primäre Hoden- und Nebenhodentuberkulose*, als erste und einzige Lokalisation der Phthise im Körper, kommt nach Benda, Peters, Simmonds, Wildbolz u. a. überhaupt nicht vor, für Cabot und Barney, Posner, Reinecke, Schultz, Söderlund, Teutschländer ist sie eine große Seltenheit.

Wohl haben Schultz, Simmonds, Steinthal u. a. über Autopsien berichtet, bei denen als einziger Tuberkelherd eine Tuberkulose im Nebenhoden nachzuweisen war. Damit haben sie aber noch nicht den Beweis erbracht, daß nicht doch irgendwo floride Herde, von denen die Infektion der Geschlechtsdrüsen ausgehen konnte, früher vorhanden waren oder bei der Sektion übersehen wurden.

Am Lebenden wird der Beweis, daß eine Hoden- oder Nebenhodentuberkulose die erste tuberkulöse Erkrankung im Körper darstellt, überhaupt nie erbracht werden können (Legueu). Ist es doch klinisch oft unmöglich, andere aktive Herde mit Sicherheit nachzuweisen oder auszuschließen, wie wir später sehen werden, oft nicht einmal in den doch dem palpierenden Finger leicht zugänglichen Samenblasen und der Prostata. So steht es nach unseren heutigen Kenntnissen fest, daß die Genitaltuberkulose fast ausnahmslos eine *deuteropathische* Krankheit ist.

Gleichzeitig mit Hoden- und Nebenhoden sind, abgesehen von Prostata und Samenblasen, am häufigsten die Harnorgane und die Lungen tuberkulös erkrankt; Tuberkulose der Knochen, der Gelenke, des Bauchfells u. a. Organe finden sich bedeutend seltener neben der Tuberkulose der Geschlechtsdrüsen. Wie oft im Anschluß an eine Nebenhodentuberkulose eine Miliar- und Meningealtuberkulose entsteht, wird später noch besprochen werden.

Eine zahlenmäßige Zusammenstellung der klinischen Untersuchungsergebnisse über die Häufigkeit tuberkulöser gleichzeitiger Erkrankung anderer Organe hat bei der Schwierigkeit ihrer Diagnose und den oft ungenügenden Beschreibungen nur bedingten Wert. Immerhin seien einige Angaben erwähnt: Beck fand unter 62 Fällen 50 (80%) mit tuberkulöser Erkrankung anderer Organe, Haas unter 115 Fällen 30 (26%), Peters unter 114 Fällen 39 (35%) mit Lungenerkrankung, 19 (17%) mit tuberkulöser Belastung, Rydgaard unter 77 Fällen 32 (40%) mit Tuberkulose anderer Organe, wovon 15 (19%) mit Erkrankung der Lungen und der Pleura, Simmonds fand in 86 (43%) von 200 Fällen eine Kombination mit Tuberkulose von Blasen und Nieren. Nach Rautberd, Suter, Wildbolz u. a. ist die Urogenitaltuberkulose fast immer von einer Lungentuberkulose begleitet.

Es steht fest, daß die Tuberkelbacillen auf verschiedenen Wegen in den Nebenhoden gelangen können. Die Ansichten darüber, ob der Nebenhoden innerhalb des ganzen Genitaltractus häufiger zuerst *(genito-primär)* [1]), also durch hämatogene Infektion erkrankt oder erst im Anschlusse an eine tuberkulöse Erkrankung der inneren Genitalien *(genito-sekundär)* durch *testipetale, intrakanalikuläre Infektion* oder aber auf dem *Lymphwege*, sind auch heute noch sehr geteilt (Benda, Krämer, Simmonds). Bei der Besprechung der Ausbreitung der Tuberkulose in den männlichen Organen muß darauf hingewiesen werden, daß es am *Lebenden*, bei dem oft gleichzeitig mehrere Organe des Urogenitalsystems tuberkulös erkrankt sind, im Einzelfalle meist außerordentlich schwierig, wenn nicht unmöglich ist, sicher zu erkennen, ob die Nebenhodentuberkulose genitoprimär oder sekundär entstanden ist (Anschütz, Reinecke, Wildbolz). Ist doch von mancher Seite gezeigt worden, daß auch ältere, schon ziemlich weit fortgeschrittene Herde in den inneren Genitalien nicht nur keine subjektiven Erscheinungen machen müssen, sondern daß sie auch einer genauen

---

[1]) In den folgenden Ausführungen sind die früher gebräuchlichen, leicht mißverständlichen Ausdrücke wie „ascendierend" und „descendierend" gänzlich weggelassen und durch die v. Teutschländer eingeführten, klaren Bezeichnungen wie *testipetal, testifugal, urethropetal, urethrofugal, retrograder Bacillentransport, genito-primäre und genito-sekundäre Infektion oder Erkrankung* ersetzt worden.

klinischen Untersuchung entgehen können. Selbst bei der *Autopsie*, und zwar nicht nur bei stark fortgeschrittenen Fällen, ist es unter Umständen unmöglich, den primären Herd festzustellen. Denn einerseits ist es nach Simmonds nicht notwendig, stets alle Herde miteinander in kausalen Zusammenhang zu bringen; können doch mehrere Organe gleichzeitig metastatisch erkranken *(polyzentrischer Beginn)* (Cholzoff, Schultz, Simmonds, Sussig, Teutschländer u. a.); anderseits kann das makroskopische und das mikroskopische Bild in allen, auch in den frühesten Krankheitsstadien, genau dasselbe sein, gleichgültig, ob die Infektion auf dem Blutwege oder intrakanalikulär zustande kam (Hallé und Notz, Reinecke, Schultz, Simmonds, Sussig, Wildbolz u. a.). Wie Simmonds gezeigt hat, werden nämlich die Tuberkelbacillen bei der hämatogenen Infektion nach ihrem Durchtritt durch die Capillaren, durch das Schleimhautepithel hindurch in das Lumen der Samenkanälchen ausgeschieden, ohne daß das von den Bacillen durchwanderte Gewebe zu erkranken braucht. Erst später greifen die Tuberkelbacillen, unter noch zu besprechenden Bedingungen, das Epithel und die andern Gewebsschichten an. Die allerersten Gewebsveränderungen beginnen deshalb, genau wie bei der intrakanalikulären Infektion, bei der sich die Tuberkelbacillen im Lumen der Samenwege ausbreiten, nicht im interstitiellen Gewebe, sondern im Epithel der Samenkanälchen.

a) **Hämatogene (genito-primäre) Infektion.** Der Nebenhoden kann innerhalb der Genitalorgane das zuerst erkrankte Organ sein. Darüber sind die meisten Untersucher einig. Simmonds fand bei der Autopsie von Genitaltuberkulosen in einem Viertel der Fälle die Nebenhodentuberkulose als einzigen Herd innerhalb der Genitalorgane. Nach seinen Untersuchungen kommt als Ausgangspunkt der Genitaltuberkulose in erster Linie, in etwa 50% der Fälle, die Prostata in Betracht, in je einem Viertel die Samenblasen und der Nebenhoden. Beck konnte, „soweit es sich klinisch nachweisen ließ", unter 62 Fällen von Hoden- und Nebenhodentuberkulose nur bei 28 keine Erkrankung der inneren Genitalien finden. Nach Cabot und Barney erkrankt der Nebenhoden in 40% der Fälle genito-primär. Auch Cholzoff, Krämer, Legueu, Posner, Sawamura, Söderlund geben an, daß innerhalb der Genitalorgane der Nebenhoden sehr häufig oder fast immer erkrankt ist, bevor sich an Prostata und Samenblasen tuberkulöse Veränderungen nachweisen lassen. Zuckerkandl ist der Ansicht, daß der Nebenhoden zur genito-primären Erkrankung besonders disponiert sei. Zu auffallend übereinstimmenden, durch Autopsie gewonnenen Zahlen über die Häufigkeit der tuberkulösen Erkrankung der verschiedenen Organe im männlichen Genitaltractus kommen Simmonds und Schultz. Am häufigsten ist die Prostata erkrankt, nämlich in 76 resp. 83,2%, am zweithäufigsten die Samenblasen, in 62 resp. 64,4%, am wenigsten der Nebenhoden, in 54 resp. 52,5%.

Für Schultz hingegen ist eine genito-primäre Tuberkulose des Nebenhodens ein seltenes Vorkommnis; konnte er doch an 125 Leichen nur bei 12 (9,6%) einen genito-primären Beginn im Nebenhoden feststellen; er weist jedoch besonders darauf hin, daß sich diese Zahlen nicht ohne weiteres auf die klinischen Verhältnisse übertragen lassen. Auch Benda will, nicht einmal an autoptischem Material, jemals einen isolierten Herd im Nebenhoden, ohne Beteiligung der inneren Geschlechtsorgane, beobachtet haben. Er behauptet, nie eine hämatogene Nebenhodentuberkulose gesehen oder in der Literatur einwandfrei beschrieben gefunden zu haben, weder primär, noch als erste Metastase nach Lungen- oder Lymphdrüsentuberkulose. Die Ausscheidung von Tuberkelbacillen durch die Hodenkanälchen hält er für eine histologische Unmöglichkeit.

Die Ansichten der berufensten Kenner der Genitaltuberkulose über die Häufigkeit der genito-primären Erkrankung des Nebenhodens gehen somit weit auseinander, nicht nur zwischen den Klinikern und den Pathologen, deren Material jedenfalls nur unter strenger Berücksichtigung aller Umstände miteinander verglichen werden darf, sondern vor allem unter den pathologischen Anatomen selbst (BAUMGARTEN, BENDA, KRÄMER, SCHULTZ, SIMMONDS). Es ließen nämlich die Ergebnisse der ersten Versuche VON BAUMGARTENS und KRÄMERS über die Ausbreitung der Genitaltuberkulose lange Zeit die Ansicht nicht aufkommen, daß auch eine testipetale Ausbreitung der unbeweglichen Tuberkelbacillen, entgegen dem Samenflusse und dem Lymphstrom, möglich sei. So lag es nahe, daß ANSCHÜTZ, BECK, v. BRUNS, HAAS, BÜNGNER, CABOT und BARNEY, PETERS, REINECKE u. a., gestützt auf klinische Erfahrungen, zur Überzeugung gelangten, daß der günstige Einfluß der Kastration und der Epididymektomie auf die Prostata- und Samenblasentuberkulose nicht zu erklären wäre, wenn die Ausbreitung der Tuberkulose nicht mit dem Sekretstrome vor sich gehen würde, wenn also der Primärherd nicht im Hoden oder Nebenhoden, sondern in den inneren Genitalien zu suchen wäre.

v. BAUMGARTEN gelangte aber auf Grund weiterer Versuche doch zur Einsicht, daß ,,sich die Tuberkulose unter besonderen Bedingungen in aufsteigender Richtung, d. h. in der, der normalen Sekretströmung entgegengesetzten Richtung, ausbreiten könne".

b) Intrakanalikuläre (genito-sekundäre) Infektion. Von einer kleinen Minderheit ist immer wieder darauf hingewiesen worden, daß sich die Tuberkulose im Genitaltractus doch auch häufig *testipetal* ausbreiten müsse, daß der Nebenhoden häufig *genito-sekundär,* im Anschluß an eine Tuberkulose der Prostata und der Samenblasen, tuberkulös erkrankt. Wie berechtigt diese Anschauung war, bewiesen SIMMONDS und SCHULTZ, die beide, allerdings an Leichen, ein Vorwiegen der genito-sekundären Erkrankung des Nebenhodens beobachteten, der erstere in 75%, der andere sogar in 90% der Fälle. Auch andere pathologische Anatomen, wie BENDA, KAUFMANN, TEUTSCHLÄNDER halten die testipetale Ausbreitungsart für die häufigere.

Unter den Klinikern sind ENDERLEN, GUYON, KOCHER, KÖNIG, LANCÉRAUX, LEGUEU, ROVSING u. a. der Ansicht, daß der Nebenhoden in den meisten Fällen sekundär durch urethrofugale Ausbreitung der Tuberkelbacillen erkrankt. Besonders LEGUEU macht darauf aufmerksam, daß wahrscheinlich häufiger, als allgemein angenommen wird, Tuberkelbacillen durch die Nieren ausgeschieden werden, ohne diese zu schädigen (Bacillurie), von den Harnwegen in die Prostata und Samenblasen gelangen, um schließlich durch das Vas deferens bis zur Geschlechtsdrüse vorzudringen, wo sich ihr Weg über den Schwanz, den Körper und den Kopf des Nebenhodesn stets deutlich verfolgen lasse. Auch SIMMONDS ist überzeugt, daß die kombinierte Urogenitaltuberkulose am häufigsten von der Niere ihren Ausgang nimmt. Im Gegensatz dazu glaubt CHOLZOFF, daß die Nieren als Ausgangspunkt der Tuberkulose der Geschlechtsorgane nur äußerst selten in Betracht kommen. Als wichtiges Argument für die testipetale Ausbreitung wird von REINECKE, der an seinem Material nie sichere Anhaltspunkte für eine testifugale, intrakanalikuläre Ausbreitung im Sinne von v. BAUMGARTENS finden konnte, die frühzeitige *Aufhebung des normalen testifugalen Samenstromes* durch die tuberkulösen Veränderungen im Samenleiter angeführt. Er lehnt immerhin die Möglichkeit der testifugalen Ausbreitung nicht vollkommen ab, besonders nicht für die gleichzeitige Erkrankung beider Keimdrüsen, bei welcher auf der einen Seite der testifugale, auf der anderen Seite der testipetale Ausbreitungsmodus vorzukommen scheint. Er gibt auch zu, daß es ihm nur bei Rezidiven auf der zweiten Seite, nie aber bei einseitiger Erkrankung gelungen sei, den testipetalen Modus einwandfrei festzustellen, besonders deshalb, weil es schwierig, ja unmöglich ist, klinisch die Anfangsstadien der Samenblasentuberkulose, die Spermatocystitis tuberculosa nach Simmonds, festzustellen.

Rost glaubt die urethrofugale Ausbreitung so erklären zu können, daß der Druck des Eiters den Sekretdruck überwindet, und daß durch eine dadurch bewirkte Umkehrung der Stromrichtung die Ausbreitung der Tuberkelbacillen hodenwärts erklärt werden kann. Er ist der Ansicht, daß auch bei der primären Nebenhodentuberkulose und den damit verbundenen Veränderungen der Samenkanälchen nur der Druck des Eiters die weitere urethropetale Ausbreitung desselben und damit der Bacillen ermögliche, nicht aber der Druck des im Erkrankungsfalle sowieso verminderten oder gar nicht mehr in das Vas deferens gelangenden Hodensekretes. Bei der Besprechung der verschiedenen Infektionsmöglichkeiten weist er als Argument für das Vorwiegen der genito-sekundären Erkrankung des Nebenhodens auf die klinische Überlegung hin, daß Entzündungen, von denen wir sicher wissen, daß sie metastatisch entstehen, stets zunächst den Hoden ergreifen, nicht aber den Nebenhoden.

Rovsing vermutet, daß sich die Tuberkelbacillen erst nach Strikturbildung im Vas deferens im Anschluß an die Samenblasentuberkulose gegen den Hoden zu ausbreiten können, und zwar vielleicht dank ihrer Schwerkraft bei horizontaler Lage des Patienten, in Analogie mit 5 von ihm beobachteten Fällen von primärer Genitaltuberkulose mit aufsteigender Ureteritis tuberculosa ohne Tuberkulose der Nieren.

Auch Sangiorgi nimmt an, daß eine testipetale Ausbreitung nur bei Stenose des Vas deferens und nach Aufhören des Samenflusses möglich sei. Ähnlich äußert sich Sawamura. Er hält die intrakanaliküläre Ausbreitung erst dann für möglich, wenn die Mündung resp. das Lumen des Samenleiters durch Granulationsgewebe verstopft ist; er glaubt, daß so Tuberkelbacillen infolge Stagnation des Sekretes und Exsudates im Samenleiter in den Nebenhoden transportiert werden können. Auch Kaufmann ist der Ansicht, daß die Sekretstauung genüge, um die testipetale Ausbreitung zu ermöglichen.

Eine wichtige Stütze gewann die Theorie der testipetalen Ausbreitung der Tuberkulose durch die Arbeiten von Oppenheim und Löw, welche annehmen ließen, daß durch *antiperistaltische Kontraktionen* des Samenleiters Tuberkelbacillen in urethrofugaler Richtung intrakanalikulär verschleppt werden können. Sie konnten nämlich beim Kaninchen durch elektrische Reizung des Nervus hypogastricus oder des Colliculus seminalis antiperistaltische Bewegungen im Vas deferens hervorrufen, nicht aber in tiefer Narkose oder nach Durchtrennung der Nerven; auch wollen sie einen antiperistaltischen Transport von in die Pars prostatica urethrae eingebrachten Streptokokken bis in den Hoden mit bacillärer Erkrankung desselben beobachtet haben. Sie glauben, auch beim Menschen nach elektrischer Reizung der Pars posterior urethrae Antiperistaltik im Samenleiter festgestellt zu haben. Auf Grund seiner Versuche mit Tusche, Indigocarmin und Silberlösungen hielt Lommel die Annahme für berechtigt, daß beim Kaninchen bei entzündetem, nicht aber bei normalem Colliculus seminalis und bei erschlafftem Samenleiter Inhalt der Urethra posterior auf intrakanalikulärem Wege in das Lumen der Samenleiter (auch der Samenblasen) eindringen kann, daß infolgedessen auch bewegliche und unbewegliche Bakterien so gut wie tote Substanzen von der Harnröhre aus in die Vasa deferentia verschleppt werden können.

Aber auch durch die neuesten Untersuchungen von Tzulukidze und Simkow, welche den Versuchen von Lommel jede Beweiskraft absprechen, ist es nicht gelungen, die Frage zu entscheiden, ob der Antiperistaltik des Vas deferens für die urethrofugale Verbreitung von Bakterien bis in den Nebenhoden wirklich eine Bedeutung zukommt.

BENDA, SIMMONDS, SOLOWOW u. a. glauben ebenfalls an die Möglichkeit des antiperistaltischen Transportes, KAUFMANN jedoch hält sie nicht für nötig zur Erklärung der testipetalen Ausbreitung der Tuberkelbacillen.

Zusammenfassend ist festzustellen, daß die Frage, ob der Nebenhoden häufiger hämatogen, genito-primär oder meist genito-sekundär, von der Prostata oder den Samenblasen aus, also intrakanalikulär, tuberkulös infiziert werde, noch ungelöst fortbesteht. Sowohl auf anatomisch-pathologischer wie auf klinischer Seite stellt man sich auf den Standpunkt, daß beide Infektionsarten vorkommen. Aus allem geht hervor, daß in Anbetracht der großen Schwierigkeiten in der Diagnose der Prostata- und Samenblasentuberkulose, über deren Häufigkeit die Statistiken doch auffallend wenig übereinstimmende Zahlen bringen, zur Beantwortung der Frage über die häufigste Infektionsart bei der Nebenhodentuberkulose auf die klinischen Untersuchungsergebnisse nicht allzu großer Wert gelegt werden darf und daß demnach die Versteifung auf die eine oder andere Theorie in keiner Weise berechtigt ist. Auch im Hinblick auf die Behandlung wäre es verfehlt, nur den einen Infektionsmodus als den richtigen anzuerkennen. Wie ANSCHÜTZ betont, wäre es falsch, die Kastration abzulehnen, die Kastration immer mit Entfernung der inneren Genitalien zu kombinieren oder von jeder operativen Behandlung abzusehen, weil die testipetale, genito-sekundäre Ausbreitung der Tuberkulose immer mehr anerkannt wird. So nehmen auch zahlreiche andere Autoren, wie CHOLZOFF, KAUFMANN, LEGUEU, PETERS, POSNER, RAUTBERD, REINECKE, SIMMONDS, SUSSIG, WALLNER, WILDBOLZ u. a. einen vermittelnden Standpunkt ein und rechnen mit beiden Infektionsmöglichkeiten.

c) **Lymphogene Ausbreitung.** Schließlich können die Tuberkelbacillen auch in den Lymphbahnen der Samenwege in die Keimdrüse verschleppt werden. Diese Infektionsart tritt aber nach allgemeiner Ansicht an Bedeutung hinter der Ausbreitung auf dem Blutwege oder in den Epithelgängen der Samenwege entschieden zurück. SOMMER, sowie TEUTSCHLÄNDER haben je einen sicheren Fall von lymphogener Ausbreitung beschrieben. REINECKE hält die testipetale lymphogene Verschleppung der Tuberkelbacillen nach mehrfachen eigenen Beobachtungen für möglich, im ganzen aber für sehr selten. CABOT und BARNEY, CHOLZOFF, POSNER, SAWAMURA halten dafür, daß sich die Tuberkelbacillen nicht so selten, wie gewöhnlich angenommen wird, auf dem Lymphwege in testipetaler Richtung ausbreiten. BENDA beobachtete mehrmals bei frischer Nebenhodentuberkulose einen sekundären Einbruch der tuberkulösen Entzündung von den Lymphbahnen aus in die Epithelkanäle des Nebenhodens und in das Lumen des Vas deferens. Dies scheint ihm, in Übereinstimmung mit SIMMONDS, zu beweisen, daß die sehr stark ausgebildeten Lymphwege eine große Bedeutung für die Ausbreitung des tuberkulösen Prozesses besitzen. Er weist darauf hin, daß ,,wir in den Lymphwegen hinsichtlich der Stromrichtung noch weniger bedenklich zu sein brauchen als in den Epithelschläuchen, für welche eine Fülle von Tatsachen bekannt sind, die eine direkte Umkehrung unter pathologischen Verhältnissen belegen".

Auch YOUNG glaubt, daß bei den meisten Fällen von genito-sekundärer Erkrankung die Tuberkelbacillen auf dem Lymphwege in den Nebenhoden gelangen. TYLINSKY geht noch weiter; er hält die intrakanalikuläre Ausbreitung gegen den Sekretstrom für unerwiesen und nimmt an, gestützt auf experimentelle Erfahrungen, daß die testipetale Ausbreitung ausschließlich auf dem Lymphwege zustande komme.

d) **Ektogene, urethro-deferentielle Infektion.** Besonders in der älteren Literatur (zitiert bei CHALIER et DELORE, FRANCK, PETERS u. a.) ist des öfteren behauptet worden, daß eine Genitaltuberkulose nach Infektion beim Verkehr mit einer an Tuberkulose des Uterus, der Scheide oder der Vulva leidenden Frau ausbrechen kann. Dieser Infektionsmodus ist aber praktisch kaum von Bedeutung; vor allem ist die Tuberkulose des Uterus und der äußeren Genitalien der Frau eine verhältnismäßig seltene Erkrankung, abgesehen davon, daß es höchst unwahrscheinlich ist, daß Tuberkelbacillen vom Meatus einer gesunden Harnröhre aus gegen das Gesetz der Schwere, entgegen dem Harnstrome und entgegen der Sekretion aus den Samenwegen in die inneren Genitalien eindringen können.

Auch bei der seltenen primären tuberkulösen Erkrankung der Eichel und der vorderen Harnröhre kommt die direkte Ausbreitung der Tuberkelbacillen

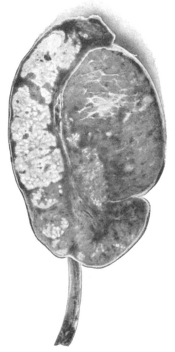

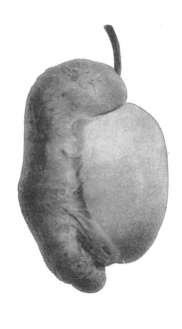

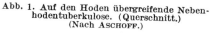

Abb. 1. Auf den Hoden übergreifende Nebenhodentuberkulose. (Querschnitt.) (Nach Aschoff.)

Abb. 2. Nebenhodentuberkulose. (Hoden intakt.) (Nach Aschoff.)

zu den Genitalien auf urethralem Wege kaum in Frage; jedenfalls fehlen überzeugende Literaturangaben für diesen Infektionsmodus.

In der neuen Literatur vertritt einzig Cholzoff die Meinung, daß der ektogenen Infektion eine gewisse Bedeutung zufalle, da sich weder klinisch noch pathologisch-anatomisch die Unmöglichkeit einer ektogenen tuberkulösen Infektion nachweisen lasse.

Die tuberkulöse Epididymitis beginnt bei hämatogener wie bei intrakanalikulärer Infektion fast immer im Schwanz des Nebenhodens. Der Fall von Lecène, der einen isolierten Herd im Caput beschrieb, ist eine ganz seltene Ausnahme. Nach Virchow werden die Tuberkelbacillen in den so zahlreiche Windungen und Krümmungen aufweisenden Samenkanälen besonders dort abgefangen, wo letztere infolge früherer Schädigungen, wie ein Trauma oder eine Gonorrhöe, verändert oder ganz verlegt sind. Saltzmann und Horwitz (zitiert nach Hartung) vermuten, daß die Art der Verzweigung und die Verschiedenheit der Größe der Gefäße die Niederlassung der Tuberkelbacillen begünstigen. Nach der Ansicht von Hartung, von deren Richtigkeit aber Legueu nicht überzeugt ist, erschwert gerade der durch die so zahlreichen im Schwanz des Nebenhodens vorhandenen Anastomosen zwischen der Art. spermatica int. und ext. und der Art. deferentialis gewährleistete Blutreichtum die Ansiedlung der Tuberkelbacillen, ganz gleich wie dies von der künstlichen Blutüberfüllung bei der Bierschen Stauung auch angenommen wird. Er vertritt deshalb den Standpunkt, daß die Prädilektion für die Ansiedlung im Schwanz des Nebenhodens durch die Art der Gefäßverteilung nicht erklärt werden kann, sondern durch teils vorausgegangene, teils durch die Infektion selbst, teils durch Kontusionen entstandene Entzündungen der Samenkanälchen. Zudem staut sich, wie Bardenheuer zeigte, das Sekret schon normalerweise im Schwanz des Nebenhodens, wo aus entwicklungsgeschichtlichen Gründen zahlreiche Kanälchen blind endigen.

Mikroskopische Veränderungen. In den Nebenhoden Tuberkulöser lassen sich manchmal, wie Simmonds gezeigt hat, noch bevor das Gewebe des Nebenhodens tuberkulös erkrankt ist, Tuberkelbacillen im Lumen der Kanälchen nachweisen, oft sogar in großer Menge, und zwar sowohl bei hämatogener wie bei intrakanalikulärer Infektion. Auch andere Pathologen wie Benda, Kaufmann, Orth, Ribbert, Ziegler verlegen den Angriffspunkt der Erkrankung in das Lumen der Kanälchen, von wo aus die Tuberkelbacillen zuerst das Epithel und erst später die anderen Gewebe angreifen.

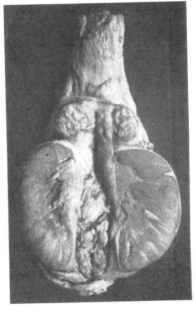

Abb. 3. Tuberkulose des Nebenhodens
bei intaktem Hoden.
(Aus der Privatsammlung von Herrn
Prof. Roessle, Basel.)

Sussig jedoch kann sich der Anschauung von Simmonds nicht anschließen, da er im Innern der Kanälchen nur dann Tuberkelbacillen nachweisen konnte, wenn auch histologisch Einbrüche tuberkulöser Herde von außen in das Lumen hinein erfolgt waren. Gestützt auf seine Befunde glaubt er ferner nachgewiesen zu haben, daß schon frühzeitig Tuberkelbacillen dem Sekretstrom des Hodens und Nebenhodens beigemengt werden und testifugal das Vas deferens sowohl wie die inneren Genitalien infizieren können. Auch Benda und Lotsch haben gezeigt, daß sich die Tuberkelbacillen nicht nur intrakanalikulär ausbreiten können, sondern auch daß sich die sog. intrakanalikulären Hodentuberkel meist außerhalb des Epithelrohres entwickeln und erst nachträglich in die Samenkanälchen einbrechen.

Das Eindringen der Tuberkelbacillen in die Samenkanälchen hat eine vermehrte Wucherung und Abstoßung des Epithels zur Folge; es bildet sich ein „bacillärer Katarrh" (Simmonds). Die Schleimhautzellen zerfallen; Leukocyten wandern in das Kanallumen hinein. Der die Kanälchen ausfüllende und ausdehnende Inhalt besteht aus zum Teil zu Detritus zerfallenen Leukocyten, Epithelien, Fett, Spermatozoen und Tuberkelbacillen. Erst jetzt wird das

11*

subepitheliale und interstitielle Bindegewebe infiltriert; es bilden sich nach Kaufmann deutlich abgegrenzte, oft retikulierte, an großen Riesenzellen reiche Tuberkel oder Tuberkelkonglomerate, die oft rasch zu einer verkäsenden Masse konfluieren, die die innersten Schichten einnimmt und teilweise zerfällt. Die käsigen Zerfallsprodukte füllen das Lumen mehr und mehr aus; die Wand der Kanälchen wird durch Bildung neuer Tuberkel an ihrer Außenseite verdickt. Das peritubuläre Gewebe wird mitergriffen; hier und da treten auch isolierte

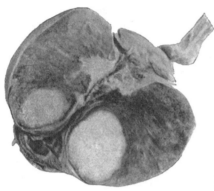

Abb. 4. Isolierter Käseknoten im Haupthoden bei intaktem Nebenhoden. (Nach Aschoff.)

miliare Tuberkel im Zwischengewebe auf. Auf der Schnittfläche erscheinen die Durchschnitte des verkästen Vas epididymis als Löcher mit käsiger Wand, von glasigen, grauroten, dicken Mänteln oder Ringen umgeben. Je mehr der käsige Zerfall fortschreitet und Erweichung sich einstellt, um so größer und unregelmäßiger werden die Kanallumina. Wird der Prozeß älter, so bilden sich in der Umgebung schwielige Massen. Sehr oft ergreift die Verkäsung den Nebenhoden allmählich vollständig, und es bilden sich durch *Erweichung* der käsigen Massen *Kavernen* mit unregelmäßigen fetzigen Wandungen, stets angefüllt mit einer käsigen Schmiere.

Viel seltener, in der Regel wohl nur bei Miliartuberkulose, nimmt der Krankheitsprozeß vorwiegend im interstitiellen Gewebe seinen Anfang.

Eine **isolierte Tuberkulose des Haupthodens** bei intaktem Nebenhoden ist eine große Seltenheit (Aschoff, Cabot und Barney, Posner, Sussig). Benda hat

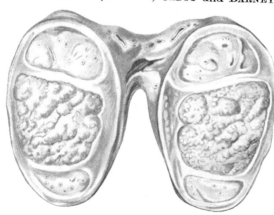

Abb. 5. Massive Hodentuberkulose. (Legueu: Traité chir. d'Urol. T. II.)

unter 125 Fällen von Genitaltuberkulose nur vier mit sicher isolierter Hodentuberkulose beobachtet, Teutschländer unter 57 Fällen, Sussig unter 12 Fällen je einen. Auch Rydgaard beschrieb letztlich einen Fall von Kastration, bei dem der Nebenhoden ganz gesund gewesen sein soll. Cholzoff, Haas, Peters, Wildbolz u. a. haben nie eine primäre oder isolierte tuberkulöse Orchitis gesehen. Die von Mark, Mauclaire und Vigneron u. a. beschriebenen Fälle sind nicht überzeugend.

Simomnds weist darauf hin, daß es ihm selbst nie mit Sicherheit gelang, im Haupthoden eine „Ausscheidungstuberkulose" zu finden, wie er sie im Nebenhoden und in den inneren Genitalien mehrfach beobachten konnte. Eine hämatogen entstandene Hodentuberkulose findet sich praktisch fast nur bei Miliartuberkulose (Sussig, Benda, Kaufmann), außerdem am häufigsten in den ersten Lebensmonaten, seltener in den ersten Lebensjahren, sehr selten beim

Erwachsenen. Der Nebenhoden bleibt dabei meist frei. Die miliaren Knötchen treten mehr oder weniger zerstreut, vorzüglich in den peripheren Teilen des Hodens, im interstitiellen Bindegewebe auf und brechen oft in das Lumen der Samenkanälchen ein. Seltener bilden sich, auch wieder mit Vorliebe bei Kindern, einzelne oder mehrere im Zwischengewebe beginnende, scharf begrenzte und meist rasch zerfallende und verkäsende Knoten mitten im Hodenparenchym.

Der *Haupthoden erkrankt fast ausnahmslos sekundär vom Nebenhoden aus*; er bleibt aber, da er offenbar gegen die tuberkulöse Infektion verhältnismäßig sehr widerstandsfähig ist (ANSCHÜTZ, SIMMONDS) trotz schwerer Erkrankung und weitgehender Zerstörung des Nebenhodens oft lange Zeit, auch histologisch frei von Tuberkulose. Nach MARION bleibt der Hoden in 80% der Fälle von Neben-hodentuberkulose von der tuberkulösen Er-krankung verschont, nach REINECKE in der Hälfte, nach CABOT und BARNEY in 60% der Fälle. Es muß immerhin besonders darauf hingewiesen werden, daß nur die mikro-skopische Untersuchung mit Sicherheit über den Gesundheitszustand des Hodens Aus-kunft geben kann, weil sehr oft, auch im makroskopisch normal erscheinenden Hoden-parenchym, das Mikroskop doch noch Tu-berkel erkennen läßt.

Das gewöhnlich spät beginnende und lang-sam fortschreitende Übergreifen der Tuber-kulose vom Nebenhoden auf den Hoden kann durch die die Samenkanälchen begleitenden Lymphbahnen erfolgen, wobei die Tuberkel-knötchen meistens an der Außenseite der Samenkanälchen zur Ausbildung kommen. Nach SIMMONDS ist diese *perikanalikuläre* Ausbreitung häufiger als die intrakanaliku-läre. KAUFMANN ist der gegenteiligen Ansicht.

Greift die Tuberkulose auf *intrakanali-kulärem* Wege vom Nebenhoden auf den Hoden über (Kanaltuberkulose), so ent-wickeln sich die Tuberkel auf der Innen-seite der Kanälchen oder in deren Wand. Anfangs sind sie auf dem Durch-schnitt noch als einzelne Knötchen erkennbar; bald aber, besonders wenn sie in größerer Zahl zur Ausbildung gekommen sind, fließen sie, besonders im Mediastinum testis, zu größeren, das Parenchym verdrängenden und zerstören-den Herden zusammen. Bei beiden Ausbreitungsweisen treten die Tuberkel, meistens radiär vom Corpus Highmori weg gegen die Peripherie des Hodens sich ausbreitend, in perlschnurartigen Reihen auf *(tubuläre Form)*, seltener als einzelne zerstreut auftretende Tuberkel oder Tuberkelgruppen *(Konglomerat-tuberkel)*; diese bilden anfangs derbe, bald aber erweichende und oft nach außen durchbrechende Herde. Noch seltener kommt eine ausgedehnte, gleichmäßige Verkäsung des ganzen Hodens zur Beobachtung (LEGUEU).

Schließlich können, nach KAUFMANN nicht so selten, tuberkulöse Herde vom Nebenhoden direkt auf den Hoden übergreifen.

Symptomatische Hydrocele. In zahlreichen Fällen von Tuberkulose der Ge-schlechtsdrüsen bildet sich sekundär ein entzündlicher Erguß in der Tunica

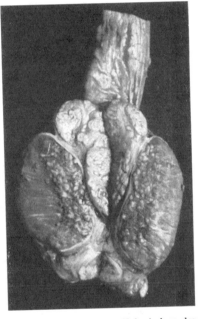

Abb. 6. Vorgeschrittene Tuberkulose des Nebenhodens, auf den Hoden übergehend. (Aus der Privatsammlung von Herrn Prof. ROESSLE, Basel.)

vaginalis communis, meist schon bei Erkrankung des Nebenhodens, seltener erst nach Erkrankung des Hodens selbst. Wallner, der unter 40 Fällen 18 mal eine Hydrocele beobachtete, glaubt aus dem Bestehen einer Hydrocele auf Erkrankung des Hodens schließen zu dürfen; er vertritt deshalb die Ansicht, daß bei Bestehen eines Ergusses die Epididymektomie als eine ungenügende Operation durch die Kastration zu ersetzen ist.

Anfänglich ist der gewöhnlich geringe Erguß klar, seltener blutig, die Serosa ist glatt und glänzend, sie weist noch keine tuberkulösen Veränderungen auf. Später wird sie stellenweise oder überall verdickt; die beiden Blätter können verkleben und den ganzen Hohlraum in mehrere Kammern abteilen.

II. Tuberkulose der Scheidenhäute und des Scrotums.

Bilden sich Tuberkel auf der Oberfläche der Scheidenhaut (Hutinel, Kaufmann, Simmonds), kann sich eine oft mächtige exsudative Entzündung entwickeln *(tuberkulöse Hydrocele)*. Delore et Chalier u. a. beschrieben Fälle

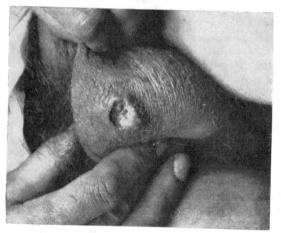

von Pachyvaginitis tuberculosa, in denen das derbe, tuberkulös entzündliche Gewebe der Scheidenhaut dicke Schwarten bildete, den Hoden fest umklammerte und geradezu zusammenpreßte. Simmonds u. a. beobachteten Fälle von Nebenhodentuberkulose, von denen anzunehmen ist, daß die Tuberkulose von der Vaginalis sekundär auf den Haupthoden übergegriffen hat.

Der Vollständigkeit halber seien, trotz ihrer Seltenheit noch folgende drei Formen der Tuberkulose der Scheidenhäute erwähnt:

Abb. 7. Tuberkulose des Scrotums. (Nach de Quervain.)

Die *hämorrhagische tuberkulöse Hydrocele*, bei der oft schon im Frühstadium der entzündliche Erguß stark bluthaltig ist (Legueu).

Die tuberkulöse *Infektion der Hodenscheidenhäute im Anschluß an eine tuberkulöse Peritonitis* bei *offen gebliebenem Processus peritoneo-vaginalis* (Hutinel, Reclus u. a.).

Die *primäre Tuberkulose der Scheidenhäute* ohne gleichzeitige Tuberkulose von Hoden und Nebenhoden, eine außerordentliche Seltenheit (Poncet, Chalier und Delore).

Ebenso selten ist die *primäre Tuberkulose des Scrotums*, von Ulcus durum oder vom Krebs, wie er häufig bei Schornsteinfegern und Anilinarbeitern zu treffen ist, oft nur durch die mikroskopische Untersuchung unterscheidbar.

Greift die Tuberkulose der Keimdrüsen weiter um sich, nähern sich die tuberkulösen Abscesse der Oberfläche des Nebenhodens oder seltener des Hodens, so werden die Scheidenhäute des Hodens und das den Nebenhoden umgebende Bindegewebe des Scrotum auch in den Krankheitsprozeß einbezogen; oft entstehen subcutane Abscesse, die schließlich an einer oder mehreren Stellen die Haut des Hodensackes durchbrechen. Es entstehen stark absondernde, oft jahrelang dauernde *Fisteln*. Da der Durchbruch nach außen, meist von einem im Nebenhoden oder im Corpus Highmori gelegenen Erweichungsherd aus erfolgt, vorzugsweise aber in der Nähe des Kopfes des Nebenhodens, dort wo er nicht von der Serosa bedeckt ist, münden sie auf der Hinterseite des Hodensackes aus. Infolge Verwachsung des kranken Nebenhodens mit der Scrotalhaut entleert sich der tuberkulöse Absceß fast immer direkt nach außen. Durch diese Fisteln, die nach HAAS u. a. durchschnittlich 5—6 Monate nach Krankheitsbeginn entstehen, wird häufig der eitrig einschmelzende Nebenhoden allmählich ganz ausgestoßen. Die Käsemassen können auch verkreiden, das erkrankte Gewebe kann fibrös umgewandelt werden und weitgehend schrumpfen. Günstigenfalls kann die Heilung so weit gedeihen, daß sich die Fisteln schließen. Die zurückbleibenden narbigen, derben Knoten im Nebenhoden halten sich oft lange Zeit ruhig und erwecken den Eindruck, daß sie fest abgekapselt und ausgeheilt seien. Früher oder später aber flackert die Entzündung meist wieder auf; die Tuberkulose breitet sich weiter aus. Denn zu einer völligen Ausheilung mit Schwund sämtlichen tuberkulösen Gewebes kommt es im Nebenhoden wohl nur ganz ausnahmsweise, hat doch die Nebenhodentuberkulose nur geringe Tendenz, auszuheilen; solange noch Nebenhodengewebe vorhanden ist, finden sich in ihm mikroskopisch, neben den schwieligen Narben, fast ausnahmslos, noch wohlausgebildete Tuberkel. Im Gegensatz dazu neigt der Haupthoden viel eher zu spontaner Ausheilung. Diese allgemein anerkannte Tatsache wurde u. a. auch durch SIMMONDS bestätigt, da er im Haupthoden mehrfach spontane fibröse Ausheilung beobachtete.

In seltenen Fällen vergrößert sich die Fistelöffnung immer mehr; leicht blutendes, meist stark sezernierendes, tuberkulöses Granulationsgewebe wuchert pilzförmig aus ihr über die Oberfläche der Haut hinaus. Es entsteht der heute wohl nur noch selten zur Beobachtung gelangende *Fungus testis benignus,* wohl zu unterscheiden vom Fungus malignus bei Durchbruch carcinomatöser oder anderer bösartiger Geschwülste.

Symptomatologie.

Die Nebenhodentuberkulose verläuft vorwiegend unter zwei Hauptformen, einer mehr *akuten,* oft stürmischen und einer mehr *chronischen,* schleichenden *Form.*

Bei der *akuten* Form tritt, oft bei bestem Wohlbefinden und ohne erkennbare äußere Ursache, im Hoden ein heftiger, ziehender Schmerz auf, der durch den leisesten Druck, manchmal schon durch das Reiben der Kleider, fast unerträglich gesteigert wird. Ausstrahlende Schmerzen dem Samenstrang entlang nach oben in den Unterbauch und bis ins Kreuz fehlen selten. Zugleich schwillt die erkrankte Seite des Scrotums infolge entzündlicher Vergrößerung des Nebenhodens und der oft begleitenden akuten symptomatischen Hydrocele, sowie infolge ödematöser Schwellung der Scrotalgewebe an, manchmal bis zu Faustgröße. Die Haut des Hodensackes ist stark gerötet, gespannt und glänzend. Der Samenstrang ist bis weit hinauf verdickt und druckempfindlich, so daß die Abtastung des Vas deferens nur schwer gelingt. Fieber tritt auf, das Allgemeinbefinden ist meistens erheblich gestört. Aber schon nach wenigen Tagen nehmen die Schmerzen wieder ab, die Schwellung wird geringer und beschränkt sich mehr auf die Gegend des Nebenhodens, der sich nun besser abtasten und vom Haupthoden abgrenzen läßt, als im Beginne der Erkrankung. Er zeigt besonders in der Gegend des Schwanzes, selten in der des Kopfes, eine Verdickung, in der sich meist bald einzelne derbe Knoten durchfühlen lassen. Der Hoden selbst ist palpatorisch unverändert; nach Ablauf der ersten Entzündungserscheinungen und Verschwinden der akuten Hydrocele läßt er sich vom verdickten und knotigen Nebenhoden meist ohne Schwierigkeit abgrenzen.

Läßt man der Erkrankung ihren Lauf, so bilden sich im Nebenhoden oft schon nach wenigen Wochen, andere Male erst später, *Abscesse,* die dem tastenden Finger zuerst als derbe, später als erweichte oder fluktuierende Knoten oder Höcker imponieren. Wo sie mit der Scrotalhaut verwachsen, schwillt diese ödematös an, wird entzündlich gerötet und immer dünner. Schließlich erfolgt der Durchbruch des Abscesses; und zwar fast immer, außer bei Inversio testis, auf der Hinterseite des Hodensackes, entsprechend der normalen Lage des Nebenhodens. Der Nebenhoden verkleinert sich darauf oft bedeutend; die Schmerzen können ganz verschwinden; es bleiben aber oft jahrelang, anfangs sehr ausgiebig, nach Einschmelzung und Abstoßung des erkrankten Nebenhodengewebes spärlicher sezernierende, oft nur feine, von schlaffen Granulationen ausgekleidete *Fisteln* mit cyanotisch verfärbter Umgebung zurück. Schließen sich die Fisteln endlich, so läßt sich noch lange an ihrer Mündungsstelle eine Einziehung der Scrotalhaut und oft ein feiner, derber, von der Oberfläche zum Hoden ziehender Strang erkennen; desgleichen sind noch lange Zeit, in vielen Fällen jahrelang, derbe, oft knorpelharte Infiltrate und Narben im Nebenhoden abtastbar. Greift die Tuberkulose des Nebenhodens auf den Hoden über, so bildet sich ein Infiltrat, das den Nebenhoden mit dem Hoden verbindet und eine gegenseitige Abgrenzung immer schwieriger macht. Schließlich bilden Hoden und Nebenhoden einen einzigen, zusammenhängenden, entzündlichen Tumor. Es entstehen Abscesse und Fisteln, sowie tuberkulöse Veränderungen des Vas deferens und der inneren Genitalien, die andernorts beschrieben werden.

Bei der *chronischen* Form kann die Nebenhodentuberkulose so schleichend, so beschwerdelos verlaufen, daß der Patient, wenn er zufällig einmal eine oft schon erhebliche Schwellung an seinen Geschlechtsteilen spürt, oder durch einen leichten Schmerz darauf aufmerksam gemacht wird, nicht in der Lage ist, über den Beginn der Krankheit Auskunft zu geben. Diese Tatsache ist, wie wir gesehen haben, von größter Wichtigkeit für die Beurteilung des Zusammenhanges zwischen Trauma und Nebenhodentuberkulose.

In diesen chronischen Fällen sitzt meistens in der Cauda, seltener im Corpus, nur ganz selten im Caput des Nebenhodens ein derber, rundlicher, glatter, auf Druck wenig oder nicht empfindlicher, bohnen- bis baumnußgroßer, vom übrigen Nebenhoden und den anderen benachbarten Organen meist gut abgrenzbarer Knoten.

Hat sich aber die Tuberkulose über den ganzen Nebenhoden ausgebreitet, so ist dieser in ganzer Ausdehnung vergrößert, höckerig, von ungleicher Konsistenz, im frischen Stadium eher derb, prall, bei längerer Dauer der Krankheit und beginnender oder fortgeschrittener Verkäsung und Erweichung stellenweise erweicht und fluktuierend anzufühlen. In diesem Stadium kann er den Hoden an Größe weit übertreffen. Meist ist auch der *Samenleiter* erkennbar erkrankt; bald ist er gleichmäßig verdickt, derb anzufühlen, besonders in seinem Anfangsteil, seltener läßt er in seinem Verlaufe einzelne knotige, gut abgrenzbare Verdickungen erkennen, die wie die Perlen eines Rosenkranzes angeordnet sind. Die Abgrenzung des Haupthodens, der vom vergrößerten Nebenhoden umklammert wird, gelingt gewöhnlich leicht; ist er aber miterkrankt, so läßt er oft neben einem keilförmigen, derben Infiltrat im Corpus Highmori und einer ungleichmäßig vermehrten Konsistenz eine höckerige Oberfläche erkennen; in diesem Stadium ist der Hoden vom Nebenhoden nicht mehr gut zu unterscheiden. Dabei ist zu beachten, daß auch eine fortgeschrittene Pachyvaginitis die Abgrenzung des oft noch gesunden Hodens verunmöglichen kann.

Der weitere Verlauf unterscheidet sich im wesentlichen nicht von dem bei Fällen mit akutem Beginn.

Das *Allgemeinbefinden* ist bei akutem Verlauf oft erheblich gestört, bei chronisch verlaufenden Fällen wird es gewöhnlich weder durch die ein- noch durch die doppelseitige Nebenhodentuberkulose längere Zeit wesentlich beeinträchtigt, außer etwa in Fällen mit starker Eiterung. Viel weitgehender als durch die Erkrankung der Keimdrüse wird es durch zugleich bestehende tuberkulöse Herde in den Lungen, in den Nieren und in den intrapelvinen Genitalien beeinflußt.

Geschlechtsfunktion. Die Geschlechtslust und die Begattungsfähigkeit erleiden durch die Nebenhodentuberkulose gewöhnlich keine Einbuße; im Gegenteil, die Libido ist häufig eher gesteigert (SIMMONDS), nach der Ansicht von ASCH unter dem Einfluß der mit dem Blut in den Hoden gelangenden Stoffwechselprodukte der Tuberkelbacillen. Nur ausnahmsweise bleiben die Samenwege der erkrankten Seite für die Spermien durchgängig. Der von BULL veröffentlichte Fall mit erhaltener *Potentia generandi* trotz Semikastration und tuberkulöser Epididymitis der anderen Seite bestätigt als außerordentliche Ausnahme die Regel, daß bei beiderseitiger Erkrankung die Potestas generandi erlischt. Das gleiche gilt für die zwei von FÜRBRINGER veröffentlichten Fälle mit beiderseits fortgeschrittener Nebenhodentuberkulose; beim einen war die Zeugungsfähigkeit erhalten, beim zweiten wurde ein normales Ejaculat festgestellt. FÜRBRINGER suchte übrigens auch anatomisch darzulegen, daß eine doppelseitige tuberkulöse Epididymitis nicht von vornherein zu Azoospermie führen muß, wie dies bei der gonorrhoischen Nebenhodenentzündung gewöhnlich der Fall ist.

Urin. Der Urin kann bei Nebenhodentuberkulose ganz klar und in jeder Beziehung normal bleiben. ZUCKERKANDL behauptet jedoch, daß man in jedem Falle von Nebenhodentuberkulose, auch wenn eine Komplikation mit Tuberkulose der Harnwege nicht besteht, im klaren Urin also, mittels Tierversuch Tuberkelbacillen nachweisen kann. Dieser Befund sei so konstant, daß in zweifelhaften Fällen einzig der Tierversuch über die Art eines Infiltrates im Nebenhoden zu entscheiden imstande sei.

Eine leichte Eiweißtrübung im Urin, ein geringer Gehalt an Leukocyten, einzelne rote Blutkörperchen sind erst bei Miterkrankung der inneren Genitalien, dann aber fast regelmäßig vorhanden. Viel Eiter ist im höchsten Grad für eine Beteiligung der Harnwege verdächtig. Um über die Herkunft des Eiters ins klare zu kommen, ist jedoch eine genauere Untersuchung der Harnorgane, meist unter Zuhilfenahme von Cystoskop und Ureterensondierung, unerläßlich.

Diagnose.

Die Erkennung einer Nebenhodentuberkulose bietet in vorgeschrittenen Stadien unter Umständen nach Ablassen eines starken, die Abtastung verhindernden Ergusses in die Scheidenhaut meist keine großen Schwierigkeiten; wenn sich ein vergrößerter, höckeriger Nebenhoden von einem normalen Hoden, dem er helmraupenähnlich aufsitzt, abgrenzen läßt, wenn sich zugleich typische Veränderungen an Prostata und Samenblasen nachweisen lassen, oder wenn im Urin oder im Urethralausflusse Tuberkelbacillen gefunden werden, ist die Sachlage klar.

Bei akuter Erkrankung aber kann es, wenigstens in den ersten Tagen, schwer oder unmöglich sein, zu entscheiden, welcher Art die Entzündung des Nebenhodens ist, besonders wenn der Urin völlig normal ist, wie dies nach WILDBOLZ bei ungefähr 20—25% der Fälle mit tuberkulösen Epididymitiden zutrifft. Sind aber im Ausfluß Gonokokken oder banale Eitererreger vorhanden, lassen sich an den inneren Genitalien keine tuberkulösen Veränderungen erkennen, so darf meist angenommen werden, daß die Epididymitis nicht tuberkulösen Ursprungs ist. Besonders schwierig wird aber die Entscheidung, vor allem für die einzuschlagende Behandlung, wenn nach Semikastration wegen Tuberkulose, bei bestehender leichter Tuberkulose von Prostata und Samenblasen und gleichzeitiger mehrere Wochen alter Gonorrhöe der zurückbleibende Nebenhoden frisch erkrankt (eigener Fall).

Tritt bei einem tuberkulösen Patienten mit normalem Urin eine akute Epididymitis auf, ohne daß andere interkurrente Infektionskrankheiten vorausgegangen sind, so ist die Annahme berechtigt, daß der Nebenhoden am wahrscheinlichsten tuberkulös erkrankt ist. Sind keine Verdachtsmomente für eine Tuberkulose vorhanden, sind aber interkurrente Infektionskrankheiten (Angina, Grippe, Enteritis, eitrige Hautkrankheiten u. a.) der Erkrankung des Nebenhodens vorausgegangen, so handelt es sich am wahrscheinlichsten um eine nicht tuberkulöse Epididymitis. Auch aus dem Urinbefund lassen sich wichtige Schlüsse ziehen. Bei vollkommen normalem Urin liegt eher eine hämatogene, metastatische Erkrankung vor, am wahrscheinlichsten also eine Tuberkulose. Ist Ausfluß vorhanden, enthält der Urin Eitererreger, handelt es sich eher um eine urogene Infektion. Manchmal wird aber nur der weitere Krankheitsverlauf eine definitive Diagnosenstellung ermöglichen, so z. B. für eine Nebenhodenschwellung bei negativem Befund an den inneren Genitalien und den Harnwegen bei einem klinisch gesunden Individuum. Oft wird erst der mit dem Urin angestellte Tierversuch (ZUCKERKANDL), Tuberkulinproben (KRÄMER), die Eigenharnreaktion (WILDBOLZ), eine Probepunktion oder Probeexcision des Nebenhodens (SCHMIDEN, PETERS, KAPPIS) in unklaren Fällen auf die richtige Spur führen.

Auch bei älteren Fällen ist eine Verwechslung mit einer nicht spezifischen chronischen Epididymitis, unter Umständen auch mit einer gonorrhoischen, durchaus möglich, da eine bakteriologische Differenzierung durch Untersuchung des Ausflusses und des Urins nicht immer gelingt. Immerhin wird in manchen Fällen die Erhebung einer genauen Krankengeschichte richtige Anhaltspunkte über die Art der Infektion zutage fördern.

Meist wird die Annahme, daß eine chronische Epididymitis einer tuberkulösen Infektion zuzuschreiben ist, das Richtige treffen. Es muß aber in zweifelhaften Fällen immer an Erfahrungen der letzten Jahre gedacht werden, welche zeigten, daß banale Entzündungserreger, nach DORN besonders Staphylokokken, nach KAPPIS und ROVSING vorwiegend Colibacillen, auf dem Blutwege in den Nebenhoden gelangen und dort der tuberkulösen Epididymitis klinisch täuschend ähnliche Veränderungen erzeugen können. WILDBOLZ u. a. weisen außerdem auf die Möglichkeit tuberkulöser Entzündungen ohne Tuberkelbildung hin, wie man sie auch in Niere, Harnröhre, Pankreas, Leber, in den Gelenken, in den Augen beobachten kann (ASCH, KEERSMAKER, PONCET, FRÄNCKEL u. a.). Wie WILDBOLZ schildert, geht die Ähnlichkeit so weit, daß, wenn nicht nur der Harn bakterienfrei ist, sondern wenn auch Prostata und Samenblasen keine Entzündungserscheinungen zeigen, es unmöglich ist, aus dem Lokalbefund am Nebenhoden allein zu entscheiden, ob es sich um eine chronische, banale oder um eine chronische tuberkulöse Epididymitis handelt. Er gibt auch zu, daß eine Fehldiagnose selbst dem Erfahrensten unterlaufen kann. CRESCENZI, DORN, FLESCH-THEBESIUS, KAPPIS, MANDL, REINECKE, ROVSING, SCHMIEDEN, SÖDERLUND u. a. haben die *chronische, nicht spezifische Epididymitis* eingehend beschrieben und übereinstimmend betont, daß eine sichere Diagnose ohne Probeincision meist ausgeschlossen ist. KRÄMER glaubt, im Gegensatz zu SCHMIEDEN, daß die Tuberkulinprobe oft zwischen einer tuberkulösen und einer chronischen fibrösen Epididymitis unterscheiden läßt. Nach REINECKE müßte die chronische Epididymitis sehr häufig sein, wurden doch unter 122 Eingriffen bei 90 Patienten 52 Operationen, und zwar meist Kastrationen, ausgeführt, bei denen die klinische Diagnose Tuberkulose oder Tuberkuloseverdacht lautete und der histologische Befund nichts von Tuberkulose erkennen ließ. Er verlangt deshalb für nicht ganz klare Fälle, nicht nur zur Diagnosenstellung, sondern auch zur Vermeidung unnützer Eingriffe, besonders der Kastration, die Probeexcision, die Wassermannreaktion, Arthigoninjektionen, sorgsame Temperaturkontrolle, Tuberkulinprobe, Röntgenkontrolle der Lungen, auch in nur verdächtigen Fällen, Untersuchung des Urethralfluors, mikroskopische und bakterielle Untersuchung des Urins und cystoskopische Kontrolle. Auch die Beobachtungen von STEVENS können in zweifelhaften Fällen die Diagnosenstellung erleichtern; er fand nämlich, daß eine beidseitige Epididymitis sehr für Tuberkulose verdächtig ist, ebenso eine länger als 1 Monat bestehende Fistel; länger als 1 Monat dauernde fühlbare Veränderungen der inneren Genitalien sprechen mit Wahrscheinlichkeit, länger als 6 Monate dauernde mit Sicherheit für Tuberkulose.

Daß es aber auch dem Pathologen nicht immer gelingt, die Erreger der chronischen Nebenhodenentzündung zu erkennen, geht z. B. aus der Mitteilung SÖDERLUNDS hervor. Er beschreibt 13 Fälle nicht spezifischer, chronischer Epididymitis. In 6 Fällen konnten als Erreger Staphylokokken nachgewiesen werden; in 7 Fällen war es auch dem Pathologen nicht möglich, die Entzündungsart mit Sicherheit festzustellen.

Zur Unterscheidung zwischen tuberkulöser und gonorrhoischer Epididymitis können, wenn keine Gonokokken nachweisbar sind, folgende klinischen Merkmale beitragen: Die Infiltrate liegen zwar bei beiden Infektionsarten mit Vorliebe im Schwanz des Nebenhodens. Bei Gonorrhöe ist jedoch der Nebenhoden mehr gleichmäßig verdickt, von gleichmäßiger Konsistenz; von großer Bedeutung ist der Zustand der Samenleiter, die beim Tripper meist nicht verdickt sind. Bei der Tuberkulose sind die Verdickungen im Nebenhoden eher ungleichmäßig, höckerig und gehen auf das meist diffus oder rosenkranzförmig verdickte Vas deferens über. Am ehesten wird noch der Palpationsbefund an den inneren Genitalien die Diagnosenstellung unterstützen.

Obschon die *syphilitische Epididymitis* sehr selten ist, viel seltener als die syphilitische Orchitis, wird, wie schon erwähnt, in zweifelhaften Fällen die Wassermannreaktion zur Klärung der Diagnose herbeigezogen werden müssen. Im Gegensatz zur tuberkulösen entwickelt sich die syphilitische Epididymitis ganz schmerzlos und tritt nach FOURNIER, ULLMANN nie früher als 3 Monate nach der Infektion auf. Der syphilitische Nebenhoden wird auffallend derb und bleibt wenig oder gar nicht druckempfindlich. Das Vas deferens ist nie verdickt. Abgesehen vom gewöhnlich rasch erkennbaren Einfluß antiluetischer Medikamente spricht für Syphilis, allerdings nur bei gleichzeitiger Erkrankung des Hodens und vorgeschrittener Erkrankung, auch die Lokalisation der Fisteln auf der Vorderseite des Hodensackes; im Gegensatz zu den tuberkulösen Fisteln, die, gewöhnlich vom Nebenhoden ausgehend, meist auf der Hinterseite des Scrotum ausmünden, brechen die Gummen, die vorzugsweise den Hoden befallen, gewöhnlich auf der Vorderseite des Scrotums auf. Bei Inversio testis aber können die tuberkulösen Fisteln vorn, die syphilitischen hinten am Scrotum ausmünden. In zweifelhaften Fällen ist daher der Lage des Vas deferens im Samenstrang, ob vorn oder hinten, besondere Beobachtung zu schenken.

Kongenitale Cystchen im Nebenhoden werden selten zu Verwechslung mit einer Tuberkulose Anlaß geben (eigener Fall), desgleichen primäre *Tumoren* (PIERI, ROWLANDS). Am häufigsten kommen noch *Fibrome* in Frage, als außerordentliche Seltenheit den Hoden ganz freilassende *Lipome* (WILDBOLZ). Erst der mikroskopische Befund kann in diesen Ausnahmefällen über die Art der Nebenhodenschwellung Klarheit verschaffen. Im ganzen sind aber Neubildungen im Nebenhoden, besonders bösartige, so selten, daß sie praktisch kaum von Bedeutung sind.

Prognose.

Wenn auch zahlreiche, langsam verlaufende Fälle, bei denen die Tuberkulose, auf den befallenen Nebenhoden beschränkt bleibend, dem Kranken keine oder nur geringe Beschwerden macht, der Ansicht von LEGUEU u. a. recht zu geben scheinen, daß die Genitaltuberkulose ein „gutartiges" Leiden sei, wenigstens solange sie auf die erst erkrankten Organe lokalisiert bleibt, und daß sie erst gefährlich werde, wenn die Hoden und die Harnorgane befallen werden oder wenn von ihr aus Tuberkelbacillen in den Kreislauf gelangen, so ist doch, nach allgemeiner Ansicht, die Nebenhodentuberkulose als ein sehr ernstes Leiden aufzufassen. Muß doch immer nicht nur mit einer Erkrankung der anderen Seite, mit einer Ausbreitung auf die inneren Genitalien und auf die Harnorgane gerechnet werden, sondern auch damit, daß ein latent gewordener Herd im Nebenhoden oft ohne erkennbare äußere Schädigung (Trauma, sexuelle Überreizung) jederzeit aufflackern und Anstoß zu miliarer Aussaat neuer Tuberkuloseherde geben kann. Es muß deshalb stets wieder mit Nachdruck darauf hingewiesen werden, daß die Nebenhodentuberkulose für ihren Träger eine große Gefahr bedeutet, hauptsächlich deshalb, weil auffallend häufig, nach RAUTBERD, SIMMONDS u. a. in einem Drittel der Fälle, oft jahrelang nach Beginn der Krankheit, eine tuberkulöse Meningitis oder eine Miliartuberkulose ausbricht.

Das Schicksal des Patienten entscheidet sich nach allgemeiner Erfahrung in den ersten 3 Jahren nach Beginn der Krankheit. Schon v. BRUNS hat auf diese wichtige Tatsache hingewiesen; sein großes Material zeigte ihm, daß in diesem Zeitraum fast alle Patienten, die neben der Genitaltuberkulose auch an einer Harntuberkulose litten und 86%, bei denen zugleich andere Organe tuberkulös erkrankt waren, gestorben waren.

Auch Kastration und Epididymektomie, die ja nicht selten, in erster Linie bei genito-primärer Erkrankung des Nebenhodens, von günstigstem Einfluß auf die Tuberkulose der intrapelvinen Genitalien sind und oft Anstoß zur klinischen Ausheilung derselben geben, sind im ganzen nicht imstande, die sonst so üble Prognose wesentlich zu verbessern (REINECKE).

Behandlung.

Von der schonendsten, konservativen Behandlung (ROLLIER, TRAMONTANA) bis zum radikalsten Vorgehen mit beidseitiger Kastration (VON BRUNS) und Entfernung des ganzen tuberkulös erkrankten Genitalsystems (PAUCHET, YOUNG) werden die verschiedensten Methoden zur Behandlung der Tuberkulose der männlichen Keimdrüse angewendet und empfohlen; gehen doch die Ansichten über die beste Behandlungsart der Nebenhodentuberkulose, trotz dem großen zur Verfügung stehenden Material, wegen der verschiedenen Theorien über die Ausbreitung der Tuberkulose in den männlichen Geschlechtsorganen noch sehr auseinander.

1. **Allgemeinbehandlung.** Da die Nebenhodentuberkulose praktisch nie der einzige tuberkulöse Herd im Körper ist, wäre es ein großer Fehler, sich nur mit einer Lokalbehandlung zu begnügen. Deshalb ist eine richtige und lange genug, meist jahrelang durchgeführte Allgemeinbehandlung neben der lokalen unbedingt nötig, vorzugsweise im Anschluß an die operative Behandlung. Am besten wirkt eine Luft- und Sonnenkur am Meer oder im Hochgebirge, verbunden mit körperlicher Ruhe und guter Ernährung, unterstützt durch Verabreichung von *Lebertran, Eisen, Arsen, Jod.* Von mancher Seite wird *Kreosot* und *Guajacolpräparaten* ein heilender Einfluß zugeschrieben; oft wirken auch *Solekuren,* lokal und allgemein angewendet, ganz günstig.

CREASY, KARO u. a. glauben mit vorsichtigen *Tuberkulinkuren* Nebenhoden-tuberkulosen günstig beeinflußt zu haben. Über wirklich überzeugende und einwandfreie Erfolge mit Tuberkulin liegen jedoch keine Berichte vor; der Nutzen des Tuberkulins wird deshalb von BACHRACH, REINECKE u. a. bestritten. Ähnliches gilt von der FRIEDMANNschen Vaccine. Ebensowenig überzeugend sind die Erfolge intramuskulärer Einspritzungen von Jodoformglycerin (LESCHNEW, MICHELSON), von zimtsaurem Benzylester (CATHELIN), von den verschiedensten Formen von Proteinkörpertherapie.

    2. Lokalbehandlung. *a) Konservative Methoden.* Im akuten Stadium ist vor allem wichtig die *Ruhigstellung* des erkrankten Organes durch ein gut-sitzendes *Suspensorium*, sowie nach Möglichkeit die *Vermeidung stärkerer körperlicher Anstrengungen und sexueller Reizungen.* Die gewöhnlich nur in den ersten Tagen auftretenden Schmerzen werden durch feuchte, warme Umschläge sehr wohltuend beeinflußt. Auflegen von Eis wirkt schädlich und ist unter allen Umständen zu unterlassen. Schmerzstillende Mittel, wie Opiumpräparate, Belladonna u. a. werden wohl nur ausnahmsweise benützt werden müssen. Mit der mehr für das chronische Stadium empfohlenen Behandlung mit resorbierenden Salben (Ichthyol, Jod usw.), mit heißen Umschlägen, mit Sonnen- oder Solebädern sollte bei akuten Fällen nicht zu viel Zeit verloren werden.

    Die von BIER eingeführte *Stauungsbehandlung* (Umschnürung des Hoden-sackes an seiner Basis mit einem dünnen Gummischlauch) ist im allgemeinen wieder verlassen worden, von ihrem Erfinder selbst (1903), weil man nur selten einen Fall zur Behandlung bekommt, in dem die Tuberkulose wirklich auf den Nebenhoden oder auf diesen und den Hoden beschränkt ist. Auch ANSCHÜTZ, LEGUEU, PETERS u. a. sahen von diesem Heilverfahren keine guten Er-folge. SCHMIED, ULLMANN berichten nur von wesentlichen Besserungen, aber nicht von Heilung. Neuestens ist die Stauungsbehandlung wieder von KÜMMELL empfohlen worden.

    Daß die von BERNHARD, ROLLIER, AMSTAD zur Heilung der Nebenhoden-tuberkulose empfohlene *Sonnenlichtbehandlung* auch nach sehr langer An-wendung kaum imstande ist, eine wirkliche Ausheilung einer Nebenhoden-tuberkulose herbeizuführen, geht in schlagender Weise aus den anatomischen Untersuchungen von WILDBOLZ hervor. Dieser hat die Nebenhoden von 13 Pa-tienten, die 8 Monate bis 7 Jahre in Höhenkurorten der Sonnenbehandlung unterworfen wurden, histologisch untersuchen lassen. Wohl waren die meisten Fälle klinisch weitgehend gebessert, aber „die histologische Untersuchung ließ in der Mehrzahl der Fälle trotz der langen Sonnenbehandlung nicht die ge-ringsten Anzeichen eines Heilungsprozesses finden". Es kommt somit nur zu einem „Latentwerden des tuberkulösen Prozesses", wobei sich aber „fast immer noch zahlreiche, keineswegs abgekapselte Tuberkel im Nebenhodengewebe finden". Nur in drei der von WILDBOLZ untersuchten Fälle waren auffällig starke Vernarbungsprozesse zu konstatieren, wie sie nach den Berichten der pathologischen Anatomen im Nebenhoden spontan nur außerordentlich selten vorkommen. „In diesen drei Fällen scheint ein anatomischer Beweis für die Heilwirkung der Sonne zu liegen, wenn auch eine wirkliche Heilung noch längst nicht erzielt worden ist." Damit stimmen auch die Untersuchungsbefunde von SIMMONDS überein, nach welchen mit der spontanen Ausheilung einer Neben-hodentuberkulose praktisch überhaupt nicht zu rechnen ist. Da das für den Patienten immer eine drohende Gefahr bildende Latenzstadium frühestens nach 1—2 Jahren Heliotherapie zu erzielen ist, da die Resultate der Heliotherapie in keinem Verhältnis stehen zu den Opfern an Zeit und Geld, empfiehlt WILD-BOLZ den erkrankten Nebenhoden so früh als möglich zu entfernen und erst nachher den Gesamtorganismus durch Sonnenbehandlung, deren günstiger Einfluß auf den Allgemeinzustand er durchaus anerkennt, zu kräftigen. Auch nach RYDGAARD hat die Heliotherapie geringen Wert für den lokalen Prozeß, nach SUTER ist ihr Erfolg unsicher und funktionell kaum besser als die Epididymektomie, nach WALLNER ist sie nutzlos. REINECKE, WILDBOLZ stehen den Glanzfällen konservativer Behandlung von Genitaltuberkulose sehr skeptisch gegenüber und vermuten, daß es sich wohl nicht immer um Tuberkulose, sondern um banale chronische Epididymitiden gehandelt hat.

Die von AMSTAD und anderen angewendete *Röntgenbestrahlung* des tuberkulösen Hodens und Nebenhodens regt eine reichliche Bindegewebsbildung an und kann so zu Abkapselung und teilweiser Vernarbung tuberkulöser Herde führen. Sie zerstört dabei die Epithelien der Samenkanälchen des Nebenhodens. Im Hoden führt sie zu einer Atrophie der samenbereitenden, nicht aber der LEYDIGschen Zellen; nach den bisherigen Beobachtungen scheinen die Röntgenstrahlen die innere Sekretion des Hodens nicht zu beeinflussen, da nach Röntgenatrophie des Hodens die Entwicklung der Geschlechtsmerkmale nicht gehemmt wird und da Libido und Potentia coeundi meist erhalten bleiben. Trotzdem das Allgemeinbefinden durch den Schwund der samenbereitenden Zellen kaum je geschädigt wird — sind doch die Abflußwege des Spermas sowieso meist durch die Tuberkulose verlegt —, empfiehlt es sich doch, zur Verhütung psychischer Störungen für eine sorgfältige Abdeckung des Hodens gegen die Röntgenstrahlen besorgt zu sein. Zu einer wirklichen Ausheilung der tuberkulösen Nebenhodenherde scheint aber auch die Röntgenbehandlung nur sehr selten zu führen. Die als geheilt beurteilten Fälle (CHAOUL, FREUND, GARMO, ULLMANN) sind nicht mikroskopisch nachkontrolliert worden; Irrtümer in der Diagnose sind somit nicht ausgeschlossen. Auch dauerte die Beobachtungszeit zu wenig lang, um ein gesichertes Urteil über den Enderfolg zu erlauben. KOENNECKE u. a. empfehlen die Verwendung der Röntgenstrahlen nur für beidseitige Fälle. FREUND verwendet mäßig harte Strahlen in zahlreichen, täglichen Sitzungen. Mit sehr harten Strahlen und intensiver Bestrahlung hat er keine besseren Erfolge erreicht. Unter 15 Fällen, wovon 12 fistelten, erzielte er nur bei dreien eine wesentliche Verkleinerung der Infiltrate, welche derb und unempfindlich wurden und auch noch während 7 Jahren nie erweichten. Bei den anderen Fällen erreichte er auch keine Heilung, sondern nur einen Stillstand des Prozesses, indem sich die Fisteln verschlossen und die Infiltrate verkleinerten, aber nur solange die Bestrahlung andauerte. NUVOLI sah gute Erfolge bei gleichzeitiger Anwendung von Iontophorese und Röntgenstrahlen. ANSCHÜTZ, BACHRACH u. a. konnten sich von einem sicheren Erfolg der Röntgenbestrahlung nicht überzeugen, ebensowenig wie LEGUEU, SUTER, WALLNER. CASPER sah mehr Mißerfolge als Erfolge. REINECKE, RYDGAARD u. a. haben deshalb die Röntgenbestrahlung bei Hoden- und Nebenhodentuberkulose ganz aufgegeben außer für schwere Fälle, bei denen eine operative Behandlung nicht mehr in Frage kommt, um wenigstens das Fortschreiten der Krankheit hintanzuhalten. Noch weniger wirksam sind die *Bestrahlungen mit der Quarzlampe* und die *Diathermie*. Die von CABOT u. a. empfohlenen *Einspritzungen* von Jodoform, Jodtinktur, Jod-Jodkalilösungen, Zinkchlorid usw. in und um das erkrankte Gewebe kommen nur noch selten zur Anwendung. Nach LEGUEU haben diese Einspritzungen den großen Nachteil, daß sie leicht zu Mischinfektion und Fistelbildung Anlaß geben.

b) Operative Behandlung. Im allgemeinen werden chirurgische Eingriffe der konservativen Behandlung vorgezogen, wenn es auch, wie ANSCHÜTZ betont, „als Basis für die Beurteilung chirurgischer Erfolge an genaueren zahlenmäßigen Angaben über den typischen Verlauf der Genitaltuberkulose fehlt. Wir werden deshalb den Resultaten der verschiedenen Behandlungsmethoden immer eine gewisse Skepsis entgegenbringen und uns daran erinnern, daß auch ohne operative Eingriffe Besserungen, vielleicht sogar Heilungen möglich sind".

Mit *partiellen Eingriffen* am tuberkulösen Hoden und Nebenhoden, wie Spaltung von Fisteln, Ausräumung von Abscessen, Resektion einzelner Teile mit dem Messer oder mit dem Glühstift, wird nur ausnahmsweise ein Dauererfolg erreicht (BAZY, CABOT und BARNEY, CHALIER et DELORE, HARTUNG, ROUTIER, REINECKE). Sie kommen wohl nur noch für ganz besondere Fälle von beidseitiger Erkrankung zur Verwendung, z. B. bei Verweigerung eines radikalen Eingriffes, besonders aber bei Kindern mit Tuberkulose des Haupthodens (HUTINEL).

Sie zeitigen aber in vorgerückten, der beidseitigen Kastration nahen Fällen recht oft verhältnismäßig gute Erfolge und sind jedenfalls besser imstande, den Patienten von den mit dem völligen Verlust der Geschlechtsdrüsen verbundenen Folgen zu bewahren, als die von ELS u. a. empfohlene Methode nach Ablatio testis diesen oder gesunde Stücke desselben unter die Bauchhaut zu verpflanzen. FORAMITTI hat sogar angeraten, nach Entfernung des einen Hodens immer den anderen gesunden nach Durchtrennung des Vas deferens in die Gegend des seitlichen Rectusrandes zu transplantieren, den Samenstrang aber erst nach 3 Wochen ganz zu durchtrennen; er beabsichtigt, durch dieses Vorgehen den Hoden an geschützter Stelle vor Infektion mit Tuberkelbacillen zu bewahren und anderseits die Transplantation eines fremden Hodens zu vermeiden. Abgesehen davon, daß ausgedehnte experimentelle und klinische Erfahrungen gezeigt haben, daß auch autoplastische Hodentransplantate nicht immer halten und somit die von ihnen verlangten Aufgaben unter Umständen schon nach kurzer Zeit nicht mehr erfüllen, ist es besser und naheliegender, dem noch gesund erscheinenden Hoden oder gesunden Teilen desselben die natürliche Ernährung durch die eigenen Gefäße zu belassen. Da außerdem auch das makroskopisch gesund erscheinende Hodengewebe Tuberkel enthalten kann, besteht die Gefahr, mit dem Transplantate virulente Keime in Verhältnisse zu verpflanzen, wo für ihre Ausbreitung unter Umständen bessere Bedingungen vorliegen als in dem durch seine Gefäße gut ernährten Geweberest. Jedenfalls sollten solche Transplantationen nur dann ausgeführt werden, wenn wirklich kein anderer Ausweg übrig bleibt, wenn die Erkrankung im Hoden so lokalisiert ist, daß eine genügende Blutversorgung des übrigbleibenden gesunden Gewebes sicher ausgeschlossen ist.

So *kommen von den verschiedenen blutigen Eingriffen fast ausschließlich Epididymektomie und Kastration in Frage*, da sich mit ihnen durchschnittlich bessere Erfolge erzielen lassen als mit allen anderen operativen Verfahren. Nach BACHRACH u. a. sind die genannten zwei Eingriffe nicht nur wegen der doch jedenfalls häufigen testifugalen Ausbreitung der Tuberkulose indiziert, sondern auch wegen der beständigen Gefahr des Einbruches eines Tuberkels in den Kreislauf und der daraus erfolgenden Meningitis und Miliartuberkulose.

Die Ansichten darüber, ob es bei der tuberkulösen Erkrankung des Nebenhodens besser sei, den Hoden ganz wegzunehmen oder nur den Nebenhoden zu entfernen, sind heute noch sehr geteilt. Einig sind aber alle Autoren mit wenig Ausnahmen darin, daß sowohl nach der Epididymektomie wie nach der Kastration die Tuberkulose der Prostata, der Samenblasen und des Samenleiters sehr oft, nach BOGOLJUBOFF in 45—64% der Fälle, bedeutend zurückgeht oder auch ganz ausheilt.

Jüngst macht zwar WALLNER, in Übereinstimmung mit vielen anderen, darauf aufmerksam, daß genaue Angaben über die Spontanheilung der Samenblasen- und Prostatatuberkulose nach Entfernung des erkrankten Hodens und

Nebenhodens infolge der Schwierigkeiten einer genauen klinischen Diagnose nicht möglich sind.

Die Epididymektomie. Die zuerst von MALGAIGNE (1851) angewendete, in Deutschland zum erstenmal von BARDENHEUER ausgeführte Epididymektomie, wird von vielen Autoren aus folgenden Gründen als Operation der Wahl bei Nebenhodentuberkulose empfohlen:

Die Entfernung des ganzen Hodens ist meist nicht nötig, besonders nicht in Frühfällen, bei denen anfangs fast ausnahmslos nur der Nebenhoden befallen ist. Die Epididymektomie gibt ebenso gute Resultate wie die Kastration, deren Erfolge ebenfalls oft ungenügend sind, wenn noch andere Teile des Urogenitalsystems tuberkulös erkrankt sind. Auch im Hinblick darauf, daß eine banale chronische Epididymitis eine Tuberkulose vortäuschen kann, ist die voreilige Kastration vor Abklärung der Diagnose ein unerlaubter Eingriff (REINECKE, SCHMIEDEN, STUTZIN).

Die Resektion des Nebenhodens ist eine einfache, schonende, leicht in Lokalanästhesie auszuführende Operation, welche nur äußerst selten zu Komplikationen Anlaß gibt. Außer in Fällen mit Fistelbildung, ab und zu auch bei ausgedehnter Vereiterung des Nebenhodens, erfolgt die Heilung per primam intentionem. Der Patient braucht nur wenige Tage im Krankenhaus zu verbleiben. Bei richtiger Ausführung der Nebenhodenresektion, bei Schonung der zuführenden Blutgefäße, atrophiert der Hoden kaum oder gar nicht (LEGUEU, MARION, SÖDERLUND, WILDBOLZ). Infolgedessen kann dem Patienten das Ausbleiben einer sichtbaren Verstümmelung mit großer Sicherheit in Aussicht gestellt werden; er wird sich so viel leichter zu einer operativen Behandlung entschließen, wenn nötig, auch an beiden Hoden, als wie wenn man ihm von vornherein die Entfernung des ganzen Hodens vorschlägt. Neurasthenische und depressive Folgen, wie man sie auch nach einseitiger Kastration nicht allzu selten erlebt, sind bei der Epididymektomie nicht zu gewärtigen. Von großer Wichtigkeit ist ferner das Ausbleiben von Ausfallserscheinungen. Erleidet doch, auch nach beidseitiger Epididymektomie oder nach Semikastration und Epididymektomie auf der anderen Seite, von wenigen Ausnahmen abgesehen (RYDGAARD, WALLNER), die Libido keine Einbuße (WILDBOLZ), weil die innere Sekretion erhalten bleibt.

Die völlige Unterbindung der Spermaabfuhr durch beidseitige Epididymektomie hat auf die Indikationsstellung keinen Einfluß, da in weitaus den meisten Fällen von beidseitiger Nebenhodentuberkulose die Potestas generandi infolge Verlegung des Durchganges für das Sperma ohnehin aufgehoben ist. Die Potentia coeundi bleibt erhalten, auch nach totaler Entfernung des einen Hodens und Epididymektomie auf der anderen Seite.

Einfluß auf das Allgemeinbefinden. Das Allgemeinbefinden wird durch die Epididymektomie meistens günstig beeinflußt. Die Entfernung des phthisischen Nebenhodens schaltet mit einem Schlage und in ungefährlicher Weise einen Krankheitsherd aus, der die Gesundheit und das Leben seines Trägers fortwährend gefährdet. Gehen doch vom kranken Nebenhoden nicht nur beständig Toxine in den Organismus über, sondern auch Tuberkelbacillen, sei es in die inneren Genitalien, sei es auf dem Wege der Blutbahn in den ganzen Körper.

Nicht zu unterschätzen ist auch die Besserung des psychischen Verhaltens nach Wegbleiben der mit einer Nebenhodentuberkulose verbundenen Beschwerden und Unannehmlichkeiten, besonders bei fistelnden Fällen. Als Vorzug gegenüber der Kastration fällt auch die Überzeugung, nach der Epididymektomie wieder „gesunde" Hoden zu haben, sehr ins Gewicht und befreit manchen Patienten von einem schweren seelischen Druck.

Einfluß auf den Hoden. Wie schon erwähnt, bleiben Form, Größe und innere Sekretion des Hodens bei richtiger Ausführung der Epididymektomie erhalten.

Da die Tuberkulose fast immer im Nebenhoden beginnt und sich erst von dort auf den Haupthoden ausbreitet, ist es von großer Bedeutung, daß durch die Entfernung des Nebenhodens in manchen Fällen eine Erkrankung des Hodens verhütet werden kann. Bei der Entscheidung, ob operativ vorgegangen werden soll oder nicht, darf jedenfalls die Erfahrungstatsache, daß das Hodenparenchym gegenüber der Tuberkulose sehr widerstandsfähig zu sein scheint, viel mehr als der Nebenhoden, und sogar zu Spontanheilung neigt, nie den Ausschlag geben. Anderseits ist zu beachten, daß zahlreiche Beobachtungen von SIMMONDS u. a. vorliegen, nach denen nicht zu weit fortgeschrittene Tuberkulosen des Hodens nach Epididymektomie noch ausheilten.

Einfluß auf Prostata und Samenblasen. ANSCHÜTZ, BARDENHEUER, BOGOL-JUBOFF, DELBET, DELORE und CHALIER, MARION, QUÉNU, RAMMSTEDT u. a. haben immer wieder darauf hingewiesen, daß nicht nur die Kastration, sondern auch die Epididymektomie, nicht nur bei testifugaler, sondern auch bei testipetaler Ausbreitung, auf die Tuberkulose der Vorsteherdrüse und der Samenblasen den günstigsten Einfluß haben, indem, wie schon von KOCHER und seinen Zeitgenossen festgestellt wurde, die tuberkulöse Prostata nach Kastration, oft erheblich an Größe abnimmt und zwar häufig nur auf der Seite, auf welcher die Operation ausgeführt wurde. Das gleiche gilt für die Samenblasen. Ebenso erfolgreich ist aber auch die Epididymektomie, nach welcher viele Autoren, ganz wie WILDBOLZ „eine zur Zeit der Operation bestehende Samenblasen- und Prostatatuberkulose klinisch ausheilen" sahen.

ANSCHÜTZ, FORGUE u. a. glauben, daß, gleich wie bei Tuberkulose anderer Organe, der eine tuberkulöse Herd durch die Ausrottung eines benachbarten Herdes günstig beeinflußt wird, und zwar auch in Fällen, in denen der Nebenhoden testipetal, von einem primären Herd in den inneren Genitalien aus, infiziert würde. BACHRACH u. a. aber sind der Ansicht, daß der so oft beobachtete günstige Einfluß nur bei genito-primärer Nebenhodentuberkulose zu erwarten ist.

Da nicht immer eine wesentliche Besserung des Allgemeinbefindens und damit eine gesteigerte Abwehrkraft des Organismus als Ursache der Rückbildung des tuberkulösen Herdes in der Prostata nach Kastration oder Epididymektomie in Betracht fällt, kommen zur Erklärung dieser Rückbildungen ausschließlich lokale Ursachen in Frage: Funktionelle Ausschaltung der entsprechenden Hälfte der Vorsteherdrüse durch Unterbrechung der Spermazufuhr, Bindegewebswucherung infolge Atrophie der glandulären Teile der Prostata, einseitige vasomotorisch-trophoneurotische Störungen, Wegbleiben von Bacillennachschüben aus dem Hoden in die inneren Genitalien.

Systematische Untersuchungen über den Einfluß der Epididymektomie auf die Prostata sind einzig von WALTHARD, und zwar am gesunden Kaninchen durchgeführt worden. Da er aber bei mehr als 30 Tieren weder durch einseitige Kastration, noch durch einseitige Epididymektomie oder Resektion des Vas deferens und der damit verbundenen Nervenunterbindung eine gleichseitige Atrophie der Prostata einwandfrei hervorrufen konnte, auch mikroskopisch nicht, so haben seine Untersuchungen zur Frage, wieso eigentlich die genannten Operationen einen Einfluß auf die tuberkulöse Prostata haben, keine neue Erklärung geliefert.

Glaubt man nach Entfernung des tuberkulösen Herdes in den äußeren Genitalien eine Besserung im Zustande der inneren Genitalien nachgewiesen zu haben, so darf doch die von ANSCHÜTZ, LEGUEU u. a. eindringlich betonte Tatsache nie übersehen werden, daß nach vielfachen Erfahrungen tuberkulöse Veränderungen der Prostata auch ohne Operation am Hoden einen gutartigen Verlauf

12

nehmen können. Dies zeigten schon HALLÉ und MOTZ, die an einem großen Sektionsmaterial nicht selten eine spontane Ausheilung durch fibröse Einkapselung und Induration beobachteten, ganz in Übereinstimmung mit zahlreichen klinischen Beobachtungen von äußerst langsamen Verlauf und einer gewissen Gutartigkeit der Prostatatuberkulose (LEGUEU u. a.). HESSE ist der Ansicht, daß es sich weniger um eine echte Heilung handelt, als um einen oft jahrelang konstatierten Stillstand des tuberkulösen Prozesses.

WILDBOLZ macht darauf aufmerksam, daß die Prostatatuberkulose trotz den Operationen an Hoden und Nebenhoden nicht selten nicht zurückgeht. REINECKE und ZOEPFEL fanden wie SIMMONDS trotz beidseitiger Kastration resp. Epididymektomie viele frische Tuberkel in Samenblasen und Prostata. LEGUEU schließlich will nie einen Rückgang der Tuberkulose der inneren Genitalien nach Epididyemektomie beobachtet haben, ebensowenig PAUCHET.

Über *Dauererfolge der Epididymektomie* auf der operierten Seite geben erst wenige größere Statistiken Auskunft: CHALIER und DELORE stellen 81 Fälle von BERTHOLET, HUMBERT, LAPEYRE und QUÉNU zusammen, von denen nur 12 (18,5%) rezidivierten oder nicht ausheilten. FRONSTEIN berichtet von Dauerheilungen in 80% bei einer Beobachtungsdauer von 10 Jahren, ebenso RYDGAARD: HAYNES will sogar bei 90% Dauerheilungen erreicht haben. SÖDERLUND sah nur in 8% seiner Fälle ein Rezidiv, aber in 50% das Bestehenbleiben einer postoperativen Fistel. WILDBOLZ erlebte unter 72 Fällen nur ein einziges Rezidiv im Hoden (1,3%). So darf nach den bisherigen Erfahrungen, im Gegensatz zu SCHWARZ, füglich behauptet werden, daß die Endresultate nach Epididymektomie denen nach Kastration mindestens ebenbürtig sind (BOGOLJUBOFF, MARINESCO, WILDBOLZ).

Über die Häufigkeit eines Rezidivs auf der anderen Seite finden sich erst wenige zahlenmäßige Angaben. HAYNES beobachtete ein Rezidiv auf der bisher gesunden Seite in 38%, MARINESCO in 6%, WILDBOLZ in 15%.

Die heutigen Kenntnisse und Erfahrungen kritisch überblickend, ist es berechtigt, die Epididymektomie für die Behandlung der Nebenhodentuberkulose als eine „ausreichende" Operation zu empfehlen. Besonders in Berücksichtigung des Umstandes, daß bei richtiger Indikationsstellung Rezidive auf der operierten Seite selten und auf der anderen Seite nicht häufiger auftreten als nach Hemikastration, sind die Dauerresultate der Epididymektomie gute zu nennen. Weil sie bei richtiger Auslese in weitaus den meisten Fällen eine Erhaltung des Hodens ermöglicht, ist sie der Kastration nicht nur ebenbürtig, sondern überlegen. Sie wird deshalb von vielen Chirurgen und Urologen als Operation der Wahl ausgeführt, immer aber unter der Voraussetzung, daß der Patient früh zur Operation kommt, solange der Haupthoden noch nicht oder nur in geringer Ausdehnung tuberkulös erkrankt ist. Wie wichtig die Frühoperation ist, beweisen eindrücklich die von HAAS zusammengestellten Beobachtungen, nach welchen der Haupthoden schon in den ersten 2 Monaten nach Beginn der Krankheit in 18% der Fälle, im 3. Monat in 24%, nach 6 Monaten in 38% und nach Ablauf des 1. Halbjahres in 60% der Fälle tuberkulös erkrankt ist.

Auch bei Erkrankung beider Nebenhoden darf die doppelseitige Epididymektomie empfohlen werden, da sie gewöhnlich keinen ungünstigen Einfluß auf Libido und Potenz ausübt (HAYNES, MARINESCO, WALLNER, eigene Fälle).

Technik der Epididymektomie. Die Epididymektomie kann von einem *inguinalen* oder von einem *scrotalen* Schnitt aus vorgenommen werden, immer ist sie in *Lokalanästhesie* ausführbar. Wichtig ist, besonders bei vorgerückten Fällen mit Beteiligung des Scrotum, daß dieses auch auf der nicht zu operierenden Seite umspritzt wird (Nervi scrotales posteriores), um schmerzhafte Empfindungen am Septum scroti und in der Scrotalhaut der gesunden Seite auszuschalten.

Solange der Hoden im Scrotum frei beweglich ist, wird die Epididymektomie am besten von einem *Inguinalschnitt* aus vorgenommen; dieser erlaubt nicht nur das Arbeiten in einem leicht zugänglichen, gut zu desinfizierenden Gebiet, sondern auch eine genügende Verlängerung des Schnittes zur hohen Spaltung des Inguinalkanales, wenn das Vas deferens weit hinauf erkrankt sein sollte.

WILDBOLZ, ZUCKERKANDL u. a. durchtrennen das Vas deferens mit dem Thermokauter weit oben, wenn irgendwie möglich, im Gesunden. Sie suchen aber keineswegs, im Gegensatz zu v. BÜNGNER, durch starken Zug und Herausdrehen (Evulsion) dieses bis zur Ampulle zu entfernen. Sie unterlassen vielmehr jeden starken Zug am Vas deferens, gerade um dessen Abreißen zu vermeiden, das doch gewöhnlich an einer tuberkulös erkrankten Stelle erfolgen würde, von wo aus eine Infektion des Wundkanales mit großer Wahrscheinlichkeit zu erwarten wäre. WILDBOLZ ligiert den zurückbleibenden Stumpf des Samenleiters mit Catgut, betupft ihn mit Jodoformpulver und läßt ihn in die Tiefe zurückschlüpfen. CARRÉ und BORCHARD, MORTON, PAUCHET, ROVSING, RYDGAARD, ZUCKERKANDL u. a. empfehlen den Stumpf in die Haut einzunähen, vor allem, um die oft noch längere Zeit nach der Operation entstehenden Abscesse in der Tiefe zu vermeiden, zum Teil auch, um die im kleinen Becken gelegenen Teile des Genitalsystems durch Einspritzungen von Jodoformglycerin (v. BÜNGNER) in den zentralen Stumpf günstig zu beeinflussen. Über Erfolge dieser Einspritzungen liegen keine überzeugenden Mitteilungen vor; ausgeführt werden sie offenbar nur noch ganz selten.

Nach Versorgung des Samenleiterstumpfes wird der ganze Hoden aus dem Scrotum nach oben gezogen und vor die Inguinalwunde luxiert. Nach Längsspaltung der Tunica vaginalis communis, die häufig eine kleine Menge klaren Exsudates enthält oder in vorgeschrittenen Fällen bald flächenartig, bald mehr strangartig mit der Tunica propria verwachsen ist, lassen sich Hoden und Nebenhoden gut überblicken. Häufig wird es erst jetzt möglich sein, zu entscheiden, ob der Hoden zurückgelassen werden darf oder nicht.

Die Lostrennung des Nebenhodens vom Hoden beginnt am besten am oft nicht erkrankten Caput; vorsichtig gegen die Cauda fortschreitend und die Schneide des Messers zur Vermeidung einer Verletzung des tuberkulösen Gewebes und der Samenstranggefäße stets gegen den Hoden gerichtet, wird die Epididymis vom Haupthoden und von den Gefäßen des Samenstranges bis zum Anfangsteil des Vas deferens abgetrennt. Darauf wird die das Vas deferens verschließende Arterienklemme abgenommen, das Vas deferens wird unter leichtem Zug aus dem Funiculus herausgezogen oder unter Umständen durch einige Scherenschläge von dem umgebenden Bindegewebe des Samenstranges befreit. Die Hauptschwierigkeit der Operation liegt in der sorgfältigen Vermeidung einer Verletzung der Samenstranggefäße, welche auf der inneren Seite des Nebenhodens zum Hoden ziehen. Ihre Verletzung hat unausbleiblich eine teilweise oder vollständige Atrophie des Hodens zur Folge. Bei sorgfältigem Vorgehen bleiben die Samenstranggefäße unverletzt, größere Blutungen, auch aus dem Hoden, lassen sich vermeiden. Nach genauer Stillung der meist nur an der Ansatzstelle des Caput und der Cauda des Nebenhodens am Hoden auftretenden, meist unbedeutenden Blutungen durch Ligatur, oder besser durch Umstechung oder Verschorfung mit dem Thermokauter, nach Versorgung der Blutgefäße des Gubernaculum, wird der Hoden in das Scrotum versenkt; vorher kann er noch mit Jodoformpulver bepudert werden. Zum Schluß wird die Incisionswunde ohne Drainage verschlossen.

Ist der Hoden durch entzündliche Vorgänge mit dem Scrotum verwachsen, bestehen Weichteilabscesse oder Fisteln, so kommt seine Luxation vor die Inguinalwunde nicht mehr in Betracht. Die Epididymektomie muß dann von einem *Scrotalschnitt* aus vorgenommen werden. Nach sorgfältiger Umschneidung der fluktuierenden Weichteilpartien und Fisteln im Gesunden versucht man den Nebenhoden, wie schon beschrieben, vom Hoden loszupräparieren und das Vas deferens, evtl. nach Verlängerung des Scrotalschnittes bis zum Leistenkanal so weit oben als möglich mit dem Thermokauter durchzutrennen und zu ligieren. In fortgeschrittenen, fistelnden Fällen ist es unter Umständen besser, den Samenleiter von einem Inguinalschnitt aus in gesundem Gewebe freizulegen und zu durchtrennen, die Epididymektomie aber von einem Scrotalschnitt aus vorzunehmen und erst nachträglich das Vas deferens hinunterzuziehen. Erweist sich der Haupthoden als miterkrankt, so kann er auch jetzt noch leicht entfernt werden. Bei Fällen mit ausgedehnter Verkäsung des Nebenhodens, bei denen meist der Austritt von Eiter nicht zu vermeiden, wo also ein Arbeiten unter aseptischen Verhältnissen ausgeschlossen ist, empfiehlt es sich, den Hoden mit Jodoform einzupudern und die Wunde zu drainieren.

LANZ empfiehlt, der Epididymektomie eine Autopsie des Hodens (Aufklappung und Naht) vorauszuschicken, um sich zu vergewissern, ob dieser nicht doch der Palpation entgangene Tuberkuloseherde enthalte. Die auch von LEGUEU u. a. empfohlene probatorische Freilegung des Hodengewebes, die vom Hoden gewöhnlich ohne weitgehende Nekrose gut ertragen wird, ist bei sorgfältiger Untersuchung ante und intra operationem wohl nur selten nötig; beweist doch das Freisein der Schnittfläche keineswegs, daß nicht doch irgendwo beginnende Tuberkuloseherde stecken, die übrigens in ihren Anfangsstadien sowieso nur mikroskopisch nachzuweisen wären. Auch ist nach zahlreichen Erfahrungen die Annahme berechtigt, daß ein gut ernährter Hoden, besonders wenn die Bacillennachschübe aus dem Nebenhoden ausbleiben, mit einer beginnenden tuberkulösen Erkrankung meistens fertig wird (SIMMONDS). Dies beweist auch die Seltenheit der Rezidive im zurückgebliebenen Hoden der operierten Seite.

Schon BARDENHEUER hat versucht, zur Erhaltung der Potentia generandi nach Epididymektomie bei Nebenhodentuberkulose dem Sperma durch Anastomosenbildung zwischen Hoden und Samenleiter Abfluß zu verschaffen. BOGOLJUBOFF, MARTINS, SERADITTI, RASUMOWSKY haben diese Verfahren experimentell und klinisch weiter ausgebildet, von WOSSIDLO u. a. sind sie mehrfach ausgeführt worden. Wirklich einwandfreie Berichte über Erfolge dieser Anastomosen beim Menschen liegen aber noch keine vor. Auch ist es ja wenig wahrscheinlich, daß dem Sperma an der Anastomosenstelle durch die sich bildenden Narben der Durchgang nicht verwehrt wird. — Nach RYDGAARD sind diese Anastomosenoperationen direkt kontraindiziert, da der Samenleiter meist auch erkrankt ist; zudem würde die Ausbreitung der Tuberkelbacillen von der so oft miterkrankten Samenblase aus zum Hoden neuerdings ermöglicht. VON BRUNS verwirft diese Anastomosenversuche gänzlich, da er nie einen ganz von Tuberkulose freien Hoden gefunden haben will. Da schließlich die Fortpflanzung tuberkulöser Individuen besser unterbleibt, haben diese Operationen wenig Anhänger gefunden.

Die Kastration. Die Kastration hat nicht weniger überzeugte und zahlreiche Anhänger als die Epididymektomie. Sie empfehlen die Ablatio testis als Operation der Wahl, da sie mit Sicherheit den tuberkulösen Herd in den Keimdrüsen ausrottet, die Heilung oder Besserung der Prostata- und Samenblasentuberkulose ermögliche und imstande sei, das Auftreten eines Rezidivs im anderen Hoden weitgehend einzuschränken. Nach VON BRUNS erkrankt der andere Hoden nach Semikastration nur in 23% der Fälle, während ohne diese ein Rezidiv in 50%, nach KOCHER sogar in 75% zu gewärtigen ist. BECK, VON BRUNS, VON BÜNGNER, BERGER, FÉLIZET, KOCHER,

SIMON u. a. verwerfen jeden partiellen Eingriff bei Hodentuberkulose und entfernen immer den ganzen Hoden. BECK, HAAS u. a. lehnen die Epididymektomie ab, da bei ihr trotz Aufklappen des Hodens virulente Keime zurückgelassen werden können. Nach PETERS sind alle palliativen Operationen unzureichend und nur auf die notwendigsten Fälle zu beschränken. WALLNER rät, sich nie auf die möglicherweise eintretende Heilung einer Hodentuberkulose nach Epididymektomie zu verlassen, sondern ausnahmslos die Semikastration vorzunehmen. KUESTER hält die konservative Behandlung für zwecklos und gefährlich. Neuestens empfiehlt auch SCHWARZ die Kastration als Methode der Wahl, trotzdem auch sie das Auftreten zahlreicher Rezidive auf der anderen Seite nicht verhüten kann. ANSCHÜTZ, VON GAZA, HOCHENEGG, LANZ, PETERS, REINECKE, SSIDORENKO, WALLNER u. a. halten ebenfalls die Kastration für die beste Operation. Sie epididymektomieren aber auch, jedoch nur in ganz besonders geeignet erscheinenden Ausnahmefällen, meistens bei Erkrankung des nach Semikastration zurückgebliebenen Hodens; immerhin geben sie zu, daß der Epididymektomie nicht jede Berechtigung abzusprechen sei, da sie auch sonst ab und zu gute Erfolge zeitige.

Durch zahlreiche und eingehende zahlenmäßig belegte Veröffentlichungen sind wir über die Erfolge der Kastration recht gut unterrichtet, im ganzen besser als über die der Epididymektomie.

Es seien deshalb nur die wichtigsten Angaben angeführt. BECK berichtet über 33, durchschnittlich 3¼ Jahre beobachtete Fälle von einseitiger Kastration. Von diesen starben innerhalb dieser Zeit 8, gesund blieben 15 (45%). Ein Rezidiv auf der anderen Seite bekamen 9 (27,3%), 6 Fälle schon im ersten Jahr nach der Semikastration, die drei anderen nach 1½—2½ Jahren. Von den neun beidseitig Kastrierten waren nur 2 nach 7 resp. 7½ Jahren gesund; einem dritten, der vor 15 Jahren entmannt worden war, ging es jahrelang gut, bis er an einer Tuberkulose der Harnwege erkrankte. Die sechs anderen starben nach verschieden langen Zeiträumen bald nach der Operation. FRONSTEIN stellte eine Dauerheilung für 40—50% der Fälle fest. HAAS stellt 115 Fälle zusammen, über welche brauchbare Berichte vorliegen. Von 51 Überlebenden konnte er 2. nachuntersuchen. Er stellt fest, daß sich das Schicksal des Patienten in den ersten drei Jahren nach der Operation entscheidet. Von 78 Fällen einseitiger Hodentuberkulose waren 45% noch nach drei Jahren „gesund" und rezidivfrei, 12% waren einer Harntuberkulose, 15% einer Lungentuberkulose erlegen. Ein Rezidiv der anderen Seite bekamen 26,7%. Von 37 am Leben gebliebenen waren 28 (75,7%) dauernd geheilt. Von 33 Männern mit beidseitiger Erkrankung, die beider Hoden in einer oder in zwei Sitzungen verlustig gingen, waren nach drei Jahren 56,7% noch „gesund", d. h. eine Genitaltuberkulose war bei ihnen klinisch nicht nachzuweisen. An Urogenitaltuberkulose waren 15%, an Tuberkulose anderer Organe 25% zugrunde gegangen. Dauernd, 3—30 Jahre, von ihrem Leiden befreit blieben 82,0%. PETERS berichtet über 114 Fälle. Von 69 einseitig Kastrierten blieben 79% vor einem Rezidiv der anderen Seite bewahrt, in 64% heilten Samenblasen und Prostata klinisch aus. Die Erfolge der beidseitigen Kastration nennt er über Erwarten gut, da von 7 Fällen 5 ausgeheilt blieben. REINECKE beobachtete bei 49 Semikastrierten in 30% das Auftreten eines Rezidivs auf der anderen Seite, und zwar meistens vor Ablauf der ersten zwei Jahre nach der Operation. Von 13 beidseitig Kastrierten lebten noch 4, und zwar 1¼, 11, 12 und 23 Jahre nach der Operation. Zwei starben 17 resp. 20 Jahre, die anderen innerhalb 2½ Jahren nach der Operation. In Übereinstimmung mit den Beobachtungen von SIMMONDS stellte er bei der Autopsie von 12 Kastrierten fest, daß es in keinem Falle zu einer anatomischen Ausheilung der Tuberkulose in den inneren Genitalien gekommen war. Wie schon erwähnt, glauben auch LEGUEU, PAUCHET u. a. nicht an eine Ausheilung der Tuberkulose der Samenblasen und der Prostata nach Operationen am Hoden; SIMMONDS gelangte zur gleichen Ansicht, da er bei der Autopsie von 20 Kastrierten weder an der Prostata noch an den Samenblasen eine Heilung nachweisen konnte. SIMON stellt 107 Fälle zusammen, 73 einseitig, 34 beidseitig operierte. Gestützt auf die Nachrichten von 92 Fällen, von denen noch 52 lebten, glaubt er annehmen zu dürfen, daß durch ein- oder beidseitige Kastration 66,3% aller Fälle „geheilt" worden seien. SÖDERLUND bekam über 27 von 37 Semikastrierten Nachricht. Drei Jahre nach der Operation waren schon 6 (22%) gestorben, ebensoviele hatten ein Rezidiv auf der anderen Seite. SCHWARZ stellte bei 37% seiner 43 Fälle von Semikastration ein Rezidiv auf der anderen Seite fest. Drei Jahre geheilt blieben 17 Fälle. Bei vier anderen erkrankte der zurückgelassene Hoden später als nach drei Jahren. Die beidseitige Kastration resp. die einseitige Kastration plus Epididymektomie der anderen Seite gab ihm gute Dauerresultate: „Heilung" in 66%. WALLNER beobachtete bei 34 Semikastrierten in 30,2% ein Rezidiv auf der anderen Seite. Rezidivfrei während 3—12 Jahren blieben nur 11 Fälle (40%). Nach beidseitiger Kastration blieben 50% seiner Fälle dauernd „geheilt". Auffallend ist die Übereinstimmung über die Zahl der Rezidive auf der anderen Seite nach Hemikastration; sie beträgt im Mittel 27,7%. Weniger eindeutig sind die Angaben über die Dauererfolge nach beidseitiger Kastration, die allerdings, auch nach den größten Statistiken, nur in verhältnismäßig wenigen Fällen ausgeführt wurde und in letzter Zeit, wenn möglich, ganz vermieden wird. Die Angaben über Dauerheilung schwanken zwischen 50 und 88%. Die erstere Zahl wird der Wirklichkeit wohl am nächsten kommen. Wenn man sich der Autopsiebefunde von REINECKE und SIMMONDS erinnert und der Tatsache, daß ein sicheres klinisches Urteil über das Bestehen und die Ausdehnung einer Tuberkulose der inneren Genitalien oft unmöglich ist, erscheint es begreiflich, daß die Ansichten auch der erfahrensten Kliniker über Dauerheilung der Tuberkulose der Samenblasen und der Prostata nach ein- und beidseitiger Kastration weit auseinandergehen.

Psychische Veränderungen, wie depressive, melancholische Zustände (FÜRBRINGER), brauchen trotz Verlust beider Hoden nicht immer aufzutreten. KUSCHMANN, REINECKE u. a. haben sie gar nie beobachtet, HAAS auch nicht. Er erklärt ihr Ausbleiben damit, daß bei den meist erwachsenen Kranken die Hoden wohl schon längere Zeit nicht mehr normal funktionierten. PETERS, WALLNER u. a. haben jedoch in etlichen Fällen Störungen des Seelenlebens mit deutlichen Stigmata des Eunuchoidismus beobachtet, offenbar auch ZUCKERKANDL und zahlreiche andere Autoren, da sie, aus Furcht vor psychischen Störungen, abraten, gänzlich zu emaskulieren, besonders bei Kindern und Leuten im Wachstumsalter. Auffallend sind die Berichte von HAAS, WALLNER u. a., nach denen trotz beidseitiger Kastration weder Libido noch Potenz abnahmen, die Patienten heirateten und regelmäßig den Geschlechtsverkehr ausübten. Leider fehlen Angaben darüber, wie lange nach der Kastration die geschlechtlichen Funktionen angehalten haben.

Technik der Kastration. Die Kastration soll und kann in Lokalanästhesie ausgeführt werden. Wie bei der Epididymektomie entscheidet der klinische Befund darüber, ob die Kastration von dem stets vorzuziehenden Inguinalschnitt aus vorgenommen werden kann, oder ob es nach Durchtrennung und Versorgung des Vas deferens und der Gefäße des Samenstranges im Leistenkanal angezeigt erscheint, das kranke Organ von einem Scrotalschnitt aus zu entfernen. Nach Durchtrennung und Unterbindung des Vas deferens, die nach den gleichen Regeln wie sie bei der Epididymektomie beschrieben sind, wenn möglich an einer gesunden Stelle, zu geschehen haben, werden die Gefäße des Samenstranges nicht in toto, sondern besser in zwei oder mehreren Bündeln ligiert, zweckmäßig durch Umstechung, um Nachblutungen infolge Abrutschens der Ligatur zu verhüten. Je nach dem Zustande des Samenleiters und je nach der Gewohnheit der verschiedenen Operateure wird er in die Tiefe versenkt oder in die Haut eingenäht. Letzteres Verfahren ist bei schwerer Erkrankung des Samenleiters das bessere, besonders wenn seine Durchtrennung nicht im Gesunden möglich ist; treten doch nach Versenkung auch des im Gesunden durchtrennten Samenleiters, nach primärer Verheilung der Incisionswunde, Stumpfabscesse auf und Fisteln, aus denen sich in seltenen Fällen, wie dies von BONNEAU, WILDBOLZ u. a. beobachtet wurde, auch Urin entleeren kann. Nach Abtragung des Hodens und des an ihm hängenden Samenstranges empfiehlt es sich, den Leistenkanal ganz zu verschließen, am besten nach BASSINI; zum Schluß wird die Haut vereinigt; das Einlegen eines Drain oder das teilweise Offenlassen der Wunde ist nur ausnahmsweise bei stark fistelnden, mischinfizierten Fällen notwendig.

Vom *Einlegen eines künstlichen Hodens* aus Paraffin oder Silber ist man wohl allgemein abgekommen, nicht nur weil dadurch das Vorhandensein eines Hodens schlecht vorgetäuscht wird, sondern auch deshalb, weil diese Prothesen in dem doch oft infizierten Gebiet zu langwierigen Eiterungen Anlaß gaben und ihrem Träger meist nur Unannehmlichkeiten bereiteten.

Therapeutische Indikationen. Trotz einzelnen nicht ganz unberechtigten Einwänden gilt die Epididymektomie *bei einseitiger Erkrankung* auch in Deutschland immer mehr als die Operation der Wahl. Da sie den nicht genug zu schätzenden Vorteil besitzt, den Haupthoden zurückzulassen, soll, wenn irgendwie möglich, die Kastration vermieden werden, immer aber unter der Bedingung, daß der Patient frühzeitig zur Behandlung kommt, am besten schon in den ersten Wochen nach Beginn der Krankheit. Der Zustand der inneren Genitalien wird nur selten eine Operation am Nebenhoden und Hoden verbieten, ebensowenig wie eine beginnende Tuberkulose der Lungen oder der Harnorgane. Sind aber diese Organe weitgehend erkrankt, ist der Allgemeinzustand schlecht, ist es besser, auch von den sonst wenig eingreifenden Operationen am Hoden abzusehen.

Die Behandlung der Hoden- und Nebenhodentuberkulose wird u. a. in hohem Maße durch das *Alter* des Patienten beeinflußt. Bei Leuten im *besten Mannesalter*, bei denen die Tuberkulose fast ausschließlich im Nebenhoden beginnt und oft längere Zeit auf ihn beschränkt bleibt, kommt in erster Linie die Epididymektomie in Betracht. Die Kastration soll, im Hinblick auf die häufig dazutretende Erkrankung der anderen Seite, nur bei sicherer Erkrankung des Haupthodens ausgeführt werden.

Schwieriger ist die Entscheidung über das operative Vorgehen bei *Kindern*, bei denen die Tuberkulose der Geschlechtsdrüsen ab und zu sehr rasch und bösartig, meist aber recht gutartig verläuft. Da in den ersten Lebensjahren die Tuberkulose meistens im Haupthoden beginnt, wird die Epididymektomie weniger in Betracht fallen als die Kastration. In Rücksicht auf die Bedeutung der inneren Sekretion der Geschlechtsdrüsen für die körperliche und geistige Entwicklung des Kindes, rät HUTINEL auch bei einseitiger Erkrankung zu möglichst konservativem Vorgehen; höchstens Punktionen und Auskratzungen hält er für erlaubt. Gerade bei Kindern ist Allgemeinbehandlung im Gebirge oder am Meer, unterstützt durch Solbäder, durch Bestrahlungen mit der Quarzlampe, durch Verabreichung von Eisen, Arsen, Lebertran und anderer Nährpräparate, unerläßlich, da sie in manchen Fällen erfreuliche Erfolge aufweist.

Auch für das *Greisenalter* lassen sich keine bindenden Vorschriften aufstellen; strenges Individualisieren ist auch hier immer angezeigt. Bei nicht zu sehr reduziertem Allgemeinzustand wird auch das hohe Alter nicht von den in Lokalanästhesie auszuführenden Eingriffen am Hoden und Nebenhoden abhalten, auch deshalb nicht, weil sie ja kein längeres Ruhigbleiben im Bett notwendig machen. Da das Geschlechtsleben nur noch eine geringe oder gar keine Rolle mehr spielt und infolge Wegfallens der inneren Sekretion kaum Ausfallserscheinungen zu erwarten sind, wird man sich auch bei doppelseitiger Erkrankung leichter zur Kastration entschließen als bei Männern in den besten Jahren. Ist doch von einer konservativen Behandlung mit Injektionen und Auskratzungen sowieso keine Heilung zu erwarten; ein radikales Vorgehen wird somit den oft umständlichen, wenig reinlichen Kranken nicht nur Erleichterung bringen, sondern auch ihren Allgemeinzustand günstig beeinflussen.

Wie DELORE und CHALIER, MARINESCO, SCHMIEDEN u. a. hervorheben, wird oft auch die *soziale Lage* das ärztliche Handeln bestimmen. Wem genügend Zeit und Geld zur Verfügung steht, um jahrelang an den meist teuren Kurorten seiner Gesundheit zu leben, der wird unter günstigen Bedingungen auch so weit hergestellt werden können, wie die von PARAVICINI, ROLLIER u. a. beschriebenen Fälle, und vielleicht für immer um einen größeren Eingriff herumkommen. Meistens wird es aber unsere Aufgabe sein, dem Kranken so rasch als möglich seine Gesundheit und seine Arbeitsfähigkeit wieder zurückzugeben. Der Standpunkt von WILDBOLZ, daß der Patient schnellstens, wenn möglich durch eine Epididymektomie, von seinem tuberkulösen Herd zu befreien ist, und daß nicht vor der operativen Behandlung mit allen möglichen konservativen Maßnahmen und langen Kuren kostbare Zeit vergeudet werden soll, hat wohl für die meisten Fälle Gültigkeit. Gestatten die Umstände nach der Operation noch Kuren zur Allgemeinkräftigung, um so besser.

Bei gesund erscheinendem Haupthoden sollen ferner folgende Erwägungen vor der Ausführung einer voreiligen Kastration abhalten: In Frühfällen ist der Haupthoden gewöhnlich nicht erkrankt; im Zweifelsfalle ist nach Aufklappung des Hodens eine weitgehende, wie aber schon betont wurde, nicht immer genügend sichere Orientierung über seinen Zustand möglich; auch nach partieller Hodenresektion sind manchmal gute Erfolge zu gewärtigen. Dem Kranken kann also in der Großzahl der Fälle eine schwere Verstümmelung, wie sie die Kastration eben immer zur Folge hat, erspart werden. Sollte über die Ausdehnung der Hodentuberkulose doch ein Irrtum unterlaufen sein und bald ein lokales Rezidiv auftreten, so besteht ja immer noch die Möglichkeit, den Hoden radikal zu entfernen, ohne dem Patienten durch einen zweiten Eingriff viel zu schaden. Schließlich ist immer zu bedenken, daß chronische, banale, leicht mit Tuberkulose zu verwechselnde Entzündungen des Nebenhodens, bei denen die Entfernung des Haupthodens nie nötig ist, nicht allzu selten sind (Schmieden, Stutzin).

Tritt die Nebenhodentuberkulose auf einer oder auf beiden Seiten **akut** auf, und kommt der Kranke kurz nach dem Ausbruch der Epididymitis zur Behandlung, so ist es am besten, ohne Rücksicht auf das Alter des Patienten die kranke Epididymis unter Zurücklassen des Hodens möglichst früh wegzunehmen. Die Ansichten über das Vorgehen bei **chronischer,** *einseitiger* Erkrankung gehen insofern auseinander, als daß beim Vorliegen eines kleinen, umschriebenen Knotens im Nebenhoden von mancher Seite grundsätzlich eine sofortige Entfernung des Krankheitsherdes verlangt wird, während andere, z. B. Delore und Chalier, besonders bei negativem Befund an Prostata und Samenblasen, eher Abwarten empfehlen, allerdings unter andauernder Kontrolle des Kranken. Dieses Vorgehen ist in solchen Fällen entschieden angezeigt, besonders im Hinblick darauf, daß die klinische Diagnosenstellung manchmal erst nach längerer Beobachtung möglich ist; sieht man doch nicht allzu selten solche als tuberkulös erscheinende Knoten unter dem Einfluß einer zweckmäßigen Behandlung (warme Sitzbäder, Jod-Ichthyol-Thigenolsalben, Tragen eines Suspensoriums) zurückgehen und schließlich verschwinden. In solchen Fällen hat es sich aber nicht um eine Tuberkulose, sondern um eine banale chronische Entzündung gehandelt. Sollte die Erkrankung lokal doch weiterschreiten oder sollten auf Tuberkulose verdächtige Erscheinungen an den inneren Genitalien bemerkbar werden, so wird eine genaue Beobachtung ein gefährliches Hinausschieben des Eingriffes schon verhindern. Schneller wird ein Entschluß zu fassen sein, wenn im Nebenhoden größere Knoten vorhanden sind, oder wenn er in großer Ausdehnung verändert ist und das typische Bild einer tuberkulösen Erkrankung bietet. Auch die Möglichkeit, daß eine chronische, nichtspezifische Epididymitis vorliegt, soll die Epididymektomie nicht verhindern, nicht nur, weil wir wissen, daß eine sichere Differentialdiagnose ohne mikroskopische Untersuchung nicht immer zu stellen ist, sondern auch, weil ein chronisch weitgehend erkrankter Nebenhoden sowieso meist für das Sperma undurchgängig ist, für die Zeugungsfähigkeit keinen Wert mehr hat und deshalb ohne Schaden für den Patienten entfernt werden darf.

Von Lapeyre, Legueu, Marinesco, Reinecke, Wallner u. a. wird empfohlen, im Anschluß an die Epididymektomie oder Kastration der einen Seite das Vas deferens der gesunden Seite zu unterbinden oder noch besser, auf eine kleine Strecke zu resezieren, um eine Ausbreitung von den inneren Genitalien auf den noch gesunden Hoden zu vermeiden. Auch Pflaumer empfiehlt diese vorbeugende Unterbrechung des Samenleiters, da sie die Schrumpfung der gleichseitigen Samenblase zur Folge habe. Über die Häufigkeit der Rezidive nach dieser prophylaktischen Operation liegen noch keine Berichte vor.

Ist auch der Haupthoden sicher tuberkulös erkrankt, so wird, außer bei schlechtem Allgemeinzustand, bei sonst gesunden Männern ebensowenig wie bei Lungenkranken oder Greisen der Entschluß schwer fallen, den Hoden ganz zu entfernen. Das Allgemeinbefinden wird durch die Ausrottung des stets gefährlichen Krankheitsherdes, der den Körper beständig durch Abgabe von Bacillen und deren Toxinen bedroht und schädigt und durch langdauernde Eiterung schwächt, wohl immer günstig beeinflußt, abgesehen davon, daß dem Kranken durch das Wegfallen der Pflege des immer mehr oder weniger schmerzenden, oft eiternden Organes das Dasein angenehmer gestaltet wird.

Gelangt bei *beidseitiger Erkrankung* der Patient frühzeitig zur Operation, so wird sich wohl in den meisten Fällen mit der beidseitigen Epididymektomie ein befriedigender Erfolg erzielen lassen. Erscheint aber nur noch der eine Haupthoden als gesund oder ist nach Semikastration die zurückgelassene Keimdrüse auch erkrankt, so hat der Arzt die Pflicht, das Äußerste zu tun, um den einen Haupthoden oder wenigstens einen gesunden Teil davon zu erhalten, und die totale von KÜMMELL, ZUCKERKANDL u. a. ganz abgelehnte Emaskulation zu vermeiden. Ist der eine Hoden ergriffen, der andere noch gesund, so ist der kranke ganz zu entfernen, am anderen aber nur die Epididymektomie auszuführen (ANSCHÜTZ, LAPEYRE, PETERS, SIMMONDS, WALLNER). Sind beide Haupthoden erkrankt, so ist zu versuchen, vom weniger erkrankten auch nur ein kleines Stück im Zusammenhang mit seinen Gefäßen zurückzulassen. Dieses Vorgehen ist jeder Art von Transplantation vorzuziehen. Bei mehr gutartigem Verlauf, bei genügend kräftigem Allgemeinzustand und nicht zu ausgedehnter Erkrankung anderer Organe, darf, gute Allgemeinbehandlung vorausgesetzt, auch ein mehr konservatives Vorgehen unter Anwendung von Punktionen, Injektionen, Excochleationen versucht werden. Nur wenn beide Hoden aussichtslos schwer erkrankt sind, besonders bei den rasch fortschreitenden, zu Verkäsung neigenden Tuberkuloseformen, wenn das Allgemeinbefinden allzu stark unter einer fortgeschrittenen Erkrankung der Geschlechtsdrüsen leidet, wird ohne Rücksicht auf das Alter des Patienten, auch beim Kinde (BARNEY und DELLINGER), der schwere Entschluß gefaßt werden müssen, beide Hoden wegzunehmen. Sind die inneren Genitalien, die Nieren, die Lungen hochgradig tuberkulös, ist der Allgemeinzustand ein schlechter, wird dem Kranken auch mit einer beidseitigen Ablatio testis kein Dienst mehr geleistet. Die noch zu besprechenden Ansichten über die Notwendigkeit und den Nutzen der operativen Behandlung der Samenblasen und der Vorsteherdrüse im Anschluß an die Operationen an den Geschlechtsdrüsen sind weit davon entfernt, übereinzustimmen. Einigkeit herrscht einzig darüber, daß es sich immer um schwere Eingriffe mit großer Operationsmortalität handelt und daß meist eine radikale Entfernung sämtlicher Herde, besonders in der Prostata, ein Ding der Unmöglichkeit ist.

III. Die Tuberkulose des Vas deferens und des Samenstranges.

Zugleich mit dem Nebenhoden erkrankt fast ausnahmslos auch der Samenleiter, und zwar wohl immer genito-sekundär, testifugal nach vorhergegangener Erkrankung des Nebenhodens, urethrofugal im Anschluß an Tuberkulose der Prostata und der Samenblasen. Die genito-primäre und isolierte tuberkulöse Erkrankung des Samenleiters ist nie mit Sicherheit einwandfrei beobachtet worden (PETERS, SAWAMURA), außer nach Übergreifen einer Tuberkulose der Leistendrüsen oder des Hüftgelenkes auf das Vas deferens (TEUTSCHLÄNDER, HEIBERG).

Als Seltenheit hat LEGUEU eine primäre tuberkulöse Perideferentitis, die von außen auf das sonst intakte Vas deferens übergriff, beschrieben.

Das Vas deferens erkrankt nicht immer in seiner ganzen Ausdehnung. Meist ist nur das Anfangs- oder das Endstück, vom Hoden oder von den Samenblasen her ergriffen. Es können auch gleichzeitig beide Enden des Samenleiters befallen sein, während das Mittelstück verschont bleibt; dies beweist nach TEUTSCH-LÄNDER nicht nur, daß sich die Genitaltuberkulose sowohl testipetal wie testifugal ausbreiten kann, daß sie mehrere Organe gleichzeitig befallen (plurizentrischer Beginn) und von ihnen weg weiterschreiten kann, sondern auch, daß sie sich im Samenleiter oft sprungweise ausbreitet. Befällt die Tuberkulose den Samenleiter kontinuierlich in größerer Ausdehnung, so ist dieser gleichmäßig verdickt und derb infiltriert. Breitet sich die Tuberkulose mehr sprungweise aus, verschont sie einzelne Teilstücke des Samenleiters, so wird dieser überall dort, wo sich in der Mucosa und in der Muscularis Infiltrate bilden, knoten- oder spindelförmig verdickt. Diese Verdickungen können so angeordnet sein, daß sie dem Samenleiter ein „perlschnurartiges oder rosenkranzartiges Aussehen verleihen" (TEUTSCHLÄNDER). Übergänge zwischen der knotigen und der zusammenhängenden Ausbreitungsform sind nicht allzu selten. Wichtig für die Erkennung der Ausbreitungsweise ist die durch VON BÜNGNER u. a. festgestellte Tatsache, daß bei der testipetalen wie bei der testifugalen Ausbreitungsform die Intensität der Erkrankung des Samenleiters mit der Entfernung vom Ausgangsorgane abnimmt. Das Eindringen der Tuberkelbacillen erzeugt zuerst eine katarrhalische Entzündung der Schleimhaut des Samenleiters; seine Wand wird bald mehr an umschriebenen Stellen, bald aber über größere Strecken durch derbe Infiltrate verdickt. Letztere können verkäsen und erweichen; sie brechen aber nach den Beobachtungen von CHOLZOFF nur selten in das perideferentielle Bindegewebe durch. Ist dies aber doch geschehen, so kann sich die Tuberkulose nach v. BAUMGARTEN u. a. in den Lymphgefäßen längs dem Samenstrange weiter ausbreiten. Es entsteht eine sekundäre Perideferentitis, die sich unter Bildung von ausgedehnten und verkäsenden Infiltraten und von Fisteln weithin, selbst bis in die Bauchhöhle ausbreiten oder in benachbarte Organe, wie die Samenblasen oder die Harnblase, durchbrechen kann.

Das Lumen des Samenleiters wird durch die tuberkulösen Veränderungen in seiner Wand, besonders aber durch fibröse Schrumpfung (TEUTSCHLÄNDER) teilweise oder ganz verlegt, wodurch unter Umständen nicht nur die Ausbreitung der Tuberkelbacillen infolge Veränderungen der Sekretströmung begünstigt werden kann, sondern meist auch die Zeugungsfähigkeit aufgehoben wird.

Klinisch ist die Samenleitertuberkulose im ganzen leicht zu erkennen, dank den Infiltraten, die den Samenleiter in einen derben, druckempfindlichen Strang verwandeln, sowohl von außen durch die Haut hindurch wie auch vom Mastdarme aus. Derbe oder knotenförmige Verdickungen des Samenleiters sind praktisch nur bei der Tuberkulose zu beobachten, und zwar meist sehr frühzeitig, vor Ausbildung von Fisteln und Abscessen. Eine genaue Untersuchung des Samenstranges und die Erkennung der geschilderten Veränderungen ist infolgedessen für die Unterscheidung gegenüber anderen entzündlichen Erkrankungen des Nebenhodens, vor allem der Gonorrhöe, von größter Wichtigkeit.

IV. Die Tuberkulose der Samenblasen.

Die Samenblasen erkranken sehr häufig an Tuberkulose. Unter 577 von FRANCK zusammengestellten Fällen von Genital- und Urogenitaltuberkulose waren die Samenblasen 424 mal tuberkulös erkrankt. Nach TEUTSCHLÄNDER erkranken die Samenblasen von allen Genitalorganen am häufigsten an Tuberkulose.

Bei Urogenitaltuberkulose fand er die Samenblasen in 72%, bei reiner Genitaltuberkulose sogar in 91% der Fälle tuberkulös erkrankt. Auch Sussig fand die Samenblasen am häufigsten betroffen, nämlich in 70%, während Prostata und Nebenhoden nur in 50%, die Hoden nur in 30% tuberkulös erkrankt waren. Unter 67 Fällen von Hallé und Motz hatten jedoch 59 eine Tuberkulose der Prostata, und nur 38 eine Tuberkulose der Samenblasen. Auch Schultz fand bei 125 Fällen die Prostata häufiger (83%) tuberkulös erkrankt als die Samenblasen (64%) und die Nebenhoden (52%). Zu ähnlichen Zahlen kam Simmonds. Bei 200 Autopsien von männlicher Genitaltuberkulose war die Prostata in 76% der Fälle ergriffen, die Samenblasen in 62%, die Nebenhoden in 54%. In 40 Fällen, bei denen nur ein einziges Genitalorgan tuberkulös war, fand er die Prostata in 50% der Fälle erkrankt, Samenblasen und Nebenhoden in je 25%.

Ätiologie. Die Samenblasentuberkulose ist fast ausnahmslos ein deuteropathisches Leiden; gelingt es doch nach Teutschländer u. a. fast immer, einen älteren Primärherd außerhalb des Genitalapparates autoptisch nachzuweisen.

Die isolierte, genito-primäre Samenblasentuberkulose ist nach Cholzoff, Sawamura, Söderlund u. a. nur selten zu beobachten. Guisy fand unter 45 Fällen von Genitaltuberkulose nur einmal, Schultz unter 125 Fällen nur dreimal eine Tuberkulose der Samenblasen ohne tuberkulöse Erkrankung des übrigen Genitalapparates. Nach Benda, Reinecke, Young ist die isolierte Samenblasentuberkulose immerhin häufiger zu beobachten als eine isolierte Tuberkulose des Hodens und Nebenhodens. Nach Sussig hinwiederum ist kein Organ des Genitalapparates für die genito-primäre Entstehung der Tuberkulose besonders prädisponiert.

Auch klinisch wird eine isolierte Samenblasentuberkulose nur ganz selten zur Beobachtung kommen und diagnostiziert werden; wenn die Kranken in ärztliche Behandlung treten, sind meist auch schon andere Organe des Urogenitalsystems erkrankt (Cholzoff, Wildbolz), so daß eine klinische Feststellung des Primärherdes meist nicht mehr in Frage kommt. Sehr oft sind beide Samenblasen miteinander tuberkulös erkrankt, nach Kaufmann in 28%, nach Krzywicky, Young in etwa 60% aller Fälle. Meist erkrankt die Samenblase der gleichen Seite, auf welcher der Nebenhoden erkrankt ist. Nach Teutschländer u. a. soll die rechte Samenblase häufiger tuberkulös sein als die linke; Kaufmann fand umgekehrte Verhältnisse.

Die Tuberkulose der Samenblasen tritt am häufigsten zwischen dem zweiten und vierten Jahrzehnt auf. Sie wurde aber auch schon bei Kindern beobachtet (Barney und Dellinger, Hutinel u. a.).

Pathologische Anatomie. Die Samenblasen werden wohl ausnahmslos auf endogenem Wege tuberkulös infiziert, hämatogen, intrakanalikulär und lymphogen. Die von Ahrens, Franck u. a. für einzelne Fälle für wahrscheinlich gehaltene ektogene Infektion der Samenblasen durch unsauberen Katheterismus, Coitus impurus, Circumcisionstuberkulose hält einer ernsten Kritik nicht stand.

1. Hämatogene Infektion. Ist die Samenblasentuberkulose der einzige tuberkulöse Herd in den Urogenitalorganen, darf wohl immer angenommen werden, daß die Tuberkelbacillen auf dem Blutwege von einem anderen Tuberkuloseherd in die Samenblasen gelangt sind. Wie zuerst Simmonds gezeigt hat, werden in den meisten Fällen hämatogener Infektion die Tuberkelbacillen in das Lumen der Samenkanälchen ausgeschieden und zwar, ohne im durchwanderten Gewebe spezifische Schädigungen zu hinterlassen *(Ausscheidungstuberkulose).* Im Samenblasensekret, das die Virulenz der Kochschen Bacillen nicht wesentlich zu beeinflussen scheint und in dem sie mehrmals in riesigen Mengen beobachtet wurden, können sie sich anreichern, ohne daß die Samenblasen spezifisch zu erkranken brauchen. Sussig konnte die Ansichten von Simmonds über die Ausscheidungstuberkulose nicht bestätigen, denn er fand bei keinem Falle von hämatogener Tuberkulose — es handelte sich allerdings meistens um Miliartuberkulosen, vorwiegend bei Kindern — im Lumen der Kanälchen und Drüsen

tuberkulöse Veränderungen, die von einer Ausscheidungstuberkulose im Sinne
von SIMMONDS ausgegangen sein konnten. Die von ihm beobachteten tuberkulösen Veränderungen waren immer interstitielle und wenn sie in den Kanälchen
und Drüsen gefunden wurden, vom Interstitium auf diese übergegangen. Ferner
waren in zahlreichen Abstrichen vom Inhalt der makroskopisch nicht veränderten Samenblasen von 16 an Lungentuberkulose Gestorbenen nie Tuberkelbacillen nachzuweisen.

2. *Intrakanalikuläre Infektion.* Nach BENDA, KAUFMANN, SCHULTZ, SUSSIG,
WILDBOLZ erfolgt die tuberkulöse Infektion der Samenblasen häufig, wahrscheinlich sogar häufiger als auf dem Blutwege, durch die Samenwege. Tuberkelbacillen werden im tuberkulösen Nebenhoden dem Sperma beigemischt und
gelangen mit diesem durch den oft noch ganz normalen Samenleiter in die Samenblasen. Wahrscheinlich können sie aber auch mit dem Sperma in die Samenblasen gelangen, nachdem sie in den gesunden Nebenhoden ausgeschieden wurden
und durch ihn hindurchgegangen sind, ohne in ihm Veränderungen zu hinterlassen. Es ist nicht ausgeschlossen, daß sie auch, von der tuberkulösen Prostata
herkommend, rückläufig durch die Ductus ejaculatorii, in die Samenblasen
hineinverschleppt werden; auch aus der tuberkulös infizierten, aber noch nicht
tuberkulös erkrankten, als Sammelstelle für im Blut kreisende Krankheitserreger bekannten Prostata, können die Tuberkelbacillen herstammen. Besonders LEGUEU hat die Ansicht vertreten, daß, selbst bei gesunder Prostata
und gesunden Nebenhoden, von tuberkulösen Nieren her in die Urethra ge-
schwemmte Tuberkelbacillen durch die Ductus ejaculatorii in die Samenblasen
hineingepreßt werden (urogenitaler Kreuzweg). TEUTSCHLÄNDER hält diesen
Infektionsmodus bei gesunder Urethra nicht für sehr wahrscheinlich, wenigstens
solange keine beweisenden Serienuntersuchungen vorliegen. Er hält aber eine
Infektion der Samenblasen von den Harnwegen aus für möglich, sobald auch
die Urethra tuberkulös erkrankt ist. Im übrigen ist er der Ansicht, daß die im
Blute kreisenden Tuberkelbacillen gleichzeitig in mehreren Organen des Urogenitalsystems zur Ausscheidung kommen können und nicht notwendig nur in
den Nieren.

3. *Lymphogene Infektion.* Wahrscheinlich gelangen Tuberkelbacillen auch von
benachbarten tuberkulös erkrankten Organen (Harnblase, Prostata, Keimdrüsen)
herkommend, auf dem Wege der Lymphbahnen in die Wand der Samenblasen,
jedenfalls aber nur in seltenen Fällen (TEUTSCHLÄNDER).

Nach TEUTSCHLÄNDER genügt die Anwesenheit von Tuberkelbacillen im
Lumen der Samenblasen allein noch nicht, um eine tuberkulöse Erkrankung
der Samenblasen zur Entwicklung zu bringen; er hält dafür, daß es immer
einen Locus minoris resistentiae braucht, z. B. gonorrhoische Veränderungen,
damit die Bacillen vom Lumen aus in das Gewebe eindringen können.

Die anatomischen Veränderungen der Samenblasen sind bei allen drei Infektionsarten im wesentlichen die gleichen (SIMMONDS). Je nach dem Alter
der Erkrankung können verschiedene, allerdings häufig ineinander übergehende
Hauptstadien der Samenblasentuberkulose unterschieden werden:

Das erste Stadium der latenten Infektion und des bacillären Katarrhs, wie es
besonders eingehend von SIMMONDS beschrieben, aber auch von BOLDT, BRACK,
JÄCKEL, ROTHACKER u. a. beobachtet wurde. Durch Überimpfung des infizierten
Spermas auf Meerschweinchen gelang es, den Beweis zu leisten, daß die mikroskopischen Befunde nicht auf irrtümlichen Beobachtungen beruhten. In diesem
Frühstadium der *latenten Infektion* können in den Kanälchen massenhaft Tuberkelbacillen abgelagert sein, und trotzdem ist die Schleimhaut der Samenblasen-
kanälchen mikroskopisch noch ganz unversehrt. Der Inhalt der Kanälchen
verliert aber nach einiger Zeit die gallertartige, schleimige Beschaffenheit und

wird eitrig, es kommt zum *bacillären Katarrh.* Die Kanälchen sind angefüllt mit einer dicken, mehr oder weniger stark eiterhaltigen Flüssigkeit, die hauptsächlich aus abgestoßenen Epithelien und Eiterkörperchen, Spermatozoen, Tuberkelbacillen und Detritus zusammengesetzt ist. In der Wand der Samenblasen sind außer einer vermehrten Proliferation und Desquamation des Schleimhautepithels noch keine Veränderungen zu finden, insbesondere keine Tuberkel.

Im *zweiten Stadium, dem der Tuberkelbildung und der tuberkulösen Granulationen,* in welchem die Tuberkelbacillen nun die Gewebe angreifen, treten Rundzelleninfiltrate auf, stellenweise zerfällt das Epithel, der anfangs oberflächliche Prozeß geht allmählich auf immer tiefere Schichten der Schleimhaut und des subepithelialen Gewebes über; es bilden sich in den verschiedenen Gewebsschichten bis in die Muscularis hinein typische Tuberkel; diese können sich zu größeren Gruppen vereinigen, oft ohne daß die Samenblasen an Volumen zuzunehmen oder in ganzer Ausdehnung infiltriert zu sein brauchen (TEUTSCHLÄNDER).

Im *dritten Stadium,* dem der *Verkäsung,* kommt es zum *kavernös-käsigen Zerfall* des tuberkulösen Gewebes, und zwar, wie CHOLZOFF hervorhebt, ziemlich rasch und in großer Ausdehnung, indem sich bei vorgeschrittener Erkrankung die Tuberkel meist über die ganze Samenblase ausbreiten. Die zerfallenden Tuberkel entleeren ihre Käsemassen in das Lumen der Samenkanälchen, so daß in der Schleimhaut oft bis auf die Muscularis reichende, unregelmäßige, kavernöse Geschwüre entstehen (GUEILLOT, ORTH, KAUFMANN). Die nun oft sehr

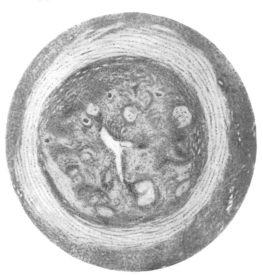

Abb. 8. Samenleiterphthise (Querschnitt). Nach innen von der zirkulären Muskelschicht liegt die stark verbreiterte mit Riesenzellen haltenden Tuberkeln durchsetzte Schleimhaut. Das Lumen des Kanals ist eng, das Epithel desselben zerstört. (Vergr. 25 mal.) Hämatoxylin VAN GIESON. (Nach ASCHOFF.)

vergrößerten, derb infiltrierten Samenblasen enthalten meist eine käsig-eitrige oder dickeitrige Masse. Seltener sind sie auf dem Durchschnitt homogen, steif verkäst oder in einen mit weichem Käse gefüllten Sack verwandelt (KAUFMANN, LEGUEU). In diesem Stadium sind die Tuberkelbacillen nur noch spärlich zu finden, am ehesten noch am Rande des verkästen Gewebes. Gleichzeitig mit dem Fortschreiten des tuberkulösen Prozesses kommt es zu einer bindegewebigen Wucherung der Wand der Samenblase, wobei die Muskelfasern in großer Ausdehnung zugrunde gehen.

Im *letzten Stadium,* dem der *fibrösen Umwandlung,* werden die Tuberkuloseherde häufig durch bindegewebige Wucherung abgekapselt, das verkäste Gewebe kann eintrocknen und verkalken (SIMMONDS); die Bindegewebswucherung kann so intensiv werden, daß, wie HALLÉ und MOTZ, LEGUEU, TEUTSCHLÄNDER beschrieben haben, die Samenblasen völlig bindegewebig degenerieren, und in einen atrophischen, abgeplatteten Strang verwandelt werden, in dem das Lumen nicht mehr zu erkennen ist. Auch das benachbarte Bindegewebe wuchert, wahrscheinlich unter dem Einfluß von Toxinen, es kapselt die erkrankte Samenblase ein *(Perispermatocystitis fibrosa simplex* nach TEUTSCHLÄNDER) und verhindert

so in manchen Fällen die Ausbreitung der Tuberkulose auf die Nachbarschaft.
Nach Kaufmann, Krämer, Teutschländer, Wallner können diese Heilungs-

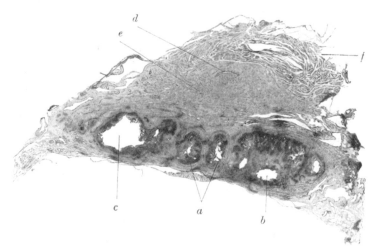

Abb. 9. Tuberkulose der Samenbläschen und Vasa deferentia. Querschnitt durch die Urethra und
die Samenblasen. Histotopographischer Gefrierschnitt nach Christeller. Hämatoxylin-Eosin.
Vergrößerung 1.5:1. (Unter Fortlassung der Farben aus Christeller, E.: Atlas der Histotopo-
graphie gesunder und erkrankter Organe. Georg Thieme, Leipzig 1927.)

a Vasa deferentia, *b* rechtes Samenbläschen, *c* linkes Samenbläschen, *d* Urethralschleimhaut,
e periurethrales Gewebe, *f* Sphincter vesicae externus.

vorgänge zu einer klinischen Ausheilung der Samenblasentuberkulose führen.
Nach Wildbolz ist aber in Übereinstimmung mit Simmonds eine wirkliche
Heilung nur äußerst selten oder gar nie zu beobachten, „da sich meist auch in

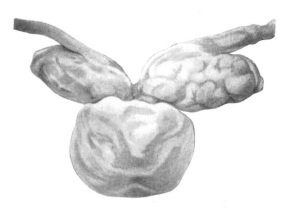

Abb. 10. Phthisis einer Samenblase. Rechte Samenblase verdickt von knolliger Oberfläche.
Rechter Samenleiter verbreitert. Prostata normal.

scheinbar stark vernarbten, von dicken fibrösen Schwarten umgebenen tuberkulösen Samenblasen noch ziemlich zahlreiche Tuberkel oder käsige Herde
mit Tuberkelbacillen finden". Greift aber der tuberkulöse Prozeß auf die Umgebung über *(Perispermatocystitis tub.)*, so kann sich die Tuberkulose längs den

Lymphbahnen weitherum im Bindegewebe des kleinen Beckens ausbreiten; die intrapelvinen Organe werden in Infiltrationsmassen eingebettet; es bilden sich Abscesse, die meistens nach dem Damm und nach der Ischiorectalgegend, oder aber auch in den Mastdarm, seltener in die Harnblase durchbrechen; die von den Samenblasen ausgehenden Abscesse entleeren sich meist nicht direkt durch die Ductus ejaculatorii in die Harnröhre, sondern auf dem Umwege durch die Prostata; es bilden sich in dieser bald mehrere Kavernen, bald nur eine einzige, die dann ihrerseits in die Harnröhre durchbrechen kann und auf diesem Umwege den Abscessen in den Samenblasen den Abfluß in die Harnröhre ermöglicht. So können, besonders beim Hinzutreten einer Mischinfektion, außerordentlich schwere und ausgedehnte Zerstörungen und Höhlenbildungen zustande kommen, wie sie von zahlreichen Autoren, besonders von GUYON, HALLÉ und MOTZ, TEUTSCHLÄNDER, PAUCHET, LE DENTU u. a. beschrieben worden sind.

Symptomatologie.

Es ist von großer Wichtigkeit, zu wissen, daß die Samenblasentuberkulose lange Zeit unbemerkt verlaufen kann, weil sie ihrem Träger oft gar keine Beschwerden verursacht, besonders wenn sie noch nicht in die Umgebung durchgebrochen ist (LEGUEU, WILDBOLZ). Meist wird erst nach Auftreten einer Epididymitis, seltener aus anderen Gründen, rectal untersucht und dabei die Tuberkulose der Samenblasen entdeckt.

Fängt die Samenblasentuberkulose an, dem Patienten Beschwerden zu bereiten, so macht sie im ganzen keine eindeutigen, charakteristischen, klinischen Erscheinungen (HRYNTSCHAK, WILDBOLZ u. a.). Anfangs beschränken sich die schmerzhaften Empfindungen auf ein unangenehmes Druckgefühl, auf dumpfe, ab und zu gegen Lenden und Oberschenkel ausstrahlende Schmerzen im Damm; Blasenbeschwerden, wie vermehrter Urindrang, leichte Blasenkrämpfe am Ende der Miktion, treten gewöhnlich erst auf, wenn die Tuberkulose der Samenblasen sich der Blasenwand nähert oder auf sie übergreift. Initiale oder terminale Hämaturie fehlt meistens, besonders solange die Prostata noch nicht erkrankt ist; das Sperma kann blutig verfärbt sein (Hämospermie), doch viel seltener als bei banaler Spermatocystitis. Schmerzen bei der Ejaculation fehlen fast immer; der Urin ist anfangs ganz normal, erst später enthält er Eiterzellen und Tuberkelbacillen.

Wie VOELCKER hervorhebt, ist der *Palpationsbefund* entsprechend dem Krankheitsstadium, in dem sich die erkrankte Samenblase gerade befindet, ein ganz verschiedener. Es ist wichtig, zu wissen, daß nicht nur in den Anfangsstadien die Untersuchung vom Mastdarm aus noch gar keine Veränderungen zu erkennen lassen braucht, sondern auch noch nicht, nachdem sich schon Tuberkel gebildet haben. Nicht umsonst haben HRYNTSCHAK, KOCHER, LEGUEU, REINECKE, SCHULTZ, WALLNER u. a. auf den auffallend häufig zu beobachtenden großen Gegensatz zwischen dem palpatorischen und dem anatomischen Befund aufmerksam gemacht und darauf hingewiesen, daß die Schwere der Erkrankung so oft mit den Beschwerden ganz und gar nicht übereinstimmt. Meist aber ist die Samenblase dort, wo sie tuberkulös erkrankt ist, derb infiltriert und knotig verdickt. Sind die Tuberkel mehr auf einzelne Alveolen beschränkt, fühlt sich die Samenblase höckerig an. Ist jedoch die ganze Samenblase erkrankt, so ist sie als ein wurstförmiges, höckeriges, gegen den Darm vorspringendes, bald mehr derbes, bei fortgeschrittener Verkäsung mehr weiches, teigiges Gebilde zu erkennen. „Oft bleibt die Erkrankung auf die der Prostata anliegenden basalen Teile der Samenblase, auf den sog. Samenblasenhals, beschränkt und macht diesen strangartig und knollig, während die peripheren Teile des Organes nicht zu fühlen sind. Gar nicht selten sind im Gegenteil die basalen Samenblasen-teile normal und liegt nur am oberen Ende der Samenblasen ein bohnen- bis haselnußgroßer, scheinbar außer jeder Verbindung mit der Prostata stehender, derber, rundlicher Knoten" (Wildbolz). Mit dem Fortschreiten der Erkrankung verliert die Samenblase allmählich ihre hirnähnliche Oberfläche und ihre Form. Ihre Abgrenzung gegen die Umgebung wird, besonders bei beidseitiger Er-krankung und Beteiligung der Nachbarschaft, immer schwieriger oder schließ-lich unmöglich.

Die **Diagnose** kann in den Anfangsstadien recht schwierig sein, besonders wenn die übrigen Genitalien und die Harnwege gesund erscheinen. Sind aber im Nebenhoden knotige Resistenzen zu fühlen, sind in der Prostata derbe, höckerige Infiltrate abzutasten oder besteht eine Tuberkulose der Harnorgane, dann darf mit großer Sicherheit angenommen werden, daß die entzündlichen Veränderungen in den Samenblasen tuberkulöser Natur sind. Zur Sicherung der Diagnose, besonders gegenüber banalen oder gonorrhoischen Spermato-cystitiden, die allerdings kaum je so derbe und knotige Infiltrationen zur Folge haben wie die Tuberkulose, ist der Harn und das Ejakulat auf Tuberkelbacillen zu untersuchen, unter Umständen unter Zuziehung des Tierversuches. Auch die Eigenharnreaktion nach Wildbolz wird in manchen Fällen zur Klärung des Falles beitragen. Bei Verdacht auf eine Mitbeteiligung der Harnwege ist stets die Cystoskopie auszuführen. Urethroskopische Untersuchungen werden nur seltener in Frage kommen, da es auch ohne sie fast immer möglich ist, die Natur der Samenblasenerkrankung richtig zu erkennen.

Voelcker, Wildbolz u. a. warnen dringend davor, bei Verdacht auf Tuber-kulose die Samenblasen auszumassieren, um das ausgedrückte Sekret auf Tu-berkelbacillen zu untersuchen. Abgesehen davon, daß infolge Undurchgängig-keit der Ductus ejaculatorii oder weil sich der verkäste Inhalt der Ampulle nicht durch die Ausführungsgänge durchpressen läßt, kein Samenblaseninhalt erhältlich sein kann, muß immer mit der Möglichkeit gerechnet werden, durch das Auspressen der Samenblasen dem Kranken, neben unnötigen Schmerzen, auch schweren Schaden zuzufügen. Durch den Druck des massierenden Fingers können Tuberkelbacillen in die Blut- oder Lymphbahnen hineingepreßt werden, was den Kranken nicht nur der Gefahr einer lokalen Ausbreitung der Krankheit, sondern sogar einer Meningitis oder Miliartuberkulose aussetzt. Wie begründet diese Warnungen sind, zeigen neben klinischen Erfahrungen auch die Mittei-lungen von Orth; Sussig u. a., die in mehreren Fällen den Einbruch der Tuberkel in die Blutbahn mikroskopisch beobachten konnten.

Ist die Samenblasentuberkulose weiter vorgeschritten, sind die Samenblasen verdickt und knotig verändert, wird ihre Erkennung kaum mehr Schwierigkeiten bieten. ,,Da dann aber meist auch die Prostata von der tuberkulösen Infektion ergriffen ist, und sich rings um die Samenblasen, im Bindegewebe des kleinen Beckens und hoch an der Rückseite der Blase hinauf, ausgedehnte Infiltrate gebildet haben, das Rectum häufig von einem derben Infiltrationsring umgeben ist und Fistelgänge nach dem Damm oder nach der Analgegend bestehen, ist kaum mehr zu erkennen, wie weit die Samenblasen an dem schweren Krank-heitsprozeß beteiligt sind. Sie sind von den perivesiculären Schwarten derart bedeckt, daß ihre Form nicht mehr zu begrenzen ist" (Wildbolz).

— Der *Verlauf* der Samenblasentuberkulose ist sehr verschiedenartig. Unter günstigen Bedingungen kann sie sehr ,,gutartig" verlaufen (Legueu) und lange Zeit, ohne Beschwerden zu machen, oder doch nur geringfügige, auf die Samen-blasen beschränkt bleiben. Manchmal aber macht die Tuberkulose der Samenblasen rasche Fortschritte, greift auf die Prostata über oder bricht durch den Damm nach außen oder in den Mastdarm durch und führt, besonders wenn eine Mischinfektion hinzutritt oder wenn gleichzeitig die Harnorgane tuberkulös erkrankt sind, rasch zum Tode. Schließlich kann sie, oft ganz unvermutet, bei bestem Wohlbefinden, Anlaß geben zum Ausbruch einer Miliartuberkulose oder einer tuberkulösen Hirnhautentzündung.

Die **Prognose** der Samenblasentuberkulose ist immer eine ernste, denn mit einer wirklichen Ausheilung ist kaum zu rechnen; zudem bildet die Samenblasentuberkulose fortwährend eine große Gefahr für den Kranken, auch bei scheinbar gutartigem Verlauf, sogar als einziger tuberkulöser Herd im Genitalsystem, da, wie CHOLZOFF, RAUTBERD, SIMMONDS u. a. nachgewiesen haben, ungefähr ein Drittel der mit Genitaltuberkulose zur Sektion gelangten Männer oft noch lange Zeit nach dem Beginn der Erkrankung an einer Meningeal- oder Miliartuberkulose sterben und 50% der an einer Meningealtuberkulose gestorbenen Männer an einer Genitaltuberkulose litten.

Die meisten Autoren raten, in der **Behandlung** der Samenblasentuberkulose äußerst vorsichtig zu sein und sich für gewöhnlich auf konservative Maßnahmen zu beschränken. Von lokalen Maßnahmen kommen einzig warme Sitzbäder, am besten mit Zusatz von $5-10\%$ Sole oder Meersalz und die tägliche Anwendung resorbierender Medikamente in Form von Jodkali- oder Ichthyolsuppositorien in Frage. Instillationen von Jodoformöl, Silberlösungen u. a. Präparaten, die Verwendung von Sonden und Dehnern, Ätzungen und Kauterisationen des Samenhügels, Instillationen in die Ductus ejaculatorii, sind als nutzlos oder schädlich ganz wegzulassen. Denn „sie widersprechen dem für alle tuberkulös erkrankten Organe bestehenden Gebot der Entlastung und Ruhigstellung" (FRANCK). Die durch VON BÜNGNER, BELFIELD u. a. empfohlene Behandlung der Samenblasentuberkulose mit Einspritzungen von Jodoformemulsionen in den zentralen Stumpf des Vas deferens oder in die Ductus ejaculatorii sind wohl allgemein verlassen, da sie zu keinen sicheren Erfolgen geführt haben. Wie schon betont wurde, kann nicht eindringlich genug vor der Massage der tuberkulösen Samenblasen gewarnt werden. Aus den schon erwähnten Gründen wäre es ein schwerer Fehler und für den Patienten sehr gefährlich, die bei nicht tuberkulösen, banalen Spermatocystitiden oft so erfolgreiche Behandlungsweise zur Heilung der tuberkulös erkrankten Samenblase anwenden zu wollen. Wichtiger als alle örtlichen Maßnahmen ist die Allgemeinbehandlung, am besten in Form einer Sonnen- und Luftkur im Hochgebirge, schon deshalb, weil ohnehin in zahlreichen Fällen die Lungen miterkrankt sind. Ebenso wichtig ist körperliche Schonung, auch wenn der Patient keine Beschwerden hat. Alles, was den Ausbruch einer Miliar- oder Meningealtuberkulose begünstigen könnte, schwere körperliche Arbeit, Sport und Geschlechtsverkehr unterbleiben am besten ganz; auch alles, was zu Kongestion der Genitalien führt, ist zu vermeiden; überreichliche Fleischkost, Gewürze, Alkohol, schwarzer Kaffee, sexuelle Aufregungen.

Schon bei Besprechung der Behandlung der Nebenhodentuberkulose ist erwähnt worden, daß die Entfernung des Krankheitsherdes in der Keimdrüse durch Kastration oder Epididymektomie manchmal den günstigsten Einfluß auf die Tuberkulose der inneren Genitalien und somit auch auf die der Samenblasen ausübt; das gleiche gilt für die Nephrektomie bei einseitiger Nierentuberkulose (ANSCHÜTZ, LEGUEU, MARION, MARINESCO, PETERS, RYDGAARD, WILDBOLZ, ZUCKERKANDL), weshalb die genannten Operationen bei der Behandlung der Samenblasentuberkulose jedenfalls in Erwägung zu ziehen sind.

Da die Samenblasentuberkulose nur ausnahmsweise wirklich ausheilt, auch nicht nach Ausschaltung tuberkulöser Herde in anderen Organen des

Urogenitalsystems (Benda, Simmonds, Zoepfel), da in ihr oft der genito-primäre Tuberkuloseherd zu suchen ist, da von ihr häufig eine Generalisation der Tuberkulose auf den ganzen Körper ausgeht, lag es nahe, die tuberkulösen Samenblasen operativ zu entfernen.

Ullmann, Roux, Villeneuve, Schade waren die ersten, die sich hinter die Entfernung der im ganzen schwer zugänglichen Samenblasen wagten. Gestützt auf gute Erfolge haben auch Baudet, Cholzoff, Legueu, Marion, Pauchet, Villard, Young, Zuckerkandl u. a. die Entfernung der tuberkulösen Samenblasen mit oder ohne Prostata empfohlen. In Deutschland ist die Technik der Samenblasenoperationen besonders von Voelcker ausgebildet worden. Während vor ihm die Samenblasen meist vom Damm oder von der Leiste aus angegangen wurden, hat er gezeigt, daß der beste und übersichtlichste Zugang zu den Samenblasen von hinten her, neben Kreuz- und Steißbein, durch das Cavum ischiorectale hindurch, geschaffen werden kann. Nach seinen Zusammenstellungen beträgt die Operationsmortalität beim Eingehen auf die Samenblasen von einem inguinalen oder abdominalen Einschnitt 25%, bei seiner eigenen Methode immerhin noch 9%. Die Ansichten darüber, ob und unter welchen Bedingungen die tuberkulösen Samenblasen operativ angegangen werden sollen, gehen weit auseinander. Für Young, nach welchem der Primärherd meist in der Samenblase sitzt, ist die Radikaloperation bei Genitaltuberkulose nicht eine Operation der Wahl, sondern der praktischen Notwendigkeit; er ist der Ansicht, daß der Chirurg geradezu verpflichtet ist, sie auszuführen, da nur sie die Entfernung der meist in Prostata und Samenblase sitzenden Primärherde ermöglicht. Aus dem gleichen Grunde befürwortet Simmonds die Radikaloperation; auch Reinecke, er verlangt aber eine ganz strenge Indikationsstellung, da der Eingriff immer ein sehr schwerer ist. Auch Legueu will die Operation nur auf ganz besonders geeignete Fälle beschränkt wissen; er rät, die Prostata zur Vermeidung von Urinfisteln immer in Ruhe zu lassen, bei Tuberkulose der Lungen oder der Harnorgane keine Eingriffe an den Samenblasen auszuführen, ebensowenig bei primärer isolierter Vesiculitis tuberculosa, da sich bei dieser die Herde oft spontan einkapseln. Nur wenn die tuberkulösen Samenblasen einen beträchtlichen Tumor bilden, wenn sie sehr viel Beschwerden bereiten oder wenn sie abscedieren wollen, hält er die Operation für angezeigt. Pauchet operiert nur unter der Bedingung, daß die Harnorgane frei von Tuberkulose sind. Voelcker sieht in jeder, auch noch nicht weit vorgeschrittenen Phthise eine Kontraindikation, von Frisch jedoch glaubt trotz leichter Tuberkulose der Lungen oder anderer Organe operativ vorgehen zu dürfen. Cholzoff operiert nur, wenn die Tuberkulose der Samenblasen nach Kastration oder Epididymektomie nicht zurückgeht. Wie von Frisch sieht auch er bei Schwerkranken, bei vorgeschrittener Tuberkulose der Harnwege oder wenn keine Aussicht auf eine radikale Entfernung besteht, von jedem Eingriff ab. Suter kann sich für die operative Behandlung der Samenblasentuberkulose nicht erwärmen, da sich die Prostata doch einer Radikalbehandlung entzieht. Für Wildbolz ist die Indikation zu dem immer schweren Eingriff der Vesikulektomie nur selten gegeben; schon deshalb, weil es kaum je möglich ist, die tuberkulöse Samenblase sauber im Gesunden zu umschneiden. Zudem muß fast immer an der Verbindungsstelle der Samenblasen mit der Prostata tuberkulöses Gewebe durchtrennt werden. Es erwächst daraus die Gefahr einer tuberkulösen Infektion der bei der tiefen Lage der Samenblasen notgedrungen stets großen und oft wenig übersichtlichen Operationswunde. Schwarz hält die prinzipielle Exstirpation der tuberkulösen Samenblase im Anschluß an Eingriffe am Hoden nicht für notwendig, da sie die primäre Mortalität wesentlich erhöht und keineswegs vor dem Auftreten von Rezidiven schützt. Anschütz, Chalier und Delore, Fronstein, Fuller, Kümmell, Wallner u. a. raten ebenfalls von der Vesikulektomie ab oder halten sie nur ganz ausnahmsweise für angezeigt. Sie begründen ihre ablehnende Haltung damit, daß sich in manchen beginnenden Fällen schon nach Entfernung des Herdes im Hoden oder Nebenhoden die Tuberkulose der inneren Genitalien meist zurückbildet, oft sogar klinisch ausheilt, daß andererseits in vorgeschrittenen Fällen eine Radikalheilung ausgeschlossen ist, abgesehen davon, daß man bei dem immer schweren und gefährlichen Eingriff, wie zuletzt Reinecke zugab, „im wahrsten Sinne im Dunkeln tappt". Außerdem ist es keine Leichtigkeit, die Indikation zur Operation genau aufzustellen, nach Schwarz und Simkow besonders im Hinblick auf die schwierige Beurteilung einer gleichzeitig bestehenden Lungenphthise. Die Schwierigkeiten der Diagnostik und der Indikationsstellung beleuchtet u. a. ein von Wallner beobachteter Fall, bei dem sich die entfernte Samenblase als gesund erwies.

Zusammenfassend ist zu sagen, daß die Entfernung der Samenblasen mit oder ohne Prostata ein großer Eingriff ist, der wegen seiner Gefährlichkeit und seinen schlechten Aussichten so ziemlich allgemein aufgegeben oder auf einzelne, ganz besonders auserlesene und geeignete Fälle beschränkt worden ist. Fast einstimmig wird geraten, die operative Tätigkeit bei der Samenblasentuberkulose auf Eingriffe am Hoden und Nebenhoden, auf Punktion und Incision von Abscessen am Perineum, auf die palliative Behandlung von Fisteln zu beschränken und daneben der üblichen Allgemeinbehandlung besondere Beobachtung zu schenken.

V. Die Tuberkulose der Prostata.

Wie alle anderen Organe des männlichen Genitalapparates erkrankt auch die Prostata am häufigsten zwischen dem 20. und 40. Lebensjahr an Tuberkulose. Wie Socin und Burckhardt, Barney und Dellinger u. a. zeigten, bleiben aber auch Kinder von einer tuberkulösen Erkrankung der Vorsteherdrüse nicht verschont. In höherem Alter, jenseits dem 60. Lebensjahr, erkrankt die Prostata, auch die hypertrophische, häufiger als allgemein angenommen wird, an Tuberkulose (Barney und Dellinger, Simmonds, Socin und Burckhardt, Wulff). Unter 60 von Gayet beobachteten Prostatatuberkulosen betrafen 17 Fälle Männer von über 50 Jahren, und zwar 7 zwischen dem 50. und 60., 6 zwischen dem 60. und 70., 4 jenseits des 70. Lebensjahres.

Ätiologie. Der Ausbruch einer Tuberkulose der Vorsteherdrüse wird durch allerlei Schädigungen des Prostatagewebes, z. B. sexuelle Exzesse, Alkohol, noch mehr aber durch vorangegangene chronische gonorrhoische oder banale Entzündungen begünstigt.

Die primäre, protopathische, auf dem Blutwege entstandene Tuberkulose der Prostata ist eine außerordentliche Seltenheit (Marion, Franck, Götzl, Reinecke). Cholzoff hat unter seinem sehr großen Material nur zwei Fälle beobachtet. Hesse konnte in seiner Monographie über die Prostatatuberkulose unter Hunderten von Fällen nur 5 finden, die mit einiger Sicherheit die Annahme einer protopathischen Erkrankung erlauben. Nach Kaufmann und Davids darf diese Diagnose ohne Sektion nur vermutungsweise aufgestellt werden. Die Fälle von *primärer* Tuberkulose infolge *ektogener Infektion, z. B.* nach Verkehr mit einer an Genitaltuberkulose leidenden Frau, sind so wenig überzeugend, daß diese Genese praktisch kaum in Betracht kommt.

Am besten erklärt es die zentrale anatomische Lage am ,,urogenitalen Kreuzweg", daß die Vorsteherdrüse in hohem Maße einer tuberkulösen Infektion ausgesetzt ist; denn sowohl mit dem Sperma aus den tuberkulös erkrankten oder auch nur tuberkulös infizierten äußeren Genitalien, wie auch mit dem Harn aus den Nieren, auch wenn diese nicht tuberkulös erkrankt sind, also bei reiner Bacillurie (Legueu), können Tuberkelbacillen in die Harnröhre und von da in die Vorsteherdrüse hineingelangen und zwar durch ihre zahlreichen, in die hintere Harnröhre einmündenden Ausführungsgänge *(intrakanalikuläre Infektion).* Die große Bedeutung des urogenitalen Kreuzweges für die Ausbreitung der Tuberkulose von den Harnorganen auf das Genitalsystem konnte Hansen experimentell dartun. Nach Injektion von Tuberkelbacillen ins Nierenbecken gelang es ihm nämlich nur beim männlichen, nie aber beim weiblichen Kaninchen eine Genitaltuberkulose zu erzeugen. Nach Legueu ist die Harntuberkulose in der Mehrzahl der Fälle von einer Tuberkulose der Prostata begleitet. Nach einer Statistik von Franck war bei 1276 aus der Literatur zusammengestellten Fällen von Urogenitaltuberkulose die Prostata 809 mal, also in 63% tuberkulös erkrankt. Nach Schultz ist die Prädisposition der Prostata für Tuberkulose statistisch erwiesen; war doch bei ausschließlicher Genitaltuberkulose die Prostata in 73,8%, nach Hesse in 75% der Fälle tuberkulös.

Die Prostata kann ferner *per continuitatem,* infolge Übergreifen tuberkulöser Herde eines Nachbarorganes, meistens der Samenblase, selten der Harnblase, urogenito-sekundär an Tuberkulose erkranken (Benda, Götzl, Kaufmann u. a.).

13*

Auch auf dem Blutwege, meistens von einem Lungenherd aus, können Tuberkelbacillen in die Prostata verschleppt werden, ist doch die Prostata, wie sich schon Weigert äußerte, ein Stapelplatz, eine Ablagerungsstelle für alle möglichen im Blute kreisenden Bakterien und so auch für die Tuberkelbacillen. Wie oft sieht man die miliare Aussaat außer in den Nieren nur in der Prostata. „Dies kann kein Zufallsbefund sein, denn auch bei Pyämie sind Metastasen in der Prostata bekanntlich häufig." Über die Häufigkeit der *hämatogenen, genito-primären Infektion der Prostata* gehen die Ansichten der Autoren sehr auseinander, was im Hinblick auf die Schwierigkeiten der Diagnose und die Erhebung der Zahlen teils an klinischem, teils an autoptischem Material, nicht zu verwundern ist.

Cabot und Barney diagnostizierten in 6%, Guisy und Rautberd in 11%, Simmonds in 25%, Socin und Burckhardt, sowie Koch in 31%, Löwenstein in 34% ihrer Fälle von Tuberkulose der Prostata eine genito-primäre Erkrankung. Schultz beobachtete eine urogenito-primäre Prostatatuberkulose in 18%, bei gleichzeitiger Harntuberkulose in 28% seiner Fälle.

Die mit dem Blute herangeführten Tuberkelbacillen werden in vielen Fällen offenbar rasch in die Lumina der Drüsen ausgeschieden, und zwar bevor das durchwanderte Zwischengewebe Zeit hatte, tuberkulös zu erkranken. Bei diesem zuerst von Simmonds festgestellten Vorgange handelt es sich, ganz ähnlich wie bei den Samenblasen und den Nebenhoden, um eine sog. *Ausscheidungstuberkulose,* welche in der Regel erst sekundär, aber nur wenn das bei der *latenten Infektion* noch erhaltene Gleichgewicht zwischen den Tuberkelbacillen und dem Prostatagewebe gestört ist, zu einem *bacillären Katarrh,* später zur Erkrankung des interstitiellen Gewebes führt. „Die hämatogene Infektion kann aber auch zur Bildung von rein interstitiellen, keinen Zusammenhang mit den drüsigen Abschnitten zeigenden tuberkulösen Herden Veranlassung geben. Doch ist dies die seltenere Form; meist handelt es sich dabei um eine allgemeine akute Miliartuberkulose jüngerer Individuen" (Simmonds).

Wohl nur selten breitet sich die Prostatatuberkulose nicht auf andere Organe aus. Immerhin kommt es ab und zu vor, daß im ganzen Urogenitalsystem die Prostata isoliert tuberkulös erkrankt und es auch bleibt (Chalier und Delore, Cholzoff, Crowder, Götzl, Söderlund u. a.). Vorzugsweise wird die Tuberkulose nach dem Nebenhoden fortgeleitet, sei es auf dem Blut- oder auf dem Lymphwege, oder aber intrakanalikulär im Vas deferens. Sehr oft ist es allerdings schwierig, zu entscheiden, ob die Tuberkulose von der Prostata auf den Nebenhoden fortgeleitet wurde oder umgekehrt, oder ob es sich um einen gleichzeitigen, plurizentrischen Ausbruch der Krankheit handelt. Die Ausbreitung auf die Blase und die Nieren wird im Kapitel Tuberkulose der Harnorgane besprochen.

Pathologische Anatomie. Nach Simmonds, Cholzoff u. a. bietet die hämatogene (Ausscheidungs-) Tuberkulose im Anfangsstadium mikroskopisch das gleiche Bild wie die intrakanalikulär fortgeleitete Tuberkulose, nämlich das des bacillären Katarrhs, da sich die Tuberkelbacillen bei beiden Infektionsarten im Lumen der Drüsenschläuche aufhalten und erst von da aus das benachbarte Gewebe angreifen. Im weiteren entwickelt sich die Tuberkulose der Vorsteherdrüse ganz ähnlich wie die Tuberkulose der Samenblasen. Zuerst zerfällt das unter dem Einfluß der Tuberkelbacillen stark wuchernde und abschilfernde Drüsenepithel. Kleinzellige Infiltrationen treten im Epithel und im subepithelialen Gewebe auf. Nach Hallé und Motz, Burckhardt, Simmonds bilden sich die Tuberkel vorwiegend in den Drüsenläppchen und in ihren Ausführungsgängen. Nach diesem ersten Stadium der Tuberkelbildung (Hesse) vereinigen sich die einzelnen Knötchen, mit Vorliebe in den Seitenlappen der Prostata, zu knotigen Konglomeraten von Linsen- bis Haselnußgröße; nur in seltenen Fällen wird die ganze Drüse gleichmäßig befallen. Nach Cholzoff, Simmonds läßt die Verkäsung der Tuberkel nicht lange auf sich warten; das verkäste Gewebe schmilzt bald langsam, bald rasch ein; es bilden sich kalte Abscesse, welche sich durch die Harnröhre nach außen entleeren oder aber gegen den Damm in das Rectum oder seltener in die Blase durchbrechen. Nach der Entleerung des Eiters bleiben meist mehrere, deutlich voneinander abgegrenzte, oft mit der Harnröhre kommunizierende Höhlen zurück. Seltener entsteht eine einzige, große, fast die Gesamtheit der Prostata einnehmende fetzig-eitrige Kaverne; da gewöhnlich die hintere Harnröhre gleichzeitig in großer Ausdehnung zerstört ist, entsteht eine große Tasche, eine Art Vorblase, in der nach jeder Miktion Urin zurückbleibt. In diesem Stadium kommt es häufig zu einer Mischinfektion mit banalen Bakterien, die den in der buchtigen Höhle zurückgehaltenen Harn zersetzen (Albarran, Guyon, Hallé und Motz, le Dentu, Schultz, Simmonds u. a.). Wird der Blasenhals auch zerstört, tritt Harninkontinenz ein; die Blase kann mit der Vorblase einen gemeinsamen Hohlraum bilden (Marion).

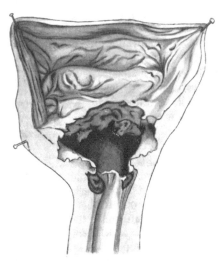

Abb. 11. Tuberkulöse Kaverne der Prostata.
(Nach Albarran.)

In seltenen Fällen werden die Abscesse in der Prostata fibrös eingekapselt; ab und zu können sie auch verkalken oder ganz vernarben. Unter dem Einflusse dieser Heilungsvorgänge verkleinert sich die Prostata, sie schrumpft mehr oder weniger zusammen und bildet schließlich ein derbes, höckeriges Gebilde von ganz unregelmäßiger Form; ausnahmsweise kann die Sklerosierung der Prostata so weit gehen, daß letztere nur noch als ein kleines, derbes, atrophisches Knötchen kaum mehr erkennbar ist (Papin, Wildbolz).

Wohl die meisten Autoren gehen darin einig (Cholzoff, v. Frisch, Legueu, Schultz, Socin und Burckhardt u. a.), daß trotz diesen regressiven Vorgängen eine Prostatatuberkulose nur in ganz seltenen Fällen wirklich ausheilt, höchstens „nach käsiger Einschmelzung und Ausstoßung der ganzen Drüsensubstanz. Andernfalls bleiben innerhalb der narbigen Schwielen in der Prostata virulente Tuberkelherde zurück, welche bei jeder Verletzung ihrer fibrösen Hülle frisch aufflackern und eine Weiterverbreitung des tuberkulösen Prozesses bedingen können" (Wildbolz).

Trotzdem die bindegewebige Kapsel der Prostata der Ausbreitung der Erkrankung auf die Nachbarschaft oft lange Zeit Widerstand leistet, bleiben die tuberkulösen Veränderungen nicht immer auf die Drüse selbst beschränkt. Befällt die Tuberkulose das periprostatische Bindegewebe, so kann sie sich im perivesicalen und perirectalen Bindegewebe weit herum ausbreiten, in das Cavum Retzii einbrechen, sogar auf das Bauchfell übergreifen (Kocher, Socin u. a.) oder aber am Damm nach außen durchbrechen, wonach tiefgehende Fisteln und ausgedehnte Geschwüre mit zackigen, unterhöhlten Rändern und schlaffen Granulationen entstehen. Häufig erfolgt ein Durchbruch in den Mastdarm;

dabei entstehen Fisteln zwischen den beteiligten Organen; eine Mischinfektion ist die unvermeidliche Folge, rascher, weitreichender Gewebszerfall und septische Erscheinungen bringen den Kranken rasch herunter.

Symptomatologie.

Es kann nicht eindringlich genug darauf aufmerksam gemacht werden, daß bei manchen Kranken, nach MARION sogar bei zwei Dritteln, die Prostatatuberkulose nicht die geringsten Erscheinungen macht, wird doch manche Prostatatuberkulose erst nach dem plötzlichen Ausbruch einer Miliar- oder Meningealtuberkulose oder sogar erst auf dem Sektionstisch erkannt. Oft wird sie ganz wie die Samenblasentuberkulose, zufällig bei einer Mastdarmuntersuchung entdeckt, z. B. beim Auftreten einer tuberkulösen Epididymitis, eine Tatsache, die in der Unfallpraxis für die Beurteilung einer „traumatischen" Nebenhodenentzündung von größter Wichtigkeit ist.

Bei anderen Kranken machen sich anfangs allerdings nur wenig charakteristische Allgemeinerscheinungen bemerkbar. Trotz Fehlen von lokalen Beschwerden kann das Wohlbefinden gestört sein, Müdigkeit, Verminderung des Appetits, Abmagerung, Nachtschweiße, leichte Temperatursteigerungen lassen an eine ernste Erkrankung denken. In manchen Fällen lenken aber doch bald diese, bald jene lokalen Beschwerden die Aufmerksamkeit auf eine Erkrankung der Vorsteherdrüse.

Oft macht die Prostatatuberkulose, wenigstens im Anfangsstadium, die Erscheinungen einer banalen chronischen Prostatitis. Wie WILDBOLZ hervorhebt, fehlen aber bei der Tuberkulose die bei der banalen und der postgonorrhoischen Prostatitis so oft beobachteten neurasthenischen Beschwerden. Im übrigen können die Symptome der Prostatatuberkulose so verschieden sein, daß von FRISCH, MARION u. a. zwei, allerdings oft ineinander übergehende Formen, eine urethrale und eine rectale unterscheiden. Bei der urethralen Form klagt der Kranke über leichten Blasentenesmus, vermehrten Harn- und Stuhldrang, über brennende, in die Eichel ausstrahlende Schmerzen am Ende der Miktion, auch über Schwere und Druck im Damm. Diese Beschwerden sind oft von einer leichten Harnverhaltung begleitet. Zu einer vollkommenen Urinretention kommt es aber nur ausnahmsweise, z. B. wenn ein großer Abszeß die Harnröhre verlegt. Meist macht sich, manchmal als erstes Symptom, ein leichter, selten ein stärkerer, seröser, erst in vorgerücktem Stadium eitriger, am Anfang oder häufiger am Ende der Miktion, blutiger Urethralausfluß bemerkbar. Manchmal sind diese Blutungen die ersten Erscheinungen, die den Patienten zum Arzt führen.

Die rectale Form, bei der hauptsächlich über Druck und Schwere, auch über heftige Schmerzen im Damm, über Darmtenesmen und über schmerzhafte Stuhlentleerung, weniger über Harnbeschwerden geklagt wird, finden wir eher bei Veränderungen in den peripheren Schichten der Prostata. Diese Form der Prostatatuberkulose macht sich dem Kranken im ganzen viel später bemerkbar als die tuberkulöse Erkrankung in den mehr zentral gelegenen Teilen der Prostata, was oft auch daraus hervorgeht, daß bei der ersten Untersuchung gewöhnlich schon sehr fortgeschrittene Veränderungen nachzuweisen sind.

Da sich die Tuberkulose von der Vorsteherdrüse aus fast immer auf andere Organe des Urogenitalsystems ausbreitet, da oft mehrere derselben gleichzeitig erkranken, vermischen sich in vorgerücktem Stadium die Symptome der Prostatatuberkulose mit denen der Tuberkulose der Samenblasen, der Harnblase und der Harnröhre.

Der Urin kann trotz der Prostatatuberkulose ganz normal sein. Oft aber lassen sich in ihm Tuberkelbacillen, die aus der Prostata ausgeschieden werden, nachweisen, und zwar schon, bevor andere pathologische Elemente auftreten (LÖWENSTEIN, ZUCKERKANDL). Meist enthält der Urin aber etwas Eiweiß, kleine Eiterfetzen und Fäden, die aus der Prostata stammen. Bei hochgradiger Zerstörung der Vorsteherdrüse entleert sich mit dem Urin meist viel Eiter, besonders am Anfange und am Ende der Miktion. Bilden große Kavernen eine sog. Vorblase, so entleert sich der Harn bei jeder Miktion unter zwei Malen. Nachdem sich die Blase zuerst in mehr oder weniger kräftigem Strahl geleert hat, fließt nach kurzer Zeit, ohne Zutun des Kranken, noch eine kleinere Menge Urin aus den tuberkulösen Kavernen ab. Ist auch der Blasenhals in Mitleidenschaft gezogen, so fließt der Harn unwillkürlich ab, der Patient wird inkontinent. Wie ALBARRAN beschrieben hat, kann es in diesem vorgeschrittenen Stadium durch Arrosion eines größeren Blutgefäßes zu bedrohlichen Blutungen kommen.

Die Samenentleerung ist meist schmerzhaft. ALBARRAN, HESSE u. a. haben beobachtet, daß auch ohne Erkrankung der Samenblasen das Sperma blutig verfärbt sein kann. Diese Hämospermie ist nach VON FRISCH häufig ein Anfangssymptom der Prostatatuberkulose. Bei ausgedehnter Erkrankung der Prostata hört die Samenentleerung auf, allmählich erlischt auch die Potentia coeundi.

Die Mastdarmuntersuchung läßt oft in den Anfangsstadien der mehr periurethralen Form der Prostatatuberkulose keine oder keine sicheren Veränderungen erkennen. Meist aber ist die Prostata etwas vergrößert; ihre Konsistenz ist vermehrt; später lassen sich, besonders in den seitlichen Partien, kleinere und größere, derbe, meist wenig druckempfindliche Verhärtungen erkennen; die Oberfläche der Prostata erscheint höckerig, unregelmäßig. Bald ist vorwiegend die eine Hälfte der Prostata erkrankt, bald sind beide gleichmäßig verändert. Im allgemeinen ist die Vorsteherdrüse nicht sehr vergrößert, selten auf das Doppelte; nur ausnahmsweise, bei massiver Erkrankung und ausgedehnter Verkäsung, wird sie in einen großen, weit in den Mastdarm vorstehenden Tumor verwandelt. In diesen Fällen fühlt sich die Vorsteherdrüse an, wie wenn sie mit Talg gefüllt wäre. Dort, wo Abscesse liegen, ist das Gewebe erweicht, selten fluktuierend, nach Entleerung der Abscesse ist oft eine Einsenkung in der Prostata zu fühlen; bei der Rectaluntersuchung, auch bei schonender Abtastung, entleert sich manchmal das von Kavernen durchsetzte Organ, so daß viel Eiter oder eitriger Urin aus der Harnröhre herausfließt.

Ist die Prostata mehr in ihren peripheren Teilen erkrankt, so fühlt man bald einzelne, verstreute, derbe Knoten, bald eine mehr gleichmäßige Infiltration der Drüse; hat sich aber die Tuberkulose auf das umliegende Gewebe ausgebreitet, so lassen sich die Veränderungen in der Prostata nicht mehr genau abtasten; die Prostata läßt sich auch nicht mehr gut gegen die Nachbarschaft abgrenzen, vor allem nicht gegen die Samenblasen; in noch vorgerückteren Stadien ist die Drüse in ausgedehnte, teils derbe, teils erweichte Infiltrationen, die das ganze kleine Becken ausfüllen und das Rectum umgreifen, eingelagert. Ist die Krankheit einmal soweit vorgeschritten, so wird der Durchbruch gegen den Damm oder auch in den Mastdarm, im letzteren Falle auch Wind- und Stuhlabgang aus der Harnröhre, schließlich die Ausbildung einer Kloake, nicht mehr lange auf sich warten lassen.

Die Miliartuberkulose der Prostata, bei der sich die Tuberkel im interstitiellen Gewebe entwickeln (BURCKHARDT, LE DENTU, SIMMONDS, SUSSIG u. a.), tritt an Bedeutung hinter den anderen Erscheinungen der Miliartuberkulose so zurück, daß sie kaum klinisches Interesse bietet.

Verlauf. Die Prostatatuberkulose verläuft gewöhnlich sehr chronisch; sie kann lange stationär bleiben, besonders bei urogenito-sekundärer Erkrankung; ab und zu sieht man Patienten, die trotz Bestehen von eiternden Fisteln bei gutem Allgemeinbefinden jahrelang ihrer Beschäftigung obliegen; häufig sieht man die Prostatatuberkulose nach Ausrottung des primären Herdes im Nebenhoden oder in der Niere so weit zurückgehen, daß sich manche Autoren für berechtigt halten, von einer Heilung zu sprechen. Patienten mit dieser eher gutartigen Form von Prostatatuberkulose erliegen gewöhnlich der primären Tuberkulose in den Lungen oder in den Nieren, oder aber einer miliaren Aussaat, nicht aber der Prostatatuberkulose an sich. Bei anderen Kranken, oft nach einem langen Latenzstadium, flackert die Tuberkulose in der Prostata plötzlich wieder auf. Es bilden sich periprostatische und periurethrale Infiltrate, Abscesse und Fisteln; Urininfiltration und Mischinfektion können sich hinzugesellen, worauf die Patienten meist rasch zerfallen und unter septischen Allgemeinerscheinungen hinweggerafft werden.

Selten bleibt die Tuberkulose auf die Prostata beschränkt; gewöhnlich machen sich früher oder später neue Herde in den Samenblasen, in den Nebenhoden, in der hinteren Harnröhre bemerkbar. Treten Blasenbeschwerden infolge tuberkulöser Veränderungen der Harnblase hinzu, so ist immer zu bedenken, daß diese meistens auf einer Infektion von der kranken Niere her beruhen und nur in der Minderzahl der Fälle auf einem Übergreifen der Prostatatuberkulose auf die Harnblase.

Die **Prognose** der Prostatatuberkulose muß im Hinblick auf die so ungleichen Verlaufsmöglichkeiten vorsichtig gestellt werden. Besonders in den Anfangsstadien ist es nicht möglich, vorauszusagen, wie die Krankheit verlaufen, wie lange sie dauern und wie sie schließlich enden wird. Im ganzen aber ist die Prognose eine schlechte; sie wird nicht nur durch das Übergreifen der Tuberkulose auf andere Organe, durch den Durchbruch von Abscessen am Damm oder in den Mastdarm und die damit verbundene Mischinfektion getrübt, sondern vor allem durch die immer drohende Gefahr einer Miliar- oder Meningealtuberkulose, auch bei Patienten mit gutem Allgemeinzustand und bei solchen, bei denen es die äußeren Umstände erlauben, nur der Gesundheit zu leben und alles zu tun, um die Abwehrkräfte ihres Körpers zu vermehren.

Diagnose. Nach dem Urteil mancher erfahrener Kenner der Urogenitaltuberkulose ist die Diagnose der Prostatatuberkulose nicht immer leicht, besonders in den Anfangsstadien. Für eine frühzeitige Erkennung des Leidens ist der allerdings nicht immer gelingende Nachweis von Tuberkelbacillen im Sekret der Prostata oder im Urin von ausschlaggebender Bedeutung. Häufig wird der Tierversuch die mikroskopische Untersuchung ergänzen müssen.

Trotz mehrfachen Empfehlungen (KRÄMER u. a.) ist, gestützt auf schlechte Erfahrungen zahlreicher Autoren, nachdrücklich vor der diagnostischen Tuberkulineinspritzung zu warnen, da die allerdings beweiskräftige Lokalreaktion zu einer Ausbreitung der Infektion im Urogenitalsystem und sogar zu einer Generalisation der Tuberkulose auf dem Blutwege Anstoß geben könnte. Da die üblichen Tuberkulin-Haut-Allergiereaktionen bei der Diagnose der Prostatatuberkulose wenig nützen, empfiehlt WILDBOLZ die Prüfung seiner Eigenharnreaktion vorzunehmen, da diese wenigstens gefahrlos erkennen läßt, ob der Organismus überhaupt irgendwo einen aktiven Tuberkuloseherd birgt. Ob dieser in der Prostata liegt oder nicht, entscheidet sie allerdings nicht. Wie vor dem Auspressen der Samenblasen, so ist auch vor dem Ausmassieren der Prostata zur Erlangung von Sekret zur mikroskopischen Untersuchung dringend zu warnen, trotzdem noch von mancher Seite (CHALIER und DELORE, FRANCK, v. FRISCH, MARION) die Expression des Prostatasekretes zur Diagnosenstellung empfohlen wird; könnte doch dieses Vorgehen, auch bei schonender Ausführung, durch Einpressen tuberkulösen Materials in die Blut- und Lymphbahnen eine Ausbreitung der Infektion in den Urogenitalorganen oder gar eine Miliartuberkulose zur Folge haben (WILDBOLZ).

Der Palpationsbefund wird in den meisten Fällen eine richtige Diagnose stellen lassen, außer etwa in den ersten Anfangsstadien der Prostatatuberkulose, in denen sich noch keine deutlich abtastbaren Veränderungen in der Prostata gebildet haben. Die Tuberkulose unterscheidet sich von anderen Krankheiten der Prostata vor allem durch die charakteristischen, derben, knotigen Infiltrate, welche der Prostata eine kleinhöckerige, schrotkornartige Oberfläche geben, oder als größere, bis haselnußgroße Knoten abzutasten sind. Zudem sind die tuberkulösen Infiltrate derber als diejenigen der banalen Prostatitis und verändern ihre Form und Konsistenz viel langsamer als jene. Abscesse lassen sich oft als weichere oder nach ihrer Entleerung als eingesunkene Dellen vom derben Nachbargewebe abgrenzen. Seltener bildet die tuberkulöse Prostata einen stark in den Mastdarm vorragenden Tumor von gleichmäßiger teigiger Konsistenz.

Sind tuberkulöse Knoten im Nebenhoden vorhanden, ist eine oder sind beide Samenblasen als derber, knotiger Strang zu fühlen, liegen Anhaltspunkte für eine Nieren- oder Blasentuberkulose vor, so sind die Verhärtungen in der Prostata zweifellos ebenfalls tuberkulöser Natur.

Klagt ein Patient hauptsächlich über Harnbeschwerden, so wird einzig das Cystoskop entscheiden lassen, ob diese nur durch die Tuberkulose der Prostata verursacht werden oder ob auch eine Tuberkulose der Harnwege mit im Spiele ist. Wird die Blase von der Niere aus angesteckt, so sind die tuberkulösen Veränderungen mehr um die Harnleitermündung herum angeordnet, hat aber die Tuberkulose von den Geschlechtsorganen aus auf die Blase übergegriffen, so breitet sie sich mehr am Blasenboden aus. Manchmal muß der Ureterenkatheterismus zur Klärung des Krankheitsbildes herbeigezogen werden, auch um zu entscheiden, ob die Aussicht besteht, durch eine Nephrektomie die Blasenbeschwerden zu bessern. „Da aber die Einführung eines Cystoskops die tuberkulöse Prostata unvermeidlich mechanisch schädigt und dadurch nicht nur leicht eine Steigerung der tuberkulösen Entzündung der Prostata herbeiführt, sondern auch zu einer miliaren Aussaat der Tuberkulose Anlaß geben kann", so verlangt WILDBOLZ, „daß die Cystoskopie zur Diagnose der Prostatatuberkulose nur verwendet werden darf, wenn eine erhebliche Eiterbeimischung zum Harn eine tuberkulöse Infektion der Nieren wahrscheinlich macht und eine cystoskopische Untersuchung dringlich nötig erscheinen läßt."

Aus den gleichen Gründen ist, trotz mehrfachen Empfehlungen (FRANCK u. a.), von der urethroskopischen Untersuchung abzusehen; gibt diese doch, wie MARION betont, außer bei Kavernenbildung in der Prostata und bei weitgehenden Veränderungen der Harnröhre, keine Auskunft über die Art der Erkrankung, da sich die tuberkulösen Veränderungen in weniger weit vorgerückten Stadien von denen bei einer banalen Entzündung der Harnröhre im urethroskopischen Bilde kaum unterscheiden. Auch VON FRISCH, WILDBOLZ u. a. legen der Urethroskopie für die Diagnose der Prostatatuberkulose keinen großen Wert bei.

Neubildungen verändern die Prostata in so markanter Weise, daß sie selten zu einer Verwechslung mit einer Tuberkulose Anlaß geben sollten. Die Knoten des Prostatakrebses sind immer viel härter als die tuberkulösen Infiltrate. Sie sind meist schon sehr früh, auch solange sie noch klein sind, gut abtastbar, ihre Oberfläche ist im ganzen glatter, meist weniger körnig und höckerig als die der tuberkulösen Veränderungen, so daß sie sich meist leicht von tuberkulösen

Infiltraten unterscheiden lassen. Auch die eher unregelmäßige Konfiguration der krebsigen Prostata, das meist rasche Wachstum der Knoten, das Hinauswuchern des Neoplasmas über die Grenzen der Drüse hinaus, und die daraus hervorgehende schlechte Abgrenzbarkeit der Prostata, das Auftreten von Metastasen werden nicht lange über die Art der Erkrankung Zweifel aufkommen lassen. Auch eine Verwechslung mit dem fast ausschließlich nur im Kindesalter auftretenden *Sarkom* der Prostata wird leicht zu vermeiden sein; zudem führt es, meist sehr rasch wachsend, zu so gewaltigen Vergrößerungen der Prostata, wie sie die Tuberkulose nie zur Folge hat.

Auch die *Hypertrophie* der Prostata wird nur selten mit einer Prostatatuberkulose verwechselt werden; ist doch die Tuberkulose der Prostata vorwiegend eine Krankheit der jüngeren Mannesjahre, während die Hypertrophie nur ausnahmsweise vor Ablauf des 50. Lebensjahres in Erscheinung tritt; auch verursacht die Tuberkulose im allgemeinen ganz andere Beschwerden als die Hypertrophie, welche sich, abgesehen von den klinischen Symptomen, von jener meist durch die Größe, vor allem aber durch die gleichmäßige Konsistenz, die gute Abgrenzbarkeit und die wohl immer glatte, nur ausnahmsweise höckerige Oberfläche der Vorsteherdrüse unterscheidet. Gesellt sich zu einer Hypertrophie der Prostata noch eine Tuberkulose hinzu, so entwickeln sich die tuberkulösen Knoten nicht in den hypertrophischen Knollen der Prostata, sondern in den nicht hypertrophisch veränderten Drüsenteilen. Meist weisen auch Infiltrate in den Samenblasen auf eine Tuberkulose hin. Im Urin wird Eiter nachzuweisen sein, was bei Neoplasmen und Hypertrophie ohne Infektion der Harnorgane nie der Fall ist (GAYET).

Sind die seltenen *Prostatasteine* überhaupt fühlbar, so sind sie härter als tuberkulöse Infiltrate; sie unterscheiden sich von diesen auch durch ein beim Abtasten der Prostata auftretendes Knirschen. Auch *Phlebolithen* oder *alte verkalkte tuberkulöse Infiltrate* werden ab und zu differentialdagnostische Schwierigkeiten bereiten; meist wird aber der Krankheitsverlauf und eine wiederholte Untersuchung Klarheit über die Natur der Krankheit verschaffen.

Der Verdacht auf die seltene *Syphilis* der Prostata wird nur auftauchen, wenn sich in einer vergrößerten, nicht druckempfindlichen Drüse knollige Verhärtungen nachweisen lassen und wenn zugleich andere Symptome syphilitischer Infektion, insbesondere eine Vergrößerung des Hodens, erkennbar sind. Im Zweifelsfalle wird die WASSERMANNsche Probe und der Einfluß antiluetischer Medikamente in kurzer Zeit über die Art der Erkrankung der Vorsteherdrüse Klarheit bringen.

Aktinomykose, Echinokokken, Retentions- und andere Geschwülste der Prostata werden nur sehr selten zu differentialdiagnostischen Erwägungen Anlaß geben.

Therapie. Da die Prostatatuberkulose im allgemeinen schlechte Heilungsaussichten bietet und sich durch konservative und chirurgische Maßnahmen nur ausnahmsweise heilen und für gewöhnlich nur wenig oder gar nicht bessern läßt, ist dafür ihrer Prophylaxe um so größere Beachtung zu schenken. Vor allem sind primäre tuberkulöse Herde in Nebenhoden und Nieren, von denen aus die Prostata so häufig infiziert wird, möglichst früh zu entfernen. Denn die Prostatatuberkulose kontraindiziert nicht nur nicht die Ausrottung der Herde in den Keimdrüsen und die Nephrektomie bei sicher einseitiger Nierentuberkulose, sondern sie wird durch diese Operationen häufig am Weiterschreiten verhindert und sogar gebessert (DESNOS, LEGUEU, MARION, WILDBOLZ).

Da die Gonorrhöe die tuberkulöse Erkrankung der Prostata zweifellos in hohem Maße begünstigt, ist für jeden Tuberkulösen oder tuberkulös Veranlagten die Vermeidung des Trippers oder aber dessen sorgfältige und gründlichste Behandlung von größter Wichtigkeit.

Nach übereinstimmenden Ansichten ist die Prostatatuberkulose vor allem einer gründlichen *Allgemeinbehandlung* zu unterwerfen. Durch körperliche Ruhe, kräftige Ernährung, klimatische und Sonnenkuren im Hochgebirge und am Meere, auch durch Solbadkuren, sollen die Abwehrkräfte des Organismus gesteigert werden. Alles, was zu Kongestion der erkrankten Drüse führt, Alkohol, gewürzte Speisen, sexuelle Reizungen sind nach Möglichkeit zu vermeiden. Auch Tuberkulinkuren sind zur Unterstützung der natürlichen Heilungsvorgänge empfohlen worden; wirklich überzeugende Berichte liegen jedoch keine vor. Jedenfalls ist im Hinblick darauf, daß das Tuberkulin in den Urogenitalorganen besonders leicht gefährliche Lokalreaktionen hervorruft, seiner vorsichtigen Dosierung die größte Aufmerksamkeit zu schenken.

Von den *Medikamenten* sind die bei allen tuberkulösen Erkrankungen gebräuchlichen Jod- und Kreosotpräparate, ferner Eisen und Arsen, Lebertran, Malz und andere phosphor- und vitaminreiche Nährpräparate anzuwenden, um den Organismus zu kräftigen und in seinen Abwehrbestrebungen zu unterstützen. FRANCK u. a. scheinen mit den von KARO empfohlenen intramuskulären Terpichineinspritzungen gute Erfolge erreicht zu haben. Über die Behandlung mit den so zahlreichen Proteinkörperpräparaten liegen noch zu wenig wirklich überzeugende Erfahrungen vor, als daß sie allgemein zur Anwendung empfohlen werden dürfen. Um die Resorption der tuberkulösen Herde in der Prostata zu befördern, werden mit Vorteil längere Zeit täglich zu verwendende Jodkali- und Ichthyolsuppositorien verordnet, daneben warme *Sitzbäder,* mit oder ohne Zusatz von Sole oder Kochsalz, auch heiße Duschen auf den Damm. Besonders die Sitzbäder sind bei den Patienten beliebt, da sie die Schmerzen und Tenesmen sehr wohltuend beeinflussen. Sind diese sehr quälend, wird man ohne Opium und Belladonna, am besten als Zusatz zu den resorptionsanregenden Suppositorien, nicht auskommen. Auch kleine Klysmen von Chloralhydrat oder Antipyrin, wenn nötig mit einem Zusatz von Opiumtinktur, sind geeignet, Schmerzen und Drang zu vermindern.

Über die Erfolge der *Röntgenbestrahlung,* die auch schmerzlindernd wirken soll, werden erst weitere Erfahrungen ein bestimmtes Urteil erlauben. Zur Zeit sind die Ansichten über ihren Nutzen noch geteilt; sie lauten aber im ganzen, abgesehen von einigen Ausnahmen, wenig ermutigend (SCHWARZ, TONSEY; zitiert nach FRANCK).

Die erfahrensten Urologen sind fast einstimmig der Ansicht, daß die Lokalbehandlung der Prostatatuberkulose, abgesehen vom Katheterismus bei Harnverhaltung, nur ausnahmsweise anzuwenden ist (WILDBOLZ, DELORE und CHALIER, SOCIN und BURCKHARDT, VON FRISCH, LEGUEU, TÉDENAT u. a.).

Instillationen in die hintere Harnröhre, urethroskopische Kauterisationen, intraprostatische Injektionen und andere lokale Behandlungsarten sind im allgemeinen zu verwerfen; meistens sind sie nicht nur nutzlos, sondern direkt schädlich. Sie reizen nur die Harnorgane; sie können sie auch verletzen und leicht den Anstoß zu Mischinfektionen geben. Wenn es vielleicht auch einmal scheinen mag, daß ein Fall durch die erwähnten Maßnahmen günstig beeinflußt worden ist, so wird man sicherlich manchen anderen trotz sorgfältiger Ausführung und guter Technik damit nur verschlimmern (MARION). Einzig, wenn Fisteln vorhanden sind, mögen Einspritzungen von Jodoformöl oder Jodoformglycerin, von Lugol und anderen desinfizierenden und granulationsbefördernden Medikamenten ab und zu von Nutzen sein. Um dem Durchbruch von Abscessen gegen den Damm und gegen den Mastdarm hin, sowie der meist damit verbundenen Mischinfektion zuvorzukommen, sollen Abscesse vom Damm aus durch Punktion entleert und durch nachfolgende Jodoform- oder Lugolinjektionen desinfiziert werden.

Trotzdem Albarran, Cholzoff, von Frisch, Götzl, Legueu, Marion, Pauchet, Roux, Schade, Socin, Villard, Voelcker, Young, Zuckerkandl u. a., gestützt auf gute Erfolge, die operative Behandlung der Prostatatuberkulose befürwortet haben, sind Operationen an der tuberkulösen Prostata nicht oft indiziert (Gayet, Legueu); sind doch die in Frage kommenden Eingriffe technisch schwierig auszuführen, weshalb sie den ohnehin geschwächten Patienten großen Gefahren aussetzen. Aus guten Gründen haben Cabot und Barney alle Operationen an der tuberkulösen Prostata als zu gefährlich und aussichtslos aufgegeben. Kann doch nur selten in gesundem Gewebe operiert werden; eine tuberkulöse Infektion der stets großen Wunde ist kaum zu vermeiden. Nicht nur bei der Exstirpation der Prostata, sondern auch schon beim Ausräumen von Abscessen ist eine Verletzung der Harnröhre kaum zu umgehen, so daß nicht nur mit dem Auftreten rein tuberkulöser Fisteln, sondern auch mit Harnfisteln, die in einem großen Prozentsatz der Fälle nie mehr zuheilen, zu rechnen ist. Außerdem droht immer die Gefahr einer miliaren Aussaat von Tuberkelbacillen; nicht nur bei Auskratzungen von Absceßhöhlen, sondern auch bei allen anderen operativen Manipulationen können Tuberkelbacillen in die so zahlreichen Venenplexus und von diesen in den Kreislauf hineingebracht werden. Alle diese schwerwiegenden Folgen der blutigen Behandlung der Prostatatuberkulose berücksichtigend, darf jedenfalls erst nach eingehender Abwägung und Überlegung, nach erschöpfender Beurteilung des klinischen Bildes zur Operation geschritten werden. Allgemeingültige Regeln für die Indikationsstellung lassen sich keine anderen aufstellen, als daß bei nicht ganz gutem Allgemeinzustand, besonders wenn in den Atmungs- und Harnorganen deutliche tuberkulöse Veränderungen nachweisbar sind, operative Eingriffe an der tuberkulösen Prostata unbedingt zu unterlassen sind.

Auch zur Ausführung der Idealoperation, die bei genito-primärer Erkrankung eine radikale, perineale oder transvesicale Entfernung der tuberkulösen Prostata im Gesunden gestattet (Albarran, Baudet, Doyen, Götzl, Hildebrand, Marwedel, Pauchet), wird man sich wohl nur ausnahmsweise entschließen (Hildebrand, Rochet), nicht nur wegen diagnostischen Schwierigkeiten, sondern auch deshalb, weil das Leiden in diesem Stadium noch am ehesten einer Allgemeinbehandlung zugänglich ist (Rochet, Legueu, Marion u. a.), abgesehen davon, daß auch bei der geschlossenen Form der Prostatatuberkulose eine saubere Entfernung alles Kranken mißlingen kann. Noch weniger leicht wird man sich zur Ausführung des von Baudet, Pauchet, Villard, Young empfohlenen gewaltigen Eingriffes der Exstirpation des ganzen Geschlechtsapparates entschließen; zahlreiche Autoren (Chalier und Delore, Hildebrand, Israel, Marion, Wildbolz) lehnen ihn als zu gefährlich, als zu verstümmelnd und als unnötig ganz ab.

Nach ziemlich allgemein anerkannten Grundsätzen hat sich die operative Behandlung der Prostatatuberkulose auf die spätesten, schwersten Stadien, auf fistelnde Fälle mit starker Eiterung, mit außerordentlich heftigen Miktionsschmerzen, bei denen Eiter- und Urinverhaltung heftige Beschwerden und Fieber verursachen, zu beschränken (Legueu, Marion, Socin und Burckhardt, Tédenat). Bei den erstgenannten Fällen wird man nach möglichst gründlicher Spaltung und Excision der Fistelgänge und des benachbarten kranken Gewebes, also nach übersichtlicher Freilegung, die Prostata auf der Hinterseite spalten, sämtliche Absceßhöhlen eröffnen und ausätzen (Albarran, Dittel, Franck, Guyon, le Dentu, Marion, Marwedel). Zugleich wird man versuchen, die wohl meist ebenfalls erkrankten Samenblasen möglichst vollständig zu entfernen oder wenigstens zu spalten und auszuräumen, auch allfällige Darmfisteln zu exzidieren und zu übernähen. Die Operationswunde muß unter allen Umständen offen gelassen werden, damit die immer sehr lange dauernde Nachbehandlung sachgemäß durchgeführt werden kann. Wie Socin und Burckhardt, Marion u. a. berichten, lassen sich nach diesem Vorgehen auch bei schweren Fällen gute Erfolge, sogar „Heilungen" erzielen. Zur Linderung der oft unerträglichen Harnbeschwerden bleibt im äußersten Notfalle als einziger Ausweg nur die Anlegung einer suprapubischen Blasenfistel übrig, unter Umständen mit nachfolgender Thermokauterisation der tuberkulösen Veränderungen am Blasenboden (Hottinger, Gayet, Wildbolz, Legueu, Socin und Burckhardt).

VI. Die Tuberkulose der Harnröhre.

Von allen Organen des Urogenitalsystems erkrankt die Harnröhre am seltensten an Tuberkulose. Beim Weibe erkrankt sie als kurzes, glattwandiges Organ bedeutend seltener als beim Manne, dessen Urethra infolge ihrer Länge, ihrem ungleichmäßigen Lumen, dank den zahlreichen Lacunen und den Mündungen wandständiger Drüsen, vor allem aber dank den engen Beziehungen zwischen den Harn- und Geschlechtsorganen am urogenitalen Kreuzweg, dem Haften und dem Eindringen von Tuberkelbacillen sehr günstige Bedingungen bietet (Burckhardt, Hagiwara, Legueu, Marion, Kaufmann, Peters u. a.). So fand Wildbolz tuberkulöse Veränderungen der Harnröhre bei 14,2% seiner männlichen, hingegen nur bei nicht ganz 1% seiner weiblichen an Nierentuberkulose leidenden Patienten. Burckhardt beobachtete unter 271 Fällen von männlicher Urogenitaltuberkulose nur bei 17, also in 6,27% eine Tuberkulose der Harnröhre, Hallé und Motz, Krzywicki, Pavel bei 2—18%, Hagiwara jedoch viel häufiger, nämlich in einem Drittel der Fälle.

Ätiologie. Die *vordere Harnröhre* erkrankt bedeutend seltener an Tuberkulose als die hintere. Immerhin ist eine ganze Anzahl von Fällen von Albarran, Burckhardt, Delore und Chalier, Englisch, Hallé und Motz, Langhans, Seelig u. a. beschrieben worden. Fast immer handelte es sich um eine sekundäre Erkrankung bei Urogenitaltuberkulose. Nach Marion, Peters, Sawamura, Wildbolz tritt die Urethraltuberkulose protopathisch und isoliert nur nach Infektion einer äußeren Wunde mit Tuberkelbacillen auf, wie es nicht selten im Anschluß an die rituelle Beschneidung, beim Aussaugen der Wunde durch einen phthisischen Rabbiner, früher häufiger als in neuerer Zeit, vorkommt. Auch Infektionen mit unsauberen urologischen Instrumenten sind für das Entstehen einer Harnröhrentuberkulose angeschuldigt worden. Cohnheim, Fernet, Schuchardt, Verneuil u. a. nahmen an, daß das tuberkulöse Virus auch beim Coitus von einer an Genitaltuberkulose leidenden Frau direkt auf den Mann übergeimpft werden könne. Für den Menschen ist diese theoretisch nicht ausgeschlossene Übertragungsmöglichkeit noch nicht einwandfrei bewiesen worden (Franck, Hagiwara), ebensowenig wie das Aufwärtssteigen einer Tuberkulose der vorderen Harnröhren zu den inneren Genitalien.

Eine große Seltenheit ist die hämatogene Erkrankung der vorderen Harnröhre (Englisch, Legueu).

Davids hat einen solchen Fall ausführlich beschrieben. Der vorderste Teil der Harnröhre war gesund, während in der Mitte zwischen äußerer Harnröhrenmündung und Vorsteherdrüse, nach der Prostata zu an Zahl und Größe zunehmende Knötchen auftraten. Für die hämatogene Infektion sprach die subepitheliale Lage der Tuberkel, die bei intrakanalikulärer Infektion vielmehr im Epithel liegen müßten, in welchem sie bei genitosekundärer Erkrankung an beliebigen Stellen, auch in der vorderen Harnröhre gefunden werden. Ferner war Schaefer in der Lage, einen Fall von isolierter Tuberkulose der Harnröhre ohne Beteiligung des Harn-Genitalapparates zu beobachten. Die tuberkulösen Veränderungen begannen 7 cm hinter dem Orif. ext. urethrae und reichten bis zum Bulbus; wahrscheinlich gingen sie von einer Glandula Cowperi aus.

Auch die hintere Harnröhre erkrankt fast immer sekundär im Anschluß an eine Urogenitaltuberkulose (Delore und Chalier, Duvergey, Hagiwara, Marion, Kaufmann). Die primäre Erkrankung ist eine große Seltenheit (Chalier und Delore). Sie kann durch Tuberkelbacillen, die entweder mit dem Urin von der Niere oder der Blase her oder mit dem Ejaculat aus dem Nebenhoden, aus der Prostata oder den Samenblasen herangeführt werden, direkt infiziert werden. Meist aber erkrankt die Harnröhre per continuitatem durch Übergreifen einer tuberkulösen Entzündung der Prostata oder der Harnblase, seltener der Littréschen oder Cowperschen Drüse (Brack, Papin und Vafiadis). Gewöhnlich breitet sich die Tuberkulose der Harnröhre peripheriewärts aus, selten aber bis zum Meatus oder sogar bis auf die Eichel. Allgemein gilt die Auffassung (Asch, Burckhardt, Chalier und Delore, Rose u. a.), daß die Ansiedlung von Tuberkelbacillen in der Harnröhre durch eine gonorrhoische Vorerkrankung begünstigt wird.

Pathologische Anatomie. Gewöhnlich werden drei Formen von Harnröhrentuberkulose, die allerdings nicht immer scharf auseinanderzuhalten sind, unterschieden:

1. die tuberkulöse Urethritis,
2. die tuberkulöse Striktur,
3. die tuberkulöse Periurethritis.

Die **tuberkulöse Urethritis** tritt in drei Formen auf: *die granulöse, die ulceröse und die käsig-infiltrierende Urethritis.*

Bei der *granulösen* Form erscheinen kleine Knötchen auf der geröteten, geschwollenen und ödematösen Schleimhaut; anfangs haben sie die gleiche Farbe wie die umgebende Mucosa; später, wenn sie erweichen und dem Aufbrechen nahe sind, werden sie grau und durchsichtig. Meist sind sie anfangs unregelmäßig auf der Schleimhaut verstreut, später aber, besonders in der Urethra prostatica, beetartig angeordnet. Manchmal bietet die Harnröhrenschleimhaut ein körniges, granitähnliches Aussehen, etwa wie eine tuberkulöse Nierenbeckenschleimhaut (Marion). Durch Zerfall der Knötchen bilden sich kleine, kraterförmige Geschwürchen von 1—2 mm Durchmesser mit rotem, leicht verdicktem Rand und graugelbem Grund. Die Geschwürchen breiten sich nach der Seite und in die Tiefe aus; sie können zu größeren, $\frac{1}{2}$—1 cm langen, 2—3 mm breiten Geschwüren zusammenfließen, die Schleimhaut unterminieren und tief in die Urethralwand vordringende, mit Eiter gefüllte Buchten und Taschen bilden (*ulcerös-kavernöse Form*). Die Schleimhaut bleibt zwischen den einzelnen von einem roten Hof umgebenen tuberkulösen Herden oft lange Zeit unverändert erhalten; nur selten und nur in vorgerückten Stadien erkrankt sie in großer Ausdehnung oder in ihrer ganzen Länge.

Bei der viel selteneren *käsig-infiltrierenden Form* wird die Schleimhaut ohne deutliche Geschwürsbildung in eine gelbliche Pseudomembran verwandelt, um später käsig zu zerfallen (Marion).

Tuberkulöse Strikturen findet man in ungefähr 35% der Fälle von tuberkulöser Urethritis. Sie treten in allen Abschnitten der Harnröhre auf, selbst in der Pars prostatica, vorwiegend aber in der Pars pendula. Im allgemeinen sind sie nicht sehr eng, gewöhnlich passiert noch eine Sonde mittlerer Dicke, hingegen sind sie oft mehrere Zentimeter lang. Manchmal ist die Harnröhre an 3—4 Stellen, aber auch in ganzer Ausdehnung verengt. Constantinescu beschreibt einen solchen Fall, bei dem das ganze Corpus cavernosum urethrae wie ein derber, federhalterdicker Strang anzufühlen war, sich aber noch für eine Sonde Nr. 10 durchgängig erwies. Tuberkulöse Verengerungen der Harnröhre sind selten wahre Strikturen im Sinne von umschnürenden Narbenringen, wie sie nach Gonorrhöe oder nach Verletzungen entstehen. Meist handelt es sich um Verengerungen des Harnröhrenlumens durch tuberkulöse Granulationen und Infiltrationen der Schleimhaut mit oder ohne fibröse Umwandlung, reaktive Verdickungen und Ödem des subepithelialen Bindegewebes, perivasculäre Infiltrate und andere periurethrale Veränderungen wie submuköse Tuberkelknoten, weit in das Lumen der Harnröhre vorragende tuberkulöse Prostatitiden oder Cowperitiden (BÉRARD und TRILLAT, CHALIER und DELORE, LEGUEU, MARION u. a.). BRACK vertritt die Ansicht, daß tuberkulöse Strikturen vornehmlich im Anschluß an Tuberkulose der COWPERschen Drüsen auftreten.

Wie neuere Untersuchungen beweisen, sind wirklich narbige Harnröhrenstrikturen im Anschluß an eine Tuberkulose nicht so selten wie noch ALBARRAN u. a. glaubten. So beschrieb u. a. STEFFEN zwei Fälle, bei denen sich in der vorderen Harnröhre neben floriden tuberkulösen Prozessen starke, knotige und ringförmige Sklerosen im Corpus cavernosum urethrae gebildet hatten und zwar besonders an Stellen, wo die tuberkulösen Prozesse schon abgeklungen waren.

ASCH beobachtete vier Fälle von Urethralstrikturen — eine bei einem achtjährigen Knaben — mit Sklerose ohne vorausgehende Tuberkelbildung. Da in allen Fällen eine Gonorrhöe ausgeschlossen gewesen sein soll, glaubt ASCH, „daß man es aller Wahrscheinlichkeit mit einer primären Sklerose zu tun hat, entstanden unter dem Einfluß des im Blut zirkulierenden, in seiner Virulenz herabgesetzten Tuberkelbacillus oder seiner Stoffwechselprodukte". SAWAMURA hält aber, soweit eine Beurteilung nach den vorliegenden Krankengeschichten möglich ist, die Ansicht von ASCH nicht für erwiesen.

Alle Formen von tuberkulösen Strikturen der Harnröhre können zu Urinstauung führen, wodurch nicht nur die begleitende Tuberkulose der Harnorgane ungünstig beeinflußt, sondern unter Umständen auch eine ascendierende tuberkulöse Infektion der Nieren ermöglicht wird (SAWAMURA).

Tuberkulöse Periurethritis. Die Periurethritis entsteht nur ganz ausnahmsweise durch Infektion auf dem Blutwege; sie kann auch von einer Tuberkulose der Prostata, der COWPERschen und LITTRÉschen Drüse ausgehen; meist aber ist sie die Folge des Übergreifens einer Urethralwandtuberkulose auf das periurethrale Gewebe, indem die tuberkulösen Geschwüre nicht an den tiefen Schichten der Schleimhaut Halt machen, sondern nach deren Zerstörung in die Spongiosa einbrechen und dort oft große Kavernen bilden. Am Blasenhals kann durch diese Vorgänge der Blasenschließmuskel zerstört werden; durch Vereinigung mehrerer Herde wird die Harnröhre in großer Ausdehnung zerstört und erweitert; durch gleichzeitiges Vordringen der Tuberkulose in das periurethrale und das perineale Gewebe entstehen ausgedehnte Infiltrate mit Abscessen, buchtigen Höhlen und stark eiternden Fisteln; die einzelnen Gewebsschichten werden oft in großer Ausdehnung voneinander abgelöst; diesen manchmal gewaltigen Zerstörungen folgt fast immer die so gefährliche Urininfiltration. Beim Weibe kann die Tiefenausbreitung eines tuberkulösen Geschwürs eine Urethrovaginalfistel zur Folge haben.

Symptomatologie.

Die tuberkulöse Urethritis wird bei Patienten beiderlei Geschlechts mit Nieren- und Blasentuberkulose oft übersehen, da die klinischen Erscheinungen der letzteren, besonders die von der Blase ausgehenden, die meist nicht so auffallenden Beschwerden der Urethritis in den Hintergrund drängen (CHALIER und DELORE, KAUFMANN [1887]).

Beim Manne lassen oft erst palpatorisch oder mit der Knopfsonde erkennbare Infiltrate oder Strikturen, sogar Fisteln am Damm oder am Penis, ein hartnäckiger, gelblichweißer, serös-eitriger, seltener rein eitriger oder blutiger Ausfluß, in dem ab und zu Tuberkelbacillen nachzuweisen sind, bei beiden Geschlechtern manchmal erst Harninkontinenz an tuberkulöse Veränderungen der Harnröhre denken.

Gewöhnlich ist die Harnentleerung nicht nur im Beginne, sondern im Gegensatz zum terminalen Miktionsschmerz bei tuberkulöser Cystitis während der ganzen Dauer von brennenden Schmerzen begleitet. Der Harn, besonders die erstentleerte Portion, enthält immer Eiter und eitrige Filamente. Sein Eitergehalt hängt aber nicht nur von der Erkrankungsintensität der Harnröhre ab, sondern auch von der gleichzeitig bestehenden Tuberkulose der Nieren und der Blase. Die Erektionen sind gewöhnlich schmerzhaft.

Diagnose. Das Auftreten eines hartnäckigen Ausflusses, meist bei einem Patienten mit Urogenitaltuberkulose, brennende Schmerzen in der Harnröhre zu Beginn und während der ganzen Dauer der Harnentleerung, heftiger Harndrang, sollen immer an eine tuberkulöse Erkrankung der Urethra denken lassen. Durch genaue, unter Umständen mehrfach wiederholte Untersuchung des Ausflusses und der Harnfilamente auf Tuberkelbacillen, wohl meist unter Zuhilfenahme des Tierversuches (cave Smegmabacillen), soll eine Verwechslung mit chronischer Urethritis anderen Ursprunges, mit Lues oder Krebs, vermieden werden.

Derbe, strangartige, scharf begrenzte Infiltrate oder kleine, meist druckempfindliche Knötchen an der Unterseite der Harnröhre sind immer verdächtig auf eine tuberkulöse Erkrankung. Die histologische Untersuchung der Granulationen aus der Umgebung von Fisteln oder von exzidierten Gewebsstückchen kann die Natur der Krankheit aufklären helfen, auch gegenüber den allerdings seltenen, syphilitischen Harnröhrengummen (FOURNIER, LA MENSA). Knopfsonde und Urethroskop können zur Erkennung der Natur der Harnröhrenerkrankung beitragen; oft aber sind auch sie nicht imstande, die Art und Ausdehnung der Veränderungen erschöpfend aufzuklären. Wie WILDBOLZ neuerdings darauf aufmerksam gemacht hat, ist jedenfalls die Einführung von Instrumenten in die tuberkulös erkrankte Harnröhre auf das Allernotwendigste zu beschränken, da jede endourethrale Untersuchung, selbst bei vorsichtigster Ausführung, durch Verletzungen der tuberkulösen Harnröhrenschleimhaut den Anstoß zu miliarer Aussaat der Tuberkulose geben kann.

Oft entwickeln sich tuberkulöse Strikturen so langsam und schleichend, daß sie weder vom Patienten noch vom Arzt bemerkt und erst bei einem gelegentlichen Katheterismus oder bei der Autopsie entdeckt werden. Es darf nie vergessen werden, daß die Symptome der tuberkulösen Verengerungen der Harnröhre durch diejenigen der gleichzeitig bestehenden Urogenitaltuberkulose überdeckt werden können; so mag es leicht vorkommen, daß der Ursache von Dysurie, Retentions- oder Inkontinenzerscheinungen nicht die gebührende Beachtung geschenkt und die Erkrankung der Harnröhre übersehen wird. Meist ist der Harnabfluß behindert, und zwar nicht nur bei wahren Strikturen, sondern auch bei den nur durch Infiltrationen oder durch die anderen erwähnten Ursachen bedingten Verengerungen. Trotz Betätigung der Bauchpresse ist der Harnstrahl dünn, fadenförmig, wenig weittragend, oft unterbrochen. Nicht so selten ist die Harnentleerung ganz aufgehoben. Sehr geplagt werden die Patienten durch die bei starken Verengerungen selten fehlende Harninkontinenz, sei es als Folge der tuberkulösen Schädigung des Blasenschließmuskels oder infolge Incontinentia paradoxa, da sich die stark gereizte, tuberkulöse Blase schon bei geringen Mengen von Restharn, nach WILDBOLZ oft nur bei 50—150 g, nach CONSTANTINESCU sogar schon bei 10—15 ccm meist unter heftigen Schmerzen entleert.

Die **Prognose** der tuberkulösen Urethritis ist im ganzen eine ernste. Allerdings kann die tuberkulöse Urethritis in günstigen Fällen ganz oder annähernd stationär bleiben; bei kräftigen Leuten, bei isoliertem Auftreten, vor allem bei rechtzeitiger Erkennung und Entfernung des primären Herdes kann es selbst zu einer Heilung kommen. Im ganzen aber gestalten rasch sich ausbreitende Zerstörungen des Gewebes das Krankheitsbild zu einem sehr schweren. Besonders in den Fällen, bei denen die Vernarbung einzelner Geschwüre die Bildung von Verengerungen bedingt, wird die Prognose schlecht, abgesehen davon, daß die Tuberkulose meist gleichzeitig auf neue Bezirke übergreift. Auch wenn die Verengerungen nicht sehr eng sind, erschweren sie doch häufig den Abfluß des Urins aus der Harnröhre und begünstigen durch Zurückhaltung infektiösen Materials die Ausbreitung der Tuberkulose in der Urethra und die so gefährliche Mischinfektion. Wie jede andere Striktur hemmen die tuberkulösen Verengerungen die Entleerung der Blase; das Zurückbleiben infektiösen Harnes erschwert die Ausheilung der Blasentuberkulose und begünstigt auch hier die Mischinfektion. Zudem geben die häufigen Blasenkrämpfe bei behindertem Harnabfluß Anlaß zu aufsteigender tuberkulöser Infektion der bis dahin noch gesunden zweiten Niere (WILDBOLZ). Als weitere Komplikation ist die Urininfiltration zu nennen, auch die allerdings sehr seltene Ruptur der tuberkulösen Blase (AHRENS).

Therapie. „Die Tuberkulose der Harnröhre ist nur heilbar, wenn es gelingt, die sie verursachenden, primären Tuberkuloseherde der Urogenitalorgane zur Heilung zu bringen. Wird z. B. eine einseitige Nierentuberkulose, die sekundär zu einer Blasen- und Urethraltuberkulose geführt hatte, durch Nephrektomie beseitigt, so heilt wegen Wegbleiben der absteigenden Infektion der Harnwege nicht nur oft die Blasentuberkulose, sondern meist auch die Urethraltuberkulose aus. Selbst recht ausgedehnte tuberkulöse Infiltrate, welche vordem die Harnröhre verengten und den Harnabfluß erschwerten, können innerhalb eines Jahres spontan so vollkommen zur Resorption kommen, daß nicht nur der Harnabfluß ganz unbehindert wird, sondern auch jedes fühlbare Infiltrat der Urethralwand verschwindet" (WILDBOLZ, BRANDWEINER).

Narbige Strikturen aber werden durch die Nephrektomie in keiner Weise beeinflußt. Verursacht die Verengerung keine Beschwerden, insbesondere keine Harnverhaltung, läßt man sie am besten in Ruhe. Ist die Striktur so eng, daß sie den Harnabfluß erschwert, soll man sie sehr vorsichtig und allmählich dilatieren oder durch regelmäßiges Sondieren wenigstens dafür sorgen, daß sie sich nicht wieder verengert. WILDBOLZ empfiehlt aber sehr, die Dilatation wenn möglich erst nach sicherer Abheilung der Harnröhrentuberkulose zu beginnen, um ja nicht noch in der Narbe liegende latente Tuberkuloseherde zum Aufflackern zu bringen; aus dem gleichen Grunde rät er, wenn die allmähliche Dilatation nicht zum Ziele führt, die innere Urethrotomie erst dann auszuführen, nachdem während 1—2 Jahren alle klinischen Zeichen der bacillären Infektion der Urogenitalorgane ausgeblieben sind. PASTEAU hingegen ist der Ansicht, daß die Urethrotomia interna im allgemeinen rascher zum Ziele führt als die wiederholten Erweiterungen der Harnröhre.

Gelingt es nicht, die primären Herde der Urogenitaltuberkulose zu entfernen oder zur Ausheilung zu bringen, bleibt somit auch die Tuberkulose der Harnröhre unheilbar, so ist zu versuchen, mit der bei Urogenitaltuberkulose üblichen Allgemeinbehandlung wenigstens das weitere Umsichgreifen der Tuberkulose zu hemmen. Mit Einspritzungen von Jodoformöl (3—5%), Guajacolöl (5%), Gomenolöl (10%) in die Harnröhre, evtl. mit Zusatz von Anästhesin, auch mit Spülungen oder Instillationen von Milchsäure, Sublimat $^1/_{10000}$, mit Sitzbädern, mit feuchten Umschlägen, mit Opium- und Belladonnasuppositorien, Methylen-

blaupillen (3 × tägl. 0,1) lassen sich die Beschwerden weitgehend bekämpfen.
Legueu u. a. jedoch raten von sämtlichen Spülungen der Harnröhre ganz ab,
da sie nicht nur nichts nützen, sondern den Zustand häufig nur verschlimmern.
Versagt die empfohlene Allgemein- und Lokalbehandlung, so kann in geeigneten Fällen, besonders bei periurethraler Infiltration mit Fistelbildung, eine
Besserung durch Resektion der Harnröhre herbeigeführt werden. Burckhardt, Chalier und Delore, Marion u. a. sind jedoch der Ansicht, daß diese
Operation besser unterbleibt, da wohl nie eine radikale Entfernung alles Kranken
möglich ist. Bei vorgeschrittener, weit ausgedehnter Erkrankung der Urethra
und der anderen Harnorgane, wenn der Patient allzusehr unter den sich häu-
fenden Anfällen von Harnverhaltung leidet, bleibt kein anderer Ausweg mehr
übrig als das Einlegen eines weichen Dauerkatheters und wenn dieser, wie gewöhnlich schlecht oder gar nicht vertragen wird, die Ausführung einer suprapubischen Blasenfistel oder, bei vorwiegender Lokalisation im vorderen Teil
der Harnröhre, einer bleibenden oder temporären perinealen Urethrostomie
(Burckhardt, Chalier und Delore, Legueu, Marion). Poncet und Delore
(zitiert bei Chalier und Delore) konnten 2 Patienten 7 Jahre nach Anlegung
einer Urethrostomie nachuntersuchen, wobei sie eine Ausheilung der Urogenitaltuberkulose und ein dauerndes Wegbleiben aller Harnbeschwerden feststellten.

VII. Die Tuberkulose des Penis.

Die im ganzen seltene Tuberkulose des Penis entwickelt sich meistens im
Anschluß an eine Tuberkulose der Urethra oder der Urogenitalorgane. Nach
Rose sind bis 1918 nur 8 einwandfreie Fälle von primärer isolierter Penistuberkulose (abgesehen von Beschneidungstuberkulose) beschrieben worden. Die
von Krecke, Barbet u. a. beschriebenen Fälle von hämatogen entstandener
Penistuberkulose werden als nicht einwandfrei von Legueu, Peters u. a. abgelehnt. Lewinsky, Wallart (zitiert nach Kaufmann) beobachteten einen
klinisch primären Lupus des Penis und des Scrotums. Die von Schuchardt,
Cohnheim, Verneuil u. a. beschriebenen Fälle von Übertragung der Tuberkulose durch den Coitus sind nicht imstande, Zweifel über diese Ansteckungsart
zu zerstreuen; jedenfalls sind sie nicht beweisend. Isolierte Penistuberkulose
infolge Wundinfektion durch tuberkulösen Speichel bei der rituellen Beschneidung und Blutstillung durch Aussaugen der Wunde durch den tuberkulösen
Rabbiner (Legueu, Peters, Wilson und Whartin, Busni), seltener durch
Coitus per os, ist mehrfach beschrieben worden. Holt beobachtete nach
Circumcision bei einem dreimonatlichen Säugling den vollständigen Schwund
der Penishaut infolge tiefgehender tuberkulöser Geschwürsbildung; über eine
über die ganze Glans ausgebreitete Beschneidungstuberkulose bei einem
8 Wochen alten Säugling berichtet Schick.

Pathologische Anatomie. Die Tuberkulose des Penis entwickelt sich am
häufigsten auf der Glans, in der Nähe der Harnröhrenmündung oder auch auf
dem Praeputium, zuerst in Form von kleinen Knötchen, später als weiche,
wenig empfindliche, nässende Geschwürchen mit schlaffem unregelmäßigem,
oft unterminiertem, bläulichen zackigen Rand (Lewinsky) und einem gelb-
gräulichen, von zerfallenden Käsemassen bedeckten Grund. In einem von
Bakler beschriebenen Falle war die ganze Oberfläche der Eichel von tuberkulösen Geschwüren bedeckt. Die immer vergrößerten Leistendrüsen vereitern
meist und brechen gewöhnlich nach außen durch die Haut durch.
Manchmal beginnt die Tuberkulose des Penis auf der Harnröhrenschleimhaut
und geht von da auf die Gewebe des Penis über; sie tritt als ein derbes, knotiges
Infiltrat im Innern des Penis auf, in den Schwellkörpern oder in deren Albuginea;

nur ganz selten entsteht sie auf hämatogenem Wege als primäre Periurethritis (HALLÉ und MOTZ).

PONCET und LERICHE haben bei Phthisikern ohne Urogenitaltuberkulose periurethrale Verhärtungen und fibröse Knoten im Penis ohne spezifisch tuberkulöse Veränderungen beobachtet (Tuberculose inflammatrice des corps caverneux), wo also ähnlich, wie z. B. bei der tuberkulösen Nierensklerose ohne Tuberkel (KEERSMAKER), bei der Orchitis fibrosa (FRAENCKEL) oder gewissen Harnröhrenstrikturen (ASCH) die Stoffwechselprodukte der Tuberkelbacillen auf die Gewebe sklerosierend einwirken.

Diagnose. Besonders im Anfangsstadium der Penistuberkulose ist eine Verwechslung mit einem *syphilitischen Geschwür*, das in typischen Fällen mehr einen glatten harten, scharf begrenzten, wallartigen Rand und einen speckigen Grund aufweist, leicht möglich. In unklaren Fällen werden Tierversuch, Spirochätennachweis, Wassermannreaktion, Urinbefund, der weitere Krankheitsverlauf, der Einfluß antiluetischer Maßnahmen bald die Natur des Geschwürs aufdecken. Das *Ulcus molle* ist am sichersten erkennbar durch den Nachweis des DUCREYschen Bacillus und den Ausfall der Autoinokulation. Das beginnende *Krebsgeschwür* unterscheidet sich von den anderen geschwürigen Erkrankungen des Penis vor allem durch seinen derben, buchtigen, höckerigen, leicht blutenden Grund und seine aufgeworfenen, wulstigen, unregelmäßigen Ränder.

Die **Prognose** der Penistuberkulose ist besonders bei Kindern eine schlechte (HOLZ). Nach ROSE sterben die Kinder mit Circumcisionstuberkulose meist innerhalb eines Jahres nach der Infektion. Nach BARBET (zitiert bei CHALIER und DELORE) starben von 10 Kindern mit Circumcisionstuberkulose 3 an Miliartuberkulose, 4 an den Folgen der Lymphdrüseneiterung.

Therapie. Beim Erwachsenen heilt die primäre Penistuberkulose spontan ebensowenig aus wie die sekundäre, außer wenn es gelingt, den Primärherd in den Urogenitalorganen zu entfernen. So beschreibt BRANDWEINER einen Fall, bei dem ein ausgedehnter Lupus der Glans und der Penishaut nach Nephrektomie ausheilte. Primär entstandene Geschwüre können günstigenfalls, solange sie noch wenig ausgebreitet sind, durch Excision oder Thermokauterisation einer gänzlichen Heilung zugeführt werden. Bei ausgedehnten Zerstörungen ist von HARTMANN, KRASKE, LEGUEU, PONCET u. a. der Penis teilweise oder in toto amputiert worden; nach BURCKHARDT ist aber die Amputatio penis wegen Tuberkulose unter allen Umständen zu verwerfen. Meistens wird man sich darauf beschränken müssen, das Fortschreiten der tuberkulösen Geschwüre durch Auskratzung und Verschorfung, desinfizierende Verbände, Quarzlampen oder Röntgenbestrahlungen zu verhindern und unter Anwendung der üblichen Allgemeinbehandlung eine Ausheilung wenigstens anzustreben.

Literatur.

Das Verzeichnis der so zahlreichen Veröffentlichungen mußte stark gekürzt werden. Besonders die vor dem Jahre 1900 erschienenen Arbeiten sind absichtlich nicht vollständig erwähnt worden, da sie in mehreren neueren Arbeiten (DELORE und CHALIER, HESSE, SIMMONDS, VOELCKER, TEUTSCHLÄNDER u. a.) fast lückenlos zu finden sind. Auch die Mitteilungen der letzten Jahre konnten wegen Platzmangel nicht alle berücksichtigt werden, was die nicht zitierten Autoren gütigst entschuldigen wollen.

ADRIAN: Die nichtgonorrhoische Urethritis beim Mann. Halle 1915. — D'AGATA, G.: Amputazione del retto e prostato-vesciculo-ectomia totale per concomitante processo neoplastico e tubercolare. Arch. ital. di chirurg. Vol. 6, p. 602. 1912. Ref. Zeitschr. f. chir. Chirurg. Bd. 13, S. 371. 1923. — AHRENS: Über die Tuberkulose der Harnröhre. Beitr. z. klin. Chirurg. Bd. 8, S. 312. 1892. — ALBARRAN: Médecine opératoire des voies urinaires. Paris: Masson 1909. — ALBERT: Gegen die Kastration bei Tuberkulose des Nebenhodens.

14*

Therapie d. Gegenw. Bd. 41, S. 17. 1900. — Amstad: Röntgenstrahlen als Adjuvans der Heliotherapie. Korresp.-Blatt f. Schweiz. Ärzte 1917. S. 335. — Anschütz, W.: Über die Behandlung der Nebenhodentuberkulose. Med. Klinik 1914. Nr. 1. — Diskussionsbemerkungen zu Reineke. Zentralbl. f. Chirurg. 1923. S. 651. — Asch, P.: Die Tuberkulose und die Tuberkulinose des Hodens. Zeitschr. f. Urol. 1909. S. 712. — Mitteilungen über die tuberkulöse Striktur der Harnröhre. 2. Kongr. d. Ges. f. Urol. Zeitschr. f. Urol. 1909. S. 567. — Die tuberkulösen Strikturen der Harnröhre. Straßburger med. Zeitg. 1909. S. 5. Ref. Urol. Jahresber. 1909. S. 303. — Bacharach: Zur operativen Behandlung der Genitaltuberkulose. Zeitschr. f. urol. Chirurg. Bd. 11, H. 3/4, S. 114. — Bakler: Primary tuberculosis of the glans penis. Ann. of surg. Juin 1913. — Bardenheuer: Die operative Behandlung der Hodentuberkulose durch Resektion der Nebenhoden. Mitt. a. d. Kölner Bürgerspital 1886. — Barney and J. Dellinger: Tub. epididymitis, end results of 71 cases. Boston med. a. surg. journ. March 14. 1912. — Tuberculosis of the adenomatous prostate. Journ. of urol. Vol. 10. 1923. — Genital tuberculosis in male children. Americ. journ. of dis. of childr. Vol. 22, p. 565. 1921. Ref. Zeitschr. f. urol. Chirurg. Bd. 9, S. 224. — Baudet, M.: Deux cas de vaso-vésiculectomie pour tuberculose génitale. Rev. de chirurg. 1909. p. 952. Ref. Zeitschr. f. Urol. 1910. S. 306. — Baudet, R. et Kendirdiy: De la vésiculectomie dans les cas de tub. génitale. Rev. de chirurg. 1906. Nr. 10/11/12. Ref. Zeitschr. f. Urol. 1907. S. 2. — Baumgarten: Über experimentelle Urogenitaltuberkulose. Arch. f. klin. Chirurg. Bd. 63, S. 1019. 1901. — Experimentelle Untersuchungen über Histologie der Hodentuberkulose. Verhandl. d. dtsch. pathol. Ges. 1901. — Experimente über die Ausbreitung der weiblichen Genitaltuberkulose im Körper. Berlin. klin. Wochenschr. Bd. 42, S. 1097. 1904. — v. Baumgarten und Kraemer: Experimente über ascendierende Urogenitaltuberkulose. Berlin. klin. Wochenschr. 1905. Nr. 44. — Beck, P.: Zur Kastration bei Hodentuberkulose. Dtsch. Zeitschr. f. Chirurg. Bd. 84. — Belfield: The caput epididymis, an excretory organ. North central Section of the Americ. urol. assoc. January 5. 1911. Ref. Urol. Jahresber. 1911. S. 13. — Benda, I. C.: Mitteilungen zur pathologischen Anatomie der männlichen Genitaltuberkulose. Zeitschr. f. Urol. 1912. S. 721. — Bernhard: Sonnenlichtbehandlung in der Chirurgie. Dtsch. Zeitschr. f. Chirurg. 1917. S. 221. — Bier: Hyperämie als Heilmittel. Leipzig 1903. — Bloch: Über eigentliche Hauttuberkulose (Tuberculosis cutis propria Kaposi) des Penis bei Urogenitaltuberkulose, nebst einigen Bemerkungen über verschiedene Formen von Periurethritis. Prager med. Wochenschr. 1904. Nr. 17—19. — Bogoljuboff: Experimentelle Untersuchungen über Anastomosenbildung an den ableitenden Samenorganen bei der Nebenhodenresektion. Arch. f. klin. Chirurg. Bd. 70. 1903. — Die Resektion des Nebenhodens bei der Tuberkulose. Langenbecks Arch. Bd. 74. 1904. — Boldt und Rothacker: Experimentelle Untersuchungen über das Vorkommen von Tuberkelbacillen im Samen tuberkulöser Menschen. Zentralbl. f. Bakteriol., Parasitenk. u. Infektionskrankh. Bd. 69. 1913. — Bormeau: Fistule urinaire scrotal à travers le canal déférent. Journ. d'urol. Tome 14, 4, p. 331. 1922. — Brack, E.: Mikroskopische Hodenbefunde bei jugendlichen Tuberkulösen (einschließlich der Spermangoitis obliterans). Virchows Arch. f. pathol. Anat. u. Physiol. Bd. 239, S. 68. 1922. — Anatomische Beiträge und Überlegungen zur Genese und zur heutigen Therapie der Harnröhrenstriktur. Virchows Arch. f. pathol. Anat. u. Physiol. Bd. 241, S. 372. — Über den Samenblaseninhalt Verstorbener in Beziehung zum übrigen Sektionsbefund. Zeitschr. f. urol. Chirurg. Bd. 12, S. 403. 1923. — Brandweiner, A.: Heilung eines Lupus vulgaris an der Glans penis nach Entfernung einer tuberkulösen Niere. Wien. med. Wochenschr. 1913. S. 58. — Broca: Tub. testiculaire chez l'enfant. Leçon cliniques de clin. infantile. Paris 1905. — v. Brunn, W.: Zur Tuberkulose des Hodens und Nebenhodens. Dtsch. Zeitschr. f. Chirurg. Bd. 77, S. 11. 1905. — v. Bruns: Über die Endresultate der Kastration bei Hodentuberkulose. Langenbecks Arch. Bd. 63, S. 1014. 1901. — Bull, P.: Potentia generandi trotz doppelseitiger tuberkulöser Epididymitis. Dtsch. med. Wochenschr. 1912. Nr. 40. — v. Buengner: Zur Behandlung der Tuberkulose der männlichen Geschlechtsorgane. Zentralbl. f. Chirurg. 1901. S. 121. — Über die Tuberkulose der männlichen Geschlechtsorgane. Beitr. z. klin. Chirurg. Bd. 35. 1902. — Burckhardt, E.: Die Tuberkulose der Harnröhre. Handb. d. Urol. Bd. 3, S. 254. Wien 1906. — Cabot: The value of tuberculin in tuberculosis of the urogenital tract. Boston med. a. surg. journ. Sept. 22. 1920. — Cabot and Barney: Operative treatment of genital tuberculosis. Journ. of the Americ. med. assoc. Dec. 6. 1913. — de la Camp: Die Strahlenbehandlung der Tuberkulose. Strahlentherapie Bd. 13, H. 3, S. 549. Ref. Zentralbl. f. Chirurg. Bd. 35, S. 1378. 1923. — Cathcart: Epididymitis-orchitis from muscular strain folowed by tuberculosis of the epididymis. Edinburgh med. journ. 1921. 3. March 2. Ref. Zentralbl. f. Chirurg. Bd. 36, S. 1321. 1921. — Cathelin: L'appareil génito-urinaire devant la loi sur les accidents du travail. Monde méd. 1924. Nr. 638. January 1. — Traitement de la tub. testiculaire inopérable par les injections intramusculaires d'éster benzyl-cinamique. Soc. de méd. Paris 1922. Ref. Zeitschrift f. Urol. Bd. 3, S. 183. 1924. — Chalier: Epididymo-déférentectomie pour tub. chez un sujet castré du côté opposé. Journ. d'urol. 1919. — Cholmeley: A case of tuberculous testicle in a child aged 6 months. Lancet 1909. p. 1212. — CHOLZOFF, B.: Zur pathologischen Anatomie und Pathogenese der Tuberkulose der männlichen Geschlechtsorgane. Fol. urol. Bd. 1, Nr. 7. 1909. — Die operative Behandlung der Tuberkulose der Samenbläschen und der Vasa deferentia. Fol. urol. Bd. 2. 1908. — Traitement opératoire de la tuberculose des canals déférents et des vésicules séminales. Ann. des maladies gén. urin. 1909. Nr. 15. — CONSTANTINESCO, G.: Un cas de rétrécissement tuberculeux de l'urèthre chez un malade atteint de tuberculose de l'appareil urinaire. Ann. des maladies génito-urin. Tome 2, Nr. 22. — CREASY, R.: Genito-urinary tuberculosis treated with massive doses of tuberculine. Lancet 1920. March 6. — CRESCENZI: Epididimiti e orchiti chroniche non specifiche. Arch. ital. di chirurg. VII. Avrile 1923. Ref. Zentralbl. f. Chirurg. Bd. 15, S. 801. 1924. — CROWDER, R.: Tuberculosis of the Prostate. Americ. journ. of the med. sciences 1905. p. 1022. June. — DAVIDS: Beiträge zur Urogenitaltuberkulose. Inaug.-Diss. Göttingen 1908. — DELBET: Tuberculose des testicules. Ann. des maladies org. gén.-urin. 1500. Nr. 5. — DELLI SANTI: Note experimentale sur l'épididymite tub. primitive. Riforma med. 1903. — DELORE et CHALIER: Tub. uréthrale et periuréthrale, uréthrites tub. et rétrécisse-ments tuberculeux de l'urèthre. Gaz. des hôp. civ. et milit. 1908. Nr. 54, p. 639. — La tuberculose génitale. Paris 1920. — LE DENTU: Tuberculose d'un testicule en ectopie in-guinale. Arch. génér. de chirurg. 1913. p. 289. Ref. Zeitschr. f. Urol. 1913. S. 594. — DESNOS: Etiologie de la tub. génito-urin. Congr. internat. de méd. 1906. Ref. Urol. Jahres-bericht 1906. S. 93. — Discussion sur le traitement de la tubérculose testiculaire. Bull. et mém. de la soc. chirurg. de Paris I. XXV. Ref. Zentralbl. f. Chirurg. 1900. Nr. 26. — Diskussion über Behandlung der Hodentuberkulose. Dtsch. Kongreß f. Chirurg. 1901. Ref. Zentralbl. f. Chirurg. 1901. Nr. 29, S. 119. — DUVERGEY, J.: Tubérculose de l'urètre avec rétrécissements tuberculeux. Journ. d'urol. Tome 14, H. 4, 326. 1922. — DORN: p. Die chronische nichtspezifische Epididymitis. Bruns' Beitr. z. klin. Chirurg. Bd. 120, H. 1. — EISENSTAEDT, J. S.: Tuberculosis of the testis in a child. Journ. of the Americ. med. assoc. Vol. 79, Nr. 25, p. 1076. 1922. — ELS: Neuere Gesichtspunkte bei der Behandlung der Hodentuberkulose. Dtsch. med. Wochenschr. 1920. Nr. 17. — EMOEDI, A.: Behandlung der entzündlichen Hodenleiden mit der BIERschen Methode. Pester med. chirurg. Presse 1909. Nr. 3. Ref. Zeitschr. f. Urol. 1909. S. 590. — FANO, V.: Tuberculosi genitale in un bambino di tre anni. La clinica chirurgica 1912. p. 1571. Ref. Zeitschr. f. Urol. 1913. S. 595. — FERRON, J.: Tuberculose d'un testicule ectopique. Journ. d'urol. Tome 1, Nr. 6, p. 3. — FINOCCHIARO: La cura jodica nell' orchi-epididimite tubercolare. Policlinico Vol. 15. 1908. Ref. bei SOKOLOW, Schweiz. Rundschau f. Med. 1917. S. 418. — FLESCH-THEBESIUS: Zur Kenntnis der chronischen nichtspezifischen Entzündung des Nebenhodens und des Hodens. Beitr. z. klin. Chirurg. Bd. 123, S. 3. 633. 1921. — Neue Gesichtspunkte zur Frage des Zusammenhanges zwischen Trauma und Tuberkulose. Med. Klinik 1923. H. 1. — FORAMITTI, K.: Zur Therapie der Hodentuberkulose. Wien. klin. Wochenschr. 1921. Nr. 2. — FORKEL, W.: Ein Fall von einseitiger, ascendierender Tuberkulose im Urogenitalapparat. Münch. med. Wochenschr. 1909. S. 33. — FRANCK, JULIUS: Die Tuberkulose des männ-lichen Gliedes. Straßburg 1897. — FRANCK, E. R. W.: Die Tuberkulose der männlichen Geschlechtsorgane. Handb. d. Tuberkulose von BRAUER-SCHROEDER-BLUMENFELD. Bd. 4. Leipzig 1922. — FRAENCKEL: Über Pathogenese und Ätiologie der Orchitis fibrosa. Jahrb. d. Hamburger Staatskr.-Anstalten Bd. 9, S. 2. Zitiert bei SIMMONDS, Beitr. z. Klin. d. Tuberkul. Bd. 33. — FREUND: Die Röntgenstrahlenbehandlung der Hoden- und Neben-hodentuberkulose. Wien. klin. Wochenschr. Bd. 42, S. 511. 1921. — FREYLICH: Die Verengerungen des Orificium externum der männlichen Harnröhre. Zeitschr. f. Urol. Bd. 17, S. 4. 1923. — v. FRISCH: Tuberkulose der Prostata. Handb. d. Urol. Bd. 3, Nr. 693. Wien 1906. — Krankheiten der Prostata. Spez. Pathol. u. Therapie Bd. 19. 1910. — FRONSTEIN: Klinische Bemerkungen zur Tuberkulose der Geschlechtsdrüsen des Mannes. Medizinski Journal 1922. Jg. 2 (Russisch). Zeitschr. f. urol. Chirurg. 1923. Ref. 11, S. 351. — FULLER, E.: Gonorrhoeal Rheumatism cured by seminal vesiculotomy. New York med. journ. a. med. record May 1908. Surgery of the seminal vesicles. Med. Record. 1909. — FÜRBRINGER: Kastration als Unfallfolge. Monatsschr. f. Unfallheilk. u. Invalidenw. 1910. — Zur Frage der Zeugungsfähigkeit bei bilateralen Nebenhodentuberkulosen. Dtsch. med. Wochenschr. 1913. Nr. 29. — GARMO: Tuberculous testicle and X. vay. Ref. Rec. 1905. April. — GARRÉ und BOCHARD: Lehrbuch der Chirurgie 1921. — GAYET: La tubérculose prostatique chez le vieillard. Lyon méd. Tome 130, Nr. 21, p. 933—941. 1921. Ref. Zeitschr. f. urol. Chirurg. Bd. 9, H. 1, S. 227. 1922. — v. GAZA: Diskussionsbemerkungen zu REINEGKE. Zentralbl. f. Chirurg. 1923. S. 652. — GODLER, R. J.: Prognosis in relation to treatment of the genito urinary organs. Brit. med. journ. 1907. Dec. 14. — GOODMAN, A. L.: Tuber-culosis of the testicle. Med. Rec. Vol. 24, p. 1. 1914. — GOETZL, A.: Die Tuberkulose der Prostata. Fol. urol. Bd. 7, Nr. 7. 1913. — Die Tuberkulose der Prostata. Prager med. Wochenschr. 1914. Nr. 37. Ref. Zeitschr. f. Urol. Bd. 12, S. 117. 1918. — GUISY: Tuber-culose prostato-vésiculaire. Ann. des maladies org. gén.-urin. 1906. p. 1409. — HAAS: Über die Resultate der Kastration bei Hodentuberkulose. Beitr. z. klin. Chirurg. Bd. 30,

S. 345. 1901. — Hagiwara, R.: Über die Tuberkulose der männlichen Harnröhre. Transact. japan. pathol. soc. Vol. 11. 1921. Ref. Zeitschr. f. urol. Chirurg. Bd. 13, H. 3/4, S. 205. 1923. — Hallé et Motz: Contribution à l'anatomie pathologique de la tuberculose de l'appareil urinaire. Ann. des maladies org. gén.-urin. Tome 1, p. 1521. 1902. Tome 2, p. 481, 561. 1903. — Hausen: Recherches expérimentales sur la tuberculose génito-urinaires. Ann. des maladies org. gén.-urin. 1903. — Hartmann, H.: La tub. hypertroph. et sténosante de l'urètre de la femme. Ann. des maladies org. gén.-urin. Tome 1, Nr. 5. — Hartung, E.: Ätiologie der primären Nebenhodentuberkulose. Virchows Arch. f. pathol. Anat. u. Physiol. Bd. 180, S. 179. 1905. — Die konservative Behandlung der Hodentuberkulose. Zeitschr. f. Urol. 1908. S. 680. — Hartwell, J. A.: Double castration for tuberculosis. Ann. of surg. Vol. 47, H. 2. Ref. Zeitschr. f. Urol. 1908. S. 1123. — Haynes: Tuberculosis of testicle. Ann. of surg. 1905. p. 745. May. Ref. Urol. Jahresber. 1905. S. 240. — Hesse: Die Tuberkulose der Prostata. Zentralbl. f. d. Grenzgeb. d. Med. u. Chirurg. 1913. — Chirurgische Betrachtungen zur Tuberkulose der Prostata. Berlin. klin. Wochenschr. 1914. S. 1157 bis 1161. — Hildebrand, O.: Zur chirurgischen Behandlung der Prostatatuberkulose. Zeitschr. f. Urol. 1907. S. 827. — Hochenegg: Lehrbuch der speziellen Chirurgie 1918. — Hochsinger: Hodentuberkulose bei einem 13 monatlichen Kind. Dtsch. med. Wochenschr. 1907. S. 36. Vereinsbeil. — Hochstetter: Hauttuberkulose als Eingangspforte für Tuberkelbacillen und der Zusammenhang mit Nebenhodentuberkulose. Zeitschr. f. Tuberkul. Bd. 37, Jg. 4, 1923. — Holt: Tuberculosis acquired trough ritual circumscision. Journ. of the med. Americ. assoc. 1913. July 12. — Hottinger: Zur Diagnose der Nierentuberkulose. Zentralbl. f. d. Krankh. d. Harn- u. Sexualorgane Bd. 17. 1906. — Hryntschak: Über die operative Behandlung der Samenblasentuberkulose. Zeitschr. f. urol. Chirurg. Bd. 9, H. 1, S. 17. 1922. — Hutinel: Die Tuberkulose des Hodens beim Kinde. Allg. Wien. med. Zeitg. 1908. Nr. 27/28. Ref. Zeitschr. f. Urol. 1908. S. 1122. — Jaboulay et Patel: Tuberculose herniaire in le Dentu et Delbet: Nouveau traité de chirurg. Tome 2. Paris 1908. — Jani: Über das Vorkommen von Tuberkelbacillen in den gesunden Genitalien bei Lungenschwindsucht. Virchows Arch. f. pathol. Anat. u. Physiol. Bd. 103. 1886. — Jaeckel: Über den Bacillengehalt der Geschlechtsdrüsen und das Sperma tuberkulöser Individuen. Virchows Arch. f. pathol. Anat. u. Physiol. Bd. 142, S. 101. — Kantorowicz: Über die Hodentuberkulose bei Kindern. Inaug.-Diss. Berlin 1893/94. — Kappis: Experimentelles über die Ausbreitung der Urogenitaltuberkulose bei Sekretstauung. Arb. a. d. Geb. d. pathol. Anat. u. Bakteriol. Tübingen 1906. — Die nichtspezifische primäre Epididymitis. Dtsch. med. Wochenschr. 1919. S. 20. — Karo, W.: Spezifische Mittel in der Diagnostik und Therapie der Urogenitaltuberkulose. Münch. med. Wochenschr. 1909. S. 37. — Terpichin bei Krankheiten der Harnorgane. Zeitschr. f. Urol. Bd. 15. 1921. — Kaufmann: Verletzungen und Krankheiten der Harnröhre. Dtsch. Chirurg. Bd. 50a. 1887. — Kaufmann, C.: Handbuch der Unfallmedizin. Stuttgart 1915. — Kaufmann, E.: Spezielle pathologische Anatomie. 7. u. 8. Aufl. 1922. — Koch, G.: Über isolierte Prostatatuberkulose. Frankfurt. Zeitschr. f. Pathol. Bd. 1, Nr. 2. 1907. — Kocher: Krankheiten der männlichen Geschlechtsorgane. Dtsch. Chirurg. Bd. 50b. 1887. — Koenig, R.: Beitrag zum Studium der Hodentuberkulose. Zeitschr. f. d. Chirurg. Bd. 47, S. 502. 1898. — Koennecke: Konservative oder operative Behandlung der chirurgischen Tuberkulose. Therapie d. Gegenw. Bd. 63, H. 4 u. 5. 1922. — Kraemer: Über die Ausbreitung und Entstehungsweise der männlichen Urogenitaltuberkulose. Dtsch. Zeitschr. f. Chirurg. Bd. 69, S. 318. — Über die Ausbreitung der Tuberkulose im männlichen Genitalsystem. Beitr. z. Klin. d. Tuberkul. Bd. 33 u. 35. 1915. — Ascendierende oder descendierende Ausbreitung der männlichen Genitaltuberkulose. Dtsch. med. Wochenschr. 1920. Nr. 16, S. 435. — Die, besonders diagnostische Verwendung des Tuberkulins bei der chirurgischen Tuberkulose. Zentralbl. f. Chirurg. Bd. 19, S. 745. 1923. — Kuester, F.: Behandlung von Tuberkulose des Hodens. Zeitschr. f. ärztl. Fortbild. 1905. Nr. 2. Ref. Urol. Jahresber. 1905. S. 239. — Kuemmell: Diskussionsbemerkungen zu Reinecke. Zentralbl. f. Chirurg. 1923. S. 652. — Kuemmell und Paschen: Bericht über unsere jüngsten Behandlungsmethoden der chirurgischen Tuberkulose. Bruns' Beitr. z. klin. Chirurg. Bd. 126, S. 206. 1922. — Kuschmann, A.: Über Epididymitis tuberculosa. Inaug.-Diss. Berlin 1910. — Kuettner: Nierentuberkulose. Verhandl. d. dtsch. Ges. f. Chirurg. 1923. Ref. Zentralbl. f. Chirurg. Bd. 23, S. 915. 1923. — Lang: Zur Röntgenbehandlung der Urogenital- und Bauchfelltuberkulose. Strahlentherapie Bd. 14, H. 1, S. 126. 1922. Ref. Zeitschr. f. Urol. 1924. H. 1, S. 50. — Lanz: Kastration oder Resektion des Nebenhodens bei Epididymitis tuberculosa. Dtsch. Zeitschr. f. Chirurg. Bd. 55, S. 453. 1900. — Lapeyre: Traitement chirurg. de la tub. génitale chez l'homme. Arch. génér. de chirurg. 1912. p. 774. — Launois: De la tuberculose des testicules chez les jeunes enfants. Rev. mensuelle des maladies de l'enfance 1883. Ref. Sebileau et Décomps 1916. — Lecène: Noyeau tub. isolé de la tête de l'épididyme. Bull. et mém. de la soc. anat. de Paris 1906. p. 479. Ref. Zeitschr. f. Urol. 1907. S. 161. — le Dentu: De l'exstirpation complète du canal déférent et de la vésicule séminale par voie inguinale. Assoc. franç. d'urol. 1901. — Legueu: D l'ablation des vésicules séminales tub. Sem. méd. 1905. Nr. 8. Ref. Urol.

Jahresber. 1905. S. 247. — De la tub. génito-urinaire. Presse méd. 1906. Nr. 49. Ref. Urol. Jahresber. 1906. S. 93. — La tuberculose génitale. Journ. des praticiens 1907. 10 févr. Ref. Urol. Jahresber. 1907. S. 362. — La tuberculose du cordon spermatique. Rev. de la tubercul. 1909. — Traité chirurgical d'urologie. 2. édition. Paris: Alcan 1921. — L'orchite traumatique. Monde méd. Tome 1, XII, Nr. 636. 1923. — LESCHNEW: Jodbehandlung der Genitaltuberkulose. Verhandl. 15. Kongr. russ. Chirurg. 1922. (Russisch.) Ref. Zeitschr. f. urol. Chirurg. Bd. 13, H. 3/4, S. 206. 1923. — LEWINSKY, J.: Beitrag zur Tuberkulose des Penis. Dermatol. Zeitschr. Bd. 20, H. 8. 1913. Ref. Zeitschr. f. Urol. 1913. S. 907. — LEWISOHN: Über die Tuberkulose des Bruchsackes. Mitt. a. d. Grenzgeb. d. Med. u. Chirurg. 1903. — LEXER: Die Behandlung der chirurgischen Tuberkulose. Dtsch. med. Wochenschr. Jg. 47, S. 821. — LICHANSKY: L'épididymite tuberculeuse et son traitement. Thèse de Genève 1921. — LOMMEL, C.: Beitrag zur Kenntnis der Antiperistaltik des Vas deferens. Zeitschr. f. urol. Chirurg. Bd. 3, H. 3. — LÖWENSTEIN, E.: Über Tuberkelbacillenbefunde im Urin bei Hodentuberkulose. Dtsch. med. Wochenschr. 1913. Nr. 11. — LYDSTON, F.: A new method of Anastomosis of the Vas deferens. Journ. of the Americ. med. assoc. Nr. 1. 26. Juli 1906. — LYONS, O.: Tub. of the genital organs in children. Journ. of the Americ. med. assoc. Dec. 1913. — MALGAIGNE: Du traitement des ulcères tub. du testicule par une opération nouvelle. Bull. acad. de méd. Paris. Tome 16, p. 1050/51. — MANDL: Zur Frage der chronischen nichtspezifischen Hoden- und Nebenhodenentzündung. Dtsch. Zeitschr. f. Chirurg. Bd. 170, H. 5/6, S. 416. 1922. — MARINESCO: De l'épididymectomie dans la tuberculose génitale. Journ. d'urol. Tome I, Nr. 6, p. 789. — MARION: De l'épididymectomie dans la tuberculose génitale. Presse méd. 1923. p. 12. — Castrations avec ablat. de la prost. en cas de tub. gén. Soc. de chirurg. de Paris 1919. Juin. Traité d'urol. Paris 1921. — MARK: Primary tuberculosis of the body of the testicle. Journ. of urol. Vol. 5, H. 2, p. 171. — MARTINI, E.: Experimenteller Beitrag zum Studium der Chirurgie des Hodens. Zeitschr. f. Urol. Bd. 2, Nr. 4—8. 1908. — MAUCLAIRE et VIGNERON: Sur un cas de testicule tuberculeux à type macroscopique (Localisation testiculaire primitive). Bull. et mém. de la soc. anat. de Paris 1923. H. 2, p. 166. Ref. Zeitschr. f. Urol. 1924. H. 4, S. 240. — LA MENSA: Sulle gomme autoctone sifilitiche dell' uretra. Fol. urol. Bd. 2, H. 2. 1907 und Bd. 3, H. 1. 1908. — v. MEYENBURG, H.: Die pathologisch-anatomischen Grundlagen der traumatischen Tuberkulose. Schweiz. med. Wochenschr. Bd. 45, S. 1093. 1923. — MICHELSON: Jodbehandlung der Genitaltuberkulose. Verhandl. 15. Kongr. russ. Chirurg. 1922. (Russisch.) Ref. Zeitschr. f. urol. Chirurg. Bd. 13, H. 3/4, S. 206. 1923. — MOLLA: Behandlung der Tuberkulose der äußeren Genitalien mittels BARDENHEUERscher Operation. Rev. española de med. y dermatol. 1923. Ref. Zeitschr. f. urol. Chirurg. Bd. 15, S. 204. — MORTON: Diseases of the epididymis and testicle. New York med. journ. a. med. record 1915. p. 272. — MUREN, G. M.: Urogenital tuberculosis. A plea for early diagnosis and conservative treatment. Americ. journ. of surg. 1909. p. 335. Ref. Zeitschr. f. Urol. 1910. S. 76. — NAKARAI: Experimentelle Untersuchungen über das Vorkommen von Tuberkelbacillen in den gesunden Genitalorganen. Beitr. z. pathol. Anat. u. z. allg. Pathol. Bd. 24, S. 327. 1898. — OBERNDOERFFER: Pathogenese und pathologische Anatomie der Genitaltuberkulose. Wien. klin. Rundschau 1906. — OPPENHEIM und LÖW: Klinische und experimentelle Studien zur Pathogenese der gonorrhoischen Epididymitis. Virchows Arch. f. pathol. Anat. u. Physiol. Bd. 182, S. 39. 1905. — PALADINO-BLANDINI: La tuberc. de l'épidid. dans ses rapports avec le mode de propagation de microorganismes le long d. voies de l'appareil gén. urin. Ann. des maladies d. org. gén.-urin. 1905. — PAPIN, E.: L'atrophie de la prostate. Scalpel Jg. 75, Nr. 37, p. 893. 1922. Ref. Zeitschr. f. urol. Chirurg. Bd. 13, S. 377. 1923. — PAPIN, E. et VAFIADIS: Tub. primitive de la glande de Cowper. Journ. d'urol. 1922. — PARAVICINI: Bemerkenswertes Heilresultat nach doppelseitiger Samenblasen- und Nebenhodentuberkulose. Zeitschr. f. Urol. 1907. S. 898. — PASTEAU: Fréquence et traitement des rétrécissements tuberculeux. Assoc. franç. d'urol. 14. session. Ref. Urol. Jahresber. 1910. S. 327. — PAUCHET, V.: Exstirpation des voies spermatiques dans la tuberculose génitale. Rev. prat. des maladies d. org. génito-urin. 1909. Ref. Zeitschr. f. Urol. 1910. S. 48. — PAYR: Über konservative Operationen am Hoden und Nebenhoden. (Sektionsschnitt des Hodens bei Orchitis.) Arch. f. klin. Chirurg. Bd. 63, S. 1004. 1901. — PELOUCE, P. S.: New growths of the prostatic urethra in relation to tuberculosis. New York med. journ. a. med. record 6. Oct. 1915. — PETERS, W.: Über Tuberkulose der männlichen Geschlechtsorgane. Bruns' Beitr. z. klin. Chirurg. Bd. 118, 1919. — Die Tuberkulose des Penis. Bruns' Beitr. z. klin. Chirurg. Bd. 122, H. 3, S. 647—655. — PFLAUMER: Prophylaktische Vasektomie bei Genitaltuberkulose. Münch. med. Wochenschr. 1919. Nr. 49, S. 1415. — Über Aufgaben, Hilfsmittel und Erfolge der Urologie. Münch. med. Wochenschr. 1922. Nr. 20, S. 733. — PIERI, G.: Hodenendotheliom, Tuberkulose vortäuschend. Il Policlinico, sez. chirurg. 1908. p. 5. Ref. Urol. Jahresber. 1908. S. 301. — PILLET: Déférentite tuberculeuse fistuleuse d'origine prostatique. Ann. des maladies org. gén.-urin. 1904 p. 898. Ref. LEGUEU: Traité chirurg. d'urol. p. 799. — POISSONNIER, G.: Le testicule tuberculeux infantile. Gaz. des hôp. civ. et milit. 1907. p. 32. — POMETTA: Einige Bemerkungen zur

Frage der sog. traumatischen Tuberkulose. Schweiz. med. Wochenschr. 1923. Nr. 46. S. 1124. — Poncet, C.: La tuberculose inflammatoire de l'appareil génital de l'homme. Cpt. rend. soc. de chirurg. de Paris 1912. p. 505. — Posner, C.: Diskussionsbemerkungen zu Benda. Zeitschr. f. Urol. 1912. S. 994. — Praetorius: Heilung einer Genitaltuberkulose durch Friedmannsche Vaccine. Dtsch. med. Wochenschr. 1919. Nr. 51. — Ascendierende oder descendierende Ausbreitung der männlichen Genitaltuberkulose. Dtsch. med. Wochenschr. 1912. Nr. 16 u. 39. — Preiswerk, P.: Über das primäre Carcinom der männlichen Urethra. Zeitschr. f. Urol. 1907. S. 273. — Rafin: Des lésions génitales tub. considérées au point de vue de la néphrectomie. Cpt. rend. franç. d'urol. Tome 13. 1909. Ref. Jahresber. 1909. S. 94. — Rammstedt: Die Chirurgie des Hodens und seiner Hüllen. Handb. d. prakt. Chirurg. (Bruns, Garré, Küttner). Bd. 4. — Rasumowsky: Eine neue konservative Operation am Hoden. Arch. f. klin. Chirurg. Bd. 65. 1902. — Rautberd, B.: Urogenital-tuberkulose und Meningitis tuberculosa. Diss. Basel 1908. — Razzoleoni, G.: Su di un caso di tuberculosi del testiculo con inversione anteriore totale. La clinica moderna 1907. p. 149. Ref. Jahresber. f. Urol. 1907. S. 796. — Reinecke: Zur männlichen Genitaltuber-kulose. Dtsch. Zeitschr. f. Chirurg. Bd. 180, S. 130. 1923. — Zur männlichen Genital-tuberkulose. Zentralbl. f. Chirurg. Jg. 50, Nr. 16, S. 649. 1923. Selbstbericht und Sitzungs-bericht. — Rocher, L.: Tuberculose epididymaire chez l'enfant. Journ. de méd. de Bor-deaux 1905. p. 4/5. Ref. Urol. Jahresber. 1905. S. 239. — Rocher et Thévenot: Ablation du testicule, du canal déférent et de la vésicule sémin. correspond. au cours de la tub. de ces organes 26. Congrès franç. de chirurg. Paris 1913. — Rochs und Coste: Über trau-matische Gelenk- und Hodentuberkulose. Veröff. a. d. Geb. d. Militär-Sanitätswesens 1907. Ref. Urol. Jahresber. 1907. S. 362. — Röpke, O.: Kann Verheben oder Erschütte-rung des Körpers eine Nebenhoden- und Hodentuberkulose auslösen oder verschlimmern? Ärztl. Sachverständigungstagg. 1913. Nr. 5. Ref. Urol. Jahresber. 1913. S. 388. — Rol-lier: Die Heliotherapie der Tuberkulose. Berlin: Julius Springer 1924. 2. Aufl. — Rose: Über Tuberkulose des Penis. Beitr. z. klin. Chirurg. Bd. 72. 1911. — Rost: Tuberkulose der Sexualorgane. Pathol. Physiol. des Chirurg. 1. Aufl., S. 371. — Rovsing: Die Uro-genitaltuberkulose. Zeitschr. f. Urol. 1909. S. 315. — Rowlands, R. P. and Nicholson: A case of primary squamous-celled epithelioma of the epididymis. Lancet. Vol. 66. 1909. — Rydgaard: Die Genitaltuberkulose bei Männern und die Resultate ihrer Behandlung, insbesondere die Resultate der Epididymektomie. Arch. f. klin. Chirurg. Bd. 123, S. 758 bis 783. 1923. — v. Saar: Chirurgische Beiträge zur Kenntnis der Erkrankungen der Samen-blasen. Zeitschr. f. Urol. Bd. 13, H. 8, S. 285. 1919. — Samuel, A.: Der Hoden bei Neben-hodentuberkulose. Wien. klin. Rundschau 1911. S. 46/47. Ref. Zeitschr. f. Urol. 1912. S. 241. — Sangiorgi, G.: Ricerche sperimentali sulla diffusione della tuberculosi nel systema genitale maschile. Pathologica 1909. Sept. Ref. Zeitschr. f. Urol. 1910. S. 802. — Sawa-mura, S.: Experimentelle und literarische Studien über die Verbreitungsweise und -wege der Urogenitaltuberkulose. Dtsch. Zeitschr. f. Chirurg. Bd. 103. 1910. — Über tuberkulöse Strikturen der Harnröhre. Fol. med. 1910. Nr. 9. — Schaefer: Ein Beitrag zur Tuberkulose der Harnröhre. Dermatol. Wochenschr. 1920. Nr. 9. Ref. Zeitschr. f. Urol. Bd. 14, S. 389. 1920. — Scheele, K.: Die Urogenitaltuberkulose als Systemerkrankung. Allg. med. Zentral-Zeitg. Jg. 90, Nr. 39, S. 229—230. 1921. Ref. Jahresber. üb. d. ges. Urol. Bd. 1, S. 417. 1921. — Schick: Ein Fall von Beschneidungstuberkulose. Wien. klin. Wochenschr. 1917. Nr. 51. — Schindler: Über antiperistaltische Bewegung des Vas deferens und die Behand-lung der akuten gonorrhoischen Urethritis post. Arch. f. Dermatol. u. Syphilis Bd. 85. 1907. — Schmid: Demonstration eines fünfjährigen Knaben mit doppelseitiger Tuberkulose der Nebenhoden und der Samenstränge. Münch. med. Wochenschr. 1907. 15. Jan. — Schmieden: Indikation zur chirurgischen bzw. balneologischen Behandlung der Neben-hodentuberkulose. Allg. med. Zentral-Zeitg. Jg. 90, Nr. 46. 1921. Zeitschr. f. urol. Chirurg. Bd. 8, H. 6, S. 538. 1921. — Zur Therapie der Nebenhodentuberkulose. Münch. med. Wochenschr. Bd. 68, H. 48, S. 1563—1564. — Schuchardt: Die Übertragung der Tuberkulose auf dem Wege des geschlechtlichen Verkehrs. Arch. f. klin. Chirurg. Bd. 44, S. 448. 1892. — Schultz, P. J.: Über männliche Genital- und Urogenitaltuberkulose. Zeitschr. f. Tuber-kulose. Bd. 36, H. 2. — Schumacher, C.: Über die nichtspezifische Epididymitis. Arch. f. Dermatol. u. Syphilis Bd. 142, S. 339. 1923. — Schwarz: Über die Behandlung der männlichen Genitaltuberkulose und der chronischen unspezifischen Epididymitis. Arch. f. klin. Chirurg. Bd. 127, 2. Hälfte. — Diskussionsbemerkungen zu Reinecke. Zentralbl. f. Chirurg. 1923. S. 650. — Schwarz und Sinkow: Über die Erfolge der konservativen und operativen Behandlung der Samenblasenerkrankungen. Zeitschr. f. urol. Chirurg. Bd. 14, S. 180. 1923. — Sebileau et Decomps: Maladies des organes génitaux de l'homme. Paris 1916. — Sellei: Das Biersche Stauungsverfahren bei einigen urologischen Erkran-kungen. Zeitschr. f. Urol. Bd. 1, S. 704. 1907. — Simmonds: Über Frühformen der Samen-blasentuberkulose. Virchows Arch. f. pathol. Anat. u. Physiol. 1906. S. 183. — Über primäre Tuberkulose der Samenblase. Münch. med. Wochenschr. 1906. 17. April. — Über Fibrosis testis. Virchows Arch. f. pathol. Anat. u. Physiol. Bd. 201. 1910. — Über hämatogene

Tuberkulose der Prostata. Virchows Arch. f. pathol. Anat. u. Physiol. Bd. 216, S. 45. 1914. — Über Tuberkulose des männlichen Genitalsystems. Dtsch. med. Wochenschr. 1915. Nr. 4, 7, 8, S. 120, 211, 240. Sitzungsber. — Über Tuberkulose des männlichen Genitalsystems. Beitr. z. Klin. d. Tuberkul. Bd. 33, S. 35. 1915. — Zur Frage der Ausbreitungsweise der Tuberkulose im männlichen Genitalsystem. Beitr. z. Klin. d. Tuberkul. Bd. 34. 1915. — Diskussionsbemerkungen zu REINECKE. Zentralbl. f. Chirurg. 1923. S. 650. — SIMON: Zur Frage der Hodentuberkulose. Zentralbl. f. Chirurg. 1901. S. 125. — SMITH: Experimental testicular tuberculosis in the rabbit. Journ. of med. research Vol. 43, Nr. 1, p. 45. 1922. — SOCIN-BURKHARDT: Die Verletzungen und Krankheiten der Prostata. Dtsch. Chirurg. 1902. — SOEDERLUND, G.: Beitrag zur Frage über die chirurgische Behandlung der Nebenhodentuberkulose. Acta chirurg. scandinav. Vol. 55, H. 5/6, p. 513. 1923. Ref. Zeitschr. f. urol. Chirurg. Bd. 14, H. 1/2, S. 71. 1923. — SOKOLOW: Pathogenese und Therapie der männlichen Genitaltuberkulose. Schweiz. Rundschau 1917. Nr. 19, 20, 21, 22. — SSIDORENKO: Klinik und Therapie der Urogenitaltuberkulose. Verhandl. 15. Kongreß d. russ. Chirurg. Petersburg 1922. (Russisch.) Ref. Zeitschr. f. urol. Chirurg. Bd. 13, H. 3/4, S. 204. 1923. — STEFFEN, H.: Über tuberkulöse Strikturen der Harnröhre. Zeitschr. f. urol. Chirurg. Bd. 4, S. 136. — STEVENS, A. R.: Differentiation between tuberculous and un tuberculous inflammation of the epididymis. Journ. of urol. Vol. 10. 1923. — STUTZIN, J. J.: Erscheinungen im Verlauf der Urogenitaltuberkulose. Zeitschr. f. Urol. Bd. 14, S 4. 1920. — SUSSIG: Zur Frage über die Genese der Tuberkulose des männlichen Genitales. Dtsch. Zeitschr. f. Chirurg. Bd. 165. 1921. — Zur Genese und Behandlung der männlichen Genitaltuberkulose. Med. Klinik 1924. H. 7. — SUTER, F.: Bericht über 204 Nephrektomien wegen Nierentuberkulose. Schweiz. med. Wochenschr. 1923. S. 48. — TÉDENAT: Traitement de la tub. de la prostata. Ann. des maladies d. org. gén.-urin. 1909. p. 281. — TEUTSCHLÄNDER: Die Samenblasentuberkulose und ihre Beziehungen zur Tuberkulose der übrigen Urogenitalorgane. Beitr. z. Klin. d. Tuberkul. Bd. 3, S. 215 u. 295. 1905. — TRAMONTANA: Ein Beitrag zur Lehre der Epididymitis tuberculosa. Inaug.-Diss. Zürich 1922. — TYLINSKI, W.: Experimentelle Beiträge zur Hodentuberkulose. Dtsch. Zeitschr. f. Chirurg. Bd. 110. 1911. — TZULUKIDZE und SIMKOW: Untersuchungen über die Bewegungen des Vas deferens. Zeitschr. f. urol. Chirurg. Bd. 14, S. 105. 1923. — ULLMANN, J.: Über Erkrankung des Nebenhodens im Frühstadium der Syphilis. Monatsh. f. prakt. Dermatol. Bd. 41, S. 5. 1905. Ref. Urol. Jahresber. 1905. S. 240. — Die Fälle von Hodentuberkulose, wesentlich gebessert durch BIERsche Stauung. Zentralbl. f. d. Krankh. d. Harn- u. Sexualorg. Bd. 17. 1906. — ULLMANN, R.: Zur Röntgentiefenbestrahlung der Hoden- (Genital-)tuberkulose. Wien. klin. Wochenschr. 1921. Nr. 46. Wien. med. Wochenschr. Jg. 75. 1925. — UNTERBERG, HUGO und BARSONY: Die Unterbindung des Vas deferens bei Nebenhodentuberkulose (ungarisch). Ref. Zeitschr. f. urol. Chirurg. Bd. 11, H. 3 u. 4, S. 201. — VILLARD: Tuberculose génitale, vasovesiculotomie par voie haute. Lyon méd. 1909. p. 17. Ref. Zeitschr. f. Urol. 1909. S. 803. — Vaso-vésiculectomie par voie haute. Lyon méd. 1910. p. 711. Ref. Zeitschr. f. Urol. 1910. S. 793. — VOELCKER, F.: Excision tuberkulöser Samenblasen mit temporärer Verlagerung des Rectum. Beitr. z. klin. Chirurg. Bd. 72. 1911. — Samenblasenoperationen. Zentralbl. f. Chirurg. 1912. Nr. 30. Beil. — Chirurgie der Samenblasen. Neue dtsch. Chirurg. Bd. 2. 1912. — Operation an den Samenblasen. Zentralbl. f. Chirurg. 1913. Nr. 28. Beil. — VOELCKER, F. und WOSSIDLO: Urologische Operationslehre. Leipzig 1921. — WALLNER: Zur Klinik der männlichen Genitaltuberkulose. Zeitschr. f. urol. Chirurg. Bd. 15, S. 137 bis 162. 1924. — WALTHARD: Über den Einfluß der Epididymektomie auf die Prostata. Zeitschr. f. urol. Chirurg. Bd. 8. 1921. — WEGELIN: Traumatische Epididymitis. Korresp.-Blatt f. Schweiz. Ärzte 1917. S. 1595. — WILDBOLZ, H.: Experimentelle Studien über ascendierende Nierentuberkulose. Fol. urol. Bd. 2, S. 6. 1909. — Über Lipome des Nebenhodens. Zeitschr. f. Urol. 1914. S. 453. — Über die Behandlung der tuberkulösen Epididymitis. Schweiz. med. Wochenschr. 1920. Nr. 25, S. 506. — Lehrbuch der Urologie. Berlin: Julius Springer 1924. — WILKINSON, H.: Tuberculosis of the testicle. Americ. journ. of surg. 1908. p. 181. Ref. Zeitschr. f. Urol. 1908. S. 1122. — WILSON and WHARTIN: Primary tuberculosis of the penis. Ann. of surg. February 1912. Ref. Urol. Jahresber. 1912. S. 315. — WINCKLER, V.: Zur Entstehung der Epididymitis non gonorrhoica. Zentralblatt f. Chirurg. Jg. 50, Nr. 3, S. 89. 1923. — v. WINIWARTER: Die Tuberkulose des Penis. Handb. f. Urol. Bd. 3, S. 506. Wien 1906. — Tuberkulose des Hodens und Nebenhodens. Ibidem. — WULFF: Primäre Prostatatuberkulose. Dtsch. med. Wochenschr. 1909. S. 30. — WULLSTEIN und WILMS: Lehrbuch der Chirurgie. — YOUNG, H.: The radical cure of tuberculosis of the seminal tract. Arch. of surg. 1922. p. 334. Ref. Zeitschr. f. Urol. 1923. S. 622. — ZACCARINI, G.: La tuberculosi ematogena del deferente. Fol. urol. Vol. 7. 1913. — ZÖPFEL, H.: Kurze Bemerkungen zur Frage der ascendierenden Nierentuberkulose und zur Frage der Ausheilung der Samenblasentuberkulose nach Kastration. Zeitschr. f. Urol. 1920. S. 446. — ZUCKERKANDL, OTTO: Über die Tuberkulose des Nebenhodens und ihre operative Behandlung. Med. Klinik 1921. Nr. 5, S. 124.

Die Aktinomykose der Harnorgane.

Von

PAUL ROSENSTEIN-Berlin.

Mit 10 Abbildungen.

Einleitung.

Die Aktinomykose der Harnorgane als selbständiges Krankheitsgebiet ist noch niemals im Zusammenhang besprochen worden. Die einzige zusammenfassende Darstellung, die in Kriegszeiten sich aus äußeren Gründen und Raummangel sehr kompendios gestalten mußte, habe ich im Jahre 1918 aus Anlaß des 70. Geburtstages unseres Altmeisters JAMES ISRAEL in der Berliner klinischen Wochenschrift erscheinen lassen. Die kleine Arbeit stellte gewissermaßen die Vorstufe zu dieser Abhandlung dar, und ich werde mich daher bei der Behandlung einzelner Kapitel häufig auf sie zu berufen haben. Um einen Überblick über die Erscheinungsformen der Strahlenpilzerkrankung des menschlichen Harnapparates zu gewinnen, mußte ich alle Publikationen über Aktinomykose nach der Beteiligung des Harnapparates an der Erkrankung durchsuchen, und so habe ich (zum Teil an der Hand großer Sammelreferate) das Material bis zum Jahre 1918 ziemlich genau sichten können. Einen gewissen Mangel stellte die Unmöglichkeit dar, damals ausländische Literatur zu benutzen. Inzwischen ist auch diese wieder zugänglich geworden, so daß manche nur im Referat bekannt gewordene Arbeit auch im Original nachgelesen werden konnte. Die seit 1918 neu erschienenen Veröffentlichungen konnten das gewonnene Bild über das Wesen der Aktinomykose der Harnwege nicht nennenswert verschieben und bewirkten nur in unwesentlichen Punkten die Berücksichtigung neuer Gesichtspunkte in bezug auf das Wesen des Pilzes, seine Ausbreitung und besonders die Therapie. Zum Verständnis der Eigenart der aktinomykotischen Erkrankung war es notwendig, an einzelnen Stellen auf die allgemeine Pathologie des Aktinomycespilzes näher einzugehen, als wie es bei der Besprechung anderer Infektionskrankheiten der Harnorgane notwendig gewesen wäre.

Es sei mir gestattet, an dieser Stelle Herrn Professor PICK für die Freundlichkeit, mit der er mir seine wertvollen mikroskopischen Präparate zur Verfügung gestellt hat, ebenso Herrn Professor THEODOR COHN, meinen verbindlichsten Dank auszusprechen.

I. Allgemeiner Teil.

1. Geschichtliches.

In seiner ersten Veröffentlichung „Neue Beobachtungen auf dem Gebiete der Mykose des Menschen" im Jahre 1878 erwähnt JAMES ISRAEL neben eigenen Beobachtungen, daß im Jahre 1845 sein Lehrer v. LANGENBECK in einem Fall von Wirbelcaries die Einnistung von Pilzen festgestellt und in ihnen die Ätiologie der Erkrankung vermutet habe. Ähnliche Beobachtungen hatte LEBERT 1857 beim Menschen gemacht, aber auch sie gewannen zunächst keine Beachtung. Im Jahre 1868 haben RIVOLTA und PERRONCITO den Pilz zunächst beim Tiere gesehen, aber erst 1877 erfuhr diese Erkrankung beim Rinde eine eingehende Bearbeitung durch BOLLINGER. Er beobachtete in Weichteilen und Knochen des Kau- und Verdauungsapparates der erkrankten Tiere, namentlich bei Rindern, seltener bei Schafen, Schweinen und Pferden, entzündliche zum Zerfall neigende Geschwülste, in deren erweichten Partien, ebenso wie in dem eiterähnlichen Sekret der Fistel sich Körnchen vorfanden, die immer wieder als Charakteristicum dieser chronisch verlaufenden Infektionskrankheit festgestellt wurden. Der Botaniker HARZ, dem BOLLINGER seine Entdeckung zeigte, gab dem in diesem Körnchen enthaltenen Pilz wegen der strahligen Anordnung der ihn zusammensetzenden Elemente den Namen *Aktinomyces bovis* und BOLLINGER nannte die durch ihn verursachte Erkrankung *Aktinomykose*. Zu gleicher Zeit, im Mai 1877, fand JAMES ISRAEL den Pilz als ätiologisches Moment bei bestimmten Erkrankungsformen des menschlichen Körpers und berichtete darüber ein Jahr später (1878) im 74. Bande von Virchows Archiv. PONFICK wies 1882 nach, daß die Aktinomykose des Rindes und die von ISRAEL entdeckte menschliche Strahlenpilzerkrankung auf denselben Erreger zurückzuführen sei. Es folgten bald zahlreiche Veröffentlichungen anderer Forscher aber unter allen hat eine geradezu klassische Bedeutung wiederum eine Monographie JAMES ISRAELS erlangt: ,,Klinische Beiträge zur Aktinomykose des Menschen". Hier konnte ISRAEL bereits im Jahre 1885 über 38 aus der Literatur zusammengestellte Erfahrungen, darunter 13 eigene, berichten, und diese Darstellungen der klinischen Erscheinungen zusammen mit den von ihm und MAX WOLF unternommenen Züchtungsversuchen des Aktinomycespilzes sind maßgebend für alle späteren Forschungen geblieben. So kommt ohne Zweifel JAMES ISRAEL das unumstrittene doppelte Verdienst zu, die Aktinomykose des Menschen entdeckt und so klar und lückenlos beschrieben zu haben, daß alle späteren Beobachter immer wieder auf seine Arbeiten zurückgreifen mußten. Inzwischen ist die Kasuistik fast unübersehbar geworden; eine stattliche Anzahl von Veröffentlichungen des In- und Auslandes haben sich mit der aktinomykotischen Infektion des menschlichen Körpers beschäftigt, teils in Form von eingehender Darstellung der Strahlenpilzerkrankung bestimmter Organe und Organgruppen, teils in Form von Sammelreferaten: Unter ihnen nenne ich nur die Arbeiten von HERZ, BRUNNER, GRILL, HARBITZ und GRÖNDAHL, KORANYI, PLAUTH, PARTSCH, PONCET, BÉRARD u. a. Die Erscheinungsformen der Erkrankung sind gründlich studiert, die Infektion ist auch beim Menschen eine so häufige, daß ihre genaue Kenntnis zum Rüstzeug eines jeden Arztes gehören sollte.

2. Biologie und Morphologie des Aktinomyces-Pilzes.

Der Eiter eines aktinomykotisch ergriffenen menschlichen Organes bietet schon makroskopisch ein charakteristisches Aussehen. Wenn man ihn näher betrachtet, so bemerkt man darin kleine Elemente von wechselnder Farbe, von der Größe eines Sandkorns bis zu der eines Mohnkornes. Diese Körnchen sind entweder blaß, opak, von matterem oder durchscheinendem Aussehen, oder sie zeigen alle Übergänge von bräunlicher oder gelbgrüner bis zu leuchtender schwefelgelber Farbe. Betrachtet man ein solches Körnchen unter dem Mikroskop, nachdem man es auf dem Objektträger zerzupft hat, so kann man erkennen, daß es aus einzelnen sog. Pilzdrusen besteht, das sind kleine Gebilde knäuelartig verfilzter Fäden, um die sich ein Mantel von Leukocyten, roten

Blutkörperchen und Detritus gelegt hat (Abb. 1). Erst wenn man diesen Mantel durch Behandlung mit Chemikalien (z. B. Kalilauge) oder durch mechanische Maßnahmen (z. B. Rollen auf dem Objektträger oder Drücken mit dem Deckglas) entfernt hat, so kann man bei starker Vergrößerung und auch bei geeigneter Färbung erkennen, daß die Druse sich zusammensetzt aus geraden oder gewunden verlaufenden, oft korkzieherartigen Fäden, die sich häufig dichotomisch teilen. Daneben kann man in dem Netzwerk feinste schwach lichtbrechende, runde Körnchen sehen, über deren Natur — ob Sporen oder Zerfallsprodukte — noch keine einmütige Ansicht herrscht. Die Fäden setzen sich fort in die charakteristischen Keulen und Kolben, die wie ein Strahlenkranz den ganzen Pilz umgeben und denen der Erreger den Namen *Strahlenpilz* verdankt (Abb. 2 und 3). Auch über die Natur dieser Keulen sind die Meinungen scharf auseinandergegangen, indem maßgebliche Forscher glauben, daß es sich nur um Degenerationserscheinungen des Aktinomycespilzes handelt, da tatsächlich die Keulen-

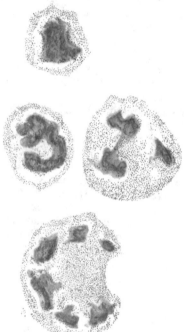

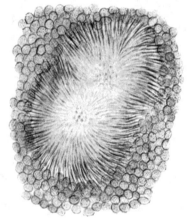

Abb. 1. Eiter aus aktinomykotischer Fistel „Körner" nach Härtung in 80 % Alkohol und Paraffineinbettung; mit Hämalaun gefärbt. Mittlere Vergrößerung. (Pathol.-Histol. Sammlung des Krankenhauses im Friedrichshain, Berlin, Prof. Dr. L. Pick.) Leitz: Oc. 4, Obj. 3.

Abb. 2. Aktinomycesdruse bei stärkerer Vergrößerung.

und Kolbenbildung nur bei dem lebenden Aktinomycespilz eintritt, also eine echte Degeneration ist (Boström, Mertens, Neukirch, Babes, Levaditi u. a.). Vielfache bakteriologische Arbeiten, auch der Neuzeit, haben immer wieder neue Eigenschaften des Aktinomycespilzes bei verschiedenen Züchtungsversuchen erkennen lassen, so daß sich allmählich die Überzeugung Bahn gebrochen hat, daß es sich nicht um eine einzige Art des Strahlenpilzes handelt, sondern daß mehrere wohlcharakterisierte Arten bestehen müssen. So betont Brunner, indem er sich auf die Arbeiten von Levi, Bruns, Berestnew und Silberschmidt bezieht, daß wir unter den Erregern der Aktinomykose eine Gruppe von Mikrobien zusammenfassen müssen, welche der Klasse der Aktinomyceten oder Streptotricheen angehören. Die Einreihung in die Klasse der Streptotricheen gründet sich darauf, daß die Aktinomycesfäden in gefärbtem Zustande sehr häufig durch Plasmolyse entstandene Lücken aufweisen und sich dadurch in kleine und unregelmäßige Stäbchen oder Fäden zerteilen, so daß es mitunter zu einer perlenschnurartigen Anordnung dieser Gebilde kommt. Auf die sich aus diesen Beobachtungen im Zusammenhang mit den klinischen Erscheinungen ergebenden Ähnlichkeit mit den Tuberkelbacillen werde ich im Anhang zurückkommen. Während man früher die Anwesenheit von Drusen im Eiter als spezifisch für Aktinomykose erklärt hat, haben neuere Forschungen ergeben, daß

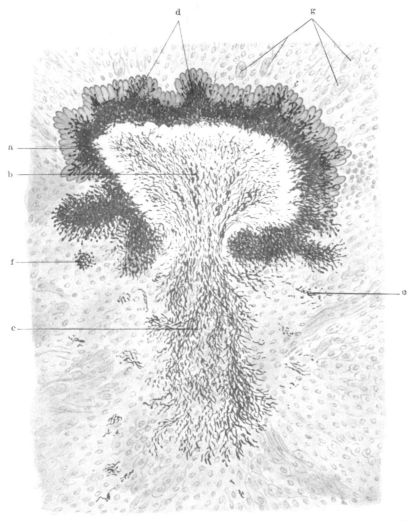

Abb. 3. Schnitt eines Kieferaktinomykoms des Rindes. Zeiß: Oc. 2, homog. Imm. $^1/_{12} = {}^1/_{350}$. — Vorfärbung mit Bismarckbraun, Färbung nach GRAM mit Anilin-Methylviolett, Nachfärbung mit Eosin. Medianschnitt durch eine vollentwickelte Aktinomycesdrüse (einer Halbkugel mit Öffnung vergleichbar). a) Dichtes Fadengeflecht des Mantels (Kernlager). b) Dünneres Fadenwerk des Hohlraumes, aus welchem das reichverzweigte Wurzellager c) in das Gewebe hineinwächst. d) Peripher ausstrahlende Fadenbüschel mit gut ausgeprägten Keulen, in welche hinein sich teils knopfförmig endende. teils verzeigte Fäden erstrecken. e) Kürzere Fäden, bzw. Stäbchen. f) Sporoide Körnerhaufen. Der Pilzrasen liegt in jungem Granulationsgewebe, aus Leukocyten, epitheloiden Zellen und großen oft mehrkernigen Zellen (Vorstufen von Riesenzellen g) bestehend.
(Aus KAREWSKI: Aktinomykose der Lunge und der Pleura [nach SCHLEGEL].)

auch bei anderen Spaltpilzen Drusenformen vorkommen, daß letztere also nicht als das charakteristische Merkmal der Strahlenpilze angesehen werden können. So konnte THEODOR COHN einen solchen Aktinomyceten der männlichen Harnorgane züchten und er schlägt nicht mit Unrecht vor, daß man den vielfachen verwirrenden Benennungen über gleichartige Bilder, die man unter dem Namen der Streptotricheen, Cladothrix, Oosporen, Nocardinen usw. kennt, ein Ende macht und sie unter dem gemeinsamen Namen der Aktinomyceten zusammenfaßt (LACHNER, HÜBSCHMANN, SANDOVAL, RODELLA, KRUSE u. a.). Jedenfalls geht schon aus dieser kurzen Übersicht hervor, daß die Züchtungsversuche ergeben haben, daß die Aktinomykose nicht durch einen einheitlichen Erreger verursacht wird, sondern daß verschiedene Formen in Kultur- und Tierversuchen in buntem Wechsel erscheinen. Die Behauptung, daß der Aktinomyces nur anaerob wachse, kann nicht mehr aufrechterhalten werden, da auch aerobe Formen gezüchtet worden sind. Ferner solche, bei denen Drusen überhaupt nicht gefunden worden sind. Der Aktinomyces ist, wie alle Bakterienarten, ubiquitär. Sein hauptsächlichstes Vorkommen ist in den Getreidegrannen, besonders der Gerste, Holzsplittern u. dgl. beobachtet worden, und so sind hauptsächlich alle Personen, die mit Landarbeit, frischem Erdreich usw. zu tun haben, der Infektion durch den Strahlenpilz besonders ausgesetzt.

3. Ätiologie.

Die Eintrittspforte, durch die der Aktinomycespilz in den menschlichen Körper gelangen kann, sind vornehmlich die äußere Haut, die Mund- und Rachenhöhle, die Atmungsorgane und der Digestionstractus. Schließlich gibt es noch eine Anzahl von Infektionen, bei denen die Eintrittspforte unbekannt geblieben ist; eine große Rolle spielen cariöse Zähne. Die schönen Versuche von LORD haben gezeigt, daß auch gesunde Menschen mit cariösen Zähnen den Aktinomycespilz beherbergen. LORD griff von 300 beliebigen Patienten, von denen nachweislich keiner an Aktinomykose litt, 16 mit cariösen Zähnen heraus und konnte in 11 Fällen Aktinomyceskulturen züchten. In einer Anzahl von vorgenommenen Impfungen machten die den Zähnen entnommenen Pilze Geschwülste im Netz, Mesenterium, Darm und Bauchwand, die klinisch wie histologisch das typische Bild der Aktinomykose und die bekannten Formen des Aktinomyceserregers darboten. Ebenso vertritt KLINGER den Standpunkt, daß jede Mundhöhle, speziell gewisse unter anaeroben Bedingungen stehende Teile derselben, wie cariöse Zähne, normalerweise Krankheitserreger beherbergen, von wo aus sie durch Verletzungen (Zahnoperationen z. B.) oder mit Hilfe anderer Keime, meist auf dem Boden einer schon bestehenden oder sich ausbildenden entzündlichen Reaktion, tiefer eindringen. Nimmt man an, daß die cariösen Zähne eines sonst gesunden Menschen Aktinomycespilze enthalten, so ist von hier aus für die Infektion der Brust- und Bauchorgane täglich Gelegenheit gegeben, auch ohne daß wir eine äußere Wunde annehmen. Dagegen gehört für den Eintritt in die äußere Haut eine Schädigung des bedeckenden Epithels. Der Aktinomycespilz kann, wie mehrfach nachgewiesen worden ist, durch Lagern auf Heu und Stroh, durch Beschäftigung der Landarbeiter mit Getreide, namentlich Gerste, durch das üble Zerkauen von Ähren, bei dem die wie mit einem Widerhaken bewaffneten Grannen Verletzungen der Mundschleimhaut herbeiführen können, in den Körper eindringen, ohne daß später die Eintrittspforte noch erkennbar ist. Es liegen in der Beziehung einwandfreie Beobachtungen pathologischer Anatomen vor, die die Möglichkeit, daß eine solche Verletzung der Haut oder Schleimhaut spurlos verheilen kann, ohne daß irgendwelche Krankheitserscheinungen das Augenmerk auf die besondere Art der Infektion gelenkt hätte, nachgewiesen haben. Es bedarf in solchen Fällen erst eines auslösenden Momentes, um den schlummernden Pilz zum Wachstum anzuregen und in dem Körper die deletären Veränderungen hervorzurufen, welche wir unter dem Namen der Aktinomykose kennen gelernt haben. Zu diesen auslösenden Momenten gehört vor allen Dingen das Trauma. Gerade unter den Erkrankungen der Harnorgane sind einige Fälle bekannt geworden, bei denen das Trauma den Anlaß zum Aufleben der jahrelang schlummernden Infektion gegeben hat, so ein Fall von aktinomykotischer Pyonephritis von CECIL und HILL, der bekannte Fall von Nierenaktinomykose, den STANTON beschrieben hat, ferner NÖSKE, bei dessen Fall ein Hufschlag das Leiden auslöste, HARBITZ und GRÖNDAHL und SCHARTAU, der einen Fall von Bauchaktinomykose beschreibt nach Schlag gegen den Bauch beim Düngerheben. Auch der Fall von primärer Nierenaktinomykose, den KUNITH bei einem $4^3/_4$ jährigen Kinde beschreibt, entstand durch einen Sturz aus der Schaukel, nach dem sich eine Geschwulst an der Lendengegend ausbildete. Die Infektion kann jahrelang schlummern, ehe sie zum Ausbruch kommt, nach NÖSKE 5—10 Jahre, kann aber auch sehr bald nach einem Trauma entstehen, so z. B. bei SCHARTAU nach sieben Wochen.

4. Allgemeine pathologische Anatomie.

Die Aktinomykose bildet in den Geweben, die sie befällt, ganz charakteristische Veränderungen. Auf der äußeren Haut entstehen livide Verfärbungen mit strahligen eingezogenen und erhabenen Narben, zwischen denen die Haut zum Teil das charakteristische weinhefeartige Aussehen, zum Teil gewöhnliche Entzündungen und Blässe zeigt. Zwischen diesen Narben, die das befallene Gebiet meist in eine brettharte, ziemlich unempfindliche Geschwulst umgewandelt haben, erblickt man eiterabsondernde Fisteln, welche mehr oder weniger in die Tiefe führen. Die Fisteln entleeren den für die Aktinomykose charakteristischen Eiter, in dem man schon mit bloßem Auge die helleuchtenden gelben Körnchen erkennen kann. Die Kenntnis des äußeren Aspekts einer solchen befallenen Hautpartie ist auch für die Harnorgane wichtig, weil die Nierenaktinomykose nach außen fisteln kann und der bezeichnete Anblick einer so gestalteten Veränderung der bedeckenden Hautteile leichter auf die Diagnose lenkt. Die Induration der Haut, die schwielige Beschaffenheit des ganzen infizierten Gewebes, ist ein Merkmal des überaus chronischen, schleichenden Charakters der Infektion. Ebenso schreitet der Pilz auch an den inneren Organen vorwärts. Seine Gefährlichkeit liegt darin, daß es kein menschliches Gewebe gibt, das er verschont. Er tritt ebenso mühelos in die Weichteile, Fett, Muskeln, Bauchfell, Darm und drüsigen Organe ein, wie er die Knochen angreift, die Nerven zerstört und sich im Herzen oder Gehirn weiter ausbreitet. Keine Stelle des menschlichen Körpers bleibt von ihm verschont, und so sind mit dem Bekanntwerden des Krankheitsbildes allmählich immer mehr Veröffentlichungen erschienen, welche eine schier unübersehbare Ansiedlung des Pilzes über alle menschlichen Körperteile berichten. Die Gewebe machen ähnlich wie die Haut dieselben charakteristischen Veränderungen durch, die teils die Folge der Abwehr gegen den Pilz, teils bereits Zerstörungsprodukte darstellen. Gegenüber dem vordringenden Pilz bildet sich zunächst ähnlich wie bei der Tuberkulose eine entzündliche Ansammlung von Eiterkörperchen, denen bald eine starke Neubildung von Bindegewebe folgt. Diese Neubildung tritt recht massiv auf, so daß dicke Schwarten entstehen, in denen der Pilz in Form von eiterhaltigen Gängen und Buchten vorwärtsdringt. Er frißt dabei auch die Blutgefäße an, die sich durch Thrombosieren ihres Inhaltes des Eindringlings zu erwehren und so eine Verschleppung und Generalisierung auf dem Blutwege zu verhindern suchen. Dies gelingt bei weitem nicht immer, sondern besonders bei der Darmaktinomykose sind zahlreiche Fälle bekannt geworden, in denen der Pilz in die Blutbahn eingebrochen ist und die Organe des Pfortaderkreislaufs mit Pilzen überschwemmt hat, so daß ähnlich wie bei der Miliartuberkulose überall kleinste Aktinomycesknötchen zu finden waren. Aber auch außerhalb des Pfortaderkreislaufs ist schon mehrfach eine generalisierte Aktinomykose beobachtet worden, die sich auch den Harnorganen mitgeteilt hat. Allmählich wird aus dem ursprünglich kleinen primären Herd ein größerer Tumor, der in die Umgebung durch die starken Verlötungen und Schwartenbildungen fest eingemauert erscheint. Allein diese Eigenschaft, welche für die Aktinomykose in der Mehrzahl der Fälle charakteristisch ist, kann zu der Diagnosestellung führen. Geraten in den Bereich dieses aktinomykotischen Infektionsprozesses Organe wie die Leber, Därme, Nieren, Genitalorgane usw., so werden sie angefressen und in großem Umfange durch die Ausbreitung des Pilzes zerstört. Man findet dann kleine oder größere Abscesse, ohne scharfe Begrenzung der Gewebe, in denen der charakteristische Aktinomyceseiter liegt, ferner reichlicher Detritus und nekrotische Massen zwischen neugebildetem Bindegewebe. Bemerkenswert ist, daß bei der Ausbreitung der Aktinomykose zum Unterschied von der Tuberkulose die *Lymphbahnen* keine Rolle zu spielen scheinen. Eine Schwellung der benachbarten Lymphdrüsen kommt selten zustande und wo sie beobachtet wird, ist sie nicht spezifisch, sondern auf Mischinfektion zurückzuführen. So konnte ULLMANN mehrere intumescierte Drüsen bei Aktinomykose untersuchen, aber in keiner Aktinomycespilze nachweisen, während andererseits die Drüsen in Fällen von Zungenaktinomykose, wo er nur den Erkrankungsherd behandelte, die Drüsen aber in Ruhe ließ, von selbst ausheilten. MAJOCCHI hält dementsprechend das Fehlen der regionären Lymphdrüsenschwellung für pathognomonisch für Aktinomykose, desgleichen LIEBLEIN, der ausdrücklich betont, daß eine Aktinomykose der Lymphdrüsen bisher noch nicht beobachtet worden ist. So gewann auch HOCHE aus seinen Untersuchungen die Überzeugung, daß zwar die Entwicklung des Pilzes an das Bindegewebe gebunden ist, daß aber die weißen Blutkörperchen das Eindringen des Strahlenpilzes in die Lymphgefäße verhindern. Dem steht eine Beobachtung von BENDA gegenüber, welcher die Kapsel der Lymphdrüsen verdickt und eine kleine schwielige Infiltration und Fäden fand; dagegen war das Parenchym von großen Abscessen durchsetzt, in deren Mitte zahlreiche kolbenhaltige Drusen lagen. Nach BENDA beweist dieser Befund eine metastatische Erkrankung der Lymphdrüsen und schließt eine solche per continuitatem aus, da bei dieser die Kapsel hätte durchbrochen sein müssen. Ebenso hat BALACK typische Drusen in Lymphdrüsen bei Lungenaktinomykose gefunden. Mir ist trotz zahlreicher Untersuchungen noch niemals eine aktinomykotische Infektion des Lymphapparates begegnet. In diesem Verhalten des Lymphapparates liegt im allgemeinen ein charakteristischer Unterschied gegenüber der Tuberkulose, da die Beobachtungen von BENDA und BALACK bisher gänzlich vereinzelt geblieben sind. Die Krankheit kann eminent chronisch verlaufen, kann aber auch, wenn sie durch Eintritt in die Blutbahn sich generalisiert hat, in kurzer Zeit letal endigen. Stets handelt es sich bei der Aktinomykose um eine schwere Infektion, welche das Leben des Kranken außerordentlich gefährdet und die wir daher nicht aufmerksam genug bekämpfen können.

II. Spezieller Teil.

Alle bisher beobachteten Formen der Invasion des Aktinomycespilzes in die menschlichen Harnorgane sind nach zwei Gesichtspunkten einzuteilen:

1. die sog. primäre Form

a) ohne nachweisbare Eintrittspforte (z. B. primäre Aktinomykose der Nieren),

b) durch direkte Infektion (z. B. durch Einführen von Fremdkörpern in die Blase);

2. die sekundäre Form

a) auf hämatogenem oder metastatischem Wege,

b) durch Übergreifen von der Nachbarschaft.

An diese Gruppierung werden wir uns stets zu halten haben, wenn wir in folgendem die Aktinomykose der einzelnen Organe besprechen.

1. Aktinomykose der Niere und des Harnleiters.

Die Aktinomykose der menschlichen Niere ist sowohl in der Form der *primären* wie *sekundären* Erkrankung bekannt.

a) Primäre Nierenaktinomykose.

Eine primäre Nierenaktinomykose wurde bisher siebenmal beschrieben, zweimal von ISRAEL, je einmal von EARL, STANTON, KUNITH, THEODOR COHN und KLEINSCHMIDT. Der Fall von EARL hält der Anforderung an eine primäre Erkrankung deshalb nicht ganz stand, weil die Aktinomykose der Niere und Blase ein zufälliger Sektionsbefund eines an aktinomykotischem Hirnabsceß verstorbenen Patienten war.

Die Bezeichnung der „primären" Aktinomykose der Niere bedarf ebenso wie die der primären Tuberkulose, einer Einschränkung. Es gibt natürlich keine wirklich primäre aktinomykotische Erkrankung eines so von allen Zugangswegen abgeschlossenen inneren Organes, vielmehr setzt die aktinomykotische Erkrankung der Niere einen bereits im Körper vorhandenen bisher unbemerkten Herd voraus, der auf irgendeinem Wege, wie oben dargestellt, die Haut oder äußeren Schleimhäute durchwandert hat. Von dort ist der Aktinomycespilz in die Blutbahn gelangt, denn nur auf diesem Wege ist die „primäre" Entstehung einer aktinomykotischen Nierenerkrankung denkbar. Für die Annahme dieser im klinischen Sinne allein möglichen Ansiedlung des Aktinomycespilzes im Körper sprechen die Heilresultate nach Entfernung des erkrankten Organes, so die Tatsache, daß in dem ersten ISRAELschen Fall der Patient noch 11 Jahre nach der Nierenexstirpation als geheilt beobachtet werden konnte, ebenso die folgenden Beobachtungen von KUNITH (vierjährige Heilung), KLEINSCHMIDT (achtjährige Heilung) und anderen.

Entsprechend der geringen Zahl primärer aktinomykotischer Nierenerkrankungen ist auch die Zahl der gewonnenen anatomischen Befunde sehr gering. Genauer studiert sind die Fälle von ISRAEL (cf. Abb. 4) und von KUNITH, ferner in neuerer Zeit das Präparat von KLEINSCHMIDT. Aus ihnen läßt sich im großen und ganzen ein Bild gewinnen, das in außerordentlich hohem Maße an die Ausbreitungsweise der primären Nierentuberkulose erinnert. Während bei der disseminierten Form sowohl bei der Aktinomykose wie bei der Tuberkulose hauptsächlich die Rinde ergriffen wird, beteiligt sich bei der primären Form in erster Linie die Marksubstanz. Wenngleich die bisher beschriebenen Fälle in ihrer Ausbreitung schon ziemlich vorgeschritten waren, so ist es ISRAEL in dem letzten Falle gelungen, ein verhältnismäßig frisches Präparat durch Operation zu gewinnen. Aus ihm geht mit Deutlichkeit hervor, daß der primäre Herd die Marksubstanz ergriffen hat und daß die Rindensubstanz lediglich durch disseminierte Knötchen von dem pflaumengroßen, geschwulstartigen Herde der Marksubstanz infiziert worden ist. In diesem Falle ist die Form der Niere meist in allen Dimensionen etwas vergrößert. Äußerlich sieht man einen mehr oder minder großen Bezirk des Organs von einem geschwulstartigen, derben Tumor durchsetzt, der im ganzen scharf begrenzt gegen die übrige Niere sich abhebt. Diese Differenz wird noch verstärkt dadurch, daß in diesem Bezirk das Nierengewebe durch seine Wachsblässe von der normalen braunen Farbe der übrigen Nierensubstanz absticht. Das benachbarte Gewebe verhält sich verschiedenartig. Die Abgrenzung ist wie gesagt überall ziemlich scharf, nur hin und wieder sieht man in dem gesunden Rindenteil einige Knötchen aufsprießen. Nach Abziehen der Kapsel sieht man den Tumor deutlicher geschwulstartig über das Niveau der Nierenkonvexität hinausragen und bemerkt nun schon die charakteristischen kleinen

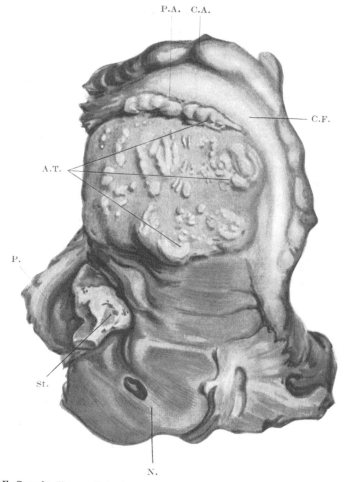

Abb. 4. C.F. Capsula fibrosa. C.A. Capsula adiposa. P. Nierenbecken. St. Stein. A.T. Teile der apfelgroßen, aktinomykotischen Geschwulst. N. Nierengewebe. P.A. Prominierende aktinomykotische Herde zwischen Kapsel und Tumor. (Nach ISRAEL: Chirurgische Klinik der Nierenkrankheiten, Tafel IX.)

verfärbten Erhebungen, in denen sich Eiter von grünlichgelber Farbe angesammelt hat. An einzelnen Stellen der Nierenoberfläche entfernt von dem isolierten Hauptherd sind kleine versprengte Knötchen bis zu Linsengröße bemerkbar. Auf dem Durchschnitt zeigt das Organ ein charakteristisches Gepräge. Der übereinstimmend als pflaumen- bis kleinapfel- oder hühnereigroß bezeichnete Herd bietet ein überaus buntes, gesprenkeltes Aussehen seiner Schnittfläche dar. Man erblickt eine große Anzahl mehr oder minder großer, teils konfluierender, teils isolierter über die Schnittfläche prominierender Herde, die durch eine hellgelbe Färbung gegenüber dem mehr wachsartigen Gewebe, in das sie eingelagert sind, auffallen. Dazwischen sind Verflüssigungen dieser Herde eingetreten, in denen krümliger, blutig tingierter, von Körnchen durchsetzter Eiter lagert. Diese vielfachen Einsprengungen beschreibt ISRAEL als stecknadelkopfgroße und größere Prominenzen mit strichförmig angeordneten gelben Einlagerungen, welche Schrägschnitten von Herden zu entsprechen scheinen. Mitunter liegen diese zu größeren Gruppen zusammen in Form von rundlichen und ovalen Knötchen. Wo der Inhalt erweicht ist, handelt es sich selten um größere Absceßbildungen. So fand ISRAEL in seinem zweiten Falle auf dem Durchschnitt höchstens stecknadelkopfgroße Höhlen, die mit einem Tropfen zäh schleimigeitriger Massen angefüllt waren, in der reichlich Aktinomykosekörner gefunden wurden. Zwischen den Herden erblickt man starke Bindegewebsentfaltung in Form von schmäleren oder weiteren Zwischenwänden aus schwieligem, speckig glänzendem, durchscheinendem Gewebe. Bei KLEINSCHMIDT wird die erkrankte Partie mehr in Form eines Keiles beschrieben, der mit seiner Spitze nach dem Nierenbecken gerichtet ist. KLEINSCHMIDT schildert das sehr anschaulich mit den Worten, daß man den Eindruck gewinne, als ob ein ganzer Renculus im Sequestrieren begriffen sei. Er nimmt den größeren Teil der unteren Nierenhälfte ein, reicht aber nicht ganz bis an den unteren Pol heran. Allen Präparaten gemeinsam ist die scharfe Abgrenzung des Gewebes gegen die gesunde Nierensubstanz hin. ISRAEL beschreibt die Capsula fibrosa als in eine milchweiße Schwarte von 4 mm Dicke umgewandelt. Einzelne Herde schieben sich über diesen abgrenzenden Wall hinaus, so auch bei ISRAEL, der abseits vom Herde in der Nierensubstanz noch einige disseminierte miliare, bis erbsengroße Knötchen von gleicher Beschaffenheit, wie die des großen Herdes, fand.

Charakteristisch ist die bindegewebige, schwartige Entartung der von dem Aktinomycespilz ergriffenen Gewebspartien. Wir haben schon einerseits auf die starken, im Geschwulstherd selbst entwickelten bindegewebigen Stränge aufmerksam gemacht, andererseits auf den scharf abgrenzenden Wall, der als Antwort auf den chronisch wirkenden Infektionsreiz entstanden ist. In den vorgeschrittenen Fällen bleibt es nicht bei der Ausbreitung im Nierengewebe selbst, sondern es wird auch die Umgebung der Niere sowohl die Capsula fibrosa, das Fettgewebe, Fascien, Muskeln und Bauchdecke mitergriffen. Es kommt allmählich zur Fistelbildung nach außen und es entsteht dann der für Aktinomykose so charakteristische Aspekt der äußeren Haut, den wir oben beschrieben haben. Es ist zu betonen, daß die primäre Nierenaktinomykose in den wenigen bekannt gewordenen Fällen weniger zur Einschmelzung zu neigen scheint, als wie wir es sonst beim Menschen bei der fortschreitenden Infektion zu sehen gewöhnt sind. Es fällt hier die Ähnlichkeit auf mit den pathologischen Befunden bei der Erkrankung des Tieres, bei denen im wesentlichen von den Beobachtern knollige solide Tumoren, die wenig zur Erweichung neigen, geschildert werden.

Die *mikroskopische* Untersuchung zeigt einerseits die Merkmale der speziellen aktinomykotischen Veränderungen, andererseits die eines cirrhotischen Prozesses im Nierengewebe mit besonderer Betonung außergewöhnlicher Bindegewebsentfaltung. Entsprechend diesem schon makroskopisch erkennbaren Verhalten ist die Nierensubstanz entweder völlig zugrunde gegangen, oder es sind noch Reste destruierten Parenchyms nachzuweisen (Abb. 5 und 6). An frischeren Stellen erblickt man ein Granulationsgewebe mit zahlreichen lymphoiden Elementen. Dabei ändert sich das Verhalten der Lymphzellen, je weiter sie sich von dem Pilzhaufen, der im Zentrum eines solchen Entzündungsherdes liegt, entfernen. In nächster Umgebung liegen fast nur Leukocyten und erst in weiterer peripherer Anordnung werden die zelligen Elemente größer, erhalten einen bläschenförmigen Kern (epitheloide Zellen), bis sie schließlich die Form von

15*

Spindelzellen annehmen. Stellenweise sind auch Riesenzellen in dem Granulationsgewebe beobachtet worden. Im Zentrum dieser Entzündungsherde liegen, wie ISRAEL sich ausdrückt, rundliche Haufen kokkenartiger Gebilde, die sich mit einfachen Färbemitteln darstellen lassen. Man kann sie mit Hämatoxylin, Sudan, Flemming, Pikrocarmin oder nach GRAM färben; auch Doppelfärbungen geben schöne Bilder. Charakteristisch beschreibt ISRAEL die gefärbten Kokkenhaufen folgendermaßen: „Der runde, manchmal durch Ansatz kleiner Halbkugeln an der Peripherie gebuckelt erscheinende schwarzblaue Haufen ist eingesäumt von einem schmalen Kranz besonders intensiv rot gefärbter birnenähnlicher Gebilde (Keulen), die meist größer sind als Leukocytenkerne. Daran schließt sich ein Ring, der bei schwacher Vergrößerung hell erscheint und annähernd so breit ist, wie der Radius der zentral gelegenen blauen Kugeln. In diesem stehen die Leukocyten sehr dicht. Hierauf folgt erst eine Zone dicht gedrängter Leuko-

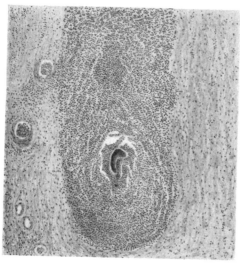

Abb. 5. Nierenaktinomykose. Zwischen den Schwielen und granulierenden Herden ist nur wenig Nierengewebe erhalten. gl Zwei in Obliteration begriffene Nierenglomeruli. f Schwieliges Bindegewebe. ak Aktinomycesdrüse von Eiterkörperchen umgeben; schwache Vergrößerung. (Pathol.-histol. Sammlung des Krankenhauses in Friedrichshain, Berlin, Prof. Dr. L. PICK.) Leitz: Oc. III, Obj. 3.

cyten; so kommt eine deutliche konzentrische Zeichnung zustande". Diese sog. Keulen findet man nur bei frisch untersuchtem Aktinomyceseiter. Sie gehen sehr schnell zugrunde, wie das von zahlreichen Beobachtern nachgewiesen worden ist. Das Granulationsgewebe beherrscht in dem aktinomykotischen Herd das mikroskopische Bild, da sonst nur Merkmale von geschrumpftem Parenchym erkennbar sind. Die Glomeruli sind, wie bei der Schrumpfniere, in bindegewebige, sehr zellarme Kugeln verwandelt, während in weniger betroffenen Partien noch einige unversehrte Gefäßknäuel zu erkennen sind. Ebenso ist das Verhalten der übrigen Nierenelemente, die, teils erdrückt, ihr Epithel verloren haben, andererseits durch Behinderung des Abflusses im Bereich der Harnkanälchen zur Erweiterung und cystischen Entartung

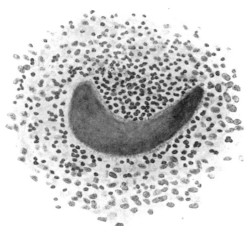

Abb. 6. ak Aus Abb. 2 bei starker Vergrößerung; am Rande der Kolonie sind die Keulenenden leicht angedeutet sichtbar. (Pathol.-histol. Sammlung des Krankenhauses im Friedrichshain, Berlin, Prof. Dr. L. PICK.) Leitz: Oc. III, Obj. 6.

geführt haben. Auch im mikroskopischen Bilde ist die Abgrenzung der erkrankten Partien gegenüber dem gesunden Nierengewebe ziemlich scharf. Sie wechselt je nach Alter des Prozesses zwischen geringfügiger, kleinzelliger Infiltration und derber Schwiele.

b) Sekundäre Nierenaktinomykose.

Bei weitem häufiger ist die Niere *sekundär* von der aktinomykotischen Erkrankung ergriffen. Das kann einmal geschehen auf hämatogenem oder metastatischem Wege, durch Überschwemmung des Körpers mit Aktinomyces-pilzen, wie es oben nach Einbruch in die Gefäßbahn geschildert worden ist. Dabei ist es gleichgültig, wo der primäre Herd sitzt, da jede Strahlen-pilzerkrankung imstande ist, sich im Körper zu generalisieren. Besonders die menschliche Aktinomykose hat eine ausgesprochene Neigung zur Er-weichung und zum Zerfall. Eine gewisse Rolle mag hierbei die oft begleitende Mischinfektion, die durch gewöhnliche Eitererreger und Fäulnisbakterien ent-steht, spielen, durch deren Beimengung die Aktinomykose den Charakter einer pyämischen Erkrankung bekommen kann. Seltener kommt es vor, daß ohne eine solche Mischinfektion die aktinomykotische Infektion allein, wie ISRAEL nachgewiesen hat, nach Art der Pyämie den Körper mit Abscessen überflutet. Die ersten Mitteilungen von solchen Nierenerkran-kungen verdanken wir den Sektionsprotokollen von generalisierter Aktino-mykose, bei denen wir hin und wieder eine oder beide Nieren als mit-ergriffen bezeichnet vorfinden. Schon in seinem ersten Fall von Lungen-aktinomykose, die unter dem Bilde der chronischen Pyämie verlief, konnte ISRAEL eine ausführliche Beschreibung der so gearteten aktinomykotischen Nierenaffektion geben. Trotzdem die Kasuistik auch der Miliaraktinomykose allmählich sehr umfangreich geworden ist, habe ich nur 16 mal erwähnt ge-funden, daß die Nieren von dem Prozeß mitergriffen worden sind. In dem großen Sammelreferat von ILLICH, der 421 Fälle mit 128 Todesfällen zusammen-gestellt hat, ist nur neunmal, also in 7%, die Rede von einer metastatischen Niereninfektion. Darunter war nur einmal *eine* Niere ergriffen, sonst stets beide. Läßt sich diese Zahl auch schlecht statistisch verwerten, da nicht alle Verstor-benen seziert worden sind, so verdient der Umstand doch Erwähnung, daß sehr viel häufiger in der Literatur eine Dissemination der aktinomykotischen Prozesse über die Leber und Milz konstatiert worden ist, als über die Nieren, daß letztere also, weil außerhalb des Pfortaderkreislaufs, auch bei der hämato-genen Ausbreitung, seltener befallen werden. In allen diesen Fällen kehrt als charakteristisches Moment die Tatsache wieder, daß die metastatische Form nur in der Rindensubstanz Abscesse setzt, während die Marksubstanz frei bleibt. Die Abscesse wechseln in der Ausdehnung von punktförmiger, mit den Augen gerade erkennbarer Größe bis zu der einer Linse. Größere sind gewöhnlich aus mehreren kleinen zusammengeflossen. In keinem, auch dem winzigsten Herde, fehlt der charakteristisch gefärbte, gelbblaue Fäden und Körner enthaltende Eiter. Beim Durchschneiden eines solchen Herdes gewahrt man, daß seine nekrotische Partie von einer grauen, opak durchscheinenden Grenzzone zum Nierengewebe hin umgeben ist. Mikroskopisch zeigt die Niere in den metastatischen Fällen wenig Veränderungen. Es besteht oft eine starke Injektion der Gefäße, Schwel-lungen und Zerfall der Epithele. Ein anderes Bild bietet die den Pilzherden benachbarte Stelle. Hier ist die Rundzellinfiltration sehr erheblich, außerdem stellt sich schnell eine lebhafte Bindegewebswucherung ein, die den Pilzherd gegen das gesunde Parenchym abschließt. Wo er in das letztere eingedrungen ist, findet man ihn in allen Teilen des Drüsengewebes. ISRAEL fand Pilzkörner von Monokokkengröße in den Glomerulusschlingen; sie brachen durch die Wan-dung der Schlingen in den Hohlraum der MALPIGHISCHEN Kapsel ein und in-farzierten auch einmal ein Vas deferens. Sie gelangten so in die Harnkanälchen, die sie verstopfen und denen sie eine gelbbraune Farbe verleihen. Die Wandung der Gefäße in der Malpighischen Kapsel geht unter der Wucherung der Körnchen vollständig zugrunde.

Die zweite Form der sekundären Nierenaktinomykose entsteht durch Übergreifen des Infektionsprozesses von der Nachbarschaft aus. Ich habe schon oben erwähnt, daß der Pilz bei seiner Ausbreitung vor keinem Gewebe Halt macht; das straffe Gewebe der Nierenkapsel leistet verhältnismäßig lange Widerstand. Wir finden daher zwar zahlreiche Veröffentlichungen von Strahlenpilzerkrankung der Nachbarschaft, die sich im retroperitonealen Raum ausbreitet und bis an die Niere heranreicht, aber verhältnismäßig selten wird die Niere mitergriffen; sie bildet dann einen Teil der Abszeßwandung, während das paranephritische Gewebe in die Eiterung mit aufgegangen ist; aber auch diese Fälle werden nur gelegentlich beobachtet. Die primäre Erkrankung sitzt in der weitaus größten Mehrzahl im Darm, und hier wiederum ist das Coecum, resp. der Wurmfortsatz, angeblich, weil hier der pilzhaltige Darminhalt am längsten stagniert, hauptsächlich beteiligt. Die Infektion wandert, wenn sie den Darm durchbrochen hat, auf retrocökalem Wege nach oben und unten weiter und erreicht so oben das Nierenlager, unten die Blase. Ebenso kann durch Senkung eines aktinomykotischen Prozesses von der Lunge, Pleura oder Wirbelsäule usw. her die Niere erreicht werden und jedes in der Nachbarschaft gelegene Organ (Leber, Milz, Zwerchfell usw.) kann seine Infektion durch Kontinuität an die Niere weitergeben. Man ist erstaunt, wie überaus selten das in Wirklichkeit geschieht. Im ganzen sind acht Fälle von Lungenaktinomykose bekannt, in denen eine Senkung des Prozesses viermal zu einer aktinomykotischen Para- und Perinephritis (Illich, v. Langenbeck, Kuschew, v. Varacz) und viermal zur Infektion der Niere selbst geführt hat (Israel, Moosdorf, Birch-Hirschfeld, Pinner); in zehn Fällen von primärer Bauchaktinomykose war fünfmal die Nachbarschaft der Niere vereitert (Partsch, Barth, Ranson, Ullmann, Harbitz-Gröndahl); fünfmal war der Prozeß auf die Niere selbst übergegangen (Illich, Barth, zwei Fälle von Samter, v. d. Straeten). Ich habe im ganzen 472 Fälle von Brust- und Bauchaktinomykose auf die direkte Propagation des Prozesses zur Niere hin durchsucht und als Resultat die oben geschilderte 18malige Beteiligung der Niere gefunden; neunmal war eine Paranephritis entstanden, neunmal eine Infektion der Niere selbst. Danach wird also bei der Aktinomykose der Brust- und Bauchorgane das Nierenlager in 3,8%, die Niere selbst in nur 1,9% der Fälle mitergriffen. Der Harnleiter scheint von der aktinomykotischen Infektion nicht mitergriffen zu werden. Es ist nur ein Fall von Ammentorp bekannt geworden, der einen 25 jährigen Landarbeiter betraf, mit Aktinomykose des Wurmfortsatzes. Bei ihm ergab die Sektion Abscesse in retrocökalem Bindegewebe und eine Senkung in das Beckenbindegewebe, die auch den Harnleiter mitergriffen hatte. Er war aktinomykotisch erkrankt, ebenso die Harnblase, in welche eine Perforation erfolgt war.

c) Symptome und Verlauf.

1. *Primäre Form.* Die primäre Nierenaktinomykose ist in ihren ersten klinischen Symptomen ohne besondere charakteristische Merkmale. Wir sind auf die Angaben der wenigen Patienten angewiesen, bei welche diese Erkrankung beobachtet worden ist. Aus ihnen geht hervor, daß die Patienten unter den gewöhnlichen Symptomen einer einseitigen, chronischen Niereninfektion erkranken; Druckgefühl an der entsprechenden Seite, das sich zu starken Schmerzen steigern kann, Appetitlosigkeit, Abgeschlagenheit, Fieber, das auch mitunter gänzlich fehlen kann, Gewichtsabnahme, bleiches Aussehen, das besonders

hervortritt, wenn die Patienten an Blutharnen erkranken. Die Symptome von seiten des Harnes selbst, d. h. die Veränderung des Urins, stehen meist nicht in dem Vordergrund, sondern pflegen erst dann einzutreten, wenn der aktinomykotische Herd die ableitenden Harnwege erreicht hat. Übereinstimmend wird ein recht langer chronischer Verlauf der Erkrankung angegeben, ehe die Patienten ärztliche Hilfe in Anspruch nahmen und ehe die Diagnose gestellt werden konnte. Bei der Untersuchung fühlt man in der Nierengegend unter dem Rippenbogen eine mehr oder weniger große, harte, unebene, unverschiebliche, leicht druckempfindliche Anschwellung, die in der Regel dem unteren Nierenpol entspricht. Ist der Prozeß schon vorgeschrittener, so pflegt eine charakteristische Veränderung der Bauchdecken einzutreten; sie sind bretthart, schwielig verändert, weisen an abhängigen Partien ein Ödem auf, ein Befund, der im Gegensatz zu der geringen Schmerzhaftigkeit bei dem Betasten steht. Dieses ist das Vorstadium einer Infektion der Umgebung der Niere und einer fistulösen Erkrankung der Bauchdecken, dem sog. dritten Stadium GRILLS.

Die Untersuchung des ganzen Körpers richtet sich bei diesen verdächtigen Fällen in erster Linie auf die Beschaffenheit der Zähne. Die Patienten leiden meist an hochgradiger Caries der Backenzähne, die wohl mit Sicherheit als die Eintrittspforte bei der primären Nierenaktinomykose zu gelten haben; in ihnen findet man häufig Aktinomycespilze. Die Symptome waren in den zur Beobachtung gekommenen Fällen nicht immer ausreichend genug, um die Diagnose zu stellen. Es wurde nur eine ätiologisch zweifelhafte Infektion der einen Niere festgestellt, welche zu einer Operation und erst dadurch zur Aufklärung der Erkrankung führte. In dem ersten ISRAELschen Falle waren anfangs die Symptome so ungenügend, daß fünf Jahre, bevor ISRAEL den Fall zur Operation bekam, der Patient von anderer, durchaus hervorragender Seite, operiert worden war. Der Operateur hatte damals wegen Hämaturie und Nierenschmerzen die Niere freigelegt, konnte aber an ihr keine Veränderung erkennen, so daß er nach einer Incision des unteren Pols und Abtastung des Beckens die Wunde wieder schloß. ISRAEL fand dann 5 Jahre später bei der Operation den im Bilde dargestellten aktinomykotischen Herd mit Steinen in der Niere. Inzwischen waren an der ersten Operationsnarbe charakteristische, gelb gefärbte Knötchen und Fistelgänge aufgetreten, aus deren Eiter sich die Diagnose auf Aktinomykose stellen ließ.

Die Beschaffenheit der äußeren Bedeckungen, ihre unebenen Konturen mit eingezogenen Fisteln und rötlichgelben oder gelbbräunlichen Geschwüren, deren Ränder oft weit unterminiert sind, wird der Erkrankung das charakteristische Gepräge geben. Beim ersten Beginn einer aktinomykotischen Nierenerkrankung wird der Tumor der Niere, da er die Nierenfettkapsel noch nicht erreicht hat, mehr oder weniger beweglich sein. Die bisher zur Beobachtung gelangten Fälle waren sehr weit fortgeschritten und daher durch die bindegewebige Hyperplasie der Nachbarschaft vollkommen fest eingemauert und unbeweglich. Das wird aber nicht als allgemeine Regel zu gelten haben, denn es sind Fälle in der Literatur beschrieben, auf die zunächst HOFMEISTER aufmerksam gemacht hat, und die später von LANZ, MAIER u. a. bestätigt worden sind, in denen die Aktinomykose einen ganz beweglichen Tumor im Bauchraum hervorgerufen hat. LANZ hielt die Geschwulst für eine bewegliche Niere, ebenso glaubte MAIER ein bewegliches Organ vor sich zu haben. In beiden Fällen handelt es sich um eine Aktinomykose des Coecums bzw. des Netzes. BORELIUS z. B. verwechselte eine bewegliche aktinomykotische Geschwulst des Darmes mit einem Sarkom, das infolgedessen nicht operiert wurde und zugrunde ging. Es ist zu hoffen, daß es bei der vorgeschrittenen urologischen Technik und Ausbau der Diagnostik gelingen wird, auch einen aktinomykotischen Nierenprozeß früher zu diagnostizieren, ähnlich den Fortschritten, welche die Diagnose der primären Nierentuberkulose gemacht hat. In solchen Frühfällen ist das Organ sicher beweglich. Für die frühzeitige Diagnose primärer Nierenaktinomykose wird die Untersuchung des Urins nicht ausschlaggebend sein können. Die Befunde bei den bisher bekannt gewordenen Fällen beweisen, daß eine Veränderung des Urins relativ sehr spät eintritt, immer erst dann, wenn der Prozeß die ableitenden Harnwege erreicht hat. Sollte sich die Vermutung, daß die erste Entstehung einer primären Nierenaktinomykose sich in der Marksubstanz abspielt, bewahrheiten, so sollte man annehmen, daß bei einer sorgfältigen Untersuchung des Urins in diesen Fällen schon frühzeitig der Aktinomyces im Sediment entdeckt wird. Es ist dem aufmerksamen Auge ISRAELS (im Falle 19 seiner Monographie Lungenaktinomykose) nicht entgangen, daß im Urin bei mehrfachen Untersuchungen Aktinomycespilze von derselben Beschaffenheit auftauchten, wie sie in dem Belag auf den Zähnen desselben Patienten zu konstatieren waren. Wahrscheinlich sind die Pilze durch die Nieren hindurchgegangen, ohne eine Erkrankung daselbst hervorzurufen, eine Beobachtung, die ja für Tuberkelbacillen ebenfalls erwiesen ist. Leider wurde in ISRAELS Fall die Sektion nicht gestattet, so daß man nicht sicher sagen konnte, ob die Niere gesund geblieben war. Jedenfalls geht schon aus diesem einen Befunde hervor, daß die Urinuntersuchung gar nicht sorgfältig und geduldig genug vorgenommen werden kann, da es nicht ausgeschlossen erscheint, daß auch die Diagnose auf Aktinomykose anderer Organe aus dem Urin gestellt werden kann. Ein sehr bemerkenswertes Resultat wird von H. L. CECIL und J. H. HILL aus Baltimore mitgeteilt, die in einem Falle von doppelseitiger Pyelonephritis Aktinomyces in dem Urin nachweisen konnten. Da es sich um eine doppelseitige Erkrankung handelte, wurde von einer Operation Abstand genommen, so daß man über die Art der Affektion nur auf Vermutungen angewiesen ist. Immerhin erhellt auch aus diesen Fällen, wie unbedingt notwendig gerade die Urinuntersuchung ist.

2. *Sekundäre Form.* Die sekundäre Form der Nierenaktinomykose hat als Teilerscheinung einer generalisierten aktinomykotischen Erkrankung kaum ein klinisches Interesse. Die metastatische Form, denn um diese handelt es sich ja, führt immer zum Tode, da die Ausbreitung der Aktinomykose auf dem Blutwege der Miliartuberkulose oder einer letalen Sepsis gleichzustellen ist. Desto wichtiger ist die Erkennung der anderen Form der sekundären Erkrankung, bei der die Aktinomykose sich von der Nachbarschaft direkt zur Niere hin ausbreitet. Bei dem außerordentlich chronischen Charakter der Krankheit wird sich meist die Diagnose bereits an anderen Organen haben stellen lassen, ehe sie auf den Harnapparat übergegriffen hat. Meistens handelt es sich um Erkrankungen des Darmes oder der Lunge und Pleura, die sich weiter auf die Harnorgane ausbreiten. Man wird auch hier durch sorgfältige Untersuchung des Urins auf eine Erkrankung des Harnapparates zu achten haben. So konnte BULL bei einem 16 jährigen Mädchen, das an Aktinomykose der Bauchorgane litt und Urinbeschwerden hatte, Aktinomycespilze im Urin nachweisen.

d) Prognose.

Die Prognose der Nierenaktinomykose richtet sich nach der Ausbreitung der Erkrankung. Ist die Krankheit auf die Niere selbst oder ihre nächste Umgebung beschränkt, so wird durch eine rechtzeitige Operation und Exstirpation des erkrankten Organs, sowie der Fettkapsel erfolgreiche Hilfe gebracht werden können. Dafür liefern die Fälle von ISRAEL, der seinen Patienten 11 Jahre nach der Heilung, KLEINSCHMIDT, der seinen Kranken acht Jahre beobachtete und KUNITH, der ebenfalls über eine mehrjährige Heilung berichten konnte, den Beweis. Sind die Fälle weiter vorgeschritten, so wird auch mit der Exstirpation des erkrankten Organs nicht immer eine Heilung zu erzielen sein.

Anders ist die Prognose bei der metastatischen Form. Über die generalisierte Aktinomykose ist schon oben gesagt worden, daß sie absolut tödlich ist. Dagegen ist bei der Strahlenpilzerkrankung, die durch Ausbreitung von der Nachbarschaft her die Niere erreicht, durch zweckmäßige therapeutische Maßnahmen Besserung und Heilung oft noch herbeizuführen. Diese werden leider dadurch oft vereitelt, daß es durch Verbindung mit dem Magendarmkanal oder durch Fortleitung auf dem Blutwege zu einer Mischinfektion kommt und die Patienten einer septischen Infektion erliegen. Andererseits sind auch seltene Fälle bekannt geworden, bei denen es zu einer spontanen Heilung nach vollständiger Abkapselung oder Verkalkung des Aktinomycesherdes, wie bei der Tuberkulose, kam. Hier wird es in erster Linie darauf ankommen, den primären Herd im Bauchraum chirurgisch zu erfassen und das erkrankte Nierenlager entweder unter Erhaltung der Niere auszuräumen oder die Niere selbst mitzuopfern; es kommt auf den Grad ihrer Beteiligung an. Im ganzen ist die Prognose bei derartig vorgeschrittenen Fällen, bei denen eine Propagation der ursprünglichen Erkrankung im Bauche oder der Brust stattgefunden hat, immer als besonders ernst zu bezeichnen, da es selten gelingen wird, aller aktinomykotischen Ausbreitungsherde Herr zu werden.

e) Therapie.

Die Therapie ist dementsprechend außerordentlich energisch vorzunehmen. Es ist schon oben gesagt, daß die erkrankte Niere unbedingt in toto entfernt werden muß. Diesem Vorgehen stellen sich mitunter die erheblichsten technischen Schwierigkeiten entgegen, entsprechend der schwieligen Umbildung des Gewebes und seiner Nachbarschaft und dem überaus chronischen Verlauf der Strahlenpilzerkrankung ist die Niere mauerfest eingewachsen und nur mit allergrößter Anstrengung aus ihren Verbindungen zu lösen. ISRAEL spricht von außerordentlicher, zeitweise ganz roher Kraftanstrengung, die notwendig war, um den geschwulstartig veränderten Teil der Niere zu mobilisieren. Trotzdem muß es unser Bestreben bleiben, dieser technischen Schwierigkeit in den einzelnen Fällen Herr zu werden, weil unsere Hilfe sonst immer unzureichend bleiben wird. Bei der sekundären Form durch Ausbreitung von der Nachbarschaft muß es unser Bemühen bleiben, dem primären Herde beizukommen und evtl. in mehreren Sitzungen die verschiedenen Herde durch Auskratzungen zu zerstören. Unsere weiteren therapeutischen Maßnahmen müssen sich danach richten, welcher Eingriff mit dem Leben des Patienten verträglich ist. Eine vollständige Heilung gelingt auch mitunter nach der Entfernung der Niere nicht sofort, da längere Zeit Fisteln zurückbleiben können, die später der Gegenstand besonderer Behandlung werden können. Außer den genannten chirurgischen Eingriffen gibt es eine große Anzahl therapeutischer Maßnahmen, die zur Heilung der Aktinomykose empfohlen worden sind. Von inneren Mitteln wird besonders das Jod geschätzt. Man wendet es innerlich als Jodkalium oder Jodnatrium an, von dem man bis zu 10 g täglich ohne Schaden geben kann, und äußerlich in Form von LUGOLscher Lösung oder als Jodtinktur. Ich nenne ferner Arsenik, Carbol, Sublimat, Chlorkalk, kurz alle auch sonst in der Chirurgie verwendeten Desinfektionsmittel. Als besonders wirksam sind $4^0/_0$ Formalininjektionen in die Fistelgänge unter das erkrankte Gewebe empfohlen worden; ebenso $25^0/_0$ Lösung von Argentum nitricum zur Lokalbehandlung. Ferner in letzter Zeit das Yatren, Salvarsan und Kupfersulfat. Neuerdings ist die Röntgenbehandlung, das Radium, die Elektrolyse, die Höhensonne, ferner die Vaccinetherapie empfohlen worden. Die Wirkung der Röntgenstrahlentherapie wird so aufgefaßt, daß der ausschlaggebende Faktor die durch die Bestrahlung hervorgerufene Leukocytose und Leukocytolysie sei. Andere empfehlen neben der spezifischen

Vaccinetherapie auch noch Behandlung mit einem polyvalenten Impfstoff. Allerdings müssen alle Fälle von Aktinomykose vorher ausgiebig chirurgisch behandelt sein, da die genannten inneren Mittel allein bisher nicht auszureichen scheinen. Oft wird sich eine gleichzeitige Anwendung der chirurgischen Therapie mit den hier geschilderten Maßnahmen verbinden lassen.

2. Aktinomykose der Blase und der Prostata.

Eine primäre Aktinomykose der Blase und der Prostata ist bisher nicht beobachtet worden. Allerdings ist eine primäre Infektion der Blasenschleimhaut denkbar, wenn, wie in einem Falle, den PONCET beschreibt, ein Patient sich aktinomyceshaltige Getreideähren in die Blase einführt. Es hatte sich bei dem Kranken eine perirectale Aktinomykose entwickelt; in der Blase fanden sich Steinfragmente vor, deren eines ein Teilchen einer Getreideähre enthielt, die auf die geschilderte Weise in die Blase hineingekommen war. Vermutlich war eine Infektion des Blasengrundes entstanden, der sich eine Erkrankung des perivesicalen und perirectalen Gewebes angeschlossen hat. Dagegen wird die Blase nicht selten durch direkte Ausbreitung von der Nachbarschaft her in Mitleidenschaft gezogen. Bei der Ähnlichkeit des aktinomykotischen Prozesses mit der Tuberkulose, bei der beiden Infektionen eigentümlichen ausgesprochenen Neigung zur Eitersenkung bei chronischem Verlauf, ist es erklärlich, daß die Beckenorgane und mit ihnen die Harnblase in den Bereich

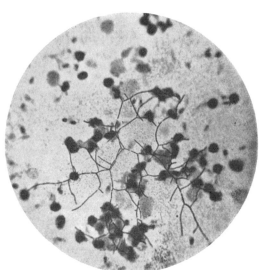

Abb. 7. Aktinomykotischer Eiter im Urin.
(Nach THEODOR COHN.)

der Eiterung geraten. Unter 320 Fällen von Bauchaktinomykose befand sich die Blase 14 mal im Bereich der Eiterung. Davon sind drei Fälle von reiner Prostatabeteiligung auszunehmen. Es bleiben somit 11 Fälle von sekundärer, durch Kontinuität ergriffener Harnblase, das sind 3,4%. In zwei Fällen (SHIOTA, BOSTRÖM) war nur die äußere Begrenzung der Harnblase in den Bereich des Abscesses gezogen. In neun Fällen, d. s. 2,9%, war eine Perforation des Prozesses in die Blase erfolgt (SHIOTA, SCHILLER, BILLROTH, HESSE, MIDDELDORPF, AMMENTORP, ULLMANN, ZEMANN, WOLF). Aus der Zusammenstellung ergibt sich die interessante Tatsache, daß in 25% aller Fälle der in die Blasengegend gesenkte Eiter durch das Organ durchbricht. Die dreimalige Kontinuitätserkrankung der Vorsteherdrüse (SHIOTA, ENGELMANN, RANSON) ist niemals anatomisch, sondern nur klinisch festgestellt worden. Da die drei Patienten zur Heilung kamen, stützt sich die Diagnose lediglich auf den Palpationsbefund und die Tatsache, daß erhebliche Urinbeschwerden bestanden; nur in dem Falle von RANSON waren Aktinomyceskörnchen dem Harne beigemengt. Eine besondere Stellung nimmt die Beobachtung von aktinomykotischer Prostatitis ein, welche THEODOR COHN im Jahre 1911 beschrieben hat. Es handelt sich um einen Fall von primärer

Pyonephritis actinomycotica, die 16 Jahre bestanden hatte, die wegen Ausbreitung nach der Prostata hin in seine Beobachtung kam. Es ist der erste einwandfrei klinisch beobachtete Fall von Ergriffenheit der Vorsteherdrüse. Da der Fall von COHN nicht zur Operation kam, so sind wir leider nur auf seine klinischen Beobachtungen angewiesen. Von Interesse ist der Palpations- und cystoskopische Befund; die Blasengegend zeigte Druckempfindlichkeit, die durch einen objektiven Palpationsbefund keine Stütze fand. Nur per rectum fühlte man hinter der Vorsteherdrüse eine gleichmäßige teigige Schwellung, die allmählich in die normale konsistente Umgebung überging. In der Medianlinie zeigte sich eine etwas weichere Stelle von der Größe eines Kirschkerns; die Miktion war stark vermehrt, 22 mal am Tage, der Harn undurchsichtig, weiß wie Kloßbrühe, fast geruchlos, schwach sauer; im Sediment die charakteristischen Fäden mit zahlreichen Verästelungen und kolbigen Verdickungen (vgl. Abb. 7). Bei der Cystoskopie erwies sich das Trigonum als besonders gereizt, dagegen waren größere Veränderungen an den Harnleitermündungen nicht zu erkennen, auch keine Schleimhautdefekte. Ich glaubte die Krankengeschichte dieses Falles deshalb ausführlicher wiedergeben zu müssen, weil sie die einzige sichere Beobachtung einer aktinomykotischen Prostataerkrankung ist und daher für ähnliche Beobachtungen grundlegende Bedeutung hat. In neuester Zeit ist eine Aktinomykose der Blasenwand von ELSE KÖSTER beschrieben worden, die in Form eines polypösen Blasentumors aufgetreten ist. Cystoskopisch sah man am Blasenscheitel eine über fünfmarkstückgroße, kugelige Tumormasse von rötlicher Farbe. Sie bestand im ganzen aus etwa 8—10 polypenartigen, zottigen Gebilden von 2—3 cm Länge. Die Umgebung der Tumormasse war nicht entzündet und die Geschwulst selbst zeigte keine Ulcerationen. Die Diagnose konnte erst bei der Operation gestellt werden, die in eine mit dickem Eiter und schwefelgelben Aktinomyceskörnchen gefüllten Absceß in Höhe des Blasenscheitels hineinführte. Die Blasenschleimhaut war vollkommen intakt. Es erfolgte nach der Auskratzung dieser Masse die Heilung ohne Beschwerden. Ätiologisch soll eine hartnäckige, langdauernde Intertrigo in der Nabelgegend in Frage kommen, an der der Patient schon in der Kriegszeit litt; durch langes Kampieren auf freiem Felde in Heu und Stroh bot sich die Gelegenheit zur Infektion. Die Ausbreitung der Aktinomykose in der geschilderten Form in der Blasenwand ist ein absolutes Unikum, für das es eine Parallele in der Literatur bisher nicht gab. Alle anderen Fälle von Blasenaktinomykose betreffen Durchbrüche von Nachbarabscessen in die Blase selbst und sind erst zu diagnostizieren, wenn Blasenerscheinungen sich anzeigen. Hier wird durch Untersuchung des Urins und durch die Cystoskopie stets eine Aufklärung zu erzielen sein. Bei allen im Bauchraum sich abspielenden aktinomykotischen Erkrankungen, besonders solchen, die mit Absceßbildungen und Senkung des Eiters in das Beckenbindegewebe einhergehen, wird man mit Durchbrüchen in die Blasenwand rechnen können. Im allgemeinen ist dieser Ausgang als durchaus günstig zu begrüßen, da in einer großen Anzahl von Fällen spontane Heilungen eingetreten sind und eine Infektion des Harnapparates nur vorübergehend geblieben ist.

Die Therapie wird sich im allgemeinen nach den oben gegebenen Grundsätzen zu richten haben. Die Hauptsache ist die Ausschaltung des primären Herdes. Bei einem Durchbruch in die Blase sind alle Maßnahmen zu treffen, welche für eine rechtzeitige Entfernung des eitrigen Urins und möglichste Reinhaltung des Organs in Form von desinfizierenden Spülungen usw. in Frage kommen.

3. Aktinomykose der männlichen Geschlechtsorgane.

Die Erkrankung der äußeren Genitalien beim Manne kommt für die Klinik nicht in Betracht. Es sind bisher nur zwei sichere Beobachtungen bekannt geworden, darunter ein Fall von MÜNCH, bei dem im Gefolge einer generalisierten Tuberkulose auch metastatische aktinomykotische Abscesse im Hoden entstanden waren. Ferner ein Fall von LEGER, der eine primäre Aktinomykose der Glans penis beschreibt. Die primäre Infektion der äußeren Genitalien kann natürlich durch direkten Kontakt mit aktinomyceshaltigem Material genau so erfolgen, wie irgendeine andere Stelle der Haut; so z. B. der bekannte Fall von GIORDANO, welcher eine Aktinomykose des Uterus bei einer Geflügelzüchterin beobachtete, bei welcher ein Uterusprolaps bestand und eine direkte Infektion von außen zustande kam. Auf solche Weise wäre auch beim Manne eine direkte Kontaktinfektion durchaus nicht abzulehnen.

Anhang.

Aktinomycesähnliche Wuchsformen der Tuberkelbacillen in der menschlichen Niere.

Auf die Ähnlichkeit des anatomischen und des klinischen Bildes zwischen der Aktinomykose und der Tuberkulose ist bereits oben hingewiesen worden. Die bakteriologische Forschung hat sich vielfach mit der Frage der Einreihung des Aktinomycespilzes befaßt, doch ist bisher trotz vielfacher Züchtungsversuche eine klare Stellung der Aktinomycesgruppe nicht erreicht worden. Es gehört nicht hierher, auf Einzelheiten dieser schwierigen bakteriologischen Forschung einzugehen, es sei nur darauf hingewiesen, daß auch klinische Fälle beschrieben worden sind, bei denen die Erkrankung als eine Art Zwischenstellung zwischen Aktinomykose und Tuberkulose aufzufassen ist. Neben der Aktinomykose mit typischen Drusen sind zahlreiche Beobachtungen beschrieben (SCHABAD, CHONKÉVITSCH, KRAUSE, HAMM und KELLER), in denen die Erreger keine Strahlen bilden, sondern diffus auftreten in ähnlicher Form, wie die verzweigten Tuberkelbacillen. So haben auch die Untersuchungen von E. LEVY, GALLI-VALERIO u. a. an alten Kulturen von Rotz, Lepra, Tuberkulose, Diphtherie und echter Aktinomykose gezeigt, daß diese Erreger wahrscheinlich sämtlich zusammengehören und ein Bindeglied darstellen zwischen Bakterien und Hyphomyceten; in alten mehrjährigen Tuberkelbacillenkulturen überwogen bei dem Versuche von GALLI-VALERIO die Keulenformen über die fadenförmigen Gebilde. Ähnliche Züchtungsversuche, aus denen aktinomycesähnliche Degenerationsformen der Tuberkelbacillen entstanden, sind mehrfach beschrieben worden. Auch haben experimentelle Versuche im Tierkörper solche Formen künstlich erzeugen können, z. B. FRIEDRICH und NÖSSKE, BABES und LEWADITI, LUBARSCH und SCHULTZE. Bei der Frage, welche Bedeutung den Strahlenbildungen des Tuberkelbacillus wohl beizumessen sei, haben diese Forscher sich zu der Auffassung bekannt, daß es sich um einen Hemmungsvorgang handele, der als Ausdruck eines lebhaften Kampfes zwischen Gewebe und Mikroorganismus zu gelten habe. Auf diese feineren biologischen Erscheinungsformen kann hier nicht eingegangen werden; es muß der Hinweis darauf genügen, daß tatsächlich auch Tuberkelbacillen im Tierkörper nicht nur der Aktinomykose ähnliche anatomische und klinische Veränderungen verursachen, sondern auch selbst morphologisch dem Aktinomycespilz ähnlich werden können. Über Beobachtungen am Menschen ist bisher nichts außer einem von mir berichteten Falle bekannt geworden. Im Jahre 1906 konnte ich in der Berliner medizinischen Gesellschaft bei Gelegenheit eines Vortrages über „feinere Anatomie der Nierentuberkulose", für die mir das Material meines Lehrers JAMES ISRAEL zur Verfügung stand, Bilder eines Falles von Nierentuberkulose zeigen, die jeder Unbefangene für Aktinomykose gehalten haben würde. Es fanden sich an verschiedenen Stellen die Degenerationsformen der Tuberkelbacillen in der Gestalt von Knäueln mit büschelförmigen Ausläufern und kolbigen Verdickungen, ferner Keulenformen und mitten darin Tuberkelbacillen. Da der Fall als bisher einzig bekannter von besonderem Interesse ist, so gebe ich eine kurze Beschreibung des dabei gewonnenen Präparates und einige Abbildungen bekannt, aus denen die Wuchsformen der Tuberkelbacillen ersichtlich sind. Es handelt sich um einen 32 jährigen

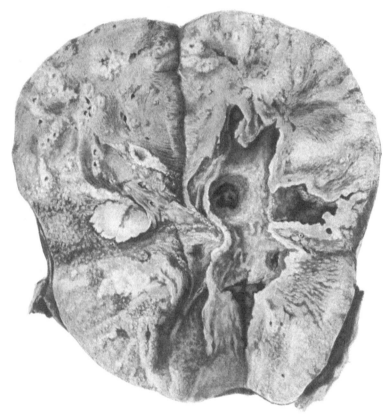

Abb. 8. (Vgl. Text S. 237/238.)

Patienten mit Solitärniere. Diese war tuberkulös erkrankt und in einen Tumor umgewandelt von ungefähr der dreifachen Größe einer gewöhnlichen Niere; Länge 15 cm, Breite 8 cm, Dicke 6 cm. Die Form der Niere war wie aus der Abb. 8 hervorgeht, erhalten; die Oberfläche in ihrer oberen Hälfte von sehr blasser Farbe; die untere Hälfte etwas blutreicher; die blasse obere Hälfte war durch stecknadelkopfgroße alleinstehende oder bis zur Größe einer Erbse konfluierte hellgelbe Knötchen etwas uneben und rauh; die Fettkapsel saß dem unteren Pole zum Teil auf, die fibröse Kapsel war abziehbar. Auf dem Durchschnitt, welcher das Nierenbecken etwas seitlich eröffnete, sah man, daß von der ganzen Nierensubstanz kaum eine gesund gefärbte Nierenpartie stehen geblieben war. Es fiel besonders das außerordentlich blasse Aussehen der Rindensubstanz auf, welche entsprechend den Dimensionen

der vergrößerten Niere verbreitert war. Sowohl Rinde wie Mark waren gleichmäßig durchsetzt von denselben schon auf der Oberfläche imponierenden Knöt-

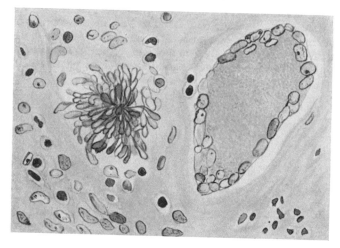

Abb. 9. (Vgl. Text S. 239.)

chen von Stecknadelkopf- bis Erbsengröße. — Ein besonderes Gepräge verlieh
der Schnittfläche das abweichende Aussehen des Markbezirks und des Nierenbeckens. In das erweiterte Nierenbecken, dessen Schleimhaut teils schwarz-

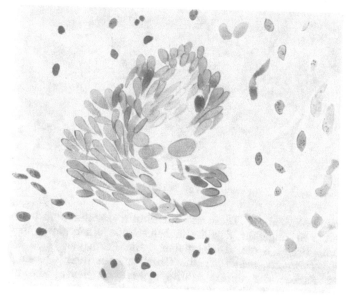

Abb. 10. (Vgl. Text S. 239.)

grau, wie nekrotisch erschien, teils deutlich käsig war, und auf der sich noch
einzelne Knötchen erkennbar abhoben, sah keine gesunde Papille hinein; auch
die Kelchschleimhaut war gelbopak gefärbt und käsig nekrotisch; die Papillenspitzen schwarzbräunlich verfärbt und gangränös. Das abgestorbene Gewebe

flottierte auf einem ebenfalls der Nekrose anheimgefallenen käsigen Teil der Papillen, während die noch der Rindensubstanz zuliegende Basis der Papillen frische körnige Eruptionen zeigte; dieses Bild einer zu drei verschiedenen Stadien vorgeschrittenen regressiven Gewebsveränderung wiederholte sich fast in gleicher Weise bei allen drei Papillen. Mikroskopisch fanden sich außer den typischen Bildern der Tuberkulose in Präparaten, welche ich nach der gewöhnlichen Methode der Tuberkelbacillen färbte, große, wie aus einem gemeinsamen Stamm entspringende bukettartig angeordnete Keulen (vgl. Abb. 9) mitten in einem Epitheloid- und Riesenzellentuberkel. An einer anderen Stelle gelang es mir, im Zentrum dieser keulenartigen Gebilde Tuberkelbacillen (vgl. Abb. 10) zu finden. An zahlreichen Stellen boten sich ferner eigentümliche Bilder, welche genau wie Riesenzellen aussahen, bei denen aber die Kerne keulenförmige Gestalt hatten und mit einer kolbigen Anschwellung zentrifugal angeordnet lagen. Im Zentrum lag ein krümeliger Brei, der eine gewisse Ähnlichkeit mit dem Protoplasma einer Riesenzelle verriet. Möglicherweise handelt es sich bei diesen Gebilden um eigentümlich gestaltete Riesenzellen; aber im Verein mit den aktinomycesartigen Wuchsformen, welche in diesem Falle auftraten, liegt die Annahme nahe, daß auch diese Körper Degenerationsformen darstellen, wie sie experimentell von den obengenannten Forschern erzeugt worden sind. Durch subdurale Einverleibung oder Einspritzung der Tuberkelbacillen in den linken Ventrikel oder in die Carotis oder durch parenchymatöse Injektion glückte es bei Kaninchen, ein den Strahlenpilzdrusen ähnliches Wachstum der Tuberkelbacillen zu erreichen. Ob auch in meinem Falle ein ähnlicher Infektionsweg in der Niere durch die Blutbahn stattgefunden hat, ist an dem Präparat nicht zu entscheiden. Gefäße treten nur an wenigen Stellen hervor; nur einmal ist der Verlauf eines Blutgefäßes bereits unterbrochen durch Käsemassen; das Gefäß selbst ist wie käsig entartet und enthält Riesenzellen. Es ist möglich, daß also auch hier der anatomische Vorgang ein ähnlicher war, wie bei den Tierversuchen. Sie bilden nach E. Levy das Schlußglied in der Beweiskette, daß die Tuberkelbacillen als Verwandte der Aktinomyceten zu betrachten sind. Die von mir mitgeteilte Beobachtung ähnlicher Wachstumsverhältnisse auch in der menschlichen Niere ist daher für die Klinik der Aktinomykose und der Tuberkulose der Harnorgane von grundsätzlicher Bedeutung.

Literatur.

AMMENTORP: Ref. Zentralbl. f. Chirurg. 1894. — BABES et LEVADITI: Arch. de méd. expérim. et d'anat. patholog. Nov. 1897. Nr. 6. — BALACK: Inaug.-Diss. Leipzig 1893. — BARACZ: Arch. f. klin. Chirurg. Bd. 68, S. 1050. 1902. — BENDA: Berlin. med. Ges. 16. Mai 1900. Dtsch. med. Wochenschr. 1900. Nr. 21. Münch. med. Wochenschr. 1900. Nr. 11, S. 372. — BILLROTH: Wien. med. Wochenschr. 1891. — BOLLINGER: Zentralbl. f. dtsch. med. Wissenschaft 1877. Nr. 27. — BORELIUS, J.: Nord. med. Ark. Vol. 36, Abt. 1, Nr. 6. — BOSTRÖM: Beitr. z. pathol. Anat. u. z. allg. Pathol. Bd. 9, H. 1. — BRUNNER: Dtsch. Chirurg. 1907. Lief. 46e. — BULL, P.: Forhandlingar i. d. kirurg. foren. i Kristiania 1919/20. — CECIL and HILL: Journ. of the Americ. med. assoc. Vol. 78, Nr. 8, p. 575—78. 1922. — CHOMKÉVITSCH: Arch. de méd. expér. Tome 1ł, H. 4, p. 311. 1909. — COHN, THEOD.: Berlin. klin. Wochenschr. 1911. Nr. 33. Zentralbl. f. Bakteriol., Parasitenk. u. Infektionskrankh. Bd. 70, H. 5 u. 6, S. 290. 1913. Verhandl. d. dtsch. Ges. f. Urol. 3. Kongr. Wien 1911. — EARL, H. C.: Transact. of the R. acad. of med. in Ireland Vol. 23, S. 339. — ENGELMANN: Dtsch. med. Wochenschr. 1893. S. 1240. — FRIEDRICH, PL.: Dtsch. med. Wochenschr. 1897. Nr. 41. — GALLI-VALERIO: Zentralbl. f. Bakteriol. Bd. 63, S. 555. 1912. — GIORDANO: Rif. med. 1898. Nr. 101/3. — GRILL, A.: Beitr. z. klin. Chirurg. Bd. 13, S. 551. 1895. — HARBITZ und GRÖNDAHL: Beitr. z. pathol. Anat. u. z. allg. Pathol. Bd. 50, S. 193. 1911. — HERZ, H.: Zentralbl. f. d. Grenzgeb. d. Chirurg. Bd. 3, Nr. 14. 1900. — HESSE: Dtsch. Zeitschr. f. Chirurg. Bd. 34, S. 275. 1892. — HOFMEISTER: Beitr. z. klin. Chirurg. Bd. 26, S. 344. 1900. — ILLICH, ALB.: Beitrag z. Klinik der Aktinomykose. Wien 1892. — ISRAEL, JAMES: Virchows Arch. f. pathol. Anat. u. Physiol. Bd. 74, S. 15—51. 1878. Virchows

Arch. f. pathol. Anat. u. Physiol. Bd. 78, S. 421. 1879. Virchows Arch. f. pathol. Anat. u. Physiol. Bd. 87, S. 364. 1882. Klin. Beitr. z. Kenntnis d. Aktinomykose des Menschen. Berlin: August Hirschwald 1885. Arch. f. klin. Chirurg. Bd. 34, S. 160. 1887. Dtsch. med. Wochenschr. 1889. Nr. 9, S. 179. Chirurg. Klinik d. Nierenkrankh. 1901. S. 266. — Ein neuer Fall von sog. primärer Nierenaktinomykose. Fol. urol. Bd. 5, Nr. 7, S. 447. — ISRAEL, JAMES und M. WOLFF: Virchows Arch. f. pathol. Anat. u. Physiol. Bd. 151, S. 471. — KLEINSCHMIDT: Arch. f. klin. Chirurg. Bd. 120, S. 658. 1922. — KLINGER: Jahresbericht über d. ges. Chirurg. und ihre Grenzgeb., herausgegeben von CARL FRANZ, Berlin. Bericht über das Jahr 1920. S. 118. — KORANYI, FR. v.: Pathologie und Therapie Bd. 5, S. 80. 1900. — KÖSTER, ELSE: Dtsch. Zeitschr. f. Chirurg. Bd. 181, S. 60. 1923. — KRAUSE, CARL: Zentralbl. f. Bakteriol., Parasitenk. u. Infektionskrankh. Bd. 26, 1899. — KUNITH: Dtsch. Zeitschr. f. Chirurg. Bd. 92, S. 181. — KUSCHEW: Wratsch., 1888. Nr. 19. — LANZ: Korresp.-Blatt f. Schweiz. Ärzte 1892. Nr. 10/11. — LEVY, E.: Zentralbl. f. Bakteriol., Parasitenk. u. Infektionskrankh. Bd. 33, H. 1, S. 18. 1903. Zeitschr. f. klin. Med. Bd. 55. 1904. — LIEBLEIN: Beitr. z. klin. Chirurg. Bd. 27, H. 3, S. 766. — LORD, F. P.: Boston med. a. surg. journ. 1910. July 21. Ref. Zentralbl. f. Chirurg. 1910. S. 1558. — MAIER, R.: Prager med. Wochenschr. 1906. Nr. 16. — MERTENS, V. E.: Zeitschr. f. Hyg. u. Infektionskrankh. Bd. 42, H. 1, S. 45. 1902. — MIDDELDORPF: Dtsch. med. Wochenschr. 1884. Nr. 15 u. 16. — MOOSDORF und BIRCH-HIRSCHFELD: Jahresber. f. Natur- u. Heilk. in Dresden 1881/82. S. 8—88. — MÜNCH: Korresp.-Blatt f. Schweiz. Ärzte 1887. — NÖSKE, H.: Med. Klinik 1910. S. 496. — NÖSKE, H. und FRIEDRICH: Beitr. z. pathol. Anat. u. z. allg. Pathol. Bd. 26, S. 470. 1899. — PARTSCH: Samml. klin. Vorträge von RICH. VOLKMANN 1888. Nr. 306/7. Dtsch. Zeitschr. f. Chirurg. Bd. 23, S. 497. 1886. — PINNER: Zeitschr. f. Urol. 1922. S. 187. — PLAUT, H. C.: Spez. Pathol. u. Therapie innerer Krankheiten von KRAUS-BRUGSCH, Bd. 2, 2. Hälfte, S. 627. 1913. — PONCET und PÉRARD: Paris: Masson & Comp. 1898. — RANSON: Brit. med. journ. 1894. — ROSENSTEIN, P.: Arb. aus d. pathol. Inst. Tübingen Bd. 4, H. 3. 1903. ROSENSTEIN, P.: Berlin. klin. Wochenschr. 1918. Nr. 5, S. 114. — SAMTER: Langenbecks Arch. Bd. 43, H. 2. 1892. — SCHABAD, J. H.: Zeitschr. f. Hyg. u. Infektionskrankh. Bd. 47, H. 1, S. 41. 1904. — SCHARTAU: Inaug.-Diss. Kiel 1890. — SCHILLER: Beitr. z. klin. Chirurg. Bd. 17, S. 635. — SCHIOTA, H.: Dtsch. Zeitschr. f. Chirurg. Bd. 101, H. 3 u. 4. 1909. — STANTON: Albany med. ann. 1905. Nr. 11. Ref. Zentralbl. f. Chirurg. 1906. S. 296. — STRAETEN, v. D.: Bull. de l'acad. royal de méd. de Belgique 1891. p. 549. — ULLMANN: Wien. med. Presse 1888. Nr. 49. — WOLFF, P.: Inaug.-Diss. Berlin 1893. — WOLFSOHN, G.: Neue dtsch. Chirurg. Bd. 31, S. 363. 1924.

Die Syphilis der Harnorgane.

Von

W. ISRAEL-Berlin.

Mit 19 Abbildungen.

Einleitung. Das folgende Kapitel umfaßt die Gummigeschwülste der Niere, sowie die gummösen Infiltrationen des Parenchyms und der Kapseln, die syphilitischen Erkrankungen der oberen Harnwege, der Blase, der Prostata und Samenblasen, sowie der männlichen und weiblichen Harnröhre. — Die Nephrosen und Nephrosklerosen, sowie die amyloide Entartung syphilitischen Ursprungs, desgleichen die Schädigungen des Parenchyms durch Quecksilber und Salvarsan werden im dritten Bande von SIEBECK behandelt. — Die Syphilis befällt unter den obengenannten Organen am häufigsten Nieren und Hoden; jedoch gehört der bei weitem größere Teil der syphilitischen Nierenerkrankungen in das Gebiet der inneren Medizin. Alle anderen Teile des Harn- und Geschlechtsapparates werden selten ergriffen. — Der Abschnitt über Lues der Blase enthält ausschließlich die Veränderungen der Blase selbst. Die Störungen der Harnentleerung im Gefolge syphilitischer und metasyphilitischer Erkrankungen des Zentralnervensystems findet der Leser im dritten Bande dieses Handbuches.

I. Das Gummi der Niere, sowie die gummösen Infiltrationen des Parenchyms und der Kapseln.

KARVONEN, dem wir eine erschöpfende Bearbeitung der Nierensyphilis verdanken (1898—1900), faßt die Ergebnisse eigener und fremder Beobachtungen dahin zusammen, daß syphilitische Nierenerkrankungen *klinisch sehr selten,* dagegen *bei der Sektion sehr häufig* zu finden seien. „Ein Viertel oder sogar die Hälfte aller Syphilitiker erweist sich beim Tode als nierenkrank"; aber $^2/_3$ aller Fälle entfallen auf Nephrosen oder Sklerosen der Niere und nur $^1/_8$ auf Gummigeschwülste. — In dieser kleinen Gruppe gummöser Erkrankungen werden wiederum nur diejenigen Fälle in den Kreis chirurgischer Betrachtung gerückt werden, in denen entweder ein abnormer Tastbefund in der Nierengegend besteht oder der Harn sich auffallend verändert hat oder gar eine Fistel in der Lendengegend entstanden ist. — Aus der Seltenheit des Vorkommens im Verein mit der Begrenztheit diagnostischer Möglichkeiten wird es verständlich, daß das bisher veröffentlichte klinische Material außerordentlich gering ist. Unsere ganze Erfahrung am Lebenden stützt sich auf die bescheidene Zahl von etwa 15 Fällen, von denen jedoch nur $^2/_3$ durch Operation oder Sektion als sicher bewiesen sind.

Der erste, der ein Syphilom der Niere als solches erkannte und die Diagnose durch Sektion (BIRCH-HIRSCHFELD) bestätigen konnte, war SEILER im Jahre 1881. In den Fällen von LEGRAIN, WELANDER, ERDHEIM, SIROVICZA und FELBER

16

fehlt der autoptische Beweis, jedoch ist die Richtigkeit der Annahme äußerst wahrscheinlich. — 1892 veröffentlichte I. Israel die ersten beiden Fälle operativ behandelter Nierensyphilis und zeigte damit, daß auch die Lues der Nieren gelegentlich eine chirurgische Bedeutung gewinnen könnte. Operierte Fälle sind ferner von Bowlby, Greene, v. Margulies, Warren, Niosi, Aoyama, Gutierrez, Kümmell sen. (s. Wohlwill) und Rolando (?) beschrieben worden.

Pathologische Anatomie. Rayer war der erste, der anläßlich eines Falles von amyloider Entartung die Beziehungen von Nierenveränderungen zur Syphilis erkannte (1840). Aber erst Virchow äußerte im Jahre 1858 die Vermutung, daß auch *Gummen* der Niere vorkämen und daß „manche Narbe, die wir bisher

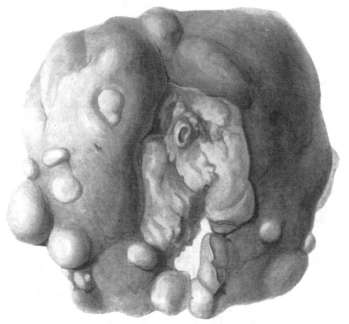

Abb. 1. Gummigeschwülste der Niere. Man sieht die Oberfläche beider Hälften des aufgeschnittenen Organs. Natürliche Größe. (Aus der pathologisch-anatomischen Sammlung des Rudolf-Virchow-Krankenhauses.) (Nach J. und W. Israel: Chirurgie der Niere und des Harnleiters.)

den hämorrhagischen Infarkten zuzurechnen pflegten, der Syphilis beigelegt werden könnte". Er wurde darauf durch einen Fall von angeblicher Infarktnarbe gebracht, die sich nicht auf die Rinde beschränkte, sondern auch noch „die Marksubstanz .... zu einem großen Teile mit einnahm", ein Verhalten, das bei Embolien nicht vorkommt. Ein Jahr später veröffentlichte A. Beer die ersten Fälle von Gummigeschwülsten der Niere. — Inzwischen ist die Zahl der anatomischen Befunde beträchtlich gewachsen. (Ausführliche Literatur siehe bis 1900 bei Karvonen, bis 1916 bei Winternitz.) — Klinische Bedeutung besitzen nicht allein die eigentlichen Gummigeschwülste, die sich durch mehr oder minder scharfe Begrenzung auszeichnen, sondern auch gummöse Infiltrationen des Parenchyms und der Kapseln, die sich ohne erkennbare Grenze in die Umgebung verlieren und im allgemeinen ohne nekrotisches Zwischenstadium in schwieliges Narbengewebe verwandelt werden. Beide Arten syphilitischer Neubildungen werden unter dem Namen der Syphilome vereinigt.

Die Gummigeschwülste bilden in der Niere zumeist hirsekorn- oder linsen-bis kirschgroße Knoten; seltener sind solche von der Größe einer Walnuß, einer Mandarine, einer halben Faust beschrieben worden. Ihr bevorzugter Sitz ist die Rinde, aber sie werden auch im Mark und sogar in der Spitze der Papillen gefunden (s. Abb. 1).

So zeigte sich bei der Sektion der SEILERschen Kranken, die nach sechs-jähriger Beobachtung zugrunde ging, außer einem kirschgroßen, zentral er-weichten Gummi in der unteren Hälfte der Niere eine alte Narbe in der Spitze einer Papille, wodurch sich die im Beginn der Behandlung gestellte Diagnose einer in die Harnwege durchgebrochenen, erweichten Gummigeschwulst bewahr-

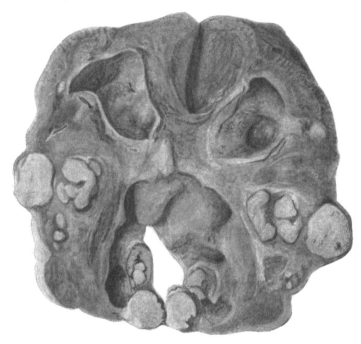

Abb. 2. Gummigeschwülste der Niere. Durchschnitt des in Abb. 1 wiedergegebenen Präparates. Natürliche Größe. (Aus der pathologisch-anatomischen Sammlung des Rudolf-Virchow-Krankenhauses.) (Nach J. und W. ISRAEL: Chirurgie der Niere und des Harnleiters.)

heitete. Auf der Oberfläche erscheinen sie entweder als große Flecken, oder sie bilden Höcker oder halbkugelige Buckel von gelber oder graugelber Farbe, seltener trifft man kleinste Syphilome im Grunde von Narben.

Nach KARVONEN ist einseitige Gummibildung ebenso häufig beobachtet worden wie beiderseitige; desgleichen sind einzelne Gummen ebenso zahlreich wie mehrfache Knoten in ein und demselben Organ; jedoch meint WINTERNITZ, daß die Fälle mit einzelnen Gummen in der Minderzahl seien. — Es muß betont werden, daß streng einseitige Erkrankungen vorkommen können, wie uns dies von der Tuberkulose und der Aktinomykose geläufig ist, und wie wir es auch für manche einfachen Nierenentzündungen unbekannter Entstehung für wahr-scheinlich halten. In der Erzeugung durch Krankheitserreger liegt die gemein-same Erklärung für diese Tatsache.

Sind mehrere Gummigeschwülste in einer Niere vorhanden — gelegent-lich sieht man bis zu 20 und 30 nebeneinander — so können sie miteinander

verschmelzen, und es entstehen auf dem Durchschnitt sternförmige und land-
kartenartige Bilder.

Die einzelnen Gummen selbst unterscheiden sich in Bau und Aussehen
nicht von denjenigen anderer innerer Organe. Die kleineren sind rotgrau oder
graugelblich gefärbt, auf dem Durchschnitt trocken und fest; die größeren
können in der Mitte breiig erweicht sein und erscheinen dann bis auf eine grauweiße oder weißliche Randzone gelb oder sind in ihrem mittleren Teil aus gelblichen und grauweißen Flecken zusammengesetzt. — Das Gewebe zwischen den
einzelnen Knoten ist meistens sklerotisch verändert, manchmal auch schwielig
oder amyloid entartet; nur in wenigen Fällen liegen die Gummen inmitten unveränderten Parenchyms (Abb. 2).

Die *gummösen Infiltrationen* oder *diffusen Syphilome* ergreifen in gleicher
Weise die Niere, wie die Kapseln und das pararenale Gewebe. In der Niere selbst
bilden sie meistens kleinere Herde, nur ausnahmsweise kommt es zu starker
Vergrößerung des ganzen Organs, wie in dem oft erwähnten Bowlbyschen Falle,
in dem die vollständig mit gummösen Wucherungen durchsetzte, stark vergrößerte
Niere mehr als ein Pfund wog.

Häufiger scheinen die Hüllen der Niere und das pararenale Gewebe in dieser
Weise befallen zu werden. Zellige Infiltration und ödematöse Durchtränkung,
sowie schwielige und schwartige Umwandlung können zu starker Verdickung
und unregelmäßig höckeriger Beschaffenheit der Kapseln und des umgebenden
Gewebes führen, so daß die Vorstellung einer bösartigen Geschwulst unschwer
erzeugt wird.

Eine Eigentümlichkeit dieser syphilitischen Epi- und Paranephritis, die
auch klinische Bedeutung gewinnen kann, scheint die starke ödematöse Durchtränkung der Fettkapsel zu sein.

So quoll in dem ersten der beiden von I. Israel operierten Fälle so viel Flüssigkeit aus
der Schnittwunde der Kapsel, daß er im ersten Augenblick glaubte, es handele sich um eine
Durchtränkung des Gewebes mit Harn; und v. Margulies schreibt in dem Operations-
bericht seines Falles: ,,Die ganze die Niere umgebende Fettschicht, sowie die Nierenkapsel
ist sehr verdickt und hat das Aussehen einer *gelatinösen* Masse, die zwischen festen Binde-
gewebslagen eingebettet ist.''

Aus den Gummigeschwülsten entstehen im Laufe der Zeit durch Erweichung
und Aufsaugung strahlige Narben, aus den diffusen Syphilomen schwieliges,
schrumpfendes Bindegewebe und dadurch Verunstaltungen oder Verkleine-
rungen einzelner Abschnitte oder der veränderten Hüllen.

Histologie. Als histologische Besonderheit sei erwähnt, daß die charakteristische Endarteritis in syphilitischen Nieren zu selten vorhanden ist, um als
Grundlage der Diagnose zu dienen (Karvonen). — Spirochäten sind bisher
nur in Nieren von Feten und Neugeborenen und zwar in großen Mengen gefunden worden, nicht aber bei erworbener Lues. Auch in dem 1922 von Niosi
operierten Gummi der Niere war die Untersuchung auf Spirochäten vergeblich.

Vorgeschichte. Naturgemäß fanden sich in der Vorgeschichte der Kranken
mehrfach Angaben, die auf eine syphilitische Infektion zu beziehen waren:
unter anderen eine beiderseitige Iritis, die als syphilitisch erkannt worden war
(I. Israel). Ebenso bestanden gleichzeitig mit der Nierenerkrankung entweder
verdächtige Beschwerden, wie heftige Kopfschmerzen oder sicht- und fühlbare
Veränderungen an verschiedenen Stellen des Körpers: Ungleichheit der Papillen, strahlige Narben der Haut, Schwellungen der Lymphdrüsen, Hyper-
ostosen, ausgedehnte Nekrose des Stirnbeins im Verein mit mehrfachen Knochen-
und Gelenkaffektionen (Erdheim), sowie Gummen in Leber und Milz. —
Indessen gibt es natürlich Fälle, in denen begleitende syphilitische Symptome
völlig vermißt werden, sei es, daß sie der klinischen Diagnose nicht zugänglig

sind, sei es, daß auch an der Leiche außerhalb der Niere nirgends ein Gummi zu finden ist (AXEL und KEY, zitiert nach ERDHEIM).

Symptome. Die Mehrzahl der Gummen ist klein und verläuft entweder ohne besondere Symptome oder unter dem Bilde der begleitenden Sklerose oder amyloider Entartung des Nierengewebes. In die Hand des Chirurgen oder Urologen gelangen solche Fälle erst dann, wenn Schmerzen im Kreuz oder in der Lendengegend auftreten, wenn eine Geschwulst der Niere entdeckt wird oder der Harn sich auffällig verändert.

Entsprechend der Seltenheit des *Fiebers* bei gummösen Erkrankungen wurden erhöhte Temperaturen nicht öfter als einmal gesehen (v. MARGULIES).

Über spontane Schmerzen wurde in fast allen operierten Fällen geklagt, und zwar handelt es sich gewöhnlich um gleichmäßige Schmerzen.

Ein einziges Mal waren sie wehenartig und strahlten in den Fuß aus. In I. ISRAELs erstem Falle waren neben gleichmäßig andauernden Rückenschmerzen krampfartige Magenschmerzen vorhanden. Der Kranke GREENEs hatte wiederholte heftige Anfälle von Lendenschmerzen, nach denen immer Harnblutungen eintraten. In I. ISRAELs zweitem Falle kam es nach monatelangem Bestehen gleichmäßiger Beschwerden während des Durchbruchs gummöser Massen nach der Lendengegend zu Anfällen von heftig brennenden Schmerzen, die 2—3 Minuten dauerten und sich 10—17 mal im Laufe des Tages wiederholten.

Die in der Mehrzahl der Fälle vorhandene, von der Niere und ihren Kapseln gebildete Geschwulst wird gewöhnlich als hart und höckerig geschildert. Durch Schrumpfung können die gummösen Massen an Umfang so erheblich zurückgehen, daß die in der Nierengegend fühlbare Schwarte kleiner und flacher wird als ein normales Organ (Fall 2 von I. ISRAEL).

Manches Mal fehlt infolge Beteiligung der Kapseln und des pararenalen Gewebes jegliche Verschieblichkeit mit der Atmung. In einem derartigen Falle I. ISRAELs hatte die Abtastung der Niere folgendes eigentümliches Ergebnis, das bisher weder in einem ähnlichen Fall, noch bei einer anderen Krankheit der Niere bestätigt wurde. Übte man mit beiden Händen einen langedauernden zunehmenden Druck auf die Niere aus, so fühlte man sowohl eine geringe, aber sichere Verkleinerung der Geschwulst, als auch bisweilen dellenartige Eindrücke an ihrer Oberfläche, entsprechend den Druckstellen der Fingerspitzen. Diese Möglichkeit beruhte auf der auch von MARGULIES gesehenen ödematösen Durchtränkung der Fettkapsel im Verein mit der Unempfindlichkeit der Geschwulst, die jedoch nicht als Regel zu gelten hat.

Fistelbildung. Nur ein einziges Mal unter allen beschriebenen Fällen haben sich die gummösen Massen einen Weg nach der Lendengegend gebahnt.

In dem zweiten Falle I. ISRAELs kam es unter anfallsweise auftretenden, heftig brennenden Schmerzen an der 10. Rippe, in der Gegend der Achsellinie zu Rötung und Schwellung, die nach dreiwöchiger Behandlung mit Breiumschlägen in der Annahme eines Milzabscesses von anderer Seite eröffnet wurde. Es sollen sich bröckelige weißgelbe Massen entleert haben. Seitdem blieb eine Fistel zurück.

Varicocele. Das Vorhandensein einer Varicocele testis bei Gummen der Niere findet sich ebenfalls nur einmal verzeichnet, und zwar bei einem 13 jährigen Knaben (LEGRAIN). Es ist dies wohl der einzige Fall ererbter Lues, in dem Syphilome der Niere während des Lebens erkannt und erfolgreich behandelt wurden.

Auf der linken Seite, die der erkrankten Niere entsprach, entwickelte sich rasch eine schmerzhafte Varicocele. Während die Nierengummen unter spezifischer Behandlung zurückgingen, verschwand auch die Schmerzhaftigkeit des von LEGRAIN als „symptomatisch" angesprochenen Krampfaderbruches.

Harn. Die Harnbefunde der verschiedenen Kranken lassen jegliche Übereinstimmung vermissen. — Der eine zeigt nur geringen Eiweißgehalt, ein zweiter außerdem sämtliche Arten Zylinder, Erythrocyten und Leukocyten, ein dritter lediglich Eiter, wie bei Entzündung des Nierenbeckens, ein vierter endlich das

Bild der gewöhnlichen Schrumpfniere. — Es ist dies begreiflich durch die verschiedene Ausdehnung der gummösen Erkrankung, durch die Art und den Grad der Veränderungen des umgebenden Parenchyms, sowie durch den Zustand der anderen Niere.

Makroskopische Hämaturien wurden mehrfach beobachtet, so von SEILER, GREENE, WARREN, ERDHEIM, SIVOVICZA und FELBER. Es ist unwahrscheinlich, daß die Ursache dieser Blutungen stets im Bersten eines erweichten Gummis zu suchen ist. Viel häufiger dürfte es sich um Blutungen aus dem nephritisch erkrankten Parenchym der betreffenden Niere gehandelt haben.

Nur ein einziges Mal wurde die Annahme, daß es sich um die *Entleerung eines zerfallenden Nierengummis* auf natürlichem Wege handele, durch spätere Leichenuntersuchung bestätigt und zwar in dem SEILERschen Falle.

Nach dreijähriger wiederholter antisyphilitischer Behandlung der Kranken wegen mehrfacher Knochenhautentzündungen, großer Leber und nephritischer Zustände kam es im 4. Jahr unter hohem eintägigem Fieber zur Entleerung eines *schmutzig-grünlichbraunen, dicklichen Harns,* der massenhaft Formbestandteile enthielt: Zersetzte Erythrocyten und Leukocyten, Keime, Detritus, Epithelien und Fett. — Nach 5 Tagen war der Harn wieder klar, frei von Eiweiß und anderen abnormen Bestandteilen, nach 8 Tagen wurde die Kranke geheilt entlassen. Dieser Wechsel zwischen normalem und abnormem Harn wurde im weiteren Verlaufe noch mehrmals beobachtet. — 3 Jahre später fand BIRCH-HIRSCHFELD bei der Sektion außer einem in der Mitte erweichten kirschgroßen Gummi der Rinde eine Pyramidenspitze durch narbiges Gewebe ersetzt.

Ähnliche Fälle haben WELANDER und ERDHEIM beschrieben, aber es fehlt die Bestätigung der Diagnose durch die Sektion.

Über die Untersuchung des Harns auf Spirochäten scheinen bei Gummigeschwülsten der Niere keine Erfahrungen vorzuliegen. Bei anderen Formen syphilitischer Nierenerkrankung sind sie gefunden worden. Nachdem man sie vorher nur vereinzelt im Harn Syphilitischer mit Albuminurie hatte nachweisen können, gelang es 1913 E. HOFFMANN, zahlreiche lebende Spirochäten im Harn zu entdecken und zwar bei einem Manne, der im ersten Vierteljahr der Lues an akuter Nephritis erkrankt war.

Die WASSERMANNsche Reaktion war in denjenigen Fällen, in denen sie bisher angestellt wurde, mit Ausnahme des Falles von GUTIERREZ positiv; NIOSI, AOYAMA, SIVOVICZA, FELBER); aber nur in dem letztgenannten Falle bewahrte die rechtzeitige Untersuchung den Kranken vor jeglichem chirurgischen Eingriff.

Diagnose. Bei dem Fehlen eines charakteristischen Krankheitsbildes ist es vor allem notwendig, an die Möglichkeit einer gummösen Nierenerkrankung zu denken. Neben gründlicher Erhebung der Vorgeschichte und genauer Untersuchung des ganzen Körpers auf Vorhandensein oder Reste syphilitischer Erkrankungen sollte die Anstellung der WASSERMANNschen Reaktion in irgendwie zweifelhaften Fällen niemals versäumt werden. Daß eine positive Wassermannreaktion nicht den syphilitischen Charakter der vorliegenden Krankheit beweist und eine negative ihn keineswegs ausschließt, ist hinreichend bekannt.

In der überwiegenden Mehrzahl der Fälle ist eine harte höckerige Nierengeschwulst oder eine Harnblutung das führende Zeichen; daher die Abgrenzung gegen die echte Neubildung die wesentliche Aufgabe der Diagnostik. Vielleicht wird sich das eigentümliche *Symptom der Eindrückbarkeit der gummösen Geschwulst,* die auf der ödematösen Durchtränkung der zellig infiltrierten Capsula adiposa beruht, einmal als nützlich erweisen. Als pathognomonisch dürfte auch derjenige Symptomenkomplex zu betrachten sein, der bei *Durchbruch eines zerfallenden Gummis in das Nierenbecken* entsteht. Die Besonderheit liegt in dem Wechsel zwischen klaren und schmutzig-braunen Harn, der reichlich Formbestandteile und Detritus enthält. Die einzelnen Phasen können Stunden bis Tage dauern und wiederholt miteinander abwechseln. — Frühes oder mittleres

Lebensalter spricht zugunsten einer syphilitischen Bildung, vorgerücktes Alter nicht dagegen. Der kranke Felbers war 68 Jahre alt und hatte seine Lues 50 Jahre früher erworben. Dieser Fall zeigte neben einer vergrößerten und höckerigen Niere und Hämaturie sogar einen Füllungsdefekt im Pyelogramm und damit alle Erscheinungen einer echten Geschwulst. Wie bei allen Krankheiten syphilitischen Ursprungs spielt die Diagnose ex iuvantibus eine wichtige Rolle.

Hat bei gegründetem Verdacht der Gebrauch von Jodkali eine Verkleinerung oder ein Beweglicherwerden des Tumors zur Folge, so dürfte der Beweis für die Richtigkeit der Vermutung geliefert sein.

Behandlung. Ist die Art der Krankheit erkannt, so ist die übliche arzneiliche Behandlung der Syphilis in die Wege zu leiten. Wie bei allen tertiären Erscheinungen ist auch bei den Syphilomen der Niere das Jodkali neben Quecksilber und Salvarsan von besonders günstiger Wirkung; die Hämaturie verschwindet, die Geschwulst geht vollständig zurück.

Für die Operation besteht wohl niemals ein ausreichender Grund; es sei denn, daß eine Fistel trotz spezifischer Behandlung keine Neigung zur Heilung zeigte.

Hat man sich irrtümlicherweise zu einem Eingriff verleiten lassen und wird nach der Durchtrennung der Bauchdecken eines Besseren belehrt, so soll man die Operation abbrechen und sobald als möglich die spezifische Behandlung beginnen, wie dies v. MARGULIES mit bestem Erfolge getan hat.

Im übrigen kann die Operation wegen der Härte und Unnachgiebigkeit der schwielig veränderten Kapseln mit großen Schwierigkeiten verbunden sein. Diejenigen Fälle, in denen die Nephrektomie ausgeführt wurde. — im ganzen 6 — sind mit Hilfe der spezifischen Nachbehandlung sämtlich geheilt.

Prognose. Die Prognose der Nierengummen ist abhängig von der Ausdehnung, dem Grad und der Rückbildungsfähigkeit der begleitenden Veränderungen des Parenchyms.

II. Die Syphilis des Nierenbeckens und des Harnleiters.

Nierenbecken. Die Literatur der syphilitischen *Nierenbeckenerkrankungen* ist überaus spärlich. In der neueren Literatur finden wir zwei so gedeutete Fälle von WELZ und einen von GOTTFRIED.

Die Annahme einer derartigen Ursache gründet sich in den genannten Beobachtungen auf den Erfolg der spezifischen Behandlung nach Versagen der übrigen Behandlungsmethoden, auf die durch Kultur nachgewiesene Sterilität des Harns und auf den positiven Ausfall der WASSERMANNschen Reaktion.

Beide Fälle von WELZ gingen mit Druckempfindlichkeit bzw. heftigen Schmerzen in der Nierengegend und Fieber einher. Im Harn der erkrankten Niere fanden sich Blut, Eiweiß und zahlreiche Leukocyten, keine Tuberkelbacillen. Die Leukocytenwerte des Blutes waren normal. In einem der Fälle bestand gleichzeitig ein papulöses Exanthem der Haut, der Brust und des Rückens. — Nach Versagen der üblichen Behandlungsmethoden schwanden bei beiden Kranken Fieber und Schmerzen durch gleichzeitigen Gebrauch von Jod, Quecksilber und Salvarsan in wenigen Tagen. In dem ersten Falle wurde Klarheit des Harns erzielt, sowie ein Negativwerden der WASSERMANNschen Reaktion.

Die syphilitische Natur dieser Fälle ist durch die Art der Behandlung nicht sicher bewiesen. Kennen wir doch seit GROSS und NECKER die überraschende Heilwirkung des Salvarsans gerade bei den sog. ,,aseptischen Pyurien".

Beweisender ist der GOTTFRIEDsche Fall, da in ihm nur Einspritzungen von Hydrargyrum salicylicum zur Verwendung gelangten. — Die Entstehung der Infektion war in diesem Fall die gleiche, wie in den NECKERschen Fällen von artifizieller Pyelitis.

Der 21 jährige Kranke hat sich zum Zwecke der Befreiung vom Militärdienst wiederholt eine gelbe Flüssigkeit — „wahrscheinlich den Harn eines kranken Menschen" — in die Blase einspritzen lassen, worauf er mit „Fieber, Harndrang, Hämaturie und Schmerzen" erkrankte. 3½ Monate später bestand eine rechtsseitige Pyelitis und eine linksseitige Pyelonephritis. Harn und Blut waren steril, der Tierversuch ohne Ergebnis. Nach vergeblicher Behandlung mit Nierenbeckenspülungen wurde auf Grund der positiven Wassermannschen Reaktion mit Einspritzungen von Hydrargyrum salicylicum begonnen. Nach der 6. Einspritzung wurde der bis dahin andauernd trübe, eiterhaltige Harn vollständig klar und enthielt nur noch vereinzelte Leukocyten; nach beendeter Kur war er gänzlich normal, und die Wassermannsche Reaktion negativ.

Möglicherweise handelt es sich in diesem, wie in dem zweiten von Welz beschriebenen Falle um eine Erkrankung, die dem sekundären Stadium der Syphilis zuzurechnen ist. Jedoch hält Gottfried in seinem Falle auch eine gummöse Nierenbeckenerkrankung für möglich.

Harnleiter. Sichere Fälle von Syphilis des Harnleiters sind nicht bekannt· Vereinzelte ältere Angaben von Erweiterung, Entzündung und Geschwüren der Harnleiter sind nicht zu beurteilen, da eine scharfe Unterscheidung zwischen Gonorrhöe, Tuberkulose und Syphilis fehlt. (Morgagni und andere. Zitiert nach Winternitz.) In neuerer Zeit (1885) veröffentlichte Hadden einen Fall, in dem es sich nicht um eine Erkrankung des Harnleiters selbst handelte, sondern um eine Erweiterung des Rohrs durch ein an der Teilungsstelle der Art. iliaca communis dextra sitzendes Gummi. (Zitiert nach Winternitz.)

III. Die Syphilis der Blase.

Der folgende Abschnitt behandelt lediglich die syphilitischen Erkrankungen der Blase selbst. Die Störungen der Harnentleerung im Gefolge von Lues oder Metalues des zentralen Nervensystems, insbesondere des Rückenmarks — Myelitis, Tabes, Paralyse — mitsamt den begleitenden sekundären Veränderungen der Blasenwand findet der Leser im 3. Bande dieses Handbuches.

Geschichtliches. Die Syphilis der Blase ist eine ausgesprochen seltene Erkrankung; ihre *klinische* Kenntnis reicht nicht weiter zurück als bis zum Beginn des Jahrhunderts und gewinnt seitdem nur langsam an Boden.

1903 schrieb Guyon in der 4. Auflage seiner Vorlesungen: „Quant aux lesions propres aux organes urinaires, le rein seul et peut être l'urèthre paraissent pouvoir être directement influencés par la vérole, mais cela parait absolument exceptionel". — Und Nitze behauptete noch 1907 in der 2. Auflage seines Lehrbuches, wenn auch irrtümlicherweise: „Cystoskopisch ist bis jetzt noch niemals ein syphilitischer Prozeß in der Blase konstatiert worden". Auch in dem ersten deutschen Handbuch der Urologie von Frisch und Zuckerkandl (1904—1906) wird die Lues der Blase nirgends erwähnt.

Aber schon die älteren pathologisch-anatomischen Schriften berichten über syphilitische Geschwüre und Narben der Blase; nach Procksch (1879) vermögen jedoch nur sechs derartige Fälle einer strengeren Kritik standzuhalten. Der erste stammt von Morgagni (1767), die übrigen von Ricord (1842—51), Virchow (1852), Vidal (1853), Tarnowsky (1872) (Literaturangabe bei Procksch). — Aber auch die Fälle von Ricord und Vidal werden bezweifelt (siehe Winternitz, S. 1772).

Erheblich später kam man dazu, die Krankheit am Lebenden zu vermuten und mit Erfolg zu behandeln. Die Diagnose stützte sich in dieser zweiten Periode diagnostischer Kenntnis auf die Vorgeschichte, auf gleichzeitiges Bestehen syphilitischer Erscheinungen an anderen Teilen des Körpers, das Fehlen sonstiger Ursachen des Blasenkatarrhs, wie Gonorrhöe und Tuberkulose und die günstige Wirkung spezifischer Mittel (Griwzow, Chrellitzer (1898 und 1901). Aber erst die dritte, endoskopische Periode ermöglichte eine genauere Kenntnis der Krankheit und stellte im Verein mit der Wassermannschen Reaktion Diagnose und Behandlung auf sicheren Grund. — MATZENAUER gilt als der erste, der — im Jahre 1900 — eine Lues der Blase auf cystoskopischem Wege erkannte. Jedoch in diesem Falle, der ein 22jähriges Mädchen betraf, fehlt jeglicher Beweis für ein Gummi der Blase selbst; sicher festgestellt waren lediglich ein Geschwür der oberen Harnröhrenwand und zottige Wucherungen in der Gegend des Sphincters. Bis heute — d. h. im Laufe eines Vierteljahrhunderts — sind einige 70 Fälle beschrieben worden, die fast sämtlich mit Hilfe des Cystoskopes und der WASSERMANNschen Reaktion untersucht wurden und auch bei großer Vorsicht nicht anders zu deuten sind. — Literaturübersichten nebst zusammenfassenden Schilderungen finden sich in den Arbeiten von ASCH (1911), von DREYER (1913), von DUROEUX (1913), von WINTERNITZ (1916), von HESSE (1918), von LEDERMANN (1919); die Literatur von 1912—1922, d. h. bis zum 40. Falle ist bei PICKER zusammengestellt mit Wiedergabe der Krankengeschichten. 1923 gibt WINDELL nochmals eine vollständige Übersicht über sämtliche Veröffentlichungen mit Auszügen aus den Krankenblättern und 1926 faßt O. A. SCHWARZ die bisher gewonnenen Erkenntnisse in einem Referat zusammen und ergänzt das Verzeichnis der einschlägigen Schriften bis zum Oktober 1925. Die seitdem veröffentlichten Arbeiten von CASTAÑO, DUVERGEY, ILJINSKIJ, LUCRI, SAELHOF, SPREMOLLA, RILEY und THOMAS bestätigen nur alte Erfahrungen[1]).

Pathologische Anatomie. Die Erfahrungen der Pathologen sind weit geringer als diejenigen der Kliniker. — So bemerkte der erfahrene BENDA im Jahre 1913, daß ihm aus neuerer Zeit keine anatomischen Angaben über Lues der Blase bekannt wären, und daß er sich nicht erinnere, einen derartigen Fall gesehen zu haben. — Wie ich einer mündlichen Äußerung des genannten Autors entnehme, haben die inzwischen verflossenen Jahre nichts an diesem Ausspruch geändert. BENDA bezeichnete damals (1913) als „sehr verhängnisvoll" für die Frage der Blasensyphilis, daß auch charakteristische Narbenbildungen, die als Folgen gummöser Prozesse zu deuten wären, völlig vermißt würden. Inzwischen habe ich aber durch die Freundlichkeit von Prof. L. PICK ein solches Präparat zu Gesicht bekommen, das sich in der Sammlung der LANDAUschen Frauenklinik in Berlin befindet und dem von VIRCHOW im Jahre 1852 beschriebenen Fall zu vergleichen ist. Ferner hat WOHLWILL kürzlich über das Ergebnis der Sektion eines 55jährigen Paralytikers berichtet, dessen Blasenwand vollständig von Narben durchsetzt war und spezifische syphilitische Gefäßveränderungen erkennen ließ. Die rechte Niere und der rechte Ureter waren in eine einzige Schwielenmasse verwandelt, in der bei mikroskopischer Untersuchung noch einzelne Gummen gefunden wurden. — Für die Seltenheit der Blasenlues sei noch eine Angabe I. HELLERs aus dem Jahre 1922 erwähnt, daß er bei Durchsicht von 7000 Sektionsprotokollen über 20 Jahr alter Personen keine Syphilis der Blase gesehen habe, obwohl „syphilitische Prozesse von großer Bedeutung" in 5,8% der Fälle bestanden hätten.

Die syphilitischen Veränderungen der Blase gehören zum kleineren Teil dem sekundären Stadium oder der Frühsyphilis, zum bei weitem größeren aber dem tertiären Stadium oder der Spätsyphilis an; die Entstehung von Primäraffekten dürfte auch beim Weibe außerhalb des Bereiches der Möglichkeit liegen.

Ein von RICORD im Jahre 1851 beschriebener und abgebildeter Fall primären, phagedänischen Schankern der Blase ist entweder als Lues maligna oder als Tuberkulose zu deuten (zitiert nach LEDERMANN).

Sitz, Form und Erscheinung der syphilitischen Bildungen werden bei Erörterung der cystoskopischen Befunde genauer geschildert werden.

---

[1]) Nachtrag bei der Korrektur siehe auch CHOCHOLKA, Syphilis der Blase. Zeitschr. f. urol. Chirurg. 21, 3/4. Enthält eine tabellarische Übersicht über 169 bisher veröffentlichte Fälle, sowie 102 Literaturangaben.

Durchbruch gummöser Geschwüre der Blasenwand in benachbarte Körper-
höhlen oder Organe wurde unter allen Fällen der neueren Zeit nur zweimal
beobachtet, und zwar handelte es sich in beiden Fällen um fistulöse Verbindungen zwischen Blase und Mastdarm (Picot; Blanc und Négro. Siehe auch
Abb. 14 u. 15).

Der im Jahre 1853 von Vidal de Cassis geschilderte Fall von tödlicher Bauchfellentzün-
dung nach Durchbruch eines angeblich vorhandenen syphilitischen Blasengeschwürs ist
nicht hinreichend geklärt.

In seltenen Fällen entstehen Verbindungen zwischen Mastdarm und Blase oder zwischen
Mastdarm, Scheide und Blase auch im Anschluß an das Ulcus chronicum recti, insbesondere
in der Nähe des Blasenhalses. — I. Neumann, der verstorbene Wiener Syphilidologe,
glaubte noch, daß es sich in diesen Fällen um eine Paracystitis spezifischer Art handle.
In neuerer Zeit äußerte sich Benda (l. c.) dahin, daß, wenn überhaupt die Syphilis in der
noch ungeklärten Ätiologie des Ulcus chronicum recti eine Rolle spielen sollte, doch die
tiefgreifenden Geschwüre der Darmwand, „die diese durchbrechen und zu Fistelgängen in
die Nachbarorgane führen,“ nicht auf das Grundleiden, sondern auf „accidentelle Infektionen mit bonalen Eitererregern“ zu beziehen seien.

Krankheitsbild. Wie bereits erwähnt, gehört die überwiegende Zahl aller
bisher während des Lebens festgestellten Fälle von Lues der Blase dem tertiären
Stadium an. Unter den ersten 40 bis zum Jahre 1922 bekannten Fällen fallen nur
etwa acht in die frühe oder sekundäre Periode der Krankheit. Für ihre Seltenheit
sprechen systematische Untersuchungen von F. Moses an 350 Kranken, die sich
zu 90% im floriden Stadium der sekundären Lues befanden.

Alter und Geschlecht. Es ist naturgemäß, daß es sich bei den Fällen von
sekundärer Lues der Blase im allgemeinen um jüngere Menschen handelt, bei
tertiären um ältere. Bei den Fällen des 2. Stadiums, das in der Regel 5 Jahre
dauert, liegt der Zeitpunkt der Infektion wenige Monate bis 5 Jahre zurück;
daher sind zumeist Personen in den zwanziger Jahren befallen. Bei den tertiären
Formen, die mit seltenen Ausnahmen nicht früher als 3—4 Jahre nach der Ansteckung gefunden werden, läßt die Vorgeschichte in der Regel erkennen, daß die
Infektion vor 10—20 Jahren erfolgt ist. Dementsprechend sehen wir bei Spätsyphilis der Blase ein Ansteigen der Erkrankungsziffer im 4. und 5. Jahrzehnt.
Eine auffällige Bevorzugung des männlichen oder weiblichen Geschlechts ist
nicht zu erkennen.

Abgesehen von den begleitenden Erscheinungen der Grundkrankheit an
anderen Stellen des Körpers und dem cystoskopischen Bilde sind die klinischen
Zeichen der sekundären und tertiären Lues der Blase nicht derart voneinander
verschieden, um eine gesonderte Beschreibung zu rechtfertigen, wie dies Duroeux versucht hat. Jedoch läßt sich sagen, daß stärkere und totale Hämaturien
fast ausschließlich durch tertiäre Veränderungen bedingt sind.

Es muß vorausgeschickt werden, daß es pathognomische Symptome der
Blasenlues nicht gibt, und daß die Mannigfaltigkeit der klinischen Formen
nicht gestattet, ein einheitliches Krankheitsbild zu entwerfen. Auch die cystoskopischen Befunde sind nur in einem Teil der Fälle charakteristisch genug,
um auf die Bahn der Diagnose zu leiten.

Die Vorgeschichte gibt fast immer Anhaltspunkte für eine vorausgegangene
syphilitische Infektion. Wie bei der Mehrzahl syphilitischer Spätsymptome an
anderen Stellen des Körpers spielt auch für die Entstehung der Blasensyphilis
ungenügende oder fehlende Behandlung die wichtigste Rolle.

Subjektive Erscheinungen. Ausnahmsweise gibt es sowohl sekundäre, wie
tertiäre Fälle, in denen subjektive Erscheinungen, d. h. *Schmerzen* mit *Harndrang* vollständig fehlen (Asch, v. Engelmann).

Gewöhnlich aber klagen die Kranken über Schmerzen und zwar entweder
während des Harnlassens oder am Schluß der Entleerung. Ihre Stärke ist je
nach Größe, Zahl und Sitz der Veränderungen, dem Vorhandensein und Grad

einer sekundären Cystitis und der Dauer der Krankheit völlig verschieden und zeigt alle Stufen von der Empfindung des Harnzwangs und des schmerzhaften Harndrangs an bis zu derartiger Heftigkeit, daß die Kranken sich fortwährend im Bett herumwälzen und vergeblich nach irgendeiner Lage suchen, die sie erleichtert. — Die Schmerzen werden in der Blase oder in der Dammgegend empfunden; sie strahlen gelegentlich in die Harnröhre aus, nach dem Mastdarm, in das Gesäß oder ziehen sich aufwärts in die Hüften oder das Kreuz. In der Zeit zwischen den Entleerungen ist der Schmerz erheblich gemildert, aber es besteht manchmal ein Gefühl von Schwere in der Unterbauchgegend oder von Brennen am Damm oder in der Vulva; auch Gehen und Sitzen kann, wie bei der Tuberkulose, mit Unbehagen verbunden sein.

Mit Ausnahme weniger Fälle ist auch das *Harnbedürfnis* gesteigert und zwar insbesondere dann, wenn sich Geschwüre in der Nähe des Blasenhalses befinden. In schweren Fällen entsteht es alle 10—15 Minuten, ist aber, wie bei allen Blasenentzündungen seltener in der Nacht als bei Tage. Einigemal wird über unvollkommene Harnverhaltung berichtet, wie dies von anderen Cystitisformen bekannt ist; selten über vollständige Verhaltung als erstes Zeichen der Krankheit.

Objektive Erscheinungen. Zu den häufigsten Symptomen und zwar fast ausschließlich gummöser Blasenerkrankungen gehört die *Hämaturie.* Sie kann das erste und — während der ganzen Dauer der Krankheit — das einzige Zeichen sein. Meist ist der gesamte Harn blutig gefärbt, bei weitem seltener erfolgt die Blutung erst am Schluß der Entleerung. In einzelnen Fällen wird die Reihe totaler Hämaturien hier und da durch eine terminale Hämaturie unterbrochen. Die Blutung erscheint, wie bei echten Neubildungen, plötzlich und kann Tage und Wochen bestehen bleiben. Die blutfreien Zwischenräume sind entweder von ungleicher Dauer, oder die Blutung kehrt alle 2—3 Wochen, alle Monate, alle 2 Monate wieder, so daß eine gewisse periodische Regelmäßigkeit zu erkennen ist. Gewöhnlich wiederholt sie sich in immer kürzeren Zeiten, während die Dauer zunimmt. Ganz ausnahmsweise wird die Harnröhre durch ein Gerinnsel verlegt. Gerinnselverstopfung der Blase infolge arterieller Geschwürsblutung wurde einmal beschrieben (THOMAS und MRAS. Siehe S. 260).

Pyurie, Mischinfektion. Im Beginn der Erkrankung kann der Harn außerhalb der Blutungen vollständig klar sein, trübt sich aber wohl immer im Laufe der Zeit. Neben roten Blutkörperchen findet man Leukocyten in größerer oder geringerer Menge, Epithelien, Schleim und — bei vorhandener Mischinfektion — gewöhnliche Bakterien. Im Gegensatz zur Harnröhrensyphilis sind bisher bei Lues der Blase Spirochäten niemals gefunden worden.

Abtastung der Blasengegend. Die bimanuelle Abtastung der Blase mit Hilfe der Scheiden- oder der Mastdarmuntersuchung wird außer Schmerzhaftigkeit gelegentlich umschriebene oder unscharf begrenzte Härten erkennen lassen, wie bei den echten Gummigeschwülsten. Die Beobachtung GRIWZOWS (1899), dem es gelang, ein unzweifelhaftes Gummi als ziemlich derbe kugelförmige Geschwulst oberhalb der Symphyse und auch von der Scheide aus deutlich zu tasten, ist vereinzelt geblieben.

Gleichzeitige Erkrankung der Nieren. Über Erkrankung einer oder beider Nieren in Verbindung mit Lues der Blase wird zweimal berichtet (MICHAILOFF, PETERSON); aber nur in einem Falle (PETERSON) wurde die Diagnose auf gleichzeitige Syphilis der rechten Niere gestellt, deren Harnleitermündung in ihrer unmittelbaren Umgebung zwei kleine Geschwüre erkennen ließ. — Leider reichen die klinischen Angaben nicht aus, um die Diagnose zu sichern.

Gleichzeitige syphilitische Erscheinungen an anderen Teilen des Körpers. In der überwiegenden Zahl der Fälle von sekundärer und tertiärer Lues der

Blase fand man mehr oder weniger sichere Zeichen der Grundkrankheit; in den sekundären Fällen ein papulöses oder makulöses Exanthem, Papeln im Munde (Angina papulosa), am After, am Penis, am Scrotum, Alopecie (Fälle von Pere-schiwkin); ferner Schwellungen der Lymphdrüsen, sei es der Leistendrüsen allein oder einiger weniger Gruppen oder sämtlicher fühlbarer Drüsen des Körpers.

Bei tertiären Fällen ergab die Untersuchung des übrigen Körpers unter anderem außer unbedeutenden Drüsenschwellungen eine kleine eingezogene Narbe an der unteren Lippenkommissur, tief eingezogene Narben des Rachens, Fehlen des Zäpfchens und des linken Arcus palatoglossus, ein gummöses Geschwür des Gaumens mit Perforation, symmetrische strahlige oder serpiginöse Narben an der Haut der Unterschenkel, ulcerierte Papeln der großen Schamlippen, eine kleine Narbe im Sulcus coronarius. — Von gleichzeitigen Veränderungen parenchymatöser Organe beobachteten Griwzow Lues der Leber mit deutlich fühlbaren Höckern, Lefur einen großen derben Knoten der Prostata, der nach antisyphilitischer Kur erweichte und daher als Gummi zu deuten war; Graeff teigige Schwellung der Hoden, die auf Jodkali zurückging, Chrelitzer eine Vergrößerung des Hodens mit höckeriger Oberfläche bei normaler Beschaffenheit des Nebenhodens. — Derselbe Autor sah in dem gleichen Falle mit dem Urethroskop eine 5 cm lange Narbe der Harnröhre ohne Striktur und Picot 13 cm von der äußeren Mündung entfernt gummöse Infiltrate der Harnröhrenwand, die zur Verengerung geführt hatten (siehe Abb. 17). Schließlich gibt es Kranke mit tertiärer Lues der Blase, bei denen gleichzeitig eine Tabes besteht (v. Margulies, Fall 3) oder eine syphilitische Myelitis (v. Engelmann, Fall 1). Blasenbeschwerden bei Lues oder Metalues des Rückenmarks sind daher nicht immer auf zentrale Ursachen zurückzuführen.

Allgemeinbefinden. Die mehrfach geäußerte Annahme, daß das Allgemeinbefinden bei Lues der Blase auffallend wenig gestört sei, trifft für einen Teil der Fälle keineswegs zu. Kranke mit starken Blutungen, heftigen Blasenbeschwerden und damit verbundener Störung der Nachtruhe leiden schließlich in ihrem Ernährungs- und Kräftezustand beträchtlich, ganz abgesehen von etwa vorhandenen Begleiterkrankungen im Bereiche des Harnapparates oder syphilitischen Veränderungen innerer Organe.

Die *Cystoskopie* kann durch vermindertes Fassungsvermögen der Blase oder durch Blutungen erschwert oder unmöglich gemacht werden. Abgesehen von den üblichen Maßnahmen — Behandlung der sekundären Cystitis usw. — ist die schnelle Wirkung der spezifischen Behandlung auf die Duldsamkeit der Blase besonders hervorgehoben.

So gelang es Margulies in einem Falle, der die Erscheinungen der Cystitis dolorosa aufwies, nicht mehr als 25 ccm Flüssigkeit in die Blase zu bringen. Nach 10 tägiger antisyphilitischer Behandlung ließ sich die Blase ohne Anwendung irgendwelcher örtlicher Maßnahmen bereits mit 10 ccm anfüllen und die Untersuchung ermöglichen.

Die cystoskopischen Bilder syphilitischer Blasenveränderungen sind überaus mannigfaltig und haben nur zum Teil ein eigentümliches oder verdächtiges Aussehen. Die übrigen tragen entweder kein bestimmtes Gepräge oder haben die größte Ähnlichkeit mit Erkrankungen anderer Art, wie Tuberkulose oder echten Geschwülsten.

Frühsyphilis der Blase (sekundäre Syphilis). Die Frühsyphilis der Blase zeigt keine anderen Erscheinungsformen als etwa die Schleimhaut des Mundes, nämlich 1. fleckförmige Rötungen (erythematöses Syphilid), 2. Papeln und 3. Geschwüre, die aus Papeln hervorgehen. — Während aber die Papeln des Mundes nur selten geschwürig zerfallen, scheint dies in der Blase — wohl infolge der dauernden Benutzung mit Harn — der normale Gang der Entwicklung zu sein. — Unter den bisher beschriebenen Fällen ist ein einziger (Rothschild), in dem keine Geschwüre neben den Papeln zu sehen waren, nur vereinzelte, in denen nichtzerfallene Papeln neben den Geschwüren bestanden (E. R. W. Frank, Hesse).

Fleckweise Rötungen, Exantheme scheinen keine praktische Rolle zu spielen. In dem einzigen Fall, den Duroeux als „spezifisches Exanthem" erklärte — 14 oder 15 düsterrote Flecken auf der Schleimhaut der Hinterwand der Blase —, bestanden nicht die geringsten Beschwerden. Die Veränderungen waren nach 14 tägiger Quecksilberbehandlung völlig verschwunden.

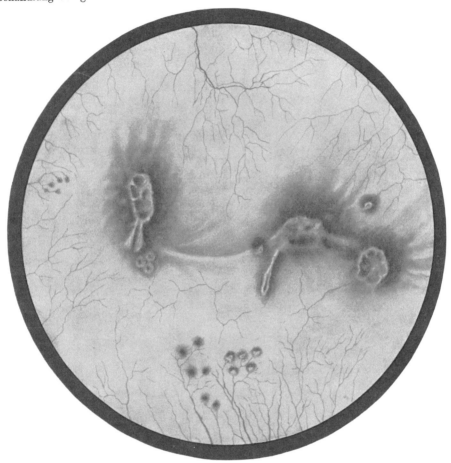

Abb. 3. Frische Papeln, vereiternde Papeln und aus zerfallenen und zusammengeflossenen Papeln entstandene Geschwüre der Blasenschleimhaut. Zusammengesetztes Bild aus verschiedenen Stellen einer Blase. (Nach E. R. W. Frank.)

An Stelle der Ausdrücke: Papel Plaque, Condylom, die den gleichen anatomischen Begriff mit verschiedenen Worten bezeichnen, setzen wir nach dem Vorgang der Syphilidologen (Lesser) die einheitliche Benennung: Papel. — Auch diese Bildungen dürften durch Fehlen oder Flüchtigkeit klinischer Zeichen zumeist der ärztlichen Kenntnis entgehen.

Die syphilitischen *Papeln* der Blasenschleimhaut sitzen entsprechend der Verbreitung der Erreger auf dem Blutwege an den Enden der feinsten Gefäße, wie die einer Beobachtung E. R. W. Franks entstammende Abbildung 3 aufs deutlichste zeigt (siehe auch Abb. 4).

Die Beobachter schildern sie entweder als flache rote Erhabenheiten von kreisrunder Form, die den Umfang einer Linse erreichten (Abb. 3); oder als über stecknadelkopfgroße Knötchen auf rotem Grunde, die an einzelnen Stellen bandförmig aneinandergereiht waren und sich durch ihre auffallende braun-rötliche, an die papulösen Syphilide der Haut erinnernde Farbe von Tuberkeln

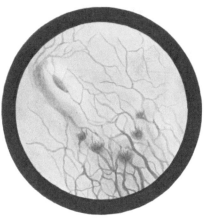

mit Sicherheit unterschieden (Hesse); oder schließlich als kreisförmige, von einem himbeerfarbenen Kränzchen umgebene flache Gebilde, auf denen sich zahlreiche mit gelblichen Knötchen bedeckte Bläschen befanden (Abb. 5). Dieses Bild ähnelte durchaus den „impetiginösen Papeln der äußeren Haut" (Michailoff). — Die weiteren Besonderheiten dieses bereits auf S. 251 erwähnten Falles bestanden in beiderseitigen Pyeli-tiden und seit 5 Jahren periodisch auftretenden Hämaturien, wie sie bei sekundärer Lues der Blase und der oberen Harnwege niemals beschrieben wurden. — Wahrscheinlich ist dieser Fall der Spät-

Abb. 4. Syphilitische Papeln der Blase.
(Nach A. v. Lichtenberg.)

syphilis zuzurechnen.

Auf den Abbildungen 3 und 6—9 läßt sich das Schicksal der Papeln aufs schönste verfolgen. Sie vereitert, zerfällt an der Oberfläche, es bildet sich ein Geschwür und die aus einzelnen Papeln entstandenen Geschwüre fließen wieder zu größeren zusammen (Abb. 5). Bei der Vereiterung mischt sich dem Rot ein zunehmend gelber Farbton bei.

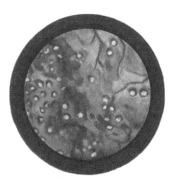

Abb. 5. Papeln der Blasenschleimhaut ähnlich den „impetiginösen Papeln der äußeren Haut"; wahrscheinlich Spätsyphilis.(Nach Michailoff.)

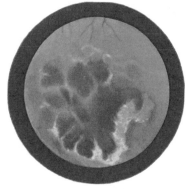

Abb. 6. Zusammengeflossene papulöse Geschwüre der Blasenschleimhaut.
(Nach E. R. W. Frank.)

Wie die vorliegenden Erfahrungen lehren, liegen die papulösen Geschwüre entweder zerstreut oder in Gruppen zusammen, vorzugsweise in der Umgebung der Harnleitermündungen und im Grunde, seltener im Scheitel der Blase. Man hat bis zu 12 in einem Falle beobachtet. Ihre Größe ist verschieden, ihre Form rund oder länglich; die Ränder sind flach oder meistens leicht infiltriert, der oberflächlich gelegene Grund rot oder weißlich, die umgebende Schleimhaut geschwollen und blutüberfüllt. Bei der Heilung schiebt sich hellweißes Epithel mit unregelmäßigen, feinzackigen Ausläufern vom Rande her über die Wunde;

später sieht man als Ausdruck der Narbenbildung weißliche Streifen und Punkte und schließlich entsteht eine gleichmäßig weißliche Fläche, in der hie und da neugebildete Gefäßbäumchen aufschießen. Im Laufe der Zeit schwinden die Spuren und die Schleimhaut gewinnt ihr normales Aussehen wieder. Ein einziges Mal beobachtete FRANK an den erkrankten Stellen das Auftreten bräunlicher Flecke, wie sie auf der äußeren Haut im Anschluß an krustöse Papeln oder ein Exanthem oder ohne ein solches entstehen können (Abb. 10).

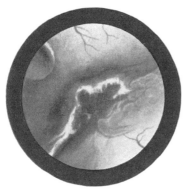

Abb. 7. Beginnende Epithelisierung eines papulösen Geschwürs. (Nach E. R. W. FRANK.)

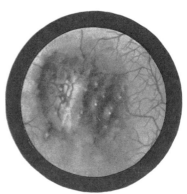

Abb. 8. Vollständig epithelisierte papulöse Geschwüre. Frühes Stadium. (Nach E. R. W. FRANK.)

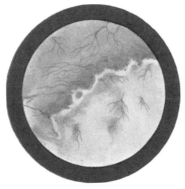

Abb. 9. Vollständig epithelisierte papulöse Geschwüre. Verdickung des Epithels am Narbenrand. Späteres Stadium. (Nach E. R. W. FRANK.)

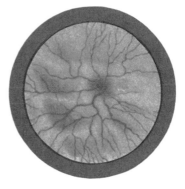

Abb. 10. Bräunliche Flecke an der Stelle abgeheilter papulöser Geschwüre. (Nach E. R. W. FRANK.)

Spätsyphilis der Blase (tertiäre Syphilis). Die Spätlues der Blase zeigt einen weit größeren Reichtum verschiedener Formen als die Frühzeit der Krankheit. Bisher glaubte man, daß es sich ausschließlich um gummöse bzw. um mehr diffuse, chronisch-interstitielle Bildungen handle. Aber es scheint auch in der Blase Erkrankungen zu geben, die den tertiär-papulösen Syphiliden der Haut zu vergleichen sind. — Wir teilen deshalb die Formen der späten Lues der Blase in zwei gesonderte Gruppen und unterscheiden

I. Gummöse Bildungen und chronisch-interstitielle Entzündungen.

II. Tertiär-papulöse Syphilide.

Zu I. Fast alle bis heute beschriebenen Fälle gehören der ersten Gruppe an. Sie erscheinen:

1. als Geschwülste (glatte, papilläre, polypöse Geschwülste),
2. als Geschwülste, die in der Mitte geschwürig zerfallen sind,
3. als Geschwüre,
4. als diffuse interstitielle Veränderungen, die entweder die Schleimhaut nach Art eines Prostatalappens gleichmäßig vorwölben oder ihr ein parkettartiges Aussehen verleihen bzw. den Hirnwindungen gleichen.

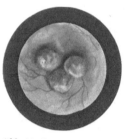

Etwa ²/₃ aller unter I. genannten Bildungen liegen in der Umgebung der Harnleitermündungen, was Dreyer mit dem Verlauf der Gefäße erklärt. Wie an anderen Stellen der Oberfläche des Körpers läßt sich auch auf der Schleimhaut der Blase der Übergang der gummösen Geschwulst zum Geschwür deutlich verfolgen. In der überwiegenden Mehrzahl der Fälle wird von Geschwüren berichtet; Geschwülste, insbesondere nichtulcerierte, sind nur vereinzelt bekannt geworden. — Es hängt dies wohl damit zusammen, daß erstens der Zerfall der Gummen — ebenso wie derjenige der Papeln — in der Regel frühzeitig erfolgt, und daß zweitens die Beschwerden erst nach der Entstehung von Geschwüren lebhafter einsetzen. Die bisher veröffentlichten Geschwülste umschriebener Art schwanken zwischen Erbsen- und Walnußgröße.

Abb. 11. Gummigeschwülste der Blasenschleimhaut. (Nach v. Margulies.)

Picker sah neben typischen Geschwüren in enger Beziehung zu einem Gefäß ein lichtgelbes, kalottenförmig erhabenes Gebilde von der Größe einer Erbse, deren Rand sich gegen die Schleimhaut scharf mit einem dunkelroten Hof absetzte; v. Margulies eine aus drei

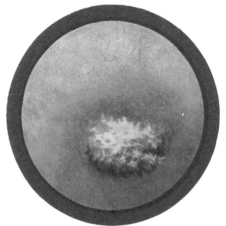

Abb. 12. Gummigeschwulst der Blasenschleimhaut. (Nach v. Engelmann.)

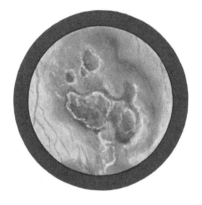

Abb. 13. Spätsyphilitische Geschwüre der Blasenschleimhaut. (Nach E. R. W. Frank.)

dicht beieinanderliegenden Tumoren von Bohnengröße bestehende Neubildung (Abb. 11); Asch ein haselnußgroßes „Papillom"; v. Engelmann eine Geschwulst von 3 cm Längsdurchmesser mit ulcerierter, eitrig belegter, zum Teil leicht inkrustierter Oberfläche, die anfangs als Carcinom angesprochen wurde (Abb. 12); Haberern eine reichlich walnußgroße, an 3—4 Stellen höckrig hervorspringende, mit Schleimhaut bedeckte Geschwulst, die an einzelnen Stellen teils ulceriert, teils eitrig belegt war.

Alle diese verschiedenartigen Bildungen erwiesen sich durch den Erfolg der Behandlung als gummöser Natur. — Die papillomatösen und polypösen Erhebungen sind natürlich als unspezifische Reizzustände der Schleimhaut zu deuten. Daher sieht man sie auch am Rande tertiärer Geschwüre.

Geschwülste und Geschwüre sind nur verschiedene Stadien ein und desselben krankhaften Vorgangs. Denn wir sehen sowohl gummöse Geschwülste, die geschwürig zerfallen, als auch Geschwüre, deren Grund — an die ursprüngliche Bildung erinnernd — über die umgebende Blasenschleimhaut hervorragt, und schließlich Geschwülste und Geschwüre nebeneinander.

Geschwüre sind die häufigste und daher wichtigste Erscheinungsform der Spätsyphilis in der Blase. Sie können vereinzelt oder zu mehreren auftreten; v. ENGELMANN sah sogar 6 im ersten der von ihm beschriebenen Fälle, unter ihnen das größte bisher beobachtete mit einer Länge von 4—5 cm. Der zuweilen über die Blasenschleimhaut erhabene Grund ist seicht oder vertieft, selten kraterförmig und wird als grau, graugelblich, gelblich, ockerfarben oder speckig geschildert. Selten ist er von Eiter, Blutgerinnseln oder Inkrustationen bedeckt. Die Ränder können derb infiltriert und wallartig erhaben sein, scharf geschnitten, steil abfallend, zerklüftet, gezackt. Die Umgebung ist blutüberfüllt und geschwollen. Sie wird häufig als düsterrot, bläulichrot oder livid geschildert, ein Farbton, der der Tuberkulose fremd ist und der Lues eigentümlich zu sein scheint (Abb. 12).

Der nur zweimal mit Sicherheit beobachtete Durchbruch eines syphilitischen Blasengeschwürs in den Mastdarm wurde bereits oben erwähnt.

In dem PICOTSchen Falle wurde schließlich die Hauptmenge des Harns durch den Mastdarm entleert. Ferner bildete sich zweimal ein Stein in der Blase, der jedesmal ohne Kenntnis der Grundkrankheit zertrümmert wurde. — BLANC

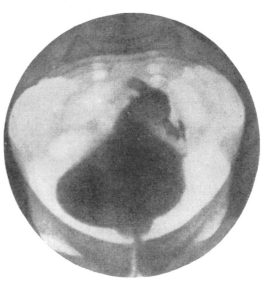

Abb. 14. Blasen-Mastdarmfistel syphilitischen Ursprungs. Der Mastdarmschatten überragt den Blasenschatten oben und unten. (Nach BLANC und NÉGRO.)

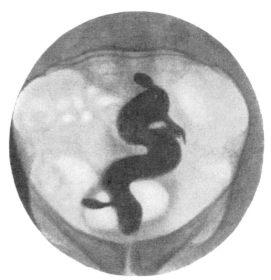

Abb. 15. Der gleiche Fall wie in Abb. 14. Die Kranke hat die Blase entleert. Fast die gesamte Füllungsflüssigkeit befindet sich im Rectum und Sigmoideum, in der Blase nur noch eine geringe Menge, die als wagerechte Zunge erscheint. (Nach BLANC und NÉGRO.)

und NÉGRO erhielten in ihrem Falle ein anschauliches Bild der fistulösen Verbindung durch die Cystographie (Abb. 14 und 15) und konnten auch die vollständige Heilung der Fistel durch die gleiche Methode beweisen.

Die cystoskopische Untersuchung des Picotschen Falles (Abb. 16) zeigte eine
bis dahin niemals beschriebene Form spätsyphilitischer interstitieller Veränderungen. Nur Gayet und Favre haben ähnliche Bilder gesehen. — In diesen
Fällen war die Schleimhaut des Blasengrundes oder des Trigonum derb und

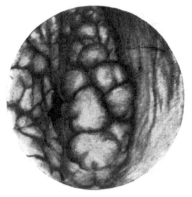

Abb. 16. Gummöse Infiltration
der Blasenschleimhaut. „Parkettartiges"
Aussehen. (Nach Picot.)

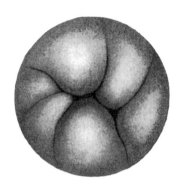

Abb. 17. Gummöse Infiltration
der Harnröhrenwand, die zur Verengerung der
Harnröhre geführt hat. — Derselbe Fall wie in
Abb. 16. (Nach Picot.)

verdickt oder durch eine Art Falte emporgehoben, so daß der Eindruck eines
Prostatamittellappens erweckt wurde. Auf der Oberfläche traten starke Vorsprünge hervor, die von sich kreuzenden teilweise tiefen Furchen umschlossen
werden. Man hat diese eigentümliche Gestaltung mit der parkettartigen Zunge

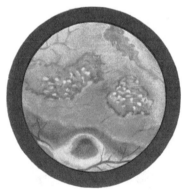

Abb.18. Spätsyphilitische Geschwüre der
Blasenschleimhaut vom Typus der serpi-
ginösen Geschwüre der Haut.
Epithelverdickung in der Umgebung der
Harnleitermündung an Stelle eines früher
hier vorhandenen Geschwürs.
(Nach E. R. W. Frank.)

der Syphilitiker (Picot) oder mit hirnartigen
Windungen verglichen (Gayet und Favre).
Auch hier zeigt der kranke Bezirk ein leb-
haftes oder düsteres Rot und kann mit Geschwüren und warzenartigen Erhebungen bedeckt sein. — Gayet und Favre hatten in
ihrem zweiten Falle zuerst den Eindruck, daß
ein Carcinom des Gebärmutterhalses auf die
Blase übergegriffen habe. — Nicht immer
sind Vorsprünge und Furchen so deutlich wie
eben geschildert. In einem früheren Stadium
erhebt sich die zellig durchsetzte Schleimhaut
mehr oder weniger deutlich an umschriebener
Stelle empor, Schwellung und Rötung, auch
einige Falten und warzige Erhabenheiten erscheinen, aber das charakteristische parkett-
ähnliche Aussehen wird noch vermißt (Gayet
und Favre, Fall 3).

Es ist kaum zu bezweifeln, daß die Schleimhaut der Blase ebensowenig von Spätsyphiliden
verschont wird wie die äußere Haut. Die in Abb. 18 wiedergegebenen flachen
Geschwüre eines Falles von Spätlues ähneln durchaus serpiginösen Geschwüren.
Auch Picot fand in der Umgebung der eben beschriebenen parkettähnlichen
Veränderungen die Blasenschleimhaut mit zahlreichen, scheinbar wenig tiefen,
zum Teil zusammenfließenden Geschwüren bedeckt, die mit ihren unregelmäßigen und leicht polycyklischen Rändern, ihrem roten, im Zentrum blasseren

Grunde, vollkommen „an das Aussehen ulceröser Syphilide" erinnerten. Ferner dürfte der Fall MICHAILOFF (Abb. 5) in die Reihe der Spätsyphilide gehören. — Die Befunde FARAGOS — mohn- bis kleinlinsengroße, graufarbige, nicht-ulcerierte und mit einem roten Ring umgebene Knötchen — sind nach Ansicht des Autors selbst eher als kleine Gummigeschwülste vor dem Zerfall denn als Spätsyphilide zu deuten.

Je nach der Tiefe, die die Zerstörung erreicht, gewinnt die Schleimhaut der Blase ihr normales Aussehen wieder, oder es bleiben dauernde Veränderungen zurück, wie eingezogene Narben und blasse, bzw. gefäßlose Bezirke an Stelle der Geschwüre, rote Flecken an Stelle der gummösen Geschwulst.

Diagnose. FOURNIERs Wort: „Les affections syphilitiques des organes internes ne presentent rien de specifique"...... — ......,,on doit toujours avoir en vue l'hypothese d'une affection syphilitique" — gilt nicht zum wenigsten auch für die Blase. — Denn abgesehen von wenigen cystoskopischen Bildern, die genügend gekennzeichnet oder verdächtig sind, ist ein pathognomonisches Symptom nicht vorhanden. Meistens „bedarf es des Zusammenfassens des ganzen körperlichen Symptomenkomplexes, um unter Ausschluß ähnlicher Krankheitsbilder die Differentialdiagnose Lues stellen zu können" (LEDERMANN).

Die Fälle von Blasenlues verlaufen entweder als Hämaturien vom Charakter der Geschwulstblutungen, begleitet von mehr oder weniger starker Cystitis, — oder als Cystitiden ohne makroskopische Beimischung von Blut. — In den Fällen der ersten Gruppe wird niemand zögern, zu cystoskopieren, und die Diagnose fällt daher zusammen mit der Differentialdiagnose des cystoskopischen Bildes. — In den Fällen der zweiten Gruppe wird man bereits vor der Cystoskopie die Krankheit vermuten:

1. wenn im Harn gewöhnliche Bakterien fehlen und sich Tuberkelbacillen weder mikroskopisch noch durch Tierexperiment feststellen lassen.

2. wenn die übliche Behandlung mit Spülungen keinen Erfolg hat.

Neben genauer Erhebung der Vorgeschichte und Untersuchung des ganzen Körpers auf Spuren überstandener oder noch bestehender Lues hat die Anstellung der WASSERMANNschen Reaktion die größte Bedeutung. — Von einer positiven Wassermannreaktion wird in vielen Fällen berichtet, von einem — natürlich möglichen — andauernd negativen in keinem einzigen Falle. — Bei Verheirateten ist die Anstellung der Reaktion auch bei dem Ehegatten geboten (DREYER). Mischinfektionen gehören nicht zu den Seltenheiten und beweisen daher nichts gegen Lues.

Cystoskopie. Zweierlei Bilder dürfen als einigermaßen charakteristisch betrachtet werden und geeignet, auf die Spur der Diagnose zu führen: im Stadium der Frühsyphilis das gleichzeitige Vorhandensein von Geschwüren und Papeln (Abb. 3); in der späten Periode Geschwüre mit scharfen, steilen und wallartig erhabenen Rändern (Abb. 13). Bläulichrote Verfärbung der umgebenden Schleimhaut scheint der Lues eigentümlich zu sein.

Bei uncharakteristischen Geschwürsformen spricht das Fehlen von Tuberkelbacillen, sowie die normale Beschaffenheit der Nierenharne gegen Tuberkulose.

An das überaus seltene *Ulcus simplex* wird nur nach Ausschließung aller anderen Möglichkeiten zu denken sein. — Ob es *trophische Blasengeschwüre* bei Rückenmarkskrankheiten gibt, ist überaus fraglich (ASCH). Jedenfalls tut man gut, beim Zusammentreffen von Tabes oder syphilitischer Myelitis mit Geschwüren der Blase diese als unmittelbare Folgen der Grundkrankheit zu betrachten und spezifisch zu behandeln. — Im übrigen lehren solche Beobachtungen, bei Blasenstörungen in Verbindung mit den genannten Erkrankungen des

Rückenmarks auch die Möglichkeit einer syphilitischen Veränderung der Blase selbst ins Auge zu fassen. — Geschwürig zerfallene echte Tumoren unterscheiden sich von syphilitischen Geschwüren durch die stärkere Infiltration der Umgebung und durch ihr gewöhnlich vereinzeltes Vorkommen (vgl. jedoch eine Beobachtung Ringlebs). Am ehesten geben umschriebene, glatte oder papilläre gummöse Bildungen Anlaß zu cystoskopischen Fehldiagnosen und zwar zur Verwechslung mit echten Tumoren.

So wurde in dem von Graeff beschriebenen Falle, in dem es sich „um eine geschwulstartige Neubildung mit zentralem Defekt und papillären Wucherungen an den Rändern" handelt, in der Annahme eines Papilloms die Blase durch Sectio alta eröffnet, und auch andere Fälle entgingen nur durch Zufall der Operation. — *Man sollte in jedem Falle von papillärer oder nicht papillärer Geschwulst, deren Natur aus dem cystoskopischen Bilde nicht mit Sicherheit zu kennen ist, auf Syphilis fahnden und die Anstellung der Wassermannschen Reaktion nicht versäumen. Selbst bei negativem Ausfall ist vor einem chirurgischen Eingriff eine 2—3wöchige Darreichung von Jodkali in großen Dosen geboten, um die Diagnose zu sichern.*

Verschwinden *geschwulstartige Bildungen* nach Jod, Salvarsan oder Quecksilber, so wird die Diagnose ex juvantibus. keinem Zweifel begegnen. Handelt es sich aber um Geschwüre, die ausschließlich oder unter Zuhilfenahme von Salvarsan zur Heilung gelangen, so hat der Schluß auf die syphilitische Natur der Erkrankung deshalb keine voll beweisende Kraft, weil auch unspezifische Entzündungen der Harnwege, insbesondere solche, in denen aus dem Harn keine Bakterien zu züchten sind, gelegentlich durch Salvarsan zu bekämpfen sind.

Voraussage und Behandlung. Die Voraussage der Blasensyphilis ist bei richtiger Erkennung und Behandlung als durchaus gut zu bezeichnen. — Mit Ausnahme des Picotschen Falles, in dem eine Blasenmastdarmfistel bestand und die Behandlung unterbrochen wurde, kamen alle Fälle zur Heilung. Nach einer Berechnung von Dreyer, die sich auf die ersten 25 Fälle erstreckt, geschah dies in der überwiegenden Mehrzahl in 12 Tagen bis 2 Monaten. Nur in vereinzelten Fällen tertiärer Lues von jahrelanger Dauer war eine 4—5monatige energische Behandlung erforderlich, um alle Erscheinungen zum Schwinden zu bringen.

Überraschend ist manchmal die Schnelligkeit, mit der nach Beginn der spezifischen Kur die Symptome sich bessern. Bereits in der ersten Woche kann das Allgemeinbefinden sich heben, können die Schmerzen nachlassen, die Harnpausen größer, der Harn klarer werden.

Länger als 14 Tage läßt der erste Erfolg nicht auf sich warten. — Über eine Verschlimmerung der Beschwerden in der ersten Woche der Behandlung wird nur in einem einzigen Falle berichtet (Asch, Fall 2), in dem die Blase besonders gereizt war. Dreyers Deutung dieser Erscheinung als Herxheimersche Reaktion dürfte das Richtige treffen.

Nach den vorliegenden Erfahrungen zeitigt anscheinend die heute übliche kombinierte Behandlung mit Quecksilber und Salvarsan die besten Erfolge. Hervorzuheben ist die rasche symptomatische Wirkung des Salvarsans. Auf Spülungen wurde in vielen Fällen gänzlich verzichtet. Bei starker Eiterung mögen Waschungen der Blase mit reizlosen Flüssigkeiten sich als nützlich erweisen

Erwähnt sei, daß in einem Falle von Massenblutung aus dem Ulcus und Gerinnselverstopfung der Blase diese nach vergeblichem Katheterismus eröffnet werden mußte. Die blutende Arterie inmitten des scharfkantigen, ausgestanzten Geschwürs konnte umstochen werden (Thomas und Mras).

IV. Die Syphilis der Prostata und der Samenblase.

A. Die Syphilis der Prostata.

Unsere Kenntnis der Prostatasyphilis beruht mit Ausnahme zweier, auch anatomisch untersuchter Fälle (WARTHIN, STARRY), von denen der erste jedoch während des Lebens keinerlei örtliche Erscheinungen gezeigt hat, ausschließlich auf klinischen Beobachtungen. Bisher sind etwa 26 Fälle im Schrifttum niedergelegt; der erste wurde 1897 von GROSGLIK veröffentlicht. Ausführliche Zusammenstellungen besitzen wir von L. THOMPSON (1920) und von TH. COHN (1926), der das gesamte vorhandene Material, darunter drei eigene Fälle, gründlich verarbeitet hat. In seiner Aufzählung, die 22 Fälle umfaßt, fehlen ein Fall von WROCYNSKI (s. WINTERNITZ), zwei Fälle von ELMER HESS, ein Fall von M. HESSE und ein Fall von POSNER. Hinzugekommen sind in neuester Zeit Beobachtungen von PONCE DE LEON, von KEVE und von SALLERAS, von denen der erste keine Beweiskraft besitzt. Der geringe Umfang des einschlägigen Schrifttums dürfte darauf zurückzuführen sein, daß pathognomonische Symptome des Leidens vollständig fehlen und die Diagnose erst aus dem Erfolg der spezifischen Behandlung hervorgeht.

Pathologische Anatomie. Wie oben erwähnt, verfügen wir lediglich über zwei Fälle, in denen die histologische Untersuchung spezifische Gewebsveränderungen der Vorsteherdrüse nebst Spirochäten nachzuweisen vermochte.

WARTHIN (1921) sezierte einen 19jährigen, infolge eines Schädelbruchs verstorbenen Mann, der zwei Jahre vor seinem Tode Lues erworben, aber wahrscheinlich nicht die geringsten Beschwerden von seiten der äußerlich unveränderten Prostata gehabt hatte. Da Gehirnhaut, Lunge, Leber, Nebennieren und Hoden Erscheinungen von frischer Syphilis darboten, so wurde auch die Prostata untersucht und hier typische Veränderungen gefunden: Plasmazellinfiltrationen im Verlaufe der Capillaren und kleinen Venen ohne jede Beziehungen zu den Drüsenlichtungen wie bei der Gonorrhöe, ferner miliare Granulome und schließlich — mit der LEVADITISchen Methode — die Spirochaete pallida in Häufchen gelegen. — Diese Befunde beweisen lediglich, was nicht weiter verwunderlich ist, daß die Spirochäte in die Vorsteherdrüse eindringen kann, wie in alle anderen Organe. —

Der *zweite* Fall (STARRY 1926), in dem der histologische und bakteriologische Nachweis der Lues der Vorsteherdrüse gelang, betraf einen 73jährigen Kranken, bei dem im Laufe von zwei Jahren unter zunehmend schlechter Harnentleerung schließlich völlige Verhaltung entstanden war. Das Mikroskop zeigte in der ausgeschälten, mäßig vergrößerten Vorsteherdrüse Vermehrung des interstitiellen Gewebes, im Stroma verstreute Herde mit Plasmazellinfiltration und Spirochäten.

Krankheitsbild. Die vergleichende Betrachtung der Krankengeschichten lehrt, daß pathognomonische Symptome ebenso fehlen wie andere Besonderheiten des klinischen Bildes.

Alter. Wie bei der Syphilis anderer Organe wird kein Alter verschont. Der älteste Kranke war 73 Jahre alt; es ist dies der eben erwähnte von STARRY beschriebene. — Die Ansteckung lag in denjenigen Fällen, in denen sich entsprechende Angaben finden, 2—36 Jahre zurück.

Beschwerden. In keinem der bisher beschriebenen Fälle fehlten Störungen der Harnentleerung. Die Kranken klagen über häufigen Drang, über erschwertes und schmerzhaftes Harnlassen. Bei einem Kranken von E. HESS steigerte sich der Harndrang von Tag zu Tag, bis schließlich während des Nachts 30—40mal nur wenige Tropfen entleert wurden. — Es kommt vor, daß Restharn vollständig fehlt (drei Fälle von Th. Cohn), aber gewöhnlich besteht ein mehr oder minder großer Rückstand zu Beginn der Behandlung. Vollständige Harnverhaltung ist selten (Th. Cohn 1, E. Hess 1); in dem le Furschen Fall war sie durch Blutgerinnsel bedingt, die möglicherweise aus spezifischen Geschwüren des Trigonum stammten.

Schmerzen. Außer über Schmerzen bei der Harnentleerung berichten die Autoren über Schmerzen in der Darmgegend (Grosglik), über ischiadischen Schmerz (Nogués), über starke Kreuzschmerzen (Th. Cohn 3), über Erschwerung und Schmerzhaftigkeit bei der Stuhlentleerung, über Schmerzen bei der Entleerung des Samens.

Harn. Der Harn ist gewöhnlich im Sinne einer mehr oder minder schweren Cystitis verändert; Harnblutungen wurden nur bei wenigen Kranken beobachtet (Divaris, le Fur, Th. Cohn 3). — Seltene Vorkommnisse sind auch eitriger und blutiger Ausfluß der Harnröhre, sowie Hämospermie (vgl. den Abschnitt „Syphilis der Samenblase").

Tastbefund der Prostata. Die Befunde, die bei der Abtastung der Vorsteherdrüse vom Mastdarm aus erhoben werden, lassen jede Einheitlichkeit vermissen. Wir finden geringfügige Schwellungen bis mannsfaustgroße Tumoren (Grosglik, Reliquet, Wrocynski) des ganzen Organs, oder die Vergrößerung beschränkt sich im wesentlichen auf einen Seitenlappen, und zwar war merkwürdigerweise bei allen Fällen dieser Art stets der rechte ergriffen (Th. Cohn 2, E. Hess, Salleras u. a.). Manchmal sind außer gleichmäßiger Schwellung noch derbe Knoten in einer oder beiden Hälften zu fühlen (le Fur, E. Hess, Nogués). Die Oberfläche scheint weit häufiger glatt als höckerig zu sein; das ganze Organ wird zumeist als derb, einige Male sogar als bretthart geschildert. Die Grenzen gegen die Umgebung sind gewöhnlich scharf, nur in wenigen Fällen verliert sich die Schwellung allmählich im Gesunden (Nogués, Th. Cohn). Bemerkenswert ist ein Befund von Th. Cohn. In seinem ersten Falle fühlte er in der Mitte des linken Lappens, der flacher und derber war als der rechte, eine erbsengroße Lücke mit harten Rändern, offenbar einen Erweichungsherd, der, wie die cystoskopische Untersuchung ergab, in die Blase durchgebrochen war.

In einigen Fällen waren eine oder beide Samenblasen vergrößert und hart (siehe den Abschnitt „Syphilis der Samenblase") (Duhot, E. Hesse).

Das ausgedrückte *Sekret der Prostata* hat in den Fällen, in denen es untersucht wurde, nichts Besonderes ergeben. Spirochäten wurden niemals gefunden; der Versuch, sie aus dem Sekret zu züchten, mißlang (Th. Cohn).

Gleichzeitige Syphilis anderer Teile des Harn- und Geschlechtsapparates findet sich einige Male verzeichnet, gummöse Entzündung des Hodens, des Nebenhodens und Samenstranges bei Duhot und Reliquet, Geschwüre der Blase bei le Fur, bei Th. Cohn (Fall 1) und Kadinzev (Fall 1).

Syphilitische Erscheinungen an anderen Stellen des Körpers waren mehrmals willkommene Führer zur Erkennung des Leidens, zum Teil auf dem Umwege, daß erst ihre erfolgreiche spezifische Behandlung und das gleichzeitige Schwinden der Prostataschwellung deren Natur offenbarte. So erging es Rochon bei einem Kranken mit einem Gummi der Gesäßgegend, dessen „Prostatitis" nach erfolgreicher spezifischer Kur ebenso verschwand wie das Gummi.

Wassermann*sche Reaktion.* Der Satz, daß die Wassermannsche Reaktion des Blutserums trotz syphilitischer Natur des Leidens negativ ausfallen kann, gilt auch für die Lues der Vorsteherdrüse (Th. Cohn 1, E. Hess 2). Die Hoffnung Th. Cohns, bei einem Kranken mit negativer Wassermannreaktion des Blutes durch Verwendung des Prostatasaftes eine positive Reaktion zu erhalten, erfüllte sich nicht (Fall 3).

Cystoskopie und Urethroskopie. Die bisher nur 8 mal ausgeführte *Cystoskopie* lieferte lediglich in den drei bereits erwähnten Fällen von gleichzeitig vorhandenen Blasengeschwüren bemerkenswerte Befunde. In dem ersten Falle von Th. Cohn handelte es sich sicherlich um einen in die Blase durchgebrochenen Erweichungsherd der Prostata, der vom Mastdarm aus als Lücke zu fühlen war. Cohn beschreibt das Geschwür als dreistrahlige, klaffende Schleimhautlücke mit gelblich-weißen Rändern; es ähnelte einem Blutegelbiß und lag in gleichmäßig entzündlich-roter Umgebung. — Die von dem gleichen Autor in seinen eigenen Fällen angewandte *Urethroskopie* ergab zweimal einen gewöhnlichen Befund, nur in einem Falle „zeigten sich die Mündungen der Ductuli prostatici beiderseits teilweise gerötet und geschwollen und stießen gelbliche fädige Gebilde aus".

Diagnose. Faßt man die bisher erhobenen Befunde zusammen, so zeigt sich, daß die Lues der Prostata vor allem in zwei Hauptformen auftritt: 1. Als gleichmäßige Entzündung des ganzen Organs oder vorwiegend einer Hälfte und 2. in umschriebenen Herden als Gummi. Je nach dem Alter des Kranken, der Größe der Schwellung, der Härte oder der Weichheit des Organs, der Glätte oder Höckrigkeit der Oberfläche, der Abgrenzung gegen die Umgebung wird das klinische Bild einer akuten oder chronischen Prostatitis gleichen, einer Hypertrophie, einer Neubildung. Für die letztgenannte Möglichkeit sprechen bei Ausschluß der Tuberkulose Schwellungen der Leistendrüsen (Nogués), Härte und Höckerigkeit der Oberfläche und der blutige Harn. Eine überstandene oder noch vorhandene Gonorrhöe ist kein Beweis gegen den syphilitischen Ursprung der Prostatitis (Fälle von Jungano und Delbanco).

Um die Diagnose nicht zu verfehlen, bleibt nichts übrig als bei Erhebung der Vorgeschichte und Untersuchung des übrigen Körpers häufiger auf Lues zu fahnden, die Wassermannsche Reaktion öfter anzustellen und einen Versuch mit antisyphilitischer Behandlung zu machen.

In dem Abschnitt über die Syphilis der Blase wurde bereits die günstige Einwirkung des Salvarsans und Neosalvarsans auf Infektionen der Harnwege hervorgehoben, die durch andere Erreger als die Spirochäte entstehen. Das gleiche beobachtete Th. Cohn in zwei Fällen von Prostatitis chronica mit knotigen Verhärtungen und Staphylokokken im Sekret ohne nachweisbare Lues in der Vorgeschichte, die durch Neosalvarsan dauernd geheilt wurden. Trotzdem behält, wie der genannte Autor sich dem Sinne nach ausdrückt, der Satz: „naturam morborum curationes ostendunt" für die als Lues angesprochenen Fälle von Prostatitis sein volles Gewicht.

Behandlung. Für die Behandlung der Prostatasyphilis gilt dasselbe, was im vorigen Abschnitt über die Behandlung der Blasensyphilis gesagt wurde: Die Vorzüge der kombinierten Behandlung und die öfters überraschend schnelle Wirkung schon der ersten Salvarsangabe auf die Beschwerden des Kranken und die Verkleinerung der Geschwulst.

B. Die Syphilis der Samenblase.

Unsere Kenntnis der Syphilis der Samenblase gründet sich auf einige wenige Beobachtungen. Nachdem Duhot im Jahre 1901 den ersten Fall dieser Art veröffentlicht hatte, sind in dem folgenden Vierteljahrhundert nur noch 4 gleichartige Fälle beschrieben worden (P. Cohn 1907, E. Hess 1913, E. R. W. Frank 1925, Keve 1925). Die Fälle von Duhot und Hess wurden bereits im vorigen Abschnitt erwähnt.

Pathologisch-anatomische Befunde fehlen ebenso, wie bei der Lues der Vorsteherdrüse.

Symptome. Als führendes Symptom ist nach den bisherigen Erfahrungen die Beimischung von Blut zur Samenflüssigkeit zu betrachten. Ausnahmsweise ist sie sogar das einzige örtliche Zeichen der Krankheit (P. Cohn). In der Regel dürfte aber die ergriffene Samenblase als vergrößert und derb vom Mastdarm aus zu fühlen sein. Auch elastisch weiche Beschaffenheit (Keve) und ungleichmäßig knotige Verhärtung des Organs (E. Hess 2) sind beschrieben worden. Mehrmals waren Vorsteherdrüse und Samenblasen gleichzeitig befallen. Harnverhaltung (Keve) und Hämaturien (E. R. W. Frank) werden je einmal erwähnt. Es ist bemerkenswert, daß die Hämaturien stets im Anschluß an Pollutionen gesehen wurden. Die Ursache der Harnblutungen ist wohl in diesem Falle auf die Vermehrung der die Krankheit begleitenden, cystoskopisch festgestellten Hyperämie der Blasenschleimhaut zurückzuführen.

Ein negativer Ausfall der Wassermannschen Reaktion ist nur einmal verzeichnet (E. Hess).

Die *Diagnose* stützt sich, außer auf eine tastbare Vergrößerung, in erster Linie auf das Symptom der Hämospermie bei vorhandener Lues. Andere Ursachen dieser seltenen Erscheinung — wiederholte Kohabitationen, Urethritis, Prostatitis, Spermatocystitis gonorrhoica, Arteriosklerose — werden leicht auszuschließen sein (siehe die Arbeit von P. Cohn).

Die anatomischen Untersuchungen des gleichen Verfassers haben gezeigt, daß im Bereich der samenbereitenden und -ausführenden Organe die Samenblasen am ehesten als Quelle der Blutung bei der Hämospermie in Betracht kommen. Die Gründe liegen in der reichlichen Blutversorgung des Organs, in der oberflächlichen Lage der Capillaren und in der Einschichtigkeit des Epithels, das an vielen Stellen die Gefäße unmittelbar bedeckt. — Die Behandlung fällt zusammen mit der Behandlung der Grundkrankheit.

V. Die Syphilis der Harnröhre.

Die Syphilis kann in allen Stadien ihres Verlaufes, beim Mann wie beim Weibe, in der Harnröhre auftreten. *Der Primäraffekt der Urethra* ist nach Baye der häufigste aller „larvierten" Schanker und beim männlichen Geschlechte keineswegs selten. Fournier sah ihn unter 471 Fällen 32 mal an der Harnröhrenmündung, Clerk 33 mal bei 401 Fällen (zit. nach Freylich). Er sitzt stets im vordersten Teil der Urethra von der Spitze bis zum Sulcus coronarius. Man unterscheidet dementsprechend intraurethrale Schanker und solche des Meatus.

6 Tage bis 2 Monate nach dem infizierenden Coitus entleert sich ein — im Gegensatz zur Gonorrhöe — an Eiterzellen armes, mehr seröses oder ein leicht blutiges, braunrötliches oder fleischwasserähnliches Sekret, das bei geringem Druck aus der Mündung hervorquillt. Die Kranken empfinden meistens nur ein leichtes Kitzeln beim Urinieren; stärkere Beschwerden nur dann, wenn der Meatus verengt ist und die Harnentleerung behindert, oder wenn gleichzeitig eine gonorrhoische Infektion vorliegt. Fast in jedem Falle ist entsprechend dem Sitze und der Ausdehnung des Primäraffektes bzw. der umgebenden Sklerose eine plattenartige, knotige, ringförmige oder zylindrische Härte zu tasten (Hamonic). Die Vorhaut zeigt gewöhnlich ein leichtes Ödem, die Lymphdrüsen der Leistengegend entwickeln sich rasch zu den charakteristischen indolenten Bubonen. Der Harn ist meistens klar und enthält nur einzelne Flocken. Beim Weibe ist die Entwicklung der syphilitischen Sklerose der Urethra die gleiche (L. Thompson).

Zur *Gewinnung von Spirochäten* wird der erste Sekrettropfen mit Watte abgewischt und erst der nächste zur Untersuchung im Dunkelfeld verwendet.

Besteht gleichzeitig eine frische Gonorrhöe, so lassen sich die Pallidae im Eiter nicht nachweisen. In solchen Fällen muß man nach dem Urinieren den Meatus mit Watte sorgfältig trocknen und sodann den Primäraffekt gut ausdrücken, um das Reizserum zu erhalten (PICCARDI). GIRARD sah unter 24 Fällen von primärer Syphilis des Meatus oder der Fossa navicularis 7, die gleichzeitig mit Gonorrhöe infiziert waren. ,,Die Quelle mancher unerkannt gebliebenen Syphilis-affektion dürfte ein unscheinbarer Primäraffekt in der Harnröhre sein, der gleichzeitig mit einer Gonorrhöe erworben wurde" (H. HECHT). Besonders erwähnt sei ein Fall von ZIPPERT, in dem sich ein periurethraler gonorrhoischer Absceß an der Stelle des Primäraffektes bildete. Die zunehmende Härte des Gewebes um die Absceßöffnung herum führte zur Erkennung der Lues. Ebenso wie die Gonorrhöe kann sich auch das Ulcus molle zu einem Ulcus durum ure-thrae hinzugesellen; es entsteht dann ein sog. ,,Chancre mixte", dessen Bedeu-tung für das spätere Auftreten von Strikturen weiter unten besprochen wird.

Verengerung der Harnröhre und Primäraffekt. Die syphilitische Sklerose, die sich in der Umgebung des Primäraffektes des Meatus ausbreitet (diffuser Schanker), kann ebenso wie der intraurethrale Schanker vorübergehend zur Verengerung führen, zu Beschwerden bei der Entleerung des Harns und aus-nahmsweise sogar den Katheterismus erfordern. Jedoch scheinen narbige Verengerungen nur selten zurückzubleiben.

So fand BURKHARDT unter 445 Strikturen nur eine einzige, die durch Vernarbung eines Ulcus specificum urethrae entstanden war; MARTENS unter 206 4, THOMPSON unter 202 3, DESNOS unter 500 2. CASPER stellt sogar das Vorhandensein syphilitischer Strikturen gänzlich in Abrede, da Ulcera dura narbenlos heilten. Nur FOURNIER betrachtete den Meatus-schanker im Gegensatz zum eigentlichen Harnröhrenschanker als nicht seltene Ursache einer späteren Striktur des Orificium urethrae (zitiert nach GOLDBERG).

Der Sitz der Strikturen ist in der Tat fast stets der Meatus; sie sind ebenso hart, so elastisch, so schwer zu behandeln wie die Strikturen nach Trauma. — Die Zusammenstellung der einschlägigen Fälle, sowie die Literatur bis zum Jahre 1910 findet sich bei MINET, bis 1923 bei FREYLICH.

Die pathologische Anatomie lehrt, daß die syphilitische Sklerose vor allem die Cutis bzw. die Mucosa befällt, die Subcutis bzw. Submucosa aber nur sehr wenig verändert. Daher fehlen die Bedingungen für die Entwicklung einer größeren Narbe, wenn nicht ein sog. phagedänischer Schanker oder eine Misch-infektion vorliegt. In besonderem Maße kann ein gleichzeitig vorhandenes Ulcus molle zu geschwürigem Zerfall der tieferen Schichten führen und damit zu einer derben schrumpfenden Narbe.

Diagnose. Das typische klinische Bild eines Primäraffektes der Harnröhre ist bestimmt durch geringe Schmerzhaftigkeit, durch serös-eitrigen oder häufig leicht blutigen Ausfluß, insbesondere bei geringem Druck auf die Harnröhre, fühlbare Härte, leichtes Ödem der Vorhaut und rasch anschwellende Leisten-drüsen. Das Auffinden der Spirochaete pallida im Sekret, sowie das voll-kommene Schwinden der Symptome nach spezifischer Behandlung liefern den sicheren Beweis. Man sollte nicht versäumen, jedes Harnröhrensekret bakterio-logisch zu untersuchen, da ein intraurethraler harter Schanker unter dem Bilde einer Urethritis simplex verlaufen kann (PFISTER).

Endoskopisch haben die Sklerosen ,,den Charakter einer Erosion mit eigentümlich glänzender blaubrauner Oberfläche mit bläulichem Rand. Die Wand ist an dieser Stelle starr infolge des Infiltrates, die Zentralfigur klaffend" (GLINGAR).

Wie leicht eine *gleichzeitig erworbene Gonorrhöe* den Primäraffekt der Harn-röhre verdecken kann, wurde bereits oben erwähnt. Bei stärkerer Härte und Verengerung der Mündung denke man stets an Lues; die Gonorrhöe pflegt im allgemeinen nur eine leichte Schwellung der Lippen des Orificium externum hervorzurufen. Die gonorrhoische Periurethritis im Bereiche der Glans penis — bevorzugt ist die Gegend des Frenulum — ist schmerzhafter und entwickelt sich langsamer als die syphilitische Sklerose. Das Zusammentreffen beider Vorgänge an der gleichen Stelle ist möglich (ZIPPERT). Nach dem Vorschlage von H. HECHT schützt man sich vor dem Übersehen eines intraurethralen Primäraffektes bei gleichzeitiger Gonorrhöe dadurch mit Sicherheit, daß man bei jedem Gonorrhoiker 6—8 Wochen nach der Ansteckung eine Serumuntersuchung auf Syphilis vornimmt. Die Untersuchung auf Spirochäten bei gleichzeitiger akuter Gonorrhöe wurde auf S. 265 beschrieben.

Bei weichem Schanker der Harnröhrenschleimhaut werden äußere Geschwüre fast niemals vermißt (TSCHUMAKOW, zit. nach FREYLICH). Sie liegen fast immer auf dem Frenulum und kriechen von hier „in Form eines Bandes" diesem entlang nach der Öffnung der Harnröhre oder gelangen durch das Frenulum hindurch in die Fossa navicularis. Für die Differentialdiagnose gegen Sklerose kommen in Betracht die geringe Härte des Infiltrates, der reichliche eitrige Belag des Geschwürs und der Nachweis der DUCREYschen Bacillen.

Behandlung. Die Behandlung des Harnröhrenschankers fällt mit derjenigen der Grundkrankheit zusammen. Die Erscheinungen von Verengerung der Harnröhre schwinden oft schon nach der ersten Einspritzung von Neosalvarsan. Strikturen sind mit Spaltung des Meatus und nachfolgender Bougiebehandlung zu beseitigen. Dies Verfahren ist erfolgreicher und ungefährlicher als die Anwendung erweiternder Sonden von vornherein (FREYLICH).

Sekundäre Syphilis der Harnröhre. Die sekundären Erscheinungen der Harnröhrenschleimhaut besitzen nur geringe klinische Bedeutung (Literatur s. WINTERNITZ und E. FRIEDLÄNDER). GRÜNFELD sprach zuerst nach der Entdeckung der Gonokokken von einem „syphilitischen Tripper", und auch TARNOWSKY sah einen spezifischen Urethralkatarrh öfters mit jedem Syphilisrezidiv auftreten und nach 2—3 Wochen spurlos verschwinden. Derselbe Autor fand bei endoskopischen Untersuchungen derartiger Fälle „graue, den herpetischen Ulcerationen ähnliche Flecke". Die von WINTERNITZ im Handbuch der Geschlechtskrankheiten erhobene Forderung, die syphilitische Natur dieser klinischen und endoskopischen Erscheinungen durch Spirochätenbefunde sicherzustellen, ist inzwischen von E. FRIEDLÄNDER erfüllt worden (Klinik JADASSOHN 1921). Es gelang ihm, die Spirochaeta pallida nicht nur im Harnröhrensekret sekundär Syphilitischer zusammen mit deutlichen Veränderungen der Harnröhrenschleimhaut nachzuweisen, sondern einmal auch in dem einer halblinsengroßen, weißlichen Efflorescenz im Urethroskop entnommenen Material. Bei den übrigen Kranken — im ganzen in 5 unter 7 Fällen — sah man endoskopisch weißlichgraue, wenig vorspringende Stellen, die häufig mit einer hyperämischen Randzone umgeben waren. Stärkere Absonderung aus der Harnröhre scheint selten zu sein. FRIEDLÄNDER hat schleimig-eitriges Sekret unter 12 Kranken mit sekundär syphilitischen Haut- und Schleimhauterscheinungen und Spirochaeta pallida in der Urethra nur zweimal gesehen. Ob makulöse Herde auf der Schleimhaut der Harnröhre vorkommen, ist bisher nicht bewiesen; aber es ist wahrscheinlich, daß nicht nur papulöse Erhebungen, sondern auch Enantheme die Grundlage spezifischer Katarrhe abgeben können (GLINGAR).

Behandlung. Über die Behandlung ist nichts Besonderes zu sagen.

Tertiäre Syphilis der Harnröhre. Die tertiäre Syphilis im Bereich der Harnröhre ist selten. Gewöhnlich erscheint sie erst 15 oder 20 Jahre nach Auftreten des Primäraffektes; sehr selten schon nach wenigen Jahren (HAMONIC). Fälle von Gummi der Harnröhre bei Lues hereditaria tarda wurden von FOURNIER und VALVERDE (1923) beschrieben.

Fast alle tertiären Syphilome sitzen im Bereich der Pars pendula, die überwiegende Mehrzahl in der Gegend der Eichel. Der Häufigkeit nach werden die einzelnen Gebilde des Penis in folgender Reihenfolge ergriffen: Die Haut, die Schleimhaut der Eichel, das Corpus spongiosum urethrae und die Corpora cavernosa (HAMONIC). Jedoch wird die Harnröhre nur ausnahmsweise primär befallen, fast immer erst sekundär von krankhaften Bildungen der Umgebung.

Wie an anderen Stellen des Körpers unterscheiden wir auch am Penis drei anatomische Formen der Spätsyphilis.

1. Skleröse Infiltrate.
2. Gummen.
3. Ulcerationen.

Die Geschwüre gehen entweder aus Gummen oder seltener aus Infiltraten hervor und sind daher nicht als besondere, den anderen gleichgeordnete Gruppe, sondern nur als Entwicklungsstufe zu betrachten.

Die sklerösen Infiltrate entstehen entweder in der Haut oder im Gewebe der Eichel und der Corpora cavernosa oder sie bilden in seltenen Fällen ein mantelartiges Infiltrat um die Harnröhre, das FOURNIER unter dem Namen des *zylindroiden Syphiloms* genauer beschrieben hat. Gewöhnlich sind alle Infiltrate mit kleinen Gummen untermischt, so daß man es vorziehen sollte, von skleromgummösen Infiltraten zu sprechen. — Wie alle spätsyphilitischen Gebilde des Penis verlaufen sie außerordentlich langsam; manche haben eine Dauer von mehreren Jahren.

Wie bereits erwähnt, sitzen die Infiltrate am häufigsten im vordersten Teile des Gliedes. Sie entwickeln sich mit Vorliebe im spongiösen Gewebe der Eichel, umfassen den Endteil der Harnröhre und verwandeln ihn auf eine kurze Strecke hin in ein starres Rohr, das unvermittelt in den gesunden Wandabschnitt übergeht. In dem Maße, als das gummöse Gewebe sich durch Narbenschrumpfung zusammenzieht, entsteht eine fortschreitende Verengerung des Meatus, die fast immer chirurgische Hilfe erfordert. Da das Infiltrat sich häufig als knorpelharte Platte in einer Sagittalebene ausbreitet, und zwar vor allem dorsal von der Harnröhre, so soll man nach HAMONIC bei der Untersuchung das Glied nicht von den Seiten her zusammendrücken, sondern in dorsoventraler Richtung, indem man die Pulpa des Zeigefingers auf die untere Wand des Meatus legt. Dann wird man, wie der eben erwähnte Autor angibt, den Eindruck eines in die Harnröhre eingeschlagenen Nagels haben oder des Handgriffs eines Ballschlägers. Die Symptome bestehen außer den von der Striktur abhängigen Beschwerden bei der Entleerung des Harns in geringem, nicht eitrigem Ausfluß, der nach FOURNIER auf der Wäsche graue oder graugelbliche Flecke zurückläßt, und den er mit der Flüssigkeit eines Zugpflasters vergleicht. — Schwellungen der Leistendrüsen fehlen wie bei allen Formen der Spätsyphilis des Gliedes. Sie stellen sich erst ein, wenn das neugebildete Gewebe geschwürig zerfällt und Mischinfektionen hinzutreten.

Dehnt sich das periurethrale Infiltrat in der Richtung der Harnröhre aus und gewinnt es eine regelmäßige zylindrische Form mit glatter Oberfläche, so entsteht das vielgenannte, aber nur von wenigen gesehene zylindroide Syphilom. Es kann isoliert auftreten oder es entwickelt sich in unmittelbarem Anschluß an ein Gummi, ein gummöses Geschwür, eine Fistel. Welchen Grad seine Entwicklung erreichen kann, zeigt ein von RENAULT (1903) beschriebener Fall, in dem es die Urethra in ihrer ganzen Länge begleitete, von der äußeren Mündung bis in die Gegend des Damms. — Die Kranken FOURNIERs verglichen diese glatten zylindrischen Infiltrate mit einem Pfeifenrohr, einem Ladestock oder einem Federhalter. Er selbst hatte das Gefühl, als ob die Harnröhre eine Sonde enthalte. Schmerzen fehlen, wie bei den anderen Formen der Infiltrate, solange keine stärkere Verengerung der Harnröhre eintritt, selbst die Erektion, bei der das Glied infolge mangelnder Dehnungsunfähigkeit der Harnröhre die Form eines Bogens annimmt, wird nicht als schmerzhaft empfunden. Gewöhnlich aber zeigen sich bald die Symptome einer zunehmenden Striktur und verursachen heftige Schmerzen, insbesondere wenn sich Mischinfektionen hinzugesellen. Geschwüriger Zerfall des Infiltrates macht die Harnröhre vorübergehend durchgängiger und lindert die Beschwerden, aber mit der zunehmenden Vernarbung stellt sich die Striktur wieder her (Genaueres über die tertiär-syphilitischen Strikturen siehe unten).

Ausgedehnte periurethrale Infiltrate können durch eingelagerte Gummen eine sehr unregelmäßige, höckerige Oberfläche erhalten (MINET); wie denn überhaupt die meisten sklerösen Infiltrate mit Gummigeschwülsten gemischt sind. Im Gegensatz dazu finden wir die Gummen häufig „unabhängig von jeder Infiltration" (HAMONIC).

2. *Die Gummigeschwülste* des Penis befallen in erster Linie die Haut des Gliedes, selten die Eichel und nur ausnahmsweise die Corpora cavernosa. Sie treten einzeln oder mehrfach auf, sind kugelig, erbsen- bis haselnußgroß und

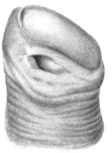

können, wenn sie an der Unterfläche des Penis liegen, die Urethra zusammendrücken und Harnbeschwerden erzeugen. Manchmal sieht man sie bei der urethroskopischen Untersuchung in die Lichtung der Harnröhre vorspringen, vor allem in der Höhe der Fossa navicularis.

3. *Geschwüre.* Alle diese Formen der Syphilome können geschwürig zerfallen und zerstören die Haut, die Schleimhaut der Eichel, das spongiöse Gewebe und die Harnröhrenwand. Selten werden ihres schützenden bindegewebigen Überzuges wegen die Corpora cavernosa ergriffen.

Abb. 19. Harnröhrenfistel nach Syphilom im Bereich der unteren Wand, dem Sulcus coronarius entsprechend. (Nach E. R. W. FRANK.)

Durchsetzt die Geschwürsbildung die ganze Dicke der Harnröhrenwand, so kommt es zur Bildung einer Harnröhrenfistel. Die Fossa navicularis ist der Lieblingssitz derartiger Fisteln, da hier die Wand der Urethra am dünnsten ist und die Syphilome am häufigsten (siehe Abb. 19).

In schweren Fällen kommt es zu teilweisem oder gänzlichem Verlust der Eichel, zu trichterförmiger Verunstaltung des Orificium externum, zu mehrfachen Harnröhrenfisteln, zu Knickungen des Gliedes durch Narben der Corpora cavernosa, zu elephantiastischem Ödem des Praeputiums. — Die Abbildung eines derartigen Falles findet sich im zweiten Bande von MARIONs Traité d'urologie. p. 632.

Diagnose. Das Krankheitsbild der Gummen und gummösen Infiltrate der Harnröhre ist gekennzeichnet durch geringe Beschwerden, schleichenden Verlauf, Härte der Knoten und Infiltrate, Neigung zur Einschmelzung des neugebildeten Gewebes, Fehlen der Drüsenschwellungen, wenn keine Geschwüre bestehen. — Kenntnis der Vorgeschichte, auf Lues weisende Befunde an anderen Stellen des Körpers, positive Wassermannreaktion werden die Diagnose unschwer ermöglichen. — Eine klinische Ähnlichkeit besteht zwischen tertiärer Lues des Penis und primärem Carcinom der Urethra, wenn das Syphilom zerfallen und in die Harnröhre durchgebrochen, wenn die Wunde jauchig infiziert und das umgebende Gewebe derb infiltriert ist. Jedoch sitzt das Carcinom in der Regel im perineo-scrotalen Abschnitt der Harnröhre; die Syphilis fast immer in der Pars pendula. Zudem befällt das Carcinom im Gegensatz zur Lues vorzugsweise das höhere Alter, entwickelt sich rasch, ergreift früh die Lymphdrüsen, ist schmerzhaft und neigt bei der geringsten Berührung durch Instrumente zu heftigen Blutungen. — Die Tuberkulose verrät sich stets durch lebhafte Beschwerden bei der Entleerung des Harns.

Spätsyphilitische Harnröhrenstrikturen. Von den eigentlichen Strikturen ist die Kompression der Harnröhre durch Gummigeschwülste zu sondern. Schwierigkeiten der Harnentleerung sind in dieser Gruppe durch Katheterismus leicht zu beheben und verschwinden rasch nach Beginn der Behandlung der Lues.

Die echten Strikturen sind nach HAMONIC durch folgende Eigenschaften gekennzeichnet:

1. Durch das überraschend schnelle Auftreten von Störungen der Harnentleerung; eine Folge der überaus kurzen Dauer, in der sich die Verengerung der Lichtung vollzieht.

2. Durch die Härte des sklerösen Gewebes, in das das Urethrotom nur mühsam eindringt.

3. Durch die Ausdehnung der Verengerung, die zuweilen mehrere Zentimeter beträgt.

4. Durch die Bevorzugung des Meatus und der Fossa navicularis.

5. Durch die fast stets vorhandene Verunstaltung der Eichel und des Meatus.

6. Durch die geringe Neigung zur Blutung bei der Untersuchung mit Sonden oder bei der Durchschneidung mit dem Urethrotom.

Behandlung. Die Behandlung der Grundkrankheit ist zu trennen von der ihrer Folgeerscheinungen. CASPER rät sofort mit großen Dosen Jodkali, 5—10 bis 15 g am Tage, vorzugehen; der Erfolg sei überraschend. — Daneben wird man natürlich der üblichen gemischten Behandlung ihr Recht werden lassen.

Die Behandlung der Strikturen kann wegen der Härte der Narbe und der Besonderheit des Sitzes des blutigen Eingriffs fast niemals entraten. Meatotomie oder Urethrotomia interna mit nachfolgenden Bougierungen bilden die Regel.

Literatur.

Zusammenhängende Darstellungen der Syphilis der Harnorgane.
(Handbücher, Lehrbücher, Referate.)

HAZEN, H. H.: Practical observations on syphilis. III. Americ. journ. of syphilis Vol. 6, Nr. 3, p. 425—460. 1922. (Urogenitalsystem ausführlich.) — LEWIN, ARTHUR: Die syphilitischen Erkrankungen der Harnwege. Zeitschr. f. Urol. Bd. 17, S. 64. Beiheft 1923. — MANKIEWICZ, O.: Syphilis der Harnorgane. Sammelreferat. Med. Klinik 1911. Nr. 29. — RUBRITIUS, H.: Syphilis der Nieren und des männlichen Urogenitalsystems, in: Die Syphilis, herausgegeben von E. MEIROWSKY und F. PINKUS. Berlin: Julius Springer 1923. — THOMPSON, L.: Syphilis of the genital organs of the male and the urinary organs. V. Penis, urethra, ureter, kidney, pelvis. Americ. journ. of syphilis Vol. 5, Nr. 4, p. 573—587. 1921. — WINTERNITZ, RUDOLF: Die Syphilis des Urogenitalsystems. In: Handb. d. Geschlechtskrankheiten, herausgegeben von E. FINGER, J. JADASSOHN, S. EHRMANN, S. GROSS. Bd. 3, 2. Teil. Wien und Leipzig: Alfred Hölder 1916. — v. ZEISSL: Die Erkrankungen des Urogenitalapparates bei Mann und Weib infolge von Syphilis. Dtsch. Klinik. Bd. 10, S. 645—656. Berlin 1906.

I. Niere.
Zusammenfassende Darstellungen.

ISRAEL, J. und W.: Chirurgie der Niere und des Harnleiters. Kap. XVI, S. 401. 1925 bei G. Thieme. — KARVONEN: Die Nierensyphilis. Dermatol. Zeitschr. 1898. H. 5 und 1900. H. 5. — STOERK, O.: Syphilis der Niere in HENKE und LUBARSCH, Handb. d. speziellen pathologischen Anatomie und Histologie. Bd. 6, S. 1. Berlin: Julius Springer 1925. — WOHLWILL: Die Syphilis des uropoetischen Systems. Ärztl. Verein Hamburg. Sitzg. v. 18. Mai 1926. Ref. Klin. Wochenschr. Jg. 5, Nr. 31. 1926. — Über syphilitische Erkrankungen der Niere. Zentralbl. f. inn. Med. 1926. Nr. 45.

Kasuistik.

Aoyama, T.: Kidney gummata. Ann. of surg. Vol. 81, Nr. 2, p. 499. 1925. Ref. Zeitschr. f. urol. Chirurg. Bd. 18, S. 438. — Bowlby: Proc. of the pathol. soc. of London 1897. March 16. — Felber: Nierengumma. Wien. klin. Wochenschr. Jg. 39, Nr. 40. 1926. — Greene: Journ. of cut. a. genit.-urin. dis. 1898. Nr. 16, p. 16. — Gutierrez, A.: Nierengumma. Semana méd. Jg. 30, Nr. 1554, p. 906—907 (spanisch). — Israel, J.: Über die Beziehungen der Syphilis zur Nierenchirurgie. Dtsch. med. Wochenschr. 1892. Nr. 5. — Chirurgische Klinik der Nierenkrankheiten. Berlin: August Hirschwald 1901. — Kümmel, sen.: Aussprache zu Wohlwill siehe unter I. Zusammenfassende Darstellungen. — Legrain: Varicocèle douloureuse symptomatique des gommes du rein chez un herédo-syphilitique. Ann. des maladies d. org. genit.-urin. Tom. 16. 1898. — v. Margulies: Über die Beziehungen der Syphilis zur Nierenchirurgie. Dtsch. med. Wochenschr. 1893. Nr. 45. — Niosi: La sifilida terziara del rene a forma neoplastica etc. Policlinico, sez. chirurg. Jg. 29, H. 11. 1922. Ref. Zeitschr. f. urol. Chirurg. Bd. 13, H. 3/4, S. 207. — Seiler, D.: Arch. f. klin. Med. Bd. 29, S. 206. 1881. — Sirovicza, M.: Syphilitische Nierenblutung mit heftigen Funktionsstörungen (Nierengummi). Zeitschr. f. Urol. Bd. 20, H. 1. 1925. — Warren: Specimens of gumma lesions of the left kidney. Hunt. soc. Vol. 28, p. 11. 1906.

II. Nierenbecken und Harnleiter.

Gottfried: Ein Fall von Nierenbeckensyphilis. Wien. med. Wochenschr. 1914. Nr. 13. — Gross: Zur Therapie der Cystopyelitis. Wien. med. Wochenschr. 1917. — Necker, F.: Die artefizielle Pyelitis. Zeitschr. f. urol. Chirurg. Bd. 6, S. 1/2. 1921. — Welz: Nierensyphilis. Dtsch. med. Wochenschr. 1913. Nr. 25.

III. Blase.

Zusammenfassende Arbeiten.

Asch, Paul: Die syphilitischen Erkrankungen der Harnblase. Zeitschr. f. Urol. Bd. 5, Nr. 7, S. 504. 1011. (Enthält die Krankengeschichten bis 1911.) — Ascoli, M.: Contributo alla clinica della sifilide vesicale. Ann. ital. di chirurg. Jg. 2, H. 9, p. 977—988. 1923. — Benda, C.: Pathologisch-anatomische Erfahrungen über syphilitische Blasenerkrankungen. Zeitschr. f. Urol. Bd. 13. 1919. — Dreyer, A.: Zur Klinik der Blasensyphilis. Dermatol. Zeitschr. Bd. 20, H. 6, S. 477; H. 7, S. 591. 1913. (Enthält die Krankengeschichten bis 1913.) — Duvergey, J.: La syphilis de la vessie. Journ. d'urol. Tom. 20, Nr. 5, p. 429. 1925. Ref. Zeitschr. f. urol. Chirurg. Bd. 20, H. 3/4, S. 276. — Hesse, B.: Dermatolog. Zeitschr. 1918. Nr. 25. — Levy-Bing et Duroeux: Syphilis de la vessie. Ann. des maladies vénér. 1913. p. 241—262. — Picker, R.: Ein Fall von Syphilis der Blase. Zeitschr. f. urol. Chirurg. Bd. 11, H. 1/2. 1922. (Enthält Auszüge aus den Krankengeschichten bis zum 40. Fall.) — Schwarz, O. A.: Die Syphilis der Blasenschleimhaut. Zeitschr. f. urol. Chirurg. Bd. 19, S. 117. 1926. (Enthält die Literatur bis einschließlich 1924.) — Windell, J. T.: Urol. a. cut. review. Vol. 28. 1924. (Enthält die gesamte Literatur nebst Auszügen aus den Krankenblättern bis 1923.)

Arbeiten, die in der Zusammenstellung von O. A. Schwarz fehlen.

Baker, T.: Syphilis of the bladder; report of a case and a review of the literature. Surg., gynecol. a obstetr. Chicago Vol 24, p. 187—193. 1917. — Castaño, Carlos A. e Enrique Castaño: Über einen Fall von Blasensyphilis. Rev. de la asoc. méd. argentina. Vol. 37, Nr. 321, p. 5—16. 1924. Ref. Zeitschr. f. urol. Chirurg. Bd. 20. 1926. — Chocholka, E.: Syphilis der Harnblase. Časopis lékařův českých Jg. 65, Nr. 9, p. 351—352 und Nr. 10, p. 398—401. 1920. (Tschechisch.) — Ebenda. Jg. 45, Nr. 11, S. 433—436. 1926. — Cosacesco, A.: Sur la syphilis vesicale. Journ. d'urol. Tom. 12, Nr. 5, p. 345—352. 1921. — Un nouveau cas de syphilis vésicale. Journ. d'urol. Tom. 13, Nr. 5, p. 365—366. 1922. — Gayet, G. et Favre: Contribution à l'étude de la syphilis de la vessie. Journ. d'urol. Tom. 6, Nr. 1. 1914. — Girard: Trois cas de syphilis vesicale. Journ. d'urol. Tom. 20, Nr. 5, p. 430. 1925. — Graeff, Karl: Ein Fall von Gummi der Harnblase. Inaug.-Diss. Freiburg i. B. 1906. — Heller, J.: Aussprache zu Posner: Die syphilitischen Erkrankungen und Störungen der Harnblase. Zeitschr. f. Urol. Bd. 13, S. 528—537. 1919. — Iljinskij, W. P.: Zur Klinik der Formen der sekundären Lues der Harnblase. Urologija. Nr. 4, S. 15—18. 1924. — Lucri, Tito: Su un caso di sifilide vesicale. Giorn. ital. di dermatol. e sifilol. Vol. 66, H. 4, p. 1255—1260. 1925. — Pisarski, T.: Syphilis der Harnblase. Polska gazeta lekarska. Jg. 5, Nr. 6, p. 85—86 und Nr. 7, p. 110—111. 1926. Ref. Zeitschr. f. urol. Chirurg. Bd. 20, S. 428. — Riley, Augustus: Syphilis of the bladder. Boston med. a. surg. journ. Vol. 194, Nr. 19, p. 874—876. 1926. Ref. Zeitschr. f. urol. Chirurg. Bd. 21, S. 77. — Rothschild, A.: Syphilis der Blase. Zeitschr. f. urol. Chirurg. Bd. 21, H. 3/4. — Saelhof, Clarence C.: Syphilis of the urinary bladder. Journ. of urol. Vol. 13, Nr. 4, p. 461. 1925. Ref. Zeitschr.

f. urol. Chirurg. Bd. 19, S. 85. — SPREMOLLA, G.: La sifilida della vesica urinaria. Rinoscenza med. Jg. 2, Nr. 11, p. 248. 1925. Ref. Zeitschr. f. urol. Chirurg. Bd. 19, S. 85. — STRACH-STEIN, A.: Syphilitic and parasyphilitic affections of the urinary bladder. New York med. journ. a. med. record. Vol. 104, p. 1098. Dec. 1916. — THOMAS, BENJAMIN A. and JOHN M. MRAS: Syphilis of the bladder. Urol. a. cut. review Vol. 28, Nr. 10, p. 590. 1924.

IV. Prostata und Samenblase.

COHN, TH.: Die Syphilis der Prostata. Zeitschr. f. Urol. Bd. 20. 1926. (Literatur bis einschließlich 1924.) — FRANK, E. R. W.: Ein Fall von Syphilis der Samenblase. Zeitschr. f. Urol. Bd. 19. 1925. (Literatur bis einschließlich 1924.) — HESS, E.: Syphilis of the prostata gland. Urol. a. cut. review 1920. Nr. 9. Ref. Dermatol. Zeitschr. Bd. 37, H. 4. S. 236. 1922. — HESSE, M.: Ein Fall von Syphilis der Prostata? Dermatol. Wochenschr. Bd. 56, Nr. 25. 1913. — KEVE, F.: Ein Fall von Syphilis der Samenblase. Zeitschr. f. Urol. Bd. 19. 1925. — PONCE DE LEON: Prostatasyphilis. Rev. española de med. y cirug. Jg. 6, Nr. 60, p. 321—323. 1923. Ref. Zeitschr. f. urol. Chirurg. Bd. 14, H. 3/4, S. 188. 1924. — RUSH, J. O: Gumma of prostata and bladder. Med. record. Dec. 6. 1913. Ref. Zeitschr. f. Urol. Bd. 8, H. 11, S. 818. 1914. — SALLERAS, JUAN: Ein Fall von Lues der Prostata. Semana méd. Jg. 32, Nr. 34, p. 450—457. 1925. (Spanisch.)

V. Harnröhre.

Zusammenfassende Arbeiten.

ADRIAN, C.: Über syphilitische Harnröhrenstrikturen beim Manne. Monatsschr. f. Harnkrankh. u. sex. Hyg. 1904. S. 101. — BAYE, CHARLES: La syphilis de l'urètre. Ann. des maladies gén.-urin. Tom. 2, Nr. 20. — CASPER, L.: Lehrbuch der Urologie. 5. Aufl. 1921 bei Urban & Schwarzenberg. Ref. Zeitschr. f. Urol. Bd. 6, H. 5, S. 406. 1912. — FREYLICH, SIGMUND: Die Verengerungen des Orificium externum der männlichen Harnröhre. Zeitschr. f. Urol. Bd. 17. S. 218. 1923. (Literatur.) — GLINGAR, A.: Die Endoskopie der männlichen Harnröhre. Wien: Julius Springer 1924. — HAMONIC, P.: Syphilomes peniens et rétrécissements syphilitiques de l'urèthre. XIV. Session de l'association fran-çaise d'urologie 1910. p. 199. Paris 1911. O. Doin et fils. — MARION: Traité d'urol. Paris: Masson 1921. — MINET, H.: Des rétrécissements de l'urètre en dehors de la blennorragie et du traumatisme. Rapport. XIV. Session de l'assoc. franç. d'urol. 1900. p. 1. Paris 1911. O. Doin et fils.

Kasuistik.

FRIEDLÄNDER, EMIL: Über das Vorkommen der Spirochaete pallida in der männlichen Harnröhre bei primärer und sekundärer Syphilis. Berlin. klin. Wochenschr. Jg. 58, Nr. 48, S. 1410—1413. 1921. — GEBERT: Fall von Primäraffekt an der Mündung eines paraurethralen Ganges. Berlin. dermatol. Ges. 11. Jan. 1921. Zentralbl. f. Haut- u. Geschlechtskrankh. Bd. 1, H. 1/2, S. 13. 1921. — GIRARD: Syphilis primaire du méat et de l'urètre. Journ. d'urol. Tom. 14, Nr. 4, p. 327. 1922. — GJORGJEVIĆ, GEORG: Sclerosis urethrae. Dermatol. Wochenschr. Bd. 74, Nr. 12, S. 276—282. 1922. — GOLDBERG, B.: Die Behandlung schwerer Harnröhrenstrikturen bei Syphilis. Dtsch. med. Wochenschr. 1914. Nr. 18. — GRÜNFELD: Zur Diagnose der intraurethralen Initialsklerose. Wien. med. Wochenschr. 1909. — HECHT, H.: Verkannte Syphilis. Dtsch. med. Wochenschr. 1926. Nr. 46. — PFISTER, E.: Entzündliche Phimose und „Harnröhrenkatarrh" als Frühsymptome der Syphilis. Zeitschr. f. ärztl. Fortbild. Jg. 18, Nr. 1, S. 13—14. 1921. — PICCARDI, G.: Gonorrhöe und Primäraffekt der Urethra. Giorn. ital. d. malatt. vener. e d. pelle 1922. H. 2. Ref. Dermatol. Zeitschr. Bd. 38, H. 5, S. 302. 1923. — STROMINGER, L.: Syphilome primaire de l'urètre. Journ. d'urol. Tom. 19, Nr. 4, p. 326. 1925. — THOMPSON, L.: Syphilis of the female urethra. Urol. a. cut. review. Vol. 26, Nr. 9, p. 541—542. Ref. Zeitschr. f. urol. Chirurg. Bd. 12, S. 85. — VALVÊRDE, B.: Un cas de gomme ulcérée primitive de l'urètre. Manifestation d'heredo-syphilis tardive. Ann. des maladies vénér. Jg. 18, Nr. 8, p. 614—618. 1923. — WINTERNITZ: Positiver Spirochätenbefund in einem intraurethralen Infiltrat. Dtsch. dermatol. Ges. in der tschechoslowakischen Republik. Sitzg. v. 4. März 1923. Zentralbl. f. Haut- u. Geschlechts-krankh. Bd. 9, S. 86. 1924. — ZIPPERT, L. und FRITZ STERN: Koinzidenz eines Primär-affektes und eines periurethralen Abscesses. Dtsch. med. Wochenschr. Jg. 47, Nr. 36, S. 1067—1068. 1921.

Nephrolithiasis.

Von

G. GOTTSTEIN-Breslau.

Mit 110 Abbildungen.

A. Ätiologie.

I. Entstehung der Nierensteine.

Harnsteinerkrankungen kamen in früheren Jahrhunderten in Europa recht häufig vor, und wir sehen in alter Zeit sogar besondere Krankenhäuser für Steinleidende entstehen und Steinschneider von Ort zu Ort herumziehen. Wenn auch die Entfernung der Harnsteine in früherer Zeit nur an der Blase geübt wurde, so wissen wir doch jetzt, daß viele dieser Blasensteine in der Niere entstanden waren.

In *Europa* ist in den letzten Jahrhunderten die Zahl der Harnsteinerkrankungen wesentlich zurückgegangen. Wir haben nur noch einzelne Inseln, wo wir sie häufiger beobachten.

Am verbreitetsten sind sie im Zentrum Rußlands, besonders am oberen Stromgebiet der Wolga und in der Umgebung Moskaus.

Nicht selten kommen sie in den europäischen Mittelmeerländern vor, in Holland und in England; doch scheint Irland merkwürdigerweise fast frei zu sein, ebenso die Ostseeländer, sowie Kropfgegenden, wie die Schweiz (GARRÈ). Auch kommen sie in Dalmatien sehr häufig vor, und zwar schon im frühesten Kindesalter. Bemerkenswert ist, daß dort der Kropf, umgekehrt wie in der Schweiz, fast unbekannt ist [RACIC[1]]. Während sich in Oberungarn Harnsteine selten finden, sind sie im Donaugebiet und an der Theiß, besonders bei Kindern, häufig. In Deutschland finden wir sie selten, in den östlichen Teilen häufiger als in Mittel-, Süd- und Westdeutschland. Es gibt aber Gegenden mit gehäuftem Vorkommen, wie Altenburg, die Gegend von München und Landshut, größere Gebiete an den Donauufern. Abnorm selten ist die Steinkrankheit in Hessen. In Göttingen hat LANGENBECK während 20 Jahre keinen Fall von Harnstein beobachtet.

Was die außereuropäischen Länder betrifft, so ist in *Asien* der westliche Teil sehr reich an Harnsteinen, insbesondere Kleinasien, Syrien, Arabien, Persien und Afghanistan, und vor allem Vorderindien. Am Oberlaufe des Ganges fand FREYER Harnsteine häufig. im Unterlauf — in Ostbengalen — bedeutend seltener.

Der Osten Asiens ist fast frei, mit Ausnahme kleiner Bezirke, wie im Staate Kanton (SCHEUBE und PFISTER), und in Japan, wo sich Steine unterschiedslos sowohl in den Küstengebieten wie im Hochgebirge, in Großstädten wie auf dem Lande, finden [NAKASHIMA[2]].

In *Afrika* zeigt sich ein beinahe völliges Freisein der Neger von Harnsteinen, nur im Nildelta [GÖBEL[3]], Abessinien und in kleinen, inselartigen Bezirken kommen sie vor.

In *Nordamerika* finden sich Harnsteine besonders im östlichen Teil weit verbreitet. Hier haben sich auch die Neger nicht frei von Harnsteinen erwiesen. Die westlichen Staaten sind fast frei davon.

Über *Südamerika* und *Australien* fehlen uns genaue Berichte.

---

[1]) RACIC, J.: Beitrag zur Kenntnis der Blasen- und Nierensteinkrankheit in Dalmatien, Zeitschr. f. urol. Chirurg. Bd. 17, S. 127. 1925.

[2]) NAKASHIMA, A.: Die Entstehung des Harnsteines. Japan. Zeitschr. f. Dermatol. u. Urol. Bd. 22, Nr. 8, S. 60. — Pathogenesis of urinary calculi. Japan. med. world Vol. 2. Nr. 6, p. 179. 1922.

[3]) GÖBEL: Über Blasensteine (nach in Ägypten gemachten Erfahrungen). Dtsch. Zeitschr. f. Chirurg. Bd. 81, S. 287. 1906.

Wir sehen demnach die Harnsteinerkrankungen ganz außerordentlich ungleichmäßig über die Erde verteilt. Bemerkenswert ist, daß sie in neuerer Zeit an verschiedenen Stellen an Häufigkeit abgenommen haben, besonders in Holland, in Schwaben und in Österreich [Hirsch [1])].

Die Ursache dieser höchst merkwürdigen Tatsache ist eine noch offene Frage, die sich aus der geographischen Verbreitung nicht beantworten läßt.

Geologische und klimatische Einflüsse, Religion, Rasseneigentümlichkeiten.

Man hat diese zur Erklärung der Entstehung der Steine herangezogen. Man dachte, daß *Bodeneigentümlichkeiten, Kreide- und Kalkbeschaffenheit* und die davon abhängigen Trinkwasserverhältnisse schuld sein könnten.

Abderhalden und Hanslyan [2]) halten es auf Grund von Untersuchungen von Blasensteinen in Kleinasien für möglich, daß der Kalkgehalt des Wassers die Hauptrolle spielt; doch nach allem, was wir über den Kalkstoffwechsel und über die Bedingungen der Löslichkeit der Erdalkalien im Harn wissen, kann dies nicht zutreffen (Lichtwitz). In Göttingen, wo das Trinkwasser sehr kalkreich ist, kommen Steine, wie oben erwähnt, sehr selten vor.

Klimatische Einflüsse sollen angeblich wesentlich sein; insbesondere sollen Harnsteine besonders häufig in feuchtkaltem Klima vorkommen. Doch warme und kalte Gegenden, feuchte und trockene zeigen die gleichen Ergebnisse.

Daß *Rassen*eigentümlichkeiten eine Rolle spielen (Garrè), ist sehr unwahrscheinlich. Allerdings kommen Steine bei bestimmten Religionen, wie bei Mohammedanern und Juden, besonders häufig vor; aber hier spielen wohl rituelle Vorschriften, vor allem die Ernährung, eine Rolle.

Es ist auffällig, daß in Gegenden mit gemischter Bevölkerung die Nephrolithiasis bei Anhängern einer bestimmten Religion beobachtet wird. In Ostindien findet sie sich viel häufiger bei der mohammedanischen Bevölkerung als bei Andersgläubigen (Kaelan). Als Ursache sieht Kaelan die Religionsvorschriften an, nach denen das Urinieren von Kindheit an in hockender Stellung geschehen muß, wodurch eine ordentliche Entleerung der Blase unmöglich ist.

Lebensweise und Ernährung. Wahrscheinlich ist, daß die eigenartige geographische Verbreitung mit Eigentümlichkeiten der Lebensweise und Ernährung zusammenhängt. Am auffallendsten ist der Einfluß der Ernährung auf die Steinbildung bei *Säuglingen* und *Kindern.* Senator [3]) will sie auf kärgliche Eiweißnahrung zurückführen, Küttner und Weil [4]) nehmen an, daß in Württemberg der Mehlbrei ein bestimmender Faktor ist. Auffallend ist, daß dort von etwa 1850 an, seitdem die Säuglingsernährung sich gebessert hat, ein wesentlicher Rückgang der Steinerkrankung bei Kindern beobachtet wurde. Nach der Küttnerschen Auffassung werden auch bei rationell ernährten Kindern Steine vorkommen, doch die harnsauren Infarkte der Säuglinge werden leichter ausgeschieden und dadurch weniger leicht Ausgangspunkt für Steine.

Erwähnt sei noch, daß auch in Rußland die Harnsteinbildung auf den reichlichen Genuß von Mehlgärungsprodukten, wie dem Quaas, zurückgeführt wird.

Für Bosnien berichtet auch Preindelsberger [5]) über ein Zurückgehen der Harnsteine.

J. Israel unterscheidet alimentäre Schädlichkeiten qualitativer und quantitativer Art. Daß die harnsauren Konkremente infolge überreichlicher stickstoffhaltiger Nahrung bei mangelhafter Verarbeitung entstehen, hält er für

---

[1]) Hirsch, A.: Handb. d. historisch-geographischen Pathologie. Bd. 3. Stuttgart 1886.
[2]) Abderhalden und Hanslian: Beitrag zur Kenntnis der Zusammensetzung der Blasensteine von Bewohnern Kleinasiens. Zeitschr. f. physiol. Chem. Bd. 80, S. 113. 1912.
[3]) Senator: Erkrankungen der Niere. Nothnagels Handbuch.
[4]) Küttner, W. und S. Weil: Über Blasensteinkrankheit in Württemberg. Beitr. z. klin. Chirurg. Bd. 63, S. 364. 1909.
[5]) Preindelsberger: Ätiologie, Therapie und Prophylaxe der Blasensteine. 4. Urologenkongreß. Berlin 1913. S. 181.

falsch. Sie kommen auch bei armen Leuten vor. Er erinnert daran, daß gerade bei den Arbeitern der Bergwerksdistrikte Siziliens, die nur von Polenta, unter Ausschluß von Fleisch und Fisch, leben, harnsaure Nierensteine zur Beobachtung kommen.

Eine Gesetzmäßigkeit zwischen der Ernährungsweise und Häufigkeit der Steine hat sich aus den bisherigen mangelhaften Statistiken nicht mit Sicherheit feststellen lassen. Es wird die Harnsteinbildung ebenso bei unzureichender und unzweckmäßiger Ernährung der Armen, wie bei üppiger Ernährung der Wohlhabenden, besonders aber bei Genuß scharfer Speisen, schwerer Weine und mangelhafter Bewegung beobachtet.

Endemisch finden sich Steine sowohl bei fast rein vegetarisch Lebenden als auch bei Völkern, die sich hauptsächlich von Fleischkost ernähren (WILDBOLZ). Auch Völker mit gemischter Kost werden nicht verschont, und WILDBOLZ hat wohl recht, wenn er der Zubereitungs- und Genußweise einen wesentlichen Einfluß einräumt; vor allem aber spielt der Anstieg der Lebenskultur eine große Rolle.

Die Verhältnisse liegen nicht so einfach, wie man gern annehmen möchte. Jeder große Krieg, wie der letzte Weltkrieg, bringt Bevölkerungsverschiebungen hervor, die nicht ohne Einfluß auf das regionäre Eintreten der Harnsteinerkrankungen sein werden. Die Kriegszeit hat bei manchen Völkern eine vollständige Ernährungsumstellung gebracht, deren Einfluß sich wohl bald zeigen wird.

PRÄTORIUS[1]) hat in jüngster Zeit auf die sehr erhebliche Zunahme der Steine überhaupt, insbesondere aber der Oxalate, in der Provinz Hannover aufmerksam gemacht. Er denkt daran, daß neben Störungen im Verdauungsmechanismus und der gewaltigen Zunahme nervöser Störungen während der Kriegs- und Nachkriegszeit alimentäre Ursachen eine besondere Rolle spielen. Seit einer Reihe von Jahren werden 3 oxalsäurehaltige Nahrungs- und Genußmittel sehr viel reichlicher genommen als früher: Kakao, Schokolade, Rhabarber und Tomaten.

Auch aus Holland berichtet BRONGERSMA über das überwiegende Vorkommen von Oxalaten. Mein eigenes Material zeigt bei 78 chemisch untersuchten Steinen 46,1% Oxalate.

RACIC weist darauf hin, daß in Dalmatien den Kindern schon in den ersten Lebenstagen Brei und bald auch von der Mutter vorgekaute Nahrung gereicht wird, oft auch Wein, Branntwein und Likör, und schon in der frühesten Kindheit erhalten sie Polenta, Schwarzbrot und Grünzeug, vornehmlich Spinat und als Getränk kalkreiches Zisternenwasser mit Wein und Weinessig, Schwarzbrot mit Knoblauch, Zwiebeln, gesalzene Sardellen, geräuchertes und gesalzenes Fleisch, und so beobachtet man schon bei 2 Monate alten Kindern eingeklemmte Harnsteine. Hierzu kommt bei diesen Kindern noch die geringe Flüssigkeitszufuhr.

Erblichkeit und Konstitution. Ob die Erblichkeit an sich eine Rolle spielt, ist nicht sicher erwiesen. Dagegen werden bei Harnsteinerkrankungen häufig gleichzeitig Nierenanomalien beobachtet, und Anomalien vererben sich. Daß *konstitutionelle* Störungen bei Nierensteinerkrankungen besonders häufig gefunden werden, ist nicht der Fall. Wir sehen zwar Diabetes und Gicht, doch nicht häufiger als bei steinfreien Familien und Personen (J. ISRAEL).

Auch die Annahme eines anormalen Stoffwechsels als einzige Ursache ist nicht berechtigt, denn dann müßte man ja stets doppelseitige Nephrolithiasis beobachten.

Es können sowohl konstitutionelle als auch Ernährungsstörungen eine Rolle spielen, *aber es müssen noch lokale Ursachen hinzukommen*; es ist kein Zweifel, daß diese in der Niere selbst liegen müssen, und hier kommen vor allem angeborene und erworbene Nierenanomalien in Betracht. Wir gehen wohl nicht fehl mit der Annahme, daß es *Stauungserscheinungen* sind, die hier wesentlich mitwirken, aber sie wirken nur mit, und wir können uns Nierensteinerkrankungen wohl kaum anders vorstellen, als daß auch eine Funktionsstörung der *Nierenzellen* selbst vorliegt.

---

[1]) PRÄTORIUS, G.: Zunehmende Häufigkeit von Harnsteinen in Hannover. Dtsch. med. Wochenschr. Jg. 51, Nr. 8, S. 311. 1925.

J. ISRAEL sieht die Ursache der Häufigkeit der Steinbildung bei *Hufeisen-und Beckennieren* zum Teil in den ungünstigen Abflußverhältnissen; aber für sich allein können diese keinen zureichenden Grund für die Steinbildung abgeben, denn sonst müßte man sie bei Hydronephrose besonders häufig finden. Es ist aber das Gegenteil der Fall. Unter zahlreichen von J. ISRAEL operierten aseptischen Hydronephrosen fand sich niemals ein Stein, abgesehen von den seltenen durch den Stein selbst verursachten Hydronephrosen. Zudem können bei Solitärnieren, deren Abflußbedingungen gewöhnlich normal sind, mechanische Ursachen überhaupt nicht in Frage kommen, sondern vermutlich nur feinere funktionelle Veränderungen im Ureterostium.

J. ISRAEL fand unter seinen 572 operierten Nierensteinfällen nicht weniger als 7 Hufeisennieren, 2 kongenitale Solitärnieren, 2 Beckennieren, eine Niere mit Einschluß fetaler Nierenreste und eine tiefgelegene Niere mit fetaler Lappung und doppeltem Kelchsystem, 2 Ureteren und anormale Gefäßinsertion.

Dies übersteigt weit den prozentualen Anteil der Nierenmißbildung im allgemeinen Sektionsmaterial der pathologisch-anatomischen Institute.

Diese betragen nach MORRIS für einseitigen Nierenmangel $0,02^0/_0$, bei J. ISRAEL $0,35^0/_0$; SOCIN fand Hufeisennieren und verschmolzene Nieren in $0,08^0/_0$, ISRAEL in $1,22^0/_0$. Demnach kommen beide Formen bei Nierensteinen 16 mal häufiger vor als nach Beobachtungen in pathologisch-anatomischen Instituten.

Viel höher ist die Zahl der Nierenanomalien, die RACIC in seinen Fällen fand, allerdings sowohl angeborene wie erworbene Fälle gerechnet: In nicht weniger als $25^0/_0$.

Zu den konstitutionellen Ernährungsanomalien würde es auch gehören, wenn wir in allen Fällen von Nierengrieß eine *Hyperurikämie* finden [CHAUFFARD, BRODIN und GRIGAUT [1])].

Der normale Gehalt des Blutes an Harnsäure beträgt auf 1000 g 4—5 cg, während wir bei Nierengrieß durchschnittlich 8 cg finden.

Ebenso wie CHAUFFARD, BRODIN und GRIGAUT sieht BARRAGAN [2]) den Hauptgrund für die Bildung der Harnsteine in der Harnsäure, und zwar infolge unmäßiger Zufuhr von Nucleoalbuminen oder Purinkörpern infolge Störung der Leberfunktion.

Diese harnsaure Überladung des Blutes führt zur „Nephrite diathesique" (ALBARRAN), und das Zellmaterial bildet den Kern des Steins.

II. Sediment- und Steinbildung.

Über die wirklichen Ursachen der Steinbildung wissen wir auch heute noch recht wenig. Soviel auch auf diesem Gebiete gearbeitet worden ist, Klarheit hat sich noch nicht erzielen lassen. Durch die neuesten Forschungen auf dem Gebiete der Kolloidchemie scheinen wir allerdings der uns hier beschäftigenden Frage etwas näher zu kommen.

Lange Zeit hat man angenommen, daß die Harnsteine in den Abführungswegen des Urins gebildet werden, wenn sich die gelösten festen Bestandteile des Urins in ihm im Übermaß befinden. Doch diese Anschauung wird schon durch die einfache klinische Beobachtung widerlegt.

Man findet Urine, die große Mengen der verschiedensten Krystalloide — ungelöst — zeigen, ohne daß es je zur Steinbildung kommt. Wir wissen ferner aus Erfahrung, daß schwere Cystitiden, besonders bei gleichzeitigen Stauungserscheinungen, oft zur Steinbildung führen. Wir kennen aber Kranke mit stinkendem, alkalischem Urin, die trotz des Ausfalls von massenhaften Krystalloiden im Urin niemals an Harnsteinen erkranken. Und anderseits wieder gibt es Kranke, die in ihrem Urin alle Krystalloide gelöst haben, stets auch einen mikroskopisch klaren Urin zeigen und doch an Harnsteinen erkranken.

---

[1]) CHAUFFARD, A., P. BRODIN et A. GRIGAUT: La teneur en acide urique des urines dans la goutte et dans la gravelle. Presse méd. 1921. Nr. 16. Ref. Zeitschr. f. urol. Chirurg. Bd. 7, S. 199.

[2]) BARRAGAN: Notas clinica sobre la litiasis renal y ureteral. 5. Kongreß Madrid, 21. bis 24. Okt. 1921. Assoc. espanola de urol. p. 246—258 (Spanisch). Zentralorg. f. d. ges. Chirurg. Bd. 16, S. 346. 1921.

Es besteht allerdings kein Zweifel darin, daß die Urine, die zum Ausfällen von Krystalloiden *innerhalb* der Harnwege führen, zur Steinbildung besonders prädisponieren. Einen solchen Ausfall von Krystalloiden nennen wir *Sediment-bildung*, und mit dieser müssen wir uns zunächst beschäftigen.

Hier möchte ich ein paar kurze Bemerkungen aus dem Gebiet der Kolloid-chemie einflechten, ohne die wir die Sedimentbildung nicht verstehen können. Ich will versuchen, die komplizierten Verhältnisse in einfachster Weise darzustellen.

Daß der Harn kolloide Eigenschaften hat, ist seit langem bekannt. Er filtriert mit abnehmender Geschwindigkeit, und schon HUPPERT hat dies auf den Kolloid-gehalt des Harns bezogen. Beim Filtrieren bleibt auf dem Filter eine Gallerte zurück, die allmählich das Filter völlig verstopft. Es liegt dies daran, daß der Urin in seinem Verhalten zu den Krystalloiden ganz andere Eigenschaften hat als das Wasser.

Im *Wasser* sind alle im Harn vorkommenden Krystalloide *unlöslich*, selbst bei normalem Säure- oder Alkaligehalt, im Urin dagegen, ebenso wie im Blut, sind sie nicht nur löslich, sondern *im Übermaß löslich* (7—14fach).

Der Urin ist demnach normalerweise eine *übersättigte* Lösung, und diese Übersättigung kommt dadurch zustande, daß im Harn neben den Krystalloiden auch Kolloide enthalten sind, die die Lösung bewirken.

Sedimentbildung. Wir verstehen nun im Urin unter einem *Sediment* nicht gelöste Krystalloide jeglicher Art.

Zu einer Sedimentbildung kann es nur dann kommen, wenn bestimmte Kolloide, die sog. *Schutzkolloide,* in nicht genügender Menge vorhanden sind, um die Krystalloide in Lösung zu erhalten, oder die Zahl der Krystalloide ist zu groß, um mit der gewöhnlichen Zahl der im Harn befindlichen Kolloide aus-zukommen.

Die *Schutzkolloide* sind feinste Teilchen einer organischen Materie, die aus Nucleoalbuminen, Mucin, Albuminen, aus Chondroitinschwefelsäure und Nuclein-säure bestehen. Diese Substanzen finden sich im Urin in ziemlich konstanter Menge, etwa 1 g in 24 Stunden; sie sind vermehrt bei Fieber, in der Gravidität, bei Zellzerfall und Zellresorption (JOEL).

Auf die Lösungsfähigkeit sind von wesentlichem Einfluß Reaktion und Temperatur des Urins. So fallen im sauren Urin gewisse Krystalloide, wie Urate und Oxalate, im alkalischen Urin Phosphate und Carbonate aus, doch gibt es auch Oxalate und bestimmte Phosphate, die sowohl im sauren wie alkalischen Urin Sediment bilden.

Es ist noch die Frage zu erörtern, ob *diese einmal ausgefallenen Sedimente sich nicht wieder lösen können.*

Sind die Kolloide einmal in Gerinnung oder in den Gelzustand übergegangen, dann sind sie lösungsunfähig, irreversibel, d. h. sie sind nicht mehr imstande, sich mit den Krystalloiden zu einer Lösung zu vereinigen, und so eine Schutz-wirkung auszuüben.

Wo kommen nun die Kolloide, die so notwendig zur Verhinderung einer Sedimentbildung sind, her? Sie sind einesteils *endogenen,* andernteils *exogenen* Ursprungs. Wie oben erwähnt, können sie endogen vermehrt sein bei Fieber, Gravidität, Zellzerfall und Zellresorption, exogen durch die Nahrung: Man beobachtet bei reichlicher Eiweißzufuhr ein Ansteigen der Kolloidmenge, und daher werden auch Änderungen im Stoffwechsel die Menge und Art der Kolloide beeinflussen.

An welcher Stelle kommt es zu ihrer Bildung? Schon normaler-weise finden sich Kolloide im Blut, und zwar in labilem Gleichgewicht, und können nach LICHTWITZ durch die Niere ohne jede Veränderung durchgehen. Aber dieses labile Gleichgewicht der Blutkolloide kann auf dem Wege durch die Nieren durch eine Veränderung der Nierenzellen gestört werden, so daß die Lösungsfähigkeit aufhört und eine Ausfällung der Krystalloide eintritt.

Anderseits scheint es, daß auch noch in der Niere selbst Kolloide gebildet werden können. Darauf weist die Vermehrung der Harnkolloide bei Erkrankungen der Niere mit einiger Wahrscheinlichkeit für einen Teil der Fälle auf die Niere selbst als Quelle hin (LICHTWITZ). *Demnach wäre die Sedimentbildung eine Störung einer Partialfunktion der Niere.*

Wie die Ursache der Gicht in einer Störung einer Partialfunktion der Niere zu liegen scheint, so ist auch die Sedimentbildung auf eine Störung in der Funktion der Nierenzellen zurückzuführen, wie es wohl bei der Uraturie, Oxalurie und Phosphaturie keinem Zweifel mehr unterliegt.

Steinbildung. Die Vorbedingung für die Entstehung eines *Steins* im Urin ist eine Oberfläche, an der sich die Kolloide anreichern und ausflocken können, und derartige fremde Oberflächen sind Fremdkörper, wie Geschoßteile, Knochensplitter, Parasiten, Parasiteneier, Epithelabschilferungen, Blutkoagula, Fibringerinnsel, Schleimhautfetzen, Wandveränderungen usw.; aber auch Krystalloide selbst wirken als solche Fremdkörper. Ebenso wie die Nierenzellen selbst sich abnorm verhalten können, kann dies auch in der Mucosa der abführenden Harnwege angenommen werden: Die *normalen* Harnwege sind für den Harn unbenetzbar, d. h. sie sind als Fläche für ihn nicht vorhanden. Aber jeder Bakterienhaufen und selbstverständlich auch jeder Fremdkörper schafft Absorptionsbedingungen, und jede von natürlicher Schleimhautbedeckung *entblößte* Stelle wirkt wie ein Fremdkörper; hierzu kommt noch die pathologische Exsudation, die für das Ausfallen der Kolloide günstig ist.

Experimente in vitro zeigen auch, daß, wenn man bei einem durch Hitze gelösten Uratharn die Berührung zwischen Glas und Harn durch eine im Glase ausgegossene Kollodiumschicht aufhebt, man beobachten kann, daß der Uratausfall im Kollodiumglas später als im Kontrollglas erfolgt.

Wie kommt es zu einer Ausflockung der Kolloide innerhalb der Harnwege? Die Kolloide sind oberflächenaktive Stoffe, d. h. sie reichern sich an der Oberfläche an und flocken aus, und es kommt bei den Schutzkolloiden nicht nur auf die Menge, sondern auch auf die Art ihrer Verteilung an.

Aber mit einer Kombination des Ausfallens von Krystalloiden und einer gleichzeitigen Anlagerung von irreversiblen Kolloiden kann die Harnsteinbildung nicht erklärt werden. Man fand in der Blase *neben* Steinen Fremdkörper, die sich nicht inkrustiert hatten. Wäre der Fremdkörper die Ursache der Steinbildung, so müßte sich um den Fremdkörper stets ein Steinmantel finden. Das ist aber nicht der Fall.

Wir wissen weiter, daß Schrapnellkugeln und Geschoßsplitter sich nicht in jedem aseptischen Harn, selbst bei längerem Aufenthalt, zu einem Stein mit Granatsplitterkern usw. umzuwandeln brauchen. Und SCHLAGINTWEIT hat die interessante Beobachtung gemacht, daß sich in der Blase neben neugebildeten Steinen von einer Lithotripsie zurückgebliebene Splitter befanden, ohne zum Kern eines neuen Steins zu werden. Diese Beobachtung SCHLAGINTWEITs ist von besonderer Bedeutung, vorausgesetzt, daß diese neuen Steine nicht etwa aus der Niere stammten und nur in die Blase gewandert waren.

Wir müssen demnach annehmen, daß die Steinbildung nicht nur ein *Oberflächenphänomen,* sondern ein Phänomen auf einer *bestimmten* Oberfläche ist.

Wie bildet sich aus dem Sediment ein Stein? EBSTEIN und NICOLAIER haben 1889 zum ersten Male bei Tieren experimentell Steine erzeugt, und zwar Oxalate, indem sie Oxamid eingaben. Sie fanden in den Nieren, den Ureteren und in der Blase Konkremente, die aus konzentrisch um einen Kern aus organischer Substanz angeordneten Schichten von oxalsaurem Kalk bestanden. Die Niere zeigte epitheliale Veränderungen in Form von Nekrosen und fettiger Degeneration, und eine große Zahl der Zellen war mit kleinen

Krystallen von oxalsaurem Kalk inkrustiert. Ebstein und Nicolaier schlossen daraus, daß das Oxamid auf das Epithel der Harnkanälchen einwirkt, es zu einer Zelldegeneration kommt, die den Kern bildet für die Absetzung von oxalsaurem Kalk. Diese Experimente wurden von Tuffier, Legueu und anderen nachgemacht und stets bestätigt.

Die experimentellen Versuche nahm Keyser aus der Mayoschen Klinik wieder auf, sich auf Beobachtungen von Ord (London) stützend. Diesem war der Nachweis gelungen, daß unter dem Einfluß von Kolloiden jede der im normalen oder pathologischen Urin in Lösung befindlichen Krystalloide ihre *Krystallform verändern*, sich anhäufen und sich zu Sphäroiden verwandeln und schließlich Steine bilden. Keyser benutzte für seine Experimente Butyloxalat, das sich im Blut mit Calcium verbindet, und um eine fühlbare Abnahme des Calcium im Blut zu verhindern, gab er subcutan noch eine äquivalente Menge von Calciumchlorid.

Keyser erzeugte durch eine größere Anzahl täglicher subcutaner Einspritzungen, ebenso wie Ebstein und Nicolaier, Steine in Nieren und Blase. Er untersuchte *täglich* die Urinsedimente dieser Tiere und fand die bemerkenswerte Tatsache, daß er wenige Stunden nach der Injektion die Oktaederform der Oxalatkrystalle im Urin sah, nach wiederholten Einspritzungen aber in rascher Folge die *Tabloid-*, die *Hantel-* und schließlich die *sphäroide* Form fand. Sobald diese letztere Form auftrat, wurde auch *eine Verschmelzung der Krystalle in kleine Klumpen beobachtet.* Die wenigen Oktaederformen fanden sich nur isoliert, und die gewonnenen Steine waren aus einzelnen Sphäroiden zusammengesetzt.

Makroskopisch erwiesen sich solche Steinnieren als blaß und vergrößert. Mikroskopisch fanden sich verschiedene Grade epithelialer Zerstörung. Man sah frei im Lumen der Tubuli, besonders in den Henleschen Schleifen, Ablagerungen von Calciumoxalat in Form von Rosettensphäroids und gelegentlich auch Oktaedern. Die Glomeruli, die Kapsel derselben und die Tubuli contorti zeigten sich frei. Auch intracellulär fanden sich keine Ablagerungen.

Diese ausgezeichneten Untersuchungen Keysers haben uns gelehrt, daß bei experimenteller aseptischer, oxalater Nephrolithiasis *bestimmte* Krystallformen auftreten, sobald die Steinbildung einsetzt.

Weiterhin hat aber Keyser noch durch andere Experimente gezeigt, daß auch *durch bakteriellen Einfluß* eine gleiche Veränderung der Krystallform eintreten kann.

Er fütterte Kaninchen mit Natriumoxalat und erzielte eine mäßige Oxalurie in Oktaederform. Durch direkte Injektion von verdünnten Colikulturen veränderte sich der Typus der Oxalatkrystalle in die Sphäroidform, die zur Verklumpung und Steinbildung führte.

Demnach scheint für die experimentelle aseptische und infizierte Oxalatlithiasis bewiesen zu sein, daß, *sobald die Steinbildung einsetzt, die Oxalatkrystalle eine veränderte Form annehmen.*

Klinische Beobachtungen haben auch derartige Veränderungen nachweisen lassen. So hat Posner auf die abnormen Gebilde der Oxalatkrystalle bei Nephrolithiasis aufmerksam gemacht, die er als Eier-, Kugeln-, Hantel- und Glockenschlägelform beschreibt, und er betont ausdrücklich, daß diese ungewöhnlichen Krystallisationsformen nicht völlig mit den normalen identisch sind, wie sich dies im polarisierten Lichte, sowie bei Dunkelfeldbeleuchtung zeigt. Er macht allerdings darauf aufmerksam, daß sie in jedem Harn vorkommen, aber in dieser atypischen Form quantitativ vermehrt und auch qualitativ verändert bei Steinbildung. Posner hat sie *Mikrolithen* genannt und sieht einen Urin, der diese Mikrolithen enthält, als verdächtig auf Steinbildung an. In neuester Zeit hat auch H. STRAUSS[1] auf das eigentümliche Verklumpungsphänomen aufmerksam gemacht und will es differentialdiagnostisch zwischen alimentärer Oxalurie und oxalurischer Steinbildung verwenden. Alle diese Untersuchungen beziehen sich nur auf die *experimentelle Oxalat*lithiasis. EBSTEIN und NICOLAIER, sowie TUFFIER ist es nicht gelungen, durch Darreichung von Harnsäure oder Natriumuraten ähnliche Steine zu erzielen.

Bemerkenswert sind die Beobachtungen von MÉHUS, auf die POUSSON aufmerksam macht, daß bei Steinkranken die krystallinische Form der Harnsäure aufhört, regelmäßig zu sein und die Form von Spindeln, Nägeln, Keulen, Sternen und mit Spitzen versehenen Kugeln annimmt, und MÉHUS glaubt, daß diese bei ihrer Passage durch die Harnkanälchen das Epithel verletzen und so Krystallbildung eintritt. Gestützt werden diese Beobachtungen von MÉHUS noch durch Untersuchungen von GUYON und CHABRIÉ, die als Mittelpunkt von Harnsäure und Uratsteinen stets einen organischen Kern gefunden haben wollen.

Erwähnt sei noch, daß PENZOLD 1893 darauf aufmerksam gemacht hat, daß es sog. ,,aggressive" Nahrungsmittel gibt, die eine reichliche Abschuppung der Epithelzellen der Niere und des Harntractus veranlassen.

Aus diesen Untersuchungen können wir entnehmen, daß der kolloidale Faktor für die Steinbildung kaum noch bezweifelt werden kann, daß das Substrat aber nicht immer ein Fremdkörper oder organisches Gerüst, sondern *das Steinmaterial selbst* sein kann, nur in anderer Form als gewöhnlich. JOEL macht darauf aufmerksam, daß ja auch Vorbilder für solche Vorgänge in der Natur existieren, z. B. die Karlsbader Sprudelsteine.

Die *bakterielle* Natur der Steinbildung — allerdings ausschließlich bakteriell — ist auch von verschiedenen anderen Seiten behauptet worden. Nur sind die Anschauungen über die Bakterien*art*, die zur Steinbildung führt, noch recht verschieden. MAYO nimmt an, daß eine bakterielle Infektion von zwei Arten von Bakterien zur Steinbildung führen. Die eine Art ruft eine Infektion mit minimaler Nekrose hervor, die andere veranlaßt den schleimbildenden Faktor. ROSENOW und MEISSER[2] infizierten cariöse Zähne von Hunden mit Streptokokken aus dem Urin steinkranker Menschen, und diese Hunde erkrankten an Harnsteinen, während Kontrolltiere, die mit anderen Streptokokken geimpft waren, keine Harnsteine bekamen.

ROSENOW und MEISSER nehmen an, daß bestimmte Bakterien eine spezifisch elektive Aktivität für die Tubuli haben, wodurch eine, wenn auch nur geringgradige, Entzündung hervorgerufen wird. Das Exsudat der entzündlichen Reaktion gibt abnorme Kolloide in den Urin ab, so daß das labile kolloidale Gleichgewicht aufhört und eine Ablagerung von verschmolzenen Krystalloiden stattfindet.

CYRANKA[3] behauptet auf Grund seiner Beobachtungen an steinkranken Menschen, daß es bei Strepto- und Staphylokokken niemals zur Konkrementbildung kommt.

Den Grund hierfür sieht er darin, daß die Kokken innerhalb kürzester Zeit das Nierengewebe völlig zu zerstören vermögen und ein jahrelanger intermittierender Verlauf, wie bei der Coliinfektion, nicht vorkommt.

---

[1] STRAUSS: Über menstruelle und hypertonische Hämaturien nebst Bemerkungen über Krystallverklumpung. Zeitschr. f. urol. Chirurg. 1923. Nr. 12, S. 84.
[2] ROSENOW and MEISSER: Nephritis and urinary calculi after production of chronic foci of infection. Preliminary report. Journ. of the Americ. med. assoc. Vol. 78, Nr. 4, p. 266. — Production of urinary calculi by devitalization and infection of teeth in dogs with streptococci from cases of nephrolithiasis. Arch. of internat. med. Vol. 15, p. 807. 1923.
[3] CYRANKA, H.: Bacterium coli und Korallenniere. Arch. f. klin. Chirurg. Bd. 116, S. 568. 1921.

Rovsing jun. dagegen will bei infizierten Nierensteinen stets Staphylokokken gefunden haben.

Stauung. Wenn aus einem Sediment ein Stein werden soll, muß stets die Ausscheidung des Sediments behindert sein, d. h. es muß Stauung vorhanden sein (Lichtwitz). Ist sie nicht vorhanden, so gehen die einzelnen Krystalloide, selbst zusammengeklumpt, mit dem Urin ab. Meiner Ansicht nach genügt auch die Stauung nicht. Es muß noch etwas anderes hinzukommen, um die Petrifizierung des konglomerierten Sediments zu bewirken.

Wir haben uns bisher stets mit der Bildung des Steinkerns beschäftigt, und zwar deshalb, weil er das Wesentliche ist. Ist erst ein Kern da, so bildet sich um ihn wie um einen Fremdkörper der eigentliche Stein aus. *Die Steinbildung um den Kern ist ein Vorgang um einer dem Kern fremden Oberfläche.*

Die *primäre* Steinbildung beruht auf einer Zusammenballung und Verklebung von Sedimenten und führt rasch zu meist *strukturlosen,* unregelmäßigen, kleinen Gebilden, in denen das Steinmaterial in derselben Krystallform enthalten ist, wie wir sie aus dem Harnsediment kennen.

Wie bei der Blutgerinnung jede Fibrinschicht durch die Beschaffenheit ihrer Oberfläche thromboplastisch wirkt und so zum Entstehen einer neuen Fibrinschicht führt, so geht auch die Schichtenbildung um den Steinkern vor sich, wie wir dies an den Eiweißsteinen, bei denen sich um den Steinkern konzentrisch geschichtete Lamellen bilden, sehen. Für die Mehrzahl der Harnsteine kommt noch die Versteinerung hinzu, die eine Folge der Kolloidgerinnung ist (Lichtwitz). Und so unterscheiden wir *organische,* weiche, und *anorganische,* harte Steine.

Früher hatte man nur die letzteren gekannt und darunter die frei im Nierenbecken, Kelch oder dem Parenchym liegenden Körper von harter Konsistenz und krystalloider Beschaffenheit verstanden.

Es liegen aber aus neuerer Zeit eine Reihe von Beobachtungen vor, in denen Steine von *weicher* Konsistenz gesehen wurden, die aus Eiweiß, Fibrin oder Bakterien bestanden, und J. Israel hat sie als *organische* Konkremente bezeichnet.

Die Hauptbedeutung der *primären* Steinbildung liegt in der Lieferung der Kerne selbst, dagegen ist die *sekundäre* Steinbildung ein Prozeß *um* den Kern herum. An der Oberfläche werden Kolloide ausgefällt und hierdurch die Schichten mit versteinerndem Material inkrustiert. Dadurch entsteht die konzentrische Schichtung der Steine.

Diese strukturierten Steine sind kunstvoll konzentrisch geschichtet, mitunter auch radiär gestreift. Die konzentrische Schichtung und die Bildung der Gerüstsubstanz geht mitunter parallel, und die Menge der Gerüstsubstanz entspricht dem Kalkgehalt der Steine (Lichtwitz).

Nehmen wir einen Harnstein aus dem Nierenbecken oder Kelch heraus, so können wir von außen nicht entscheiden, ob er ein primärer oder sekundärer Stein ist. Erst die Untersuchung des Innern läßt uns dies aus der Struktur oder Strukturlosigkeit erkennen, und auch dann kann dies noch sehr schwer sein, denn der Kern des Steins braucht nicht in seiner Mitte zu liegen. Der Kern kann exzentrisch, sogar so exzentrisch liegen, daß er sich an einem der Pole des Steins bildet. Sägen wir einen solchen Stein durch, so kommen wir unter Umständen nicht auf den Kern, sondern finden z. B. einen strukturlosen Phosphatstein, während in der einen Hälfte versteckt der eigentliche Kern sitzt.

Vom *klinischen* Gesichtspunkt aus sind wir gewohnt, eine andere Einteilung von primären und sekundären Steinen zu treffen. Im *aseptischen* Urin entstandene Steine nennen wir primär und im *infizierten* sekundär. Um Irrtümer zu vermeiden, müssen wir zu einer anderen Bezeichnung übergehen und müssen unterscheiden: Aseptisch primäre und infizierte primäre Steine, aseptisch sekundäre und infizierte sekundäre Steine. Bei der folgenden Einteilung der Steine richte ich mich nach O. Kleinschmidt[1]).

---

[1]) Kleinschmidt, O.: Die Harnsteine. Berlin: Julius Springer 1911.

Wir unterscheiden:

1. Lockere Steine. Sie sind **primär**. Bei ihnen ist ein Kern meistens nicht abgrenzbar. Es tritt eine unmäßige Ausscheidung von Steinbildnern ein, die kleine, lockere, aus einzelnen Kugeln aufgebaute Steine bilden. Diese primären Steine haben eine höckerige Oberfläche, unvollkommene Schichtung. Ihre Farbe ist gleichmäßig gelb, die Konsistenz steinartig bis bröcklig. Auf Dünnschliff sieht man auch hier eine konzentrische Schichtung, nur nicht so regelmäßig um ein Zentrum gelagert. Die einzelnen Höcker kommen durch Krystallisationszentren zustande.

Diese lockeren primären Steine entstehen *schnell*, so daß keine regelmäßige konzentrische Schichtung zustande kommen kann. Da in der kurzen Zeit ihres Entstehens der Urin nicht oft die Reaktion wechseln kann, so sind sie gleichmäßig gelb gefärbt.

2. Feste Steine. Sie sind **sekundäre** Steine, die einen primär entstandenen Kern voraussetzen, von harter Konsistenz, haben ganz verschiedene Größe und meist einen deutlich abgesetzten Kern. Ihre Form ist meist oval. Es kommen mehrere zusammen vor. Ihre Oberfläche ist immer glatt, von gelber bis brauner Farbe. Die fast ununterbrochene konzentrische Schichtung, sowie die verschiedene Färbung der einzelnen Schichten sprechen für eine verschiedene Konzentration des Harns während der Entstehung und für eine *längere* Entstehungsdauer. Sie zeigen auch radiäre Streifung. Der Kern selbst ist rasch entstanden, meist schon in früher Jugend, sehr häufig sogar im Säuglingsalter[1]. Aber er war schon zu groß, um ausgeschieden zu werden, und es entwickelte sich langsam um diesen Krystallisationspunkt ein großer Stein.

Die Ursache dieser *sekundären* festen Steinbildung kann ganz verschieden sein. Während die rein geschichteten harnsauren Steine sich im normalen Harn entwickeln können, müssen wir für die nicht entzündlichen Calciumphosphatsteine dauernd alkalischen Urin voraussetzen. Für die ausschließliche Anlagerung von Calciumoxalat wird eine Oxalurie, d. h. ein Zustand, der die Auskrystallisierung des Calciumoxalats veranlaßt, angenommen werden müssen (KLEINSCHMIDT).

ASCHOFF[2] hat mit vollem Recht die Lehre von der ausschließlich entzündlichen Genese der Harnsteine umgestoßen, d. h. der ausschließlich lokalen Entzündung, nicht etwa der allgemeinen Entzündung im Sinne MAYOS, und dies bedeutet nach LICHTWITZ zweifellos einen wichtigen Fortschritt, wenn es auch nach dem Stande unseres Wissens kaum möglich erscheint, bei einer großen Zahl der Konkremente die kausale Genese klar zu erkennen.

Stets wird die wesentliche Frage sein: Bilden sich die Steinkerne auf entzündlicher oder nichtentzündlicher Basis? Bei entzündlichem Zustande ist der Kolloidreichtum sicher größer als bei aseptischem (LICHTWITZ). Nach LICHTWITZ ist die Kolloidgerinnung der erste, die Inkrustierung der festen Kolloidschicht mit versteinerndem Material der zweite Akt der sekundären Steinbildung, der auch in einem klaren, d. h. sedimentfreien Urin vor sich geht.

Ob die LICHTWITZsche Theorie, der ich in obigem gefolgt bin, richtig ist und die völlige Ablehnung der Diathesenlehre durch LICHTWITZ berechtigt ist, wird die Zukunft entscheiden.

Erwähnt sei aber, daß wir eine Steinerkrankung kennen, die sicher Diathese ist. Das ist die *Cystin*steinerkrankung; ABDERHALDEN und andere haben das Cystin nicht nur im Harntractus, sondern auch in der Leber nachgewiesen.

---

[1] Siehe bei pathologischer Anatomie die Anschauung PONFICKS.
[2] ASCHOFF, L.: Über Konkrementbildungen. Verhandl. d. 5. internat. Pathol.-Kongr. Turin 1912. S. 327.

Entstehung der Steine durch Infektionskrankheiten. Wir haben gesehen, daß allem Anschein nach zur Entstehung der Steinbildung eine Sekretionsstörung der Nierenzellen beiträgt, und daß hierbei auch bakterielle Einflüsse mitwirken können. Solche bakteriellen Einflüsse können sich ganz besonders bei der Ausscheidung von Bakterien nach Infektionskrankheiten geltend machen.

Von Steinbildung nach Infektionskrankheiten sind eine ganze Anzahl Fälle bekannt geworden. So sah Rovsing nach Typhus eine doppelseitige Nephrolithiasis entstehen; nach Garrè ist sie auch nach Gonorrhöe gesehen worden [1]). Bei Osteomyelitis wurde sie von Rovsing, Wegge [2]) und Herman beobachtet.

In neuester Zeit hat Paul [3]) über 20 Fälle von Nierensteinbildung im Anschluß an Verwundungen aus einem Genesungslazarett in Toronto berichtet. Er stellte fest, daß die ersten Nierensymptome durchschnittlich nach 18 Monaten auftraten (Schwanken zwischen 4 und 44 Monaten). In allen diesen Fällen bestand bei Schußfrakturen oder Gelenkschüssen Knocheneiterung. 18mal ergab die bakteriologische Untersuchung Staphylococcus aureus und Colibacillen.

Paul führt die Steinbildung, die er in ursächlichen Zusammenhang mit der Verletzung bringt, auf die Infektion zurück, und es besteht nach ihm eine sichere Wechselbeziehung. Die Infektion sei die wichtigste Ursache der Steinbildung.

Er will sogar aus der Steinbildung auf eine früher überstandene Infektion schließen. Ich selbst habe eine Anzahl von Steinfällen nach infizierten Schußverletzungen gesehen.

Als Kern von Steinen beobachtete Hüter Mycelien, Klebs [4]) Leptothrixfäden.

Auch Verletzungen der Wirbelsäule und Steinbildung sind des öfteren beobachtet, und auch hier wieder wird die Infektion als Ursache der Steinbildung angenommen, allerdings nicht auf dem Blutwege, sondern ascendierend.

In dem von mir beobachteten Material fand sich ein sehr interessanter Fall, in dem sich eine posttyphöse Osteomyelitis entwickelt hatte, die zur Amputation des rechten Oberschenkels und Resorption des rechten Oberarms geführt hatte. Schon damals fand sich Sand im Urin und auch einmal makroskopisch Blut. Erst viele Jahre später traten erneute Beschwerden auf. Die Röntgenuntersuchung ergab sehr große Korallensteine beider Nieren, die durch Pyelotomie entfernt wurden (Phosphat- und Harnsäure). Noch in einem zweiten Falle war der Steinbildung kurz vorher ein Typhus vorausgegangen.

Bei einem 13jährigen Knaben mit doppelseitiger Nephrolithiasis trat diese nach Scharlach auf (Oxalat).

In einem weiteren Fall schloß sich an Influenza ein doppelseitiges Steinleiden an (Phosphat).

Einige Monate nach Malaria traten bei einem anderen Patienten Steinsymptome auf. Hier wurde die Nephrolithiasis nur auf einer Seite konstatiert (Harnsäure und Oxalat).

Im Anschluß an Gonorrhöe trat Nephrolithiasis einmal doppelseitig und zweimal einseitig auf.

Entstehung der Nierensteine nach Trauma. Es ist entschieden auffällig, wie oft im Anschluß an ein Trauma Nierensteinerkrankungen beobachtet worden sind, aber für dieses Zusammentreffen ist nicht von allen Autoren die Infektion als Ursache angesehen worden.

1. Die erste größere Arbeit brachte Müller [5]) aus der Bramannschen Klinik, nachdem vorher schon einzelne Beobachtungen von Costello [6]), Lediard [7]),

---

[1]) Siehe eigne Beobachtungen weiter unten.
[2]) Wegge, K.: A rare finding of concretions in the ureter. Authors review. (Danish radiol. soc. Kopenhagen, 27. Okt. 1921.) Acta radiol. Vol. 2, H. 1, p. 89—91.
[3]) Paul, H. Ernest: Bone suppuration the basic cause of renal calculus in twenty cases following war-wounds. Journ. of urol. Vol. 9, p. 345. 1923.
[4]) Klebs: Handbuch d. pathol. Anat. Berlin 1870.
[5]) Müller, K.: Über Nephrolithiasis nach Rückenmarksverletzungen. Arch. f. klin. Chirurg. Bd. 50. 1895.
[6]) Costello: Lancet 1833.
[7]) Lediard: Lancet 1895.

SMITH [1]), BASTIAN [2]) und BECK [3]) vorlagen. MÜLLER fand unter 10 schwersten Traumen der Wirbelsäule bei der Sektion achtmal *doppelseitige* Nierensteine. MÜLLER nahm an, daß gleichzeitig mit der Verletzung der Wirbelsäule auch das Nierengewebe geschädigt wird. Es tritt eine akute Nephritis ein. Das abgestoßene Zellmaterial, Zylinder, Blutkoagula bilden den Kern eines Steins, bei dem sich im alkalischen Urin die Krystalle ansetzen, also ein Trauma mit Gewebszerstörung und Blutung als direkte Ursache des Steinkerns im infizierten Urin.

Eine ähnliche Auffassung vertrat WEBER [4]).

2. KOCHERsche Theorie. KOCHER [5]) nimmt als Ursache der Steinbildung die starke Ausscheidung von Salzen, insbesondere Phosphate, infolge Zerfalls von Knochensubstanzen bei traumatischer chronischer Ostitis an.

SEEFISCH [6]) und MINGRAM [7]) sahen in gleichzeitig auftretenden Blutungen in Niere und Ureter, sowie infektiösen Stauungserscheinungen bei gleichzeitigem Abbau von Kalksalzen die Ursache der Steinbildung. Demnach liegt hier eine Kombination der MÜLLER- und KOCHERschen Theorie vor.

3. WAGNER und STOLPER [8]) schließen sich MÜLLER insofern an, als sie auch eine Epithelabstoßung als Ursache der Kernbildung ansehen, die infolge des infizierten Urins zur Steinbildung führt. Als Ursache der Epithelabstoßung wird aber nicht eine akute Nephritis angesehen, sondern eine *relative Anämie infolge Hyperämie der gelähmten Körperabschnitte*. Und STOLPER stützte sich auf Untersuchungen über den hämorrhagischen Infarkt von LITTEN, der nachwies, daß die abgestoßenen Nierenepithelien beim Infarkt eine nahe Verwandtschaft zum Kalk haben.

4. Eine weitere Theorie stammt von CHARCOT, der eine ,,nervöse" Nephritis als Ursache annimmt, hervorgerufen durch trophische Störungen der Niere.

In etwas anderer Form, nur viel besser ausgearbeitet und vervollkommnet, vertritt diese Theorie HOLLÄNDER [9]); er nimmt eine *partielle oder vollständige Paralyse der Kelch- und Nierenbeckenmuskulatur als Ursache* an, vielleicht auch des Ureters (Zerstörung der zuführenden Nerven: Plexus solaris, Sympathicus, Splanchnicus, Vagus). Schon ganz geringfügige Traumen können in ihrer Weise wirken. HOLLÄNDER behauptet, daß er in solchen Lähmungsfällen niemals Koliken vor Eintreten der Blasenfunktion beobachtet habe. In den MÜLLERschen Fällen seien die Koliken frühestens 3 Monate nach der Wirbelsäulenverletzung eingetreten. In der 7. Woche trat Eiweiß auf, und so können Bakterienhaufen oder nekrotisierte Epithelien den Anfang zur Steinbildung geben. Infolge der Lähmung des Beckens und der Kelche tritt Stauung ein. HOLLÄNDER befürwortet eine Operation nur dann, wenn cystoskopisch eine sichere Funktion der Ureterpapille festgestellt ist, da sonst ein Rezidiv wahrscheinlich sei. Ob

---

[1]) SMITH: Lancet 1882.
[2]) BASTIAN: Med. chirurg. transact. 1868.
[3]) BECK: Über Verletzungen der Wirbelsäule und des Rückenmarks. Virchows Arch. f. pathol. Anat. u. Physiol. Bd. 75.
[4]) WEBER: Steinbildung in der Niere nach einfacher Rückenquetschung ohne Wirbelfraktur. Münch. med. Wochenschr. 1892. Nr. 12.
[5]) KOCHER, THEODOR: Die Verletzungen der Wirbelsäule. Mitt. a. d. Grenzgeb. d. Med. u. Chirurg. Bd. 1, Nr. 415, S. 896.
[6]) SEEFISCH: Ein Beitrag zur Steinbildung in den oberen Harnwegen nach Verletzung der Wirbelsäule. Dtsch. Zeitschr. f. Chirurg. Bd. 94, S. 426.
[7]) MINGRAM: Beitrag zur Frage der Steinbildung in den Harnwegen nach Wirbelbrüchen. Dtsch. Zeitschr. f. Chirurg. Bd. 98, S. 89.
[8]) WAGNER und STOLPER: Verletzungen der Wirbelsäule und des Rückenmarks. Dtsch. Chirurg. Bd. 40. Stuttgart 1898.
[9]) HOLLÄNDER, EUGEN: Trauma as a cause of the formation of renal calculi. Urol. a. cut. review. Vol. 27, Nr. 9, p. 546—549.

die Infektion ascendierend ist, ob sie auf dem Blutwege, von der Wunde oder anderen Stellen aus erfolgt, ob sie in den Lymphwegen durch Coliinfektion vom Darm aus zustande kommt, spielt für die Steinbildung keine Rolle. Es bleibt stets eine Infektion.

Daß auf dem ascendierenden Wege eine Steinbildung eintreten kann, steht außer Frage; unterstützende Faktoren sind wohl sicher die Fremdkörperbildungen, wie Abstoßung von Epithelien, Blutgerinnsel, sowie die Stauung.

Die Rückenmarksläsion an sich führt nicht zur Steinbildung (experimentelle Versuche von Posner und Asch).

Weber und Seefisch sahen auch schon Steinbildung bei einfacher Quetschung der Wirbelsäule.

Sicher ist wohl das eine, daß bei direktem Trauma der Niere Blutungen eintreten, sich Koagula bilden können, und diese Fremdkörper den Kern für die Steine abgeben. Solche Blutungen können ganz symptomlos verlaufen, und erst nach der Operation bei der Untersuchung der Konkremente findet man sie als Kern eines Steins (Casper, Posner).

Es besteht wohl kein Zweifel, daß die Nierenblutung an sich nicht die Ursache der Steinbildung ist, wenn auch das Blutkoagulum, das entsteht, einen Kern bilden kann, denn in der überwiegenden Mehrzahl traumatischer Nierenblutungen tritt eine Steinbildung nicht ein [R. Stern[1])].

Entstehung der Steine nach Nervenerkrankungen. Auch bei diesen ist Steinbildung beobachtet worden. So sah sie Schlesinger[2]) bei Syringomyelie, Küster und Marchand[3]) bei Tabes. Nach Garrè spielt hier der Knochenabbau eine gewisse Rolle. Daß aber in diesen Fällen die Infektion nicht das Wesentliche zu sein scheint, lehrt das Vorkommen eines kleinen Uratsteins (Schlesinger).

Beginn der Steinbildung, Schnelligkeit des Wachstums des Steins. In welchem Lebensalter vorzugsweise die Steinbildung eintritt, darüber wissen wir bisher nur sehr wenig. Auf Grund von klinischen und anatomischen Untersuchungen hat sich feststellen lassen, daß man in den ersten Lebensjahren sehr häufig kleine, zum Teil auch spontan abgehende harnsaure Steine findet, daß in den folgenden Jahrzehnten selten über Steinerkrankung berichtet wird, bis sie dann wieder nach dem 20. Jahr öfters auftritt. Ob diese in der Literatur niedergelegten Beobachtungen richtig sind, möchte ich dahingestellt sein lassen. Sie sind, wie ich glaube, nur gefolgert aus operativem Material. Nach den neueren Beobachtungen scheint es, daß die meisten Steine in den ersten Lebensjahren angelegt sind, und wir finden auch in der letzten Zeit recht häufig über Nierensteine bei Kindern berichtet.

Aus der *Größe* des Steins können wir ein Urteil über die Dauer des Bestehens nicht abgeben. Aseptische Steine können sich außerordentlich langsam entwickeln, und wir haben in der Literatur zahlreiche Beispiele von jahrzehntelang latent gebliebenen Steinen von geringer Größe. Die Schnelligkeit des Wachstums eines Nierensteins hängt von den verschiedensten Ursachen ab, und es ist nicht angebracht, von der Kleinheit des Steins auf sein geringes Alter zu schließen.

Im infizierten Urin können sich Steine enorm schnell entwickeln. Israel und Rovsing berichten über Rezidive nach wenigen Monaten, in denen sich massenhaft große Steine gebildet hatten, und in welch kurzer Zeit sich Nieren-

---

[1]) Stern-Schmid, Richard: Traumatische Entstehung innerer Krankheiten. Jena: G. Fischer 1913.
[2]) Schlesinger, H.: Nephrolithiasis und Rückenmarkserkrankungen. Wien. klin. Rundschau 1901. S. 769.
[3]) Marchand: Nierenstein von ungewöhnlicher Größe. Berlin. klin. Wochenschr. 1892. Nr. 3.

steine entwickeln können, geht schon daraus hervor, daß beim neugeborenen Kinde Nierensteine beobachtet wurden (KÜSTER). Demnach kann auch die primäre Steinbildung schon in einigen Monaten erfolgen.

Ich selbst sah einen jungen Mann, der seit 4 Monaten über rechtsseitige Koliken klagte, die als Blinddarmreizung angesehen wurden. Bei der Cystoskopie fanden sich 2 Blasensteine, die durch Lithotripsie entfernt wurden. Die Röntgenaufnahme der Nieren ergab einen erbsengroßen Schatten der einen Niere, der aber nicht mit Bestimmtheit als Stein angesprochen werden konnte. Nach 7 Monaten erneute Aufnahme. Die Röntgenaufnahme ergab jetzt mehrere Uretersteine, sowohl rechts wie links, ferner einen großen rechten Nierenstein neben mehreren kleineren und mehreren linken bohnengroßen Nierensteinen.

Es hatte sich in der kurzen Zeit von 7 Monaten aus einem erbsengroßen Schatten ein kleinapfelgroßer entwickelt, und in der anderen Niere, in der nichts zu sehen war, fanden sich mehrere bohnengroße Schatten (Phosphate und Carbonate).

Lebensalter. Nierensteine werden in jedem Lebensalter beobachtet, kommen zwischen 20 und 50 Jahren am häufigsten zur Operation. Die Nierensteine im Kindesalter sind beinahe ausnahmslos als Residuen von harnsauren Infarkten der Neugeborenen zu betrachten. Diese harnsauren Infarkte, die übrigens in fast der Hälfte aller Kinderleichen gefunden werden, können schon in den ersten Lebenstagen mit dem Harn entleert, aber auch noch nach Jahren (durch den Harn) ausgeschieden werden. Meine eigene Statistik ergibt bei 213 konservativ und operativ behandelten Fällen folgendes Alter:

$$
\begin{array}{rrrl}
1-14 \text{ Jahre} & 3 & = & 1,4\,^0/_0. \\
15-20 \quad ,, & 8 & = & 3,8 \,,, \\
21-30 \quad ,, & 48 & = & 22,6 \,,, \\
31-40 \quad ,, & 68 & = & 32,0 \,., \\
41-50 \quad ,, & 43 & = & 20,2 \,,, \\
51-60 \quad ,, & 26 & = & 12,2 \,,, \\
61-70 \quad ,, & 16 & = & 7,6 \,,, \\
71-80 \quad ,, & 1 & = & 0,4 \,,, \\
\hline
& 213 &
\end{array}
$$

Daß alle Steine nur die harnsauren Infarkte zur Ursache haben, hat sich durch die neueren Beobachtungen nicht bestätigen lassen. Die Statistik von THOMAS und TANNER, sowie ein genau untersuchter Fall von KÖNIG und MORAWETZ[1]) und vielen anderen, ergeben, daß nicht nur Harnsäuresteine, sondern Steine von anderer chemischer Zusammensetzung in der Kindheit vorkommen können.

Geschlecht. Die Nierensteinerkrankung verteilt sich ziemlich gleichmäßig auf beide Geschlechter (KÜSTER). In früherer Zeit nahm man ein wesentliches Überwiegen des männlichen Geschlechtes an (SENATOR). ISRAEL fand an seinem eigenen Material in früherer Zeit ein Überwiegen des weiblichen Geschlechts, und zwar in allen Lebensaltern, hat sich aber auf Grund weiterer Beobachtungen der Ansicht KÜSTERs angeschlossen. In neuerer Zeit hat FEDOROFF wieder ein Überwiegen des männlichen Geschlechts festgestellt. Die bisherigen Zahlen sind nicht unbedingt beweisend, da sie sich meistens nur auf operierte Fälle beziehen. Es fehlt noch eine überzeugende Statistik. Die Bedingungen, unter denen es zur Steinbildung kommt, sind verschieden. Beim Mann werden Blasensteine viel häufiger als bei der Frau beobachtet. Die Häufigkeit der Blasensteine beim Mann hängt mit Stauungserscheinungen in der Blase zusammen, bei Prostatahypertrophie, bei Knaben mit der häufig vorkommenden

---

[1]) KÖNIG, F.: Zur Entstehung von Nierensteinen in den ersten Lebenswochen. Münch. med. Wochenschr. Okt. 1922. S. 1426.

Phimose. Der lange, enge Kanal der männlichen Harnröhre läßt die Steinchen viel schwerer ausscheiden als die kurze, weite der Frau.

Meine eigene Statistik ergibt ein ähnliches Resultat wie die von FEDOROFF, ein wesentliches Überwiegen der Erkrankung bei Männern. Unter 213 Fällen waren nicht weniger als 133 = 62,4% beim männlichen Geschlecht und nur 37,6% bei Frauen, demnach wurden fast $^2/_3$ aller Steine bei Männern gefunden.

Verteilung auf die Körperseite. Nach KÜSTER, GARRÈ und P. WAGNER überwiegt die Erkrankung der rechten Seite, und sie erklären dies mit der Prädisposition dieser Seite zur Stauung, zur Bildung von Wandernieren usw. CHARVIN[1]) gibt ein Verhältnis von 5 : 2 an, d. h. mehr als $^2/_3$ der Nierensteinfälle werden rechts beobachtet. ISRAEL und KEYES jun.[2]) fanden beide Seiten gleich beteiligt.

Dieselben Fehler, wie sie bei der Festsetzung der Verteilung der verschiedenen Geschlechter gemacht werden, werden auch hierbei gemacht. Die statistischen Zusammenstellungen beziehen sich nur auf operierte Fälle. Meine eigne Statistik von operierten *und* nicht operierten Fällen ergab: unter 210 Fällen 96 rechts, 84 links (46% : 40%). Demnach sind beide Körperhälften fast gleich beteiligt.

Über die Häufigkeit der Doppelseitigkeit der Nierensteinerkrankung sind die Ansichten noch sehr geteilt. KÜSTER und ISRAEL wollen nur in 11—12% Doppelseitigkeit festgestellt haben, LEGUEU in 50%. Die Röntgenaufnahmen haben die Häufigkeit der Doppelseitigkeit bestätigt. Ich selbst habe die Doppelseitigkeit aber nur in 14% beobachtet.

Bildungsstätte der Harnsteine. Aseptische Steine finden sich zwar in allen Teilen der Harnwege, aber ihre Bildungsstätte haben sie in der Niere, dem Nierenbecken, den Kelchen und der Blase. Infizierte Steine dagegen können sich in allen Stellen des Urogenitaltractus bilden.

ROVSING nimmt an, daß die Steine als Sand oder ganz kleine Steine in den Harnkanälchen entstehen, um in einer Bucht eines Kelches oder des Nierenbeckens liegen zu bleiben und sich dort zu vergrößern. Auf diese Art entstehen die *Parenchymsteine,* die infolge abnorm schneller Entwicklung nicht mehr Zeit haben, in den Kelch zu gelangen. KÜSTER beschreibt ein mikroskopisches Präparat, in dem man das erweiterte Harnkanälchen proximal von einem Sandkorn erkennen kann, während der distale Teil des Harnkanälchens wieder normale Weite zeigt.

Einteilung der Steine. Wir unterscheiden: *Sand-, Grieß-* und *eigentliche Steine, Parenchym-, Kelch- und Beckensteine,* ferner *festsitzende* und *wandernde* Steine.

Weiterhin müssen wir Form, Zahl, Größe, Sitz, Oberfläche, Farbe, Durchschnitt, Konsistenz, chemische Zusammensetzung der Steine, sowie die Häufigkeit der verschiedenen Steinarten berücksichtigen.

Wir verstehen unter *Sand* feinste Körnchen, die sich im *frisch* gelassenen Urin finden; unter *Grieß* mohnkorn- bis linsenkerngroße Konkrementchen, die in Massen entleert werden, während wir alle anderen Konkremente *Steine* nennen.

Die Bedeutung dieser Einteilung liegt in der Indikationsstellung zur Operation. Bei Sand und Grieß werden wir nicht operieren, da nach der Operation Sand- und Grießbildung weiter vor sich gehen würde, und hierzu kommt, daß die meisten dieser feinen Körnchen spontan und meistens auch leicht abgehen. Sand und

[1]) CHARVIN: De la lithiase rénale et urétérale chez l'enfant. Th. Lyon, janviér 1911.
[2]) KEYES, EDWARD L. jr.: Problems concerning urinary calculi. Americ. journ. of the med. sciences Vol. 161, Nr. 3. 1921.

Grieß kommen häufig kombiniert vor, mitunter auch in Kombination mit Steinen, dann allerdings kann ein operativer Eingriff erforderlich sein.

Nach der *Lokalisation* unterscheiden wir *Parenchym-, Kelch-* und *Becken-steine,* sowie solche, die eine besondere Bedeutung haben: die *Beckenausgangs-* oder *Verschlußsteine.*

Die *Parenchym*steine liegen in einem Hohlraum, der keinerlei Schleimhaut-flächen zeigt und bis an die äußerste Peripherie der Niere, aber auch bis an die Papillen heranreichen kann. Diese Steine sind nicht sehr groß und von rund-licher Form; sie sind selten. FEDOROFF fand unter 221 operativ entfernten Steinen nur 12.

Die *Kelch*steine kommen allein oder in Verbindung mit Beckensteinen vor, hängen oft mit einem größeren im Becken liegenden Stein zusammen, oder sie berühren sich so, daß Kelch- und Beckensteine Schliffflächen gegeneinander bilden (KÜSTER).

Kelchsteine ohne Beckensteine sind sehr selten (LEGUEU). Nur im unteren Kelch kommen sie öfters isoliert vor und stecken dann gewöhnlich mit einer Spitze im Kelchhals. Bei einer Extraktion kann dieser leicht zerstört werden.

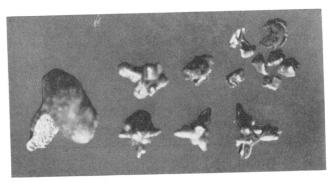

Abb. 1. Oxalsaure Steine mit Nadelspitzform bei 13jährigem Mädchen auf der einen Seite von doppelseitigen Nierensteinen, durch Nephropyelolithotomie operiert. (Eigene Beobachtung.)

Aber anderseits können sich durch weiter fortschreitende Entzündung diese feinen Öffnungen völlig verschließen, und so entstehen Pseudo-Parenchymsteine, die man nur dadurch von den eigentlichen Parenchymsteinen unterscheiden kann, daß sich in der Wand der Höhle noch Schleimhautreste nachweisen lassen. Aber auch diese können fehlen, wenn durch Infektion die Schleimhaut zer-stört ist.

Die Nieren*becken*steine treten solitär und multiple, klein und groß, oft in kombinierter Form auf. Über ihre Form siehe weiter unten!

Form- und Oberfläche der Steine. Solange die Steine klein sind, haben sie ganz verschiedene Formen, die abhängig sind von der Form des Krystalles, der ihr Ausgangspunkt ist.

So sind Uratsteine oft eiförmig, Oxalate stachelig und höckerig, maulbeerartig. Harnsäuresteine sind rund, oval oder dreieckig, wenn die umgebenden Raum-verhältnisse sie nicht in eine andere Form zwingen. Oxalsäuresteine können sogar Nadelspitzenformen zeigen (FEDOROFF, GOTTSTEIN [Abb. 1]).

Im übrigen gründet sich die Form der Steine auf den Ort ihrer Entstehung. Wie schon oben gesagt, sind Parenchymsteine klein, haben Linsen- oder Erbsengestalt. Sie werden nur selten größer. In den Kelchen haben sie rundliche Formen oder sind kugelförmig wie die Kelchhöhlen. Die Beckensteine

bilden oft einen Ausguß des Beckens, können aber auch in großer Zahl vorkommen und sind dann nicht selten facettiert (Abb. 2). Bei großen Becken-
und Kelchausgüssen können die eigenartigsten Formen entstehen (Korallen-

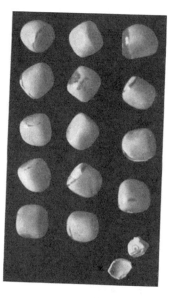

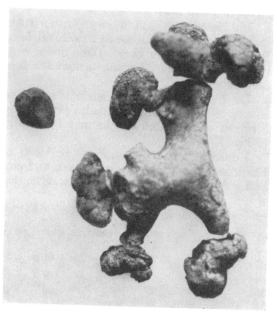

Abb. 2. 15 facettierte oxalsaure
Beckensteine in einer Hälfte einer
Hufeisenniere, durch Pyelotomie
entfernt. (Eigene Beobachtung.)

Abb. 3. Korallenförmiger Nierenbeckenkelchstein.
(Eigene Beobachtung.)

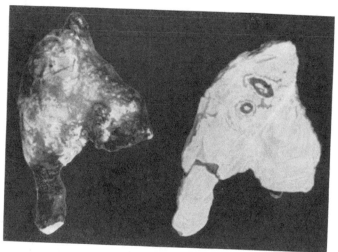

Abb. 4. Doppelseitige korallenförmige Nierenbeckenkelchsteine der einen Seite, durch Pyelotomie
entfernt, in der Mitte durchgesägt. (Eigene Beobachtung.)

[Abb. 3—5], Herz-, Hirschgeweihform). Große Steine sind jedenfalls nur
selten rund, sondern meistens unregelmäßig und bestehen auch oft aus einer
krümeligen Masse.

Die *Nierenbeckenausgangs-* oder *Verschlußsteine* haben eine besondere Form, eine Spitze nach der Ureterseite hin (s. Abb. 6) und mitunter in

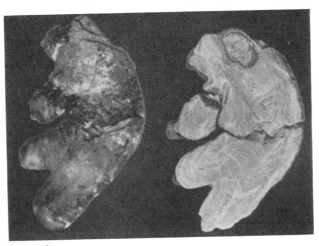

Abb. 5. Doppelseitige korallenförmige Nierenbeckenkelchsteine der zweiten Seite, durch Pyelotomie entfernt, in der Mitte durchgesägt. (Eigene Beobachtung.)

der Mitte oder seitlich einen Kanal für die Passage des Urins.

Manche Beckenausgangssteine stecken sich wie ein stumpfer Nagel in den Harnleiter mit einem platten Kopf nach dem Nierenbecken zu (Abb. 6). Nur selten ragt ein

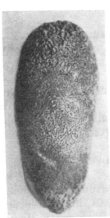

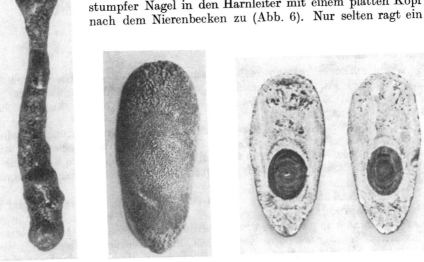

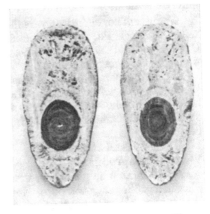

Abb. 6. Becken-harnleiterverschlußstein mit plattem Kopf im Becken und besonders langem zylindrischem Fortsatz in den Harn-leiter [Pyelotomie. (Eigene Beobachtung.)]

Abb. 7. Eiförmiger Ureterstein, im untersten Abschnitt des Ureters sitzend. (Eigene Beobachtung.)

Abb. 8. Derselbe Stein, aufgeschnitten. [Stecknadelkopfgroßer Kern aus Phosphat, dunkle Zone aus Harnsäure, schwarzer Ring aus oxalsaurem Kalk und Schale aus Phosphat. (Eigene Beobachtung.)]

längerer zylinderförmiger Fortsatz in den Ureter hinein, da sich der Stein durch Anlagerung nach dem Nierenbecken zu vergrößert.

Uretersteine haben die Neigung, sich nach der Länge hin auszudehnen, zu Bohnen- oder Dattelform, können aber auch Eiform annehmen (Abb. 7 und 8). Auch schlauchartige Gebilde, *hohle* Steine sind beobachtet worden (KÜSTER, PAULY).

Größe der Steine. Sie variiert sehr, von Hirsekorngröße bis zu mehreren Pfund schweren Steinen. Das Durchschnittsgewicht beträgt 20—50 g. Oxalsäure- und Harnsäuresteine werden selten größer als eine Nuß, dagegen können Phosphate und Carbonate, die einen Oxalat- und Harnsäurekern haben, enorme Größe annehmen. Die schnelle Vergrößerung tritt durch Anlagerung von Phosphaten im infizierten Urin auf.

Wie große Steine beobachtet worden sind, ergibt nachfolgende Zusammenstellung:

1. LETULLE und BRUN . . . . 4080 g
2. POHL . . . . 2500 „
3. POTEL . . . . 2500 „
4. TROJA . . . . mehrere Pfunde
5. MYLVAGANAM . . . . 1500 g
6. LE DENTU . . . . 1015 „
7. REYNIER . . . . 650 „
8. MARMADUKE SHEILD . . . . 594 „
9. ROUTIER . . . . 575 „
10. JEOMAN . . . . 552 „
11. RENAUT . . . . 478 „
12. BORELIUS . . . . 210 „
13. STEELE . . . . 210 „
14. LEGUEU . . . . 180 „
15. BUTTET . . . . 160 „
16. WALTHER . . . . 106 „
17. BONNET . . . . 105 „.[1]

Dies sind Autopsiefälle; große operativ entfernte Steine sind:

1. JOHNSON . . . . 339 g
2. LEGUEU . . . . 180 „
3. BURGOS. . . . . 155 „

und viele andere.

Wachstum der chemisch verschieden zusammengesetzten Steine. Entstehungszeit. Je nach der Zusammensetzung wächst der Stein verschieden schnell: Oxalsäure- und Harnsäuresteine sehr langsam im Gegensatz zu den schnell wachsenden Phosphatsteinen.

WILDBOLZ sah innerhalb eines Jahres einen erbsengroßen Phosphatstein zu Hühnereigröße anwachsen. J. ISRAEL fand 16 Monate nach einer Operation, bei der zahlreiche Steine entfernt wurden, 57 zum Teil recht große Konkremente, die aus kohlensaurem Kalk mit Spuren von phosphorsaurem Ammoniakmagnesia bestanden.

HÄNISCH fand innerhalb $2\frac{1}{4}$ Jahren einen erbsengroßen Kelchstein auf das Vierfache vergrößert.

MOSENTHAL[2] sah 2 Steine von Weintraubenkerngröße nach 14 Monaten auf Pflaumengröße angewachsen, und einen hirsekorngroßen Nierenstein nach $1\frac{1}{2}$ Jahren als pflaumengroßen Stein im unteren Harnleiterabschnitt liegen.

SCHWEIZER[3] fand in einem Falle eines kirschkerngroßen Rezidivs nach einem Jahr keine Vergrößerung, in einem zweiten Falle war ein kirschkerngroßer Stein nach 4 Jahren doppelt so groß geworden.

---

[1] Nach KÜSTER und LEGUEU: Enzyklopädie.
[2] MOSENTHAL (Berlin): Wachsen und Wandern der Nierensteine, die Vergrößerung in die Nierenkelche hinein; das Tiefertreten; Steinbildung bei Hufeisenniere. 9. Kongreß d. dtsch. Röntgenges. 1913. Ref. Münch. med. Wochenschr. 1913. Nr. 14, S. 778.
[3] SCHWEIZER, R.: Über Entstehung und Wachstum von Nierensteinen. Schweiz. med. Wochenschr. 1921. Nr. 6. Ref. Zeitschr. f. urol. Chirurg. Bd. 7, S. 86.

Ich selbst fand in mehreren Fällen innerhalb weniger Jahre, sogar nach einem halben Jahr, Steinschatten stark vergrößert.

Wir ersehen daraus, daß man aus der *chemischen Zusammensetzung* des Steins, und, falls eine Infektion vorliegt, im allgemeinen einen Schluß auf die Entstehungszeit ziehen kann, nicht aber aus seiner *Größe*.

Zahl der Steine. In etwa 50—55% aller Fälle findet man nur *einen* Stein. KÜSTER fand bei einer Zusammenstellung von 709 Fällen 421 solitäre Steine (59,8%), BRAASCH und FOULDS unter 850 in der MAYOschen Klinik operierten Fällen 467 solitäre Steine (55%), ich selbst unter 162 Fällen 109 = 67,2%. In 33% der Fälle fand sich mehr als ein Stein, in einzelnen Fällen fanden sich enorme Mengen, so daß das Nierenbecken gleichsam einem Sack voller Steine glich.

MORRIS berichtet über 200 Steine in einer Niere, KANDLY über 150. *Multiple* Steine fanden BRAASCH und FOULDS unter 850 operierten Fällen 368 mal (43,3%), KÜSTER unter 709 241 mal (34%). FEDOROFF fand unter 241 operierten Fällen nur in 2 Fällen multiple Steine (35—69) (0,8%).

Oft finden sich neben einer größeren Anzahl von kleinen Steinkonkrementen einzelne oder mehrere große Steine (Abb. 1 und 2).

BLAUD-SUTTON fand neben 10 großen Steinen mehr als 40 000 kleine, feste Steinchen, deren Kern aus oxalsaurem Kalk, die Schale aus Phosphaten bestand. Dieser Kranke hatte niemals spontan Steine entleert.

CHRISTIAN beschreibt einen großen Korallenstein mit gleichzeitig 52 kleinen Steinen.

Bei multiplen Steinen findet man auch solche mit artikulierenden Flächen. *Uretersteine* kommen in der Hauptsache solitär vor; doch sind eine ganze Reihe von Fällen von multiplen Uretersteinen bekannt (Abb. 47).

Daß *Nieren- und Uretersteine gleichzeitig* vorhanden sind, ist nicht selten.

Die Frage, warum sich in dem einen Falle nur ein Solitärstein, im anderen multiple entwickeln, ist bisher nicht geklärt. Nicht gänzlich auszuschließen ist es, daß mitunter Brüche die Ursache der multiplen Steinbildung sind, wenn dies auch sicherlich nur in einer verschwindenden Anzahl der Fälle eintritt.

Für Gallensteine nimmt KROGIUS[1]) an, daß die multiple Steinbildung infolge von Selbstbrüchen zustande kommt. Er will dies durch Durchschnitte an den Steinen beweisen, doch trifft dies für Nierenbecken- und Kelchsteine sicherlich nicht zu.

Sichere Selbstbrüche von Nierensteinen sind von ADRIAN und KIENBÖCK[2]) beobachtet worden. Nach LEGUEU sind Brüche bei Steinen sehr häufig, man sieht die Stücke sich vollkommen ineinander fügen.

Farbe und Konsistenz. Die Farbe ist sehr wechselnd, meistens von der chemischen Zusammensetzung abhängig. Sie variiert vom reinsten Weiß über gelb und braun bis zum dunkelsten Schwarz: Carbonatsteine sind meistens schneeweiß, Phosphate weißgrau und ziemlich porös, Xanthinsteine hellgelb, glatt, ziemlich weich, Cystinsteine gräulich und sehr weich, Uratsteine rotbraun, während die Oxalate dunkelgrau oder braun sind.

Die dunkle Farbe mancher Steine, besonders die mit brauner Oberfläche, ist nach Ansicht mancher Autoren durch Blutfarbstoffe hervorgerufen. Nach HARLEY[3]) soll aber die Oberfläche von Phosphat- und Cystinsteinen Blutfarbstoffe nicht aufnehmen, doch beschreibt KÜSTER einen bräunlich belegten Phosphatstein.

¹) KROGIUS, ALI: Zur Frage der Gallensteinbildung. Zentralbl. f. Chirurg. 1924. Nr. 23, S. 1224.

²) KIENBÖCK, R.: Über Selbstbrüche von Nierensteinen. (Radiol. Inst., Sanat. Fürth, Wien.) Wien. med. Wochenschr. Jg. 71, Nr. 39/40, S. 1690—1696.

³) HARLEY, GEORGE: Renal calculi. Transact. pathol. soc. Vol. 13. 1862.

Albarran sah mehrmals große, weiche Steine mit einer wie Flitter glänzenden Oberfläche, aus krystallisierten Phosphaten bestehend, und nicht selten findet man eine ähnliche Schicht über einem Teil der gewöhnlichen Urat- und Phosphatsteine.

Die Konsistenz schwankt zwischen äußerster Härte und weichem Brei. Zwischen diesen Extremen kommen alle Abstufungen vor: Oxalate sind am härtesten, die Urate weniger hart, und die Phosphate oft ganz weich.

III. Chemische Zusammensetzung der Steine.

Wir unterscheiden *anorganische* und *organische* Steine:

1. Anorganische Steine. Sie können aus den verschiedensten anorganischen Substanzen bestehen. Am häufigsten begegnen wir der Harnsäure, den Uraten, den Oxalaten und Phosphaten. Seltener kommt kohlensaurer Kalk vor, sowie Cystin und Xanthin. Zu besonderen Seltenheiten gehört das Vorkommen von Schwefel, Indigo, sowie Cholesterin.

Die in ein und derselben Niere entstandenen Steine haben gewöhnlich dieselbe Zusammensetzung, doch liegen auch gegenteilige Beobachtungen vor, und bei doppelseitiger Nephrolithiasis können sich in der einen Niere andere chemisch zusammengesetzte Steine als in der zweiten zeigen (Israel, Küster, Eliot).

Hierzu kommt noch, daß die einzelnen aus Schichten von ganz verschiedenem Material bestehen können.

a) Harnsäure. Die Harnsäure entsteht durch Oxydation von Xanthin- und Purinbasen und ist teils endogener, teils exogener Natur. Die in 24 Stunden ausgeschiedene Menge endogenen Ursprungs beträgt etwa 0,25—0,35 g. Bei Krankheiten ist die Ausscheidung wesentlich vermehrt, so besonders bei Pneumonie, Leukämie und Tuberkulose, bei manchen Krankheiten, die mit einer Hypoleukocytose einhergehen, wie Typhus, Anämie usw., allerdings auch vermindert.

Die Harnsäure exogenen Ursprungs bildet sich besonders bei Fleischnahrung, vor allem aus nucleinreichen Organen, wie Leber, Niere, Milz, Gehirn, Thymus; aber auch aus anderen Nahrungsmitteln, wie Schokolade, Kakao, Kaffee, Tee.

Bei der Umwandlung der Albuminoide in Harnsäure spielt nach Minkowski die Leber eine große Rolle. Die reine Harnsäure findet sich in Steinen nie in reiner Wetzsteinform, sondern vor allem in Steinnadeln, mitunter auch in kleinen, den Uratkugeln ähnlichen Gebilden. Wir finden sie im Säuglingsinfarkt, bei den kleinen Steinen der Kinder und im Steinkern. Die Krystalle lagern sich in der Richtung des Steinradius ab und bilden oft deutlich abgrenzbare Schichten.

Die Harnsäuresteine sind die häufigsten, wenn sie auch der Chirurg bei der Operation viel seltener als die Oxalsäuresteine findet. Es liegt dies daran, daß die meisten spontan abgehen.

Die Größe der harnsauren Steine ist sehr verschieden. Im allgemeinen sind sie klein, und nur selten begegnet man Harnsäuresteinen, die so groß wie Korallen sind, die das Nierenbecken und die Kelche ausfüllen.

Unter 76 chemisch untersuchten Fällen meines Materials, die teils operativ, teils endovesical entfernt oder spontan abgegangen waren, fanden sich nur 18,2% Harnsäuresteine, und davon nur die Hälfte reine Harnsäuresteine (7). Unter den 14 Fällen waren 13 Solitärsteine. Nur in einem Falle von doppelseitigen reinen Harnsäuresteinen war der eine Stein korallengroß (Abb. 9). Ich finde außer diesem von mir beobachteten Fall nur einen von Barclay[1]).

---

[1]) Barclay, A. E.: Large pure uric. and renal calculus. Brit. journ. of radiol. Londres, March 1924. p. 73.

Die *Farbe* der harnsauren Steine ist hellgelb bis braun, sogar dunkelbraun. Ihre *Oberfläche* ist meistens glatt, seltener mehr oder weniger körnig. Sie sind von ovaler Form, mitunter auch etwas abgerundet, auch abgeplattet. Von *Konsistenz* sind sie sehr hart.

b) *Die Urate.* Im normalen Urin sieht man 4 verschiedene Urate, das Natriumurat, das am häufigsten ist, das Kali- und Kalkurat, sowie Magnesiumurat. In Steinen findet sich vorwiegend Natriumurat. Wenn sich die Urate im Urin ausfällen, bilden sie entweder eine wolkige Trübung oder ein dickes Sediment.

Die Steine sind von weißlichgrauer Farbe, mitunter von teigiger Beschaffenheit.

Das Ammoniumurat kommt nur in pathologischen Urinen vor.

Im Sediment und im Stein findet man das Ammonium- und Natriumurat in kleinen, stark lichtbrechenden Kugeln, meist mehrere aneinander gelagert.

Die Steine sind weniger hart als die reinen, harnsauren Steine.

BRONGERSMA fand unter 219 untersuchten operierten Nierensteinen nur einen einzigen aseptischen Uratstein; auch ich fand unter 76 untersuchten Fällen nur einen leicht infizierten reinen Uratstein. Beimengungen fanden sich dreimal.

c) *Oxalate.* Die Oxalsäure kommt auch im normalen Urin vor, und die täglich ausgeschiedene Menge beträgt etwa 0,025 g. Der Einfluß der Nahrung auf die Oxalsäurebildung ist sichergestellt, aber auch sie entsteht nicht nur exogen, sondern auch endogen. Auch bei Hungernden findet sich Oxalsäure im Urin.

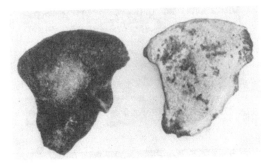

Abb. 9. Reiner, harnsaurer Stein von 3 ½ : 3 ½ cm Größe, durchgesägt. (Eigene Beobachtung.)

Die Oxalsäure bildet sich sowohl aus tierischen wie aus pflanzlichen Nahrungsmitteln. Der endogene Anteil ist nach KLEINSCHMIDT ein Zersetzungsprodukt von Eiweißabkömmlingen.

Die oxalsauren Krystalle haben Briefkuvertform, seltener sind sie prismatisch, den Sargdeckelkrystallen der phosphorsauren Ammoniakmagnesia ähnlich. Sie finden sich aber auch als gelb gefärbte Kugeln in sog. Hantel- und Nadelform. Letztere sind für den oxalsauren Kalk charakteristisch.

Die typische Briefkuvertform wird in Steinen *nicht* beobachtet.

Die Oxalate zeigen sich meistens solitär. Bei multiplem Vorkommen haben sie auch Stechapfelform und Nadelspitzform und sind dann fast immer klein (MARION, GOTTSTEIN, Abb. 1).

Selten sind sie größer als eine Haselnuß, doch sind auch sehr große Oxalate beobachtet worden. Sie sind die härtesten Steine, bestehen aus oxalsaurem Kalk und oxalsaurem Ammoniak, und ihnen ist oft phosphorsaurer und kohlensaurer Kalk beigemischt. Ihre Farbe ist tief dunkelbraun bis ganz schwarz. Ihre Oberfläche zeigt oft warzige Vorbucklungen, die ihnen die eigenartige Maulbeerform geben.

Mikroskopisch sieht man Gruppen feiner, radiär gestellter Säulchen oder Nadeln mit bräunlich pigmentierter Querstreifung, sich zu rundlichen, warzigen Gruppen zusammenballend.

Infolge ihrer rauhen Oberfläche verhaken sie sich leicht im Ureter und können meist nur durch Operation entfernt werden, im Gegensatz zu den harnsauren

Steinen, die spontan abgehen. Auch rufen die Oxalatsteine im Nierenbecken und Ureter leicht Blutungen hervor. Im Bruch sind die Oxalate streifig.

Sie kommen zuweilen rein vor, und zwar neben reinen Harnsäure- oder Uratsteinen in derselben Niere.

BRONGERSMA hat bei aseptisch operierten Nierensteinen fast ausschließlich Oxalate gefunden. ISRAEL fand in 38,3% Oxalate, und FEDOROFF ist unter 60 Fällen zehnmal, das sind etwa 18% der Fälle, Oxalaten begegnet.

Ich selbst fand unter 76 chemisch untersuchten Steinen 41 mal Oxalate = 53,3%, also in mehr als der Hälfte aller Fälle; in 33,8% aus reinem Calciumoxalat. Nur in 3 Fällen sah ich multiple Oxalate.

PRÄTORIUS hat in neuester Zeit auch auf die außerordentliche Zunahme der Oxalate hingewiesen (siehe S. 274).

d) *Xanthine*. Das Xanthin kommt im Urin nur selten in größeren Mengen vor, in ganz geringen Mengen aber in jedem Urin; es hat engen Zusammenhang mit Harnsäure- und Purinbasen, findet sich stets im sauren Urin. Die Zahl der beobachteten Fälle von Steinen ist sehr gering. Bis 1902 waren von SENATOR nur 10 Fälle beobachtet.

Die Farbe ist gelbbraun bis graugrün, ihre Form glatt und abgerundet, nach MARION sind sie von schwammiger Oberfläche und leicht brüchig. Auf

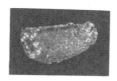
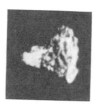

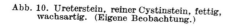

Abb. 10. Ureterstein, reiner Cystinstein, fettig, wachsartig. (Eigene Beobachtung.)

Abb. 11. Cystinstein, bestehend aus einem erbsengroßen Cystinkern und einer Schale aus Phosphaten und Carbonaten. (Eigene Beobachtung.)

dem Durchschnitt sind sie wachsartig und von lamellärer Struktur. In neuester Zeit wurde noch ein Fall von GRIMALDI [1]) veröffentlicht.

e) *Das Cystin* ist ein sehr kompliziert zusammengesetzter Körper, der etwa 25% Schwefel enthält, selten allein vorkommt, aber häufig mit anderen Substanzen vermengt, am häufigsten mit phosphorsaurem Kalk.

Reine Cystinsteine sind beschrieben von CHURCH [2]), SHATTOCK [3]), JAKOBSON [4]); auch ich konnte einen reinen Cystinstein beobachten (Abb. 10).

Die Steine sind weich, leicht zerdrückbar, sie bilden hexagonale Krystalle. Ihre Färbung ist gelblich, und sie sind halb durchscheinend.

Nach SCHOTTMÜLLER [5]) ist die Oberfläche warzig, mitunter auch ganz glatt.

Sie können sehr groß sein. So beschreibt ROVSING einen großen, weißgelben, halbklaren Stein in Gestalt und Größe des Nierenbeckens, bei einem vierjährigen

[1]) GRIMALDI, F. E. und E. CASTANO: Über Xanthinkonkremente beider Nieren. Asoc. méd. argentina soc. de urol. 9 sept. 1924. Semana méd. Jg. 31, Nr. 44, p. 992. (Spanisch.)

[2]) CHURCH: Two specimens of renal calculus. Transact. of the pathol. soc. of London Vol. 20. 1869.

[3]) SHATTOCK: Cystin calculus in the kidney. Brit. med. journ. 1889. May.

[4]) JAKOBSON, W. H. A.: 4 cases of nephrolithotomie. Brit. med. journ. 1889. March 30. Transact. of the clin. soc. London Vol. 22. 1889.

[5]) SCHOTTMÜLLER, H.: Zur Nephrolithiasis infolge von Cystinurie mit eigenartiger Infektion der Harnwege (Bac. lactophiles). (Med. Univ.-Poliklinik Hamburg.) Virchows Arch. f. pathol. Anat. u. Physiol. Bd. 246, S. 465—471.

Kinde einen großen korallenförmigen, verzweigten Cystinstein neben mehreren kleinen.

SCHOLL berichtet über beiderseits ausgedehnte Cystinsteinbildung. Demnach ist die Anschauung, daß Cystinsteine nur solitär vorkommen, falsch (GARRÈ). Rezidive nach Cystinsteinen sind außerordentlich häufig.

Cystinsteine sind sehr selten, die Cystinurie viel häufiger (2,5 : 100).

Man nimmt an, daß sie infolge einer fehlerhaften Leberfunktion eintritt. Die Cystinurie, sowie die Cystinsteine kommen familiär vor [TENNANT[1]), EDWARDS[2]), HARRIS[3]), ABDERHALDEN[4])]. POLAND fand unter 22 Fällen eine Gruppe von 10 Fällen, die sich auf 4 Familien verteilte, TENNANT sah Cystinurie in 3 aufeinanderfolgenden Generationen. Die Cystinurie ist eine Anomalie des Eiweißstoffwechsels, bei dem das Cystin nicht weiter abgebaut ist. Alle Autoren sehen es als ein Zwischenprodukt bei der Proteinverdauung an. Es sind ausgedehnte Ablagerungen von Cystin in allen Organen beobachtet worden [ABDERHALDEN[4])].

Cystinsteine kommen auch als Kerne von Entzündungssteinen vor, und sind auch als Folge einer Infektion angesehen worden [STADTHAGEN und BRIEGER[5]), eigener Fall (Abb. 11)].

Nicht bei jeder Cystinurie findet man Cystinsteine, auch nicht bei jedem Cystinstein Cystinurie; aber man kann neben Cystinurie auch andersartige Steine finden. So berichtet KÜSTER über einen Stein aus phosphorsaurem Kalk und Magnesia, der Kern aus Kalk, Ammoniak, Magnesia, Harnsäure, Phosphorsäure und Kohlensäure bestehend. Und RAFIN fand neben Cystinurie auch oxalsauren Kalk.

f) *Die Phosphate*. Die Phosphorsäure ist meist an Calcium und Magnesium gebunden und entsteht bei Zerlegung der Nucleoalbumine. Die Phosphate kommen fast ausschließlich als phosphorsaurer Kalk vor, amorph und krystallinisch, selten mit Magnesium oder Ammoniakmagnesia. Das amorphe Calcium und Magnesiumphosphat, sowie die phosphorsaure Ammoniakmagnesia finden wir in Steinen sehr häufig in größeren Mengen, bei alkalischer Reaktion. Es bildet kleine, wasserklare Kugeln, die große Ähnlichkeit mit kohlensaurem Kalk haben.

Die phosphorsaure Ammoniakmagnesia trifft man besonders bei eitrigem, stark alkalischem, stinkenden Urin mit massenhaft Bakterien. Es sind die bekannten Sargdeckelkrystalle, die aber in reinen Steinen sich nur sehr selten vorfinden. Dort bilden sie feine, lange Nadeln, die sich radiär anordnen. Bemerkt sei jedoch, daß Sargdeckelkrystalle auch im sauren Urin beobachtet wurden (LICHTWITZ, eigene Beobachtung).

Der krystallinische phosphorsaure Kalk findet sich nur in stark saurem Urin. Er bildet große rhombische Krystalle, die sich öfters fächerförmig aneinanderlegen.

Die Phosphatsteine sind die häufigsten von allen Steinen. Sie bestehen aus phosphorsaurem Kalk, Magnesium und Beimischung von kohlensaurem Kalk und finden sich nicht selten mit Oxalaten und Uraten zusammen.

---

[1]) TENNANT, C. E.: Cystin calculi. A complex surgical problem: Report of case of multiple cystin calculi. Journ. of the Americ. med. assoc. Vol. 80, Nr. 5, p. 305—307.

[2]) EDWARDS, HAROLD C.: Cystinuria with calculus formation. Brit. journ. of surg. Vol. 12, Nr. 46, p. 345. 1924.

[3]) HARRIS, AUGUSTUS: Cystinuria; a comprehensive study with report of an interesting case. Surg., gynecol. a. obstetr. Vol. 38, Nr. 5, p. 640—645.

[4]) ABDERHALDEN: Familiäre Cystindiathese. Zeitschr. f. physiol. Chem. 1903. 38, 557. — Weitere Beiträge zur Kenntnis des Cystins im Urin und in Harnsteinen. Zeitschr. f. physiol. Chem. Bd. 104, S. 129. 1919.

[5]) STADTHAGEN und BRIEGER: Über Cystinurie. Berlin. klin. Wochenschr. 1889. 334, S. 10.

Auch bei den Phosphaten haben wir einen endogenen und einen exogenen Ursprung.

Von den Phosphaten, von denen $^2/_3$ durch die Nieren, $^1/_3$ durch den Darmkanal abgeht, werden im Urin die erdigen Kalkphosphate, sowie das Magnesiumphosphat ausgeschieden. Das letztere vereinigt sich auch noch mit dem Ammoniak zur phosphorsauren Ammoniakmagnesia.

Die *Größe* der Steine ist sehr wechselnd. Man findet kleinste Steine bis zu großen, korallenförmigen, die Becken und alle Kelche ausfüllen.

Reine Phosphatsteine sind meist klein, rund oder facettiert, auch dreieckig (Wagner).

Farbe. Die Phosphatsteine haben eine gräulichweiße Farbe, bisweilen auch gelblichbraun, in getrocknetem Zustande kreidig weiß, bei Feuchtigkeit schmutzig grau, sie sind weicher und leichter als Oxalate und Harnsäuresteine. Sie zerbrechen sehr leicht, sind locker und porös, manchmal ganz weich und teigig. Auch in ungeformten Massen kommen sie vor.

Im Gegensatz hierzu sind die krystallinischen Phosphate ziemlich hart. Reine Trippelphosphatsteine sind meistens hart, zeigen auch konzentrische Schichtung. In ihnen findet man *niemals* die Sargdeckelkrystalle. Ihre Form ist ganz uncharakteristisch. Häufig bilden sie nur einen Mantel um andere Steine, wie Harnsäure, Urate und Oxalate (Abb. 4, 5 und 8).

Die Phosphate bilden auch leicht kalkige Niederschläge auf entzündlichen und ulcerierten Partien, auf infizierten Fremdkörpern, Blutgerinnseln usw. Es kommen auch Verkalkungen des ganzen Nierenbeckens vor.

J. Israel beschreibt einen Fall, in dem die Nierenbeckenwand durch kesselsteinartige Auflagerungen überdeckt war mit Hinterlassung eines Hohlraumes, in dem ein kleiner Stein von phosphorsaurem Kalk lag.

Fedoroff fand unter 60 chemisch untersuchten operierten Fällen 12 mal reine Phosphatsteine (20%). Gemischte Phosphatsteine finden sich in einer Statistik von Moore 1911 in 12% der Fälle. Ich fand unter 76 chemisch untersuchten 25 Phosphatsteine = 32,5%; 66% davon waren Solitärsteine.

Israel hat bei Phosphatsteinen häufig auf der Oberfläche eine krystallinisch glitzernde, meist aus Kalksalzen bestehende Auflagerung gefunden, die sich bei der Extraktion leicht abstreifte.

Gerade bei diesen Phosphatsteinen muß sofort nach der Entfernung aus der Niere der herausgenommene Stein auf frische Bruchflächen oder Beschädigungen seiner Oberfläche untersucht werden, damit kein Teil in der Niere zurückbleibt (J. Israel).

Primäre Phosphatsteine. Im allgemeinen ist die Ansicht verbreitet, daß Phosphat- und Carbonatsteine immer sekundären Ursprungs sind, insbesondere infektiöser Natur. Allerdings kommen sie in infizierten Nieren besonders häufig vor, aber es gibt auch *primäre* Phosphatsteine ohne Infektion. In der Statistik von Dagavarian[1]) machen die homogenen, primären, nicht infektiösen Phosphatsteine 25% aller Harnsteine aus. Ebenso hat Gosset[2]) verschiedentlich Phosphatsteine ohne jede Infektion gefunden, auch Wildbolz berichtet darüber.

g) *Carbonate.* Nach Garrè pflegen die Carbonate mit Oxalaten und Phosphaten kombiniert vorzukommen. Kohlensaurer Kalk findet sich nur selten chemisch rein in Steinen bei Menschen. Marchand[3]) hat einen reinen Stein von ungewöhnlicher Größe im Nierenbecken eines Tabikers gefunden. Derselbe war sehr groß, hart und schwer. Ähnliche reine Steine sind noch veröffentlicht

[1]) Dagavarian: Etude sur l'étiologie et la pathogénie des calculs urinaires. Th. Paris 1893.
[2]) Gosset, A. et W. Mestrezat: Diététique et thérapeutique des lithiases alcalines primitives; effects du sulfate de soude, de l'acide borique et de quelques principes acides sur les humeurs. Ann. de méd. Tom. 13, Nr. 6, p. 495—525.
[3]) Marchand: Nierenstein von ungewöhnlicher Größe. Berlin. klin. Wochenschr. 1892. Nr. 3.

von AUE[1]) und HARRIES. Bei Tieren, Pflanzenfressern, kommen die reinen Steine häufig vor und sind wie Oxalate geschichtet. In zusammengesetzten Steinen findet sich sehr häufig eine größere oder geringere Menge von kohlensaurem Kalk.

Die *Farbe* der kohlensauren Kalksteine ist meistens rein weiß, kreidig, mitunter etwas gelblich. Ihre *Konsistenz* und ihre *Form* ist wie die der Phosphate. MARION beschreibt sie als weiß, körnig, ziemlich brüchig.

h) *Indigosteine*. Es sind dies tiefblaue Steine, die auf weißem Papier einen blauen Strich ziehen lassen. Bisher wurden 3 derartige beobachtet von ORD[2]), CHIARI[3]) und FORBES[4]). Der Indigostein stammt wahrscheinlich von dem im Harn ausgeschiedenen Indican oder von einer Zersetzung von Eiweiß in den Harnwegen.

i) *Schwefel*. Nach ISRAEL kommt reiner Schwefel als Brei in den Hohlräumen der Niere vor.

ISRAEL beschreibt einen Fall eines 57 jährigen Mannes, dessen rechtes Nierenbecken und Kelche damit gefüllt waren, daneben etwas Cholesterin und organische Substanzen. 75% der Masse waren Schwefel. Der Patient hatte am Tage einen hellbraunroten Urin, bei Nacht einen olivgrünen bis dunkelbraunen, der ausgesprochen nach Schwefelwasserstoff roch.

k) *Besondere Beimengungen. Cholesterin, Schwefelsäuresalze, Magnesiumsalze* und *Eisen* werden im allgemeinen nur als Beimengungen in gemischten Steinen gefunden und haben kein chirurgisches Interesse.

Chitin wurde von ORD in dünnen, zerbrechlichen Schalen eines sehr großen, höckerigen Steins von schwarzer Farbe gefunden. Er war feucht und fühlte sich weich an.

2. Organische oder Eiweißsteine.

Wir teilen die Eiweißsteine in 3 Gruppen:

a) *Bakteriensteine,*
b) *Fibrinsteine,*
c) *Amyloide Eiweißsteine.*

Alle 3 Arten von Steinen finden sich fast ausschließlich in der Niere. Nur IKOMA[5]) berichtet über 2 Fälle von Blasensteinen. Stets finden sie sich bei infiziertem Nierenbecken. Nur amyloide Eiweißsteine wurden auch im aseptischen Nierenbecken gefunden.

Ob Bakterienhaufen das Primäre sind, ließ sich bisher nicht mit Sicherheit entscheiden.

a) *Bakteriensteine*. Sie sind von weicher Konsistenz, erbsen- bis kirschgroß. Ihre Farbe ist weißlichgrau, gelb bis braun. Sie haben eine glatte Oberfläche, ovale, rundliche Form, häufig auch tedraedisch mit abgestumpften Ecken und dazu elastische Konsistenz (J. ISRAEL). Ihre Schichtung ist konzentrisch in Lamellen, meistens aus zusammengeballten Colibakterien bestehend. In der äußersten Schicht finden sich noch färbbare, lebende Bakterien.

Derartige Bakteriensteine sind veröffentlicht von SCHMORL[6]), JORES[7]), A. NEUMANN[8]) und BORNEMANN[9]). In den NEUMANNschen Fällen fanden sich diese Steine nur in

---

[1]) AUE: Zur Chirurgie der Nieren. 2 Fälle von Nephrolithiasis. Volkmanns Samml. klin. Vorträge Nr. 288.

[2]) ORD: Ein Nierenstein aus Indigo. Berlin. klin. Wochenschr. 1878.

[3]) CHIARI: Prag. med. Wochenschr. 1888. Nr. 56.

[4]) FORBES: Indigo calculus from the kidney. Med. news 1894. Aug. 18.

[5]) IKOMA, T.: Über die sog. Eiweißsteine der Harnwege. Zugleich ein Beitrag zur Frage der Konkrementbildung überhaupt. (Spit. d. Stadt Wien, Lainz.) Zeitschr. f. urol. Chirurg. Bd. 15, H. 1/2, S. 1—29.

[6]) SCHMORL: Zur Kenntnis der Harnkonkremente. Verhandl. d. dtsch. pathol. Ges. 4. Tagung. Hamburg 1901.

[7]) JORES: Pathologie der Harnorgane. LUBARSCH-OSTERTAG: Ergebn. d. allg. Pathol. u. pathol. Anat. Bd. 11, S. 182. 1907.

[8]) NEUMANN: Bakteriensteine. Dtsch. med. Wochenschr. 1911. S. 1473.

[9]) BORNEMANN: Die sog. „Bakteriensteine" im Nierenbecken. Frankf. Zeitschr. f. Pathol. Bd. 14, S. 458. 1913.

eitergefüllten Kelchen. Lauda[1]) fand in den weißlichen Schichten meist gramnegative, polymorphe Stäbchen und spärlich grampositive Kokken. Die bräunliche Masse bestand aus nicht mehr differenzierbaren Schollen. Bornemann nimmt an, daß es sich um umgewandelte Fibrinsteine handelt. Lauda sieht abgestorbene Gewebsfetzen als das eiweißhaltige Steingerüst an, das den Bakterien einen guten Nährboden bietet.

Gayet fand Bakteriensteine bei einer Tuberkulose.

b) *Die Fibrin- oder eigentlichen Eiweißsteine* sind rundlich, zum Teil facettiert, von Erbsen- bis Olivengröße, von weicher Konsistenz, weißer bis bräunlicher Farbe, bald mit, bald ohne Einlagerung von phosphorsaurem Kalk.

Veröffentlicht wurden Fibrinsteine von Peipers[2]), Küster, Morawetz und Adrian[3]), von Eckert, Fedoroff, J. Israel, Gayet und Beal. Peipers fand in einer Schrumpfniere mit Cystenbildung alle Übergänge von der Eindickung weichen Cysteninhalts bis zur Bildung steinähnlicher Konkremente mit einem harnsauren Kern. Morawitz und Adrian sahen als Kern Calciumphosphat, in etwa 30—40 zum Teil facettierten, leicht zwischen den Fingern zerdrückbaren Konkrementen von Erbsen- bis Saubohnengröße, dunkelbrauner Farbe, von der Konsistenz gekochter Bohnen und konzentrischer Schichtung. Eckert und Ribbert beobachteten bei einem 3 Monate alten Kinde im Nierenbecken einen aus Eiweiß und Fibrin zusammengesetzten Stein ohne jede krystallinische Beimengung, was beweist, daß die Bildung eines organischen Gerüstes in den Harnwegen nicht immer zur sofortigen Ablagerung krystallinischer Körper führt.

Fedoroff fand unter 60 Steinen 2 Eiweißsteine von mantelartiger Form, elastischer Konsistenz, in einer Pyonephrose liegend. Auch Israel beschreibt 2 Fälle, in denen Eiweißsteine in außerordentlich großer Zahl dicht aneinandergedrängt die Hohlräume einer Pyonephrose ausfüllten. Es fehlte jede Inkrustation.

Israel fand in einem Fall in einer Kelchhöhle zahlreiche, tintenschwarze, zerschnittenen Morcheln ähnliche Gebilde von Bleigummikonsistenz. Woher die schwarze Farbe herrührte, konnte Salkowski nicht feststellen. Blutfarbstoff fand sich aber nicht darin. Israel fand noch einige Male in Pyonephrosen konsistente, halbtrockene Gebilde von Fingerhutgröße aus zwiebelartig geschichteten Schalen und eingedicktem Eiter bestehend.

c) *Amyloide Eiweißsteine* wurden von M. B. Schmidt, E. Meyer[4]) und Mioski gefunden.

Es fanden sich in einem stark erweiterten Kelche 9 stecknadelkopfgroße, bräunliche Steine, facettiert, wachsartig durchscheinend, frei von jeder Inkrustation, konzentrisch geschichtet, zwischen den Schichten und dem Zentrum trübe, glasige Schollen, nirgends war Fibrin nachzuweisen. E. Meyer beobachtete bei einem 15jährigen Mädchen eine Anzahl bohnengroßer, schmutzig weißer Gebilde von lamellösem Bau.

Erwähnt sei an dieser Stelle noch eine Beobachtung von Schridde, daß reine harnsaure Steine in Keyserlingscher Lösung Nr. 1 zur Auflösung kamen. Auch in einem Falle von Schramm scheint dies eingetreten zu sein. Schramm fand vorher im Röntgenbilde scharf umrissene Schatten. Ich selbst habe in konservierten Präparaten, bei denen sichere Steine vorhanden waren, nach einiger Zeit die Steine vermißt. Sie hatten sich in der konservierenden Flüssigkeit aufgelöst.

B. Pathologische Anatomie.

Jeder Fremdkörper ruft durch den Reiz, den er ausübt, Veränderungen in der Niere hervor, und je nachdem der Stein *aseptisch* oder *infiziert* ist, wird der ausgelöste Reiz ein ganz verschiedener sein und ebenso die Veränderungen in der Niere. Wir müssen daher unterscheiden: Veränderungen der Niere:

---

[1]) Lauda, E.: Bakteriensteine im Nierenbecken und ihre Entstehung. Frankf. Zeitschr. f. Pathol. Bd. 27, Nr. 1/2.

[2]) Peipers: Über eine besondere Form von Nierensteinen. Münch. med. Woch_nschr. 1894. S. 531.

[3]) Morawitz und Adrian: Eiweißsteine. Grenzgeb. d. Med. u. Chirurg. Bd. 17, S. 579. 1907.

[4]) Meyer, Ernst Christoph und Fritz Herzog: Ein Fall von Eiweißsteinen (Med. Klin. Univ. Greifswald). Med. Klinik Jg. 17, Nr. 35, S. 1056—1058 und (Med. Ver. Greifswald, Sitzg. v. 10. Dez. 1920) Dtsch. med. Wochenschr. Jg. 47, Nr. 10, S. 283.

I. *bei aseptischen Steinen,*
II. a) *bei primär infizierten Steinen,*
    b) *bei sekundär infizierten Steinen.*

Die Gewebsveränderungen bei aseptischen Steinen sind ausschließlich durch *mechanische* Einwirkungen bedingt; die bei infizierten Steinen werden andere sein, je nachdem zu den mechanischen noch bakterielle Einflüsse oder zu den bakteriellen nachträglich noch mechanische hinzukommen.

Ob die Steine aseptisch oder infiziert sind, die Gewebsveränderungen werden abhängen von *der Dauer* des Bestehens des Steins, seiner *Größe,* seinem *Sitz* und der *Zahl* der Steine.

Sie beziehen sich:
1. auf die Schleimhaut des Beckens, der Kelche und des Ureters,
2. auf das Parenchym der Niere,
3. auf die Kapsel,
    a) ohne Stauung,
    b) mit Stauung.

Der Nierenleiter wird nur in der Umgebung und oberhalb des Steins betroffen, die Blase nur in manchen Fällen bei infiziertem Urin.

I. Gewebsveränderungen bei aseptischen Nieren- und Uretersteinen.

Wir unterscheiden:
1. Niere von normalem Aussehen.
2. Atrophische Niere.
3. Perirenale Fettniere.
4. Steinhydronephrose.

Vorweggenommen sei, daß jede Niere bei aseptischen Steinen, auch wenn sie äußerlich ganz normal ist, nephritische Veränderungen zeigt. Ob dieselben primärer oder sekundärer Natur sind, hat sich bisher nicht sicherstellen lassen; jedenfalls ist nicht auszuschließen, daß sie primär sind und erst die Möglichkeit einer Steinbildung geben. Bisher hatte man allerdings angenommen, daß der Stein die Veränderung schafft. ALBARRAN hat als erster die sog. ,,Steinnephritis" beschrieben, die durch Ausscheidung von Salzen aus dem Parenchym entsteht und sich durch den Reiz, den der gebildete Stein ausübt, verschlimmert. FEDOROFF hat in allen von ihm operierten Fällen kleine Stückchen der Nierensubstanz exzidiert und dabei stets nephritische Veränderungen gefunden.

,,Die Steinnephritis ist eine diffuse Nephritis, deren wahrscheinliche Ursache Epithelveränderungen sind, die zu einer interstitiellen Sklerose führen. Anfänglich kann die Niere normal oder vergrößert erscheinen; in weiter vorgeschrittenen Fällen wird sie kleiner, wird höckerig und nimmt das Aussehen einer Schrumpfniere an. Die Capsula propria haftet am Parenchym, das eine festere Konsistenz und bisweilen kleinere Cysten zeigt. In einzelnen Fällen ist die Niere groß und auch mit Cysten verschiedenen Umfanges übersät, so daß sie eine Cystenniere vortäuschen kann.

1. Die Niere von normalem Aussehen. Man findet sie besonders bei jugendlichen Individuen. Sie ist bisweilen etwas kleiner oder wenig größer als normal. In dem oft nur wenig vergrößerten Becken liegt der oder die Steine, meist von runder oder facettierter Form.

Sie können unbegrenzt lange in der Niere liegen bleiben, ohne Zerstörungen anzurichten (KÜMMELL) und ohne stärkere Reaktion als eine mäßige interstitielle Nephritis in der unmittelbaren Umgebung des Steins.

Anders verhält sich das Nierenbecken, wenn die Steine spitz und stachelig oder mit Vorsprüngen versehen sind. Die Schleimhaut wird geschwellt, körnig, hyperämisch. Es kommt zu Blutaustritten infolge Druck, Reibung durch den Stein, zu Epithelabschilferungen, Erosionen, ja Drucknekrosen (ISRAEL).

2. Die atrophische Niere kann bis auf ein Minimum zusammenschrumpfen, das Parenchym ganz geschwunden sein und der Stein in einem nur von Fett umgebenen Becken liegen. Sie ist eine Folge der diffusen Nephritis oder einer Hydronephrose bei völliger Verlegung des Ureters, wie wir dies auch experimentell durch Ligatur des Ureters erzeugen können: zuerst Dilatation, dann Atrophie. Besonders dann, wenn der Verschluß des Nierenbeckens ein plötzlicher ist und lange anhält, kommt es zur Atrophie.

ALBARRAN fand eine Niere von 35 g, JARDET[1]) von 48 g, ALBERTIN[2]) fand Steine in einer Niere von Mandelgröße. Über eine ähnliche eigene Beobachtung berichtet KÜMMELL.

In manchen Fällen von *Atrophie* ist eine außerordentlich starke Zunahme des perirenalen Fettes beobachtet, besonders hinter der Niere und am Nierenbecken.

3. Bei der perirenalen Fettniere entwickelt sich das Fett *außerhalb* der Niere und dringt längs der Gefäße ins Parenchym ein. Es hat ein etwas verändertes

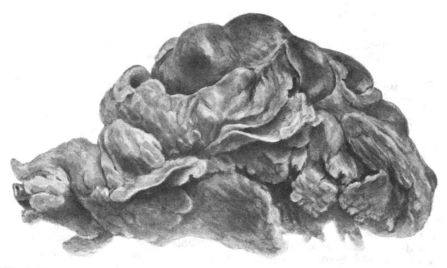

Abb. 12. Lipomatöse Steinniere, starke geschwulstartige Vermehrung des Fettgewebes der Nierenkapsel, besonders in der Hilusgegend und um den Ureter. Auch auf der Schnittfläche war die Fettwucherung über das Nierenparenchym ausgedehnt. (Nach BAETZNER.)

Aussehen, ist blaßgelb und konsistenter als bei einem Lipom. Dieses Fettgewebe ist nicht sehr gefäßreich und bei Loslösung gangräresziert es leicht. Im Nierenbecken und am Ureterhals kann es so hart sein, daß es einen Stein vortäuscht (Hiluslipom).

4. Die häufigste und auffallendste Veränderung der exstirpierten Steinniere **ist die Hydronephrose.** Sie kommt zustande durch Verlegung des Ureters durch den Stein, ganz besonders bei teilweiser Verlegung, ferner durch Strikturen, die eine Folge eines Steins, aber auch neben einem Stein bestehen können, ferner durch Nierenbeckenverschluß. Aber auch durch Verlegung eines Calix kann eine allerdings nur partielle Hydronephrose eintreten.

ALBARRAN macht mit Recht auf die große Bedeutung der Strikturen des Harnleiters für die Steinerkrankung aufmerksam. Während bei Hydronephrose allein mit der spontanen Ausstoßung des Steins die Ursache der Erweiterung

---

[1]) JARDET: Des lésions rénales consécutives à la lithiase urinaire. Thèse de Paris 1885.
[2]) ALBERTIN: Anurie calculouse et rein unique. Ann. des maladies des org. gen-urin. Tom. 12. 1898.

völlig schwinden kann, genügt dies bei den durch Steine bereits eingetretenen Strikturen des Ureters nicht; hier muß zur vollständigen Heilung auch die Striktur beseitigt werden.

Die *Erweiterung* des Nierenbeckens kann auf *zweierlei* Arten zustande kommen. Einerseits durch die sich ansammelnde Flüssigkeit, anderseits durch den sich allmählich vergrößernden Stein.

Größere Tumoren treten bei Stein*hydronephrose* nur selten auf, da das sklerotisch veränderte Gewebe im Verein mit der verdickten, fibrösen Kapsel starken Widerstand leistet (ISRAEL, LEGUEU, MARION, RUMPEL). LEGUEU vergleicht sie mit der Cholecystitis bei Gallensteinen.

Bei der fortschreitenden Dilatation des Beckens werden infolge des erhöhten Flüssigkeitsdruckes zunächst die *Papillen* abgeflacht, dann die gesamte Dicke der Marksubstanz, zuletzt kann auch die Rinde verschmälert sein, und in weit vorgeschrittenen Fällen findet man nur noch einen schlaffen Sack mit einzelnen Vorbucklungen als Zeichen früherer Kelche. Mikroskopisch findet man Erweiterung der Harnkanälchen und der Glomeruli mit Abflachung der Epithelien.

Die Stauung kann sich aber auch ohne besondere Vergrößerung der Nieren vollziehen, indem Becken und Kelche sich auf Kosten des Parenchyms erweitern.

Die aseptische hydronephrotische Sackbildung der Nieren ist kein häufiges Vorkommnis; gewöhnlich kommt es schon vorher zur Infektion und zur Pyonephrose.

Nicht selten finden sich in diesen Nieren einzelne *Kammern* mit ein oder mehreren Steinen: erweiterte Kelche, die gewöhnlich durch verschiedene enge Öffnungen mit dem Becken kommunizieren; diese Öffnungen können sich durch entzündliche Verwachsungen verschließen, und die Steine enthaltenden Kammern stehen außer Verbindung mit dem Becken.

Je nach der Lage des Steins kann sich die Dilatation auf verschieden große Bezirke erstrecken. Im Kelch richtet der Stein nur beschränkten Schaden an, im Nierenbecken und Ureter dagegen hochgradige Veränderungen, da die Stauung immer auf den abgeschlossenen Teil des Parenchyms zerstörend einwirkt.

Ist der Stein ein *Beckenstein,* so kann er, wenn er klein ist, den *Nierenbeckenausgang* zeitweise oder vollständig verlegen.

So lag in einem Falle von ÖHLECKER ein runder Oxalatstein wie ein Kugelventil auf dem Beckenausgang und erzeugte eine Hydronephrose.

Ist er groß, so verlegt er ihn nur zeitweise, und der Urin wird immer noch die Möglichkeit haben, an ihm vorbei durch den Ureter zu passieren.

Nicht ungefährlich sind die einem Tapeziernagel ähnlichen Steine, die weit in den Ureter hineinreichen und mit einer verbreiterten Kuppe am Nierenbeckenausgang festgehalten werden. Diese Steine nennt man auch Ventilverschlußsteine (s. Abb. 6).

Die für das Nierenparenchym gefährlichsten Steine sind die *Uretersteine,* die, oft sehr klein, zum teilweisen oder vollständigen Verschluß des Ureters führen.

Je entfernter vom Nierenbecken das Hindernis gelegen ist, desto größer ist die Dilatation der Harnwege, und um so schwerer die Zerstörung des Parenchyms durch den fortschreitenden Druck der, je nach der Art des Hindernisses, verschieden lange andauernden Harnsekretion [FRANK und GLAS[1]].

Bei *hoch*sitzendem Hindernis kommt es mehr zur VÖLCKERschen *Pyelektasie*; das Nierenparenchym leidet weniger. Durch die Dauer des Prozesses werden

---

[1] FRANK, K. und R. GLAS: Über Hydronephrose. Zeitschr. f. urol. Chirurg. Bd. 9, S. 274.

diese Unterschiede ausgeglichen, indem es allmählich zum Parenchymschwunde kommt: *Nephrektasie.*

Es ist aber auch bei hochsitzendem Stein Hydronephrose mit verhältnismäßig kleinem Becken und stark erweiterten Kelchen beobachtet worden.

Leon Herman[1]) berichtet über einen hochsitzenden Ureterstein bei mäßig erweitertem extrarenalem Becken und stark erweiterten kleinen Kelchen mit erheblichem Parenchymschwund, Öhleker (Abb. 13) über eine faustgroße Hydronephrose, deren Becken kaum vergrößert war, dagegen eine starke Ausbuchtung der Kelche mit Zerstörung des Parenchyms zeigte.

Abhängig ist die Verschiedenheit der Erweiterung im Becken und in den Kelchen von der Art ihrer Entstehung. Die sekundär veränderte Hydronephrose ist in der Regel ein *einkammeriger* Sack, in dem die Kelche mit weiten, kurzen Hälsen in das Becken einmünden (Zondek). Nach Blum schützen die entzündlichen Verwachsungen der normal gelegenen Niere mit ihrer Umgebung bei Hindernissen am Beckenausgang die Niere vor dem dilatierenden Druck, während das Becken dem Druck nachgibt. Blum nimmt an, daß in solchen Fällen oder bei nicht fixierter Wanderniere die Dilatation des Beckens und des Kelchsystems gleichmäßig seien.

Nach Zondek, Frank und Glas liegt die Ursache der verschiedenartigen Dilatation von Kelch und Becken bei Steinverschluß in der mehr extraintrarenalen oder intermediären Lage des Nierenbeckens.

Wie oben betont, finden sich bei Stauungshydronephrose selten größere Säcke. Findet man einen Stein in einer *sehr großen* Hydronephrose, dann ist gewöhnlich die Hydronephrose das Primäre, und der Stein das Sekundäre. Duval und Gregoire[2])

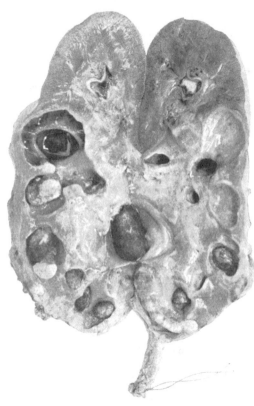

Abb. 13. Steinniere mit partieller Hydronephrose. (Nach Oehlecker.)

nehmen an, daß die kalkulösen Hydronephrosen sich aus dem gleichzeitigen Bestehen einer kongenitalen Anomalie erklären, und hierzu paßt auch die Auffassung von Zondek, Frank und Glas.

Die *partielle* Hydronephrose hat sich nach neueren Beobachtungen nicht als so selten erwiesen, als man früher annahm. Man findet in einem der Pole eine apfelgroße, dünnwandige, seröse Cyste, während die übrige Niere keine Ver-

---

[1]) Herman, Leon: Hydronephrosis with calculi. Proc. of the pathol. soc. of Philadelphia. Vol. 23 (New serie), p. 71. 1921. Zeitschr. f. urol. Chirurg. Bd. 9, S. 482.
[2]) Duval et Grégoire: Pathogénie et traitement des hydronephroses. 10. Session de l'association franç. d'urol. 1906.

änderungen zeigt (ISRAEL, ÖHLEKER, MALCOLM[1]), FRANK und GLAS, STOPPATO[2]), LUCRI[3]). Solche Bildungen entstehen aus einer mehr oder weniger auf einen benachbarten Kelch beschränkten Retention, infolge Verlegung des Kelcheinganges durch Kelchstein oder durch Kelchfortsätze eines Beckensteins, und das Nierenbecken selbst kann völlig normale Konfiguration zeigen.

Auf einem ganz anderen Standpunkt stehen FRANK und GLAS, die aus der ZUCKERKANDLschen Klinik über 52 operierte Hydronephrosen berichten. Nicht weniger als siebenmal fand sich als *Ursache* der Hydronephrose ein Stein, und hierzu kamen noch zwei Fälle von Ureterstrikturen mit Steinen.

Höchst auffällig sind die Beobachtungen von PONFICK[4]) bei Säuglingshydronephrose. Er fand sie auffallend häufig — er schätzt sie auf ein Viertel aller Hydronephrosen — und außerdem sehr oft Steine in ihr.

PONFICK nahm auf Grund langjähriger Beobachtungen des Urogenitalapparates einer sehr großen Anzahl junger Kinder an, daß diejenigen Hydronephrosen, die sich innerhalb des ersten Lebensjahres entwickeln, in der Regel die Folge von Ausweitungen sind, die das harnableitende Röhrensystem in Verbindung mit dem Auftreten kleiner Steinchen erfahren hat, grießartige, aus harnsauren Salzen bestehende Partikelchen. In einer exakten Arbeit seines Schülers HELMUT JOSEPH[5]) ließ PONFICK 40 Fälle von Nierenerkrankung im Kindesalter, innerhalb eines Jahres gesammelt, zusammenstellen; unter diesen 40 Fällen sind 21 mit Hydronephrose, und unter diesen 21 nicht weniger als 11 = 52% mit Steinen kombiniert. Die Größe dieser Steine schwankte zwischen der eines Grieß- oder Hanfkornes, zuweilen hatten sie sogar Linsengröße.

PONFICK nimmt an, daß man in späteren Lebensjahren die Hydronephrose allein vorfindet, da die Steine bereits abgegangen sind, und man auf diese Weise im späteren Alter den Nachweis des Entstehens der so häufigen Hydronephrose nicht mehr führen kann. Die im Säuglingsalter noch ganz unentwickelte Muscularis gibt nach, und eine Rückbildung des Sackes erfolgt nur langsam.

FRANCOIS hat in neuester Zeit empfohlen, die Frage, ob bei aseptischen Nieren Steine zur Hydronephrose führen können, durch die Pyelographie *vor* und *nach* der Operation zu entscheiden. Die meisten Autoren sind der Ansicht, daß angeborene oder erworbene Veränderungen des Ureters mitspielen. Unter 4 seiner Fälle fand er dreimal Dilatation eines *Teiles* der Harnwege. Diese partiellen Hydronephrosen sprechen dafür, daß der Stein das Primäre ist.

Aber ob die Pyelographie zur Diagnose führt, scheint mir zweifelhaft, denn der Stein kann bereits solche Veränderungen in der Muskulatur des Beckens und der Kelche hervorgerufen haben, daß eine dauernde Insuffizienz eingetreten ist und eine Rückbildung des Sackes nicht mehr erfolgen kann. Bei Doppelnieren mit Hydronephrose nur eines Teils ist der Stein sicher die primäre Ursache.

KÜMMELL und RUMPEL berichten über einen Fall einer Doppelniere, deren höhergelegene Hälfte gesund war und deren untere eine große, kalkulöse Hydronephrose zeigte.

Veränderungen der zweiten Niere bei aseptischer Steinniere. Daß bei doppelseitiger Nephrolithiasis beide Nieren nephritisch verändert sind, ist nach dem oben Gesagten nicht verwunderlich; aber auch wenn die zweite Niere *keine* Steine enthält, erkrankt sie. Man findet in ihr immer mehr oder weniger große

---

[1] MALCOLME, J. D.: Case of nephrectomy for hydronephrosis thirteen yean after nephrolithotomy. Proc. of the roy. soc. of med. London 1913. Nr. 6, p. 86. Clin. sect. Zentralbl. f. d. ges. Chirurg. Bd. 1, S. 609. 1913.

[2] STOPPATO: Über einen Fall echter partieller Hydronephrose durch Steinerkrankung, mit heteroplastischer Knochenbildung. Journ. d'urol. Tom. 16, Nr. 6, p. 449.

[3] LUCRI, TITO: A propos de trois cas d'hydronéphrose partielle calculeuse. Journ. d'urol. Tom. 18, Nr. 5, p. 373—387.

[4] PONFICK, E.: Über Hydronephrose des Menschen auch im Kindes- und Säuglingsalter. Beitr. z. pathol. Anat. u. z. allg. Pathol. Bd. 50. 1911.

[5] JOSEPH, H.: Über Nephrolithiasis im Säuglingsalter. Virchows Arch. f. pathol. Anat. u. Physiol. Bd. 205. 1911.

Nephritisherde.   Zwischen sklerösen Inseln ist allerdings das übrige Nierenparenchym hypertrophisch.

Marion sieht hierin den Grund für das nicht so sehr seltene Auftreten einer völligen *Anurie* und für manche eigenartigen postoperativen Zufälle.

II. Gewebsveränderungen bei infizierter Steinniere.

Bei einer infizierten Niere kommt es vor allem auf die *Art* der Bakterien und ihre *Virulenz* an. Am stärksten werden die Veränderungen sein, wenn sowohl mechanische wie infektiöse Reize am Werke sind.

Die Gewebsveränderungen beziehen sich auf Schleimhaut, Parenchym und Kapsel. Meistens beteiligt sich auch der Harnleiter daran, mitunter auch die Blase.

Der Weg, den die Infektion geht, kann verschieden sein: *ascendierend, hämatogen* und *lymphogen*. Hierzu kommt noch die direkte Ausscheidung der Bakterien durch die Harnkanälchen.

Der *aufsteigende* Weg ist der weitaus häufigste (Israel, Kümmell), wobei sich im stagnierenden Urin die Bakterien schnell vermehren. Die *Gonorrhöe* spielt hier zweifellos eine Rolle, ebenso die *artifizielle*, durch *Instrumente* hervorgerufene Infektion. Es tritt zunächst *eine Pyelitis mit Trübung und Schwellung der Schleimhaut* ein. Setzt sich der Prozeß bis auf die *Muscularis* fort, so wird die Nierenbeckenwand starr und hart, und die Entleerung des Beckens kann nicht mehr in normaler Weise vor sich gehen, und schon dadurch allein kann es zur *Retention* und zur *Pyonephrose* kommen (Israel).

Im anderen Falle kann die mechanische Ursache — der Stein selbst — zunächst eine Retention hervorrufen, zu der sich die *Infektion* gesellt.

Es entstehen dabei:

1. Die Pyelitis und Pyelonephritis.
2. Multiple miliare Abscesse.
3. Der Solitärabsceß.
4. Die Uropyonephrose.
5. Die Pyonephrose.
6. Die sklerolipomatöse Perinephritis.
7. Die eitrige Perinephritis.
8. Nieren- und Ureterperforation.

1. Pyelitis und Pyelonephritis. Der primäre Stein gibt einen vorzüglichen Nährboden für Bakterien ab; er wirkt wie ein Fremdkörper. Die Infektion erfolgt am häufigsten ascendierend oder auf dem Blutwege. Man findet Rötung, Schwellung der Schleimhaut, sie verdickt sich, schuppt sich ab und eitert, und in dem Parenchym entstehen kleine Eiterherde. Die Niere vergrößert sich, die Kapsel wird adhärent. Allmählich gehen bei der Pyelonephritis die Spitzen der Papillen zugrunde und auch Teile der Pyramiden. Wir finden demnach dasselbe Bild wie bei anderen Pyelonephritiden.

Bei leichter Infektion beobachtet man eine Zunahme des interstitiellen Bindegewebes unter gleichzeitiger Kompression und Schwund drüsiger Elemente (Israel). Sind die interstitiellen Veränderungen gleichmäßig über das *Parenchym* verteilt, dann bleibt die Oberfläche glatt; bei herdweiser Ausbreitung bilden sich mehr oder weniger scharfrandige, manchmal landkartenartig begrenzte Einschichtungen von dunkler Farbe. Das Bild einer echten granulierten Schrumpfniere ist sehr selten (Israel).

Israel beschreibt bei *schwerer Infektion* zwei Formen der Herderkrankung: *Multiple, miliare* Herde und größere, meistens *solitäre Abscesse.*

2. Die multiplen, miliaren Herde steigen in die Interstitien der Markstrahlen zur Rinde auf. Nach Abziehen der Kapsel sieht man an der Oberfläche *miliare,* stecknadelkopfgroße und größere, oft gelblich verfärbte Knötchen prominieren, die häufig in dichte, plateauartig verteilte Gruppen angeordnet sind. Die einzelnen Herde in den Markstrahlen sind nicht sehr lang, oft länglich flach. Sie bestehen aus Granulationen, Bakterien und Eiterkörperchen.

Bei reichlicher Anhäufung entstehen kleine Abscesse mit flüssigem Inhalt, deren oberflächlich gelegene sich öffnen und Eiterungsprozesse in der Umgebung der Niere hervorrufen können, die sich entweder *subkapsulär* ausbreiten oder nach Durchbruch durch die Kapsel die Fettkapsel ergreifen.

3. Die großen, meist solitären Abscesse, chronisch, glattwandig, treten im *Parenchym* selten auf. Sie sind von einer Schicht fibrös veränderten, bisweilen konzentrisch geschichteten Gewebes umgeben.

Ist bereits eine *Retention* vorhanden, so kommt es zur Entwicklung einer *eitrigen Stauungsgeschwulst.* Hieran beteiligt sich entweder das Becken allein oder die Kelche oder beide zusammen, je nach der Widerstandskraft der *Columnae Bertini*; infolge des gesteigerten *intrapelvinen* Druckes stehen die erweiterten

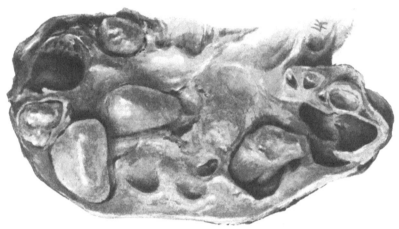

Abb. 14. Steinpyonephrose (Nach BAETZNER.)

Kelche breit mit dem Becken in Verbindung oder nur durch schmale Gänge, die flaschenhalsartig von dem Kelch in das Becken führen (WILDBOLZ). Diese Veränderungen leiten zur primär und sekundär infizierten Lithiasis über, der *Uropyo-* und *Pyonephrose.*

Der Mechanismus der *Retention* ist bei primär und sekundär infizierter Lithiasis verschieden. Diese Verschiedenheit ist für die Wahl der Operation von großer Bedeutung. Bei der sekundär infizierten Lithiasis stellt sich nach Entfernung des Steins der Urinabfluß häufig spontan wieder ein, die Ursache der Retention ist behoben und die Bildung einer Fistel ist selten.

Bei der primär infizierten Lithiasis bleibt die Ursache der Retention bestehen, und die Folge ist eine bleibende Fistel. Deshalb muß man bei den verschiedenen Arten der infizierten Nephrolithiasis auch verschieden vorgehen.

4. Die Uropyonephrose bei Nierensteinen. Sie ist eine leicht infizierte *Hydronephrose.* Stets ist die Niere stark vergrößert, und in ihrer Mitte findet sich eine große Höhle, die durch manchmal sehr große, oft aber auch sehr enge Kanäle mit zahlreichen anderen Höhlen in Verbindung steht, die nach außen hin von einer dünnen Schicht von Nierensubstanz begrenzt werden. Dann ist die *Dilatation* das *Primäre,* die *Infektion* das *Sekundäre.*

Die Uropyonephrose kann auch nur auf einen Teil des Organs beschränkt sein, wie die partielle Hydronephrose.

5. Die Steinpyonephrose kann einen beträchtlichen Umfang annehmen. Albarran beschreibt 2 Fälle von Männerkopfgröße, Chopart eine Pyonephrose von 68 Pfund Gewicht. In diesen Fällen ist die Niere völlig zerstört, sie besteht nur aus einer dünnen, mit Eiter gefüllten Schale, die unmittelbar dem großen Stein anliegt (Abb. 14 und 15). Von großem Interesse sind die weniger weit vorgeschrittenen Fälle, die zur Operation geeignet sind. Man findet das fast stets *indurierte* Fettgewebe aus einzelnen miteinander kommunizierenden Kammern

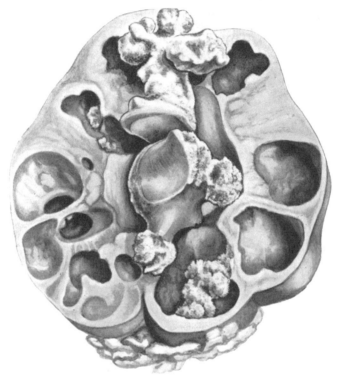

Abb. 15. Steinpyonephrose mit großen, artikulierenden Beckenkelchsteinen, Parenchym zum größten Teil geschwunden. (Eigene Beobachtung.)

bestehend. Einige derselben können bisweilen völlig isoliert sein. Von Bedeutung ist, daß diese Kammern ganz verschiedenen Inhalt haben, bald dickflüssig, bald dünnflüssig, mit verschieden gefärbtem Eiter, auch milchig, wie ammoniakalisch riechend, urinös. Man kann in ihnen auch ganz verschiedenartig chemisch zusammengesetzte Steine finden; *primäre,* die zur Zeit der Entstehung der Infektion schon vorhanden waren, sowie sekundäre.

Diese Ungleichheit entsteht, wenn infolge Veränderungen oder *Obliteration* der Kelcheingänge keine Mischung der verschiedenartigen *stagnierenden* Flüssigkeiten stattgefunden hat (Israel).

Bisweilen ist eine Ureteritis ascendens die Ursache der Infektion, bisweilen auch eine Ureteritis descendens, und die Infektion betrifft einen Hydronephrosensack, der seinerseits infolge Behinderung des Urinabflusses entstanden ist. Die Infektion setzt sich, wenn sie einmal im Gange ist, auch auf den Ureter fort.

Veränderungen der Nierenbeckenschleimhaut bei Steinpyonephrose. Unter dem Einfluß der bakteriellen Infektion verwandelt sich die Schleimhaut in Granulationsgewebe, das in allen Hohlräumen oder auch nur in einzelnen Kelchen auftreten kann, entweder diffus verbreitet oder in Form einzelner gelber Granulationspfröpfe bis zu Erbsen- und Kaffeebohnengröße, sich wie Geschwulstknoten über die Oberfläche erhebend, im Bereich der Kelche das Parenchym durchwuchernd und an der Oberfläche der fibrösen Kapsel gelb gefärbte, geschwulstknotenartige Prominenzen bildend (ISRAEL). Auch zottige, polypöse Granulationsgeschwülste entstehen durch den Reiz der Steine. Bei Sepsis können die Granulationen mißfarbig, grünlich, ja schwärzlich werden; selbst diphtherische Veränderungen, ja sogar Gangrän der Schleimhaut hat ISRAEL beobachtet.

Eine sehr seltene Veränderung der pyonephrotischen Steinniere beschreibt ZONDEK bei einer 49jährigen Arbeiterfrau, bei der der Stein einen vollständigen Ausguß des Nierenbeckens bildete. Der Tumor, doppelt so groß wie eine gesunde Niere, bestand nur aus derbem Fettgewebe mit einer Zentralhülle ohne jedes gesunde Parenchym.

Über ähnliche Fälle berichten GRAFF und KÜMMELL.

ISRAEL sah einen gleichen Fall bei einer Patientin, bei welcher nach einer Nephrotomie wegen Hydronephrose jahrelang eine Nierenfistel bestanden hatte.

Als Komplikation bei infizierter Nephrolithiasis beobachten wir auch geschlossene Pyonephrosen.

Die Steinpyonephrosen sind im Gegensatz zur tuberkulösen recht selten [ISRAEL, LICHTENSTERN [1]), W. ISRAEL, BAZY und PILLOT].

Kelchpyonephrose. Bei dieser können die Kelche in kirsch- bis apfelgroße Höhlen verwandelt sein. Das Becken ist meist erweitert, oft aber geringer als die Kelche, ja sogar geschrumpft und verkleinert. Hat nämlich die infizierte Beckenwand vor Beginn der Retention eine fibröse Umwandlung erlitten, die sie befähigt, einer später einsetzenden Druckerhöhung Widerstand zu leisten, so bleibt das Becken klein, während die Kelche sich erweitern.

In einem Falle von W. ISRAEL, in dem die Kelche zu Kleinapfelgröße erweitert waren, fanden sich im Innern der Höhle gelb gefärbte Granulationen und in den Resten der Marksubstanz gelbe prominierende Herde. Der Ureter war direkt am Abgang vom Nierenbecken verschlossen. Die obliterierte Partie war ganz kurz, und an dieser Stelle lag ein halb haselnußgroßer Stein; offenbar hatte dieser zur Ulceration und Obliteration geführt. Außer Steinen kommen noch andere Kalkbildungen bei geschlossener Pyonephrose vor (LICHTENSTERN).

Das mikroskopische Bild der infizierten Steinniere. Auch die scheinbar gesunde Nierensubstanz ist bei der infizierten Steinniere stets stark verändert. Die Glomeruli befinden sich in vorgeschrittenem Stadium der Sklerose [MARION]. Um die Glomeruli und die Tubuli finden sich Leukocytenherde, und ganze Gebiete der Niere können eine mehr oder weniger vollständige fibröse Umwandlung zeigen: Man erkennt nur noch Spuren der Tubuli. In den Zellen der Tubuli findet man mitunter zahlreiche Hämatinkrystalle als Zeichen, daß die Hämaturie nicht immer von einer Verletzung des Nierenbeckens oder der Papillen herrührt, sondern daß sie oft in der durch sklerotische Nephritis geschädigten Nierensubstanz entsteht.

Mitunter findet sich auch fibrös infiltriertes Gewebe ohne Nierenparenchym, ein völlig wertloses Gewebe.

Veränderungen des Ureters bei Steinpyonephrose. Meistens beteiligt sich die Wand des Ureters an dem Prozeß, und zwar am intensivsten die *Adventitia,* durch Umwandlung in eine dicke, harte Fettscheide (ISRAEL). Das Lumen ist oft erweitert.

---

[1]) LICHTENSTERN: Geschlossene linksseitige Pyonephrose. Ges. f. inn. Med. Bd. 11. 1913.

Bei infiziertem, alkalischem Urin können auch Ureter und Blase infiziert werden, falls diese nicht schon der zuerst erkrankte Abschnitt gewesen sind (J. ISRAEL, P. WAGNER). In jedem Falle ist früher oder später die Mitbeteiligung der Blase an der eitrigen Nierenentzündung sicher, und damit rückt die Gefahr eines aufsteigenden Prozesses der *anderen* Seite sehr nahe.

Veränderungen der zweiten Niere bei Pyonephrose. Bei primärer aseptischer Hydronephrose mit sekundärer Infektion und Steinbildung schreitet der Prozeß nur langsam fort, und so kann die zweite Niere die Mehrarbeit für das allmählich schwindende Parenchym der kranken Niere ohne Störung für den gesunden Organismus übernehmen.

Bei der primär infizierten Niere mit nachfolgender Steinbildung und Dilatation (VÖLCKERsche Infektionspyonephrose) geht der Schwund des Parenchyms schnell vor sich; es kommt zur fortschreitenden Atrophie, und die in den Kreislauf gelangten Toxine schädigen die zweite Niere aufs schwerste; so ist die Feststellung der primären Ursachen für unseren operativen Eingriff von größter Bedeutung.

6. Die sklerolipomatöse Perinephritis. Im Beginn dieser auf lymphogenem Wege erfolgten Veränderung der Kapsel ist die Fettschicht nur wenig verändert, etwas verdickt. Sie kann aber so dick werden, daß sie als Lipom imponiert. Das sonst weiche Fett wird hart und lappig und verwächst mit der Niere zu einer Fettmasse, aber nicht nur das perirenale, auch das intrarenale Fett hypertrophiert stark.

Diese Nieren haben mitunter nur die Größe einer normalen Niere, aber auf Kosten des Parenchyms und der Kelche, so daß die Fettschicht direkt dem mehr oder weniger großen Stein anliegt, ohne jedes Parenchym dazwischen. Die Fettmasse kann aber auch sehr groß werden.

Diese Masse kann so hart und mit dem Zwerchfell und dem Peritoneum so fest verwachsen sein, daß es nur bei Vorgehen mit scharfem Messer gelingt, die Niere herauszulösen. Oft reißt die Capsula fibrosa mit ab, so daß man gezwungen ist, die subkapsuläre Nephrektomie zu machen.

Das Hervorziehen einer solchen Niere ist unmöglich, um so mehr, als der Gefäßstiel meist stark verkürzt ist. Infolge der starken perinephritischen Verwachsungen sind bei Operationen schon allerschwerste Verletzungen vorgekommen, so insbesondere tödliche Blutungen aus der Vena cava (BILLROTH, VON BRAUN). HERESCO mußte in einem Falle die Vena cava unterbinden.

7. Eitrige Perinephritis. Sie ist bei infizierten Nieren nicht selten, und trotzdem besteht noch eine Pyonephrose. Dieser perirenale Absceß entwickelt sich infolge Durchbruchs eines Nierenabscesses oder infolge Durchwanderung vom Becken aus auf dem Lymphwege. Mitunter ist eine Kommunikation vorhanden, doch braucht dies nicht der Fall zu sein. Man muß dann nach Spaltung des perinephritischen Eiterherdes noch den eigentlichen Sack der Pyonephrose spalten (ALBARRAN).

Die Niere liegt in solchem Falle meistens nach vorn. Unter der verdickten Capsula propria findet sich eine große Eiteransammlung. Man kann dann diesen Absceß für die Niere halten, und ALBARRAN mußte nachträglich in einem solchen Falle später noch die Pyelotomie machen.

Sehr selten entleeren sich die pararenalen Abscesse in die Peritonealhöhle. Öfters durchbrechen sie die retrorenale Fascie und dringen unter die Haut der Lendengegend (WILDBOLZ).

Veränderungen der Blase bei Nieren- und Uretersteinen. Über die *cystoskopischen* Veränderungen, die sich bei Nieren- und Uretersteinen finden, wird an anderer Stelle berichtet. Hier sei darauf hingewiesen, daß das sog. Ulcus incrustatum vesicae mit der Nephrolithiasis in direkte Verbindung gebracht wird.

PASCHKIS beschreibt aus der ZUCKERKANDLschen Klinik 4 Fälle, in denen sich bei Ulcus incrustatum Nephrolithiasis fand, und zwar stets bei Männern. PASCHKIS nimmt an, daß die spontan passierenden Steine in der Blasenschleimhaut Läsionen machen, die die erste Ursache für das Liegenbleiben und Festhalten von Kalksalzen — stets Phosphate — abgeben. Vielleicht ist es aber ein gleichzeitiger Prozeß, und letztere Ansicht ist wahrscheinlicher, da CAULK in 4 Fällen auch Inkrustation des Nierenbeckens und des Ureters neben dem Ulcus incrustatum vesicae gefunden hat. Auch in diesen Fällen ergab die chemische Untersuchung hauptsächlich phosphorsauren Kalk mit Spuren von Oxalsäure. Stets war der Nachweis schon klinisch gelungen.

Bei ulceröser Cystitis bei Uretersteinen denken BLUM und KAPSAMMER stets an Tuberkulose.

8. Komplikationen bei infizierter Nephrolithiasis. *a) Nierenperforationen.* Perforationen bei Nephroureterolithiasis sind nicht so selten, als man im allgemeinen annimmt. TARDO fand bei 1047 Nierenoperationen 32 mal perinephritische Abscesse, d. h. in 3,2% der Fälle.

Wir unterscheiden Perforation durch das Parenchym, durch die Kelche und das Nierenbecken hindurch. Sie können auf verschiedene Weise zustande kommen: Entweder usuriert der Stein das Parenchym oder das Becken, oder er ruft eine so hochgradige Drucksteigerung in der Niere hervor, daß die Wand an einer Stelle nachgibt und ein Durchbruch nach außen statthat. Wir müssen demnach außer den *entzündlichen* auch *traumatische* Perforationen unterscheiden (UTEAU, PASCHKIS).

In früheren Jahren, in denen man an Nierenoperationen nur höchst selten heranging und die Folgen langdauernder Steinerkran-

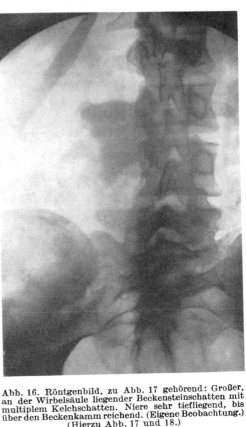

Abb. 16. Röntgenbild, zu Abb. 17 gehörend: Großer, an der Wirbelsäule liegender Beckensteinschatten mit multiplem Kelchschatten. Niere sehr tiefliegend, bis über den Beckenkamm reichend. (Eigene Beobachtung.) (Hierzu Abb. 17 und 18.)

kungen viel öfter sah, sind Perforationen nicht nur in das umgebende Gewebe, sondern auch in andere Organe viel häufiger beobachtet worden. OTTOMAR ROSENBACH[1] berichtet in seiner Doktorarbeit über zahlreiche Fälle.

Er selbst sah 1872 eine Perforation in das Colon descendens. MELION[2] (1844) beschreibt eine Perforation der rechten Niere in die hintere Wand des Pylorus. Es fanden sich viele Steinfragmente, sowie Rosinen und Apfelkerne in einem großen Absceß und 2 große Steine im Nierenbecken.

MARCET[3] fand das Nierenbecken mit dem Dickdarm durch einige rundliche Perforationen verbunden, die zum Teil der Rindensubstanz, zum Teil dem Becken

---

[1] ROSENBACH, OTTOMAR: Ein Fall von Pyelitis calculosa mit Perforation in das Colon ascendens. Diss. Breslau 1873.
[2] MELION: Österr. med. Wochenschr. 1844. Nr. 5.
[3] MARCET: Bull. de la soc. anat. Jg. 28.

angehörten, ferner führte ein Fistelgang durch das Zwerchfell von der Niere zur linken Lunge.

Parmentier[1]) sah eine Kelchperforation in das Colon descendens.

Ogle[2]) berichtet über eine Perforation der rechten Niere in die Flexura hepatica mit Abgang eines Harn- und Oxalsäure enthaltenden Steins per rectum.

Aus diesen Fällen ist nicht mit Sicherheit zu entnehmen, ob Perforationen durch den Druck des Eiters oder durch den Stein selbst erfolgen.

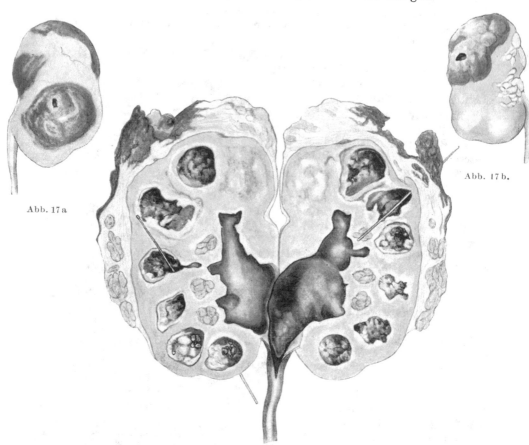

Abb. 17 a.

Abb. 17 b.

Abb. 17. Pyonephrose mit großem, das kleine Becken völlig ausfüllenden Stein und massenhaft kleinen Steinen in den erweiterten vereiterten Kelchhöhlen, Nierensubstanz weitgehend zerstört, in einem oberen und in einem mittleren Kelch 2 Perforationen, von denen aus sich paranephritische Abscesse in die Umgebung entwickelt haben. Steine hauptsächlich aus Phosphat. Als akute Appendicitis eingeliefert. Abb. 17 a. Hintere Nierenfläche, am unteren Pol einen Teil der Absceßmembran des Psoasabscesses zeigend. Abb. 17 b. Vordere Nierenfläche, am oberen Pol einen Teil des Leberwand- abscesses zeigend. (Hierzu Abb. 16 und 18.) (Eigene Beobachtung.)

Besonders hervorgehoben muß werden, daß sich die Perforationsöffnung sofort nach Passage des Steins wieder schließen kann, so daß sie später nicht mehr nachzuweisen ist.

Jedenfalls werden Perforationen viel seltener durch Nierensteine als durch Appendix-, Gallen- und Choledochussteine verursacht. Die Nierenbeckenwand widersteht dem schädigenden Einfluß des Steins sehr lange, da ihre Ernährung durch Stauung und Infektion nicht so leidet wie die Nierensubstanz, auf deren

---

[1]) Parmentier: Sur les abcès périnéphritiques. Union méd. 1874. Nr. 2.
[2]) Ogle, I. W.: St. George Hospit. Report Urol. Vol. 6, p. 346.

Kosten — wenigstens zum Teil — die Dilatation des Beckens zustande kommt. HAHN[1]) publiziert eine ganz allmählich eingetretene Perforation des Beckens durch Usur eines Steins. BAKES macht besonders darauf aufmerksam, daß auch Drucksteigerung zur Perforation führen kann; CONSTANTINESCU[2]) beschreibt einen derartigen Fall ausführlich, in dem ein fest eingekeilter Stein in der Pars prostatica urethrae das Harnsystem verlegte. Die Niere zeigte mehrere kleine Perforationen, die mit Becken und Kelchen kommunizierten.

Ich selbst konnte gleichfalls einen Fall mit 2 Perforationen beobachten, die wahrscheinlich durch den Druck des Eiters entstanden waren. Sie erfolgten durch die Kelche (Abb. 16—18).

In diesem Falle handelt es sich um eine Patientin, die als akute Appendicitis in das Krankenhaus eingeliefert war. In einem bald angefertigten Röntgenbild ergab sich aber ein nahe der Wirbelsäule liegender großer Stein nebst multiplen Steinen in einer sehr tiefliegenden Niere (Abb. 16). Es bestand hochgradige Schwellung der ganzen rechten Abdominalseite. Die Operation zeigte 2 große paranephritische Abscesse, der eine unter der Leber liegend, der andere sich in den Ileopsoas einwühlend, zustande gekommen durch 2 Kelchperforationen. Die aufgeschnittene Niere zeigte das Nierenbecken völlig ausgefüllt von einem großen Beckenstein, sowie multiple kleine Kelchsteine mit weit vorgeschrittener Zerstörung der Nierensubstanz (Abb. 17 und 18). Auf der schematischen Zeichnung sieht man die beiden Perforationsstellen, die zu den paranephritischen Abscessen der Leber nach oben und nach unten auf den Psoas führen (Abb. 18).

b) Ureterperforationen. Nicht seltener als Nierensteinperforationen sind Ureterperforationen. Wir besitzen hierfür eine ausgezeichnete Zusammenstellung aus dem Jahre 1911 von FRENKEL[3]), der über 25 Fälle berichtet, darunter auch doppelseitige Ureterperforationen.

Was die Form und die chemische Zusammensetzung eines perforierten Uretersteins betrifft, so zeigt sie sich meist unregelmäßig, und chemisch fanden sich unter 10 untersuchten Fällen siebenmal oxalsaure und harnsaure Steine, d. h. härteste Steine, nur dreimal Phosphatsteine, demnach nicht immer Infektion.

Auffällig oft beobachtet man nach FRENKEL die Perforation *bei Männern, 9 Männer, 1 Frau, 1 Kind.* Solche Perforationen treten mitunter ganz plötzlich ein.

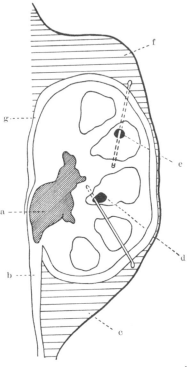

Abb. 18. Schematischer Durchschnitt durch nebenstehende Niere, die die beiden paranephritischen Abscesse, nach der Leber gehend, sowie nach dem Ileopsoas zu zeigt. (Hierzu Abb. 16 und 17.)
(Eigene Beobachtung.)
a großer Beckenstein, das Becken ganz ausfüllend, b Ureter, c paranephritischer Absceß, sich nach dem Psoas zu entwickelnd, d untere, e obere Perforationsöffnung, f paranephritischer Absceß, sich nach der Leber hin entwickelnd, g Nierenkapsel.

Auch bei Uretersteinen kann sich der Stein nach außen durch einen Fistelkanal entleeren, aber auch Entleerungen in innere Organe, sogar in den Darm, sind beobachtet worden. Die Hautfisteln, die sich durch perforierte Uretersteine bilden, liegen meist umbal, können auch paravesical liegen. FRENKEL gibt als Hauptöffnungen lumbale, iliacale, perirenale und paravesicale an.

[1]) HAHN, ADOLF: Drei Fälle von Paranephritis durch Nierensteinperfoation. Arch. f. klin. Chirurg. Bd. 104, S. 753. 1914.
[2]) CONSTANTINESCU: Über einen Fall von Blutung nach Pyelotomie wegen Nierenbeckenstein. Spitalul Jg. 44. 1924. Zeitschr. f. urol. Chirurg. Bd. 16, S. 359.
[3]) FRENKEL, S.: Calculs aberrantes de l'uretère. Ann. des maladies gén.-urin. Tom. 2, Nr. 20, p. 1825. 1911.

Die Strukturveränderungen in der Ureterwand können sehr verschieden sein. Man begegnet völlig gesunder Ureterwand, aber auch daneben Ureteritis und fibro-lipomatöser Periureteritis.

Nach Passage des Steins zieht sich das bei der Perforation entstandene Loch nicht selten außerordentlich schnell wieder zusammen. Unter 13 Fällen von völligem Durchtritt des Uretersteins war nur dreimal die Perforationsstelle aufzufinden und nur ein einziges Mal trat Harn durch die Fistel aus. Die Veränderungen des Ureters oberhalb der Durchtrittsstelle bestehen in Dilatation und Verdickung des Ureters.

Welchen Einfluß hat nun die Perforation der Uretersteine in das umgebende Gewebe auf die Niere selbst? Hydronephrose oder Pyonephrose, sowie Pyelonephritis sind in solchen Fällen selten. Reflexanurie ist bisher in keinem derartigen Fall beobachtet worden (LE DENTU). Besonders gern perforieren Ureterdivertikelsteine (JEANBREAU); direkt vor der Perforation stehende Steine beobachteten POZZI und JEANBREAU.

Die Perforationsstellen liegen im allgemeinen an den physiologischen Engen des Ureters, die unregelmäßige Form, die Härte des Steins und die Infektion des Urins trägt besonders zur Perforation bei.

Perforationen von Uretersteinen infolge Ureterenkatheterismus sind in einigen Fällen beobachtet worden. So berichtet LEONARD über 3 Perforationen, zweimal ins Peritoneum, einmal gegen die Blasenwand hin, die perforierte.

III. Koinzidenz von Nierensteinen mit anderen Erkrankungen der Niere.

Nierensteine kommen in Kombination mit den verschiedensten anderen Erkrankungen vor. In diesen Fällen wird immer festzustellen sein, ob die Nierensteinerkrankung das Primäre ist oder erst sekundär auftrat.

Von besonderem Interesse ist das Zusammentreffen von Nephrolithiasis mit Nierentuberkulose und mit Nierentumor.

a) Nierentuberkulose und Nephrolithiasis.

Bei der Nierentuberkulose müssen wir unterscheiden:

1. Nierentuberkulose und Nierensteine in derselben Niere [KLIPPEL[1]), ELIOT, KÜMMELL, FISCHER[2]), SCHWARZWALD[3]), BITSCHAI[4]), LIEBERMEISTER[5]), LAUDA[6])].

In einer Reihe von Fällen ist es gelungen, die primären Ursachen festzustellen, und zwar:

a) Primäre Nierentuberkulose und sekundäre Nephrolithiasis [O. SIMON[7]), CHARVIN[8]), LIEBERMEISTER].

b) Primäre Nephrolithiasis und sekundäre Nierentuberkulose [FRERICHS[9]), VON OPEL[10]), WILDBOLZ, HAGENBACH[11]), LIEBERMEISTER].

2. Tuberkulose der einen Niere und Nephrolithiasis der zweiten [WILDBOLZ, ROVSING, ELIOT, POUSSON, DE FAVENTO[12]), ANDRÉ und GRANDINEAU, GIULIANI, PENDL[13])].

---

[1] KLIPPEL: Phthisie chron., tuberculose du sein et de la vessie. Bull. et mém. de la soc. anat. de Paris Tom. 62, p. 46. 1893.

[2] FISCHER: Nach LIEBERMEISTER S. 209.

[3] SCHWARZWALD, R. TH.: Kombination von Tuberkulose und Steinkrankheit der Niere. Münch. med. Wochenschr. Jg. 60, Nr. 28, S. 1576. 1913.

[4] BITSCHAI: Nierenstein und Nierentuberkulose. Zeitschr. f. Urol. Bd. 17, S. 463. 1923.

[5] LIEBERMEISTER, G.: Nierenstein und Nierentuberkulose. Dtsch. Arch. f. klin. Med. Bd. 140, S. 195.

[6] LAUDA: Siehe Bakteriensteine.

[7] SIMON, O.: Bruns' Beitr. z. klin. Chirurg. Bd. 30, S. 50.

[8] CHARVIN: Thèse de Lyon 1911.

[9] FRERICHS: Beiträge zur Lehre von der Tuberkulose. 1882.

[10] v. OPEL: Tuberkulose der Nieren. Chirurgnitchpsky archiv kelaiaminova 1911. Nr. 27, p. 1405. 1911. Folia urol. Bd. 1, H. 4.

[11] HAGENBACH: Fol. urol. Bd. 2, p. 112.

[12] DE FAVENTO: Della litiasi renale dopo la nefrectomia per tuberculosi. Policlinico sez. prat. Jg. 29, Nr. 15, p. 484.

[13] PENDL (Troppau): Diskussion zu BRENKEN, Nephrolithiasis. Südostdeutsche Chir. Vereinigung 1925.

Hierzu kommt noch ein Fall von Steinbildung der einen Seite, der operiert wurde und bei dem eine Tuberkulose der anderen Seite sich anschloß [von Rihmer[1])].

3. Doppelseitige Tuberkulose mit doppelseitiger Nephrolithiasis [Helmut Joseph[2]), Kümmell, Liebermeister].

4. Doppelseitige Tuberkulose mit einseitiger Nephrolithiasis (Kretschmer).

5. Doppelseitige Nephrolithiasis mit einseitiger Tuberkulose [Nicolich, Fowler[3]) und D'Agata[4])].

Kurz sei noch Lungentuberkulose mit Nephrolithiasis erwähnt, sicherlich nicht selten, aber in der Literatur kaum erwähnt.

Von besonderem Interesse ist die chemische Zusammensetzung der Steine in derartigen Fällen.

In den 3 sicheren Fällen von primärer Tuberkulose fanden sich einmal Phosphate, in den 5 sicheren von primärer Steinbildung fand sich einmal oxalsaurer Kalk und einmal reine Harnsäure, in den 14 Fällen von Tuberkulose und Steine derselben Niere, in denen das Primäre der Tuberkulose nicht gesichert werden konnte, fanden sich zweimal Phosphatsteine, einmal Urophosphatstein, einmal kohlensaurer Kalk und einmal Bakteriensteine[5]).

In den Fällen von Tuberkulose der einen Seite und Nephrolithiasis der anderen fanden sich zweimal Phosphatsteine, einmal 1 Uratstein und einmal wahrscheinlich harnsaure Steine (diagnostiziert durch negatives Röntgenbild).

In den 3 Fällen von doppelseitiger Nephrolithiasis bei einseitiger Tuberkulose fand sich einmal ein oxalsaurer Stein und einmal ein Trippelphosphatstein.

Wir ersehen aus obiger Zusammenstellung, daß nur bei einer verhältnismäßig geringen Zahl der Fälle über die genaue chemische Untersuchung berichtet ist, so daß wir bindende Schlüsse nicht ziehen können.

Das Vorkommen von Steinen und Tuberkulose zusammen ist nicht etwas Alltägliches; es gibt viele Fälle von Nierentuberkulose ohne Steine und umgekehrt noch viel mehr Nierensteine ohne Tuberkulose, aber die Gleichzeitigkeit ist doch nicht so selten als man bisher angenommen hatte, und Liebermeister hat recht, wenn er dieses Zusammentreffen kein zufälliges nennt. Bei genauer mikroskopischer Untersuchung der Steine würde man viel häufiger Tuberkulose entdecken, als dies bisher der Fall ist. Liebermeister nimmt an, daß die Tuberkulose oft übersehen wird, da man, wenn die Steinerkrankung der Nieren durch das Röntgenbild festgestellt ist, nicht noch nach einer zweiten Krankheitsursache sucht. Man hat auch bisher geglaubt, daß sich beide gegenseitig ausschließen, und Wildbolz hat nicht ganz unrecht, wenn er verlangt, daß bei infizierten Nierensteinen stets durch den Tierversuch auf Tuberkulose gefahndet werden muß.

Größere Statistiken über die Häufigkeit von Tuberkulose mit Steinen haben wir nicht. Nach meiner Zusammenstellung schwanken die Angaben zwischen $0-10\%$.

Tardo fand bei 1047 operierten Nierensteinfällen zehnmal gleichzeitig Tuberkulose, d. h. kaum 1%, Hogge unter 47 Operationen 5 Fälle von gleichzeitigen Nierensteinen mit Tuberkulose, d. i. fast 10%. Alle Patienten waren im Alter von $30-40$ Jahren. Im Gegensatz zu dieser letzten Statistik fand Brongersma unter mehr als 1000 Fällen nicht einen einzigen Fall. Mayo sah unter 140 operierten Nierensteinen während 9 Jahren ($1905-1914$) nur einen einzigen Fall von Tuberkulose.

Ganz auffallend häufig ist die Stein*anurie* nach Nephrektomie einer tuberkulösen Niere. Elliot konnte unter 29 Fällen von Steinanurie viermal eine vorhergegangene Nephrektomie wegen Tuberkulose feststellen $= 9\%$.

[1]) v. Rihmer: Über Harnsteinoperation und deren Indiskretionen. Zeitschr. f. Urol. Bd. 15, S. 276.

[2]) Joseph, Helmut: (siehe S. 303.)

[3]) Fowler, H. A.: Tuberculosis of the kidney complicated by impacted pelvic calculus. Journ. of urol. Vol. 5, p. 4. 1921.

[4]) D'Agata: A proposito un caso di litiasi e tuberc ren concomitante. Rif. med. Vol. 37, Nr. 53, p. 1195. 1921.

[5]) Falls nichts Näheres angegeben, sind chemische Untersuchungen nicht ausgeführt worden.

KÜSTER denkt sich bei primärer Tuberkulose den Vorgang so, daß der flüssige Inhalt der Kavernen eintrocknet, sich Kalksalze ablagern, und es zur Verkreidung wie in den Lymphdrüsen und in den Lungen kommt. So entstandene Steine sollen kohlensauren und phosphorsauren Kalk enthalten. KÜSTER sieht sie stets als sekundäre Steine an. Dies stimmt für die meisten Fälle, aber nicht für alle.

In vielen Fällen ist der sekundäre Stein sicherlich durch Inkrustation von tuberkulösen Bröckeln entstanden. Dann besteht er aus kohlensaurem Kalk. Dies nimmt auch WILDBOLZ an (FRANK, HEITZ-BOYER, LEGUEU, VON OPEL, RAFIN, SCHLAGINTWEIT).

Ist der Stein sehr groß und die Tuberkulose noch nicht sehr entwickelt, so spricht dies mehr für primäre Steine; WILDBOLZ führt hierfür 2 Fälle an.

Aber die Inkrustationen tuberkulöser Kavernen sind doch etwas anders als Steine. Wir finden sie gar nicht so selten bei Tuberkulose, seitdem wir auch bei der Nierentuberkulose das Röntgenverfahren zur Diagnosenstellung heranziehen. Aber diese durch Inkrustation hervorgerufenen Schatten bei Tuberkulose zeichnen sich durch Breite und Verschwommenheit aus, und verteilen sich manchmal über die ganze Niere (FOWLER).

Wann kommt es bei Nierentuberkulose zu einer Steinbildung? Bei *akut* verlaufender Nierentuberkulose fehlt die Zeit zum Aufbau der Steine. Wir werden diese nur in den ganz langsam sich entwickelnden Fällen von Nierentuberkulose finden.

Zur Entstehung des Steins ist nach LIEBERMEISTER eine gewisse Konzentrationsfähigkeit des Urins, sowie Stauung im Nierenbecken und der Kelche notwendig. Beides muß zusammentreffen, und beides kann durch Nierentuberkulose erfolgen. Bei fieberhafter Tuberkulose kommt es zu einem konzentrierten Fieberurin, und die Stauung kann allein schon durch eine tuberkulöse Ureteritis hervorgerufen werden.

Wenn primäre Nierensteine vorliegen und die Tuberkulose sich sekundär entwickelt — diese Fälle sind verhältnismäßig selten —, begünstigt offenbar der Stein die Lokalisation der Tuberkulose [BAUMGARTEN[1])].

Woher kommt es, daß wir verhältnismäßig häufig nach tuberkulöser Nephrektomie Nephrolithiasis in der zurückgebliebenen Niere beobachten? Es scheint, daß die Überernährung und mangelnde Bewegung, wie sie die moderne Heilstättenbewegung mit sich bringt, besonders stark einwirkt (LEGUEU, POUSSON, VOGEL).

Auch die Verwendung großer Mengen von Mineralbrunnen scheint hierbei eine Rolle zu spielen (POUSSON). Nach MARCOUS[2]) Selbstbeobachtung, sowie nach MOUSSEAUX-VITEL[3]) kann darüber kein Zweifel sein.

MARCOU (Petersburg), der an Lungentuberkulose erkrankte, bekam eine Hämoptoe, ging auf längere Zeit nach Arosa, wo er überreich ernährt wurde, besonders mit Schinken und Dörrfleisch, nebenbei täglich ein Pfund Filet und 6 Eier. Nach 65 Tagen heftige rechtsseitige Nierenkoliken mit kurzen Intervallen, 20 Tage anhaltend.

Ich selbst beobachtete einen ähnlichen Fall: Ein junger Student mit beginnender Lungentuberkulose erkrankte nach halbjährlichem Aufenthalt in Davos mit Schmerzen in der rechten Leibseite und leichten Fiebertemperaturen. Es wurde akute Appendicitis angenommen und sofort operiert. Der Befund am Appendix war nur ganz geringfügig. Wenige Tage nach der Operation traten beim Aufstehen dieselben Schmerzen erneut auf. Nach Breslau transportiert, wird ein rechtsseitiger Ureterstein festgestellt und endoureteral entfernt.

---

[1]) v. BAUMGARTEN, siehe WILDBOLZ. Chir. der Nierentub. 1913. Enke, Neue Deutsche Chir. Bd. VI. S. 167.

[2]) MARCOU (Petersburg): A propos de la lithiase rénal. chez les tub. Arch. general de méd. 1906. Nr. 29.

[3]) MOUSSEAUX: Lithiase rénale et suralimentation dans la tub. pulmonaire. Arch. general de méd. 1906. Nr. 26.

Erwähnt sei an dieser Stelle noch, daß man auch die Steinbildung nach Wirbelsäulentuberkulose oder Gelenkerkrankungen, bei denen die Kranken immobilisiert im Bett liegen müssen, mit Überprodukten von Uraten in Verbindung gebracht hat (Pousson).

Für *alle* Fälle spielt aber diese übermäßige Ernährung nicht die große Rolle. Oft ist die Steinerkrankung schon vorher dagewesen, aber nicht nachgewiesen worden. Dafür sprechen die Erfahrungen von DE FAVENTO und ANDRÉ und GRANDINEAU, bei denen schon einige Wochen nach der Nephrektomie wegen Tuberkulose Steine abgegangen sind, die schon vorher bestanden haben mußten.

Auch ROVSING beobachtete in 4 Fällen von Tuberkulose nach Verlauf einiger Zeit kalkulöse Anurie, und es fand sich das Nierenbecken der zweiten Seite mit kleinen und großen Phosphatsteinen angefüllt.

Die *makroskopische* und *mikroskopische* Erkennung der Tuberkulose ist in diesen Steinfällen oft außerordentlich schwierig, ja sogar unmöglich.

Interessante Einzelbeobachtungen sind die von FRERICHS, von ORTH, der bei einer Sektion ebenso wie im Falle KLIPPEL nur in dem Kelch, wo der Stein lag, und in einer Papille Tuberkulose fand, und ORTH[1]) fand miliare Tuberkel viel reichlicher an der Stelle des Steins und nur dort tuberkulöse Ulcera.

Bemerkt sei, daß einseitige Phosphaturie für Tuberkulose spricht (ALBARRAN, ROVSING). Auf einen Punkt möchte ich noch die Aufmerksamkeit lenken. Bei Nierentuberkulose finden wir stets sauren Urin, und bei Kombination mit Nierensteinen finden wir bei sekundären Steinen, die ja am häufigsten sind, stets Phosphate, die aber gewöhnlich nur im alkalischen Urin vorkommen. VON OPEL nimmt deshalb Mischinfektion an, oder die Tuberkulose müßte sich um den Stein herum entwickelt haben. Theoretisch sind nach VON OPEL beide Deutungen möglich, aber gewöhnlich fehlt die sekundäre Infektion bei der Tuberkulose, doch gibt es bekanntlich auch saure Phosphate.

b) Tumor und Nephrolithiasis.

Ähnlich wie bei der Tuberkulose kann entweder der Tumor oder der Stein das Primäre sein. Hier scheint sich aber der Stein viel häufiger primär zu entwickeln. Er übt einen starken Reiz auf die Schleimhaut aus, mitunter auch auf das Bindegewebe, und führt zur Tumorbildung, seien es gutartige Papillome, seien es Carcinome der Schleimhaut, des Beckens oder der Kelche, oder auch Carcinome des Parenchyms.

Warum bei dem oft jahrelangen Vorhandensein von Steinen in der Niere in den meisten Fällen eine Tumorbildung ausbleibt, in anderen wieder eine solche eintritt, das ist eine Frage, die wir bisher noch nicht beantworten können.

Von allen Tumoren finden wir am häufigsten das **Carcinom** mit Steinen kombiniert, und zwar besonders das Nierenbecken- oder Kelchcarcinom. Die Kombination von Steinen mit Zottengeschwulst wird in etwa 20% der Fälle von Nierenbeckengeschwülsten beobachtet. STÜSSER fand unter 60 Nierenbeckengeschwülsten 13mal gleichzeitig Steinbildung, davon zweimal bei gutartigen Geschwülsten, d. i. in 22% der Fälle, eine ähnliche Zahl, wie sie STEVENS[2]) gefunden hat. ALBARRAN und IMBERT fanden unter 52 Fällen achtmal Steine = 17%, TADDEI[3]) unter 31 nur zweimal = 6,6%.

---

[1]) ORTH: Traumatische Nierentub. Ges. der Charitéärzte. Dtsch. med. Wochenschr. 1907.
[2]) STEVENS, W. E.: Diagnos and surg. treatment of malignant tumors of the kidney. California state journ. of med. Vol. 21. p. 60. 1923. Zentralorg. f. d. ges. Chirurg. Bd. 23, Nr. 9, S. 404.
[3]) TADDEI: Patologia e clinica dei tumori del rene. Fol. urol. Bd. 2, p. 303. 1908.

In den meisten Beobachtungen sind Carcinome des Nierenparenchyms und des Beckens nicht voneinander getrennt. Die Zahl der von mir zusammengestellten Fälle von Carcinom mit Stein beträgt 76. Zu diesen kommen noch 8 sichere Fälle von Carcinomen des Nierenparenchyms [METCALFE[1]), MOORE[2]), JORDAN[3]), NEWMAN[4]), RUMPEL, BUGBEE[5]), MARION und ROVSING].

In der MAYOSCHEN Klinik wurden in 9 Jahren (1905—1914) unter 140 operierten Nierensteinfällen neunmal Carcinome gefunden = 6,5% [CORYELL[6])]. Nierencarcinome wurden in der gleichen Zeit von MAYO 14mal und davon 9 mit Steinen beobachtet, d. h. 64%. Es ergibt sich daraus eine ganz enorme Häufigkeit der Steinerkrankung bei Carcinomen der Niere.

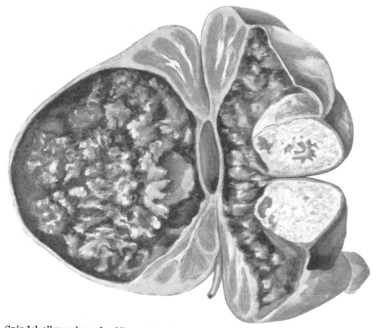

Abb. 19. Spindelzellensarkom der Niere mit anliegendem, kleinapfelgroßen, im Parenchym liegenden Phosphatstein. (Eigene Beobachtung.)

Daß auch Carcinome der einen Niere und Steinbildung in der anderen vorkommen kann, lehrt ein Fall von GÖRL[7]).

Hypernephrom mit Steinbildung kombiniert sich nur sehr selten. Ich fand 6 Fälle von ALBARRAN und COTTET[8]), GROSGLICK[9]), KRAFT[10]), NICOLICH, TRICOMI[11]), I. ISRAEL[12]).

---

[1]) METCALFE und SAFFORD: Epithelmetaplasie im Nierenbecken mit Stein im unteren Ureter. Ergebn. d. allg. Pathol. u. pathol. Anat. Jg. 9, 2. Abt., S. 716. 1903. (FÜTTERER.) — [2]) MOORE: Primary cancer of kidney with calculus. Transact. of the pathol. soc. Vol. 33. 1883. — [3]) JORDAN: Bruns' Beitr. z. klin. Chirurg. Bd. 14, S. 604. 1895. — [4]) NEWMAN: Cases of urinary cancer of the kidney. Glasgow med. journ. 1896. Nr. 3, p. 889. Chirurg. Jahresber. 1896. S. 889. — [5]) BUGBEE, HG.: Primary carcinoma of the kidney with impacted ureteral calculus. Journ. of urol. Vol. 5, p. 267. 1921 and Journ. of urol. Vol. 15, Nr. 5, p. 442. 1926. — [6]) CORYELL: Renal cancer associated with renal stone. Bull. of Johns Hopkins hosp. Vol. 26, Nr. 290, p. 93. 1915. — [7]) GÖRL: 1898 nach GAUBIL: Calcul et tumeur du rein. — [8]) ALBARRAN und A. COTTET siehe KAPSAMMER. — [9]) GROSGLIK: Beiträge zur Nierenchirurgie. Monatsschr. f. Urol. 1906. Fol. urol. Vol. 1, p. 672. — [10]) KRAFT: Fortschr. a. d. Geb. d. Röntgenstr. Bd. 29, Nr. 6, S. 808. 1922 und Bd. 31, S. 811. — [11]) TRICOMI (siehe TARDO). — [12]) Hierzu kommt noch ein Fall von H. SIMON, mitgeteilt in der Breslauer Chir. Ges. Januar 1927.

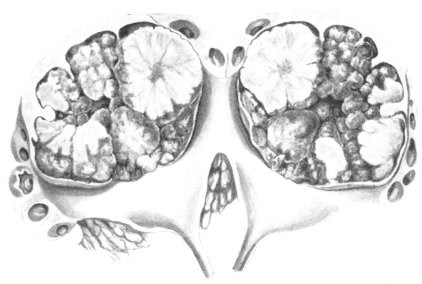

Abb. 20. Steinniere, kombiniert mit Sarkom und Carcinom: Großes, fast das ganze Parenchym einnehmendes Spindelzellensarkom in das große Nierenbecken nur an einer Stelle, etwa der Mitte, eingebrochen. Nierensubstanz bis auf eine schmale Rinde zerstört. (Eigene Beobachtung.)

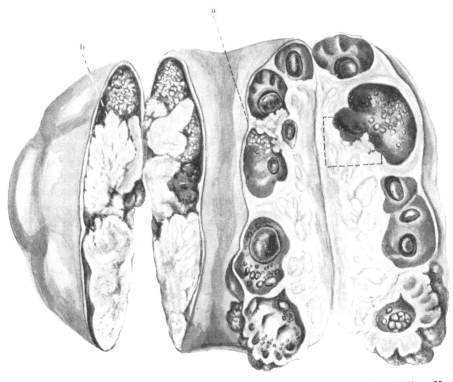

Abb. 21. Derselbe Fall, die eine Hälfte der Niere in 2 Teile parallel dem Becken aufgeschnitten. Man sieht in dem einen Schnitt das Sarkom, in dem zweiten mehrere große Kelchhöhlen, in denen massenhaft bis johannisbrotkerngroße Phosphatsteine liegen. In einer der großen Kelchhöhlen, die mit vielen Steinen gefüllt ist, hat sich ein Carcinom entwickelt. a Kelchhöhle mit carcinomatöser Degeneration der Schleimhaut, b Sarkom. (Eigene Beobachtung.)

Bindegewebsgeschwülste und Steinbildung sind noch seltener, allerdings sind auch echte Nierensarkome eine große Ausnahme. Lubarsch[1]) hat 76 Fälle zusammengestellt.

Ich selbst fand in der Literatur nur 4 Sarkomfälle kombiniert mit Steinbildung [Lotheisen 2 Fälle[2]), Clairmont[3]) und Drew[4])] und kann hierzu noch 2 eigene Fälle hinzufügen (Abb. 19—21).

Von diesen beiden Fällen ist der eine dadurch interessant, daß neben dem *Sarkom* und massenhaft Steinen, insbesondere in den Kelchen, noch ein *Kelchcarcinom* vorhanden war.

Über die Frage, ob der Tumor oder der Stein das Primäre ist, sind die Ansichten recht geteilt. Legueu und Pousson meinen allerdings, daß die Steinbildung meistens sekundär eintritt, Koagula und Tumorfetzen bilden den Kern und Retentionserscheinungen sind ein wichtiges prädisponierendes Moment [Albarran und Imbert, Oraison[5]) und Nadal[6]) und viele andere].

Aber viel häufiger ist der Stein das Primäre und durch den fortgesetzten Reiz entstehen dann nicht nur gutartige Polypen und papilläre Formen, sondern auch maligne, nicht papilläre.

Für die sekundäre Entwicklung des Steins scheint vor allem das häufige Vorkommen von *Phosphat*steinen zu sprechen, allerdings liegen nur in wenigen Fällen Untersuchungen über die chemische Zusammensetzung der Steine bei Tumoren vor.

Bei den Tumoren der *Schleimhaut* nimmt Posner das Entstehen infolge des Reizes einer Leukoplakie des Fremdkörpers an; auf deren Boden entwickeln sich die Tumoren, besonders die malignen.

Beim Sarkom ist der Stein wahrscheinlich sekundär entstanden. In dem einen unserer Fälle lag der Stein direkt am Tumor im Par-

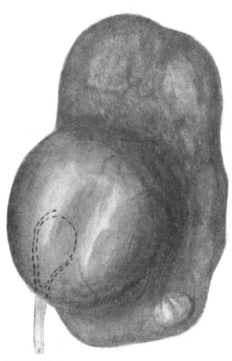

Abb. 22. Große Nierencyste, dem Nierenbecken anliegend, reiner, harnsaurer Stein im Nierenbecken liegend, schraffiert gezeichnet, ferner kleine Cyste im unteren Pol. (Eigene Beobachtung.)

enchym. In meinem zweiten Falle hat sich das Sarkom unabhängig von dem Stein entwickelt, dagegen das Kelchcarcinom sekundär durch den Reiz des Steins.

Albarran und Imbert sehen die Nephrite diathésicque Albarrans als Ursache der Entwicklung des Carcinoms an. I. Israel ist anderer Ansicht.

[1]) Lubarsch: Handb. d. spez. pathol. Anat. Bd. 6, S. 679. 1925. Berlin: Julius Springer.
[2]) Lotheissen: Ein Beitrag zur Chirurgie der Nieren. Arch. f. klin. Chirurg. Bd. 52. S. 773. 1896.
[3]) Clairmont: Beiträge zur Nierenchirurgie. Arch. f. klin. Chirurg. Bd. 79, S. 696. 1906.
[4]) Drew: Transaction of the pathology society of London 1897. p. 130 and Lancet, February 22. 1913. Zeitschr. f. Urol. Bd. 7, S. 854. 1913.
[5]) Oraison: Volumineuse calculs du rein coexistence d'un épitheliome du bassinet. Journ. de méd. de Bordeaux 1905. Ann. des maladies de org. gén.-urin. 1905. Nr. 1. p. 755.
[6]) Nadal: Journ. de méd. de Bordeaux 2 oct. 1910.

Er nimmt im Gegensatz zur Tuberkulose an, daß es sich bei Tumoren und Steinen nur um ein Nebeneinander handelt. Es ist kein Zweifel, daß dies in manchen Fällen so sein wird, aber in anderen besteht wohl doch ein Zusammenhang, sei es, daß der Tumor, sei es, daß der Stein das Primäre ist.

Auch in Hydronephrosensäcken mit Steinbefund sind Nierenbeckencarcinome beobachtet worden. Wie wir in Gallenblasen mit Steinen nicht so selten Carcinomen begegnen, und wie wir in kardiospastischen Dilatationen des Oesophagus sich nicht gar so selten infolge des chronischen Reizes Carcinome entwickeln sehen, so ist auch die Entwicklung eines Carcinoms in einem Hydronephrosensack nicht verwunderlich.

Papillome in Hydronephrosen mit Steinbildung sind bekannt [THORNTON[1]]. Auch stellte A. RENNER im letzten Jahre (1926) einen derartigen Fall in der Breslauer Chirurgischen Gesellschaft vor.

So interessant vom ätiologischen Gesichtspunkt diese Tumoren mit Steinbildung sind, so ist dies für das operative Vorgehen in betreff der Steine ohne wesentliche Bedeutung, da der Verlauf der Erkrankung vom Tumor beherrscht wird, der radikale Operation verlangt.

c) Polycystische Nierendegeneration, Nierencysten und Echinokokkus der Niere mit Steinen.

Bei polycystischer Nierendegeneration ist die Steinbildung nicht gar so selten [BRAASCH, PLESCHNER[2]), BLUM und andere]. Über *Nierencysten* und Steine berichtet LEGUEU und ich selbst hatte auch Gelegenheit, einen

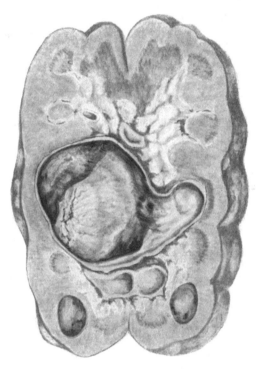

Abb. 23. Dieselbe Niere, aufgeschnitten, zeigt die beiden Cysten: durch die große Cyste das Nierenbecken durchscheinend. (Eigene Beobachtung.)

solchen Fall zu beobachten (Abb. 22 und 23). Über Nierenechinokokkus und Steine liegen Beobachtungen von HILDEBRANDT[3]), BERNASCONI[4]) und MINET[5]) vor.

C. Symptome bei Nierenstein.
I. Subjektive Symptome.

Die wichtigsten Krankheitserscheinungen sind der *Schmerz*, der *Abgang von Steinen*, der *Bluthharn* und der *Eiterharn*.

---

[1]) THORNTON: Hydronephrosis due to papilloma and calculus. Transact. pathol. soc. London 1885.

[2]) PLESCHNER: Nephrektomie einer Cystenniere. Steinanurie 6 Jahre später. Zeitschr. f. urol. Chirurg. Bd. 9, S. 50.

[3]) HILDEBRANDT: Dtsch. Zeitschr. f. Chirurg. Bd. 11, S. 102.

[4]) BERNASCONI: Kyst hydatique calcifié et calculs multiples du rein. Journ. d'urol. Tome 16, Nr. 5, p. 430. 1923.

[5]) MINET: Kyste hydatique rénale calcifié. Journ. d'urol. 1921.

Der Eiterharn als einziges Symptom wird nur selten beobachtet. Am häufigsten geht die Nierensteinerkrankung mit Schmerzen einher.

Der Schmerz. Wir unterscheiden den *Kolik-* oder *Krampfschmerz,* sowie den *krampflosen Schmerz* von verschieden langer Dauer und ganz verschiedener Stärke.

Latente Steine. Wir kennen aber auch Nierensteinerkrankungen ohne jeden Schmerz, selbst ohne jede auffallende andere Erscheinung, und dann verdanken wir die Entdeckung der Steine oft nur einem Zufall. Sie werden bei Sektionen oder bei aus anderen Gründen ausgeführter Röntgenaufnahme gefunden.

MORRIS beobachtete bei Sektionen in einem Londoner Hospital 1885—1895 in $1^1/_2 \%$ aller Leichen Steine in einer oder in beiden Nieren.

BRUCE CLARK[1]) sah unter 24 Fällen 13 mal Steine während des Lebens latent verbleiben.

LANZILOTTA[2]) fand auf der MARIONschen Abteilung innerhalb 3 Jahren unter 46 wegen Nephrolithiasis operierten Fällen 9 (19,5%) latente Steine, d. h. solche, die keine Schmerzsymptome, die auf Nierensteine hindeuteten, zeigten. Der von WATSON festgestellte Prozentsatz von 12% ist dadurch noch übertroffen.

FEDOROFF erwähnt, daß er eine ganze Reihe von Kranken kennt, die 20—30 Jahre mit ihren Steinen herumgingen und von ihnen so wenig belästigt wurden, daß sie eine Operation ablehnten.

BELUZON[3]) fand bei einem 69jährigen Mann, der schnell an Niereninsuffizienz zugrunde ging, einen großen Stein im Nierenbecken, ohne daß er je Symptome hatte.

Mir sind einige ältere Leute bekannt, die während der letzten $1^1/_2$—2 Jahrzehnte ihres Lebens trotz der Steine ein ziemlich erträgliches Dasein führten und an ganz anderen Affektionen zugrunde gingen.

Sand und Grieß kann ohne jeden Schmerz passieren, auch kleine Steinchen, und erst das Aufschlagen des Steinchens erregt die Aufmerksamkeit.

BERRY[4]) berichtet über einen Fall von doppelseitigen Uretersteinen mit Perforation nach außen, der erst 9 Wochen vor dem Tode die ersten Symptome gemacht hatte. Ich verweise noch auf einige neuere größere Arbeiten über latente Steine von BONN[5]) und BARNETT[6]).

Am charakteristischsten sind aber die Fälle von doppelseitigen Steinen mit Anurie, bei denen der Stein gewöhnlich gar keine Beschwerden gemacht hat. Ich erinnere hier an den von DEAVER beschriebenen Fall. Gerade von Uretersteinen wissen wir, daß sie nicht nur den Ureter passieren können, ohne Schmerzen zu verursachen, ja, sie können auch stecken bleiben und machen nicht die geringsten Beschwerden.

JEANBREAU hat latente Uretersteine als selten bezeichnet, das ist auf Grund der neueren Erfahrungen nicht richtig. Nur kann man das Fehlen jedes subjektiven und objektiven Symptoms, d. h. das Fehlen von Koliken, anormalem Harn und positivem Röntgenbild, als selten bezeichnen.

1. Der Kolikanfall oder Krampfschmerz. Er ist ein anfallsweise auftretender, gewöhnlich in der Nierengegend beginnender, krampfartiger oder stechender Schmerz von Minuten, Stunden, ja tagelanger Dauer, der ohne irgendwelche Vorboten, manchmal nach einigen schmerzhaften Empfindungen in der Lumbalgegend, einsetzt, sich bis zur Unerträglichkeit steigern kann und mitunter ganz plötzlich, fast blitzartig aufhört oder, was seltener ist, allmählich abklingt. Diese Krampfschmerzen treten zu jeder Tageszeit ein, auch im Schlafe. Der Schmerz kann so stark sein, daß kräftige Männer ohnmächtig werden. Bleiches Aus-

---

[1]) BRUCE CLARK: Two cases of operation for symptoms simulating renal calculus. Lancet 1891. Oct.

[2]) LANZILLOTTA: Des calculs latents du rein. Journ. d'urol. Tome 17, p. 466. 1924.

[3]) BELUZON: Marseille-méd. 1889. p. 501.

[4]) BERRY: Med. presse London 1891. p. 403.

[5]) BONN, HARRY: Silent urinary calculi. Urol. et cut. review Vol. 26, Nr. 7, p. 409. 1922.

[6]) BARNETT, CH.: Kidney stone with history of sixty years. Journ. of urol. Vol. 11, p. 99. 1924.

sehen, kleiner, gespannter, schneller Puls, Steigerung der Temperatur und Atemfrequenz, Angst- und Frostgefühl, kalter Schweiß, Spannung und Auftreibung des Leibes kommen hinzu. Mitunter setzen Übelkeit und Erbrechen, sowie Schlucken ein. Der Abgang von Stuhl und Winden sistiert, *doch ohne Darmsteifungen.* Hierzu kommt oft häufiger, quälender Harndrang unter tropfenweiser Entleerung des Urins, dessen Durchtritt mit starkem Brennen verbunden sein kann; ja völlige Anurie oder seltener Polyurie wasserhellen Urins ist beobachtet. Manchmal treten im Laufe eines Tages mehrfach Exazerbationen und Remissionen auf. Bei *infizierten* Fällen tritt auch Fieber ein, fast immer fühlen sich die Patienten heiß an.

Meist ist ein solcher Anfall mit ausstrahlenden Schmerzen längs des Nierenleiters bis in die Blase verbunden. Die Ausstrahlungen gehen auch in die Inguinalgegend, in den Penis, den Hoden, den Anus, die Schamlippe, den Oberschenkel bis ins Knie, ferner nach oben in das Abdomen, auch in den Rücken bis zu den Schulterblättern. Oft kann der Kranke nicht angeben, ob der Schmerz links oder rechts stärker ist (siehe Irradiationen).

Diese Koliken können vereinzelt auftreten, mitunter sogar nur einmal im Leben. Andere Kranke sind wieder sehr häufig von solchen Anfällen geplagt. GARRÈ macht darauf aufmerksam, daß es Nierenkoliken gibt, die ausschließlich als Darmkoliken mit Stuhldrang, Auftreibung des Leibes und Obstipation verlaufen, was ich bestätigen kann. Stets ist daran zu denken, daß bei Kolikanfällen Veränderungen von seiten der Miktion und solche des Urins vollkommen fehlen können; bei völliger Verlegung des Ureters durch den Stein wird nur der Urin der zweiten Seite entleert.

Die Auslösung der Steinkoliken geschieht oft durch Reiten, Turnen, Tanzen, Wagen-, Autofahrten, selbst durch Eisenbahnfahren.

Aufhören des Anfalles. Hört er plötzlich auf, so beobachtet man nicht selten unter Nachlassen der Muskelspannung im Abdomen einen polyurischen, wasserhellen Urin. Mitunter ist das erste Anzeichen nicht das Aufhören des Schmerzes, sondern eine Darmentleerung (KÜSTER).

Wird der Stein, nachdem die Kolik vorüber ist, nicht in die Blase oder durch die Urethra nach außen entleert, so tritt er ins Nierenbecken zurück. Dann erlebt man oft nach kurzer Zeit erneute Anfälle. Schließlich kann der Schmerz auch nachlassen, aber nicht völlig schwinden. In solchen Fällen ist der Stein meistens im Ureter stecken geblieben.

Der Satz KORANYIs, daß Steinkoliken ohne Harnveränderungen kaum vorkommen, ist im allgemeinen richtig. KORANYI will dieses Symptom differentialdiagnostisch gegen die anderen so häufigen Nierenkoliken verwenden; doch besteht kein Zweifel, daß insbesondere bei totaler Verlegung des Ureters durch einen Stein Harnveränderungen völlig fehlen können, da sich nur der Urin der einen Seite entleert, selbst vereinzelte Blutschatten können fehlen.

Nach CABOT und I. ISRAEL werden etwa 66% aller Nierensteinkranken von Koliken befallen.

Ursache der Steinkoliken. Hier spielt die größte Rolle der durch Harnstauung im Nierenbecken gesteigerte *intrarenale Druck.* Dieser ist von der Größe des Beckens, sowie seiner extra-, intrarenalen oder intermediären Lage abhängig und kommt durch Verlegung des Ureters und des Nierenbeckenausgangs zustande.

LEO BÜRGER will Schmerzen bei Kolikanfällen *nur* als Folge der Retention ansehen. Er macht aber besonders darauf aufmerksam, daß das Fehlen des Schmerzes nicht ein Fehlen der Retention anzeigt.

Als weitere Ursache kommt noch die vermehrte Spannung der Nierenkapsel durch *akut entzündliche Kongestionen,* durch *venöse Blutüberfüllung* hinzu.

Ferner führt eine plötzliche starke *Schwellung* zur Hyperämie der *Nieren-becken- oder der Ureterschleimhaut,* die ebenfalls zu Koliken Anlaß geben kann.
Eine weitere Ursache der Steinkoliken sind *spastische,* durch Wanderung des Steins ausgelöste *Kontraktionen* der Uretermuskulatur, die besonders lebhaft sind, wenn der Ureter sich des Steins zu entledigen versucht; und so hört auch der Schmerz plötzlich auf, wenn der Stein in die Blase oder in das Nierenbecken gelangt.

Man spricht bei Steinkoliken von *erfolgreichen* und *vergeblichen* Koliken, je nachdem der Stein passiert ist oder nicht; Kolikanfälle werden meistens durch *kleine* Steine hervorgerufen. Diese kann man nur selten fühlen, nur wenn sie im untersten Teile des Ureters sitzen: von der Scheide oder dem Mastdarm aus.

Differentialdiagnose zwischen Nierenstein- oder Uretersteinkolik. Sie ist kaum möglich, denn bei beiden kommt es zu Krampfzuständen der dem Stein anliegenden Muskulatur und zur Retention und Kapselspannung durch Obturation.

In neuester Zeit hat man auch Koliken, durch Kelchsteine verursacht, beobachtet. Der Stein verlegt dann den Kelchhals, und es kommt im Kelch zur Retention. In diesem Fall reicht der Spannungsschmerz nicht so tief herab. Erwähnt sei noch, daß nach einem Kolikanfall zwar der Spannungsschmerz sofort schwindet, die Reizbarkeit des Ureters aber mehrere Stunden, ja Tage, manchmal für immer anhält (GUYON).

Nur bei *tiefsitzenden* Uretersteinen sind manchmal die Koliken von Nierensteinkoliken zu differenzieren. Pelvine Uretersteine lösen Kolikanfälle wie bei Blasensteinen aus, während lumbo-iliacale Uretersteine Nierenkoliken hervorrufen [LEONARD[1])]. Die Schmerzen bei lumbo-iliacalen Koliken strahlen nach dem Rumpfe aus, die bei pelvinen nach der Leiste und den Hoden.

Differentialdiagnose gegen andere Nierenkoliken. Kolikanfälle können nicht nur bei Steinen eintreten, sie haben die allerverschiedensten Ursachen, wie Verlegung des Ureters durch Blutgerinnsel, Eiterpfröpfe, Ureterknickungen, Klappenbildungen, Ureterkompressionen, Tuberkulose, Geschwülste, Adhäsionen des Ureters durch Gebärmuttergeschwülste, durch Blutungen und Entzündungsherde im Parenchym der Niere, durch Echinokokken der Niere, durch polycystische Nierendegeneration, demnach durch alle Ursachen, die eine Verlegung des Ureters und Beckens oder der Kelche hervorrufen können und auch zur Kapselspannung führen.

Wichtig ist es zu wissen, daß auch *nach Exstirpation der zugehörigen Niere* der Ureterstein imstande ist, Koliken hervorzurufen. Hierfür ist ein von J. ISRAEL bekanntgegebener Fall sehr lehrreich.

ISRAEL hat in einem Falle von Pyonephrose mit Steinverstopfung des Ureters nahe der Blasenmündung nach Nephrektomie noch einmal einen heftigen Kolikanfall beobachtet, der in der entsprechenden Hälfte der Blase und der Harnröhre empfunden wurde. Die zweite Operation zeigte, daß der Ureter sich bis zur Dicke eines Mastdarmes erweitert hatte und mit Eiter gefüllt war.

Dieser Fall ist für die Deutung von Koliken von grundsätzlicher Bedeutung.

2. Dumpfer Schmerz. Die Zeit liegt noch nicht lange zurück, in der man sich Nierensteine ohne Koliken nicht denken konnte (GARRÈ). Wir müssen mit der Auffassung aufräumen, daß der Kolikanfall das charakteristische Zeichen des Nierensteins ist.

Während man früher drückende Schmerzen in der Lumbalgegend mit Ausstrahlungen nach dem Oberschenkel als ischiadischer Natur angesehen hat, zeigt uns das Röntgenverfahren, daß ein nicht unbeträchtlicher Teil dieser

---

[1]) LEONARD: Symptoms and signe in urinary lithiasis. Ann. of surg. 1907. April. Zentralbl. f. Chirurg. 1907. Nr. 38.

Beschwerden als durch Erkrankungen der Niere, und vor allem durch Nierensteine entstanden, zu betrachten ist. Diese Schmerzen werden als dumpf, drückend bezeichnet, sind meistens andauernd, steigern sich bei körperlichen Anstrengungen; selten wechselt heftiger Schmerz mit dumpfem Druckgefühl ab.

Diese dumpfen Empfindungen in der unteren Bauchgegend oder im Epigastrium sind nach RAFIN charakteristischer für Nierensteine als die Kolik. SUTER geht sogar so weit, zu behaupten, daß die typischen Kolikanfälle bei den Nierensteinkranken, die später operiert werden, meist fehlen: es handelt sich bei diesen um größere Steine, die keine typischen Koliken hervorrufen.

Die *dumpfen* Schmerzen werden meistens in die Nierengegend lokalisiert, entweder in die Gegend der zwölften Rippe oder mehr nach vorn in die Gegend des Hypochondriums. Ihre Auslösung geschieht vor allem durch heftige Bewegung, sowie durch Erschütterungen bei Auto- und Bahnfahrten, Reiten, Springen, Turnen; der Schmerz wird durch Ruhelage meistens in kurzer Zeit wieder beruhigt.

Noch einige andere Faktoren können den dumpfen Schmerz auslösen: Langes Stehen und Sitzen, reichlicher Genuß von Alkoholicis und scharf gewürzten Speisen, Erkältungen, sexuelle Exzesse, Menstruation bei der Frau (WILDBOLZ).

Abhängigkeit der dumpfen Schmerzen von Form, Lage, Größe und Infektion der Steine. Meistens spielt die Form — spitz, eckig, kantig — eine Rolle dabei, ebenso die rauhe Oberfläche, da diese Steine sich bei jeder Erschütterung an den Wänden des Beckens oder der Kelche reiben und sie verletzen; diese Verletzungen können so weit gehen, daß intrarenale Aneurysmen entstehen.

Sehr geringe, mitunter gar keine Symptome, macht der aseptische, fest eingebettete oder wenig bewegliche Stein. Hierzu gehören die Parenchymsteine, ein größerer Teil der Kelchsteine, sowie viele großen Beckensteine. Zu berücksichtigen sind sog. Ventilsteine, die durch die aufrechte Haltung beim Gehen und Stehen den Uretereingang reizen, auch verschließen können, bei Rückenlage aber den Weg in den Ureter frei lassen, und so sind wohl die großen Unterschiede der Schmerzen bei diesen Kranken bei Bewegung und Ruhelage zu erklären.

Differentialdiagnose von Nierensteinschmerzen gegen Erkrankungen der unteren Harnwege. Nierenschmerzen werden auch verschiedentlich bei Erkrankungen der Harnröhre und der Blase geäußert. Insbesondere hat GUYON darauf aufmerksam gemacht, daß sie bei der Urethritis post. vorkommen. Doch findet sich dabei meistens eine *symmetrische* Ausbreitung nach beiden Seiten hin, was man bei einseitigem Nierenstein fast niemals beobachtet, höchstens bei doppelseitigem (KORANYI), und auch dann ist der Schmerz niemals auf beiden Seiten gleich heftig.

3. Irradiationen. Ausstrahlungen treten sowohl bei Koliken wie bei dumpfen Schmerzen auf. Sie erfolgen in die Bauchhöhle und in die Magengegend (renoabdominal), in den Rücken bis in die Schultergegend (renothorakal), seltener ins Kreuz oder die Glutäalgegend (renosacral), in die Oberschenkel (renofemoral). Sie können dadurch leicht zu Verwechslungen mit Appendicitis, Duodenalgeschwüren und Ischias führen. Sie gehen bis in die Blase und die äußeren Genitalien (renovesical und renogenital). Auch halbseitiger Mastdarmschmerz (renoanal) und schmerzhafte Defäkationen wurden beobachtet [YOUNG und JEANSELME[1])].

KÜSTER beschreibt Irradiationen in ganz entfernte Körperteile, wie den Trigeminus.

---

[1]) YOUNG und JEANSELME nach KORANYI: Irrtümer in der Diagnostik der Harnorgane. 1918. Heft 5. Thieme-Leipzig.

Selbst krampfartige Kontraktionen des Hodens gegen den Leistenring, Druckschmerz (BITTORF, LEVERIN) sind beobachtet, auch vorübergehende Anschwellungen (WAGNER). ORTNER[1]) beschreibt das Symptom der Empfindung, als wenn der Hoden hochgezogen würde.

Bei dem dumpfen Dauerschmerz werden die Kranken besonders durch die Irradiationen oft mehr gequält als durch die Kolikanfälle. Die Schmerzen können so heftig werden, daß der Kranke infolge des Gefühls der Schwere nur gebückt gehen kann; gerade in diesen Fällen wird häufig die Diagnose auf Appendicitis oder Adnexerkrankung gestellt.

Nicht unerwähnt möge sein, daß viele Kranke, bei denen die Schmerzen in die Magengegend ausstrahlen (Plexus coeliacus), als nervös dyspeptische behandelt werden.

Renorenaler Reflex, kontralateraler Schmerz. Nierenkolik wie dumpfer Schmerz können auf der *gesunden* Seite empfunden werden und die erkrankte kann frei von Schmerzen sein. Hieraus entstehen leicht diagnostische Irrtümer [GUYON, THORNTON[2]), THORNDIKE[3]), KAPSAMMER, LEGUEU, WILDBOLZ]. KAPSAMMER will diese eigenartigen Symptome durch kompensatorische Hypertrophie der zweiten Niere erklären.

In solchen Fällen muß man besonders vorsichtig sein, weil die vergrößerte, aber gesunde Niere, fälschlich operativ entfernt werden könnte, wie dies MORRIS passiert ist.

Bei *einseitigem* Schmerz können auch *doppelseitige* Steine vorliegen, und der Schmerz wird nur auf der einen Seite empfunden, objektiv aber ein Stein auf der anderen nachgewiesen.

So berichtet KAPSAMMER über einen Fall, in welchem bei Steinabgang und bei einseitigem Schmerz die Röntgenuntersuchung und die Operation auf der schmerzhaften Seite *nichts*, dagegen auf der gegenüberliegenden, stets schmerzfreien Seite, Steine ergaben, so daß es nicht ausgeschlossen ist, daß die abgegangenen Steine wirklich von der schmerzhaften Seite stammten — kleine Konkremente, die meistens Schmerzen hervorrufen —, während die großen eingekeilten Steine der zweiten Seite zu keinen Beschwerden Anlaß gaben.

Auch durch absichtlich falsche Angaben hysterischer Personen können solche diagnostischen Irrtümer vorkommen (GARRÈ).

Gegen den renorenalen Reflex wendet sich vor allem MORRIS. Nach KÜSTER geht aber MORRIS in seiner Ablehnung zu weit, da schon die enge Nervenverbindung beider Nieren auf die Möglichkeit einer solchen Irradiation hinweist.

Die Diagnose des renorenalen Reflexes muß man möglichst einzuschränken versuchen.

Wie vorsichtig man bei der Annahme einer kontralateralen Lokalisation des Nierensteinschmerzes sein muß, lehrt ein Fall von KORANYI (112), in dem es sich um ein Duodenalgeschwür handelte, das als kontralateraler Reflex angesehen wurde.

Im übrigen verweise ich auf die Arbeit von BARTRINA[4]) und MARFAN[5]) (siehe auch Steinanurie).

Renovesicaler Reflex; Blasensymptome. Sie treten bei Uretersteinen häufig auf und äußern sich in Pollakiurie, besonders bei Bewegungen, oder in Form von Krampfzuständen, die einseitig von der Niere zur Blase ausstrahlen, die Miktion erschweren und sie schmerzhaft machen. Häufig sind diese Erscheinungen nicht das einzige Symptom, beherrschen aber die Szene (BLUM), während der Schmerz in der Niere nur gering ist.

[1]) ORTNER, N.: Klinische Symptomatologie innerer Krankheiten 1917. Urban & Schwarzenberg.
[2]) THORNTON, KN.: Hydronephrosis due to calculus. Lancet 1884. Nov.
[3]) THORNDIKE: A case of nephrolithotomy. Boston med. a. surg. journ. Vol. 127, p. 22. 1892.
[4]) BARTRINA, I. M.: Sur le phénomenes dits réflexe de l'apareille génito-urinaire. Journ. d'urol. Tome 13, Nr. 5, p. 337. 1922. Zeitschr. f. urol. Chirurg. Bd. 11, S. 275.
[5]) MARFAN: Steinanurie. Journ. d'urol. Tome 10, p. 30. Zeitschr. f. urol. Chirurg. Bd. 7, S. 87.

Blasenerscheinungen als *einziges* Symptom einer Nephrolithiasis haben GUYON, CABOT, SUTER und RAFIN beschrieben.

GUYON berichtet über einen Fall, in dem bei normaler Kapazität der Blase und Fehlen der Cystitis vermehrte Miktion ohne jeden Schmerz 6 Jahre lang bestand als einziges Symptom eines Nierensteins.

Kinder mit Nierensteinen leiden häufig an Enuresis nicht nur nachts, sondern auch am Tage [MOUSSEAUX-VITEL[1])].

Diese Blasensymptome sind kein Charakteristicum der Erkrankung; auch bei vielen anderen Erkrankungen der Blase und Harnröhre können sie vorkommen, bei Genitalerkrankungen der Frau und bei manchen Erkrankungen des Darmes und bei Ischias (SUTER).

Der renofemorale Reflex tritt nur gleichseitig auf. Der Schmerz strahlt in den Oberschenkel aus, seltener auf die Hinterseite desselben bis zum Unterschenkel und da besonders in das Gebiet des Malleol. ext.; ja bis in die Fußsohle hinein mit dem Gefühl des schmerzhaften Wundseins.

Renogenitaler Reflex. Die Ausstrahlungen bei juxta- und intravesicalen Steinen bestehen im Harndrang, von Schmerzen begleiteter, besonders häufiger Harnentleerung, sich in die Glans penis oder Klitoris fortsetzend. Bei größeren Steinen gehen die Schmerzen in das Vas deferens und die Samenblasen, der Hodenschmerz kann vorherrschen. Hierzu kommen noch Pollutionen, schmerzhafte Blutungen, Ejaculationen als Begleiterscheinung.

Das Symptom des Hinaufziehens des Hodens wird besonders bei Harnleiterstein beobachtet (ORTNER).

Differentialdiagnose. Uretersteine im unteren Teil geben Anlaß zu Verwechslungen mit Pericystitiden, bei Frauen mit perinephritischen und Adnexerkrankungen (BLUM).

Anamnestisch ist von großer Bedeutung der Wechsel in der Lokalisation des Schmerzes. Beginnt der Schmerz in der Lumbalgegend und dehnt sich im Verlaufe des Anfalles bis in den Penis oder den Testis, auf die Haut des Scrotums der erkrankten Seite aus, dann ist anzunehmen, daß der Kolikanfall von der Niere oder dem Ureter ausgeht [HERBST[2])].

Ursache der Irradiationsschmerzen. Man darf sich nicht etwa vorstellen, daß entsprechend dem Schmerzgefühl längs des Ureters auch der Stein den Ureter entlang wandert. Die Schmerzerregung durchläuft gewisse Stellen des Rückenmarks und ergreift die Zentren, und von dort aus werden sie erst auf die Körperwand übertragen [MACKENZIE[3])]. Das Eine kann man nur mit Sicherheit sagen, daß, wenn der Schmerz stets von demselben Punkte ausgeht, der Stein an dieser Stelle eingekeilt ist, und dort peristaltische Kontraktionen auslöst. Gehen die wiederholten Anfälle vom Rücken aus, so kann man annehmen, daß der Stein im Nierenbecken oder in der Nähe desselben sitzt.

II. Objektive Symptome.

Untersuchungsmethoden. Die *Auscultation* ist ohne jeden Wert und auch die *Perkussion* wird nur von wenigen Autoren empfohlen.

LLOYD[4]), LE DENTU[5]) und BROOK[6]) haben behauptet, daß man Nierensteinschmerzen bei sitzenden oder auf dem Bauch liegenden Kranken durch Lendenperkussion verstärken

---

[1]) MOUSSEAUX-VITTEL: Die Lithiasis renalis bei Kindern. Rev. de méd. 1914.
[2]) HERBST, R. A.: Ureteral calculus surg. Clin. of Nord America Vol. 3, H. 4, p. 1063.
[3]) MACKENZIE, JAMES: Krankheitszeichen und ihre Ausübung. Würzburg: Kabitzsch 1911.
[4]) LLOYD: Nephrolithotomy. Brit. med. journ. Vol. 2. 1885.
[5]) LE DENTU: Contribution à l'histoire de l'extract, des calculs du rein. Bull. gén. de therapeut. 30 oct. 1881.
[6]) BROOK: Two cases of nephrolithotomy. Brit. med. journ. 1896. Dec.

kann und halten diese für charakteristisch. GOYENA[1]) empfiehlt mit dem ulnaren Hand-rand auf die Gegend der 12. Rippe einen Schlag zu führen. Er will in vielen Fällen die zur Appendicitis neigende Diagnose dadurch richtig gestellt haben.

Wesentlich bedeutungsvoller ist die *Palpation* und vor allem die *Inspektion.* Durch die Palpation können wir die *Druckempfindlichkeit,* sowie die *Form- und Größenveränderungen* der Niere, des Nierenbeckens und des Ureters fest-stellen, ferner Niere und Harnleiter abtasten, und zwar von vorn durch die Bauch-decken und vom Mastdarm und Scheide aus.

Stets müssen wir uns vor Augen halten, daß wir durch die Untersuchung vom Abdomen aus keine für Steine charakteristischen Symptome feststellen können; sie kommen auch bei anderen Nierenleiden vor.

1. Tastung der Nierensteine selbst. Sie gelingt nur in den seltensten Fällen und dann fast immer nur durch bimanuelle Palpation.

Über solche durch die Bauchdecke abgetasteten Fälle berichten LE DENTU und LICHT-HEIM[2]). I. ISRAEL gelang es in 5,2%, seiner Fälle, und wenn er die Fälle von Pyonephrose ausschließt, in 3,1%, bei aseptischen Nieren nur in 2,6%, die Steine direkt abzutasten. Ich selbst konnte nur in einem Falle den Stein vom Abdomen aus tasten.

Durch bimanuelle Palpation kann man manchmal Crepitation feststellen, dann müssen aber mehrere Steine vorhanden sein, die meistens beweglich in einem hydro- oder pyonephrotischen Sack liegen (LEGUEU). LYON will etwa 3—4mal dieses Phänomen beobachtet haben, KÜSTER zweimal, CRUVEILHIER einmal. In dystopischen Nieren gelingt die Palpation eher (WAGNER), noch öfter bei Uretersteinen per rectum und per vaginam. ISRAEL fand sie bei Männern per rectum in 13%, bei Frauen in 48% palpabel.

Hauptsächlich benutzen wir aber die Palpation zur Feststellung *von schmerz-haften Druckpunkten* in der Nierengegend und am Ureter.

In der *Nierengegend* unterscheiden wir zwei Schmerzpunkte, der eine hinten, dorsal, der andere vorn, abdominal gelegen. Der hintere Druckpunkt, der von großer Bedeutung ist, liegt im costo-vertebralen Winkel. Durch starken Druck gegen diese Stelle kann man einen stechenden Schmerz mit oder ohne Aus-strahlungen erzeugen.

Der vordere Druckpunkt entspricht dem Nierenbecken. Man untersucht dann am besten in Rückenlage, läßt die im Kniegelenk ausgestreckte Extremität heben, wobei der kontrahierte Iliopsoas eine feste Unterlage bildet und sich der vorderen Bauchwand nähert.

Von den verschiedenen Druckpunkten, die für die Lage des Ureters an-gegeben sind, unterscheiden wir:

1. Den ISRAELschen, der an der Kreuzung mit der Linea innominata 2 Quer-finger oberhalb des Schnittpunktes der Verbindungslinie beider vorderer Darm-beinstachel mit einer Vertikalen durch den vorderen Schambeinhöcker liegt.

2. Der BAZysche paraumbilicale Ureterdruckpunkt wird gefunden, indem man eine horizontale Linie durch den Nabel und eine vertikale durch den MAC BURNEYschen Punkt legt.

3. Der TOURNEURsche mittlere ureterale Punkt liegt im Schnittpunkt einer Horizontalen durch die beiden Spinae ant. sup. und einer vertikalen, die das POUPARTsche Band zwischen dem inneren und mittleren Drittel schneidet.

4. Der JEANBREAU-SOURDILLEsche iliacale Schmerzpunkt liegt am Durch-tritt des Ureters durch die obere Beckenenge.

---

[1]) GOYENA, JUAN RAUL: De la percussion profonde de la région lombaire dans la lithiase rénale. Presse méd. Jg. 33, Nr. 2, p. 19—20. 1925. Zeitschr. f. urol. Chirurg. Bd. 18, S. 40. 1925.

[2]) LICHTHEIM: Nierenstein durch die Bauchdecken fühlbar. Ver. f. wiss. Heilk. in Königsberg. Bd. 8, S. 1. 1906.

5. Der GUYONsche uretero-vesicale ist von der Scheide fühlbar, worauf Harndrang eintritt.

Sie haben mir niemals große differentialdiagnostische Dienste geleistet.

Wichtig ist, daß nach einer Kolik die Niere gewöhnlich schon am nächsten Tage schmerzlos ist, während der Harnleiter tagelang druckschmerzhaft bleibt, sowohl abdominal als auch vom Mastdarm und Scheide aus [GUYON, SOURDILLE[1])].

Bleibt nach einer Kolik ein *Spontan*schmerz in der unteren Uretergegend bestehen, so spricht dies für eingekeilte Uretersteine mit Periureteritis (J. ISRAEL, JEANBREAU).

Durch Palpation stellen wir ferner *Form-* und *Größe*nveränderungen der *Niere* fest, am häufigsten bei gleichzeitiger Hydronephrose (KÜSTER), die oft ohne jede Erscheinung einhergeht und bei nicht völlig verlegenden Uretersteinen beträchtliche Dimensionen annehmen kann. Allerdings treten große aseptische Hydronephrosen nur in einer geringen Anzahl von Steinfällen auf (I. ISRAEL, LEGUEU).

2. Abgang von Steinen. Das charakteristischste objektive Zeichen einer Nierensteinerkrankung ist der Abgang von Steinen, insbesondere nach vorausgegangener Nierenkolik. Es gibt aber auch *völlig schmerzlosen* Steinabgang, bei dem die Lokalisierung des Ausgangspunktes des Steines Schwierigkeiten macht.

Auch Blasensteine bilden sich meiner Ansicht nach außer um Fremdkörper nur bei Retentionen, bei Prostatahyper- und -atrophie, bei zentralen Lähmungen und ähnlichen Erkrankungen. In diesen Fällen bleiben die aus der Niere kommenden Steine am Blasenboden liegen, vergrößern sich dort und gehen so mit oder ohne Schmerzen als Blasensteine ab.

Diese schmerzlos entleerten Nierensteine sind nicht immer klein und können auch recht zahlreich hintereinander in kurzer Zeit ausgestoßen werden. Solche Fälle sollen nicht operiert werden; es würde nutzlos sein, da sich die Steine immer erneut bilden.

CHOPART berichtet über einen Fall, in dem 300 Steine, und von einem anderen Fall, in dem 400 Steine während einiger Tage schmerzlos abgingen. CATTIER hat einen Kranken gesehen, der innerhalb einiger Jahre mehr als 2000 Steine verlor (LEGUEU).

Meistens handelt es sich aber nur um Sand und Grieß; stecknadelkopfgroße, erbsen- bis kirschkerngroße Steine sind hier im allgemeinen selten. Prostatasteine unterscheiden sich durch Form und Beschaffenheit von den Nierensteinen.

WILDBOLZ macht darauf aufmerksam, daß nur in einer Minderzahl der Fälle der Kolikanfall mit Abgang eines Steines endet. Meistens gleitet er in das Nierenbecken zurück, oder er bleibt im Ureter liegen und verlegt ihn; selten führt er zu völliger Obturation des Ureters.

Bei den von I. ISRAEL bis 1916 operierten *primären* Steinen wurde vorher nur in 20% *spontaner* Steinabgang beobachtet, wobei die Harnsäuresteine überwiegen.

Bei Steinpyonephrosen, bei denen ISRAEL in 41% Steinabgang sah, fanden sich fast ausschließlich Phosphate.

Geht nach Steinkolik ein Stein spontan ab, so tritt gewöhnlich momentan eine Erleichterung resp. ein Aufhören der Schmerzen ein; auch wird diese Passage mitunter durch Störungen im Mastdarm, auch durch Darmblutungen angekündigt.

3. Urinuntersuchung. Reaktion des Urins. Der *aseptische* Steinurin ist meistens sauer, besonders bei Kombination mit Tuberkulose, mitunter neutral. Er kann aber auch in seltenen Fällen alkalisch sein. Der *infizierte* Steinurin ist alkalisch und nur bei Coliinfektion sauer, dann riecht er fade.

---

[1]) SOURDILLE: La lithiase rénale primitive. Arch. gén. de chirurg. 1907. Sept. et nov.

Der aseptische Urin ist fast stets klar, mitunter leicht getrübt. Eine weißliche Trübung rührt von Phosphaten her.

Spezifisches Gewicht des Blasenurins. Es ist bei einseitiger
aseptischer Nephrolithiasis im allgemeinen normal, da bei Herabsetzung des
spezifischen Gewichts der einen Seite die andere vikariierend eintritt und im
Blasenurin einen Ausgleich schafft; bei doppelseitiger dagegen kann man eine
Herabsetzung, besonders bei infizierter Lithiasis, recht häufig beobachten.

Harnmenge. Auch sie ist bei einseitiger aseptischer Nephrolithiasis meist
normal, parallel gehend dem spezifischen Gewicht; bei doppelseitiger beobachtet
man bei Minderung des spezifischen Gewichts eine Steigerung der Urinmenge
gegen die Norm. In manchen Fällen tritt auch, besonders in Kolikanfällen, eine
Oligurie auf. Tritt sie ohne Anfall ein, so besteht stets der Verdacht, daß sich
eine Anurie anschließt.

Harnveränderungen. Der Wert der Harnveränderungen für die Diagnose und Prognose der Nieren- und Uretersteine kann nicht hoch genug ein-
geschätzt werden. Allerdings gibt eine gewöhnliche *einmalige* Untersuchung
nur selten Aufklärung. Dagegen ergeben *Serienuntersuchungen* sowie Untersuchungen nach Ruhe und nachheriger ausgiebiger Bewegung desto bessere
Resultate. Vor allem findet man, wenn sonst auch alle anderen Merkmale fehlen,
nach der Bewegung *Erythrocyten*. Das Vorkommen von Krystallen im Urin
gibt keine wesentlichen Anhaltspunkte. Urate, Phosphate, Oxalate können
auch ohne Steinbefund ausgeschieden werden und bei Steinen können sie vollkommen fehlen. Ihre Ausscheidung ist oft abhängig von der Nahrungsaufnahme.

Die Untersuchung des Urins muß im *Tropfen sowie im Sediment* nach Zentrifugieren des Urins geschehen. Wir untersuchen in 24stündigem Urin, ferner
die Einzelportion von Serienurinen, den Katheterurin, sowie den durch doppelseitigen Ureterenkatheterismus aufgefangenen Nierenurin. Letzterer kann insofern täuschen, als ihm meistens infolge des Traumas der Ureterschleimhaut
durch den Katheterismus Blut beigemischt ist.

Ammonium-Magnesiumphosphate und kohlensaurer Kalk fallen im alkalischen und neutralen Urin leicht aus. Es hat deshalb nur einen Zweck, den *frisch*
gelassenen Urin auf diese Salze zu untersuchen. GARRÈ hält den Befund von
Krystallen nicht für verwertbar. KORANYI legt mehr Wert darauf, insbesondere
bei konzentriertem Urin mit zahlreichen, bereits in den Harnwegen ausgefallenen
Krystallen.

Früher hat man auf gewisse Abnormitäten der Krystalle besonderen Wert für
die Steindiagnose beigelegt, z. B. bei Harnsäure der Spieß- und Drüsenform,
aber nach POSNER findet man sie auch ohne Steinbefund, wenn eine hohe Konzentration des Harns mit rascher Sedimentierung vorhanden ist. Nur jene erklärt POSNER für suspekt, die Hantel-, Eier- oder Doppelschlägelform zeigen.
Diese Gebilde stellen die kleinsten Anfangsstadien echter Steine vor (Mikrolithen).

Ein Befund von *Zylindern* im Harn ist für Steine *nicht* charakteristisch, da
dieselben fast nur eine Folge akuter pyelonephritischer Reizung sind.

Finden sich größere Mengen granulierter Zylinder, so spricht dies *gegen* die
Steindiagnose, ebenso wie Blutzylinder, da Blutungen bei Steinen nicht aus dem
Parenchym, sondern aus dem Becken und Kelchen stammen (I. ISRAEL).

4. Hämaturie. Ein weiteres wesentliches Symptom, wohl das wichtigste,
ist die Hämaturie, die in 2 verschiedenen Formen auftritt, erstens als *deutlich
sichtbare* und zweitens als nur *mikroskopisch erkennbare* Hämaturie.

a) Die makroskopisch sichtbare Hämaturie kann von ganz verschiedener Stärke sein. Man beobachtet sie anfallsweise, mitunter nur bei *einer*
Miktion, um dann tage-, ja monate- oder auch jahrelang zu sistieren, mitunter
aber täglich oder in mehr oder minder großen Intervallen bei einer oder

mehreren Miktionen mit und ohne gleichzeitig einsetzenden oder vorhergehenden Schmerzen. Sie können wochen- und monatelang anhalten.

Die Stärke der Färbung des Urins hängt von der Schnelligkeit der Blutung ab (ISRAEL), und so ist die Blutung bald hell-, bald dunkelrot, bald bier- oder kaffeebraun.

Solche makroskopischen Blutungen werden nach ISRAEL etwa in 50% aller Fälle beobachtet und können ein- oder mehrmals im Laufe der Erkrankung auftreten. In 25% der Fälle schließen sich die Blutungen an Kolikanfälle an, und in 10% werden sie durch starke Bewegungen, durch körperliche Arbeit, Anstrengungen, Erschütterungen, durch Massage, Sturz, Stoß in die Flanken usw. hervorgerufen.

FULLERTON fand unter 61 Fällen 44mal Blutungen, demnach in einem viel größeren Prozentsatz als ISRAEL. BRAASCH und MOORE fanden unter 294 Fällen von Uretersteinen in 12% weder Blut noch Eiter im Urin, und sogar in 21% fehlte das Blut. CABOT fand unter 150 Fällen von Nieren- und Uretersteinen in 21 Fällen = 14% völlig normalen Befund, darunter waren 15 Uretersteine und 6 Nierensteine. CECIL fand unter 67 Fällen in 11% der Fälle Hämaturie. KRETSCHMER unter 140 Fällen 45mal = 33%. Über ähnliche Zahlen berichten KRÜGER und KEYDEL. Auch JEANBREAU fand bei Uretersteinen nicht immer mikroskopische Hämaturie. BLOCH[1]) beobachtete bei Uretersteinen in 40%, bei Nierensteinen in 50% Blutungen, was mit den ISRAELschen Zahlen einigermaßen übereinstimmt.

Starke Hämaturie wird bei Uretersteinen nur in seltensten Fällen beobachtet im Gegensatz zu Nierensteinen.

Größere *Gefahren* bieten die Blutungen sehr selten. Es ist staunenswert, wie gut sie vom Organismus vertragen werden und wie gering die Herabsetzung des Hämoglobingehaltes des Blutes durch diese mitunter monatelang anhaltenden Blutungen ist.

Doch sind auch *tödliche Blutungen* beobachtet worden.

SCHEDE sah eine akut tödliche Blutung durch einen kirschkerngroßen Maulbeerstein im Nierenbecken, der einen Hauptast der Arteria renalis durchrieben hatte. Auch in neuester Zeit sind wieder 2 ähnliche Fälle mit Aneurysmabildung infolge Arrosion der Arteria durch Steine veröffentlicht worden.

Aber im allgemeinen läßt sich sagen, daß Steinkranke, wenn keine Komplikationen eintreten, sich nicht verbluten (KÜSTER).

Von pathognomonischer Bedeutung sind diese Blutungen ebensowenig wie die mikroskopischen; sie können in gleicher Weise bei Tumoren, Tuberkulose, Nephritis, auch bei Hydro- und Pyonephrose und anderen Nieren- und Urethererkrankungen vorkommen.

b) Die **mikroskopischen** Blutungen werden durch chemische und mikroskopische Untersuchung des Urins nachgewiesen. Sie können so geringfügig sein, daß man dem Harn bei makroskopischer Betrachtung nicht das geringste ansieht. Nur im Tropfen, sogar meistens nur im Sediment findet man in mehr oder minder großer Anzahl Erythrocyten oder Blutschatten, die in der Form so verändert sein können, daß man sie nur bei genauester Untersuchung als Blutkörperchenschatten identifizieren kann.

Mitunter sieht man auch einen wolkigen Bodensatz in ruhig stehendem Urin, der aus ausgelaugten Erythrocyten besteht.

Bei Stein in den oberen Harnwegen findet man stets Erythrocyten, außer bei den nicht so seltenen Fällen von völliger Obturation des Ureters. Die Form und die Farbe der Erythrocyten, sowie die Art, die Dauer und die Stärke der Blutung sind nichts für Steine Charakteristisches.

Wesentlich ist, daß mikroskopische Blutungen bei Nieren- und Uretersteinen nur selten auf 1 oder 2 Miktionen beschränkt sind, und daß sie vor allem wohl nie ganz unvermittelt aufhören.

---

[1]) BLOCH: Über Ureterenoperationen. Fol. urol. Avril 1909. p. 589—629.

Immer muß man sich vor Augen halten, daß auch bei anderen Erkrankungen, wie z. B. Appendicitis [Anschütz[1])], Ovarialcysten, Hämaturie beobachtet wird.

Einfluß von Ruhe und Bewegung auf die Hämaturie. Findet man bei Steinverdacht in Ruhelage keine Erythrocyten, so wird man sie doch noch häufig nach mehrstündigem Laufen, nach Erschütterungen oder Körperbewegungen finden.

Nach Koranyi ist charakteristisch, daß die Zahl der Erythrocyten am Morgen am geringsten, gegen Abend am größten ist. Nach den Erfahrungen Israels findet man sie aber manchmal am Morgen reichlicher als am Abend.

Die Untersuchung auf mikroskopische Hämaturie muß *vor* der Cystoskopie ausgeführt werden, der Urin muß mit Katheter entnommen sein und es sollen nur solche Katheter benutzt werden, die keine, auch keine mikroskopische Hämaturie hervorrufen können (Gummikatheter).

Das Auftreten *vereinzelter* Erythrocyten oder Blutschatten kommt bei anderen Erkrankungen nur sehr selten vor und ist als *fast pathognomonisch für Nierensteine* anzusehen. Aber es darf nicht vergessen werden, daß einmaliger Befund von Erythrocyten auch beim Gesunden vorkommt [Klemperer[2])], bei Frauen häufiger als bei Männern [Klemperer, Strauss[3])] und bei Prostatikern fast stets (Mayo nach W. Israel).

Bei Ovarialcysten, insbesondere bei Torsionen, können typische Steinkoliken auftreten, wie ich dies in einem Falle sehr charakteristisch beobachten konnte. Hier ergab eine exakte Röntgenuntersuchung, daß es sich um Torsion des Ovariums bei einer Dermoidcyste des Ovariums handelte (siehe bei Röntgen).

Blut finden wir im Urin:

a) als prämonitorische spontane Hämaturie,

b) während der Kolik,

c) nach der Kolik in Intervallen, durch Bewegung provoziert,

d) ohne jede Ursache.

a) *Spontane Hämaturie.* Die prämonitorische Hämaturie ist fast niemals sehr groß. Sie beginnt ohne jede Ursache, hört wieder auf und kommt ohne jede Ursache wieder. Man hat versucht, sie durch Kongestion der Niere zu erklären. Vielleicht handelt es sich in diesen Fällen um Parenchymblutungen (Legueu). Sie kommen am ehesten bei ganz kleinen Steinchen in einem Kelch vor, und diese Blutungen hängen mit der „Nephrite diathesique" von Albarran zusammen. Selten tritt die Spontanhämaturie heftig auf.

b) *Während der Kolik* findet man gewöhnlich dem Urin Blut beigemischt ohne Koagula; nach Beendigung der Kolik finden sich, wenn die oft sehr reichliche Polyurie beginnt, mitunter reichlich Koagula (Legueu).

c) Die allein für Nierensteine charakteristische Hämaturie ist die *durch Bewegung usw. provozierte.* Sie steht vor allem im Gegensatz zur spontanen Hämaturie der Nierentumoren und der Nierentuberkulose. Doch ist auch die spontane intermittierende Hämaturie nicht allein für Tumoren charakteristisch. Man beobachtet sie auch bei Steinen (Legueu).

Manche leichte Albuminurie ist nur eine Folge von mikroskopischer Hämaturie. Deshalb muß jeder Urin, der Albumen enthält, mikroskopisch genau auf Erythrocyten untersucht sein.

---

[1]) Anschütz: Über Hämaturie als Komplikation der Appendicitis. Bruns' Beitr. z. klin. Chirurg. Bd. 115, S. 259. 1919.

[2]) Klemperer: Die Behandlung der Nierensteinkrankheit. Dtsch. med. Wochenschr. 1897 und Therapie d. Gegenw. 1902. Nr. 12.

[3]) Strauss, H.: Über Kongestivschmerz und Kongestivblutungen der Niere. Berlin. klin. Wochenschr. 1918. Nr. 5.

5. Pyurie. *Eiter* enthält der Urin nur, wenn er *infiziert* ist. Man beobachtet dann fast stets auch Blut und Schmerzen. Es gibt aber Fälle, wo Blut, Schmerzen und Steinabgang fehlen, und man ist überrascht, einen Stein zu finden. Es handelt sich dann meistens um ganz große korallenförmige Steine.

Das Fehlen von Leukocyten spricht bei Anwesenheit von Erythrocyten für Steine (KORANYI).

Je nach dem Grade und der Ausdehnung der Pyelitis ist die Menge des Eiters und der Epithelien verschieden. Findet sich aber Eiter bei Nierensteinen und keine Bakterien, so ist dies höchst verdächtig für Kombination von Steinen mit Tuberkulose. Bei positivem nicht spezifischem Bakterienbefund kann allerdings trotzdem neben den Steinen noch eine Tuberkulose vorliegen.

6. Fieber ist bei Uretersteinen nicht häufig, aber häufiger als bei Nierensteinen. ISRAEL fand Fieber in $12^0/_0$ von Fällen von aseptischen und leicht infizierten Nierensteinen, bei Uretersteinen in $30^0/_0$, bei Pyonephrose in $35^0/_0$. Er will diese Prozentzahlen in dem Sinne verwerten, daß in dem engen Ureterkanal leichter Epithelverletzungen durch den Stein vorkommen als im Nierenbecken. Wie bei Urethralfisteln dringen Bakterien von kleinen Wunden aus in die Blutbahn ein (I. ISRAEL).

Warum bei völlig aseptischen Nieren Fiebertemperaturen auftreten, ist bisher noch nicht geklärt. Bei infiziertem Urin entsteht das Fieber durch lokale Veränderungen, Verletzungen in dem engen Muskelschlauch und durch Stauungserscheinungen im rückwärtigen Nierenbecken.

7. Blasenveränderungen neben Nieren- und Uretersteinen. Bei ulc"eröser Cystitis wurden von BLUM und KAPSAMMER in 2 Fällen auch eine Steinerkrankung der Niere beobachtet. In solchen Fällen ist zu bedenken, daß die ulceröse Cystitis durch eine Tuberkulose in einer Steinniere hervorgerufen sein kann oder eine Nephrolithiasis in der einen Niere mit Tuberkulose in der zweiten Niere vorliegt.

D. Diagnose.

I. Differentialdiagnose zwischen Nieren- und hochsitzenden Uretersteinen.

Sie ist nur in Kombination mit dem Pyelogramm zu stellen. Daher ist auch die Zahl der veröffentlichten lumbalen Uretersteine in der Zeit vor Entdeckung der Röntgenstrahlen, vor der Operation diagnostiziert, sehr gering.

II. Diagnostische Cystoskopie und diagnostischer Ureterenkatheterismus.

Diese Methoden sind von größter Bedeutung für die Diagnose der Nieren- und Uretersteine, vor allem sind wir bei reinen harnsauren Steinen auf den Ureterenkatheterismus angewiesen.

Wir benutzen für diagnostische Zwecke:

1. Die *Cystoskopie* mit der Meatoskopie (Besichtigung der Harnleitermündung) und Chromocystoskopie.

2. Den *Ureterenkatheterismus*, den Ureterenkatheter, sei es als *Katheter*, sei es als *Sonde* mit und ohne Metallmandrin.

3. *Den Ureterenkatheterismus zur Funktionsprüfung.*

1. Die Cystoskopie allein gibt uns wichtige Fingerzeige. Wir stellen durch sie fest, ob eine· Nierenerkrankung vorliegen kann, welche Seite erkrankt ist, falls Blut oder Eiter aus einer der Ureterenmündungen austritt. Aus Veränderungen der Blasenschleimhaut, vor allem der Uretermündung, können wir einen Schluß auf die Art der Erkrankung ziehen.

In vielen Fällen läßt uns die Cystoskopie allein schon die Wahrscheinlichkeitsdiagnose stellen, manchmal sogar sichern. Wesentlich ist allerdings, daß *vor* der Cystoskopie das Röntgenverfahren angewandt wird. Bei tiefer Lage eines Röntgenschattens können wir durch die Cystoskopie feststellen, ob der Stein der Blase oder dem Ureter angehört, bei 2 Schatten, ob beide im Ureter oder etwa der eine in der Blase, der andere im Ureter liegt.

Cystoskopische Untersuchung im Kolikanfall oder im Intervall. Die bisherige Anschauung ging dahin, die anfallsfreie Zeit abzuwarten. Man war der Ansicht, daß ein in einer Kolik sich windender Patient der Ruhe bedürfe und nicht einer komplizierten Untersuchung zu unterziehen sei. Doch die *Cystoskopie im Anfall* hat große Vorteile. Die meisten Kolikanfälle werden durch Uretersteine hervorgerufen, und wir können durch die Chromocystoskopie, ja schon durch einfache Cystoskopie, eine Verlegung einer Uretermündung feststellen.

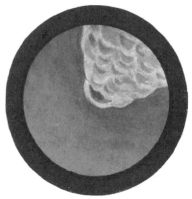

Abb. 24. Oedema bullosum des Ureterwulstes unmittelbar nach einer Kolik. (Nach CASPER.)

Aber ganz abgesehen davon, daß wir im Anfall Veränderungen vorfinden, die sich späterhin nicht mehr nachweisen lassen, können wir von dem explorativen Ureterenkatheterismus bald zum therapeutischen übergehen, und so dem Kranken oft schon nach kurzer Zeit helfen (LEO BÜRGER).

Ich selbst empfehle, dem Kranken Morphium zu geben und nach Aufhören der Schmerzen zu untersuchen.

1. Meatoskopie. Die Besichtigung der Uretermündung und ihrer Umgebung ist eine sehr wertvolle Methode. Wir können dabei feststellen:

a) *Veränderungen der Form und des Aussehens* der Uretermündung.

b) *Veränderungen in der Funktion* des Ureterstrahles.

c) *Veränderungen der Farbe* des Urinstrahles.

CATHELIN braucht den treffenden Vergleich: „Die Besichtigung der Uretermündung ist ein Analogon zur Besichtigung der Zunge bei Allgemeinkrankheiten".

a) *Form und Aussehen der Mündung.* Bei *Nieren*steinen sollen Veränderungen der Uretermündung nur selten beobachtet sein. Sie sind eigentlich auch nicht zu erwarten, aber ich selbst habe sie auffallend häufig gesehen in nicht weniger als 22 von 106 cystoskopisch untersuchten Nierensteinfällen.

Wenn der Nierenstein in den Ureter eintritt, *kann* man Veränderungen beobachten, sie müssen aber nicht da sein. Wir beobachten dann eine Schwellung der Papille, die Öffnung erscheint größer, gewulsteter als normal, und je tiefer der Stein kommt, desto stärker wird die Schwellung und es tritt noch ein mehr oder weniger starkes Ödem hinzu (Abb. 24). Ich fand das Ödem bei juxtavesicalen Uretersteinen nur zweimal unter 154 cystoskopierten Fällen.

Dieses meatoskopische Bild hängt ab: von der Größe des Steins, von der Dauer der Einklemmung und von der Lage des Steins im juxtavesicalen, im intravesicalen oder im prolabierten Ureterabschnitt.

Bei *kleinen*, in der Uretermündung liegenden Steinen sieht die Mündung oft wie eine Himbeere, wie eine Mamille (I. ISRAEL), wie ·ein Analprolaps

[WALKER[1])], wie eine aufgeblätterte Tulpe (BLUM) oder wie eine Portio vaginalis [NECKER und GAGSTATTER[2])] aus (Abb. 25).

Sie ist oft ödematös mit kleinen Wärzchen besetzt, bald sieht man den Stein. „Er sieht *mit der Nase in die Blase* [(Abb. 26) FENWICK]." Bald liegt er hinter Ödem versteckt. Bei *großen* Uretersteinen im untersten Abschnitt herrscht nicht das Ödem, sondern der *Prolaps* vor. Bei intravesicalen Steinen beobachtet man eine tumorartige Vorwölbung, die, wie eine breit aufsitzende Kirsche, in die Blase hineinragt und nicht selten mit einem echten Tumor verwechselt wird [NEWMAN[3]), NECKER und GAGSTATTER, GOTTSTEIN (Abb. 27, 28 und 29)].

Bei prolabierten Steinen kann der Tumor so groß sein, daß die andere Uretermündung verdeckt wird (NECKER und GAGSTATTER, GOTTSTEIN).

Bei großen dattelförmigen Steinen fehlen meistens die Veränderungen an der Uretermündung. Dagegen ist die Partie hinter dem Ureter walzen- oder spindelförmig vorgewölbt [ISRAEL, BLOCH, BAETZNER (Abb. 30 und 31].

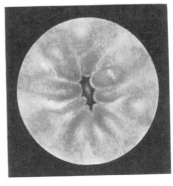

Abb. 25. In der Harnleitermündung eingeklemmter Ureterstein mit Rötung der Umgebung, die Uretermündung einer Portio vaginalis ähnelnd. (Eigene Beobachtung.)

Nicht selten kombiniert sich die cystische Dilatation des vesicalen Ureterendes mit Uretersteinen. Dies ist bei der verhältnismäßig oft vorkommenden

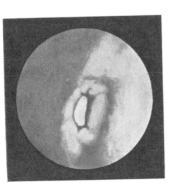

Abb. 26. In der Harnleitermündung eingeklemmter Ureterstein, Aufgeworfensein der Uretermündung. „Der Stein steckt die Nase in die Blase." (Eigene Beobachtung.)

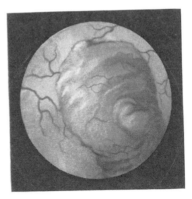

Abb. 27. Prolabierter Ureterstein, große, tumorartige Vorwölbung in die Blase, eine Uretermündung auf dem Prolaps nicht sicht- und fühlbar, die zweite Uretermündung verdeckend. (Eigene Beobachtung.)

Striktur der Uretermündung nicht auffällig. Meistens wird die cystische Dilatation das Primäre sein.

---

[1]) WALKER: Surgical diseases and injuries of the gen.-urin. org. London: Carl a. Comp. 1914.

[2]) NECKER und GAGSTATTER: Klinik und Therapie der Steine im Beckenanteile des Ureters. Wien. klin. Wochenschr. 1911. Nr. 28.

[3]) NEWMAN, D.: The cystoscope in diagnoses of diseases of the bladder and kidney. Lesions illustrated by an opague projection. Transact. of the clin. soc. of London Vol. 39. 1906.

Unter 10 Fällen, die Blum sah, fand er viermal Steine. Solche Beobachtungen sind auch von Freyer[1]), Többen[2]) und Bechorner, van Houtem und Bazy veröffentlicht worden.

Bei den prolabierten Steinen müssen wir zwischen *Prolaps der Ureterschleim-haut* und *Elongation des Ureters* unterscheiden. Ein Prolaps ist bei Ureter-steinen selten (Fenwick). Blum beobachtete 3 Fälle und gibt Bilder, die den Fenwickschen sehr ähnlich sind.

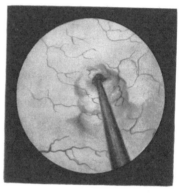

Nach Abgang der Steine ver-schwindet die tumorartige Vorwölbung meistens (Escat); ich selbst konnte noch nach mehreren Monaten eine Vorwölbung konstatieren [Gottstein (Abb. 29)].

Abb. 28. Oxalatstein, aus dem prolabierten Tumor entfernt. (Eigene Beobachtung.)

Abb. 29. Derselbe Fall einige Monate nach der Ope-ration. Es ist noch immer eine, wenn auch wesent-lich verkleinerte Vorwölbung zu sehen. In die jetzt sichtbare Uretermündung ist ein Ureterenkatheter eingeführt. (Eigene Beobachtung.)

Bei Uretersteinen sieht man mitunter **Knötchenbildung** auf der Blasen-schleimhaut, gewöhnlich nur an der erkrankten Seite, ähnlich einer Cystitis granularis [Marion, Heitz-Boyer, E. Wossidlo[3]), Casper (Abb. 32)].

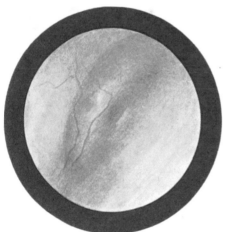

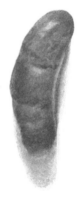

Abb. 30. Nierenförmige Vorwölbung der Blasen-wand durch Ureterstein. (Nach Baetzner.)

Abb. 31. Ureterstein aus dieser Vorwölbung entfernt. (Nach Baetzner.)

Unter meinen 154 Fällen sah ich sie nicht weniger als 17mal. Man muß sich aber stets darüber klar werden, ob dies nicht ein Zeichen für eine neben dem Stein bestehende Tuberkulose sein kann.

[1]) Freyer: A clinical lecture on the surgery of the ureter for impacted calculus and some other causes of obstruction. The Lancet Aug. 29. 1903. Transact. of the roy. med. a. surg. soc. 1907.

[2]) Többen: Zur Kenntnis der cystoskopischen Erweiterung des Blasenendes der Ureteren. Zeitschr. f. Heilk. 1901. S. 577.

[3]) Wossidlo, E.: Cystoskopischer Atlas. Leipzig: Engelmann 1922.

Färbung. Die Schleimhaut ist bei Uretersteinen oft verändert: sie wird lebhafter rot und tritt stärker hervor.

Blutungen in der Umgebung der Uretermündung. Man findet sie auffällig oft bei Steinen, die im untersten Abschnitt stecken geblieben sind. Diese Blutungen in Form von Hämorrhagien, fleckigen Rötungen, Ekchymosen — selbst Erosionen, Ulcerationen und papilläre Wucherungen werden beobachtet — erstrecken sich nicht nur auf die Uretermündung selbst, die zugleich Schwellung und Ödeme zeigen kann, sondern auch auf die übrige Blasenschleimhaut [GOTTSTEIN (Abb. 33)] und kann bis über die andere Uretermündung hinausreichen.

Ich habe sie unter 154 cystoskopisch untersuchten sicheren Steinfällen nicht weniger als 56mal, d. h. in mehr als ⅓ der Fälle beobachtet, darunter 12mal bei Ureter- und 14mal bei Nierensteinen. Ulceration und papilläre Wucherungen fanden sich 14mal.

Diese Veränderungen sind wohl als Stauungserscheinungen mechanischer, oder Reizerscheinungen bakterieller Natur, die durch die Infektion der darüber-

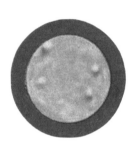

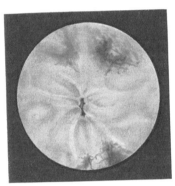

Abb. 32. Sekundäre Cystitis granulosa bei infizierter Hydronephrose mit Stein. (Nach L. CASPER.)

Abb. 33. Incarcerierter Ureterstein mit zahlreichen Blutungen auf der Blasenschleimhaut in der Umgebung des Ureters. (Eigene Beobachtung.)

liegenden Partien, insbesondere des bakterienhaltigen Urins, zustande kommen können, aufzufassen.

Besonders betont sei, daß stets nur die Befunde der *ersten* Cystoskopie beweisend sind, da ähnliche Veränderungen auch infolge einer Cystoskopie, viel mehr noch durch Ureterenkatheterismus, hervorgerufen werden können. Das bullöse Ödem kann so hochgradig werden, daß es wie ein Papillom aussieht [FENWICK, KIELLEUTHNER[1])].

Bald nach Passage des Steins fängt die Uretermündung an, sich zu verändern. Einige Tage sieht man noch die Blutungen und leichtes Ödem. Dauernde Spuren bestehen in kleinen Einrissen in der Mündung, die nach Vernarbung ein sternförmiges Aussehen annehmen können [GOTTSTEIN (Abb. 34 und 35)].

Manchmal kann man nach Steinpassage neben der Uretermündung in der Blase eine Ureter*fistel* beobachten, die infolge Drucknekrose großer Steine, die nicht die Mündung passieren konnten, zustande kommt [VÖLCKER, BRENTANO[2])].

Wie oben schon gesagt, geben *Nieren*steine nicht ganz selten zu Veränderungen der Uretermündung Anlaß. Besonders bei Pyonephrosen findet man die Umgebung des Ureters gerötet.

[1]) KIELLEUTHNER: Steine des pelvinen Ureteranteils. Münch. med. Wochenschr. 1921. Nr. 23.
[2]) BRENTANO: Zur vaginalen Excision von Uretersteinen. Sitzg. d. Freien Vereinig. d. Chirurg. Berlins vom 13. Febr. Verhandl. 1911.

Ich fand Rötung der Uretermündung recht oft in 45 von 154 cystoskopisch untersuchten Fällen = 28,8%; darunter befanden sich 21 Ureterstein-, 24 Nierensteinfälle.

FENWICK wollte aus der Art der Veränderungen der Uretermündung erkennen, ob ein Stein im Nierenbecken, im oberen oder unteren Ureterabschnitt liegt, doch hat sich dieses in der Folge nicht bestätigt.

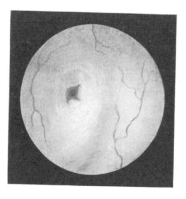 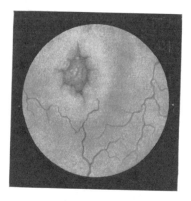

Abb. 34. Eingerissene, narbige Uretermündung lange Zeit nach spontaner Passage eines Uretersteins. (Eigene Beobachtung.)

Abb. 35. Residuen einer früheren Steinpassage mit erneut in der Uretermündung eingeklemmtem Stein von weißlicher Farbe. (Eigene Beobachtung.)

Der negative Befund an der Uretermündung ist niemals für die Abwesenheit eines Steins beweisend.

Ich selbst habe bei ganz tiefsitzenden Uretersteinen eine ganz normale Mündung gefunden (Abb. 36), und über das gleiche berichten FENWICK und WADE[1]). Trotz großer Steine, trotz starker Erweiterung des Ureters, trotz schwerer Periureteritis bei gleichzeitiger Pyonephrose, also bei schwer infizierten Steinerkrankungen, kann jegliche Veränderung fehlen (FENWICK, WADE, NECKER und GAGSTATTER, W. ISRAEL).

Ebenso kann bei positivem Befund eine andere Erkrankung, wie Tuberkulose, Pyonephrose usw. vorliegen.

JEANBREAU konnte unter seinen 210 Fällen nur 29mal durch Veränderungen der Uretermündung die Diagnose Ureterstein sicherstellen.

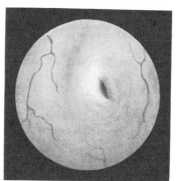

Abb. 36. Intravesicaler Ureterstein, ohne jede Veränderung der Uretermündung. (Eigene Beobachtung.)

b) *Veränderungen der Funktion des Urinstrahls.* Die funktionellen Veränderungen sind einesteils durch mechanische Störungen, anderseits durch Schädigung des Nierenparenchyms bedingt. Die letzteren können schon bei kleinen aseptischen Steinen nicht unwesentlich sein. Dies beweist die dabei häufig beobachtete Albumenausscheidung (J. ISRAEL, ROVSING, KAPSAMMER).

Während PASTEAU eine Herabsetzung der Funktion der Niere als sekundäre Parenchymstörungen auffassen will, nimmt BRONGERSMA an, daß der Reiz des Uretersteins allein schon eine Funktionsherabsetzung herbeiführen kann.

---

[1]) WADE: The diagnosis and treatment of calculus in the pelvic portion of the ureter. Edinburgh med. journ. Vol. 24, Nr. 6. Ref. Zentralbl. f. Gynäkol. 1920. Nr. 45.

Funktionsveränderungen des *Strahles* sind häufig zu beobachten. Frustrale Kontraktionen zeigen nicht selten eine Obturation des Ureters an. Doch ist man leicht Irrtümern ausgesetzt, wenn man ohne Farbstoffprobe untersucht, da man nicht mit Sicherheit sagen kann, ob nicht doch tropfenweise oder nur sickernd Urin ausgetreten ist. BÄTZNER geht so weit, zu behaupten, daß kleine aseptische Steine, die noch keinerlei Parenchymveränderungen herbeigeführt haben, schon Strahlveränderungen verursachen können.

Die Zahl der *Uretermiktionen kann* verändert sein, wie wir dies ja auch bei der calculösen Hydronephrose und Pyonephrose beobachten. Nach ALBARRAN sind sie vermehrt. Dies kommt durch den Reiz des Uretersteins auf die Wand des Ureters und des Nierenbeckens zustande (SOURDILLE).

BILLINGHAM beobachtete bei teilweiser Verlegung durch einen Ureterstein eine Verspätung der Austrittszeit und eine Herabsetzung der Phthaleinausscheidung. Nach Passage des Steins wurde die Ausscheidung normal.

FENWICK behauptet, daß ein normaler Ureterstrahl gegen einen Ureterstein im unteren Abschnitt spricht. Ich kann diese Beobachtung nicht bestätigen.

Die *Expulsionskraft* des Urins kann verändert sein, doch kann dies auch bei jeder Hydro- und Pyonephrose ohne Steine eintreten. BRONGERSMA nimmt bei tropfenweisem Herabsickern des Urins an, daß ein Stein im untersten Teile des Ureters liegen muß. Auch dies kann ich nicht für alle Fälle bestätigen.

Auch die *Quantität* der ausgestoßenen Urinmenge ist von Bedeutung.

In den ersten Tagen nach dem Kolikanfall ist die Funktion der zugehörigen Niere noch deutlich herabgesetzt (VÖLCKER).

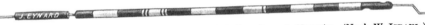

Abb. 37. Abgeschnittener Ureterenkatheter mit Leitsonde nach NOGUÉS. (Nach W. ISRAEL.)

Ich ziehe es vor, die Chromocystoskopie *während* des Anfalles nach Morphiuminjektion vorzunehmen. Finden wir auf der Seite des Anfalls normale Ausscheidung, so ist es unwahrscheinlich, aber immerhin möglich, daß ein Stein vorliegt.

c) *Veränderungen der Farbe des Urinstrahls.* Sie können durch Blutungen und Eiteraustritt eintreten, doch ist dies niemals charakteristisch und kommt auch bei vielen anderen Nieren- und Ureteraffektionen vor.

2. Der explorative Ureterenkatheterismus sichert auf verschiedene Weise die Diagnose Ureterstein, vor allem der Ureterenkatheter als Palpationsinstrument und in Kombination mit dem Röntgenverfahren.

W. ISRAEL will bei *aseptischen* Steinen nur bei Versagen der Chromocystoskopie den Ureterenkatheterismus verwandt wissen; er fürchtet die Infektion infolge der meist vorhandenen Retention (ESCAT).

Palpation. Hierfür ist der Ureterenkatheter von größter Bedeutung. Folgende Instrumente stehen uns zur Verfügung:

1. Der einfache Ureterenkatheter in verschiedener Dicke bis 12 Charrière.
2. Der Ureterenkatheter mit Metallmandrin.
3. Die halbweiche oder Fischbeinsonde.
4. Die Sonde nach NOGUÈS[1]), in deren Lichtung sich ein 6—8 cm langes Fischbeinbougie befindet (Abb. 37).
5. Der Ureterenkatheter mit Metallknopf nach PASTEAU.
6. Der biegsame Metallspiralschlauch.

---

[1]) NOGUÈS: De l'emploi de la bougiè tortillée dans le catheterisme de l'urétère. Journ. d'urol. 1913. Nr. 4, p. 5.

Für die *direkte Cystoskopie* nach KELLY und LUYS kommen noch in Betracht:

7. Die Einführung von soliden Metall- und Zinnbougies.

8. Der Wachskatheter nach KELLY[1]) [das Wachs besteht aus einer Mischung von Wachs und Olivenöl 2 : 1 (Abb. 38)].

9. SAMPSONs[2]) Ureterenkatheter mit einer Reihe kleiner Wachsperlen, die an dem Ureterenkatheter in seiner gesamten Länge angebracht sind.

Von diesen letzteren Instrumenten ist der Wachskatheter von HARRIS und HINMAN[3]) auch für den Mann zum Gebrauch geeignet gemacht worden (W. ISRAEL). Von GERAGHTHY und HINMAN[4])] (1915) wird dieses Verfahren ebenfalls empfohlen. In neuester Zeit ist der KELLYsche Wachskatheter nicht nur für direkte Cystoskopie, sondern auch für das indirekte Ureterencystoskop brauchbar gemacht worden [GOLDSTEIN, RYALL[5])].

KELLY berichtet über 34 Fälle (unter 38), in denen er mit seinem Wachskatheter gefühlte Steine durch Operation bestätigen konnte.

Des historischen Interesses wegen sei noch das von FULLER CABOT angegebene Verfahren erwähnt, der das im Innern des Ureterenkatheters befindliche abgestumpfte Mandrin mit einem Phonendoskop verbindet, um die geringsten Berührungen mit dem Stein hören zu können, sowie das Verfahren von PILLET, der das Geräusch durch Aufsetzen des Stethoskops auf das Abdomen hören will.

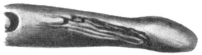

Abb. 38. Wachsüberzogener Ureterenkatheter nach KELLY. Man sieht die von Steinen herstammenden Eindrücke. (Nach W. ISRAEL.)

Der Ureterenkatheter stößt auf ein Hindernis. Dies ist noch lange kein Zeichen für einen Stein. Wir wissen, daß gar nicht selten bei Einführung eines Instrumentes in den Ureter Spasmen auftreten; auch können Abknickungen des Ureters vorliegen, z. B. bei Senkniere. Der Katheter kann sich auch an die Seitenwand oder in Falten des Ureters einspießen. Oft sind Strikturen des Ureters teils angeboren, teils erworben, ein Hindernis, viel häufiger, als man früher angenommen hat.

Anderseits können sich auch Strikturen mit Steinen kombinieren. Wir fühlen dann nur die Striktur an ihrem untersten Ende und können den oberhalb der Striktur liegenden Stein mit dem Katheter nicht fühlen, falls dieser nicht trotz der Striktur passiert.

Daß ein Hindernis vorhanden ist, erkennt man am Aufbäumen des Ureterenkatheters in der Blase; man stellt die Höhe des Sitzes des Hindernisses fest und vergleicht, ob die Entfernung mit dem Schatten im Röntgenbilde übereinstimmt.

Der Ureterenkatheter kommt auf ein Hindernis, passiert aber am Hindernis vorbei. Dies ist schon wesentlich verdächtiger für Stein. Aber auch bei Strikturen kommt etwas Derartiges vor, und auch bei diesen kann man, wie bei Steinen, ein Reiben fühlen, besonders, wenn die Striktur inkrustiert ist (eigener Fall).

Der Ureterenkatheter passiert ohne jedes Hindernis bis in das Nierenbecken. *Dies ist nicht der geringste Beweis dafür, daß nicht doch ein*

---

[1]) KELLY: My experience with the renal catheter as a means of decteting renal and ureteral calculi. Americ. journ. of urol., vener. a. sexual dis. Oct. 1904.

[2]) SAMPSON (nach KELLY).

[3]) HINMAN: A practical method of appleying the wax tipped catheter in the diagnosis of ureteral stone in the male. Journ. of the Americ. med. assoc. Vol. 64, Nr. 26, p. 2129. 1915.

[4]) GERAGHTHY and HINMAN: Ureteral calculi; special means of diagnosis and newer methods of intravesical treatment. Surg., gynaecol. a. obstetr. Vol. 20, Nr. 5. 1915.

[5]) CANNY RYALL: Operative Cystoskopie. London: Kimpton 1925.

Stein im Ureter sitzt. Hat man Verdacht auf Stein, so ist es vorteilhaft, einen Ureterenkatheter mit Metallmandrin einzuführen. Man hat dabei eine viel sichere Empfindung und fühlt einen Stein viel eher.

3. Der Ureterenkatheter zur Funktionsprüfung. Die Funktionsprüfung durch den Ureterenkatheter ist für die Ureterensteindiagnose von untergeordneter Bedeutung. Der Durchtritt des Urins zeigt uns nur Parenchymstörungen der dazugehörigen Niere an. Fließt auf der kranken Seite Urin aus, so spricht dies nicht gegen einen Ureterstein; entweder der Urin fließt an ihm vorbei, oder der Stein bildet eine Rinne oder einen Kanal. Fließt kein Urin aus, so braucht der Stein noch nicht die Ursache zu sein. Es kann ein Blutgerinnsel oder kleines Eiterbröckelchen vorliegen. Auch kann der Ureter durch einen Tumor komprimiert sein.

Erwähnt sei, daß der Ureterenkatheter insofern Schwierigkeiten bereiten kann, daß er sich zwar einführen, nicht aber zurückziehen läßt; er kann durch den sich bewegenden Stein eingeklemmt sein. In solchen Fällen läßt man den Ureterenkatheter am besten 24 Stunden liegen, dann ist er fast immer leicht entfernbar (PASTEAU).

Die wichtigste Methode ist die Einführung eines *Röntgen*-Ureterenkatheters, der sich von unschätzbarem Wert erwiesen hat (siehe Röntgenverfahren!).

Von wesentlicher Bedeutung ist noch, daß wir den diagnostischen Ureterenkatheterismus bald mit dem *therapeutischen* verbinden können. JEANBREAU berichtet in seiner Zusammenstellung, daß unter 66 Fällen 24 mal therapeutisch vorgegangen werden konnte = 30%. Diese Zahl wird jetzt noch viel größer sein.

III. Das Röntgenverfahren.

Von allen Untersuchungsmethoden hat sich in den 30 Jahren seit seiner Entdeckung das Röntgenverfahren als das Wertvollste und Unentbehrlichste für die Diagnose der Nierensteine erwiesen. Die glänzende Entwicklung, insbesondere der letzten 10 Jahre, in Verbindung mit der Cystoskopie und dem Ureterenkatheterismus ist noch nicht vollendet. Wir haben von der Kombination dieser Methoden noch wesentliche Fortschritte in der Diagnostik zu erwarten, und so wird die überragende Bedeutung des Röntgenverfahrens noch weiter steigen.

Damit soll nicht etwa gesagt sein, daß die anderen Untersuchungsmethoden wertlos geworden sind oder geringeren Wert erhalten haben. Im Gegenteil, die Zahl der Irrtümer, denen wir durch das Röntgenverfahren ausgesetzt sind, ist groß, und wir werden diese nur durch exakteste Benutzung der anderen Untersuchungsmethoden ausschalten können.

Die ersten Nierenstein-Röntgenaufnahmen wurden schon am Ende des vorigen Jahrhunderts gemacht, ich nenne hier nur die Namen KÜMMELL, ALBARRAN, MORRIS und FENWICK. LEONARD (Philadelphia) konnte schon 1900 über 12 eigene Fälle mit positivem Steinschatten berichten.

Die wesentlichsten Fortschritte im Röntgenverfahren der Nierensteine brachte ALBERS SCHÖNBERG 1902 durch seine *Kompressionsblende,* weiterhin die Sekunden- resp. *Moment*aufnahme, und der größte Fortschritt des letzten Jahrzehnts liegt im Ausbau der Kombination des Röntgenverfahrens mit dem *Röntgen-Ureterenkatheter* und der *Pyelographie,* wie wir sie VÖLCKER und VON LICHTENBERG verdanken, sowie der POTTER-BUCKY-Blende.

Es ist manchmal geradezu erstaunlich, wie in unklaren Fällen durch das Röntgenverfahren die Diagnose mit einer früher nie gekannten Exaktheit gesichert werden kann. POSNER betont mit Recht, daß Fälle, die lange Zeit lediglich infolge Albumen, Erythrocyten und vielleicht auch noch Zylindergehalts als Nephritis angesehen wurden, sich als Nierensteine herausstellten. Man hatte sich mit der Annahme einer orthostatischen Albuminurie begnügt, bis durch das Röntgenverfahren die Diagnose umgeworfen wurde.

Sehr charakteristisch ist hierfür ein in letzter Zeit von uns beobachteter Fall. Ein Kaufmann in der Mitte der vierziger Jahre ist nie krank gewesen und will sich in eine Lebens-
versicherung aufnehmen lassen. Der Arzt findet im Urin Albumen, Leukocyten und Erythrocyten. Er hält eine genaue Untersuchung für notwendig, zu der Patient nur mit Mühe zu
bestimmen ist, da er nie Beschwerden gehabt hätte. Schon die Röntgenuntersuchung der
Nieren ergibt zwei Steine von Kirschgröße in der linken Niere. Auf Mitteilung des Befundes an den Pat. gibt er nachträglich an, daß er mitunter ein Spannungsgefühl im linken
Hoden gehabt hätte.

In welchen Fällen soll man eine Röntgenaufnahme machen?
Bei Verdacht auf Nierensteine, und ein Verdacht ist stets dann vorhanden,
wenn ein Kranker über Schmerzen in der Lumbalgegend oder im unteren
Abschnitte des Rückens klagt, ferner wenn Blut im Urin ist, *wenn auch nur in
mikroskopisch nachweisbaren Mengen,* sowie, wenn sich Eiter findet.

In der Ära vor Entdeckung der Röntgenstrahlen war man gezwungen,
operativ einzugehen, ohne eine sichere Diagnose gestellt zu haben, und MORRIS
hat nicht weniger als in 42 Fällen die Niere eröffnet, ohne einen Stein zu finden.

Diese Erfahrungen von MORRIS mahnen uns, *niemals ohne Röntgenaufnahme
einen blutigen, operativen Eingriff* an der Niere *vorzunehmen.*

Und die Tatsache, daß ein Ureterstein im Ureter stecken kann, ohne daß
der Kranke je einen Schmerz oder irgendeine Störung davon gehabt hat, genügt,
um *in jedem Falle von Beschwerden* im Urogenitaltractus oder eines Befundes
von Blutkörperchen oder Eiter im Urin eine Röntgenaufnahme des Urogenitaltractus zu fordern.

Wir können in der Geschichte des Röntgenverfahrens fünf Perioden unterscheiden. In der *ersten* finden sich des öfteren Schatten im Röntgenbilde, die
für Steine gehalten werden, bei der Operation aber nicht zu finden sind. In der
zweiten Periode können durch die Einführung des *Röntgen-Ureterenkatheters* außerhalb des Ureters gelegene Schatten als der Niere und dem Ureter nicht zugehörig
erkannt werden. In der *dritten* führt die Einführung der *stereoskopischen* Aufnahme durch BRAASCH und deren Vervollkommnung durch KRETSCHMER dazu,
auch manche im Verlauf des Ureters liegende Schatten als außerhalb desselben gelegen zu erkennen. In einer *vierten* Periode läßt die Benutzung der
Pyelographie und die *Imprägnierung* des Steins uns bis dahin kaum erkennbare Steinschatten von anderen Schatten differenzieren, und in einer *fünften*
erkennen wir durch Heranziehung des *Pneumoperitoneums* und der *Pneumoradiographie* Steine, die wir bis dahin nicht auf die Platte bringen konnten.

**Aufgaben des Röntgenverfahrens für die Diagnose der Nieren-
steine.**

1. Die wichtigste Aufgabe ist, an steinverdächtigen Stellen den *Sitz,* die
Form, die *Größe* und die *Zahl* der Steine sowie die *Lage* des Konkrementes
zum *Nierenschatten,* dem *Psoas* und dem *knöchernen Teil des Skelets* festzustellen.

2. Die Veränderungen der erkrankten *Niere* nach Lage und Größe der Niere
und des Nierenbeckens, sowie des Ureters herauszufinden.

3. In auf der Röntgenplatte negativen Fällen Befunde aufzudecken, die die
Diagnose sichern.

4. In röntgenologisch positiven Fällen den echten Steinschatten von dem
Pseudosteinschatten zu trennen.

5. Die Indikationen für die Operation, sowie die Operationsmethode, soweit
dies möglich ist, zu bestimmen.

a) Röntgendurchleuchtung und Röntgenaufnahme.

1. Die **Röntgendurchleuchtung** bei Nierensteinen ist bis vor kurzer Zeit wegen
ihrer Unzuverlässigkeit abgelehnt worden. Selbst bei Benutzung der modernen

Verbesserungen ist sie unzuverlässig (IMMELMANN), dagegen haben ALBERS SCHÖNBERG, HÄNISCH und EISLER selbst bei erbsengroßen Steinen noch gute Erfolge erzielt. EISLER[1]) konnte unter 18 Fällen in der Mehrzahl Konkremente zur Anschauung bringen. Er rühmt der Methode vor allem exakte Tiefenbestimmung nach, was die einfache Röntgenaufnahme nicht leisten kann. Er empfiehlt die Durchleuchtung unter Drehungen des Pat. mit HOLZKNECHTschem Distinktor oder dem EISLERschen Hebeldistinktor in aufrechter *und* liegender Stellung zu machen, und er benutzt die respiratorische Beweglichkeit der *Nierensteine* zur Differentialdiagnose.

Die Durchleuchtung ist bei *negativem* Befund *nicht* beweisend, bei *positivem* Befunde *nicht sicher*. Nur als Ergänzung der Röntgenaufnahme hat sie

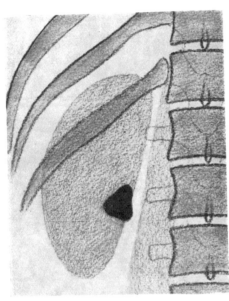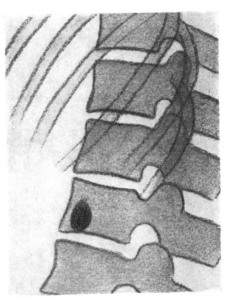

Abb. 39. Skizze. Haselnußgroßer, runder Konkrementschatten, medial vom Nierenschatten auf die Gegend des Nierenbeckens projiziert. (Nach SGALITZER.)

Abb. 40. Skizze. Seitliches Röntgenogramm, der Stein deutlich auf der vorderen Hälfte des Körpers des zweiten Lendenwirbels zu erkennen (Phosphatstein). (Nach SGALITZER.)

Berechtigung. Über Röntgendurchleuchtung während der Operation siehe weiter unten!

2. Röntgenaufnahme. Die gewöhnliche Aufnahme wird in *sagittaler* Richtung vorgenommen, und zwar mit ventrodorsaler Strahlenrichtung.

In den letzten Jahren ist von SGALITZER die *seitliche* Röntgenaufnahme in *frontaler* Richtung warm empfohlen worden. Die Technik deckt sich mit der der seitlichen Darstellung der obersten Lendenwirbel; als Nierenfeld sind die oberen $3/4$ des Körpers des XII. D., sowie I.—III. Lendenwirbels anzunehmen. Bei Anwendung der sagittalen *und* frontalen Aufnahme hält SGALITZER andere Hilfsmethoden, wie die Einführung eines Röntgenureterenkatheters oder des Pneumoperitoneums für überflüssig. Man kann Zahl, Form und Lage der Steine durch Aufnahme in diesen beiden Richtungen bestimmen. Fällt das Konkrement in beiden Projektionsrichtungen mit dem Nierenfeld zusammen, so ist die

---

[1]) EISLER: Fortschritte im Bereich der Physiologie, Pathologie und Diagnostik der Harnwege durch vorwiegende und systematische Anwendung des Durchleuchtungsverfahrens. Fortschr. d. Röntgenstr. Bd. 29, H. 1.

Zugehörigkeit zur Niere erwiesen. Nur bei Doppelseitigkeit der Nierensteine kann, wie leicht verständlich, das Verfahren nicht zum Ziel führen.

Die Konkremente, die in sagittaler Richtung gesehen wurden, kommen in etwa 90% auch in frontaler zur Darstellung (SGALITZER). Die frontale Aufnahme kann man benutzen, um Verwechslungen mit Darminhalt, mit Gallensteinen und Pankreassteinen, sowie verkalkten Mesenterialdrüsen zu vermeiden (W. ISRAEL).

Ich gebe zwei Fälle von SGALITZER wieder, die die Bilder bei frontaler Aufnahme zeigen sollen (Abb. 39—42). In den beiden ersten Bildern liegt der Schatten an der Stelle, an der nach SGALITZER ein Nierenbeckenstein liegen muß. In den beiden folgenden (Abb. 41 u. 42) sieht man im ersten einen

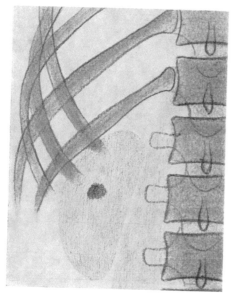

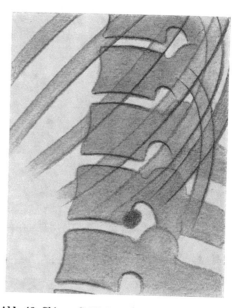

Abb. 41. Skizze. Bohnengroßer, rundlicher Schatten, der sich leicht seitlich vom Hilus mitten auf den Schatten der etwas gesenkten rechten Niere projiziert. (Nach SGALITZER.)

Abb. 42. Skizze. Seitliches Röntgenogramm. Das fragliche Konkrement zur Hälfte hinter dem Körper des zweiten Lendenwirbels, zur Hälfte noch in Berührung mit dessen dorsaler Kante, gehört demnach nicht der Niere an. Kalkablagerung im Knorpel der 9. Rippe. (Nach SGALITZER.)

Schatten, der einem Nierenstein entsprechen könnte; im frontalen Bild aber liegt derselbe dorsalwärts, nicht direkt dem Wirbelkörper angehörend. Es handelte sich um eine Kalkablagerung im Knorpel der 9. Rippe.

3. Wiederholte Röntgenaufnahme. Bei Unklarheiten des Bildes sind technisch notwendig:

1. Wiederholte sagittale Aufnahme in gleicher Projektionsrichtung,
2. in etwas veränderter Projektionsrichtung,
3. in frontaler Richtung,
4. mit Röntgen-Ureterenkatheter,
5. mit Pyelographie, und zwar mit Flüssigkeit oder Gas (VOELCKER und VON LICHTENBERG),
6. stereoskopische Aufnahme (BRAASCH, KRETSCHMER),
7. Pneumoperitoneum [RAUTENBERG [1])],

---

[1]) RAUTENBERG: Berlin. klin. Wochenschr. 1914. Nr. 36. 1917. Nr. 1. 1919. Nr. 9 und 24.

8. Pneumoradiographie (ROSENSTEIN, CARELLI).

Besonders bei Uretersteinen sind in recht vielen Fällen wiederholte Aufnahmen erforderlich: können wir eine Wanderung des Steins feststellen, so ist eine Operation oft überflüssig.

J. ISRAEL hatte unter 270 Steinfällen nach der ersten Aufnahme 8,4% Fehldiagnosen, nach einer oder mehrfacher Wiederholung der Aufnahme nur 4% (W. ISRAEL).

Selbst bei bestem Instrumentarium und bei bester Technik erhält man nicht schon bei der ersten Aufnahme ein einwandfreies Bild. Erst durch exakte Bestimmung des Härtegrades der Röhre, sowie der Expositionszeit gelingt die Aufnahme tadelsfrei. Die erste Aufnahme sollte man stets nur als Probeaufnahme betrachten, nach deren Ausfall man die weiteren variieren muß.

Indikationen für wiederholte Aufnahmen liegen vor bei klinisch begründetem Steinverdacht und negativem Röntgenbild, zur Beobachtung des Wanderns, sowie des Wachstums der Steine, unmittelbar vor der Operation bei kleinen Steinen, insbesondere auch nach vorhergegangenem Ureterenkatheterismus (W. ISRAEL).

4. Vorbereitung des Patienten zur Röntgenaufnahme. Um Darmschatten ausschalten zu können, muß der Kranke stets ein bis zwei Tage vor der Aufnahme stark abgeführt haben und darf nur flüssig ernährt werden. MARION begnügt sich damit, am Abend vorher abzuführen und morgens nüchtern zu untersuchen.

5. Notwendigkeit der Aufnahme des gesamten Urogenitaltractus. Mag es sich um Nieren- oder Uretersteine handeln, stets ist es notwendig, den *gesamten* Urogenitaltractus aufzunehmen, nicht etwa nur die Seite, von der die Symptome ausgehen. Die Zahl der nötigen Aufnahmen schwankt bei den verschiedenen Autoren von 1 bis 6 Platten.

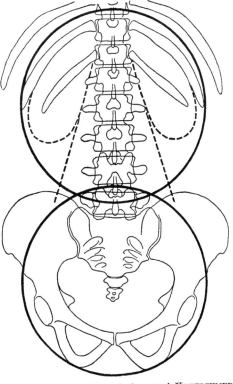

Abb. 43. Zwei-Plattenaufnahme nach KRETSCHMER.

ALBERS SCHÖNBERG und NOGUÈS halten 6 Aufnahmen für notwendig, 2 Nieren-, 2 Ureter-, 2 Blasenbilder, COLE 5 Aufnahmen. CONTREMOULINS[1]) brachte den ganzen Harntractus auf *eine* Platte 40 : 50, Antikathode 75 cm entfernt. Er ging von der Ansicht aus, daß durch die ALBERS SCHÖNBERGsche Blende Steine zum Entweichen gebracht werden können, und LEGUEU fand auch in einem Falle bei 8 aufeinanderfolgenden Aufnahmen den Stein niemals an derselben Stelle. ARCELIN verwendet 3 Aufnahmen, je 1 Nieren- und obere Ureteraufnahme, sowie eine Blasen- mit unterem Ureterfeld mit 24 cm Blende.

Ich möchte die 2 Plattenaufnahmen nach KRETSCHMER empfehlen (Abb. 43). Die obere Platte bringt die Aufnahme beider Nieren, die beiden letzten Rippen, die dorsalen Wirbelkörper und die Querfortsätze aller Lumbalwirbel. Die untere

---

[1]) CONTREMOULINS: Dangers de le radiographie locale appliquée à la recherche des calculs de l'apparat urinaire. Ann. d'électrobiol. 31 mai 1906.

zweite Platte zeigt das Beckenbild mit den unteren Teilen der beiden Ureteren und der Blase und reicht bis zum IV. Lumbalwirbel hinauf.

In den letzten Jahren ist ein gewisser Fortschritt durch die Potter-Bucky-Blende erzielt worden, besonders durch die Drehblende, die ein außerordentlich scharfes Bild auf einem Übersichtsdoppelfilm gibt. Dadurch hat sich das Verfahren, das früher bis 5 Platten erforderte, wesentlich vereinfacht und verbilligt.

Aber nicht nur bei Steinverdacht, sondern bei *allen* Erkrankungen des Harntractus sind Röntgenaufnahmen notwendig, um Steine auszuschließen.

Die Notwendigkeit der Aufnahme des gesamten Harntractus mögen folgende 3 Fälle zeigen, denen noch viele andere hinzugefügt werden könnten.

Heinek machte eine Prostatektomie bei einem alten Herrn, doch erholte sich Pat. nach derselben sehr schlecht. Der Urin blieb dauernd eitrig, es traten Schmerzen in der rechten Nierengegend auf. Die jetzt erst vorgenommene Röntgenaufnahme der Nieren ergab Steine. Nach Nephrektomie der vereiterten Steinniere erfolgte völlige Heilung.

Billings[1]) findet einen Stein in der Blase und entfernt diesen. Es tritt nachträglich Nierenkolik ein, und bei der Röntgenaufnahme zeigt sich eine Pyonephrose mit Stein. André und Grandineau beobachteten 14 Tage nach Nephrektomie wegen Tuberkulose eine Anurie, die zur Nephrostomie zwang. Als Ursache ergab das Röntgenbild und der Ureterenkatheterismus einen Ureterstein.

Der bekannte Fall von Deaver[2]), dem sich viele andere anschließen, ist warnend für alle Zweifler.

Deaver fand in einem Fall von Schmerzen in der linken Lumbalgegend einen Stein in dem linken Ureter und entfernte den Stein. 3 Wochen später trat Anurie und Exitus ein. Die Sektion ergab einen Stein im rechten Ureter, von dem Pat. nie etwas gemerkt hatte.

Legueu, Papin und Maingot geben der Forderung einer vollständigen Aufnahme des gesamten Harntractus den Charakter eines Axioms. Auch ich schließe mich dieser Ansicht an.

Die doppelseitige Nephrolithiasis sowie das kombinierte Vorkommen von Nieren- und tiefsitzenden Uretersteinen derselben oder von Nierensteinen der einen und Uretersteinen der anderen Seite ist häufig, ohne daß in der 2. Seite besondere Beschwerden bestünden. Daraus allein schon erweist sich die Aufnahme des gesamten Harntractus als unbedingt notwendig. Wieviel Unheil ist durch Aufnahme *nur einer* Niere angerichtet worden!

Wann ist die Röntgenaufnahme als gelungen zu bezeichnen? Wenn das Skelet auf der Platte deutlich erscheint, nicht aber die Struktur der Knochen, ferner die beiden letzten Rippen, die Processi transversi, der Ileopsoas und der Quadratus lumborum, sowie der Nierenschatten klar zu sehen sind. Die mediane Fläche des Nierenschattens muß parallel dem Psoas verlaufen und durch einen schmalen Spalt von ihm getrennt sein.

Wie erreicht man am besten eine gute Aufnahme? Janssen[3]) ist der Ansicht, daß bei Momentaufnahmen mit Duplexfolie bei maximaler Belastung der Röhre in Atemstillstand selbst die kleinsten Steine, von Erbsen- bis Stecknadelkopfgröße, darstellbar sind.

Unzweifelhaft ist von Vorteil die kurze Dauer bei Atemstillstand unter Benutzung des Köhlerschen Doppelplattenverfahrens oder Doppelfilm, sowie die Betrachtung der entwickelten Platte im dunklen Zimmer in feuchtem wie im trockenem Zustand und in verschiedenster Richtung, auch in der horizontalen.

Wie wichtig die *Momentaufnahmen* sind, zeigen die Versuche von Rafin und Arcelin. Die Nierenbeweglichkeit beim Lebenden kann bei forcierter

[1]) Billings: Pyonephrosis with late secondary hemorrhage. Philadelphia acad. of surg. Vol. 3, p. 1. 1921. Ann. of surg. Vol. 73, Nr. 5, p. 645.
[2]) Deaver: Ureteral calcules, with a report of 5 cases. Surg., gynaecol. a. obstetr. 1906. Nr. 4, p. 369.
[3]) Janssen: Zentralbl. f. Chirurg. 1923. Nr. 8, S. 319.

tiefster In- und Exspiration bei Momentaufnahmen um 5 cm voneinander verschoben liegen.

So vorzüglich auch die Benutzung der ALBERS SCHÖNBERGschen Kompressionsblende ist, wir dürfen sie bei Pyonephrosen, bei Verdacht von Cysten und bei Bauchfellreizung nicht verwenden. Sie verbietet sich auch bei Aufnahmen im Kolikanfall. Ich benutze jetzt vor allem die POTTER-BUCKY-Blende.

Bei *harnsauren* Steinen soll man stets möglichst weiche Röhren benutzen.

6. Aufnahme unmittelbar vor der Operation. Da es *wandernde* Steine gibt, müssen wir besonders bei kleinen Steinen im Nierenbecken und bei kleinen Uretersteinen *unmittelbar* vor der Operation eine erneute Röntgenaufnahme machen. Auch durch den Ureterenkatheterismus kann der Stein bewegt sein [KÜMMELL, LEGUEU, PERKINS[1]), CODMAN[2]), HÄNISCH, ALBERS SCHÖNBERG].

LEGUEU sah in einem Falle 2 Steine zwischen Nierenbecken und unterem Ureterabschnitt hin- und herwandern. Er brachte den Kranken nach Freilegung der Niere in Beckenhochlagerung und konnte durch Schütteln die Steine vom Ureter ins Becken befördern, und von hier aus entfernen.

Solche Fälle sind selten, aber wichtig ist es, daran zu denken, damit die Operation nicht ergebnislos verläuft, wie dies KÜMMELL passierte.

Uretersteine haben aber auch noch *eigene Beweglichkeit* (RUBASCHEW). In einer Höhle, die die Steine nicht fest umschließt, können sie sich in verschiedener Richtung drehen und bei Kontrollaufnahme verschiedene Formen zeigen. Solche Bilder sprechen mit Sicherheit für eine Ureterdilatation oder -divertikel.

Wenn man „ein Steigen" von Uretersteinen beobachtet, muß eine Dilatation oder Antiperistaltik des Ureters vorliegen.

Kann man im Röntgenbilde *innerhalb des Nierenbeckens* eine Drehung der Achse eines Steins feststellen, so ist auf ein erweitertes Becken zu schließen (J. ISRAEL, ARCELIN), ebenso wenn mehrere Steinschatten ihre Form und Lage zueinander geändert haben. Eine verwaschene Kontur eines Nierenbeckensteins mit scharfer Kontur der dazugehörigen Niere spricht für eine Erweiterung des Beckens. Die Erklärung liegt in den Bewegungen des Steins in der ihn umgebenden Flüssigkeit (MOSENTHAL).

7. Durchleuchtung und Aufnahme während der Operation. Trotz aller modernen Hilfsmittel, die uns eine ausgezeichnete Aufnahme der Steine gestatten, gelingt es doch nicht immer, alle Steine aufzufinden. FENWICK hat schon in der ersten Periode des Röntgenverfahrens 1897 empfohlen, die luxierte Niere mit seinem Fluoroskop zu durchleuchten. KÜSTER hat damals das Verfahren wegen seiner Unvollkommenheit abgelehnt, und auch FENWICK hat es fallen gelassen. RAFIN und ARCELIN haben es 1911 wieder aufgenommen, aber erst die MAYOsche Klinik hat es seit 1919 systematisch durchgeführt und damit ausgezeichnete Resultate erhalten. In Deutschland wird es sehr warm von GOETZE und RESCHKE empfohlen.

Bei der *Durchleuchtung* wird die Röntgenröhre mit sterilen Tüchern bedeckt, der Durchleuchtungsschirm in sterile Kompressen eingehüllt, und der Röntgenologe selbst trägt eine dunkle Brille.

Bedingung für eine gute Durchleuchtung ist, daß die Niere völlig außerhalb der Wunde gebracht werden kann, was nur in einer beschränkten Zahl von Fällen möglich ist (BARNEY).

Später ging man auch zur Röntgen*aufnahme* in der offenen Wunde über.

---

[1]) PERKINS: Case of hydronephrosis from stone impacted in the ureter of a child. Ann. of surg. Vol. 27, p. 643. 1898.
[2]) CODMAN: Un cas de kyste intra-vésical formé par l'uretère: dilatation de l'uretère avec dilatation du bassinet; présence de 38 calculs mobiles. The Boston med. a. surg. journ. May 28. 1908. p. 828 a. 831.

Man benutzt hierzu am besten Filme, die sich der Nierenoberfläche bequem anpassen lassen, hüllt diese in undurchlässiges Papier, packt sie in Gummistoff, damit sie nicht feucht werden, legt sie um die Niere herum, ohne daß dieselbe vorgezogen zu werden braucht, und befestigt sie durch Fäden.

Auf diese Weise gelingt es, Nierensteine zu finden, die man vorher nicht auf die Platte hat bringen können, ferner Steine, die zwar auf der Platte gesehen wurden, aber operativ nicht zu entdecken waren, noch nachträglich zu lokalisieren und zu entfernen.

Auch für wandernde Steine, die man als solche nicht erkannt hat und bei der Operation nicht an der gesuchten Stelle findet, hat sich diese Methode bewährt [QUINBY[1])].

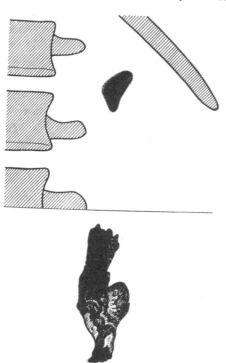

Abb. 44. Oben: Skizze eines Röntgenbildes mit intensivem Schatten in der Nierengegend. Unten: Der viel größere, aus dem Nierenbecken entfernte Stein, der um den im Röntgenbilde sichtbaren Phosphatstein einen unsichtbaren Harnsäuremantel trägt. (Nach CATHELIN.)

Mit der Feststellung, daß der Stein innerhalb des Harntractus röntgenologisch nachgewiesen ist, begnügen wir uns heute nicht mehr. Wir stellen außerdem noch fest:

Von seiten des Steins. Die *Zahl* und *Größe* der Steinschatten; die *Form*; die *chemische Zusammensetzung* der Steine; die *Lage* der Steinschatten.

Von seiten der Niere und des Ureters. Die Lage der Niere selbst resp. ihre Kontur und die Beschaffenheit der Niere, des Nierenbeckens und des Ureters. Die Feststellung aller dieser Punkte ist für die Art des operativen Vorgangs von wesentlicher Bedeutung.

1. Zahl der Steine. Ist die Zahl der Steine groß, so können sie sich übereinander lagern und in der Aufnahme decken. ISRAEL warnt davor, sich bei multiplen Steinen auf die im Röntgenbilde gefundene Anzahl der Steine zu verlassen. Man sei sonst großen Irrtümern ausgesetzt. Die Palpation des Nierenbeckens und der Kelche während der Operation zeigt noch oft Steine, die man auf der Platte nicht gesehen hat, und nie darf vergessen werden, daß jedes kleinste zurückgelassene Konkrement Anlaß zu einem Rezidiv gibt.

ROVSING berichtet über nicht weniger als 6 unter 316 Fällen, in denen er durch das Röntgenbild völlig irregeführt wurde. BRAASCH und FOULDS fanden unter 1079 Operationen 146 mal multiple Steine, während im Röntgenbilde nur ein einzelner Schatten sichtbar war; 66 mal fanden sie nur *einen* Stein, während multiple Schatten gesehen wurden; 21 mal wurde kein Schatten gesehen, und es fanden sich ein oder mehrere Steine.

Aber auch bei geringer Zahl der Steine können sich 2 und mehr Steine im Bilde decken, und nur durch wiederholte Aufnahmen und in anderer Projektionsrichtung gelingt es, solche sich deckenden Steine zu isolieren.

---

[1]) QUINBY, WM.: The operative treatment of renal and ureteral calculi. Journ. of urol. Vol. 11, Nr. 6, p. 539.

Bei multiplen Steinen und kleinsten Kelchsteinen erscheint mitunter eine große Anzahl der Steine nicht auf der Platte. Macht man von nephrektomierten Steinnieren *nach* der Operation Aufnahmen des Präparats, so kann man sie oft sehr schön demonstrieren. Aber selbst dann findet man nach Eröffnung der Niere noch übersehene Steine. Wir werden unten die Ursache dafür erkennen lernen.

Bei Uretersteinen wird man Täuschungen über die Zahl nur bei starken Erweiterungen mit multiplen Steinen ausgesetzt sein.

2. Größe des Steinschattens. Der Schatten auf der Platte gibt nicht die wahre Größe des Steins wieder. Allerdings ist der der Platte parallele Schatten nur unwesentlich größer.

Aber der Steinschatten kann infolge seiner chemischen Zusammensetzung wesentlich kleiner sein als der Stein.

So fand ARCELIN einen um vieles größeren Stein bei der Operation. Die Untersuchung ergab einen dichten Oxalatkern, umgeben von einem Mantel von Harnsäure. Der letztere kam auf der Platte nicht zur Darstellung. Nebenstehende Abbildung gibt einen Fall von CATHELIN wieder, bei dem ein Phosphatstein einen Harnsäuremantel trug, der im Röntgenbild nicht sichtbar war (Abb. 44).

3. Die Form des Steins wird beeinflußt durch den Hohlraum, in dem der Stein liegt. Es kommen dadurch ganz bestimmte Bilder zustande. Die *Beckensteine* zeigen nicht selten rundliche und ovale Schatten, besonders Oxalatsteine. Anderseits finden sich aber oft im Röntgenbilde dreieckige Schatten mit der Spitze nach unten gerichtet, entsprechend der Stelle, wo die Uretermündung liegt.

LEGUEU hält besonders dreieckige Schatten in der Nierenbeckengegend für charakteristisch. Dann ragt gewöhnlich eine Spitze in die Mündung des Ureters hinein. Hier sind auch Irrtümer selten, wenn man den Nierenschatten mit zur Diagnose verwenden kann. Einen besonders großen derartigen Schatten zeigt Abb. 45 (GOTTSTEIN).

Solche *Spornsteine* sind sehr charakteristisch, geben aber Anlaß zu Verwechslungen mit Steinschatten im oberen Calix major. Diese Nierenbecken-Ureterverschlußsteine kommen dadurch zustande, daß der zunächst kleine Stein sich durch Auflagerung nach dem Nierenbecken hin allmählich immer mehr vergrößert; Steine, die im Ureterhals entstehen, können auch Nagelform annehmen (siehe Abb. 6, S. 289).

Beckensteinschatten sind nach W. ISRAEL bei deutlicher Lage im Hilus häufig an einer kleinen Ausbuchtung, dem Hilus entsprechend, zu erkennen. Bei erweitertem Becken liegt ihr Schatten von dem der Niere durch einen schmalen, hellen Spalt getrennt.

Kelchsteinschatten können ganz klein und rund sein, nehmen manchmal Johannisbrotkernform, auch Kugelform an. Da, wo sie an die Papillen anstoßen, haben sie oft eine dattelförmige Einsenkung. Mitunter sind die Schatten kugelförmig verzweigt, geweihartig. Einzelne Kelchsteine findet man besonders im unteren Calix major.

Kelch- und Parenchymsteinschatten liegen an der Peripherie der beiden Pole oder am Konvexrand.

Sind die Kelchsteinschatten klein und rund, so sind sie von Parenchymsteinschatten nicht zu unterscheiden.

Findet man große Schatten im Parenchym der Niere (Abb. 46) oder außerhalb des freien Beckens und der freien Kelche, was durch Pyelographie leicht nachzuweisen ist, so muß man stets an Verkalkungen, wie bei Tuberkulose oder Tumor denken (Abb. 47).

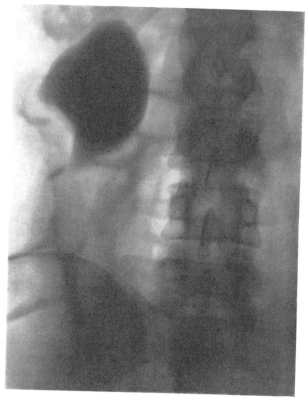

Abb. 45. Sehr großer, dreieckiger Nierenbeckensteinschatten, mit der unteren Spitze in den nach außen verzogenen Ureter reichend („natürliches" Pyelogramm). Nebenbefund bei akuter Appendicitis. (Eigene Beobachtung.)

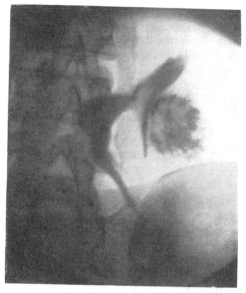

Abb. 46. Röntgenbild eines Parenchymsteins neben einem Spindelzellensarkom der Niere. Eigenartige Formation des pyelographisch gefüllten Nierenbeckens infolge des Tumors und des Steins. Siehe auch Abb. 9. (Eigene Beobachtung.)

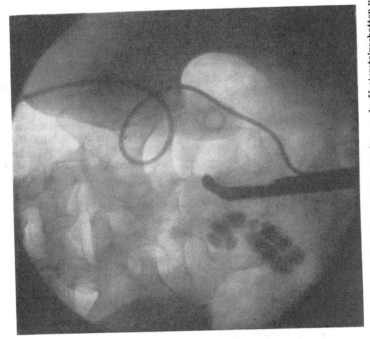

Abb. 48. Doppelseitige Uretersteine. Großer, ovaler Uretersteinschatten mit deutlicher Schichtenbildung im linken Ureter. Die Schlingenbildung oberhalb des Steins zeigt eine starke Erweiterung des Ureters oberhalb an. Im rechten Ureter 15 Steinschatten in stark erweitertem Ureter. Auch in der rechten Niere befinden sich mehrere Steinschatten, auf diesem Bilde nicht sichtbar. (Eigene Beobachtung.)

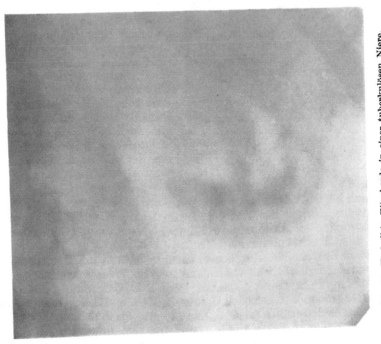

Abb. 47. Verkalkte Eiterherde in einer tuberkulösen Niere. (Nach von LICHTENBERG.)

Aus kugeligen Schatten kann man auf abnorme Höhlenbildungen oder dilatierte Kelche schließen (Zuckerkandl).

Bei Steinschatten mit Verzweigungen, sei es in der Gegend des Nierenbeckens oder des oberen oder unteren Kelches, kann die Diagnose eines *Nierensteins* als gesichert angesehen und ein hochsitzender Ureterstein abgelehnt werden.

Größere Uretersteinschatten sehen im Röntgenbild meist oval, länglich (Abb. 50), mitunter Oliven-, Pflaumenkern, dattelförmig, zigarrenförmig [Gottstein (Abb. 49)], gurkenartig, kuhhornförmig aus. Die Schatten sind meistens scharf konturiert, mitunter auch unregelmäßig begrenzt, besonders im untersten Abschnitte findet man ovale, eiförmige Steinschatten (Abb. 48).

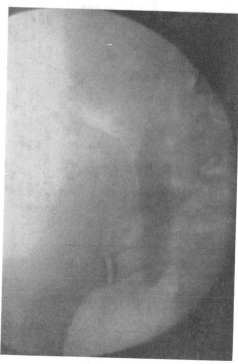

Abb. 49. Sehr großer zigarrenförmiger Uretersteinschatten, etwa 10 cm lang und fast 2 cm breit. (Eigene Beobachtung.)

Uretersteine sind meistens klein, entwickeln sich bei längerem Aufenthalt im Ureter mehr in der Längsrichtung als der Breite nach. Auch ganz kleine Steine von Erbsen- (Abb. 51) und Stecknadelkopfgröße kommen vor.

Steine, die den Ureter spontan passieren, sind selten groß, doch können auch Steine mit 2 cm breitem Schatten noch spontan abgehen (Arcelin, Mayo, Morris, Braasch, Gottstein (Abb. 52 und 53)].

Die *Anzahl* der im Röntgenbild sichtbaren Uretersteine ist, wie oben schon erwähnt, meistens gering. Man findet gewöhnlich nur einen oder zwei Schatten, aber es sind auch Fälle mit 14 und mehr Schatten im Ureter-Röntgenbilde beobachtet worden (Abb. 48).

Braasch und Moore fanden unter mehreren 100 Fällen von Uretersteinen 17mal röntgenologisch mehrfache Uretersteine. Bewegliche Steine sind häufiger als unbewegliche. Deshalb sind bei Uretersteinen öftere Wiederholungen der Aufnahme nötig als bei Nierensteinen, bisweilen in größeren Intervallen, da sich manche Steine sehr langsam bewegen. Mehrfache Steine sind oft durch kürzere oder längere Strecken voneinander getrennt. Sie können als Kettensteine oder in der Breite nebeneinander gelagert liegen, besonders bei Ureterdilatationen. Kann man im Röntgenbilde Schlifflächen nachweisen, so besteht über die Steinnatur kein Zweifel (Abb. 48).

4. Chemische Zusammensetzung der schattengebenden Steine. Es besteht nur in beschränktem Maße die Möglichkeit, aus der Art des Steinschattens seine chemische Zusammensetzung zu bestimmen. Oxalate, Phosphate, Carbonate und Kalkurate geben einen sehr deutlichen Schatten (Legueu). Kern und Schale bestehen nicht selten aus verschiedenen Substanzen. Legueu gibt die Abbildung eines Steins mit hellem Mittelpunkt aus Harnsäure und dunkler, uratischer Schale.

Kleine, dichte Schatten sprechen für Oxalate, große, sehr dünne für Urate und Tripelphosphate (Holzknecht, Kienböck).

Zeigt der Steinschatten eine gleiche Dichte wie die Wirbelsäule, so kann man Oxalate annehmen. Ist dagegen der Steinschatten nur schwach vom Weich-

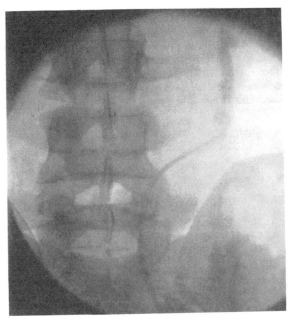

Abb. 50. Nagelförmiger Nierenbeckenureterstein. Bis an das untere Ende des Steins ist ein Ureterenkatheter eingeführt, der nicht passieren kann. Siehe auch Abb. 6. (Eigene Beobachtung.)

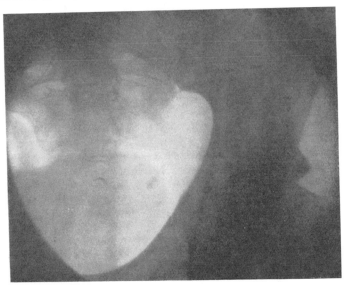

Abb. 51. Erbsengroßer Nierensteinschatten, in der Uretermündung gelegen (Oxalatstein), innerhalb des Blasenschattens sichtbar. (Eigene Beobachtung.)

teilschatten abzugrenzen, so sind es Urate (SCHLECHT), doch muß man bei dieser Beurteilung recht vorsichtig vorgehen.

Die Steinschatten unterscheiden sich oft nur wenig voneinander, denn sie enthalten bis auf geringe Ausnahmen Kalk, bald in größeren Mengen, bald nur in Spuren.

Harnsaure Steine sind unsichtbar, wenn sie klein sind; aber es gibt auch reine, große Harnsäuresteine, die den Röntgenstrahlen entgehen (Abb. 9 u. 47).

Auch *reine* Cystinsteine sind schwer darstellbar, doch ist es Rumpel und Neumann gelungen, sie auf die Röntgenplatte zu bringen. Kombinierte Steine, bei denen nur der Kern aus Cystin besteht, sind sichtbar. Ich habe zweimal Cystinsteine gesehen. Der reine Cystinstein (Abb. 54) gab nur ein ganz schwaches Bild auf der Platte, dagegen der Stein mit dem Phosphatmantel

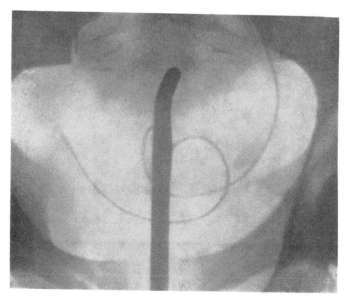
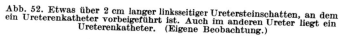

Abb. 53. Spontan abgegangener Ureterstein, aus dem linken Ureter stammend, von 1³/₄ cm Länge und 1 cm Breite aus Magnesium-Ammonium-Phosphat, Calcium-Phosphat und Carbonat bestehend, zu Abb. 52 gehörig. (Eigene Beobachtung.)

Abb. 52. Etwas über 2 cm langer linksseitiger Uretersteinschatten, an dem ein Ureterenkatheter vorbeigeführt ist. Auch im anderen Ureter liegt ein Ureterenkatheter. (Eigene Beobachtung.)

ein sehr deutliches (Abb. 55). Große, schattengebende Cystinsteine sind auch von Schottmüller veröffentlicht.

Aus gewissen Formen des Schattens kann man auf seine chemische Zusammensetzung schließen, so besonders bei Stechapfelform auf Oxalate, bei Korallenform auf phosphor- oder kohlensauren Kalk.

Bemerkenswert ist, daß selbst große Phosphatsteine nicht auf der Röntgenplatte erscheinen, selbst bei sehr guter Technik.

Es hängt dies weniger von der Absorptionskraft der betreffenden Niere als von der direkten Umgebung des Steins ab. In hydro- und pyonephrotischen Nieren können Steine mit geringer Absorption völlig entgehen, ebenso bei Ascites und peri- und paranephritischen Abscessen. Ich verweise hier auf die experimentellen Untersuchungen von Telemann[1]). Nach dem Waltherschen Gesetz durchdringen Röntgenstrahlen den Körper im allgemeinen umgekehrt proportional dem Atomgewicht und ihrer physikalischen Dichte. Deshalb kommen reine harnsaure Konkremente in den Weichteilen, in Körpersäften und im Wasser nicht zur Darstellung. Sie bestehen aus Wasserstoff, Kohlenstoff, Stickstoff und Sauerstoff,

---

[1]) Telemann: Steinbildung in den harnleitenden Apparaten. Ver. f. wiss. Heilk. Königsberg, 14. Nov. 1910. Ref. Fortschr. a. d. Geb. d. Röntgenstr. Bd. 17, S. 108. — Untersuchungen über die röntgenologische Darstellbarkeit von Steinen des harnleitenden Apparates. Dtsch. med. Wochenschr. 1911. S. 977.

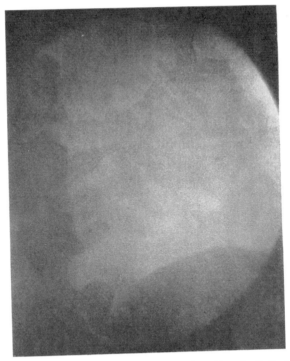

Abb. 54. Röntgenbild eines reinen Cystin-Uretersteins. Derselbe Fall wie Abb. 10.
(Eigene Beobachtung.)

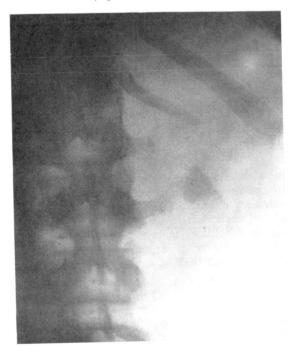

Abb. 55. Röntgenbild eines Cystinsteins mit Phosphatmantel. Derselbe Fall wie Abb. 11.
(Eigene Beobachtung.)

die alle nur ein so geringes Atomgewicht haben wie die Muskeln. Schlecht gibt nachfolgende Tabelle der Absorptionsverhältnisse der Steine:

Harnsäure 0,97	
Xanthin 1,00	unsichtbar
Cystin 1,18	
Phosphorsaure Ammoniak-Magnesia . . 1,20	
Phosphorsaurer Kalk 1,25	
Kohlensaurer Kalk 1,33	sichtbar
Oxalsaurer Kalk 1,36	

Lage des Nierensteinschattens. Bei senkrechter Blendeneinstellung liegen Steinschatten der Niere und des Nierenbeckens im allgemeinen dicht oberhalb oder auch unterhalb auf der XII. Rippe und in der Höhe des I. und II. Lumbal-

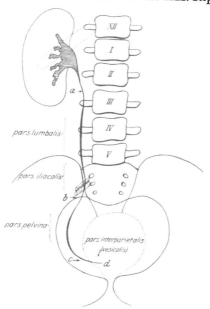

Abb. 56. Schematische Darstellung des Ureterverlaufs und der physiologischen Engen desselben. (Nach Schlecht.)

wirbels (Abb. 56). Von der Wirbelsäule liegen sie bis zu 2—3 Querfingerbreite entfernt; bei erweitertem Becken reichen sie wesentlich tiefer bis zur Crista ilei herab. Eine Verschiebung der Steine bei mehreren Aufnahmen deutet auf ein erweitertes Becken. Der Abstand von der Wirbelsäule ist verschieden, je nachdem es sich um Becken-, Kelch- oder Parenchymsteine handelt. Beckensteine liegen meist hart an oder auf der Wirbelsäule, decken sich mit den Querfortsätzen oder liegen zwischen ihnen (Albers Schönberg). Diese gleiche Lage können aber auch hochsitzende Uretersteine haben. Bazy sieht alle Steinschatten, deren mediane Kontur bis 5½ cm von der Mittellinie der Wirbelsäule entfernt liegt, als Nierenbeckensteinschatten an. Bei Fehlen des Nierenschattens kann man das Bazy-Moyrandsche Viereck heranziehen. Man macht 2 Horizontale durch die Mitte des I. und II. Lumbalwirbels, 2 Vertikale durch die Mitte der Wirbelsäule und 5 cm davon entfernt. Jeder Steinschatten, der in diesem Viereck erscheint, soll im Nierenbecken liegen. Dieses Schema hat bei Hydro- und Pyonephrose keine Geltung.

Lage des Uretersteinschattens. Der *Harnleiter* liegt im Röntgenbild in einer Linie, die von der Grenze des inneren und mittleren Drittels der Schenkelbeuge zur Medianlinie des Körpers parallel läuft (Arcelin). Er macht zwei Bogen. Der obere flache liegt zwischen dem 2. und 5. Lendenwirbel und ist nach außen konkav, der 2. (Abb. 56) bildet unterhalb der Foramina sacralia einen nach außen konvexen Bogen (Hänisch). Er kann auch ohne Kontrastmittel sichtbar sein, wenn die Wandung mit Kalksalzen inkrustiert ist (Saraceni).

Die Lage der Uretersteinschatten ist weniger charakteristisch als die der Nierensteine. Uretersteine können ihre Lage sehr verändern, der Ureter schmiegt sich dem Peritoneum eng an und kann sich bei Lagewechsel mit ihm verschieben. Deshalb ist es oft recht schwierig, ohne besondere technische Hilfsmittel, wie Röntgenkatheter und Ureteropyelographie, einen Schatten als Stein im Ureter zu identifizieren. Der Steinschatten liegt in der Längsrichtung, kann aber, wenn auch nur selten, quer liegen.

Bei herabgesunkener Niere fand MOSENTHAL im oberen Ureterabschnitt einen horizontalen Steinschatten, der durch Querstellung des obersten Ureterabschnittes hervorgerufen war.

Auch im dilatierten Ureter oder im Divertikel, bei Schlängelungen und Knickungen kommen Ausnahmen vor. Sogar Drehungen um 180° sind beobachtet (NECKER und GAGSTÄTTER).

Die Bedingungen der Darstellbarkeit der Uretersteine sind nicht dieselben wie bei Nierensteinen. Die ersteren sind kleiner, *ihre Schatten unbeweglich* und daher die Konturen schärfer. Wir können viel eher Zeitaufnahmen als bei Nierensteinen machen, aber infolge Kompression kann Ureterperistaltik einsetzen, die die Konturen undeutlich macht. Sehr schwer sind Uretersteine auf Knochenschatten zu sehen, auf dem Darmbeinknochen und den Querfortsätzen.

Nur selten erhält man ein so deutliches Bild wie in nebenstehender Abbildung (GOTTSTEIN, Abb. 57). Ist man in einem solchen Falle zweifelhaft, so macht man eine zweite Aufnahme in anderer Projektion.

Die Ureter*mündung* liegt im Röntgenbilde in einer Linie mit dem oberen Rand des Os pubis. Bei gefüllter Blase können dort liegende Steine als Schatten neben der Spina ischiadica erscheinen.

Immer wenn wir einen Ureterstein finden, müssen wir auch auf Steine in der Niere fahnden; denn Solitärsteine machen nur etwa die Hälfte aller Steinfälle aus und fast alle Uretersteine stammen (siehe pathologische Anatomie) aus der Niere.

Nierenkontur. Von größter Bedeutung für die Bestimmung des Ortes und der Lage der Nieren- und Ureterhalssteine ist die Feststellung der Nierenkontur im Röntgenbilde. Wir können sie nicht in jedem Falle zur Darstellung bringen, vor allem nicht beim Kinde (KÖHLER, HÄNISCH, H. HOFFMANN).

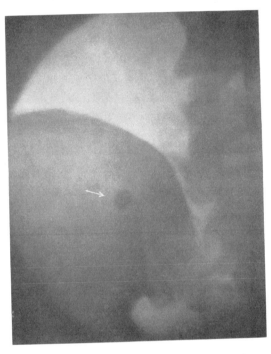

Abb. 57. Deutlicher Steinschatten auf Beckenknochen zu sehen. (Eigene Beobachtung.)

Wir sehen die Nierenkontur nach ARCELIN in 70% der Fälle, nach PASTEAU, COLE[1]) und BELOT[2]) in 75%, nach KÖHLER in 90%, nach H. HOFFMANN[3]) in fast 100%, wenn auch nicht immer schon bei der ersten Aufnahme. Ich fand sie unter 120 Fällen in über 90%.

Im Gegensatz hierzu behauptet MARION, daß ihre Darstellung nur ausnahmsweise gelingt. Bei mageren Leuten ist sie schwerer als bei dicken (ALBERS

---

[1]) COLE: The X-rays in kidney disease. Med. News March 11. 1905.
[2]) BELOT: Note sur la radiographie du système urinaire. Bull. soc. de radiol. de Paris 9 janv. 1912.
[3]) HOFFMANN, H.: Die Bedeutung der Röntgenstrahlen für die Urologie. Zentralbl. f. Röntgenstr. 1911. Nr. 1.

Schönberg, Immelmann, Belot). Bei letzteren läßt die fettreichere Nierenkapsel die Kontur besser hervortreten.

Auch das Nieren*becken* zeigt sich in manchen Fällen angedeutet (Albers
Schönberg, Bela Alexander).

Bedeutung der Feststellung des Nierenschattens. Durch Feststellung der
Nierenkontur können wir eine Solitärniere ausschließen, und dies ist besonders
für die Fälle wichtig, in denen eine zweite Niere nicht zu fühlen ist und wir eine
zweite Ureterenmündung nicht auffinden können, und auch die Chromocystoskopie auf dieser Seite ein negatives Resultat ergeben hat, ferner die Cysto-

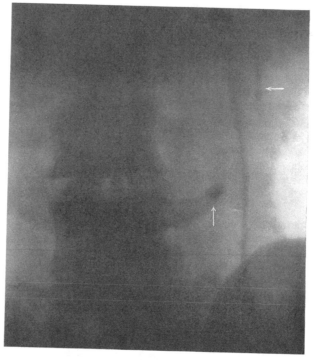

Abb. 58. Hufeisenniere mit linksseitigem Nierenbeckenstein, um den herum ein Ureterenkatheter
geführt ist, sowie eines rundlichen Steins im unteren Kelch. Die Konturen der linken und rechten
Hälfte der Hufeisenniere sind deutlich zu sehen, rechts tieferstehend als links (siehe auch Abb. 59 u. 60).
(Eigene Beobachtung.)

skopie sowie der Ureterenkatheterismus unmöglich sind. Bei Kindern, bei denen
die Cystoskopie und der Ureterenkatheterismus oft auf große Schwierigkeiten
stößt, ist die Darstellbarkeit der Nierenkontur besonders wichtig.

Wir können *Lage* und *Form,* sowie *Größe* der Niere durch die Kontur feststellen und bei Schatten, die an anormaler Stelle liegen, können eine dystope
Niere diagnostizieren. Aber vor allem ist es möglich, zu erkennen, ob der fragliche Steinschatten innerhalb oder außerhalb der Niere liegt, ob im Becken oder
im Kelch.

Lage der Nierenkontur. Die normale Nierenkontur zeigt den unteren Pol
(Abb. 56) am unteren Rande des III. Lumbalwirbels (Hänisch), nach Immelmann am unteren Rande des II. Lumbalwirbels, bei Kindern am unteren
Rande der XII. Rippe (W. Israel). Der obere Pol, der nur selten sichtbar
ist, liegt am unteren Rande des XI. Dorsalwirbels (Immelmann).

Bei pathologischem Tiefstand der Niere kann die Nierenkontur bis zum unteren Rande des IV. Lumbalwirbels reichen. Die rechte Nierenkontur liegt der Wirbelsäule näher als die linke (HÄNISCH, KÖHLER).

Bei Drehung der Niere um ihre Längsachse, wie wir dies häufig bei Skoliose, aber auch bei anderen Lageanomalien, kongenital erworbenen Dystopien,

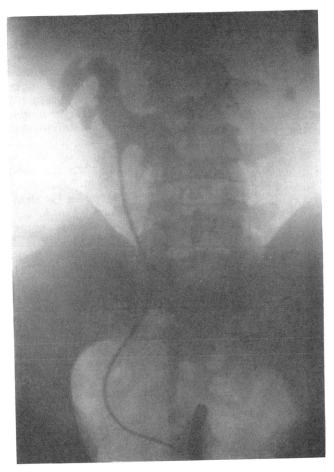

Abb. 59. Charakteristisches Pyelogramm der *rechten* Hälfte der Hufeisenniere.
(Derselbe Fall, zu Abb. 58 gehörig.)

Abb. 59 und 60. Veränderte Achsenstellung der beiden Hälften der Hufeisenniere, *nach unten konvergierend.*

Dilatation des Beckens usw. antreffen, liegt die Konvexität der Niere der vorderen Bauchwand näher, und dies erkennen wir an der Lage der Hilusbucht, an der geringen Krümmung der lateralen Kontur, sowie an der Verschmälerung des Nierenbeckens. Dann ist es auch schwierig, die Lage des Steinschattens im Becken oder im Kelch festzustellen (HÄNISCH).

Die Lage des Nierenbeckens ist normalerweise in der Höhe der ersten oder der oberen Hälfte des zweiten Lumbalwirbels, kann aber abweichen, je nachdem es intrarenal, intermediär oder extrarenal gelegen ist. Man findet das Becken auch ausschließlich an der hinteren Fläche, und bei kongenitaler Anomalie an der vorderen Fläche der Niere und dort vollkommen extrarenal (ZONDEK, BLUM, ELIOT).

Steinschatten und Nierenkontur bei Hydro-Pyonephrose, bei Nierenanomalien, bei dystoper Niere, Hufeisenniere usw.

Ob ein Steinschatten der Niere, dem Becken oder dem Kelch angehört, kann man unter Zuhilfenahme der Pyelographie entscheiden. Findet sich ein Becken-Steinschatten dicht der Wirbelsäule angelagert, so spricht dies für kongenital-heterotope Niere und bei Doppelseitigkeit für *Hufeisenniere* (W. ISRAEL). Bei letzteren sind die Konturen der Nieren nur selten sichtbar [MOSENTHAL[1]), GOTTSTEIN (Abb. 58)]. Sind aber beide Konturen vorhanden, so kann man daraus wertvolle Schlüsse ziehen (Abb. 59 u. 60).

Der untere Pol steht tiefer als in der Norm. Die Achsen der beiden Hälften verlaufen näher und parallel zur Wirbelsäule und kreuzen den Psoasrand, während die Achsen der normalen Niere mit der Wirbelsäule einen spitz nach unten geöffneten Winkel bilden und dem Psoas parallel laufen [ZONDEK, A. FRÄNKEL[2])]. Verläuft die Längsachse eines Nierenbeckensteinschattens auffällig schräg von außen oben nach innen unten, so muß man an eine Hufeisenniere denken [ZONDEK (Abb. 61)]. Aber nicht immer liegt der Steinschatten bei Hufeisennieren nahe der Wirbelsäule.

Bei Hydro- und Pyonephrose ist der Steinschatten recht häufig verlagert, weit von der Wirbelsäule entfernt, bald nach unten und medianwärts verschoben [ZONDEK, FLOCKMANN[3]), RUMPEL, KÜMMELL, O. MÜLLER[4])], kann sogar auf dem Beckenkamm liegen.

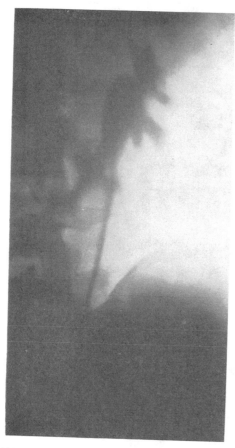

Abb. 60. Charakteristisches Pyelogramm der *linken* Hälfte der Hufeisenniere (entsprechend Abb. 58). Beckenstein durch das Pyelogramm verdeckt.

Abb. 59 und 60. Veränderte Achsenstellung der beiden Hälften der Hufeisenniere, *nach unten konvergierend.*

[1]) MOSENTHAL: Differentialdiagnose der Röntgenschatten des Urogenitaltractus. XVII. Internat. med. Kongr. 1913 und Über Röntgenbilder von Nieren- und Uretersteinen. Vortr. i. d. Berlin. med. Ges. vom 28. Jan. 1914. Ref. Dtsch. med. Wochenschr. 1914. Nr. 7.

[2]) FRÄNKEL, ARTHUR: Die Hufeisenniere im Röntgenbilde. Verhandl. d. dtsch. Ges. f. Chirurg. 1914.

[3]) FLOCKMANN: Zur Chirurgie der Hufeisenniere. Zeitschr. f. urol. Chirurg. H. 2 u. 3.

[4]) MÜLLER, O.: Mitteilungen über die röntgenologische Diagnose eines großen Nierensteins von eigenartiger Form und abnormer Lage. Fortschr. a. d. Geb. d. Röntgenstr. Bd. 26, H. 4/5.

Verwechslungen mit Uretersteinschatten sind sehr leicht möglich, besonders bei Steinen im Halsteil des Ureters, ferner bei herabgesunkenen oder dystopen Nieren, ganz besonders bei kleinen Steinen (DESNOS). Auch hier leistet die Pyelographie vorzügliche Dienste (Abb. 62 u. 63). Kann man einen Nierenschatten nicht feststellen, so orientiert man sich nach der Beziehung des fraglichen Steinschattens zur Wirbelsäule und Rippen.

Pathologische Beschaffenheit der Niere. Bei Fehlen einer Nierenkontur kann man eine lipomatöse Steinniere vermuten (LEGUEU). Normale oder ver-

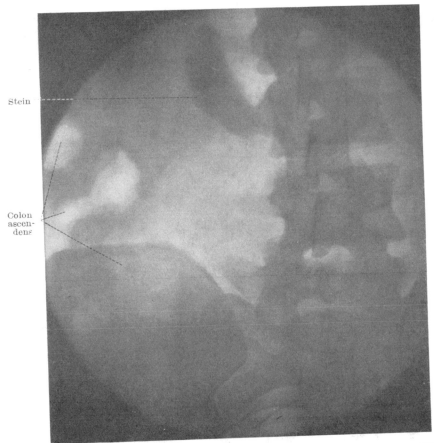

Abb. 61. Steine im rechten Schenkel einer Hufeisenniere, mit der Konkavität nach der Wirbelsäule sehend, charakteristisch für Steine in einer Hufeisenniere. Das Colon ascendens liegt seitlich von der Hufeisenniere. (Nach M. ZONDEK.)

kleinerte Nierenkonturen bei weitverzweigten Steinschatten deutet auf Atrophie der Nierensubstanz hin. Große Nierenkonturen mit multiplen Steinen, auf weitem Raum verteilt, sowie multiple Steinschatten ohne jede Ordnung, lassen auf Hydro- oder Pyonephrose schließen (Abb. 64); der gleiche Schluß ist berechtigt bei großen Nierenkonturen mit der eigenartigen Form eines Schattens, wie er für Nierenbeckenverschlußsteine charakteristisch ist.

b) Ursachen von Fehldiagnosen.

So außerordentlich glänzende Resultate das Röntgenverfahren für die Steindiagnose liefert, so ist doch die Möglichkeit von Fehldiagnosen noch eine recht große. Jeder Chirurg muß sich vor der Operation von Nieren- und Uretersteinen zwei Fragen vorlegen:

A. Gehört der vermeintliche Steinschatten der Niere oder dem Ureter an? (Irrtümliche Steinschatten.)

B. Ist nicht trotz auf der Platte fehlenden Steinschattens ein Stein vorhanden? (Unsichtbare Steine.)

A. Irrtümliche Steinschatten.

Sie sind leider nicht selten. Gar mancher Schatten, der vor der Operation für einen Stein gehalten wurde, hat sich als etwas ganz anderes herausgestellt.

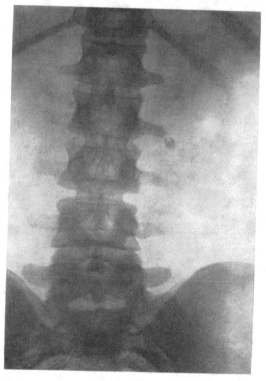

Abb. 62. Kleiner Steinschatten, im Gebiet der rechten Niere liegend. (Eigene Beobachtung.)

Allerdings haben wir in den letzten Jahren gelernt, diese verdächtigen Schatten genauer zu differenzieren.

Sie können sowohl *innerhalb* als *außerhalb* der Niere und des Ureters gelegen sein.

1. Innerhalb der Niere gelegene, irrtümlich für Steine angesehene Schatten. Wir finden sie besonders:

a) als Fremdkörper in der Niere,
b) bei Tuberkulose der Niere und des Ureters,
c) bei Tumoren, Cysten und polycystischer Nierendegeneration,
d) bei Hydro- und Pyonephrose,
e) bei Vernarbung von sklerotischem Gewebe bei Nephritis und Paranephritis.

Bei allen diesen Affektionen kommen auch Kombinationen mit Steinen vor (siehe pathologische Anatomie!).

a) Fremdkörper. Sie können als Geschoßsplitter oder durch Einspritzungen in das Nierenbecken gelangt sein.

Ich beobachtete einen Soldaten, dem aus der einen Niere durch Pyelotomie Steine entfernt worden waren. Er war inzwischen im Felde gewesen, hatte eine Schußverletzung erhalten und kam mit kolikartigen Schmerzen in der anderen Niere ins Lazarett. Das Röntgenbild ergab einen etwas unregelmäßig geformten Schatten in der Gegend des Nierenbeckens,

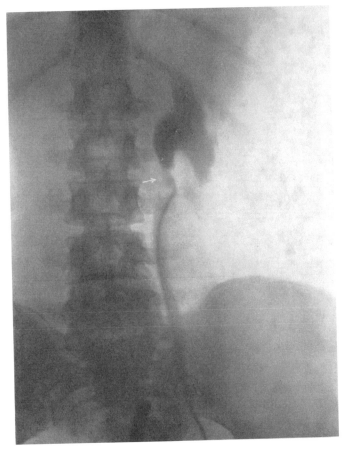

Abb. 63. Pyelogramm desselben Falles (Abb. 62) zeigt, daß es sich nicht um einen Nierenstein, sondern um einen Stein im Ureterhals handelt. (Eigene Beobachtung.)

ferner auf der bereits operierten Seite einen Uretersteinschatten. Während der Untersuchung ging ein kleiner Stein ab, und in der Annahme, daß der Schatten der zweiten Seite ein Nierenbeckenstein war, wurde Nephropyelotomie gemacht, die aber einen inkrustierten *Schrappnelsplitter* ergab.

In diesem Fall war ein Stein angenommen und ein Geschoßsplitter gefunden worden. Auch die umgekehrte Beobachtung ist gemacht worden. Man nahm eine Flintenkugel an und bei der Operation fand sich ein Stein (GIULIANI).

E. JOSEPH fand Kollargolschatten in der Niere liegend; noch nach 5 Jahren konnten *Argyrol*-Niederschläge in der Niere, die für Steinschatten gehalten wurden, festgestellt werden (SENICO).

b) Tuberkulose. Besonders häufig kommen Verwechslungen bei Tuberkulose vor (ARCELIN und FINZI). Daß der Inhalt von Kavernen verkalkt, daß sich kittartige Massen in der Niere bilden, so daß man von „Kittnieren" spricht, daß alle Wände verkalken, darüber berichten MARION, J. ISRAEL, NEUHÄUSER, WEISZ[1]), WISCH-NEWSKY[2]). Auch einfache Käseherde können Schatten geben, die aber gewöhnlich nicht so deutlich sind wie die Steinschatten (PAPIN). Sie haben meistens unregelmäßige Formen und unscharfe Begrenzungen, sind oft auch streifen-förmig [JOSEPHSON, FORSELL[3])], mehr an der Peripherie liegend (SCHLECHT),

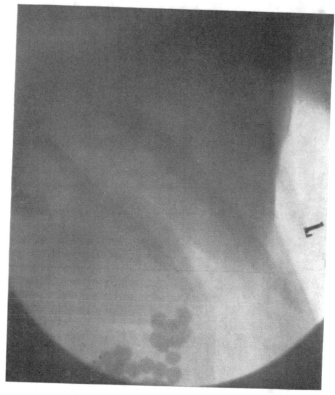

Abb. 64. Multiple Nierensteine, in sehr großen Nierenschatten liegend, Steine von eigenartiger Form in der Mitte derselben ein heller Kern. (Eigene Beobachtung.)

so daß die Differentialdiagnose mit Steinen nicht auf große Schwierigkeiten stößt. Nach KAPSAMMER findet man diese Schatten fast immer im Parenchym.

Am leichtesten täuscht man sich bei abgeschlossenen tuberkulösen Pyo-nephrosen eines Teils der Niere [HEITZ-BOYER, NOESSKE[4]), HIRSCHLER[5])]. Sogar

---

[1]) WEISZ, FR.: Diagnostic des calculs uréteraux. Journ. d'urol. Tome 4, Nr. 5. 3. urol. Kongr. 1913.

[2]) WISCHNEWSKY: Zeitschr. f. Urol. Bd. 7. 1913.

[3]) FORSELL und JOSEPHSOHN: Bidrag till röntgendiagnostiken vid nyurtuberkulos. Hygiea 1908, Festband, Nr. 34, sowie FORSELL: Fortschr. a. d. Geb. d. Röntgenstr. Bd. 13, S. 56.

[4]) NOESSKE: Scheinbare Nephrolithiasis. Münch. med. Wochenschr. 1911. Nr. 21 und Ges. f. Heilk. in Dresden 1903.

[5]) HIRSCHLER: Vortäuschung eines Nierensteins durch Nierentuberkulose. Breslauer Chir. Ges. 10. Nov. 1919. Berlin. klin. Wochenschr. 1920. Nr. 6.

das Bild eines deutlich verzweigten Schattens findet sich (NOESSKE), und beim Falle HIRSCHLERs fand sich eine typische Steinanamnese.

Auch bei tuberkulöser Ureteritis können Schatten auftreten, die als Steine imponieren [FERRON [1])].

c) Tumor. Recht häufig sind Schatten bei *Tumoren*: es sind meistens Verkalkungen.

GROSGLIK [2]) berichtet über zwei derartige Fälle, in denen er verkalkte Gerinnsel fand. PONZIO [3]) fand bei einer 52 jährigen Frau einen Schatten, der sich bei der Operation als ein Venenstein innerhalb einer Geschwulst ergab, HEIDLER [4]) sah bei einem 17 jährigen jungen Mann eine Dermoidcyste der Niere, die außer Haaren einen Zahn enthielt, der im Röntgenbilde einen Nierenstein vortäuschte, RUMPEL ein Hypernephrom mit Verkalkung. Die Pyelographie zeigte den Schatten außerhalb der Niere gelegen.

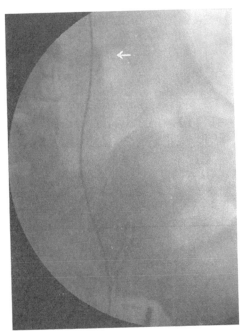

Abb. 65. Stark vortretender Rand des Processus transversus. (Nach SCHLECHT.)

d) Hydro- und Pyonephrosen. Bei einfachen *Pyonephrosen* sind Steine sehr häufig. Bald handelt es sich um primäre Pyonephrose mit Steinen, bald um sekundär infizierte Steinnieren. [Über geschlossene kalkulöse Pyonephrosen berichten MAROGNA [5]), W. ISRAEL, LICHTENSTERN, MARION, VÖLCKER, HENRAD [6])].

Selbst bei *Hydronephrose* können Verkalkungen Steine vortäuschen.

[1]) FERRON: Note sur un second cas de faux calcul de l'uretère pelvien. (Soc. franç. d'urol. Paris, 11 avril 1921.) Journ. d'urol. Tom. 11, Nr. 5/6, p. 561—571.
[2]) GROSGLIK: Fol. urol. Vol. 1, p. 673 und F. a. d. Geb. d. R. Bd. 9, S. 380.
[3]) PONZIO, MARIO: Beitrag zum radiodiagnostischen Studium der Pseudonierensteine. Arch. d'electr. méd. Tome 21, p. 258—262. 1913. Ref. Zentralbl. f. d. ges. Chirurg. Bd. 1. S. 832. 1913.
[4]) HEIDLER: Beiträge zur Nierenchirurgie. Prag. med. Wochenschr. 1913. Nr. 37.
[5]) MAROGNA: Sulla pionefrosi calculosa chiusa senza sintomatologia. Rif. med. Vol. 37, Nr. 33, p. 770. 1921. Zeitschr. f. urol. Chirurg. Bd. 8, S. 282. 1921.
[6]) HENRAD, ETIENNE: Grosse opacité rénale. Bull. et mém. de la soc. de radiol. méd. de france. Jg. 9, Nr. 83, p. 157—158.

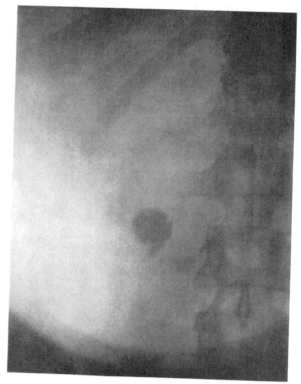

Abb. 66. Deutlicher Kotschatten. (Eigene Beobachtung.)

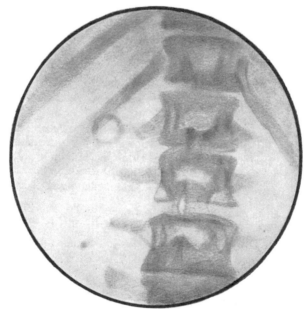

Abb. 67. Nierensteinschatten mit durchlässigem Harnsäurekern und Schale aus phosphorsaurem
Kalk. Ähnlichkeit mit einem Gallenstein. (Nach LEGUEU, PAPIN und MAINGOT.)

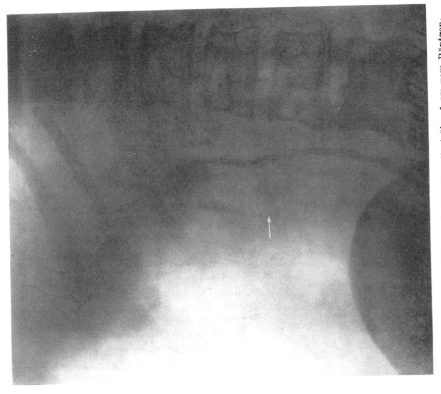

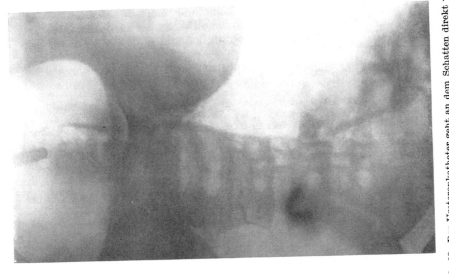

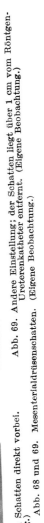

Abb. 69. Andere Einstellung; der Schatten liegt über 1 cm vom Röntgen-Ureterenkatheter entfernt. (Eigene Beobachtung.)

Abb. 68. Der Ureterenkatheter geht an dem Schatten direkt vorbei. (Eigene Beobachtung.)

Abb. 68 und 69. Mesenterialdrüsenschatten. (Eigene Beobachtung.)

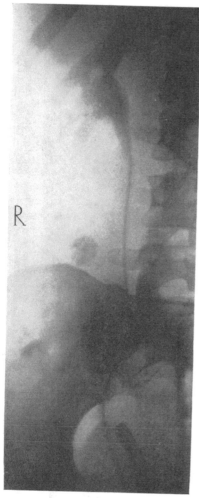

R

Abb. 70. Mesenterialdrüsenschatten, etwa 2 cm entfernt vom Röntgenureteren-katheter. (Eigene Beobachtung.)

Goldenberg sah einen Schatten, der sich bei der Operation als durch allerfeinste Kalkniederschläge in einer Hydronephrose verursacht erwies, Dollinger[1]) eine Hydronephrose, deren Wand völlig mit Kalkstein besetzt war. Cystenwandungen fanden Wulf[2]), Hänisch, von Eiselsberg, Manasse[3]) Verkalkungen, Neuhäuser Schatten bei polycystischer Nierendegeneration, Minet bei Echinokokkencysten (siehe Path. Studium).

e) Nephritis. Schattenbildungen bei Nephritis und Paranephritis wurden beobachtet von J. Israel, Illyes, von Haberer[4]), Smart[5]), Baetjer[6]), Wosskressenski[7]).

2. Außerhalb der Niere gelegene, irrtümlich für Steinschatten angesehene Schatten.

Ganz anders geartet sind die Schatten, die *vor, hinter und neben der Niere liegen* und zu Täuschungen Anlaß geben.

Täuschungen durch Muskel, Knochen und Gefäße. Sie können zustande kommen durch Übereinanderlagerung des Ileopsoas mit dem Quadratus lumb., durch Überlagerung der Niere selbst mit letzterem Muskel (Schlecht), durch Verknöcherungen knorpeliger Teile der Rippen, die aber meistens streifenartige Schatten geben. Ganz besonders oft finden sich Schatten bei Verkalkungsherden an der äußersten Spitze des Proc. transversi der Lendenwirbelsäule (65) [Köhler (Schlecht . .).

Wenn der mediale Rand des Psoas mit seinen scharfen Konturen den Querfortsatz in zwei Teile zu teilen scheint, ist leicht eine Täuschung möglich, ebenso durch abgebrochene Stücke der Processus transversi (Legueu), ganz besonders auch durch Senkungsabscesse, von der Wirbelsäule ausgehend oder auch infolge Durchbruchs von Eiter aus der Niere selbst [Clairmont[8]),

[1]) Dollinger: Verkalkte Hydronephrose und plastische Deckung des Zwerchfells. Orvosi Hetilap 1912. Nr. 6. (Ungarisch.) Ref. Zentralbl. f. Chirurg. 1913. Nr. 16.
[2]) Wulff: Nierenfälle. Ärztl. Verein in Hamburg. Sitzg. vom 9. Febr. 1909. Münch. med. Wochenschr. 1909. Nr. 9.
[3]) Manasse: Echinokokken in den Harnwegen. Zentralbl. f. Harn- u. Sexualorg. 1898. S. 597.
[4]) v. Haberer: Beitrag zur Nierenchirurgie an der Hand von 100 Fällen. Arch. f. klin. Chirurg. Bd. 110, H. 1 u. 2.
[5]) Smart: Brit. med. journ. 1905. p. 617.
[6]) Baetjer: The X-ray diagnosis of renal calculi. Americ. roentgenray-soc. 1906. Ref. Fortschr. a. d. Geb. d. Röntgenstr. Bd. 10, S. 375. — Nierensteindiagnose vermittels Röntgenstrahlen. Americ. quart. of roentgenol. 1907. H. 2. Ref. Fortschr. a. d. Geb. d. Röntgenstr. Bd. 11, S. 299.
[7]) Woskressenski, G.: Die Röntgendiagnostik der Nieren- resp. Uretersteine; die Zuverlässigkeit der Methode und die Fehlerquellen. Zur Lage der sog. Pseudonierensteine. Referatiwny med. journ. Vol. 1, Nr. 2. 1921. Ref. Zentralorg. f. d. ges. Chirurg. Bd. 15. H. 2, S. 56.
[8]) Clairmont: Beitrag zur Kasuistik der renalen Anurie. 77. Vers. d. dtsch. Naturf. u. Ärzte. Ref. Münch. med. Wochenschr. 1905. Nr. 41.

ARCELIN, NOGIER[1]), LEGUEU]. Oberhalb der Niere gelegene Schatten können von Verkalkungen der Nebennierenkapsel herrühren (HEITZ-BOYER, ELIOT).

Täuschungen durch Abdominalinhalt. Sie sind besonders häufig durch *Kot- und Darmsteine* [ROCHET, GAYET, ARKELIN, ROTH[2]), SINEDAY, ALBARRAN, J. ISRAEL, GOTTSTEIN (Abb. 66)], *Appendixsteine* [FENWICK, STRÄTER[3]),

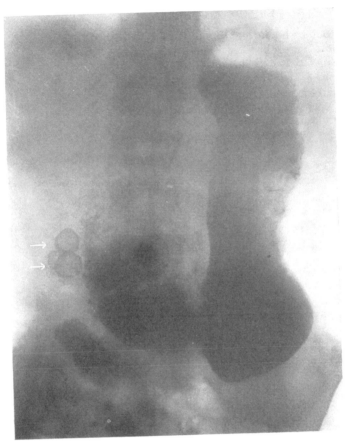

Abb. 71. Gallensteine. (Nach SCHLECHT.)

HOLZKNECHT, WEISSFLOG[4]), MEKANES, TUFFIER, FITTIG[5]), SEELIG[6]), HÜRTER[7]), OSSIG[8])], mitunter finden sich sogar zwei bis drei derartige Steine.

[1]) NOGIER: Ce qu'il faut avoir et ce qu'il faut savoir pour faire une bonne radiographie des voies urinaires. Arch. d'électr. méd. 1908. Nr. 16, p. 218.

[2]) ROTH: Irrtümer der Röntgendiagnostik bei Konkrementen der Harnwege. Med. Klinik 1910. S. 383. Ref. Fortschr. a. d. Geb. d. Röntgenstr. Bd. 15, S. 182.

[3]) STRÄTER: Röntgenkongreß 1907. Zeitschr. f. Röntgen- u. Radioforsch. 1908. S. 41.

[4]) WEISSFLOG: Zur röntgenographischen Diagnose der Enterolithen des Proc. vermiformis. Fortschr. a. d. Geb. d. Röntgenstr. 1906. S. 217.

[5]) FITTIG: Die Bedeutung der Enterolithen des Processus vermiformis im Röntgenogramm. Fortschr. a. d. Geb. d. Röntgenstr. Bd. 11, S. 356.

[6]) SEELIG: Arch. f. klin. Chirurg. Bd. 87. 1908 und Zeitschr. f. Urol. Bd. 6. 1912.

[7]) HÜRTER: Zeitschr. f. Röntgenkunde 1910. Nr. 12 und 1911. S. 15.

[8]) OSSIG: Berlin. klin. Wochenschr. 1905. Nr. 14, S. 142 und Röntgenkongreß 1907. S. 92.

aa) Die Darmsteine haben oft ein helles Zentrum und zeigen konzentrische Schichtung, doch kommt auch bei Nierensteinen ein derartiges auffallendes Verhalten vor [Sträter, Prio und Comers (Abb. 67)].

bb) Durch zufällig gegebene Medikamente, wie Wismut [Fenwick, Holland, Lejeune[1]), Baetjer], *Salol* [Pankrast[2])], Blaudsche Pillen (Hänisch).

cc) *Fremdkörper des Darmes* (Fenwick), Fruchtkernschatten (Rochet, Gayet, Arcelin).

dd) Besonders häufig sind verkalkte *mesenteriale* und *retroperitoneale Drüsen*, die recht oft unregelmäßige, zackige, ja Maulbeerform zeigen [Joseph und viele andere, Gottstein (Abb. 68—70)].

ee) *Netzverkalkungen* (Douarré). Diese kann man durch Verschiebung des Abdominalinhalts während der Durchleuchtung identifizieren, ferner Verkalkungen von Appendices epiploicae [Brewer[3])].

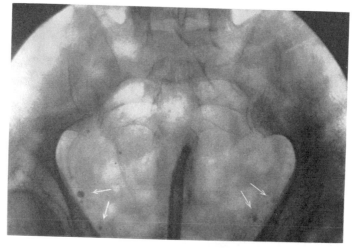

Abb. 72. Beckenflecke. (Eigene Beobachtung.)

ff) *Durch Gallensteine.* Besonders häufig sind Verwechslungen mit diesen (Abb. 67), doch darf man bei rechtsseitigen Nierensteinen niemals vergessen, daß sie auch recht häufig gemeinschaftlich mit Gallensteinen vorkommen [Schütze[4]), Karewsky[5])].

Beclère empfiehlt für zweifelhafte Fälle Aufnahmen sowohl in ventrodorsaler, wie in dorsoventraler Richtung. Wenn auf der dorsalen Platte der Schatten größer ist als auf der ventralen, so liegt ein Gallenstein vor. [Über Irrtümer mit Gallensteinen berichten Arcelin, Beck, Beclère, Gottschalk[6]),

[1]) Lejeune: Un cas d'erreur d'interpretation dans une radiographie de la région rénale. Journ. de radiol. et d'électrol. 1910. p. 119 et 188.

[2]) Pancoast: The sources of error in the X-reys diagnosis of ren. calc. Americ. journ. of dermatol. 1911. p. 246.

[3]) Brewer: Supposed nephrolithiasis. Med. News April 22. 1905. Ref. Zentralbl. f. Harn- u. Sexualorg. Bd. 16, S. 585.

[4]) Schütze: Berlin. klin. Wochenschr. 1916. Nr. 27 und Zeitschr. f. Urol. Bd. 15, S. 11. Fortschr. a. d. Geb. d. Röntgenstr. Bd. 23, S. 5.

[5]) Karewski, F.: Über gleichzeitige Nieren- und Gallensteinerkrankungen. Zeitschr. f. urol. Chirurg. Bd. 12, S. 182.

[6]) Gottschalk: Gallensteinaufnahmen. Fortschr. a. d. Geb. d. Röntgenstr. Bd. 14, S. 276.

GUILLOZ[1]), HAGEN, HOLLAND, LICK, MAINGOT[2]), MATHIAS, PFAHLER[3]), RIHASY, RIBAS, TUFFIER.]

gg) *Pankreassteine* (STRÄTER), Pankreaskrebs (COWL), sowie Carcinome der Peritonealhöhle [LEJEUNE[4])].

3. Täuschungen bei Uretersteinen. In der Gegend des knöchernen Beckens ist die Zahl der Irrtümer viel größer als in den oberen Partien. Bei beiden Geschlechtern sind vor allem die Verkalkungen in Muskeln und Ligamenten zu nennen [ALBERS SCHÖNBERG, ROBINSON[5])], sowie die Verkalkungen der Gefäße, die sog. Beckenflecke [FORSELL[6]), PROUST und INFROIT[7]), CLARK, FENWICK

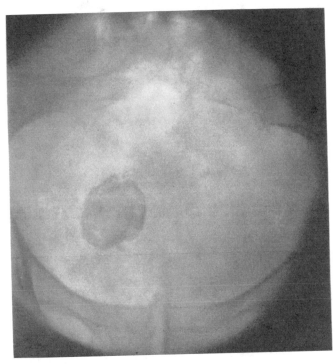

Abb. 73. Verkalktes Myom. (Eigene Beobachtung.)

(Abb. 72)]. Die Phlebolithen haben einen dunklen Kern und liegen meist doppelseitig und symmetrisch in den Venen der Beckenorgane, der Blase, beim Manne auch in der Prostata, und bei der Frau in den Genitalorganen. Bei Männern sind Verwechslungen mit Prostatasteinen beobachtet worden, doch selten.

[1]) GUILLOZ: Sur la rad. des calculs biliaires. Rev. med. de l'est 1901.
[2]) MAINGOT: Gallensteine. Thèse de Paris 1909.
[3]) PFAHLER: Diskussion zu EASTMOND: Ann. roentgen-ray soc. Dec. 1908. Fortschr. a. d. Geb. d. Röntgenstr. Bd. 14, S. 448.
[4]) LEJEUNE: Un cas d'erreur d'interpretation dans une radiographie de la région rénale. Journ. de radiol. et d'électrol. 1910. p. 119 et 188. 1911. p. 242—346.
[5]) ROBINSOHN: Wien. klin. Wochenschr. 1908. Nr. 7.
[6]) FORSELL: Fortschr. a. d. Geb. d. Röntgenstr. Bd. 13, S. 281.
[7]) PROUST et INFROIT: Contribution à l'étude des lésions susceptibles de donner des taches pelviennes à l'examen radiographique. Soc. anat. Paris, 8 oct. 1909. Presse méd. 1909. p. 727 et Rev. de gynecol. et de chirurg. abdominale Tome 15, p. 273. 1910.

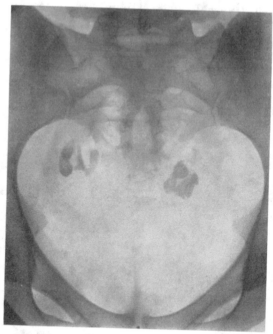

Abb. 74. Röntgenbild, zu beiden Seiten in der Blasengegend unregelmäßig geformte multiple Schatten zeigend, beiderseits etwa in gleicher Höhe gelegen. (Eigene Beobachtung.)

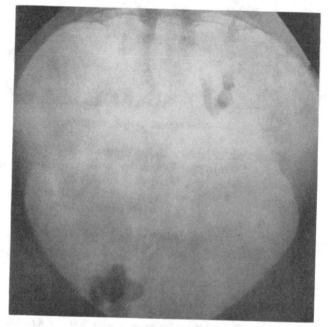

Abb. 75. Aufnahme einige Tage später. Während die Schatten auf der linken Seite in gleicher Höhe wie im vorigen Bilde liegen, liegen die rechten viel tiefer in der Nähe des Os pubis. Diagnose wird gestellt auf doppelseitiges Ovarialdermoid, auf der rechten Seite Stieltorsion. (Eigene Beobachtung.)

Viel häufiger sind Irrtümer bei Frauen mit Verkalkungen in Fibromen und Myome des Uterus [FERRON[1]), GOTTSTEIN (Abb. 73)], bei Verknöcherungen, sowie Zähnen in Ovarialcysten, sowie Verknöcherungen in Adnexerkrankungen.

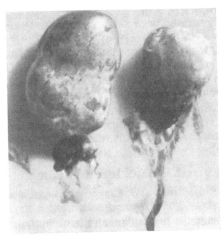

Abb. 76a zeigt die beiden operativ entfernten Dermoide. (Eigene Beobachtung.)

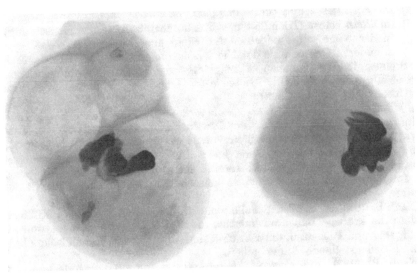

Abb. 76b. Röntgenbild der beiden Dermoide. Beim Aufschneiden des Tumors zeigten sich in demselben die im Röntgenbild gesehenen Zähne neben kleinen Haarbüscheln. (Eigene Beobachtung.)

Der Fall, von dem die Abbildungen 74—76 stammen, ist von besonderem Interesse: Eine Arztfrau, die seit langer Zeit über heftigste beiderseitige Kolikschmerzen klagt, wird deshalb geröntgt. Im Röntgenbilde finden sich in der ersten Aufnahme (Abb. 74) doppelseitige Steinschatten innerhalb des Beckens liegend, und es wird die Diagnose auf doppelseitige Uretersteine gestellt. Nach einigen Tagen wird eine zweite Aufnahme gemacht, die ein etwas anderes Bild zeigt (Abb. 75). Auf der rechten Seite finden sich dieselben

[1]) FERRON: Ein zweiter Fall von Pseudoureterstein im pelvinen Abschnitt. Journ. d'urol. Tome 11, Nr. 5/6. 1921.

Schatten wesentlich tiefer. Daraufhin wird die Diagnose auf doppelseitige Uretersteine oder doppelseitiges Dermoid der Ovarien mit evtl. Stieltorsion gestellt, die auch die kolikartigen Beschwerden hervorrufen können. Der doppelseitige Ureterenkatheterismus gibt normalen Befund. Untersuchung durch einen Gynäkologen stellt einen rechtsseitigen Tumor fest, linke Seite frei. Eine zweite Untersuchung stellt die bestimmte Diagnose auf doppelseitiges Dermoid. Die Operation ergibt doppelseitige Adnextumoren (Abb. 76a), und bei Aufschneiden finden sich in dem Tumor Zähne und Haare. Die vor dem Aufschneiden des Präparats angefertigte Röntgenphotographie ergibt Abb. 76b S. 371.

Kalkplatten in *Arterien* sind von Jeanbreau, Fenwick, Rovsing und Rochard[1]) beobachtet, besonders an der Kreuzung des Ureters mit der Arteria iliaca. Die Operation ließ erst den Irrtum klären. Infroit empfiehlt in zweifelhaften Fällen, vorher die Arterien des Vorderarms zu röntgen.

Zum Schluß sei noch erwähnt, daß in einer ganzen Reihe von Fällen Schatten, die auf der Platte gesehen wurden, sich bei der Operation nicht finden ließen [Hänisch, Neuhäuser, Fenwick, Rovsing, Goldenberg, Dervaux[2]), Picqué, Smart[3]) und andere].

B. Unsichtbare Steine.

Fester Grundsatz muß sein, daß aus einem negativen Röntgenbefund nicht auf die Abwesenheit eines Steines geschlossen werden darf.

Quellen der Fehldiagnose bei fehlenden Steinschatten. Diese können liegen:
a) In der Technik (unvollständige Aufnahmen des Harntractus, ungenügende Immobilisierung, zu lange Zeitaufnahme, zu harte Röhre, mangelhafte Darmentleerung).

b) Im *Patienten* selbst (Fettleibigkeit).

c) Im *Stein* selbst (Kleinheit des Steins, chemische Zusammensetzung).

d) In der *Niere* selbst oder der den Stein umgebenden *Flüssigkeit.*

e) In anderen Organen als der Niere (Zusammenfallen der Projektionsebene des Steins mit den Knochen, Flüssigkeits- und Eiteransammlungen von der Wirbelsäule usw. ausgehend, Ascites usw., Lage des Steins an der Kreuzung des Ureters mit den Gefäßen).

a) Bei guter Immobilisierung bekommt man auch noch hanfkorngroße Steine auf die Platte (Albers Schönberg, Holzknecht, Hänisch, Immelmann). Arcelin hat noch einen Stein von 25 mg Gewicht auf der Platte erhalten.

b) Fettleibigkeit. Ist der Stein klein und aus wenig dichten chemischen Bestandteilen zusammengesetzt, kommt noch hinzu, daß die Kompression und Immobilisation nicht gelingt, so können wir leicht ein negatives Resultat erhalten.

Nach Legueu ist in diesem Falle nicht das Fett die Ursache des Mißlingens, sondern die kräftige Bauchmuskulatur, die eine energische Kompression nicht zuläßt, während Patienten, die sehr dick sind, aber schlaffe Bauchdecken haben, ganz zufriedenstellende Bilder geben.

Nach Bruce[4]) und Orton[5]) liefern ältere Individuen schlechtere Aufnahmen als junge. Die Ursache hierfür ist unbekannt.

c) Fehldiagnose, durch Steine selbst verursacht infolge ihrer *chemischen Zusammensetzung.*

---

[1]) Rochard: Des erreurs de la radiographie dans la diagnostic des calculs de l'urétère. Bull. et mém. de la soc. de chirurg. de Paris Tome 34, p. 209.

[2]) Dervaux: Des erreurs radiographiques dans la recherche de calculs urinaires. Ann. de méd. gén.-urin. 1906.

[3]) Smart: X-ray diagnosis of renal calculs. Brit. med. journ. 1905. p. 617.

[4]) Bruce: A system of X-ray examination of the urinary tract. Roy. soc. of med. Dec. 8. 1908. Arch. of the roentgen-ray Vol. 13, p. 276 und Zeitschr. f. Röntgenkunde Bd. 9, H. 3.

[5]) Orton: Lancet Vol. 2, p. 535. 1908. Brit. med. journ. 1908. Fortschr. a. d. Geb. d. Röntgenstr. Bd. 13, S. 1703.

aa) Fehldiagnose bei harnsauren Steinen. Daß *reine harnsaure* Steine infolge ihres Atomgewichts nicht auf der Platte zu sehen sind, ist bereits behandelt. Hier liegt also stets eine Quelle für Versager, die trotz der Häufigkeit der harnsauren Steine nicht allzuoft vorkommen, weil *reine* harnsaure Steine im ganzen selten sind und wir noch andere Mittel besitzen, um diese Steine auf der Platte erscheinen zu lassen.

Einige Autoren wie Morris, Bay, Cole, Sträter, Leonard, Martin, Kümmell, Rumpel, Hänisch haben auch die Darstellbarkeit der reinen harnsauren Steine behauptet, während sie Thelemann, Cowl und Blum verneinten. Nach Arcelin ist es wahrscheinlich, daß im ersteren Falle geringe Uratmengen oder Harnsäure mit Kalksalzen vermischt oder Kalksalze, eine Schale um den harnsauren Kern bildend, beigemischt waren oder nur kleine Bruchstücke, die nicht alle Substanzen enthielten, chemisch untersucht sind. Die praktische Erfahrung lehrt, daß kleine, reine, harnsaure Steine unsichtbar bleiben, größere — bohnengroße — in einer Schattendichte wie die der Nierenkontur sichtbar sind (Rafin und Arcelin). Für eine gute Wiedergabe eines Steinschattens ist es von Bedeutung, daß die Absorptionsfähigkeit des Steins von seiner Umgebung verschieden sein muß, sonst erhalten wir keine den Augen sichtbare Dichtigkeitsunterschiede. Wenn wir harnsaure Steine in eine Flüssigkeit oder in Muskulatur legen, so ergeben sich keine Dichtigkeitsunterschiede, woraus sich erklärt, warum wir so schwer harnsaure Steine auf die Platte bringen können.

Auch die empirische Feststellung ergibt, daß die Steine, die wir bei der Operation vorfinden, ohne daß es vorher gelungen ist, sie auf der Platte zu sehen, meistens reine harnsaure Steine sind (Rafin und Arcelin, Prio und Comers, Neuhäuser, Immelmann).

Bei Annahme reiner harnsaurer Steine wählen wir eine möglichst kurze Expositionszeit, am besten Momentaufnahme. Schon geringe Beweglichkeit des Steins ruft Verschwommenheit des Bildes hervor. Arcelin gelang es, bei vorheriger negativer Aufnahme, in $1/_{10}$ Sekunden noch ein positives Bild von einem reinen harnsauren Stein zu gewinnen.

Hyman konnte innerhalb weniger Monate 5 Fälle beobachten, in denen der Stein aus Uraten bestand und nicht auf der Platte erschien. Bei zwei Erkrankten war der Stein latent und wurde erst bei der Obduktion festgestellt.

Ström (Stockholm)[1] berichtet darüber, daß Uratsteine besondere Schwierigkeiten für einen Nachweis bringen. Manchmal gelang ihm aber noch der Nachweis durch Kollargolreste, die sich bei der Pyelographie ablagerten, ferner durch den theoretischen Schluß, daß ein Stein vorliegen muß, wenn die pyelographische Flüssigkeit nicht aus dem Nierenbecken abfließt.

bb) Fehldiagnose bei Oxalatsteinen. Man sollte annehmen, daß sich die Versager auf Grund des Dichtigkeitsverhältnisses der Steine nur auf harnsaure Steine beziehen. Sie kommen aber auch bei Oxalaten, Phosphaten und bei Steinen mit oxalsaurem Kern vor (J. Israel).

E. Joseph hat nachgewiesen, daß Steine mit Oxalsäure, mit phosphorsaurem Kalk und phosphorsaurem Ammoniakmagnesium durchlässig sein können. Er beobachtete 4 solcher Fälle. Alle diese Steine waren außergewöhnlich leicht und zerbrachen, wenn man sie mit dem Finger derb anfaßte oder mit der Pinzette derb anhackte.

Rovsing erwähnt einen Fall, in dem bei rechtsseitigen, kolikartigen Schmerzen bei negativem Röntgenbefund die Appendix entfernt wurde. Nach der Operation traten aber

---

[1] Ström, S.: Sur le diagnostic radiologique de l'hydro- et pyonephrose avec formation de calculs. Acta chirurg. scandinav. Vol. 53, H. 1. 1920. Ref. Zentralorg. f. d. ges. Chirurg. Bd. 9, H. 10, S. 568.

auch auf der linken Seite Schmerzen ein. Die klinische Diagnose eines linksseitigen Ureter-steins wurde durch das Röntgenbild nicht bestätigt. Da der Ureterenkatheterismus aber auf ein Hindernis stieß, wurde Ureterotomie gemacht, die einen stacheligen, igelartigen Oxalatstein dicht oberhalb der Blaseneinmündungsstelle ergab. Die infolge der Pyonephrose später ausgeführte Nephrektomie ergab noch eine Anzahl Steine in der linken Niere. Einige Zeit nachher trat Anurie ein, und die Nephrotomie ergab ähnliche igelartige Steine im obersten rechten Ureterende eingekeilt. Keiner der Steine hatte auf der Platte einen Schatten gegeben.

cc) Fehldiagnose bei Steinen von kohlensaurem Kalk. Kohlensaurer Kalk gibt durch sein Atomgewicht einen besonders intensiven Schatten. Rovsing sah einen Fall, in dem multiple, sehr große Steine bei einem 52jährigen Mann nicht den geringsten Schatten gaben. Immelmann berichtet, daß bei einem jungen, schlanken Menschen mit kohlensauren Kalk-steinen zahlreiche Aufnahmen von den verschiedensten Röntgenologen mit negativem Er-folg gemacht wurden. Die Ursache liegt in der Niere selbst (siehe weiter unten).

Verfahren, um für Röntgenstrahlen durchlässige Steine auf die Platte zu bringen. Mezö[1]) gelang es, durch 3—4maliges Ausspülen des Nierenbeckens mit 2—3 cbm einer 20%igen Kollargollösung in Intervallen von 1—2 Tagen unter 7 steinverdächtigen Fällen, die bis dahin ein röntgenologisch negatives Resultat ergeben hatten, noch 5mal Steine nachzuweisen.

d) Fehldiagnose, die in der Niere selbst oder ihrer Umgebung liegt. Da *Eiter* eine größere Dichte als das Nierenparenchym hat, werden Steine weniger gut oder gar nicht auf der Platte erscheinen, wenn sie im Eiter liegen. Solche Fälle von Pyonephrose mit negativem Röntgenbefund und positivem Operationsstein-befund sind verschiedentlich bekannt geworden. Ich erinnere hier an Fälle von Illyes (nußgroße Steine), Arcelin und viele andere. Arcelin will auch *Be-wegungen* des Steins im Eiter mitverantwortlich machen für die schlechte Sicht-barkeit auf der Platte.

Aber nicht nur der eitrige Inhalt einer Niere, auch urinöse Flüssigkeit ohne Infektion, kann einen dichten Stein für die Platte unsichtbar machen: Über unsichtbare Steine in Hydronephrosen berichten Fenwick, Dietlen, Albers Schönberg, Blum, W. Bänsch.

Durch Hydro- und Pyonephrose können auch Uretersteine im Ureterhals verdeckt werden, ebenso durch Hydro- oder Pyoureter, ferner durch Ascites und durch Tumoren. Es ist empfehlenswert, derartige Aufnahme mit sehr kleinen Blenden zu machen, indem man für den ganzen Ureter statt 2 große Blenden-aufnahmen 5—6 Aufnahmen mit kleinen Blenden macht.

Stark entwickelte Kyphose, Kyphoskoliose oder -Lordose können auch hinderlich für den Nachweis eines Schattens sein.

Kreuzung des Ureters mit den Iliacalgefäßen. Cabot und Dodd[2]) haben die Erfahrung gemacht und auch durch Aufnahme am Skelet nach-gewiesen, daß Uretersteine — selbst solche von höherer Dichtigkeit — an dieser Stelle auf der Platte oft nicht gesehen werden, besonders bei Aufnahme in senkrechter Richtung. Ich konnte dies bei einem Oxalatstein bestätigen.

Häufigkeit der Versager bei Steinen. Blasensteine sind in 60% der Fälle unsichtbar, Uretersteine in 15—30% und Nierensteine in 6—15% (Hyman). Hyman berichtet über 15 Fälle von Nierensteinen mit negativem Röntgen-befund.

J. Israel beobachtete 1912 unter 61 Uretersteinoperationen über 11,7% Versager, Braasch und Moore 1915 unter 294 Uretersteinoperationen über

---

[1]) Mezö, Béla v.: Verfeinerung der Nieren- und Uretersteindiagnose. Dtsch. med. Wochenschr. Jg. 47, Nr. 45, S. 1359—1360.
[2]) Cabot and Dodd: Boston med. a. surg. journ. July 21. 1910.

11% negative Röntgenbilder, GERAGHTHY und HYMAN 22% negative, BALLENGER und ELDOR[1]) 40%. Die letzteren glauben aber, daß der Rest aus klinischen Anzeichen und mit dem Cystoskop zu diagnostizieren ist.

Je tiefer ein Stein im Ureter sitzt, desto weniger sichtbar ist er bei gleicher Kleinheit (HYMAN).

ROWLANDS[2]) hat 20 Fälle von Uretersteinoperationen ausgeführt, die röntgenologisch auf der Platte nicht sichtbar waren — bei einem seiner Patienten wurden 5 mal Röntgenaufnahmen mit negativem Erfolge gemacht, und doch fand sich operativ ein Ureterstein dicht unterhalb des Beckens.

Es besteht kein Zweifel darüber, daß die Patienten, die einen Ureterstein haben, bei denen der röntgenologische Nachweis aber nicht gelingt, ganz besonders gefährdet sind. In diesen Fällen entschließt man sich oft erst recht spät zur Operation, wenn die Veränderungen, die der lange Zeit liegende, teilweise verlegende Ureterstein verursacht hat, schon weit vorgeschritten sind, und dabei kann man niemals sagen, auch wenn wir operativ vorgehen, ob nicht auch auf der zweiten Seite ein Stein liegt, der in der Nachbehandlung eine Anurie hervorruft (siehe oben ROVSING S. 373).

Verfahren um diese Irrtümer auszuschalten.

Die Mittel hierfür sind:
1. Mehrfache Aufnahme.
2. Einführung eines Röntgen-Ureterenkatheters.
3. Die Pyelo- und Ureteropyelographie.
4. Stereoskopische Röntgenaufnahme.
5. Das Pneumoperitoneum.
6. Die Pneumoradiographie.

1. Mehrfache Aufnahmen. Man macht am besten an verschiedenen Tagen Aufnahmen in verschiedener Einstellung der Röhre, einige Zentimeter voneinander entfernt. So gelingt es, Fremdkörper des Darms — Netzverkalkungen usw. — auszuschalten, mitunter auch Kotsteine. Nichts wird erreicht bei Phlebolithen und Verkalkungen der Ligamente und Schleimbeutel.

2. Röntgen-Ureterenkatheter. Der einfache Ureterenkatheterismus kann niemals mit Sicherheit einen Stein nachweisen, mag er auf ein Hindernis stoßen oder nicht (siehe bei Ureterenkatheterismus!). Der Röntgenkatheter dagegen zeigt uns im Röntgenbild, ob ein Schatten innerhalb oder außerhalb des Ureters oder des Nierenbeckens liegt, er gibt die genaue Lage des Steins an, ob bei tiefliegendem Schatten der Sitz des Steins in einer dystopen Niere oder im Ureter ist.

Die *Röntgensonde* mit Metalleinlage wurde zuerst von TUFFIER, später von FENWICK verwandt, LÖWENHARDT[3]) benutzte zuerst den Ureterenkatheter mit Metallmandrin, und GÖBELL[4]) führte den Röntgen-Ureterenkatheter, mit Wismut imprägniert, ein. Auffällig ist, daß in manchen Fällen ein Stein, der vorher nicht gesehen war, dadurch sichtbar wird, daß der Röntgen-Ureterenkatheter bis an ihn heran oder an ihm vorbeigeführt wird.

In jedem Falle müssen wir außer der Röntgenaufnahme mit Röntgenkatheter eine gewöhnliche Aufnahme als Vergleichsbild machen.

---

[1]) BALLENGER and ELDER: Ureteral calculi (Über Uretersteine). Southern. med. jóurn Vol. 19, Nr. 4, p. 306. 1926. Ref. Zeitschr. f. urol. Chirurg. Bd. 21, S. 104. 1926.
[2]) ROWLANDS: Internat. journ. of med. and surg. Vol. 36, Nr. 91. 1923.
[3]) LOEWENHARDT: Bestimmung der Lage des Ureters am Lebenden (Katheter mit Bleimandrin). Schles. Ges. f. vaterl. Kultur Breslau, 21. Juni 1901. Ref. Fortschr. a. d. Geb. d. Röntgenstr. Bd. 5, S. 144.
[4]) GÖBELL: Röntgenschatten gebende Ureterenkatheter. Dtsch. Zeitschr. f. Chirurg. 1906. Nr. 83, S. 395.

Stoßt ein Röntgenkatheter auf ein Hindernis, das einem Schatten entspricht, so braucht dieser anliegende Schatten noch kein Stein zu sein, sondern kann außen dorsal oder abdominalwärts dem Ureter anliegen (KÜMMELL, CABOT, JOSEPH, SEELIG).

Ist kein Schatten vorhanden, so kann das Hindernis trotzdem ein Stein sein — meistens dann aus Harnsäure. Vorteilhaft ist es, bei unklaren Uretersteinen bei eingeführtem Katheter Aufnahmen auf derselben Platte zu machen, unter Verschiebung der Röhre um 10 cm.

3. **Die Pyelographie und Ureteropyelographie** nach VÖLCKER und VON LICHTENBERG hat sich als weiteres wichtiges Hilfsmittel für die Steindiagnose erwiesen.

Technik bei Verdacht auf Nieren- und Uretersteine. Die pyelographischen Aufnahmen macht man behufs Bestimmung der Lage des Steins bei gefülltem Nierenbecken, bei auf der gewöhnlichen Röntgenplatte unsichtbarem Stein nach Ablaufen der Flüssigkeit. Das Bromnatrium hat sich als ungeeignet erwiesen, nur bei großen Steinen, die den pyelographischen Schatten an einer oder mehreren Stellen aufhellen, ist auch das Bromnatrium von Wert. Man verwendet am besten 20%ige Kollargollösung, die allerdings mit großer Vorsicht gebraucht werden muß (KÜMMELL, JOSEPH, MEZÖ). Aber auch diese Methode ist nicht unbedingt zuverlässig. Der negative Ausfall berechtigt nicht, ein Konkrement auszuschließen. Es kommen auch mit diesem Verfahren nicht alle Steine zu Gesicht.

PASTEAU empfiehlt, nicht zu hoch konzentrierte Lösungen zu benutzen, da sich auf diese Weise innerhalb des schwachen pyelographischen Ureterschattens der Schatten des Steins und der graduierte Ureterenkatheter besser erkennen läßt.

Vor jeder Pyelographie ist eine gewöhnliche Röntgenaufnahme zu machen, sonst kann ein Stein innerhalb der pyelographischen Flüssigkeit dem Auge entgehen.

Eine doppelseitige Pyelographie ist nur sehr selten angebracht, aber am wenigsten bei Steinverdacht.

Man kann auch bei Verwendung von 20% Bromnatriumlösung ganz gute Bilder erhalten, wie unsere zumeist zeigen.

Pyelographie bei kontrastarmen Steinen. BÄNSCH empfiehlt, zwischen der Nierenbeckenfüllung und der Aufnahme des Steins einen Tag frei zu lassen, sonst können Kollargolreste leicht zu Mißverständnissen führen.

Die Pyelographie ist auch unter Anwendung gashaltiger Kontrastmittel möglich. Wir benutzen hierzu sowohl Luft wie Sauerstoff und zur Einfüllung des Gases den Pneumothoraxapparat.

Erwähnt sei noch, daß KÜMMELL jun. experimentelle Untersuchungen angestellt hat, welche Imprägnierungsmittel strahlendurchlässige Nierensteine auf der Platte sichtbar machen. Es zeigt sich, daß die 2%ige Höllensteinlösung den anderen bisher empfohlenen Mitteln überlegen ist, besonders dem Kollargol, und zwar deshalb, weil sie selbst geringere Schatten gibt und das in ihr liegende Konkrement durch den Silberniederschlag scharf verdeutlicht.

KÜMMELL fand noch, daß eine weitere Verdeutlichung dieser unsichtbaren Schatten durch Bildung eines Luftmantels um die Konkremente bewirkt wird. Der Stein wurde nur 5 Minuten der Kontrastflüssigkeit ausgesetzt, dann kurz abgespült, in Kochsalzlösung gebracht und mit Luft umgeben.

Der besondere Wert der Höllensteinlösung liegt noch darin, daß es keine kolloidale Lösung ist, wodurch der Giftigkeitsfaktor wie beim Kollargol ausgeschieden wird.

Was erreichen wir durch die Pyelographie?

Bestimmung der Lage des Steins. Hat die einfache Röntgenaufnahme einen oder mehrere Steinschatten in der Niere ergeben, so wissen wir noch nicht, in welchem Teile der Niere der Schatten liegt. Durch die Pyelographie können wir in den meisten Fällen durch Verschwinden des Steinschattens mit Sicherheit feststellen, ob es sich um einen Becken-, einen Kelch-, einen Parenchym- oder einen Ureterstein handelt. Wenn die Nierenkontur sichtbar ist, können wir meistens die Pyelographie entbehren.

Nur bei Parenchymsteinen wird sich der Steinschatten als außerhalb des pyelographischen Schattenbildes gelegen erweisen, allerdings nicht immer. Es ist wohl möglich, daß ein Parenchymstein durch die pyelographische Flüssigkeit eines in derselben Ebene liegenden gefüllten Kelches gedeckt wird (W. ISRAEL).

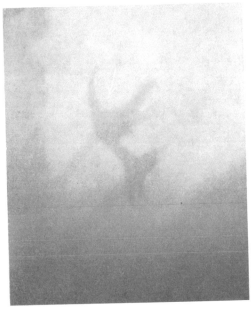

Abb. 77. Pyelogramm bei einem großen, reinen Harnsäurestein, der auf gewöhnlichem Röntgenbild nicht zu sehen war. Hier zeigt sich Aussparungsbild. (Eigene Beobachtung.) (S. auch Abb. 9.)

Bewegliche Steine. Ist der Stein allseitig von pyelographischer Flüssigkeit umgeben, so können wir annehmen, daß ein beweglicher Stein vorliegt [NOGIER und REYNARD[1])].

Aus dem sog. *Aussparungsbild,* d. h. einem hellen Schatten in der Mitte des pyelographisch gefüllten Nierenbeckens, können wir vorher unsichtbare Steine uns zu Gesicht bringen.

Ich gebe das Bild eines großen, reinen Harnsäuresteins, der auf diese Weise dargestellt werden konnte (Abb. 77). Auch in dem zweiten Bilde ist der Ausfall deutlich zu sehen. Hier hat es sich aber um einen schon vorher dargestellten Oxalatstein gehandelt (Abb. 78).

Weiterhin kann uns die Pyelographie in ausgezeichneter Weise bewegliche Nierenbeckenureterventilsteine demonstrieren, wie aus den folgenden Abbildungen zu entnehmen ist (Abb. 79—82).

---

[1]) NOGIER et REYNARD: Pyelographie dans un cas de calcul du rein et dans un cas de calcule de l'urétère. Lyon méd. 1912. Nr. 51, p. 106.

In der einfachen Röntgenaufnahme zeigt sich der deutliche Steinschatten (Oxalat),
eine Nierenkontur war nicht zu sehen, so daß die genaue Lage des Steins nicht festgestellt
werden konnte (Abb. 79). Bei Einführung des Röntgen-Ureterenkatheters bis hoch hinauf

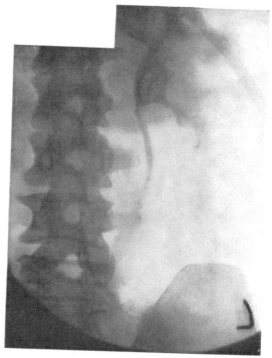

Abb. 78. Pyelogramm zeigt sehr deutliches Aussparungsbild (Oxalatstein). Stein war auch ohne
pyelographische Füllung deutlich sichtbar. (Eigene Beobachtung.)

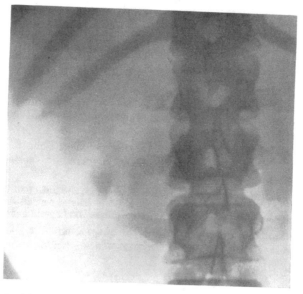

Abb. 79. Oxalatstein scheint im Nierenbecken zu liegen. (Eigene Beobachtung.)

ins Nierenbecken hatte es den Anschein, als wenn der Ureterenkatheter sich im Nierenbecken umlegte und der Stein im Ureterhals lag (Abb. 80). Die nunmehr ausgeführte
pyelographische Füllung des Nierenbeckens zeigt nur ungenügende Füllung des oberen
Teiles des Nierenbeckens und neben dem Ureterenkatheter lateral liegend den Stein (Abbildung 81). In einer nochmals gemachten Pyelographie zeigte sich jetzt der obere Teil des
Beckens gut gefüllt (Abb. 82). Medial von dem scheinbaren Ureterstein sieht man noch
2 Kelche gefüllt, so daß es sich um einen 2 untere Kelche verlegenden beweglichen
Beckenventilstein handelt. Der Stein wurde durch Pyelotomie entfernt.

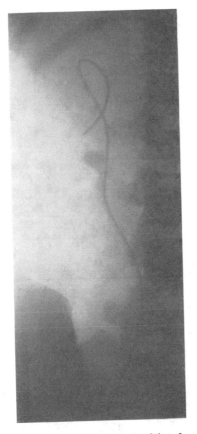

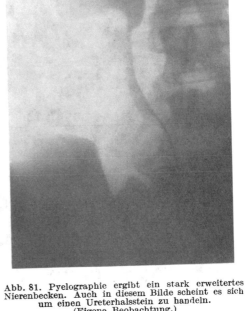

Abb. 80. Ureterenkatheter eingeführt, der-
selbe scheint sich im Nierenbecken umzu-
legen, geht median an dem Stein vorbei.
Nach diesem Bilde scheint es sich um einen
Ureterhalssteinschatten zu handeln.
(Eigene Beobachtung.)

Abb. 81. Pyelographie ergibt ein stark erweitertes
Nierenbecken. Auch in diesem Bilde scheint es sich
um einen Ureterhalsstein zu handeln.
(Eigene Beobachtung.)

Ferner können wir durch Imprägnierung seiner Oberfläche einen vorher nicht
sichtbaren Stein noch dem Auge zugängig machen. Ich verweise hierbei auf
das schon früher über die KÜMMELLsche Methode Gesagte.

Differentialdiagnose zwischen Nierenbecken- und hochsitzenden Uretersteinen.
Auch hierfür ist die Pyelographie von unschätzbarem Wert, denn die Feststellung der Nierenkontur, wenn sie auch gelingt, leistet hier nur wenig, da
ein im Halsteil des Ureters sitzender Stein noch von der Nierenkontur gedeckt sein kann.

Obige 4 Abbildungen zeigen, von wie großem Wert in diesen Fällen die Pyelographie gewesen ist.

Pyelographische Bestimmung der sekundären Veränderungen des Ureters und der Niere bei Steinen. Wir sind durch sie in der Lage, festzustellen, ob der Ureterstein schon zu Veränderungen des Ureters und der Niere geführt hat, und über die Klarheit der Bilder ist man in diesen Fällen erstaunt (Abb. 83 u. 84).

In den beiden beigegebenen Abbildungen sieht man im ersten Bilde (Abb. 83) einen mandelgroßen, linksseitigen juxtavesicalen Ureterstein bei doppelseitigen Nierenbecken-

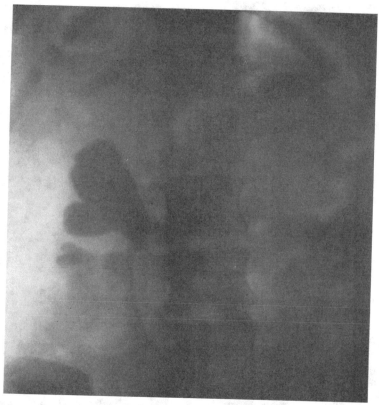

Abb. 82. Nochmalige Pyelographie zeigt, daß es sich im vorigen Bild nur um eine Füllung des oberen Teils des Beckens gehandelt hat. In der erneuten Pyelographie zeigen sich noch 2 untere Kelche gefüllt. Stein durch Pyelotomie entfernt. (Eigene Beobachtung.)

und doppelseitigen Uretersteinen. Auf der rechten Seite kann man im Röntgenbilde einen Ureterenkatheter bis an einen in der Höhe des V. Lendenwirbelquerfortsatzes liegenden Ureterstein eingeführt sehen.

Im 2. Bilde (Abb. 84), das nach Ausstoßung des mandelgroßen Uretersteins durch endoureterale Maßnahmen angefertigt wurde, kann man durch pyelographische Füllung die hochgradige Dilatation des Ureters in seinem gesamten Verlauf erkennen. Man sieht außerdem einen großen Nierenbeckenstein, der die pyelographische Flüssigkeit nur in den medialen Teil des Beckens einfließen ließ, während die Kelche sich nicht füllten.

E. Joseph konnte bei der starken Dilatation des an normaler Stelle liegenden füllhornartigen Nierenbeckens als Ursache der Abflußbehinderung mit Wahrscheinlichkeit einen Stein annehmen.

W. Israel gibt eine Dilatation des Ureters wieder, die er bei einem in dem juxtavesicalen Teil des Ureters liegenden Harnsäurestein fand, doch müssen derartige Dilatationen nicht durch einen Stein hervorgerufen sein; es kann auch eine Striktur vorliegen. Dies lehrt ein von KLEIBER[1]) veröffentlichter Fall, in dem ein von außen den Ureter verengendes Gebilde sich als Ursache erwies.

GLAS[2]) empfiehlt die Pyelographie vor allem bei intrarenal gelegenen Steinen, und von BLUM wird sie besonders zur Darstellung kleinster Steinchen im Nierenbecken verwandt.

Der besondere Wert der Pyelographie tritt vor allem bei Unsichtbarkeit einer Nierenkontur hervor; in diesen Fällen läßt sie uns Becken- und Kelchschatten deutlich erkennen.

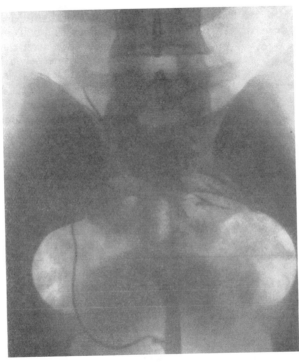

Abb. 83. Auf der *linken* Seite liegt etwa 4 cm entfernt von der Uretermündung ein mandelgroßer Stein; auf den rechten Stein führt ein Ureterenkatheter bis zu einem in der Höhe des V. Lendenwirbelquerfortsatz liegenden Uretersteinschattens. (Eigene Beobachtung.)

Wichtig ist besonders die Feststellung, daß der vermeintliche Steinschatten außerhalb der Niere und des Ureters gelegen ist. So gelang es PASTEAU, vier rundliche, rosenkranzartig angeordnete Schatten auf diese Weise als wahrscheinliche Gallensteine zu erkennen.

FRANCOIS hat in neuester Zeit versucht, durch die Feststellung der Weite des Ureters einen evtl. spontanen Abgang der Steine vorauszusagen. Die bisherigen Resultate nach dieser Richtung sind nicht sehr ermutigend.

Weiter will FRANCOIS aus dem Füllungsbilde bei Hydronephrose nachweisen, ob ein Stein die Ursache sein könnte, und er konnte in 3 Fällen Hydronephrosen darstellen, die durch Verlegung eines Calix durch einen Stein hervorgerufen waren.

[1]) KLEIBER: Zeitschr. f. Urol. 1921.
[2]) GLAS: Nierensteine und Pyelographie. Wien. med. Wochenschr. 1921. Nr. 39/40.

Wertvoll wird die Pyelographie auch bei Kombination von Steinen mit Tuberkulose oder Tumoren sein. Bei *Tuberkulose* wird uns die gewöhnliche Röntgenaufnahme den Stein nachweisen, der in den meisten Fällen infolge seiner chemischen Zusammensetzung auf der Platte erscheinen wird. Durch die Pyelographie werden wir das charakteristische Bild der Tuberkulose, wie es uns von Lichtenberg und Dietlen gelehrt haben, finden.

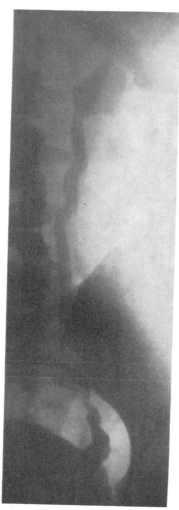

Bei von außen palpablen *Tumoren*, bei denen sich im gewöhnlichen Röntgenbild die Steine zeigen, werden wir durch das kleine pyelographisch dargestellte Nierenbecken stets zur Diagnose eines echten Tumors hingeleitet werden, können aber auch durch die Pyelographie die charakteristischen Veränderungen des Nierenbeckens und der Kelche nachweisen.

Auch für die Differentialdiagnose gegen Gallensteine ist die Pyelographie von großem Wert, ebenso wie für andere irrtümlicherweise als Steinschatten angesehene Schatten (Joseph).

4. Die stereoskopische Röntgenaufnahme wird besonders in Amerika und Frankreich empfohlen, in Deutschland hat sie sich bisher nicht recht eingeführt. Es liegt dies vor allem an der Kompliziertheit der Methode. Sie ist für Uretersteine mit eingeführtem Röntgen-Ureterenkatheter sicherlich von großem Vorteil. Eigene größere Erfahrungen fehlen mir.

5. Das Pneumoperitoneum soll nach den Erfahrungen der Klinik Völcker und Schmieden [Bänsch und Böminghaus, Götze[1])], insbesondere bei kleinsten Steinchen, sehr gute Resultate ergeben und wird in allen zweifelhaften Fällen zur Klärung der Diagnose herangezogen, insbesondere kombiniert mit der Sauerstoffüllung des Nierenbeckens. Nach von Lichtenberg sollen kontrastarme Steine ganz vorzügliche Resultate ergeben.

6. Die Pneumoradiographie (P. Rosenstein, Carelli) wird in der Weise ausgeführt, daß man vor der Aufnahme mittels einer Nadel unterhalb der 12. Rippe am Rand des Musculus sacrolumbalis in das retrorenale Gewebe Sauerstoff einfüllt und dadurch die Niere mit Sauerstoff umhüllt. W. Israel hält diese Methode für besonders wertvoll bei Kindern, bei denen ja die Darstellung der Nierenkontur mit einfacher Röntgenaufnahme nur in seltensten Fällen ge-

Abb. 84. Derselbe Fall. Großer *links-seitiger* Nierenbeckenstein, sowie mehrere Kelchsteine. Pyelographie zeigt den großen Stein im Nierenbecken. Pyelographieflüssigkeit dringt nicht in das Becken ein. Der Ureter erweist sich als stark erweitert, Ureterstein vorher spontan abgegangen. Siehe auch Abb. 83. (Eigene Beobachtung.)

lingt. Ferner wird sie in den Fällen von Wert sein, in denen bei fehlender Uretermündung und fehlender Indigcarminausscheidung auf der zweiten Seite sichergestellt werden muß, ob eine Einzelniere vorliegt, oder wenn aus technischen Gründen oder wegen zu kleiner, geschrumpfter Blase die Cystoskopie und der Ureterenkatheterismus gar nicht ausführbar sind. Beide Methoden sind auch für die Röntgendurchleuchtung mit Erfolg verwandt worden [ZIEGLER[1])].

IV. Differentialdiagnose.

Die Kardinalsymptome der Steinerkrankung der Niere und des Ureters sind Schmerzen und Blutungen. Die Schmerzen können kolikartiger Natur sein; sie können sich aber auch in mehr oder minder lange dauernden dumpfen Schmerzen äußern, und die Blutungen können makroskopisch oder nur mikroskopisch nachweisbar sein. Aber diese Symptome, Schmerzen und Blutungen, sind nicht in jedem Falle vorhanden, oder es ist nur eins der beiden Symptome zu finden, und doch handelt es sich um eine Steinerkrankung.

Wichtig ist es, von vornherein zu betonen, daß die Diagnostik bei *aseptischer* Nephrolithiasis eine andere ist als bei *infizierter*. Bei letzterer ist sie wesentlich schwieriger, da die mikroskopische Blutung durch den Eiter verdeckt wird, und die Blutung eine Folge der Infektion sein kann, und so ist es auch, um es vorweg zu nehmen, ohne unsere modernen Untersuchungsmethoden kaum möglich, gewöhnliche von calculösen Pyonephrosen klinisch zu unterscheiden, ebenso wie die Tuberkulose und manche Form der Cystitis.

1. Kolikschmerzen. Erkrankt ein Patient unter Kolikschmerzen, ohne daß irgendein anderes Symptom sich bemerkbar macht, so kann die Differentialdiagnose auf große Schwierigkeiten stoßen. Solche Koliken kommen auch bei Allgemeinkrankheiten vor und können sich an den verschiedensten Körperstellen zeigen. Ich erinnere hier vor allem an die Tabes, Gicht, Bleikolik, Malaria, die Neurasthenie, Hysterie, aber man darf nie vergessen, daß auch diese Krankheiten sich mit Steinerkrankungen kombinieren können.

Die Bleikolik kann der Nierensteinkolik ähnliche Erscheinungen machen. WAGNER fand sogar Uratablagerungen in der Bleiniere. Auf *nervöser* Basis können Nierenkoliken durch Spasmen hervorgerufen werden [ALKSNE[2])]. Nierenkrisen bei Tabes können leicht zur Verwechslung führen, allerdings sind sie selten. Sie treten als Koliken längs des Ureters, der Blase und der Harnröhre mit Tenesmen auf (ORTNER, OPPENHEIM). Kolikanfälle sind bei *Hysterie* beobachtet, doch spricht das Fehlen von Albumen und Erythrocyten im Urin gegen eine Steinkolik (J. ISRAEL, JOSEPH). Auch die *Malaria* kann typische Kolikanfälle hervorrufen [CONNATO[3]) und PAL[4])].

Besonders häufig sind Nierenkoliken bei *Gicht,* bei *übermäßiger Harnsäureausscheidung* und bei *Oxalatdiathese.* Die Symptome können eine verblüffende Ähnlichkeit mit Steinkoliken haben (MORRIS, J. ISRAEL). Selbst der Hodenschmerz kann dabei vorkommen. Bei der Oxalatdiathese finden sich allerdings Erythrocyten und Oxalatkrystalle [BERNHEIM[5])], doch auf der Röntgenplatte sucht man vergeblich nach einem Stein, der bei der Dichtigkeit der Oxalsäure sicherlich sichtbar wäre.

Verwechslungen mit Ischias, Rheumatismus und Lumbago (J. ISRAEL) sind keineswegs selten; bei Lumbago kommen Koliken häufig vor. Sie können auf

---

[1]) ZIEGLER: Über röntgenologische Differentialdiagnostik tiefsitzender Uretersteine. 17. Tagg. d. dtsch. Röntgenges. 1926. Zentralbl. f. Chirurg. 1926. Nr. 31, S. 1968.
[2]) ALKSNE: Beiträge zur normalen und path. Physiologie der Ureteren. Fol. urol. Bd. 1, S. 338. 1907.
[3]) CONNATO: Pseudocolica nefritica de malaria. Gazz. d. osped. e d. clin. 1907. Nr. 111. Zentralbl. f. Chirurg. 1907. Nr. 52.
[4]) PAL: Wien. med. Wochenschr. Diskussion zu STERNBERG 1901. Nr. 14 und 1911. Nr. 37.

gichtischer Basis entstehen, sind aber verhältnismäßig leicht davon zu unterscheiden, da der Schmerz mehr äußerlich sitzt, während die Nierenkolik im
Innern des Körpers gefühlt wird. Bei Ischias werden die Schmerzen manchmal
in die Synchondrosis sacra iliaca verlegt (CABOT).

**Differentialdiagnose gegen Erkrankungen des Magen-Darmtractus und der
Genitalorgane.** Häufigste Verwechslungen treten bei Erkrankungen des Magen-
darmtractus auf: *Appendicitis, Cholelithiasis, Pankreaskolik*, ferner bei *Ileus*
und *Genital*erkrankungen. Die ersten beiden Erkrankungen sitzen rechts,
während die Pankreaskolik sich mehr linksseitig äußert. Koliken, die vom
Darm ausgehen, sind selten von einer solchen Intensität wie bei Nieren- und
Uretersteinen.

a) **Appendicitis.** Die reflektorischen Begleiterscheinungen, wie Obstipation, Meteorismus, Bauchdeckenspannung, Erbrechen, Frostgefühl sind Nieren-
und Appendixkoliken gemeinsam, und die Art des Schmerzes zeigt große Ähnlichkeit auch in seiner Ausstrahlung, und so kann die Diagnose mitunter ganz unmöglich sein. In solchen Fällen ist es besser, im akuten Anfall mehr der Diagnose
einer Appendicitis zuzuneigen und zu operieren — besonders bei jungen Menschen,
bei denen die Appendektomie ein fast ungefährlicher Eingriff ist —, falls nicht
durch Untersuchung per rectum, ferner des Urins und durch den Leukocyten-
befund die Diagnose Appendicitis ausgeschaltet werden kann. Sollte sich nachher die Diagnose als falsch herausstellen, so ist dem Pat. damit nicht allzuviel
geschadet, wohl aber kann, wenn die Diagnose auf Nephrolithiasis gestellt wird,
ein operativer Eingriff unterbleibt und eine Peritonitis entsteht, das Leben
dadurch auf das Schwerste gefährdet sein.

Der stärkste Spontanschmerz bei Nierensteinen liegt im costo-vertebralen
Winkel. Nur bei eingeklemmten Uretersteinen kann er viel tiefer liegen, bei
nach oben umgeschlagenen Appendix, besonders bei retrocöcalem, ist die Differentialdiagnose nicht zu stellen.

Auch die Schmerzhaftigkeit im MAC BURNEYschen Punkte, das BLUMBERGsche
Symptom, der ROVSINGsche und der KÜMMELLsche Schmerzpunkt sind nicht
unbedingt für Appendicitis beweisend. Die défense musculaire kann bei Nieren-
und Ureterkoliken ebenso stark sein wie bei Appendicitis. Peritonitische Symptome, der beschleunigte Puls, Temperaturerhöhung fehlen oft, aber nicht
immer, bei Nierensteinkoliken.

Auch die Hämaturie, sei sie makroskopisch, sei sie mikroskopisch, ist bei
Nierensteinkoliken nicht beweisend, wie die bekannten Veröffentlichungen von
LEGUEU, VON FRISCH[1]), ANSCHÜTZ[2]) und vielen anderen gezeigt haben. Nur wenn
sich zugleich *Blutzylinder* finden, kann man die Diagnose auf Appendicitis als
gesichert betrachten. Diese Blutzylinder sind nach VON FRISCH auf embolische
oder thrombotische Prozesse zurückzuführen, wie sie bei Appendicitis, nicht
aber bei Nierensteinen vorkommen.

Wie bei der Appendicitis findet man auch bei Nieren- und Uretersteinen
mitunter *Blasen*symptome, besonders bei Kindern, so daß auch deren gleichzeitiges Auftreten nicht für Appendicitis verwertet werden kann [LANZ[3])].

Haben wir Zeit, das Intervall abzuwarten, so ist als differentialdiagnostisches
Zeichen die Füllung des Nierenbeckens mit Flüssigkeit zu empfehlen. Durch die
Dilatation des Nierenbeckens wird ein Schmerz erzeugt, den der Kranke selbst

[1]) FRISCH: Wien. klin. Wochenschr. 1912. Nr. 1.
[2]) ANSCHÜTZ: Über Hämaturie bei Appendicitis. Ber. D. Bd. 115. 1919.
[3]) LANZ: Untersuchung auf Genitalsymptome zur Unterstützung der Appendicitis.
Zentralbl. f. Chirurg. 1914.

lokalisiert: er kann uns angeben, ob er mit dem früheren übereinstimmt oder andersartig war [HUTCHIN, VON LICHTENBERG, GOTTSTEIN, DABNEY [1])].

b) Gallensteine. Differentialdiagnostisch zu verwerten sind die ausstrahlenden Schmerzen nach den Schulterblättern und der oberen Extremität, obwohl sie bei hohem Sitz der Niere auch bei Nierensteinen vorkommen, wie ich es in einem Falle beobachten konnte.

Auch liegt bei Gallensteinen der hauptsächlichste Schmerzpunkt an der vorderen Bauchwand, direkt unterhalb der Rippen. *Ikterus* spricht im allgemeinen für Gallensteinkoliken, aber auch bei Nierenkoliken kann bei gleichzeitigen septischen Erscheinungen ein leichter Ikterus auftreten (GOTTSTEIN). Vor allem muß man aber daran denken, daß beide Krankheiten sich miteinander kombinieren können. TICHY empfiehlt Cholelithiasis und Nephrolithiasis durch paravertebrale Anästhesie nach LÄWEN [2]) zu differenzieren.

c) Pankreaskoliken. Sie können im allgemeinen nur mit linksseitigen Koliken verwechselt werden, aber nur selten werden sie in die Lendengegend verlegt (PFÖRRINGER) (nach W. ISRAEL). Glykosurie spricht für Pankreaskolik, obgleich man nicht vergessen darf, daß auch bei Diabetikern Nierensteinkoliken vorkommen.

d) Ileus. Ganz besondere diagnostische Schwierigkeiten liegen hierbei vor, da sich die Nierensteinkoliken mit Ileus kombinieren können. Es ist nicht selten, daß die Bauchhöhle wegen Ileus eröffnet wird, während es sich um Nieren- oder Uretersteine handelt. J. ISRAEL berichtet über eine Reihe solcher Fälle. Ich fand auch im Schrifttum noch einige derartige Fälle: ORTNER erwähnt sogar 4, die von tüchtigen Chirurgen als Ileus *operiert* worden sind. Nach BRAASCH und MOORE wurden unter 42 operierten Uretersteinfällen 3 unter der Diagnose Ileus operiert, und achtmal beobachteten sie selbst das täuschende Bild des Ileus. Ähnliches berichtet LEO BÜRGER. Als wesentliches differentialdiagnostisches Merkmal sieht J. ISRAEL *Darmsteifung* an, die bei Nierensteinkoliken nicht beobachtet wird.

Auch incarcerierte Hernien und Netztorsionen können zu ähnlichen Koliken führen.

e) Andere gastrointestinale Störungen. Von anderen Erkrankungen, die zu Verwechslungen geführt haben, seien auch noch *gastrointestinale* Störungen erwähnt. Koliken, wie wir sie bei Perforationen von *Magen- und Duodenalgeschwüren* beobachten, geben selten Anlaß zu falschen Diagnosen — sie gehen meistens mit brettharter Spannung nicht nur einer Leibseite, sondern des ganzen Leibes, besonders der Fovea epigastrica, einher. Es ist staunenswert, wie oft bei Nierensteinen die Magen-Darmstörung im Vordergrund der Symptome stehen. Wir danken KRETSCHMER genaue Beobachtungen. Unter 110 Fällen fand er in 51 Fällen Übelkeit und Erbrechen. Übelkeit allein in 5, Erbrechen in 9 Fällen. Obstipation fand er 18mal und nur in 25 Fällen, das ist in 20% fehlten gastrointestinale Symptome. Ich verweise auch auf die Beobachtungen von HAMER [3]) und BROHÉ [4]). BRAASCH und MOORE berichten über Uretersteine, die ausschließlich Übelkeit und epigastrische Symptome hervorgerufen haben.

---

[1]) DABNEY, N. J.: Differential diagnosis of ureteral stricture and chronic appendicitis. Southern med. journ. Vol. 17, Nr. 6, p. 439. Zentralbl. f. Chirurg. Bd. 16, S. 305, 1924.

[2]) LÄWEN: Paravertebrale Schmerzaufhebung zur Differentialdiagnose von Erkrankung der Gallenblase, des Magens, der Nieren usw. Zentralbl. f. Chirurg. 1923. Nr. 12.

[3]) HAMER: Some problems of calculus of the lower ureter. Journ. of urol. Vol. 12, Nr. 4, p. 325.

[4]) BROHÉ: Un cas de ptose d'un rein droit lithiasique. Scalpel Tome 74, Nr. 13, p. 328. 1921. Zeitschr. f. urol. Chirurg. Bd. 7, S. 83.

f) **Genitalerkrankungen.** Auch diese Koliken können mit echten Nierenkoliken verwechselt werden. Adnexerkrankungen sind meistens doppelseitig, und der Schmerz wird mehr in der Gegend der Leistenbeuge lokalisiert, aber dies ist nicht immer der Fall, und Schmerzen in der Leistenbeuge kommen auch bei tiefsitzendem Ureterstein vor. Die vaginale Untersuchung, die niemals unterlassen werden darf, wird in vielen, aber nicht in allen Fällen die Diagnose sichern. Richtig ist, daß bei Adnexerkrankungen nur selten die Blase durch Miktionsvermehrung, durch Polyurie oder durch Hämaturie mitbeteiligt ist.

KRETSCHMER weist darauf hin, wie oft Tube und Ovarien zwecklos entfernt wurden, während es sich um Uretersteine handelte. Auch Stieltorsionen eines Ovarialtumors (siehe S. 371), Extrauteringravidität gehören hierher, da sie ähnliche Erscheinungen wie Uretersteine machen können. Selbst bei Retroflexio uteri und gleichzeitigen Verwachsungen mit dem Ureter kommt es zu Erweiterungen des Ureters und des Nierenbeckens und zu Koliken.

Differentialdiagnose gegen Nierenkoliken auf anderer als Steinbasis. Außer bei gastrointestinalen und genitalen Erkrankungen können *Koliken* auch bei *Nierenerkrankung anderer Art* als Nephrolithiasis vorkommen, und diese Unterscheidung ist besonders schwierig, denn wir finden bei ihnen dieselbe Irradiation und oft auch Blut und Eiter im Urin.

Intermittierende Hydro- und Pyonephrose. Vor allem macht die intermittierende Hydro- und Pyonephrose ähnliche Symptome durch Abknickungen, Einklemmungen von Blutgerinnsel oder größeren Eiterbröckelchen. Eine absolute Sicherheit für die Diagnose einer Nephrolithiasis besteht nur dann, wenn ein Stein abgegangen ist oder das Röntgenverfahren einen sicheren Stein ergeben hat. Koliken bei intermittierender Hydro- und Pyonephrose treten in kleineren oder größeren Intervallen auf. Sie strahlen den Ureter entlang aus und führen zu Übelkeiten, Erbrechen usw. Auch hier beobachten wir einseitige Muskelspannung, défense musculaire, die eine exakte Palpation der Niere fast unmöglich macht. Kann sie ausgeführt werden, so fühlt man die Niere mehr oder minder vergrößert. Löst sich durch Abfluß die Verlegung des Nierenbeckens, so wird bei Hydronephrose eine zeitweilige Polyurie beobachtet.

Solche intermittierenden Hydronephrosen kommen bei Nierensteinen recht oft zustande, aber es brauchen nicht immer Steine die Ursache zu sein. Auch Fremdkörper, sowie Blutgerinnsel bei Tumoren, bei Tuberkulose, Eiterpfröpfe bei Pyonephrose und bei Pyelitis, losgelöste Echinokokkenblasen, die den Ureter passieren wollen, können die gleichen Erscheinungen hervorrufen (ROSNER, W. ISRAEL). Ob nicht auch Koliken ohne jedes Abflußhindernis zustande kommen, ist nicht mit Sicherheit bewiesen (J. ISRAEL).

Bei Nierensteinen besteht gewöhnlich keine hydronephrotisch vergrößerte Niere und auch die nach Passage des Steins entleerte Urinmenge ist nicht so groß wie bei jener Erkrankung [L. ENGELBRECHT[1)].

Treten die Kolikschmerzen besonders beim Gehen und Stehen auf und schwinden sie bei Bettruhe, so ist an Steinkolik zu denken (SUTER), aber nie darf vergessen werden, daß Steine und Pyonephrose sich miteinander kombinieren können. Aber selbst wenn sich bei Steinen und Pyonephrose eine Kolik entwickelt, braucht dieselbe noch nicht durch den Stein entstanden zu sein, sondern kann durch Eiterpfropf verursacht werden.

Herdförmige Erkrankungen des Nierenparenchyms. Besonders schwierig ist die Differentialdiagnose bei *herdförmigen Erkrankungen des Nierenparenchyms* und bei *paranephritischen Abscessen.* Abscesse, Furunkel, Karbunkel der Niere

---

[1)] ENGELBRECHT: Zur Klinik der Uretersteine. Zeitschr. f. urol. Chirurg. Bd. 10, S. 265. 1921.

können durch Spannung der Capsula fibrosa zu heftigsten Koliken Anlaß geben (JORDAN, J. ISRAEL, BARTH, GOTTSTEIN, W. ISRAEL). Es sind dann allerdings häufig Schüttelfröste damit verbunden, aber auch diese Erkrankungen können sich mit Nieren- und Uretersteinen kombinieren.

Nephritis. Bei *chronischer interstitieller Nephritis* können wir typische Nierenkoliken mit ihren eigenartigen Irradiationen beobachten (PAUL FRIEDRICH RICHTER, J. ISRAEL). Wenn nun noch Blutungen auftreten, so ist die Unterscheidung sehr schwierig. Erst Zeichen von Herzveränderungen, Hypertonie, geringes spezifisches Gewicht des Urins machen die Diagnose einer chronischen Nephritis wahrscheinlich, die sich aber auch wieder mit Steinen kombinieren kann.

Findet man in solchem Falle gleichzeitige doppelseitige Blutungen, so ist die Diagnose Nephritis wahrscheinlicher als ein Stein.

Nierentumor. Die Differentialdiagnose gegen *Nierentumoren* ist meistens ganz unmöglich; ist ein Durchbruch des Tumors in das Becken oder die Kelche erfolgt, so treten oft starke Blutungen mit Gerinnselbildung und nachfolgender Kolik auf, während bei Nierensteinen die Kolik den Blutungen vorausgeht.

Bei Nierenbeckentumoren und primären Tumoren des Ureters kann es durch intermittierende Hämatonephrose zu den gleichen Erscheinungen wie bei der intermittierenden Hydronephrose kommen.

Die *Apoplexie des Nierenlagers* kann man meist durch den ganz plötzlich auftretenden schweren Kollaps, die sich bald bemerkbar machende Anämie und die in der Lumbalgegend sich entwickelnde diffuse Geschwulst erkennen.

Die *Tuberkulose,* besonders in kleinen, abgeschlossenen Höhlen auftretend, kann den gleichen Kolikschmerz wie ein Stein hervorrufen, nur der Nachweis von Tuberkelbacillen kann hier klärend wirken.

Wie schwierig mitunter die Diagnose sein kann, lehrt ein Fall von BOYTHA[1]): Er beobachtete einen Knaben, bei dem eine Flexionscontractur der rechten Hüfte bestand, so daß die Diagnose auf Coxitis gestellt wurde. Eine Lumbalfistel gab zur Operation Veranlassung. Als Ursache fand sich ein Stein, der das Nierenbecken perforiert hatte und der dem Psoas entlang nach außen durchgebrochen war. Auch ein Fall von SCHÜLLER[2]) sei hier erwähnt.

2. Dumpfe Schmerzen. Die Diagnose aus dem Kolikanfall ist schon außerordentlich schwierig, weil soviel andere Krankheiten mit Kolikanfällen einhergehen. Aber noch viel schwieriger, ja ganz unmöglich ist es, aus dem Bestehen dumpfer Schmerzen allein die Diagnose eines Nieren- oder Uretersteins stellen zu wollen. Die dumpfen Schmerzen in der Lumbalgegend können auch durch Erkrankungen des Uterus und der Adnexe, durch Krankheiten der Prostata, der Wirbelsäule, des Beckens, der Synchondrosis sacroiliaca hervorgerufen sein.

Diese Beschwerden nehmen beim Gehen und Stehen zu, während sie in Ruhe völlig aufhören, ganz ähnlich wie bei Nieren- und Uretersteinen.

Nicht selten werden Intercostalneuralgien der untersten Rippen mit den dumpfen Lumbalschmerzen bei Nierensteinen verwechselt. Hier werden uns die Untersuchungsmethoden, besonders das Röntgenverfahren, sowie die Urinuntersuchung und der Ureterenkatheterismus Aufschluß geben.

3. Hämaturie. Auf dieses Symptom allein, mag es mikroskopisch, mag es makroskopisch vorhanden sein, läßt sich ebenfalls niemals die Diagnose stellen.

---

[1]) BOYTHA, ANDRAS LAJOS: Interessantere Nephrolithiasisfälle. (1. chirurg. Univ.-Klinik, Budapest.) Gyogyaszat Jg. 1923. Nr. 38, S. 544—545. (Ungarisch.) Zeitschr. f. urol. Chirurg. Bd. 15, S. 94. 1924.

[2]) SCHÜLLER: Fistulöse Beckenerkrankung durch einen perforierten Ureterstein unter dem Bilde der Tuberkulose. Chirurg. Ges. Breslau, 12. Dez. 1923. Klin. Wochenschr. 1923. Nr. 3, S. 43.

Die makroskopische Hämaturie kann durch *Blasentumoren* hervorgerufen sein. Das einzig charakteristische Symptom für eine Nierenerkrankung sind regenwurmartige Gerinnsel, die aber eher bei Nierentumoren als bei Steinen beobachtet werden. Nur durch Cystoskopie können wir feststellen, ob ein Blasentumor vorliegt und welche der beiden Nieren die Ursache der Hämaturie ist. Man muß allerdings in letzterem Falle *während* der Hämaturie untersuchen.

Das Auftreten einer Blutung nach Ruhe oder nach längerer Bewegung läßt noch keinen Schluß ziehen auf ihre Ursache; bei Nephritis, wie bei Tuberkulose und bei Tumoren können die gleichen Beobachtungen gemacht werden.

Allerdings ist die Blutung bei Tumoren insofern besonders charakteristisch, als sie oft recht stark ist, stärker als bei Steinen, und daß der Blasenurin — hervorgerufen durch Verlegung des zugehörigen Ureters durch ein Gerinnsel — bald klar, bald blutig ist, was man bei Steinen nur selten beobachtet. Ähnlich sind die Blutungen bei *Hydronephrose* und bei *polycystischen Nierendegenerationen.*

Die Blutungen bei *Tuberkulose* sind nur selten sehr stark, aber sie kommen vor und gehen dann auch mitunter mit Koliken einher; die Differentialdiagnose kann sehr schwierig sein, wenn der Bacillennachweis nicht gelingt.

Bei *hämorrhagischer Nephritis* ist die Differentialdiagnose aus der Hämaturie allein nicht zu stellen, um so mehr, als sie sich mit Steinen mitunter kombiniert.

Während der *Schwangerschaft* ist auch an die sog. Schwangerschaftshämaturie zu denken.

Bei eingekeilten und prolabierten intravesicalen Uretersteinen kann leicht ein Irrtum mit Blasentumoren vorkommen.

Die Cystoskopie zeigt bei lange eingeklemmten Steinen ein dem *Papillom* ähnliches Bild, nur sitzen Papillome meist nicht breitbasig auf. Furniss[1]), der einen solchen Fall koagulierte, sah 8 Tage später aus der nekrotisierten Zone einen Stein heraustreten und noch einige Tage später zwei weitere Steine in die Blase fallen.

Kielleutner und Gottstein machen besonders auf die Verwechslungen mit prolabierten Steinen bei ganz glatter Oberfläche des Tumors an der Stelle der Uretermündung aufmerksam. Findet man auf derselben Seite keine Uretermündung, so wird stets der Verdacht eines prolabierten intravesicalen Uretersteins naheliegen.

4. Eiter. Es gibt eine Reihe von Fällen, in denen der Eiter das einzige Symptom eines Steins ist, d. h. der Eiter selbst lenkt unsere Aufmerksamkeit auf eine Nierenerkrankung, er ist aber niemals für einen Stein charakteristisch. Es kommen hier vor allem, wie sich in neuerer Zeit gezeigt hat, die nicht so seltenen Fälle von *latenten* Nierensteinen, meistens Sekundärsteine, die sich im pyelitischen Nierenbecken bilden und mitunter auffallend schnell wachsen, in Frage. Die Diagnose muß bei einer Pyurie zunächst eine urethrale, prostatitische und vesicale Eiterung ausschließen. Dies gelingt durch die 3-Gläserprobe, sowie durch Blasenspülungen. Bei Blasenspülungen wird eine trübe Probe nach vorherigen klaren Proben die Diagnose einer Niereneiterung sichern. Nur bei Divertikeln der Blase können ähnliche Erscheinungen auftreten. Die Cystoskopie schaltet das Divertikel aus, und der Ureterenkatheterismus zeigt uns die Seite der renalen Eiterung. Dann kommen differentialdiagnostisch nur noch die gewöhnliche Pyelitis, die Pyonephrose und die Tuberkulose in Frage.

---

[1]) Furniss: Two cases of ureteral calculus treated successfully by fulguration. Internat. journ. of surg. Vol. 34, p. 442. 1921. Zeitschr. f. urol. Chirurg. Bd. 9, S. 253.

Bei *Tuberkulose* finden sich meist auch Blasenveränderungen und in den seltenen Fällen, in denen diese nicht vorhanden sind, wird der Nachweis von Tuberkelbacillen beweisend sein, wenn es sich nicht etwa um eine Kombination von Stein und Tuberkulose handelt.

Die *gewöhnliche Pyelitis, Pyelonephritis* und *Pyonephrose* wird man nur durch das Röntgenverfahren von Nierensteinen unterscheiden können.

Es kommen noch in Frage die *Pyelonephritiden in der Gravidität,* überhaupt bei der Frau, ferner infolge Kompression des Ureters bei Erkrankungen der Beckenorgane, und die *Pyelonephritis und Pyonephrose nach Infektionskrankheiten.* Auch hier wird uns das Röntgenverfahren die Diagnose stellen lassen.

5. **Vergrößerung der Niere.** Aus diesem Symptom läßt sich niemals die Diagnose Nierensteine stellen. Man kann sogar sagen, daß eine Vergrößerung der Niere infolge von Hydronephrose bei Steinen auffallend selten ist, abgesehen von den Fällen von nicht völlig obturierenden Uretersteinen. Häufig begegnen wir der vergrößerten Niere bei Pyonephrose mit starker Wucherung der umgebenden Kapsel durch Entzündungserscheinungen. Bei klarem Urin werden wir bei Vergrößerung der Niere die Diagnose auf Hydronephrose stellen.

So sehen wir, daß wir niemals durch ein einzelnes Symptom die sichere Diagnose einer Nephrolithiasis stellen können, sondern nur die Kombination verschiedener Symptome macht sie wahrscheinlich. Unsere objektiven Untersuchungsmethoden, vor allem das Röntgenverfahren, kann für sich allein mit einer gewissen Sicherheit die Diagnose „Nephrolithiasis" stellen lassen.

E. Therapie.

I. Innere Behandlung von Nieren- und Uretersteinen.

Die Behandlung der Nieren- und Uretersteine kann eine *innere* und eine *chirurgische* sein; letztere endovesical und endoureteral oder blutig operativ. In manchen Fällen *muß* sie eine innere sein, weil andere Erkrankungen einen operativen Eingriff am steinkranken Menschen verbieten; in anderen wieder muß sie blutig operativ sein, weil eine vitale Indikation besteht.

Die *innere* Behandlung ist vor allem anzuwenden bei hohem Alter, schweren Allgemeinerkrankungen, vor allem Nervenkrankheiten, wie Paralysis agitans, fortgeschrittene Syringomyelie und Tabes, bei Bluterkrankungen wie Leukämie, Lymphosarkom und anderen, bei schweren Herz- und Gefäßerkrankungen, multiplen schweren Arthritiden, bei hochgradiger krankhafter Adipositas, bei schwerer chronischer Nephritis, sowie bei vielen ähnlichen, in denen das Harnsteinleiden im Vergleich zu den anderen Erkrankungen völlig in den Hintergrund tritt. Hier kann nur bei unerträglichen Dauerschmerzen oder bei ernsten Komplikationen, die das Leben gefährden, eine Operation in Frage kommen, und man wird den kleinstmöglichen Eingriff vornehmen, der die geringsten Gefahren bietet, und dies ist die Nephrotomie (J. ISRAEL). Die Nephrotomie könnte z. B. bei Hämophilie, bei Hypertonie, bei Arteriosklerose viel leichter zu tödlichem Ausgang führen als eine bei normaler Nierenkapsel verhältnismäßig einfache Nephrektomie. Ebenso wird bei Uretersteinen die Entfernung des Steins durch Ureterotomie der kleinstmögliche Eingriff sein.

Innere Behandlung der einzelnen Symptome. Blutung und Schmerz.

1. **Blutung.** Da Blutungen bei Nieren- und Uretersteinen nur selten so hochgradig sind, daß sie den Blutfarbstoff wesentlich herabsetzen, ist für diese Kranken vor allem Ruhe notwendig; mit den Hämostypticis ist nur wenig zu erreichen. Am ehesten versprechen bei starken Blutungen die intravenösen

Injektionen von Chlorcalcium mit 10%iger NaCl-Lösung oder Gelatine-Injektionen bei gleichzeitiger Bettruhe einen Erfolg. Eine lokale Behandlung durch Claudenlösung kommt nur im äußersten Notfalle in Frage.

2. Schmerz. *a) Kolik.* Koliken bekämpfen wir vor allem mit feuchten Umschlägen, mit elektrischem Gummi- oder Metallthermophor oder mit heißen Sand- oder Leinsamenumschlägen auf die Nierengegend, besonders lumbal. Auch heiße Vollbäder wirken günstig. Von seiten englischer Urologen werden warme Waschungen des Darmes empfohlen. Mitunter ist eine veränderte Lagerung des Kranken von Bedeutung. *Aber ohne Narkoticis* wird man bei heftigen Kolikanfällen selten auskommen, und hierbei darf man die Dosen nicht verzetteln; es sind von vornherein größere Dosen von 2 cg Morphium, am besten mit Atropin 0,001, zu geben. Wird durch eine derartige Einspritzung der Anfall noch nicht kupiert, so muß eine nochmalige, ebenso große Dosis gegeben werden. Wird Morphium nicht vertragen, so verordne man statt dessen die doppelte Dosis Pantopon. In leichten Fällen genügen Zäpfchen oder Klysmen von Morphium, Pantopon oder Heroin, kombiniert mit Pyramidon. LÄWEN und andere empfehlen paravertebrale Injektionen von Novocain.

In neuester Zeit wendet sich MARION gegen den Mißbrauch von Morphium bei Nierenkoliken. Das Morphium unterdrückt den Schmerz, aber es immobilisiert gleichzeitig den Ureter, so daß der Stein sich im Ureter nicht fortbewegen kann. MARION gibt Belladonna in Dosen bis 8 cg täglich — in Pillenform — steigend. Belladonna beseitigt nicht nur die Schmerzen, sondern erleichtert gleichzeitig die Wanderung des Steins. Es unterdrückt den Ureterspasmus, ohne die peristaltischen Kontraktionen zu verhindern. MARION hat Fälle gesehen, in denen die Krise durch Morphium nicht beendigt werden konnte, während durch Belladonnagaben der Stein abging[1]).

In vielen Fällen werden wir aber ohne Morphium nicht auskommen.

b) Dauernde dumpfe Schmerzen. Gegen diese wenden wir vor allem Aspirin an, kombiniert mit Kodein (0,5 : 0,03), Pyramidon 0,3.

Per os gebe man Glycerin. puriss. von 80—100 g pro die [ROSENFELD[2])]. CASPER empfiehlt das Glycerin in folgender Form zu geben:

Glycerin	150,0
Tinct. cort. aurantii	5,0
Tinct. amara	5,0

3 stündlich 1 Eßlöffel, wöchentlich 2 Flaschen.

Glycerin allein macht leicht Übelkeiten. CASPER will niemals, wie andere, Hämoglobinurie gesehen haben, nur mitunter leichte Diarrhöen.

3. Harngrieß, Harnsand, sowie multiple, kleine Steinchen. Es gibt eine ganze Reihe von Fällen, in denen kleinste, oder auch etwas größere Steinchen von Harnsäure, von Uraten oder Calciumphosphat unter Kolikanfällen spontan abgehen. Dies wiederholt sich in mehr oder weniger großen Pausen, bald täglich, bald monatlich, bald nur alle paar Jahre. Die Steinchen sind meistens glatt; nur wenn sie größer sind, zeigen sie auch manchmal eine unregelmäßige Oberfläche. Nach den Zusammenstellungen von JEANBREAU sind Steine von 3 mm Durchmesser und selbst Oxalate von 7—8 mm Durchmesser spontan passiert.

Diese Fälle behandelt man am besten mit *Glycerin oder Trinkkuren,* deren Zweck in einer Durchspülung des Nierenbeckens und der Kelche bei gleichzeitiger Herabsetzung der festen Bestandteile im Urin besteht. Man verwende hierzu Milch, Tee, besonders Lindenblüten-, Beerentraubenblätter- und Schachtel-

---

[1]) H. HERZ-Breslau empfiehlt gegen Nierenkoliken intravenöse Novalgininjektionen, durch die die Koliken in wenigen Minuten nachlassen.

[2]) ROSENFELD: Zur Prophylaxe der Harnsteine. Berlin. klin. Wochenschr. 1920. Nr. 52.

halmtee. Auch andere *Diuretica* kommen in Frage. Sie verringern die Konzentration des Urins und erleichtern die Auflösung der Harnsäure; denn „starke Wassertrinker haben niemals harnsaure Steine" (BOUCHARD).

Trinkkuren haben sich stets als zweckmäßig erwiesen. Es fragt sich nur, was man hier am vorteilhaftesten verwendet. Im allgemeinen herrscht die Ansicht vor, je nach der chemischen Zusammensetzung des Steins einen anderen Mineralbrunnen zu gebrauchen; bei harnsauren Steinen anders als bei Oxalaten, anders bei primären Phosphatsteinen und anders bei sekundärer Steinbildung. Bei harnsauren Steinen werden *alkalische* Wasser, wie Wildunger, Fachinger, Vichy oder auch deren Salze empfohlen oder gewöhnliches Brunnenwasser mit Natronbicarbonat. Man gebraucht die alkalischen Wässer bis zur Bildung amphoterer Reaktion des Urins, *aber nicht bis zur alkalischen,* um die Phosphatbildung zu vermeiden.

Die alkalischen Quellen haben neben der mechanischen ausspülenden Wirkung und der Acidītätsverminderung des Urins noch den Vorteil, durch Beeinflussung der Schutzkolloide das Wachsen des Steins aufzuheben oder zu verringern (WILDBOLZ).

Bei Oxalat- und Phosphatsteinen läßt man die einfachen Säuerlinge, wie Selters, Apollinaris oder die bekannten Tees, wie Schachtelhalm-, Baldrian-, Kamillentee und andere, aber heiß trinken.

Ich empfehle, nach OCHSNER und ROVSING, Kuren von destilliertem Wasser mit Citronenlimonade, mindestens 2 Liter täglich. Auch Milch ist ein gutes Diureticum, doch tritt leicht Obstipation ein.

Das Aufsuchen von Kurorten halte ich ebenso wie WILDBOLZ nicht für unbedingt erforderlich, wenn die Lebensweise im eigenen Haushalt entsprechend geregelt ist. Über die Flüssigkeitsmengen, die bei den Trinkkuren verwendet werden sollen, sind die Ansichten verschieden. CASPER will bis 8 Liter am Tage trinken lassen. Von Trinkkuren muß man Abstand nehmen, wenn andere Erkrankungen gegen ihren Gebrauch sprechen, z. B. bei Nephritis, bei schweren Herz- und Gefäßstörungen.

Diätvorschriften. Bei *harnsaurer Lithiasis* soll die übermäßige Bildung von Harnsäure im Organismus verhindert und ihre Lösung und Ausscheidung begünstigt werden. Deshalb ist die Diät so zusammenzusetzen, daß die Purinbasen aus der Nahrung fernbleiben [HORBACZEWSKI[1]]. PFEIFFER und MENDELSOHN[2] nahmen an, daß die Harnsäure aus den Nucleinen des Organismus stammt, und daß sie eher im Zusammenhang steht mit dem Zucker und dem Stärkemehl in der Nahrung, als mit den stickstoffhaltigen Nahrungsmitteln. Sie befürworten deshalb eine ganz andere Diät.

Die allgemeine Ansicht geht dahin, daß die Grundlage bei harnsaurer Diathese eine vegetarische Kost sein soll. Die Kranken sollen nur wenig essen, regelmäßig leben, nur wenig Fleisch, einmal am Tage.

Nach LEHMANN und HAIG[3] nimmt die Harnsäureausscheidung bei stickstoffhaltiger Diät zu und bei vegetabiler ab. Stickstoffhaltige Nahrung macht den Urin stark sauer, Vegetabilien alkalisch. Eine ausschließlich vegetabile Kost ist aber schädlich, da sie die Oxalurie vermehrt, die oft gleichzeitig mit Uraten auftritt, und durch übermäßige Alkalinisation des Urins die Ausfällung der Kalksalze begünstigt.

[1] HORBACZEWSKI: Bildung der Harnsäure und der Xanthinbasen. Monatsh. f. Chem. Bd. 12, S. 221. 1891.
[2] MENDELSOHN, M.: Zur internen Behandlung der Nierensteine. S. a. Berlin. klin. Wochenschr. S. a. NOTHNAGELs Handbuch.
[3] HAIG, ALEXANDER: Harnsäure als Faktor bei der Entstehung von Krankheiten. Berlin: Otto Salle 1910.

Wir empfehlen vor allem Obst, Gemüse, Kompott, Salat, Mehlspeisen, Milch, nur in ganz geringen Mengen Fleisch und Eierspeisen. Fett und Butter können soviel, wie der Kranke will, genommen werden. Traubenkuren sind erlaubt; sie alkalinisieren den Urin durch apfel- und citronensaure Salze.

Verboten sind alle inneren Organe, wie Leber, Milz, Niere, Hirn, Kalbsmilch, Wild, Kaviar, Wurst und Räucherwaren, ferner Fisch, Mostrich, Radieschen, alter Käse und von manchen Ärzten wird auch Spargel untersagt.

Nur selten zu nehmen sind: Bohnen, Linsen, Erbsen, Eier, Brot; Kartoffeln sind gestattet. Verboten sind Weine und alkoholische Getränke; *Bordeaux-wein*, leichtes Bier, sowie Apfelwein sei erlaubt.

Bei oxalsauren Steinen, die sowohl im alkalischen wie im sauren Urin vorkommen, gebe man gemischte Kost, die leicht verdaulich ist. Verboten sind Spinat, grüne Bohnen, Rhabarber, Sauerampfer, Tomaten, Äpfel, Kakao, Schokolade, Tee; möglichst zu meiden sind Eier und Milch wegen des Kalkgehaltes, sowie Zucker. Die vegetabile Kost ist einzuschränken, dagegen ist Fleischnahrung, mit Ausnahme der inneren Organe, erlaubt. WILDBOLZ will Gemüse in mäßigen Mengen gestatten, da man nicht weiß, ob diese Substanzen wirklich zum Ausfall von Oxalaten im Urin führen.

Die phosphatische Lithiasis, die meistens sekundär ist, und infolge bakterieller Infektion eintritt, die den Harnstoff in Ammoniak verwandelt, kann nur durch Bekämpfung der Infektion aufgehalten werden.

Bei der *primären* phosphatischen Lithiasis ist eine strenge Diät notwendig, da sie gewöhnlich im Gefolge von Verdauungsstörungen auftritt. Wichtig ist die interne Säurebehandlung durch Salzsäure, Phosphorsäure und Kohlensäure (HELLER), ferner durch organische Säuren (Salicyl), (DEEK, CANTANI, FÜRBRINGER), doch ist diese letztere Behandlung meist ohne jeden Erfolg.

Wird Kuraufenthalt gewünscht, so ist Badenweiler, Ragatz, Biarritz zu empfehlen.

Bei phosphorsauren und kohlensauren Kalksteinen ist die Gemüse- und Obstkost einzuschränken. Fleisch ist erwünscht. Eier und Milch sind verboten, ebenso alkalische Wässer.

Interessant sind Beobachtungen von J. ISRAEL, der bei *Phosphaturikern* durch Milch einen besseren Urin auftreten sah. Die Patienten selbst fühlten sich auch besser, trotzdem ja Milch sehr kalkhaltig ist, und ISRAEL steht auf dem Standpunkt, daß es ziemlich gleichgültig ist, ob man diese Patienten Fleisch essen läßt oder ob man ihnen lacto-vegetabile Kost gibt.

Sehr wesentlich ist bei diesen Harnsteinkranken die Anregung des Stoffwechsels durch Stuhlregelung, körperliche Bewegung und Bäder. Die Magenverdauung muß geregelt, Darmatonie bekämpft werden, und Laxantien können von ausgezeichneter Wirkung sein.

Körperliche Bewegung. Mäßiger Sport, gymnastische Übungen, Massage, frische Luft, Abreibungen, Bäder sind sehr zu empfehlen, dagegen physische und geistige Überanstrengung zu vermeiden. So ist Rudern, Radfahren, Fechten, Reiten, Jagd zu verbieten, dagegen sind Handarbeiten, z. B. Tischlerei, Gärtnerei zu empfehlen (LEGUEU). Laue Bäder sind empfehlenswert, Dampfbäder zu untersagen, da sie die Schweißabsonderung zuungunsten der Diurese befördern.

Medikamente. Bei Spasmen verordne man Opium mit Belladonna, Pantopon, Papaverin 3mal täglich 0,04, ferner Lithium carb. 0,1—0,25 mehrmals täglich, Piperazin 0,5—2,0 pro die. WILDBOLZ will davon keinerlei Nutzen gesehen haben. CASPER empfiehlt Natriumphosphat, Natrium bicarb., sowie Natrium mit Magnesium citric., Lithium carb. 2—3mal täglich eine Messerspitze. Die Glycerinkur soll nach WILDBOLZ morgens nüchtern 10—20 g 4—6 Wochen lang gegeben werden, nicht länger, weil er Hämoglobinurie fürchtet (siehe oben!).

Bei *infizierter* Nephrolithiasis sind vor allem Harndesinfektionsmittel zu empfehlen, wie Salol, Urotropin, Camphersäure, und auch bei *aseptischen* Fällen wird man sie prophylaktisch geben (Hexal, Neohexal, Urotropin, Cystopurin, Borovertin, Myrmalid, Hippol, Amphotropin usw.). Alle diese Verbindungen wirken harnsäurelösend.

J. ISRAEL empfiehlt bei kleinen Uretersteinen täglich 2 Flaschen Wildunger, sowie 6 mal täglich einen Eßlöffel Glyc. puriss. mit etwas Citronensaft.

Bei Oxalatsteinen empfiehlt UMBER[1]) Magnes. usta und carb. 2 g pro die, um die Löslichkeit der Oxalate zu steigern.

Nach BOUCHARD sind Natronsalze zur Alkalinisierung besser als Kalisalze. Doppelkohlensaures Natron gibt man 2—3 g vor jeder Mahlzeit.

Mittel, um Steine *innerhalb* des Körpers aufzulösen, haben wir bis jetzt nicht. CASPER berichtet über seine Versuche mit Lysidin, Urocidin, Lysetol, Urotropin, Pirosan, Chinotropin, Sidonal, hat aber bei keinem eine Wirkung gesehen. Kohlensaures Lithium und Piperazerin haben die Eigenschaft, im Reagensglase Steine aufzulösen, verlieren aber diese Eigenschaft vollständig im Organismus.

In neuester Zeit sind zwei Methoden zur Lösung von Harnsteinen im Körper angegeben worden, bei Steinen aus phosphorsaurem Kalk und bei Cystinsteinen, die erstere Methode von BAUER[2]) mittels Krappwurzel, die letztere von CROWELL[3]).

CROWELL will Cystinsteine in beiden Nierenbecken aufgelöst haben, so daß nach 9 Monaten die Schatten im Röntgenbild verschwunden waren. Er gab große Dosen von Natr. bicarb. (nach KLEMPERER-JACOBY) bei möglichst eiweißarmer Diät, sowie unter gleichzeitigen Nierenbeckenspülungen mit warmen antiseptischen, alkalischen Flüssigkeiten, 5—15 Minuten im Nierenbecken gelassen, und Nachspülung mit Salzlösung. CROWELL benutzt 1% Chromquecksilberlösung. Der Heilerfolg soll auch noch nach mehreren Jahren konstatiert sein. Es ist abzuwarten, ob diese Behandlung sich auch in weiteren Fällen bewähren wird.

Gerade in den letzten Jahren sind eine Anzahl Arbeiten erschienen, die von der spontanen Verkleinerung und völligem Zerfall von selbst großen korallenförmigen Steinen berichten [SCHEELE[4]), BALL[5]), HELLSTRÖM[6])].

Bemerkt sei noch, daß in neuester Zeit auch Dauerblasenspülungen zur Lösung von Phosphatsteinen durch dünne Salzsäurelösung empfohlen worden sind [J. MEYER[7])].

Ferner seien die Versuche von CROFTON[8]) erwähnt, der in einem Falle von harnsauren Steinen durch Autovaccinationstherapie mit Staphylokokken aus

[1]) UMBER: Der heutige Standpunkt in der Pathologie und Therapie der Nierenkrankheiten. Dtsch. med. Wochenschr. 1923. Nr. 12, S. 369.

[2]) BAUER, ADOLF: Über Löslichkeit von Nierenbecken- und Blasensteinen in Krapppharn. Münch. med. Wochenschr. 1924. S. 206.

[3]) CROWELL: Cystin nephrolithiasis. Report of a case with radiographic demonstration of desintegration of stone by alcalinisation. Journ. of urol. Vol. 11, p. 545. 1924.

[4]) SCHEELE, K.: Über spontane Verkleinerung von Nierensteinen. Zeitschr. f. Urol. Bd. 18, S. 528. 1924.

[5]) BALL: Pyelogramm illustratingt he breaking of two shadows into multiple shadows as the result of injection of sodium bromide. Proc. of the roy. soc. of med. Vol. 16, p. 11. Sect. of urol. 1923. p. 886. Zeitschr. f. urol. Chirurg. Bd. 15, S. 44. 1924.

[6]) HELLSTRÖM, JOHN: Einige Erfahrungen über Entstehung, Wachstum und spontanen Abgang von Nierensteinen. Zeitschr. f. urol. Chirurg. Bd. 18, S. 248. 1925.

[7]) MEYER, J.: Sur la dissolution des calculs vesicaux et le traitement consécutif aux opérations sur la vessie et l'uretère. Presse méd. 1925. Nr. 12. Zentralbl. f. Chirurg. 1925. Nr. 31, S. 1752.

[8]) CROFTON, W. H.: The treatment of urate calculi by therapeutic immunisation. Irish journ. of med. science Vol. 5, Nr. 16, p. 160. 1923.

einem trockenen Ekzem am Kopf und Colibacillen aus den Faeces Heilung erzielt haben will!

Noch eine andere innere Behandlung der Nieren- und Uretersteine ist in letzter Zeit von Kalk und Schöndube[1]) empfohlen worden. Diese wollen in einem Hormon der Hypophyse ein Mittel gefunden haben, Hohlorgane mit glatter Muskulatur zur Kontraktion zu bringen (zweimal täglich 2 ccm Hypophysin oder Pituitrin subcutan, für den Rest des Tages Morphium). Sie benutzen dies, um kräftige Kontraktionen des Nierenbeckens und Ureters zu erzielen, wodurch Steine, die wegen ihrer Größe noch passieren können, zur Ausstoßung kommen sollen. Wenn diese Therapie auch eine vermehrte Qual für den Kranken durch die heftigen, durch das Mittel hervorgerufenen Kolikanfälle bedeutet, so werden die Patienten doch durch das Vorwärtsschreiten der Steine und Abgang derselben entschädigt. Kalk und Schöndube haben in einigen Fällen Erfolg gehabt; mir selbst blieb er in 4 Fällen versagt. Auch hier werden weitere Beobachtungen erst zeigen, ob dieses Mittel für unsere Zwecke sich als wertvoll erweist.

II. Endovesico-ureterale Behandlung der Uretersteine.

Als ersten Grundsatz müssen wir voranstellen, daß die Entfernung eines Uretersteins viel wichtiger ist als die eines Nierensteins. Ein *Nierenstein* bietet nur selten eine akute Gefahr; er kann das Nierenbecken, sowie Teile der Nierensubstanz reizen und auch das Parenchym zerstören, doch wird dies nur ganz allmählich vor sich gehen. Ein *Ureterstein* dagegen oder ein Nierenbeckenureterverschlußstein führt fast stets zu mehr oder weniger großen Schädigungen des darüberliegenden Ureters und des Nierenbeckens, sowie besonders des Nierenparenchyms bis zur vollständigen Vernichtung desselben. Ein plötzlicher totaler Verschluß eines Ureters durch einen Stein kann auch eine reflektorische Anurie der anderen Seite hervorrufen, wodurch die bekannten Gefahren für den Organismus entstehen.

Wir werden deshalb, wenn nicht besondere Gründe dagegen sprechen, möglichst bald nach Feststellung eines Uretersteins ihn zu entfernen suchen. Das Zuwarten birgt wesentlich größere Gefahren als die unblutige endovesicoureterale Methode und selbst als eine blutige Operation. Die Mortalität der blutigen Eingriffe beträgt nur etwa 2%, die der unblutigen endovesico-ureteralen ist noch viel geringer; das Zuwarten ergibt traurige Resultate. Ist erst eine Pyonephrose eingetreten, so kommt nur noch die Nephrektomie in Betracht, aber auch nur dann, wenn die andere Niere noch funktionstüchtig genug ist. Oft ist auch die zweite Niere schon durch Bakterientoxine schwer in der Funktion beeinträchtigt. Hierzu kommt noch, daß bei frühzeitiger Operation eines Uretersteins nur der Stein entfernt zu werden braucht; die Niere kann späterhin wieder voll funktionsfähig werden. Wir dürfen nie vergessen, daß die großen Gefahren eines teilweisen oder völlig eingeklemmten Uretersteins in der Dilatation oberhalb und der Eiterung und Atrophie der Niere bestehen.

Die endovesico-ureterale Behandlung der Uretersteine ist in Deutschland noch nicht sehr beliebt. Kümmell erwähnt sie in der neuesten Auflage des Handbuches der prakt. Chirurgie 1923 überhaupt nicht; Völcker widmet ihr 1913 — allerdings 10 Jahre früher — in seiner Arbeit über die Therapie der Uretersteine nur eine Seite. Seitdem hat aber die endovesicale Behandlung der Uretersteine bedeutende Fortschritte gemacht. In gleichem Maße, wie sich die Röntgentechnik verfeinert hat, und die Steine durch das Röntgenverfahren immer häufiger

---

[1]) Kalk, Heinz und Wilhelm Schöndube: Neues zur Therapie des Nierensteins. Dtsch. med. Wochenschr. Jg. 52, Nr. 2, S. 55. 1926.

nachgewiesen werden, hat sich auch im letzten Jahrzehnt die endovesico-ureterale Therapie der Uretersteine entwickelt. Um ihren Ausbau haben sich vor allem die amerikanischen Urologen verdient gemacht, während sich die europäischen sehr zurückhaltend gezeigt haben; ganz besonders die deutschen, trotzdem gerade von ihnen die meisten der gebräuchlichen Methoden schon vor mehr als einem Jahrzehnt angegeben wurden.

Die Indikationen zum endovesico-ureteralen Vorgehen sind bisher noch nicht klar herausgearbeitet. RAFIN spricht den Grundsatz aus, bei eingeklemmten Uretersteinen in gleicher Weise zu handeln wie bei eingeklemmtem Bruch. Man soll sofort versuchen, den Ureterkanal frei zu machen. LEO BÜRGER will in jedem akuten Fall endovesical vorgehen. CIFUENTES steht auf dem Standpunkt, sobald ein Ureterstein nachgewiesen ist, Maßnahmen zu seiner Entfernung zu treffen, und CUMMING[1]) will alle auch erst kurze Zeit incarcerierten Uretersteine endovesical entfernen.

Dieser radikale Standpunkt wird aber nicht von allen Seiten geteilt. Für notwendig wird allerdings erklärt, einen Kranken, bei dem ein Stein im Ureter nachgewiesen ist, dauernd zu überwachen.

Spontaner Abgang. In einem großen Prozentsatz der Fälle ist ein operatives Vorgehen, sei es nun endovesico-ureteral, sei es blutig, gar nicht erforderlich, wie der häufige spontane Abgang von Uretersteinen beweist. BRAASCH und JUDD sahen unter 400 Fällen von Uretersteinen 48 = 12% spontan abgehen, KRETSCHMER unter 140 Fällen 38 = 26,4%. FOWLER und WATERMAN[2]) geben sogar 50—64% an. WATSON fand unter 66 Fällen der röntgenologisch nachgewiesenen Uretersteine, deren Form und Größe die Passage des Ureters noch gestatteten, 51 = 87% spontan abgehen. Nach COVISA[3]) gehen sogar 93% der Uretersteine spontan oder durch endovesicalen Eingriff ab. EDWIN BEER und HAHN[4]) berichten über 60% der Fälle.

Dagegen gelang es CATTANEO[5]) nur in 33% durch Ureterenkatheter die Uretersteine zum Abgang zu bringen. In neuester Zeit gibt LAFFERTY[6]) an, daß von den letzten 160 mit Öl und Novocain behandelten Steinen 153 ausgestoßen wurden, d. h. 96,5%.

Die *Größe* der spontan ausgestoßenen Steine ist im allgemeinen gering. Ihr Gewicht beträgt nach RAFIN und ARCELIN kaum mehr als 0,04—0,06 g, nicht ein einziger hatte ein Gewicht von 1 g. Sie sind meistens leichter als die blutig operativ entfernten Steine. LEO BÜRGER sah sogar Steine von 1, ja 2 cm Durchmesser sich noch spontan ausstoßen (S. 355 u. Abb. 52 u. 53).

Nach der *chemischen* Zusammensetzung sind die spontan abgegangenen Uretersteine meistens harnsaure, die ein größeres Volumen haben als die Kalk enthaltenden.

Das Wesentliche für die Passage ist neben der *Größe* die *Form und Oberfläche,* die *Lage,* sowie die *Dauer des Aufenthaltes* des Steins im Ureter. Harnsaure Steine sind meistens glatt, rund, eiförmig.

---

[1]) CUMMING: Recent advances in the diagnosis and treatment of urinary lithiasis. Journ. of urol. Vol. 12, Nr. 4, p. 383. 1924.

[2]) FOWLER and WATERMAN: Ureteral calculus. Surg., gynecol. a. obstetr. Vol. 35, Nr. 2, p. 89. 1922. Zeitschr. f. urol. Chirurg. Bd. 11, S. 385. 1922.

[3]) COVISA: Nieren- und Uretersteine. Progr. de la clin. Tome 25, Nr. 134, p. 193. Zeitschr. f. urol. Chirurg. Bd. 13, S. 356. 1923.

[4]) BEER, EDWIN and LEO J. HAHN: Use of indwelling catheter to induce passage of ureteral stones. Journ. of the Americ. med. assoc. Vol. 84, Nr. 14, p. 1028—1029. 1925.

[5]) CATTANEO, G.: Contributo alla chirurgia conservativa del rene nella calcolosi della porzione pelvica dell' uretere. Arch. ital. di urol. Vol. 1, p. 323. 1924. Zeitschr. f. d. ges. Chirurg. Bd. 31, S. 891. 1925.

[6]) LAFFERTY and PHILLIPS: Roentgendiagnosis in urology. Southern med. journ. Vol. 17, p. 623. 1924. Zeitschr. f. urol. Chirurg. Bd. 18, S. 334. 1925.

Interessant ist die Zusammenstellung eines Röntgenologen; Leonard hat schon 1908 festgestellt, daß unter 31 röntgenologisch nachgewiesenen Fällen 16 = 50% spontan abgingen.

Stark kantige und eckige Steine gehen nur schwer ab, und bei Steinen, die in ureteralen Divertikeln liegen, hat man kaum je einen spontanen Abgang beobachtet.

Melver (nach Lafferty und Phillips) sah bei einem 64 jährigen Mann noch einen $1/2 : 3/4''$ dicken Stein spontan abgehen.

Wir beobachten Uretersteine · in den allerverschiedensten Situationen. Wir finden sie im akuten Anfall, besonders oft aber im chronischen Zustand, leichte, dumpfe Schmerzen, mitunter auch nur geringe Blasenbeschwerden verursachend, und so ist auch der für den Eingriff zu wählende Zeitpunkt immer ein anderer, während der Kolik, im Intervall, während einer Anurie. Im letzteren Falle muß man versuchen, den Ureterenkatheter auf der zuletzt verlegten Seite einzuführen. Erst wenn dies mißlingt, gehe man auf der anderen Seite vor (siehe Anurie S. 488).

Indikationen. Die *allgemeine Indikation zum endovesico-ureteralen Eingriff* besteht:

a) Im *akuten* Anfall bei durch Röntgenbild oder Cystoskopie nachgewiesenem Ureterstein, der nicht innerhalb von 3 Tagen nach Feststellung abgeht.

b) Bei *dauernd* unerträglichen dumpfen Schmerzen.

c) Bei heftigem Blasentenesmus, wie er besonders bei tiefsitzenden Steinen vorkommt.

d) Im freien Intervall, nach dem ersten Anfall oder nach wiederholten Anfällen (Leo Bürger).

Die endovesicale Behandlung wird verschieden sein je nach

a) der Lokalisation des Uretersteins,

b) ob er aseptisch oder infiziert ist,

c) ob er den Ureter völlig verlegt oder nicht (Leo Bürger).

Indikationen zum *sofortigen* endovesico-ureteralen Eingriff sind:

a) Bei jedem Stein, der so groß ist, daß ein spontaner Abgang nicht in Frage kommt, denn jeder Ureterstein schädigt Niere und Ureter; doch wird man bei Steinen, die einen größeren Durchmesser als 2 cm haben, endoureteral nichts mehr erreichen.

b) Bei angeborener oder erworbener Solitärniere, da jederzeit eine völlige Verlegung eintreten kann, die eine Anurie zur Folge haben muß.

c) Bei Fieber, um das Nierenbecken zu entlasten.

d) Bei Anurie: kommt der Patient in den ersten zweimal 24 Stunden in Behandlung, so gehe man sofort mit allen zu Gebote stehenden Mitteln endovesical vor, um die Anurie zu beheben. Besteht die Anurie aber länger als 2 Tage, so ist nur ein kurzer endoureteraler Versuch gestattet; mißlingt dieser, so muß sofort operativ vorgegangen werden (siehe Anurie S. 488).

Kontraindikationen. a) Wenn der Stein mehr als 2 cm Durchmesser hat, ausgenommen es handelt sich um einen prolabierten Stein.

b) Bei *völligem* Verschluß des Ureters, wenn auch durch Einspritzung von Lösungen unterhalb ein Erfolg nicht mehr zu erwarten ist; wenn ferner die Niere durch Druckatrophie oder Infektion gänzlich zerstört ist, sowie bei Doppelureter mit Y-förmiger Gabelung werden wir durch endovesicale Therapie nichts mehr erreichen. Unmöglich ist sie auch bei alten Leuten mit Prostatahypertrophie, bei denen eine Einführung des Ureterenkatheters nicht ausführbar ist; bei großen Blasensteinen und Blasentumoren, die eine Besichtigung der Ureteröffnung nicht zulassen.

Ein Vorteil der endovesicalen Behandlung vor der blutigen Operation besteht im Vermeiden der Gefahren der Narkose, der Nephrektomie und in der Möglichkeit der *ambulanten* Behandlung (KRETSCHMER). WALTHER warnt allerdings vor letzterer (LIVERMORE).

Mein Standpunkt ist folgender: Ist eine spontane Ausstoßung unwahrscheinlich, so soll man endoureteral vorgehen. Stets versuche man, den Stein im akuten Anfall zu beseitigen, oder falls Fieber vorhanden ist.

Es wird allerdings vorläufig schwer sein, die Allgemeinheit der Ärzte von der Bedeutung dieses Standpunktes zu überzeugen, und auch hier werden wir den Weg gehen müssen, den die Chirurgen bei der Appendicitis gehen mußten. Allerdings wird er nicht so schwer sein, weil es sich ja nicht um blutig operative Eingriffe handelt.

Die *blutige* Operation wird in Frage kommen bei schwerer Infektion und sicher vorhandener Periureteritis, die bei endoureteralem Vorgehen zu Perforation des Ureters mit nachfolgender Peritonitis führen könnte. Die blutige Operation ist dann ungefährlicher als die endovesicale.

1. Therapeutische Methoden. Bevor wir auf die endovesico-ureteralen Methoden eingehen, sei noch erwähnt, daß es noch andere unblutige Verfahren gibt, um Uretersteine zur Ausstoßung zu bringen. Die allgemeinen Mittel sind schon bei der inneren Behandlung besprochen worden. Von lokalen Mitteln kommen zwei in Betracht: die *Blasendehnung* sowie die *vaginale* und *rectale Massage* bei tiefsitzenden Uretersteinen.

Blasendehnung. Man füllt die Blase mit Flüssigkeit, bis heftigster Harndrang entsteht. Dadurch werden krampfhafte Muskelkontraktionen ausgelöst, die vereinzelt zur spontanen Ausstoßung geführt haben (MARION). In neuester Zeit wurde auch Füllung mit 30 ccm Glycerin empfohlen.

Bimanuelle Massage. Sie wurde von J. ISRAEL und JANSSEN[1]) empfohlen und in Kombination mit Narkose und Atropininjektion angewandt.

ISRAEL berichtet über einen Fall, in dem sich nachts nach einer vaginalen Massage unter Nierenkoliken 4 kleine Steintrümmer unter Nachlassen aller Beschwerden entleert haben. Per vaginam fühlte man noch eine mäßige Schwellung, aber der Stein war verschwunden.

Auch mir gelang es in mehreren Fällen durch Manipulationen mit dem Ureterenkatheter und nachfolgender vaginaler Massage, längere Zeit im untersten Abschnitt festsitzende Uretersteine zum Abgang zu bringen.

Auch KEYES jun. berichtet, durch *recto-abdominale* Massage einen Ureterstein in die Blase befördert zu haben.

Wir dürfen aber nicht vergessen, daß auch schon leichtere Massage, wie der Druck der ALBERS SCHÖNBERGschen Kompressionsblende, einen solchen Reiz hervorrufen kann, daß der Ureterstein in die Blase passiert (RAFIN).

2. Endovesico-ureterale Methoden. Die Art des Eingriffs richtet sich in der Praxis

a) nach der *Lage* des Steins;
b) nach der *cystoskopischen Methodik.*

a) Nach der Lage unterscheiden wir 3 verschiedene Möglichkeiten (Abb. 85):

aa) Der Stein liegt im lumbalen, iliacalen oder pelvinen Teil.

bb) Der Stein liegt im intramuralen Teil fest. Er bildet unter der Blasenwand eine Vorwölbung.

cc) Der Stein ist in der Mündung sichtbar, zum Teil schon in der Blase. „Er steckt die Nase in die Blase."

Man sollte von vornherein erwarten, daß die Veränderungen, die ein Ureterstein in der Niere hervorruft, um so größer sind, je tiefer der Stein liegt. Das

---

[1]) JANSSEN. P.: Die Indikation endovesicaler Eingriffe. Münch. med. Wochenschr. 1920. Nr. 56.

ist aber nicht der Fall. Nur wenn der Stein im Ureterausgang sitzt, ist der doppelte Verschluß an der Ureterpapille nicht mehr völlig wirksam, und bei bestehender Cystitis ist die Infektionsgefahr sehr groß. Im übrigen lehrt die Erfahrung, daß, je höher ein Stein sitzt, desto größer die Gefahren für die Niere sind, besonders für die Atrophie des Parenchyms.

b) Je nach der cystoskopischen Methode, die wir anwenden, d. h. der indirekten NITZEschen Cystoskopie oder der direkten nach KELLY und LUYS. Diese letztere Methode gibt für das instrumentelle Vorgehen eine größere Verwendungsmöglichkeit. Sie ist am einfachsten verwendbar bei der Frau mit ihrer kurzen Urethra, und hier lassen sich viel dickere Instrumente, sowie gerade metallene Bougies in den Ureter einführen. Aber der Überblick in der Blase ist nicht so gut; das Gesichtsfeld ist klein, und aus diesem Grunde ist diese Methode weniger beliebt und angewandt als die indirekte Cystoskopie. Besonders in Deutschland wird sie wenig geübt.

3. Mechanische Hilfsmittel. *a) Einführung eines oder mehrerer Ureterenkatheter,* kombiniert mit Einspritzungen von Anaestheticis und Gleitmitteln, Einführung von Bougies, insbesondere auch filiformer.

b) Dilatations-Ureterenkatheter und -bougies, Metalldilatatoren oder Metallkatheter. Die uns hier zur Verfügung stehenden Mittel sind:

Die Olivensonde oder besser der Olivenkatheter aus Seidengespinst oder aus Metall (H. W. E. WALTHER) oder auch in Trichterform (DOURMASCHKIN), ferner der konische Ureterenkatheter aus Seidengespinst von 5 Charrière, allmählich auf 10 Char. steigend.

c) Dilatationsapparate, die geschlossen eingeführt, sich dann erweitern Ballonkatheter nach NITZE, CASPER, JAHR, PAPIN. GARCEAUscher Katheter, Metalldilatator nach BRANSFORD LEWIS, zangenartige Dilatatoren nach GOTTSTEIN, Laminariadilatator nach BLUM.

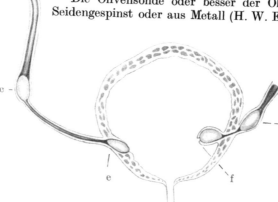

Abb. 85. Die einzelnen Abschnitte des Ureters und die Lage der Uretersteine darin: a Ureterhalsstein, b lumbo-iliacaler Uretersteine, c pelviner, d juxtavesicaler, e intramuraler, f intravesicaler.

d) Zange.

e) Schere.

f) Messer.

g) Koagulationssonde (Young, Leo Bürger, Furniss) Platinmesser (Ringleb) oder Koagulationsschere (Caulk).

h) Schlinge.

i) Elektrolyse.

a) Der Ureterenkatheter, das Ureterenbougie, das filiforme Bougie und der Dauerureterenkatheter. Sie sind die gebräuchlichsten Mittel. Alle anderen mechanischen Hilfsmittel kommen nur für eine geringe Anzahl von Fällen in Betracht.

Was können wir mit ihnen erreichen?

aa) Passage bis zum Stein, wenn das Hindernis für den Ureterenkatheter unüberwindlich ist.

bb) Passage am Stein vorbei, wodurch eine Lageveränderung des Steins eintreten kann. Der Stein wird in eine andere Achse zum Lumen des Ureters gebracht, und so die spontane Ausstoßung erleichtert. Zugleich kann durch den Ureterenkatheter der Ureter oberhalb des Steins, sowie die Niere von dem angestauten Urin oder Eiter entlastet werden.

cc) Der Stein bleibt am Ureterenkatheter oder -bougie haften und wird mit ihm zugleich entfernt.

Kretschmer berichtet über einen Fall, in dem er auf diese Weise aus dem rechten Ureter drei, aus dem linken zwei große Steine entfernte.

dd) Ein Höherschieben des Steins durch den Ureterenkatheter, sogar bis zum Nierenbecken.

ee) Durch gleichzeitige Einspritzungen von Gleitmitteln und Anaestheticis wird der Ureter schlüpfrig gemacht, so daß der Stein leichter gleiten kann.

ff) Erweiterung des Ureters oberhalb durch Drucksteigerung, ein unter Umständen nicht ganz gleichgültiges Mittel.

gg) Erweiterung des Ureters unterhalb, so daß der Stein in den mechanisch erweiterten Teil fällt und sogleich mit dem Instrument entfernt wird.

Der einfache Ureterenkatheter ist das am häufigsten zur Verwendung kommende Mittel, und es ist auffallend, wie oft allein schon die Einführung desselben in den Ureter zum Ziele führt. Dieses Mittel ist deswegen so einfach, weil wir in den meisten Fällen den Ureterenkatheter schon zur Diagnosenstellung verwenden müssen und so der diagnostische Ureterenkatheterismus mit dem therapeutischen verbunden werden kann.

Kommen wir mit dem Ureterenkatheter nicht am Stein vorbei, so können wir auch Bougies nehmen, die den Vorteil haben, daß sie noch feiner und starrer als ein Ureterenkatheter gebaut werden können (Fischbeinbougies) und sich daher nicht am Steinhindernis umbiegen. Sie sind aber gerade wegen dieser Starrheit auch mit besonderer Vorsicht zu gebrauchen.

Den Ureterenkatheter können wir durch Einlegen eines Metallmandrins oder durch eingewebte Metallspirale starrer machen. Sie ersetzen uns bei der Einführung die Bougies und haben dabei den Vorzug, trotzdem den Urin oberhalb des Steins ablaufen zu lassen und die Ausspülung des infizierten Nierenbeckens mit Desinfizientien, sowie die Anwendung von Gleitmitteln und Anaestheticis oberhalb des Steins zu ermöglichen. Nur sind diese Katheter sehr leicht verletzbar, und deshalb ist ihr Gebrauch recht kostspielig.

Unter den *chemischen* Mitteln unterscheiden wir *Anaestheticis* und *Gleitmittel*. Von den ersteren werden vor allem verwandt Eucain B, Papaverin, Novocain, Adrenalin, Adrenalinöl und Belladonna. Sie sind als weiteres Hilfsmittel zur Beförderung der Passage des Steins recht vorteilhaft. Crowell anästhesiert zuerst die Blase mit 30 ccm 2—5% ige Novocainlösung und spritzt nach 10 Minuten dieselbe Lösung in den Ureter ein. Kretschmer hat von Papaverin keinen Erfolg gesehen.

Von *Gleitmitteln* sind am vorteilhaftesten zu verwenden: Glycerin, Paraffin, steriles Öl. Kahle[1]) hält Ölinjektionen für wertlos.

Bei Einspritzung, insbesondere des sterilen Öls, muß ein sehr starker Druck angewandt werden, da sich diese dicke Flüssigkeit nur schwer durch den engen Kanal eines Ureterenkatheters hindurchpressen läßt.

Zwei oder mehrere Ureterenkatheter. Trifft man mit dem einen der Ureterenkatheter auf ein unüberwindliches Hindernis, so darf man die weiteren Versuche noch nicht aufgeben. Es gelingt oft noch — wie bei der Le Fortschen Methode mit mehreren filiformen Bougies bei Urethralstrikturen — mit dem 2. oder 3. Ureterenkatheter doch an dem Stein vorbeizukommen. Ist erst der eine der Ureterenkatheter am Stein vorbeigeführt, dann wird es auch nicht selten möglich sein, einen oder beide frühere, nicht passierte Ureterenkatheter zur Passage zu bringen.

Ist es aber erst gelungen, 2 oder mehr Ureterenkatheter am Stein vorbeizuschieben, so wird man beim Herausziehen der beiden Katheter mitunter die Freude haben, gleichzeitig auch den Stein zu entfernen. Leo Bürger nennt diese Methode die „Methode par excellence". Man kann sie noch mit Injektion von Gleitmitteln und Anaestheticis kombinieren. Oft ist es von Vorteil, diese 1—3 Ureterenkatheter eine Zeitlang, eine Stunde, sogar länger, liegen zu lassen, bevor man versucht, sie mit dem Stein herauszuziehen. Manchmal beobachtet man auch ein Zerbröckeln des Steins, dann bleiben Bruchstücke am Ureterenkatheter haften und fallen in die Blase.

Die einzelnen Sitzungen werden in Abständen von 2—3 Tagen vorgenommen. Meistens passiert in der ersten Sitzung nur *ein Ureterenkatheter*; mitunter kommt man erst nach vielen Sitzungen zum Ziel. Wenn nach etwa der 5. Sitzung diese Methode mit dem Ureterenkatheter erfolglos blieb, soll man mit anderen Instrumenten versuchen die Passage zu erreichen.

Jeder bei Uretersteinmanipulationen verwandte, herausgezogene Ureterenkatheter muß darauf kontrolliert werden, ob etwa bei den Manipulationen am Stein ein Stückchen des Ureterenkatheters abgebrochen ist.

Dauer-Ureterenkatheter. Hierbei läßt man den Katheter 12—48 Stunden, sogar 3—5 Tage und länger liegen, sobald man ihn an dem Stein hat vorbeiführen können. Es wird dadurch eine Auflockerung und Erweiterung des Ureters erreicht. Man benutzt hierzu Ureterenkatheter Charrière 5 und stärkere bis 10, sogar 12 Charrière. Manchmal ist es vorteilhaft, nach 24 Stunden einen dickeren Katheter durchzuführen, doch gelingt dies nicht immer. Manchmal ist es recht schwierig, die Passage, wenn nur ein Katheter gelegen hat, zum zweitenmal zu erreichen. So erlebte ich, daß es mir bei über 15maligem Versuch nur *einmal* gelang den Ureterenkatheter an einem 2 cm oberhalb der Uretermündung liegenden Stein vorbeizuführen.

Leo Bürger geht soweit, Ureterenkatheter von der Dicke von Char. 11 oder 12, wenn möglich sogar 2 davon zugleich einzulegen und dann noch einen 3. Katheter, diesen aber niemals stärker als Char. 6. Denn liegen bereits 2 Char. 12 im Ureter und in der Harnröhre, dann kann man nur noch mittels eines Kindercystoskops einen 3. dünnen Ureterenkatheter einlegen; die Harnröhre, wenigstens die des Mannes, bietet nicht mehr Platz, bei der Frau dagegen können 3 Ureterenkatheter Char. 11 nebeneinander liegen.

In den Fällen, in denen es nicht gelingt, mit dem Ureterenkatheter am Stein vorbeizukommen, erzielt man noch durch das Einlegen eines oder mehrerer Dauerkatheter oder Bougies bis an den Stein *heran* einen Erfolg. Es tritt dadurch

---

[1]) Kahle, P. J.: Ureteral calculi. New Orleans med. a. surg. journ. Vol. 76, Nr. 3, p. 118. 1923. Zeitschr. f. urol. Chirurg. Bd. 15, S. 99. 1924.

eine starke Erweiterung des Ureters unterhalb des Steins ein, die die Passage wesentlich erleichtert. Diese Methode ist aber nur dann zu verwenden, wenn der Stein nicht im untersten Abschnitt des Ureters liegt; hier würde durch Kontraktion der Uretermuskulatur oder durch wenn auch nur geringe Bewegungen des Patienten der Katheter leicht aus dem Ureter in die Blase gleiten.

Bei Steinen im lumbalen Ureterabschnitt müssen wir den Ureterenkatheter vor Entfernung des Cystoskops soweit als möglich in der Blase aufrollen, um bei Herausnahme des Cystoskops aus der Blase seine Lage im Ureter selbst nicht zu verändern. Bei sehr starren und besonders bei dicken Ureterenkathetern gelingt dies recht oft nicht in dem gewünschten Maße, dann bleibt nichts anderes übrig, als das Cystoskop in der Blase liegen zu lassen. Nur wenn wir den Ureterenkatheter sehr weit bis ins Nierenbecken oder in die Kelche einführen können, was besonders bei den so häufigen Pyo- und Hydronephrosen gelingt, entfernen wir das Cystoskop; selbst wenn dadurch der Ureterenkatheter um 20 cm zurückgezogen wird, bleibt er doch noch 25 cm hoch liegen und dadurch meistens oberhalb des Steins.

COVISA hatte mit dem Einlegen von Dauerkathetern wenig Glück und mußte nachher operativ eingehen.

Die Wirkung des Dauerkatheters ist noch nicht geklärt. Man müßte erwarten, daß das Einlegen von mehreren Kathetern Schwellung der Schleimhaut hervorruft und dadurch einen stärkeren Verschluß. Allerdings werden Strikturen durch Dauerbougies und Katheter erweicht, wodurch eine Dehnung des Ureters eintritt. Vielleicht liegt die Erklärung für die Wirkung des Dauerkatheters bei Uretersteinen darin, daß, der Annahme HUNNERs entsprechend, in den meisten Fällen von eingeklemmten Uretersteinen *eine Striktur unterhalb* vorliegt, die durch den Dauerkatheter gedehnt wird und so den Stein nach unten passieren läßt.

Kunstgriffe. Gelingt die Vorbeiführung des Ureterenkatheters am Stein nicht, so versuche man zuerst Drehungen des Katheters um seine eigene Achse; mitunter hat man damit noch Erfolg.

Auch wenn man 2 Ureterenkatheter am Stein vorbeigebracht hat, führe man mit denselben die verschiedensten Manipulationen aus, insbesondere Drehungen um die eigene Achse. Beobachtet man, daß in der Uretermündung die beiden Ureterenkatheter zur Divergenz kommen, so kann man daraus schon erkennen, daß voraussichtlich der Stein passieren wird. Die beiden Ureterenkatheter wickeln sich dann gleichsam um den Stein herum und führen ihn mit nach unten.

Vorgehen bei infiziertem Urin. Während die Behandlung mit dem einfachen oder mehrfachen Ureterenkatheter, selbst mit Dauerkatheterismus bis etwa 8 Stunden von manchen Urologen ambulant durchgeführt wird, soll man dies bei infizierten Fällen niemals tun. Sie sind stets stationär zu behandeln, und es ist empfehlenswert, zunächst den infizierten Urin zu entleeren, das Nierenbecken mit Höllensteinlösung auszuspülen und vor Entfernung des Dauer-Ureterenkatheters nochmals eine Spülung des Beckens der Vorsicht halber vorzunehmen. Tritt nach diesen therapeutischen Maßnahmen ein Fieberanstieg ein, so empfiehlt sich blutiges, operatives Vorgehen. Als Spülflüssigkeit benutze man am besten Argent. nitr. 1 : 500 — 1 : 1000.

Welche Wirkung kann der Ureterenkatheter auf den Ureterstein haben? 1. Es tritt nach Entfernung des Katheters sofortige Ausstoßung des Steins ein.

2. Der Stein wird durch den Katheter etwas nach abwärts bewegt.

3. Der Stein wird kurze Zeit, ein oder mehrere Tage nach der letzten Behandlung ausgestoßen.

4. Durch den Dauerkatheter erreicht man eine Dilatation des Ureters, aber keine sofortige Ausstoßung.

5. Trotz aller Versuche gelingt es nicht den Stein zum Abgang zu bringen.

6. Der Stein wird mit dem Ureterenkatheter ins Nierenbecken gestoßen. Derartige Vorkommnisse sind nicht gar so selten. CROWELL berichtet über 4 derartige Fälle. Er meint dies Ereignis vermeiden zu können, wenn man während der Manipulation gleichzeitig Röntgendurchleuchtung vornimmt. Ist es aber geschehen, so empfiehlt er Anfüllung des Nierenbeckens mit heißer physiologischer Kochsalzlösung, so heiß, wie sie vertragen wird. Dies Mittel soll von großem Wert sein.

Bei sehr hochsitzenden Steinen in der Nähe des Ureterhalses wird manchmal nichts anderes übrig bleiben, als den Stein ins Nierenbecken zu befördern; es besteht dann jederzeit die erneute Gefahr von Koliken, wenn der Stein wieder in den Ureter eintritt.

Mitunter kommt man mit Filiformbougies weiter, wenn es nicht gelungen ist, Ureterenkatheter an dem Stein vorbeizuführen. Über solche gelungenen Fälle berichtet CRANCE[1]).

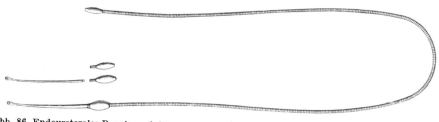

Abb. 86. Endoureterales Bougie nach WALTHER mit 5 cm langem Führungsbougie, Oliven aus Metall, auswechselbar.

b) Dilatations-Ureterenkatheter und -bougies. Wir benutzen hierzu *Oliven*-katheter oder *konische* Bougies oder *konische* Katheter mit Charr. 5 beginnend und in den ersten 10 cm allmählich bis auf Charr. 15 steigend.

Olivenkatheter wurden zuerst von WALTHER gebaut[2]). Das WALTHER-Bougie (Abb. 86) besteht aus einem filiformen Leitbougie, das dem Ureterenkatheter aufgeschraubt werden kann. Zwischen beiden ist noch eine Metallolive eingeschaltet, die in verschiedenen Größen auswechselbar ist. Um dem Katheter mehr Festigkeit zu geben, benutzt WALTHER Spiraldrahtkatheter.

DOURMASCHKIN bemängelt an dem WALTHERschen Bougie, daß die Schleimhaut des Ureters nicht gleitfähig zu machen ist und bestehende Spasmen nicht gelöst werden können. Deshalb empfiehlt er die Metalloliven zu tunnellieren (Abb. 87), so daß Gleitmittel sowie Anaestheticis durch den Ureterenkatheter bis oberhalb des Steins gebracht werden können. DOURMASCHKIN[3]) hat auch die Form der Olive verändert und empfiehlt diese besonders bei tiefsitzenden Uretersteinen. Allerdings ist oft die Spaltung der Uretermündung notwendig, um diese Bougies einführen zu können. In neuester Zeit sind auch sehr schöne Oliven-Ureterenkatheter, die ganz aus Seidengespinst bestehen, in den Handel gekommen (HEYNEMANN-Leipzig). Sie haben sich als sehr brauchbar erwiesen.

[1]) CRANCE, ALBERT M.: Stone in right ureter of six years duration, resembling appendicitis, passed after cystoscopic procedure. Americ. journ. of surg. Vol. 37, p. 242. 1923. Zeitschr. f. urol. Chirurg. Bd. 15, S. 103. 1924.

[2]) WALTHER, H. W. E.: Intravesical management of obstructions in the ureter with special reference to stone and stricture. Journ. of the Americ. med. assoc. Vol. 79, Nr. 9, p. 733. Zeitschr. f. urol. Chirurg. Bd. 11, S. 383. 1923.

[3]) DOURMASCHKIN, RALPH L.: Concerning the use of tunneled bougies and the hockcatheter in the treatment of ureteral calculi. Journ. of urol. Vol. 13, p. 85. 1925.

Besonders wertvoll sind die konischen Katheter, sobald es gelingt, mit Charrière 5 am Stein vorbeizukommen. Sie sind dem Prinzip des VON EISELS-BERGschen Schlundbougies ohne Ende für narbige Oesophagusstrikturen nachgebildet.

Mit diesen Methoden ist ohne jede Gefahr eine starke Erweiterung des Ureters möglich. Man ist nur des öfteren gezwungen, den konischen Katheter vorzeitig zu entfernen, wenn der Patient über zu starke Schmerzen klagt.

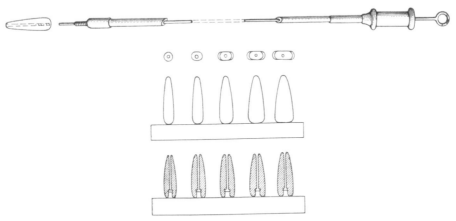

Abb. 87. Tunnellierte Oliven-Ureterenkatheter mit auswechselbaren Metalloliven in konischer Form. (Nach DOURMASCHKIN.)

c) **Dilatationsapparate.** Wir unterscheiden zwischen *Gummi- und Metall-*apparaten und solchen aus *quellbarem* Gewebe.

a) *Gummidilatatoren:* NITZE hat als erster den Gedanken verwirklicht, den Ureter *unterhalb* des Steins zu erweitern und auf diese Weise den Stein nach unten fallen zu lassen. Der NITZEsche Occlusivkatheter (Abb. 88) ist einige

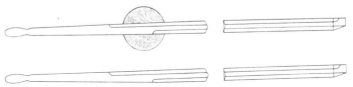

Abb. 88. NITZES Occlusivkatheter mit Gummiballon, einige Zentimeter von der Spitze des Katheters entfernt.

Zentimeter unterhalb der Spitze mit einem kleinen aufblasbaren Ballon versehen und hat 2 Kanäle; durch den einen wird der Ballon mit Wasser gefüllt, der andere öffnet sich oberhalb des Ballons und läßt den Urin passieren.

Auch CASPER hat den Ureter mittels Gummiballon erweitert und auf diese Weise Steine entfernt[1]).

JAHR[2]) hat einen Dilatations-Ureterenkatheter beschrieben und verwandt. Hier ist der Gummiballon direkt unter der Spitze und wird aufgebläht, wenn der Katheter bis an den Stein herangeführt ist (Abb. 89). Ist der

---

[1]) Siehe Referat von MARKUSE über PASCUAL: Contribution à l'étude des calculs de la portion intrapariétale de l'uretère. Journ. d'urol. Tom. 3, Nr. 4. 1913. Urol. Jahresbericht 1913. S. 109.
[2]) JAHR: Eine intraureterale Methode zur Lösung eingeklemmter Harnleitersteine und ihrer Herausbeförderung per vias naturales. Münch. med. Wochenschr. 1907. Nr. 24.

Stein nicht zu fest eingeklemmt, so wird die Erweiterung des Ureters unterhalb des Steins genügen, um letzteren folgen zu lassen.

Der große Nachteil des JAHRschen und der anderen Gummiballons ist ihre leichte Zerreißbarkeit. Bis oberhalb des Steins können sie überhaupt nicht gebracht werden. Nach VOGEL hat der JAHRsche Ballonkatheter mehrfach zur Lockerung und spontanen Steinlösung geführt. DOURMASCHKIN hat in letzter Zeit die Gummiballonmethode, wie sie für Kardiospasmusdehnungen angewandt wird, wieder aufgenommen und will in 6 Fällen einen guten Erfolg gehabt haben.

b) Von den *Metall*dilatatoren ist vor allem der Dilatator nach BÖHRINGER[1]) zu nennen, der in ähnlicher Weise gebaut ist wie ein von mir vor Jahren für die Kardia gebautes Instrument zur Heilung des Kardiospasmus. Das Wesentliche

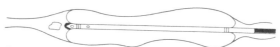

Abb. 89. JAHRscher Occlusivkatheter, Gummiballon direkt am Auge des Ureterenkatheters, Dilatation des Ureters unterhalb des Steins.

des Instrumentes ist ein 2 cm langer Stahlkorb, aus 4 dünnen, 2 cm langen Stahlbändern bestehend, die auf 5 Charr. Dicke zusammengelegt werden können. Oberhalb des Dehners befindet sich eine 5 cm lange, 5 Charr. dicke Führung aus Seidengespinst. Durch Verkürzung der Führungsdrähte kann man den Korb auf Charr. 30 erweitern (Abb. 90). Das Instrument ist wohl dem KOLLMANNschen Harnröhrendilatator nachgebildet. Es wird so gebraucht, daß die 5 cm lange Führung neben und über den Stein, der Dehnungskorb direkt unter den

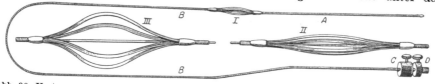

Abb. 90. Ureterensteinfänger mit biegsamem Schaft nach BÖHRINGER. Charr. 7 dick. I, II und III zeigt den Stahlkorb in verschiedenem Dehnungszustand, außen durch Schraubenmechanismus C und D zu erweitern. A Führungskatheter oberhalb des Stahlkorbs, C und D sind abnehmbar, um das Cystoskop entfernen und den Dehner im Ureter liegen lassen zu können.

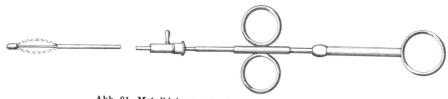

Abb. 91. Metalldehner mit starrem Schaft nach PAPIN.

Stein zu liegen kommt, um durch die Dilatation des Ureters unterhalb des Steins den letzteren zum Abgang zu bringen.

BÖHRINGER denkt auch daran, unter Umständen den Korb *über* den Stein hinweg und denselben auf diese Weise direkt zur Extraktion zu bringen.

PAPIN[2]) hat einen ganz ähnlichen Apparat gebaut (Abb. 91), den er über den Stein hinwegführt; während BÖHRINGER in einem Falle einen vollen Erfolg, in einem anderen einen unsicheren hatte, berichtet PAPIN nur über halben Erfolg.

---

[1]) BÖHRINGER, KONRAD: Über Uretersteine. Z. f. urol. Chirurg. Bd. 16, H. 5/6, S. 237.
[2]) PAPIN, E.: Endoscopie opératoire. Paris: Maloine 1923.

Wieder eine andere Art metallischer Dilatationsapparate ist von HENRY
MEYER konstruiert worden. Es handelt sich dabei um eine Art Pinzette (Abb. 92),
die aber nicht als eigentliches Faßinstrument, sondern als Dilatator gedacht ist.

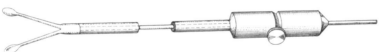

Abb. 92. Pinzette mit starrem Schaft nach H. MEYER mit Stahldrahtbranchen.

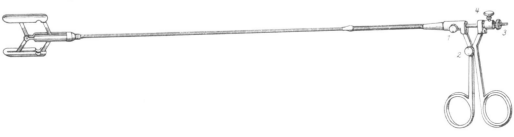

Abb. 93. Metallureterendehner mit biegsamem Schaft nach BRANSFORD-LEWIS im geschlossenen
Zustand Charr. 9, dehnend bis Charr. 24.

Er wird bis direkt unterhalb des Steins eingeführt. Durch Öffnung der Branchen wird
der Ureter erweitert, um dem Stein den Weg
nach unten zu bahnen. In erweitertem Zustande wird das Instrument aus dem Ureter
herausgezogen, damit der Stein folgen kann.

Bei dem MEYERschen Dilatator (siehe
PAPIN) hängt die Stärke der Erweiterung von
der Elastizität der Metallbranchen ab, die den
Seitendruck des Ureters überwinden müssen.
Von außen her hat man es nicht in der Hand,
die Stärke der Erweiterung zu regulieren.

Ein noch andersgearteter Dilatator, der
aber geöffnet am äußeren Ende nicht feststellbar ist, ist von BRANSFORD LEWIS konstruiert worden (Abb. 93).

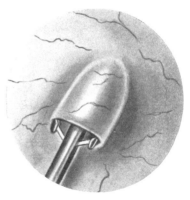

Abb. 94. Metallureterendehner nach
BRANSFORD LEWIS in die linke Ureter-
mündung eingeführt. Dehnung des
Uretermundes. (Eigene Beobachtung.)

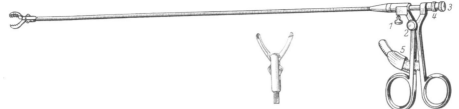

Abb. 95. Ureterdehner und -zange mit biegsamem Schaft nach GOTTSTEIN für das gewöhnliche
doppelseitige Ureterencystoskop geeignet, mit äußerer automatischer Feststellung des Dehners und
der Zange zum Festhalten der Steine (HEYNEMANN).

Ich bin nun noch einen Schritt weiter gegangen und habe das Instrument
nicht nur als Dilatationsinstrument, sondern zugleich als Faßzange durch
HEYNEMANN-Leipzig bauen lassen, also eine echte Pinzette, die in jeder Stellung

von außen fixiert werden kann. Der Bau einer solchen Zange ist sehr schwierig; sie muß äußerst exakt sein, da bei der Feinheit der einzelnen Teile der Seitendruck der Ureterwand schwer überwunden werden kann. HEYNEMANN hat

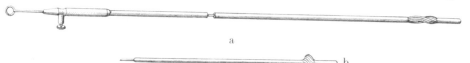

Abb. 96. Dilatator mit starrem Schaft nach GENOUVILLE mit metallischer Spitze und Korb aus Seidenfäden. a Korb geschlossen, b geöffnet, durch Vorschieben des starren Mandrins in den Katheter (EYNARD).

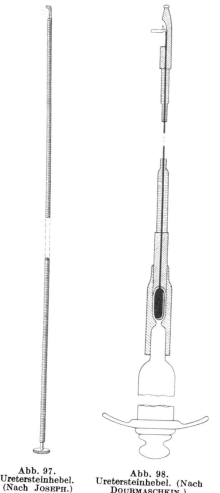

Abb. 97.
Uretersteinhebel.
(Nach JOSEPH.)

Abb. 98.
Uretersteinhebel. (Nach
DOURMASCHKIN.)

diese Frage in glücklicher Weise gelöst (Abb. 95).

Hier sei noch ein anderer Dilatator von GENOUVILLE [EYNARD[1])] erwähnt, der in der Art des FERGUSSONschen Grätenfängers für den Oesophagus gebaut ist (Abb. 96). Derselbe wird über den Stein hinübergeführt, der Korb erweitert und durch den Zug des Korbes nach unten zugleich der Stein mit herausgezogen.

Eine andere Form von Metallinstrument ist von JOSEPH und DOURMASCHKIN angegeben worden, der sog. Uretersteinhebel.

JOSEPH brachte an der Spitze eines biegsamen Ureterenkatheters einen fingerartigen Metallhebel an, der durch Handgriff am freien Ende umgelegt werden kann (Abb. 97). Ganz ähnlich ist das Instrument von DOURMASCHKIN gebaut. Der Katheter wird mit dem Häkchen über den Stein hinübergeführt (Abb. 98). Mir scheinen beide Instrumente nicht ganz ungefährlich zu sein, wenn auch DOURMASCHKIN empfiehlt, die Prozedur nur unter Röntgenkontrolle vorzunehmen. Aber alle Metallinstrumente, die über den Stein hinübergeführt werden, sind ja nicht unbedenklich. Sie können sich so fest einklemmen, daß sie nicht mehr herausgezogen werden können, und dann ist sofortige blutige Operation zur Entfernung notwendig.

c) Eine andere Art von Dilatationsapparaten stellen solche aus *quellbarer* Substanz dar. BLUM hat empfohlen, die Dilatation unterhalb des Ureters durch perforierte Laminariastifte vorzunehmen, die mittels eines Ureterenkatheters

---

[1]) GENOUVILLE: Sonde urétérale analogue au parapluie de FERGUSSON pour faire descendre les calculs de l'uretère. Présentation à la société des chirurgiens de Paris. Presse méd. 7 janv. 1914.

während 4—5 Stunden zum Quellen gebracht werden. In gleicher Weise geht auch RYALL[1]) vor (Abb. 99 a u. b).

Hier sei auch noch die VOELCKERsche Methode erwähnt, die meines Wissens praktisch noch nicht erprobt worden ist. Sie besteht darin, daß an der

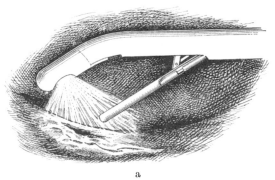

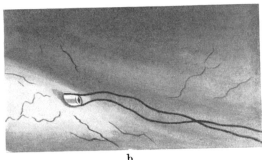

b
Abb. 99. Laminaria-Ureterendehner (BLUM). a In der Einführung, b eingeführt.
(Nach RYALL.)

Katheterspitze feine Fädchen angebracht werden, die sich um den Ureterstein lagern und ihn beim Herausziehen mitnehmen sollen (Abb. 100).

d) Zange. KRETSCHMER berichtet, daß es ihm verschiedene Male gelungen sei, mit der BÜRGERschen Zange Steine zu fassen, die in der Uretermündung festsaßen. Für Steine, die im Meatus festliegen, benutze ich die von HEYNEMANN für mich konstruierte *Blasen*zange, die im Schaft biegsam und durch jedes Ureterencystoskop eingeführt werden kann. Für höher oben sitzende Steine erscheint mir die oben genannte Ureterendila- tations- und Faßzange am besten geeignet.

e) Schere. Bei den in Deutsch- land im allgemeinen gebräuchlichen

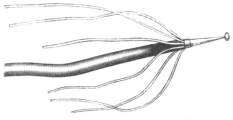

Abb. 100. Peitschenfaden-Ureterenkatheter.
(Nach VOELCKER.)

Cystoskopen wird man Scheren mit beweglichem Schaft verwenden. ALBARRAN war der erste, der ein derartiges Instrument zur Incision des Ureterdaches ver- wandte. Das gebräuchlichste Instrument ist die Schere von BUMPUS (Abb. 101). Eine etwas anders gebaute Zange mit Krokodilzähnen benutzt BRANSFORD

---

[1]) RYALL, E. CANNY: Operative cystoscopy. London: Kimpton 1925.

LEWIS. Scheren mit starrem Schaft hat PAPIN für sein Cystoskop gebaut. Da hier Lampe und Optik im Schnabel angebracht, sind *starre* Instrumente brauchbar (Abb. 102). Die eine der Branchen der geöffneten Schere wird in den Ureter eingeführt, die andere liegt in der Blase auf dem Ureterdach. Beim Schließen der Schere schneidet man das Ureterdach durch. Genügt der Schnitt nicht, so schneidet man mit kleinen Schnitten weiter. Wertvoll erscheint mir, Scheren mit Führungsbougie und *einer fest*stehenden Branche zu benutzen (Abb. 103).

f) Messer. Ebenso wie mit der Schere kann man auch mittels Messer das Ureterdach durchschneiden. Man benutzt dann entweder den ALBARRANschen Hebel als festen Punkt und schneidet durch Hebung des Cystoskopschaftes das Ureterdach durch. In gleicher Weise geht man beim Messer mit starrem Schaft im PAPINschen Cystoskop vor (Abb. 104). Über das Platinmesserchen von RINGLEB siehe weiter unten bei Koagulationen.

Messer in der Form des MAISONNEUVEschen Urethrotoms sind bei verschiedenen Urologen in Gebrauch. So benutzt GAUTHIER[1]) durch das KELLYsche und LUYSsche

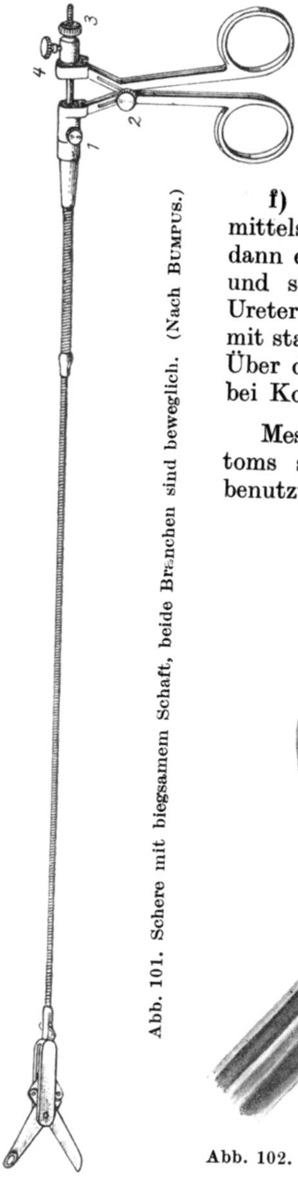

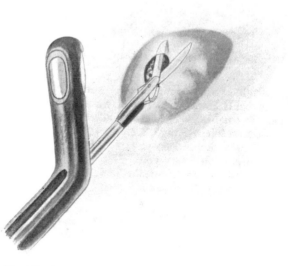

Abb. 101. Schere mit biegsamem Schaft, beide Branchen sind beweglich. (Nach BUMPUS.)

Abb. 102. Schere mit starrem Schaft nach PAPIN, in die Uretermündung eingeführt, beide Branchen sind beweglich.

Cystoskop ein solches. Es ist geradlinig, gleitet über einen Führungsstab. Ein ähnliches Instrument ließ schon FENWICK bauen, und LEGUEU benutzte 1913 ein von SANTOS gebautes Urethrotom mit Erfolg.

---

[1]) GAUTHIER: De la méatotomie urétéro-vésicale endoscopique dans les calculs de l'uretère pelvien chez la femme. XVII. Session de l'assoc. franç. d'urol. Paris 1912. p. 646.

g) Koagulation. In viel einfacherer Weise als mittels Schere, Zange und Messer gelingt die Meatotomie durch Koagulation. Sie hat nur den Nachteil, daß man einige Tage Geduld haben muß, bis sich das koagulierte Gewebe nekrotisch abgestoßen hat, damit der Stein durch den vergrößerten Meatus passieren kann. Die Häufigkeit der Sitzungen bei der Elektrokoagulation wird von der *Größe* des Steins abhängen. Für kleine, einige Millimeter große Steine genügt eine

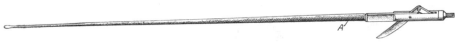

Abb. 103. Schere mit biegsamem Schaft und Führungssonde. Die feststehende Branche der Schere wird in den Ureter eingeführt.

Sitzung, für Steine von 6—10 mm 2 Sitzungen, für größere drei. Die Methode der Koagulation ist nicht schmerzhaft und nicht gefährlich. Sie findet auch bei intramuralen Steinen Verwendung, bei denen man direkt über den Steinen koagulieren kann und eine Perforation setzt, ohne daß der Meatus selbst angegriffen wird. Ich empfehle, wenn irgend möglich, die Koagulation auf einer eingeführten Sonde zu machen, um die Richtung des Ureterkanals zu treffen (Abb. 105). RYALL geht in gleicher Weise vor. Die Koagulationsmethode wurde

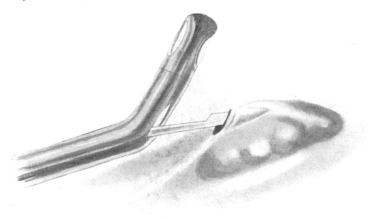

Abb. 104. Messer mit starrem Schaft nach PAPIN, in die Uretermündung eingeführt.

besonders in Amerika schon 1913 von BRANSFORD LEWIS, HARVEY MOORE[1]) und FURNISS[2]) gebraucht. In einem Falle von 17 Steinchen, die sich in einer mächtigen Vorwölbung der linken Papille fanden, konnte PAPIN 13 durch 3 Koagulationssitzungen entfernen.

---

[1]) MOORE, HARVEY M.: The removal of ureteral calculi with the operating cystoscopic with the report of three successful cases. Urol. a. cut. review 1913. p. 635. Zeitschr. f. Urol. Bd. 9, S. 25. 1915.

[2]) FURNISS, H. D.: Calculs urétéraux enclavés enlevés par la fulguration. The Journ. of the Americ. med. assoc. Vol. 60. 17 mai 1913. p. 1534. — Two cases of ureteral calculus treated successfully by fulguration. Internat. journ. of surg. Vol. 34, Nr. 12. 1921. Zeitschr. f. urol. Chirurg. Bd. 9, S. 252.

Auch RINGLEB hält diese Methode für wertvoll. Er führt ein kleines Platinmesserchen in den Ureter ein und schlitzt bei kleinen Steinen einige mm

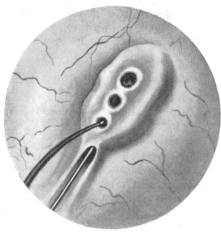

des Ostiums ein. Das Cystoskop trägt über dem optischen System einen ALBARRANschen Hebel, der für diesen Zweck entsprechend geändert ist. An Stelle des Hebels wird das Platinmesserchen, das gegen die Umgebung gut isoliert ist, und wie der ALBARRANsche Hebel bewegt werden kann, in das Ureterostium eingeführt, bis sich die gespannte Ureterwand leicht in Falten legt. Erst dann wird die Incision ausgeführt.

Abb. 105. Beginnende herdförmige Koagulation auf in den Ureter zur Sicherung eingeführten Ureterenkatheter.

Bei mittleren und großen Steinen schneidet RINGLEB mit einem Brenner mittlerer Länge, den er fest gegen den Stein drückt, ein *Fenster* in die Ureterwand ein, dessen Größe sich nach der Größe des Steins richtet. Die Erfahrung hat gelehrt, daß schon ein kleines Fensterchen den Stein, der um das Vier- bis Fünffache größer sein kann, nach wenigen Tagen durchtreten läßt. Nach 3 bis 5 Tagen wird der Stein, falls er nicht spontan die Urethra passiert,

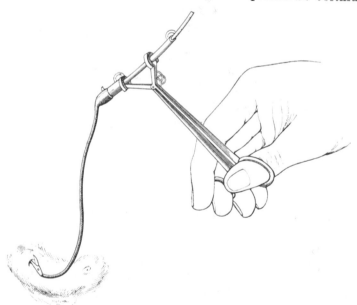

Abb. 106. Koagulationsschere mit biegsamem Schaft nach CAULK mit einer in den Ureter eingeführten feststehenden Branche.

durch Lithotripsie aus der Blase entfernt. RINGLEB nimmt diese Prozeduren ambulant vor.

Da bei Schneiden mit der Schere die Blutung nicht unbedenklich sein kann, hat CAULK empfohlen, die eine der Branchen der blutig einschneidenden Schere mit dem Hochfrequenzstrom zu verbinden und so die Blutung sofort durch Koagulation zu stillen (Abb. 106). In 6 Fällen hat er damit ausgezeichnete Resultate erzielt.

Praktisch erscheint mir ein Diathermie-Urethrotom nach dem Prinzip von MAISONNEUVE. Sobald es gelingt, mit einem feinen Bougie am Stein vorbeizukommen, führt man ein kleines gefenstertes MAISONNEUVESches Messerchen an die Stelle des Meatus, und durch Erheben desselben und gleichzeitiges Durchleiten des Hochfrequenzstromes wird der Meatus gespalten.

Hier sei noch erwähnt, daß schon vor 20 Jahren WULFF[1]) die Meatotomie mittels eines kleinen weichen Galvanokauters behufs Entfernung eines Steins ausgeführt hat.

h) Schlinge. Die Verwendung der Schlinge ist im allgemeinen nicht zu empfehlen. Sowohl mit der BLUMschen wie mit der VOGELschen Schlinge ist es schwer, in den Ureter und um den Stein herumzukommen. Die Schlinge kann auch nicht weit genug entfaltet werden. VOGEL berichtet über einen auf diese Weise entfernten weichen Phosphatstein. Mittels galvanokaustischer Schlinge hat PERRIER[2]) Steine entfernt.

Sehr wertvoll dagegen kann die Schlinge für *prolabierte* Steine sein. Man bringt dann die Schlinge um den prolabierten, steinenthaltenden Ureter herum und trägt den Stein mit der ganzen Uretermündung ab.

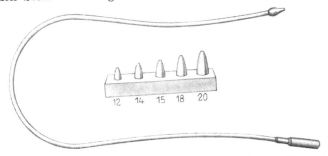

Abb. 107. Olivensonde für Hochfrequenzströme. (Nach LEO BÜRGER.)

PFLAUMER[3]) berichtet über Erfolge mit einer *Doppelschlinge.* Er fügte zu einer einfachen Polypenschlinge einen zweiten Draht, der senkrecht zum ersten steht. Diese Doppelschlinge wird geschlossen bis an den Stein oder über ihn hinaus eingeführt, dann werden die Schlingen entfaltet und der Stein mit der Schlinge entfernt. Der Steinfänger ist so konstruiert, daß er auch längere Zeit liegen bleiben kann.

i) Elektrolyse. PAPIN hat von EYNARD eine Sonde für die Elektrolyse bauen lassen, die er mehr für Verengerungen als für Steine im Ureter benutzt. LEO BÜRGER hat die Elektrolyse durch Hochfrequenzstrom ersetzt. Er geht in der Weise vor, daß er den Hochfrequenzstrom mit einem biegsamen Bougie mit Olivensonde von 6—8 Charr. Dicke in Verbindung bringt. Die Olive wird so weit als möglich eingeführt, dann läßt man einen Strom von 200—400 Milliampère hindurchgehen; nach den Erfahrungen von BÜRGER passiert die Olive nach einigen Sekunden das Hindernis. Man wechselt dann die Olive aus und führt eine stärkere ein. In vielen Fällen, in denen die Dilatation mit gewöhnlichen Bougies scheiterte, will BÜRGER durch diese Methode ausgezeichnete Resultate gesehen haben (Abb. 107).

[1]) WULFF: Zeitschr. f. Urol. Bd. 3, S. 543. 1909.
[2]) PERRIER, CHARLES: Die Heilung der Lithiasis im untersten Ureterabschnitt. Zeitschr. f. Urol. Bd. 19, S. 819. 1925.
[3]) PFLAUMER: Unblutige Behandlung der Uretersteine. Zeitschr. f. urol. Chirurg. Bd. 15. 1924.

BÜRGER benutzt diese Oliven auch ohne Hochfrequenzströme; bemerkt sei, daß den BÜRGERschen Oliven das Führungsbougie oberhalb, welches neben dem Stein zu liegen kommt, fehlt.

Bedeutung der einzelnen Methoden je nach der Lage des Steins. Gehen wir nun in folgendem noch näher auf die einzelnen Methoden ein. Während Ureterenkatheter, Dilatationskatheter und -apparate, sowie Zangen bei Steinen in *jeder* Höhe angewandt werden können, ist dies bei Messer, Schere und Koagulation nicht der Fall; sie lassen sich nicht *endoureteral,* sondern nur *endovesical* verwenden und kommen besonders bei Steinen im Meatus und kurz oberhalb desselben in Betracht.

Aber Steine, die erst einmal bis dahin gelangt sind, kommen oft auch spontan zur Ausstoßung, oder es bedarf nur eines kleinen Antriebes, um sie hierzu zu bringen. Mitunter genügt die Blasendehnung durch große Flüssigkeitsmengen und durch Glycerin, oder die Evakuation [FREYER[1]), FENWICK]. Man kann sie auch mitunter mit der Zange fassen oder durch einfache Hebelung mit einer Sonde aus dem Meatus herausbringen. Vorteilhaft ist es in solchen Fällen, den Finger in das Rectum oder die Vagina einzuführen, um die Uretergegend zu stützen und ein Zurücktreten des Steins nach oben zu verhindern. Man kann dann auch einen

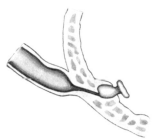

leichten Druck auf den Stein selbst ausüben (FREYER, FENWICK, BRANSFORD LEWIS, RAFIN, YOUNG). Mit der Sonde sei man sehr vorsichtig, weil der Stein leicht in den Ureter zurücktritt. Gewöhnlich wird er aber nach einigen Kontraktionen des Ureters wieder in der Mündung erscheinen und infolge Veränderung der Lage spontan ausgestoßen werden. Bei Steinen mit Champagnerkorkenform gelingt es oft recht gut. Sie können infolge ihres eigenartigen Baus nicht in den Ureter

Abb. 108. Stein in Champagnerkorkenform. Ein Zurücktreten des Steins in den Ureter ist unmöglich.

zurücktreten (Abb. 108).

Gefahren, die allen Methoden mit Messer, Schere und Koagulation zugeschrieben werden: a) Blutung, b) Insuffizienz der Uretermündung, c) Striktur, d) Peritonitis bei zu tiefem Einschnitt.

a) **Blutung.** Bei Durchschneidung des Ureterdaches muß eine Anzahl von Gefäßen durchschnitten werden, und es entsteht so die Gefahr einer Blutung, die jedoch nach den bisherigen Erfahrungen keine wesentliche ist. Die Blutung steht schnell; lebensbedrohende Blutungen sind bisher noch nicht beobachtet worden. Man schützt sich gegen sie durch Koagulation.

b) **Insuffizienz der Uretermündung.** Auf diese Gefahr hat zuerst VÖLCKER aufmerksam gemacht: eine solche Insuffizienz hätte die unangenehme Folge des Rückflusses des Urins von der Blase in den Ureter. Diese Furcht scheint aber nach den von DRAPER und BRAASCH an Hunden ausgeführten Experimenten unberechtigt zu sein. Es erwies sich, daß nicht nur die Klappe in der Uretermündung den Verschluß besorgt, sondern daß auch der Tonus des Ureters allein schon zum Verschluß genügen kann.

c) **Narbenbildung, Strikturen.** Da, wo wir einen Einschnitt gemacht haben, entsteht eine Narbe, und manche Autoren fürchten, daß diese sich so eng zusammenziehen kann, daß die Uretermündung später verengert wird und eine Stauung oberhalb eintritt. Auch gegen die Koagulationsnarbe hat VÖLCKER

---

[1]) FREYER: A clinical lecture on the surgery of the ureter for impacted calculus and some other causes of obstruction. The Lancet, Aug. 20. 1903.

die Bedenken der Narbenschrumpfung. Auch JANSSEN und THÉVENOT[1]) warnen vor der Koagulation; doch auch diese Furcht hat sich nach den bisherigen Erfahrungen als unbegründet erwiesen.

d) **Peritonitis durch zu tiefen Einschnitt des Ureterdaches.** Wie tief dürfen wir einschneiden? HERBST und BUGBEE empfehlen $1-1\frac{1}{2}$ cm tief, und die meisten Autoren gehen in dieser Weise vor; doch wendet sich ZONDEK auf Grund von Studien, die er selbst mit GRETHER und ZAKY[2]) gemacht hat, dagegen (Abb. 109). Nach CHRISTELLER dürfen wir nur einen Teil des Ureterdaches durchschneiden, der vom Ostium vesicale bis zu der Stelle reicht, wo die ersten Muskelbündel sich zwischen Ureterwand und Harnblasenmucosa zwischenlagern (Abb. 109 a—b). Diese Länge beträgt nach ZAKY bei Frauen 8 mm, bei Männern 9 mm. Nach den neuesten Untersuchungen von ZONDEK selbst aber dürfe man das Ureterdach nicht tiefer als 5 mm einschneiden, um gegen jede Gefahr gefeit zu sein. Dies stimmt mit den Erfahrungen der Amerikaner nicht überein.

STEVENS warnt vor der unvollständigen Incision und verlangt die Spaltung des ganzen intramuralen Schlauches, der auch noch nach Wochen offen bleibt und so die Gefahren einer Striktur verhindert.

Komplikationen während der Behandlung. Noch eine Frage ist zu erörtern: Wie soll man sich verhalten, wenn während einer bereits begonnenen endovesicoureteralen Behandlung *Komplikationen* eintreten? Es wird sich nach der Art der Komplikation richten, ob wir die Behandlung abbrechen müssen. Treten Anzeichen einer akuten Pyelonephritis auf, oder reagiert der Kranke mit sehr starken Schmerzen, mit Fieber, Schüttelfrösten, Blutungen, oder tritt Anurie auf, besonders wenn schon früher Operationen an der 2. Niere vorgenommen sind, handelt es sich um Einzelnieren oder durch Tuberkulose oder durch andere Erkrankungen geschädigte Nieren, dann muß man sofort zur blutigen Operation schreiten.

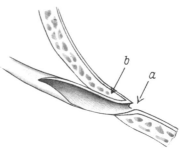

Abb. 109. Intramuraler Ureterabschnitt; a bis b ohne Muskulatur.

Behandlung nach Passage des Steins. Ist die Passage des Uretersteins durch endovesico-ureterale Eingriffe gelungen, so ist die Behandlung des Kranken noch nicht beendigt. Wir wissen durch die Beobachtungen HUNNERS, daß in einem hohen Prozentsatz der Fälle die Ursache der Einklemmung der Uretersteine in den *unterhalb* befindlichen Stenosen begründet ist. Wir werden deshalb jeden Fall von glücklich passiertem Ureterstein mit Dehnungen nachbehandeln müssen, und hierzu werden wir vor allem die oben beschriebenen Oliven- und konischen Ureterenkatheter benutzen.

Gegner der endovesico-ureteralen Methoden. Wie schon oben erwähnt, verhalten sich die deutschen Urologen noch sehr skeptisch im Gegensatz zu den Amerikanern und Franzosen. Nur wenige Amerikaner sind noch zurückhaltend in der Beurteilung. Von ihnen nenne ich GERAGHTHY und FOWLER. FOWLER geht so weit, daß er sagt, unsere endovesicalen Methoden hätten so gut wie gar keinen Zweck; der Stein würde auch ohne unseren Eingriff die Passage durch den Ureter finden.

---

[1]) THÉVENOT, LÉON: L'expulsion provoquée des calculs du bassinet et de l'urétère. Arch. des maladies des reins. Tome 1, Nr. 1, p. 56—64. 1922.
[2]) ZAKY, AHMED: Zur Pathologie und Therapie von Steinen im Ureter, insbesondere im untersten Teil des Ureters. Zeitschr. f. Urol. Bd. 17, S. 541. 1923.

EUGEN JOSEPH hält die Versuche mit endovesicalen Instrumenten für berechtigt. Er sagt aber, daß sie meistens fehlschlagen und die Operation unnötig verzögern. Man solle vorsichtig sein, damit die Niere nicht inzwischen zerstört wird. JOSEPH sieht in der ungefährlichen blutigen Operation eine bei weitem geringere Gefahr, als eine langwierige mit Hydro- und Pyonephrose endigende Blockade der Niere.

Die endovesico-ureterale Methode hat viele Freunde, aber auch Gegner gefunden. Ihre Nachteile sind im allgemeinen als viel geringer zu bezeichnen, als die der blutigen Operation. Deshalb kann ich nur den Standpunkt der Amerikaner befürworten, wenn irgend möglich in jedem Falle die endovesicalen und endoureteralen Methoden zu versuchen. Die Erfolge eines CROWELL, THOMAS und WALTHER sind verblüffend. CROWELL hat unter 600 Fällen von Uretersteinen 94% endovesical entfernt. Solche Zahlen müssen jedem zu denken geben.

Hier sei nochmals betont, daß man sich gegen die weitverbreitete Anschauung wenden soll, monatelang zu warten, ehe man den Versuch macht, endovesicoureteral oder blutig-operativ Uretersteine zu entfernen. Nur wenn Schmerzen fehlen oder nur selten auftreten, wenn keinerlei Komplikationen von seiten der Niere nachgewiesen sind, soll man sich abwartend verhalten.

Wir müssen uns allmählich zu dem Standpunkt durchringen, bei Nierensteinkoliken auf endovesicalem oder endoureteralem Wege in gleicher Weise vorzugehen, wie wir dies bei der akuten Appendicitis schon seit Jahrzehnten blutig-operativ tun. Der Ansicht LEO BÜRGERS, die auch ich teile, ist in neuester Zeit auch MARION beigetreten, wenn er auch vorläufig noch nicht den Schritt wagen will, in jedem Falle von Kolik in dieser Weise vorzugehen. Ein Kolikanfall ist viel schmerzhafter als ein Ureterenkatheterismus, besonders bei Frauen, bei denen er ohne jede Schwierigkeit ausgeführt werden kann.

Sehen wir, wie viele Methoden für die endovesico-ureterale Therapie der Uretersteine angegeben sind, so können wir schon daraus entnehmen, daß noch von keiner einzigen zu sagen ist, daß sie wenigstens in den *meisten* Fällen zum Ziel führt. Vielleicht wird sich aus einer Kombination eine einfache und für die meisten Fälle brauchbare Methode entwickeln lassen.

Jedenfalls ist die endovesico-ureterale Therapie der Uretersteine noch im Werden. Hoffen wir, daß es bald gelingen möge, sie zu einem gewissen Abschluß zu bringen!

IIIa. Operationen bei Nierensteinen.

Die bisherige Einteilung der **Nierensteinoperationen** in Nephrotomie, Pyelotomie, Nephrektomie und Nephrostomie genügt nicht. Diese Bezeichnungen geben in keiner Weise die Art der Eröffnung des Beckens und der Kelche an, und welches Gebiet der Niere eröffnet wird. Aus diesem Grunde teile ich die Operationen folgendermaßen ein:

Konservative Operationen:

I. Pyelolithotomie in situ oder bei vorgelagerter Niere:
a) posterior, b) anterior, c) inferior.

Besondere Methoden:

1. Pyelonephrolithotomie (ZUCKERKANDL, CASPER), Pyelotomie élargie (MARION):
a) posterior, b) anterior.
2. Pyelolithotomie mit circumscripter Nephrolithotomie (bei gleichzeitigen Becken- und Parenchymsteinen).
3. Pyelolithotomie mit Nephrocalicolithotomie.
4. Pyelolithotomie transversalis (ALBARRAN).

II. Nephropyelolithotomie in situ und bei vorgelagerter Niere:
   a) totalis,
   b) circumscripta (partiell),
      1. unipolar (inferior ALBARRAN),
      2. bipolar (sup- et inferior LEGUEU),
      3. median (ISRAEL),
      4. Nephrocalicolithotomie.
III. Nephrolithotomia circumscripta (bei Parenchymsteinen).

Radikale Operationen:
   I. Nephrektomie, und zwar
      a) extrakapsulär, b) subkapsulär.
   II. Nephrectomia partialis (Resektion).

Palliative Operationen:
   I. Pyelostomie.
   II. Nephropyelostomie.

Allgemeine Operationsindikationen. Die großen Fortschritte der Nierensteinchirurgie beruhen auf 3 Faktoren: auf dem in den letzten 20 Jahren erfolgten Ausbau der exakten Untersuchungsmethoden, des Röntgenverfahrens und der endoskopischen Methoden, vor allem aber auch auf der exakt ausgebildeten operativen Technik und Indikationsstellung zur Operation. Die Nierenoperationen, die früher stets als schwere angesehen wurden, sind es jetzt nur noch in einem beschränkten Maße. Die Operation bei einseitiger, aseptischer Nephrolithiasis bietet unter der Voraussetzung einer gut oder genügend funktionierenden 2. Niere, sowie eines durch keine anderweitige schwere Erkrankung geschwächten Organismus nur noch geringe Gefahren. Die Mortalität dieser Operationen ist in den letzten Jahren immer weiter gesunken und beträgt 4,8%. Sie hat noch nicht den niedrigen Stand der Appendicitisoperation erreicht; unter der Berücksichtigung aber, daß diese meistens im jugendlichen Lebensalter ausgeführt wird, während die Eingriffe bei Nierensteinen hauptsächlich in das reifere Alter zwischen 30 und 50 Jahren fallen, ist trotzdem zu hoffen, daß, je exakter die Indikationsstellung zur Operationsart wird, und je mehr wir uns gewöhnt haben werden, die nur wenig gefährliche Pyelolithotomie als Operation der Wahl anzusehen, die Mortalität sich immer mehr der der Appendixoperationen nähern wird. Beträgt doch die Mortalität der Pyelolithotomie nach meiner eigenen Sammelstatistik in den letzten Jahren nur noch 0,77% (siehe Statistik S. 511, Tab. 6).

Die *allgemeinen* Operationsindikationen sind abhängig vom *Allgemeinzustand des Patienten*, vom *Zustand der Niere* und dem des *Steins*.

1. Von seiten des *Patienten* von:
   a) Alter.
   b) Widerstandsfähigkeit des Organismus.
   c) Komplikationen in anderen Organen.

2. Von seiten der *Niere*.
   a) Ob aseptische oder infizierte Nephrolithiasis.
   b) Ob einseitige oder doppelseitige Nephrolithiasis.
   c) Von der Funktionstüchtigkeit der 2. Niere.
   d) Ob das Nierenbecken extrarenal, intramediär oder intrarenal gelegen.
   e) Ob Solitärniere, angeboren oder erworben.
   f) Von Schmerzen.
   g) Von Blutungen.

3. Von seiten des *Steins*.

  a) Ob ruhender oder wandernder Stein.
  b) Von der Größe.
  c) Von der Zahl.
  d) Von der Lage, ob Becken-, Kelch- oder Parenchymstein usw.

Aseptische oder infizierte Nephrolithiasis. So wichtig an sich alle eben erwähnten Punkte sein mögen, bei allen Entscheidungen bleibt der wichtigste, ob es sich um eine *aseptische* oder *infizierte Nephrolithiasis* handelt, und hier gilt als oberster Grundsatz, so frühzeitig als möglich zu operieren, da erfahrungsgemäß *im Laufe der Jahre zu jedem Stein eine Infektion hinzutritt,* die das Parenchym der Niere allmählich zerstört.

Unangebracht ist eine Operation bei Sandbildung, auch wenn dabei zeitweise Koliken und Hämaturie auftreten, ferner bei mehr oder minder häufigen Entleerungen kleinster und kleiner Steinchen, wenn der Urin völlig keimfrei ist. In diesen Fällen handelt es sich meistens um eine doppelseitige Diathese. Im Röntgenbilde finden wir, da sich vorwiegend Harnsäuresteine bilden, kaum je einen Schatten. Durch einen operativen Eingriff ist ein Erfolg nicht zu erwarten: ein Rezidiv würde in kürzester Zeit eintreten.

Funktionsfähigkeit der 2. Niere. Halten wir eine blutige Operation für angebracht, so ist die erste Bedingung die Feststellung, *ob eine zweite Niere vorhanden ist* und *ob sie funktionsfähig ist.* Wir können *vor* der Operation niemals wissen, ob wir uns nicht zu einem radikalen Verfahren werden entschließen müssen. Gefäßzerreißung und andere üble Zwischenfälle können eintreten, die eine Nephrektomie erfordern.

I. Einseitige *aseptische* Nephrolithiasis.

Der ruhende, *aseptische* Solitärstein, der nur geringfügige Blutungen hervorruft und keine Schmerzen macht, muß nicht sofort operiert werden. Treten aber mehrfach Koliken auf, sind dauernde, starke, dumpfe Schmerzen vorhanden oder häufige Blutungen, so werden wir bei aseptischen Steinen, falls unsere endovesicoureteralen Maßnahmen vergebens waren und eine Passage durch den Ureter nicht mehr zu erwarten ist, operativ vorgehen; die Gefahr liegt in dem Hinzutreten der Infektion und dem Verschluß des Ureters mit allen seinen Komplikationen.

Rovsing will in den Fällen operativ vorgehen, in denen ein oder mehrere Steine von Erbsengröße im Röntgenbild innerhalb einiger Monate keinerlei Veränderungen zeigen.

Eine Reihe von Chirurgen steht allerdings auf dem Standpunkt, in *jedem Fall* von aseptischer einseitiger Nephrolithiasis bei guter Funktionsfähigkeit der anderen Niere operativ einzugreifen, um späteren Komplikationen vorzubeugen: in diesen Fällen sei die Mortalität eine sehr geringe, und nur selten treten Rezidive ein.

Bei *multiplen* Steinen im aseptischen Nierenbecken, einerlei, wie groß sie sind und wie sie liegen, ist die Operation stets zu empfehlen, anders bei Kelch- und Parenchymsteinen, die fast stets ruhende Steine sind.

II. *Einseitige infizierte Nephrolithiasis.*

Hier ist die Indikationsstellung eine ganz andere. Liegt keine allgemeine Kontraindikation vor, so operiere man *in jedem Falle.* In einem infizierten Nierenbecken vergrößern sich die Steine oft sehr schnell. Um die ganz verschiedenartig zusammengesetzten Steine setzt sich ganz rapid eine Phosphatschale an, die zur Atrophie des Nierenparenchyms führt. Vor allem aber sind die Beschwerden durch diese Sekundärsteine nur geringfügig, da sie Kelch und Becken oft ganz ausfüllen; sie machen nur geringe Blutungen und sind, da sie den Patienten durch nichts warnen, besonders gefährlich. Niemals kann man vorher wissen, wann akute pyelonephritische Erscheinungen bei einer infizierten Nephrolithiasis einsetzen, und diese gefährden nicht nur die Niere, sondern den gesamten Organismus auf das schwerste und bedrohen das Leben. Abgesehen davon wird auch die Operation durch die akute Infektion wesentlich erschwert und das postoperative Krankenlager verlängert (J. ISRAEL, KÜTTNER).

Wesentlich ist, daß eine spontane Heilung der Infektion auch *nach* der Operation nur selten beobachtet wird, und durch die Infektion wird nicht nur die Steinniere, sondern auch die zweite Niere geschädigt. Wir werden später sehen, daß aus diesem Grunde in neuester Zeit von mehreren Seiten bei infizierten Steinen die radikale Operation — die Nephrektomie — bevorzugt wird. Durch die Nephrektomie sind die Gefahren für die durch Toxine geschädigte zweite Niere mit einem Schlage beseitigt. Mir scheint dies zu weitgehend zu sein. Die Zahl der Fälle von doppelseitiger Nephrolithiasis ist zu häufig, um schon bei leichter Infektion eine Niere zu opfern.

Wir werden möglichst in der aseptischen Periode der Nephrolithiasis eingreifen, in der die Operation nur geringe Gefahren bietet. Bei infizierten Nierensteinen sind auch die Dauerresultate viel schlechter.

Eine *absolute* Indikation zur Operation geben:
1. *Anurie.*
2. *Profuse Blutungen.*
3. Akute pyelonephritische Infektion.
4. Ureter- oder Nierenbeckenverschlußsteine, die zur Retention geführt haben.
5. Nieren- und Uretersteine bei *angeborener oder erworbener Solitärniere.*

Eine *relative* Indikation ist vorhanden:
1. Wenn Steine zu groß sind, um den Ureter zu passieren.
2. Wenn Koliken und starke Blutungen das Leben unerträglich machen oder gefährden.
3. Bei infizierten Nierensteinen, insbesondere schweren Pyonephrosen.

Alter. Wie schon betont, werden wir den operativen Eingriff vom *Allgemeinzustand* des Patienten abhängig machen. Zunächst muß man *das Alter* des Kranken berücksichtigen. Macht ein Stein keinerlei Beschwerden, nur geringfügige Hämaturie, so liegt bei einem Alter von über 60 Jahren, selbst bei gutem Herz und gutem Zustand der Lungen, kein Grund für einen Eingriff vor. Nierensteine können sehr langsam wachsen, und je größer sie sind, desto geringer sind erfahrungsgemäß die Beschwerden. Aber auch schon im frühen Lebensalter werden wir von einer Operation Abstand nehmen, wenn der Zustand des Herzens kein guter ist, bei schwerem Herzfehler, bei stärkeren Graden von Myokarditis, bei vorgeschrittenem Lungenemphysem und Lungentuberkulose, schweren Rückenmarkserkrankungen, bei Wirbelsäulenverletzungen, die mit Lähmungen einhergehen und bei schweren Nephritiden, die nicht durch den Stein hervorgerufen sind. Selbst wenn wir in solchen Fällen in Lokal- oder Lumbalanästhesie operieren, sind die Gefahren der Operation doch recht große.

Die *Widerstandsfähigkeit* ist bei gewissen Erkrankungen wesentlich herabgesetzt: Der Diabetes, der in früherer Zeit fast stets eine strikte Kontraindikation gegen Nierensteinoperationen war, hat jetzt durch das Insulin und Synthalin an Schrecken verloren; durch eine vorbereitende Kur gelingt es, die Operation ohne große Gefahren für den Kranken durchzuführen.

Bei sehr korpulenten Kranken in schon etwas vorgeschrittenem Alter werden wir bei der Indikationsstellung sehr vorsichtig sein. Die Operation ist schwieriger und die Widerstandsfähigkeit dieser Kranken ist oft sehr gering.

27

Konservative Verfahren.

Seit Nierensteinoperationen ausgeführt werden, gehen die Meinungen, welche der konservativen Methoden die bessere ist, hin und her. Lange Zeit wurde die Nephropyelolithotomie [1]) als die Operation der Wahl angesehen. Seit etwa 10—15 Jahren wird die Pyelolithotomie bevorzugt. Wir werden in folgendem sehen, daß wir das erstere Operationsverfahren nicht entbehren können, daß aber die Pyelolithotomie, da sie keine Parenchymschädigungen macht, den Vorzug verdient.

I. Pyelolithotomie.

Wir verstehen darunter den *direkten* Einschnitt in das Nierenbecken im Gegensatz zur Nephropyelolithotomie, bei der der Zugang zum Becken durch das Nieren*parenchym* erfolgt.

Indikationen. Die Pyelolithotomie ist als Operation der Wahl zu bezeichnen. Ihre großen Vorzüge sind darin begründet, daß die in die Nierenbeckenwand gesetzte Wunde keinerlei größere Gefäße verletzt und eine schnelle Heilungstendenz hat. Eine Kompression des Gefäßstiels ist während des Eingriffs im Gegensatz zur Nephropyelolithotomie nicht notwendig.

Wenn in früheren Jahrzehnten die Nephropyelolithotomie den Vorrang hatte, so ist dies nicht zu verwundern. Vor Einführung des Röntgenverfahrens in die Praxis mußte man in vielen Fällen ohne sichere Steindiagnose operativ vorgehen; es war deshalb ganz natürlich, daß, wenn der Stein nicht zu fühlen war, man die Niere wie am Sektionstisch breit aufklappte, um besser suchen zu können. Man wollte sich nicht der Gefahr aussetzen, einen so großen operativen Eingriff gemacht und doch den Stein übersehen zu haben.

Dies änderte sich nach Entdeckung der Röntgenstrahlen und ganz besonders nach deren allmählichen Verbesserungen und neueren und neuesten Fortschritten, die uns eine genaue Lokalisation der Steine in der Niere gestatten, die uns erkennen lassen, ob der Stein im Parenchym, im Kelch, in welchem Kelch, ob im Becken, ob intrarenal, intermediär oder extrarenal liegt. Diese Fortschritte haben die Pyelolithotomie erst auf eine feste Basis gestellt, und jetzt können wir sagen: „Die Pyelolithotomie ist die Operation der Wahl", und wir werden sie dann ausführen, wenn sie nur irgend ausführbar ist. Es werden immer noch genug Fälle übrig bleiben, in denen wir zur Nephropyelolithotomie oder Nephrektomie unsere Zuflucht nehmen müssen.

Es gibt einige Autoren — ich nenne vor allem REHN und ROVSING —, die auch heute noch der Nephropyelolithotomie den Vorzug geben, allerdings in einer gegen früher veränderten Form.

ISRAEL, der früher ein besonderer Befürworter der Nephropyelolithotomie war, ist in dem letzten Lebensjahrzehnt immer mehr zur Pyelolithotomie übergegangen, weil sie weniger Gefahren bietet und leichter ausführbar ist, doch will er sie auf die Entfernung der *Becken*steine beschränkt sehen: die Entfernung der Kelchsteine auf diesem Wege hält er für unsicher und schwierig, und auch bei Beckensteinen will er davon Abstand nehmen, wenn sie nicht durch das Becken hindurch fühlbar sind. Dieselbe Ansicht vertritt auch BRONGERSMA. Ob ISRAEL die Pyelolithotomie nur bei aseptischen Steinen angewandt wissen will, habe ich aus seinen Arbeiten nicht entnehmen können.

---

[1]) Die Begriffe *Nephrolithotomie* und *Nephropyelolithotomie* werden allgemein zusammengeworfen. Die Nephrolithotomie, d. h. Einschnitt in das Nierenparenchym, kommt nur für Parenchymsteine in Frage, während die meist ausgeführte Operation die Nephropyelolithotomie ist, die das Nierenbecken eröffnet.

Ich empfehle die Pyelolithotomie in allen Fällen von aseptischen und leicht infizierten Steinen, bei denen die Operation technisch möglich ist. Die Forderung GARRÈS, SCHREWENTIGGES[1]) und BRONGERSMAs, die Pyelolithotomie nur bei vorgelagerten Nieren auszuführen, ist bei den Fortschritten der Technik nicht mehr berechtigt. Ich verweise auf die späteren ausführlich mitgeteilten ausgezeichneten Erfolge von FEDOROFF bei der Pyelolithotomia posterior *in situ*. Es ist allerdings richtig, daß unter diesen Bedingungen eine exakte Beckennaht nicht immer ausführbar ist; aber auch ohne Naht heilen die meisten Nierenbeckenwunden glatt.

ISRAEL hat sich auch zu einer anderen wichtigen Frage nicht geäußert, ob bei *multiplen* Steinen die Pyelolithotomie angewandt werden soll. BRONGERSMA bejaht dies nur für die Fälle, in denen die multiplen Steine im Nierenbecken selbst, nicht aber in den Kelchen liegen.

Ich habe manchen Kelchstein bei multiplen Steinen durch Pyelolithotomie entfernt, besonders aus dem unteren Kelch. Der Stein wurde von der Konvexität her nach dem Becken zu gedrängt und von der Nierenbeckenwunde aus mit Kornzange gefaßt. Diese Prozedur ist jedoch nur möglich, wenn der Kelchhals nicht zu eng ist. Eine Gefahr besteht allerdings, daß bei der Pyelolithotomie bei multiplen Steinen einer oder mehrere übersehen werden, wenn wir auch in dem Röntgenverfahren ein Mittel haben, schon vor — besser auch noch während der Operation — die Lage der einzelnen Steine nachzuweisen. Allein auch dann ist ein Übersehen noch möglich, wie BRAASCH und FOULDS gezeigt haben. Deshalb wird es bei sehr großer Anzahl von Steinen vorteilhaft sein, die Pyelolithotomie mit mehrfacher Nephrocalicolithotomie zu verbinden, um nicht später durch Scheinrezidive überrascht zu werden.

Bei großen und verzweigten Steinen will BRONGERSMA ganz von der Pyelolithotomie absehen. Auch dieser Standpunkt scheint zu absolut. In vielen Fällen gelingt die Entfernung solcher Steine durch die Pyelolithotomie recht gut. Bei Hirschgeweihform allerdings wird sie kaum je genügen, auch nicht in Kombination mit circumscripter Calicolithotomie; aber wir dürfen nicht vergessen, daß sogar die Nephropyelolithotomie, selbst in der üblen Form der totalen, uns keinerlei Sicherheit gibt, daß nicht Steine oder Teilchen von Steinen übersehen werden.

Die Ansicht ROVSINGs und BRONGERSMAs, daß bei *infiziertem* Nierenbecken die Heilung der Nierenbeckenwunde nur selten erreicht wird, besonders bei Einrissen in die Schleimhaut, geht zu weit. Auch solche Wunden heilen in vielen Fällen anstandslos trotz schwerer Infektion (GOTTSTEIN-SCHEYER).

Ich empfehle, in folgenden Fällen von der Pyelolithotomie Abstand zu nehmen:
1. bei Parenchymsteinen,
2. bei fehlendem oder intrarenalem Nierenbecken,
3. bei den seltenen Fällen von multiplen Steinen, die in sehr großer Zahl auftreten,
4. bei Steinen mit ausgeprägter Hirschgeweihform,
5. bei starken Verwachsungen des Nierenbeckens mit der Umgebung, bei denen ein Einschnitt in die Konvexität der Nierenoberfläche leichter zu machen ist als die Freilegung des mit der Umgebung verwachsenen Nierenbeckens.

ZONDEK hat den Satz aufgestellt, daß, wenn im Röntgenbilde der Steinschatten medial *neben* dem Nierenschatten liegt, der Stein durch Pyelolithotomie zu entfernen ist. Liegt er innerhalb, so kommt nur die Nephropyelolithotomie in Betracht; allerdings sei im letzteren Falle auch noch oft die Pyelolithotomie möglich.

---

[1]) SCHREWENTIGGE: Über Pyelotomie und Nephrotomie bei Steinniere. Bruns' Beitr. z. klin. Chirurg. Bd. 118. 1920.

Dem letzteren Satz Zondeks möchte ich ganz besonders beistimmen. Es gibt doch recht viele Steine, die innerhalb des Nierenschattens liegen, und die wir durch Pyelolithotomie entfernen können; ich glaube sogar, daß es der bei weitem größere Teil ist.

Recht hat aber Zondek, wenn er bei der Bestimmung der Operation auf die Lage des Nierenbeckens ganz besonderen Wert legt.

Völlig schließe ich mich seiner Ansicht an, daß wir nicht alle Steine operieren sollen; wenn aseptische Nierensteine keinerlei Beschwerden machen, ist ein Eingriff nur unter der Voraussetzung angezeigt, daß ihre Entfernung durch das so einfache Verfahren der Pyelolithotomie vorgenommen werden kann.

Wildbolz will die Pyelolithotomie vor allem bei rundlichen und dreieckigen Steinen, die im Nierenbecken frei beweglich sitzen, ausgeführt sehen. Ob man auf diesem Wege auch an die Korallensteine herangehen soll, möchte er von der Geschicklichkeit des Chirurgen abhängig machen. Bei nicht zu starken Verästelungen lassen sich Korallensteine ohne Bruch sachte heraushebeln, oder wenn sie brechen, gelingt es auch, die Teilstücke mit einer feinen Zange aus den Calices herauszuholen. Auch bei der Nephropyelolithotomie stößt die Entfernung stark verzweigter Steine auf die größten Schwierigkeiten, und in vielen solcher Fälle ist die Nephrektomie vorzuziehen.

Wildbolz sieht bei aseptischen Steinen die Pyelolithotomie als Operation der Wahl an, wenn ihre Form und Größe die Entfernung durch den Schnitt in das Nierenbecken überhaupt zulassen. Sérès will die Pyelolithotomie nicht nur auf Becken-, sondern auch auf Kelchsteine im unteren Kelch ausdehnen. Die anatomische Lage eines kurzen und geraden Kelches, der mit dem Nierenbecken in breiter Verbindung steht, gestattet die Entfernung der Steine durch die Pyelolithotomiewunde ohne jede Schwierigkeit. Bei festsitzenden Steinen erreicht man den Stein leicht mit einer Pinzette, bei beweglichen versucht man ihn von außen her zu fixieren.

Technik der Pyelolithotomie. Wir unterscheiden die Pyelolithotomie *posterior, anterior, inferior.* Alle diese Operationen können *in situ* oder *an der vor die Wunde luxierten* Niere ausgeführt werden.

Die Pyelolithotomia posterior ist das einfachste und auch am häufigsten geübte Verfahren. Die großen Gefäße ziehen über die vordere Beckenwand zur Niere, die Hinterwand ist infolgedessen am leichtesten zu erreichen.

Am idealsten ist diese Methode, wenn sie *in situ* ausgeführt wird, so daß die Niere, abgesehen von der Hinterfläche, in Zusammenhang mit den Nachbarorganen bleibt. Die Wundfläche ist dadurch viel kleiner und eine Zerreißung oder Unterbindung von Gefäßen, die zum oberen oder unteren Pol ziehen, tritt nicht ein, was für eine schnelle Heilung von großer Bedeutung ist.

Wir gehen in der Weise vor, daß nach Freilegung der hinteren Beckenwand die vom Assistenten gehaltene Niere mittels zweier Pinzetten von dem aufliegenden Fettgewebe befreit wird, falls dasselbe nicht mit der Unterlage fest verwachsen ist. Manche Operateure ziehen es vor, durch das Fettgewebe hindurch zu schneiden. Die Art. retropyelitica, die zuerst von Zondek genauer beschrieben wurde, der dorsale Hauptast der Art. renalis bleibt an der Grenze von Nierenparenchym und -beckenwand in der Hilusfurche verborgen.

In seltenen Fällen finden sich auch an der Hinterwand Gefäße, die stören können. Albarran sah in zwei Fällen eine kleine retropyelitische Vene einige Millimeter unterhalb des *hinteren Sinusrandes* verlaufen. In einem Falle spalteten sich auch die Venae uretericae, die über die Hinterfläche des Beckens zogen, in die Venae retropelvinae. Auch Art. retropelvinae können den oberen oder unteren Rand der hinteren Fläche des Beckens durchqueren.

In Deutschland wird die Pyelolithotomia posterior im letzten Jahrzehnt bevorzugt. FEDOROFF tritt auf das wärmste für sie ein, insbesondere für die Pyelolithotomia posterior *in situ.* Er hat eine große Anzahl in dieser Weise mit gutem Erfolg ausgeführt (50%). In den meisten Fällen konnte er auch eine exakte Naht ausführen, die ihm nur dann nicht gelang, wenn starke Verwachsungen, insbesondere nach vorhergegangenen Schußverletzungen, vorhanden waren.

Auch KULENKAMPFF[1]) tritt neuerdings sehr warm für die Pyelolithotomie *in situ* ein, die er in den letzten 4 Jahren 10 mal mit ausgezeichnetem Erfolg ausgeführt hat. Sie hat noch den besonderen Vorteil, daß sie, da die Zerrung am Nierenstiel fortfällt, in örtlicher Betäubung gemacht werden kann.

Eine besondere Abart der Pyelolithotomia posterior sei noch erwähnt: *Die subkapsuläre Pyelolithotomia posterior nach* HANDLEY.

HANDLEY[2]) geht in der Weise vor, daß er die fibröse Kapsel der Niere in einer Ausdehnung von 7—8 cm parallel dem konvexen Rande spaltet und nach dem Becken zu bis an den Hilus zurückstreift. Der so gebildete Sack aus der fibrösen Kapsel wird stumpf losgelöst, bis der Übergang der Niere zum Nierenbecken erreicht ist. Hierauf Querincision des Beckens und Entfernung des Steins, Verschluß der fibrösen Kapsel durch 3 Catgutnähte. Der Schnitt ins Nierenbecken darf nicht zu hoch liegen, da sonst die Gefahr besteht, die Nierenarterien zu verletzen.

HANDLEY rühmt der Methode Einfachheit und Zuverlässigkeit der Ausführung nach. Der Lappen soll die Infektion des perirenalen Gewebes verhindern, Urinfisteln sollen ausgeschlossen sein.

Ich möchte den Einwand dagegen erheben, daß es nicht sehr leicht sein wird, die abzustreifende fibröse Kapsel als Lappen ganz zu erhalten.

Pyelolithotomia anterior. Auch diese Operation wird an der vorluxierten Niere oder in situ ausgeführt. In situ ist die Operation viel einfacher als die posterior. Nur in den Fällen von starken Verwachsungen der Vorderfläche der Niere mit der Umgebung ist sie unmöglich.

Nach Abstreifen der Fettkapsel und des Peritoneums liegt das Nierenbecken, nur von den großen Nierengefäßen bedeckt, vor, und selbst die Beckennaht läßt sich gewöhnlich ohne Schwierigkeiten ausführen. Der große Vorteil der in situ ausgeführten Operationen ist oben auseinandergesetzt.

Wenn wir die Niere vor die Wunde luxieren, macht die Pyelolithotomia anterior keinerlei Schwierigkeiten.

ROSENSTEIN geht so vor, daß er den kleinen Fettklumpen — eine Folge des Reizes des Steins auf das perihilöse Fettgewebe — nach oben freipräpariert, umklappt und die Gefäße auseinanderzieht, meist eine Vene caudalwärts, eine Vene und eine Arterie kranialwärts, bis ein etwa zehnpfennigstückgroßer Bezirk zu übersehen ist. Hierauf nach Anschlingung des Beckens mittels 2 Seidenfäden, radiäre Incision und Herausholen des Steins mit Elevatorium, Naht des Beckens, Zurücklegung des Fettklumpens, Gummidrain in die Nähe des Nierenstiels für 4 Tage.

Schon aus der Größe der freigelegten Fläche — zehnpfennigstückgroß — ist zu entnehmen, daß sich diese Operation im allgemeinen nur für kleinere Beckensteine bei großem extrarenalem Becken eignet. ROSENSTEIN betont besonders den besseren Abfluß des Urins in den Harnleiter durch die Erhaltung einer

---

[1]) KULENKAMPFF, D.: Der Nierenbeckenschnitt zur Steinentfernung, ohne Luxation der Niere. Zentralbl. f. Chirurg. 1925. S. 402.
[2]) HANDLEY: On subcapsular pyelotomy, with remarks on the origin and treatment of renal calculi. Proc. of the roy. soc. of med. Vol. 16, Nr. 5. Sect. of surg. 1923. p. 21—42. Zeitschr. f. urol. Chirurg. Bd. 13, S. 312. 1923.

unversehrten Urinrinne an der Hinterwand des Nierenbeckens. Ein nicht wegzuleugnender Nachteil ist, daß man selbst bei großer Vorsicht mit den Nierenvenen in Konflikt kommen kann.

Ich verwende ebenso wie J. ISRAEL die Pyelolithotomia anterior nur dann, wenn die dorsale Wand infolge von Verwachsungen schwer freizulegen ist, ferner bei dystopen Nieren und Hufeisennieren (IRSAEL, ZONDEK).

ZUCKERKANDL, POZZI, ILLYES und MARWEDEL[1]) haben die Pyelolithotomia anterior schon vor ROSENSTEIN empfohlen; MARWEDEL[2]) erweitert den Pyelolithotomieschnitt nötigenfalls zum vorderen MARWEDELschen Querschnitt; bei der Pyelolithotomia posterior würde der Querschnitt in die Nierensubstanz den Hauptast der Arterie durchtrennen, wodurch eine Infarzierung eintreten muß.

Pyelolithotomia inferior. Sie eröffnet die Unterwand des Beckens und kommt nur bei extrarenalem, stark vergrößertem Becken in Betracht, da die Entfernung vom Sinus bis zum Ureter in anderen Fällen zu klein ist und man beiden zu nahe kommt, was möglichst vermieden werden muß.

Palpation des Steins vor Eröffnung des Nierenbeckens. J. ISRAEL bezeichnet als Vorbedingung für die Zulässigkeit der Pyelolithotomie die Fühlbarkeit des Steins im Nierenbecken. Durch starke Entwicklung des peripelvinen Fettgewebes zu einer Art Hiluslipom, durch fibröse, knorpelharte Verdickung der Nierenbeckenwand, durch pralle Flüssigkeitsfüllung des Nierenbeckens kann diese Fühlbarkeit selbst bei direkt im Becken liegenden Steinen aufgehoben sein. Für solche Fälle empfiehlt J. ISRAEL die Acupunktur, d. h. Punktion durch die Nierenbeckenwand mit feinster Hohlnadel. Diese Acupunktur, die von SIMON[3]) und BARKER durch das Nierenparenchym empfohlen wurde, ist nur dann ohne jeden Schaden, wenn sie durch die Nierenbeckenwand hindurch vorgenommen wird. In anderen Fällen kann sie zu starker Blutung führen und eine Nephrektomie notwendig machen [DENECKE[4])].

Bimanuelle Abtastung des Nierenbeckens. Ist das Nierenbecken frei von Urin oder wurde der Urin vorher durch Punktion entleert, so kann man sich den Stein noch dem Gefühl zugänglich machen, wenn man das Nierenbecken mit einem Finger nach dem Hilus zu einstülpt, mit der anderen Hand einen Gegendruck auf den konvexen Rand der Niere ausübt.

Kelchsteine kann man dadurch entdecken, daß man das Nierenparenchym systematisch, von Pol zu Pol wandernd, abtastet, die Nierensubstanz zwischen Daumen, 2. und 3. Finger zusammendrückend.

Diese Palpation vor der Operation ist sehr wertvoll, soll uns aber bei vorher nachgewiesenem sicherem Nierenbeckenstein keinesfalls hindern, auch bei negativem Palpationsbefund das Becken zu eröffnen. Das Röntgenverfahren ist jetzt so ausgebildet, daß wir bei positivem Befund nur höchst selten mit einer Fehldiagnose zu rechnen haben.

Eröffnung des Nierenbeckens. Die Größe des Schnittes, sowie die Richtung ist abhängig von der Größe des Steins und der Konfiguration des Nierenbeckens; je nach der Richtung des größten Durchmessers des Steins ist ein Radiärschnitt oder ein Querschnitt auszuführen, auch ein Winkelschnitt kommt in Frage, ebenso unter Umständen eine Verlängerung in die Nierensubstanz (siehe weiter unten!).

Das Entscheidende hierbei ist meistens die Lage des Nierenbeckens. Bei extrarenalem Becken ist der Radiärschnitt zu bevorzugen; bei intermediärem,

---

[1]) MARWEDEL: Querer Nierenschnitt. Zentralbl. f. Chirurg. 1907. Nr. 30.
[2]) MARWEDEL, G.: Einige Bemerkungen über Nierensteinoperationen. Zentralbl. f. Chirurg. 1920. Nr. 34.
[3]) SIMON, G.: Chirurgie der Nieren. Erlangen 1871.
[4]) DENECKE (SPRENGEL): Ein Fall von schwerer Nierenblutung nach Nephrolithotomie. Beitr. z. wiss. Med. Festschrift Naturforscherversamml. Braunschweig 1897.

besonders bei größeren Steinen, ist der *Quer*schnitt empfehlenswert, der eine größere Öffnung gibt. Bei intrarenalem Becken kommt die Pyelolithotomie nicht in Frage.

Nach ISRAEL hängt die Wahl der *Richtung* des Schnittes von der Richtung des größten Durchmessers des Steins ab. Ist dieser der Quere nach stärker entwickelt, so ist eine Querincision vorzuziehen.

Die Incision muß so groß sein, daß der Stein ohne Zerreißungen der Wundränder und ohne Quetschungen entfernt werden kann. Zu beiden Seiten des beabsichtigten Schnittes legt man je eine Haltnaht in die Beckenwand. Man schneidet direkt auf den Stein ein oder drückt von der anderen Nierenbeckenwand aus, falls sie freigelegt ist, das Becken mit dem Stein gegen die beabsichtigte Incisionsstelle vor und schneidet so auf den Stein ein. Beim radiären Schnitt halte man sich möglichst fern vom Ureter, sonst kann späterhin eine Verengerung des Ureters die Folge sein. Macht man den Radiärschnitt zu hoch oben am Ansatz des Nierenbeckens, so kann eine Vene verletzt werden. Tritt eine Blutung ein, die auf Druck nicht zum Stehen zu bringen ist, so umsteche man die Vene besser, als daß man sie unterbindet; Klemmen reißen wegen der sehr großen Zartheit der Wunde leicht aus (J. ISRAEL).

Ein Winkelschnitt ins Nierenbecken wird für besonders schwierige Fälle von CHRISTIAN bevorzugt. Der eine Schenkel dieses Schnittes verläuft parallel der Achse des Nierenbeckens, der 2. Schenkel senkrecht darauf. CHRISTIAN empfiehlt den Winkelschnitt bei größeren Steinen, bei kurzem Nierenstiel, bei Perinephritis, Peripyelitis und überreicher Fettentwicklung.

Dieser Schnitt ist wohl nur bei großem extrarenalem Becken anwendbar, wenn keine arteriellen oder venösen Gefäße über die freigelegte Beckenwand ziehen.

Entfernung des Steins und Abtastung des Nierenbeckens. Kleine Steine springen oft von selbst aus dem Nierenbecken heraus. Im übrigen benutze man stumpfe Löffel oder entferne den Stein mittels eines Elevatoriums oder einer fein gebogenen Kornzange.

Die Abtastung ist um so leichter, je größer die Dilatation des Nierenbeckens ist, und je mehr extrarenal es liegt. Man gehe mit dem kleinen Finger in das Nierenbecken ein und auch in die Kelche, wenn die Kelchhälse nicht zu eng sind. Man versuche in diesen Fällen, sich die Kelchhöhlen von der Konvexität aus gegen den ins Nierenbecken eingeführten Finger vorzudrängen, um die Steine tasten zu können.

ALBARRAN empfiehlt, bei engem Kelchhals die Erweiterung mit dem Finger vorzunehmen. Nur wenn der Finger sich wegen der Enge des Kelches nicht hindurchbringen läßt, will er kleine, stumpfe Curetten einführen. Ist Grieß im Kelch, so macht ALBARRAN eine kleine seitliche Öffnung und spült mit Drain aus.

LEGUEU lehnt die Abtastung ab, wenn die Niere hypertrophisch und die Nierenbeckenwand verdickt ist oder sonstige skleröse Veränderungen vorliegen.

Abtastung des Ureters. In jedem Falle von Pyelolithotomie — ebenso wie von Nephropyelolithotomie — muß der Ureter durch Ureterenkatheter oder -sonde auf seine Durchgängigkeit und etwaige Hindernisse untersucht werden. Ich benutze hierzu neben den gewöhnlichen Ureterenkathetern eine *dicke*, geknöpfte, biegsame Bleisonde.

Das Verschwinden sicher im Becken palpierter Steine. Bei Steinen, die in einem durch Flüssigkeit stark erweiterten Becken liegen, kann der Stein bei Palpations- und Extraktionsversuchen leicht in einen erweiterten Kelch hineinschlüpfen. Deshalb entleert man das Nierenbecken zunächst durch

Punktion und Ansaugung und verschließt vor der Eröffnung des Beckens dasselbe unterhalb seines Ansatzes am Hilus mit einer federnden Klemme und ureterwärts durch sinen Fadenzügel (ISRAEL).

Kelchsteine werden am besten durch den eingeführten Finger gegen die Oberfläche gedrängt und durch kleine circumscripte Nephrocalicolithotomie entfernt. Man durchstößt das Parenchym von außen nach innen mit einer Kornzange, faßt mit ihr den Stein und entfernt ihn.

Naht des Nierenbeckens. Viele Operateure sind Gegner der Naht und verwerfen sie als völlig überflüssig; so MARION, POUSSON, HARTMANN und in letzter Zeit auch MAYO, der früher das peripelvine Gewebe genäht hat. Unbedingte Anhänger der Naht sind GARRÈ, ISRAEL und CASPER; dagegen stehen LEGUEU, BAZY, HANDLEY und viele andere auf dem Standpunkt, die Naht nur dann auszuführen, wenn sie ohne Schwierigkeiten gemacht werden kann. Ich stehe auf letzterem Standpunkt und habe in neuester Zeit nur in den seltensten Fällen, und auch dann nur für kurze Zeit Fisteln gesehen.

GARRÈ, ISRAEL und LEGUEU legen die Naht mehrschichtig an. Einer Anzahl von Autoren genügt auch dies nicht; THOMSON WALKER und PAYR wollen zur Verstärkung der Naht noch einen Lappen aus der Capsula fibrosa herunterschlagen und statt eines Fettlappens am Nierenbecken befestigen. Sehr beliebt ist der Schutz der Naht resp. des Schnittes durch Fettgewebe. EISENDRATH und W. MAYO nehmen peripelvines Fettgewebe oder, falls dieses nicht vorhanden, transplantieren einen Lappen von anderer Stelle. Ich selbst möchte raten, peripelvines Fettgewebe zu nehmen.

Die Bedeutung des Fettgewebes für die Heilung der Nierenbeckenwunde erhellt am besten aus experimentellen Untersuchungen von GIULIANI. GIULIANI hat bei Experimenten an Hunden festgestellt, daß eine Incision des Nierenbeckens ohne Naht nach 3 Tagen noch durchgängig ist, am 7. Tage die Wunde durch umgebendes Fettgewebe geschlossen wird, das den Rändern der Wunde anhaftet und fibrös zu werden beginnt. Am 11. Tage ist die Wunde durch neugebildetes Fettgewebe, welches sich aus der Wucherung des Fettgewebes am Nierenhilus gebildet hat, geschlossen, und am 15. Tage ist auch die Kontinuität der Schleimhaut hergestellt.

Wie groß die Heilungstendenz der Nierenbeckenwunde ist, zeigt ein Fall von ISRAEL, der ein stark erweitertes, in seinem Ansatz zu $3/4$ des Umfanges abgerissenes Nierenbecken, das nur durch ein paar kunstlos angelegte Situationsnähte dürftig befestigt war, trotz ammoniakalischen Urins wieder verheilen sah.

MARWEDEL beobachtete einen Fall, in dem bei Einführen des Fingers in das morsche Nierenbecken dieses zu fast der Hälfte der Circumferenz vom Hilus abriß, und trotzdem die Heilung ohne besondere Störung erfolgte.

Nach ISRAEL heilen die meisten genähten Nierenbecken per primam (85%), wodurch die Krankheitsdauer ganz wesentlich abgekürzt wird; selbst wenn sich die Naht nach 8 Tagen wieder löst, gibt sie doch nach ISRAEL, CASPER und JUDD, deren Ansicht ich mich anschließe, während der ersten Tage einen Schutz gegen die Verunreinigung der frisch durchschnittenen Muskeln und Hautwunde durch den meist infizierten Urin.

Nach HUNT[1] soll das postoperative Durchkommen von Urin mit der Stärke der Infektion zusammenhängen. Von 181 innerhalb 2 Jahren in der MAYOschen Klinik ausgeführten Pyelolithotomien ist 131 mal das Nierenbecken genäht; in 98 Fällen = 75% trat *kein* Urin aus. In 50 Fällen wurde das Becken *nicht* genäht, und in 26 Fällen = 52% trat *kein* Urin aus.

Spülung des Nierenbeckens. Sind nur Steine in der Niere vorhanden, deren Zahl man kennt, so ist eine Spülung des Beckens und der Kelche nicht

---

[1] HUNT, C.: Complication of the surgical removal of stones from the kidney and ureter. The Journ. Lancet Jan. 1. 1923.

notwendig, wohl aber dann, wenn es sich um feinen Grieß oder kleinste miliare, multiple Steinchen handelt.

Die Spülung führt man bei der Pyelolithotomie in der Weise aus, daß man 2 Drains in das Nierenbecken einführt, von denen nur das zweite, das für das auslaufende Spülwasser bestimmt ist, mit mehreren seitlichen Löchern versehen ist. Das erste wird durch die Kelchhälse hindurch in die einzelnen Kelche eingeführt.

Noch vorteilhafter ist es, wenn man neben der Pyelolithotomie in solchen Fällen eine circumscripte Nephrocalicotomie macht, evtl. auch über mehrere Kelche, um das erstere Drain durch diese Wunde einzuführen, das zweite durch die Pyelolithotomiewunde.

Ich kann im allgemeinen Spülungen *nicht* empfehlen. Bei infiziertem Nierenbecken bringen wir infiziertes Material auf die großen Wundflächen, so daß eine lange Verzögerung der Wundheilung die Folge sein kann.

Bei starker Grießbildung kommen wir allerdings ohne sie nicht aus, und es ist vorteilhaft, die Drains mit je einem Catgutfaden zu befestigen, für einige Tage liegen zu lassen und währenddessen des öfteren zu spülen, demnach eine temporäre Nephropyelostomie anzulegen.

Drainage. Wir unterscheiden eine *extra-* und eine *intra*renale, pelvine und renopelvine. Eine extrarenale werden wir bei jedem eröffneten Nierenbecken vornehmen, die intrarenale dagegen nur in besonderen Fällen. Erfordert jedoch eine infizierte Retention eine langdauernde Drainage, so ist sie nach Israel grundsätzlich nicht durch die Pyelolithotomie- *(pelvin)*, sondern durch eine Nephropyelotomiewunde (renopelvin) zu bewirken. Als Spülflüssigkeit benutzt man dann am besten Höllensteinflüssigkeit ansteigend 1 : 1000 bis 2 : 100.

Kümmell drainiert durch dicke Ureterenkatheter; Marwedel bahnt sich einen Weg durch das Nierenparenchym vom Nierenbecken aus nach außen durch sanften Druck mit der Kornzange, die die Nierengefäße nicht verletzt und zieht ein bleistiftdickes Drain, das in der Nierenkapsel durch einen Catgutfaden befestigt wird, von außen her bis ins Becken hinein. Dieses Drain wird nach 5—6 Tagen entfernt (temporäre Nephropyelostomie).

Die Drainage bei der Pyelolithotomie hat stets Gegner gehabt; Perineau sah bei 42 derart behandelten Fällen 11 Fisteln, bei 39 Fällen ohne Drainage nur 3 Fisteln. Bazy ist Anhänger der Drainage, aber nur bei infizierten Fällen.

Ich selbst bin bei Pyelolithotomie ein Gegner der intrarenalen Drainage in jeder Form. Liegt eine so schwere Infektion vor wie bei einer Pyonephrose, so ist es am besten, wenn die dazu notwendigen Bedingungen erfüllt sind, zu nephrektomieren. Die Drainage verzögert nur die Heilung und kann zu Dauerfisteln führen.

Postoperative Komplikationen bei Pyelolithotomie. 1. Harnfisteln. Die Pyelolithotomie war früher in Mißkredit geraten, weil sie angeblich so oft Fisteln und besonders Dauerfisteln zurückläßt. Die neueren Erfahrungen haben gelehrt, daß dies nicht der Operationsmethode der Pyelolithotomie zuzuschreiben ist, vielmehr andere Ursachen hat.

Nicht jeder Urinaustritt aus der Wunde ist als Urinfistel zu bezeichnen; in den ersten 2—10 Tagen ist dies besonders bei nicht genähten Wunden eine ganz normale Erscheinung. Tardo will als Urinfistel nur den Urinaustritt *nach* den ersten 20 Tagen gelten lassen und unterscheidet *temporäre* und *Dauer*-fisteln.

Zerreißungen der Nierenbeckenwand führen kaum je zur Fistelbildung; ihre Ursachen liegen immer in einer *Verlegung des Ureters*, mag sie durch einen im Ureter zurückgelassenen Stein oder einer mehr oder weniger stark ausgebildeten Knickung oder Striktur veranlaßt sein; oder die Vernarbung der Wunde kann durch Stauung im Nierenbecken infolge abnormer Lagerung der Niere aufgehalten werden.

Gegen das Liegenbleiben von kleinen Steinchen im Ureter haben wir das Mittel der Uretersondierung; die letztere müssen wir in jedem Falle, wie schon oben ausgeführt, vornehmen. Man benutze ganz dicke Ureterenkatheter, am besten Charrière 12, sowie Bleisonden. Sind ein Ureterstein oder gar mehrere vorhanden, so müssen wir auch an diese operativ herangehen. Bei einer Striktur legen wir, wie dies KÜMMELL stets tut, einen Ureteren-*Dauer*katheter ein.

In Fällen, in denen wir von vornherein eine *Knickung* annehmen können, ist es ratsam, eine Nephropexie an die Steinoperation anzuschließen.

In früherer Zeit wurden Harnfisteln in 22% der Fälle beobachtet (FEDOROFF). Eine neuere, von mir aufgestellte Statistik ergibt aus den letzten 20 Jahren aus den von BLUM und ULTZMANN[1]), KIDD, SCHEYER und TARDO mitgeteilten 537 Fällen 3 Dauer- und 3 temporäre Fisteln.

Sehr interessant ist die Statistik von TARDO, der unter 191 Fällen 3 temporäre und eine Dauerfistel sah. Hierbei fand er bei *genähtem* Nierenbecken unter 39 Fällen keine einzige Fistel, sowohl bei den 34 aseptischen als bei 5 infizierten, und nur unter den 152 Pyelolithotomien *ohne* Naht hat er diese 3 temporären und eine Dauerfistel beobachtet; bei den 124 aseptischen nur 1 temporäre Fistel = 0,8%; bei den 28 infizierten Fällen 2 temporäre = 7,1% und eine Dauerfistel = 3,5%. Demnach trat die permanente Fistel unter 191 Fällen nur in 0,5%, die temporäre in 1,6% ein.

Daß die falsche Lagerung der Niere nach der Operation Schuld an einer Fistelbildung sein kann, haben in jüngster Zeit besonders REHN und CIFUENTES nachgewiesen. Der Ureter paßt sich allerdings gewöhnlich der neuen Lage an, doch fiel CIFUENTES in 3 Fällen, die er nach der Operation nochmals pyelographierte, auf, daß zweimal eine S-förmige Krümmung des Ureters zu sehen war; der eine dieser Patienten litt an schmerzhaften Krisen, die vielleicht infolge der geringen Retention entstanden waren.

2. Postoperative Blutungen. Bei den Pyelolithotomieblutungen müssen wir, wie bei allen postoperativen Nierenblutungen, *primäre und sekundäre* voneinander trennen. Die ersteren treten schon während der Operation auf, während die letzteren meistens nach 3—21 Tagen zu sehr bedenklichen Erscheinungen führen können. Die Art der Blutung kann verschieden sein. Das Blut kann durch die Blase als Hämaturie entleert werden — und das ist das häufigste —, es kann aber auch direkt durch die Wunde in Erscheinung treten oder durch beide zugleich.

Die *primären* Blutungen sind meistens Folgen von nicht unterbundenen, besonders anormalen Gefäßen. Kann das Gefäß nicht gefunden werden, so ist Nephrektomie angebracht.

Wie schon SCHEYER festgestellt hat, sind Blutungen nach Pyelolithotomie nur vereinzelt beobachtet worden.

Wegen primärer Blutung sah ich mich zweimal gezwungen, anstatt der beabsichtigten Pyelolithotomie Nephrektomie zu machen. In dem einen Fall wollte ich die hintere Beckenwand incidieren. Wegen sehr kurzen Nierenstiels und abnormer Hochlagerung konnte die Niere nicht vorgezogen werden. Es wurde darauf von vorn eingegangen, der Stein fand sich sehr fest eingemauert, und bei dem Extraktionsversuch entstand im Nierenhilus eine so beträchtliche

---

[1]) BLUM und ULTZMANN: Indikation zur chirurgischen Behandlung der Nephrolithiasis. Zeitschr. f. Urol. 1909. S. 139.

Blutung, die durch Umstechung nicht beseitigt werden konnte, daß eine Nephrektomie erforderlich wurde.

In dem zweiten Fall zeigte sich bei der Ausführung einer Pyelolithotomia posterior eine Anomalie der Nierenarterien, von denen die eine im unteren Pol, die andere in normaler Höhe nach hinten eintrat. Bei dem Versuch des Einschnitts in das Nierenbecken wurde die obere Arterie verletzt, und da eine Infarzierung befürchtet wurde, Nephrektomie gemacht.

Solche Fälle, wie ich sie hier erwähnt habe, sind wohl in der Literatur im allgemeinen nicht publiziert, weil sofort Nephrektomie gemacht wurde.

RAFIN berichtet über Blutungen, die ihn noch am Abend der Operation zur Nephrektomie zwangen. Die Ligatur der retropyelitischen Vene hatte nicht gehalten.

LEGUEU erwähnt zwei Fälle, bei denen auch er infolge Verletzung der retropyelitischen Vene zur Nephrektomie schreiten mußte. Wir sehen daraus, daß das Anschneiden retropyelitischer Gefäße während der Operation sehr schwere Folgen nach sich ziehen kann. Die Durchschneidung der Venen hat keine weiteren Folgen, wenn diese unterbunden werden; durch Verletzung der Arterie tritt Infarktbildung ein.

Über *sekundäre oder Nachblutungen* sind mehrere Fälle berichtet. Sie entstehen meistens durch Infarktbildung bei gleichzeitiger Infektion infolge Zerreißung eines anormalen Nierengefäßes — diese Anomalie findet sich in etwa 30% der Fälle —, ferner durch Zerreißung des Nierengewebes im Kelchhals beim Versuch der Entfernung von Kelchsteinen durch brüske Manipulationen. Diese Blutungen können bei jeder konservativen Operation der Niere eintreten und sind daher nicht der Pyelolithotomie an sich zuzuschreiben.

Die Zerreißungen können unbemerkt erfolgen, besonders bei der oberen anormalen Polarterie, da diese sich sofort zurückzieht, oft ohne zu bluten. Zuweilen, wenn Infektion des Wundbettes besteht, führen sie noch nachträglich zur Blutung, immer aber zur Infarzierung eines mehr oder weniger großen Abschnittes der Niere mit anschließender Nekrose. Bei Infektion erfolgt Blutung, während bei aseptischen Steinen nur eine Nekrose des Nierengewebes mit Schrumpfung die Folge ist.

Über solche Blutungen berichtet in zwei Fällen GIANETTASIO[1]), die ihn zur Nephrektomie zwangen. Deshalb ist, wenn irgend möglich, die Pyelolithotomia in situ vorzunehmen, wobei es zur Zerreißung solcher anormaler Gefäße nicht kommen kann.

Blutungen können auch durch *extrarenale Drains* erfolgen, wenn sie zu lange liegen bleiben. Es kommt dann zur Usur eines Gefäßes und zur Blutung. Müssen wir drainieren, so ist die Lage des Drains nach einigen Tagen zu ändern.

LEGUEU war bei 98 Pyelolithotomien viermal wegen Blutung zur sekundären Nephrektomie gezwungen, NICOLICH unter 39 Pyelolithotomien zweimal. BRONGERSMA erlebte bei 43 Pyelolithotomien niemals eine Hämorrhagie.

Besondere Operationsmethoden. 1. Pyelonephrolithotomie *nach* ZUCKERKANDL (*kombinierte partielle Pyelonephrolithotomie nach* CASPER, *erweiterte Pyelolithotomie nach* MARION).

Bei Korallensteinen empfehlen ZUCKERKANDL und CASPER, um den Stein als Ganzes entfernen zu können, den radiären hinteren Pyelolithotomieschnitt über den Sinus hinaus bis in das Parenchym unter Unterbindung der auf

---

[1]) GIANNETTASIO: Ematuria grave postuma a pielotomia par calcolosi della pelvi; nefrectomia secondaria. Rif. med. Jg. 38, Nr. 47, p. 1116. Policlinico, sez. prat. Jg. 29, H. 45, p. 1472. 1922.

diesem Wege liegenden Gefäße zu verlängern. Marion ist in derselben Weise vorgegangen, die Art. retropyelitica nach doppelter Unterbindung durchschneidend. Marion hält die Gefahren, die durch die Unterbindung der Art. retropyelitica entstehen, für wesentlich geringer als die der Nephropyelolithotomie. Er empfiehlt diesen Schnitt für alle Beckensteine, die sehr breit sind oder in gerader Richtung in die Nierensubstanz hineinreichen, oder nach verschiedener Richtung hin, aber in geringer Tiefe liegen.

Zu einer derartigen Operation haben sich sicher früher schon viele Operateure gezwungen gesehen. Ich selbst habe diese Operation mehrere Male ausgeführt (1912 und 1914 Scheyer).

Casper stellt noch fest, daß große Gefäßverletzungen dabei vermieden werden, die Blutung aus dem Parenchym gering ist und durch Naht gestillt werden kann, die Kelchdurchschneidung hält er für bedeutungslos.

Sanchez Covisa incidiert bei diesen Operationen behufs Vermeidung von Gefäßverletzungen nach dem Vorschlage von Cullen und Derge [1] nicht mit dem Messer von außen nach innen, sondern indem er von der Pyelolithotomiewunde aus einen Draht in einen Calix minor einführt, durchstößt und nach Incision der fibrösen Kapsel mit dem Draht wie mit einer Giglischen Säge das Parenchym durchtrennt.

2. Pyelolithotomie mit circumscripter Nephrolithotomie. Sie ist indiziert, wenn neben Beckensteinen Parenchymsteine entfernt werden müssen.

3. Pyelolithotomie mit Nephrocalicolithotomie. Lassen sich bei multiplen Steinen Kelchsteine infolge zu enger Kelchhälse oder zu starker buchtiger Erweiterungen der Kelche nicht durch Pyelolithotomie entfernen, dann ist diese mit Nephrocalicolithotomie zu kombinieren; sie kann nicht nur über einen, sondern auch über mehrere Kelche ausgeführt werden. Man schneidet direkt auf den Stein ein. Derartige Kombinationsoperationen auszuführen, ist nach der großen Statistik von Tardo nicht oft Gelegenheit. Unter 1043 einseitigen Steinoperationen seiner Sammelstatistik wurden sie nur 10mal ausgeführt, hiervon 6 durch Nicolich, d. h. also insgesamt in 1% der Fälle.

4. Als Pyelolithotomia transversalis hat Albarran folgendes Verfahren bezeichnet. Albarran macht einen kleinen *queren* Einschnitt in die Nierensubstanz, geht durch diesen Einschnitt mit dem zweiten Finger langsam vorwärts gegen das Nierenbecken zu, indem er die Blutung aus dem Nierenparenchym durch die Tamponade des Fingers stillt. Er stülpt sich mit der Fingerspitze die innere Nierenbeckenwand vor, durchbohrt sie und stülpt den Finger gegen die äußere Nierenbeckenwand so vor, daß er sie einschneiden kann. Hierauf entfernt er den Stein. Die Bezeichnung für diese Methode ist nicht einwandfrei; ich möchte sie als Kombination von Nephro- oder Nephrocalicolithotomie mit Pyelolithotomie bezeichnen. Ob der Schnitt in das Nierenparenchym längs oder quer gemacht wird, ob er am besten über der Konvexität oder an anderer Stelle angelegt werden soll, ist von Fall zu Fall zu entscheiden. Ich selbst habe diese Methode mehrmals mit gutem Erfolge verwandt.

Todesfälle bei Pyelolithotomie (siehe weiter unter Statistik).

II. Nephropyelolithotomie.

Die um die Wende des Jahrhunderts hauptsächlich geübte Methode der Nierensteinoperation war die Nephrolithotomie. Sie hat sich im letzten Jahrzehnt nicht mehr der Beliebtheit der früheren Zeit erfreut. Wir werden sehen, welches die Ursachen dafür sind.

---

[1] Cullen and Derge: The use of silver wire in opening the kidney. Surg., gynecol. a. obstetr. 1911. p. 365. Zeitschr. f. Urol. Bd. 19, S. 787. 1925.

v. LICHTENBERG geht so weit, zu sagen, daß sie als Steinoperation in ihrer alten Form überhaupt verschwinden müsse, seitdem wir mit der Pyelographie arbeiten; und er hat recht damit. Aber in erneuter Form lebt sie wieder auf und wird für eine ganze Reihe von Fällen ihren Platz beanspruchen. Als wärmste Verteidiger der Nephrolithotomie treten ROVSING, REHN jun. und POUSSON auf.

Unter *Nephrolithotomie* verstand man bisher jeden Einschnitt in die Niere, gleichviel, ob nur das Nierenparenchym getroffen wurde oder durch dasselbe hindurch auch ein Kelch oder das Becken. Es besteht aber ein ganz wesentlicher Unterschied zwischen diesen 3 Eingriffen, und deshalb ist es notwendig, daß wir uns daran gewöhnen, die einzelnen Verfahren schärfer auseinanderzuhalten.

Unter Nephrolithotomie verstehe ich einen Einschnitt von der Oberfläche der Niere aus, der nur in das Nieren*parenchym* geht, während eine *Nephropyelolithotomie* und *Nephrocalicolithotomie* durch das Nierenparenchym hindurch das Becken oder einen Kelch in mehr oder weniger großem Umfange eröffnet, um die darin befindlichen Steine zu entfernen.

Aber nicht nur die *Art* des Schnittes unterscheidet die einzelnen Verfahren auch seine *Größe* ist von Bedeutung.

So wenig eingreifend für den Organismus die kleine, circumscripte Nephrolithotomie und Nephrocalicolithotomie, ja selbst die partielle Nephropyelolithotomie ist, ebenso gefährlich ist die *totale* Nephropyelolithotomie, der Sektionsschnitt, der früher zur Entfernung von Steinen am häufigsten verwandt wurde.

Indikationen zur Nephropyelolithotomie. Wir haben uns bei der Pyelolithotomie dahin ausgesprochen, daß sie die Operation der Wahl sei. In einer ganzen Anzahl von Fällen ist sie aber nicht zu verwenden, weil entweder das Nierenbecken durch seine Lage ohne Verletzung des Nierenparenchyms nicht erreichbar ist oder die Eröffnung des Beckens durch direkten Einschnitt auf solche Schwierigkeiten stößt, daß der Weg durch das Parenchym die kleinere und weniger eingreifende Operation darstellt.

Auch die *Nephrolithotomie* kann die Operation der Wahl sein, so bei *Parenchymsteinen,* wie der *Nephrocalicolithotomie* der Vorrang gebührt bei *einzelnen Kelchsteinen,* die in ihren Höhlen infolge verschlossener oder zu enger Kelchhälse vom Becken aus unerreichbar sitzen, bei denen aber meistens die darüberliegende Parenchymschicht so gering ist, daß es nur wenig aus ihr blutet.

Die *Nephropyelolithotomie* ist die Operation der Wahl bei *intrarenalem Nierenbecken.* Außerdem wird sie sich als besonders angebracht erweisen bei *stark entwickelter Perinephritis,* bei der die Niere und das Nierenbecken in harte skleröse Massen eingebettet sind, die nur durch Schere oder Messer von der Beckenwand getrennt werden können; ferner bei *Solitärnieren,* bei denen schon eine Pyelolithotomie vorangegangen war, die zu umfangreichen Verwachsungen mit der Umgebung geführt hat.

Am schwierigsten wird die Wahl zwischen *partieller* oder *totaler* Nephropyelolithotomie sein. Für die letztere Operation kommen vor allem in Betracht die Beckensteine mit großen Verzweigungen in die verschiedensten Kelche hinein (Hirschgeweihform).

Daß MARION in dem Nichtauffinden von röntgenologisch nachgewiesenen Nierenbeckensteinen eine genügende Indikation zur totalen Nephrolithotomie sieht, scheint mir nach den jetzigen Fortschritten des Röntgenverfahrens nicht berechtigt. Wenn wir den im Röntgenbild gesehenen Stein nicht finden, steht uns das Röntgenverfahren *während* der Operation zur Verfügung. Auch die totale Nephropyelolithotomie — der Sektionsschnitt — eröffnet nicht alle Nebenkelche: sollen wir uns da zu einem so eingreifenden Vorgehen entschließen, ohne die unbedingte Sicherheit zu haben, daß der Stein gefunden wird? Es gibt eine ganze Reihe von Schatten im Röntgenbild, die uns irreführen können.

ISRAEL sieht als Indikation für die Nephropyelolithotomie an: Kelchsteine, große Korallensteine, große Beckensteine und feste Verwachsungen, Indikationen, denen man auf Grund unserer neuesten Untersuchungsmethoden beinahe völlig beistimmen kann. Ebenso sieht CASPER als einzigen Anlaß für diese Operation sehr komplizierte Steine und intrarenales Nierenbecken an. Er erwähnt nicht die Fälle mit festen unlösbaren Verwachsungen. WILDBOLZ will die „Nephrolithotomie" nur bei Parenchym- und festsitzenden Kelchsteinen verwenden, sowie bei verzweigten Korallensteinen.

MARION hat als Indikation für die von ihm „*Nephrolithotomie*" genannte Operation aufgestellt: 1. Weitverzweigte Beckensteine, 2. gleichzeitige Becken- und Nierenparenchymsteine, 3. Parenchymsteine, 4. Steine mit starker Eiterung, 5. im Nierenbecken liegende Steine, die nicht zu erreichen sind, 6. geschlossene Steinpyonephrose mit schmerzhaften, fieberhaften Symptomen infolge Eiterretention, 7. Komplikationen bei geschlossener Steinpyonephrose mit Schmerzen und Fieber.

Ich kann hierin MARION nicht folgen. Von den weitverzweigten Steinen sind noch viele durch Pyelolithotomie, meist durch Querschnitt, zu entfernen. MARION selbst hat für solche Fälle ja auch seine Pyelolithotomie „élargie" angegeben.

Bei gleichzeitigen Becken- und Nierenparenchymsteinen erscheint es mir wertvoller, die Pyelolithotomie mit circumscripter Nephrolithotomie zu kombinieren (siehe oben).

Bei Steinen mit starker Eiterung ohne wesentliche Zerstörung der Nierensubstanz können wir die Pyelolithotomie verwenden, wenn wir auch nicht ein so ausgezeichnetes Resultat wie in anderen Fällen erzielen können. Bei geschlossener Steinpyonephrose mit starker Zerstörung und schmerzhaften, fieberhaften Symptomen infolge Eiterretention und bei etwa noch hinzutretenden Komplikationen werden wir bei normaler zweiter Niere besser zur Nephrektomie greifen, bei herabgesetzter Funktion der zweiten Niere aber nach der Nephropyelolithotomie noch eine Nephropyelostomie behufs Drainage und Spülung anschließen.

Nur der Indikationsstellung bei Parenchymsteinen kann man ohne weiteres zustimmen.

Noch radikaler ist POUSSON, der die Nephrolithotomie bevorzugt. Er befürwortet, insbesondere bei negativem Röntgenbilde, direkte Durchsuchung der Niere; aber auch diese Methode schützt nicht davor, einen Stein zu übersehen. POUSSON sagt, daß beide Operationsarten, Pyelolithotomie und „Nephrolithotomie", dieselbe Mortalität haben und ebenso die gleichen Spätresultate. Er warnt davor, sich bei der Wahl des Eingriffs von der augenblicklichen Gefahr der Operation und ihrer Wirkung auf den Funktionswert der operierten Niere leiten zu lassen, vielmehr soll einzig und allein die Lage, Größe, Zahl und Form der Steine die Richtschnur abgeben.

BRONGERSMA bevorzugt die „Nephrolithotomie" bei schon *infiziertem* Stein, sowie bei Wanderniere, bei der zugleich Nephropexie gemacht werden kann.

ROVSING macht, wenn eine konservative Operation in Frage kommt, stets Nephropyelolithotomie in der von ihm angegebenen Form.

Technik der Nephropyelolithotomie. Der Schnitt durch die Haut und durch die Weichteile ist derselbe wie bei den anderen Nierenoperationen (siehe dort!). Nur muß er in den meisten Fällen größer gemacht werden als bei der Pyelolithotomie; die Kompression des Nierenstiels macht ein größeres Operationsfeld nötig. Die Niere wird, wenn nicht starke Verwachsungen mit der Umgebung vorhanden sind, völlig freigelegt, Nierenbecken, lumbaler Ureter und Nierenstiel freipräpariert.

Zunächst wird die Stielkompression vorgenommen, die bei der Pyelolithotomie nicht notwendig war. Das Wundgebiet wird sorgfältig abgedeckt, damit kein Urin in die Wunde fließen kann.

Stielkompression. Verschiedene Methoden stehen uns hierfür zur Verfügung: 1. Die *digitale Kompression* durch den Assistenten; sie fordert von ihm große Anstrengung und Ausdauer, da er zwischen 2. und 3. Finger der linken Hand die Gefäße komprimieren muß. Nimmt die Hand des Assistenten zuviel Platz bei der Operation fort, oder ermüdet er zu leicht, so muß man

2. *zur Kompression mit federnder Klemme oder mit Gummischlauch* greifen. Von federnden Klemmen benutzt man am besten die DOYENsche oder STILLEsche, deren federnde Branchen mit Gummidrain überzogen werden, oder man nimmt eine elastische Ligatur aus dünnem Gummidrain, dessen Enden vom Assistenten nur gekreuzt, nicht geknotet oder durch eine Klemme in ihrer Lage gehalten werden.

Wenn es trotz Stielkompression blutet, so kann es sich im Beginn um ein einfaches Abfließen des in der Niere stagnierenden Blutes handeln. Hört aber die Blutung nicht bald auf, so liegt entweder die Zange oder der Gummischlauch schlecht, oder eine akzessorische Arterie führt außerhalb des Stiels Blut in die Niere (GARRÈ). Nicht selten liegt die Ursache auch darin, daß Nierenbecken oder Ureter mitgeknotet sind, dann tritt, abgesehen von ungenügender Blutstillung, häufig auch eine Behinderung des Operateurs während der Operation ein. Deshalb muß man stets vor der Kompression den Gefäßstiel gut isolieren.

Weiterhin kann die Kompression entweder zu stark oder zu schwach sein. Ist sie zu schwach, so werden nur die Venen komprimiert, und es entsteht eine Stauungsblutung. Ist sie zu stark, so kann man leicht die Nierengefäße schädigen. Auch von zu langer Dauer darf sie nicht sein, weil dadurch nicht nur die Gefäße, sondern auch die sehr empfindlichen Nierenepithelien leiden. Deshalb soll die Kompression erst im letzten Moment, wenn es unbedingt erforderlich ist, beginnen und so früh als möglich wieder aufgehoben werden.

Nicht immer bedarf man der Stielkompression; so bei der Nephropyelo- und Nephrolithotomie *in situ*, die durch die geringen Zerstörungen, die sie an der Niere und ihrer Umgebung hervorruft, große Vorteile bietet. KELLY verzichtet auf die Kompression. Er legt die Niere durch das obere lumbale Dreieck frei. Sie wird nicht luxiert, der Stein durch eine mit Korkkopf armierte Nadel fixiert, die Incision in die Nierensubstanz wird nicht größer als 1 cm angelegt. Diese Operation nach KELLY in situ ist nur ausführbar bei vorherigen genau lokalisierten Steinen.

Einschnitt. Beim Einschnitt in die Niere unterscheiden wir den *totalen* Nieren*längs*- oder *Sektionsschnitt,* der die Niere in eine dorsale und ventrale Hälfte, den totalen Nieren*quer*schnitt (MARWEDEL), der sie in eine obere und untere Polhälfte teilt, den *partiellen* Längsschnitt und den *partiellen* Querschnitt. Der letztere Schnitt kann nicht nur in der Mitte, sondern mehr polwärts, auch in verschiedener Höhe liegen.

Totale Nephropyelolithotomie. Der *totale* Nieren*längs*schnitt wird nicht auf der höchsten Konvexität ausgeführt, sondern nach dem Vorschlage von

ZONDEK 1 cm dorsalwärts, weil die Grenzfläche zwischen ventralem und dorsalem Gefäßbaum mehr dorsalwärts liegt und dadurch weniger Gefäße durchschnitten werden. ISRAEL hält die Erwägungen ZONDEKs praktisch nur von geringer Bedeutung, weil die Berührungslinie der dorsalen und ventralen Gefäße keine Gerade bildet und es nicht gelingt, sie ganz zu treffen.

Partielle Nephropyelolithotomie. Hierbei kann man an verschiedenen Stellen eingehen, durch den unipolaren (ALBARRAN), den bipolaren (LEGUEU) oder den medianen Schnitt, der von ISRAEL bevorzugt wird.

Unipolare Nephropyelolithotomie. Der ALBARRANsche *unipolare* Schnitt wird über dem unteren Kelch, also am unteren Pol, ausgeführt, der untere Calix ist weiter und leichter zugänglich als der obere.

ALBARRAN macht auf den konvexen Rand 3 mm hinter der Mittellinie, 2 cm über der Grenze zwischen dem mittleren und unteren Drittel der Niere beginnend und 2 cm unterhalb dieses Punktes endigend, einen 3—6 cm langen Schnitt. Man kommt dadurch auf dem geradesten Wege durch den breitesten und kürzesten Kelch, den Calix major inferior in das Nierenbecken und dabei zugleich durch den am wenigsten gefäßreichen Teil der Niere. Auch WILDBOLZ bevorzugt diesen Schnitt.

MORRIS empfiehlt, auf der *hinteren* Fläche der Niere parallel zu ihrer Längsachse zu inzidieren. Der Nachteil ist, daß der Schnitt die arteriellen Äste, die auf der Hinterwand der Niere vom Hilus zum konvexen Rand verlaufen, durchtrennt. Will man in das Becken durch den Kelch eindringen, so muß man bei nicht erweiterten Kelchen die Stelle des Kelchhalses breit durchschneiden, da man sonst nicht mit dem Finger in das Becken gelangt.

Haltung der Niere bei unipolarer Nephropyelolithotomie. Man faßt die Niere in gleicher Weise wie beim Sektionsschnitt in die volle Hand, der untere Calix major wird eröffnet, er ist weiter als der obere und zieht vom Becken gegen die Konvexität der Niere, während der obere Calix enger ist und sich in der Längsrichtung der Niere zum oberen Pol erstreckt (ISRAEL). Der Schnitt wird 4—6 cm lang und etwa 3 cm tief gemacht, und die Mitte entspricht der Grenze des unteren und mittleren Drittels der Niere.

Das eröffnete Nierenbecken erkennt man an der weißen Farbe der Kelchschleimhaut. ISRAEL durchschneidet mittels Schere den Kelchhals, so daß er den Zeigefinger bequem in das Nierenbecken einführen kann.

Bipolare Nephropyelolithotomie. Der *bipolare* Schnitt nach LEGUEU hat den Nachteil, daß er oft eine unnütze Incision macht, besonders am oberen Pol, der einen sehr langen und schmalen Calix superior hat, und in dem unter Umständen ein größerer Ast der Nierenarterie durchtrennt werden kann.

Mediane Nephropyelolithotomie. Hierbei wird der Einschnitt über dem mittleren Teil der Niere gemacht. J. ISRAEL legt ihn 1 cm dorsalwärts von der Konvexität in einer Länge von 6—10 cm an. J. ISRAEL und GARRÈ bevorzugen diesen Schnitt. Ihn auf den unteren oder oberen Pol zu verlängern, erscheint GARRÈ unnötig.

Nephrocalicolithotomie. Als besondere Methode sei diese noch erwähnt. Sie wird nicht zur Eröffnung des Nierenbeckens, sondern nur zur Freilegung eines Kelchs verwandt. Sie gestaltet sich ähnlich wie die circumscripte Nephrolithotomie. Wie bei dieser ist meist nur ein kleiner Einschnitt von 2—3 cm notwendig, um den Stein aus dem Kelch entfernen zu können. Sie ist die einfachste der Operation, besonders dann, wenn das Parenchym über dem Kelch schon stark verdünnt ist, wie wir dies öfter finden. Sie ruft nur geringfügige Blutung hervor.

Stichmethode nach ISRAEL. Man senkt ein schmales, dünnblätteriges Messer an der Grenze zwischen unterem und mittlerem Drittel des Nierenrandes in der Richtung zum Nierenbecken in die Tiefe und sucht mit der Messerspitze den

Stein. Hat man ihn berührt, so erweitert man den Schnitt entweder nach dem oberen oder unteren Pol zu, so weit, daß man mit dem Zeigefinger ohne Quetschung oder Zerreißung des Nierengewebes in das Nierenbecken eindringen kann. Eine Zerreißung kann leicht auch ein Gefäß mitbetreffen, was Ursache zu einer Nachblutung geben kann. Ist der Schnitt nicht tief genug gewesen, so muß man ihn nach Auseinanderziehen der Ränder schichtweise vertiefen.

Ist man von der Richtung nach dem Nierenbecken seitlich abgewichen, indem das Messer am Kelch oder am Nierenbecken vorbeiging, so empfiehlt es sich, das Nierenbecken mit dem Finger der linken Hand einzustülpen und durch das Parenchym hindurch auf den Finger einzuschneiden. Kann man den Stein aber auf diese Weise nicht palpieren, so empfiehlt ISRAEL durch eine kleinste, in der dorsalen Nierenbeckenwand angelegte Öffnung eine *dicke Metallsonde in das Nierenbecken* oder in den unteren Kelch einzuführen und auf den von der Parenchymwunde aus fühlbaren entgegengedrängten Sondenknopf einzuschneiden. Das Messer folgt der Sonde, und der Schnitt wird bis zur Durchgängigkeit für den Finger erweitert. Der kleine Nierenbeckeneinschnitt wird mit einer Naht geschlossen.

Einschnitt bei Korallensteinen, überhaupt bei sehr großen Steinen. Bei Korallensteinen gelingt die Entfernung nur dann, wenn man die einzelnen Kelchränder mit einem Knopfmesser oder einer Schere einkerbt. Eine Zertrümmerung des Konkrements soll vermieden werden. Aber noch wichtiger ist, das Parenchym nicht zu quetschen oder zu zerreißen.

ALBARRAN empfiehlt, wenn es nicht anders möglich ist, die Zertrümmerung des Steins und Entfernung der Bruchstücke. Aber auch er ist der Ansicht, daß man am besten mit dem Messer die Zweigstellen durchtrennt, selbst auf die Gefahr hin, die Niere völlig in 2 Hälften zu teilen; man setzt damit geringere Zerstörungen als beim Durchzwängen durch eine zu enge Öffnung.

Ist ein Kelchteil des Steins abgebrochen, so entfernt man das Bruchstück durch eine *circumscripte Nephrocalicolithotomie*.

Verwendung stumpfer Instrumente. Zum Einschnitt wird von verschiedener Seite Silberdraht empfohlen, um Gefäßdurchschneidungen möglichst zu verhüten (HALSTED, KELLY, EISENDRATH, CAULK). HALSTED und KELLY stützen sich auf die experimentellen Untersuchungen von CULLEN und DERGE. Nach Silberdrahtdurchschneidung soll nur eine rein venöse Blutung eintreten, wenn nicht zu große Partien durchtrennt werden, und der Infarkt soll viel weniger ausgedehnt sein. CULLEN und DERGE empfehlen, diese Drahtdurchschneidungen bei Steinen im unteren Pol durch eine Querincision in die Capsula fibrosa vorzunehmen. Incisionen in der Nähe des oberen Pols sind zu vermeiden, weil dabei der hintere große Ast der Nierenarterie mitbetroffen wird.

Zur *explorativen* Nephropyelolithotomie befürworten sie den mittleren Längsschnitt nach ISRAEL mit Vermeidung beider Pole wegen der starken venösen Blutung in diesem Gebiet. Sie legen in der Hinterwand des Nieren*beckens* eine kleine Öffnung an, von der aus 2 gerade Lebernadeln mit einem Silberdraht nach den beiden gewünschten Richtungen durch das Becken und die Nierensubstanz hindurch nach außen durchgeführt werden. Die kleine Nierenbeckenwunde wird später vernäht. Vor dem Durchschneiden des Nierenparenchyms wird die Kapsel mit vorsichtigen Sägezügen gespalten. Ein Assistent muß die Niere dabei festhalten, damit die Stielgefäße nicht einreißen.

Nephropyelolithotomie in situ. Bei der einseitigen, schwer infizierten Nephrolithiasis haben wir sehr häufig feste Verwachsungen und zugleich einen kurzen Nierenstiel. Wir können sehr leicht bei dem Versuch der Vorlagerung der Niere die Gefäße verletzen, und vor allem auch die Capsula propria. In vielen solcher Fälle müßten wir subkapsulär vorgehen. ALBARRAN *verzichtet deshalb bei Steinpyonephrosen auf die Mobilisierung der Niere.* Er legt nur die Fettkapsel frei und macht an der Konvexität, nachdem er dort die Adhäsionen gelöst hat, einen Einschnitt von 6—8 cm. Nach gründlicher Abdeckung des Wundgebietes wird durch die Nierensubstanz hindurch mit Troikart das Nierenbecken punktiert und mit Borsäurelösung oder Argent. nitricum-Lösung 1 : 1000 ausgespült. Nunmehr wird ein breiter Einschnitt in das Nierenbecken gemacht und die Steine entfernt. In diesen schweren Fällen muß man auf jede Naht verzichten.

Die Nephropyelolithotomie in situ wird auch in solchen Fällen angebracht sein, in denen die Niere, mit dem Becken in hartes skleröses Gewebe eingebettet, eine radikale Operation von vornherein ausschließt und nur der möglichst geringste Eingriff ausgeführt werden kann. Hier werden wir besonders bei Parenchym- und Kelchsteinen die Niere in ihrem Bett lassen, die oft 1 cm und dickere periskleröse Schicht durchschneiden, den Stein mittels Acupunktur fixieren und bei kleinstem Schnitt durch das Parenchym mittels Zange zu entfernen suchen. Die Blutung ist in solchen Fällen oft nur ganz geringfügig.

KELLY geht insbesondere bei der Nephropyelolithotomie *in situ*, aber auch bei der luxierten Niere so vor, daß er, wie oben beschrieben, nach exakter Lokalisation durch eine Nadel eine 1 cm große Incision in die Capsula propria macht und ein spatelförmiges Instrument mit abgerundeter Spitze bis auf den Stein einführt, diesen mit schmaler Kornzange faßt und extrahiert.

TH. ROVSING hat schon seit Jahrzehnten bei Nephropyelolithotomie nach vorheriger Fixation des Steins oder des betreffenden Nierenabschnittes zwischen linken Zeigefinger und Daumen einen kleinen Einschnitt in die Capsula propria gemacht, eine Kornzange in das Parenchym bis zum Stein eingeführt, nach Entfernung der Zange mit dem Finger den Kanal erweitert, hierauf den Stein mittels Zange entfernt. Ausspülung des Nierenbeckens mit warmer Kochsalzlösung und Naht der Wunde mit Argentumcatgut.

Ich selbst gehe bei der circumscripten partiellen Nephropyelolithotomie in gleicher Weise vor und kann die günstigen Resultate ROVSINGs bestätigen. Daß diese Methode aber leichter zu Rezidiven führt, ist mir nicht unwahrscheinlich.

Abtastung des Nierenbeckens und der Niere. Die völlige *äußere* Abtastung ist nur in den Fällen möglich, in denen die Niere aus ihrer Umgebung gelöst ist, während bei der Operation in situ wir uns auf das Röntgenbild verlassen. Man geht bei der äußeren Abtastung methodisch vor. Wir fassen die Niere in die linke Hand und betasten zwischen 2 Fingern der rechten zuerst das Becken und dann die Nierensubstanz in ihren einzelnen Teilen, oberen und unteren Calix, Vorder- und Hinterwand *bidigital*, auch unter Einstülpung des Nierenbeckens ebenso die freiliegenden Teile des Ureters.

Außer dieser äußeren Abtastung, die schon vor Eröffnung des Nierenbeckens stattfindet, müssen wir auch eine *innere* bimanuell und bidigital vornehmen. Man geht durch die Wunde mit dem 2. Finger der rechten Hand ein, während man sich mit dem Daumen und 2. Finger der linken Hand die Nierenbeckenwand oder die Nierensubstanz gegendrückt. Außerdem werden wir aber noch mit einem Ureterenkatheter und einer geknöpften, biegsamen Bleisonde die Kelche, das Becken, sowie den Ureter sondieren.

Diese methodische Abtastung ist, wenn wir röntgenologisch keinen Stein nachweisen konnten, besonders wichtig. Trotzdem kommt es aber immer noch vor, daß Steine zurückbleiben, kann doch selbst ein dicker Ureterenkatheter Charrière 12 an kleinen Steinen vorbeipassieren, ohne daß wir sie fühlen. Wie wenig wir uns auf das Röntgenbild verlassen können, ergibt die oben erwähnte interessante Statistik von BRAASCH und FOULDS.

Die Sondierung des Ureters, die wir ja auch bei der Pyelolithotomie vornehmen müssen, ist bei Nephropyelolithotomie so wichtig, weil eine Retention viel größere Gefahren bringt. Bei der Pyelolithotomie führt sie nur zu einer temporären Fistel, bei der Nephropyelolithotomie leicht zu schwerer Blutung.

Extraktion des Steins. Man entfernt den oder die Steine am besten mit einer gebogenen Kornzange in der rechten Hand, während der linke Zeigefinger und Daumen das Becken absucht. Außer einer Zange kann man auch einen Löffel oder ein Elevatorium benutzen, nachdem man sich vorher von der freien Beweglichkeit des Steins überzeugt hat. Festsitzende Kelchsteine würden abbrechen und schwer aufzufinden sein. In diesem Falle muß man die Kelchhälse einkerben, um den Stein zu entfernen.

Extraktion von Kelchsteinen bei der mittleren explorativen Nephropyelolithotomie. Vom Schnitt aus werden die Kelche geöffnet, mit dem Finger abgetastet, evtl. muß man sich die Niere mit der anderen Hand dem eingeführten Finger entgegendrücken, wodurch dieser gleichzeitig die Erweiterung des Kelchhalses vornimmt.

Entfernung des Steins aus einem Kelch des oberen Pols kann bei starker Krümmung der Niere Schwierigkeiten bereiten. Besser ist in solchen Fällen die Entfernung durch Nephrocalicolithotomie.

Untersuchung des herausgenommenen Konkrements auf seine Unversehrtheit. Stets ist eine sorgfältige Untersuchung, wie bei der Pyelolithotomie, notwendig. Sind Teilchen bei der Extraktion abgebrochen, so müssen die Bruchstücke aneinandergelegt werden, um festzustellen, ob ein Fragment zurückgeblieben ist (ISRAEL). Streifen sich bei weichen Steinen oder solchen mit krystallinischen Auflagerungen Krümel oder Schichten ab, so muß man Niere und Kelche ausspülen.

Naht. Die Naht des Nierenparenchyms muß in anderer Weise vorgenommen werden als die der Nierenbeckenwand. Wir haben gesehen, daß die *Becken*wand auch ohne jede Naht leicht heilt; die Nierensubstanz aber muß entweder genäht werden, da sonst schwere Blutungen entstehen, oder es muß jedes einzelne Gefäß, auch das kleinste, gefaßt und ligiert werden.

Besondere Bedeutung für die Naht hat die *fibröse Kapsel*, auf deren Erhaltung wir bei der Nephropyelolithotomie großen Wert legen müssen. Ohne sie ist die Blutung aus dem Nierenparenchym schwer zu stillen, die Nähte schneiden durch. Können wir die Capsula propria nicht wieder aneinanderbringen, so benutzen wir sie wenigstens dazu, um die Naht hindurchzulegen und die Schnittflächen der Kapsel soweit als möglich einander zu nähern, selbst wenn der Abstand 1—2 cm und mehr ist; ein Zusammenhalt durch diese Nähte ist von großer Bedeutung.

Wir können in sehr verschiedener Weise nähen. SCHEDE und KELLY nähen in Etagennaht, KELLY dreischichtig feine Catgutnähte zwischen den Kelchen, Matratzencatgutnaht des Parenchyms und fortlaufende Catgutnaht der Kapsel. GARRÈ und ISRAEL nähen nur einschichtig, GARRÈ mit dicken Catgutknopfnähten, ISRAEL mit doppelten Catgutfäden. Der Nadeleinstich erfolgt 1—1½ cm von dem Schnittrande der Capsula propria steil in die Tiefe bis an das Nierenbecken heran, ohne dieses mitzunehmen (GARRÈ, ALBARRAN). ISRAEL geht nicht bis ans Nierenbecken heran, sondern nur 1½—2 cm tief. Als Nadel benutzen wir am besten stumpfe Nadeln. Der Abstand zwischen den einzelnen tiefen Nähten beträgt etwa 1½—2 cm. Dazwischen legen wir noch oberflächliche Catgutnähte, die nur die Kapsel fassen.

Die tiefgreifenden Nähte knüpfen wir erst, wenn *alle* gelegt sind und ziehen sie nicht so fest an, daß etwa eine Furche in der Oberfläche entsteht; denn wenn die Stielkompression aufhört, füllen sich die Gefäße der Niere, die Niere nimmt an Volumen zu, und so könnte es leicht zu einer starken Stauung und Durchschneiden der Nähte kommen.

Um das letztere beim Knüpfen zu vermeiden, ist es vorteilhaft, die Nähte unter dem Knoten mit etwas Fett, das man am besten von der Fettkapsel nimmt, zu unterpolstern. Die Heilung geht dadurch schneller vor sich. Eisen-drath zieht *subcutanes* Fett vor, das ein besonders günstiges Ferment enthalten soll.

Cinimata[1]) empfiehlt, *zwischen* die Wundflächen Muskelgewebe zu legen, das eine schnellere Heilung der Wundflächen erreicht und die Blutung leichter vermeidet.

Die Bedeutung der tiefgreifenden, bis an die Nierenbeckenwand herangehenden Nähte liegt darin, daß eine klaffende Wunde nach dem Nierenbecken hin vermieden wird; dadurch steht die Blutung, und Koagula können sich nicht bilden. Wir erreichen damit eine möglichst schnelle Verklebung und lineare Vernarbung.

Naht bei infizierten Fällen. Während Neuhäuser empfiehlt, bei infizierten Fällen die Naht vollständig zu unterlassen, weil von den Stichkanälen aus eine Infektion des Parenchyms mit allen sich daran anschließenden Komplikationen eintritt, tritt Albarran auch in diesen Fällen für die Naht ein. Nur darf die Nierenwunde nicht primär geschlossen werden, wie dies am besten bei aseptischer Nephrolithiasis geschieht. Albarran sieht die Drainage als das beste Mittel gegen die Blutung an.

Das Unterlassen der Naht in infizierten Fällen trägt ganz wesentlich zur Bildung von *Dauerfisteln* bei (Tardo). Anderseits begünstigen die Nähte wieder die Ausbreitung des Eiterungsprozesses im Parenchym, und der Verlauf kann dadurch in den ersten Tagen ein so stürmischer werden, daß man zur sekundären Nephrektomie gezwungen ist.

Drainage. Wir unterscheiden eine *intra-* und *extra*renale Drainage, je nachdem wir ein Drain durch die Wunde in das Nierenbecken einlegen oder nur das Wundbett drainieren.

1. Intrarenale Drainage. Wir können dieselbe in verschiedener Form vornehmen, als *pelvine, renopelvine* und *pyelovesicale* Drainage.

a) Die *pelvine* Drainage, d. h. der primäre Verschluß der Nierenparenchymwunde und Einlegen eines Drains in das *Becken* unter Umgehung des Nierenparenchyms durch einen Schnitt in die *Becken*wand ist nicht vorteilhaft, weil die Herausleitung des Drains auf Schwierigkeiten stößt. Bei der Zurücklagerung der Niere knickt sich das Drain ab.

b) Die Drainage auf *renopelvinem* Wege ist vorzuziehen. Auch hierbei kann man wieder auf verschiedene Weise vorgehen, entweder läßt man in der Naht eine kleine Lücke, durch die man ein Drain vom Becken durch die Nierensubstanz hindurch nach außen leitet, oder man verschließt die Wunde primär und legt durch die Nierensubstanz einen *neuen* Kanal an anderer Stelle an (Fedoroff). W. J. Mayo, der bei multiplen Kelchsteinen multiple, circum-. scripte Nephrocalicolithotomien macht, legt in jeden einzelnen Kelch ein Drain ein und benutzt hierzu entweder Gummiröhrchen oder Zigarettdrains, allerdings ohne Gaze, weil er sonst Fistelbildung fürchtet. Pousson drainiert mit Pezzerkatheter und entfernt ihn nach 4—8 Tagen.

---

[1]) Cinimata, Anton: Freie Muskeltransplantation in die Nephrotomiewunde. Zeitschr. f. urol. Chirurg. Bd. 9, S. 433.

Nach ALBARRAN soll das *renopelvin* liegende Drain nur *eine* seitliche Öffnung am unteren Ende haben, die noch im Nierenbecken liegen muß, damit nicht das Wundbett durch den herausfließenden Urin berieselt wird.

NEUHÄUSER[1]) will auch in *aseptischen* Fällen stets renopelvin drainieren bzw. tamponieren, wenn es stark blutet.

TARDO kommt auf Grund seiner großen Statistik zu dem Ergebnis, daß bei aseptischen Nieren die „Nephrolithotomie" *mit* Naht und *ohne* Drain erlaubt ist, der Pezzerkatheter dürfe, wenn wir ihn einlegen, nicht länger als für die ersten Tage liegen bleiben. Bei stark infizierten Fällen kommt man ohne Drainage nicht aus.

Nach MARION entsteht, wenn man eine Nephropyelolithotomie bei infizierter Nephrolithiasis nicht drainiert, fast immer eine Nephritis in der operierten Niere; die Funktion ist dann während einiger Tage ausgeschaltet. Arbeitet die andere Niere nicht gut, so ist ein letaler Ausgang sicher.

c) *Pyelovesicale Drainage.* REHN jun. legt auf Grund seiner Experimente mit RÖTTGER durch die Nahtlinie hindurch einen Ureterenkatheter von der äußeren Wunde durch die Nierensubstanz, das Becken und den Ureter bis in die Blase. Bei schwer infizierter Nephrolithiasis wird noch ein Gummirohr über den Ureterenkatheter von außen her ins Nierenbecken gelegt.

Gegner jeder Drainage sind ROVSING, CAULK, SANDERS und KUSNETZKI[2]): sie infiziere nur die Niere und nicht selten mache sie die sekundäre Nephrektomie notwendig. Auch ich empfehle, die Drainage nur in den unbedingt notwendigen Fällen auszuführen; man vermeidet sekundäre Operationen und Rezidive.

Bei der circumscripten Nephropyelolithotomie verschließe ich bei aseptischen Steinen die Wunde meist vollständig und erziele ohne jeden Austritt von Urin Heilung. Auch in vielen Fällen von leichter Infektion des Beckens kann man den primären Verschluß wagen, anders bei schwerer Infektion. Hier müssen wir im Gegensatz zur Pyelolithotomie drainieren, wenn wir uns nicht den Gefahren einer Infektion und Blutung aussetzen wollen.

Bei *größeren* Nephropyelolithotomien, insbesondere der explorativen, kommen wir bei aseptischer Nephrolithiasis nur dann ohne Drainage aus, wenn wir eine exakte Aneinanderlegung des Parenchyms durch tiefliegende, bis direkt an die Beckenwand heranreichende Catgutnähte bei völligem Verschluß der Capsula fibrosa, oder durch Unterbindung jedes einzelnen Gefäßes, ferner wenn wir einen sicheren Abfluß des Urins durch den Ureter gewährleisten können. In allen anderen Fällen, auch bei leichter Infektion, ist zu drainieren.

2. Die **extrarenale Drainage** ist eine Drainage des Wundbereichs. Bei aseptischen Nierensteinen läßt man das oder die extrarenalen Gummidrains nur 48 Stunden liegen; bei infizierter, insbesondere bei ausgedehnter Steinpyonephrose drainiert man die Wunde in großem Umfange und wesentlich länger. Man bringt sie am besten nur in die Nähe der Niere. Die Hautwunde wird primär verschlossen bis auf eine kleine Lücke, möglichst im hinteren Winkel; durch diese werden 1—2 Drains herausgeleitet, neben denen ein kleiner Sicherheitstampon aus weißer Gaze liegt. Gewöhnlich benutze ich 2 Drains, wenn der Ureter in größerem Umfang abgelöst werden mußte; ein extrarenales Drain in die Diaphragmagegend und ein Drain in die Uretergegend, nähe sie an die äußere Haut an und lasse sie je nach der Körpertemperatur und der Sekretion 2—6 Tage liegen.

Tamponade. a) Die **intrarenale** Tamponade ist im allgemeinen zu verwerfen. Sie verursacht leicht sekundäre *Blutungen,* besonders bei frühzeitiger

---

[1]) NEUHÄUSER: Über einige Erfahrungen auf dem Gebiete der Nierensteinerkrankung. Fol. urol. Vol. 4, H. 5.

[2]) KUSNETZKI, D. P.: Die Steine der Niere und des Harnleiters. St. Petersburg 1911. (Russisch.) Zentralbl. f. Chirurg. 1911. Nr. 25.

Entfernung am 2. oder 3. Tage; selbst noch am 6. Tage hat ALBARRAN eine Blutung mit Tod erlebt.

Die Tamponade kann aber auch *Infektion* hervorrufen, erfordert häufigen, sehr schmerzhaften Verbandwechsel und verlängert die Heilungsdauer um lange Zeit, während der der Urin durch die Wunde fließt.

b) Die **extrarenale** Tamponade, die von mir früher häufig angewandt worden ist, habe ich bis auf einen ganz kleinen Tampon, den ich neben das extrarenale Drain einlege, um ihn als Sicherheitsventil bei *Verlegung des Drains durch ein Gerinnsel zu verwenden,* ganz verlassen.

Zurücklagerung der Niere in ihr Lager. Hat sich die Fettkapsel zurückgezogen, so holt man dieselbe mittels 2 Peritonealklemmen hervor, legt die Niere in ihr Lager zurück, den oberen Pol unter den Rippenbogen und vernäht die Fettkapsel mit Catgutnähten, bis auf eine kleine Lücke, durch die die Drains geleitet werden. REHN jun. führt nach GREIFFENHAGEN [1]) prinzipiell die Nephropexie aus. Ohne sie komme die Niere nicht in ihre physiologische Lage zurück, dadurch entstehen Knickungen im Ureter, die zur Verlegung desselben, zur Retention im Nierenbecken und zur Sprengung der Nierennaht und Blutung führen können. Er geht dabei von der Ansicht aus, daß sich alle Nierensteine zuerst im unteren Calix, der tiefer als die Uretermündung liegt, bilden, und daß nach Entfernung der Steine durch horizontale Lagerung die Stauung im unteren Calix aufgehoben wird. Übrigens hat schon KÜSTER die Nephropexie empfohlen. Ich halte dieselbe nur in den Fällen für notwendig, in denen die Niere schon von vornherein verlagert war.

Ausspülungen bei der Operation. Es wird von verschiedener Seite empfohlen, nach Einlegen des Drains eine Ausspülung mit steriler Lösung vorzunehmen, um sich davon zu überzeugen, ob das Drain gut funktioniert und um das Nierenbecken von Blutgerinnseln zu reinigen. Der Druck darf nicht zu groß sein, um nicht die Naht zu sprengen. Bei infizierter Nephrolithiasis sind Spülungen mit Argentumlösung 1 : 1000 angebracht.

Ich rate von diesen Spülungen ab, falls nicht Steinkonkrementteilchen oder Sand zurückgeblieben sind. Die Spülflüssigkeit gelangt in das Wundbett und überträgt selbst eine leichte Infektion des Urins auf dasselbe. Anders bei schweren Infektionen; hier dient das Drain dazu, um auch noch Ausspülungen während der Nachbehandlung vorzunehmen. ALBARRAN führt dann ein kurzes Drain an Stelle des intrarenalen an die Nierenoberfläche ein, um den aussickernden Urin nach außen zu leiten. Das Drain wird erst entfernt, wenn der Verband 2 Tage nicht mehr mit Urin durchtränkt ist.

Tritt dauernd Urin aus, so führt man durch das Ureterencystoskop einen möglichst dicken Ureterenkatheter durch den Ureter bis in die Niere für mehrere Tage ein und versucht auf diese Weise die Nierenbeckenfistel zu schließen.

Wichtigkeit der Kombination einer guten Naht mit Drainage. REHN jun. legt darauf ganz besonderen Wert. Er verbindet die ALBARRANsche Naht mit der KUSNETZKISCHEN Nierenbeckendrainage und der GREIFFENHAGENschen Nephropexie; er glaubt, dadurch alle Komplikationen bei der Nephropyelolithotomie vermeiden zu können. Mir fehlen die Erfahrungen, um ein Urteil abgeben zu können.

Postoperative Komplikationen bei Nephropyelolithotomie. 1. Blutung: Die gefährlichste Komplikation, die wir kennen, ist die *Blutung.* Sie ist recht häufig: ISRAEL hatte unter 200 Nephrolithotomien 23 schwere

---

[1]) GREIFFENHAGEN: Über die Nephrolithotomie mittels des Sektionsschnittes. Arch. f. klin. Chirurg. Bd. 48. 1894.

Blutungen = 11,5% mit 17 Todesfällen. Unter 626 Nephrolithotomien, die CIFUENTES zusammenstellte, fand er 85 abundante Nachblutungen = 13,6% mit 22 Todesfällen = 25% und 36 sekundären Nephrektomien = 42,3%. Das sind erschreckende Zahlen.

Wir unterscheiden I. *operative* und II. *postoperative* Blutungen. Die letzteren wieder teilen wir ein in

1. *primäre*, das sind solche, die bald nach der Operation auftreten,

2. *sekundäre* Blutungen, die wir wiederum in a) *Früh-* und b) *Spät*blutungen scheiden müssen. Die Frühblutungen beginnen ungefähr am 3.—4. Tage und hören gewöhnlich um den 6. Tag herum auf; die Spätblutungen erscheinen in der 3. Woche. Die Scheidung in die letzten beiden Arten erscheint etwas willkürlich, ist aber in der Ursache der Blutung begründet.

Blutungen während der Operation. In diesen Fällen sind fast immer die Arterien der Ursprungsort, die Venen nur selten. ZINNER[1]) erlebte allerdings infolge einer kleinen Incision am konvexen Rand der Niere eine Blutung aus einer 1,1 cm dicken Vene.

Diese Blutungen treten im ganzen recht selten auf und spielen im Vergleich zu den postoperativen keine wesentliche Rolle. Sie werden auch bei anderen als Steinoperationen beobachtet, sie beginnen sofort nach Lösung der Stielkompression. Bei wenig widerstandsfähigen Menschen können sie nach einigen Tagen und Wochen zu einer zum Tode führenden Herzinsuffizienz Anlaß geben (ISRAEL).

Postoperative Blutungen. 1. *Primäre*: Diese Blutungen sehen wir nach Schluß der Wunde oder in den folgenden Stunden oder Tagen. Meistens klingen sie in den ersten Tagen langsam ab. Sie zeigen uns, daß die Nierenwundflächen nicht exakt aneinandergelegt oder nicht so fest miteinander vernäht sind, daß sie sich gegenseitig komprimieren, das Becken hat sich dann mehr oder weniger mit Blut gefüllt, das nach der Blase zu einen Ausgang sucht.

ISRAEL war gezwungen, bei 2 Patienten 15 Minuten nach vollständiger Anlegung des Verbandes Nephrektomie auszuführen, und bei 2 weiteren Patienten genügte die Wiedereröffnung der Wunde und die Tamponade zur Blutstillung. Allerdings trat in einem dieser Fälle Herzlähmung mit tödlichem Ausgang ein.

2. *Sekundäre Blutungen*. a) Die *Früh*blutungen setzen meistens zwischen 3. und 4. Tage, b) die *Spät*blutungen in der 3. Woche ein und sind stets intrarenal. Im Wundbereich treten sie höchstens durch das Drain hindurch, wenn es intrarenal liegt, auf. Meist zeigen sie sich in mehr oder weniger starker Hämaturie, die zu Ansammlung von Blutkoagulis in der Blase, infolgedessen zu Ausdehnung der Blase mit dadurch hervorgerufenen enormen Beschwerden und in ganz schweren Fällen bis zur Unmöglichkeit der Miktion führt.

Die Häufigkeit dieser Nachblutungen hat im Vergleich zu früher abgenommen, seitdem die Methodik der Operation, insbesondere durch das Röntgenverfahren, eine andere wurde. Vor allem traten die Blutungen nach der *totalen* und nach großen, circumscripten Nephropyelolithotomien auf; die Nephrocalicolithotomie sowie die kleine, circumscripte führt selten zur Nachblutung, vor allem dann nicht, wenn sie in situ vorgenommen wird. Wir werden in folgendem sehen, woran dies liegt.

Ursachen der Blutung. Sie sind ganz verschiedener Art. NEUHÄUSER sieht als Ursachen der Blutung Arteriosklerose und Hämophilie an. Diese können eine Rolle spielen, sind aber viel zu selten, um die große Zahl von Blutungen bei der Nephrolithotomie zu erklären.

---

[1]) ZINNER, ALFRED: Die Blutungsgefahr bei Nierenincisionen. Wien. med. Wochenschr. Jg. 71, Nr. 39/40, S. 1730.

Langemak [1]), Hermann [2]), Wildbolz und Legueu wiesen auf den renalen Infarkt als Grund für die Blutung hin. Albarran sah in ihr die Folge einer schlechten Naht, Rafin gibt dem Drain Schuld.

Alle diese Ursachen sind von großer Bedeutung, allein die wichtigste ist und bleibt die **Infektion**. Nur in einer verhältnismäßig kleinen Zahl von Fällen kommen Blutungen ohne Infektion zustande. Es fehlt allerdings noch eine exakte Statistik, um die Blutungen bei aseptischen und infizierten Nephropyelolithotomien trennen zu können.

Blutung durch Infarktbildung. *a) Zerreißen der Polgefäße.* Diese Blutungen können auch bei jeder anderen konservativen Nierenoperation vorkommen, so bei der Pyelolithotomie (siehe dort!). Sie bewirken eine Infarktbildung fern von der Incisionsstelle und fern von den angelegten Nähten.

Legueu fand diese Infarkte in 50% seiner Fälle (6 : 12). Ihre Prädilektionsstelle liegt im oberen oder unteren Pol. Legueu konnte noch während der Operation das Entstehen eines solchen Infarktes beobachten, und ich selbst sah infolge Zerreißung eines oberen anormalen Polgefäßes unter meinen Händen einen Infarkt entstehen, der mich die Niere sofort herausnehmen ließ.

Auf die Bedeutung dieser anormalen Polgefäße haben Brewer, Thompson, Carlan, Zeldowicz und Papin aufmerksam gemacht. Papin stellte sie bei 364 untersuchten Nieren in 30% der Fälle fest. Diese anormalen Polgefäße haben nicht die normale Elastizität der eigentlichen Nierenarterie, zerreißen oft, ohne daß der Operateur es merkt und sie unterbinden kann; das periphere Ende des Gefäßes zieht sich zurück, ohne zu bluten. Da die Polarterie ein Endgefäß ist wie alle Nierenarterien, so bildet sich in dem von ihm versorgten Gebiet ein Infarkt; es folgt eine Nekrose, und bei Hinzutritt einer Infektion durch infizierten Urin oder von außen her kann man einer Blutung beinahe sicher sein. Bemerkt sei, daß unter den 6 Fällen Legueus *4 Nephropyelolithotomien* waren.

b) Infarkt durch den Schnitt. Bei Blutungen unmittelbar nach der Operation, die am 1. oder 2. Tag entstehen, blutet es aus den durchschnittenen Gefäßen (siehe oben!), ein Zufall, der aber nicht häufig ist. Wie schon oben erwähnt, ist die Blutung abhängig von der Richtung des Schnittes und von seiner Länge. Deshalb soll der Schnitt nur so lang als unbedingt notwendig gemacht werden, was ja jetzt viel eher als früher möglich ist; wir können durch das Röntgenverfahren in den meisten Fällen die Lage des Steins vorherbestimmen. Bei aseptischen Nieren wird der Infarkt nur eine Sklerose des Nierengewebes hervorrufen.

c) Infarkt durch Naht. Man hat früher diese Infarkte für unmöglich gehalten. Die experimentellen Untersuchungen von Carson und Goldstein [3]) haben aber ergeben, daß schlecht angelegte Nähte schuld daran sein können. Cifuentes sieht als Ursache der Blutung unvollständige oder nicht tief genug geführte Nähte an. Die Blutung kann auch infolge Durchschneiden der Nähte bei Fehlen der Capsula propria zustande kommen.

Legueu fand unter 12 Fällen viermal Blutungen, die er mit Sicherheit auf Nekrosen in der Nahtlinie zurückführt, da sie als kleine, circumscripte Herdchen in der Nahtlinie lagen. Auch Cifuentes fand diese kleinen, diffusen Infarkte.

Erwähnt sei noch, daß wir auch Blutungen bei ungenähten Nephropyelolithotomien beobachten (Tardo, siehe weiter unten!).

---

[1]) Langemak: Die Nephrotomie und ihre Folgen. Bruns' Beitr. z. klin. Chirurg. Bd. 25.

[2]) Herman: Über Nierenspaltung. Dtsch. Zeitschr. f. Chirurg. Bd. 73.

[3]) Carson und Goldstein: Experimentelle Nephrotomie. Journ. of urol. Vol. 15, p. 505. 1926.

d) Infarkt durch das Drain. Durch zu langes Liegenlassen des Drains können Blutungen hervorgerufen werden. Man darf das Drain nur einige Tage liegen lassen und muß es entfernen, sobald die Resorptionstemperaturen im Abklingen begriffen sind und die Wundsekretion geringer wird (5—6 Tage). Die Blutungen infolge des Drains entstehen durch kleine Nekrosen in seiner Umgebung. CIFUENTES führt von 4 selbst beobachteten Blutungen 3 auf das Drain zurück, doch scheint mir dies als Ursache in seinen Fällen nicht sichergestellt. Viel wahrscheinlicher ist, daß die Drainage zu einer Infektion und dadurch zur Blutung geführt hat.

Auch die R e t e n t i o n kann Blutungen verschulden (RAFIN): durch Ureterstrikturen und -knickungen, durch Steine oder Krümel, die im Ureter stecken geblieben sind, oder durch kleine Blutkoagula kann es zu einer Retention und Sprengung der Naht und dadurch zur Blutung kommen.

B l u t u n g e n d u r c h T a m p o n a d e. Es werden bei den Nephropyelolithotomien immer noch Fälle, wenn auch in geringer Zahl, übrig bleiben, in denen wir die Nierenwundflächen tamponieren müssen. Wenn dann bei der Entfernung des Tampons oder auch unabhängig davon eine Blutung eintritt, so dürfen wir uns nicht wundern. In allen diesen Fällen liegt eine infizierte Nephrolithiasis vor. Bei der Entfernung der Tampons sei man ganz besonders vorsichtig, entferne sie nicht in brüsker Weise, sondern allmählich unter Lockerung mit Wasserstoffsuperoxyd.

T h e r a p i e d e r B l u t u n g. Je nach der Ursache der Blutung gehen wir in verschiedener Weise therapeutisch vor. Die Incision werden wir in der ZONDEKschen Linie vornehmen, 5—6 mm hinter dem konvexen Rand und sie so klein als möglich machen. Statt der scharfen Durchtrennung mit dem Messer wählen wir besser die stumpfen Methoden. Zwischen die Wundflächen bringen wir in aseptischen Fällen Muskelgewebe (CINIMATA) und bedecken die Capsula propria mit Fettlappen. Die Naht wird in 2 Reihen ausgeführt: eine tiefgreifende, die bis an die Nierenbeckenschleimhaut herangeht, ohne sie zu verletzen, sowie eine oberflächliche, die die Capsula propria aneinanderbringt.

FOWLER empfiehlt, statt der komplizierten doppelten Naht nur eine Naht mit Einlegung eines Fettlappens zur Verhinderung des Durchschneidens auszuführen. FEDOROFF wählt einen freien oder gestielten Fettlappen und legt tiefgreifende Nähte an. EISENDRATH will nur subcutanes Fett verwenden, das ein Ferment enthalten soll, das wesentlich zur Koagulation des Blutes beiträgt.

Statt der tiefgreifenden Naht können wir auch nach ROSENSTEIN die einzelnen Gefäße der Nierenschnittflächen mit kleinen feinen Klemmen — Mosquitos — fassen und unterbinden oder vorsichtig umstechen. Drainieren werden wir nur bei infizierter Nephrolithiasis.

Ist es zu starken Blutungen und Koagulabildungen in der Blase gekommen, die zu Miktionsstörungen geführt haben, so werden wir die Koagula durch Evakuation aus der Blase entfernen.

S t a t i s t i k d e r B l u t u n g e n. Wir besitzen nur eine größere Statistik über Blutungen nach „Nephrolithotomie". CIFUENTES fand unter 626 zusammengestellten Nephrolithotomien 85 Fälle mit abundanten Blutungen = 13,6%, davon endigten 22 tödlich = 25,8%, und bei 36 Fällen mußte sekundäre Nephrektomie gemacht werden. Es kamen demnach nur 27 Fälle ohne Nephrektomie zur Heilung (31,7%).

BRAASCH und FOULDS berichten aus der MAYOSCHEN Klinik über 150 Nephrolithotomien mit 8 Blutungen (5,3%), die in 3 Fällen zur sekundären Nephrektomie führten (37%).

TARDO fand in seiner Zusammenstellung unter 316 Nephrolithotomien 11 Fälle von Blutungen (3,5%), von denen 6 eine sekundäre Nephrektomie notwendig machten (54,5 %), darunter 1 Todesfall; von den 5 anderen starben 3, nur 2 heilten von selbst aus (18,1 %). Demnach ergibt sich unter den 11 Fällen mit Blutungen eine Mortalität von 33%.

Angefügt sei noch eine Statistik von MAKKAS [1]), der bis 1910 21 Fälle von Blutungen zusammenstellte, SCHEYER bis 1922 38 und TSCHAIKA [2]) 90 mit 41 sekundären Nephrektomien und 8 Todesfällen, demnach einer Mortalität von 25,6%.

Die Gesamtstatistik obiger Fälle zeigt, daß bei 215 Blutungen in 40% der Fälle (87) die sekundäre Nephrektomie gemacht werden mußte und daß in 11,2% (34) die Blutung den Tod herbeiführte!

2. Harnfisteln bei Nephropyelolithotomie.

Sie entstehen nach CIFUENTES durch *Infektion* und *Drainage*, in aseptischen Fällen nur selten. TARDO und CIFUENTES fanden sie unter 457 „Nephrolithotomien" in 83 Fällen = 18,2%, d. h. fast der 5. Teil führte zu einer Dauerfistel. TARDO fand bei aseptischen Operationen nur selten — in 4% — Fistelbildung (unter 118 Fällen fünfmal), aber bei 170 infizierten Fällen blieben 56 mal Fisteln bestehen, demnach führten $1/3$ *aller infizierten Fälle zu einer Dauerfistel.*

Bei diesen 61 Dauerfisteln von TARDO mußten 36 sekundäre Nephrektomien ausgeführt werden, demnach mehr als 50%.

Die Ursache der Fistelbildung liegt wohl in einer zu langen Fortsetzung der intrarenalen Drainage in einer infizierten Niere.

Dauerfistelbildung bei Nephropyelolithotomie.

	Zahl der Nr.	Dauerfistel	%
TARDO	288	61	21,1
CIFUENTES	169	22	13,7
(Davon eigene Fälle von CIFUENTES). . . .	(33)	(4)	(12)
Insgesamt	457	83	18,2

Ganz anders sind die Zahlen von FEDOROFF, der in seinen eigenen Fällen nur selten Dauerfisteln fand, wohl aber in 10 von anderen Seiten ausgeführten Nephropyelolithotomien nachträglich die sekundäre Nephrektomie machen mußte. LEGUEU hat in seinen Fällen niemals eine Fistelbildung beobachtet.

Die Frage ist wohl berechtigt, ob das Unterlassen der Naht bei „Nephrolithotomie" zur Fistelbildung beiträgt. TARDO hat hierfür eine Statistik geliefert. Er stellt durch Umfrage fest, zu welchem Resultat die Drainage mit oder ohne Naht, sowie die Naht ohne Drainage geführt hat.

Statistik der „Nephrolithotomie" von TARDO.

	Zahl der Fälle	Fistel	%	asept. Fälle	Fistel	%	infiz. Fälle	Fistel	%
Keine Drainage mit Naht	—	—	—	66	4	6	—	—	—
Drainage mit Naht . . .	138	7	5	109	4	3,7	29	3	10,3
Drainage ohne Naht . . .	189	54	30	22	1	4,5	167	53	32

[1]) MAKKAS, M.: Zur Wahl der Operationsmethode bei der Behandlung der Nephrolithiasis. Dtsch. Zeitschr. f. Chirurg. Bd. 103, S. 374.
[2]) TSCHAIKA: Die Blutungen nach Nephrotomie und ihre Bekämpfung. Dtsch. Zeitschr. f. Chirurg. Bd. 132. 1914.

Es zeigt sich zunächst, daß bei *aseptischer* „Nephrolithotomie" in 66 Fällen auf die intrarenale Drainage völlig verzichtet, die Nierenwunde aber genäht wurde. In 6% der Fälle kam es zu einer Dauerfistelbildung.

Bei der *infizierten* „Nephrolithotomie" wurde offenbar stets von der intrarenalen Drainage Gebrauch gemacht.

Wodurch kam hier die Dauerfistelbildung zustande? Vielleicht lag dies in der Retention durch Verlegung des Ureters (Steintrümmer, Strikturen, Knickung, Senknieren, periureteritische Adhäsionen). TARDO äußert sich hierzu nicht.

Bei intrarenaler Drainage mit Naht trat insgesamt in 5% Dauerfistelbildung auf, gleichgültig, ob aseptische oder infizierte Nephropyelolithotomie ausgeführt wurde. Bei aseptischer „Nephrolithotomie" traten Fisteln in 3,7%, bei infizierter in 10,3% auf, demnach war die Dauerfistelbildung, wie ja auch zu erwarten ist, bei infizierter Nephrolithiasis wesentlich häufiger, fast dreimal so groß.

Aus diesen Zahlen ist noch zu entnehmen, daß die Drainage *mit* Naht bei aseptischer Nephrolithiasis keinen Schaden gestiftet hat. *Ohne* Drainage war in 6%, *mit* Drainage nur in 3,7% der Fälle Fistelbildung eingetreten. Dies würde gegen die von ROVSING so energisch vertretene Ansicht sprechen, daß jede Drainage, die mehrere Tage andauert, zur sekundären Infektion führt. Nur bei der *infizierten* „Nephrolithotomie" steigt der Prozentsatz der Dauerfistelbildung auf 10,3% an.

Sehr begünstigt wird die Dauerfistelbildung, wenn bei intrarenaler Drainage die Naht der Nierenwunde unterlassen wird. Die italienische Statistik von TARDO berichtet über 30% von Dauerfistelbildung in diesen Fällen, allerdings bei aseptischer „Nephrolithotomie" nur in 4,5%.

Wir werden daher bei der „Nephrolithotomie", wenn irgend möglich, die Naht ausführen.

Aus der FEDOROFFschen Statistik geht hervor, daß selbst bei aseptischen Fällen die Wunde offen gelassen wurde, ein Verfahren, das wohl nur selten geübt wird. Jedenfalls lehrt auch diese Tabelle, welch großen Einfluß die *vorher* vorhandene Infektion auf die Dauerfistelbildung hat.

Man hat früher immer nur Wert darauf gelegt, eine Dauerfistelbildung zu verhindern, doch ist es notwendig, auch *temporäre* Fisteln zu vermeiden. Wenn auch aus der TARDOschen Statistik hierfür ein Schluß nicht gezogen werden kann, so besteht doch für erfahrene Chirurgen kein Zweifel, daß eine Drainage zur Infektion führen kann. CASPER und MARION haben bei der Pyelolithotomie die Nierenbeckennaht nur aus dem Grunde empfohlen, um während der ersten Zeit der Vernarbung die Überschwemmung der eröffneten Wundflächen durch Urin zu verhüten. Wir müssen versuchen, das gleiche bei der Nephropyelolithotomie zu erreichen.

Nephrolithotomie. Bei dieser Methode, die nur für *Parenchymsteine* Verwendung findet, wird der Stein oft unter Nichtbeachtung der ZONDEKschen Linie aufgesucht, bald Längs-, bald Querschnitt über dem Stein gemacht, der Stein zwischen 2 Fingern gefaßt und mit dem Messer direkt zwischen den beiden Fingern auf den Stein eingeschnitten. Hierbei wird auch zugleich eine leichte Kompression ausgeübt, so daß die Blutung unter Umständen geringfügig ist. Kann man den Stein nicht mit Sicherheit fühlen, so stechen wir eine feine Nadel ein und suchen damit den Stein. Haben wir ihn gefunden, so fassen wir die Nierensubstanz wie oben zwischen 2 Fingern, schneiden die Kapsel in 1 cm Länge ein, gehen mit einem stumpfen Instrument bis auf den Stein vor, dessen Richtung durch die Nadel bestimmt ist und ziehen ihn heraus. Diese Operation kann meistens in situ ausgeführt werden, selbst bei multiplen Parenchymsteinen.

Radikale Verfahren.

I. Nephrektomie.

Wichtigster Grundsatz ist, daß eine Nephrektomie nur dann ausgeführt werden darf, *wenn die zweite Niere völlig oder wenigstens genügend funktionsfähiges Gewebe hat.* Im allgemeinen kann man sagen, daß eine Nephrektomie bei aseptischen Nierensteinen nur als ganz besondere Ausnahme in Betracht kommt, dagegen ist sie bei schwer infizierten Fällen, zumal Pyonephrose, die Operation der Wahl.

1. Indikationen für die primäre Nephrektomie. Für die primäre Nephrektomie möchte ich folgende Indikationen aufstellen:

a) Bei schweren Infektionen, akuten und chronischen, vor allem aber bei Steinpyonephrose.

b) Bei Kombination mit Tumor oder Tuberkulose.

c) Bei *hochgradigen* Steinhydronephrosen.

d) Bei multiplen Parenchym- und Kelchsteinen, sowohl aseptischen wie infizierten.

e) Bei einseitigen großen Korallensteinen, insbesondere infizierten, da sie meist doch nach kurzer Zeit zum Rezidiv führen.

f) Bei schweren Verletzungen des Parenchyms während der Operation.

g) Bei größeren Infarktbildungen während der Operation, besonders wenn schwere Infektion besteht oder hinzutritt.

Wenn ich damit der Nephrektomie ein größeres Feld einräume, so muß doch davor gewarnt werden, diese radikale Methode, wie es in neuerer Zeit empfohlen wird, vor den konservativen Operationen zu bevorzugen. Da wir wissen, daß *eine* gesunde Niere die gesamte Urinausscheidung *allein* übernehmen kann, sind wir allzu leicht geneigt, in der Nephrektomie einen Eingriff zu sehen, der dem Organismus keinen Schaden zufügt. Besonders lassen wir uns zu dieser Ansicht verleiten, weil wir jetzt so feine diagnostische Methoden zur Feststellung der Funktionsfähigkeit besitzen. Aber die Meinung derer, die glauben, daß nach Entfernung der stärker erkrankten Niere die andere Niere gesund wird, und daß aus diesem Grunde der Nephrektomie der Vorrang gebührt, wird nicht allgemein geteilt (CHUTE). Bei der Nephrolithiasis sollte, solange die Niere auch nur in geringem Maße funktionsfähig ist, stets erst die konservative Operation versucht werden.

BRAASCH und FOULDS betonen, daß man bei der Indikationsstellung, ob konservative oder radikale Operation, das *Alter* des Patienten, sowie die *Dauer* der Krankheit in Betracht ziehen soll. Bei erst kurze Zeit bestehender Nephrolithiasis solle man konservativ vorgehen, da man nicht wissen könne, ob nicht auch die andere Niere miterkrankt sei oder bald erkranken werde. Ebenso sei bei jung verheirateten Frauen die konservative Operation vorzuziehen; anders dagegen bei *lange bestehender* Nephrolithiasis. Hier ist nach BRAASCH und FOULDS die Periode der Steinbildung vorbei, und es besteht kaum mehr die Gefahr, daß die zweite Niere noch erkrankt, wenn bis dahin keinerlei Anzeichen dafür vorhanden sind.

TARDO stellt sich auf den Standpunkt, daß die Nephrektomie den Kranken absolut widerstandsfähig gegen Infektionen macht, daß die zurückbleibende Niere wieder ihren vollen Funktionswert erreicht, daß Gravidität und Nährfähigkeit völlig normal verlaufen, daß chirurgische

Eingriffe und Anaesthetica, trotzdem nur eine Niere vorhanden sei, in normaler Weise vertragen werden. Trotz alledem spricht sich TARDO auf Grund seiner eigenen Erfahrungen gegen die Bevorzugung der radikalen Methode im Gegensatz zu CIFUENTES und BRONGERSMA aus und will die Nephrektomie nur als einen außergewöhnlichen Eingriff betrachten. Er gibt allerdings zu, daß das Gebiet der Nephrektomie, abgesehen von aseptischen Nieren, gegen früher noch etwas vergrößert werden müsse, obgleich sie in seiner Sammelstatistik schon einen Prozentsatz von fast 54% ergibt! Sie soll vor allem den Fällen mit zerstörtem Parenchym, Erweiterungen infolge Nierenbecken- oder Uretersteins oder Sklerosen durch alte Steine vorbehalten bleiben, vorausgesetzt, daß die andere Niere gut funktioniert.

Viel radikaler ist BRONGERSMA, der bei einseitigen Steinen und schwerer Infektion für die Entfernung der Niere eintritt.

Manchmal sind wir, trotz unseres Entschlusses, konservativ vorzugehen, zur Nephrektomie gezwungen, wenn schon während der Operation das Parenchym in größerem Ausmaße einreißt, oder Infarktbildung durch Zerreißung oder Durchschneidung anormaler Polarterien hinzutritt. GARRÈ mußte in einem solchen Fall die Niere entfernen, und auch ich war zweimal dazu gezwungen.

Der Ansicht von WILDBOLZ, daß die Nephrektomie bei infizierter Steinniere viel weniger gefährlich ist als die konservativen Operationsmethoden, wird nicht von allen zugestimmt. So macht LEGUEU darauf aufmerksam, daß häufig bei den schwer infizierten Fällen starke Verwachsungen mit dem Peritoneum, den Darmabschnitten und den großen Gefäßen vorhanden sind, die die Operation außerordentlich schwierig gestalten können.

BRAASCH und FOULDS empfehlen die Nephrektomie auch bei doppelseitiger Nephrolithiasis und großen Korallensteinen der einen Seite, auch dann, wenn sie nicht infiziert sind.

2. Indikationen bei sekundärer Nephrektomie. Sie ist indiziert bei Nachblutungen nach konservativen Operationen, ferner bei Dauerfistelbildung und bei Rezidiven. Die Zahl der Fälle, in denen *Nachblutungen* nach konservativen Eingriffen einsetzen, ist, wie wir gesehen haben, gar nicht so gering. LEGUEU hat in nicht weniger als 16 Fällen nephrektomieren müssen. Wie groß die Zahl der Nephrektomien bei Dauerfistelbildung ist, ist aus den Statistiken von TARDO und CIFUENTES zu entnehmen. Es ist jedoch zu hoffen, daß sie bei der jetzigen Operationstechnik immer mehr abnehmen wird.

Technik der Nephrektomie. Die Nephrektomie bei Steinen stellt in betreff der Technik mitunter die größten Anforderungen an den Operateur. Diese ist keine andere als bei jeder anderen Nephrektomie, besonders der bei Pyonephrose, und es sei deshalb auf dieses Kapitel verwiesen. Bemerkt sei nur, daß FEDOROFF wie viele andere bei Entfernung der Steinnieren, wenn sie beweglich sind, *extrakapsulär*, wenn sie durch Verwachsungen fixiert sind, *subkapsulär* vorgeht. Bei infizierten Fällen muß der transperitoneale Schnitt möglichst vermieden werden, ebenso der paraperitoneale. War aus irgendwelchem Grunde dieser Weg nicht zu umgehen, so muß *lumbal* drainiert werden.

Die *sekundäre* Nephrektomie bei Dauerfistel führt man in der Weise aus, daß man den Fistelkanal verschließt, damit das Operationsfeld nicht infiziert wird, und dann die Niere mit dem verschlossenen Fistelkanal zusammen entfernt.

Blutungen nach Nephrektomie. Die Komplikationen, die bei Nephrektomie wegen Nephrolithiasis eintreten können, sind dieselben wie bei anderen Nephrektomien. Deshalb sei auch hierbei auf die betreffenden Kapitel verwiesen.

II. Partielle Nephrektomie oder Resektion der Niere.

Diese Operation, die in der allerersten Zeit der Nierenchirurgie angewandt, dann aber wieder vollkommen aufgegeben wurde, ist von LEGUEU für gewisse Fälle empfohlen worden.

Indikationen. Die partielle Nephrektomie wird vor allem in Betracht kommen in den Fällen 1. von *angeborener oder erworbener Solitärniere,* wenn sich in einem Pol der Niere ein circumscripter Steinherd findet, ein Parenchymstein, ein Kelchstein, eine partielle Hydronephrose mit mehr oder weniger zerstörtem Parenchym, eine mit Steinen gefüllte, abgeschlossene Eiterhöhle, die wegen Zerstörung des Parenchyms zu erhalten keinen Zweck hätte, sondern nur schädlich wäre.

2. *Bei Doppelnieren,* insbesondere bei getrennten Nierenbecken, bei dem die eine Hälfte zugleich hydro- oder pyonephrotisch entartet ist;

3. bei *doppelseitigen Steinen,* wenn in der einen Niere ein Pol erkrankt ist oder ein circumscripter Herd mit Steinen und Eiterung vorhanden ist;

4. bei *partieller Hydronephrose* mit Steinen;

5. bei *schlechter* Funktion der zweiten Niere.

Über solche Fälle ist in letzter Zeit des öfteren berichtet worben. Außer LEGUEU erwähnen ANDRÉ, YOUNG [1], RICHTER und ZIMMERMANN [2], MAYO JUDD [3], RUBRITIUS [4] und MURSSELL [5] derartige Operationen.

MURSSELL hat sogar bei doppelseitiger Nephrolithiasis auf *beiden* Seiten mit Erfolg reseziert. Durch experimentelle Untersuchungen von PETERS [6] ist festgestellt, daß der Organismus nur $^2/_3$ einer Niere braucht, um sich lebensfähig zu erhalten. Er empfiehlt aber bei doppelseitiger Nephrolithiasis, die Operation zweizeitig vorzunehmen.

Operationen bei selteneren Nierensteinerkrankungen.

Steinerkrankung der 2. Niere nach Nephrektomie und ihre Operation. Derartige Fälle kommen nicht häufig vor. TARDO hat in seiner Sammelstatistik nur 8 Fälle zusammengestellt = 1,8%, CIFUENTES 6 Fälle = 2,34%, BRAASCH und FOULDS fanden sie in 2,75% der Fälle. Mitunter zeigt sich diese Nephrolithiasis in der zweiten Niere erst recht spät, sogar noch nach 13 Jahren, wenn die Steinbildungsperiode nach BRAASCH und FOULDS schon vorüber sein müßte.

TARDO weist darauf hin, daß in seinen 8 Fällen die Steine sich meist in verhältnismäßig kurzem Intervall gebildet haben; ein Jahr sei für eine Steinbildung eine sehr kurze Zeit. Er ist deshalb anzunehmen geneigt, daß beim Fehlen der Infektion, die die Steinbildung wesentlich begünstigt, es sich von vornherein um doppelseitige Nephrolithiasis gehandelt hat, die vorher auf dem Röntgenbild nicht konstatiert worden war oder konstatiert werden konnte.

---

[1] YOUNG, H.: Resection of the kidney in nephrolithiasis. Surg., gynecol. a. obstetr. Vol. 38, p. 107. 1924.

[2] RICHTER a. ZIMMERMANN: Partial resection of the kidney. Surg., gynecol. a. obstetr. 1925. Zeitschr. f. Urol. Bd. 20, S. 157. 1926.

[3] JUDD: Partial resection of the kidney. Ann. of surg. Vol. 82, p. 458. 1925.

[4] RUBRITIUS: Der Zusammenhang von Infektion und Funktion im Bereiche des Urogenitalsystems. Wien. klin. Wochenschr. 1925. S. 37.

[5] MURSSELL: An unusual case of bilateral renal calculus. Brit. med. journ. 1924. Nr. 3317. p. 146. Zeitschr. f. urol. Chirurg. Bd. 19, S. 113.

[6] PETERS, W.: Zur Resektion der Niere. Bruns' Beitr. z. klin. Chirurg. Bd. 129, S. 716. 1923.

BRAASCH und FOULDS wollen in dem verhältnismäßig geringen Prozentsatz von Steinbildung in der zweiten Niere nach Nephrektomie einen Beweis dafür sehen, daß ein anatomischer Faktor in der kranken Niere wirksam ist, der nach Entfernung der Niere wegfällt.

Operation bei Solitärniere. Bei angeborener oder erworbener Solitärniere muß man einen Nierenstein so frühzeitig als möglich entfernen, damit die Niere nicht etwa durch eine Infektion oder durch Zerstörung des Parenchyms geschädigt wird. Als Operation der Wahl kommt hierfür vor allem die Pyelolithotomie in Betracht; aber auch die Nephropyelolithotomie wird gut vertragen. Es sind Fälle bekannt (ISRAEL), in denen an ein- und derselben Solitärniere dreimal Nephrolithotomie gemacht worden ist. Wir müssen ganz besonders Vorsicht bei der Operation üben und uns auf den möglichst geringsten Einschnitt beschränken.

FEDOROFF hat in zwei Fällen „Nephrolithotomie" gemacht. Wenn bei Solitärnieren mehrfache Operationen in gewissen Zeitabschnitten notwendig sind, wird man bei den folgenden späteren Eingriffen gewöhnlich „Nephrolithotomie" in situ wählen müssen, weil durch die Pyelolithotomie bei vorgelagerter Niere zu starke Verwachsungen mit der Umgebung entstehen.

Operation bei anderen Nierenanomalien. 1. Bei Hufeisennieren ist die Pyelolithotomie zu bevorzugen, und zwar die Pyelolithotomia *anterior*. Der Nierenstiel ist kurz, die Operation kann auf große Schwierigkeiten stoßen. LEGUEU fand sie in seinem Fall sehr einfach, und ich kann dies für einen eignen Fall bestätigen[1]).

Die Zahl der Nierensteinoperationen bei Hufeisenniere ist verhältnismäßig groß. Es ist dies nicht verwunderlich, da ja anormale Nieren ganz besonders zur Erkrankung, vor allem zur Steinbildung, neigen. TARDO berichtet über 3 Fälle von Hufeisennieren mit Stein. In einem Falle trat der Tod durch Septicämie ein, die beiden anderen wurden geheilt. Im allgemeinen ist der lumbale Weg zu wählen, der transperitoneale ist, wenn irgend möglich, bei Infektion zu vermeiden.

2. Über das Vorgehen bei Doppelnieren und Steinbildung habe ich bereits oben berichtet (siehe Resektion).

3. Bei dystopen, besonders bei Beckennieren, kommt auch meist die Pyelolithotomia *anterior* in Betracht. Oft wird man in diesen Fällen nur den transperitonealen Weg nehmen können.

Operation bei gleichzeitigem Nieren- und Ureterstein. TARDO berichtet über 12 derartige Operationen.

Welcher Stein soll zuerst entfernt werden? Auch hier gehen die Ansichten auseinander — einige Operateure wollen zuerst die *Niere* vom Fremdkörper befreien, andere zuerst den *Ureter*. Da der Ureterstein für die Niere eine viel größere Gefahr als der Nierenstein bedeutet, ist es zweckmäßig, den ersten Eingriff am Ureter vorzunehmen. Die Resultate dieser Operation sind meistens gute. Wenn bei einem Ureterstein der Urin infiziert und das Parenchym bereits zerstört ist, was aus der stark herabgesetzten Funktion zu schließen ist, so ist zu nephrektomieren.

Ein- oder zweizeitiges Vorgehen. Es besteht ein großer Unterschied, ob der Ureterstein lumbal oder tief unten sitzt. GRÉGOIRE[2]) tritt dafür ein, zuerst die Niere und in einer zweiten Operation erst den Ureterstein zu operieren. MARION und LEGUEU treten ihm scharf entgegen und empfehlen dieses Vorgehen nach GRÉGOIRE nur bei jungen, schlanken Personen mit relativ leicht beweglichen Nieren, im übrigen aber zunächst den Ureterstein anzugreifen und

---

[1]) Boss, WILLIAM: Zur Diagnose der Hufeisenniere. Zeitschr. f. urol. Chirurg. Bd. 19. S. 15. 1926 und die Hufeisenniere im Röntgenbilde. Beitr. zur klin. Chirurg. Bd. 139, S. 80. 1927.
[2]) GRÉGOIRE: Calculs simultanés du rein et de l'urétère. Journ. d'urol. Tom. 19, p. 355. 1925.

bei leichter Extraktionsmöglichkeit noch in derselben Sitzung an die Niere heranzugehen, und zwar von einem zweiten Schnitt aus.

Wenn man sich zur Nephrektomie entschlossen hat, ist die Entfernung des Uretersteins nicht immer erforderlich. MARION empfiehlt das letztere Verfahren; auch ich gehe in gleicher Weise vor.

Über Nierensteine der einen Seite und Uretersteine der zweiten Seite siehe bei doppelseitiger Nephrolithiasis.

Operation bei gleichzeitiger Steinbildung in Niere und Blase. TARDO führt in seiner Sammelstatistik 15 derartige Fälle an. Ein Teil der Operateure hat zuerst die Nierensteine operiert, der andere zuerst die Blasensteine; nur einer hat in einer Sitzung sowohl Nephropyelolithotomie wie Sectio alta gemacht.

MARION will zuerst den Nierenstein entfernt sehen, weil derselbe größeren Schaden anrichtet als ein Blasenstein, und weil bei multiplen Steinen noch während der Operation Steine in den Ureter wandern können, wodurch eine neue Operation notwendig würde.

Operation bei Tuberkulose und Nierensteinen. Findet sich Tuberkulose und Stein in *derselben* Niere, so kommt, wie bei der Tuberkulose allein, nur die Nephrektomie in Frage, wenn die andere Niere genügend funktionstüchtig ist.

Handelt es sich um eine Tuberkulose der einen Niere und Nieren- oder Ureterstein der anderen Seite, so muß man individuell vorgehen. WILDBOLZ sieht einen solchen Fall als strikte Indikation zur Entfernung des Steins an, selbst wenn derselbe nicht die geringsten Beschwerden macht; denn ein Nierenstein prädisponiert zur Infektion, und eine tuberkulöse Infektion ist durch den Stein leicht möglich.

TARDO berichtet über 9 Fälle von Nephropyelolithotomie bei Tuberkulose der zweiten Niere mit einem Todesfall.

Besteht infolge der Größe des Steins keine Gefahr einer nach der Operation auftretenden Anurie, so ist es vorteilhaft, zuerst die tuberkulöse Niere zu operieren.

Operation bei malignem Tumor mit Nierenstein derselben Seite. Hierbei ist die Operationsmethode klar vorgezeichnet. Der Gedanke, den Tumor zu resezieren und den Stein durch Pyelo- oder Nephropyelolithotomie zu entfernen, ist abzuweisen. Eine derartige Operation kommt nur bei erworbener oder angeborener Solitärniere in Frage. Auch bei *gutartigem* Tumor ist diese Methode anwendbar. Ich denke hier an einen Fall, wie ihn VIANNEY[1]) veröffentlicht hat, einen Polypen neben einem Stein.

Bei malignem Tumor der einen Niere und Stein der *anderen* Seite wird man zuerst den Stein entfernen und dann erst die Nephrektomie an der zweiten Seite vornehmen, sonst kann man nach der Nephrektomie durch eine Anurie überrascht werden.

Nephrolithiasis und Gravidität. Wir müssen unterscheiden zwischen Nephrolithiasis *während* der Gravidität und der Gravidität *nach* Nephrektomie wegen Nephrolithiasis.

a) Nephrolithiasis während der Gravidität. Nierensteine, mit Gravidität verbunden, finden sich nicht sehr häufig. Die Nierensteine erfordern, gleichgültig, ob sie aseptisch oder infiziert sind, schon vor der Heirat eine Behandlung, da die durch die Gravidität erhöhte Nierentätigkeit ein Wachsen der Steine begünstigt.

Indikationen für operatives Vorgehen. Sind die Steine im Latenzstadium, demnach die Symptome nicht schwer, so solle man möglichst erst *nach der*

---

[1]) VIANNAY: Polype du bassinet coincidant avec un calcul. Journ. d'urol. Tom. 17, p. 322. 1924. Zeitschr. f. urol. Chirurg. Bd. 16, S. 222. 1924.

Geburt an die Operation herangehen. Bei ernsten Symptomen ist die Operation bis zum 6. Monat der Gravidität für Mutter und Kind ohne Nachteil, wenn sie nicht aus anderen Gründen kontraindiziert ist. Falls Nephrektomie notwendig ist, muß ein *gutes* Funktionieren der anderen Niere sichergestellt sein.

Bei angeborener oder erworbener Solitärniere ist die Einleitung eines Abortes erforderlich, besonders dann, wenn der Reststickstoff wesentlich erhöht ist.

Nach dem 6. Monat der Gravidität ist es besser, *nicht* zu operieren, weil die Gefahr einer Frühgeburt besteht.

In jedem Fall von Nephrolithiasis während der Gravidität ist die Gefahr der Operation selbst in Rechnung zu ziehen, anderseits aber der günstige Einfluß einer erfolgreichen Operation und die schlechte Wirkung der Toxämie und Eiterbildung auf den Fetus, weiterhin die Gefahren einer Einschnürung des graviden Uterus durch Bildung von Adhäsionen, die eine spätere Entbindung sehr erschweren können [HEINECK [1])].

Über die *Art* des operativen Eingriffs entscheidet die Schwere der Symptome, die Natur und Art der Steine und die Größe der Parenchymschädigungen, sowie der Allgemeinzustand der Kranken.

Nach HEINECK ist bei *doppelseitiger* Nephrolithiasis meistens ein operativer Eingriff notwendig, besonders bei multiplen Steinen oder gar bei Anuria calculosa. Bei Korallensteinen kommt wegen der vorgeschrittenen Zerstörung des Parenchyms nur Nephrektomie in Frage.

Anderer Ansicht als HEINECK sind LEGUEU und ESCAT, die bei einer graviden Frau, wenn keine große Gefahr vorliegt, keinen Eingriff vorgenommen sehen wollen.

Bei infizierten Steinen mit akuter Retention will ESCAT den Ureteren-Dauerkatheter verwenden, nur wenn dies nicht ausreicht, eine konservative oder Radikaloperation.

MARION unterscheidet gravide Frauen mit Nierensteinen ohne Störungen und mit Steinen, die große Beschwerden machen. Bei letzteren ist stets ein Eingriff notwendig, bei ersteren will er im Beginn der Schwangerschaft eingreifen, um späteren infektiösen Koliken vorzubeugen, da die Operation um diese Zeit einfach ist und keine Gefahr bietet. Bei Gravidität über den 6. Monat hinaus will er abwarten.

KÜMMELL hat bei 6 Frauen mit Pyonephrose und Nephrolithiasis nephrektomiert, und diese machten 7 normale Geburten durch. Er empfiehlt in diesen Fällen die größte Zurückhaltung in der Unterbrechung der Schwangerschaft. Im gleichen Sinne sprechen sich STOECKEL, HEINEMANN, WIEGELS, CALMANN und SCHMIDT aus.

HEINECK hat 29 Fälle von Nierensteinen *während* der Gravidität zusammengestellt. In diesen 29 Fällen wurden 14 Operationen — 3 mal Nephrektomie, 10mal Pyelolithotomie oder Nephropyelolithotomie und 1mal Ureterotomie — gemacht. Von den 3 Nephrektomierten war die erste im 2., die zweite im 2½., die dritte im 4. Monat der Gravidität. Bei der letzteren trat Abort ein. In den pyelo- und nephropyelolithotomierten Fällen erfolgte stets eine normale Geburt: die Operation wurde im 2.—7. Monat vorgenommen.

Daß etwa durch eine Nephrektomie während der Gravidität, wenn die zweiten Niere erkrankt ist, eine Eklampsie beschleunigt wird (SCHMIDT), hat HEINECK nicht bestätigt gefunden.

b) **Gravidität nach Nephrektomie wegen Nephrolithiasis.** Die Gravidität scheint nach den bisherigen Erfahrungen durch vorherige Nephrektomie kaum beeinflußt zu werden. Ist die Geburt schwierig, so hat sie meistens

---

[1]) HEINECK: Nephrolithiasis as a complication of pregnancy. New Orleans med. a. surg. journ. Vol. 76, p. 409. 1924. Zentralbl. f. urol. Chirurg. Bd. 16, S. 223.

andere Ursachen. Man kann daraus den Schluß ziehen, daß eine infolge Nephrolithiasis nephrektomierte Frau ohne weiteres heiraten und gravid werden kann, vorausgesetzt, daß sie im übrigen ganz gesund ist. Eine Unterbrechung der Schwangerschaft kommt in der Regel nicht in Frage. Auch der normale Ablauf der Gravidität, des Partus und des Puerperiums, auch die Entwicklung des Fetus, scheinen nicht im geringsten zu leiden (Heineck). Selbstverständlich ist eine ständige Bewachung einer nephrektomierten Frau notwendig.

Heineck stellte 30 Fälle von Gravidität *nach* Nephrektomie wegen Nephrolithiasis zusammen. Von diesen 30 Frauen wurden 32 Kinder geboren. In 3 Fällen trat die Gravidität nach einem Jahr, einmal nach 2 Jahren, einmal nach 3 Jahren auf. In 2 Fällen war auch die zweite Niere erkrankt, und eine dieser beiden Frauen hatte nach der Operation noch 3 Kinder, starb aber später an Harnkomplikationen.

Palliative Verfahren.

1. Die Pyelostomie bei Stein ist eine Operation, der wir die Berechtigung versagen müssen. Sie wird auch nur sehr selten ausgeführt werden können, da die Fälle, in denen nur eine Fistelbildung in Frage kommt, nur den kleinstmöglichen Eingriff dulden, die Niere meist so stark verändert ist, daß das Nierenbecken fest in Verwachsungen eingebettet liegt. Sie hat auch den Nachteil, daß die Fistelbildung in einem Winkel erfolgen würde; der Urin müßte sich vom Becken aus *neben* der Niere den Weg bahnen.

2. Die Nephrostomie, oder richtiger genannt die **Nephropyelostomie** — denn wir legen nicht eine Nierenfistel, sondern durch das meist zerstörte Nierengewebe eine Nieren*becken*fistel an —, in früherer Zeit recht häufig ausgeführt, ist jetzt nur noch eine seltene Operation, wenn auch manche Autoren geneigt sind, sie in neuester Zeit wieder in dem Sinne zu verwenden, daß sie als Voroperation zur Nephrektomie der Niere Zeit gibt, sich zu erholen [zweizeitige Nephrektomie, Rubritius [1])]. Sie kommt dann in Betracht, wenn das Nierengewebe bei fast völliger Verlegung des Ureters beiderseits oder bei angeborener oder erworbener Solitärniere so zerstört ist oder gleichzeitig so hohe Fiebertemperaturen bestehen, daß der Organismus einen größeren operativen Eingriff nicht mehr aushalten würde.

Das Indikationsgebiet der Nephropyelostomie bei Steinen ist ein sehr beschränktes:

a) Bei doppelseitiger Steinpyonephrose mit Retention oder häufigen kolikartigen oder Dauerschmerzen, bei der an einen größeren Eingriff wegen Insuffizienz der Niere nicht mehr gedacht werden kann.

b) Bei angeborener oder erworbener pyonephrotischer Solitärniere.

c) Bei akuter septischer Pyelonephritis mit miliaren Abscessen, Schüttelfrösten und schlechter Funktion der zweiten Niere.

d) Bei doppelseitigen multiplen infizierten Steinen mit ungenügender Nierenfunktion.

In diesen Fällen kann es nach Anlegung einer Fistel zu einer wesentlichen Besserung der Nierenfunktion und des Allgemeinbefindens kommen.

Hierzu kommt noch die Indikation bei einzelnen Fällen als *Voroperation* der zweizeitigen Nephrektomie.

Rubritius beschreibt einen Fall von doppelseitiger Steinpyonephrose, der in urämischem Zustand eingeliefert wurde. Er führte doppelseitige Nephropyelostomie aus. Die Funktion besserte sich darauf so, daß auf der einen Seite der pyonephrotische Anteil einer Doppel-

---

[1]) Rubritius: Zur Operation tiefsitzender Uretersteine. Zeitschr. f. urol. Chirurg. Bd. 17, S. 244. 1925.

niere reseziert und einige Wochen später die Nephrektomie der anderen pyonephrotisch veränderten Niere vorgenommen werden konnte. Pat. wurde geheilt.

RUBRITIUS plädiert sehr warm für die *zweizeitige Nephrektomie*. Die Nephropyelostomie beeinflusse durch einen schnellen Abfluß des Eiters nach außen die Funktion der zweiten Niere so günstig, daß man später an die Nephrektomie herangehen kann.

Die Resultate der Nephropyelostomie waren immer sehr schlechte und sind es auch jetzt. Ihr Bereich sind ja auch nur die ganz desolaten Fälle.

RAFIN (1911) stellt in seiner Statistik 127 Nephropyelostomien bei Steinen mit 27 Todesfällen = 20% Mortalität zusammen (KÜMMELL, ZUCKERKANDL, BRONGERSMA, NICOLICH, LEGUEU, RAFIN).

ISRAEL sah bei Steinen:

bis 1900 bei   11 Nephropyelotomien 4 Todesfälle = 36,3% Mortalität.
von 1900 an bei 43   „   8   „   = 18,6 „   „

In 15 dieser Fälle handelte es sich um doppelseitig infizierte Nephrolithiasis = 28,3%. Die Todesursache waren: 1 Urämie, 4 Chok, 3 langsam zunehmende Herzschwäche, 2 metastatische Pyämie und puriforme Thrombosen beider Femoralvenen, eine postoperative Magendarmatonie, eine Bronchopneumonie.

Die Nephropyelostomie soll daher nur dann ausgeführt werden, wenn keine Möglichkeit einer anderen Nierenoperation besteht. Wenn irgend angängig, soll in diesen Fällen bei genügender Funktion der einen Niere die Nephrektomie ausgeführt werden. ISRAEL sagt: „Eine Mortalität der Nephrektomie von 6,8% gegen. 20% der Nephrostomie spricht eine deutliche Sprache."

IIIb. Operationen bei Uretersteinen.

Wie wir im Kapitel der endovesicoureteralen Therapie gesehen haben, stimmen auch auf dem Gebiet der Uretersteinerkrankungen die Autoren nicht überein und zwar hinsichtlich der Art, in der Uretersteine am besten zu entfernen sind, besonders der Steine im untersten Abschnitt. Teils herrscht die Ansicht vor, daß der endovesicoureterale Weg der beste ist, teils wird er abgelehnt, weil die nicht zu seltenen vergeblichen Versuche zuviel Zeit kosten, und die sofortige blutige Operation empfohlen.

Es besteht kein Zweifel, daß ein Stein im Ureter viel gefährlicher ist als ein Stein in der Niere oder im Nierenbecken, ganz besonders wenn er, ohne eine Kolik hervorzurufen oder Schmerzen zu verursachen, im Ureter liegen bleibt. Dadurch entsteht eine Prädisposition zur Infektion der Niere, zur Retention und damit zur Atrophie des Parenchyms.

Wie lange die endovesicoureteralen Maßnahmen gerechtfertigt sind, wird von dem individuellen Standpunkt des Untersuchers abhängen. Es spielen hier eine ganze Anzahl von Erwägungen eine entscheidende Rolle.

KIDD[1] will diese Wartezeit, wenn keinerlei Erscheinungen auftreten, bis auf 2 Jahre verlängern. Selbstverständlich ist bei allen sicher festgestellten Uretersteinen eine dauernde ärztliche Beobachtung notwendig, um den richtigen Zeitpunkt zum Eingriff nicht zu verpassen. Sollte z. B. eine Infektion hinzukommen, die sich nicht etwa nur in Fieber und Temperatursteigerungen zu äußern braucht, oder sollte sich trotz freier Passage neben dem Stein die Funktion der darüberliegenden Niere verschlechtern oder eine Retention einsetzen — bei freier Passage durch Pyelographie feststellbar —, so ist möglichst sofort operativ einzugreifen.

---

[1] KIDD FRANK: The treatment of calculi impacted in the pelvic portion of the ureter. Brit. med. journ. 1920. Nr. 3109. Zeitschr. f. d. ges. Chirurg. Bd. 10, S. 364; ferner Lancet, April 7. 1913.

Allgemeine Indikationen zur blutigen Operation bei Uretersteinen. Wir müssen hier unterscheiden zwischen *wandernden* und *festsitzenden* Steinen, *aseptischen* und *infizierten, hochsitzenden* und solchen im *pelvinen* Abschnitt, *einseitigen und doppelseitigen* Steinen.

Die wichtigste Indikation zur blutigen Operation gibt die *Anurie,* mag sie durch doppelseitige Uretersteine oder durch einseitigen Stein mit Reflexanurie der zweiten Niere hervorgerufen sein. Gelingt es nach zweitägiger Anurie nicht, durch endoureterale Maßnahmen die Urinsekretion wieder in Gang zu bringen, so ist sofortige Operation erforderlich; ebenso wenn der Ureterenkatheterismus nicht vertragen wird und wenn der Kranke mit Fieber und Schüttelfrösten reagiert (siehe Steinanurie S. 488).

Bei *aseptischen* Steinen werden wir länger zuwarten können als bei *infizierten,* die auf wiederholten, in monatlichen Pausen anzufertigenden Röntgenbildern immer an derselben Stelle erscheinen.

Solange ein Stein *wandert,* können wir immer noch mit einer spontanen oder durch endovesicalen Eingriff bewirkten Passage rechnen. Sitzt der Stein aber 6 Monate lang an derselben Stelle fest, ohne daß er aus seiner Lage gebracht werden kann, so ist anzunehmen, daß solche Veränderungen in seiner Umgebung, meist periureteritischer Natur, vorhanden sind, daß eine Aussicht, ihn ohne blutige Operation zur Ausstoßung zu bringen, nicht mehr besteht.

In den Fällen, in denen der Urin noch neben dem Stein vorbeifließt, der Ureterenkatheter aber nicht mehr passieren kann, ist es immer noch möglich, durch die Urinuntersuchung mittels des unterhalb des Steins liegenden Ureterenkatheters die Funktion, und durch Pyelographie eine etwaige Retention, festzustellen, da oft die Kontrastflüssigkeit an dem Stein vorbei in das Nierenbecken gelangt. Allein schon die letztere Untersuchung ist nicht ohne Gefahren. Wir bringen zwar die Kontrastlösung nach oben, aber es kann vorkommen, daß sie nicht mehr zurückfließt und einen heftigen Kolikanfall auslöst. Ist dieser nicht zu beheben, so muß sofort operiert werden. Deshalb sind solche Untersuchungen nur dann gestattet, wenn keine Kontraindikation gegen einen blutigen Eingriff besteht.

Viel schwieriger liegen die Verhältnisse, wenn eine völlige Obturation eingetreten ist. In diesen Fällen ist eine Operation notwendig.

Ein wesentlicher Unterschied wird in der Beurteilung der Sachlage sein, je nachdem wir es mit *hoch-* oder *tiefsitzenden* Steinen zu tun haben. Im allgemeinen kann man sagen, daß hochsitzende Steine, die nicht mehr wandern, operativ entfernt werden müssen. Wir kommen bei ihnen nur selten mit unseren endoureteralen Eingriffen zum Ziel. Die tiefsitzenden Steine sind die Domäne der endovesicoureteralen Therapie.

Alle bisherigen Indikationen beziehen sich auf *einseitige* Uretersteine. Sind sie *doppelseitig,* so müssen wir viel früher operativ vorgehen, da die Gefahr einer Anurie sehr groß ist (siehe doppelseitige Nephrolithiasis S. 470).

Größe. Haben die Uretersteine einen größeren Durchmesser als 2 cm, so können wir annehmen, daß eine Passage nicht mehr möglich ist.

Lage. Liegen die Steine nicht axial, sondern quer zur Achse eingestellt, auch dann ist eine Passage nicht zu erwarten.

Form. Zeigt dieselbe im Röntgenbild eine glatte Oberfläche, so ist viel eher mit einer Passage zu rechnen, als wenn sie zackig und rauh ist.

Auch die *anamnestischen* Angaben sind nicht ohne Bedeutung. Wenn auf derselben Seite schon einmal Steine passiert waren, so ist mit einer Erweiterung des Ureters und vor allem der Uretermündung zu rechnen, so daß später von oben kommende Steine leichter hindurchgehen werden.

Bei *multiplen* Steinen kann es zweifelhaft sein, ob eine Operation angezeigt ist. Es sind eine ganze Reihe von Fällen bekannt, in denen es gelungen ist, mehrere Steine aus einem Ureter endoureteral zu entfernen. Ich kann deshalb auch der Indikation KRETSCHMERS, bei multiplen Steinen stets den blutigen Weg zu wählen, nicht beipflichten.

Grund zum baldigen operativen Eingriff liegt noch vor, wenn die Chromo-cystoskopie oder der Ureterenkatheterismus ergeben hat, daß die zweite Niere keinen Urin ausscheidet. Auch können uns häufige Kolikanfälle, sowie un-erträgliche Dauerschmerzen zur Operation zwingen. Steinbildung bei Anomalien des Ureters macht ebenfalls in vielen Fällen einen baldigen operativen Eingriff notwendig. Ich denke vor allem an Divertikelsteine oder Steine im Ureter fissus, wenn sich ein Stein in der Gabelung einkeilt (BRAASCH).

Kontraindikationen. Eigentliche Operationskontraindikationen gibt es nicht. Der Eingriff an sich schädigt die Nierensubstanz nicht, wenigstens nicht direkt. Wenn HAMER[1]) eine schwerkranke zweite Niere oder gar eine atrophische oder fehlende zweite Niere als Kontraindikation gegen die Ureterolithotomie an-sieht, wenn FOWLER und WATERMAN[2]) bei schlechter Nierenfunktion, bei chroni-scher Nephritis und bei Gravidität im späteren Stadium — nach dem 6. Monat — auf die Operation verzichten wollen, so kann ich dies nicht gelten lassen; denn gerade mit den Operationen soll ja der Versuch gemacht werden, die Reste der Nierensubstanz zu retten. Nur bei Gravidität im letzten Drittel werden wir die größte Zurückhaltung bewahren müssen, anderseits aber bei akuten Er-scheinungen uns schnell entschließen, damit wir das Leben der Mutter und, wenn möglich, auch des Kindes erhalten können.

Operationsmethoden bei Uretersteinen.

Wir unterscheiden auch hier *konservative* und *radikale* Verfahren.

Konservative Verfahren.

    I. Die Ureterolithotomie.

        1. Extraperitoneale Methoden:

          a) Ureterolithotomia lumbalis mit ISRAEL schem lumbo-abdominalen Schnitt.

          b) Ureterolithotomia iliacalis mit Inguinalschnitt.

          c) Ureterolithotomia pelvina mit pararectalem oder PFANNENSTIEL-schem Querschnitt oder abdominalem Medianschnitt. Hierzu kommt noch das translaterovesicale Verfahren *mit* (VÖLKER, BLUM, RUBRITIUS) und *ohne* Extraperitonisierung.

          d) Ureterolithotomia vaginalis.

          e) Ureterolithotomia sacralis.

        2. Ureterolithotomia transperitonealis.

        3. Kombination des extra- und transperitonealen Verfahrens.

        4. Ureterolithotomia transvesicalis (Cystopapillotomie), sowie zweifaches transvesicalis Verfahren (ALBARRAN).

        5. Kombination des transvesicalen mit dem extra- oder transperitonealen.

    II. Die Pyelo- oder Nephropyelolithotomie mit Verschiebung des Steins in das Nierenbecken.

Radikale Verfahren.

    I. Primäre Nephrektomie.

        1. Die Nephrektomie der zugehörigen Niere mit Zurücklassung des Steins im Ureter.

---

[1]) HAMER: Some probleme of the lower ureter. Journ. of urol. Vol. 12, p. 325. 1924.
[2]) FOWLER and WATERMAN: Ureteral calculus. Surg., gynecol. a. obstetr. Vol. 35, p. 89. 1922. Zeitschr. f. urol. Chirurg. Bd. 11, S. 385.

2. Die Nephrektomie mit Ureterektomie und gleichzeitiger Entfernung des Uretersteins.

3. Die Nephrektomie mit Ureterolithotomie.

II. Sekundäre Nephrektomie.

Diese Methoden sind für *einseitige* Uretersteine geeignet. Wenn beide Ureteren Steine enthalten, gehen wir entweder getrennt vor wie bei einseitiger Lithiasis, oder wir operieren *einzeitig* und wählen die einzeitige *doppelseitige Uretero-lithotomia transvesicalis oder translaterovesicalis.*

1. Allgemeine Operationstechnik.

Jeder, der den Ureter freilegen will, muß vor allem wissen, daß derselbe der hinteren Peritonealwand fest anhaftet, und daß bei Ablösung des Peritoneums von seiner Unterlage der Ureter sich zusammen mit dem Bauchfell loslöst. Deshalb muß man den Ureter am Bauchfell suchen und von dort ab-präparieren. Nur bei starken periureteritischen Verwachsungen bleibt der Ureter an seiner Unterlage haften. In diesen Fällen sei man bei der Ablösung des Peritoneums besonders vorsichtig, da es leicht einreißt.

In dem oberen Abschnitt des Ureters ist das parietale Peritoneum leicht zu-gänglich, so daß man es bei Einriß mit Peritonealklemmen fassen kann und am besten sofort vernäht; viel schwieriger ist dies im pelvinen Abschnitt, besonders im juxtavesicalen. Das Bauchfell ist hier sehr zart, reißt leicht ein und ist bei der tiefen Lage, in der man operieren muß, recht schwer zu vernähen. Es ist deshalb an dieser Stelle besondere Vorsicht notwendig.

Ist der Ureter freigelegt, so muß man nach dem Stein suchen, dessen Lage ja meist schon durch das Röntgenbild klargestellt ist.

Entleerung des gestauten Urins oder Eiters vor der Incision. Da wir besonders oft gerade bei völliger Obturation des Ureters operieren, finden wir auch häufig oberhalb des Steins eine Dilatation, manchmal von Dünndarm-dicke und noch stärker. Infolge unserer Manipulationen kann der Stein leicht aus der Lage gebracht werden. Um dies zu verhindern und das Operationsfeld bei der Eröffnung des Ureters gegen eine Überschwemmung durch den ge-stauten Urin oder Eiter zu schützen, ist es notwendig, in möglichster Nähe des Steins eine Klemme anzulegen. Ich bevorzuge hierzu eine kleine, physiologische Gefäßklemme, weil durch eine Höpfner-Klemme mit langem Stiel zuviel Operationsraum fortgenommen wird. Vor Anlegung der Klemme versuche man, den Eiter nach oben zu drücken. Ist die Erweiterung des Ureters sehr stark, so ist es empfehlenswert, ihn zu punktieren.

Wenn möglich, lege ich auch *unterhalb* des Steins eine kleine Klemme an, damit während der Manipulation der Stein nicht tiefer gleiten kann. Daß wir in jedem Falle versuchen sollen, einen kleinen Gazestreifen zur Aufsaugung des ausfließenden Urins und Eiters unter den Ureter zu legen, ist selbstverständlich. Bei starken periureteritischen Verwachsungen ist dies nicht möglich und des-halb eine exakte Abklemmung des Ureters oberhalb besonders wünschenswert.

Wenn der Ureter nicht erweitert ist, genügt es meistens, oberhalb und unter-halb des Steins einen Fadenzügel um den Ureter zu legen und ihn durch einen Assistenten nach oben ziehen zu lassen, damit der Stein nicht nach oben oder unten rückt.

Lokalisation des Steins im Ureter. Bei nicht fühlbaren Steinen orientieren wir uns vor der Incision durch den eingeführten Ureterenkatheter, *den vorher einzuführen wir,* wenn möglich, *niemals unterlassen sollten.* Ist der Ka-theter, wie es ja gar nicht so selten geschieht, an dem Stein vorbeipassiert, so müssen wir durch exakte Palpation den Stein neben dem Ureterenkatheter festzustellen suchen. Weniger vorteilhaft ist es, wenn sich der Ureterenkatheter nur bis zum Stein heranschieben läßt. Wir wählen einen möglichst dicken Katheter. Gewöhnlich leiten uns die periureteritischen Verwachsungen zum Stein, die in einem recht großen Prozentsatz der Fälle vorhanden sind. Sind sie sehr stark entwickelt, so kann der Stein dem tastenden Finger verborgen bleiben. Wir inzidieren dann den Ureter oberhalb mittels kleinen Schnitts, und durch eingeführte Metallsonde finden wir den Stein.

Ablösung des Ureters aus seiner Umgebung. Wenn der Stein genau lokalisiert ist, wird der Ureter wenige Zentimeter von seiner Unterlage losgelöst, aber nur so weit, daß er fest gefaßt werden kann. Vor der Freilegung in zu großer Ausdehnung ist zu warnen, auch sind die anliegenden Gefäße möglichst zu schonen. ISRAEL ist der Ansicht, daß eine Ablösung auch auf größere Strecken nichts schadet, wenn nur die Adventitia nicht beschädigt wird.

Fixierung des Steins vor der Incision. Diese ist sehr zu empfehlen; es kann trotz aller obengenannten Vorsichtsmaßregeln passieren, daß der Stein sich weiter nach unten bewegt, wenn wir nicht unterhalb des Steins eine Klemme angelegt haben. Bei ganz tiefsitzenden Steinen ist aber das Anlegen einer Klemme nur in wenigen Fällen möglich.

Wahl der Incisionsstelle. Die Incision kann gemacht werden *auf* dem Stein und *oberhalb* des Steins. ALBARRAN schlägt letzteres vor, und zwar möglichst nahe dem Stein. Liegt derselbe in einem Divertikel, müssen wir *auf* den Stein einschneiden. Eine Incision im Gebiete der periureteritischen Veränderungen kann leicht die Heilung stören und zur Fistelbildung führen.

Die Methode der Incision oberhalb des Steins, wie ALBARRAN sie vorzieht, hat den Nachteil, die Extraktion zu erschweren, ferner etwaige Veränderungen unterhalb des Steins zu übersehen, so daß hier unter Umständen eine zweite Incision notwendig werden kann.

In aseptischen Fällen beginnt man mit der Incision am oberen Ende des Steins. ALBARRAN betrachtet es als einen Fehler, wenn man den unvermutet tiefsitzenden Stein mit den Fingern nach oben verschiebt. ISRAEL empfiehlt dies direkt als Methode. Sie wird auch in den Fällen, in denen eine Dilatation oberhalb vorhanden ist, verhältnismäßig leicht gelingen.

Art der Incision. Dieselbe soll stets in der *Längs*richtung des Ureters erfolgen. Die Länge soll nach ALBARRAN dem Querdurchmesser des Steins entsprechen und so groß sein, daß man ihn bequem ohne jede Verletzung der Wandung entfernen kann. Eine etwas längere Incision schadet weniger als eine kurze, bei der es zu Quetschungen und Zerreißungen der Ureterwand kommt. Durch diese wird bei der Enge des Rohres das Entstehen einer Striktur begünstigt.

Ist der Stein mit dem Ureter zwischen Daumen und Zeigefinger gefaßt, so springt er zuweilen von selbst heraus oder er kann herausgedrückt werden. Ist er aber fest mit der Wandung verwachsen, so muß er mit einem Löffel, mit Zange oder Elevatorium herausgehebelt werden. Die Extraktion muß recht vorsichtig geschehen, damit die Steine nicht zerbrechen. Sekundäre Phosphatsteine sind besonders brüchig.

Bevor die Operation weitergeführt wird, müssen wir durch genauen Vergleich feststellen, ob der herausgenommene Stein dem Röntgenbild entspricht, oder ob es sich um einen zweiten, auf dem Bilde nicht sichtbaren oder übersehenen Stein handelt. Bei facettierten Steinen kann man annehmen, daß noch ein anderer vorhanden ist. Auch nach etwaigen Bruchstellen muß man suchen.

Die Naht des Ureters wird ebenso wie beim Nierenbecken in jedem Falle, in dem sie *leicht* auszuführen ist, mit feinsten Catgutnähten angelegt. Sie hat den Vorteil, wenigstens für die ersten 5—8 Tage, das Wundgebiet vor der Infektion durch den austretenden Urin zu schützen.

Wir nähen am besten mit Catgut, entweder fortlaufend oder durch Knopfnaht. Nur KÜMMELL und PAUL WAGNER wollen mit feinster Seide nähen.

ISRAEL empfiehlt paramuköse Catgutnähte, ganz dicht an den Schnittflächen, um eine Verengerung des Lumens zu verhindern. Zweireihig darf man nur bei stark erweitertem Ureter nähen. Man lege nicht zuviel Nähte an — ein bis zwei genügen bei kleinem Schnitt von $1^1/_2$—2 cm Länge —, und stets in Längsrichtung; nur wenn infolge periureteritischer Verwachsungen eine Verengerung vorhanden ist, kann man auch quer zu nähen versuchen, doch hält diese Quernaht schlecht.

Ich übe die Naht bei schwer infizierten Fällen ebenso wie bei aseptischen und leicht infizierten. Gerade bei schweren schützt sie das Wundgebiet für viele Tage vor der Infektion. Aber eine unbedingte *Notwendigkeit* für die Naht besteht nicht. Die meisten Ureterwunden heilen auch ohne sie, und wir werden deshalb darauf verzichten, wenn wir auf besondere Schwierigkeiten stoßen. Stets werden wir aber versuchen, zu nähen

1. wenn der Schnitt sehr lang ist,
2. bei schweren Entzündungserscheinungen,
3. bei starker Dilatation des Ureters an der Schnittstelle.

Ein besonderer Vorteil der Naht liegt eben darin, daß die Heilungsdauer abgekürzt wird, die Sekretion nur kurze Zeit anhält und nach Entfernung des Drains ganz aufhört.

JEANBREAU findet die Naht bei periureteritischen Veränderungen ganz besonders leicht. Sie wird hier nicht in den Ureter, sondern in das periureterale Gewebe gelegt.

Man näht am besten auf einem Ureterenkatheter. Erst nachdem alle Nähte angelegt sind, wird er entfernt und die Nähte geknüpft. Wenn SÉRÈS oberhalb der Incision eine *besondere* Öffnung im Ureter zur Einführung des Katheters oder der Sonde anlegen will, so erscheint mir dies überflüssig. Manche Operateure benutzen als Unterlage für die Naht den HALSTEDschen Metallhammer, wie er für die Choledochusnaht angegeben ist (JEANBREAU, SÉRÈS).

Der einzige, der die Naht prinzipiell ablehnt, ist MARION. Nach ISRAEL unterläßt man die Naht bei großer Enge des Kanals, bei sehr starrer Wand, bei eitriger und granulierender Periureteritis, aus technischen Schwierigkeiten bei dicht an der Blase liegenden Steinen.

Eine postoperative Striktur tritt bei sorgfältig angelegter, nicht zu enger Naht bei aseptischen Steinen nur äußerst selten ein, dagegen bildet sich bei schwer infizierten Ureteren in der Umgebung der Wunde reichliches Narbengewebe, das zur Striktur führen kann.

ISRAEL hat in 46 Fällen die Naht ausgeführt, und sie wurde nur in 7 der Fälle undicht = etwa 15%, und zwar im wesentlichen nur bei Steinen in der Nähe der Blase, wo die exakte Naht Schwierigkeiten machte.

Drainage. Wir unterscheiden eine *extra-* und *intra*ureterale Drainage. Unter der **extraureteralen** Drainage ist die Wunddrainage zu verstehen, bei der wir ein Drain in die *Nähe* der Ureternaht oder der Incisionsstelle legen. Die äußere Ureterolithotomiewunde primär zu vernähen, ist nicht zweckmäßig. Man setzt unter Umständen den Kranken Gefahren aus, die nicht im entferntesten im Verhältnis zu dem stehen, was man dadurch erreichen kann. Auch bei *aseptischen* Steinen ist die Drainage unerläßlich. Es genügt allerdings, ein Zigarettenoder ein kleines Gummidrain in die Nähe der Nahtstelle zu legen und im übrigen die Wunde zu verschließen. Man läßt es 48 Stunden liegen — mitunter auch noch länger —, insbesondere bei Temperatursteigerungen, um eine Phlegmone zu verhüten. Dann muß aber die Lage des Drains des öfteren geändert, das Drain gekürzt werden, damit nicht eine Arrosion der in der Nähe liegenden Gefäße eintritt. Man benutzt stets den tiefsten Punkt des Wundbereichs zum Einlegen des Drains. Bei schwerer Infektion, wenn größere Mengen Eiter in das Wundbereich gelangt sind, müssen neben das Drain noch kleine Tampons eingelegt werden.

Unter *intraureteraler* Drainage ist nicht die Drainage des Ureters durch die Wunde hindurch behufs Abflusses des Urins zu verstehen, wie wir sie bei der Pyelo- und Nephropyelolithotomie kennen gelernt haben, sondern eine Drainage *mit Ureterenkatheter,* um die Incisionsstelle, ob mit oder ohne Naht, vor dem Vorbeifließen des Urins während der ersten Tage der Verheilung zu schützen.

Diese intraureterale Drainage wurde zuerst von MARION empfohlen, der in jedem Fall von Ureterolithotomie einen Dauer-Ureterenkatheter durch Urethra und Blase bis ins Nierenbecken einlegte, und zwar für etwa 3—10 Tage. Der Ureterenkatheter ist alle zwei Tage zu wechseln; damit er sich nicht verstopft, nehmen wir einen möglichst dicken Charr. 10—13, spülen täglich mehrmals durch und benutzen ihn zugleich zu einer Nierenbeckenspülung mit Desinfizientien.

ALBARRAN hält die intraureterale Drainage bei allen infizierten Uretersteinen, gleichgültig, ob mit oder ohne Naht, für notwendig. Eine Verlegung wird dadurch verhindert und die Vernarbung begünstigt; sie beugt langwierigen Fisteln und sekundären periureteritischen Infektionen vor. Er legt einen Ureterenkatheter Charr. 12 oder 13 in der Weise ein, daß der vor der Operation eingelegte Ureterenkatheter in ihn hineingezogen wird, so daß mit Leichtigkeit Charr. 12/13 durchgezogen werden kann. Hat wegen völliger Obturation ein Ureterenkatheter vor der Operation in den Ureter nicht eingelegt werden können, so muß *während* der Operation von der Ureterincisionsstelle aus ein Ureterenkatheter eingelegt werden und dieser mittels Lithotriptor oder mit einer Cystoskopiezange aus der Blase herausgeholt und außen befestigt werden.

Bei *aseptischen* Steinen legt ALBARRAN einen Ureterenkatheter ein, um einer Verengerung des Lumens vorzubeugen und die Vernarbung zu befördern, die durch die Berührung der Nahtstelle mit Urin verhindert werden kann.

Für überflüssig erklären JOSEPH und PFLAUMER die intraureterale Drainage. KÜMMELL will die Verwendung nur bei infizierten Steinen gestatten und hierbei den Katheter 2—3 Tage liegen lassen, um ihn dann bei ungestörtem Wundverlauf zu entfernen.

Ich halte die Einlegung eines Dauer-Ureterenkatheters in den meisten Fällen für überflüssig. Ich habe auch die Überzeugung gewonnen, daß trotz der Dicke des eingelegten Ureterenkatheters das Vorbeifließen des Urins nicht verhindert wird, daß er sich außerdem so oft verlegt, daß die beabsichtigte Wirkung meist nicht erreicht wird.

Postoperative Komplikationen bei Uretersteinen. Wir beobachten:

1. *Blutungen,*
2. *Retention* (infolge Ödem des Ureters, durch Knickungen und Strikturen),
3. *allgemeine Komplikationen,* wie Ileus, Embolie,
4. *Rezidive.*

Ebenso wie bei der Pyelo- und Nephropyelolithotomie müssen wir Komplikationen *in den ersten Tagen* und *Spät*komplikationen trennen.

1. Blutungen. Sie sind außerordentlich selten bei der Ureterolithotomie und nur beobachtet nach Uretersteinoperationen im pelvinen Abschnitt, entstanden durch Druckusur eines Drains.

Born beobachtete in der Schmiedenschen Klinik 4 Wochen nach der Operation, einen Fall von Spätblutung, die sich durch kolikartige Schmerzen ankündigte und eine gewaltige Hämaturie hervorrief. Bei der Autopsie fand sich ein 4 cm langer Defekt der Arterie. Es bestand hier offenbar ein Aneurysma der Art. iliaca externa; das Drain war schon 5 Tage nach der Ureterolithotomie entfernt worden.

Die Gefäße, die hier verletzt werden können, sind die Iliacalgefäße, die Art. und Venae spermaticae und Art. und Venae uterinae. Die uterinen Gefäße sind leicht zu unterbinden.

Leichter kann es zu Blutungen auf *vaginalem* Wege kommen. In der Nähe der Gefäße arbeitet man aber hier am besten mit dem Finger und nicht mit dem Messer und faßt jedes kleinste blutende Gefäß sofort. Gelingt die Blutstillung nicht, so legt man einen Gazestreifen ein.

2. Retention. Im Gegensatz zu den Blutungen sind die Stauungen eine häufige Komplikation. Sie können auf verschiedenstem Wege zustande kommen:

a) wenn ein Stein im Ureter zurückgelassen worden ist, insbesondere direkt unterhalb der Incisionsstelle oder auch noch tiefer zwischen dieser und der Blase. Es kann sich sogar ereignen, daß trotz des zurückgebliebenen Steins in der ersten Zeit der Ureter gut funktioniert, daß kein Urin aus der Wunde austritt, daß sogar die Bauchwunde bereits verklebt ist und erst später die Stauungserscheinungen einsetzen. In diesem Falle hat sich der zurückgelassene Stein so gedreht, daß er erst nachträglich zu einer völligen Obturation Anlaß gegeben hat.

Israel macht darauf aufmerksam, daß ein sehr stark erweiterter und stark infizierter Ureter auch nach Entfernung des Steins oft noch große Eitermengen produziert; infolge der entzündlichen Veränderungen ist die Uretermuskulatur paretisch oder völlig gelähmt, und es kann so zu Stauungen mit fieberhaften Koliken kommen.

b) Durch Ödem an der Operationsstelle entstehen Retentionen, die die Symptome einer infizierten Hydronephrose hervorrufen.

c) Durch *Strikturen*. Die Striktur kann schon vorher vorhanden gewesen sein, ist aber entweder nicht angegangen oder übersehen worden. Bei direkt an die Operation sich anschließenden Stauungserscheinungen wird man am besten sofort einen Dauer-Ureterenkatheter einlegen, möglichst dick, bis Charr.12, so daß die Striktur gedehnt wird und die Fistel Zeit hat, zuzuheilen. Ist erst eine Vernarbung erfolgt, so besteht kaum mehr die Gefahr, daß die Incisionsstelle erneut aufplatzt. Strikturen des Ureters sind viel häufiger, als man früher annahm (Hunner).

Mitunter treten *postoperative Strikturen* an der Operationsstelle auf. Aus diesem Grunde ist es ratsam, Patienten mit operierten Uretersteinen nach der Operation nicht aus der Behandlung zu entlassen, sondern während der nächsten Jahre dauernd zu beobachten. Böhringer sagt mit Recht, daß, trotz einwandfreien Arbeitens und glatter Durchgängigkeit des Ureters bei der Entlassung des Kranken, keine Gewähr dafür besteht, daß sich nicht späterhin eine Striktur entwickelt und daß nicht infolge der Lösung des Ureters Lageveränderungen und Abflußbehinderungen eintreten, die das Schicksal der darüberliegenden Niere besiegeln können.

Ich empfehle, vierteljährliche Nachuntersuchungen mit dickem Ureterenkatheter vorzunehmen, am besten Charr. 10 konisch, so daß eine eventuelle Striktur damit behoben werden kann.

Urinfisteln entstehen nur, wenn Steine oder Strikturen übersehen wurden. *Dauer*fisteln sind nur selten beobachtet worden und bei den jetzt in exaktester Weise vorgenommenen Voruntersuchungen noch seltener geworden.

d) Durch *Anurie* (siehe Steinanurie S. 488).

e) Durch *periureteritische Abscesse*. Sie sind durch Einlegen eines extraureteralen Drains zu entleeren und kommen so zur Abheilung.

3. Komplikationen durch Ileus oder durch Embolie seien noch erwähnt; sie treten im Anschluß an Ureteroperationen, ebenso wie nach Operationen der Bauchhöhle auf. Daß sie bei Uretersteinen besonders häufig vorkommen, ist nicht bekannt.

4. Rezidive sind sehr selten. Legueu berichtet über 2 Fälle, die er $1^1/_2$ und 2 Jahre nach der Operation beobachtete; sonst sind echte Rezidive kaum bekannt. Wir dürfen nicht vergessen, daß primäre Uretersteine sich im Schrifttum überhaupt nur sehr wenig erwähnt finden (siehe oben!). Aus dem Nierenbecken stammende Steine vergrößern sich allerdings oft im Ureter. Meistens handelt es sich bei Rezidiven um herabgewanderte Nierensteine, demnach um Scheinrezidive. Vor allem können bei multiplen Steinen im Ureter einer oder einige übersehen werden und echte Rezidive vortäuschen, sind aber in Wirklichkeit nur liegen gebliebene Steine (Hunt).

Therapeutisch ist in den meisten Fällen durch Anlegung eines Dauerkatheters Heilung zu erzielen. Hat sich schon eine vorgeschrittene Hydro- oder Pyonephrose entwickelt, so gehe man besser an die sekundäre Nephrektomie heran.

Albarran hat es für notwendig gehalten, in jedem Fall von Ureterstein auch die Niere freizulegen. Vor der Ausbildung des Röntgenverfahrens konnte man ja nicht wissen, ob neben dem Ureter- nicht auch ein Nierenstein vorhanden ist. Diese Freilegung der Niere haben wir bei unseren vervollkommneten Untersuchungsmethoden, Ureterenkatheterismus und Pyelographie, nicht mehr notwendig.

2. Spezielle Operationstechnik.

Konservative Verfahren.

I. Die Ureterolithotomie.

Sie ist die Methode der Wahl. Alle anderen Methoden kommen nur in einer verhältnismäßig geringen Anzahl von Fällen in Betracht. Kann der Stein in das Nierenbecken verschoben werden, so kommen wir manchmal mit der Nephropyelo- oder Pyelolithotomie aus, aber nur bei lumboiliacalen Uretersteinen; bei schwer infizierten, bei denen das Parenchym der zugehörigen Niere nicht mehr funktionsfähig ist, die zweite Niere aber die Funktion übernehmen kann, werden wir statt der Ureterolithotomie die Nephrektomie mit oder ohne Ureterektomie ausführen.

1. Extraperitoneale Methode. Der extraperitonealen Methode gebührt der Vorzug vor allen anderen außer bei juxtavesicalen, intramuralen und intravesicalen Steinen. Aber auch hier werden wir noch in manchen Fällen extraperitoneal auf vaginalem, sakralem oder perinealem Wege vorgehen.

a) Ureterolithotomia lumbalis *mit* Israel*schem lumboabdominalem Schnitt*. Wir verfahren in fast derselben Weise wie bei Nierenoperationen, nur daß je nach der Lage des Uretersteins der Schnitt bald mehr nach hinten, bald mehr nach vorn eingelegt wird.

Einlegung eines Ureterenkatheters vor der Operation. Wie vor jeder Ureterenoperation führen wir auch bei dieser einen möglichst dicken Ureterenkatheter bis an den Stein ein. Sollte der Katheter daran vorbeigehen, so führen wir noch einen zweiten bis an den Stein heran.

Lagerung. Wir operieren in Beckenhochlagerung und leichter Seitenlagerung nach der gesunden Seite hin. Je tiefer der Stein liegt, desto steiler muß die Beckenhochlagerung sein, damit der Inhalt der Bauchhöhle nach der entgegengesetzten Seite fällt.

Großer oder kleiner Schnitt. Bei der genauen Lokalisation der Uretersteine, die durch unser modernes Röntgenverfahren möglich ist, genügt ein
kleiner Schnitt. Je kleiner derselbe, um so schwerer ist zwar die Operation, aber
um so geringer sind die postoperativen Veränderungen, die Narbenbildung,
Verlagerung des Ureters usw.

Man eröffnet die Rectusscheide quer und zieht den Muskel, am besten ohne
ihn zu durchschneiden, mit Haken nach median hin, durchtrennt jetzt die Fascia
transversa *quer* mit großer Vorsicht, um das Peritoneum nicht zu verletzen.
Auf diese Weise erhält man ein ausgezeichnetes Operationsfeld, selbst für ganz
tiefsitzende Steine. Nunmehr schiebt man das Peritoneum von der Fascie nach
median und aufwärts ab, am besten mit der Hand. Orientierungspunkt bleibt
die Kreuzungsstelle der Art. iliaca mit dem Ureter. Von hier zieht letzterer
in der Richtung von außen oben nach innen unten. Da der Ureter am Peritoneum
durch stärkere Bindegewebsfasern befestigt ist, findet man ihn auch dort
meistens festhaften; bei stärkeren periureteritischen Verwachsungen liegt er
dem Psoas auf.

Ein besonderer Vorzug des Israelschen Schnittes ist, daß er, wenn anfangs nur Teilschnitt gemacht ist, jederzeit so verlängert werden kann, daß
der gesamte Ureter mit der Niere in einem Schnitt freiliegt. Anderseits hat er
aber den großen Nachteil, daß dann das Wundgebiet sehr groß wird, bei infizierten Steinen auch leicht infiziert werden kann, die Wundheilung sich sehr
lange hinzieht und außerdem noch große Bauchbrüche entstehen können.
Bei sehr fettreichem Abdomen ist es bei dem Israelschen Schnitt mitunter
außerordentlich schwer, das Operationsfeld übersichtlich zu gestalten, trotz
der Beckenhoch- und Seitenlagerung. Wir werden ihn, wenn uns ein anderer
Weg zu Gebote steht, bei infizierten Steinen und sehr dicken Patienten zu vermeiden suchen.

Ein besonders warmer Verteidiger des Israelschen Schnittes, selbst für ganz
tiefsitzende Steine, war Zuckerkandl und ist dessen Schüler Schwarzwald.
Schwarzwald[1]) berichtet, daß Zuckerkandl in mehr als 80 Fällen von
Uretersteinoperationen so vorgegangen ist und er selbst in 24 Fällen, und
stets sei es gelungen, den Stein aus dem untersten Ureterabschnitt auf diesem
Wege zu entfernen. Ein Schluß der Ureterfistel ist immer innerhalb drei Wochen
erreicht worden, mitunter sei auch nicht ein Tropfen Urin durchgekommen.

b) Ureterolithotomia iliacalis. Bei Steinen im iliacalen oder oberen
pelvinen Abschnitt genügt ein *Teilschnitt,* ohne die Niere selbst freizulegen. Bei
pelvinen Steinen muß die Incision bis in die Mittellinie hinein und bis an die
Symphyse herab verlängert werden. Der kleine Inguinalschnitt wurde zum
ersten Male von v. Mikulicz gemacht; Kidd und Charles J. Mayo empfehlen
ihn auf das wärmste.

Als besondere Gefahr bei kleinem Schnitt wird die Verwechslung des Ureters
mit dem Dünndarm oder den iliacalen Gefäßen angesehen. Aber bei einiger
Vorsicht ist diese Gefahr zu vermeiden. Derartige Irrtümer sind bei Gefäßen
kaum möglich, denn stets wird man den Schnitt so groß machen, daß man
beide Iliacalgefäße sieht, und dann fühlt man die Pulsation. Verwechslungen
mit dem Dünndarm können nur bei sehr stark dilatiertem Ureter entstehen,
und hier wird man durch Punktion mit feinster Nadel — im Notfall auch bei
Gefäßen vorzunehmen — einen Irrtum ausschalten können.

Für alle die Fälle, in denen der Stein im untersten Ureterabschnitt liegt,
ist es von besonderem Wert, sich den Stein, durch die eingeführte Hand eines

---

[1]) Schwarzwald: Zur Operation der Harnleitersteine. Zeitschr. f. urol. Chirurg. Bd. 6,
S. 266. 1921.

Assistenten, bei der Frau von der Vagina, beim Mann vom Rectum aus hoch-drücken zu lassen [ZUCKERKANDL, BACHRACH, CONDAMIN[1]), CATTANEO[2]) und GAYET].

Den ISRAELschen Schnitt mit extraperitonealer Freilegung des Ureters be-zeichnet JUDD (MAYOsche Klinik), sowie FEDOROFF und BACHRACH als die Normalmethode, als die Operation der Wahl. FEDOROFF hat sie in den 23 von ihm operierten Uretersteinfällen ausgeführt.

Erwähnt sei noch, daß JUDD bei ungewöhnlichem Befund auch bei der extra-peritonealen Methode die Eröffnung des Peritoneums unter Umständen für vorteilhaft hält.

c) Ureterolithotomia pelvina. *Translaterovesicales Vorgehen:* Hierbei geht man entweder durch PFANNENSTIELschen Querschnitt oder durch mediane suprapubische Incision vor (JUDD, MARION, MAYO, EYNAR KEY). EYNAR KEY[3]) wählt den Medianschnitt von der Symphyse 12 cm aufwärts und legt den untersten Ureterabschnitt extraperitoneal frei unter Abpräparierung der Blase nach der entgegengesetzten Seite. Er rühmt der Operation große Einfachheit nach. Neun-mal hat er in dieser Weise mit Erfolg operiert: die Operation sei leichter aus-zuführen als durch die bisherigen Schrägschnitte. PERRIER hat diese Methode in sieben Fällen mit Erfolg angewandt. Auch JOSEPH tritt für diese Opera-tion ein.

JOSEPH geht bei einem im juxtavesicalen Abschnitt liegenden Stein anders vor. Er macht den Schnitt wie zur Unterbindung der Art. iliaca communis, das äußere Drittel fortlassend und verlängert ihn quer über die Symphyse. Die fasciale Umhüllung des Rectus wird gespalten, der Muskel nach median verzogen, das Bauchfell nicht eröffnet.

Die Amerikaner bevorzugen ebenso wie KEY den medianen Schnitt, ohne das Peritoneum zu eröffnen. Vorbedingung ist, daß der Stein fest fixiert ist, so daß er durch die Beckenhochlagerung bei dilatierten Ureteren nicht etwa nach oben verlagert werden kann.

Empfehlenswert ist der PFANNENSTIELsche Querschnitt, der nach der Seite hin, wo der Stein liegt, nach außen hin schräg erweitert werden kann.

Die Extraperitonisierung nach VOELCKER. Sie wurde für die Ent-fernung von Uretersteinen zuerst von BLUM empfohlen und von RUBRITIUS in zwei Fällen mit Erfolg angewandt. BLUM rühmt der Methode die gute Be-weglichkeit der hinteren und unteren Blasenwand nach, wodurch die Operation sich sehr übersichtlich gestaltet.

In neuester Zeit wird auch von der MAYOschen Schule [BUMPUS und SCHOLL[4])] der Schnitt *durch* den Musc. rectus für diese Operation empfohlen. Er gibt nach Beiseitedrängen des Peritoneums eine sehr gute Übersicht. Auch hierbei gilt die Kreuzung des Ureters mit den Iliacalgefäßen als Orientierungspunkt.

Wie schon oben gesagt, ist wegen der schweren Erreichbarkeit die extra-peritoneale Methode nach ISRAEL bei juxtavesicalen, intramuralen und intra-vesicalen Steinen weniger geeignet. Sind sie aber infiziert, so müssen wir andere extraperitoneale Wege suchen (vaginal, sakral, perineal) oder den transvesicalen Weg wählen.

[1]) CONDAMIN: Volumineux calcul de l'urétère pelvien. Lyon méd. Tom. 136, p. 455. 1925. Zeitschr. f. urol. Chirurg. Bd. 20, S. 153. 1926.
[2]) CATTANEO: Contributo alla chirurgie conservative del sene nella calcolosi della porzione pelvica dell' uretere. Arch. ital. di urol. Vol. 1, p. 323. 1924. Zeitschr. f. urol. Chirurg. Bd. 18, S. 461.
[3]) EYNAR KEY: On operations for calculi in the lower part of the ureter. Acta chirurg. scandinav. Vol. 58, p. 551. 1925.
[4]) BUMPUS and SCHOLL: Ureteral stones. Surg. clin. of North America Vol. 5, p. 813. 1925. Zeitschr. f. d. ges. Chirurg. Bd. 35, S. 111. 1926.

Besondere Methoden der Ureterolithotomie bei Steinen
im untersten Abschnitt beim Weibe.

d) Die Ureterolithotomia vaginalis. Die Ansichten über die
Schwierigkeit dieser Operation sind noch sehr geteilt. Für den Gynäkologen,
der gewohnt ist, in diesem Gebiet zu arbeiten, wird sie leichter sein als für den
Chirurgen, der vaginal zu operieren nur selten Gelegenheit hat. Der Urologe
LOWER[1]) hält die vaginale Ureterolithotomie für die einfachste, leichteste und
für die Kranken am wenigsten störende und bezeichnet sie als Operation der
Wahl. Bedingung ist, daß der Stein per vaginam fühlbar ist, daß er festsitzt
und nicht nach oben gleiten kann, und daß genügend Raum für die verschiedenen Manipulationen vorhanden ist.

Der Ureter liegt vom Cervix uteri nur $1^1/_2$ cm entfernt, ebenso liegt die Stelle
der Uretermündung etwa $1^1/_2$ cm unter der Höhe der vorderen Muttermunds-
lippe. Der Ureter zieht, soweit er mit der Vagina in Berührung kommt, an der
Seitenwand des Scheidengewölbes hin und verläuft an der Vorderseite der
Vagina und der Rückseite der Blase.

Lagerung. Am besten ist Steinschnittlage. Nur JUDD[2]) lagert bei linksseitigem Ureterstein den Patienten auf die dem Stein entgegengesetzte Seite.
Dies soll für das Reinhalten des Operationsfeldes von Wert sein.

ISRAEL empfiehlt, die Cervix mit einer Faßzange von dem Stein fort und
abwärts zu ziehen; unter Spannung des vorderen Scheidengewölbes mit einem
Scheidenhebel, legt er einen etwa 4 cm langen Schnitt an, der durch kleine
Hebel zum Klaffen gebracht wird. Mit zwei anatomischen Pinzetten wird
der Ureter freipräpariert und, besonders bei starker Dilatation, parallel zu
ihm zwei Fadenzügel angelegt. Oberhalb des Steins wird der Ureter durch den
Rand eines Scheidenhebels komprimiert, damit der Stein nicht entgleiten kann.
Die Incision wird *auf* dem Stein gemacht, und durch einen Haltefaden durch
eine der Wundlippen das Ausweichen des Steins während der Extraktion zu
verhindern gesucht.

ISRAEL bedient sich entweder eines kleinen stumpfen Löffels zur Entfernung des Steins, eines sehr schmalen, platten Elevatoriums oder einer feinen
Zange. Verschluß des Schnittes durch eine paramuköse Naht. Bei großen
Schwierigkeiten bleibt sie fort. Die Scheidenwunde wird an beiden Enden verkleinert, bleibt aber im Bereich der Incision offen, um eine Harninfiltration
zu vermeiden. Von der Blase aus wird ein Ureterenkatheter eingelegt und
bleibt mehrere Tage liegen. Dies ist nicht unbedingt notwendig, aber vorteilhaft,
wenn eine Harnfistel länger als eine Woche besteht.

ZUCKERKANDL legte ein breites Speculum in die Vagina ein und macht eine
*Quer*incision in das vordere Scheidengewölbe.

Einen Ureter ohne Stein vaginal freizulegen, ist recht schwer. Deshalb ist
bei kleinen Steinen, die recht oft kaum durchfühlbar sind, anzuraten, durch
Einführung eines Ureterenkatheters *vor* der Operation den Ureter *leichter auffindbar* zu machen. Dies ist aber nur möglich, wenn der Ureterenkatheter am
Stein vorbeipassiert. Deshalb bestehe man nicht darauf, einen möglichst dicken
Katheter durchzubringen. Es genügt schon Charr. 4, am besten mit Metalleinlage.

LOWER geht durch die *laterale* Vaginalwand ein. Er macht im Gegensatz
zu ZUCKERKANDL eine *Längs*incision, geht mit der Spitze des rechten Zeigefingers
durch den Schnitt und lokalisiert den Stein im Ureter. Hierauf legt er ober-

---

[1]) LOWER: Removal of stone from lower ureter by vaginal route. Journ. of urol. Vol. 14,
p. 113. 1925.
[2]) JUDD: Zentralbl. f. d. ges. Chirurg. Bd. 9/10, S. 129. 1920.

halb des Steins eine Zange an, um zu verhindern, daß der Stein nach aufwärts entweicht.

Auch hier ist wohl eine kleine physiologische Gefäßklemme, die wenig Platz einnimmt, angebracht. Durch Lockern des auf den Cervix ausgeübten Zuges bringt man den Ureter mit dem Stein in die Öffnung der vaginalen Schleimhaut; Einschnitt auf den Stein und Fassen desselben, Vernähen mit feinen Catgut-nähten, worauf der Ureter zurückgebettet und ein kleines Zigarettdrain in den vaginalen Schnitt eingelegt wird.

LOWER will die Patienten schon nach 3—4 Tagen aus dem Krankenhause entlassen; er hat einen Urinabfluß durch die Scheide höchstens für 20 Tage beobachtet. Als besonderen Vorzug der vaginalen Operation sieht er die verhältnismäßig einfache Technik und die geringe Chokwirkung an; die Gefahren einer Infektion sind wesentlich geringer, da nur ein kleines Operationsfeld, das leicht Abfluß hat, geschaffen ist. Eine Drainage ist nur für kurze Zeit, 1—2 Tage, notwendig. Tritt eine Fistelbildung ein, so kann man durch einen durch die Blase eingeführten Ureterenkatheter drainieren. Die Gesamtrekonvaleszenz währt nur kurze Zeit, und man vermeidet den äußeren Einschnitt.

Nach YOUNG hat die vaginale Methode den Nachteil, daß nicht selten lang andauernde Fisteln entstehen.

Nachbehandlung. In jedem Falle muß man einen Ureterenkatheter bis ins Nierenbecken einlegen, der das Becken drainiert, und feststellt, ob etwa noch peripher von der Incisionsstelle ein Stein sitzt. Kommt der cystoskopisch eingeführte Ureterenkatheter an die Stelle der Incision, so muß er durch die vaginale Wunde mit dem Finger vorsichtig in den oberen Ureterabschnitt weitergeleitet werden. Man verwendet zur Drainage am besten Katheter 10—12 Charr. MARION empfiehlt, falls die Einführung des cystoskopischen Ureterenkatheters während der Operation mißlingt, nach 10 Tagen erneut den Versuch zu machen, unter Offenlassen der vaginalen Wunde.

Ich empfehle in einem solchen Falle die Einführung durch die *Wunde* erst in den oberen Abschnitt, dann die Durchlegung durch den unteren bis in die Blase und am Schluß der Operation Hindurchziehen mittels Lithotriptors oder einer Zange im Cystoskop durch die Urethra.

Historisch interessant ist die Bemerkung LOWERS, daß bis zum Jahre 1914 über 13 vaginale Operationen berichtet ist, von dann an hat er nur zwei kurze Berichte gefunden.

Statistik. Nach der ISRAEL- und JEANBREAUschen Statistik finden sich unter 172 Ureterolithotomien 10 vaginale. SCHENK[1]) fand in der Literatur 13 vaginale Operationen mit einem Todesfall. Ich kenne noch einen Fall von VAN DEN BRANDEN. LOWER selbst berichtet über acht von ihm ausgeführte vaginale Operationen, von denen sechs erfolgreich waren. Zweimal versagte die Operation, weil der Stein während derselben in den oberhalb erweiterten Ureter fortglitt. Nach der von ihm jetzt angewandten Methode, bei der er eine Klemme oberhalb anlegt, könne dies nicht mehr passieren.

Die vaginale Operation wurde von ILLYES zweimal ausgeführt; BRENTANO[2]) berichtet über einen Fall, in dem es nach Entfernung des Uretersteins zu einem erneuten Steinabgang kam, und zwar zwei Tage später. Die Naht wurde gesprengt, und es entstand eine Ureterscheidenfistel. Der Stein gelangte nicht auf dem natürlichen Wege durch das Orificium ureteris in die Blase, sondern durch Perforation der Blasenwand in das Cavum.

---

1) SCHENK: 4 cases of calc. impact in uret., nephroureterectomy, abdominal ureterolithotomy and vaginale. Journ. of the Americ. med. assoc. 1901.
2) BRENTANO: Zentralbl. f. Chirurg. 1911. S. 499.

Besondere Methoden der Ureterolithotomie bei Steinen im untersten Ureterabschnitt beim Mann.

Die Uretersteine sind beim Manne viel häufiger als bei der Frau. Nach BUMPUS und SCHOLL kamen bei 880 Uretersteinoperationen 601 auf Männer und nur 279 auf Frauen. Die meisten sitzen — über 70% — im untersten Ureterabschnitt. Es wäre deshalb sehr wertvoll, wenn wir besonders beim *Manne* ein einfacheres Operationsverfahren als das ISRAELsche hätten. Allein die bisherigen Versuche nach dieser Richtung waren nicht sehr erfolgreich.

e) Die sakrale, parasakrale oder paracoccygeale Methode. Hierbei geht man entweder nach KOCHER oder nach KRASKE-HOCHENEGG wie bei Rectumoperationen oder nach VOELCKER wie zur Prostatektomie vor. Die Methoden haben den Nachteil, daß auf diesem Wege der Ureterstein schwer zu erreichen ist, insbesondere die Partie oberhalb des Steins, um ein Entweichen des Uretersteins während der Operation von vornherein vermeiden zu können.

ZUCKERKANDL empfiehlt, in Seitenlage oder VOELCKERscher Bauchlage mit hängenden Beinen zu operieren. Das Rectum wird an der Vorderfläche isoliert und von der Blase stumpf abgehoben. Oberhalb der Prostata und der Samenblase erreicht man die Einmündungsstelle des Ureters.

Nach ISRAEL kommt die Methode wegen der Unübersichtlichkeit des Operationsfeldes und der Kompliziertheit des Eingriffs, wegen der schädigenden Entfernung des Knochens nur in Frage, wenn alle anderen Methoden nicht zum Ziel führen.

f) Ureterolithotomie perinealis. ZUCKERKANDL geht dabei mit prärectalem Bogenschnitt, LOWSLEY [1]) mit hufeisenförmigem Schnitt vor; Freilegung des Bulbus über dem eingeführten Katheter, Durchtrennung der Verbindung des Bulbus cavernosus mit dem Sphincter ani, Abtrennung des Levator ani vor der Prostata, Einsetzung eines stumpfen Hebels auf die Prostata mit seitlicher Verziehung des Rectums in entgegengesetzter Richtung, Freilegung der Samenblase. Direkt dahinter kommt man an den Ureter und an den Stein heran. Incision des Ureters auf den Stein und Extraktion. Von einer Naht sieht man am besten ab, da sie bei der Tiefe der Lage zu schwierig. Einlegen eines Zigarettendrains, Aneinanderlegen der Levatorfasern durch zwei Catgutknopfnähte (LOWSLEY).

LOWSLEY hat nach dieser Methode nur *einen* Fall operiert. Sie ist ebenso wie alle diese Methoden nur für fest fixierte Steine und bei nicht zu fetten Patienten zu verwenden. Besondere Vorteile sieht LOWSLEY in dem frühen Aufstehen der Patienten, oft schon am zweiten Tage. Die Gefahren der Infektion und Urininfiltration sind gering, und eine Stenose an der Incisionsstelle wird vermieden.

Die perineale Methode wurde zuerst von FENWICK empfohlen; sie ist recht schwierig, und ISRAEL empfiehlt sie nur dann auszuführen, wenn das lumboabdominale Vorgehen unmöglich ist. FEDOROFF lehnt sie ganz ab.

2. Transperitoneale Methode. Ureterolithotomia transperitonealis. Dieses Verfahren kommt sowohl für Frauen wie für Männer in Frage, ist aber nur für *aseptische* Steine angebracht. Man kann sowohl den PFANNENSTIELschen Querschnitt wie den Medianschnitt wählen. Nach Eröffnung der Bauchhöhle und Abdrängen der Darmschlingen in Beckenhochlagerung und Freilegung der hinteren Bauchwand orientiert man sich an

---

[1]) LOWSLEY: A perineal operation for removal of stone in the lower and of the male ureter. Surg., gynecol. a. obstetr. Vol. 3. 1921. Zentralbl. f. d. ges. Chirurg. Bd. 14, S. 131. 1921.

der Kreuzung der Iliacalgefäße mit dem Ureter. Man tastet den Ureter als einen
Strang und muß ihn bis zur Blase vollständig freipräparieren.

Auf der linken Seite arbeitet man sich, wenn das Colon pelvinum nicht hoch-
zuheben ist, durch die Blätter des Mesocolons (zwei Blätter) hindurch.

Bei der Frau wird die Plica ureterica eingeschnitten, der Ureter von der
Unterlage abgehoben und die Art. uterina isoliert. Man fühlt den Ureter besonders deutlich, wenn es gelungen ist, einen Ureterenkatheter, wenn möglich
einen dicken, einzuführen; nunmehr Aufsuchen des Steins, kurzen Einschnitt
in das Peritoneum, Isolierung des Ureters.

In letzter Zeit wurde die Operation von TIETZE [1]) warm empfohlen. Er rühmt
ihr eine größere Schonung der Muskulatur und große Übersichtlichkeit des
Operationsfeldes nach. Er will sie in manchen Fällen vor dem extraperitonealen
Vorgehen vorgezogen sehen.

3. Kombination des extra- und transperitonealen Verfahrens. Hierbei geht
man so vor, daß man einen Schrägschnitt mit Öffnung der Rectusscheide
vornimmt, das Peritoneum eröffnet und die linke Hand in die Bauchhöhle
einführt, während die rechte extraperitoneal arbeitet. Durch die Fixierung
des Steins intraperitoneal kann man den Ureter unter Vermeidung der ihn
begleitenden Gefäße verhältnismäßig leicht inzidieren. Die Gefahren einer
Peritonitis bestehen nicht, da die Incision extraperitoneal ausgeführt wird.
Die Peritonealnaht wird, nach Entfernung des Steins durch die extraperitoneale
Incision, wieder völlig geschlossen und durch Muskeln gedeckt.

Dieses Kombinationsverfahren, das von BATTLE [2]), JONAS, ERDMANN [3]) angewandt worden ist, wird von JOSEPH als unzweckmäßig verworfen.

4. Transvesicale Methode. Ureterolithotomia transvesicalis. Sie wird von
vielen als die Methode der Wahl bei Steinen im *untersten* Ureterabschnitt
angesehen und ist ebenso bei der Frau wie beim Manne auszuführen. Sie
besteht in einer Passage durch die Oberwand der Blase und durch das Ureterdach (Sectio alta mit Spaltung des Ureterdaches, Cystopapillotomie). Als
Schnitt macht man wie bei der Sectio alta je nach Belieben des Operateurs
PFANNENSTIELSchen Quer- oder Sagittalschnitt. LEGUEU und CATHELIN wollen
den Einschnitt in die Blase seitlich machen, auf der Seite, auf der der Ureterstein sitzt *(laterale suprapubische Cystostomie).*

Nach Spaltung des Ureterdachs und Entfernung des Steins vernähen AL-
BARRAN und ISRAEL die Wundränder wieder mit der Blasenschleimhaut. Dies
ist nicht unbedingt notwendig; bei Blutungen, über die nur von ARMITAGE [4])
berichtet wird, genügt eine vorsichtige Umstechung der Gefäße mit Catgut.
LICHTENSTERN und ich selbst haben nicht genäht. Die Blutung war nur
geringfügig.

Das transvesicale Verfahren erscheint mir nur anwendbar, wenn der Stein
nicht höher als 2—3 cm oberhalb des Orificiums liegt und unbeweglich festsitzt. Hat der Stein den intramuralen Teil nierenwärts verlassen, so ist er von
der Blase aus nicht mehr zu erreichen.

---

[1]) TIETZE, A.: Zentralbl. f. Chirurg. 1924. S. 2595, sowie BREITKOPF: Bresl. Chirurg.
Gesellsch. Zentralbl. f. Chirur. 1925. S. 645.
    [2]) BATTLE: Removal of stones from the pelvic portion of the ureter. Brit. med. journ.
p. 3157. 1921. Zentralbl. f. d. ges. Chirurg. Bd. 15. S. 191.
    [3]) ERDMANN: Stone in the ureter. Urol. a cutan review. Vol. 26. p. 139. 1922. Zeitschr.
f. urol. Chirurg. Bd. 11, S. 104. 1922.
    [4]) ARMITAGE: Ureteral calculus, its diagnosis and treatment. Urol. a. cut. review.
Vol. 28, p. 139. 1924. Zeitschr. f. urol. Chirurg. Bd. 16, S. 229.

Besondere Vorteile bietet nach LEMBERGER [1]) die Methode bei sehr dicken Patienten, bei denen mittels des ISRAELschen Schnittes sehr schwer an den untersten Ureterabschnitt heranzukommen ist, ferner bei infizierten Steinen, bei denen der lumboabdominale Schnitt zu langwierigen Eiterungen Anlaß gibt.

Bei doppelseitigen tiefsitzenden Uretersteinen kann diese Operation mit Leichtigkeit *einzeitig* ausgeführt werden.

Und hierzu kommt noch, daß in jedem Falle ohne große Gefahren in Lokalanästhesie operiert werden kann.

JOSEPH hat mit diesem von ALBARRAN, MEYER, YOUNG und VUILLOT empfohlenen transvesicalen Verfahren keine guten Erfahrungen gemacht.

Einen ablehnenden Standpunkt sowohl bei juxtavesicalen wie pelvinen Steinen nehmen GARRÈ, VOELCKER, ISRAEL, LEMOINE, JEANBREAU, LEGUEU, REYSEK [2]) ein.

PERRIER [3]) bezeichnet es als Operation der Wahl, ausgeführt ohne jede Schleimhautnaht am Ureter mit primärem Blasenverschluß unter Einlegen eines Dauerkatheters durch die Harnröhre.

Nach FRANCOIS soll die Mortalität bei der Cystostomie wegen intravesicaler Uretersteine eine verhältnismäßig große sein. Sie beträgt 5%. THORNTON hat, nach JEANBREAU, einen Todesfall gesehen. 1911 berichtet WILLIAM J. MAYO über vier operierte Fälle, die geheilt wären, JUDD über fünf transvesical operierte Fälle mit einem Todesfall.

BUMPUS und SCHOLL geben nur an, daß sie das transvesicale Verfahren in einer Anzahl von Fällen erfolgreich durchgeführt hätten.

Transvesicales Verfahren bei höhersitzenden pelvinen Steinen. LICHTENSTERN (LEMBERGER) ist noch einen Schritt weitergegangen und empfiehlt das Verfahren auch für *pelvine* Steine. Er führt nach Sectio alta und Cystopapillotomie in den Ureter Metallbougie 18 Charr. ein, worauf die Steine — selbst größere — innerhalb kurzer Zeit spontan abgehen sollen. LICHTENSTERN macht Saugdrainage während acht Tagen und legt nach dieser Zeit einen Verweilkatheter ein.

Als wesentlich betrachtet LEMBERGER die suprapubische Ruhigstellung der Blase, die Erniedrigung des intravesicalen Druckes und die Ausschaltung krampfhafter Kontraktionen der Blasenmuskulatur.

Wichtig ist, daß LICHTENSTERN bei einer größeren Anzahl von Operationen niemals eine Ureterstriktur oder eine Insuffizienz des vesicalen Ureterverschlusses beobachtet hat. Er hat in vier Fällen, darunter bei zwei juxtavesicalen Steinen, zweimal den Stein direkt mit der Zange extrahieren können. In 10 anderen Fällen gingen die zum Teil großen Steine bei der Miktion spontan ab.

Wir bedürfen des transvesicalen Verfahrens nur in seltenen Fällen. Die Cystopapillotomie kann auch cystoskopisch vorgenommen werden. LEMBERGER behauptet allerdings, daß durch Verminderung des intravesicalen Druckes und Erschlaffung der Blasenmuskulatur ein wesentliches Moment zur schnelleren Entfernung eines Uretersteins geschaffen wird.

5. Kombination des extraperitonealen mit intravesicalem Verfahren. YOUNGsche Methode. YOUNG will bei intramuralen Steinen so vorgehen, daß er den Ureter *extraperitoneal* vor seinem Eintritt in die Blase inzidiert und durch eine

[1]) LEMBERGER, W.: Über die operative Therapie tiefsitzender Uretersteine. Zeitschr. f. urol. Chirurg. Bd. 19, S. 259. 1926.
[2]) REYSEK: Zur Pathologie und Behandlung der Uretersteine. Časopis lékařův českých Vol. 63, p. 590. 1924. Zeitschr. f. urol. Chirurg. Bd. 17, S. 118.
[3]) PERRIER: Steine im ampullenartig erweiterten untersten Ureterabschnitt. Journ. d'urol. Tom. 10. p. 306. 1921. Zeitschr. f. urol. Chirurg. Bd. 7, S. 92.

kleine Öffnung eine Knopfsonde gegen die Blase schiebt, über welche nach Eröffnung der Blase das Orificium gespalten wird. Nach YOUNG ist dies eine sehr brauchbare Methode, besonders bei gleichzeitiger Striktur.

II. Entfernung von Uretersteinen durch Pyelolithotomie oder Nephropyelolithotomie.

Nach ALBARRAN kommen hierfür nur Uretersteine im lumboiliacalen Abschnitt in Frage. BLOCH erwähnt drei Fälle von ISRAEL unter 30 Uretersteinoperationen = 10%, in denen auf diese Weise die Uretersteine entfernt werden konnten. Derartige Operationen wurden vorgenommen von LANGE[1]), GUYON, TUFFIER, LEGUEU, BAZY, POUSSON, DESNOS, durch Pyelolithotomie von ISRAEL und ROVSING.

Zwei Bedingungen müssen hierbei erfüllt sein: die Steine dürfen nicht eingekeilt sein, und der Ureter oberhalb muß erweitert sein.

Kombination der Ureterolithotomie mit der Pyelo- oder Nephropyelolithotomie. Von PAUL WAGNER ist empfohlen worden, jede Ureterolithotomie mit einer Pyelo- oder Nephrotomie zu verbinden. Dieses Vorgehen ist durch das Röntgenverfahren überflüssig geworden.

Auch dem Vorschlage ALBARRANS, bei Entfernung *lumbaler* Uretersteine stets Pyelo- oder Nephropyelolithotomie zu machen, werden wir nur in den Fällen nachkommen, in denen röntgenologisch noch ein Stein in der Niere nachgewiesen wurde. Aber stets werden wir in diesen Fällen die Niere resp. das Nierenbecken palpieren, ob etwa ein röntgenologisch nicht dargestellter Stein fühlbar ist.

Unser Vorgehen wird sich so gestalten, daß wir zuerst den Nierenstein entfernen und versuchen, den Ureterstein vom Nierenbecken aus zu erreichen. Erst wenn dies nicht gelingt, werden wir die Ureterolithotomie anschließen oder, falls ein großer Eingriff schlecht vertragen wird, die Entfernung des Uretersteins auf eine zweite Sitzung verschieben. Ginge man umgekehrt vor, so könnte es passieren, daß während der Ureterolithotomie ein Stein aus dem Becken in den bereits operierten Ureter wandert und dort Obturationserscheinungen mit den bekannten Folgen während der Nachbehandlung macht.

Radikale Verfahren bei Uretersteinen.
I. Nephrektomie bei Uretersteinen.

Ist die Niere durch einen mehr oder weniger obturierenden Ureterstein pyonephrotisch degeneriert, so hat es keinen Zweck, die Niere zu erhalten, wenn die zweite noch funktionstüchtig; ja, es ist sogar die Entfernung für den gesamten Organismus von Vorteil. Einerseits wird mit der Nephrektomie ein Eiterherd aus dem Körper herausgeschafft, der eine stetige Gefahr für ihn ist, andererseits wird aber auch die Funktion der zweiten Niere, die durch Toxinbildung der kranken Niere herabgesetzt war, gebessert.

Die bloße Dilatation des Ureters an sich, selbst bis zu Dünndarmdicke, ist keine Indikation zur Nephrektomie, sondern nur die Infektion mit Parenchymverlust. Nach Entfernung des Steins kann, besonders durch geeignete Behandlung, selbst der stärkst dilatierte Ureter sich noch erholen. BUMPUS berichtet über derartige Fälle, die er bis sechs Jahre später noch beobachten konnte und die geheilt blieben. Im Gegensatz hierzu wollen SCHWARZWALD und KORNITZER[2]) auch bei dilatiertem Ureter die Nephrektomie ausgeführt sehen.

---

[1]) LANGE: Zur klinischen Behandlung der Uretersteine. Diss. Köln 1923.
[2]) KORNITZER: Zur Klinik der Uretersteine. Zeitschr. f. urol. Chirurg. Bd. 16, S. 176 und 238. 1924.

1. Wir haben bei diesen radikalen Operationen verschiedene Wege, die wir
gehen können. Ist der Ureter mit dem Stein zusammen leicht entfernbar, dann
machen wir **Nephrektomie mit Ureterektomie.**

2. Ist er mit seiner Umgebung infolge periureteritischer Veränderungen stark
verwachsen und schwer entfernbar, so lassen wir den Ureter mit dem Stein an
Ort und Stelle liegen und begnügen uns mit der **Nephrektomie und gleichzeitiger
Entfernung des dilatierten Ureters** *oberhalb der Verwachsungen.*

3. Ist der Stein zwar inmitten periureteritischer Verwachsungen gelagert,
aber selbst ohne große Schwierigkeiten herauszunehmen, dann werden wir
nephrektomieren, aber **noch die Uretherolithotomie anschließen.**

Technik. Bei hochsitzenden Steinen entfernen wir vom Israelschen Nierenschnitt aus die Niere mit dem obersten Ureterabschnitt; bei tiefsitzenden Uretersteinen dagegen gehen wir am besten zuerst an die Niere heran, entfernen sie
durch den Israelschen Schnitt, vernähen die Wunde und lassen die Niere
zum unteren Wundwinkel heraushängen. Hierauf Umlagerung in Rückenlage
unter Unterschiebung eines Kissens unter die kranke Seite, damit der abdominale Inhalt nach der gesunden Seite fällt, und nunmehr gehen wir entweder
mit inguinalem oder pararectalem Schnitt unter Beiseiteschiebung des Peritoneums bis an die Eintrittsstelle des Ureters in die Blase heran, präparieren
den Ureter frei, unterbinden ihn unterhalb des Steins, lassen die Ligatur
lang und ziehen ihn jetzt mit dem Faden nach oben durch. Der Faden bleibt
lang, damit wir bei Schwierigkeiten beim Herausziehen aus der oberen Wunde
ihn im Notfalle wieder herunterziehen können. Beer hat diese Methode als
eine besondere beschrieben und in 11 Fällen mit Erfolg ausgeführt.

Die Entfernung der Niere bei Uretersteinen wird jetzt seltener als früher
gemacht. Bumpus und Scholl haben sie unter 840 Uretersteinoperationen
81 mal, d. h. in 11% der Fälle ausgeführt, hierbei war in mehr als der Hälfte
der Fälle vollständige Ureterektomie notwendig, in 48 unter 81 = 59%.

Rubritius tritt warm für die Nephrektomie bei geschädigter Niere ein, da
die Ureterolithotomie bei Komplikationen schlecht vertragen wird. Er selbst
erlebte unter sechs Ureterolithotomien bei pelvinen Steinen bei einer komplizierten Ureterolithotomie einen Todesfall.

Auch Joseph will bei Funktionstüchtigkeit der zweiten Niere die Nephrektomie bei schon geschädigter Niere ausgeführt sehen.

Ureterempyem mit Stein nach Nephrektomie bei Ureterstein.
Nicht immer sind wir in der Lage, den gesamten Ureter bis unterhalb des Steins
mit der Niere zusammen zu entfernen, der Eingriff ist ein zu großer. Die beiden
Operationen können in diesem Fall auch mit Vorteil *zweizeitig* ausgeführt werden,
oder es wird nur die Nephrektomie gemacht und der Ureter mit dem Stein an
Ort und Stelle gelassen. Ich selbst habe mit dieser Methode gute Erfahrungen
gemacht und in einem Fall, in dem die Operation schon 10 Jahre zurückliegt, ist
keinerlei Störung eingekehrt. Van den Branden[1]) nahm zuerst die Niere wegen
Pyonephrose fort und in einer zweiten Sitzung drei Steine durch *vaginale* Ureterolithotomie heraus. Ob diese letztere Operation vorteilhaft ist und es nicht
in solchem Falle besser ist, den ganzen Ureter zu entfernen, bleibe unentschieden.

In anderen Fällen muß man aber wegen starker Eiterung an den Ureterstein
noch nachträglich herangehen. Bumpus und Scholl berichten aus ihrem Material
unter 640 Uretersteinoperationen über drei solche Fälle. Chabanolle[2]) sah sich

---

[1]) Van den Branden, F.: Extraction des calculs urétéraux par la voie vaginale. Ann.
soc. belge d'urol. 1924—1925. Nr. 3, p. 36.
[2]) Chabanolle: Indications de la nephrectomie pour calcul de l'urétère. Presse méd.
Tome 29, p. 552.

noch nach fünf Jahren, BRONGERSMA sogar erst nach 30 Jahren zur nachträglichen Ureterektomie aus obigen Gründen gezwungen. Im allgemeinen kann man aber sagen, daß das Zurücklassen des Steins im Ureter nach Nephrektomie unbedenklich ist (JOSEPH, LICHTENSTERN).

II. Sekundäre Nephrektomie.

Wir sind, wie wir gesehen haben, mitunter gezwungen, an eine sekundäre Ureterolithotomie nach vorheriger Nephrektomie heranzugehen. Umgekehrt kommt es aber auch vor, daß wir sekundär die Niere entfernen müssen. Über derartige *sekundäre Nephrektomien* berichten SCHWARZWALD, JOSEPH, LICHTENSTERN fünf Fälle, die nach zwei, drei, vier Wochen, ja noch nach zwei Jahren nach der Uretersteinoperation notwendig waren.

Statistik der Uretersteinoperationen. Extraperitoneale Operation nach ISRAEL. Von den verschiedenen Uretersteinoperationen ist die *extraperitoneale* Ureterolithotomie die bei weitem häufigste. In der großen Statistik aus der MAYOschen Klinik finden wir unter 640 Ureterolithotomien nicht weniger als 522 auf dem extraperitonealen Wege operiert. Da von den von BUMPUS veröffentlichten Fällen 76% im pelvinen Abschnitt saßen, so folgt daraus, daß BUMPUS und SCHOLL auch die meisten pelvinen Steine auf extraperitonealem Wege entfernt haben. In 81 Fällen wurde noch die Nephrektomie zum Teil in Kombination mit Ureterektomie ausgeführt, alle auf extraperitonealem Wege. Es bleiben demnach für andere Operationswege nur 37 von den 640 Fällen übrig, eine verschwindend kleine Anzahl gegenüber den extraperitoneal Operierten.

Mortalität. Die Zahl der Todesfälle bei diesen 640 Operationen betrug bei BUMPUS und SCHOLL nur 0,62%. So gering sind die Gefahren in geübter Hand! Frühere Mortalitätsstatistiken geben allerdings ein anderes Resultat. JEANBREAU stellte die Fälle bis zum Jahre 1910 zusammen. Er fand bei 122 Ureterolithotomien 16 Todesfälle (13%). Schließt man von diesen Fällen die mit Anurie aus, so sinkt die Zahl der Todesfälle bei 116 Fällen auf 10 = 8,6%. Hiervon wurden auf extraperitonealem Wege 64 operiert, etwas mehr als die Hälfte, mit fünf Todesfällen = 6,25%. Schaltet man die Todesfälle wegen Anurie aus, so ergibt sich bei 60 extraperitonealen Ureterolithotomien ein Todesfall = 1,66%, also auch hier noch ein sehr gutes Resultat.

ISRAEL berichtet unter 53 Fällen über zwei Todesfälle = 3,7%. Vergleichen wir diese Zahl mit denen bei Pyelo- und Nephropyelolithotomie, sowie Nephrektomie, so ist auch bei ISRAEL die Mortalität sehr gering.

FRANK KIDD allerdings behauptet, daß nach TANNEY die Ureterolithotomie 15—20% Mortalität habe, die auf postoperative Hämorrhagie, Chokwirkung, Sepsis, Peritonitis, Thrombose und Lungenembolie zu beziehen sei!

BUMPUS und SCHOLL haben bei ihren *unkomplizierten* Fällen *keinen einzigen Todesfall* erlebt. In den vier Todesfällen war der Tod entweder auf ein anderes operatives Verfahren oder infolge anderer Erkrankungen des Harntrakts eingetreten. Wir sehen, daß nicht nur die aseptischen, sondern auch die *infizierten* Fälle ein *ausgezeichnetes Resultat ergeben.* Wie groß die Zahl der letzteren im Vergleich zu den ersteren war, gibt BUMPUS und SCHOLL nicht an.

Vaginale Operation. Eine größere Statistik über vaginale Operationen besitzen wir noch nicht. JEANBREAU hat bis 1910 11 vaginale Ureterolithotomien mit einem Todesfall = 9% zusammengestellt. Die Zahl der nach

1910 ausgeführten kann nach dem Bericht Lowers aus dem Jahre 1925 nicht sehr groß sein, denn er fand seit dem Jahre 1914 nur zwei Berichte über vaginale Operationen. Er selbst hat sie achtmal ohne Todesfall ausgeführt. Allerdings versagte die Operation zweimal, weil der Stein in den oberen Ureter rutschte. Hiezu kommt noch der Fall van den Brandens[1]). Nehmen wir diese 21 vaginalen Operationen zusammen, so ergibt sich *ein* Todesfall = 4,7% Mortalität. Es ist anzunehmen, daß nach den modernen verbesserten Operationsmethoden auch hier die Mortalität sich wesentlich besser gestalten wird.

Transvesicales Verfahren. Auch hier fehlt jede ausführlichere Statistik. Jeanbreau berichtet über 19 transvesicale Ureterolithotomien mit einem Todesfall = 5,5%.

Die anderen Operationsverfahren sind bisher in so geringer Zahl ausgeführt worden, und die Berichte darüber sind so wenig genau, daß genaue Mortalitätsziffern sich nicht angeben lassen.

IV. Therapie der doppelseitigen Nephro-Ureterolithiasis.

Sie ist von den verschiedensten klinischen, funktionellen und röntgenologischen Feststellungen abhängig. Wir können sie medikamentös, endovesicoureteral oder blutig operativ gestalten.

Die *innere* Behandlung bleibt auch hier den Fällen von Grießabgang und Ausscheidung kleinster Steinchen vorbehalten, deren Entleerung in großen Pausen, aber auch mitunter täglich, stattfindet. Hier wäre jede operative Behandlung zwecklos.

Im übrigen werden wir zur *inneren* Behandlung unsere Zuflucht nehmen, wenn eine operative Entfernung doppelseitiger Steine infolge Zerstörung des Nierenparenchyms durch Infektion oder die Art der Steine nicht mehr in Frage kommt oder bei vorübergehender Störung der Nierenfunktion bis zu einem späteren Termin aufgeschoben wird.

Wie können wir die Fälle feststellen, die für einen operativen Eingriff nicht mehr geeignet sind? Hier leitet uns vor allem das *Röntgenverfahren,* das uns Form, Größe, Lage, Multiplizität der Steine zeigt; ferner läßt uns das Verhältnis der Steine, sowie der pyelographischen Füllung des Nierenbeckens zur Nierenkontur die Breite des Parenchyms und den mutmaßlichen Restfunktionswert der Nierensubstanz schätzen. Hierzu kommt noch die funktionelle Prüfung des beiderseits aufgefangenen Urins, sowie die Untersuchung des Blutes auf Reststickstoff und Kryoskopie.

Allgemeine Indikationen. Bei doppelseitiger Nephrolithiasis bestimmte Regeln für die operative Indikation aufzustellen, ist bei den vielen individuellen Verschiedenheiten kaum möglich.

Die *endovesicoureterale* Behandlung kommt für *Nieren*steine überhaupt nicht in Betracht, und auch bei doppelseitigen *Ureter*steinen darf sie nur mit äußerster Vorsicht angewandt werden; die Fälle müssen sehr sorgsam ausgewählt sein, da man während der Behandlung jederzeit mit einer Anurie rechnen muß, die sofortigen operativen Eingriff erfordern kann. Immer aber müssen wir den Ureterenkatheter, wenn es gelungen ist, ihn am Stein vorbeizuführen, auf dieser Seite liegen lassen, während wir auf der anderen Seite die endoureteralen Manipulationen vornehmen, um wenigstens die Sekretion der ersten Niere zu sichern.

Die *chirurgische* Behandlung wird sich danach richten, ob wir es mit **aseptischen** oder **infizierten** doppelseitigen Steinen zu tun haben. Viele

---

[1]) Siehe S. 468.

Autoren sind der Ansicht, daß Patienten mit doppelseitiger Lithiasis besser daran sind, wenn sie *nicht* operiert werden. Allerdings ist hier vor allem an die Fälle mit großen, meistens Korallensteinen, gedacht, die keinerlei subjektive Beschwerden hervorrufen, weder Dauerschmerz noch Koliken, bei denen zur Zeit der Feststellung des Steins die Nierensubstanz schon so geschädigt ist und die Infektion den Organismus schon so beeinträchtigt hat, daß ein operativer Eingriff den Patienten zu sehr gefährdet. Und es besteht nicht einmal die Sicherheit, daß der Kranke definitiv von Steinen befreit bleibt, da Rezidive in diesen Fällen das Gewöhnliche sind.

KÜSTER meinte vor 25 Jahren, daß man Operationen bei doppelseitigen Nierensteinen nicht zu scheuen braucht, selbst nicht in der Form einer vollkommenen Beseitigung einer durch Eiterung vernichteten Niere. Dieser absolute Standpunkt ist verlassen.

Unbedingt notwendig wird ein Eingriff bei *Anurie* oder auch nur *einseitiger* völliger Verlegung des Ureters sein. Hier handelt es sich um ein *akutes* Stadium, das sofortige Hilfe erfordert, wenn die endovesicoureteralen Maßnahmen versagt haben. Im übrigen ist ein operatives Verfahren bei doppelseitigen Steinen angebracht, wenn auf einer oder beiden Seiten heftige Blutungen oder unerträgliche Schmerzen den Kranken quälen; ferner wenn Harn- oder Eiterstauung eingetreten ist. Besteht nur eine leichte Pyelitis und ist der Harnabfluß ungestört, so liegt kein Grund zur Operation vor.

In jedem Falle muß auf das genaueste überlegt werden, ob der Schaden nicht größer ist, wenn die Steine entfernt werden, als wenn sie liegen bleiben. Rechtfertigt die von der Operation zu erwartende Besserung auch das Risiko, welches der Eingriff mit sich bringt? Die vollständige Entfernung aller Steine ist oft ganz unmöglich, und ein konservatives Verhalten ist für den Zustand des Kranken und für seine Lebensdauer nur vorteilhaft.

Operationsmethoden. Als Operationsmethoden kommen alle, auch bei einseitiger Nephrolithiasis verwertbaren in Betracht. Ob Pyelo- oder Nephropyelolithotomie zu wählen ist, ist in demselben Sinne wie bei der einseitigen Lithiasis zu entscheiden, wenn auch kein Zweifel darüber bestehen kann, daß gerade bei den doppelseitigen Operationen der kleinstmöglichste Eingriff der beste sein wird, und das ist die Pyelolithotomie. Nur ist sie ja nicht immer ausführbar.

Auf dem internationalen Urologenkongreß 1914 in Berlin kam man auf Grund der Diskussion zu dem Schluß, daß die Wahl der Operation sich nach denselben Grundsätzen richten solle wie bei der einseitigen Nephrolithiasis, daß man aber bei der doppelseitigen viel vorsichtiger sein müsse. Stets solle die einfache Pyelolithotomie den anderen operativen Verfahren vorgezogen und die Nephrektomie nur ausnahmsweise ausgeführt werden.

Die konservativen und palliativen Operationen können ein- oder zweizeitig gemacht werden.

Konservative Operationen. 1. Einzeitige doppelseitige Operation. Beide Nieren in *einer* Operation anzugreifen, hat den besonderen Vorteil, daß in der *einen* Sitzung alle Fremdkörper entfernt und dadurch die Nieren von der Ursache der Funktionsbehinderung befreit werden. Ein Nachteil ist aber, daß die gleichzeitige doppelseitige Operation für den an sich schon geschwächten Kranken einen sehr großen Eingriff darstellt, der überdies noch die Nieren für einige Tage nach der Operation so schädigt, daß es zweifelhaft ist, ob der Organismus ihn aushalten kann.

Die doppelseitige einzeitige Operation ist schon Ende des vorigen Jahrhunderts versucht worden. BARDENHEUER[1]) und TANNER haben sie ausgeführt, beide Operationen sind aber tödlich verlaufen. In neuerer Zeit ist sie von BABCOCK[2]) und JUDIN[3]) erneut empfohlen, von ersterem allerdings nur für die Fälle, bei denen keine allgemeine oder lokale Infektion vorhanden ist.

JUDIN tritt sogar für die einzeitige doppelseitige Nephropyelolithotomie ein. Er hält sie in dringenden *Not*fällen für angezeigt. Als wesentlichen Grund, sie auch in chronischen oder weniger akut verlaufenden Fällen auszuführen, nennt JUDIN die frühzeitige Entfernung der infizierten Steine und frühzeitige Drainage der infizierten Höhlen. Weitere Vorteile für den Kranken sind die nur *einmalige* Narkose und das Fortfallen einer zweiten Operation. Durch den Vergleich der beiden Nieren in *einem* Akt könne man die richtige Behandlungsart herausfinden.

Es wird wohl nicht viele Operateure geben, die den Mut haben, in anderen Fällen als bei doppelseitigen aseptischen solitären Nierensteinen an die einzeitige Operation heranzugehen, und selbst dazu werden sich nur wenige bereit finden.

Die große Gefahr, die insbesondere die Nephropyelolithotomie bietet, ist die Blutung, die nachträglich eine Nephrektomie notwendig machen kann. Aus diesem Grunde ist die Nephropyelolithotomie bei doppelseitiger Nephrolithiasis so sehr gefährlich. Das Nierenparenchym der zweiten Seite ist durch die Steine sehr gefährdet, und eine Anurie infolge Verlegung durch herabgewanderte Nierensteine droht den Kranken. Deshalb ist die Pyelolithotomie, die kaum ähnliche Gefahren bietet, gerade bei der doppelseitigen Operation allen anderen vorzuziehen. Im Jahre 1910 habe ich mich ausführlich über diese Operationen geäußert.

2. Die zweizeitige doppelseitige Operation. Sie ist von KÜSTER, WAGNER, SANDERS, WATSON[4]), EISENDRATH, LEGUEU, ISRAEL und vielen anderen empfohlen worden. Wie es der ganzen Entwicklung der konservativen Operation entspricht, wurde bis 1910 fast ausschließlich doppelseitige Nephropyelolithotomie ausgeführt. Als Intervall wird ein Zeitraum von 4—6 Wochen zwischen beiden Operationen gewählt (WAGNER und LEGUEU). W. J. MAYO will schon nach 10—14 Tagen an die zweite Niere herangehen.

Nach KÜSTER waren bis 1903 20 doppelseitige Operationen ausgeführt, von denen 10 einen letalen Ausgang nahmen (50%). Die erste derartige Operation stammt von LUCAS[5]). Der betreffende Kranke war noch fünf Jahre nach dem zweiten Eingriff vollkommen gesund.

Welche Niere soll zuerst operiert werden? Bei doppelseitigen Steinen ist ein ganzer Komplex von Fragen zur Entscheidung zu bringen, und erst nach feinstem gegenseitigen Abwägen darf man an einen Eingriff herantreten.

BLUM will sich in der Frage, welche Niere zuerst operiert werden soll, nicht allein nach dem Ergebnis der Funktionsprüfung, sondern auch nach dem Röntgenbild richten. „So wurde zuerst die Indikation aufgestellt, die funktionell schwerer geschädigte Niere zunächst zu operieren, aber auch die Niere, welche die kleineren Steine enthält, die, unter Umständen in den Ureter schlüpfend, zur Anurie führen müssen, soll vor der Niere mit den größeren Steinen operiert werden.

[1]) BARDENHEUER: Der extraperitoneale Explorationsschnitt. Stuttgart 1887.
[2]) BABCOCK: Multiple and conservative operations upon the kidney for calculi. Ann. of surg. 1908. April. Urol. journ. Vol. 1, p. 81. 1908.
[3]) JUDIN: Zur Frage über die einzeitige bilaterale Nephrolithotomie. Nowy Chirurgischeski Archiv. Vol. 7, p. 398. 1925. Zeitschr. f. d. ges. Chirurg. Bd. 34, S. 663. 1926.
[4]) WATSON: Ann. of surg. 1907.
[5]) LUCAS: Nephrotomy. Lancet 17. 2. 1885.

Die große Verlegenheit mit der Indikationsstellung, die durch diese zwei interferierenden Momente begründet ist, suche ich in den letzten Jahren dadurch zu umgehen, daß ich trachte, in *einer* Sitzung beide Nieren zu operieren. Daher soll grundsätzlich die Entfernung der Steine durch die Pyelotomiewunde erfolgen."

Ich hatte schon 1909 als Indikation aufgestellt, daß man zuerst die Niere mit kleineren Steinen angehen soll, weil sonst während der Wundheilung der anderen Niere eine Ureterverstopfung zu befürchten ist, und weil die Funktion der Niere mit großen Steinen weniger geschädigt ist als die mit vielen kleinen Steinen. In letzterem Fall soll man die stärker geschädigte Niere zuerst operativ angehen.

VOELKER und LEGUEU entscheiden sich für die frühzeitige Operation der weniger befallenen Seite. Im allgemeinen gilt die Regel, daß bei doppelseitiger Nephrolithiasis zuerst die schlechtere Niere operiert werden soll.

Auch ISRAEL meint, daß man zuerst an die schlechtere Seite herangehen soll, doch gibt er einige Ausnahmen an. Es müsse zuerst die Seite angegriffen werden, die die größere Möglichkeit der Steineinklemmung bietet, selbst wenn die Entfernung der schlechteren Niere in Frage kommt; denn in den Fällen, in denen es anders gemacht wurde, war mitunter bei der Nachbehandlung Anurie eingetreten, offenbar infolge des gesteigerten Harndruckes.

BACHRACH[1]) empfiehlt, im Gegensatz zur allgemeinen Anschauung, den Eingriff zuerst an der *besser* funktionierenden Seite auszuführen. Er ging in einem seiner Fälle so vor, weil Stauung im Nierenbecken bestand, die er zuerst beheben wollte, um eine weitere Schädigung des zugehörigen Parenchyms zu vermeiden. Derselben Anschauung sind auch YOUNG und GERAGHTHY[2]). Sie sind nicht dafür, als Regel aufzustellen, die besser funktionierende Niere müsse *immer* zuerst operiert werden, sondern es gibt eben Fälle, wo der Stein als Abflußhindernis rascheste Beseitigung aus dem Nierenbecken verlangt, weil die Niere sonst zu sehr geschädigt ist.

Auch ROWLANDS[3]) will bei Urinretention zuerst diese Seite beseitigen, er ging bei einem achtjährigen Knaben in dieser Weise vor.

GIORDANO[4]) will zuerst die funktionell bessere Niere pyelolithotomieren, ebenso CIFUENTES, JUDD, PARKER und MORSE, damit die zweite, wenn nötig, entfernt werden kann.

WILLIAM J. MAYO operiert zuerst die *zuletzt* erkrankte Niere und die andere 10—14 Tage später.

Radikale Operationen bei doppelseitigen Nierensteinen. Nephrektomie. Den radikalen Weg werden wir bei *schweren* Infektionen, die mit Fieber, Schüttelfrösten usw. einhergehen, wählen und dann zuerst den Infektionsherd zu beseitigen suchen.

Die Nephrektomie ist angebracht, wenn die eine Niere völlig untergegangen ist oder eine akute, eitrige Entzündung besteht, die mit septischen Erscheinungen einhergeht. Ist aber die Funktion der zweiten Niere keine gute, so ist zunächst Nephropyelolithotomie und erst nach Mißerfolg sekundäre Nephrektomie zu empfehlen.

[1]) BACHRACH: Zeitschr. f. urol. Chirurg. Bd. 13, S. 88. 1923.
[2]) GERAGHTHY, SHORT and SCHANZ: Multiple renal calculi unilat. and bilateral, some observations. Journ. of the Americ. med. assoc. Vol. 77, Nr. 12. 1921. Zentralbl. f. d. ges. Chirurg. Bd. 16, S. 110.
[3]) ROWLANDS R. P.: Stone in the ureter. Internat. journ. of med. a. surg. Vol. 36, Nr. 9, p. 373—374. 1923. Zeitschr. f. urol. Chirurg. Bd. 15, S. 100. 1924.
[4]) GIORDANO: Calcolosi urinaria bilaterale. Arch. ital. di urol. Vol. 1, p. 101. 1924.

Morales[1]) will die Nephrektomie erst vornehmen, wenn es gelingt, die eine Niere nach Entfernung der Steine wieder funktionsfähig zu machen.

Kümmell und Rumpel besprechen in ihrer Arbeit über doppelseitige Nephrolithiasis 6 Fälle mit Pyonephrosis calculosa, in der sich die primäre Nephrektomie als zweckmäßigste Operation erwies, aber Kümmell führt besonders aus, wie außerordentlich verhängnisvoll sie anderseits sein kann. Bei einem 22 jährigen jungen Mann, bei dem er wegen Einreißens des ganz morschen Nierengewebes sich zur Exstirpation der Niere gezwungen sah, ging zwar Operation und Heilung gut von statten, aber nach sechs Monaten ging der Kranke unter urämischen Erscheinungen zugrunde.

Es steht über jedem Zweifel, daß man bei nicht vollständig gesunder Funktion der zweiten Niere, wenn man überhaupt operativ vorgeht, immer zuerst *konservativ* vorgehen und versuchen soll, die Niere sich erholen zu lassen, bevor man zur sekundären Nephrektomie schreitet.

Palliative Operation. Nephrostomie. Brongersma tritt bei bilateraler Infektion für doppelseitige Nephrostomie ein. Er will die Steine extrahieren, besonders aber nach dem ersten Rezidiv soll Nephrostomie gemacht werden.

Bei schweren Infektionen ist wohl kein Zweifel darüber, daß man die Entfernung des Steins am besten mit einer Nephrostomie verbindet.

Kontraindikationen. Unbedingte Kontraindikationen sind die Fälle mit großen Korallensteinen beider Nieren und beiderseitigen Pyonephrosen mit zahlreichen Konkrementen, bei denen keine technische Möglichkeit besteht, wenigstens eine Niere völlig steinfrei zu machen (Israel).

Die doppelseitige Nieren- und Uretersteinbildung zeigt eine Mannigfaltigkeit, die uns die richtige Indikation und Wahl des Operationsverfahrens sehr erschwert. Wir unterscheiden eine große Anzahl von Typen. In folgendem wollen wir versuchen, die Indikationsstellung und die Operationsmethode der einfacheren Typen etwas genauer zu präzisieren. Wir unterscheiden:

1. Doppelseitige Nierensteine.
   a) Aseptisch,
   b) Infiziert,
   c) Nur einseitig infiziert,
und hier bei jeder dieser
   Doppelseitige Solitärsteine,
   Doppelseitige multiple Steine,
   Einseitiger Solitärstein, anderseitige multiple Steine.
2. Doppelseitige Uretersteine.
   a) Aseptisch,
   b) Infiziert,
   c) Nur einseitig infiziert,
mit denselben Unterabteilungen wie bei I.
3. Nierensteine der einen und Uretersteine der zweiten Seite.
4. Doppelseitige Nierensteine und Uretersteine einer Seite.
5. Doppelseitige Nierensteine und Uretersteine beider Seiten.

---

[1]) Morales: Die Operationsindikationen bei Nieren- und Uretersteinen. Rev. española de urol. y de dermatol. Vol. 24, p. 478. 1922. Zeitschr. f. urol. Chirurg. Bd. 12, S. 240. 1923. — Uretersteine im Beckenteil. Asclepios Vol 11, p. 91. 1923. Zeitschr. f. urol. Chirurg. Bd. 14, S. 218. 1923.

1. a) Doppelseitige aseptische Nierensteine.

Von all den aufgestellten Typen ergeben die Operationen bei doppelseitigen aseptischen *Nieren*steinen die besten Resultate.

Doppelseitige Solitärsteine. *Operationsindikationen.* Zeigen beide Nieren eine *schlechte* Funktion, so wird man trotz Asepsis von einer Operation Abstand nehmen, der kleinste Eingriff kann den Organismus schon aus seinem labilen Gleichgewicht bringen, so daß der Kranke zugrunde geht. Auch durch eine Nephrostomie würde man in solchen Fällen nicht viel erreichen. Sie würde vielmehr noch zu einer Infektion führen, die den Organismus weiter schädigt.

Bei *mäßigen* funktionellen Werten beider Nieren geht man noch an einen operativen Eingriff heran, aber nur in Lokalanästhesie. Eine Narkose ist gefährlich.

Arbeiten beide Nieren *gut*, so kann man auch in Narkose den operativen Eingriff wagen. Besonders bei kleinen Steinen mit lang andauernden Koliken und Blutungen, die den Patienten sehr herunterbringen, ist Operation zu empfehlen.

Operationsmethode. Bei *mäßiger* Funktion kommt nur der kleinstmöglichste Eingriff, die Pyelolithotomie oder die circumscripte Nephropyelolithotomie nach ROVSING in Frage.

Bei *guter* Funktion kann man beide Methoden verwenden, ohne den Organismus wesentlich zu gefährden. Bei einseitigen Korallensteinen empfehlen BRAASCH und FOULDS sogar, die Niere mit dem Korallenstein zu nephrektomieren, da bei Korallensteinen leicht ein Rezidiv eintritt.

Ein- oder zweizeitige Operation. Sowohl die ein- wie die zweizeitige Operation ist empfohlen worden. Ich bevorzuge in diesem Fall die zweizeitige.

Welche Seite zuerst operieren? Hier sind die Ansichten geteilt. Ich meinerseits empfehle, zuerst die Niere mit der besseren Funktion zu operieren oder die Seite, auf der sich der stärkere Schmerz oder die intensivere Blutung aufgetreten ist. GERAGHTHY steht auf dem Standpunkt, zuerst die Seite, die funktionell am meisten geschädigt ist, zu operieren. Er geht dabei von dem Gedanken aus, daß in manchen Fällen doch noch eine Nephrektomie gemacht werden muß, und dann müßte man die gesündere der beiden Nieren entfernen. ROCHET[1] will erst die gesündere operieren, um sich nicht der Gefahr einer Steinblockade auszusetzen.

Doppelseitige multiple Nierensteine. Bei ihnen werden wir uns anders verhalten. Hier liegt stets die Gefahr des Wanderns des Steins in den Ureter mit all den schweren Komplikationen nahe; anderseits wissen wir aber aus Erfahrung, daß die multiplen Steine besonders leicht rezidivieren, seien es echte, seien es Scheinrezidive. Wir finden manchmal nicht alle Steine in der Niere, selbst wenn wir uns zum Sektionsschnitt entschließen, der aber bei Doppelseitigkeit unter allen Umständen vermieden werden muß. Sind deshalb die multiplen Steine von einer solchen Größe, daß eine Passage in den Ureter ausgeschlossen ist, so nehmen wir am besten von jedem Eingriff Abstand, wenn die Beschwerden des Patienten nicht zu heftige sind. Solche Kranke können jahrzehntelang leben, ohne daß wesentliche Störungen auftreten (FEDOROFF).

Operationsmethode. Muß man operieren, so ist die Pyelolithotomie mit multipler, circumscripter Nephrocalicotomie zu wählen. Die Nephrektomie der einen Seite wird hierbei von manchen Operateuren empfohlen. Ich rate jedoch, sie nur im Notfall auszuführen, wenn wir durch Komplikationen während der Operation dazu gezwungen werden.

---

[1] ROCHET: Quelques cas de nephrolithiase bilaterale. Lyon chirurg. Tom. 21, p. 583. 1924.

HINMAN [1]) will bei multiplen doppelseitigen Steinen *stets* operieren; er geht einzeitig vor und legt nach Nephropyelolithotomie eine temporäre Nephrostomiefistel an, um durch sie die Nierenfunktion zu bessern.

Einseitiger Solitär- und andersseitige multiple Nierensteine. Wie sollen wir uns verhalten, wenn nur die *eine* Niere in der Funktion geschädigt ist, während die zweite normale oder fast normale Funktion hat? Hier wird die Größe des Steins in der normal funktionierenden Niere das Entscheidende sein. Ist der Solitärstein in letzterem Falle *klein*, so müssen wir diese Niere zuerst operieren. Wir werden dann vor der Gefahr einer Anurie während der Operation der zweiten Niere geschützt sein. Bei multiplen Steinen ist stets eine Schädigung der Nierensubstanz vorhanden.

An die zweite Niere gehen wir nur heran und erst dann, wenn sich die Funktion der ersten Niere gebessert hat.

Zur Nephrektomie kann nur zugeraten werden, wenn die eine der beiden Nieren so hydronephrotisch entartet ist, daß ihre Funktion für den Organismus kaum von irgendwelchem Wert ist.

1. b) Doppelseitig infizierte Steine. Auch bei diesen sind die Auffassungen über die Art der Operation und ob überhaupt operiert werden soll, sehr verschieden. Als Gegner der Operation sei vor allem HOGGE [2]) genannt. *Für* die Operation treten ANDRÉ, EISENDRATH ,ROCHET, EDWIN BEER und BRONGERSMA ein. ROCHET und ANDRÉ raten zur Nephropyelolithotomie. Nur will ROCHET bei *sehr lange* bestehender infizierter, doppelseitiger Nephrolithiasis nicht operieren. EISENDRATH und EDWIN BEER gehen, wenn die Funktion noch gut ist, zweizeitig vor. Bei hydronephrotischer Niere will EISENDRATH Nephrotomie, wenn die zweite Niere gut ist, sonst Nephrostomie ausführen. In diesem Sinne spricht sich auch BRONGERSMA aus.

1. c) Einseitig infizierte doppelseitige Nephrolithiasis. In solchen Fällen besteht die Gefahr, daß durch die Infektion auch die zweite Seite in Mitleidenschaft gezogen wird. Deshalb gehen wir zuerst auf der infizierten Seite vor.

LEGUEU und NICOLICH wollen bei einseitig infizierter Nephrolithiasis die aseptische zuerst operieren, bei doppelseitigen infizierten Steinen die bessere zuerst, und zwar sind zwei Gründe für sie bestimmend: so schnell als möglich die bessere Niere zu retten und, falls eine Nephrektomie der zweiten Niere wahrscheinlich ist, gleichzeitig zu prüfen, ob ihr allein die Funktion übertragen werden kann.

MARION will im Gegensatz hierzu die *kränkere* Niere zuerst operieren, damit die andere bessere für sie eintreten kann, falls Komplikationen, wie Blutungen usw. auftreten, und an die Operation der zweiten Niere dürfe man erst herangehen, wenn sich die Funktion der zuerst operierten Niere in genügendem Maße gebessert hat.

TARDO hat 52 Fälle von doppelseitiger Nephrolithiasis neben 1047 Fällen von einseitiger zusammengestellt und kam zu dem überraschenden Resultat, daß von den 52 Fällen, von denen 19 nur einseitig, 33 aber doppelseitig operiert waren, die ersteren eine Mortalität von 56% (19 : 10) resp. 19,2% (52 : 10), die letzteren aber nur 9% Mortalität (33 : 3) ergaben. Die Ursache liegt nach TARDO darin, daß in den ersten Tagen nach dem Eingriff in der operierten Seite eine Nephritis auftritt, so daß die Tätigkeit dieser Niere fast ganz oder völlig versagt. Nach einigen Tagen bessert sich die Funktion aber wieder, so daß die Operation der zweiten Seite leichter ertragen wird.

---

[1]) HINMAN: Diskussion zu GERAGHTHY, SHORT and SCHANZ: Multiple renal calculi unilateral and bilateral. Journ. of the Americ. med. assoc. Vol. 77, p. 12. 1921. Zentralbl. f. Chirurg. 1922. S. 690.

[2]) HOGGE: Journ. d. Urol. Bd. 12, Nr. 6. 1921.

Mir scheint das Vorgehen MARIONS das richtige zu sein. Sollte sich vorher schon zeigen, daß eine Nephrektomie in Frage kommen wird, so muß zuerst die bessere Niere operiert werden. Dies ist die Ansicht, die RAFIN vertritt.

In den meisten dieser Fälle werden die für den Kranken allerdings recht unangenehmen dauernden Nierenbeckenfisteln der Nephrektomie vorzuziehen sein, da sie den Organismus nicht so großen Schädigungen aussetzen (MARION).

2. Doppelseitige Uretersteine. Während bei doppelseitigen Nierensteinen, solitären und multiplen, die zu groß sind, um in den Ureter hinabzuwandern, eine Operation nicht unbedingt erforderlich ist, ist dies bei doppelseitigen Uretersteinen, besonders bei wandernden, ganz anders. Wenn die endoureteralen Maßnahmen versagt haben, müssen wir operativ vorgehen.

Indikationen. Da bei doppelseitigen Uretersteinen jederzeit die Gefahr einer Anurie besteht, sollte ein *frühzeitiger* Eingriff die Regel sein. Wir können in diesem Falle sogar einzeitig vorgehen. Am besten eignet sich als Operationsverfahren bei doppelseitigen, juxtavesicalen Steinen der transvesicale oder transperitoneale Weg. Liegen die Steine aber höher oben im iliacalen oder lumbalen Teil, so werden wir das extraperitoneale Verfahren nach ISRAEL wählen und dann zweizeitig operieren.

JEANBREAU konnte 1910 nur drei Fälle von doppelseitiger, *einzeitiger* Ureterolithotomie feststellen, die Fälle von ROVSING mit doppelseitiger Pyelolithotomie, von MOSKOWICZ[1]) mit doppelseitiger extraperitonealer Ureterolithotomie und von DOYEN[2]) mit doppelseitiger vaginaler Ureterolithotomie.

Gehen wir zweizeitig vor, so entfernen wir erst den Ureterstein, über dem die funktionell bessere Niere liegt, sofern wir dies vorher feststellen können. Wir wollen damit die Funktion dieser Seite möglichst schnell so heben, daß wir nach kurzem Intervall an die Operation des andersseitigen Uretersteins herangehen können.

KÜMMELL empfiehlt die zweizeitige Operation; FOWLER will zuerst die bessere Seite operieren. Ich fand noch Fälle von ISRAEL, KIDD, HAMER und ABEL[3]). BUMPUS und SCHOLL haben unter 640 Ureterolithotomien achtmal die doppelseitige ausgeführt.

Wir haben aus den bisherigen Mitteilungen entnehmen können, wie schwer die Entscheidung bei doppelseitigen Nieren- und Uretersteinen ist. Noch viel komplizierter wird die Beurteilung, wenn doppelseitige Nieren- und gleichzeitig Uretersteine vorhanden sind.

3. Nierensteine der einen und Uretersteine der zweiten Seite. In diesen Fällen wird stets der Grundsatz maßgebend sein, daß ein Ureterstein viel gefährlicher für die Niere ist als ein Nierenstein. Deshalb werden wir stets zuerst den Ureterstein angehen (ISRAEL, EISENDRATH), werden uns aber bei ungenügender Funktion auf die Ureterolithotomie beschränken, wenn auch die zugehörige Niere nur noch Spuren von funktionsfähigem Parenchym zeigt. Ist die Funktion der zweiten Niere aber eine gute, so werden wir — vor allem bei infiziertem Nierenstein — die infizierte entfernen.

---

[1]) MOSKOWICZ: Observations personnelles des calculs de l'urétère. Med. record Tom. 75, p. 754.

[2]) DOYEN: Calculs urétéraux enlevés par la taille urétérale. Union méd. du Nord-Est 1892. Nr. 12, p. 381.

[3]) ABEL: Renal and ureteral calculs. Ky. Med. journ. Vol. 11, p. 406. 1913. Zentralorgan f. d. ges. Chirurg. Bd. 3, S. 378. 1913.

4. Doppelseitige Nierensteine und Uretersteine einer Seite. Hierbei gehen wir zuerst die Seite an, auf der sich Nieren- *und* Ureterstein befinden. Wir werden als Operationsmethode das extraperitoneale Verfahren nach Israel wählen, um, wenn möglich, durch *einen* Schnitt beide Steine entfernen zu können und werden erst späterhin in einer zweiten Operation die zweite Niere angreifen.

5. Doppelseitige Nierensteine und Uretersteine beider Seiten. Wir greifen zuerst die bessere Seite an. Stets wird aber, aus den oben angeführten Gründen, unsere Richtschnur bleiben, zuerst den Ureterstein und dann erst die Nierensteine zu entfernen.

Die Komplikationen in allen diesen Fällen sind so mannigfaltig, daß wir nicht auf alle Möglichkeiten eingehen können. Hervorgehoben sei jedoch, daß, wenn die Erkrankung der einen Seite in ein akutes Stadium eintritt, wir möglichst diese Seite operieren müssen.

Auf dem französischen Urologenkongreß 1907 ging die allgemeine Ansicht dahin, zuerst die bessere Niere anzugehen. In diesem Sinne sprachen sich Legueu, Nicolich und Lory aus; nur Rafin empfahl bei schlechter Niere, die eine Nephrektomie notwendig machen könnte, mit der Operation auf der Seite der kränkeren Niere zu beginnen. Hierin haben sich die Ansichten in den letzten Jahren gewandelt. Auf Grund der neueren Erfahrungen scheint es doch vorteilhafter zu sein, wenn möglich, erst die kränkere Niere anzugreifen, die Resultate werden dann bessere.

Statistik. Die Operationsresultate der doppelseitigen Nieren- und Uretersteine sind außerordentlich schlechte; einige Zahlen von größeren Statistiken seien angeführt.

Tardo hat 52 Fälle von doppelseitigen Nieren- und Uretersteinen, die von italienischen Chirurgen operiert wurden, zusammengestellt. 85 dabei ausgeführte Operationen ergaben 13 Todesfälle, etwa 25%, wobei sich das schon erwähnte interessante Resultat ergab, daß die meisten Todesfälle nach der ersten Operation eintraten.

Brongersma machte bei 36 Patienten 75 Operationen und hatte 7 Todesfälle = 20%, Fedoroff bei 33 Patienten 55 Operationen. Von 22 dieser 33 Patienten konnte er Nachrichten einziehen. 11 davon waren gestorben = 50%, und alle übrigen hatten Rezidive!

F. Nierensteinrezidive.

Erst im letzten Jahrzehnt ist die Frage der Rezidivbildung nach Nierensteinoperationen in Fluß gekommen; es wurden wohl schon in früherer Zeit Nierensteinrezidive beobachtet; aber ihre außerordentliche Häufigkeit war unbekannt und diese zuerst nachgewiesen zu haben, ist das Verdienst Cabots. Er gibt unter seinen Fällen nicht weniger als 50% Rezidive an. Die weiteren Untersuchungen von ihm, von Cabot und Crabtree und Dellinger Barney[1] konnten feststellen, daß die meisten gar keine echten, sondern nur *Scheinrezidive* waren. *Scheinrezidive* sind Steine, die bei der Operation nicht entfernt wurden; entweder waren sie so klein, daß sie im Röntgenbilde nicht sichtbar waren und bei der Operation nicht nach ihnen gesucht wurde, oder sie waren für Röntgenstrahlen durchlässig, oder überlagerte Steine, nach denen nach Eröffnung nicht gesucht wurde, oder sie blieben bei der Abtastung trotz sicheren Schattens unentdeckt.

---

[1] Barney: Recurrent renal calculi. Boston med. a. surg. journ. 1922. Nr. 1, p. 186. Ref. Zeitschr. f. urol. Chirurg. Bd. 9, Nr. 6, S. 483. — The question of recurrent renal calculs. Surg., gynecol. a. obstetr. Vol. 35, p. 743. 1922.

Das Problem der Rezidive ist ein sehr ernstes. Die Nierensteinoperationen führen nur in einer beschränkten Anzahl der Fälle zu einer völligen Heilung der Kranken, nach CIFUENTES nur in 25%! Es ist des öfteren eine zweite, ja sogar dritte und vierte Operation notwendig, ohne eine definitive Heilung zu gewährleisten, und jede folgende Operation ist ein nicht ungefährlicher Eingriff für den Organismus, insbesondere ein großer für die kranke Niere.

Daß Rezidive übersehen werden, liegt vor allem daran, daß Nierensteine, auch rezidivierende, nicht die geringsten Beschwerden zu machen brauchen. Trotzdem können sie aber in tückischster Weise das Parenchym der Niere zerstören.

Der Prozentsatz der Scheinrezidive ist, soweit wir einige wenige statistische Angaben besitzen, wesentlich größer als die der echten Rezidive.

BARNEY fand unter 35 nachuntersuchten Fällen 14 mal Steine in einer oder beiden Nieren = 40%. Diese Zahl kam ihm so auffallend hoch vor, daß er mit der Möglichkeit rechnete, nicht alle Steine entfernt zu haben. Er hatte aber außer bei den 14 erwähnten Rezidiven noch bei 21 rezidivfreien Fällen in Erfahrung gebracht, daß in der Nachbehandlungsperiode nach der Pyelolithotomie 10 mal ein Stein abgegangen war. Er machte deshalb in einer neuen Serie von 20 Fällen noch *während der Rekonvaleszenz* Röntgenaufnahmen und fand in 9 = 45% auf der operierten Seite *zurückgelassene* Steine.

Wir sind vorläufig nicht in der Lage, uns aus größeren Statistiken Rechenschaft über die Häufigkeit der echten und die der Scheinrezidive zu geben. Dies ist eine Aufgabe der Zukunft. Vorläufig können wir nur feststellen, wie oft überhaupt Rezidive gefunden wurden.

Die bisherigen Statistiken geben voneinander abweichende Prozentzahlen an. Es hat dies mehrere Gründe. Einmal ist der Unterschied in der Zahl der Rezidive, je nachdem wir es mit einer Sammel- oder Einzelstatistik zu tun haben, sehr groß; anderseits werden aber auch sehr verschiedene Begriffe miteinander vermengt. BRAASCH und FOULDS haben als erste Forderung aufgestellt, daß nur Rezidive nach *konservativen* Operationen herangezogen werden dürfen. Ich werde mich in folgendem an diese durchaus berechtigte Forderung halten und über die sog. Rezidive in der zweiten Niere erst später berichten.

Ferner ist zu beachten, daß Fälle mit subjektiven Nierensteinsymptomen noch lange nicht Nierensteinrezidive darzustellen brauchen. BRAASCH und FOULDS haben eine Reihe von Fällen mit derartigen Beschwerden nachuntersucht, aber kein Rezidiv gefunden. Durch Verwachsungen des Ureters, durch Knickungen, durch Hydronephrose, durch Senkungen der Niere, können ganz ähnliche Symptome hervorgerufen werden. Rezidive können wir mit Sicherheit annehmen, wenn uns das Röntgenverfahren sowie die Cystoskopie und der Ureterenkatheterismus charakteristische Bilder gezeigt haben oder wenn Steine unter Beschwerden auf der operierten Seite spontan abgegangen sind.

Rezidive bei konservativen Operationen (Tab. 1, S. 480). Die Sammelstatistiken von TARDO und CIFUENTES, sowie die Einzelstatistiken von CIFUENTES, BRAASCH und FOULDS, RAFIN, BRONGERSMA und ROVSING ergeben insgesamt 10,5% Rezidive. Sehen wir uns die einzelnen Zahlen aber näher an, so zeigt sich, daß die *Sammel*statistiken nur 7,3%, die *Einzel*statistiken dagegen 16,4%, also weit über das Doppelte ergeben. Woran dies liegt, ist schwer zu entscheiden. Vielleicht konnten die einzelnen Autoren in ihren Einzelstatistiken die einzelnen Fälle genauer verfolgen, als dies in den Berichten der Sammelstatistiken geschehen ist.

Hervorgehoben muß zunächst werden, daß die Sammelstatistiken von TARDO und CIFUENTES nur einen verhältnismäßig geringen Unterschied zeigen, dagegen die Einzelstatistiken ganz enorm voneinander abweichen: während CIFUENTES 8,5% Rezidive sah, fand ROVSING 41%.

Nicht unwichtig erscheint mir, daß die Einzelstatistik von Braasch und Foulds — die größte, die wir besitzen, mit Beobachtung von 677 Fällen — ebensoviel Rezidive ergeben hat wie die Gesamtzahl aller Fälle (2805). Wir möchten damit annehmen, daß dies der normale Prozentsatz der bisher bekannten Rezidive ist.

Tabelle 1.

Zahl der Rezidive bei konservativen nachuntersuchten Nierensteinoperationen:

Sammelstatistiken		
Zahl der konservativ operierten Fälle	Zahl der Rezidive	Prozentzahl der Rezidive
Tardo 503	28	5,5%
Cifuentes 1300	104	8 ,,
1803	132	7,3%
Einzelstatistiken		
Cifuentes 34	3	8,5%
Braasch und Foulds . . 677	71	10,5 ,,
Rafin 74	15	20 ,,
Brongersma 99	26	26 ,,
Rovsing 118	49	41 ,,
Insgesamt Einzelstatistik 1002	164	16,4%
Insgesamt Sammelstatistik 1803	132	7,3 ,,
2805	296	10,5%

Die Zahl der Rezidive bei *Kindern* ist sehr gering. Die Statistik von Thomas und Tanner[1]) bezieht sich allerdings auf Steine des gesamten Harntractus; doch sind der größte Teil Nieren- und Uretersteine. Sie fanden nur 2,3% Rezidive bei etwa 70 ausgeführten Operationen, über die sie Auskunft erhalten konnten.

Ursachen der Rezidive. Sie sind ganz verschiedener Natur, sind abhängig, von den *einzelnen Operationsmethoden*, der *Infektion* und *Retention in der Niere*, sowie von der *Operationstechnik*.

1. Einzelne Operationsmethoden (Tab. 3, S. 483). Sie sind, sei es Pyelolithotomie, sei es Nephropyelolithotomie, von größtem Einfluß auf die Rezidivbildung.

Bei der Pyelolithotomie finden wir unter 1193 Fällen 101 = 8,4% Rezidive. Es wiederholt sich hier dasselbe Resultat, das wir oben gesehen haben, daß die beiden großen Sammelstatistiken von Tardo und Cifuentes nur 4,5% ergeben, während die Einzelstatistiken 12%, demnach fast dreimal soviel Rezidive zeigen. Auch hier marschiert Rovsing an der Spitze mit 55,5% Rezidiven.

Bei der *Nephropyelolithotomie* konnte ich 1641 Fälle mit 221 Rezidiven = 13,4% zusammenstellen. Die Zahl der Rezidive ist demnach wesentlich höher als bei der Pyelolithotomie. Hier ist der Unterschied der Zahlen bei Sammel- und Einzelstatistiken noch etwas größer: 8,6% : 29,2%. Brongersma und Rovsing führen mit 36,4% und 40,3% Rezidiven.

Ich habe mich oben bemüht, zu zeigen, wie außerordentlich verschieden die Nephropyelolithotomie ausgeführt werden kann. Die einfachste Methode ist wohl sicherlich die von Rovsing angewandte, die auch der von H. Kelly entspricht. *Sie scheint aber die meisten Rezidive zu ergeben.*

---

[1]) Thomas and Tanner: Urinary lithiasis in children. Journ. of urol. Vol. 8, p. 171. Zeitschr. f. urol. Chirurg. Bd. 12, S. 86. 1922.

Von Zahlen, die nicht in der statistischen Tabelle enthalten sind, seien noch erwähnt die von CABOT und CRABTREE, die für Pyelolithotomie 5%, für Nephropyelolithotomie 56% Rezidive fanden. Diese Zahlen sind noch etwas höher als die von ROVSING.

Vergleichen wir die Rezidivzahlen bei Pyelo- und Nephropyelolithotomie, so finden wir bei der Pyelolithotomie weniger Rezidive als bei Nephropyelolithotomie ($8,4\%$: $13,4\%$). Schon bei der Sammelstatistik ist die Prozentzahl doppelt so groß ($4,5\%$: $8,6\%$), bei den Einzelstatistiken steigt sie sogar von 12% auf das $2^1/_2$ fache: $29,2\%$ in die Höhe. Fast $^1/_3$ aller Fälle von Nephropyelolithotomien zeigen demnach Rezidive!

JUDD, PARKER und MORSE fanden Rezidive nach Nephropyelolithotomie doppelt so häufig als nach Pyelolithotomie, sowohl bei einseitigen wie bei doppelseitigen Steinen.

J. ISRAEL führt als Grund für die große Zahl der Rezidive bei Nephropyelolithotomie an, daß dieser Operation die weiter vorgeschrittenen Fälle und meistens auch die stärker infizierten unterzogen würden.

Hervorzuheben ist noch, daß RAFIN die meisten Rezidive nach Pyelolithotomie gesehen hat, und er bezieht dies, ohne jedoch den Nachweis zu führen, auf Scheinrezidive. RAFIN führte die Pyelolithotomie unter 123 Nierenoperationen 32 mal aus und sah 8 Rezidive (25%), und von den 8 Rezidiven waren nicht weniger als 7 unter 28 aseptischen Pyelolithotomien.

2. Infektion. Allgemein finden wir die Ansicht ausgesprochen, daß Rezidive bei infizierten Steinen viel häufiger sind als bei aseptischen.

Aseptisch konservative Operationen (Tab. 2). KÜMMELL (1907) berichtete, daß er bei aseptischen Steinen Rezidive *nicht* gesehen habe. In der Gesamtstatistik der Tabelle 2 finden sich insgesamt 10% Rezidive bei aseptischen Operationen. Während bei der Sammelstatistik von TARDO unter 281 Fällen nur $3,5\%$ Rezidive gezählt werden, finden wir bei den Einzelstatistiken unter 281 Fällen $20,3\%$, demnach doppelt soviel.

Es kann demnach keine Rede davon sein, daß die aseptischen Steine im allgemeinen keine Rezidive geben. Es wäre wohl möglich, daß echte Rezidive ausbleiben. Zu dieser Feststellung fehlen uns aber noch die geeigneten Grundlagen. Daß Scheinrezidive bei aseptischer Pyelolithotomie seltener sein sollten, ist nicht recht anzunehmen, da wir bei der Operation, ob die Niere infiziert ist oder nicht, ja mit denselben Schwierigkeiten zu kämpfen haben.

Tabelle 2. *Aseptisch-infizierte konservative Operationen.*
Konservative Operationen.

	Aseptisch			Infiziert		
	Zahl	Rezidive	Prozent	Zahl	Rezidive	Prozent
Sammelstatistik						
TARDO	281	10	$3,5\%$	222	18	$8,1\%$
Einzelstatistiken						
BRONGERSMA	61	5	$8,2\%$	39	21	54 $\%$
ROVSING	65	20	$30,7\,,,$	53	29	55 ,,
RAFIN	46	10	$21,7\,,,$	28	5	$17,7\,,,$
Insgesamt Einzelstatistik	172	35	$20,3\%$	120	55	$45,8\%$
Insgesamt Sammelstatistik	281	10	$3,5\,,,$	222	18	$8,1\,,,$
Insgesamt	453	45	10 $\%$	342	73	$21,3\%$

Infizierte konservative Operationen (Tab. 2, S. 481). Die Gesamtzahl der Rezidive ist hierbei größer: 21,3% gegen 10% bei aseptischen, d. h. über
doppelt so groß. Der Unterschied zwischen Sammel- und Einzelstatistik ist bei
den infizierten konservativen Operationen sehr auffallend: 8,1% : 45,8%, demnach
fast sechsmal so groß. Wir finden Zahlen von 54 und 55% bei BRONGERSMA
und ROVSING, d. h. mehr als die Hälfte der infizierten konservativen Operationen
zeigt Rezidivbildung. Hier ist auch mit der Möglichkeit zu rechnen, daß die Zahl
der echten Rezidive beträchtlich größer sein kann. Wir wissen ja, wie schnell
sich Steine im infizierten Nierenbecken bilden, und daß zurückgebliebene Steine
sich sehr schnell vergrößern, ist ja auch bekannt. Wir können uns deshalb
über diese Zahlen nicht verwundern, wenn schon die aseptischen konservativen
Operationen so schlechte Spätresultate ergeben.

Auf Grund unserer bisherigen Zahlen müßten wir zu der Annahme kommen,
daß bei aseptischen Steinen operative Rezidive im allgemeinen nur selten auftreten, sehr häufig aber bei infizierten. Um so merkwürdiger berühren die Beobachtungen von BRAASCH und FOULDS in ihrer Einzelstatistik aus der MAYO-
schen Klinik. Leider haben sie keine genauen Zahlen und Tabellen gegeben,
so daß ihre Fälle in meine Gesamtstatistik nicht aufgenommen werden konnten.
Es ist aber wichtig, darauf aufmerksam zu machen, daß sie zu dem Schluß
kommen, **die Infektion des Gewebes scheine die Rezidivgefahr nicht zu
begünstigen.** Die Prozentzahl der Rezidive bei infizierter Nephrolithiasis war
bei ihnen sogar *unter* dem Durchschnitt, wenn das infizierte Gewebe gründlich
drainiert und alle Fremdkörper entfernt waren.

Vielleicht ist dies ein Hinweis darauf, daß selbst bei infiziertem Nierenbecken
ein Rezidiv nicht zu erwarten ist, wenn nur alle Scheinrezidive entfernt sind.

Wir müssen aber noch einen Schritt weitergehen und feststellen, ob auch die
einzelnen Operationsmethoden bei aseptischem und infiziertem Nierenbecken
verschiedene Spätresultate ergeben.

Aseptische Pyelolithotomie (Tab. 3, S. 483). Die Zahl der Rezidive
bei der aseptischen Pyelolithotomie ist im Vergleich mit den aseptischen konservativen Operationen 4,5% : 10% (Tab. 2); auch hier finden wir wieder den
großen Unterschied zwischen Sammel- und Einzelstatistik 2,6% : 11,2%.

Sehen wir uns aber die Zahlen der *Einzel*statistiken näher an, so finden wir
ganz enorme Unterschiede bei BRONGERSMA und PERINEAU 0% Rezidive,
bei RAFIN 25%, bei ROVSING 80% (!). Diese Zahl ROVSINGS können wir nicht
voll werten. Die Zahl seiner Pyelolithotomien — 9 — ist zu klein, aber es bleibt
immerhin doch auffallend, daß er unter 9 Fällen über 7 Rezidive berichtet, eine
ganz absonderlich hohe Zahl, und man kann sich des Gedankens nicht erwehren,
daß hier die Technik der Operation, nicht die aseptische Pyelolithotomie, die
wesentliche Rolle spielt.

Infizierte Pyelolithotomie (Tab. 3, S. 483). Bei dieser finden wir
10,2% Rezidive, wesentlich geringer als die Gesamtzahl der Rezidive bei infizierten konservativen Operationen = 21,3% (Tab. 2, S. 481).

Die Einzelstatistiken geben mehr als doppelt soviel wie die Sammelstatistiken
(16,6% : 8%), und hier erleben wir nun ein ganz merkwürdiges Resultat bei den
Einzelstatistiken. Während BRONGERSMA 50% Rezidive aufweist, finden sich
bei ROVSING mit einer sonst so hohen Zahl von Rezidiven 0% Rezidive.
Die Zahl der von ihm beobachteten Fälle ist aber minimal — 2 —. Sie
spielt deshalb bei der Gesamtstatistik keine wesentliche Rolle.

Rezidive bei aseptischer und infizierter Nephropyelolithotomie. Die Zahlen steigen gewaltig an, wenn wir uns hierzu wenden; während
die Gesamtzahl der Rezidive bei der aseptischen Nephropyelolithotomie noch

Tabelle 3. Vergleich der Rezidivbildung nach aseptischen und infizierten konservativen Nierensteinoperationen.

Sammelstatistiken

Einzelstatistiken

	Pyelolithotomie									Nephropyelolithotomie								
	aseptisch und infiziert			aseptisch			infiziert			aseptisch und infiziert			aseptisch			infiziert		
	Zahl	Rez.	%	Zahl	Rez.	%	Zahl	Rez.	%	Zahl	Rez.	%	Zahl	Rez.	%	Zahl	Rez.	%
TARDO	187	9	4,8	155	6	1,9	32	3	9,3	316	19	6	126	4	3,2	190	15	7,9
CIFUENTES	359	14	4	226	4	1,7	133	10	7,5	941	90	9,5	—[1]	—	—	—	—	—
	546	23	4,5	381	10	2,6	165	13	8	1257	109	8,6	126	4	3,2	190	15	7,9
CIFUENTES, eigene	12	0	0	—	—	—	—	—	—	22	3	13,6	13	0	0	9	3	33,3
BRONGERSMA	38	4	11	31	0	0	8	4	50	61	22	36,4	30	5	14	31	17	50
PERINEAU	87	5	5,7	41	0	0	46	5	10,9	150	36	24	—	—	—	—	—	—
BRAASCH und FOULDS	469	56	11,85	—	—	—	—	—	—	109	44	40,3	58	15	26	51	29	57
ROVSING	9	5	55,5	7	5	71,4	2	0	0	42	7	16	18	3	18	24	4	15
RAFIN	32	8	25	28	7	25	4	1	25	—	—	—	—	—	—	—	—	—
Insgesamt Einzelstatistik	647	78	12	107	12	11,2	60	10	16,6	384	112	29,2	119	23	19,3	115	53	46
Insgesamt Sammelstatistik	546	23	4,5	381	10	2,6	165	13	8	1257	109	8,6	126	4	3,2	190	15	7,9
Insgesamt	1193	101	8,4	488	22	4,5	225	23	10,2	1641	221	13,4	245	27	11,0	305	68	22,2

1) CIFUENTES hat in seiner Sammelstatistik die Trennung der Nephropyelolithotomiefälle in aseptische und infizierte unterlassen.

verhältnismäßig klein ist — 8,1 %[1]) — steigt sie bei der infizierten auf 22,2 %[1]), während die Zahlen für die Pyelolithotomie 4,5 % und 10,2 % betragen. Sie sind demnach doppelt so hoch. Hier finden wir wieder das auffallende Mißverhältnis zwischen Sammel- und Einzelstatistik bei aseptischer Nephropyelolithotomie 3,2 %[1]) zu 19,3 %, bei infizierter Nephropyelolithotomie 7,9 %[1]) : 46 %, demnach etwa sechsmal soviel. Rovsing zeigt auch hier die meisten Rezidive (57 %).

Rovsing will die besondere Häufigkeit der Rezidive auf „zersetzende“ Bakterien zurückführen. Er versteht darunter vor allem Staphylokokken und Proteus Hauser. Er nimmt an, daß die zersetzenden Bakterien infolge Fistelbildung in das Nierenbecken gelangen und daß, wenn die Fistelbildung auch nur für ganz kurze Zeit durch die Drainage oder auch ohne Drainage eintritt, die Infektion des Nierenbeckens die Folge ist. Rovsing fand unter 109 Nephropyelolithotomien 58 aseptische mit 26 % Rezidiven; bei 51 infizierten 57 % Rezidive. Wenn er die letzteren 51 in infizierte Fälle *ohne* und *mit zersetzenden* Bakterien trennt, findet er bei infiziertem Nierenbecken *ohne* zersetzende Bakterien nur 37 % Rezidive, bei den 24 Fällen *mit* zersetzenden Bakterien 19 = 79 %. Rovsing zieht daraus den Schluß, die Pyelolithotomie zu meiden und die Nephropyelolithotomie nach der von ihm geübten Methode zu bevorzugen, bei der ein Drain nicht eingelegt wird. Diese Ansicht Rovsings, daß die Drainage und die dadurch hervorgerufene Einwanderung von zersetzenden Bakterien die Schuld an der so besonders hohen Zahl der Rezidive tragen, widerspricht völlig den Beobachtungen von Braasch und Foulds, die gerade betonen, daß ihrer Ansicht nach infolge der so ausgezeichneten Drainage die Zahl der Rezidive trotz Infektion so gering ist.

Es muß besonders auffallen, daß Rovsing eine so große Zahl von Rezidiven sah, und man kommt nicht umhin, dies mit seinem Operationsverfahren in Verbindung zu bringen, das sich damit begnügt, nur einen kleinen Einschnitt zu machen und von da aus den vorher im Röntgenbild festgestellten Stein auf dem kürzesten Wege zu entfernen. Es scheint diese Methode nicht zweckentsprechend zu sein. Vielleicht werden wir sie doch mit der Pyelolithotomie verbinden und unter genauester Absuchung und Abtastung des Nierenbeckens und der Kelche, evtl. mittels Spülungen, noch andere Steine oder die Reste von Steinen zu entfernen versuchen müssen.

Daß trotzdem immer noch Steine übersehen werden können, darüber besteht kein Zweifel.

3. Die Retention. Sie ist, wie für die Steinbildung überhaupt, auch für die Rezidivbildung von großer Bedeutung, ganz besonders aber, wenn sie sich mit der Infektion kombiniert. Ihre Bedeutung zahlenmäßig zu erfassen, ist bisher nicht gelungen, wird auch recht schwierig sein. Die Retention ist nicht nur auf die Bildung von Scheinrezidiven, sondern auch auf das Entstehen echter Rezidive von Einfluß. Sie kommt auf den verschiedensten Wegen zustande. Sie kann schon vor der Operation vorhanden gewesen sein, und wurde durch die Operation nicht beseitigt, oder sie ist infolge Verlagerung der Niere bei der Operation erst eingetreten. Rehn hat empfohlen, mit jeder Nierensteinoperation eine Nephropexie zu verbinden, und Fowler will die Nieren stets in *horizontaler* Stellung fixieren, da sonst die tiefe Lage des unteren Kelches zur Retention und somit zur Rezidivbildung Anlaß gibt.

Weiterhin können Knickungen des Ureters, Verwachsungen desselben mit der Umgebung, Strikturen, die bei der Nierensteinoperation nicht mitentfernt worden sind, die Rezidivbildung begünstigen. Auch Lageanomalien des Nierenbeckens können dazu beitragen.

---

[1]) Es fehlen hier die Zahlen aus der großen Statistik von Cifuentes, der sie nicht angibt.

4. Die Operationstechnik. Stets ist zu beachten, daß nicht etwa Seidenfäden in das Lumen des Nierenbeckens oder in die Kelche hineinreichen, da sich um sie herum Steine bilden können. Ferner muß man besonders darauf bedacht sein, daß nicht etwa Mullfäden von Verbandstoffen zurückbleiben. Auch diese dienen als Kern für Steine. Auch soll die Operation möglichst blutleer ausgeführt werden und das Nierenbecken frei von Gerinnsel sein, denn gerade solche kleinen Blutklümpchen, in denen sich oft miliare Steintrümmer verstecken, können Anlaß zur Steinbildung geben.

Rezidivierung bei Solitär- und multiplen Steinen, großen und kleinen Korallensteinen, Becken-, Kelch- und Parenchymsteinen (hierzu Tabelle 4). Zur Beurteilung dieser Frage besitzen wir nur *eine* ausgezeichnet beobachtete Statistik von BRAASCH und FOULDS. BRAASCH und FOULDS kamen zu dem höchst überraschenden Resultat, daß Solitärsteine *häufiger* rezidivieren als multiple Steine (11,77% zu 8,96%). JUDD, PARKER und MORSE nehmen als Ursache die Entfernung der Steine in der steinbildenden Periode an; man soll Steine erst nach Beendigung dieser Periode operieren. Vielleicht liegt aber auch eine Erklärung darin, daß wir nach röntgenologischem Nachweis von multiplen Steinen bei der Operation die Niere viel eingehender durchsuchen als bei den im Röntgenbilde festgestellten Solitärsteinen.

Tabelle. 4. *Einfluß der verschiedenen Größe, Form, Multiplizität und Lage der Steine auf die Rezidivbildung* (nach BRAASCH und FOULDS).

	Zahl der Fälle		Rezidive	
	Pat.	%	Pat.	%
Bilaterale Steine (einseitig operiert)	77	9,05	9	11,68
Multiple Steine (einseitig operiert)	368	43,2	33	8,96
Ein Stein (einseitig operiert)	467	54,94	55	11,77
Korallensteine.	85	10,00	11	12,94
Große Steine	300	35,29	29	9,66
Kleine Steine	519	61,05	70	13,48
Steine im Nierenbecken	644	75,76	75	11,64
Steine in den Kelchen	111	13,05	14	12,61
Steine im Cortex	135	15,88	14	10,37
Einfache Hydronephrose	32	3,76	1	3,12
Abgang von Steinen vor der Operation . .	137	16,11	22	16,05

Ich glaube, daß die Schlußfolgerung von BRAASCH und FOULDS einen Punkt unbeachtet gelassen hat, der von Einfluß sein könnte. Es ist nicht nur zu berücksichtigen, ob die Steine solitär oder multipel, sondern auch ob diese aseptisch oder infiziert waren. Erst nach Scheidung in letztere wird sich zeigen, ob wirklich die Solitärsteine zur häufigeren Rezidivierung neigen als die multiplen. Es ist nicht auszuschließen, daß auch hier die *Infektion* die wesentliche Rolle spielt, die BRAASCH und FOULDS allerdings leugnen.

Weiterhin stellten BRAASCH und FOULDS in ihrer Statistik fest, daß *kleine* Steine häufiger rezidivieren als große; 13,48% : 9,66%, ein Resultat, das man auch erwarten durfte. Nach Korallensteinen sind die Rezidive häufiger als nach Solitärsteinen (12,94% : 11,77%). Die Ursache liegt wohl in der leichten Brüchigkeit der Steine und einem Übersehen bei der Kontrolle der Steinflächen während der Operation.

ELIOT (1923) fand die meisten Rezidive nach Parenchymsteinen. Nach BRAASCH und FOULDS ist der Prozentsatz der Rezidive aber bei Parenchym- und Kelchsteinen beinahe ebenso groß wie bei Beckensteinen (10,37% : 12,61% : 11,64%).

MAYO selbst steht auf dem Standpunkt, daß die Rezidive bei den großen und verzweigten Steinen am häufigsten vorkommen. Diese Steine liegen meist in infizierten oder schon hoffnungslos geschädigten Nieren, bei denen eine radikale Operation nicht mehr in Frage kommt. MAYO will in diesen Fällen durch eine breite Drainage eine Taschenbildung verhindern und sie doch noch zur Ausheilung bringen.

Ob die *chemische* Konstitution der Steine auf die Rezidivierung von besonderem Einfluß ist, ist aus dem Schrifttum nicht zu entnehmen. Sekundäre Phosphatsteine rezidivieren oft und sehr schnell. Dies ist eine alte Erfahrung. Bei primären Steinen finde ich nur die Angabe von CHUTE, daß harnsaure Steine am leichtesten infolge ihrer Strahlendurchlässigkeit zum Übersehen und folglich zu Scheinrezidiven Anlaß geben. Nur von einer Art des Steines, dem *Cystinstein*, wissen wir, daß er nach jeder Operation mit fast absoluter Sicherheit zu einem Rezidiv führt (CROWELL). THOMSON WALKER will festgestellt haben, daß harnsaure und Calciumoxalatsteine seltener rezidivieren. Dem stimmt auch ISRAEL zu.

An welcher Stelle rezidivieren Steine? Am häufigsten wird beobachtet, daß sie an derselben Stelle, an der man sie zuerst gefunden hat, auch rezidiviert sind. FOWLER behauptet, daß sie fast stets im *unteren Kelch* rezidivieren, und er hat darauf seine Therapie aufgebaut, bei jeder Steinoperation die Niere in horizontaler Richtung zu nephropexieren, damit der untere Kelch nicht die *tiefste* Stelle bildet.

Rezidive in der zweiten Niere. Wenn nach konservativen oder radikalen Operationen Steine in der zweiten, bisher völlig gesunden und beschwerdefreien Seite erscheinen, ist es üblich, von Rezidiven in der *zweiten* Niere zu sprechen, gleichgültig, ob beide Nieren vorher geröntgt waren oder nicht. Als Rezidive im eigentlichen Sinne sind derartige Steine nicht aufzufassen, wenn man nicht der Auffassung von JUDD, PARKER und MORSE folgt, daß zwischen den beiden Nieren eine enge anatomische Verbindung besteht, so daß die eine Steinniere einen Infektionsherd für die zweite abgibt.

Hält man am Begriff der Steindiathese fest, so handelt es sich um eine erneute Steinbildung in der zweiten Niere.

Wir unterschieden Steinbildung in der zweiten Niere nach *konservativer und radikaler* Operation. In letzterem Falle wird der gesamte Stein- und Infektionsherd aus dem Körper herausgeschafft und dadurch eine ungünstige Beeinflussung der zweiten Niere durch die erkrankte erste vermieden. Wir müssen demnach annehmen, daß bei radikaler Operation die Steinbildung in der zweiten Niere seltener ist. Dies ist auch nach JUDD, PARKER und MORSE der Fall. Über Steinbildung in der zweiten Niere nach Nephrektomie der ersten liegen noch eine Anzahl anderer Beobachtungen vor. TARDO fand sie in seiner Sammelstatistik in 1,8% der Fälle, CABOT, BRONGERSMA, ALESSANDRI, BRAASCH und FOULDS, RAFIN fanden bei 626 Fällen 26 sog. Rezidive in der zweiten Niere = 4,1%. Demnach ist die Gefahr der Steinbildung in der zweiten Niere nach Nephrektomie der ersten nicht sehr groß. Trotzdem soll man sich dadurch nicht etwa leichter zur Nephrektomie bestimmen lassen, denn in den Fällen, in denen doch noch Rezidive eintreten, ist die Gefährdung des Organismus bei der dann nur noch vorhandenen Einzelniere eine sehr große.

Was die sog. Rezidivbildung in der zweiten Niere nach *konservativer Operation* der ersten Seite betrifft, so sind sie nach JUDD, PARKER und MORSE häufiger; besonders oft treten aber Rezidive bei doppelseitigen Steinen auf. Sie zeigen eine ganz besondere Hartnäckigkeit und führen auch zu raschem Wachstum der Steine (FEDOROFF).

Mittel zur Verhütung der Rezidive. Wenn wir Rezidive vermeiden wollen, ist es vor allem notwendig, mit der Anschauung zu brechen, daß mit der Entfernung des Steins auch die Bedingungen zu seiner Entstehung aufgehoben sind. Nach beendeter Wundheilung, mitunter auch schon früher, müssen wir nach Feststellung der Ursache der Steinbildung diese selbst in Behandlung nehmen. Die *allgemeine* Therapie deckt sich mit der Prophylaxe der Steinbildung selbst (siehe dort!).

Behufs Einleitung einer *lokalen* prophylaktischen Therapie müssen wir zunächst wissen, ob es sich bei den Rezidiven um zurückgelassene Steine oder Steinteilchen, um Scheinrezidive oder um echte handelt. Unser vorzüglichstes Mittel für diese Zwecke ist das *Röntgenverfahren*, das wir *vor, während und nach* der Operation anwenden müssen.

a) Wir müssen *vor* der Operation alle Teile des Urogenitaltractus bis zur Blase untersuchen, sonst dürfen wir uns nicht wundern, später wieder Steine zu finden, die aber gar keine Rezidive sind, vielmehr schon vorher da waren. In der Übersichtsaufnahme mit Buckyblende haben wir ein einfaches und ausgezeichnetes Verfahren.

b) In zweiter Reihe bedürfen wir des Röntgenverfahrens *während* der Operation, sei es zur *Durchleuchtung* der vorgelagerten, sei es zur *Aufnahme* mittels Films der in situ gelegenen Niere.

Mit den modernen Kryptoskopen, insbesondere mit dem Spiegelkryptoskop, gelingt die Röntgendurchleuchtung ganz gut. Die Amerikaner haben es darin zu einer großen Fertigkeit gebracht. Ich erinnere auch an die deutschen Arbeiten von GOETZE [1]), RESCHKE [2]) und KINGREEN [3]). Die MAYOsche Klinik geht jetzt so weit, es als einen Kunstfehler zu betrachten, wenn die Röntgendurchleuchtung während der Operation unterlassen wird. Ob sie wirklich den großen Erfolg haben wird, den man davon erwartet, möchte ich noch dahingestellt sein lassen. BRAASCH und FOULDS berichten allerdings, daß unter 219 *während* der Operation durchleuchteten Fällen bei 81 nachuntersuchten nur 4 Rezidive = 4,93 % gefunden wurden, eine allerdings gegen die frühere sehr geringe Zahl. Ich glaube nicht, daß es gelingen wird, durch diese Untersuchung während der Operation alle Steine, auch die kleinsten, zu erkennen. BARNEY hat schon festgestellt, daß diese kleinsten Steine häufig übersehen werden. Es wird immer Fälle geben, in denen es unmöglich ist, *alle Steine operativ* zu finden. Allerdings scheint die Zahl der Versager von der Sorgfalt, die vor und während der Operation darauf verwandt wurde, abhängig zu sein. Vor allem aber sprechen gegen diese Methode der Röntgendurchleuchtung während der Operation die dadurch bedingte längere Dauer des Eingriffs, die größere Gefahr einer Infektion von außen infolge des komplizierten Mechanismus, sowie überhaupt die Kompliziertheit des gesamten Verfahrens, das nur in größeren Krankenhäusern, wohl aber kaum je von jedem Chirurgen geübt werden kann.

c) *Postoperative Röntgenaufnahmen.* Schon um festzustellen, ob Scheinrezidive vorhanden sind, ist es notwendig, noch während der Rekonvaleszenz — 1—4 Wochen nach der Operation — eine Röntgenaufnahme zu machen.

Hat sich ein Scheinrezidiv gezeigt, so wird man vor die Frage gestellt, ob man dem Patienten eine sofortige erneute Operation anraten soll. BARNEY empfiehlt dies; er will nicht abwarten, bis der Stein sich wieder vergrößert hat und die Zerstörung des Nierenparenchyms weiter fortgeschritten ist.

---

[1]) GOETZE, O.: Das Röntgenogramm der operativ freigelegten Niere. Fortschr. a. d. Geb. d. Röntgenstr. Kongr.-H. 1, S. 34 und Zentralbl. f. Chirurg. 1924. S. 865.
[2]) RESCHKE, K.: Röntgenphotographie der operativ freigelegten Niere bei Nierenstein. Dtsch. Zeitschr. f. Chirurg. Bd. 185, S. 3/4. 1924.
[3]) KINGREEN, O.: Zur Methode der Röntgenaufnahme der operativ freigelegten Niere. Zentralbl. f. Chirurg. 1924. S. 2472.

Röntgenaufnahmen innerhalb der folgenden Jahre nach der Operation. Bei der großen Gefahr, die die Rezidivbildung mit sich bringt, ist es notwendig, in Pausen von ¼ Jahr regelmäßig Röntgenaufnahmen zu machen und dieselben bis zum Beginn des 3. Jahres zu wiederholen. Man ist leicht geneigt, mit erneuten Röntgenaufnahmen zu warten, bis wieder Beschwerden auftreten; das wäre falsch: Wir wissen, daß sich nicht selten Rezidive entwickeln, ohne daß die geringsten Beschwerden bestehen.

Lokale kausale Therapie. Die meisten Rezidive sind, wie wir gesehen haben, Folgen der Infektion oder Retention. Um die *Infektion* aufzuheben, behandeln wir die Patienten, die Leukocyten im Urin haben, mit Nierenbeckenspülungen, am besten schon während der Rekonvaleszenz und wiederholen sie in gewissen Pausen längere Zeit hindurch (1—2 Jahre). Caulk beginnt bald nach der Operation mit Instillationen des Nierenbeckens mit Arg. nitric.-Lösung (1⁰/₀); er sah ausgezeichnete Resultate davon; unter 71 Fällen beobachtete er nur 2 Rezidive (2,8⁰/₀).

Gegen die Folgen der Retention werden wir uns dadurch zu schützen suchen, daß wir mit der Steinoperation auch bald die Nephropexie verbinden, evtl. nach Fowler die Nieren horizontal aufhängen.

Gegen Strikturen sind häufige Dehnungen des Ureters notwendig, die am besten mit den Nierenbeckenspülungen verbunden werden. Sie haben noch den Vorteil, die Peristaltik des Ureters anzuregen. v. Lichtenberg hat völlig Recht, wenn er sagt, daß nicht die Fertigkeit des Operateurs der einzig ausschlaggebende Faktor zur Herabsetzung der Rezidive sei. Wenn auch Mayo im Anfang seiner Tätigkeit 49⁰/₀ Rezidive und späterhin nur 10⁰/₀ gehabt hat, so hat zweifellos die besser ausgebildete Diagnose eine wesentliche Rolle dabei gespielt.

G. Anuria calculosa vesicae.

Wir unterscheiden eine *sekretorische* und eine *exkretorische* Anurie, nach Kümmell *wahre* und *falsche*.

Unter einer *sekretorischen* verstehen wir eine Anurie, bei der das Parenchym keinen Urin sezerniert wie bei nephritischen Prozessen, Eklampsie, Cholera, akuter Scharlachnephritis, toxischer Nephritis, wie Sublimatvergiftung usw. Eine sekretorische Anurie kann ihre Ursache in Prozessen der Nierensubstanz selbst haben, aber auch durch oberhalb davon gelegenen Prozessen in Gallenblase, Leber, im Nervensystem hervorgerufen sein. Danach unterscheiden wir *renale* und *prärenale* Anurien[1]

Bei der *exkretorischen* Anurie ist der *Abfluß* des Urins aufgehoben, daher wird sie auch *postrenale* Anurie genannt. Die **Steinanurie** ist eine exkretorische, eine Obturationsanurie, wobei der im Ureter eingeklemmte Stein den Abfluß verlegt. In vielen Fällen ist sie aber mit sekretorischer Anurie kombiniert, indem auf reflektorischem Wege — durch einen ureterorenalen Reflex — die Sekretion aufgehoben wird. Stets handelt es sich um eine Anurie der *Blase*: das Hindernis sitzt oberhalb derselben und ist bald einseitig, bald doppelseitig.

Zur Feststellung genügt nicht das Fehlen einer Blasendämpfung oberhalb der Symphyse, da dieselbe bei Überlagerung durch Därme schwinden kann. Es ist vielmehr notwendig, sich durch Einführung eines Katheters zu überzeugen, ob die Blase völlig leer ist.

Alter. Die Steinanurie kann in jedem Alter auftreten, doch wird sie meistens zwischen 30 und 60 Jahren beobachtet, aber auch bei Kindern, ja bei Säug-

---

[1] Nach Fahrs Ansicht ist die prärenale Anurie nicht unter den Begriff der sekretorischen Anurie einzureihen, z. B. bei Insulinbehandlung. (Urol. Kongr. Wien 1926.)

lingen kommt sie vor [MERKLEN [1])]. Über Anurie im Säuglingsalter berichtet BAUMES bei 2 Tage und 8 Tage alten Kindern. HARDER sah eine Anurie bei einem 2 jährigen, DREW bei einem 4 jährigen Kinde.

LOEWENHARDT [2]) beobachtete eine Steinanurie bei einem 82 jährigen Greis.

Geschlecht. Männer scheinen häufiger als Frauen davon betroffen zu sein. DONNADIEU fand unter 62 Fällen von Steinanurie 45 Männer und 17 Frauen ($72,5^0/_0 : 27,5^0/_0$), demnach fast $^3/_4$ Männer. Es werden ja auch Uretersteine, die den häufigsten Anlaß zur Steinanurie geben, beim männlichen Geschlecht öfter als bei Frauen beobachtet im Gegensatz zu *Nieren*verschlußsteinen, die sich, wie Nierensteine überhaupt, häufiger bei Frauen finden. Ich selbst sah 10 Fälle von Steinanurie, von denen 7 Männer waren ($70^0/_0$).

Aus der ISRAELschen Statistik folgt, daß unter 69 Uretersteinoperationen $64^0/_0$ bei Männern und nur $36^0/_0$ bei Frauen ausgeführt wurden. BUMPUS und SCHOLL berichten aus der MAYOschen Klinik über 880 Fälle von Uretersteinen, von denen 601 Männer, 279 Frauen waren, demnach $68^0/_0 : 32^0/_0$.

Von Interesse ist auch noch, daß Uretersteine in den oberen Partien des Ureters bei Männern viel häufiger gefunden werden als bei Frauen. Nach ISRAEL fanden sich bei Frauen $92^0/_0$ der Uretersteine im Becken, bei Männern nur $51,3^0/_0$. Anurie tritt meistens bei hochsitzenden Steinen ein.

Auffällig ist, daß anurische Patienten sehr oft fettleibig sind und die Fettleibigkeit bei Frauen im Alter von 40—60 Jahren häufiger ist als bei Männern. Es sind demnach wohl noch eine Reihe anderer Momente maßgebend als nur das Geschlecht.

Art der Steine. Man beobachtet Steine von verschiedenster chemischer Zusammensetzung bei der Anurie. Es liegen Beobachtungen vor über Phosphat auf der einen, Uratsteine auf der anderen Seite (HEITZ-BOYER, ELIOT, siehe bei doppelseitigen Nierensteinen.)

Einen auffallenden Befund teilt LEOPOLD SPIEGEL [3]) mit; er untersuchte 44 Nieren- und Uretersteine der ISRAELschen Steinsammlung chemisch und fand in allen aus Anuriefällen stammenden Steinen als hauptsächlichste Bestandteile harnsaure Urate oder Xanthin. Es würde dies darauf hindeuten, daß die chemische Konstitution der Steine an sich, aber vielleicht infolge der rauhen Oberfläche bei harnsauren Steinen einen wesentlichen Einfluß auf die Passage der Steine hat.

Solitäre oder multiple Steine. In den meisten Fällen wird die Anurie durch doppel- oder einseitige Solitärsteine hervorgerufen. Nur selten sind mehrere Steine in einem oder beiden Ureteren gefunden worden.

Größe der Steine. Bemerkenswert ist, daß bei Anurie vor allem *kleine* Steinchen gefunden werden, sogar feine Grießkörnchen. J. ISRAEL sah einen kleinen, weinbeerkerngroßen Stein im Blasenteil des Ureters bei Anurie, BRAASCH und MOORE berichten über stecknadelkopfgroße Steinchen. Von Grießkörnchen als Ursache der Anurie sprechen ISRAEL und BARTH. In dem ISRAELschen Fall, bei dem die eine Niere bereits vorher durch Operation entfernt war und ein vollständiges Versagen der Harnabsonderung durch Verstopfung des obersten Ureterabschnittes eintrat, fanden sich zahlreiche, aus Harnsäure bestehende Grießkörnchen. HEITZ-BOYER und ELIOT sahen einen Fall, in dem die rechte Niere eine große Anzahl von kleinen Uratsteinchen enthielt, die die Uretermündung verlegten und Anurie hervorriefen. G. SCHWARZ sah eine Anurie durch Uratsand auftreten.

---

[1]) MERKLEN: Etudes des anuries. Thèse de Paris 1881.
[2]) LOEWENHARDT, D.: Urol. Corp. 1908. p. 254.
[3]) SPIEGEL, L.: Über die Zusammensetzung von Nierensteinen. Berlin. klin. Wochenschr. 1900. S. 599.

Ort der Einkeilung. Israel fand folgende Verteilung der Uretersteine im allgemeinen:

$$\begin{array}{lll} \text{im pelvinen Ureterabschnitt} & \ldots\ldots & 69,5\% \\ \text{,, lumbalen} \quad\quad\quad\text{,,} & \ldots\ldots & 21,7 \text{,,} \\ \text{,, iliacalen} \quad\quad\quad\text{,,} & \ldots\ldots & 8,7 \text{,,} \end{array}$$

Bumpus und Scholl fanden unter 846 Uretersteinen, deren Lage festgestellt werden konnte:

$$\begin{array}{llll} 640 & \text{im unteren Drittel} & \ldots\ldots & = 75,65\% \\ 136 & \text{im obersten Abschnitt} & \ldots\ldots & = 16,07 \text{,,} \\ 64 & \text{direkt im Ureterhals} & \ldots\ldots & = 7,56 \text{,,} \\ 59 & \text{im iliacalen Abschnitt} & \ldots\ldots & = 6,9 \text{,,} \end{array}$$

Zu ähnlichen Prozentzahlen kam Jeanbreau.

Diese Statistiken zeigen die außerordentliche Häufigkeit der Uretersteine im *unteren* Abschnitt.

Ganz anders liegt dies bei der *Anurie*. Hier findet sich die Steineinklemmung meistens im *oberen* Abschnitt. Offenbar gelangen diese Steine — vielleicht infolge der Eigenart ihrer Oberfläche — überhaupt schwer zur Passage. Sie reizen die Schleimhaut und regen zu Spasmen an, die die Anurie vollenden.

Es sind aber auch einige Fälle bekannt, in denen durch Einklemmung von Uretersteinen im untersten Teil, sogar wenn sie schon in die Blase ragten, Anurie eingetreten ist.

Baetzner beobachtete bei einem 59 Jahre alten Mann eine Anurie; in der einen Uretermündung war ein Stein cystoskopisch zu sehen, und auf der anderen Seite stieß dicht hinter der Mündung der Ureterenkatheter auf ein unüberwindliches Hindernis, offenbar ein Stein. Der in die Blase reichende Stein konnte durch den Ureterenkatheter entfernt werden; es trat sofort Urinsekretion ein und nach 2 Tagen Abgang von 2 kleinen Steinen. Hier waren offenbar 2 tiefsitzende Steine die Ursache.

Giuliani (1919) fand bei einer Anurie einen Stein nahe der Blase, ebenso Sala[1]), und ich erinnere auch noch an den oben erwähnten Fall von Israel, der im Blasenteil des Ureters einen kleinen, weinbeerkerngroßen Stein als Ursache der Anurie aufwies. Ich nenne auch noch die Fälle von Paget, Albarran, Ertzbischoff[2]), André und Grandineau, Marion und Heitz-Boyer (s. S. 495).

Auch Uteau[3]) berichtet über einen maiskorngroßen Stein in der Uretermündung, sowie Uteau und Ducuing[4]) über einen Stein, der 2—3 cm oberhalb der Mündung saß, die eine Anurie zur Folge hatten.

Aber nicht nur Ureter-, sondern auch *Nieren*steine können Anurie hervorrufen. Es finden sich dann die sog. *Nierenbeckenverschlußsteine*, die auch doppelseitig vorkommen (siehe S. 493, Abb. 110, eigene Beobachtung).

Donnadieu[5]) stellte 61 Fälle von Steinanurie zusammen und fand 39 im obersten Ureterabschnitt = 64%, 16 im untersten Ureterabschnitt = 26%, 6 im mittleren Ureterabschnitt = 9,8%.

Huck[6]) fand unter 46 Fällen von Anurie 30 im Nierenbecken und oberen Drittel = 65%, 11 im untersten Abschnitt = 24% und 5 im mittleren Drittel des Ureters = 11%.

---

[1]) Sala: Sull' anuria riflessa calcolosa. Policlinico, sez. prat. Vol. 27, p. 1242. 1920. Zentralbl. f. d. ges. Chirurg. Bd. 12, S. 96.

[2]) Ertzbischoff: I. Internat. Kongr. d. Urol. 1908. S. 261.

[3]) Uteau: Traitement de l'anurie. Rev. de chirurg. 1908. Ann. des maladies de gen.-urin. 1908. Nr. 19.

[4]) Uteau et Ducuing siehe R. Uteau: Causerie d'urologie. Paris: Maloin 1926.

[5]) Donnadieu: De l'anurie calcul. et en particulier de son traitement chirurg. Thèse de Bordeaux 1895.

[6]) Huck: De l'anurie calc. et de ses indirect operat. Thèse de Nancy 1904.

Ursachen der Einklemmung. Die Ursache der Einklemmung eines Uretersteins kann einerseits in seiner Größe, Form und Oberfläche liegen, anderseits in Veränderungen des Ureters selbst. Irregulär gebaute, zackige Uretersteine werden sich besonders leicht in die Schleimhaut fest einbohren und zu einem Spasmus der Muskulatur führen. Dattelförmige oder ovale Steine können sich querstellen und so einen Verschluß bilden.

Von seiten des Ureters können angeborene oder erworbene Strikturen — nach Ansicht HUNNERS die bei weitem häufigste Ursache einer Einklemmung — den Stein im Ureter festhalten und dadurch eine Anurie veranlassen, oder die Strikturen entstehen erst allmählich durch Arrosion der Schleimhaut infolge Drucks des Steins.

Wir finden in der Literatur eine ganze Reihe von Beispielen dafür. Ich erwähne nur einen Fall von DICKINSON [1]) mit 2 Strikturen im oberen Abschnitt des Ureters, von SCIFOLIA und LOUBET [2]) im unteren Abschnitt des Ureters, LÉCÈNE [3]) im mittleren Abschnitt, durch filiforme Katheter gedehnt, von RAFIN [4]), VERRIÈRE und CLAIRMONT [5]) mit Strikturen in der Uretermündung.

Wir dürfen nie vergessen, daß der Spasmus in den meisten Fällen erst die völlige Obturation vollendet.

Ob die normalen Verengerungen des Ureters einen sehr wesentlichen Einfluß auf das Entstehen der Steinanurie haben, ist meiner Ansicht nach nicht völlig sichergestellt.

Die verschiedenen Formen der Anurien. Wir unterscheiden:

Anurie *mit* Stein,

Anurie *durch* Stein, und zwar

1. bei *doppelseitiger* Steineinklemmung
   a) in beiden Ureteren,
   b) in beiden Nieren,
   c) in Niere der einen Seite und Ureter der anderen Seite;

2. bei *einseitigem* Steinverschluß:
   a) bei kongenitaler Einzelniere,
   b) nach vorheriger Nephrektomie,
   c) bei völliger Zerstörung der zweiten Niere infolge von Erkrankung derselben oder durch angeborene oder erworbene Strikturen des Ureters,
   d) durch renorenalen Reflex der zweiten Niere.

Anurie mit Stein: Hier liegt ein einseitiger oder doppelseitiger Nieren- oder Uretersteinverschluß bei fast völliger Zerstörung der beiderseitigen Nierensubstanz vor. Die Anurie ist demnach nicht *durch* den Stein hervorgerufen, sondern es handelt sich um eine Anurie bei Steinerkrankung der Niere (LEGUEU).

Anurie durch Stein:

1. Bei doppelseitiger Steineinklemmung. Sie ist die häufigste Form der Anurie. Die frühere Auffassung, die von PAUL WAGNER und LÄWEN [6]) vertreten wird, daß sie ein seltenes Ereignis ist, hat sich als nicht richtig erwiesen. Während DONNADIEU unter 46 Fällen von Steinanurie nur 12 mal doppelseitige Steine

---

[1]) DICKINSON: On renal and urinary affections. London 1885. p. 953.

[2]) CHIFOLIA et LOUBET: Anurie calculeuse. Bull. de la soc. anat. de Paris 1902. p. 324. Zentralbl. f. d. Krankh. d. Haut- u. Sexualorg. Bd. 13, S. 657.

[3]) LÉCÈNE: Bull. et mém. de la soc. anat. de Paris 1906. Dec.

[4]) RAFIN et VERRIÈRE: Lyon méd. 1901. p. 322.

[5]) CLAIRMONT: Arch. f. klin. Chirurg. 1906. S. 752.

[6]) LÄWEN, A.: Über doppelseitige Ureterolithotomie bei calculöser Anurie. Bruns' Beitr. z. klin. Chirurg. Bd. 84. 1913.

als Ursache fand $= 26,08\%$ und Huck unter 40 Fällen 12 mal $= 30\%$, Watson sie auf 30% schätzte, fand Kümmell unter 9 selbst beobachteten Fällen 5 mit doppelseitiger Steinverlegung $= 55,5\%$. Eliot stellte schon 1910, zu einer Zeit, als das Röntgenverfahren und seine Kombination mit dem Ureterenkatheterismus und den anderen uns heute zur Verfügung stehenden Hilfsmitteln noch nicht ausgebildet war, unter 149 Fällen von Anurie 64 mal *doppelseitige* Anurien zusammen $= 48\%$, also fast die Hälfte.

Caulk fand unter 61 Fällen der amerikanischen Urologen 35 doppelseitig $= 57,5\%$. Interessant ist dabei, daß bei seiner Umfrage unter diesen letzteren nicht weniger als 16 von **einem** Chirurgen — demnach fast 50 % — beobachtet wurden, 10 von einem zweiten, 4 von einem dritten, d. h. 30 von 35 doppelseitigen Steinanurien wurden nur von *drei Chirurgen* gesehen. Dies scheint darauf hinzudeuten, daß die Doppelseitigkeit der Steinanurie noch recht häufig übersehen wird.

Auffällig ist, daß in der neuesten Statistik von Rubritius (Urologenkongreß Wien 1926) sich unter 298 gesammelten Steinanurien nur 38 doppelseitige Fälle $= 29\%$ fanden.

Allerdings behauptet in neuerer Zeit auch Caulk, daß Anurie durch doppelseitige Steine recht selten sei. Er hat unter 6 eigenen Fällen nicht einen einzigen derartigen beobachtet und aus der Literatur nur 20—25% zusammenstellen können.

a) **Doppelseitige Uretersteine.** Sie sind bei Anurie viel häufiger als doppelseitige Nierenbeckenverschlußsteine. Eliot fand unter seinen 64 Fällen 47 mit doppelseitigen *Uretersteinen* (73%), von denen er 41 durch Autopsie, 6 durch das Röntgenverfahren sichergestellt sah. In neuester Zeit wurde auch eine größere Anzahl derartiger Fälle beobachtet. Ich hebe aus ihnen die Fälle von Döring[1]) und Worcester[2]) heraus.

b) **Doppelseitige Nierensteine.** Unter 64 doppelseitigen Steinanurien konnte in der Gesamtliteratur Eliot nur 9 Fälle von doppelseitigen Nierensteinen finden (14%). Diese Form ist demnach eine recht seltene. Außer den Fällen von Civiale[3]), Gauthier[4]), Nunnely[5]), Mancini[6]), Tenneson[7]), Fuller, Dittel, Morris und Heitz-Boyer und Eliot habe ich selbst einen derartigen Fall beobachtet, bei dem durch 2 große, keilförmige Nierenbeckenverschlußsteine eine Anurie zustande kam, die zum Tode führte (Abb. 110).

Eliot gibt auch eine Abbildung eines derartigen Falles, in dem das linke Nierenbecken durch einen olivenförmigen Phosphatstein, das rechte durch eine große Anzahl kleiner Uratsteine verschlossen war.

c) **Einseitiger Ureterstein und andersseitiger Nierenstein.** Hiervon sind auch nur 8 Fälle (3%) von Eliot zusammengestellt worden. Es handelt sich um Fälle von Tenneson, Turner[8]), Kraft[9]), Stevens[10]), Brault, Hind[11]), Morris, Bloch, J. Israel.

[1]) Doering: Dtsch. Zeitschr. f. Chirurg. 1907. S. 66.
[2]) Worcester: Bilateral impacted calculs caused anuria. Internat. journ. of surg Vol. 33, Nr. 6. 1920. Zentralbl. f. d. ges. Chirurg. Bd. 9, S. 227.
[3]) Civiale: Traité de l'affection calculs. 1838. p. 392.
[4]) Gauthier (nach Rayer): Bd. 3, S. 27.
[5]) Nunnely (nach Hutchinson): The Lancet 4. 7. 1874.
[6]) Mancini: Lo sperimentale 1875. Giugno.
[7]) Tenneson: Soc. méd. des hôp. 1879.
[8]) Turner: Transact. soc. London. Vol. 24, p. 151. 1881.
[9]) Kraft: Anurie calc. og Reflexanurie. Hospitalstidende. 1900. Nr. 34.
[10]) Stevens: Case of total suppression of urine due to the obstruction of both ureters by renal calculs. Brit. med. journ. March 22. 1902.
[11]) Hind (nach Morris): In Brit. med. journ. 1894. p. 960.

2. Seltener ist der einseitige Steinverschluß bei Anurie.

a) Bei kongenitaler Einzelniere. Früher hielt man die kongenitale Einzelniere für eine seltene Erscheinung. Papin stellte etwa 600 Fälle zusammen. Guizetti und Pariset[1]) fanden sie in 1,95%; sie disponiert offenbar ganz

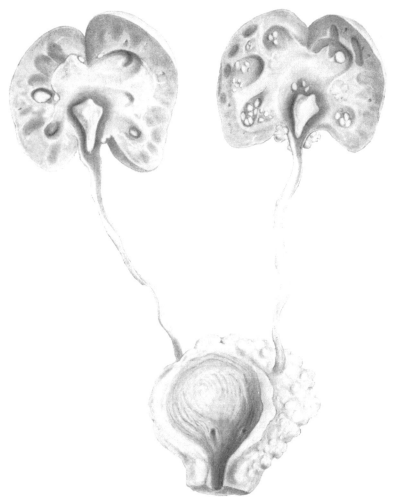

Abb. 110. Anurie bei doppelseitigem keilförmigem Nierenbeckenverschlußstein.

besonders zu Erkrankungen infolge der verstärkten Inanspruchnahme. v. Lichtenberg fand sie in $\frac{1}{3}$ aller Fälle, am häufigsten bei Steinen. Daher ist auch die Zahl der Anurien bei Einzelniere verhältnismäßig groß, über 3%.

Anurie bei Einzelniere wurde von Eliot in 18 Fällen gefunden. Grauhan[2]) sah sie in der Kieler Klinik 2 mal. Auffällig ist die große Häufigkeit der Anurie bei Einzelniere beim *Manne*. Von den 18 Eliotschen Fällen waren unter 11,

---

[1]) Guizetti und Pariset: Beziehungen zwischen Mißbildungen der Niere und der Geschlechtsorgane. Virchows Arch. f. pathol. Anat. u. Physiol. Bd. 204, S. 372. 1911.
[2]) Grauhan: Die Anurie in der Chirurgie. Zentralbl. f. Chirurg. 1923. Nr. 47, S. 1772 bis 1773.

bei denen er das Geschlecht feststellen konnte, nur 2 Frauen. Allerdings ist der kongenitale Nierendefekt überhaupt bei Männern viel häufiger als bei Frauen, 2 : 1 [Winter[1]), Guizetti und Pariset].

Therapeutisch muß man bei Solitärniere ganz besonders schnell an die Operation herangehen und sich nicht lange mit anderen Maßnahmen aufhalten, denn die Einzelniere antwortet besonders stark auf den Verschluß[2]).

Interessant ist ein Fall von Briggs[3]), der eine tuberkulöse Einzelniere mit Steinanurie beobachtete.

b) Anurie durch einseitigen Ureterstein nach Nephrektomie. Diese Fälle sind verhältnismäßig häufig beobachtet worden. Eliot erwähnt in seiner Zusammenstellung 29 Fälle. Ich selbst kann diesen noch 11 Fälle der neueren Zeit anfügen (Briggs[3]), Chabanolle[4]), Cifuentes (3 Fälle), Aranda[5]), Giuliani, Gottstein, Landivar[6]), Parmenter[7]), Pleschner[8]).

Besonders groß ist die Zahl der Fälle, in denen die Niere wegen Nephrolithiasis operiert worden war. Unter 29 Eliotschen Fällen waren es 22, ebenso in den meisten der von mir zusammengestellten 11 Fälle. Jedenfalls macht dies wenigstens 75% aller Fälle aus. Woher kommt dies?

Die doppelseitige Nephrolithiasis ist viel häufiger als man früher angenommen hat, und in diesen Fällen kommt es dann später zur Anurie, wenn vor der Nephrektomie eine Röntgenaufnahme der zweiten Seite versäumt worden ist, oder wenn es sich um einen Stein handelt, der röntgenologisch vorher nicht nachgewiesen werden konnte. Es kann aber auch eine erneute Calculose der zweiten Niere vorliegen.

Wir müssen hier zwischen *postoperativer* und *Spätanurie* unterscheiden. Bei der ersteren tritt in der Nachbehandlungsperiode die Anurie ein, bei der zweiten erst nach Monaten oder Jahren. Im ersteren Falle ist die Anurie besonders gefährlich, da sich nach der Nephrektomie die zweite Niere noch nicht so gekräftigt hat, daß sie die volle Funktion des Organismus übernehmen kann. Unter den 29 Fällen Eliots ist in 19 Fällen die Zeit des Auftretens der Anurie nach der Nephrektomie angegeben. In der Nachbehandlungsperiode trat im Falle Aranda die Anurie 1 Monat, in einem der Kümmellschen Fälle einige Wochen, im Falle Duret[9]) 3 Wochen, im Falle Bolton Bangs[10]) 19 Tage nach der Operation ein, also in 4 von 19 Fällen.

Unter den von mir zusammengestellten Fällen trat 4mal die Anurie postoperativ auf, Aranda nach 15 Stunden, Parmenter nach 12 Tagen, Chabanolle nach 4 Wochen, Giuliani nach 30 Tagen; in allen anderen Fällen erst nach mehreren Monaten oder Jahren, demnach unter 30 Fällen 8mal = 27%.

---

[1]) Winter: Zentralbl. f. Chirurg. 1903. Nr. 19.

[2]) Hierzu siehe Necker: Diskussionsbemerkungen zur Anurie. Urol. Kongreß Wien 1926.

[3]) Briggs: Two cases of anuria and other urological cases. The urol. a. cut. review 1921. Zeitschr. f. Urol. Bd. 15, S. 490.

[4]) Labanolle: Un cas de nephrectomie, suivis de nephrostomie sur le rein restant pour anurie calculeuse. Lyon méd. Tom. 130, p. 17. 1921. Zeitschr. f. urol. Chirurg. Bd. 9, S. 249.

[5]) Aranda (Fermin): Anurie nach einer Nephrektomie. Arch. de med., cirug. y especialid. Vol. 10, Nr. 13. Anales de la acad. med.-quirurg. española. 1923. p. 296—304. (Spanisch.) Zeitschr. f. urol. Chirurg. Bd. 14, S. 85. 1923.

[6]) Landivar: Nephrektomie bei einer 56 stündigen Anurie infolge Nierenbeckenureterstein bei Einzelniere. Semana méd. Tom. 31, p. 770. 1924. Zeitschr. f. urol. Chirurg. Bd. 17. S. 395. 1925.

[7]) Parmenter: A case of anuria following nephrectomy. Bull. of the Buffalo gen.-hosp. Vol. 2, Nr. 2, p. 47—49. 1924. Zeitschr. f. urol. Chirurg. Bd. 17, S. 261. 1925.

[8]) Pleschner: Zeitschr. f. urol. Chirurg. Bd. 9, S. 50.

[9]) Duret: Sur les calculs ramifiés du rein. Ann. des maladies de org. gen.-urin. 1897. p. 367.

[10]) Bolton Bangs: Americ. assoc. of genit.-urin. surg. June 1. 1909. p. 174 (zu Watson).

Außer nach *Stein*nephrektomie wird die Anurie der zweiten Niere besonders nach *Tuberkulose* beobachtet. ELIOT fand 4 Fälle, denen ich noch einen neuen von ANDRÉ und GRANDINEAU hinzufüge. Hier seien noch 2 neue Statistiken angeführt, die aber eine Unterscheidung, ob die Solitärniere kongenital oder erworben war, nicht machen:

CAULK fand unter 61 Steinanurien 14 mal Anurie bei fehlender zweiter Niere, RUBRITIUS unter 298 Steinanurien 113. Nehmen wir die ELIOTschen 37 unter 149 Fällen hinzu, so ergeben sich 508 *Stein*anurien mit 164 *Einzel*nieren = 33%; *demnach fand sich in* $1/_3$ *aller Fälle eine kongenitale oder erworbene Einzelniere.*

c) Anurie durch einseitigen Ureterstein bei Insuffizienz oder Zerstörung der zweiten Niere. Die Fälle von Insuffizienz der zweiten Niere oder völliger Zerstörung derselben sind ebenfalls viel häufiger als man früher angenommen hat. ELIOT fand 19 Fälle, von denen in 17 die Niere total zerstört war. In 7 der letzteren Fälle war die Ursache der Zerstörung eine totale Striktur des Ureters [ROBERTS[1]), MOLLIÈRE[2]), DICKINSON, BAGSHAWE[3]), DUPLAY[4]) (2 Fälle) und KRAFT]. CAULK fand unter 61 Steinanurien 8 mit zerstörter zweiter Niere. MARION und HEITZ-BOYER geben in ihrem Handbuch eine Abbildung von einer derartigen Steinverlegung im untersten Teil des Ureters bei Tuberkulose der anderen. FRANK und GLASS[5]) berichten über einen Fall von totaler Zerstörung der zweiten Niere durch Hydronephrose.

Ein großer Teil dieser einseitigen Steinverlegungen bei Solitärniere nach Nephrektomie, sowie bei Insuffizienz und Zerstörung der zweiten Niere sind, falls sie nicht zur Autopsie kommen, früher als Reflexanurie gerechnet worden. So erklärt sich wohl die große Zahl der Reflexanurien der älteren Literatur. Hier haben erst KÜMMELL und LEGUEU allmählich Klarheit geschaffen.

d) Anurie bei einseitigem Ureter- oder Nierenbeckenverschluß-stein und Reflexanurie der zweiten Niere.

Unter **reflektorischer Anurie** versteht man das plötzliche Aufhören der Urinsekretion in einer *gesunden* Niere infolge Erkrankung der anderen, bei reflektorischer *Stein*anurie durch Verlegung des *einen* Ureters durch einen Stein.

Diese Begriffsbestimmung ist richtig, wenn wir, wie oben gesagt, von einer Anuria vesicae ausgehen, bei der sich kein Urin in der Blase befindet. Logisch wäre es, auch dann von einer Reflexanurie zu sprechen, wenn bei Erkrankung einer Niere resp. des gleichseitigen Ureters eine Anurie dieser Niere, eine „renale" Anurie eintritt, wir wissen ja, daß bei einer Steinverlegung des Ureters sich nur in einer beschränkten Anzahl von Fällen der Urin oberhalb staut, so daß das Nierenbecken oft nur schwach gefüllt oder leer ist.

Die Ursachen dieser Anurie in der *verlegten* Niere sind ebenso wie die der reflektorischen Anurie der zweiten Niere noch keineswegs geklärt. Jedenfalls liegen die Verhältnisse viel komplizierter als man früher glaubte. Man sollte annehmen, daß nach Verschluß eines Ureters die Urinsekretion in der zugehörigen Niere zunächst weitergeht, bis infolge Steigerung des intrarenalen Druckes und venöser Hyperämie es zu einer Kapselspannung und Druckatrophie des Nierenparenchyms kommt, so daß es zu sezernieren aufhört.

Wie soll man sich aber das in einer ganzen Anzahl von Fällen völlige Freisein des Nierenbeckens von Urin erklären? KÜMMELL hat unter 9 Fällen von Anurie einmal das Nierenbecken völlig leer gefunden. MERKLEN fand bei Einzelniere

---

[1]) ROBERTS: On urinary and renal diseases. 1876.
[2]) MOLLIÈRE: Lyon méd. Tom. 1, p. 207. 1885.
[3]) BAGSHAWE (nach DICKINSON): On renal and urinary effectures. London 1885. p. 763.
[4]) DUPLAY: Arch. gén. méd. 1888.
[5]) FRANK und GLASS: U. C. 1921. S. 70. Zeitschr. f. urol. Chirurg. Bd. 9, S. 301.

nach 8 tägiger Anurie das Becken leer, ebenso Mürbeck[1]). In seinem Fall roch nicht einmal das Nierenbecken nach Urin. Es fand sich auf der einen Seite ein Stein, auf der anderen eine Hydatidencyste.

In einem Falle von Paget[2]) mit 22 tägiger Anurie, rechtsseitiger Hydronephrose, linksseitiger Einklemmung eines Uretersteins im unteren Abschnitt fand sich bei Hypertrophie der Niere kein Urin im Becken.

Im Falle Prus[3]), 10 tägige Steinanurie durch beiderseitige Steinverlegung, zeigt sich keinerlei Dilatation der Nierenbecken und nur das eine enthielt ein paar Tropfen eines blutigen Urins. Mendoza[4]) fand bei einer 12 tägigen Anurie mit Stein im oberen Teil des rechten Ureters bei der Nephrotomie der ektopischen Niere keinerlei Urin, aber 2 Steine in den Kelchen.

Bei Guibal[5]) erweist sich bei einer 9$\frac{1}{2}$ Tage langen Anurie das Becken leer.

Albarran (Ertzbischoff) fand bei einer dreitägigen Anurie eines fettleibigen Patienten mit Stein im untersten Abschnitt des linken Ureters das Becken bei der Nephropyelostomie völlig leer.

Es handelt sich also in vielen Fällen um eine echte renale oder prärenale Anurie, nicht um ein einfaches Hindernis.

Ich verweise auch noch auf die Experimente von Ponfick und anderen über Hydronephrose, bei denen sich trotz Verschluß des Ureters nur in einem Teil der Fälle eine Hydronephrose entwickelte.

Wir sehen demnach, daß auf der Seite des Hindernisses, offenbar auf dem Wege eines uretero-renalen Reflexes, das *Nierenbecken* anurisch wird.

Wie entsteht aber die reflektorische Anurie der *zweiten* Niere? Sie ist in den letzten beiden Jahrzehnten Gegenstand vielfacher Kontroversen gewesen. Früher hat man bei negativem Röntgenbild auf der zweiten Seite stets eine reflektorische Anurie angenommen. Wir wissen jetzt aus reichlicher Erfahrung, daß es klinisch oft recht schwierig, ja unmöglich ist, vor der Operation zu sagen, ob ein Stein die Ursache ist oder nicht: es gibt Fälle von Nephro- und Ureterolithiasis, in denen nicht die geringsten Beschwerden vorausgegangen sind und wir durch das Röntgenbild und durch den Ureterenkatheterismus auf das ärgste getäuscht werden können.

Es gibt auch heute noch viele Urologen, die ein Zustandekommen eines solchen Reflexes in einer gesunden Niere leugnen. Ich nenne hier vor allem Morris und Legueu, ferner Albertin[6]), Merklen, Hartmann, Barth, Fahr[7]), Oehlecker, Pflaumer, Caulk.

Auf dem letzten Urologenkongreß in Wien 1926 haben sich vor allem Fahr, Kümmell und Oehlecker gegen das Zustandekommen einer reflektorischen Anurie ausgesprochen. Kümmell gibt allerdings zu, daß einige ganz wenige Fälle von kompetenten Beobachtern mitgeteilt worden sind. Er selbst habe aber niemals eine solche gesehen, und er will sie auch nur dann anerkennen, wenn die vollkommene Gesundheit der zweiten Niere erwiesen ist. Sehr skeptisch stehen dem Zustandekommen einer reflektorischen Anurie gegenüber Pousson, Rovsing, Küster, Casper, Schlagintweit, Sauerbruch (nach Pflaumer).

[1]) Mürbeck (nach Merklen).
[2]) Paget: Transact. of the clin. soc. of London 1869. II.
[3]) Prus (nach Merklen).
[4]) Suarez de Mendoza: Anurie calculeuse. Bull. et mém. de la soc. de chirurg. 1909. Nr. 21. Chirurg. Journ. 1909. S. 982.
[5]) Guibal: Anurie calculeuse. Bull. et mém. de la soc. de chirurg. 1905. Nr. 14. Chirurg. Journ. 1905. S. 960.
[6]) Albertin: Anurie calculeuse et rein unique. Ann. des maladies des org. gen.-urin. Vol. 12, p. 337. 1898.
[7]) Fahr, D.: Anurie. Urol. Kongr. 1926.

Für das Zustandekommen einer reflektorischen Anurie sprechen sich aus GUYON und seine Schule, J. ISRAEL, ALBARRAN, ELIOT, WATSON, CABOT, MARION, P. WAGNER, WILDBOLZ, KORANYI, BLUM, FRANK [1]), NICOLICH, SCHEELE, HAMESFAHR [2]), KNEISE, SCHÖNBAUER, GÖTZL u. a. m.

ISRAEL wandte sich gegen die Auffassung KÜMMELLS, der den Ausdruck „reflektorische Anurie" nur dann gelten lassen will, wenn die vollkommene Gesundheit der zweiten Niere sicher ist. Nach J. ISRAEL bleibt das Wesentliche des Vorgangs der nervöse Reflex, gleichgültig, ob die reflektorisch anurische Niere als gesund oder als krank zu betrachten ist.

GUYON betont, daß kranke Nieren hemmenden Einflüssen leichter unterliegen als gesunde. Eine Erklärung dafür sieht er darin, daß eine kranke Niere, um genügend zu funktionieren, auf eine Durchströmung mit einer größeren Blutmenge angewiesen ist als eine gesunde, und sie daher bei Verringerung der Blutzufuhr ihre Tätigkeit früher einstellen wird.

Experimentelle Untersuchungen. Vorangestellt sei, daß die Nierensekretion abhängig ist von den vasomotorischen Nerven, dem Splanchnicus major und minor und ferner vom Vagus, der nach ASHER [3]) ein echter sekretorischer Nerv ist. Die Reizung der Vasomotoren oder des Zentrums in der Medulla oblongata wirkt sekretorisch vermindernd, die des Vagus vermehrend.

Nach PFLAUMER kann der renorenale Reflex auf zweierlei Arten zustande kommen, entweder durch Überspringen der sekretionshemmenden oder angiospastischen Reize von einer Niere direkt auf die andere, was ihm bei der Nervenverbindung zwischen rechtem und linkem Ganglion coeliacum möglich scheint oder auf dem Umwege über ein gemeinschaftliches Zentrum (Medulla oblongata).

Zur Feststellung, ob es eine reflektorische Anurie gibt, sind zahlreiche Experimente gemacht worden. Ich will nur auf einige wenige eingehen. Alle Versuche PFLAUMERs ließen stets die Sekretion der anderen Niere gänzlich unbeeinflußt. CAULK konnte bei mehr als 100 Experimenten ein längeres Aufhören der Urinsekretion nicht erzielen, FAHR berichtete 1926 in Wien über eine große Anzahl, gemeinsam mit GMELIN [4]) vorgenommener Versuche, die niemals zu einer Einstellung der Funktion der anderen Niere führten: es hat sich stets alle 6—8 Sekunden der Urin aus der zweiten Niere entleert.

GÖTZL [5]), der seine Versuche unter J. ISRAEL angestellt hat, gelang es unter 3 von 12 Fällen, eine reflektorische Anurie beim Tiere zu erzeugen. Diese letzteren Experimente glaubt PFLAUMER auf andere Weise erklären zu können.

Tatsachen, die für das Zustandekommen einer reflektorischen Anurie sprechen.
In einem Falle ELIOTs war bei einem Hypernephrom der zugehörige Ureter durch ein Blutkoagulum verlegt, wodurch die Urinsekretion der anderen Seite sistierte. Der Kranke starb, und bei der Autopsie fand sich die zweite Niere völlig normal.

ASCHNER (New York) sah eine Anurie bei doppelseitigem Uretersteinverschluß. Auf der einen Seite wurde der Stein durch Operation entfernt. Nach Entfernung des in die zweite Niere eingeführten Ureterenkatheters setzte erneut eine totale Anurie ein, *auch auf der operierten Seite*. Hier führte der Verschluß nach Entfernung des Ureterenkatheters zu einer renalen (sekretorischen) Anurie auf der operierten Seite. Dieser Vorgang scheint nur durch renorenalen Reflex erklärt werden zu können.

---

[1]) FRANK (Louisville): Anurie infolge unilateraler calculöser Obstruktion. Surg., gynecol. a. obstetr. Vol. 20, p. 526. 1915.
[2]) HAMMESFAHR, C.: Zur Frage der Reflexanurie. Zeitschr. f. Urol. Bd. 14, S. 269. 1920.
[3]) ASHER: Die sekretorische Innervation der Niere. Zeitschr. f. Biol. Bd. 63. 1914.
[4]) GMELIN: Zeitschr. f. urol. Chirurg. Bd. 21. 1927.
[5]) GÖTZL: Untersuchungen über reflektorische Anurie. Pflügers Arch. f. d. ges. Physiol. Bd. 83, S. 128. 1901. Deutsch. med. Wochenschr. 1901, S. 254.

Von ALBARRAN und SAINTÉ finden wir 2 Sektionsfälle erwähnt. In einem dieser Fälle wurde wegen Schmerz auf der einen Seite diese Niere operiert. Sie enthielt keinen Stein, war aber entzündlich verändert und stark mit Blut gefüllt. Die Urinsekretion in der Niere setzte ein, trotzdem trat der Tod ein. Bei der Autopsie fand sich ein Stein in der *anderen* Niere. Hier war also die sekretorische Unterbrechung der operierten Niere eine Folge des Reflexes. Auch 3 Fälle von ISRAEL mit Hydronephrose möchte ich noch nennen, ferner die Fälle JENKEL[1]) und GRECHEN[2]), für die aber PFLAUMER auch eine andere Erklärung gefunden hat.

Weiterhin sei an die 10 Fälle von HAINES und TAYLOR[3]) erinnert, in denen der Schmerz auf der gesunden Seite auftrat, das Steinhindernis aber auf der entgegengesetzten Seite durch Operation festgestellt wurde.

Und CABOT weist auf das zeitweise Aufhören der Urinsekretion aus einer Niere bei Ureterenkatheterismus der zweiten hin, das sich kaum anders als durch Reflexwirkung erklären läßt.

NICOLICH nephrektomierte einen 44 Jahre alten Mann wegen einer hydronephrotisch vergrößerten Pyonephrose in Äthernarkose. Es setzte eine Anurie der vorher funktionell als normal festgestellten Niere ein. Nach dreimal 24 Stunden Freilegung der Niere, die sich als völlig *anämisch* erwies, Dekapsulation, völlige Heilung. NICOLICH sieht die Ursache dieser sicheren reflektorischen Anurie in einer *Vasokonstriktion*. Die Dekapsulation, die bis zum Stiel ausgeführt wurde, hat zu einer Beeinflussung des sympathischen periarteriellen Nervenplexus geführt und so die Vasokonstriktion behoben. Ein probeexzidiertes Stückchen aus der Nierensubstanz erwies sich als völlig normal.

Weiterhin verweise ich auf die 3 Fälle von ROVSING, in denen durch am Nierenstiel nach Nephrektomie angelegte Klemmen eine mehr als zweimal 24 Stunden anhaltende Anurie auftrat, ferner an den Fall von J. ISRAEL, in dem ein nach Nephrektomie eingeführtes Drain eine mehrtägige Anurie zur Folge hatte, die sofort aufhörte, als das Drain entfernt wurde.

Ursachen. Nach J. ISRAEL führt der von der verschlossenen Niere ausgehende sensible Reiz zu einem reflektorischen Gefäßkrampf der anderen und dadurch zum Versiegen der Harnabsonderung. J. ISRAEL sieht als Beweis für die Richtigkeit seiner Anschauung das *plötzliche* Einsetzen der Anurie bei Steinverstopfung an, sowie die unmittelbare Wiederaufnahme der Sekretion nach Lösung des Verschlusses. Er nimmt an, daß eine Verengerung der Nierengefäße eine verminderte Urinentleerung nach sich zieht.

CAULK sagt mit Recht, daß es darauf ankäme, welche Gefäße sich zusammenziehen. Wenn die Vasa efferentia der Glomeruli sich mehr zusammenziehen als die Vasa afferentia, so erfolgt eine Diurese, wahrscheinlich infolge einer verminderten Filtration.

Er geht von der Anschauung aus, daß bei einem mechanischen Verschluß des Ureters sich zunächst das Nierenbecken mit Urin füllt. Der osmotische Druck der Plasmakolloide beträgt nach CAULK 40 mm Hg. Durch einen derartigen Gegendruck wird — bei der Annahme der gesamten Wasserfiltration durch die Glomeruli — diese völlig gehemmt. Da aber die Zellen der Tubuli contorti etwas Wasser zu dem Glomeruliprodukt hinzufügen, so kann die Sekretion noch etwas weiter gehen, da sie nicht auf derselben Höhe wie bei den Glomeruli gehemmt wird.

---

[1]) JENKEL: Zur Kasuistik der tödlichen Anurie. Dtsch. Zeitschr. f. Chirurg. Bd. 78. 1905.
[2]) GRECHEN: Klinische Beiträge zur Kenntnis der Anurie. Korresp.-Blatt d. Schweiz. Ärzte. 1915. S. 1526.
[3]) HAINES and TAYLOR: The renorenal reflex. New York med. journ. a. med. record. Vol. 113. p. 5. 1921. Zentralbl. f. Chirurg. 1921. S. 1301.

Außerdem erzeugt aber der Steinverschluß auch *Zirkulationsstörungen* infolge Drucks auf die *Gefäße*. Die Gefäße nun, die die Tubuli contorti versorgen, liegen peripher von den Glomerulusgefäßen. Sie weisen einen *geringeren* Druck auf. Es ist deshalb schwer zu sagen, ob die Glomeruli- oder Tubulitätigkeit zuerst gehemmt wird.

Nach CAULK kann eine Reflexanurie nur durch *Reflexänderungen in der Zirkulation* hervorgerufen werden, d. h. es gibt keine eigentlichen sekretorischen Nierennerven, die reflexiv erregt werden. Allerdings sind durch *Adrenalin und Pituitrin* die Nieren durch Reflexänderungen in der Schnelligkeit der Entleerungen beeinflußt, *aber die Wirkung wird durch Zirkulationsänderungen verursacht.*

Demnach tritt durch Versiegen der Sekretion in der einen durch Stein verschlossenen Niere ein so starker arterieller Zufluß zur anderen Niere ein, daß der venöse Rückfluß dadurch aufgehoben wird (FRANCK). Nur so läßt sich die Anschwellung der zweiten Niere erklären, die allerdings nicht immer vorhanden ist (siehe Fall NICOLICH S. 498). Diese geschwellten Nieren sind gewöhnlich groß, stark mit Blut gefüllt, hyperämisch. Sie sind also nicht der Sitz von stark kontrahierten Gefäßen. Bei einem Gefäßkrampf müßte die Niere kleiner und nicht größer werden (wie im Falle NICOLICH).

Von anderer Seite [SWEET, PYSUSSER[1])] hat man als Ursache des Reflexes eine *toxische* Substanz und ein dadurch bedingtes Versiegen der Sekretion angenommen. Das urämische Blut besitze eine die Harnsekretion hemmende Eigenschaft. Nach ISRAEL würde aber bei einer toxischen Einwirkung nicht ein sofortiges Aufhören, sondern nur ein allmähliches Absinken bis zur Einstellung der Funktion eintreten. ISRAEL führt den häufig vorhandenen starken Albumengehalt der zweiten Niere auf die Schädigung zurück, die die empfindlichen Nierenepithelien durch längere reflektorische Absperrung der Blutzufuhr erleiden.

Hier sei auch noch auf die sehr interessante Beobachtung von NEUWIRT[2]) hingewiesen. NEUWIRT erreichte in einem Falle von Reflexoligurie durch Splanchnicusanästhesie Schwinden der kolikartigen Schmerzen und auch der Oligurie. Die Splanchnici sind vasomotorische Nerven der Niere, deren Reizung sekretionsvermindernd wirkt. Sie innervieren auch die glatte Muskulatur des Nierenbeckens und ihnen fällt eine wichtige Rolle bei der Vermittlung der schmerzhaften Empfindungen in der Niere zu. Da nun die Anästhesie des Splanchnicus ähnliche Veränderungen wie seine Durchschneidung zur Folge hat, so kann durch die Anästhesie im Splanchnicus die Reflexbahn unterbrochen und so die Entstehung eines Reflexes gehindert werden.

ELIOT hat bis 1910 19 Fälle gesammelt, in denen die Ureterverlegung sicher einseitig war, die andere Niere aber leichte Veränderungen, wie Nephritis, Pyonephrose usw. darbot. Nach Wiederherstellung der Harnsekretion konnte man sich von der guten Funktion beider Uretermündungen überzeugen (CASPER, ISRAEL, CLAIRMONT, ELIOT), und in einigen Fällen wurden mittels Ureterenkatheterismus die guten Werte der Nierenurine festgestellt (KREPS und DUPONT).

WATSON fand in der älteren Literatur unter 189 Fällen nur 4 Fälle, CAULK unter 94 Fällen aus einer im Jahre 1924 unter den Mitgliedern der amerikanischen urologischen Gesellschaft angestellten Umfrage 4 Fälle. Über Fälle mit reflektorischer Anurie berichten FRANK (2 Fälle), UTERSON, MC CARTHY[3]), MELEN[4]),

---

[1]) SWEET und PYSUSSER siehe BERNARD et PARAF: Anurie in der Encyclopedie d'urol. Tom. 6, p. 539. 1923.

[2]) NEUWIRT: Behandlung der reflektorischen Anurie. Zeitschr. f. urol. Chirurg. Bd. 12, S. 156.

[3]) MC CARTHY, KILLIAN and CHACE: Reflexanurie. Journ. of the Americ. med. assoc. Vol. 80, p. 1043. 1923. Zeitschr. f. urol. Chirurg. Bd. 14, S. 23. 1923.

[4]) MELEN: Steinanurie. Journ. of the Americ. med. assoc. Vol. 82, p. 520. 1924. Zeitschr. f. urol. Chirurg. Bd. 16, S. 223. 1924.

LERRMAN, ASCHNER, WYMAN. Nach ISRAEL tritt in 2% aller Fälle von Nieren-
steineinklemmung Reflexanurie ein.

Wie schon oben gesagt, ist die Frage, ob es eine reflektorische Steinanurie
gibt, noch nicht geklärt. Wenn man in die zweite gesunde Niere bei Anurie
einen Ureterenkatheter einführt und sich dann sofort Urin entleert, so muß
das Bestehen einer reflektorischen Anurie abgelehnt werden, denn wenn der
Reiz des eingeklemmten Uretersteins einen Reflex in der anderen Seite hervor-
riefe, müßte die Anurie bei Einführen des Ureterenkatheters in die letztere
weiterbestehen. Daß etwa der Reiz des Instruments auf die Schleimhaut des
Ureters oder des Nierenbeckens die Sekretion bewirkt, ist nicht anzunehmen.
Es müßte dann bei Aufhören des Reizes auch die Anurie wieder einsetzen.
Viel wahrscheinlicher ist, daß ein für Röntgenstrahlen durchlässiger Stein mit
dem Ureterenkatheter beiseite geschoben wurde, ohne daß der Untersucher
dies gefühlt hatte.

Jedenfalls muß man aber daran festhalten, daß reflektorische Anurie mit
Sicherheit nur dann angenommen werden darf, wenn sie *durch die Sektion und
mikroskopische Untersuchung bestätigt* ist (FAHR).

Krankheitsbild der Anuria calculosa. Wir unterscheiden zwei verschiedene
Stadien, das der *Toleranz* und der *Intoxikation* (THOMSON WALKER, LEGUEU).
Der Übergang von dem einen zum anderen erfolgt oft ganz plötzlich.

1. Toleranzstadium. In diesem Stadium wird anfangs kaum etwas anderes
beobachtet, als daß der Kranke keinen Urin läßt, während er sich sonst völlig
gesund fühlt. Katheterisiert man die Blase, so findet man dieselbe gewöhnlich
leer oder nur einige Kubikzentimeter eines wenig feste Bestandteile enthaltenden Urins. Der Beginn der Anurie kann ein ganz brüsker sein, ohne jeden
vorherigen Schmerz. Der Kranke, der das Bedürfnis hat, Urin zu lassen, kann
ihn trotz aller Bemühungen nicht entleeren. In anderen Fällen wieder sind
häufige Kolikanfälle vorangegangen, oft auch dumpfe Schmerzen in der
Lendengegend, meistens einseitig. Oft geht auch eine starke Polyurie voraus.

In manchen Fällen besteht Harndrang, der nicht befriedigt werden kann.
Eine Oligurie kann unter Fortfall der Toleranz unmittelbar ins Intoxikationsstadium übergehen und sofort ein urämisches Koma zeigen (J. ISRAEL). Auch
kann das Toleranzstadium durch Perioden von Polyurie unterbrochen werden.
WEBER sah einen Fall, in dem auf diese Weise der Kranke 30 Tage am Leben
blieb.

Meistens handelt es sich um Patienten, die sehr korpulent sind und schon
lange Jahre hindurch an Koliken oder dumpfen Schmerzen gelitten haben.
Diese Kranken gehen häufig vollkommen ungestört ihrem Berufe nach, machen
keinerlei anormalen Eindruck und haben für die Sorgen des Arztes nicht das
geringste Verständnis. So hat PAGET ein Toleranzstadium von 20 Tagen, RUSSEL[1])
ein solches von 28 Tagen ohne jede Spur von urämischen Symptomen beobachtet.

2. Intoxikationsstadium. Das auffälligste und früheste Symptom dieses Stadiums ist die Vergeßlichkeit der Kranken: Man beobachtet ein Verwechseln
von Ort und Zeit, es treten Kopfschmerzen auf, es zeigt sich eine große Reizbarkeit, abwechselnd mit abnormer Schläfrigkeit, ohne daß sie zum Schlaf
führt. Allmählich kommt es zum komatösen Zustand: das Bewußtsein ist
nicht mehr klar; wenn die Kranken auch noch auf Anruf Auskunft geben,
so verfallen sie doch sofort wieder in den soporösen Zustand.

Magendarmerscheinungen. Sie stehen schon im Beginn der Intoxikationserscheinungen im Vordergrund. Appetitlosigkeit, belegte Zunge, Stuhl-

---

[1]) RUSSEL: Necropsy in a case of calcul. a. of twenty dey duration. Med. Times and
Gazette 1880.

verstopfung, mit hochgradigem Meteorismus verbunden, auch Diarrhöe treten auf, Erbrechen von oft großen Flüssigkeitsmengen, rötlich oder schwärzlich aussehend, mit lästigem Singultus.

Puls, Temperatur, Atmung. Der *Puls* ist zuerst langsam, oft unregelmäßig und hart und wird später beschleunigt. Die *Temperatur* ist meist herabgesetzt, wenn es sich nicht etwa um eine infektiöse Steinanurie handelt. Die *Atmung* ist langsam, der Atem riecht mitunter stark urinös.

Zum Schluß des Intoxikationsstadiums beobachtet man mitunter den CHEYNE-STOKESschen Typus. Auch fibrilläre Muskelzuckungen, urämische Krämpfe setzen ein. Die Körperoberfläche ist mit klebrigem, urinös riechendem Schweiß bedeckt. Die Pupillen sind verengert. Auch starkes Nasenbluten, ja Gehirnblutungen mit halbseitigen Lähmungen werden beobachtet.

Löst sich in diesem Stadium der Stein spontan, so setzt sofort eine Polyurie ein; vergeht aber zuviel Zeit, so erfolgt trotzdem der Tod, da die Intoxikation schon zu weit vorgeschritten ist.

Die Dauer des Intoxikationsstadiums ist sehr verschieden. Der Tod kann sehr frühzeitig und plötzlich auftreten, schon am 3. Tage, meistens aber zwischen dem 9. und 12. Es sind auch Steinanurien von 4 Wochen Dauer und länger beobachtet worden. Hält das Toleranzstadium sehr lange an, so liegt eine aseptische Steinanurie vor. Ohne Operation ist die Mortalität etwa 71,5% (nach LEGUEU).

Das wichtigste subjektive Symptom für die *zuletzt verschlossene* Seite ist der Schmerz an einer bestimmten Stelle, doch auch diese Angaben können falsch sein, da Fälle von kontralateralem Schmerz beobachtet werden. ALBARRAN und ISRAEL haben je einmal durch diese Angaben sich bestimmen lassen, die falsche Seite zu operieren. In dem ISRAELschen Fall fand sich eine durch einen Stein verschlossene hydronephrotische Niere, die keinerlei funktionellen Wert mehr hatte. Auch ALBARRAN fand eine völlig zerstörte Niere. Ich verweise auch auf die schon oben erwähnten Fälle von HAINES und TAYLOR.

Untersuchungsmethoden; objektive Symptome. a) Palpation. aa) *Bauchmuskelspannung.* Sie ist das wichtigste Symptom. Man findet sie doppelseitig und einseitig; in letzterem Falle ist sie ein beinahe sicheres Zeichen dafür, daß diese Niere die zuletzt verschlossene Seite ist. J. ISRAEL hält einen ausgesprochenen Befund für eindeutig. Oft kann man sie selbst bei hochgradigem Meteorismus nachweisen. Doppelseitige Spannung beobachtet man recht oft. Sie ist nicht verwertbar.

bb) *Druckschmerzhaftigkeit.* Auch sie ist von Bedeutung und oft nachzuweisen, wenn der Meteorismus nicht gar zu stark ist. Selbst benommene Patienten mit hochgradiger Anurie zeigen bei Druck auf die Niere und Uretergegend mitunter schmerzhafte Mienen- und Abwehrbewegungen (KÜMMELL). Verwertbar ist sie aber nur dann, wenn sie einseitig auftritt; aber auch hierbei können Irrtümer vorkommen (ALBARRAN).

cc) *Vergrößerung der Niere.* Die Niere ist nur selten bei den meist hochgradig meteoristischen Patienten zu palpieren, und ist sie fühlbar, so ist dies noch nicht beweisend für den zuletzt eingetretenen Verschluß, denn gerade die vergrößerte Niere kann die schon lange vereiterte und seit längerer Zeit verschlossene sein (J. ISRAEL, KÜMMELL und andere).

Es muß auch betont werden, daß meist eine Vergrößerung der Niere bei Steinanurie fehlt. Wir finden in der Literatur eine ganze Anzahl Fälle, in denen das Nierenbecken nicht nur nicht vergrößert, sondern sogar völlig leer gefunden wurde [MARION, HEITZ-BOYER (siehe auch S. 495)].

dd) *Palpation von der Scheide oder dem Rectum aus.* Fühlt man daselbst einen Stein, so ist die Diagnose einer Steinanurie im Gegensatz zu einer anderen

Anurie sehr wahrscheinlich, aber noch lange nicht ein genügender Beweis, daß *dieser* Stein die Ursache der Anurie ist. Es ist auch damit gar nicht gesagt, daß dieser Stein den Weg völlig verlegt, noch daß er uns die zuletzt verschlossene Seite anzeigt.

b) **Cystoskopie und Ureterenkatheterismus.** Beide geben uns nur selten wichtigere Anhaltspunkte für die Diagnose, insbesondere über den zuletzt eingetretenen Verschluß. Die Cystoskopie zeigt uns nur bei tiefsitzenden Steinen Veränderungen an der Mündung. Man findet dann Suggillationen in der Umgebung des Orificium, manchmal auch entfernt davon: sie sind demnach kein charakteristisches Zeichen.

Wichtiger ist das Auftreten eines lokalisierten Ödems oder die Erweiterung der Uretermündung (BRUNI, GERMAIN), ferner anormale Vorbuchtungen oder Prolaps der Schleimhaut. In einzelnen seltenen Fällen sah man auch den Stein aus der Uretermündung herausragen (siehe weiter unten!).

Der *Ureterenkatheterismus* kann bei doppelseitigen Steinen auf ein doppelseitiges Hindernis stoßen, ohne daß man die zuletzt verschlossene Seite feststellen kann, und bei einseitiger Steinverlegung können wir die zuletzt verschlossene Seite mit dem Ureterenkatheterismus passieren, ohne den Stein gefunden zu haben. Deshalb ist auch der Ureterenkatheterismus für die Diagnose nur in beschränktem Maße verwertbar.

c) **Röntgenverfahren.** Auch dieses Hilfsmittel versagt recht oft. Der positive Nachweis eines Steines auf einer Seite zeigt uns keineswegs an, daß dieser die Ursache des Verschlusses ist. Es kann noch ein zweiter, für Röntgenstrahlen durchlässiger, den Ureter verlegt und die Anurie hervorgerufen haben. Oft sind bei sehr fettleibigen Patienten mit hochgradig meteoristischem Abdomen die meist sehr kleinen Steine röntgenologisch nicht nachweisbar, und ist einmal die Aufnahme positiv, so liegt der Stein vielleicht unterhalb einer Niere, die schon seit langem verschlossen und verödet ist. Unbedingt erforderlich ist in jedem Falle eine Röntgenaufnahme *beider Nieren, beider Ureteren und der Blase* oder eine gute Übersichtsaufnahme des ganzen Urogenitaltractus auf Buckyblende. So wenig bedeutungsvoll die objektiven Symptome für die Diagnose der zuletzt verschlossenen Niere sind, so wichtig ist für die Art des operativen Eingriffs die Feststellung der Lage des Steins durch das Röntgenverfahren und durch den Ureterenkatheterismus.

Differentialdiagnose zwischen sekretorischer und exkretorischer Anurie. Die Diagnose einer Anurie ist durch Katheterisieren der Blase zu stellen. Es kann mitunter schwer sein, die Unterscheidung zwischen sekretorischer und exkretorischer Anurie zu treffen.

Der rein *sekretorischen* fehlt das Toleranzstadium; die Intoxikationserscheinungen, insbesondere die Bewußtseinsstörungen, oft auch die Krampfanfälle setzen *vor* der Anurie ein, während die exkretorische, vor allem die Steinanurie, oft viele Tage, ja Wochen, den Intoxikationserscheinungen vorausgeht.

Tritt eine Anurie ganz plötzlich auf, so ist fast mit Sicherheit auf eine *exkre*torische zu schließen; doch kann eine solche sich auch langsam ankünden, wie bei Kompression durch Drüsen des Uteruscarcinoms. Diese Anurie geht fast immer mit doppelseitiger Hydronephrose einher, die ganz allmählich zustande kommt. Die Hydronephrose ist ein Symptom, das bei Steinanurie nicht häufig ist.

Fremdkörper als Ursache der Anurie sind nur aus einem Fall von WILLY MEYER bekannt, in dem 30 Tage nach der Nephrektomie ein Eiterpfropf den Urinabfluß hemmte (J. ISRAEL).

Was die einzelnen sekretorischen Anurien betrifft, die differentialdiagnostisch in Betracht kommen, so sind die bei akuten und chronischen Erkrankungen zu unterscheiden. Bei den akuten werden nur dann Schwierigkeiten in der Diagnose eintreten, wenn die Krankheit selbst nicht erkannt ist. Wir sehen die Anurie bei Scharlach, Diphtherie, Cholera, bei Wundkrankheiten, Sublimat- und anderen Vergiftungen.

J. ISRAEL sah eine achttägige Anurie nach Abort im 3. Schwangerschafts- monat. Die Kranke fühlte sich völlig wohl und hatte keinerlei Beschwerden. Die Nephrotomie war vergeblich, und die Sektion zeigte eine septische Endo- metritis nach Abort als Ursache der Nekrose. Hier fehlten Koliken.

ROVSING beschreibt einen Fall einer zweitägigen Anurie infolge akuter Nephritis bei akuter Appendicitis. Nach Entfernung des Appendix schwand sowohl die Anurie wie die Nephritis.

Schwieriger ist die Differentialdiagnose bei akuter Pyelonephritis. Bei sehr zahlreichen Abscessen im Nierenparenchym kann die Anurie ganz plötzlich auftreten und auch mit heftigen Koliken verbunden sein. Allerdings ist nur ein derartiger Fall bekannt (J. ISRAEL).

Besonders schwierig wird die Differentialdiagnose, wenn *nach Nephrektomie,* besonders nach Steinnephrektomie, eine Anurie der zweiten Niere einsetzt. Hier liegen eine Reihe von Fällen vor, die besonders in den ersten Tagen nach der Operation beobachtet wurden. Man wird zunächst geneigt sein, in solchen Fällen auch die zweite Seite anzugehen, selbst wenn das vorher angefertigte Röntgenbild negativ war. Es kommen aber noch eine ganze Anzahl anderer Ursachen in Frage. So muß man stets daran denken, daß die Narkose die Ver- anlassung sein kann, das Versagen der Herztätigkeit, ferner schwere Schädi- gungen der Epithelien des Nierenparenchyms durch Sepsis. Es scheint auch, daß auf reflektorischem Wege vom Gefäßstumpf aus eine Anurie einsetzen kann.

ROVSING berichtet über 3 derartige Fälle, in denen nach Abnahme der Ge- fäßklemmen die Sekretion auf der zweiten Seite sofort wieder einsetzte. Auch ISRAEL sah eine Anurie nach Wegnahme eines Drains aus der nephrektomierten Wunde momentan schwinden.

Von chronischen Krankheiten, die in Betracht kommen, sind vor allem zu nennen: Herzerkrankungen, chronische Nephritis, doppelseitige Nierenge- schwülste, doppelseitige Tuberkulose, doppelseitige Hydro- und Pyonephrose; doch diese Anurien treten ganz allmählich ein und werden deshalb kaum zu differentialdiagnostischen Schwierigkeiten Anlaß geben.

Therapie der Anuria calculosa. Eine **konservative Behandlung** bei Auftreten einer Steinanurie ist verfehlt. In früherer Zeit hat man eine abwartende Hal- tung eingenommen und durch heiße Packungen, strenge Diät, Vollbäder, Ein- nehmen großer Flüssigkeitsmengen, Diuretica, Strophantin, Digitalis, Coffein, Abführmittel, Aderlaß versucht, den Stein in Bewegung zu setzen. Man hat auch Parforcekuren vorgenommen, längere Galoppritte, Eisenbahn- und Wagen- fahrten, körperliche Übungen (MORRIS), Massage des Ureters (ROBERTS) und ähnliches empfohlen. Es ist kein Zweifel, daß manchmal derartige Mittel den Stein aus seiner Lage und auch zum Abgehen bringen konnten. In anderen, und zwar in der bei weitem überwiegenden Zahl der Fälle, ist nur Zeit verloren gegangen. Die Mortalität beim Abwarten war eine sehr hohe ($82^0/_0$, $71,5^0/_0$, $67^0/_0$, $56^0/_0$ nach HUCK). Man wird diese Mittel als *unterstützend* auch jetzt noch verwenden, aber niemals Zeit für unser aktives Vorgehen verlieren dürfen.

In neuerer Zeit hat man noch 2 konservative Mittel empfohlen, die nicht unerwähnt bleiben dürfen: die *Splanchnicus-* und *Paravertebralanästhesie*, sowie die *Röntgenbestrahlung*.

Die *Splanchnicus-* und *Paravertebralanästhesie* kann bei Steinanurie nur eine Bedeutung in den ganz seltenen Fällen von reflektorischer Anurie der zweiten Niere haben. Auch kann sie niemals Heilung, sondern nur den Kranken eine kurze Zeit hindurch über die völlige Anurie hinwegbringen. Der Spasmus um den Stein wird ja auch nur für Stunden gelöst werden; sobald die Wirkung der Anästhesierung vorbei ist, wird die Anurie erneut einsetzen, falls nicht der seltene Fall eintritt, daß infolge Lösung des Krampfes der Stein spontan abgeht. Von geringem Wert wird die Anästhesie bei doppelseitiger Steinanurie sein oder, wenn die eine Niere zerstört ist oder fehlt.

Die *Röntgen*behandlung wurde von G. SCHWARZ[1]) empfohlen. Er sah in einem Falle einer 38 stündigen reflektorischen Anurie infolge Verstopfung des einen Ureters mit Uratsand durch Röntgentiefenbestrahlung die Anurie schwinden, nachdem Ureterenkatheterismus und Papaverininjektion vergeblich gewesen waren. SCHWARZ empfiehlt deshalb grundsätzlich, bei derartigen Anurien eine Röntgentiefendosis zu geben. J. ISRAEL berichtete über den Fall, ohne Stellung zu nehmen[2]).

Auch Faradisation ist bei Anurie versucht worden, und zwar intravesicale. SÉRÈS hat dies auf Grund eigener Experimente empfohlen und will auch Erfolge damit erreicht haben.

Endoureterale Therapie der Anuria calculosa. Seit Einführung der Cysto-skopie und des Ureterenkatheterismus sind langdauernde Anurien viel seltener geworden. Dies ist den ausgezeichneten Erfolgen zuzuschreiben, die der *thera-peutische* Ureterenkatheterismus — im Gegensatz zum diagnostischen — erzielt hat. Während bis 1911 16 Fälle publiziert waren, in denen es gelungen ist, durch Ureterenkatheterismus die Urinsekretion in Gang zu bringen, sind die Berichte über Erfolge im letzten Jahrzehnt viel häufiger geworden.

Erwähnt seien auch an dieser Stelle die Versuche, durch *Blasendehnung* mittels Flüssigkeiten so starke Kontraktion der Blase und des Ureters hervor-zurufen, daß der Stein spontan zum Abgang gebracht wird (PASTEAU). Gute Resultate nach derartigen Maßnahmen, mit 300—400 ccm, haben PASTEAU, HEITZ-BOYER und ELIOT gehabt. Die Flüssigkeit wird eingelassen, bis der Patient Harndrang verspürt. CUTURI[3]) konnte durch Instillation von 150 ccm 50%iger Glycerinlösung in 2 Fällen eine günstige Wendung erzielen. Ein Ver-such mit diesen Mitteln ist gestattet, doch darf man sich, wenn sie nicht sofort wirksam sind, nicht damit aufhalten.

In den sehr seltenen Fällen, in denen ein zum Teil in die Blase ragender Stein die Ursache der Anurie ist, genügen mitunter *endovesicale* Eingriffe. Mittels Zange gelingt es, den Stein zu fassen und zu lockern oder ihn durch Ureterenkatheter oder ein anderes Instrument so zu bewegen, daß er in die Blase fällt.

Die Bedeutung unserer *endoureteralen* Eingriffe liegt in zweierlei Richtung. Wir können *palliativ* und *radikal* wirken. Den Stein radikal zu entfernen, ge-lingt nur in einer sehr beschränkten Zahl der Fälle. Wir können aber die Diurese wieder in Gang bringen, wenn wir den Ureterenkatheter am Stein vorbei-

¹) SCHWARZ, G.: Behebung einer reflektorischen Anurie infolge von Röntgentiefen-bestrahlung. Wien. klin. Wochenschr. 1923. S. 472.
²) NECKER führte auf dem Urol. Kongreß Wien 1926 2 weitere Fälle an, die die ab-solute Gewißheit der krampflösenden Wirkung der Röntgenbestrahlung ergeben haben soll.
³) CUTURI: Anurie calcul. de l'urétère. Ann. des maladies gen.-urin. Tom. 1, p. 335. 1911. — Su un nuovo metodo curativo dell' anuria calcolosa. Ital. Urol. Kongr. Mailand 1925.

leiten können, um dann nach Aufhören der bedrohlichen Erscheinungen die Operation gleichsam im Intervall vorzunehmen. Wir befinden uns hier in einer ähnlichen Lage wie beim Ileus durch Darmtumor: Gelingt es, durch Atropin und Spülungen die akuten Symptome zu beseitigen, so ist die Operation im Intervall viel aussichtsreicher.

Der Ureterenkatheterismus ist ein unschädliches und oft wirksames Verfahren, das systematisch angewandt werden sollte. Die Seite, in die man den Ureterenkatheter einführen soll, ergibt sich aus der Lokalisation des Schmerzes, der letzten Kolik, der Bauchdeckenspannung, der Druckschmerzhaftigkeit, aus dem Röntgenbilde und den Veränderungen der Ureterenmündung.

Technik. Peinlichste Asepsis und zarteste Führung des Ureterenkatheters ist unerläßlich. Man nimmt ein doppelseitiges Ureterencystoskop, nicht zu dicke Ureterenkatheter, am besten Charr. 4 und 6, und versucht zuerst auf der *zuletzt* verschlossenen Seite mit Charr. 6 zu passieren. Stößt der Katheter auf ein unüberwindliches Hindernis, so läßt man diesen liegen und führt neben ihm den zweiten, Charr. 4, ein. Gelingt die Passage, so versucht man, auch den ersten noch am Stein vorbeizubringen. Ist dies nicht möglich, so läßt man den vorbeigeführten liegen und entfernt den anderen.

Können beide Ureterenkatheter nicht am Stein vorbeigebracht werden, so geht man zunächst auf der *anderen* Seite in derselben Weise vor. Stoßen auch hier die Manipulationen mit beiden Kathetern auf ein unüberwindliches Hindernis, so entfernen wir auf dieser Seite beide Katheter und legen sie auf der ersten Seite erneut ein. Dieses Vorgehen ist deshalb notwendig, weil wir vor allem versuchen müssen, die zuletzt verlegte Seite zur Sekretion anzuregen.

Durch dieses Heranbringen der zwei Katheter *bis* an den Stein wird dieser mitunter doch noch in andere Lage gebracht, und falls eine Striktur mit zur Einklemmung des Steins beigetragen hat, diese gedehnt, so daß die Urinsekretion beginnt. Länger als zweimal 24 Stunden *nach Beginn der Anurie* darf man sich aber mit diesen Versuchen nicht aufhalten, und kommt der Kranke erst nach zweimal 24 Stunden in Behandlung, so ist wohl der oben geschilderte Versuch mit den Ureterenkathetern erlaubt; führt er aber nicht zum Ziel, so muß *sofort* an die blutige Operation herangegangen werden.

Ist der Ureterenkatheter passiert, so ist noch immer nicht gesagt, daß die Urinsekretion sofort in Gang kommt, denn, wie wir oben gesehen haben, liegt in vielen Fällen eine Kombination von exkretorischer mit sekretorischer Anurie vor, und es dauert mitunter Stunden, bevor der Urin abläuft. Zur Beschleunigung in diesen Fällen ist zu empfehlen: Injektion von sterilem Wasser oder Arg.-nitricum-Lösung, Glycerin oder Öl, so warm wie es vertragen wird, in das Nierenbecken eingebracht. JEANBREAU empfiehlt im Gegensatz hierzu, möglichst kaltes sterilisiertes Wasser zu injizieren. Auch alle die anderen Mittel, die bei endoureteraler Therapie erwähnt worden sind, kommen in Frage, wie Novocain mit oder ohne Suprarenin zur Lösung der Spasmen [CASPER, ELIOT, ZABEL[1]), CHRISTIAN].

Setzt nach Stunden oder höchstens nach einem halben Tage die Diurese nicht ein, so muß sofort zur Operation geschritten werden.

Bei der palliativen Methode des Hochschiebens des Ureterenkatheters über den Stein hinaus ist der Erfolg recht oft kein dauernder; nach Entfernung des Ureterenkatheters verschließt sich das Ureterlumen wieder, falls der Stein nicht passiert ist oder seine Lage wesentlich verändert hat; aber durch die vorübergehende Beseitigung der Anurie wird doch eine Besserung des Allgemeinzustandes

---

[1]) ZABEL: Zeitschr. f. Urol. Bd. 1, S. 898.

des Patienten erreicht, so daß man den blutigen operativen Eingriff unter viel günstigeren Bedingungen vornehmen kann.

Nur ganz ausnahmsweise gelingt es, das muß betont werden, die Anurie auf endoureteralem Wege *dauernd* zu beseitigen, falls der Stein nicht abgegangen ist.

Daß größte Vorsicht bei den Manipulationen notwendig ist, sei nochmals besonders hervorgehoben: Ist es auf der zuletzt verlegten Seite nicht gelungen, den Ureterenkatheter ins Nierenbecken vorzuschieben, so sei man auf der zweiten Seite besonders vorsichtig: bei längere Zeit bestehender Einkeilung ist die Ureterwand in der Umgebung des Steins oft so verändert, daß man Gefahr läuft, eine Ruptur zu setzen. LEONARD berichtet über 3 derartige Fälle.

Bei reflektorischer Anurie ist der Ureterenkatheterismus meistens mühelos und erfolgreich, da kein Hindernis vorliegt, aber zwecklos, da gewöhnlich nach Entfernung des Ureterenkatheters die Anurie wieder neu einsetzt. Bei Steinanurie durch doppelseitige Steine muß man den Ureterenkatheter beiderseits einlegen.

THÉVENOT hat feststellen können, daß in 40 Fällen von Steinanurie, in denen der Ureterenkatheter angewandt wurde, dieser allein 32 mal die Heilung herbeiführte.

RUBRITIUS berichtete auf dem Urologenkongreß 1926 in Wien über 118 Fälle von therapeutischem Ureterenkatheterismus bei Steinanurie, darunter nur achtmal (= 7%) Mißerfolg, ein ganz ausgezeichnetes Resultat.

Nicht immer ist der Stein sofort nach Entfernung des oder der Ureterenkatheter abgegangen. PAVONE[1]) berichtet über einen Fall, in dem der Stein nach 2 Stunden, KREPS[2]) noch am selben Abend, CIMINO nach 12 Stunden, HEITZ-BOYER noch nach 6 und 18 Tagen — bisweilen ohne Schmerzen, oft aber nach heftiger Kolik — spontan abging (MARION und HEITZ-BOYER).

ISRAEL sprach sich in letzter Zeit dahin aus, daß man in jedem Fall von Steinanurie den Ureterenkatheterismus versuchen soll, evtl. auch auf der reflektorisch verschlossenen Seite, daß aber die dauernde Wiederherstellung des so erzielten Harnabflusses nur sehr selten ist; trotzdem ist die Einführung des Ureterenkatheters besonders wertvoll, damit der Patient in der Zwischenzeit in einen für die Operation günstigen Allgemeinzustand gebracht werden kann.

Auch ZONDEK äußert sich in demselben Sinne.

Operation bei Steinanurie. Hat der Ureterenkatheterismus nicht zum Ziel geführt, so muß man möglichst sofort an den blutigen operativen Eingriff herangehen. Ich möchte nochmals betonen, daß es nicht zu empfehlen ist, sich länger als 2 Tage mit anderen Methoden aufzuhalten.

Wir können mit dem blutigen Eingriff verschiedene Zwecke verfolgen: Entweder *radikal* an das Hindernis selbst heranzugehen und es beseitigen und damit zugleich die Urinsekretion wieder herstellen oder *palliativ* nur die letztere in Gang bringen und die Entfernung des Steins für eine spätere Zeit zu verschieben, wenn die großen Gefahren für den Organismus nicht mehr bestehen.

Jeder blutigen, besonders einer radikalen Operation muß eine Röntgenaufnahme direkt vorausgehen. Wir können ja durch unsere Manipulationen mit dem Ureterenkatheter den Stein verschoben haben. Aber, wie schon oben

---

[1]) PAVONE: Harnleiterkatheter und operativer Eingriff bei Anuria calculosa. Urol. Kongr. 1908. Fol. urol. Vol. 2, p. 403.
[2]) KREPS, M.: Zur Pathologie und Therapie der Anurie. Zeitschr. f. Urol. Bd. 3, Nr. 5. 1909.

näher ausgeführt, dürfen wir uns bei unserem operativen Handeln nicht etwa ausschließlich vom Röntgenbild leiten lassen.

Allgemeiner Grundsatz für die Operation soll sein: *möglichst frühzeitige Operation und möglichst kleinster Eingriff*. Der radikale Eingriff — die Entfernung des Steins — ist nur gestattet, wenn sie sich in diesen kleinsten Eingriff einbeziehen läßt. Diese Forderung liegt darin begründet, daß die Widerstandskraft des Kranken gegen jede größere Operation und insbesondere gegen die Narkose auf ein Mindestmaß herabgesetzt ist, das Herz versagt leicht, und postoperative Pneumonien sind nicht selten. J. ISRAEL sah sogar einen Patienten vor Beginn des Hautschnittes im Anfang der Äthernarkose sterben.

Narkose. Da man bei Nierenoperationen nur schwer ohne Narkose auskommen kann, ist dieselbe bei Steinanurie so kurz als möglich zu gestalten. Im Koma wird man auch ohne jede Narkose operieren können, wie dies ISRAEL in einem Falle tat. Jede Narkose ist bei der Steinanurie gefährlich.

ALBARRAN tritt sehr warm für die *Lumbalanästhesie* ein.

Operationsverfahren. Es kommen in Betracht:

1. *Ureterotomie,* ein- oder doppelseitig, ein- oder zweizeitig;
2. *Pyelotomie,* ein- oder doppelseitig, ein- oder zweizeitig;
3. *Nephropyelotomie,* mit oder ohne Naht, ein- oder doppelseitig, ein- oder zweizeitig;
4. *Nephropyelostomie,* ein- oder doppelseitig, evtl. in Kombination mit Pyelotomie oder Ureterotomie.

1. Die Ureterotomie. Die Entfernung des Uretersteins bei Anurie ist angezeigt:

a) bei gutem Allgemeinzustand des Kranken;

b) wenn der operative Eingriff innerhalb der ersten zweimal 24 Stunden gemacht werden kann;

c) wenn die Röntgenaufnahme und der Ureterenkatheterismus den Steinschatten als sicheren Verschlußstein haben erkennen lassen, was aber nur selten möglich sein wird.

Bei doppelseitigen Steinen werden wir unter diesen Umständen auch doppelseitig eingehen müssen, wie dies DOYEN, ROVSING, MOSCHKOWITZ, LÄWEN und TIETZE bei Fällen ohne Anurie getan haben.

LÄWEN tritt bei doppelseitigen iliacalen oder lumbalen Steinen für die Ureterotomie ein, je nach dem Allgemeinzustand des Kranken, einzeitig oder mit einer Pause von 24 Stunden. Besonders bei tiefsitzenden Steinen ist die Ureterotomie schwierig, dauert lange und führt leicht zu Komplikationen, vor allem bei infizierter Steinanurie. LÄWEN ist der Ansicht, daß die extraperitoneale doppelseitige Ureterotomie mit ISRAELschem Schnitt, wenn man auf die Naht des Ureters verzichtet, ebenso schnell ausgeführt werden kann wie die doppelseitige Freilegung bzw. Spaltung der Niere.

Sehr wichtig ist, zu beachten, daß man von der Ureterotomie Abstand nehmen muß, wenn die Möglichkeit von gleichzeitigen Nierensteinen besteht. LÄWEN macht darauf aufmerksam, daß der unbedingt erforderliche Nachweis des Freiseins des Nierenbeckens von Steinen der schwache Punkt bei der Indikationsstellung zur Ureterotomie bei steinanurischen Patienten ist.

Die Operation an sich gestaltet sich nicht anders als bei anderen Steinureterotomien.

2. Die Pyelotomie. Sie kommt nur in ganz wenigen Fällen in Frage, wenn es sich um Nierenbeckenverschlußsteine handelt oder um hochsitzende Uretersteine, die in das Nierenbecken geschoben werden können. Aber auch in diesen Fällen wird man sie vorteilhafterweise mit einer Nephropyelostomie

kombinieren, da man nie wissen kann, ob nicht ein anderer Stein der verlegende war oder noch neue Steine aus einem Kelch in den Ureter wandern.
Sie wurde mit Erfolg von Pernan und J. Israel verwandt. Auch sie kommt
nur in den beiden ersten Tagen in Frage.

3. Die Nephropyelotomie. Sie ist besonders in früheren Zeiten recht häufig
bei Steinanurie ausgeführt worden: unter 42 operierten Steinanurien (Huck)
waren 16 Nephropyelotomien = 38%, fünfmal mit und elfmal ohne Naht ausgeführt, dabei trat in 50% der Fälle der Tod ein.

Israel sagte noch 1902: „Unter den möglichen operativen Verfahren ist
das einzig sichere die Eröffnung der zuletzt okkludierten Niere mittels Sektions-
schnitts. Der Versuch, mit Umgehung der Nierenincision das durch Palpation
oder cystoskopische Uretersondierung vermeintlich nachgewiesene Hindernis
durch eine Ureterotomie direkt anzugreifen, kann ich nicht billigen."

Auch Paul Wagner stellt sich im alten Handbuch der Urologie auf denselben
Standpunkt. Er will die totale Nephropyelotomie sogar stets doppelseitig ausführen, da man nie wissen könne, ob auf einer Seite oder auf beiden ein Stein
sitzt. Diese Operation ist ein recht großer Eingriff. Ein Fall von Tardo führte
im Chok zum Tode.

In seinem neuen Lehrbuch 1925 hat Israel seine Anschauungen wesentlich
modifiziert und läßt auch die anderen Operationsverfahren, wie Pyelotomie
und Ureterotomie, gelten.

Die Nephropyelotomie ist für die Steinanurie nicht zu empfehlen. Sie nimmt
mehr Zeit in Anspruch als die Nephropyelostomie und muß meistens mit ihr
verbunden werden, will man sich nicht der Gefahr aussetzen, einen Mißerfolg
durch einen im Ureter übersehenen Stein zu erleiden.

Die neueste Statistik von Rubritius ergibt trotzdem noch unter 298 Anurie-
operationen 87 Nephropyelotomien, d. h. in etwa 29% aller Fälle wurde sie ausgeführt, hiervon in 8 Fällen doppelseitig. Die Mortalität war bei den 8 doppelseitigen 63% (5 Fälle), bei den einseitigen 38%.

Naht der Niere. Die Niere nach Entfernung des Steins völlig zu verschließen,
ist bei Anurie zu widerraten, wenn auch Fälle bekannt sind, in denen Heilung
eingetreten ist; sie ist nur eine Verlängerung der Operation, bei infizierter
Steinanurie völlig unangebracht. Loumeau[1], Legueu, Albarran und Léonté[2],
die die Naht in je einem Fall versuchten, haben ihn dadurch verloren.

4. Nephropyelostomie. Diese Operation ist der möglichst kleinste Eingriff
und kann in wenigen Minuten ausgeführt werden, besonders dann, wenn die
Niere vergrößert ist. In letzterem Falle vor allem kann man auch in lokaler
Anästhesie vorgehen. Oft ist eine völlige Freilegung der Niere dabei nicht notwendig. Wir können uns damit begnügen, einen kleinen Teil der Konvexität
der Niere freizupräparieren, uns nach Spaltung der Capsula fibrosa mit der
Kornzange einen Weg in das Nierenbecken zu bahnen und ein Drain einzulegen.

Welche Seite soll man eröffnen? Die einen empfehlen, die am wenigsten
zerstörte freizulegen. Wie soll dies aber nachgewiesen werden?

Andere raten, *die* Niere operativ anzugreifen, in der am seltensten Koliken
beobachtet wurden, ein meiner Ansicht nach nicht maßgebendes Kriterium.
Von wieder anderer Seite wurde vorgeschlagen, wenn eine Vergrößerung der
Niere festzustellen ist, die *Gegenseite* für die Operation zu wählen, da eine Vergrößerung für eine schon lange bestehende Veränderung spricht.

---

[1] Loumeau (Bordeaux): 2. Kongr. f. Urol. 1898. S. 194. Ann. des maladies des org.
gen.-urin. 1898. p. 1231.
[2] Léonté: XII. Congr. franç. de chirurg. 1898.

Kümmell, Albarran, Legueu, Pousson, Jeanbreau und viele andere empfehlen die Nephropyelostomie der *zuletzt* verschlossenen Seite. Sie ist auch entschieden das gegebene Verfahren.

Bei *doppelseitigem* Steinverschluß genügt die einseitige Operation nicht, wir müssen die Nephropyelostomie *doppelseitig* ausführen, um keinerlei Überraschungen zu erleben. Denn kommt nach der einseitigen ersten Nephropyelostomie die Urinsekretion *nicht* in Gang, so ist der Patient schon so geschwächt, daß er eine zweite Nephropyelostomie schwerlich aushält.

Hat man einen Nierenbeckenstein oder einen hochsitzenden Ureterstein durch Pyelolithotomie entfernt, so stößt man eine Kornzange vom Nierenbecken aus durch das Parenchym und die Capsula fibrosa von innen nach außen durch und führt mit der gespreizten Kornzange das Drain von außen bis ins Nierenbecken ein.

Kommt man auf eine völlig oder fast völlig zerstörte Niere bei der Nephropyelostomie, so ist unbedingt die zweite Niere auch zu nephropyelostomieren.

Watson empfiehlt stets die doppelseitige Operation, vor allem dann, wenn in der zweiten Niere Steine — besonders kleine — liegen, die die Möglichkeit zulassen, daß sie den Ureter in der Folge verschließen könnten.

Auch wenn der Patient sich schon in schwer urämischem Zustande befindet, ist die Nephropyelostomie noch zu versuchen, trotzdem die Befürchtung naheliegt, daß die Rettung des Kranken kaum gelingen wird. Israel konnte eine 62 jährige Frau ohne Narkose nach urämischem Krampfanfall im Koma nephropyelostomieren und durchbringen.

Entfernung des Drains aus der Nephropyelostomiefistel. Ist der Stein mitentfernt, oder ist er nachträglich spontan abgegangen, was gar nicht so selten eintritt, so dürfen wir erst einige Tage später, nachdem die Funktion der Niere wieder völlig normal geworden ist, das Drain herausnehmen. Doch ist stets vorher durch Ureterenkatheterismus zu kontrollieren, ob auch die zweite Niere gut funktioniert, namentlich dann, wenn der auf natürlichem Wege entleerte Urin dasselbe spezifische Gewicht hat wie der Drainurin. Es besteht dann die Möglichkeit, daß der Urin neben dem Drain herabgeflossen ist.

Röntgenkontrolle nach der Operation. Nach jeder palliativen Nephropyelostomie ist eine Röntgenkontrolle notwendig, um die Lage des Steins zu bestimmen. Der spontane Abgang des verschließenden Steins ist, wie schon erwähnt, nicht selten (Giuliani, Chabanolle), und so könnte man sich ohne Röntgenkontrolle zu einer überflüssigen Operation verleiten lassen.

5. Dekapsulation. Auch diese Operation ist bei *Steinanurie* ausgeführt worden. Sie ist als alleinige Operation zu verwerfen, da sie weder die Ursache der Anurie beseitigt, noch einen Ausscheidungsweg schafft, sondern nur die Niere entlastet. Eine gewisse Berechtigung hätte sie nur in sicheren Fällen von Reflexanurie. Diese nur reflektorisch verschlossene Niere kann durch Entfernung der Kapsel zur Sekretion angeregt werden. Rubritius stellte 9 Fälle von Dekapsulation bei Steinanurie zusammen. Die Erfolge sollen in 3 Fällen befriedigend gewesen sein.

Mortalität. Die Mortalität ist trotz frühzeitiger Operation eine recht große. Ohne Operation ist sie eine sehr schlechte; 70—80% aller innerlich behandelten Steinanurien sterben. Bei der *Operation* ergeben sich:

nach Donnadieu	22	Operationen	10	Todesfälle	= 45,5%.	
,, Legueu	25	,,	10	,,	= 40	,,
,, Huck	42	,,	20	,,	= 47,6	,,
,, Jeanbreau	14	,,	9	,,	= 64,2	,,
,, Israel (1913)	6	,,	3	,,	= 50	,,
,, Tardo (1925)	20	,,	9	,,	= 45	,,
	129	Operationen	61	Todesfälle	= 47	%

Diese Resultate sind zwar besser als bei innerer Behandlung, aber immer noch recht schlecht.

Wenn wir uns die einzelnen Fälle näher ansehen, finden wir, daß die Resultate um so schlechter werden, je später operiert wird, wie dies ja auch zu erwarten ist. J. ISRAEL starben Kranke mit *länger* bestehender Anurie in 72,7%. Hier zeigt sich der Weg, wie wir die Resultate wesentlich besser gestalten können. Wenn die Operation innerhalb der ersten 4 Tage gemacht wurde, so fanden sich

nach HUCK 13 Operationen mit 4 Todesfällen = 30,7%
„ LEGUEU 9 „ „ 2 „ = 22 „

Innerhalb der ersten 3 Tage fand HUCK unter 8 Fällen zwei mit letalem Ausgang = 25%. Demnach sinkt die Mortalität von etwa 50% auf 25%. Es muß deshalb an der Forderung festgehalten werden, möglichst jede Anurie innerhalb der ersten 2 Tage zu operieren. Allerdings wird es recht schwer halten, Patienten, bei denen schon frühere Anuriekrisen durch Abwarten zur Heilung kamen, innerhalb der ersten 2 Tage einer erneuten Anurie zur Operation zu veranlassen.

Mortalität der verschiedenen Operationsmethoden. HUCK fand bei 16 Nephropyelotomien 8 Todesfälle = 50%, bei 21 Nephropyelostomien 11 Todesfälle = 52% Mortalität. Daß die Mortalität bei der Nephropyelostomie, einem verhältnismäßig kleinen Eingriff, sogar etwas größer war als bei der Nephropyelotomie, erklärt sich vielleicht daraus, daß der ersteren Operation die weniger günstigen Fälle unterzogen wurden, weil ein größerer operativer Eingriff nicht mehr in Frage kam.

Die Ureterotomie und Pyelotomie ergaben keinerlei Mortalität bei HUCK; allerdings waren es nur 2 Fälle. Bei TARDO starb von 2 Ureterotomiefällen einer, die beiden Pyelotomien blieben am Leben. Eine doppelseitige Nephropyelotomie ging im Chok zugrunde, und von den 7 Nephropyelostomien starben 3 trotzdem an der Anurie.

Die Resultate der Operation sind nicht allein abhängig von dem mehr oder minder langen Zeitraum, der zwischen dem Entstehen der Anurie und der Operation liegt, sondern vor allem von dem Grad der Zerstörung der Niere, die schon vor Eintreten der Anurie bestanden hat. Sind die Veränderungen der Niere schwere gewesen, so sind auch die Resultate dementsprechend schlechtere.

Die *Spät*resultate sind schlechte; sie können nur gute sein in den seltenen Fällen, in. denen es sich um einseitige aseptische Steinanurien handelt, in der die verlegte Niere nur wenig verändert war oder bei Reflexanurien.

H. Statistik.

Zum Schluß gebe ich noch eine **Operations- und Mortalitätsstatistik.** An großen Zahlen soll der direkte Erfolg unserer Operationen bei den 3 am häufigsten ausgeführten Methoden, und zwar auch getrennt für aseptische und infizierte Fälle, soweit sich dies aus den von mir benutzten Arbeiten ergab, gezeigt werden.

Tabelle 5. Die Gesamtzahl der zusammengestellten Operationen beträgt 9328. Die Nephropyelolithotomie ist die am häufigsten ausgeführte Operation, 3761 Fälle = 40,3%. Ihr folgt an Zahl die Nephrektomie mit etwa $^1/_3$ aller Fälle 3052 = 32,8% und erst zum Schluß die Pyelolithotomie 2511 = 26,9%. Die 9328 Fälle setzen sich zusammen aus einer eigenen Sammelstatistik, ferner einer Statistik von RAFIN, die nur bis 1910 reicht, sowie den beiden letzten der beim internationalen Urologenkongreß in Rom 1924 veröffentlichten Statistiken von TARDO und CIFUENTES. Es hat sich nicht vermeiden lassen, daß manche Einzelstatistiken mehrfache Erwähnung gefunden haben.

Tabelle 5. *Operations- und Mortalitätsstatistik. Sammelstatistik.*

	Alle Operationen			Pyelolithotomie				Nephropyelo-lithotomie				Nephrektomie				Bes. Fälle	Operat. Mort.	%
	Zahl	Ges.-Mort.	Ges.-%	Zahl	%	Mort.	%	Zahl	%	Mort.	%	Zahl	%	Mort.	%			
Gesamtzahl der eigenen Sammelstatistik	3641	237	6,5	1097	30,1	15	1,4	1426	39,2	118	8,2	1118	30,5	104	9,3			
RAFIN	664	59	8,8	70	10,5	2	2,9	414	62,3	46	11,1	180	27,2	11	6,1			
TARDO	1043	92	8,8	191	18,3	4	2	359	34,4	43	11,9	489	47,3	45	9,2	4	0	0
CIFUENTES	3980	293	7,4	1153	29	29	2,5	1562	36,9	162	10,3	1265	34,1	102	8			
Gesamtzahl	9328	681	7,3	2511	26,9	50	1,9	3761	40,3	369	9,8	3052	32,8	262	8,5	4	—	—

In der Sammelstatistik von CIFUENTES, dessen Einzelstatistiken aus den Verhandlungen des internationalen Urologenkongresses in Rom 1924 zu entnehmen sind, sind die Berichte von BRAASCH, HOGGE, ISRAEL, MARION, POUSSON, RAFIN und ROVSING verwandt, die auch von mir benutzt wurden. Doch bei der großen Zahl wird die Schlußziffer dadurch nur unwesentlich verändert.

Tabelle 6. *Operations- und Mortalitätsstatistik. Eigene Sammelstatistik.*

	Alle Operationen			Pyelolithotomie				Nephropyelo-lithotomie				Nephrektomie			
	Zahl	Ges.-Mort.	Ges.-%	Zahl	%	Mort.	%	Zahl	%	Mort.	%	Zahl	%	Mort.	%
I. Periode von 1900—1910	694	62	9,2	84	12,1	3	3,6	422	60,8	48	11,3	188	27,1	11	5,8
II. Periode von 1910—1920	824	54	6,5	211	25,6	6	2,8	356	43,2	22	6,1	257	31,2	26	10,1
III. Periode von 1920—1925	2123	121	5,7	802	37,7	6	0,77	648	30,5	48	7,4	673	31,8	67	9,9
Zusammen	3641	237	6,8	1097	30,2	15	1,4	1426	39,2	118	8,2	1118	30,6	104	9,3

Tabelle 6. Hier findet man meine *eigene* Sammelstatistik, die sich auf die Zeit von 1900 bis Ende 1925 bezieht. Ich habe das vorige Jahrhundert fortgelassen, weil die Pyelolithotomie in dieser Zeit nur ganz selten ausgeführt worden ist.

Die eigene Statistik zerfällt in 3 Perioden, in die erste von 1900—1910, die zweite von 1911—1920 und die dritte von 1921—1925.

Zunächst fällt auf, eine wie enorme Zunahme in der Zahl der Nephrolithiasisoperationen eingetreten ist: in der 1. Periode bis 1910 694 Operationen (19,9%), in der 2. 824 (22%), in der 3. 2123 (58%), demnach fällt weit über die Hälfte aller Operationen auf die letzte kurze Periode von 5 Jahren. Allerdings ist diese Zahl nur mit Vorsicht zu verwerten, da es sich um in dieser Zeit veröffentlichte Statistiken handelt und nicht um in dieser Zeit operierte Fälle; trotzdem ist aber die enorme Zunahme der Nephrolithiasisoperationen wohl eine richtige Schlußfolgerung.

In der 1. Periode bis 1910 — hier sind die Statistiken von Israel, Kümmell, Zuckerkandl, Brongersma, Nicolich, Hartmann, Legueu, Rafin und Rochet enthalten — wird die Pyelolithotomie nur in sehr beschränktem Maße angewandt, etwas mehr als im 10. Teil aller Fälle (12,1%), während der Nephropyelolithotomie fast $^2/_3$ zufallen 60,8%.

In der 2. Periode (Statistiken von Israel, W. Koch, Fedoroff, Mayo, Watson, Cabot und Crabtree, Hartmann und Pousson) steigt die Pyelolithotomie auf das Doppelte (25,6%) und in der 3. Periode (Siedamgrotzki-Hildebrandt, Thelen, Goldenberg, Rihmer, Rovsing, Braasch und Foulds, Cathelin, Hartmann, Caulk, Keyes und Hunt, Marion-Levy, Hogge) auf das mehr als Dreifache (37,7%).

In demselben Maße wie die Pyelolithotomie häufiger ausgeführt wird, sinkt die andere konservative Operation, die Nephropyelolithotomie, in der 3. Periode auf die Hälfte der ersten (60,8% : 30,5%). Die Prozentzahl der Nephrektomien bleibt in allen drei Perioden ungefähr gleich.

Gehen wir auf die einzelnen Zahlen ein, so zeigt sich eine Zunahme der Pyelolithotomien von 84 Operationen in der 1. Periode, auf 802 in der 3. Periode. Trotz des nur 5jährigen Zeitraumes ist die Zahl der Pyelolithotomien doch zehnmal so groß geworden. Ganz anders bei der Nephropyelolithotomie. Hier steigt die Zahl der in der 3. Periode ausgeführten Operationen von 422 auf 648 an, demnach ist sie in den 5 Jahren nur $^1/_2$ mal größer als in der ersten 10jährigen Periode; ihre Prozentzahl verändert sich nur unwesentlich (27,1% : 31,2% : 31,8%).

Die Zahl der Nephrektomien steigt wesentlich an von 188 der 1., auf 637 der 3. Periode.

Wir entnehmen daraus, daß die Pyelolithotomie — und zwar mit vollem Recht, wenn wir die Mortalitätsziffern betrachten werden — die beliebteste Operation geworden ist, daß aber auch die Nephrektomie wesentlich zugenommen hat.

Betrachten wir die Gesamtzahl aller Perioden zusammen, so zeigt sich trotzdem noch ein starkes Überwiegen der Nephropyelolithotomie, fast 40%, was auch der großen Gesamtstatistik der Tabelle 5 entspricht. Doch kommt es zu dieser hohen Prozentzahl nur durch die außerordentlich hohe Zahl der Nephropyelolithotomien in der 1. Periode.

Tabelle 7. *Operations- und Mortalitätsstatistik. Fälle bis 1910.*

	Alle Operationen			Pyelolitho-tomie				Nephropyelo-lithotomie				Nephrektomie			
	Zahl	Ges.-Mort.	Ges.-%	Zahl	%	Mort.	%	Zahl	%	Mort.	%	Zahl	%	Mort.	%
Eigene Fälle 1900—1910	694	62	9,2	84	12,1	3	3,6	422	60,8	48	11,3	188	27,1	11	5,8
Rafin bis 1910	664	59	8,8	70	10,5	2	2,9	414	73,5	46	11	180	27	11	6,1
Tardo bis 1910	605	58	9,6	71	11,8	2	2,8	255	42,2	31	12,2	279	46	25	9
Zusammen	1963	179	9,1	225	11,4	7	3,1	1091	55,5	125	11,4	647	33,1	47	7,3

Tabelle 7. In dieser Tabelle finden wir alle Fälle *bis zum Jahre 1910* vereinigt: die 1. Periode der eigenen Statistik, die Statistik von Rafin, sowie die 1. Periode der Statistik von Tardo. Alle drei ergeben bei der Pyelolithotomie die beinahe gleiche Zahl, so daß eine Gesamtprozentzahl von 11,4% herauskommt.

Die Nephropyelolithotomie wird bis 1910 bei weitem bevorzugt. Der Prozentsatz beträgt bei TARDO allerdings nur 42,2%, in meiner eigenen Statistik 60,8%, bei RAFIN steigt er aber bis 73,5%, d. h. fast $3/4$ sämtlicher Operationen sind Nephropyelolithotomien, insgesamt ergibt sich eine Prozentzahl von 55,5%. So auffallend gering in dieser Periode in der italienischen Statistik von TARDO der Prozentsatz der Nephropyelolithotomien ist, ebenso groß ist aber die Prozentzahl der Nephrektomien 46%, während meine eigene Statistik und die von RAFIN nur 27% ergeben. Die italienischen Chirurgen führten demnach bis 1910 fast in der Hälfte aller Fälle von Steinoperationen die Nephrektomie aus. Es folgt daraus, daß bis 1910 die Pyelolithotomie sehr vernachlässigt worden ist, die Nephrektomie von italienischen Chirurgen ganz besonders bevorzugt wurde, während die Nephropyelolithotomie die bei weitem häufigst ausgeführte Operation ist.

Tabelle 8. *Operations- und Mortalitätsstatistik. Fälle nach 1910.*

| | Alle Operationen | | | Pyelolithotomie | | | | Nephropyelolithotomie | | | | Nephrektomie | | | | |
	Zahl	Ges.-Mort.	Ges.%	Zahl	%	Mort.	%	Zahl	%	Mort.	%	Zahl	%	Mort.	%	Bes. Operationen
TARDO nach 1910	438	34	8	120	27,4	2	1,7	104	24	12	11	210	48	20	9,5	4
Eigene Statistik nach 1910	2947	175	5,9	1013	34,4	12	1,1	1004	34	70	6,9	930	31,5	93	10	
Zusammen	3385	209	6,1	1133	33,5	14	1,2	1108	32,7	82	7,4	1140	33,8	113	9,9	4

Tabelle 8. Für die Beurteilung der Zeit von 1911—1925 stehen uns nur 2 Sammelstatistiken zur Verfügung, die von TARDO und meine eigene (Periode 2 und 3). Hier sehen wir eine völlige Verschiebung gegen die vorigen Tabellen bis 1910 eintreten. Alle 3 Operationsmethoden werden in fast gleicher Prozentzahl ausgeführt (33,5% : 32,7% : 33,8%). Bei TARDO finden wir von italienischen Chirurgen die Nephrektomie noch ebenso häufig ausgeführt wie vor 1910 (48% : 46%): fast die Hälfte aller Nierensteinoperationen sind Nephrektomien, während in meiner Statistik sie noch nicht $1/3$ aller Fälle betragen (31,5% : 27,1%). Beim Vergleich der beiden Gesamtstatistiken vor und nach 1910 zeigt sich wieder die enorme Zunahme der Nephrolithiasisoperationen in der Zeit nach 1910, wie ich es schon in meiner eigenen Sammelstatistik betont habe. Von besonderem Interesse wäre es gewesen, die Resultate der veränderten Operationsmethodik bei der Nephropyelolithotomie statistisch erfassen zu können. Während früher fast ausschließlich die totale Nephropyelolithotomie ausgeführt wurde, hat sich die circumscripte, partielle immer mehr eingebürgert, und wir machen jetzt den Schnitt so klein, wie irgend möglich. Allein in kaum einer Statistik finden wir der Größe des Schnittes besonders Erwähnung getan. Die einzige Angabe, die ich hierfür fand, die sich aber nicht nur auf die Nephropyelolithotomie, sondern überhaupt auf die Nephrotomie erstreckt, stammt von MAGOUN[1]) aus der MAYOSCHEN Klinik. Dort wird über 150 Nephrotomien berichtet, darunter 21 totale = 14%, bei denen es viermal zu einer sekundären Nephrektomie kam. Der Grund dafür ist nicht angegeben, aller Wahrscheinlichkeit handelt es sich aber um Blutungen. Hätte sich die Methodik der Nephropyelolithotomien nicht so wesentlich geändert, so wäre die Zahl der ausgeführten Nephropyelolithotomien wohl noch viel geringer, als sie es jetzt nach 1910 ist (32,7%).

---

[1]) MAGOUN: Renal function following nephrotomy. Surg., gynecol. a. obstetr. Vol. 36, p. 676. 1923.

Mortalität.

Tabelle 5 (S. 511). Die Gesamtmortalität der Nierensteinoperationen beträgt unter 9328 Operationen 681 Todesfälle = 7,3 %. Diese verhältnismäßig hohe Mortalitätsziffer ist vor allem durch die Nephropyelolithotomie hervorgerufen 369 Todesfälle = 9,8 %, in zweiter Reihe durch die Nephrektomie 262 = 8,5 %. Die Mortalitätsziffer der Pyelolithotomie dagegen ist sehr gering 1,9 %.

Betrachten wir die einzelnen Sammelstatistiken (Tabelle 5), so zeigt die *eigene* Statistik nur eine Gesamtmortalität von 6,5 %, die durch die geringe Mortalität der Pyelolithotomien mit 1,4 % hervorgerufen ist gegen 2 %, 2,5 % und 2,9 % der anderen, während die Mortalität der Nephropyelolithotomien 8,2 % aufweist gegen 10,3 %, 11,1 % und 11,9 %. Die Sterblichkeit der Nephropyelolithotomie ist in dieser Gesamtstatistik am höchsten (9,8 % : 8,5 % bei Nephropyelolithotomie und 1,9 % bei Pyelolithotomie).

Tabelle 6 (S. 511). Bei Betrachtung der Sterblichkeitsziffern der einzelnen Perioden meiner Sammelstatistik findet sich ein stetes Sinken der Gesamtmortalität, 9,2 % : 6,5 % : 5,7 %, die Resultate werden immer besser.

Die Pyelolithotomie zeigt ein ganz besonders starkes Absinken von 3,6 %, auf 2.8 % in der 2. Periode, *bis auf 0,77 % in der 3.* in den Jahren 1921—1925. *Sie ist demnach niedriger geworden als die Mortalität der Intervalloperationen der Appendicitis.*

Bei der *Nephropyelolithotomie* zeigt sich in der 1. Periode bis 1910 noch eine Mortalität von 11,3 %, in der 2. 6,1 %, demnach ist sie fast auf die Hälfte herabgesunken, um in der 3. Periode von 1921—1925 etwas anzusteigen (7,4 %). Dieses Ansteigen ist auffallend und schwer zu erklären. Vielleicht liegt es daran, daß schwerere Fälle, die früher der Nephrektomie unterzogen wurden, jetzt noch nephropyelolithotomiert werden. Damit steht aber in Widerspruch, daß die Nephropyelolithotomie doch eine viel einfachere Operation als früher geworden ist.

Bei der *Nephrektomie* ist die Mortalität in der 1. Periode am geringsten, 5,8 %, und in beiden folgenden, in denen sie gleich ist, fast doppelt so hoch (10,1 % und 9,9 %). Eine Erklärung könnte vielleicht darin zu suchen sein, daß in der 1. Periode noch viele Fälle nephrektomiert wurden, die später konservativen Operationen unterzogen wurden, so daß jetzt nur die schwersten Fälle der Nephrektomie verbleiben.

Tabelle 7 (S. 512). In dieser Gesamtstatistik *vor* 1910, aus der eigenen, der Statistik von Rafin und Tardo bestehend, ist die Gesamtmortalität, 9,1 % bei 1963 Operationen, größer als in der Tabelle 5 (7,3 %). Sie ist offenbar hervorgerufen durch die größere Sterblichkeit bei den konservativen Operationen in der Zeit vor 1910, insbesondere durch die der Pyelolithotomien (die Nephrolithotomie 11,4 % gegen 9,5 % Tabelle 5, die Pyelolithotomie 3,1 % gegen 1,9 %).

Die Mortalität der Nephrektomie ist bis 1910 geringer als in der Gesamtstatistik 7,3 % gegen 8,5 %.

Wenn wir die einzelnen Spalten durchgehen, finden wir vor 1910 bei allen 3 Sammelstatistiken die gleichen Resultate, nur fällt wieder bei Tardo die hohe Zahl der Todesfälle bei der Nephrektomie auf: 9 % gegen 5,8 % und 6,1 % der anderen Statistiken.

Tabelle 8 (S. 513). Hier finden wir die Todesfälle in der Zeit von 1911 bis 1925 zusammengestellt und es zeigt sich wieder die außerordentlich geringe Mortalität bei der Pyelolithotomie 1,2 %. Auch die Mortalität bei der Nephropyelolithotomie ist verhältnismäßig gering, 7,4 % gegen 9,8 % der Gesamtstatistik und 11,4 % in der Zeit vor 1910. Die Mortalität der Nephrektomie ist wesentlich gegen die Zeit vor 1910 gestiegen. Die Ursache für dieses Steigen liegt wohl darin, daß die Nephrektomie den schwersten Fällen vorbehalten bleibt.

Aseptische und infizierte Operationen. Von besonderem Wert ist es, auf die Zu- und Abnahme der Operationen bei *aseptischer* und *infizierter* Nephrolithiasis einzugehen, sowie auf ihre *Mortalität*. Wir müssen immer mehr zu erreichen suchen, daß die Patienten uns schon zu einer Zeit zugeschickt werden, in der es sich um ein aseptisches Steinleiden handelt, die Chancen der Operation, vor allem aber die Heilung des Steinleidens, wird sich dadurch ganz wesentlich günstiger gestalten.

Für diesen Zweck können wir die 3 großen Statistiken von RAFIN, TARDO und CIFUENTES benutzen. Aus der Gesamtstatistik entnehmen wir, daß von 5687 Operationen (2567 + 3120) noch über die Hälfte 3120 auf die infizierten Fälle (55%) kommen.

Tabelle 9. *Aseptische Nephrolithiasis.*
Das Verhältnis der einzelnen Operationsmethoden in betreff Zahl und Sterblichkeit.

	Gesamtzahl aller aseptischen Operation.	Gesamtzahl der Todesfälle	%	Pyelolithotomie				Nephropyelolithotomie				Nephrektomie			
				Zahl	%	Todesfälle	%	Zahl	%	Todesfälle	%	Zahl	%	Todesfälle	%
RAFIN	353	18	5,1	64	18,1	1	1,5	264	74,8	17	6,4	25	7,1	0	0
TARDO.......	324	13	4	158	48,8	3	1,8	136	42	10	7,3	28	8,6	0	0
CIFUENTES ...	1890	94	4,9	975	51,6	18	1,8	915	50	76	8,3	0	0	0	6
Insgesamt	2567	125	4,8	1197	46,6	22	1,8	1315	51,2	103	7,8	53	2,3	0	6

Tabelle 9. Es zeigt sich, daß bei aseptischer Nephrolithiasis fast ausschließlich konservative Operationsmethoden verwandt werden [unter 2567 aseptischen (1917 + 1312) 2515 konservative]. Die Zahl der radikalen Operationen — der Nephrektomie — beträgt nur 2,3% (53), die beiden konservativen werden fast gleich oft geübt. Die Nephropyelolithotomie wird noch immer mit 51,2% gegen die Pyelolithotomie mit 46,6% bevorzugt. In den einzelnen Statistiken schwanken die Zahlen: bei RAFIN ist der Prozentsatz der Pyelolithotomie noch recht gering: 18,1% gegen 46,6% der Gesamtprozentzahl.

Tabelle 10. *Aseptische Nephrolithiasis vor 1910 und nach 1910.*

	Gesamtzahl	Todesfälle	%	Pyelolithotomie				Nephropyelolithotomie				Nephrektomie			
				Zahl	%	Todesfälle	%	Zahl	%	Todesfälle	%	Zahl	%	Todesfälle	%
RAFIN........	353	18	5,1	64	18,1	1	1,5	264	74,8	17	6,4	25	7,1	0	0
TARDO	156	8	5,1	59	37,8	2	3,4	82	52	6	7,3	15	9,6	0	0
Insgesamt	509	26	5,1	123	24	3	2,4	346	68	23	7	40	7,8	0	0
Nach 1910.															
TARDO	163	5	3	99	58,9	1	1	54	32,1	4	7,4	13	7,7	0	0

Tabelle 10. Beim Vergleich der Zahlen vor und nach 1910 zeigt sich ein ganz wesentliches Ansteigen der aseptischen Pyelolithotomien von 24% auf

58,9%, während in demselben Verhältnis die Zahl der Nephropyelolithotomien absinkt, von 68% zu 32,1%. Die Zahl der Nephrektomie bleibt konstant; sie beträgt nur 7,7% der Gesamtzahl.

Tabelle 11. *Infizierte Nephrolithiasis.*
Das Verhältnis der einzelnen Operationsmethoden in betreff Zahl und Sterblichkeit.

	Gesamt-zahl	Mortalität	%	Pyelolithotomie				Nephropyelo-lithotomie				Nephrektomie			
				Zahl	%	Todes-fälle	%	Zahl	%	Todes-fälle	%	Zahl	%	Todes-fälle	%
RAFIN	311	41	13,1	6	2	1	16,6	150	48	29	19,3	155	50	11	7
TARDO	719	79	11	33	4	1	3,8	223	31	33	14,8	461	65	45	9,7
CIFUENTES ...	2090	199	9,5	178	8,5	11	6,2	647	31	86	13,3	1265	60	102	8
Insgesamt	3120	319	10,2	217	6,9	13	5,9	1020	34	148	14,5	1881	60,5	158	8,4

Tabelle 11. Bei der *infizierten* Nephrolithiasis ergibt sich ein ganz anderes Bild. Ihre Zahl ist wesentlich größer als die der aseptischen Operationen (3120 : 2567). Die konservativen Operationen treten weit zurück: 60,5% aller Operationen sind Nephrektomien, $^1/_3$ sind Nephropyelolithotomien, während die Pyelolithotomie nur in ganz geringem Maße verwandt wird (6,9%).

Bei den einzelnen Methoden wird in der RAFINschen Statistik in der Hälfte der Fälle die Nephrektomie ausgeführt, in den anderen beiden fast zu $^2/_3$ (65%: 60%). RAFIN bevorzugt die Nephropyelolithotomie (48%), während die Pyelolithotomie kaum benutzt wird (2%). Von den italienischen Chirurgen (TARDOsche Statistik) wird die Pyelolithotomie öfter verwandt (4%), während in der großen Sammelstatistik von CIFUENTES sie viermal so oft (8,5%) wie bei RAFIN (2%), aber immer noch recht wenig, Verwendung findet (unter 2090 Fällen 178mal = 8,5%).

Vergleichen wir nun diese Zahlen mit denen der aseptischen Nephrolithiasis, so finden wir die Pyelolithotomie bei infizierter Nephrolithiasis (6,9%) nur verschwindend gegen die Pyelolithotomie bei aseptischer Nephrolithiasis (46,6%) verwandt. Die *Pyelolithotomie ist demnach die Domäne der aseptischen Nephrolithiasis.*

Die Nephropyelolithotomie wird aber ebenfalls recht oft bei aseptischer Nephrolithiasis verwandt (a. : i. = 51,2% : 34%).

Die Nephrektomie kommt hauptsächlich bei infizierter Nephrolithiasis zur Verwendung (a. : i. = 2,3% : 60,5%). Ob diese Bevorzugung der Nephrektomie bei infizierten Fällen berechtigt ist, ob nicht doch noch manche Niere erhalten werden könnte, ist wohl in Erwägung zu ziehen. Allerdings wird ja bei infizierter Nephrolithiasis durch die Nephrektomie der infizierte Herd aus dem Körper geschafft, was von großer Bedeutung nicht nur für den Gesamtorganismus, sondern auch für die zweite Niere ist.

Tabelle 12. Bei einem Vergleich der Fälle *vor und nach 1910* finden wir bei *infizierter* Nephrolithiasis ein noch stärkeres Ansteigen der Prozentzahl der Pyelolithotomien von 2,4% auf 7,7%, demnach auf mehr als das Dreifache, während sie bei der aseptischen Nephrolithiasis nur um mehr als das Doppelte steigt; aber trotzdem bleibt die Zahl der Pyelolithotomien bei infizierter Nephrolithiasis noch recht gering. Ich habe die Überzeugung, daß man sie bei infizierter Nephrolithiasis mit großem Vorteil viel öfter als bisher verwenden kann.

Tabelle 12. *Infizierte Nephrolithiasis vor und nach 1910.*

	Gesamt-zahl	Todesfälle	%	Pyelolithotomie				Nephropyelo-lithotomie				Nephrektomie			
				Zahl	%	Todes-fälle	%	Zahl	%	Todes-fälle	%	Zahl	%	Todes-fälle	%
RAFIN.......	311	41	13,1	6	2,1	1	16,6	150	48	29	19,3	155	50	11	7
TARDO	449	50	11	12	2,7	0	0	173	38,5	25	14,5	264	58,7	25	9.5
Insgesamt	760	91	12	18	2,4	1	5,5	323	42,5	54	16,7	419	55,1	36	8,8

Nach 1910.

	Gesamt-zahl	Todesfälle	%	Pyelolithotomie				Nephropyelo-lithotomie				Nephrektomie			
TARDO	270	29	10,4	21	7,7	1	5	50	18,5	8	16	197	72,9	20	10,2

Die Zahl der Nephropyelolithotomien sinkt ganz besonders, von 42,5% auf 18,5%, während die Nephrektomie von 55,1% auf 72,9% steigt; mit anderen Worten, die Nephrektomie wird nach 1910 fast in $3/4$ aller Fälle ausgeführt, während sie vorher nur in etwa der Hälfte der Fälle in Betracht kam. Es zeigt sich demnach, daß die Nephrektomie in neuester Zeit bei infizierter Nephrolithiasis immer mehr an Feld gewinnt.

Mortalität.

Tabelle 9 (S. 515). Mortalität bei aseptischer Nephrolithiasis. Die Gesamtmortalität ist bei allen aseptischen Operationen nur gering, 4,8% und in allen 3 Statistiken fast gleich; die der aseptischen Pyelolithotomie beträgt nur 1,8%, dagegen die der Nephropyelolithotomie 7,8%. Die Nephrektomie hat in den wenigen Fällen, in denen sie ausgeführt wurde (53), keine Mortalität gehabt.

Tabelle 10 (S. 515). Die Gesamt*mortalität* sinkt bei den Operationen *vor 1910* von 5,1% auf 3% *nach* 1910 herab. Die Mortalität der Pyelolithotomie geht ebenfalls von 2,4% auf 1% zurück, dagegen bleibt die der Nephropyelolithotomie etwa gleich (7%) und ist fast 7 mal so hoch als die der Pyelolithotomie.

Tabelle 11 (S. 516). Mortalität bei infizierter Nephrolithiasis. Die Gesamtmortalität ist mehr als doppelt so groß als bei aseptischer (10,2% : 4,8%). Sie ist in der Statistik von CIFUENTES am geringsten (9,5%).

Die Mortalität der *einzelnen Operationsmethoden* ist, wie auch zu erwarten war, eine ganz andere. Während die Nephrektomie bei aseptischer Nephrolithiasis keine Sterblichkeit aufweist, beträgt sie bei der infizierten Nephrektomie 8,4%. Von den konservativen Operationen zeigt die Pyelolithotomie 5,9% Mortalität gegen 1,8% bei aseptischer Nephrolithiasis.

Die größte Sterblichkeit finden wir bei der Nephropyelolithotomie mit 14,5% (gegen 7,8% bei aseptischer). Sie ist am höchsten in der RAFINschen Statistik mit 19,3%.

Auffällig ist die außerordentlich hohe Sterblichkeit für die Pyelolithotomie bei infizierter Nephrolithiasis bei RAFIN (16,6%), die bei den beiden anderen Autoren zwischen 4 und 6% schwankt.

Tabelle 12 (S. 517). Mortalität bei infizierter Nephrolithiasis vor und nach 1910. Die Gesamtmortalität geht auch hier zurück, von 12% auf 10,4%. Die Mortalität bei den konservativen Operationen bleibt gleich 5,5% : 5% bei der Pyelolithotomie und 16,7 : 16% bei der Nephropyelolithotomie, dagegen steigt die Sterblichkeit der Nephrektomie von 8,8% auf 10,22 an.

Aus der Gesamtheit dieser Tabellen ist zu entnehmen, daß eine wesentliche Besserung der Mortalität bei aseptischer Nephrolithiasis, trotzdem sie schon bisher eine sehr gute war, noch erwartet werden kann, während dies bei infizierter Nephrolithiasis in den letzten 5 Jahren nicht der Fall gewesen ist.

Literatur.

Adrian: Hyperalgetische Zonen und Herpes zoster bei Nierenerkrankungen. Zeitschr. f. Urol. 1914. — Im Blasenende des Harnleiters eingekeilt gewesener Stein. Dtsch. med. Wochenschr. 1910. Nr. 16. — Albarran: Calculs, fistules et rétrécissements de la portion lombo-iliaque de l'uretère. Ann. des maladies des org. gen.-urin. Tom. 13. 1895. — Operative Chirurgie der Harnwege. Übersetzt von B. Grunert. Jena: Fischer 1910. — Radiographie des calculs du rein. Cpt. rend. de l'assoc. franç. d'urol. 4. Session. 1899. — Le rein des urinaires. Thèse Paris 1884. — Albarran et Contremoulin: Radiographie des calculs du rein. La Presse méd. 1899. Nr. 61. — Calculs multiples du rein gauche. Acad. d. sciences. 1899. p. 254. — Albarran et Ertzbiscoff: La cystoscopie associé à la radiographie pour le diagnostic des lésions rénales. Assoc. franç. d'urol. Oct. 1908. Presse méd. 1908. p. 702. — Albers-Schönberg: Die Röntgentechnik. — Fehlerquellen bei der Harnleitersteinuntersuchung. Röntgenkongreß 1906. S. 46. — Über den derzeitigen Stand des Nachweises von Konkrementen im menschlichen Körper mittels Röntgenstrahlen. Zeitschr. f. ärztl. Fortbild. 1904. Ref. Zentralbl. f. Chirurg. 1904. S. 549. — Über den Nachweis von kleinen Nierensteinen mittels Röntgenstrahlen. Fortschr. a. d. Geb. d. Röntgenstr. Bd. 4, S. 118. — Zur Differentialdiagnose der Harnleitersteine und der sog. Beckenflecken. Fortschr. a. d. Geb. d. Röntgenstr. Bd. 9, S. 255. 1905. — Alexander, Bela (Budapest): Die Untersuchung der Nieren und der Harnwege mit X-Strahlen. Leipzig: Otto Nemnich 1912. — Die Vortäuschung eines Uretersteines durch den Zahn eines Ovarialdermoids. Zeitschr. f. urol. Chirurg. Bd. 14, S. 163. — Über die in dem Becken vorkommenden Verkalkungen, die mit Uretersteinen verwechselt werden können. Fol. urol. Vol. 6. 1911. — Über Nierenbilder. Arch. f. physikal. Med. u. med. Technik. Bd. 6, S. 2. — Vergleichsbilder der Nieren und Nierengegenden. Fortschr. a. d. Geb. d. Röntgenstr. Bd. 21, H. 5. — Altschul, W.: Röntgendiagnostik der Nierenerkrankungen. Zentralbl. d. Grenzgeb. d. Med. u. Chirurg. Bd. 18, S. 391. 1914. — André: Acht Fälle von Uretersteinen oder Steinanurie, erfolgreich behandelt mit Ureterenkatheterismus. Journ. d'urol. Tom. 10, Nr. 2. Zentralbl. f. Gynäkol. 1921. S. 1082. — Calculs de l'uretère. Assoc. franç. d'urol. Paris 1909. p. 214. — Des indications opératoires dans la lithiase réno-urétéral bilatérale. (Rev. méd. de l'est. Tom. 51, p. 35. 1923.) Zeitschr. f. urol. Chirurg. Bd. 13, S. 356. 1923. — André et Grandineau: Anurie calculeuse quatorze jours après néphrectomie pour tuberculose. Journ. d'urol. Tom. 11, p. 551. — Anschütz: Über Hämaturie als Komplikation der Appendicitis. Bruns' Beitr. z. klin. Chirurg. Bd. 115. 1919. — Über Hämaturie und Nephritis bei Appendicitis. Münch. med. Wochenschr. 1922. Nr. 42. — Arcelin: Beckenflecke und Beckenradiographie. Assoc. franç. d'urol. 1909. Ref. Fortschr. a. d. Geb. d. Röntgenstr. S. 466. — Diagnostic radiographique des calculs de l'urétère. Paris méd. 1921. Nr. 6, p. 111. — Diagnostic de la lithiase urinaire par la mobilité physiologique des ombres radiographiques. Lyon méd. 1923. p. 1987. — Importance des données radiographies dans les interventions pour lithiase rénale. Lyon chirurg. Tom. 5, p. 583. 1911. Zentralbl. f. Chirurg. 1911. S. 1329. — Les calculs intestinaux, causes d'erreurs d'interprétation en radiographie rénale. Arch. d'électr. méd. 1912. p. 134. — Localisation des calculs urinaires dans le bassinet. Soc. des sciences méd. de Lyon. 9 avril 1913. Fortschr. a. d. Geb. d. Röntgenstr. Bd. 21, S. 6. — Quelques calculs urinaires difficiles à diagnostiquer. Lyon méd. 1921. Nr. 23, p. 1056. Journ. d'urol. Tom. 14, Nr. 3, p. 10. 1922. — Arcelin et Rafin: Les indications radiographiques de la pyélotomie. Arch. d'électr. méd. Tom. 21, p. 11. 1913. — Quelques considérations sur la radiographie des calculs du rein. Lyon méd. 1907. p. 232. — Bachrach: Doppelseitige Nierenerkrankung. Zeitschr. f. urol. Chirurg. Bd. 15, S. 124. 1924. — Nierensteinanamnese. Zeitschr. f. urol. Chirurg. Bd. 13, S. 88. 1923. — Baensch, W.: Die Pyelographie. Ergebn. d. Chirurg. u. Orthop. Bd. 16, S. 755. 1923. — Baensch und Boeminghaus: Die Röntgendiagnostik bei Erkrankungen des uropoetischen Systems. Zeitschr. f. urol. Chirurg. Bd. 7, S. 1—3. — Baetzner, W.: Diagnostik der chirurgischen Nierenerkrankungen. Berlin: Julius Springer 1921. — Barth, A.: Die chirurgische Behandlung der Anurie. Zeitschr. f. urol. Chirurg. Bd. 1, H. 6. 1913. — Bazy: Note sur la pyel. Rapidité d'accroissement des calculs du rein. Bull. de l'acad. de méd. Tom. 89, p. 359. Zeitschr. f. urol. Chirurg. Bd. 14, S. 48. — Nierensteine. Pariser méd. acad. de méd. 26 juillet 1910. Berlin. klin. Wochenschr. 1910. Nr. 47. — Sur la pyélotomie. Bull. de l'acad. de méd. Tom. 89, p. 403. Zeitschr. f. urol. Chirurg. Bd. 13, S. 312. 1923. — Radiographie de calculs rénaux. Soc. de chirurg. de Paris. Zentralbl.

f. Harn- u. Sexualorg. Bd. 16, S. 216. — La pyelotomie dans les calculs du rein. Journ. d'urol. Tom. 1, Nr. 6. 1912. — Note sur deux calculs du rein. (Bull. de l'acad. de méd. de Paris Tom. 91, p. 375. 1924.) Zeitschr. f. Urol. Bd. 19. 1925. — Note sur l'absence d'ombre à la radiographie dans les calculs de la ves. Journ. d'urol. Tom. 20, p. 369. 1925. — Note sur la pyélotomie dans les calculs du rein. Rapidité d'accroissement des calculs du rein. (Bull. de l'acad. de méd. 1923. Mars. Nr. 11, p. 359—362.) Journ. d'urol. Tom. 15, p. 8. 1923. — Sur la pyélotomie. Bull. de l'acad. de méd. Tom. 89, Nr. 14. — BECLÈRE: Radiologische Differentialdiagnose zwischen Gallen- und Harnsteinen. Pariser Acad. de méd. 28. juin 1910. Münch. med. Wochenschr. 1910. S. 2022. — Coexistence de calculs biliaires et de calculs du rein, chez une jeune fille de 18 ans. (Bull. et mém. de la soc. de radiol. méd. de France Jg. 9, Nr. 84, p. 482). — BEER: Uric. acid calc. in the kidney. Internat. journ. of surg. Vol. 34, p. 242. Zeitschr. f. urol. Chirurg. Bd. 8, S. 282. 1926. — BELOT: Nierenradiographie. Bull. et mém. de la soc. de radiol. méd. Paris 2. janv. 1910. Fortschr. a. d. Geb. d. Röntgenstr. Bd. 15, S. 56. — Quelques cas de calculs du rein. Soc. de radiol. méd. Paris. 11 juillet 1911. Presse méd. 1911. p. 626. — Radiographie du système urinaire. Soc. franç. d'electrotherap. et de radiol. méd., 16 juin 1910. Zeitschr. f. Röntgenkunde. Bd. 12, S. 386. — BERNARD, L. et J. PARAF: Anurie. Encycl. franç. d'urol. Tom. 6, p. 539. 1923. — BITSCHAI: Nierensteine und Nierentuberkulose. Zeitschr. f. Urol. Bd. 17, S. 463. 1923. — BLUM: Blasige Erweiterung und Prolaps des unteren Harnleiterendes. Arch. f. klin. Chirurg. Bd. 113, H. 1. — Die Bedeutung des renorenalen Reflexes für die Pathologie und Diagnostik der Nierenkrankheiten. Wien. klin. Wochenschr. 1907. Nr. 40. — Durch Stein hervorgerufenes Empyem des Ureterstumpfes nach Nephrektomie. Zeitschr. f. urol. Chirurg. Bd. 18, S. 235. 1925. — Die Grenzen der Leistungsfähigkeit des radiographischen Konkrementnachweises. Wien. klin. Wochenschr. 1907. — Die Röntgenstrahlen im Dienste der Urologie. Zeitschr. f. Heilk. (Chirurg.) Bd. 26, S. 343. 1905. — Intra- und transvesicale Operation am unteren Harnleiterende. Wien. med. Wochenschr. 1921. S. 1667. Zeitschr. f. urol. Chirurg. Bd. 8, 509. 1921. — Nierenphysiologie und funktionelle Diagnostik im Dienste der Nierenchirurgie und der inneren Klinik. Leipzig und Wien: F. Deutike 1913. — Pyelographie zum Zwecke der Lagebestimmung kleinster Konkremente innerhalb der Niere. Zeitschr. f. urol. Chirurg. Bd. 8. — Durchlässigkeit der Harnsteine für Röntgenstrahlen. Münch. med. Wochenschr. 1922. S. 181. — Kongenitale Cystenniere mit Nierenbeckenstein. Zeitschr. f. urol. Chirurg. Bd. 9, S. 50. — BÖHRINGER: Über Uretersteine. Zeitschr. f. urol. Chirurg. Bd. 16, S. 237. 1924. — BRAASCH, W. F.: Clinical data of nephrolithiasis. Surg., gynecol. a. obstetr. Vol. 24, Nr. 1. 1917. Zentralbl. f. Chirurg. 1921. S. 1570. — Problems in the treatment of multipl renal lithiasis. Transact. of the Americ. assoc. of gen.-urin. Vol. 18, p. 407. 1925. — BRAASCH und FOULDS: Postoperative Resultate bei Nephrolithiasis. Journ. of urol. Vol. 11, p. 525. 1923. — BRAASCH and MOORE: Stones in the ureter. Journ. of the Americ. med. assoc. 1915. p. 65. — BRAASH and DRAPER: The function of the ureterovesical valoc, on exp. study. Journ. of the Americ. med. assoc. Vol. 60, p. 20. 1913. — BRENKEN: Nephrolithiasis. Zentralbl. f. Chirurg. 1924. S. 2591. — BREWER: Stone in pelv. ureter. Ann. of surg. Vol. 40. 1904. — BRONGERSMA: Calculs de l'urétère. XIII. Assoc. franç. d'urol. 1909. p. 232. — Les résultats éloignés des opérations contre la lithiase rénale. Verhandl. d. II. Congr. Roma 1924. — BUERGER, LEO: Diagnosis and therapy of certains lesions of the urinary tract. New York med. journ. a. med. record. Vol. 115, p. 523. 1922. — Diagnosis and therapy of certains lesions of the urinary tract. New York med. journ. a. med. record. Vol. 115, p. 523. — Die nichtoperative Behandlung von Uretersteinen mit besonderer Berücksichtigung der Vermeidung von Komplikationen. Zeitschr. f. urol. Chirurg. Bd. 9, S. 456. 1922. — The non operative treatment of ureteral calculus. Med. record. 1922. p. 101. Zeitschr. f. urol. Chirurg. Bd. 11, S. 3 u. 4. — Une nouvelle méthode pour faciliter l'issue des calculs urétéraux et dilater l'urétère. Americ. journ. of surg. Vol. 27, April 1913. p. 151. — BUMPUS: Ureteral soissers. Journ. of the Americ. med. assoc. Vol. 83, p. 1331. 1924. — BUMPUS und SCHOLL: Uretersteine. Surg. clin. of North America. Vol. 5, p. 813. — CABOT: Calculous anuria; its diagnosis and treatment. Ann. of surg. 1903. Oct. — Some common sources of error in the diagnosis of renal and ureteral calculi. Pac. med. journ. 1912. Aug. Zentralbl. f. Chirurg. 1912. Nr. 46. — 1. Stone in the kidney and ureter. A critical review of 157 cases. Journ. of the Americ. med. assoc. 1915. Nr. 15, p. 1133. — Errors in diagnosis of renal and ureteral calculus. Surg., gynecol. a. obstetr. Vol. 21, Nr. 4. 1915. — CABOT, A. T.: The surgery of renal and ureteral calculi. Boston 1907. — CABOT, HUGH: Le traitement opératoire des calculs de l'urétère. Americ. journ. of surg. 1913. p. 154. — Résultats des interventions pour calculs des reins au. Boston med. a. surg. journ. Vol. 152, Nr. 23. 1905. — The mortality in operations for renal calculus. Journ. of urol. 1906. — CABOT and DODD: The diagnosis of stone in the pelvic portion of ureter. Boston med. a. surg. journ. 21. July 1910. Fortschr. a. d. Geb. d. Röntgenstr. Bd. 17, S. 252. — CASPER: Diagnose und Therapie der Blutungen aus dem Harnapparat. Dtsch. med. Wochenschr. 1912. Nr. 55. — Die Nierentuberkulose. Ergebn. d. Chirurg.

u. Orthop. Bd. 12. 1920. — Die verschiedenen Arten der Anurie, ihre Pathogenese und Therapie. Therapie d. Gegenw. Okt. 1907. — Handbuch der Cystoskopie. 4. Aufl. Leipzig: Georg Thieme 1921. — Indikationen und Grenzen der Pyelographie. Berlin. klin. Wochenschrift. 1914. Nr. 27. — Lehrbuch der Urologie. Urban & Schwarzenberg. — Nierensteine als Folge einer Nierenverletzung. Berlin. klin. Wochenschr. 1910. — Nierenblutungen, ihre Diagnose, Prognose, ihre pathognomische Bedeutung und Behandlung. Med. Klinik. 1920. Nr. 7. — Über Nieren- und Uretersteine. Med. Klinik. 1912. S. 1611. — Zur Diagnostik der Uretersteine. Wien. med. Wochenschr. 1911. Nr. 37. — Zur Nierenchirurgie (Korallenstein). Klin. Wochenschr. Jg. 1, Nr. 36, S. 1811. 1922. — Zur Pyelonephrolithotomie. (Urol. Ges. Berlin, Sitzg. vom 4. Juli 1922.) Zeitschr. f. Urol. Bd. 17, H. 1, S. 20 bis 22. — CATHELIN, F.: A propos de la tuberculose rénale à forme pseudo-lithiasique. Journ. d'urol. Tom. 16. 1923. — Calcul du rein droit à radiographie partielle et trompeuse. Travaux annuals de l'hôspital d'urol. Paris 1924. p. 327. Baillière. — CAULK, J. R.: Calculus anuria. Atlantic med. journ. Vol. 27, p. 401. — Postrenal anuria. The Journ. of urol. Vol. 13, p. 265. 1925. — CHUTE, ARTHUR L.: An analysis of fifty cases of renal calculi. Journ. of urol. Vol. 12, Nr. 4, p. 417—430. — CIFUENTES: Ein Fall von gleichzeitiger Anwesenheit von Steinen in Niere und Ureter. Med. clin. Vol. 15, p. 421. Zeitschr. f. urol. Chirurg. Bd. 9, S. 482. 1921. — Calculose rénale bilatérale, pyélotomie droite, néphrectomie gauche, guérison. Journ. d'urol. Tom. 14, p. 341. 1922. — Behandlung der Uretersteine durch Ureterenkatheter. Rev. española de urol. y de dermatol. Vol. 25, p. 169. Zeitschr. f. urol. Chirurg. Bd. 14, S. 341. 1923. — Behandlung des Uretersteins mit der Ureterensonde. Rev. española de urol. y de dermatol. Nr. 296, p. 403. 1923. Zentralorg. f. d. ges. Chirurg. u. i. G. Bd. 29, S. 203. 1924. — Chirurgische Behandlung außergewöhnlich großer Uretersteine. Berlin. med. Wochenschr. 1926. S. 632. — Die Fisteln bei Nierensteinoperationen. Rev. española de urol. y de dermatol. 1925. Nr. 313, p. 5. Zentralorg. f. d. ges. Chirurg. Bd. 32, S. 536. 1925. — Fernresultate der Operationen wegen Nephrolithiasis. Internat. Kongr. f. Urol. Rom 1924. Zeitschr. f. urol. Chirurg. Bd. 16, S. 169. 1924. — Indikationen und Technik der Pyelotomie. Chirurg. y laborat. 1923. Nr. 2. — Mit Erfolg operierte Steinanurie bei einem Nephrektomierten. Siglo med. Vol. 73, Nr. 3680, p. 613. 1924. Zeitschr. f. urol. Chirurg. Bd. 16, S. 359. 1924. — Über doppelseitige Nephrolithiasis. Siglo méd. Vol. 71, Nr. 3616, p. 305. 1923. Zeitschr. f. urol. Chirurg. Bd. 14, S. 209. 1923. — COHN, TH.: Über Entstehung und Abbau von Harnsteinen: eigenartiger mikroskopischer Harnbefund und Röntgenbilder. Zeitschr. f. urol. Chirurg. Bd. 16. 1924. — COMAS und PRIO: Einige Betrachtungen über die Diagnose von Nierensteinen mit Hilfe der Röntgenstrahlen. Fortschr. a. d. Geb. d. Röntgenstr. S. 116 u. 157. — Mitteilung über die Diagnose der Nierensteine mittels Röntgenstrahlen. Acad. y labor. de ciencias méd. de Cataluna. 16. XI. 1898. — CHRISTIAN, EUGENE: Calculose renale bilaterale (calcul géant). Journ. d'urol. Tom. 11. 1921. Zeitschr. f. urol. Chirurg. Bd. 7, S. 86. — CRISTIAN: Calculus a renale polishistike. Spitalul. Jg. 44, p. 144. — Pionefrosa calc. Spitalul. Jg. 43, p. 249. 1923. — Unblutige Behandlung der Uretersteine. Rev. sanit. milit. Jg. 20, Nr. 11/12, p. 19—27. (Rumänisch.) — CROWELL, A. H.: Cystin nephrolitiasis. Report of a case with radiographic demonstration of disintegration of stone by alcalinization. Journ. of urol. Vol. 11, p. 545. — The removal of ureteral stone by cyst. manipulations and the disintegration of nephritic cystin stone by pelvic lavage and internal medicatione. Surg., gynecol. a. obstetr. Vol. 37, p. 112. 1923. — CYRANKA: Bacterium coli und Korallensteinniere. Arch. f. klin. Chirurg. Bd. 116, S. 567. 1921. — DEAVER and REIMANN: Renal calculus, Pyelotomie. Surg. clin. of North America. Vol. 6, p. 47. Zeitschr. f. urol. Chirurg. Bd. 12, S. 102. 1922. — DESNOS: Deus observations avec radiographie. Ann. des maladies des org. gen.-urin. Tom. 28, p. 1. — Indications, technique et accidents du cathétérisme des urétères calculeux. XIII. Session de l'assoc. franç. d'urol. Paris 1909. — Nierenektopie und Nierenbeckenstein. Bull. de la soc. de radiol. Paris, févr. 1910. Fortschr. a. d. Geb. d. Röntgenstr. Bd. 15, S. 236. — Pyonéphrose consécutive à une grippe. Néphrolithotomie. Cpt. rend. de l'assoc. franç. d'urol. 4. Sess. Paris 1899. — Sur la pyélotomie. Bull. de l'acad. de méd. Tom. 89, Nr. 13. — Über Nierensteine. Internat. med. Kongr., Budapest 1909. Urol. Jahresber. 1909. S. 78. — DONNADIEU: De l'anurie calculeuse et en particulier de son traitement chirurgical. Thèse de Bordeaux 1895. Ann. des maladies des org. gén.-urin. 1895. — DOURMASHKIN, RALPH L.: Clinical observations based upon surgical treatment of sixty cases of stone in the ureter. Urol. a. cut. review. Vol. 28, Nr. 6. p. 322—330. — Die Anwendung röhrenförmiger Bougies und des Hakenkatheters. Journ. of urol. Vol. 13. — DRAPER et BRAASCH: Fonction de la valvule urétèro-vésicale; étude expérimentale de l'innocuité de la méatotomie chez l'homme. Journ. of the Americ. med. assoc. Vol. 60, p. 20. 1913. — DREW: Anuria calculous Lancet. Febr. 1905. p. 249. — DUVAL et GRÉGOIRE: Pathogénie et traitement des hydronephroses. X. Sess. de l'assoc. franç. d'urol. 1906. — EBSTEIN, W.: Die Natur und Behandlung der Harnsteine. Wiesbaden 1884. — Bemerkungen zur Pathogenese der Urolithiasis. Dtsch. med. Wochenschr. 1908. S. 1377. — EBSTEIN und NIKOLAIER: Über experimentelle Erzeugung von Harnsteinen. Wiesbaden 1891. — Über die Ausscheidung der Harnsäure durch die Nieren. Virchows Arch. f. pathol. Anat. u. Physiol. Bd. 143, S. 337. 1896. — EISENDRATH, DANIEL N.: Bilateral urinary calculi. Surg., gynecol. a. obstetr. Vol. 17, p. 218. 1913. Zentralbl. f. d. ges. Chirurg. Bd. 3, S. 278. 1913. — Calculous anuria. Report of case. Journ. of the Americ. med. assoc. Vol. 79, p. 2057. — Stone in the kidney. Internat. chirurg. Vol. 4, p. 246. — Technique of enlarged pyelotomy for renal calculi. Surg., gynecol. a. obstetr. Vol. 36, p. 715. — Pyelotomie zur Entfernung der Nierensteine. Journ. of the Americ. med. assoc. Vol. 60, p. 1145. 1913. Zentralbl. f. d. ges. Chirurg. Bd. 2, S. 57. 1913. — Renal calculi (Nierensteine). Wisconsin med. journ. Vol. 21, p. 349. 1923. — EISENDRATH et HERZOG: Contribution à la chirurgie rénale et urétérale. Ann. of surg. Vol. 48, p. 191. Nov. 1908. — EISLER: Die Bedeutung der Schirmdurchleuchtung für die Diagnose der Nierenkonkremente. Wien. med. Wochenschr. 1921. Nr. 39 u. 40. — Fortschritte im Bereich der Physiologie, Pathologie und Diagnostik der Harnwege, durch vorwiegende und systematische Anwendung des Durchleuchtungsverfahrens. Fortschr. a. d. Geb. d. Röntgenstr. Bd. 29. — Neue Fortschritte in der urologischen Röntgendiagnostik. 5. Kongr. d. dtsch. Ges. f. Urol. in Wien 1921. — ELIOT: Etiologie, pathogénie et traitement de l'anurie. Thèse de Paris 1910. — Sarcome du rein ayant envahi le bassinet chez un homme de 55 ans. Crise d'anurie réflexe au cours de l'evolution de la maladie société anat. juin 1909. Ann. des maladies génit.-urin. Tom. 28. 1910. — De l'anurie calculeuse réflexe. Ann. des maladies génit.-urin. Tom. 1. Nr. 29, p. 2. 1911. — Symptomes et diagnostic de la lithiase rénale. Gaz. des hôp. civ. et milit. Jg. 95, p. 661 et Nr. 43, p. 693. — Traitement des anuries. Journ. de méd. de Paris, Jg. 42, Nr. 15, p. 298—303. 1923. Dtsch. Zeitschr. f. urol. Chirurg. Bd. 13, H. 5/6. 1923. — ELIOT jr., ELLSWORTH: Certain features of renal calcules. Ann. of surg. Vol. 78, Nr. 2, p. 231—238. — ESCAT, J.: Calculs de l'urétère inferieur. (Calcul mobile, calcul fixe a fragmentations périodiques.) Ann. des maladies des org. génit.-urin. 1910. — Urohématonephrome, calcul de l'uretère supérieur, épithéliome papillaire du rein. Marseile-méd. Jg. 59, Nr. 20, p. 982—986. 1922. Zeitschr. f. urol. Chirurg. Bd. 13, S. 1—107. 1923. — Petite hydronéphrose congénitale et calcul du bassinet. Marseile-méd. Nr. 21, p. 1021. 1922. Zeitschr. f. urol. Chirurg. Bd. 12, S. 239. 1923. — FEDOROFF: Zur Kasuistik der Uretersteine. Zeitschr. f. Urol. Bd. 3, S. 65. 1909. — Zur Klinik und Therapie der Nephrolithiasis. Verhandl. d. russ. chirurg. Pirogoff-Ges., St. Petersburg, April 1921. Ref. Zeitschr. f. urol. Chirurg. Bd. 7, Nr. 6, S. 319; s. auch Zeitschr. f. Urol. Bd. 16, H. 2. — Blasensteine, Entstehung, Verhütung und Behandlung. Urol. Kongr. Berlin 1913, S. 163. — FENWICK: A large renal cyst containing cholesterine. Transact. of pathol. soc. of London. Vol. 45. 1894. — The Roentgen-rays and the fluoroscope as a means of detecting small deeply placed stones in the exposed kidney. Brit. med. journ. Vol. 2, p. 1075. 1897. — The operative treatment of calculi which have been lodged for long periods in the loewer third of the ureter. Edinburgh med. journ. 1898. — Ureteric meatoscopy in obscure diseases of the kidney. London: Churchill 1903. — The value of the use of a shadowgraph ureteric bougie in the precise surgery of the renal calculus. Brit. med. journ. 1905. p. 674. Fortschr. a. d. Geb. d. Röntgenstr. Bd. 9, S. 306. — The value of radiography in the diagnosis and treatment of urinary stone. London: Churchill 1908. Arch. of the Röntgen ray. Vol. 13, p. 284. — Clinical lecturas on kidney pain. Brit. med. journ. 1911. Nr. 2, p. 610. — FOWLER: L'opération iliaque extra-péritonéale dans les calculs du segment inférieur de l'urétère chez l'homme. Ann. of surg. déc. 1907. Nr. 144, p. 943. — Renorenal reflex pain. Surg., gynecol. a. obstetr. Vol. 22, Nr. 4. 1916. — FOWLER, A. H.: Tuberculosis of the kidney complicated by impacted pelvic calculus. Journ. of urol. Vol. 5, Nr. 4, p. 345—351. — FOWLER, F.: Coexistent n. and n. on oppositisides. Ann. of surg. Vol. 80, p. 62. 1924. — FOWLER, W. F.: Coexistent nephrolithiasis and uretero-lithiasis on opposite sides. Ann. of surg. July 1924. p. 62. — FOWLER, W. FRANK and JULIUS L. WATERMAN: Ureteral calculus. Surg., gynecol. a. obstetr. Vol. 35, Nr. 2. — FRANCOIS, JULES: Calcul de l'urétère pelvien diagnostiqué par la pyélographie. Opération. Guérison. Journ. d'urol. Tom. 12, Nr. 5. — Trois cas de calculs de l'extrémité inférieure de l'urétère enlevés par la voie paraperitonéale. Bruxelles méd. 20 sept. 1925. p. 1412. — La pyelographie dans la calculose rénale. Scalpel. Jg. 75, Nr. 18, p. 427—432. — Les calculs de la portion vésicale de l'urétère ou portion intra-murale de l'urétère. Scalpel. Jg. 78, Nr. 17, p. 398. — FRANK: Les calculs de l'urétère. XIII. Sess. de l'assoc. franç. d'urol. Paris 1909. p. 283. — FRANK, LOUIS: Nieren- und Ureterstein. Louisville monthly journ. Tom. 20, Nr. 11, p. 321—329. 1914. Zentralbl. f. d. ges. Chirurg. Bd. 5, S. 679. 1914. — Calculus anuria. Report of a case. Urol. a. cut. review. Vol. 18, p. 116. 1914. Zentralbl. f. d. ges. Chirurg. Bd. 5, S. 679. 1914. — Anuria due to unilateral calculous obstruction. Surg., gynecol. a. obstetr. Vol. 22, Nr. 5. 1915. — FRANK, PAUL: Nierenbeckenstein. (Ärztl. Kreisver. Mainz, Sitzg. v. 9. Nov. 1922.) Münch. med. Wochenschr. Jg. 69, Nr. 48, S. 1678. — FRANK, K. und R. GLAS: Über Hydronephrose. Zeitschr. f. urol. Chirurg. Bd. 9, S. 274. — GARRÈ und EHRHARDT: Krankheiten der Niere. 1907. — GAYET, G.: Pyonéphrose calculeuse. (Soc. de chirurg. Lyon, 12 mai 1921.) Presse méd. Jg. 29, Nr. 41, p. 410. —

Tuberculose et lithiase dans un rein en fer à cheval. Héminéphrectomie, guérison. (Soc. franç. d'urol. 8 mai 1922.) Journ. d'urol. Tom. 13, Nr. 6, p. 471—475. — Giuliani, A.: Quartre cas d'anurie calculeuse traités par la néphrectomie ou l'urétèrolithotomie. Journ. d'urol. Tom. 14. 1922. Avenir méd. déc. 1922. p. 335. — Chirurgie rénale bilatérale dans quelques cas à étiologie variée. Journ. d'urol. Tom. 16, p. 423. 1923. — Beiderseitiges Nierensteinleiden, links Nephrektomie, rechts Pyelotomie, postoperative Spülung des Nierenbeckens. Lyon méd. Tom. 132, p. 108. 1923. Zeitschr. f. urol. Chirurg. Bd. 16. 1924. — Calcus du rein; Pyélotomie en 1911; récidive, deuxième pyélotomie treize ans après. Lyon méd. Tom. 135, p. 722. 1925. Zeitschr. f. urol. Chirurg. Bd. 19, S. 445. 1926. — Deux cas de lithiase urinaire: 1. calcul de l'urétère; 2. pyonéphrose calculeuse. Lyon méd. Tom. 134, p. 520. 1924. Zeitschr. f. urol. Chirurg. Bd. 18, S. 462. 1925. — Enorme rein calculeux, lithiase rénal évoluant depuis trente-huit ans. Journ. d'urol. Tom. 20, p. 424. 1925. Zeitschr. f. urol. Chirurg. Bd. 20. 1926. — Calcul de l'urétère pelvien opéré en 1919 pendant une crise avec anurie; récidive; nouvelle opération. Lyon méd. 1925. p. 163. — Néphrectomie, néphrostomie du rein restant pour anurie calculeuse. Résultats douze ans après. Lyon méd. Nr. 8, p. 21. Févr. 1926. Journ. d'urol. Tom. 21. 1926. — Néphrectomie ancienne pour tuberculose suivie de lithiase du rein restant. Trosieme néphrotomie de ce rein pour calcul récidivé. Lyon méd. Tom. 132. p. 550. — Crises d'anurie traitées par le cathétérisme urétéral après néphrectomie pour pyonéphrose calculeuse. Lyon méd. Tom. 133. — Néphrolithotomie après néphrectomie pour tuberculose et néphrostomie pour anurie calculeuse. Lyon méd. Tom. 131, p. 341. — Calcul du rein et balle de fusil intra-abdom. Journ. d'urol. Tom. 16. 1923. — Gmelin: Tierexperimenteller Beitrag zur Frage der reflektorischen Anurie. Zeitschr. f. urol. Chirurg. Bd. 21, S. 182. 1926. — Golden-berg, Th.: Beitrag zur Röntgenologie und Pathologie der Nephrolithiasis. Münch. med. Wochenschrift. 1910. — Über die Steinerkrankung der Nieren und Harnleiter. Münch. med. Wochenschr. 1923. Nr. 29, S. 966. — Goldstein, A.: Ein neues Verfahren zur Diagnose von Ureterstrikturen beim Manne. Journ. of the Americ. med. assoc. Vol. 76, S. 171. 1926. — Gosset et Mestrczat: Diététique et thérapeutique des lithiases alcalines primitives. Ann. de méd. Tom. 495. Zeitschr. f. urol. Chirurg. Bd. 15, S. 77. 1923. — Gottstein, G.: Über Harnleitersteine. Bresl. chirurg. Ges. Sitzg. v. 13. Juni 1910. Zentralbl. f. Chirurg. 1910. Nr. 32. — Über doppelseitige Nephrolithiasis. Zentralbl. f. Chirurg. 1912. Nr. 32. — Steinhaltiger Prolaps des vesicalen Ureterendes. Klin. Wochen-schr. Jg. 1, Nr. 32, S. 1626. 1922. — Nephrolithiasis. Urol. Jahresbericht. Berlin: Julius Springer 1921—1924. Diskussion zu Goebel: Appendicitis. Südostdeutsche Chirurg.-Vereinigung. 1925. Beuthen. — Götze, Otto: Nierenstein. Verein d. Ärzte in Halle a. S. Sitzg. v. 26. Febr. 1919. Ref. Münch. med. Wochenschr. 1921. — Pneumoperitoneale Röntgen-diagnostik der Niere. Verhandl. d. Ges. f. Urol. 5. Kongreß in Wien 1921. — Das Pyelo-gramm der operativ freigelegten Niere. Fortschr. a. d. Geb. d. Röntgenstr. Bd. 32, Kongreß. H. 1, S. 34—36. — Guyon, J.: Des pyonephroses. Ann. des maladies des org. génit.-urin. 1887. — Rétention rénale gauche déterminée par des calculs du bassinet; néphrolithotomie, guérison. Ann. des maladies des org. génit.-urin. Tom. 10. 1892. — Recherches des calculs du rein par les rayons X. Ibid. 1896. Bull. de l'acad. de méd. Avril 1896. — Calcul urique du bassinet droit dans un rein de dimensions normales; néphrolithotomie. Guérison. Ibid. Tom. 9. 1891. — Diagnostic des calculs du rein et de l'urétère. Ann. des maladies des org. génit.-urin. 1903. Nr. 14. — Leçons cliniques sur les maladies des voies urinaires. 4. édit. Paris 1902. — Guyon et Albarran: De la néphrotomie. Gaz. hebdom. de méd. et chirurg. 1898. Sept. — Guyon et Tuffier: Physiologie chirurgicale du rein. Ann. des maladies des org. génit.-urin. 1888. p. 705. — Haenisch: Röntgen-diagnostik des uropoetischen Systems. 20. Erg.-Band zu den Fortschr. a. d. Geb. d. Röntgen-strahlen. 1908. — Röntgennachweis von Gallensteinen. Ref. Fortschr. a. d. Geb. d. Röntgen-strahlen. Bd. 25, S. 1. 1917. — Handley: The pathology and operative treatment of renal calculi. Lancet. Vol. 204, Nr. 2, S. 79. — On subcapsular pyelotomy, with remarks on the origin and treatment of renal calculi. Proc. of the roy. soc. of med. Vol. 16, Nr. 5, sect. of surg. p. 21. — Surg. treatment of ren. calculi. (Med. soc. London, Dec. 11. 1922.) Brit. med. journ. Nr. 3237. — Harris: An interesting case of „silent" renal calc. Journ. of the Americ. med. assoc. Vol. 81, p. 830. Zeitschr. f. urol. Chirurg. Bd. 15, S. 94. 1923. — Hart-mann: Résultats de cinquante opérations pour calculs du rein. La Semaine méd. 1912. Nr. 9, S. 104. — Cent-deux opérations pour lithiase rénale. Scalpel. Jg. 76, Nr. 47, p. 1343. 1923. Zeitschr. f. urol. Chirurg. Bd. 15, S. 219. 1924. — Heineck: N. as a complication of pregnancy. New Orleans med. a. surg. journ. Vol. 76, p. 409. 1924. Zeitschr. f. urol. Chirurg. Bd. 16, S. 223. 1924. — Herbst: Ureteral calculus. Surg. clin. of North America Vol. 3, p. 1063. Zeitschr. f. urol. Chirurg. Bd. 14, S. 340. 1923. — Hinman, Frank: Multiple renal and ureteral stones in an infant of eleven months; with results of ureteronephrectomy. Journ. of the Americ. med. assoc. Vol. 76, Nr. 4, p. 237—238. — Hirsch, A.: Handbuch der historisch-geographischen Pathologie. Stuttgart 1886. — Hogge, Albert: Résultats éloignés des opérations pour calculs du rein et de l'urétère. Ann. de la soc. méd.-chirurg.

de Liège. Jg. 58, Nr. 4/5. — Lithiase réno-urétérale double infectée. Journ. d'urol. Tom. 15, Nr. 5, p. 403. 1923. — Opérations pour la lithiase rénale. Liège méd. Nr. 21. 25 mai 1924. — HOHLWEG: Zur Diagnose der Nierensteine und Nierenbeckenerkrankungen, speziell mit Hilfe der Pyelographie. Klin. Wochenschr. 1923. S. 1447. — Zur Vermeidung von Fehlerquellen bei der Röntgendiagnose. Zeitschr. f. Urol. Bd. 17, S. 533. 1923. — HOLLAND: Statistik der Steinuntersuchungen der Nieren und Ureteren. Fortschr. a. d. Geb. d. Röntgenstrahlen. Bd. 21, S. 1. — Gallensteine. Arch. of the Roentgen-ray. March 1913. — HOLLÄNDER: Trauma as a cause of the formation of renal calc. Urol. a. cut. review. Vol. 27, p. 546. Zeitschr. f. urol. Chirurg. Bd. 15, S. 89. 1923. — HUNNER: Ureteral stricture. Report of an usual case, illustrating influence en formatio of urinary calculi and on recurring calculi. Journ. of the Americ. med. assoc. Vol. 82, p. 509. 1924. Zeitschr. f. urol. Chirurg. Bd. 16, S. 102. 1924. — Radiographie evidence of the association of ureteral stricture and urinary calculi. (Röntgenologischer Nachweis von gleichzeitigem Ureterstein und Ureterstriktur.) Journ. of urol. Vol. 13, Nr. 5, p. 497—523. 1925. Zeitschr. f. urol. Chirurg. Bd. 19, S. 36. 1926. — HYMAN, A.: Renal calculus with negative X-ray findings. Boston med. a. surg. journ. Vol. 183, Nr. 3, p. 74—77. 1920. Zentralorg. f. d. ges. Chirurg. Bd. 11, H. 2. — Facettierte Nierensteine. Internat. journ. of med. a. surg. Vol. 37, Nr. 5, p. 232. 1924. Zeitschr. f. urol. Chirurg. Bd. 16, S. 358. — IKOMA, T.: Über die sog. Eiweißsteine der Harnwege. Zugleich ein Beitrag zur Frage der Konkrementbildung überhaupt. Zeitschr. f. urol. Chirurg. Bd. 15. 1924. — v. ILLYES: Erfahrungen über Nierenchirurgie. Fol. urol. Vol. 8, H. 4—11. — IMMELMANN, M.: Das Röntgenverfahren bei Erkrankungen der Harnorgane. Berlin: H. Meusser 1913. — ISRAEL, J. u. W.: Chirurgie der Niere und des Harnleiters. Leipzig: Thieme 1925 [1]). — ISRAEL, W.: Die Behandlung der Nieren- und Harnleitersteinen mit besonderer Berücksichtigung der Anzeigestellung. Klin. Wochenschr. 1922. S. 2529. — Beiderseitige Steinniere und Spondylarthritis ankylopoetica. Zeitschr. f. Urol. Bd. 16, S. 321. 1922. — Moderne Diagnose und Differentialdiagnose der Nieren- und Harnleitersteine. Ergebn. d. Chirurg. u. Orthop. Bd. 15, S. 569. 1922. — Beiträge zur Pathologie der Nephritis dolorosa sowie der Anuria calculosa. Zeitschr. f. urol. Chirurg. Bd. 12, S. 206. 1923. — JANSSEN, P.: Therapeutische Indikationen bei Steinerkrankungen der oberen Harnwege. Med. Klinik. 1914. Nr. 23. — JEANBREAU, E.: Des calculs de l'urétère lombaire. Assoc. franç. d'urol. Paris 1908. p. 354—362. — L'urétéro-lithotomie extrapéritonéale. Ses indication sa technique, ses résultats. Journ. de chirurg. Tom. 3. 1909. — Des calculs de l'urétère. Résumé des rapports présenté à la XIII. Session de l'association française d'urologie. Ann. des maladies org. génit.-urin. Tom. 1, p. 28. — Lithiase urétérale. Encyclop. franç. d'urol. Tom. 3, p. 787. 1914. — JOSEPH, E.: Diagnose kleiner Nierensteine. Berlin. klin. Wochenschr. 1910. Nr. 28. — Chirurgische Nierendiagnose. Münch. med. Wochenschr. 1911. S. 1942. — Die Pyelographie und ihre chirurgische Bedeutung. Berlin. klin. Wochenschr. 1914. Nr. 27. — Die Verbesserung der röntgenologischen Nierensteindiagnose. Med. Klinik. 1919. Nr. 43. — Neueres zur Röntgendiagnose der Nierensteine. Berlin. klin. Wochenschr. 1919. Nr. 15. — Cystoskopische Technik. Berlin: Julius Springer 1923. — Entfernung tiefsitzender Uretersteine. Dtsch. Chirurg. — Kongreß 1926. Zeitschr. f. Urol. Bd. 19, H. 11, S. 627. 1925. — JOSEPH, EUGEN und HANS JANKE: Beitrag zur Chirurgie tiefsitzender Uretersteine. Zeitschr. f. Urol. Bd. 18, S. 575. — JUDD: An method of exposing the lovenand of the ureter. Ann. of surg. Vol. 59, p. 393. 1914. — JUDD, PARKER and MORSE: Harn- und Prostatasteine. Surg. clin. of North America Vol. 5, Nr. 3, p. 66. 1925. — KAPSAMMER: Über Spontanfraktur der Blasensteine. Wien. klin. Wochenschr. 1903. — Nierendiagnostik und Nierenchirurgie. 2 Bd. Wien: Wilh. Braumüller. 1907. — KAREWSKI: Über gleichzeitige Nieren- und Gallensteinerkrankungen. Zeitschr. f. urol. Chirurg. Bd. 12, S. 182. 1923. — KELLY, HOWARD A.: On methods of incising narching and suturing the kidney. Brit. med. journ. February 1902. (Encyclopedie.) — My experience with the renal catheter as a means of delecting renal and ureteral calculi. Americ. journ. of urol., vener. a. sexual dis. Oct. 1904. — Operative gynecology. Vol. 1. 1898. — The allotment of renal and ureteral stones in shadow diagram of the body. Old dominion journ. of med. a. surg. Vol. 16, p. 229. 1913. Zentralbl. f. d. ges. Chirurg. Bd. 2, S. 888. 1913. — KEY, EINARD: Journ. de chirurg. Tom. 25, Nr. 4. 1925. — KEYDEL: Beiträge zur Diagnostik und Symptomatologie der Nephrolithiasis. Zeitschr. f. Urol. 1911. S. 321. — Diskussionsbemerkungen zu KRÜGER: Diagnose und Therapie der Harnleitersteine. Ges. f. Natur- und Heilkunde zu Dresden. Münch. med. Wochenschr. 1914. Nr. 16. — Nieren-Uretersteine hinsichtlich ihrer Diagnose und Differentialdiagnose. Zeitschr. f. urol. Chirurg. Bd. 16, S. 237. — KEYES: Urinary calculus. In: The internat. encyclop. of surg. Vol. 6. New York 1886. — KEYES, jr., EDWARD L.: Problems concerning urinary calculi. Americ. journ. of the med. sciences. Vol. 161, Nr. 3, p. 334—349. — KEYSER, L. D.: The mechanism of the formation of urinary calculi. Ann.

---

[1]) Die große Zahl der anderen Arbeiten findet sich in der Festschrift für J. ISRAEL in der Zeitschr. f. urol. Chirurg. Bd. 12, S. 395, 1923, zusammengestellt.

of surg. Vol. 77, Nr. 2, p. 210. — Etiology of urinary lithiasis, experim. study. Arch. of surg. Chicago 1923. Nr. 2. Journ. d'urol. Tom. 15, Nr. 6. 1923. — KEYSER and F. BRAASCH: The etiology of urinary lithiasis. Surg., gynecol. a. obstetr. Vol. 34, Nr. 1, p. 1. — KIDD, FRANK: The treatment of calculi impactes in the pelvic portion of the ureter. (Die Behandlung von Steinen im Beckenteil des Ureters.) Brit. med. journ. 1920. Nr. 3109. Ref. Zentralorg. f. d. ges. Chirurg. u. i. Grenzgeb. Bd. 10, H. 6, S. 364. — KIELLEUTHNER: Zur operativen Therapie der Nierensteine. Bruns' Beitr. z. klin. Chirurg. Bd. 88. 1914. (34 Fälle.) — Steine des pelvinen Ureteranteils und ihre Differentialdiagnose. Münch. med. Wochenschr. Jg. 68, Nr. 23, S. 691. — KIENBÖCK: Radiogramme von Nierenbeckenkonkrementen. Ges. f. inn. Med. Wien 1902. Ref. Fortschr. a. d. Geb. d. Röntgenstr. Bd. 6, S. 104. — Zur radiographischen Diagnose des Nierensteines. Wien. klin. Wochenschr. 1902. S. 1324. — Über Selbstbrüche von Nierensteinen. Urol. Kongr. Wien 1921. S. 256. — Über Röntgenbefund an Nierensteinen. 5. Kongr. d. dtsch. Ges. f. Urol. Wien 1921. — Zur Differentialdiagnose von Kotsteinen und Harnkonkrementen. Arch. f. phys. Med. Bd. 6, H. 1. — KLEINSCHMIDT, O.: Die Harnsteine. Berlin: Julius Springer 1911. — KNEISE: Fall von doppelseitigen Nierensteinen und großen Steinen im Harnleiter. Zentralbl. f. Gyn. 1923. S. 450. — KÖHLER: Enterolithen des Processus vermiformis; haselnußgroße Exostose des Darmbeins. Fortschr. a. d. Geb. d. Röntgenstr. Bd. 10. — KÖNIG: Über totale Steinanurie. (Mittelrhein. chirurg. Vereinig. Marburg a. L. Sitzg. v. 12. Juli 1924.) Zentralbl. f. Chirurg. Jg. 51, Nr. 41, S. 2255—2256. — v. KORANYI, A.: Krankheiten der Harnorgane. 5. Heft von: Diagnostische und therapeutische Irrtümer und deren Verhütung. Herausg. von J. SCHWALBE. Leipzig: G. Thieme 1918. — KRETSCHMER, HERMANN L.: The treatment of pyelitis in infancy and childhood. Journ. of the Americ. med. assoc. Vol. 75, p. 1303. 1920. — Renal tuberculosis in twins. Ann. of surg. 1921. — Kidney stone surgery. Urol. a. cut. review. Vol. 17, p. 362. 1913. Zentralbl. f. d. ges. Chirurg. Bd. 2, S. 744. 1913. — A case of bilateral urinary lithiasis. Journ. of the Americ. med. assoc. Vol. 60, p. 114. 1913. Zentralbl. f. d. ges. Chirurg. Bd. 1. 1913. — The diagnosis and treatment of stone in the ureter. Journ. of the Americ. med. assoc. Vol. 80, p. 1425. 1923. Zeitschr. f. urol. Chirurg. Bd. 14. 1923. — The retrograde movement of ureteral calculi. The Journ. of the Americ. med. assoc. Vol. 71, p. 1355. 1918. Zeitschr. f. Urol. Bd. 19, S. 192. 1925. — Kidney and ureteral stone surgery. California a. Western med. Vol. 22, p. 143. 1924. Zeitschr. f. urol. Chirurg. Bd. 17, S. 259. 1925. — KÜMMEL: Klinische und operative Therapie der Uretersteine. Dtsch. med. Wochenschr. 1923. S. 432 [1]). — KÜMMEL jr.: Experimenteller Beitrag zur Radiographie von Nierensteinen mittels der Imprägnationsmethode. Zeitschr. f. urol. Chirurg. Bd. 10, S. 92. 1922. — KÜSTER: Bemerkungen über Nieren- und Harnleitersteine mit Demonstrationen. Berlin. klin. Wochenschr. 1894. Nr. 35. — Die Chirurgie der Nieren, der Harnleiter und der Nebennieren. Stuttgart: F. Enke 1902. — LANGEMAK, O.: Über die Wirkung der Nephrotomie nach Nephrektomie. Dtsch. Zeitschr. f. Chirurg. Bd. 66. — Die Nephrotomie und ihre Folgen. Bruns' Beitr. z. klin. Chirurg. Bd. 35. 1902. — LANZILLOTTA: Latente Nierensteine. Journ. d'urol. Tom. 17, p. 466. Zeitschr. f. Urol. Bd. 19, S. 394. 1925. — LANZILLOTTA, R.: Un cas d'hématurie rénale due à un volumineux calcul du bassinet et durant depuis dix ans. Journ. d'urol. Tom. 17, p. 218. Zeitschr. f. urol. Chirurg. Bd. 16. 1924. — Tuberculose rénale à forme pseudo-lithiasique. Journ. d'urol. Tom. 16, p. 205. — LEGUEU, F.: Calculs du rein et de l'urétère. Thèse Paris 1890. — Anurie calculeuse opérée au 5. jour par l'extraction d'un calcul de l'urétère à travers l'incision du rein. Mercedi méd. 25 juillet 1894. — De l'anurie calculeuse. Gaz. hebdom. 1896. Nov. — Localisations multiples et simultanées de la lithiase rénale. Journ. des praticiens. Jg. 36, Nr. 16. — La pyélotomie: Technique, avantages, inconvénients et indications. Progr. méd. Jg. 49, Nr. 33, p. 390. — Calculs mobiles du rein et de l'urétère. Bull. et mém. de la soc. de chirurg. Paris. Tom. 32, p. 357. Zentralbl. f. Chirurg. 1907. — Valeur comparative des opérations dans la chirurgie rénale calculeuse. Rev. internat. de méd. et de chirurg. Nr. 6, p. 81. 1913. Zentralbl. f. d. ges. Chirurg. Bd. 2, S. 327. 1913. — La lithiase renale. Encyclop. franç. d'urol. Tom. 2, p. 539. 1914. — Pyélographie d'une perforation de l'urétère par un calcul lombaire à pointe acérée. Société franç. d'urol. 21 juin 1926. — Pathogénie des hémorrhagies rénales post-opératoires. Journ. d'urol. Tom. 11, p. 5/6. 1921. — LEGUEU et FEY: Calculs dans un rein malformé et en ectopie. Difficultés du diagnostic. Journ. d'urol. Tom. 17, Nr. 2, p. 153—159. — LEGUEU, PAPIN et MAINGOT: L'exploration radiographique de l'appareil urinaire. Soc. d'édit. scient. et méd. Paris 1913. — LEHMANN: Zur Frage der Irrtümer in der Nierensteindiagnostik. Fortsehr. a. d. Geb. d. Röntgenstr. Bd. 28, H. 5. — LEONARD: The diagnosis of calculous disease of the kidneys, ureters and bladder by the Roentgen-method. Philadelphia med. journ. Vol. 12, p. 22. 1900. Fortschr. a. d. Geb. d. Röntgenstr. Bd. 4, S. 196. — Über Röntgenaufnahmen von Nierensteinen. Zentralbl. f. Chirurg. 1899. S. 8. — The value of the Roentgen-

---

[1]) Die gesamten KÜMMELschen Arbeiten finden sich in der Festschrift für KÜMMEL: Zeitschr. f. urol. Chirurg. Bd. 10, S. 561, 1922, zusammengestellt.

method of diagnosis in detecting and excluding renal and ureteral calculi. Ann. of surg. Vol. 33, p. 435. 1901. Fortschr. a. d. Geb. d. Röntgenstr. Bd. 4, S. 192. — The technic of the Roentgenmethod in the diagnosis of calculus. Arch. of the Roentgen-ray. Vol. 6, p. 98. 1902. — The results of Roentgen diagnosis in calculous condition of the kidney and ureter. 1. Röntgenkongreß 1905. S. 78. — 40 cases of ureteral calculus in which the Roentgen-diagnosis was confirmed by the revocery of the calculus. p. 1632. Vol. 1. Lancet 1905. — LEVY, R.: Notes son 378 interventions pour calculs urinaires. Journ. d'urol. Tom. 18, p. 1. 1924. — LEWIS BRANSFORD: A new sign in the diagnosis of ureteral stones. Journ. of urol. Vol. 7. p. 487. Zeitschr. f. urol. Chirurg. Bd. 11, S. 384. 1922. — v. LICHTENBERG: Über Pyelographie. 5. Röntgenkongreß 1909. — v. LICHTENBERG und DIETLEN: Über Pyelographie. 6. Röntgenkongreß 1910. S. 71. — v. LICHTENBERG und VOELCKER: Die klinische Bedeutung der Mißbildungen der Niere usw. Zeitschr. f. urol. Chirurg. Bd. 5, S. 140. 1913. — LICHTWITZ, L.: Die Bildung der Harnsedimente und Harnsteine. Zeitschr. f. Urol. 1913. — Untersuchungen über Kolloide im Urin. Zeitschr. f. physikal. Chem. Bd. 61, H. 2; Bd. 64, H. 2. — Über die Bildung der Harn- und Gallensteine. Berlin: Julius Springer 1914. — Über die Bedeutung der Kolloide für die Konkrementbildung und die Verkalkung. Dtsch. med. Wochenschr. 1910. Nr. 15. — Über die Beziehungen der Kolloide zur Löslichkeit der Harnsäure und harnsauren Salze. Zeitschr. f. physikal. Chem. Bd. 64, S. 144. 1910. — Über die Löslichkeit der wichtigsten Steinbildner im Harn. Zeitschr. f. exp. Pathol. u. Therapie. Bd. 13, S. 271. 1913. — Die Bildung der Harnsedimente und Harnsteine. Zeitschr. f. Urol. Bd. 7. 1913. — Über die Bildung von Niederschlägen und Steinen im Harn und in den Harnwegen. In KRAUS-BRUGSCH' Handbuch. — LICHTWITZ, L. und ROSENBACH: Über die Kolloide des normalen menschlichen Urins. 1. Zeitschr. f. physikal. Chem. Bd. 61, S. 117. 1909. — LIVERMORE, GEO. R.: Nephrolithiasis. (Dep. of urol. iunv. of Tennessee, Nashville.) Southern med. journ. Vol. 18, Nr. 8, p. 603—607. 1925. Ref. Zeitschr. f. urol. Chirurg. Bd. 19, H. 5/6, S. 443. 1926. — LOWSLEY, OSWALD SWINNEY: A oerineal operation for removal of stone in the lower end of the male ureter. (Urol. dep. Bellevuehosp. New York.) Surg., gynecol. a. obstetr. Vol. 3, Nr. 4, p. 300—306. — LUKAS: Über das Zusammentreffen von Harn- und Gallensteinen. Arch. f. klin. Chirurg. Bd. 113, S. 386. 1920. — MARION, G.: Behandlung der Nierensteine. Paris méd. 1914. Nr. 22, p. 545. Zentralbl. f. d. ges. Chirurg. Bd. 5, S. 679. 1914. — Traitement des calculs de l'urétère. Paris méd. Tom. 11, p. 109. Zeitschr. f. urol. Chirurg. Bd. 8, S. 285. 1921. — Traitement des calculs de l'urétère. Paris méd. 1921. Nr. 32. Zeitschr. f. urol. Chirurg. Bd. 8, S. 285. — MARION, G.: Traité d'urol. Paris: Masson 1921. — Une nouvelle cause d'erreur dans la radiographie des calculs du rein. Journ. d'urol. Tom. 1, Nr. 5. 1912. Zeitschr. f. Urol. Bd. 7, S. 252. 1913. — Indications opératoires dans les calculs des voies urinaires. Journ. méd. franç. Tom. 12, Nr. 11, p. 443—450. — Néoplasme développé sur une très volumineuse hydro-pyonéphrose calculeuse. Journ. d'urol. Tom. 15, Nr. 5, p. 377. — La pyélotomie élargie. Scalpel. Jg. 75, Nr. 5, p. 106. Journ. d'urol. Tom. 13, Nr. 1, p. 1. — De l'utilité du cathétérisme urétéral dans la colique néphrétique par lithiase. Presse méd. 1925. Nr. 62. Août. Zentralbl. f. Chirurg. 1926. Nr. 2. — Calculs diverticulaires. Journ. d'urol. Tom. 18, Nr. 6. 1924. — MARION et HEITZ-BOYER: Cystoskopie. Paris: Masson 1923. — MARWEDEL: Querer Nierensteinschnitt. Zentralbl. f. Chirurg. 1907. S. 875. — Einige Bemerkungen über Nierensteinoperationen. Zentralbl. f. Chirurg. 1920. S. 1034. — Nierenbeckendrainage nach Pyelotomie. Zentralbl. f. Chirurg. 1921. S. 519. — MAYO, W. J.: Ablation supra-pubienne et transvésicale des calculs enclavés dans la portion de l'urétère intra-vésical. Surg., gynecol. a. obstetr. juin 1911. p. 524. — The removal of stones from the kidney. Surg., gynecol. a. obstetr. Vol. 24, Nr. 1. 1917. — MELEN, DAVID R.: Calculous anuria. (Ward serv. gen. hosp., Rochester.) Journ. of the Americ. med. assoc. Vol. 82, Nr. 7, p. 520—526. — MEYER, WILLY: Nephrotomy and ureterotomy for impacted ureteral calculus. New York med. journ. a. med. record 1904. — MORRIS: Surg. of kidney. 1900. — A case of hydronephrosis and renal calculi etc. Lancet Vol. 2. 1905. — On the X-ray shadows of cystin and xanthin oxyde calculi. p. 141. Lancet. Vol. 2. 1906. — MORRIS, H.: On a case of intermitting hydronephrosis with some remarks on hydronephrosis as a cause of abdominal tumours. Brit. med. journ. Vol. 1. 1876. — Nephrolithototomy. Lancet 1880. Oct. II. 10. Zentralbl. f. Chirurg. 1881. Nr. 2. — Case of calculous disease of boths kidneys. Lancet 1887. — On the surgical treatment of renal calculus. Lancet Vol. 1. 1888. June. — On conditions simulating renal calculus as verified by surgical exploration in 28 cases. Brit. med. journ. 1892. — Nephrotomy and nephrolithotomy for suppression of urine. Ibid. 1894. May. — The effect of the Roentgen-rays on urinary and biliary calculi. Lancet 1896. Nov. — Calculus in the ureter. Ibid. 1899. Dec. — NECKER: Ureterensteine. Münch. med. Wochenschr. 1909. Nr. 40. — Pyelogramm bei Nierenbeckenstein. Zeitschr. f. urol. Chirurg. Bd. 14, S. ⁹9. 1923. — NECKER und GAGSTATTER: Klinik und Therapie der Steine im Beckenanteil des Ureters. Wien. klin. Wochenschr. 1911. Nr. 8. — NEUHÄUSER: Über einige Erfahrungen aus dem Gebiete der Nierensteinerkrankungen. Fol. urol. Vol. 4. 1909. — NICOLICH: Anurie calculeuse sur un rein tuberculeux. Assoc.

franç. d'urol. 1903. — Cas de néphrolithiase. Assoc. franç. d'urol. 1907. p. 593. — Über zwei Fälle von aseptischer Nephrolithiasis. Wien. klin. Wochenschr. 1908. S. 227. — Calculs de l'urétère. Assoc. franç. d'urol. 1909. p. 211. — Sur la néphrolithiase bilaterale. Ann. des maladies des org. génit.-urin. 1911. Nr. 2. — La pielotomia e la nefrotomie nella nefrolithiasi. La clin. Chirurg. 1912. Zeitschr. f. Urol. Bd. 7, S. 656. 1913. — Ein Fall von beiderseitiger Nephrolithiasis mit gutem operativen Resultat trotz vorgeschrittenen Alters des Patienten. Zeitschr. f. urol. Chirurg. Bd. 17. 1925. — NICOLICH, G.: Su di un caso di supposto calcolo d'uretere. Ital. urol. Kongr. 1925. Zeitschr. f. Urol. Bd. 20, S. 195. 1926. — NICOLICH, G. jun.: Anurie réflexe après néphrectomie pour pyonéphrose. Décapsulation de l'autre rein. Guérison. Journ. d'urol. Tom. 20, Nr. 1, p. 41. Juillet 1925. Journ. d'urol. Tom. 20, Nr. 3, p. 4. Sept. 1925. — NICOLICH sen.: Radiographische Schatten, die Harnleitersteine simulieren können. Zeitschr. f. urol. Chirurg. Bd. 17. 1925. — Nefrolitiasi bilaterale. Policlinico, sez. prat. Jg. 31, H. 47. 1924. Journ. d'urol. Tom. 12, Nr. 5. — Pyelo-Néphrite et urétérite calculeuses bilaterales. Journ. d'urol. Tom. 14, p. 4. 1922. — NOGIER: La radioscopie rénale: ses avantages. Lyon méd. 1912. Nr. 50. — NOGIER, TH. und J. REYNARD: Ein schwieriger Fall von Steinpyonephrose. Pyelographie. (Arch. d'électr. méd. Jan. 1926. Nr. 513, p. 43.) Fortschr. a. d. Geb. d. Röntgenstr. Bd. 34, H. 5. 1926. — NOGUÈS, M.: Calcul du rein gauche, néphrolithotomie. Guérison. Ann. des maladies de org. génit.-urin. Tom. 9. 1891. — A propos de l'anurie calculeuse. Ann. des maladies des org. génit.-urin. Tom. 2, Nr. 21. 1911. — De l'emploi de la bougie tortillée dans le cathétérisme de l'urétère. Journ. d'urol. 1913. Nr. 5. p. 4. — Calcul de l'urétère, radiographies. Journ. d'urol. Tom. 15, p. 223. 1923. — Hématurie partielle (initiale) dans un cas de calcul du rein. Journ. d'urol. Tom. 18. 1924. — OCHSNER, ALBERT J.: Removal of renal calculus from pelvis of floating kidney, the second kidney being absent. (Entfernung eines Nierensteins aus dem Becken einer Wanderniere nach Entfernung der anderen Niere.) Augustana hosp., Chicago. Surg. clin. of North America Chicago number. Vol. 2, Nr. 3, p. 593—601. 1922. Ref. Zeitschr. f. urol. Chirurg. Bd. 12, H. 1/2, S. 102. 1923. — OELSNER: Zur Pyelotomie. Zeitschr. f. Urol. 1913. S. 535. — v. ORTNER: Klinische Symptomatologie innerer Krankheiten. Urban & Schwarzenberg 1917. — PAPIN, E.: Pyelographie dans la lithiase renale. Journ. d'urol. Tom. 12, p. 294. 1921. — Pyelographie. Paris: Maloine 1921. — Endoscopie opératoire des ovies urinaires. Paris: Maloine 1923. — Contusion lombaire et néphroptose avec calcul. Journ. d'urol. Tom. 16, Nr. 6, p. 482. 1923. — Considérations sur un cas de lithia rénale bilatérale opérée par néphrotomie double. Journ. d'urol. Tom. 20, p. 73. 1925. Zeitschr. f. urol. Chirurg. Bd. 19, S. 259. 1926. — Anurie calculeuse. Journ. méd. franç. Nov. 1923. — PAPIN et IGLÉSIAS: Sur un cas de rein en fer à cheval calculeux. Ann. des maladies des org. génit.-urin. 1909. Nr. 6, p. 1. — PAPPA: Des calculs de l'uretere. Thèse de Paris 1907—1908. Rousset éditeur. — Contribution à l'étude des calculs de l'urétère. Ann. des maladies des org. génit.-urin. Tom. 26, p. 1694. 1908. — PASCHKIS, RUDOLF (Wien): Ein Fall von Steinanurie mit außergewöhnlichem Verlaufe. Wien. klin. Rundschau 1913. Nr. 38. Zeitschr. f. Urol. Bd. 8. 1914. — Die chirurgische Behandlung der Nephrolithiasis. Wien. klin. Wochenschr. 1924. Nr. 36. — PASCUAL: Diagnose und Therapie der Uretersteine. Med. ibera Vol. 16, p. 560. — PASTEAU: La dilatation intravésicale de l'extrémité inf. de l'urétère. Assoc. franç. d'urol. 1904. p. 602. — Valeur de la cystoscopie dans le diagnostic de l'anurie calculeuse. Assoc. franç. d'urol. 1903. — Le fonctionnement du rein dans la lithiase rénale. Ann. des maladies des org. génit.-urin. Tom. 2, Nr. 21. Nov. 1911. — Nouvelle sonde urétérale groduée pour la radiographie. Journ. d'urol. Tom. 4, Nr. 6. 1913. — Fragmentation spontanée des calculs vesicaux. Presse méd. 1920. Nr. 79. Zentralbl. f. d. ges. Chirurg. Bd. 12, H. 11, S. 555. — Présentation de radiographies de reins bourrés de calcul volumineux. Journ. d'urol. Tom. 14, Nr. 1, p. 48. 1922. Zeitschr. f. urol. Chirurg. Bd. 12, S. 184. 1923. — Les calculs latents de la vessie. Journ. d'urol. Tom. 17. 1924. — Lithiase urinaire par sédentarité thérapeutique. Soc. des chirurg. de Paris, 5 mai 1922 in Paris chirurg. mai 1922. Nr. 5, p. 287. — PAUL: Nine cases of ureteral calc. removed by cyst. manipulation. Urol. a. cut. review. Vol. 26, p. 215. Zeitschr. f. urol. Chirurg. Bd. 11, S. 103. 1922. — PERINEAU: Indicat. et valeur pratique de pyelotomie pour ablations des calculs du barsinet, basées sur 203 observat. Ann. des maladies des org. génit.-urin. 1910. — PERRIER: Steine im ampullenförmig erweiterten untersten Ureterabschnitt. (20. Jahresversamml. d. franz. urol. Ges. Paris, Sitzg. v. 6. 9. 1920.) Journ. d'urol. Tom. 10, Nr. 4, p. 306. — Die Heilung der Lithiasis des untersten Ureterabschnittes. Zeitschr. f. Urol. Bd. 19. 1925. — PFLAUMER, E.: Gibt es einen renorenalen Reflex. Bruns' Beitr. z. klin. Chirurg. Bd. 122, S. 326. — Unblutige Behandlung der Uretersteine. Zeitschr. f. urol. Chirurg. Bd. 15, H. 1/2, S. 122 bis 123. — Zur Frage der Reflexanurie. Zeitschr. f. Urol. Bd. 14, S. 450. 1920. — PHEMISTER: Ossification in kidney stones. Ann. of surg. Vol. 78, p. 239. Zeitschr. f. urol. Chirurg. Bd. 15, S. 93. 1923. — PILLET: Trois cas de gros calculs du rein restés absolument latents. Journ. d'urol. Tom. 3, p. 6. 1913. — Calcul rénal-douteux identifié par la pyélographie. Journ. d'urol. Tom. 20, Nr. 5, p. 424. 1925. Zeitschr. f. urol. Chirurg. Bd. 20,

S. 293. 1926. — Quatre cas de calculs urétèraux (2 lombaires et 2 pelviens). Ureterotomies. Journ. d'urol. Tom. 19, Nr. 1, p. 79. 1925. Zeitschr. f. urol. Chirurg. Bd. 19, S. 120. 1926. — Calcul de l'urétère pelvien. Journ. d'urol. Tom. 18, Nr. 6, p. 625. — PLESCHNER: Nachblutung nach Nephrotomie. Zeitschr. f. Urol. 1911. — Über Nachblutungen bei Nephrotomien. Zeitschr. f. Urol. 1919. S. 323. — PONFICK, E.: Über Hydronephrose. Beitr. z. pathol. Anat. u. z. allg. Pathol. Bd. 50, S. 127. 1911. — POSNER, C.: Studien über Steinbildung. Zeitschr. f. klin. Med. Bd. 9, S. 16. 1885. — Echinokokkus der Harnwege. Berlin. klin. Wochenschr. 1898. S. 205. — Über Nierenkrankheit nach Rückenmarkserschütterung. Dtsch. med. Wochenschr. 1898. Nr. 29. — Zur Frage der Steinbildung und Steinbehandlung. Wien. klin. Wochenschr. 1911. — Die Bildung der Harnsteine. Zeitschr. f. Urol. Bd. 7. 1913. — Vorlesungen über Harnkrankheiten für Ärzte und Studierende. A. Hirschwald 1911. — Erkrankungen des Nierenbeckens einschließlich Nephrolithiasis. KRAUS und BRUGSCH: Spezielle Pathologie und Therapie innerer Krankheiten. Urban & Schwarzenberg. — Die diagnostische und prognostische Bedeutung der Harnsedimente. Zwanglose Abh. der Verdauungs- und Stoffwechselkrankheiten. Bd. 3, H. 2. Halle: Marhold 1925. — POUSSON: Des calculs urinaires, analyse chimique, étiologie, anatomie, pathologique etc. Encyclopédie internat. de chirurg. Tom. 7. Paris 1888. — De l'intervention opérative dans l'anurie calculeuse. Ann. des maladies des org. génit.-urin. Tom. 12. 1894. — Néphrotomie au douzième jour d'une anurie calculeuse. Ann. des maladies des org. génit.-urin. Tom. 16. 1898. — Anurie calculeuse opérée an 13. journ. Cpt. rend. assoc. franç. d'urol. 1898. — Trois cas de calculs du rein et du bassinet traités par la néphrotomie et guéris sans fistules consécutives. Ann. des maladies des org. d'urol. Tom. 2, Nr. 19. 1911. — Traitement chirurgical des calculs du rein. Journ. d'urol. 1912. p. 157 et 473. — La néphrolithotomie et la pyélolithotomie. Journ. d'urol. Tom. 14, Nr. 5, p. 353—370. 1922. Zeitschr. f. urol. Chirurg. Bd. 13. 1923. — PRÄTORIUS: Zunehmende Häufigkeit von Harnsteinen in Hannover. Dtsch. med. Wochenschr. 1925. Nr. 8, S. 311. — PREINDELSBERGER: Ätiologie, Therapie und Prophylaxe der Blasensteine. Urol. Kongr. Berlin 1913. S. 180. — QUINBY, WM. C.: The operative treatment of renal and ureteral calculi. Journ. of urol. Vol. 11, p. 539. — A note of the localization of renal calculi by the aid of X-ray films made during operation. Journ. of urol. Jan. 1925. Zeitschr. f. Urol. Bd. 19. 1925. — Conservatism in surgery of the urinary tract. (End-results in cases of renal calculus and of hydronephrosis.) Internat. journ. of med. a. surg. Vol. 39, Nr. 3. 1926. Zeitschr. f. urol. Chirurg. Bd. 21. 1926. — RAFIN: Néphrectomie pour un cas de lithiase. Ann. des maladies des org. génit.-urin. Tom. 10. 1892. — Nephrectomie poru pyonephrose calculeuse. Leucoplasie de la muqueuse du bassinet. Lyon méd. 1907. p. 682. Zeitschr. f. Urol. Bd. 1, S. 720. — Nouveaux faits de calculs du rein diagnostiqués par la radiographie. Assoc. franç. d'urol. 1907. — Méatotomie urétèrale par diathermie pour calcul. Lyon méd. Tom. 131, Nr. 23, p. 1062. — De la lithiase rénale et urétèrale chez l'enfant. Ann. des maladies des org. génit.-urin. Tom. 29. 1911. — Gravité op. des interventions pour calcul. du rein. Lyon chirurg. Tom. 5, Nr. 1, p. 301. 1911. — Remarques sur vingt cas de lithiase urétèrale traités chirurgicalement. Lyon méd. Tom. 130, Nr. 1, p. 16. Zeitschr. f. urol. Chirurg. Bd. 7, S. 91. 1921. — Calculs du rein. Lyon méd. 1923. p. 196. — Valeur comparée des diverses interventions pour lithiase rénale. Journ. d'urol. Tom. 18, p. 523. — RAFIN et ARCELIN: Calculs du rein et de l'urétère. Maloine 1911. — REHN, EDUARD: Nephrotomie und Fixation der operativen Ren mobilis. Zentralbl. f. Chirurg. 1920. S. 637. — Über die Ursachen der Spätblutungen nach Nephrotomie und deren Verhütung. Berlin. klin. Wochenschr. Jg. 58, Nr. 41. — REHN, E. und P. RÖTTGER: Über Ursache und Verhütung der Nachblutung nach Nephrotomie. Zeitschr. f. urol. Chirurg. Bd. 10, S. 359. — RIHMER: Über Harnsteinoperationen und deren Indikationen. Zeitschr. f. Urol. Bd. 15, S. 276. 1921. — ROCHET: Traitement de l'anurie calculeuse. Lyon chirurg. Tom. 17, Nr. 3. 1920. Ref. Zentralbl. f. Chirurg. 1921. Nr. 19, S. 696. — Quelques cas de néphrolithiase bilaterale. Lyon chirurg. Tom. 21, p. 583. 1924. Zeitschr. f. urol. Chirurg. Bd. 17, S. 260. 1925. — ROCHET, GAYET et ARCELIN: Les calculs intestinaux causes d'erreur en radiographie rénale. Arch. d'électr. méd. Tom. 21, p. 387. 1912. — ROEDELIUS: Die funktionelle Nierendiagnostik im Dienste der Chirurgie. Habilitationsschrift. Berlin: Julius Springer 1922. — ROSENSTEIN, PAUL: Die Pyelotomia anterior. Zeitschr. f. urol. Chirurg. Bd. 12. 1923. — Über Nierensteinoperation bei einer Einnierigen, zugleich ein Beitrag zum Vorkommen von Cystinsteinen. Dtsch. chirurg. Kongreß 1907. — Die Pneumoradiographie des Nierenlagers. Zeitschr. f. Urol. Bd. 15. 1921. — Erfahrungen mit der Pneumoradiographie des Nierenlagers. Med. Klinik 1922. Nr. 5. — ROVSING, THORKILD: Über Diagnose und Behandlung der Nierensteine. Arch. f. klin. Chirurg. Bd. 51. 1895. — Fragen der Nierenchirurgie. Münch. med. Wochenschr. 1913. S. 333. — Über Diagnose und Behandlung der Nierensteine auf Grund 29 jähriger Erfahrungen. Zeitschr. f. urol. Chirurg. Bd. 12, S. 358. 1923. — ROVSING, C. M.: On infection as a cause of recurrence following operations for kidney stone. Acta chirurg. scandinav. Vol. 57, H. 5, p. 387—394. Zeitschr. f. urol. Chirurg. Bd. 17. — RUBRITIUS: Konservative Ureterolithotomie. Zeitschr. f. urol Chirurg. Bd. 16, S. 177. 1924.

— Die reflektorische Anurie. Wien. klin. Wochenschr. 1925. S. 649. — Anurie. Urol.-Kongr. Wien 1926. — RUMPEL: Die Diagnose der Nierensteine mit Hilfe der neuen Untersuchungsmethoden. Fortschr. a. d. Geb. d. Röntgenstr. 1903. Erg.-Bd. 10. — SCHADE: Beiträge zur Konkrementbildung und Entstehung der Harnsteine. Münch. med. Wochenschrift. 1909. — Beiträge zur Konkrementbildung. Münch. med. Wochenschr. II. 1911. — Über die steinbildenden Prozesse des Harnes und über die Wege ihrer Beeinflussung. Med. Klinik 1911. Nr. 15. — SCHEDE: Verletzungen und Erkrankungen der Nieren und Harnleiter. Handb. d. prakt. Chirurg. Stuttgart: F. Enke 1901. — SCHEELE: Spontane Rückbildung von Nierensteinen. (Ärztl. Ver. Frankfurt a. M. Sitzg. v. 4. Febr. 1924.) Klin. Wochenschr. Jg. 3, Nr. 17, S. 761; Med. Klinik. Jg. 20, Nr. 13, S. 432—433; Münch. med. Wochenschr. Jg. 71, Nr. 12, S. 383—384; Dtsch. med. Wochenschr. Jg. 50, Nr. 18, S. 592. — SCHEYER, KURT: Zur Frage der Pyelo- oder Nephrolithotomie mit besonderer Berücksichtigung der Röntgendiagnostik. (Israel. Krankenh. Breslau.) Dtsch. Zeitschr. f. Chirurg. Bd. 166, H. 5/6, S. 334—358. — SCHLAGINTWEIT: Kritik der Indikationen zur operativen Entfernung der Nierensteine. (7. Tagung d. Vereinig. bayer. Chirurg. München, Sitzg. v. 1. Juli 1922.) Zentralbl. f. Chirurg. 1922. S. 1826. — SCHLAGINTWEIT, F.: Entstehung, Behandlung, Verhütung der Blasensteine. Urol.-Kongr. Berlin 1913. S. 217. — Urologie des praktischen Arztes. München: Lehmann 1921. — SCHLECHT, H.: Die Röntgendiagnostik des uropoetischen Systems im Lehrbuch der Röntgendiagnostik (SCHITTENHELM). Berlin: Julius Springer 1924. S. 1093. — SCHOLL and FOULD: Prolonged anuria. Journ. of the Americ. med. assoc. Vol. 76, p. 368. 1921. Zeitschr. f. urol. Chirurg. Bd. 8, S. 271. 1922. — SCHOTTMÜLLER: Zur Nephrolithotomie infolge Cystinurie mit eigenartiger Infektion der Harnwege. Virchows Arch. f. pathol. Anat. u. Physiol. Bd. 246, S. 465. Zeitschrift f. urol. Chirurg. Bd. 15, S. 77. 1923. — SERÉS, MANUEL: Die Pyelotomie als die ideale Methode zur Entfernung von Nierensteinen. Zeitschr. f. urol. Chirurg. Bd. 15, S. 178. 1923. — Aseptischer und infizierter Stein nebeneinander in einer Niere. Progr. de la clin. Jg. 9, Nr. 118, p. 38—39. (Spanisch.) — Über Uretersteine Indikat., Diagnose und Technik der Ureterolithotomie. Rev. espagn. de med. y cirurg. Jg. 7, Nr. 76, p. 575. — SGALITZER: Röntgenographische Nierenkonkrementdiagnostik. Wien. klin. Wochenschr. 1918. Nr. 52. — Zur Röntgendiagnostik der Nierenkonkremente. Arch. f. klin. Chirurg. Bd. 116, H. 2. — SMETH, JEAN DE: Calcul du bassinet et rétrécissement de l'urétère. Scalpel. Jg. 74, Nr. 10, p. 263—267. — La pyélotomie élargie. Scalpel. Jg. 76, Nr. 34, p. 941—944. — STEVENS: Über die Entstehung von Nierenkonkrementen nach Querschnittslähmungen. Diss. Marburg 1923. — STRASBERG: Recurrence of urinary calculs. Americ. journ. of surg. Vol. 37, p. 284. Zeitschr. f. urol. Chirurg. Bd. 15, S. 363. 1923. — SUTER, F.: Erfahrungen über Nierensteine und ihre operative Behandlung. Korresp.-Blatt f. Schweiz. Ärzte 1917. Nr. 25. — Über die Diagnose von Uretersteinen. Schweiz. med. Wochenschrift. 1923. S. 70. — Spontanzertrümmerung eines Nierensteins. Schweiz. med. Wochenschrift. Jg. 53, Nr. 3, S. 70. — Die ein- und beidseitig auftretenden Nierenkrankheiten (sog. chirurg.). Handb. d. inn. Med. MOHR-STÄHELIN. Bd. 3, S. 1795. — TARDO: Fernresultate der Operationen wegen Nephrolithiasis. Zeitschr. f. urol. Chirurg. Bd. 16, S. 170. Italien. Urol.-Kongr. Rom 1924. — TENNANT: Cystein calculi, a complex surg. problem. Journ. of the Americ. med. assoc. Vol. 80, p. 305. Zeitschr. f. urol. Chirurg. Bd. 13, S. 344. 1923. — THÉVENOT: Lithiase bilatérale des reins et des urétères. Lyon chirurg. Tom. 19, Nr. 4, p. 423. — Lithiase rénale de nature exceptionelle. Assoc. franç. d'urol. 1922. Journ. d'urol. Tom. 14, p. 338. — THOMAS, GILBERT J.: Bilateral renal lithiasis. (Doppelseitige Nephrolithiasis.) Journ. of urol. Vol. 14, Nr. 5, p. 501—507. 1925. Ref. Zentralbl. f. d. ges. Chirurg. Bd. 35, H. 12, S. 638. 1926. — THOMAS, GILBERT J. and CHESTER O. TANNER: Urinary lithiasis in children. Journ. of urol. Vol. 8, Nr. 2, p. 171. — THOMSON-WALKER, JOHN: Case of malignant growth of the renal pelvis, with calculi. Proc. of the roy. soc. of med. Vol. 16, Nr. 11, Sect. of urol. p. 85—87. — TUFFIER: Etudes expérimentales sur la chirurgie du rein. Paris 1889. — Considérations expérimentales à propos des corps étrangers du rein et de la néphrorrhaphie. Bull. de la soc. anat. Juillet 1888. — Pyonéphrose calculeuse. Résection partielle du rein. Soc. de chirurg. 20 juillet 1892. — Sur la néphrolithotomie. Zentralbl. f. d. Harn- u. Sexualorg. Bd. 5. 1894. — ULTZMANN: Über Harnsteinbildung. Wien 1875. — Die Harnkonkretionen des Menschen und die Ursachen ihrer Entstehung. Wien 1882. — Die Krankheiten der Harnblase. Lithiasis, S. 164ff. Dtsch. Chirurg., Lief. 52. — VERRIÈRE: Quelques calculs de l'urétère évaqués spontenant après cath. de l'urétère. Journ. d'urol. Tom. 16, p. 434. 1923. — VOELCKER, F.: Beitrag zur Therapie der Uretersteine. Zeitschr. f. urol. Chirurg. Bd. 1. 1913. — Fibrinsteine des Nierenbeckens. Münch. med. Wochenschr. 1917. Nr. 13. — Die Steinerkrankungen der Harnwege. Zeitschr. f. Urol. Bd. 17, Beiheft S. 57. — Über Steinerkrankungen der Harnwege. Dtsch. med. Wochenschr. Jg. 48, Nr. 52, S. 1721. — VOELCKER und WOSSIDLO: Urologische Operationslehre. Leipzig: Thieme 1918. — VOGEL, J.: Über Anurie. Berlin. klin. Wochenschr. 1907. Nr. 39. — Über tiefsitzende Harnleitersteine. (Berlin. klin. Wochenschr. Jg. 58, Nr. 22, S. 577—580 und Berlin. med. Ges., Sitzg. v.

16. März 1921.) Münch. med. Wochenschr. Jg. 68, Nr. 12, S. 375. — WAGNER, PAUL: Klinik und Therapie der Nierenerkrankungen. Sammelref. Zentralbl. d. Grenzgeb. d. Med. u. Chirurg. Bd. 3, S. 1. 1900. — Verletzungen und chirurgische Erkrankungen der Nieren und Harnleiter in FRISCH-ZUCKERKANDL, Handb. d. Urol. Bd. 2. 1905. — WALTHER, H. W. E.: Intravesical management of obstructions in the ureter with special reference to stone and stricture. Journ. of the Americ. med. assoc. Vol. 79, p. 733. — Ureteral stones. New Orleans med. a. surg. journ. Vol. 75, Nr. 3, p. 143. — WILDBOLZ: Chirurgie der Nierentuberkulose. Neue dtsch. Chirurg. 1913. S. 6. — Lehrbuch der Urologie. Berlin: Julius Springer 1924. — YOUNG: The surgery of the lower ureter. Americ. journ. of surg. 1903. p. 39. — YOUNG, EDWARD L.: The post-operative treatment of urinary lithiasis Boston med. a. surg. journ. Vol. 185, Nr. 1, p. 4. — YOUNGH, HUGH H.: Resection of the kidney in nephrolithiasis. Surg., gynecol. a. obstetr. Vol. 38, p. 107. — Acknowledgment of priority for the treatment of impacted calculi in the lower end of the ureter released by fulguration. Journ. of urol. Vol. 7, p. 161. — ZAKY, AHMED: Zur Pathologie und Therapie von Steinen im Ureter, insbesondere im untersten Teil des Ureters. (Chirurg. Klinik von Prof. ZONDEK, pathol. Inst., Virchow-Krankenh., Berlin.) Zeitschr. f. Urol. Bd. 17, H. 9, S. 541—560. — ZINNER: Zur chirurgischen Nachbehandlung der Pyelotomie. Zeitschr. f. urol. Chirurg. Bd. 14, S. 297. 1924. — ZINNER, A.: Cystinsteine. Zeitschr. f. urol. Chirurg. Bd. 14, H. 5/6, S. 297. 1923. — Ein Fall von reflektorischer Anurie. Zeitschr. f. urol. Chirurg. Bd. 17, S. 247. 1925. — ZONDEK, M.: Totale Substitution einer Steinniere durch Fettgewebe. Berlin. med. Ges. Bd. 1, 1898. — Wann muß bei Nieren- und Uretersteinerkrankung operiert werden? Klin. Wochenschr. 1926. Nr. 15, S. 646. — Nephrolithotomie oder Pyelotomie? Berlin. klin. Wochenschr. 1919. S. 1008. — Zur Diagnostik der Nieren- und Uretersteine. Dtsch. med. Wochenschr. 1919. Nr. 37. — Zur Diagnose der Hufeisenniere. Verhandl. d. dtsch. Ges. f. Chirurg. 1914. — Zur Indikationsstellung bei Nierencalculose. 43. Kongr. d. dtsch. Ges. f. Chirurg. — Die Nierencalculose. Berlin. klin. Wochenschr. 1911. Nr. 26. — Zur Diagnostik und Therapie von Steinen im unteren Teil des Ureters. Zeitschr. f. urol. Chirurg. Bd. 10, S. 125. 1912. — Zur Diagnostik und Behandlung tiefsitzender Uretersteine. Med. Klinik. Jg. 18, Nr. 52. — Nephrotomie wegen tiefsitzenden Steins. Münch. med. Wochenschr. 1922. Nr. 50, S. 1740. — Hufeisenniere mit Stein. Ein Beitrag zur Diagnostik und Operation. Dtsch. med. Wochenschr. Jg. 47, Nr. 41, S. 1226. — Pyelotomie. Zeitschr. f. urol. Chirurg. Bd. 12, S. 163. — Zur Pyelotomie. Zeitschr. f. urol. Chirurg. Bd. 17, H. 8, S. 467. — Beitrag zu den Gefahren der Nephrotomie. Bruns' Beitr. z. klin. Chirurg. Bd. 79. — Die Topographie der Nieren und ihre Bedeutung für die Nierenchirurgie. Berlin: Aug. Hirschwald 1903. — Zur Operation tiefsitzender Uretersteine. Zeitschr. f. Urol. Bd. 17. 1923. — Pyelotomie. Zeitschr. f. urol. Chirurg. Bd. 12, S. 163. 1923. — Die chirurgischen Erkrankungen der Nieren und Harnleiter. Berlin: Julius Springer 1924. — ZUCKERKANDL: Einige seltene Konkretionen der menschlichen Harnwege. Wien. klin. Wochenschr. 1900. S. 8. — Über Nierensteine. Arch. f. klin. Chirurg. 1908. Nr. 87, S. 481. — Über Diagnostik von Steinen der Niere. Chirurgenkongreß 1908. — ZUCKERKANDL und PASCHKIS: Operation an den Harnleitern. In: Urol. Operationslehre von VOELCKER und WOSSIDLO. Bd. 2, S. 455. Leipzig: Thieme 1921.

Steine des Ureters.

Von

ROBERT BACHRACH-Wien.

Mit 10 Abbildungen.

Zwischen der Steinkrankheit des Ureters und der Niere besteht sowohl vom Gesichtspunkte der Ätiologie als auch der Klinik ein enger Zusammenhang; denn alle Steine im Bereiche des Harntraktes entstehen aus dem Ausscheidungsprodukt der Niere, dem Harn, sei es, daß man die Bildungsstätte derselben in die Niere allein oder auch in den Ureter verlegt. Auch die Symptome, welche ein Nierenstein hervorruft, zeigen mit denen eines Uretersteines so vielfache Ähnlichkeiten, daß sie oft kaum auseinanderzuhalten sind und schließlich gibt es Fälle, in denen ein Harnleiterstein so lange symptomlos bleibt, bis er sich erst durch die in der Niere gesetzten Folgeerscheinungen geltend macht. Dazu kommt noch das so häufige gleichzeitige Auftreten von Steinen sowohl in der Niere als auch im Ureter.

Aus diesem Grunde findet sich auch in den meisten älteren einschlägigen Lehr- und Handbüchern das Kapitel der Harnleitersteine dem der Nephrolithiasis bestenfalls als Anhang beigeordnet, meistens ist aber das über Uretersteine Wissenswerte, als eine gesonderte Behandlung nicht erfordernd, unter dem Titel „Steinerkrankung der Harnwege" zu finden.

Durch den Ausbau der urologischen Diagnostik, durch die Verfeinerung der Untersuchungsmethoden und durch die wachsende klinische Erfahrung auf dem Gebiete der Ureterolithiasis haben sich jedoch im Laufe der Jahre zahlreiche Unterschiede gegenüber der Nephrolithiasis ergeben. Außerdem ist die Literatur über Uretersteine so sehr angewachsen, daß man diesem Kapitel füglich ein selbständiges Bürgerrecht in der urologischen Klinik einräumen muß und die gesonderte Bearbeitung desselben nicht nur gerechtfertigt, sondern sogar notwendig erscheint. CASPER nennt diese Erkrankung als die einzige unter den Harnleitererkrankungen, welcher der Name Ureteraffektion gebührt.

Das Vorkommen von Steinen im Ureter ist bis vor wenigen Jahren im Vergleich zu der Häufigkeit der Nierensteinerkrankung verhältnismäßig selten festgestellt worden. Das hatte nach ISRAEL seine Hauptursache in den vielen Fehldiagnosen; erst seit Entdeckung der Röntgenstrahlen wurden Steine im Harnleiter immer häufiger diagnostiziert. So bringt JEANBREAU 1909 in einer Sammelstatistik 172 Fälle, 1914 239 Fälle und ISRAEL konnte 1911 über 60 eigene Beobachtungen berichten.

Bezüglich der **Entstehung** der Steine im Ureter ist die Tatsache feststehend, daß zwischen Nephro- und Ureterolithiasis der engste Zusammenhang besteht, so daß man hier füglich von einer Systemerkrankung der Harnwege zu sprechen berechtigt ist; ja noch mehr, es stammt nach der bis vor kurzem unwidersprochen gebliebenen Ansicht sogar die übergroße Mehrzahl der Uretersteine aus der Niere. Nur ausnahmsweise kann der Ureter selbst als die Bildungsstätte des Konkrementes angesprochen werden, das heißt, daß echte primäre Steine des Harnleiters ein seltenes Vorkommnis sind. ISRAEL sah zweimal von 60 Fällen autochthone Steinbildung im Ureter, ROVSING nur in einem Fall von 16, und nach THOMAS stammen mindestens 70% aller Uretersteine aus der Niere, eine Ansicht, der sich ENGELBRECHT, FOWLER und WATERMAN u. a. anschließen.

Diese ziemlich allgemein geltende Anschauung findet einen teilweisen Widerspruch bei HUNNER, welcher eine entzündliche Striktur im Ureter als die Prädilektionsstelle anspricht, an welcher die günstige Vorbedingung zur Bildung eines Steines gegeben ist. So wäre also nach diesem Autor wenigstens ein Teil aller Harnleiterkonkremente nicht als von der Niere herabgewanderte Nierensteine, sondern als autochthon im Ureter auf dem Boden einer entzündlichen Striktur der Harnleiterwand entstanden anzusehen.

Die **Lokalisation** der Steine im Ureter geschieht nach dessen anatomischer Einteilung. Diese gliedert sich in seiner Verlaufsrichtung in drei Teile: einen *lumbalen,* einen *pelvinen* und einen *intramuralen* Ureter. Am häufigsten ist der pelvine Ureter der Sitz des Steines. JEANBREAU findet in seiner Sammelstatistik von 239 Fällen 59%, MAYO von 82 operierten Fällen über 50% pelvine Uretersteine.

Das Lumen des Ureters ist nicht überall gleich weit, vielmehr sind es drei Stellen, an welchen er sich besonders verengt, und an diesen kann ein Stein auf seiner Wanderung von der Niere nach abwärts am leichtesten stecken bleiben, daher sind diese Engen als die Prädilektionsstellen für den Sitz der Harnleitersteine zu bezeichnen. Dieselben finden sich erstens am Abgang des Ureters vom Nierenbecken, zweitens an seinem Eintritt in die Blase, drittens am Übergang vom lumbalen in den pelvinen Teil dort, wo der Ureter

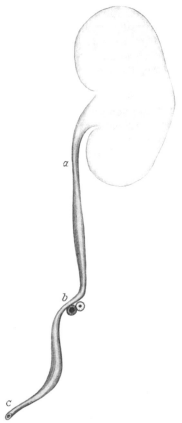

Abb. 1. Die drei engen Stellen im Verlaufe des Ureters a am Ausgang vom Nierenbecken; b beim Eintritt in das kleine Becken die Kreuzungsstelle mit den Iliacalgefäßen; c beim Eintritt in die Blase.

sich mit den großen Iliacalgefäßen überkreuzt (Abb. 1). Nicht immer kommen alle drei Typen dieser verengten Stellen vor, manchmal besteht nur 1 und 2, und zwar ungefähr in der gleichen Anzahl der Fälle, wie dies PERRIER durch Härtung des Ureters an der Leiche nachgewiesen hat. Der Durchmesser des Ureterlumens beträgt am Nierenbeckenabgang etwa 2 mm, beim Eintritt in die Blase etwa 1—5 mm, am Übergang zum Beckenteil mißt der Querschnitt 3—4 mm. Zwischen diesen engen Stellen bestehen aber zwei spindelförmige Erweiterungen, eine lumbale mit einem Durchmesser von 8—15 mm, und eine pelvine mit einem Durchmesser von 6—7 mm, so daß also das Ureterrohr in seiner Lichtung sehr verschieden erscheint.

34*

Das Entstehen dieser physiologischen Erweiterungen des Ureters führt ENGELBRECHT darauf zurück, daß der Ureter nicht gradlinig verläuft, sondern in verschiedenen Krümmungen, die in seinem lumbalen Teil einen antero-medialen, im pelvinen Teil einen lateral-konvexen Bogen bilden. Nach ALBARRAN hat nur diese zweite Krümmung, die pelvine, eine chirurgische Bedeutung. Die spindelförmigen Erweiterungen des Harnleiters sind für den Chirurgen unter Umständen von großer Bedeutung. Denn ein Stein, der in seiner Wanderung nach abwärts an einer engen Stelle aufgehalten wird, kann sich innerhalb der darüberliegenden Erweiterung frei bewegen und dadurch seine Lage hochgradig verändern, um so mehr, als man eine anti- oder retroperistaltische Kontraktionswelle des Ureters als zu Recht bestehend annehmen muß, wie die Untersuchungen von HRYNTSCHAK neuerdings erwiesen haben. Durch diese freie Beweglichkeit kann es gelegentlich dazu kommen, daß ein Konkrement aus dem Ureter wieder ins Nierenbecken nach aufwärts wandert, und BLUM mißt diesem Reflex des Harnstroms im Ureterrohr für manche Fälle von Rückwanderung von Steinen große Bedeutung bei. Dies ergibt bei der Operation zuweilen eine gewisse Schwierigkeit. So mußte GYSELYNCK ein Konkrement aus dem Nierenbecken entfernen, welches er kurze Zeit vorher im Ureter nachgewiesen hatte.

Neuere Untersuchungen von FELIX FUCHS über die Anatomie des Ureters leugnen überhaupt die Möglichkeit, einen Normaltypus für die einzelnen Engen und Erweiterungen aufzustellen. Er hat 50 Leichenureteren von Erwachsenen mittels Füllung auf diese Verhältnisse hin untersucht und findet in der Form des Harnleiters anstatt eines Typus ungemein zahlreiche Varianten; Verhältnisse, wie sie bei kindlichen und fetalen Ureteren seit langem als feststehend bekannt sind. Eine zweite von FUCHS untersuchte Frage ist die der Dehnbarkeit des Ureters, ein Moment, das für die Bewegung von Steinen innerhalb des Harnleiterrohres Bedeutung besitzt. Es zeigte sich, daß die einzelnen Harnleiterabschnitte verschiedene Dehnbarkeit aufweisen, und zwar ist die Verteilung der mehr oder weniger dehnbaren Stellen sehr variabel. Im allgemeinen sind die blasenwärts gelegenen Abschnitte stärker dehnbar als die nierenwärts gelegenen. Mikroskopisch konnte festgestellt werden, daß die Muskelschichte an den erweiterten, bzw. stärker dehnbaren Stellen des Ureters besser entwickelt ist als an den weniger dehnbaren, bzw. engeren Stellen. Diese letztere Resistenzerhöhung der Ureterwand erscheint bedingt durch eine mächtige Ausbildung und kompakte Struktur des bindegewebigen Stratum proprium der Schleimhaut.

Vorkommen: Uretersteine kommen unzweifelhaft beim männlichen Geschlecht häufiger vor als beim weiblichen, und zwar ist das Verhältnis ungefähr 2 : 1; THOMAS fand die Erkrankung bei Männern sogar dreimal so oft als bei Frauen. Sie treten nach übereinstimmender Meinung verschiedener Autoren meist solitär auf z. B. 96% von 60 Fällen nach PEACOCK. Auch BUMPUS und SCHOLL finden von 648 operierten Uretersteinen der MAYOschen Klinik nur 8 doppelseitige Fälle.

Auffallend ist das relativ häufige Vorkommen der Uretersteine wie der Steinerkrankung überhaupt bei Kindern. THOMAS und TANNER haben auf Grund einer Umfrage eine Sammelstatistik von 203 Steinfällen der Harnwege des Kindesalters zusammengestellt, davon waren 40 Fälle bis 5 Jahre, 60 Fälle 5—10 Jahre und 58 Fälle 10—15 Jahre alt. Diese Zahlen stützen wohl die Annahme, daß angeborene Harnsäureinfarkte der Niere den Ausgangspunkt für die Lithiasis des Harntraktes abgeben; 60% aller dieser Steine saßen in der Blase, was dafür spricht, daß sie von der Niere herabgewandert sind und so den Harnleiter passiert haben. Dieses Verhalten ist damit zu erklären, daß der kindliche Ureter im Vergleich zur Größe von Nierenbecken und Niere auffallend weit und dehnbar ist, so daß Konkremente viel leichter in die Blase gelangen können als beim Erwachsenen und sogar ganz symptomlos. Den wohl dem Alter nach jüngsten Fall von Ureterstein hat HINMANN operiert, der bei einem 11 Monate alten Kind Niere und Ureter wegen Lithiasis exstirpierte.

Sowohl ihrer **Form** als ihrer **Größe** nach zeigen die Uretersteine beträchtliche Verschiedenheiten; dieselben schwanken von der Größe eines Stecknadelkopfes bis zu solchen Dimensionen, daß das Ureterlumen auf größere oder kleinere Strecken vollständig ausgefüllt wird (Abb. 2 a—e). Bemerkenswert ist hierbei, daß gerade die kleinsten Steine infolge ihrer Beweglichkeit im Harnleiter häufig schwerere klinische Erscheinungen hervorrufen als ein großes Konkrement, das an einer Stelle unbeweglich festsitzt. Die gleiche Wirkung haben Steine von

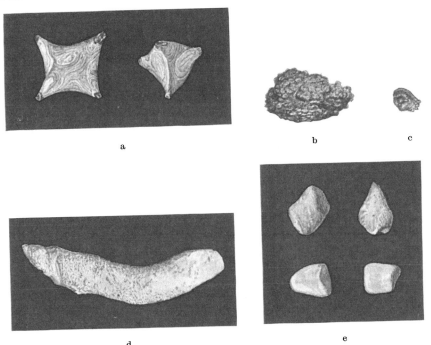

Abb. 2 a—e. Uretersteine von verschiedener Größe, Zahl, Form und Oberfläche — natürliche Größe. (Sammlung weiland Professor ZUCKERKANDL.)

unregelmäßiger Oberfläche und zackiger Form, weil sie infolge dieser Beschaffenheit auf die Schleimhaut einen mechanischen Reiz ausüben und so leicht zu Blutungen und Schmerzen Veranlassung geben.

Figur c auf Abb. 2 stammt von einem 32jährigen Patienten, der an gehäuften heftigen Kolikanfällen des rechten Ureters, verbunden mit Hämaturie, litt. Dieselben waren durch ein stecknadelkopfgroßes Konkrement im pelvinen Anteil des Ureters verursacht, dessen spontaner Abgang trotz vielfacher Versuche nicht zu erzielen war. Bei der Operation erwies sich der Harnleiter oberhalb des Steines auf mehr als Bleistiftdicke erweitert und von einem blaurötlichen Inhalt erfüllt, der von dem Aussehen eines Blutgefäßes nicht zu unterscheiden war, was den Eingriff besonders schwierig gestaltete.

Anderseits machen ganz große Steine im Ureter verhältnismäßig wenig Erscheinungen. ISRAEL entfernte einen solchen von 17 cm, ROVSING von 18 cm Länge, WEGGE sah am Röntgenbild einen fast kontinuierlichen Steinschatten im Harnleiter. Über ein ganz besonders hochgradig entwickeltes Exemplar dieser Art berichtet FEDOROFF (Abb. 3).

Es handelte sich um einen 22 jährigen Burschen, dem neun Jahre vorher ein Nierenstein operativ entfernt worden war. Der Ureter war von einem 19 cm langen, tastbaren Stein ausgefüllt, der 52 g schwer war und hauptsächlich aus Uraten bestand. Dabei war auffallenderweise noch eine, wenn auch reduzierte Funktion der Niere vorhanden, weil der Stein spiralig durch den Ureter ging und so den Harnabfluß ermöglichte.

Selbstverständlich brauchen Steine von ähnlichen Dimensionen Jahre zu ihrer Entwicklung und müssen durch die Verlegung des Ureterlumens zu einer Behinderung des Harnabflusses führen, welche schließlich die Niere gänzlich außer Funktion setzt. Häufig finden sich *Rinnen* an der Oberfläche des Steines oder *kanalartige Aushöhlungen* im Zentrum (BLOCH, KLIKA u. a.), welche dem Harn den Abfluß in die Blase und damit eine, wenn auch reduzierte Funktion der Niere ermöglichen. DOURMASCHKIN mißt solchen Rinnen eine besondere Rolle für die Erhaltung der Nierenfunktion auf der befallenen Seite bei und hält ihr Vorkommen für sehr häufig.

Das *Gewicht* der Harnleitersteine schwankt vielfach nach ihrer Größe, anderseits aber auch nach seiner chemischen Beschaffenheit. CARLESS entfernte einen Urat von 803 g Schwere, FEDOROFF einen solchen von 14 cm Länge und 52 g Gewicht. Auf dem Durchschnitt bieten die Uretersteine das gleiche Aussehen wie die übrigen Steine der Harnwege, besonders die der Niere. Eine konzentrische Schichtung läßt sich kaum jemals vermissen.

Nach ihrer *chemischen Zusammensetzung* werden auch hier Urate, Phosphate, Carbonate, Oxalate, Cystin und allfällige Mischformen unterschieden. (Näheres darüber siehe im Kapitel über Nierensteine.)

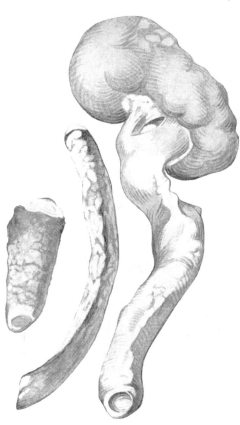

Abb. 3. Totaler Ausguß des Ureters durch einen spiralig verlaufenden Urophosphat. (Nach FEDOROFF.)

Beschaffenheit des Ureters. Es ist begreiflich, daß der Harnleiter durch die Anwesenheit eines Konkrements in seiner Wand Veränderungen erleidet, deren Grad je nach der Größe, der Oberfläche, der Dauer seines Verbleibens an einer Stelle und schließlich auch nach der Lage des Steins im Ureter ein verschiedener sein muß. Für die allfällige Beweglichkeit des Steines ist die Beschaffenheit des Ureters an sich, die Größe seines Lumens, seine Muskulatur, die Widerstandsfähigkeit seiner Wand an verschiedenen Stellen, endlich der Grad der physiologischen Enge an einzelnen Punkten von maßgebendem Einfluß.

JEANBREAU unterscheidet nach dem Sitz des Konkrementes im Ureter drei Typen (Abb. 4a, b, c):

a) Den beweglichen Stein (Abb. 4a). Derselbe liegt der Wand lose an und kann sich im Lumen des Harnleiters sowohl nach oben wie nach unten frei bewegen. Die Folge davon ist, daß zuweilen ein oder mehrere Steine, die bei einer Röntgenaufnahme an einer Stelle im Ureter nachgewiesen worden sind, bei einer Kontrolluntersuchung nicht mehr gefunden werden. Sie sind ins Nierenbecken hinaufgewandert oder in die Blase abgegangen. Im ersteren Falle kann bei einer neuerlichen radiologischen Aufnahme der Stein im Ureter wieder erscheinen. Daher sei auch an dieser Stelle die Forderung betont, vor jeder Operation eines Uretersteins eine Röntgenuntersuchung zur genauen Lokalisation desselben vorzunehmen, wenn die Feststellung desselben nicht ganz kurze Zeit vorher erfolgt ist. Im zweiten günstigeren Falle läßt sich der Stein auf seiner Wanderung in die Blase mittels Röntgenstrahlen verfolgen. Abb. 5 zeigt die Skizzen von drei in entsprechenden Zeitintervallen angefertigten Aufnahmen, innerhalb welcher ein Konkrement vom Nierenbecken bis in den juxtavesicalen Ureteranteil herabgelangt ist.

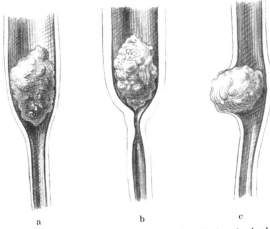

Abb. 4. Sitz eines Uretersteines a in einem unveränderten Ureter; b oberhalb einer Striktur; c in einer divertikelartigen Aussackung. (Nach JEANBREAU.)

b) Der Stein ist im Ureter fixiert (Abb. 4b). Sitzt der Stein längere Zeit an einer Stelle, so wird es leicht zu Schädigungen der Ureterschleimhaut, bei längerer Dauer zu tiefergreifender Geschwürsbildung und schließlich zur Entwicklung einer narbigen Stenose daselbst kommen, an welcher er stecken bleibt. Derartige Konkremente bieten auch bei der operativen Entfernung häufig Schwierigkeiten; noch mehr, es besteht die Möglichkeit, daß mit der Extraktion des Steines der normale Harnabfluß aus der Niere nicht wiederhergestellt wird, was zu lang andauernden postoperativen Ureterfisteln führen kann. Ein Umstand, auf den ALBARRAN seit langem mit allem Nachdruck hingewiesen und deshalb die Forderung aufgestellt hat, in jedem Falle bei der Operation nach Entfernung des Steines die Durchgängigkeit des Ureters nach der Blase zu mit einer Sonde zu prüfen und eine allfällige Stenose durch einen Verweilkatheter zu dehnen. LEVISSOHN sah eine solche Fistel durch $2^{1}/_{2}$ Monate nach der Ureterotomie bestehen.

Von dem Begriff des fixierten Steines wesentlich verschieden ist aber der im Ureter *eingeklemmte* Stein, darunter ist derjenige Zustand zu verstehen, bei welchem ein im Harnleiter in Wanderung begriffenes Konkrement durch einen reflektorischen Krampf der Uretermuskulatur festgehalten ist. Der Stein befindet sich sozusagen in einer Art von Incarceration, dadurch, daß ihn die Muskulatur an einer Stelle ringförmig umklammert. Das ist aber kein Dauerzustand, sondern eine vorübergehende Einklemmung, die sich von selbst oder mit Hilfe verschiedener krampfstillender Mittel lösen kann. Je nach der Dauer

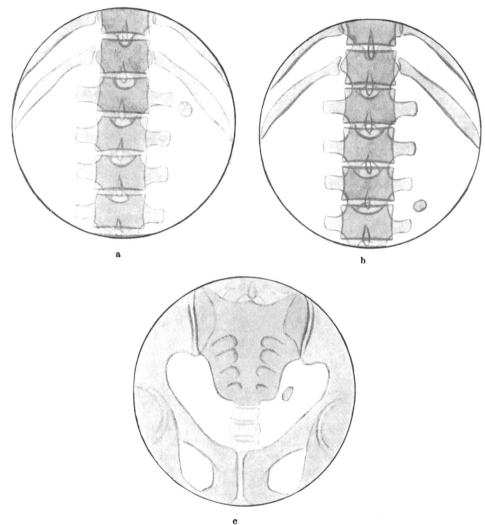

a
b

c

Abb. 5 a—c. Wanderung eines Steines im Ureter vom Nierenbecken bis zur Blase. In entsprechenden Zeitintervallen vorgenommene Röntgenkontrolle.
(Skizze nach Aufnahmen der I. Chirurgischen Klinik in Wien.)

dieser Einklemmung wird infolge des behinderten Harnabflusses von der Niere diese letztere gefährdet, was bei dem fixierten Stein in noch viel höherem Grade der Fall ist. Es kommt zu Ausdehnung des proximalen Ureterteiles, zu Bildung einer Hydronephrose verschieden hohen Grades und zur Atrophie des Nierenparenchyms.

c) Der Stein liegt in einer Loge, d. i. in einer divertikelartigen Aussackung des Harnleiters (Abb. 4c). Bei diesem Sitz des Konkrements erscheint der

Harnabfluß im Gegensatz zu b) nicht gefährdet, der Stein „ruht" und kann oft jahrelang symptomlos bleiben, wenn keine Infektion hinzutritt. Bei der Operation entzieht sich ein derart gelagerter Stein oft trotz vorausgegangenem, genauen Röntgennachweise dem Auge des Operateurs, wenn der Eingang zu diesem Divertikel von einer Schleimhautfalte überdeckt ist und die schwartig verdickte Ureterwand nicht einmal das Durchtasten desselben ermöglicht. Anderseits besteht bei derartigen Steinen eine dauernde Gefahr von seiten des umgebenden Gewebes in der Möglichkeit der reaktiven Entzündung, es kann zur Bildung einer periureteralen Phlegmone mit schwerer Eiterung ins Gewebe und schließlich zur Infektion der Niere kommen. JEANBREAU findet in einer Statistik von 329 Uretersteinen 20 mal über derartig „eingekapselte" Steine berichtet (ISRAEL, POZZI, FENWICK, ROVSING u. a.).

d) *Sitz des Steines im untersten und im intramuralen Ureterteil.* Eine besondere Besprechung erfordert der Sitz des Steines im juxtavesicalen und ganz besonders im intramuralen Anteil des Ureters schon aus dem Grunde, weil sich ja eine große Zahl der Steine in diesem Gebiet des Harnleiters vorfindet. Abb. 6 a—d zeigt die mögliche Lage des Konkrements an den Engen 2 und 3 (siehe oben), im Blasenwandteil selbst und endlich im Harnleiterostium der Blase. Infolge der nach vorne medial winkeligen Abknickung des Ureters bei seinem Eintritt ins Becken kann es hier besonders leicht dazu kommen, daß ein Stein längere Zeit im Ureter liegen bleibt. Dasselbe gilt für den juxtavesicalen Ureter. Er stellt eigentlich die größte Enge des Rohres in dessen ganzem Verlauf dar; ZAHKI hat seine Weite zwischen 1 und 5 mm gemessen. Rechnet man noch dazu, daß die physiologische Knickung daselbst etwa 35° beträgt, so ist es verständlich, daß an dieser Stelle ein Konkrement besonders leicht stecken bleiben kann.

Der Blasenwandteil des Ureters, dessen durchschnittlicher Durchmesser 3—3$^1/_2$ mm beträgt, bildet nicht das schwerste Hindernis für die Passage eines Steins. Derselbe wird den Ureter mehr oder weniger dilatieren, sein Eintritt in die Blase erfolgt dann von hier aus meist glatt oder aber er schiebt die Schleimhaut vor sich her, so daß innerhalb der Blase eine Aussackung zustande kommt, in der sich ein oder auch mehrere Steine aufhalten können. Einen extremen Grad dieser Bildung zeigt der in Abb. 7 abgebildete Fall von CODMAN, in dem sich eine Anzahl von 38 Konkrementen in einer kugeligen Vorwölbung des Ureterostiums fanden und sich zwischen dieser und dem dilatierten Ureter frei hin- und herbewegen konnten.

Manchmal sieht man mit dem Cystoskop das Konkrement mit einem Ende aus dem Ostium des Ureters in die Blase hineinragen, während es mit dem anderen Ende noch im Ureter steckt (Abb. 6 d). Bei längerer Dauer dieses Zustandes kann sich der vesicale Anteil des Konkrementes durch Anlagerung von Krystallen vergrößern und es entsteht die als pilzförmiger Ureterstein bekannte Bildung.

Symptomatologie. Gleichwie in der Niere können auch im Ureter Steine durch lange Zeit *latent* vorhanden sein, ohne irgendwelche Symptome hervorzurufen; das sind die „ruhenden" Steine. CARLESS hat einen 40 g schweren Stein aus dem Ureter entfernt, der ein halbes Jahr vor der Operation zum erstenmal eine Kolik ausgelöst hatte, aber nach Gewicht und Größe zu urteilen, einige Jahre zu seiner Entwicklung gebraucht haben muß. So lange hat er sich im Harnleiter aufgehalten, ohne Erscheinungen hervorzurufen. Dagegen verursachen gerade die kleinsten Steine oft die alarmierendsten Symptome, als deren hauptsächlichstes der Schmerz und speziell die *Harnleiterkolik,* ferner *Abgang von Blut* und *Eiter* mit dem Urin anzusehen sind.

Die *Ureterkolik* ist charakterisiert durch einen plötzlich auftretenden, heftigen Schmerz von krampfartigem Typus, der meist von der Niere ausgehend nach abwärts gegen die Symphysengegend ausstrahlt, also dem Verlauf des Ureters entspricht. Dazu gesellt sich Erbrechen, Meteorismus, nicht selten Fieber und bei tieferem Sitz des Steines schmerzvolles Urinieren eines oft schon makroskopisch blutig gefärbten Harnes. Die Dauer eines Kolikanfalles ist verschieden; manchmal ist er in ein oder mehreren Stunden vorüber, er kann aber auch Tage anhalten.

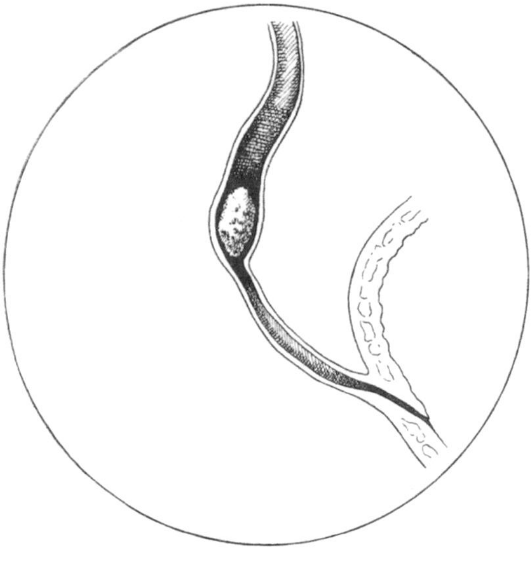

Die Kolik ist meist ein Zeichen, daß ein Stein sich in Bewegung befindet. Das Zustandekommen derselben ist aber nicht auf eine mechanische Irritation des Ureters durch den sich bewegenden Stein zurückzuführen, sondern sie bildet den Ausdruck eines Krampfzustandes der Uretermuskulatur, welcher durch den im Harnleiterrohr in Wanderung begriffenen Fremdkörper reflektorisch hervorgerufen wird. Durch diesen Spasmus der Harnleiterwand wird der Stein „eingeklemmt" und der Harnabfluß von der Niere bedroht, wie ja überhaupt jeder Stein im Ureter eine dauernde Gefahr für die zugehörige Niere aus eben diesem Grunde bedeutet. Rafin nennt die Kolik den Angstschrei eines bedrohten Organes. Das Symptomenbild der Kolik gehört zu den schwersten in der ganzen Klinik der Steinerkrankungen der Harnwege. Neben den hochgradigen subjektiven Schmerzen, dem starken Üblichkeitsgefühl, das sich oft zu Erbrechen steigert, bietet der Kranke infolge des meteoristisch aufgetriebenen Abdomens, des verfallenen Aussehens und des beschleunigten Pulses den Eindruck einer schweren peritonealen Affektion, was bisweilen zu diagnostischen Irrtümern führt, da die Ähnlichkeit mit den Erscheinungen einer Appendicitis, Cholecystitis usw. eine sehr große ist (siehe das Kapitel Diagnose). Die Ursache der ileusartigen Symptome

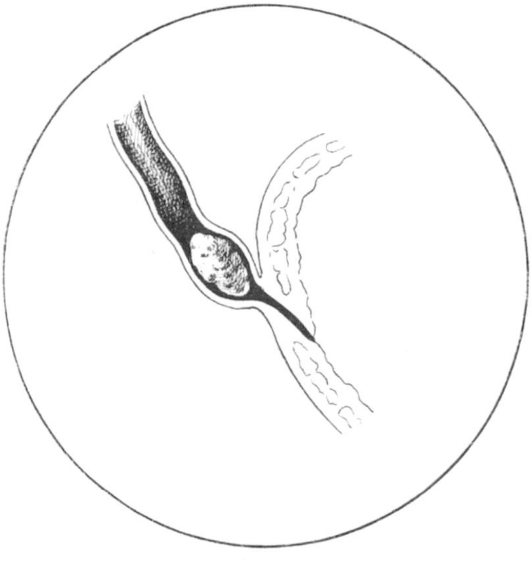

Abb. 6 a und b. Ureterstein an verschiedenen Stellen des unteren Ureterendes im a pelvinen, b juxtavesicalen Teil.

dürfte in Reflexerscheinungen des Nervus sympathicus gelegen sein (BRAASH und MOORE).

Ist der Kolikanfall abgeklungen, so verschwinden deshalb nicht auch gleich die Schmerzen, sondern es bleibt noch häufig und längere Zeit hindurch eine lokale Empfindlichkeit der Niere sowie des Ureters an der Stelle des Steins zurück.

Während des Anfalles geht häufig trotz permanenten Harndranges nur wenig, oft tropfenweise Urin ab und manchmal tritt völlige Anurie ein. Gewöhnlich bemerkt der Kranke selbst, daß dann mit dem Abklingen der Schmerzen eine reichliche Harnflut einsetzt. Nur in wenigen Fällen ist der Anfall selbst mit starker Harnausscheidung verbunden — spastische Polyurie nach WILDBOLZ.

Es gibt aber auch Formen von Uretersteinen, bei denen das Symptom der Kolik gänzlich fehlt und nur Schmerzen unbestimmten Charakters und von längerer Dauer vorhanden sind. Solche können oft durch gewisse mechanische Ursachen, wie längeres Gehen, Treppensteigen, Heben von Lasten u. dgl. ausgelöst werden. Der Sitz dieser Schmerzen hängt von der jeweiligen Lage des Steines ab. Befindet er sich in den oberen Partien des Ureters, so treten die Schmerzen im Bereich der Niere und des oberen Harnleiterabschnittes auf, dazu kommen gleichzeitig Ausstrahlungen in die Rücken- und Kreuzgegend, so daß sie eigentlich von den Beschwerden der Nierensteinkranken nicht zu unterscheiden sind. BRAASH und MOORE finden von 230 Fällen von Uretersteinen bei 67% den Nierenschmerz, bei 15% Schmerzen im oberen Quadranten, bei 9% im unteren Quadranten des Ureters; fünfmal war überhaupt kein Schmerzsymptom vorhanden.

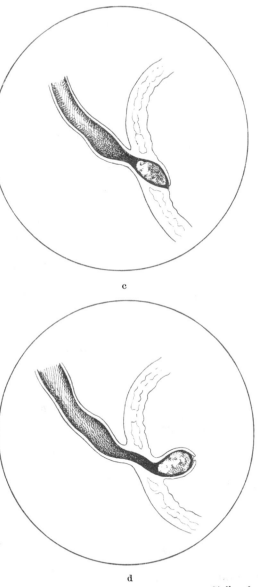

Abb. 6 c und d. Ureterstein an verschiedenen Stellen des unteren Ureterendes c im intramuralen Teil, d pilzförmig in die Blase vorspringend.

Bei einem Sitz des Steins in den tieferen Partien des Ureters, besonders in seinem juxtavesicalen und intramuralen Teil stellen sich gerne Symptome von seiten der Nachbarorgane ein. Hier kommt hauptsächlich der Miktionsschmerz in Betracht, den JEANBREAU in 35% seiner Statistik, BRAASH und MOORE in 74% ihrer Fälle verzeichnen. Daneben finden sich aber gelegentlich Schmerzen bei der Defäkation, bei der Ejaculation, Hodenschmerzen, paroxysmale Schmerzen im Inguinalkanal u. dgl.

Die *Hämaturie* ist nächst den Schmerzen das häufigste Symptom bei der Ureterolithiasis, wenngleich es durchaus nicht immer vorhanden zu sein braucht. BRAASH und MOORE vermissen sie in 12% der Fälle aus der MAYOschen Klinik, PEACOCK hat sie fast regelmäßig bei 60 Fällen beobachtet. Hochgradige Blutbeimengungen zum Urin sind eigentlich selten und kommen eher bei Nieren- als bei Uretersteinen vor. Hingegen kommt der Anwesenheit von mikroskopisch nachweisbaren Erythrocyten oder Blutschatten im Harnsediment eine wesentliche symptomatische und auch diagnostische Bedeutung zu, um so mehr, als diese Erythrocyten nicht nur während des Kolikanfalles, sondern auch noch einige Zeit nachher zu finden sind und der Urologe den Kranken nicht selten erst zur Untersuchung bekommt, bis der Anfall vorüber ist. In dieser Hinsicht ist auch eine durch Bewegung provozierte, wenn auch nur *mikroskopische Hämaturie* von großer Wichtigkeit. Besteht bei einem Fall der durch vorausgegangene Koliken begründete Verdacht auf ein Ureterkonkrement, und hat der Kranke zur Zeit der Untersuchung keine weiteren Erscheinungen und blutfreien Harn, so empfiehlt es sich, gegebenenfalls mehrfach Harnuntersuchungen im Anschluß an einen längeren Fußmarsch vorzunehmen. Eine wenn auch nur mikroskopische Hämaturie, die danach auftritt, wird als gewichtiges Symptom für einen Ureterstein zu werten sein. In ähnlicher Weise wie die Bewegung kann Alkoholgenuß, Erschütterung bei Wagenfahrten u. dgl. eine veranlasende Ursache sein, um eine solche Hämaturie auszulösen.

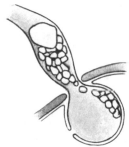

Abb. 7. Steinhaltiger Prolaps des vesicalen Ureterendes in der Blase. (Nach CODMAN.)

Eitergehalt des Harnes wird nicht fehlen, sobald zu dem vorhandenen Stein im Ureter eine Infektion der Harnwege dazutritt. Nur ausnahmsweise wird sich das erste Symptom des Uretersteines durch eine hinzugetretene Infektion der Harnwege manifestieren, dann aber treten Fieber, Fröste und eitrige Trübung des Harns auf. In solchen Fällen muß eine genaue Analyse der vorausgegangenen Anfälle oder bestehende Schmerzen im Bereich des Harnleiters zum mindesten den Verdacht auf eine Steinerkrankung des Ureters erwecken. Es ist aber auch möglich, daß, wenn im Fieberanfall der Harnabfluß von einer Niere gestört ist, ein klarer Harn ausgeschieden wird, um erst wieder nach Abklingen der Kolik die frühere Trübung zu erhalten.

Zusammenfassend ist zu betonen, daß die Symptome eines Uretersteins eigentlich an sich nicht sehr zahlreich sind und sich im wesentlichen mit denen eines Nierensteines decken. Im Vordergrund steht unbedingt als besonders charakteristisch und infolge ihrer Schwere am bedeutungsvollsten die Ureterkolik. Diese muß aber nicht immer vorhanden sein. Es gibt Fälle, bei denen niemals eine Kolik aufgetreten ist, andere, bei denen der erste Anfall Jahre zurückliegt und wo sich in der Zwischenzeit nur ganz unbestimmte Beschwerden, Kreuz- oder Rückenschmerzen zeigten, bis sich der Stein nach langem Intervall wieder durch einen Kolikanfall meldet. Schließlich seien noch die gar nicht so seltenen Fälle erwähnt, bei denen gelegentlich einer Röntgenisierung aus anderen Gründen die Anwesenheit eines Ureterkonkrements als Zufallsbefund erhoben wird.

Die kalkulöse Anurie. Ein besonders schwerer Symptomenkomplex, der wegen seiner Bedrohlichkeit und der daraus resultierenden Notwendigkeit einer raschen Behebung eine gesonderte Besprechung erfordert, ist die *Anuria calculosa*.

Nach ISRAEL entsteht die Anurie im Verlaufe der Uretersteinerkrankung durch plötzliche Verlegung des Harnabflusses aus einer oder seltener aus beiden Nieren, wobei die Einklemmung eines Steines im Ureter die veranlassende Ursache bildet. Für die Entstehung der Anurie kommen dreierlei Möglichkeiten in Betracht: 1. Die Steineinklemmung auf beiden Seiten, wenn auch nicht gleichzeitig, so doch kurz hintereinander — das ist das seltenste Vorkommnis. Das Ausbleiben der Harnsekretion ist hier durch das mechanische Moment der Verlegung der Abflusses hinreichend erklärt.

2. Die Einklemmung erfolgt nur auf einer Seite, wobei die andere Niere durch angeborenen Defekt oder durch eine vorausgegangene destruktive Erkrankung — gewöhnlich kalkulöse — schon vorher außer Funktion gesetzt gewesen ist.

3. Die Einklemmung auf einer Seite bei Vorhandensein zweier bis dahin sezerniert habender Nieren. Die zweite Niere stellt aber infolge der Okklusion der einen ihre Tätigkeit ein, ein Vorgang, der als *reflektorische* Anurie bezeichnet wird. Ob in einer ganz gesunden Niere auf rein reflektorischem Wege die Harnsekretion sistieren kann und zwar dadurch, daß in der anderen Niere eine plötzliche Verlegung des Harnabflusses eintritt, ist eine Streitfrage, welche immer mehr im bejahenden Sinne beantwortet werden muß. Während LEGUEU der Ansicht zuneigt, daß ein solches reflektorisches Aussetzen der Funktion eine in irgendeiner Form anatomisch oder funktionell geschädigte Niere voraussetzt, anerkennt ISRAEL die Möglichkeit dieses Vorkommnisses bei vorher völlig gesundem Organ. Das Zustandekommen der reflektorischen Anurie kann auf zweierlei Weise zu erklären sein: Entweder, es führt der von der okkludierten Niere ausgehende Reiz reflektorisch zu einem Gefäßkrampf in der anderen, wodurch die Sekretion infolge mangelnder Blutzufuhr erlischt, oder es tritt durch den Verschluß der einen Niere eine akute toxische Epithelschädigung in der anderen auf. Gegen die letztere Annahme spricht aber der Umstand, daß die Anurie ganz plötzlich und zugleich mit der Steineinklemmung einsetzt, während eine schwere Parenchymschädigung sich nicht sogleich, sondern erst allmählich in ihren Folgen bemerkbar machen kann. Auch konnte ISRAEL durch Ureterensondierung nach Abklingen einer Uretersteinanurie auf der intakten Seite eine funktionell und anatomisch ganz gesunde zweite Niere nachweisen. Es hat also die Theorie einer Ischurie der gesunden Niere infolge eines reflektorischen Gefäßkrampfes die größere Wahrscheinlichkeit für sich.

Der ISRAELschen Anschauung von dem Zustandekommen der reflektorischen Anurie stimmt auch ROVSING zu, der zwei Fälle von reflektorischer Anurie bei vollkommen gesunder zweiter Niere beobachtet hat. Er erklärt die Funktionsstörung in dem Organ mit einer reflektorischen Reizung bestimmter Nerven im Nierenhilus, welche durch die plötzlich einsetzende Harnstauung auf der Seite der Steineinklemmung ausgelöst wird. Ein hierfür beweisender Vorgang erschien bei einer Nephrektomie mit gesunder zweiter Niere, bei welcher die Klemmen am Gefäßstiel liegen gelassen werden mußten. Dies hatte eine Anurie zur Folge, die sogleich behoben war, sobald die Klemmen abgenommen wurden.

Die Möglichkeit des Entstehens der Anurie auf nervös reflektorischer Grundlage gibt auch KÜMMELL zu, trotzdem er bei einem großen Nierenmaterial nie eine solche beobachten konnte. Experimentell ist eine Anämisierung der Niere mit folgender Anurie durch Nervenreizung als erwiesen anzusehen (CLAUDE BERNARD). Eine ähnliche Beobachtung am Menschen bildet ein Fall von CASPER, der vollständige Anurie bei gesunden Nieren durch eine Phimose entstehen sah, nach deren Beseitigung die Harnsekretion sogleich einsetzte. GUYON beschreibt einen Fall von Anurie, die durch den Reiz einer hochprozentigen Lapiseinspritzung in die Blase hervorgerufen worden war als „Reflex vesicorénal". Beides sind sicher Anurien, die auf nervös reflektorischem Wege zustande kamen. Von neueren Beobachtungen in dieser Frage verdient die Mitteilung von NEUWIRTH besondere Beachtung, dem es gelang, eine reflektorische Anurie dadurch zu beseitigen, daß er den Nervus splanchnicus mittels Anästhesin nach KAPPIS anästhesierte. Dieser bisher in der Literatur einzig dastehende Fall beweist mit der Schärfe eines biologischen Experiments, daß der Nervus splanchnicus als vasomotorischer Nierennerv auf reflektorischem Wege von einer Niere zur anderen einen Gefäßkrampf in letzterer vermitteln kann, welcher in dem betreffenden Organ eine Ischurie herbeiführt. Durch diese kommt es dann zur Sistierung der Harnsekretion in einer an sich gesunden Niere.

In einer Reihe von Fällen scheinbar ganz gesunder zweiter Niere hat sich nach Aufhören der Anurie die Anwesenheit von kleinen Konkrementen oder Harngrieß in derselben feststellen lassen. Von den Gegnern obiger Theorie wird auf Grund derartiger Beobachtungen angeführt, daß eine reflektorische Anurie in einer vollkommen intakten zweiten Niere nicht zustande käme, sondern daß derartige kleine Schädigungen die Funktion des Organs beeinträchtigen und damit eine gewisse Disposition für den Zustand gegeben sei.

Eine Unterstützung dieser Theorie von der Entstehung der reflektorischen Anurie bildet die Meinung derjenigen Autoren, welche die Schädigung der sonst gesunden Niere in der Nephrotoxinbildung sehen. Ist die eine Niere schwer erkrankt, so kann sie Nephrotoxine bilden, welche an sich für das Schwesterorgan schädlich sind. Ein Ausgleich der einander gegenüberstehenden Anschauungen wäre vielleicht dahin möglich, daß die reflektorische Anurie zwar primär durch eine Splanchnicusreizung ausgelöst wird, jedoch an einem durch Nephrotoxine bereits geschädigten Organ (RUBRITIUS).

Der *Verlauf der kalkulösen Anurie* ist nicht immer gleich. Gewöhnlich tritt dieselbe im Anschluß an einen Schmerzanfall auf, seltener ohne irgendein Schmerzsymptom. Die Harnmenge wird allmählich geringer, bis sie vollkommen ausbleibt oder es setzt mit einem Schlag komplette Anurie ein. Das subjektive Befinden der Kranken ist anfangs nicht gestört, so daß sie häufig erst nach Stunden oder Tagen mit der Angabe zum Arzt kommen, es gehe kein Urin ab. In anderen Fällen zeigt sich schon in den allerersten Tagen schweres Krankheitsgefühl, Erscheinungen von seiten des Verdauungsapparates, wie Üblichkeit, belegte Zunge, Ausbleiben der Stuhlentleerung, Meteorismus. Später tritt Erbrechen und quälender Singultus hinzu. Von nervösen Erscheinungen zeigen sich Kopfschmerzen, Mattigkeit, im weiteren Verlaufe Somnolenz und eine Apathie, welche schließlich in vollkommene Bewußtlosigkeit übergeht. Der Puls nimmt an Frequenz immer mehr zu, die Atmung wird tief und verlangsamt, dabei urinös riechend. Es treten zuerst fibrilläre Zuckungen und später starke Muskelkrämpfe auf und im Verlauf von Tagen gehen die Kranken im urämischen Koma zugrunde. Die meisten Anurischen sterben innerhalb von 8—10 Tagen. Es sind aber auch Anurien beobachtet worden, die bis zu 20 Tage dauerten, ohne urämische Erscheinungen zu machen.

Diagnose. Die Diagnose der Uretersteine stützt sich nebst den angeführten Symptomen auf eine Reihe objektiver Untersuchungsmerkmale, welche nicht immer einzeln für sich, sondern oft erst in ihrer Kombination zum Ziele führen, denn die Sicherstellung eines Uretersteines ist bisweilen nicht einfach; dies beweist die erkleckliche Anzahl nicht diagnostizierter Fälle, bei welchen erst der spontane Abgang eines Konkrements auf eine bestehende Steinerkrankung hinwies.

Folgende Hilfsmittel stehen für die Diagnose eines Uretersteins zur Verfügung.

1. Die Palpation des Ureters per abdomen, per vaginam, per rectum.
2. Die Cystoskopie.
3. Die Ureterensondierung.
4. Die Röntgenuntersuchung.

1. Während einer Kolik ist die Palpation des Abdomens schwerlich durchführbar, weil die große Schmerzhaftigkeit und die reflektorische Muskelspannung dieselbe verhindern. Höchstens wird die Nierengegend infolge bestehender Harnstauung eine mehr oder minder deutliche Empfindlichkeit zeigen und auf eine Erkrankung im Bereiche des uropoetischen Systems hinweisen. Außerhalb des Anfalles ist der Harnleiter manchmal an ganz bestimmten Punkten empfindlich, so z. B. löst bei tiefsitzenden Uretersteinen der Druck in die Darmbeinmitte oder in die Tiefe, welche der Eintrittsstelle des Ureters in die Blase entspricht, Harndrang aus. BAZY hat von einem Druckpunkt einen „Reflex pyelovesicale" ausgelöst, welcher sich an der Kreuzungsstelle zweier Linien befindet, von denen die vertikale durch den MAC BURNEYSCHEN Punkt, die horizontale in Nabelhöhle verläuft. Wohl der gleichen Stelle entspricht der von ORTNER beschriebene Schmerzpunkt in horizontaler Nabelhöhe entsprechend dem äußeren Rectusrand. Von gewisser Bedeutung für die Diagnostik ist auch die Feststellung der Hyperästhesie im Hautbereich, das der HEADSchen Zone entspricht, ein Moment, auf das HERBST neuerdings hinweist. Ein eigenartiges diagnostisches Merkmal der Steineinklemmung im untersten Ureter findet REINECKE. Er sah in zwei solchen Fällen schmerzhafte Schwellung der Inguinaldrüsen der betreffenden Seite, die nach Abklingen der Einklemmungserscheinungen zurückging. Da das Abflußgebiet der Lymphstränge des Ureters eigentlich in den Glandulae hypogastricae liegt, vermag der Verfasser nur vermutungsweise diese Drüsenschwellung damit zu erklären, daß eine starke Inanspruchnahme der iliacalen Drüsen von den letzteren her den Lymphabfluß von den iliacalen Drüsen hemmt und dadurch zu der beobachteten Schwellung derselben führt. Bei klinischem Verdacht auf Stein im Ureter mag immerhin auf diese Schwellung der Inguinaldrüsen geachtet werden, wenn Heranziehung anderer diagnostischer Hilfsmittel erschwert ist. Die direkte *Palpation* eines Steines vom Abdomen her wird wohl nur ausnahmsweise bei großem Stein und mageren Bauchdecken möglich sein. JEANBREAU gelang dies bei einem siebenjährigen Kinde, ebenso auch BLOCH, ISRAEL und ROBINSON in einzelnen Fällen. Für die *innere digitale Untersuchung* geben GUYON und LEGUEU einen charakteristischen Schmerzpunkt an der Eintrittsstelle des Ureters in die Blase an, der per rectum etwa 10 cm vom Anus entfernt, bei der vaginalen Untersuchung in der entsprechenden Höhe zu finden ist. Die Palpation eines Steines per vaginam gelang BRAASH und MOORE in 22 von 32 weiblichen Fällen, beim Manne war sie nur dreimal von 48 Fällen vom Mastdarm aus möglich. Einen deutlichen Palpationsbefund gibt unter Umständen eine bimanuelle Untersuchung vom Abdomen und von der Vagina bzw. Rectum aus.

2. Bessere Aufschlüsse als die Palpation gibt die *Cystoskopie* unter der Voraussetzung, daß das Konkrement neben oder innerhalb des Blasenteils des Ureters gelegen ist. Eine Einzwängung des Steines im Ureter innerhalb der Blasenwand erzeugt ödematöse Schwellung des Harnleiterostiums und bei längerem Bestehen Vorwölbung der ganzen Schleimhautpartie. Es sind dies diejenigen cystoskopisch sichtbaren Veränderungen, welche unter dem Namen „cystische Dilatation", Prolaps des unteren Ureterendes u. dgl. beschrieben sind. Derartige Bilder müssen immer den Verdacht auf einen knapp oberhalb des

Ureterostiums sitzenden Stein erwecken, wofern sie nicht die Diagnose sicherzustellen vermögen. Der Stein kann schließlich auch mit einem Ende aus dem Ureterostium in die Blase hineinragen und so cystoskopisch sichtbar sein, „er steckt die Nase durchs Fenster", um einem Ausdruck von GEORGES WIENER zu folgen. Nach erfolgtem Durchtritt des Steins durch die Mündung bleiben häufig Anzeichen einer Läsion der Schleimhaut des Ostiums zurück. Blutaustritte, kleine Lacerationen desselben oder ein Ödem weisen auf das vorausgegangene Trauma hin und der Stein findet sich bereits frei in der Blase, sofern er nicht bereits ausuriniert worden ist.

Die *Chromocystoskopie* hat zuweilen ihre diagnostische Bedeutung im negativen Sinne, indem bei totaler Verlegung des Ureters durch den Stein der gefärbte Harnstrahl ausbleibt, weil der Ureter leer geht; bei ungenügender Funktion desselben sieht man auffallend träge Kontraktionen ablaufen.

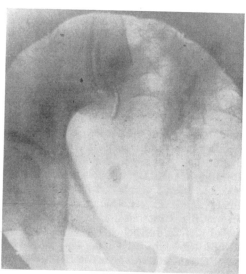

Abb. 8. Großer solitärer Ureterstein im rechten Ureter.
(Aus der I. Medizinischen Klinik in Wien.)

3. Durch die Einführung eines *Ureterenkatheters* kann man bisweilen wie mit einer Sonde auf ein Hindernis stoßen und so Aufschluß über den Sitz und die Verschiebbarkeit eines Steines erhalten. Ist die Verlegung. des Ureters keine vollständige, so läßt der Stein die Sonde erst nach Überwindung eines fühlbaren Hindernisses passieren, jedoch geben hier Stenosen des Ureters, angeborene Faltenbildung in der Schleimhaut leicht zu Irrtümern Anlaß. Beweisend für den Stein ist in solchen Fällen eine Rauheit des Hindernisses oder ein Reiben beim Vorbeigleiten des Katheters, welches sich aber oft erst beim Herausziehen desselben geltend macht.

KELLY rät, das Ende des Katheters mit einer Paraffinschichte, bestehend aus zwei Teilen Paraffin und einem Teil Öl zu überziehen, auf welcher die unregelmäßigen Vorsprünge an der Oberfläche des Konkrements ihre Eindrücke hinterlassen können. Dies dient besonders auch zur Differentialdiagnose gegen Striktur des Ureters. Jedoch hat die Untersuchung mit der Wachssonde ihre Schwierigkeit darin, daß sie eigentlich nur mit dem KELLYschen Instrument oder mittels der Cystoskopie à vision directe von LUYS ausführbar ist. Bei den meisten der gebräuchlichen Ureterencystoskopen leidet der Wachsüberzug dadurch, daß der Hebel des Instrumentes auf demselben Eindrücke erzeugt, die leicht fälschlich als Konkrementabdruck angesehen werden können.

Gelangt der Ureterkatheter nach Überwindung eines Hindernisses in einen dilatierten Harnleiter, was sich durch kontinuierlichen Abfluß von Restharn dokumentiert, so wird diese Erscheinung den Verdacht auf einen Stein verstärken. Doch auch hier sind bisweilen Täuschungen möglich, da außer Strikturen irgendwelche pathologische Bildungen von außen her den Ureter einengen können (tuberkulöse Drüsen, Phlebolithen u. dgl.).

4. Das weitaus wertvollste und souveräne Mittel zur Diagnose der Uretersteine ist gleich wie bei der Niere unbedingt die *Röntgenuntersuchung.* Ihre

überragende Bedeutung auf diesem Gebiete kann am besten die Tatsache illustrieren, daß vor Einführung des Röntgenverfahrens eigentlich jede Steindiagnose nur Vermutungsdiagnose gewesen ist (HARRIS). Die Röntgenstrahlen brachten der Steindiagnostik eine ungeahnte Förderung, ohne die heute eine genaue klinische Untersuchung dieser Fälle nicht mehr denkbar ist und die auch die Mortalität dieser Erkrankung bedeutend herabgesetzt hat. Abb. 8 zeigt das typische Röntgenbild eines größeren solitären Steines im rechten Ureter.

Die Möglichkeit des röntgenologischen Steinnachweises im Ureter ist, gleichwie bei den Konkrementen der Niere, außer von den physikalischen Momenten der Apparatur vorzugsweise von der chemischen Zusammensetzung, i. e. der Dichte des Steins und der dadurch bedingten größeren oder geringeren Undurchlässigkeit für Röntgenstrahlen abhängig. Den stärksten Schatten auf der Röntgenplatte geben die Oxalate, nach ihnen kommt das seltene Cystin, hierauf die Phosphat- und Carbonatsteine; am schwierigsten sind die Urate, bzw. die reinen Harnsäuresteine darzustellen. Unglückseligerweise gehört zu der letzteren Gruppe ein nicht unbeträchtlicher Teil aller Steine des Harnleiters. HAHN konnte allerdings in einer Statistik an 147 Uretersteinen den Beweis nicht erbringen, daß gerade die röntgenologisch nicht nachweisbaren Konkremente aus reiner Harnsäure bestehen. Jedenfalls entzieht sich ein gewisser Prozentsatz von Steinen dem radiologischen Nachweis, dessen Höhe von den verschiedenen Autoren verschieden errechnet wird. GERAGHTY und HINMAN geben 22,4% Versager an, FOWLER und WATERMAN zwischen 1% und 20%, ISRAEL 11%, KÜMMEL 10%. ROWLANS hat 20 röntgenologisch nicht nachgewiesene Uretersteine operativ entfernt, davon einen trotz fünf negativer Röntgenaufnahmen. Es war dies ein Urat, der am Nierenbeckenabgang des Ureters saß. Nach BRAASH und MOORE können nicht mehr als 60% der Uretersteine röntgenologisch nachgewiesen werden. Eine Erschwerung für die Röntgenuntersuchung bildet auch bekanntlich hochgradiges Fettpolster des Kranken, doch kann nicht behauptet werden, daß sich dieses Hindernis immer geltend macht; zuweilen gelingt die Aufnahme trotz sehr großer Adipösität überraschend gut.

Die geringste Rolle bei der Röntgenuntersuchung spielt die Größe des Konkrements, denn schon erbsen-, ja selbst stecknadelkopfgroße Steine können einen sehr intensiven Schatten auf der Platte liefern.

Aber nicht jeder Schatten, der im Verlaufsbereich des Ureters auf der Röntgenplatte erscheint, kann mit Sicherheit schon als Ureterstein angesprochen werden. Es gibt eine ganze Reihe von kalkdichten Ablagerungen, die hier einen Stein vortäuschen und zur irrtümlichen Diagnose führen können. WASSKRESSENSKI beschreibt nicht weniger als 35 Fehlerquellen für eine falsche Steindiagnose im Bereich des Harntraktes, SCHÖNFELD 14 solche an der Hand von drei eigenen Beobachtungen. Es seien von den verschiedenen schattengebenden Gebilden, die auf der Platte Ureterkonkremente vortäuschen können, einige hier angeführt:

a) Im Darmtrakt Enterolithen (LAVELANT), Scyballa, Fremdkörper im Darm, Wismutreste nach vorausgegangener Röntgenuntersuchung des Darmes.

b) Gallensteine, Steine der Appendix, Konkremente der Samenblase, der Prostata, Divertikelsteine in der Harnblase, Kalkablagerungen in den Appendices epiploici, ferner verkalkte mesenteriale oder retroperitoneale tuberkulöse Lymphdrüsen (KLEIBER u. a.). Zur Differenzierung der letzteren macht DOHAN darauf aufmerksam, daß sie eine unscharfe Begrenzung von Ring- oder Nierenform und eine zentrale Aufhellung zeigen, während Steine scharf begrenzt und gleichmäßig dicht sind. FERRON hat ein verkalktes Uterusmyom unter der Diagnose

Ureterstein operiert. Sonntag beschreibt einen Fall, in dem ein Ureterstein durch Zahnkeime eines Ovarialdermoids vorgetäuscht wurde. Umgekehrt hat Pancroft bei einem fünfjährigen Kind einen Divertikelstein der Blase angenommen, der sich bei der Operation als Ureterstein erwies. Schließlich kann ein Nierenbeckenstein, welcher einer dystopen Beckenniere angehört, fälschlich in den Ureter lokalisiert werden (R. Lichtenstern).

c) Eine besondere Gruppe von Fehlerquellen bei der Diagnose pelviner Uretersteine sind ovoide Schatten im Becken älterer Leute. Es sind dies die von Albers-Schönberg und Robinsohn zuerst beschriebenen *Beckenflecken,* meist ziemlich scharf begrenzte Schatten, die oft beiderseits symmetrisch, einzeln oder multipel auf dem Radiogramm zu sehen sind. Robinsohn erklärt die echten Beckenflecken als verkalkte Endprodukte einer degenerativen Erkrankung der typischen Schleimbeutel des Beckens von uratischer, hämatogen infektiöser oder traumatischer Natur. Die-

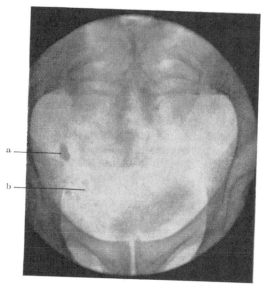

selben sitzen in der Nähe des Nervus ischiadicus, dort wo er das kleine Becken verläßt und können daher leicht Beschwerden von seiten des Ischiasnerven verursachen. Wegen ihrer uratischen Genese ist aber fallweise auch die Möglichkeit eines gleichzeitigen Vorkommens mit einem Ureterstein nicht von der Hand zu weisen (Abb. 9). Außerdem können solche Schatten auch von Phlebolithen oder von Verkalkungsherden in den Ligamenten oder in den Lymphdrüsen des Beckens herrühren und entsprechen auf der Röntgenplatte nach Form und Lage bisweilen so vollkommen dem Aussehen eines Uretersteins auf der Röntgenplatte, daß es sehr sorgfältiger Kontrolle bei der Untersuchung bedarf, um Irrtümer zu vermeiden.

Abb. 9. Ureterstein rechts (a), daneben eine Anzahl von Beckenflecken (b). (Aus der I. Chirurg. Klinik in Wien.)

Differentialdiagnose. Zur Differenzierung aller dieser eben erwähnten fraglichen Schatten von einem Ureterkonkrement genügt oft die Einführung einer schattengebenden Sonde, welche zu diesem Zwecke mit Blei, Wismut oder Quecksilber imprägniert ist, in den Harnleiter oder die Füllung desselben mit Kontrastflüssigkeit, wie Kollargollösung, 10%iger Jodnatriumlösung oder 25%iger wässeriger Bromnatriumlösung. Weist das Ende der Sonde auf den Schatten oder deckt sich die vorübergleitende Sonde mit diesem auf der Platte, so beweist dies den Sitz des Schattens im Ureterlumen, ist also als Stein anzusprechen (Abb. 10). Zur weiteren Sicherung dieser Diagnose bedarf es unter Umständen stereoskopischer Röntgenaufnahmen des verdächtigen Schattens, um durch Verschiebung in verschiedenen Ebenen seine wahre Natur erkennen zu lassen (Kretschmer). Wie oben erwähnt, kommt es bisweilen vor, daß die klinischen Symptome zur Diagnose eines Harnleitersteines drängen, daß derselbe sich aber auch bei wiederholter Röntgenisierung nicht nachweisen läßt. Für diese Fälle hat H. Kümmel eine feinsinnige Methode erdacht: Füllt man nämlich den Ureter bis zum Nierenbecken mit 3—5%iger Kollargollösung und macht

nach Ablauf derselben eine Röntgenaufnahme, so zeigen sich auf der Platte
bisweilen die Umrisse eines vorher nicht sichtbar gewesenen Konkrementes,
da sich jetzt auf seiner Oberfläche ein Kollargolüberzug gebildet hat. Es ist dies
die *Imprägnationsmethode*. Aus dem Gesagten geht der Schluß hervor, daß der
Röntgennachweis eines Uretersteines bisweilen erst nach wiederholten und
mühevollen Untersuchungen gelingt. Um Irrtümer auszuschließen, bedarf es
gründlicher Vorbereitung des Kranken in Form ausgiebiger Darmentleerung.
Schon tags vorher soll eine möglichst wenig blähende, cellulosearme Nahrung
gegeben werden. Die Untersuchung wird am besten morgens bei leerem Magen
ausgeführt. Daß man niemals nur die eine, durch Schmerzen oder Hämaturie
verdächtige Seite photographieren, sondern grundsätzlich beide Nieren- und
Harnleiterfelder unter den Röntgenschirm nehmen soll, ist eine durch vielfache
diagnostische Irrtümer begründete Forderung (MARION, ROVSING, ISRAEL u. a.).
Die Verlegung der Schmerzen bei einseitiger Nierenerkrankung auf die gesunde

Seite, der reno-renale Reflex, spielt
in der Pathologie der chirurgischen
Nierenerkrankungen eine große
Rolle und hat auch für den Ureter
seine Geltung. Einen bedeutenden
technischen Fortschritt in dieser
Richtung bilden für die Röntgenuntersuchung die seit neuerer Zeit
in Gebrauch stehenden Gesamt-
aufnahmen des Harntraktes mit der
BUCKY-Blende. Mit Hilfe dieser ist
auch die Möglichkeit ausgeschlossen,
nur einzelne Partien des Ureterverlaufes zu projizieren, ein Versehen, das bei Teilaufnahmen mit
der Kompressionsblende gelegentlich unterlaufen kann.

Schließlich sei noch erwähnt, daß
eine Röntgenkontrolle unmittelbar
vor der Operation des Steines ratsam erscheint, weil derselbe sich

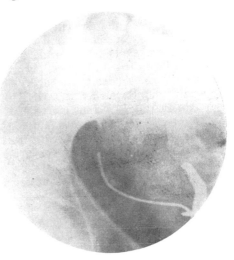

Abb. 10. Ureterstein rechts, Sondenaufnahme.
Die Sonde deckt sich mit dem Konkrement.
(Aus der I. Chirurgischen Klinik in Wien.)

ja innerhalb des Ureters bis ins
Nierenbecken verschoben haben oder gegen die Blase zu nach abwärts gewandert sein kann, wenn seit der letzten Untersuchung einige Tage ver-
strichen sind.

5. Der Wichtigkeit einer Blutbeimengung zum Urin wurde schon bei Besprechung der Symptome der Uretersteine gedacht. Dieses Symptom ist so
häufig bei der Erkrankung vorhanden, daß ihm unbedingt große diagnostische Bedeutung beizumessen ist. Ein Kolikanfall, der sich im rechten Oberbauch lokalisiert, wird gegen eine Cholelithiasis um so leichter abzugrenzen sein,
wenn sich im Urin frische oder ausgelaugte Erythrocyten finden, welche auf die
Beteiligung des Harntraktes hinweisen. Die Erscheinungen einer Appendicitis
und die einer Ureterolithiasis sind so schwer auseinanderzuhalten, daß gut ein
Drittel aller Uretersteine noch vor Eintritt in die Behandlung ihren Wurmfortsatz eingebüßt haben. KIELLEUTHNER hat in 58 Fällen von Stein im pelvinen
Ureter gesehen, daß achtmal vorher offenbar fälschlich die Appendix operiert
worden war. Begreiflicherweise, denn ein Kolikanfall bei Ureterstein mit starker
Betonung der peritonealen Symptome kann der Differentialdiagnose gegen
eine akute Appendicitis die größten Schwierigkeiten bereiten. Desgleichen kann

Druckschmerzhaftigkeit in der Gegend des MAC BURNEYschen Punktes oder unbestimmte Schmerzen im rechten Unterbauch, ebenso auf einen Stein im Beckenteil des rechten Ureters wie auf chronische Appendicitis hinweisen. Hier wird die Anwesenheit von Blut im Harn von maßgebender Bedeutung für die Diagnose. Unter Umständen kann eine provokatorische Hämaturie die wahre Ursache der Erkrankung aufklären.

Aber auch dem Symptom des Blutharnens kommt für die Differentialdiagnose eine Beweiskraft nur mit einer gewissen Einschränkung zu, denn es mehren sich in den letzten Jahren die Beobachtungen von Fällen, bei denen der Verlauf einer akuten oder chronischen Appendicitis durch eine Hämaturie kompliziert war und bei denen nach Entfernung des kranken Wurmfortsatzes auch die Symptome von seiten des Harnweges verschwanden. Die Ursachen für diese Harnblutung im Verlauf einer Appendicitis sind verschiedene; daher sind auch die Meinungen über ihre Entstehung geteilt. v. FRISCH nahm die Möglichkeit eines embolischen oder thrombotischen Prozesses vom Appendix gegen die Niere zu an, nach der Ansicht von H. KÜMMELL und von BECKE kann die mit Appendicitis einhergehende und diese oft verschleiernde Hämaturie auf einer akut hämorrhagischen Glomerulonephritis beruhen, wie sie im Verlaufe von Infektionskrankheiten (Typhus, Scharlach usw.) aufzutreten pflegt. Es besteht aber auch die Möglichkeit, daß bei der engen topographischen Beziehung zwischen Appendix und Harnleiter eine direkte Fortleitung des Entzündungsprozesses von ersterer zu letzterem stattfindet und sogar zu einem Durchbruch des Wurmfortsatzes in den Ureter führen (CHRZELITZER). HOLM fand bei 100 Fällen von Appendicitis achtmal die Hämaturie und will dieses Symptom daher differentialdiagnostisch gar nicht verwertet wissen. Hier zeigt sich neuerlich die große Bedeutung der Röntgenographie, die mit ihrer hochentwickelten Technik im allgemeinen unschwer die meisten derartigen Fälle zu lösen vermag. Aber es gibt doch immer wieder solche, welche der diagnostischen Methodik große Aufgaben stellen und bei diesen muß neben den anamnestischen Daten, den subjektiven und objektiven Symptomen das ganze Arsenal der zur Verfügung stehenden Untersuchungsmethoden herangezogen werden.

Therapie. Der leitende Grundsatz für die Behandlung der Erkrankung ist auf die Tatsache aufgebaut, daß *jeder Stein im Ureter eine Gefahr für die zugehörige Niere bedeutet, daher sein Abgang mit allen Mitteln zu erstreben ist.* Man kann sogar mit Recht behaupten, ein Stein im Ureter ist für die betreffende Niere bedenklicher als ein solcher in der Niere selbst. Die Möglichkeit einer Steineinklemmung und damit einer Abflußbehinderung des Harnes bedrohen ein solches Organ dauernd. Und diese Gefahr erhöht sich noch, wenn eine Infektion mit den dazugehörigen Begleiterscheinungen hinzutritt. ISRAEL hat daher 1901 in dem bloßen Vorhandensein eines Uretersteins schon die Indikation zur Operation gesehen. Dem ist aber heute nicht mehr so, da nach allgemeiner Erfahrung eine mehr oder minder große Zahl von Uretersteinen spontan abgeht. WATSON sah dieses Vorkommnis bei 87% von 54 Steinen. DOURMASCHKIN mußte nur fünf Operationen bei 60 Fällen vornehmen, während anderseits BRAASH und MOORE bei 230 Uretersteinen nur 64 Spontanabgänge verzeichnen; auch in der Statistik von NECKER und GAGSTATTER, die über 26 Beobachtungen von Stein in dem Beckenteil des Ureters aus der ZUCKERKANDLschen Abteilung berichten, mußte 17mal operativ eingegriffen werden.

Um den spontanen Abgang eines Uretersteins herbeizuführen, gibt es eine Reihe von teils medikamentösen, teils instrumentellen Hilfsmitteln, so daß man bei der Behandlung des Leidens zweckmäßig eine *konservative* und eine *operative* Behandlung auseinanderhalten muß.

I. Konservative Behandlung. In allen Fällen wird, wenn ein Ureterstein festgestellt ist und seine Dimension einen spontanen Abgang erwarten läßt, zunächst der Versuch gemacht werden müssen, denselben auf unblutigem Weg in die Blase zu befördern. Das einfachste Mittel hierzu ist die Erzeugung einer möglichst ausgiebigen Wasserausscheidung, um das Konkrement auszuschwemmen. Hiezu dient reichliche Zufuhr von Mineralwässern, harntreibender Tee und diuretisch wirkende Medikamente. Von diesen kommen je nach der chemischen Zusammensetzung des Konkrementes, die sich oft schon aus der mikroskopischen Beschaffenheit des Harnsedimentes zu erkennen gibt, bei harnsauren Steinen alkalische Wässer, bei alkalischen bzw. phosphatischen Ausscheidungen Säuerlinge in Betracht. Es liegt aber der Wert jeglicher Trinkkur weniger in der *chemischen* Wirkung des betreffenden Heilwassers, als vielmehr in der *diuretischen,* also in der ausgiebigen Durchspülung der Harnwege, welche die schließliche Ausschwemmung des Konkrementes auf natürlichem Wege zum Zweck hat.

Demselben Ziele sollen harntreibender Tee und diuretisch wirkende Medikamente dienen. Häufig verordnet wird auch Öl oder Glycerin per os zwei- bis dreimal täglich ein Eßlöffel in Limonade analog wie bei Gallensteinen, obzwar hier eigentlich nicht einzusehen ist, welche direkte Wirkung auf die Harnwege eine solche Kur haben soll, abgesehen von der abführenden.

Bei Koliken wird zur Schmerzstillung neben Morphin die Verabreichung von Atropininjektionen häufig am Platze sein, um den durch den Fremdkörper hervorgerufenen spastischen Verschluß im Ureter zu lösen. Als besonders empfehlenswert hat sich mir in einigen Fällen subcutane und auch intravenöse Injektion großer Dosen einer 6%igen Papaverinlösung (1 ccm pro dosi) bewährt. Dieses Medikament, das nach den Untersuchungen Pals und seiner Schüler eine elektiv spasmolytische Wirkung auf die glatte Muskulatur besitzt, löst den Stein aus seiner Umklammerung durch die kontrahierte Ureterwand und gestattet damit ein Tiefertreten auf seinem Wege in die Blase. Eine nennenswerte Erleichterung der Kolikschmerzen konnte ich dabei nicht feststellen. Dem gleichen Zwecke dienen kombinierte Präparate, wie Spasmalgin u. a.

. Nach neueren Untersuchungen von H. Pribram wird dem Campherspiritus eine krampfstillende Wirkung zugeschrieben. In der Dosierung von dreimal 10 Tropfen täglich könnte er auch hier Anwendung finden.

Ein harmloses Vorgehen zur Anregung der durch den Stein lahmliegenden Ureterperistaltik besteht in einer forcierten Füllung der Blase mit möglichst warmem Wasser. Eine gleichzeitig hierdurch hervorgerufene Polyurie dient demselben Zweck.

Führen medikamentöse Mittel nicht zum Ziele, so muß man sich instrumenteller Hilfe bedienen. Ganz besonders bei festsitzendem Stein im unteren Ureterabschnitt tritt diese in ihre Rechte. Oft genügt schon die bloße Einführung eines Ureterenkatheters, um den Stein zu mobilisieren; zweckmäßigerweise wird man aber gleich ein Gleitmittel einspritzen, um den Weg nach abwärts schlüpfriger zu machen. Kolischer hat zuerst 1898 die Injektion von 3 g Vaselinöl in den Harnleiter empfohlen, ebenso Nietze und Casper. Dabei soll man, womöglich, den Katheter über den Stein hinaufführen. Weiss bevorzugt Olivenöl anstatt Glycerin, weil letzteres sich mit Wasser mischt und daher leichter resorbiert wird, während das Öl länger im Ureter liegen bleibt und dabei seine einhüllende Wirkung entfalten kann. Kutner empfiehlt dieses Vorgehen auch beim ruhenden Stein. Noch vorteilhafter erscheint es, vor dem Öl eine 2%ige Cocainlösung (Marion) oder 2%iges Novocain (Crowell und Thompson) in den Ureter einzuspritzen, um einen allfälligen Krampfzustand der Harnleiterwand an der

Stelle des Steinsitzes zu lösen. BRAASH und MOORE, WALTHER, MERITT injizieren Papaverinlösung zu gleichem Zweck in den Ureter.

Es wäre aber optimistisch, zu behaupten, daß mit derartigen gelinden Manipulationen immer das Auslangen gefunden werden kann; nicht so selten sind diese erfolglos, und zwar besonders dann, wenn ein Stein im Ureter festsitzt, sei es durch Einklemmung oder, wenn er an einer durch Striktur verengten Stelle festgehalten wird. Für diese Fälle hat sich seit langem das Bemühen eingestellt, die Passage für den Stein durch Dehnung der verengten Harnleiterpartie freizumachen. Eine ganze Reihe von feinen Instrumentchen wurde im Laufe der Jahre zu diesem Zweck angegeben, die zum Teil den Behandlungsmethoden der Harnröhrenstriktur nachgebildet sind. So beschrieb JAHR 1907 einen Ureterenkatheter, an dessen Ende ein kleiner Ballon nach Einführung an die verengte Stelle zur Dehnung der Ureterwand aufgeblasen werden kann. In ähnlicher Weise wirkt ein Kolpeurynterchen von RUMPEL, während GENOUVILLE mit einer „Sonde ureterale en parapluie" den Ureter zu dehnen und gleichzeitig den Stein herabzuholen trachtet. Wie bei der Urethra kann man auch hier durch Einführung filiformer Bougies den Ureter allmählich dilatieren (LUYS, LE FUR) oder einen Ureterkatheter als Dauerkatheter wirken lassen (HEITZ-BOYER). WALTHER schraubt auf ein filiformes Leitbougie einen spiraligen Metallkatheter auf, ein Vorgehen, welches der Behandlung von Urethralstrikturen nach LE FORT ungefähr nachgebildet ist. Durch ein solches Instrument, das mit der Dehnung gleichzeitig die Möglichkeit eines Harnabflusses verbindet, wird die Gefahr der Hydronephrosenbildung vermieden und auch bei vorhandener Infektion des Nierenbeckens eine Spülung desselben ermöglicht werden. Auf dem gleichen Prinzip hat LEO BÜRGER die Behandlung strikturierender Uretersteine im Beckenteil systematisch aufgebaut, indem er mit olivenförmigen Bougies dilatiert oder 2—3 Katheter nebeneinander vorzuschieben trachtet, „die Zweikathetermethode". Er empfiehlt die Behandlung im anfallsfreien Intervall vorzunehmen und macht mehrere Sitzungen in 8—10 tägigen Abständen. Dabei kann dieselbe ambulatorisch durchgeführt werden, wofern nicht schon Infektion vorliegt. DOURMASCHKIN hat an einem Patienten bis zu 12 derartige Eingriffe ausgeführt, dafür war er bei 60 Uretersteinen nur fünfmal zu einem operativen Eingreifen genötigt. Er bedient sich zur Dilatation der tunnelierten Bougies nach ILLIEVITZ oder seiner Ballonkatheter, die er nach Einführung in den Harnleiter aufbläht. BUMPUS hat hierzu ein scherenartiges Instrument erdacht, das in das Orificium ureterio eingeführt wird, um denselben zu spalten. Anschließend daran kann man mit einer Reihe von filiformen Bougies über das Konkrement hinaus dasselbe gleichsam mit Fangarmen umfassen und herabholen. Zehn Steine der Pars intramuralis wurden auf diese Weise erfolgreich behandelt. Zu dem gleichen Zwecke verwendet PFLAUMER zwei Drahtschlingen, die, senkrecht zueinander stehend, den Stein herabholen sollen.

Eine derartige protrahierte Behandlung erfordert allerdings eine überlange Zeit und es ist noch sehr die Frage, ob nicht bei der zweifellos recht geringen Gefahr einer Operation sowohl der Patient als der Arzt das radikalere und dabei raschere Vorgehen des chirurgischen Eingriffes vorziehen werden. Denn ganz gefahrlos sind auch die endovesicalen und schon gar die endoureteralen Manipulationen nicht, ein Umstand, auf welchen RAFIN mit aller Schärfe hinweist.

Sitzt der Stein im intramuralen Teil des Harnleiters, so finden sich cystoskopisch nachweisbare Veränderungen des Ureterostiums, das sich als letztes Hindernis dem Eintritt des Konkrementes in die Blase in den Weg stellt. Zur

Spaltung desselben sind neben dem Elektrokauter verschiedene schneidende Instrumente zum endovesicalen Gebrauch angegeben. Am besten hat sich wohl der *Hochfrequenzstrom* bewährt, jedoch bergen alle diese Methoden der Spaltung des Ureterostiums eine gewisse Gefahr in sich, die darin besteht, daß die Einwirkung des schneidenden oder brennenden Instruments zu tief in die Hand eindringt und nicht nur das Ureterostium, sondern auch die Blasenwand selbst trifft; besonders bei der Kauterisierung mit dem Hochfrequenzstrom hat man die Dosierung der Wirkung nicht so ganz in der Hand. ZAKY hat von diesem Gesichtspunkt aus exakte Messungen der Länge des Ureterdaches an fixierten Leichenblasen vorgenommen, um zu bestimmen, wie weit nach aufwärts man bei galvanokaustischer Behandlung des Ureterostiums den Ureter verschorfen darf. Die Länge des intramuralen Ureterabschnittes schwankt zwischen 23 und 7 mm. Ein nennenswerter Unterschied an weiblichen und männlichen Blasen hat sich dabei nicht ergeben. Zudem kann eine mit dem Brenner ausgeführte Schlitzung des Ureterostiums eine reaktive Anschwellung desselben im Gefolge haben, und dies bringt wieder die Gefahr der Harnstauung und der Infektion mit sich. Derartige Gefahren werden allerdings vermieden, wenn man nach dem Vorschlag von LUYS und ANDRÉ die Dehnung eines stenosierten Ostiums mit einem Laminariastift vornimmt. BLUM empfiehlt neuestens eine Laminaria, die zylindrisch gehöhlt ist, so daß bei gleichzeitiger Dehnung des Ureters der Harnabfluß aus der Niere gesichert bleibt. Die Spaltung von Ureterstrikturen jenseits des Blasenostiums mit schneidenden Instrumenten oder der Elektrolyse, die nur ohne Leitung des Auges ausgeführt werden können, seien hier nur der Vollständigkeit wegen erwähnt. Sie sind keineswegs unbedenklich und VOELCKER warnt mit Recht vor jeder Art von instrumenteller Manipulation im Harnleiterkanal, die nicht mit dem Auge kontrolliert werden kann.

II. Operative Behandlung. Erst wenn eine oder mehrere der genannten konservativen Methoden nicht zum Ziele führt, so muß der Stein auf chirurgischem Wege entfernt werden. Nur wenn ein Konkrement längere Zeit im Harnleiter stecken bleibt und sich schwere Einklemmungserscheinungen, sowie Zeichen von Infektion zeigen, oder gar Anurie auftritt, so muß sogleich operativ eingegriffen werden. Eine vorhergehende Röntgenuntersuchung wird die genaue Lokalisation des Steines und damit den Zugangsweg zu demselben weisen. Zu einer explorativen Bloßlegung des Ureters bzw. der Niere, wie das früher nach dem Vorschlag von ISRAEL und später von TUFFIER gemacht wurde, wird bei dem Fortschritte unserer Untersuchungsmethoden wohl nur ausnahmsweise Veranlassung sein.

Je nach dem Sitz des Steines im Verlaufe des Ureters werden verschiedene Wege zu einer operativen Entfernung eingeschlagen.

1. Die *Nephrotomie* bzw. die *Pyelotomie.* Die letztere ist dann am Platze, wenn der Stein im obersten Anteil des Ureters gelegen ist, und mit einer Hälfte in das Nierenbecken hineinreicht. Ist das Konkrement mobil, so läßt es sich ins Nierenbecken hinaufschieben und die Pyelotomie wird um so eher in denjenigen Fällen am Platze sein, wo gleichzeitig noch andere Steine im Nierenbecken vorhanden sind. Unter Umständen ·kann hier die kombinierte *Pyeloureterotomie* in ihre Rechte treten.

Die *Nephrotomie* bzw. *Nephrostomie* hat ihre spezielle Indikation bei der *Anuria calculosa.* Da handelt es sich vor allem darum, dem gestauten Harn raschen und ausgiebigen Abfluß zu verschaffen. Die Entfernung des Steines aus dem Ureter wird zunächst unterbleiben; unter Umständen wird sie in einem zweiten Akt erfolgen müssen. Es ist dies eine Notoperation. (Siehe später!)

2. *Die extraperitoneale Ureterolithotomie* ist wohl die am häufigsten angewendete Methode, während die *transperitoneale* Aufsuchung des Ureters wohl so ziemlich verlassen wurde. Die Operation wird mit dem von ISRAEL angegebenen Schnitt ausgeführt, der von der Lumbalgegend nach abwärts in schiefer Richtung gegen die Spina iliaca superior und weiter entlang dem POUPARTschen Bande zum Anulus inguinalis reicht; er gestattet die extraperitoneale Freilegung des Ureters in seinem ganzen Verlaufe. *Infolge der anatomischen Lage des Harnleiters im Retroperitonealraum ist dieser extraperitoneale Weg eigentlich der natürliche Zugang zum Harnleiter, und es bildet somit die extraperitoneale Ureterolithotomie die Methode der Wahl für die Uretersteinoperation.* Muß das Konkrement im oberen Teil des Harnleiters aufgesucht werden, so erfolgt die Operation, wie zur Freilegung der Niere, in Seitenlage, für die mittleren und unteren Partien in Rückenlage des Kranken. Der Zugang zum Ureter ist auf diesem Weg ein überraschend guter; derselbe läßt sich nach Ablösung von der hinteren Peritonealwand meist leicht in die Wunde vorziehen, wofern er nicht in Schwielen eingebettet ist, sondern seine zartwandige Beschaffenheit behalten hat. Dabei ist darauf zu achten, daß er mit seinen ernährenden Gefäßen in Verbindung bleibt. Man trachtet, den Stein, nachdem ihn der tastende Finger aufgesucht hat, an eine bequem zugängliche Stelle des Ureters zu verschieben und schneidet dortselbst auf ihn ein. Nach seiner Entfernung verschließt eine Catgutnahtreihe, welche die Schleimhaut nicht mitfassen soll, die Wunde. Viele Autoren verzichten auf jeden Nahtverschluß des Ureters, weil sie eine Stenose desselben an der Nahtstelle befürchten (MARION u. a.), andere wieder empfehlen die Naht, ohne je eine derartige Störung gesehen zu haben (ALBARRAN, JUDD, ZUCKERKANDL u. a.). Eine vorübergehende Ureterfistel, die aber meist harmloser Natur ist, kann sowohl bei dem einen wie bei dem anderen Vorgehen auftreten. JEANBREAU näht den Ureter nur dann, wenn er stark dilatiert ist. Eine längere Zeit persistierende Fistel erweckt den Verdacht auf eine jenseits der Incisionsstelle vorhandene Striktur und darum rät ALBARRAN, sich in jedem Falle während der Operation von der Durchgängigkeit des peripheren Ureterabschnittes zu überzeugen, gegebenenfalls diese durch eine leichte Dilatation wieder herzustellen. Dauernde Fisteln des Ureters nach der Ureterotomie gehören wohl zu den Seltenheiten.

Eine Drainage der Incisionsstelle des Harnleiters empfiehlt sich unbedingt, jedoch mit einer gewissen Vorsicht, denn MOSZKOVICZ erlebte acht Tage nach der Ureterotomie eine Nachblutung aus der Arteria iliaca externa infolge Drucknekrose durch ein Gummidrain. Ein ähnliches Mißgeschick in Form einer Spätblutung vier Wochen nach der Ureterotomie widerfuhr in dem Falle von BONN, wo sich wahrscheinlich ein Aneurysma der Arteria iliaca externa gebildet hatte, das zur Usur der Ureterwand und dadurch zu schweren Blutungen in die Blase geführt hatte.

Gewisse technische Schwierigkeiten ergeben sich bei der Operation von ganz tiefsitzenden Steinen im pelvinen oder juxtavesicalen Ureteranteile. Obzwar der extraperitoneale Schnitt in der beschriebenen Weise bis zur Mittellinie geführt werden kann, so daß auch die peripherst gelegenen Anteile des Harnleiters dabei zur Ansicht gelangen, wird hier die Zugänglichkeit infolge der großen Tiefe des Operationsfeldes und der geringeren Beweglichkeit des Ureters erschwert. Ein kleines, in dieser Gegend liegendes Konkrement kann leicht dem tastenden Finger entgehen und es erweist sich eine rectale oder vaginale Assistenz bei der Operation als förderlich, um die Blase mitsamt dem Ureterende zu heben und dem palpierenden Finger eine Unterlage zu bieten.

Für diese Fälle zur Aufsuchung des juxtavesicalen Ureteranteiles rät BIRNIE, anstatt seitlich, von einem Medianschnitt zwischen den Mm. recti einzugehen und nach möglichster Abschiebung des Peritoneums sich entlang der Blase nach abwärts zur Eintrittsstelle des Ureters durchzuarbeiten. BLUM hat den Vorschlag gemacht, die Blase nach der VOELCKERSCHEN Methode zu extraperitonealisieren und auf ähnlichem Wege von rückwärts her an die Ureteren zu gelangen, eine Methode, von deren Brauchbarkeit sich RUBRITIUS an einigen Fällen überzeugen konnte. Eine Hilfsincision in den Rectus erleichterte ihm die Zugänglichkeit nach der einen oder der anderen Seite. BLATT empfiehlt für solche ganz tiefsitzende Steine diese Schnittführung als Methode der Wahl, weil sie ausgezeichneten Zugang zum Ureter bis an seine Einmündungsstelle in die Blase gewährt. Von anderer Seite (CONDAMIN, GAYET) werden dem queren suprapubischen Schnitt nach PFANNENSTIEL Vorteile für die Aufsuchung des untersten Ureters nachgerühmt.

Die unleugbaren Schwierigkeiten des Zugangsweges für ganz tief unten im Ureter, d. h. in seinem juxtavesicalen und intramuralen Anteil sitzende Steine haben Bemühungen gezeigt, durch transvesicales Eingehen die Entbindung des Konkrementes in die Blase herbeizuführen. Der Eingriff besteht in einer Ureterotomie von der eröffneten Blase aus und kommt zunächst nur dann in Betracht, wenn der Stein höchstens 2—3 cm oberhalb des Ostium vesicale ureteris gelegen ist (siehe die Untersuchungen von ZAKY über die Länge des Ureterdaches, S. 16) und wenn er nicht mobil ist, da sonst die Gefahr besteht, daß er bei den Manipulationen in der Blase nach oben verschoben wird (CLERC DANDOY). Auf Grund der günstigen Erfahrungen LICHTENSTERNS an zehn Fällen empfiehlt LEMBERGER, die Indikationen zu diesem Eingriff weiter auszudehnen. Es erfolgt nämlich die spontane Ausstoßung des tiefsitzenden Steines nach der transvesicalen Spaltung des Ostiums mit Regelmäßigkeit auch dann, wenn derselbe intra operationem nicht gleich zu entfernen war. Besonders bei sehr fettleibigen Personen und infizierten Fällen, wo das abdominoretroperitoneale Verfahren gewisse Schwierigkeiten hat, mag dieser an sich einfache und gefahrlose Weg zu betreten sein. Es bedarf wohl kaum der Erwähnung, daß die Sectio alta in Fällen, in denen der Stein bereits aus dem Ostium in die Blase hineinragt, allein am Platze ist.

Seltenere Zugangswege zur operativen Freilegung des Ureters, die ebenfalls nur bei tiefsitzenden Steinen in Betracht kommen, sind die *vaginale, rectale* und *parasakrale* Methode.

Die Bloßlegung des Ureters auf dem Wege der vaginalen Incision dürfte sich nur für wenig fettleibige Personen in solchen Fällen eignen, wo man vorher den Stein von der Scheide aus tastet (ISRAEL, DOYEN, HEINSIUS). Der Plexus paravesicalis kann hier gelegentlich zu Nachblutungen Anlaß geben.

Der vaginalen Incision bei der Frau entspricht beim Manne der pararectale (CECI) bzw. der parasakrale Weg nach VOELCKER. Auch dieser wird nur ausnahmsweise betreten werden.

Neuerdings empfiehlt LOWSLEY die perineale Incision zur Bloßlegung des untersten Ureterabschnittes. Er mußte gelegentlich einer Samenblasenoperation zum Schutz des Harnleiters diesen auspräparieren, was leicht gelang und Veranlassung gab, bei einem Uretersteinfall in gleicher Weise vorzugehen. Auch FENWICK hat diesen Eingriff an einem Patienten sogar zweimal ausgeführt.

Unter Umständen sind außer der operativen Entfernung des Steines durch die Ureterotomie noch weitergehende Eingriffe geboten, und zwar dann, wenn eine sekundäre Schädigung der zugehörigen Niere eingetreten ist. Diese erfolgt dadurch, daß ein Konkrement lange Zeit an einer Stelle stecken geblieben ist, und zur Behinderung des Harnabflusses Anlaß gegeben hat. Setzt die Ureterobstruktion schnell und vollständig ein, so entwickelt sich eine Atrophie der

Niere, ist aber das Hindernis der Harnstauung ein unvollständiges, so kommt eine allmählich wachsende Dilatation der zentralwärts von demselben liegenden Abschnitte zustande. Es entwickelt sich ein Hydroureter bzw. eine Hydronephrose, wenn Infektion hinzutritt eine Pyonephrose und Pyureter. Geringe Grade der Dilatation sind nach der Ureterolithotomie rückbildungsfähig. Wenn dieselbe aber bereits ein sehr hohes Ausmaß erreicht hat, wobei der Ureter bis auf Darmdicke erweitert sein kann, und an Stelle der Niere ein parenchymloser Sack vorliegt, so ist die Rückbildung dieser schweren Schädigung von vornherein nicht zu erwarten. Hingegen kann die Belassung eines solchen, noch dazu funktionell unbrauchbaren Organes bedrohliche postoperative Komplikationen nach der Ureterotomie im Gefolge haben. Blutungen aus dem Nierenbecken, septische Erscheinungen, Stumpfempyeme (Kornitzer), welche dann die sekundäre Nephroureterektomie notwendig machen. Es empfiehlt sich daher nach einer Reihe von Erfahrungen in den Fällen, wo die Niere irreparabel geschädigt und noch dazu infiziert ist, der Ureter stark dilatiert erscheint, sich nicht mit der Ureterolithotomie allein zu begnügen, sondern die Niere mitsamt dem Ureter zu entfernen (Bachrach, Schwarzwald).

Umgekehrt kann unter gewissen Umständen die bloße Nephrektomie an die Stelle der operativen Entfernung des Steines treten. Marrion machte sie bei ausgesprochener Pyonephrose, Kroiss in einem Fall von ganz tiefsitzendem Ureterstein, bei dem wegen schwerer Atheromatose der Gefäße der Patientin die Entfernung der zerstörten Niere, als der bedeutend leichtere Eingriff, der viel schwierigeren Ureterotomia juxtavesicalis mit Erfolg vorgezogen wurde. In der Mehrzahl der Fälle hat es auch bei dieser Nephrektomie allein sein Bewenden und es erübrigt sich die sekundäre Entfernung des im Ureter zurückgebliebenen Steines (Joseph und Janke). Immerhin besteht hier eine gewisse Gefahr in der möglichen Bildung eines Stumpfempyems oder einer periureteralen Phlegmone, welche erst recht die Exstirpation des zurückgebliebenen Steines mitsamt dem Ureter erfordert. Israel mußte zweimal wegen einer Komplikation von seiten des Ureterstumpfes denselben sekundär exstirpieren. Chabanolle war gezwungen, fünf Jahre, Brongersma sogar 23 Jahre nach der Nephrektomie den Ureter wegen Stumpfempyem operativ zu entfernen. Das sind Zufälle, mit denen immerhin zu rechnen ist, wenn sich die Notwendigkeit ergibt, aus irgendeinem Grunde das weniger radikale Vorgehen der bloßen Nephrektomie ohne Ureterektomie einzuschlagen.

Resultate. *Die operativen Resultate* der Ureterolithotomie sind unbedingt als günstige zu bezeichnen, besonders seit die extraperitoneale Operation ziemlich allgemeine Anwendung gefunden hat. Durch diese, sowie durch die Möglichkeit der genauen Lokalisation des Steines mittels der Röntgenstrahlen sind die Gefahren des Eingriffes auf ein Minimum herabgedrückt, wie auch die statistischen Daten beweisen. Jeanbreau errechnet aus einer Sammelstatistik des Jahres 1909 von 116 operierten Fällen eine Mortalität von 8,62%, die sich bei 64 extraperitonealen Ureterolithotomien auf 6,25% reduziert. Zieht man hier noch vier Todesfälle ab, die nicht der Operation zuzuschreiben sind, so ergibt sich eine Mortalität von 1,66%. Für weitere 127 von ihm gesammelte extraperitoneal operierte Fälle aus den Jahren 1909—1914 ermäßigt sich diese Mortalität auf 1,4%. Israel hat bei 33 eigenen Fällen 0% Verluste; an der Abteilung meines Lehrers Zuckerkandl konnte ich mehr als 60 operierte Uretersteine ohne Todesfall verlaufen sehen.

Entsprechend dem guten postoperativen Zustand sind auch die *Fernresultate* günstig, d. h. echte Rezidive werden äußerst selten beobachtet; höchstens können solche durch Übersehen von Steinschatten auf der Röntgenplatte oder durch mangelhafte Deutung des Bildes vorgetäuscht werden. Natürlich ist auch die Möglichkeit vorhanden, daß gelegentlich der neuerlichen Wanderung von Nierensteinen in die Blase sich ein Steckenbleiben von Konkrementen im Ureter wiederholt, ein Vorkommnis, das aber auch nicht als echtes Rezidiv zu bezeichnen ist. So beschreibt LEGUEU zwei Fälle, bei denen $1^1/_2$ bzw. 2 Jahre nach der Ureterolithotomie eine neuerliche Steinoperation nötig gewesen ist. Nach allgemeiner Erfahrung kann immerhin behauptet werden, daß *bei nachgewiesenem solitärem Ureterstein einer Seite die Gefahr eines Rezidivs überaus gering ist.*

Therapie der kalkulösen Anurie. Die Tatsache, daß die kalkulöse Anurie einen überaus ernsten, lebensbedrohenden Zustand darstellt, macht die rascheste Behebung desselben zur strikten Forderung, denn auch eine ganz gesunde Niere wird durch längeres Bestehen der Anurie in ihrem epithelialen Apparat schwer geschädigt und kann sich, wenn der Zustand nicht beizeiten behoben wird, nicht mehr erholen. Bevor man aber zu operativen Maßnahmen greift, wird wenigstens der Versuch gemacht werden müssen, die Harnsekretion durch konservative Maßnahmen wieder in Gang zu bringen. Hierbei kommt es als erschwerend in Betracht, daß es gar nicht immer gelingt, die von der Steineinklemmung betroffene Seite, die ja zunächst den Angriffspunkt des therapeutischen Handelns bilden muß, mit Sicherheit festzustellen. Manchmal gibt der Kranke deutlich einen intensiven einseitigen Schmerz im betreffenden Ureter oder in der Niere an, oder die Anurie setzt mit einem diffusen krampfartigen Schmerz im ganzen Bauch ein, der sich dann mehr und mehr auf eine Seite lokalisiert. Nicht selten verlassen aber alle Anhaltspunkte in dieser Richtung, besonders wenn das Bewußtsein des Kranken durch eine bereits mehrere Tage bestehende Anurie getrübt ist, so daß anamnestische Daten nicht zu erheben sind. Eine röntgenologische Untersuchung kann Aufklärung geben, wenn es sich um eine einseitige Steinerkrankung handelt, aber auch diese ist nicht immer aussichtsreich, da gerade solche anurische Patienten gewöhnlich sehr fettleibig sind und noch dazu ein meteoristisch geblähtes Abdomen haben.

Auch die Ureterensondierung gibt selten maßgebende Aufschlüsse, da ein Hindernis im Ureter durch Schleimhautfalten oder eine vorhandene Striktur vorgetäuscht werden kann; noch unklarer ist der Ureterenkatheterismus, wenn der Katheter auf beiden Seiten bis ins Nierenbecken hinauf vordringt, also an dem Stein vorbeigleitet. Trotzdem ist in allen Fällen zunächst eine Ureterensondierung zu versuchen, die neben der diagnostischen Bedeutung manchmal auch den Erfolg haben kann, daß der eingezwängte Stein im Ureter verschoben bzw. gelockert und damit der Harnabfluß wieder hergestellt wird. Dieser Erfolg ist aber doch nur vorübergehend, denn der Eintritt einer neuerlichen Einklemmung steht in absehbarer Zeit zu erwarten. Es ist also dadurch nur Zeit gewonnen, damit sich der Kranke erholen und vielleicht unter günstigeren Umständen im anfallsfreien Stadium operiert werden kann.

Keinesfalls darf man bei bestehender Anurie längere Zeit zuwarten, da sich die Prognose täglich verschlechtert, sondern man muß womöglich innerhalb der ersten 48 Stunden operieren.

Hat sich die Seite des Verschlusses aus den diagnostischen Anzeichen und der Sitz des Steines durch die Röntgenuntersuchung feststellen lassen, so wird sich die Art des Eingriffes von selbst ergeben. Mit der operativen Beseitigung des Hindernisses ist auch der Harnabfluß wieder hergestellt und damit die Anurie behoben. Schwieriger gestaltet sich die Lage, wenn mehrere Steine im Ureter oder gleichzeitig in der Niere vorhanden sind. In solchen Fällen läßt sich nicht ohne weiteres entscheiden, welches Konkrement die Ursache der Einklemmung gewesen ist, im günstigsten Falle gelingt es, ein Konkrement aus dem Harnleiter ins Nierenbecken hinaufzuschieben und von dort durch *Pyelotomie* alle

Steine zu entfernen. Liegt ein solcher aber im pelvinen Ureter, dazu noch andere höher oben in der Niere, so sind derartige Manipulationen nicht möglich und es muß durch eine *Nephrostomie* oder Pyelotomie das nächste Operationsziel, das ist die Herstellung des Harnabflusses, ermöglicht werden. Auf den Stein selbst wird vorderhand keine Rücksicht genommen. Mit der Wiederherstellung des gestörten Harnabflusses auf der kranken Seite wird auch die reflektorisch in ihrer Sekretion gehemmt gewesene Niere wieder zu funktionieren beginnen.

Dieser Weg der operativen Entfernung des Hindernisses war früher der gebräuchliche zur Behebung der kalkulösen Anurie. KÜMMELL hatte in fünf von sechs Fällen damit Erfolg.

Ein anderer Gedankengang folgt in therapeutischer Hinsicht der Theorie der reflektorischen Anurie in einer gesunden oder fast gesunden Niere. Unter Umständen kann die operative Beseitigung des okkludierenden Steines als ein zu schwerer Eingriff bei den urämischen Kranken Bedenken erregen und dann bleibt die Möglichkeit, in der zweiten gesunden Niere die *Dekapsulation vorzunehmen.* Durch diesen Eingriff werden die Innervationsverhältnisse im Sinne der Gefäßerweiterung geändert und die Niere dadurch in die Lage versetzt, ihre sekretorische Funktion wieder aufzunehmen. Dieser Eingriff findet eine Analogie in der in den letzten Jahren immer mehr bekannt gewordenen Operation von LERICHE, der Sympathektomie an den Extremitätengefäßen, welche dem gleichen Ziele zustrebt, nämlich eine erhöhte Durchblutung der Gefäßwände herbeizuführen. J. SEIFERT berichtet über zwei derartig erfolgreich behandelte Fälle von reflektorischer Anurie bei Steineinklemmung im Ureter, von denen der eine im Coma uraemicum operiert wurde, der andere wegen hochgradiger Fettleibigkeit kaum einer genauen Untersuchung, geschweige denn einer eingreifenden Operation, wie einer Nephrotomie unterzogen werden konnte.

Die Dekapsulation oder, besser gesagt, die Entnervung der Niere, um die es sich in letzter Linie dabei ja handelt, ist ein Eingriff, der sich ohne weiteres in lokaler Anästhesie ausführen läßt, wie ich mich nach eigener Erfahrung an Kriegsnephritiden wiederholt überzeugen konnte. Es genügt dabei vollkommen die regionäre Umspritzung des lumbalen Operationsgebietes, die Anästhesierung der Niere selbst erübrigt sich deshalb, weil eine Mobilisierung des Organs nicht erforderlich ist, sondern die Dekapsulation in situ ausgeführt wird. Es ist dies insoferne bei diesen Fällen ein Vorteil, als urämische Kranke besonders leicht zu postoperativen Lungenerkrankungen disponieren und bei der Dekapsulation irgendwelche Inhalationsnarkose — auch geringe Mengen Äther — entbehrlich ist. Die Dekapsulation der gesunden Niere als therapeutischer Eingriff bei der kalkulösen Anurie gewinnt somit gegenüber der Nephrostomie und Pyelotomie begreiflicherweise immer mehr Anhänger, weil sie weit weniger eingreifend ist als diese.

Schließlich wäre noch eine Beobachtung von GOTTWALD SCHWARZ zu erwähnen, welchem es gelang, bei einer reflektorischen Anurie durch einseitigen Steinverschluß im Ureter nach einer einmaligen Röntgentiefenbestrahlung die Diurese wieder in Gang zu bringen. Die Wirkung dieser Bestrahlung erklärt SCHWARZ als Gefäßwirkung im Sinne einer Spasmolyse, eine Erklärung, welche ex juvantibus wiederum eine Stütze der ISRAELschen Anschauung von dem Zustandekommen der reflektorischen Anurie bildet. Demnach wird die auf reflektorischem Wege entstandene Ischurie der Niere durch die Röntgenstrahlen aufgehoben und das Organ durch die wieder einsetzende Durchblutung arbeitsfähig gemacht. Weitere Erfahrungen in dieser Richtung sind um so wünschens-

werter, als man bei derartigen Fällen ohnehin immer zur Aufsuchung des Steinsitzes in dem einen Ureter die Röntgenstrahlen zu Rate ziehen soll, bevor ein
operativer Eingriff gemacht wird. Es ist daher prinzipiell der Versuch einer
Röntgentiefenbestrahlung in solchen Fällen empfehlenswert.

Literatur.

ADAMS, J. E.: Urinary calculus in the pelvic portion of the ureter. The Lancet Vol. 188,
p. 857. 1915. Ref. Surg., gynecol. a. obstetr. Vol. 21, p. 204. 1915. — ALBARRAN: Calculs,
fistules et rétrécissements de la portion iliaque de l'uretère. Ann. des maladies d. organes
génito-urin. (Ann. de GUYON). Mars 1895. p. 193. — Operative Chirurgie der Harnwege.
Verlag G. Fischer 1910. — ALBERS-SCHÖNBERG: Fortschr. a. d. Geb. d. Röntgenstr. Bd. 9,
S. 255. 1905/6. — Zeitschr. f. ärztl. Fortbild. Bd. 8, S. 707. 1906. — ALOI, VINCENT: Les
calculs ureteraux et les recherches modernes. Journ. d'urol. Tome 12, Nr. 5, p. 321. — ALVIRI:
Fälle von Uretersteinen. 28 congr. di soc. ital. di chir. Neapel. 25.—27. 10. Vol. 9, p. 1.
— ANDRÉ: Journ. d'urol. Tome 10, p. 89. 1921. — ANSCHÜTZ, W.: Über Nierenblutungen
nach Appendicitis. Münch. med. Wochenschr. Jg. 69, Nr. 42, S. 1473. — ARCELIN, M. F.:
Diagnostic radiographiques des calculs de l'uretère. Paris méd. Jg. 11, Nr. 6, p. 111. —
ASCHNER, PAUL: Two cases of partial urethral obstruction. Internat. journ. of surg. Vol. 34,
Nr. 3, p. 104. — BACHRACH, R.: Konservative Behandlung von Uretersteinen. Wien. urol.
Ges. 22. Januar 1920. Ref. Zeitschr. f. urol. Chirurg. Bd. 5, S. 191. 1920. — Zur Operation
der Harnleitersteine. Wien. urol. Ges. 25. Oktober 1920. Ref. Zeitschr. f. urol. Chirurg.
Bd. 6, H. 3/4, S. 266. — BALLENGER, EDGAR G. a. OMAR F. ELDER: Ureteral calculi.
Southern med. journ. Vol. 19, Nr. 4, p. 306. 1926. — BARSONY, TH.: Wien. klin. Wochenschr.
Jg. 34, S. 173. 1921. — BARTLETT: Une methode operatoire simple pour les calculs de
l'uretère. Zentralbl. f. Chirurg. 1907. Nr. 22, S. 621. — BARUCH-BARUCHIM: Zur intra-
vesicalen Operation tiefsitzender Uretersteine. Fol. urol. Bd. 9, Nr. 7. — BATTLE: Brit. med.
journ. 1921. Nr. 3157. — BAZY PIERRE et LOUIS: Faut-il suturer les incisions du bassinet
et de l'uretère? Journ. d'urol. méd. et chirurg. Novembre 1912. Tome 2, p. 645. —
BECKE, A. VON D.: Hämaturie und Appendicitis. Zeitschr. f. Urol. Bd. 16, H. 2. 1922. —
BERRY: Perforation of the ureter by calculs. Brit. journ. of surg. Vol. 8. 1921. — BEVAN:
Calculs du rein et de l'uretère. Journ. of the Americ. med. assoc. February 26. 1910. Vol. 54,
p. 665. — BIRNIE, J. M.: Surg., gynecol. a. obstetr. Vol. 18. 1914. — BISSELL: La voie
abdominale pour l'ablation des calculs de la portion pelvienne de l'uretère chez la femme.
The Americ. journ. of obstetr. a. gynecol. Dec. 1908. — BLATT, PAUL: Ein neuer Weg zur
Freilegung des untersten Harnleiterabschnittes usw. Wien. klin. Wochenschr. 1926. Nr. 40,
S. 1130. — BLOCH: Über Ureterenoperationen. Fol. urol. April 1909. S. 589. — BLUM, V.:
Intra- und transvesicale Operationen am unteren Harnleiterende. Wien. med. Wochenschr.
Jg. 71, Nr. 39/40, S. 1667. — Zur Diagnostik kleiner Konkremente im Nierenbecken und
Harnleiter. Zeitschr. f. urol. Chirurg. Bd. 10. 1922. — Referat über Physiologie und Patho-
logie der Harnleiter. Verhandl. d. dtsch. Ges. f. Urol. 1. bis 4. Okt. 1924. Leipzig: Thieme.
— BOARI: Chirurgie dell'uretere. Rome, Société éditrice Dante Alighieri 1900. — BOECKEL,
ANDRE: Stein in Hufeisenniere. Pyelotomie. Fistel bedingt durch Uretersteine-Hemi-
nephrektomie. Journ. d'urol. Tome 12, Nr. 4, p. 296. — BÖHRINGER, KONRAD: Zur Klinik
der Uretersteine. Verhandl. d. dtsch. Ges. f. Urol. Berlin 1924. — BONN, RUDOLF: Ein
seltener Fall von Spätblutung nach Ureterolithotomie. Zeitschr. f. urol. Chirurg. Bd. 6,
H. 3/4, S. 219. — BORROS: Eingeklemmte Uretersteine. Beitr. z. klin. Chirurg. Bd. 84,
S. 94. 1913. — BOYD. MONTAGUE L.: Right ureteral calculus simulating acute appendicites.
Journ. of the Americ. med. assoc. Vol. 79, Nr. 18, p. 1517. — Med. record. Vol. 101, p. 525.
1922. Ref. Zeitschr. f. urol. Chirurg. Bd. 12, H. 1—2. — BRAASCH: Conditions contrain-
dicating operation with stone in the kidney. Minnesota med. Vol. 3, p. 387. 1920. Ref.
Zentralorg. d. ges. Chirurg. u. ihrer Grenzgeb. Bd. 11, S. 200. 1921. — BRAASH, W.: Surg.,
gynecol. a. obstetr. Vol. 24. — BRAASH, W. and MOORE: Stones in the ureter. Journ. of the
Americ. med. assoc. Vol. 55, p. 1234. 1915. — BRANSFORD, LEVIS: Ein neues Zeichen in der
Diagnose der Uretersteine. Journ. of urol. Vol. 7, Nr. 6. 1922. — BRENNER, A.: Bohnen-
großer Ureterstein mit dickdarmartiger Dilatation des Ureters. Nephro-Ureterektomie. —
BREWER: Erfahrungen an 140 Operationen an Niere und Ureter. Americ. journ. of the med.
sciences. May 1908. p. 625. — BRIDGE, R.: Uretral calculi and phlebolitis. Med. journ. of
Australia. Vol. 1, Nr. 16. Ref. Zeitschr. f. urol. Chirurg. Bd. 11, S. 223. — BRONGERSMA:
Calculs de l'uretère. XIII. Session de l'assoc. franç. d'urol. Paris 1909. p. 232. — BRYAN, C.:
Stone in the ureter. Surg., gynecol. a. obstetr. Vol. 12, p. 134. 1911. — Diagnosis of stone
in the ureter. Southern med. journ. Vol. 16, Nr. 11, p. 876. 1923. — BÜRGER, L.: Une
novelle méthode pour faciliter l'issue des calculs urétéraux et dilater l'uretère. Americ.
journ. of surg. Vol. 27, p. 151. Avril 1913. — Unusual cases of ureteral calculus. Internat.

journ. of surg. Vol. 33, p. 65. 1920. Ref. Zentralorg. f. d. ges. Chirurg. u. ihre Grenzgeb. Bd. 8, S. 160. 1920. — Zeitschr. f. urol. Chirurg. Bd. 9, 1922. — Bugbee, H. G.: A clinical study of lithiasis. Journ. of the Americ. med. assoc. Vol. 49, p. 1492. 1917. — Bumpus, jr., H. C. a. Albert J. Scholl: Ureteral stones. Surg. clin. of North America. Vol. 5, Nr. 3, p. 813. 1925. — Buttler, R. de: Journ. de méd. de Paris Jg. 41, Nr. 19. 1922. — Cabot (Hugh): Résultats des interventions pour calculs des reins. Americ. journ. of surg. 1913. p. 144. — Americ. journ. of surg. Vol. 27, p. 154. Avril 1913. — Cabot: Errors in diagnosis of renal and ureteral calculus. Surg., gynecol. a. obstetr. 1915. Ref. Zentralbl. f. d. ges. Chirurg. Bd. 45, S. 394. 1918. — Carroro, Nic.: Ref. Urol. Chirurg. Bd. 9, H. 1. — Casper, L.: Die Diagnostik der Uretersteine. Ann. des maladies des org. gén.-urin. Tome 2, p. 22/11. 1911. Ref. Dermatol. Wochenschr. Bd. 54, S. 238. 1912. — Lehrbuch der Urologie. 4. Aufl. Wien-Berlin: Urban & Schwarzenberg 1923. — Zeitschr. f. Urol. Bd. 18, H. 10/11. 1924. — Caulk, J. R.: Incrustations of the renal pelvis and ureter. Surg., gynecol. a. obstetr. Vol. 18, p. 297. 1914. — Ceci: Diagnostic d'un calcul de l'uretère inférieur gauche. Urétérotomie par la voie rectale. Rif. med. Septembre 1887. — Chabanolle, L. de: Indications de la néphrectomie pour calcule de l'ureter. Presse méd. Jg. 29, Nr. 55, p. 552. — Chatelin: Sur les calculs de l'urétere. XIII. Sess. de l'assoc. franç. d'urol. Paris 1909. p. 197. — La calculose uretérale pelvienne maladie autonome. 31. Congr. de l'assoc. franç. de chirurg. Paris. Octobre 2—7. 1922. — Chevelle: Les difficultés de diagnostic des calculs renaux et ureteraux. Thèse de Nancy 1908. Nr. 7. — Christian, Eugen: Die unblutige Behandlung der Uretersteine. Soc. de urol., gynecol. et obst., 28. 12. 1921. Spitalul. Jg. 42, Nr. 33, p. 90. 1922. Rumänisch. — Chrzelitzer: Beitrag zur Hämaturie nach Appendicitis. Zeitschr. f. Urol. Bd. 16, Nr. 9. 1922. — Cifuenter, Tedro: Behandlung der Uretersteine durch Ureterkatheterisierung. Rev. espanola de urol. y de dermatol. Vol. 25, Nr. 292, p. 169. 1923. Spanisch. — Codman: Un cas de kyste intra-vésical formé par l'uretère: dilatation de l'uretère avec dilatation du bassinet; présence de 38 calculs mobiles. The Boston med. a. surg. journ. May 28. 1908. p. 828. — Condamin, F.: Volumineux calcul de l'uretère pelvien. Lyon méd. Tome 136, Nr. 42, p. 455. 1925. — Crance, A. M.: Ref. Zeitschr. f. urol. Chirurg. Bd. 15, H. 1—2. — Crowell: Journ. of urol. Vol. 6, Nr. 3, p. 243. 1921. — Cumston: Über das Vorkommen von Uretersteinen bei Kindern. Wien. klin. Rundschau Bd. 32, S. 99. 1918. — Cunningham: Ureterenkatheterismus zur Diagnose von Uretersteinen und zu deren Entfernung. The journ. of the Americ. med. assoc. April 24. 1909. p. 1331. — Deaver: The diagnosis and treatment of renal and ureteral calculi. Transact. of the Southern surg. a. gynecol. assoc. Dec. 1922. Ref. Surg., gynecol. a. obstetr. Vol. 14, p. 317. 1913. — Delbet, Pierre: D'une opération qui permet de découvrir la dernière portion de l'uretère. Soc. anat. de Paris. Juillet 1891. p. 470. — Desnos: Indications, technique et accidents du cathétérisme des uretères calculeux. XIII. Sess. de l'assoc. franç. d'urol. Paris 1909. p. 286. — Dillingham, F.: The practical use of the cystoscop in removing ureteral calculi. Urol. a. cut. review Vol. 36, Nr. 4. 1920. — Dohan, N.: Differentialdiagnose zwischen Harnleiterstein und verkalkter Lymphdrüse. Fortschr. a. d. Geb. d. Röntgenstr. Bd. 17, Nr. 3. — Dourmashkin, Ralph. L.: Urol. a. cut. review. Vol. 28, Nr. 6. 1924. — Concerning the use of tunneled bougies and the hook-catheter in the treatment of ureteral calculi. Journ. of urol. Vol. 13, Nr. 1, p. 85. 1925. — Doyen: Calculs urétéraux enlevés par la taille urétérale. Union méd. du Nord-Est 1892. Nr. 12, p. 381. — Eastmond, Ch.: Genaue Diagnose von Nieren- und Uretersteinen. The urol. a. cut. review. March 1913. Ref. Dermatol. Wochenschr. Bd. 27, S. 1327. 1913. — Eisendrath, D. U.: Ann. of surg. Vol. 70. 1919. — Eisendraht et Herzog: Contribution à la chirurgie rénale et urétérale. Ann. of surg. Vol. 48, p. 191. Nov. 1908. — Engelbrecht, H. von: Zur Klinik der Uretersteine. Zeitschr. f. urol. Chirurg. Bd. 10, S. 265. 1922. — Erdmann, B.: Urol. a. cut. review. Vol. 26, Nr. 3. 1922. — Erdmann, J. F.: Renal and ureteral calculi complicating or simulating appendicitis. New York med. journ. a. med. record 1908. — Ertzbischoff: Calculs de l'uretère. XIII. Sess. de l'assoc. franç. d'urol. Paris 1909. p. 277. — Estor et Jeanbreau: Calcul de l'uretère pelvin chez un enfant. Urétéro-lithotomie extra-péritonéale. Suture de l'uretère. Guérison per primam. Soc. d. chirurg. de Paris. Juillet 28. 1909. p. 921. — Fabricante: Operative Behandlung der Ureterensteine. Ann. des maladies des org. gén.-urin. Tome 29, p. 193. 1910. Ref. Arch. f. Dermatol. u. Syphilis Bd. 107, S. 489. 1911. — Fedoroff: Zur Kasuistik der Uretersteine. Zeitschr. f. Urol. Bd. 3, S. 64. 1909. — Zur Klinik und Therapie der Nephrolithiasis. Verhandl. d. russ. Chirurg. St. Petersburg, April 1921. Ref. Zentralorg. f. d. ges. Chirurg. u. ihre Grenzgeb. Bd. 13, S. 138. 1921. — Fenwick: The value of ureteric meatoscopy in obscure diseases of the kidney. Londres, Churchil éditeur 1903. — Ferrier: Über Steine der pelvinen Harnleiterportion. I. Kongr. d. ital. Ges. f. Urol. Florenz, 24. Okt. 1922. Ref. Zeitschr. f. urol. Chirurg. Bd. 11, S. 223. — Ferron: Ein zweiter Fall von Pseudoureterstein im pelvinen Abschnitt. Journ. d'urol. Tome 11, p. 561. 1921. Ref. Zeitschr. f. urol. Chirurg. Bd. 8, S. 107. 1922. — Fischer, Aladar: Uretersteine bei einem 1¹/₂jährigen Kinde. Ureterolithotomie. Heilung. Zeitschr. f. urol.

Chirurg. Bd. 2, S. 275. 1914. — FOWLER: Ureteral obstruction causing urinary stasis. Journ. of the Americ. med. assoc. 1914. Ref. Zentralbl. f. d. ges. Chirurg. Bd. 41, S. 1354. 1914. — FOWLER and WATERMANN: Surg., gynecol. a. obstetr. Vol. 35, Nr. 2. 1922. — FRANCOIS, J.: Scalpel. Surg., gynecol. a. obstetr. May 1913. Jg. 75, Nr. 17. 1922. — Les calculs de la portion vesicale de l'uretère on portion intramural de l'uretère. Scalpel. Jg. 75, Nr. 17, p. 398. 1922. — FRENKEL: Auswandernde Uretersteine. Ann. des maladies des org. gén.-urin. Tome 29, p. 1825. 1911. Ref. Arch. f. Dermatol. u. Syphilis Bd. 112, S. 437. 1912. — FREYER: On the surgery of the ureter for impacted calculus and some other causes of obstruction. Lancet Aug. 29 1903. p. 583. — FRISCH, A. v.: Über Hämaturie bei Appendicitis. Verhandl. d. dtsch. Ges. f. Urol. 3. Kongr. Wien 1911. S. 245. — FUCHS, FELIX: Zur Anatomie und Mechanik des Ureters. Zeitschr. f. urol. Chirurg. Bd. 21, H. 3/4, S. 201. 1926. — FURNISS: Calculs urétéraux enclavés enlevés par la fulguration. Journ. of the Americ. med. assoc. Vol. 60, p. 1534. May 17. 1913. — FURNISS, H. D.: Internat. journ. of surg. Vol. 34, Nr. 12. 1921. — GARCEAU: Le traitement chirurgical du calcul de l'uretère chez la femme. Journ. of the Americ. med. assoc. Vol. 49, p. 1098. Sept. 28. 1907. — GAUTHIER: De la méatotomie urétérovésicale endoscopique dans les calculs de l'uretère pelvien chez la femme. XVI. Sess. de l'assoc. franç. d'urol. Paris 1912. p. 646. — GAYET: Deux cas de calculs de la portion juxta-vésicale de l'uretère. Soc. franç. d'urol. Paris. 16. 3. 1925. Journ. d'urol. Tome 19, Nr. 4, p. 351. 1925. — GENOUVILLE: Sonde urétérale analogue au parapluie de Fergusson pour faire descendre les calculs de l'uretère. Présentation à la soc. des chirurg. de Paris. Presse méd. 7 janvier 1914. — GIBBON, J.: Ureteral calculi. Surg., gynecol. a. obstetr. Vol. 4, p. 483. 1908. — Technik der Nephropyelo- und Ureterolithotomie. Ann. of surg. August 1913. p. 232. — GIBSON, CHARLES L.: Die Technik der Operationen am unteren Ureterende. Americ. journ. of the med. sciences, January 1910. — GIULIANI, A.: Appendicite et hématurie. Lyon méd. Tome 130, Nr. 18, p. 843. 1921. — GLANTENAY: Chirurgie de l'uretère. Thèse de Paris 1894—95. Nr. 187. — GOTTSTEIN: Steinhaltiger Prolaps des vesicalen Ureterendes. Klin. Wochenschr. Jg. 1, Nr. 32, S. 1626. — GRANDINEAU: Le danger des calculs de l'uretère. Rev. méd. de l'est. Tome 49, Nr. 11. Ref. Zeitschr. f. urol. Chirurg. Bd. 8, S. 109. — GRASER: Entfernung eines Uretersteines durch Ureterotomie. Bruns' Beitr. z. klin. Chirurg. Bd. 88, S. 736. 1914. — GRETHER, FR. W.: Wahl der Operation bei Ureterstein mit besonderer Berücksichtigung der Lokalisation im intramuralen Segment. Diss. Berlin 1921. — GYSELYNCK: Journ. de Bruxelles 1912. Nr. 50. — HALM, LEO J.: A basis for compaining results in treatment of ureteral calculi. Americ. journ. of surg. Vol. 39, Nr. 7, p. 161. 1925. — HARVESS, J. DE: Scalpel. Jg. 75, Nr. 47. 1922. — HAWEN: Note sur un cas de calcul ureteral non diagnostique. Scalpel. Jg. 75, Nr. 47, p. 1154. 1922. — HEATH, P. M.: Ref. Zeitschr. f. Urol. Bd. 11, S. 384. — Large ureteral calcules. Brit. journ. of surg. Vol. 10, Nr. 37, p. 153. 1922. — HEINSIUS, FRITZ: Über die cystoskopische Diagnose eines Uretersteines und seine Entfernung auf vaginalem Wege. Zeitschr. f. Geburtsh. u. Gynäkol. Bd. 75, S. 441. 1913. — HEITZ-BOYER: Assoc. franç. d'urol. 1911. p. 450. — HERBST, ROB.: Ureteral calculus. Surg. clin. of North America. Vol. 3, Nr. 4, p. 1063. 1923. — HERCZEL, E., Budapest: Geheilte Fälle von Ureterotomie behufs Entfernung von Uretersteinen. Budapester kgl. Ärzte-Verein. 18. 3. 1912. Orvosi Hetilap. 1911. Nr. 29. — HEYMANN: Zeitschr. f. Urol. Bd. 11. 1917. — HINZMAN, FRANK: Journ. of the Americ. med. assoc. Vol. 76. 1921. — HOLM: Über mikroskopische Hämaturie bei akuter Appendicitis. Zentralbl. f. Chirurg. Jg. 49, Nr. 13, S. 448. 1922. — HOLST, O. CHR. u. SVEND, F.: Betrachtungen über die Diagnose der Uretersteine nebst Bericht über das Ergebnis 18 operierter Fälle. Hospitalstidende. Jg. 6, Nr. 18, S. 336. 1923. — HOLSTEIN, ERNST: Ein Fall von Ureterstein. Zeitschr. f. Urol. Bd. 20, H. 1, S. 20. 1926. — HRYNTSCHAK, TH.: Verhandl. d. dtsch. Ges. f. Urol. 1.—4. Okt. 1924. Leipzig: Georg Thieme. — HUNNER: New York state journ. of med. 1914. — Über Harnleiterstrikturen und deren Einfluß auf die Bildung von Uretersteinen bzw. Rezidiven in solchen. Journ. of the Americ. med. assoc. Vol. 82, Nr. 7. 1924. — ILLIEVITZ, A. B.: A new method for the removal of stone in the ureter. A prelim. report. Surg., gynecol. a. obstetr. Vol. 40, Nr. 4, p. 575. 1925. — IMBERT, LEON: Anurie calculeuse et cathétérisme urétéral. Assoc. franç. d'urol. 1906. p. 508. — ISAACS: Ureterstein bei der Frau unter besonderer Berücksichtigung der operativen Technik. Med. rec. Nr. 25. 19 Juin 1909. — ISRAEL, J.: Berl. klin. Wochenschr. 1888. — Über Operationen wegen Uretersteinen. Folia urol. Vol. 7, H. 1. — Chirurgische Klinik der Nierenkrankheiten. Berlin: August Hirschwald 1901. — Die Operationen wegen Harnleitersteinen. Zeitschr. f. Urol. Bd. 6, S. 705. 1912. — ISRAEL, WILHELM: Behandlung der Nieren- und Harnleitersteine. Klin. Wochenschr. 1922. Nr. 51, S. 2529. — Moderne Diagnose und Differentialdiagnose der Nieren- und Harnleitersteine. Ergebn. d. Chirurg. u. Orthop. Bd. 15, S. 569. — JACOBS: Urétéro-lithotomie transpéritoneale. Guérison. Ann. de gynecol. Février 1903. — JAHR, R.: Internat intraureterale Methode zur Lösung eingeklemmter Harnleitersteine und ihrer Herausbeförderung per vias naturales. Münch. med. Wochenschr. 1907. Nr. 24. — JEANBREAU: Des calculs de l'uretère. Rapp. présenté à la XIII. Sess. de l'assoc. franç. d'urol. Paris 1909. p. 1. O. Doin éditeur. —

Encyclopédie d'urol. 1914/23, herausgegeben von POUSSON und E. DESNOS, Paris. —
JOSEPH und JANKE: Beitrag zur Chirurgie tiefsitzender Uretersteine. Zeitschr. f. Urol.
Bd. 18, H. 10/11. 1924. — JOUNG, H.: Clinicaldiagnosis of the upper urinary tract. Journ.
of the Americ. med. assoc. Vol. 69, p. 1490. 1917. — Acknowledgment of priority for the
treatment of impacted calculi in the lower end of the ureter released by fulguration.
Journ. of urol. Vol. 7, Nr. 2, p. 161. 1922. — JUDD: The results of operations for the
removal of sones from the ureter. Ann. of surg. Vol. 71, p. 128. 1920. Ref. Zentralorg.
f. d. ges. Chirurg. u. ihre Grenzgeb. Bd. 7, S. 470. 1920. — Minnesota med. 1921. p. 597.
— KAHLE, P. J.: Ref. Zeitschr. f. urol. Chirurg. Bd. 15, H. 1—2. — KELLY, H.: Americ.
journ. of obstetr. a. gynecol. Vol. 44, p. 441. Oct. 1901. — KEPPICH: Sekundäre Nephrektomien nach Entfernung von Nieren- und Uretersteinen. Budapesti orvosi ujsag. Bd. 12.
1914. Ref. Zentralorg. f. d. ges. Chirurg. u. ihre Grenzgeb. Bd. 4, S. 641. 1914. — KIDD:
The Lancet Vol. 198. 1920. — KIELLEUTHNER, L.: Steine des pelvinen Ureteranteiles und
ihre Differentialdiagnose. Münch. med. Wochenschr. Jg. 68, Nr. 23, S. 691. — KIRMISSON:
Calcul de l'uretère chez un enfant. Urétérotomie souspéritonéale. Guérison. XXIV. Congr.
de chirurg. Paris 1911. p. 293. — KLEIBER, N.: Zeitschr. f. Urol. Bd. 15, Nr. 7. 1921. —
KLICKA: Ref. Urol. Chirurg. Bd. 8, H. 1/2. — KORNITZER, E.: Wien. urol. Ges. Sitzung
vom 19. März 1924. Zeitschr. f. urol. Chirurg. Bd. 16, H. 3/4. — KRETSCHMER, H.: Surg.,
gynecol. a. obstetr. Vol. 30, p. 314. 1920. — The diagnosis and treatement of stone in
the ureter. Journ. of the Americ. med. assoc. Vol. 80, Nr. 20, p. 1425. 1923. — Kidney
and ureteral stone. Surg. California a. western med. Vol. 22, Nr. 4, p. 143. 1924. —
KÜMMEL, H.: Steinkrankheit der Nieren und Harnleiter. Dtsch. med. Wochenschr. 1908.
Nr. 13. — Verhandl. d. Ges. dtsch. Naturf. u. Ärzte. Wien 1913. — Über Diagnose, sowie
seltenere Begleit- und Folgeerscheinungen der Appendicitis. Dtsch. med. Wochenschr.
Jg. 47, Nr. 22, S. 622. 1921. — KÜMMELL und GRAFF: Chirurgie der Nieren und Harn-
leiter im Handbuch d. praktischen Chirurgie. Stuttgart: Ferd. Enke 1914. — KUESTER:
Chirurgie der Nieren und Harnleiter. Deutsche Chirurg. Bd. 52. — KUTNER: Zeitschr. f.
Urol. Bd. 6, S. 447. 1912. — LE CLERC-DANDOY: Calcul de l'uretère intramural chez
l'homme. Scalpel. Jg. 78, Nr. 14, p. 329. 1925. — LE DENTU: Affections chirurgicales des
reins et des uretères. Paris: Masson 1889. — LE FUR: Calculs de l'uretère et appendicite.
XIII. Congr. de l'assoc. franç. d'urol. Paris 1909. p. 267. — LEGUEU: Les calculs de
l'uretère. Journ. des praticiens Jg. 36, Nr. 14, S. 210. 1922. — Assoc. franç. d'urol. XIII.
Sess. Paris 1909. p. 177. — Journ. d'urol. Tome 11. 1921. — LEMBERGER, W.: Über die
operative Therapie tiefsitzender Uretersteine. Zeitschr. f. urol. Chirurg. Bd. 19, H. 5/6,
S. 259. 1926. — LÉONARD: Konservative Behandlung von Uretersteinen. Journ. of the
Americ. med. assoc. January 23. 1909. p. 280. — LEVENANT: Journ. d'urol. Tome 12, Nr. 6.
1921. — LEWIS, BRANSFORD: A new signe in the diagnosis of ureteral stones. Journ. of
urol. Vol. 7, Nr. 6, p. 487. — LEWISSOHN: Urinary fistula following ureterotomy. Ann. of
surg. Vol. 76, Nr. 2. 1922. — LICHTENSTERN, R.: Sitzungsber. d. Wien. urol. Ges. 1925.
In Zeitschr. f. urol. Chirurg. — LIVERMORE: Ein Instrument zur Entfernung von Uretersteinen. Southern med. journ. Vol. 15, Nr. 4, p. 316. — LOCHE, W.: Diss. Erlangen 1905.
Ref. Dermatol. Wochenschr. Bd. 43. 1906. — LORY: De la lithiase bilatérale, rénale et
urétérale. Thèse de Paris 1908—09. — LOTSY: Ureterstein, kombiniert mit Ureteranomalie.
Fortschr. a. d. Geb. d. Röntgenstr. Bd. 27, H. 3, S. 260. 1919—1921. — LOWSLEY, O. S.:
A perineal operation for removal of stone in the lower end of the male ureter. Surg.,
gynecol. a. obstetr. Vol. 3, Nr. 4, p. 300. — LUYS: Des calculs de l'uretère. XIII. Sess. de
l'assoc. franç. d'urol. Paris 1909. p. 209. — MACDONALD, SIDNEY G.: Removal of stones
from the pelvic portion of the ureter. Brit. med. journ. Nr. 3159, p. 98. — MARRION: Journ.
d'urol. Tome 12, Nr. 1. 1921. — Paris méd. Jg. 11, Nr. 32. 1921. — MAYO, W. J.: Entfernung von Steinen des intravesicalen Ureteranteiles mittels suprapubischer und trans-
vesicaler Operation. Surg., gynecol. a. obstetr. June 1911. p. 524. — MERITT: Ureteral
stones, symptoms, diagnosis and treatment. Southern med. journ. Vol. 13, p. 118. 1920. —
MEZÖ, BELA v.: Verfeinerung der Nieren- und Uretersteindiagnose. Dtsch. med. Wochenschr.
Jg. 47, Nr. 45, S. 1359. — MICHELSON, J. D.: Zur Frage der Steine im unteren Abschnitt
des Ureters. Ref., Bd. 12, H. 1/2, S. 106. — MICOLICH: Pyelonéphrite et urétérite calculeuses
bilatérales. Presse méd. Jg. 30, Nr. 85, p. 923. — MORALES, L. F.: Uretersteine im Rücken-
teil. Asclepios. Vol. 11, H. 3/4, p. 91. 1923. Spanisch. — MORTON, H. and STURDIVANT:
Renal colic in cases of renal and ureteral stone. Journ. of the Americ. med. assoc. Vol. 79,
Nr. 20, p. 1651. — MOSZKOVICZ, A.: Ann. of surg. 1908. — NECKER und GAGSTATTER:
Klinik und Therapie der Steine im Beckenteile des Ureters. Wien. klin. Wochenschr. 1911.
Nr. 8. — Verhandl. d. Wien. Urol. Ges. 22. 1. 1920. Zeitschr. f. urol. Chirurg. Bd. 5, S. 15.
1920. — NEUWIRTH, KARL: Ein Beitrag zur Therapie der Reflexanurie. Zeitschr. f. urol.
Chirurg. Bd. 11, H. 3/4, S. 75. 1922. — NICOLICH: Calculs de l'uretère. XIII. Sess. de
l'assoc. franç. d'urol. Paris 1909. p. 211. — NITZE: Lehrbuch der Cystoskopie. — NOGUÈS:
De l'emploi de la bougie tortillée dans la cathétérisme de l'uretère. Journ. d'urol. méd. et
chirurg. Tome 4, p. 801. Nov. 1913. — OEHLECKER, F.: Über die Behandlung der Hydro-

nephrose. Zeitschr. f. urol. Chirurg. Bd. 10, S. 1. 1922. — ORTNER, NORBERT: Klinische Symptomatologie innerer Krankheiten. Bd. 1, 1. Teil. Urban & Schwarzenberg 1917. — PARKER: Großer Stein im Ureter, Entfernung desselben durch Sectio alta vesicae. Brit. med. journ. July 21. 1906. Ref. Dermatol. Wochenschr. Bd. 43, S. 590. 1906. — PASCUAL: Contribution à l'etude des calculs de la portion intrapariétale de l'uretère. Journ. d'urol. Tome 3, p. 447. 1913.. — PASTEAU: Assoc. franç. d'urol. 1904. p. 602. — Les points douloureux rénaux. Assoc. franç. d'urol. Paris 1907. — Diagnostic et traitement des calculs de l'uretère. XIII. Sess. de l'assoc. franç. d'urol. Paris 1909. p. 254 — PAUL, ERNEST: Urol. a. cut. review Vol. 26, Nr. 4. 1922. — PAYR: In den Ureter gewanderter Nierenstein. Med. Klinik Jg. 18, Nr. 30, S. 980. — PEACOCK, A. H.: Impacted calculi of the ureter etc. Journ. of the Americ. med. assoc. Vol. 85, Nr. 258, p. 1943. 1925. — PERRIER: Steine im ampullenförmig erweiterten untersten Ureterabschnitt. Journ. d'urol. Tome 10, Nr. 4, p. 306. — PFLAUMER, E.: Unblutige Behandlung der Uretersteine. Zeitschr. f. urol. Chirurg. Bd. 15, H. 1/2, S. 123. 1924. — POMEROY, EDARD S.: Diagnosis of absent ureteral calculus. Report of a case. California a. Western med. Vol. 24, Nr. 1, p. 74. 1926. — POUSSON: Calcul de la portion moyenne de l'uretère. Urétérotomie sans suture. Guérison rapide. XIV. Sess. de l'assoc. franç. d'urol. Paris 1912. p. 623. — POZZI: Volumineux calcul urétéral. Congr. internat. de méd. sect. de chirurg. gén. Paris 1900. — PRIBRAM, H.: Über die Behandlung von Koliken mit pharmakologischen Spasmolyticis. Med. Klinik Jg. 17, Nr. 24, S. 713. — PURNISS: Impacted ureteral calculi released by fulgurisation. Journ. of the Americ. med. assoc. Vol. 40, p. 1534. 1913. — RAFIN: Über die Nieren- und Uretersteine beim Kinde. Ann. des maladies des org. gén.-urin. Tome 1, Nr. 6. 1911. — Journ. d'urol. Tome 11, Nr. 5/6. 1921. — Meatotomie ureterale par diathermie pour calcul. Lyon méd. Tome 131, Nr. 23. 1922. — Remarques sur quelques observations des calculs de l'uretère. Journ. d'urol. Tome 11, Nr. 5/6, p. 425. — REICHMANN: Über Schatten in Röntgennegativen, die Uretersteine vortäuschen können. Fortschritte a. d. Geb. d. Röntgenstr. Bd. 9, S. 254. 1915/16. — REINECKE, R.: Zur Diagnostik von Steinen im untersten Teil des Ureters. Zentralbl. f. Chirurg. Jg. 52, Nr. 14, S. 740. 1925. — RIGBY: Die Operationen am pelvinen Ureter wegen Stein. Ann. of surg. Nov. 1907. — RISON: Über einen Fall von Verstopfung des linken Ureters nach Exstirpation der rechten Niere wegen eines großen Steines derselben. Fol. urol. Bd. 9, S. 19. 1915. — RITTER: Uretersteine. Klin. Wochenschr. Jg. 1, Nr. 49, S. 2453. — ROBINSOHN, J.: Besteht ein Zusammenhang zwischen den sog. Beckenflecken und Ischialgien und Ureterkoliken? Blätter f. klin. Hydrotherap. u. verwandte Heilmethoden. 1907. Nr. 3. — Allg. Wien. med. Zeitg. Jg. 53, Nr. 25. 1908. — RODRIGUEZ, M.: El tratamento des la calculas del ureter per al cateterima ureteral. Sanid. milit. Habana. April 1922 (spanisch). — ROMITI, Z.: Klinischer Beitrag zur Harnleiterlithiasis. Arch. et atti de soz. ital. di chirurg. 27. adun Roma 1920. p. 505. — Contributo clinico alla calcolosi dell' uretere. Arch. et atti d. soc. ital. di chir. 27. ad. Roma. 10. 11. 1921. p. 505. — ROSSI: Cystotomia suprapubica. Ureterotomie und Nephrotomie an demselben Patienten wegen Steines der Blase, des rechten Ureters und der linken Niere. Arch. ed atti de soz. ital. di chirurg. Vol. 27, p. 525. 1921. Ref. Zeitschr. f. urol. Chirurg. Bd. 8, S. 423. 1922. — ROVSING, TH.: Erfahrungen über Uretersteine. Monatsber. f. Urol. 1901. Nr. 6. — RUBRITIUS, H.: Die reflektorische Anurie. Wien. klin. Wochenschr. 1925. Jg. 38, Nr. 27. — SCHENCK: Diagnose und operative Behandlung der Uretersteine. Johns Hopkins hosp. reports 1901—1902. p. 477. — SCHERCK, HENRY J.: Ureteral obstructions, some personal observations. Urol. a. cut. review Vol. 26, Nr. 4, S. 221. — SCHÖNFELD, AUGUST: Pseudouretersteine. Wien. med. Wochenschr. Bd. 35, S. 20. 1919. — SCHWARZ, G.: Behebung einer reflektorischen Anurie durch Röntgentiefenbestrahlung. Wien. klin. Wochenschr. 1923. Nr. 26, S. 472. — SCHWARZWALD, R. T.: Zur Operation der Harnleitersteine. Wien. urol. Ges. 25. Okt. 1920. Zeitschr. f. urol. Chirurg. Bd. 6, H. 3—4, S. 266. — SEELIG: Appendicitis resembling ureteral calculus. Surg., gynecol. a. obstetr. Vol. 7, p. 485. 1908. — SEIFERT, ERNST: Zur Frage der reflektorischen Anurie. Zeitschr. f. Urol. Bd. 19, H. 1, S. 67. 1925. — SIMON, ITALO: Untersuchung über die Wirkung des Glycerins. Arch. di scienze biol. Vol. 2, Nr. 1/2, S. 78. — SMETH, JEAN DE: Riesenstein des Beckenabschnittes des Ureters. Scalpel. Jg. 74, Nr. 20, p. 493. — Les faux calculs de l'uretère. Scalpel. 1925. Jg. 78, Nr. 44. p. 1116. — SPECKLIN, F. A.: Zeitschr. f. Urol. Bd. 8. 1914. — TADDEI: La palpation de l'uretère au détroit supérieur. Ann. de Guyon. 15 Juin 1909. p. 904. — I. ital. urol. Kongr. 1922. Ref. Zeitschr. f. urol. Chirurg. Bd. 11, S. 222. — THÉVENOT: Lithiase bilaterale des reins et de l'uretères. Lyon chirurg. Tome 19, Nr. 4, p. 423. — THOMAS, G. J.: Minnesota med. Vol. 6. 1923. — VOELCKER, F.: Zeitschr. f. urol. Chirurg. Bd. 1, H. 1—2. — VOGEL: Über endovesicale Operation tiefsitzender Harnleitersteine. Berlin. med. Ges. 16. März 1921. Münch. med. Wochenschr. Jg. 68, Nr. 12, S. 375. — WALTHER, H. W. E.: Papaverin in der Behandlung der Uretersteine. Urol. a. cut. review. Vol. 20, Nr. 9. 1916. — Intravesical menagement of obstructions in the ureter with special reference to stone and stricture. Journ. of the Americ. med. assoc. Jg. 1922. p. 733. — WATSON: I. Congr. internat. d'urol. Paris 1908. — 110 Fälle von Nieren- und

36

Uretersteinen und 10 Fälle, die unter dem Bilde dieser Erkrankung verliefen. Boston med. a. surg. journ. January 1913. p. 37. — Wegge, K.: Ref. Zeitschr. f. urol. Chirurg. Bd. 12. S. 108. — Two unusual cases of multiple ureteral calculi. Acta radiol. Bd. 2, H. 3, S. 264. 1923. — Weisz, Franz: Zur Therapie der Uretersteine. Berlin. klin. Wochenschr. 1911. Nr. 49, S. 2200. — White: Über Uretersteine und die transperitoneale Ureterolithotomie. Brit. med. journ. January 1. 1910. — Whorter, Mc und Golder, Lewis: Technik der Ureterolithotomie mit örtlicher Betäubung. Surg. clin. of North America. Chicago number Vol. 2, Nr. 3. 1922. — Wieern, G.: Propedeutique et technique urologiques. Edit. Masson, Paris 1922. — Willis: Calculus in the right ureter simulating appendicitis. Journ. of the Americ. med. assoc. Nov. 22. 1912. — Willborst: Über einen Fall von eingeklemmtem Ureterstein. Urol. a. cut. review. 1915. Nr. 1. — Wolfromm et Lebrun: Calcul de l'extrémité inférieure de l'uretère chez une femme. Journ. d'urol. Tome 18, Nr. 6, p. 481. 1924. — Worcester: Impacted calculi causing anuria. Internat. journ. of surg. Vol. 33, p. 194. 1920. Ref. Zentralorg. f. d. ges. Chirurg. u. ihre Grenzgeb. Bd. 9, S. 227. 1920. — Wossidlo: Vorstellung eines Falles eines sog. Uretersteines. Vortrag in d. Berlin. med. Ges. 12. Juni 1918. Ref. Berlin. klin. Wochenschr. Jg. 55, S. 652. 1918. — Mc Worther, Goeder Lewis: Impacted calculus in juxtavesical portion of the ureter, technic of ureterolithotomie under local anesthesia. Surg. clin. of North America. Chicago. Vol. 2, H. 3, p. 769. 1922. — Young, H. Hugh: Die Anerkennung der Priorität für die Behandlung von Steinen, die eingekeilt im unteren Ureterteil durch Fulguration gelöst wurden. Journ. of urol. Vol. 7, Nr. 2, p. 161. — Zabel: Zur Diagnose, Prophylaxe und endovesicalen Therapie incarcerierter Ureterensteine. Zeitschr. f. Urol. Bd. 1. 1908. — Zaky, A.: Zeitschr. f. Urol. Bd. 17, S. 1123. — Zondek: Zur Diagnostik und Therapie von Steinen im unteren Teil des Ureters. Zeitschr. f. urol. Chirurg. Bd. 10, S. 125. — Die chirurgischen Erkrankungen der Nieren und Harnleiter. Berlin: Julius Springer 1924. — Zur Diagnostik und Behandlung tiefsitzender Uretersteine. Med. Klinik. 1922. Jg. 18, Nr. 52, S. 1651. — Züscher: Zur Kasuistik der Harnleitersteine. Diss. Berlin 1919. Ref. Dermatol. Wochenschr. Bd. 72, S. 96. 1921.

Die Steinkrankheit der Harnblase und der Harnröhre.

Von

R. Hottinger-Zürich.

Mit 43 Abbildungen.

I. Die Steinkrankheit der Harnblase.

Geschichtliches. Die *Steinkrankheit der unteren Harnwege* ist wohl eine der *seit dem grauen Altertum bestbekannten* Affektionen. Aus Ägypten, Indien, Griechenland stammen die ältesten Mitteilungen und Beobachtungen. Es ist das auch kaum verwunderlich, da wir es hier mit einer Krankheit zu tun haben, die so *auffallende* und *typische Erscheinungen* verursacht, wie Schmerzen, Miktionsschwierigkeiten, Blutharnen, Steinabgang, und wo oft der Beweis ihres Charakters durch eine Operation erbracht werden konnte (Lithotomie). So interessant medizin- und kulturhistorisch die Anschauungen der Alten über das Wesen der Steinkrankheit waren, ihre z. T. phantastische Ätiologie und die darauf basierte innere Therapie, Anschauungen, die bis ins späte Mittelalter, ja bis zum Beginn der wissenschaftlich-chemischen Ära ihre Geltung hatten, so ist doch für uns viel bedeutungsvoller der *Entwicklungsgang* der *Steinchirurgie.* Denn, während wir heute auf internem Gebiete, seit Hippokrates, dieser Krankheit noch fast ebenso machtlos gegenüber stehen wie die Klassiker der Griechen, hat die chirurgische Behandlung im Lauf der Zeiten, allerdings in sehr ungleichem Tempo, einen Ausbau erfahren, der als eminenter Fortschritt bezeichnet werden darf. *Klassische Beschreibungen* des Leidens und der (perinealen) Lithotomie lieferten schon Hippokrates und namentlich Celsus, doch ohne selbst zum Messer zu greifen, da solche Hantierungen nicht würdig des gelehrten Ärztestandes befunden wurden — und auch zu gefährlich waren. Vielmehr wurden diese — wie viele andere — Operationen teils ansässigen, namentlich aber *wandernden „Spezialisten",* den *Steinschneidern,* überlassen und dieses Verhältnis dauerte durch die Jahrhunderte an, bis die Chirurgie überhaupt als gleichberechtigter Zweig der ärztlichen Kunst in die medizinische Wissenschaft aufgenommen wurde. Die Erweiterung der Kenntnisse von der Steinkrankheit und ihrer (chirurgischen) Behandlung ist in der älteren Zeit besonders an die Namen von Paulus von Aegina, Avicenna, Franco, Fabric. d'Aquapendente, Morgagni geknüpft, um nur die bedeutendsten zu nennen. Wenn es auch unter der Gilde dieser „Steinschneider" naturgemäß viele unwürdige, dubiose Elemente gab, so zeichneten sich andere, obschon auch meistens niederer Herkunft, durch Intelligenz und wissenschaftliches Streben aus und gelangten zu großem Ruhme. Namentlich ragten im 16.—18. Jahrhundert eine Anzahl französischer „Barbier-chirurgiens de génie" hervor. Oft vererbte sich das Metier und die ihm eigenen Geheimnisse in Technik und Instrumentarien in einer Familie über mehrere Glieder fort. So soll z. B. die Familie Callot in Paris über acht Generationen Steinschneider gestellt haben. Der erste amtete 1556 als „Opérateur du roi pour la pierre", der letzte noch unter Ludwig XV. Zu ganz besonderer Berühmtheit gelangte Frère Jaques (de Beaulieu), der gegenüber der bisherigen medianen die *laterale Incision* einführte. Die Zahl seiner Operationen wird auf 4500 geschätzt. Er machte große Reisen durch Belgien, Holland, die Schweiz, Österreich, Italien. Ebenso berühmt war Frère Come, der 1748 das Lithotome à lame cachée erfand, das später von Dupuytren zum bilateralen ergänzt wurde. Als Beispiel aus deutschen Landen sei auf Georg Bartisch hingewiesen, der durch sein originelles „Kunstbuch, derinnen ist der gantze gründliche vollkommene rechte gewisse bericht und erweisung und Lehr des Hartenn Reissenden Schmertz hafftigen Peinlichen Blasen Steines — (Im altenn Dressden 1575)[1]" bei uns weiter lebt. Bis zum Anfang des 15. Jahrhunderts war das Instrumentarium für die (perineale) Lithotomie ein höchst einfaches *(„kleiner Apparat"),* wurde dann aber wesentlich

---

[1] Herausgegeben von Mankiewicz. 1905. Berlin: Coblentz.

36*

vermehrt durch Konstruktion zahlreicher Hilfsinstrumente wie kannelierte Sonde, Dilatatorien (s. Abb. 1), Steinlöffel und Zange usw. *(,,großer Apparat")*. Die *Sectio hypogastrica* wurde nach Jeanbrau[1]) zuerst in Frankreich beschrieben von Rousset in Montpellier und ausgeführt von Franco (1560) an einem Knaben mit großem Stein, und zwar mit glücklichem Erfolg. Er beschreibt die Operation aber als so gefährlich, daß er dringend davon abraten muß. Erst hundert Jahre später wurde sie wieder praktisch aufgenommen von den Engländern Douglas und Cheselden, aber eingebürgert, so daß sie jetzt die bevorzugteste Steinschnittoperation ist, hat sie sich erst in neuerer Zeit, dank der antiseptischen Ära. Auch die heute am häufigsten ausgeführte Operation der Steinzertrümmerung — Lithotripsie — ist eine Errungenschaft der neueren Zeit.

Geographische Verbreitung. Schon aus diesen kurzen historischen Stichproben geht hervor, daß die Lithiasis offenbar stets eine häufige und weitverbreitete Krankheit gewesen sein muß. Aber wie schon früher ist auch jetzt noch die *Quantität geographisch* eine sehr *verschiedene*. In einigen Ländern scheint im Laufe der Zeit ein Wechsel vor sich gegangen zu sein (z. B. Abnahme in Holland, Lothringen) und sich auch heute noch zu vollziehen. Umfassende Berichte über die geographische Verbreitung der (Blasen-) Steine liegen vor von Hirsch und Serguiewsky; doch sind diese Mitteilungen seitdem vielfach noch ergänzt und detailliert worden. In *Europa* gibt es kein Land, das übermäßig von Steinleiden heimgesucht würde, wie gewisse Teile anderer Kontinente; doch bestehen auch in Europa namhafte Unterschiede. So gelten die *nordischen Staaten*, inklusive Finnland und Nordrußland für steinarm. In *England-Schottland* sollen die östlichen und südlichen Teile mehr Steine aufweisen; die Operationszahlen eines Thompson sprechen für ansehnliche Verbreitung. Die *romanischen Länder* (Frankreich, Italien, Spanien) weisen bemerkenswerte Zahlen auf; jedenfalls hat Frankreich den Steinschneidern stets reichlich Arbeit gegeben. In der *Schweiz* sind die Steine selten, wenn auch nicht in dem Grade, wie gewöhnlich angenommen wird. Auch in *Deutschland* zählen sie nicht zu den sehr häufigen Vorkommnissen, wenn schon in Zentren wie Wildungen Hunderte von Fällen zusammenkommen [Marc[2])]. Löwen-

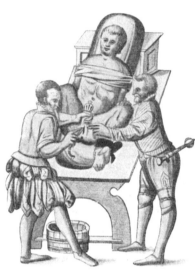

Abb. 1. Lithotomia perinealis mediana.
(Aus ,,Kunstbuch extr. von G. Bartisch".
Dresden 1575. Berlin 1915.)

Hardt nennt die Steine in *Schlesien* spärlich. Für *Württemberg* und Umgebung haben Küttner und Weil nachgewiesen, daß Steine früher ziemlich häufig waren, z. B. in Oberschwaben und auf der Alb (in 100 Jahren 500 Fälle, besonders bei Jugendlichen), während sie in der Neuzeit fast ganz verschwunden seien. In *Österreich* sind sie dann schon häufiger und nehmen zu je mehr wir nach *Osten* und in den *Balkan* gelangen. In *Ungarn* ist namentlich die Donau- und Theißgegend heimgesucht (nach v. Bokay, der aus 18 Jahren 1836 Fälle nur kindlicher Lithiasis zusammengestellt hat), während Oberbayern und Siebenbürgen ziemlich frei davon sind. Reichlich vertreten sind sie auch in *Bosnien*, der *Türkei* und *Südrußland*. Sozusagen klassische Stätten und Zentren für Steine sind *Ägypten* (Nordafrika), *Indien* (Nord, oberer Ganges) und namentlich *Südchina*, wo in Canton besondere Spitäler für Steinkranke bestehen. Auch in *Japan* nach Nakajima[3]) ziemlich häufig. In *Australien* sind Steine selten; ebenso in *Nordamerika*, doch wird behauptet (Crenshow), daß dort ihre Zahl beträchtlich zugenommen habe[4]).

Einfluß von Geschlecht und Alter. Aus den diesen Angaben zugrunde liegenden Zahlen und Statistiken gehen aber noch andere interessante Tatsachen hervor in bezug auf *Geschlecht* und *Alter* der Steinpatienten. Übereinstimmend zeigt sich, daß das *weibliche Geschlecht* mit spärlichen Ausnahmen (z. B. Finnland) nur mit *wenigen Prozenten* (2—5) an den Blasensteinkranken partizipiert. Ihre Erklärung findet diese Erscheinung wohl aus den *anatomischen Bedingungen,* dem gegenüber den männlichen Verhältnissen *erleichterten Abgang* verhältnismäßig noch großer Konkremente und dem *Ausbleiben ätiologisch*

[1]) Journ. d'Urologie. XIV, p. 433.
[2]) Feiber: Lithotripsie oder Lithotomie? (900 Fälle). Münch. med. Wochenschr. 1913.
[3]) Nakajima: Studien über Blasensteine. Zeitschr. f. Urolog. Bd. 16. 1922.
[4]) Literatur über die geographische Verbreitung.

wesentlich mitwirkender *pathologischer Veränderungen* der Harnwege im *Alter*. Ein großer Teil der *weiblichen Blasensteine* sind zudem *Fremdkörpersteine*. Eine besonders hervorstechende Tatsache betrifft das *Alter* der Steinpatienten. Kein Alter ist zwar vom Blasenstein verschont, nur sind die mittleren Jahre am wenigsten heimgesucht. Hauptsächlich da, wo er sehr häufig, d. h. *endemisch*, auftritt, übersteigt die *Zahl der Jugendlichen* und *Kinder* bis zum Säugling herunter diejenige der Erwachsenen, und zwar betrifft es auffallend oft die *Kinder* des *ärmeren Teiles* der *Bevölkerung*, während umgekehrt mehr Erwachsene der besser situierten Klassen erkranken (z. B. Beobachtung THOMPSONs). Als Beispiel sei eine Statistik ASSENDELFTS [1]) angeführt, der in 20 Jahren 630 Fälle von Blasenstein beobachtete, und zwar 616 männliche und 14 weibliche. Davon hatten 383 ein Alter bis zu 10 Jahren, 162 bis 20, d. h. 545 oder 86,5% gehörten dem Kindes- und jugendlichen Alter an und auch hier ist die schwache Beteiligung des weiblichen Geschlechtes sehr ausgesprochen, wenig mehr als 2%. Diese Erscheinung wird vielfach mit *unzweckmäßiger Ernährung* der Kinder in Zusammenhang gebracht (Harnsäureinfarkt) und tatsächlich soll durch *Einführung rationeller Ernährungsmethoden* in mehreren Gegenden ein *Abnehmen*, ja sogar ein *Verschwinden* des Blasensteins im Kindesalter beobachtet worden sein (Frankreich: Paris, Württemberg).

Ätiologie. Mit diesen Feststellungen betreten wir das Gebiet der *Ätiologiefragen*, inwieweit Ernährung, Klima, Rasse, geologische Landesverhältnisse (Trinkwasser), Vererbung usw. als ätiologische Faktoren für die Bildung der Harnsteine zu betrachten seien, denn alle diese Momente sind schon als ursächliche bezeichnet worden. Seit FOURCROY und VAUQUELIN, MECKEL sprach man von einem *steinbildenden Katarrh* der Harnwege, welcher die Kittsubstanz für die Steinformation durch die im Harn gewöhnlich gelöst vorhandenen Salze (Krystalle) liefere und EBSTEIN ist es gelungen, im Aufbau der Steine ein *organisches Gerüst*, das er als das primäre der Steinbildung ansieht (nicht unbestritten), nachzuweisen. Heute sucht man den Ausgangspunkt derselben in einer *Störung* des *Kolloidchemismus* (Ausfall von Schutzkolloiden) im Harn, welche die Verkittung der Salzkrystalle verursacht. Ohne diese Störung können solche Krystalle über lange Zeit und in großer Menge im Urin vorhanden sein und ausgeschieden werden, ohne daß es zur Konkrementbildung kommt. Für eingehendere Angaben über diese Theorien sei auf die Ausführungen von Geh.-Rat Prof. Dr. GOTTSTEIN im vorangehenden Kapitel dieses Werkes verwiesen. Jedenfalls ist aber anzunehmen, daß diese Störung des Kolloidchemismus nicht nur an die Niere gebunden sein kann, denn es gibt zahlreiche Fälle, wo wir nur primäre Steinbildung in der Blase vor uns haben, die oberen Harnwege frei von solchen sind und die Blasensteine keine Anzeichen (Kerne) renaler Provenienz aufweisen (z. B. reine Phosphatsteine). Wir müssen also annehmen, daß sich die Kolloidänderung auch in der Blase einstellen und durch lokalvesicale Einflüsse (Cystitis, Infektion) ausgelöst werden kann. Diese Störung als Grundbedingung für die Steinbildung angenommen, treten aber zweifellos noch eine Reihe *anderer Faktoren* dazu, die diesen Prozeß *begünstigen* oder gar *provozieren*, also Miturachen sind. Dabei spielen weniger die oben schon angeführten *äußeren* Momente die Hauptrolle, als vielmehr *innere*, lokale, anatomische, pathologische Verhältnisse. Immerhin sind im ätiologischen Sinne die ersteren auch nicht ganz außer Betracht zu lassen. Die Bedeutung *unzweckmäßiger Ernährung*, namentlich im Kindesalter, ist bereits angetönt worden. Auch für die Entwicklung der harnsauren Diathese der Erwachsenen hat sie Einfluß und ebenso wohl auch die *Vererbbarkeit* einer solchen Konstitution. In bezug auf die *Rasse* ist es jedenfalls weniger die biologische Eigenart dieser selbst, als ihre *sozialen Verhältnisse*, die ins Gewicht fallen. Wenn z. B. in Ägypten viele Eingeborene an Blasenstein erkranken und die Fremden nicht, so kommt das daher, daß die Ägypter durch ihre Lebensweise, ihre Intimität mit dem Nil, sich häufig mit Bilharzia infizieren, deren Veränderungen in der Blase zu

---

[1]) VII. Kongreß d. russischen Ärzte, Kosan. Wratsch 1899. Nr 6,

Steinbildung führen[1]). Auch den *klimatischen* und *geologischen* Eigentümlichkeiten eines Landes und dem durch dieselben bedingten Charakter des *Trinkwassers* kann wohl keine ausschlaggebende Bedeutung beigemessen werden. Davon abgeleiteten Erklärungen gehäuften Vorkommens von Steinen in bestimmten Gegenden stehen *Gegenbeweise* aus analogen Verhältnissen gegenüber. Sehr charakteristisch in dieser Beziehung gibt z. B. Preindlsberger [2]) an, daß in Bosnien die gehäuft auf einem Gebiet von Triaskalk vorkommenden Blasensteine (1,2% weibliche) hauptsächlich die ärmere christliche Bevölkerung betreffen und die überwiegende Anzahl auf das jugendliche Alter unter 20 falle, was doch offenbar darauf hindeutet, daß unter gleichen klimatisch-geologischen Verhältnissen es nur gewisse, die ärmeren, Schichten einer Bevölkerung sind, die viel Steinkranke aufweisen und diese leben eben unter anderen sozialen und hygienischen Bedingungen. Schon bei alten Autoren (z. B. Tolet) finden wir derartige Angaben.

Beschaffenheit der Steine. Bevor wir nun zur Berücksichtigung der lokalen, anatomisch-pathologischen, die Steinbildung begünstigenden Verhältnisse der Blase übergehen, ist es zum besseren Verständnis wohl vorteilhaft, uns vorerst mit der *Beschaffenheit* der *Steine* bekannt zu machen. Zahlreiche Analysen von Steinen haben übereinstimmend gezeigt, daß sich an ihrem *Aufbau* nur *auch sonst* als normale oder pathologische Bestandteile im Harn vorkommende Salze beteiligen. Man unterscheidet die Gruppen der *sauren* und der *alkalischen* Salze. Zu den ersten gehören die *Harnsäure,* die harnsauren Verbindungen *(Urate),* die *Oxalate* (oxalsaurer Kalk), *Xanthin,* zur zweiten rechnet man die *Phosphate,* Ammoniak-Magnesia, *Carbonate.* Eine besondere Stellung nimmt das *Cystin* ein, das als Ausdruck einer Stoffwechseldiathese im normalen Urin nicht vorkommt, wenn es aber auftritt, häufig zu Steinbildung führt; die Cystinurie ist meistens familiär. Als seltene Befunde seien noch erwähnt Kieselsäure, Urostealith, Cholesterin, Indigo. Von Fettsteinen [3]) zu sprechen sind wir nur dann berechtigt, wenn das die Steinbildung veranlassende Fett aus dem Körper stammt (Chylus). Ist dagegen das Fett instrumentell oder durch onanistische Manipulationen in die Blase eingeführt worden, müssen wir die Steinbildungen als Fremdkörpersteine bezeichnen. Ebenso scheint schwefelsaurer Kalk auf die Anwesenheit von Gummifremdkörpern hinzudeuten [4]), da er sonst nicht nachgewiesen worden. Fibrin- und ähnliche Bildungen, die sich gelegentlich inkrustieren, können wir nicht mehr zu den eigentlichen Blasensteinen rechnen. Bei den Inkrustationen von Tumoren und Ulcerationen, deren diagnostische Wertung nicht immer leicht ist, handelt es sich nur um oberflächliche Steinniederschläge. Als *primär* werden die Steine bezeichnet, wenn sie ohne sonstige Veränderungen der Harnwege aus scheinbar normalen Urinverhältnissen ausfallen; *sekundär* heißen sie dagegen, wenn irgend ein veranlassendes Moment der Steinbildung zugrunde liegt, z. B. Entzündung (Cystitis), daher „Entzündungssteine‟, Harnstauung, Fremdkörper usw. Praktisch läßt sich eine solche Einschätzung freilich oft nicht durchführen. In anderem Sinne aber kann man von vielen Blasensteinen sagen, daß sie „primär‟ Nierensteine waren, dann in die Blase hinunterwanderten und sich dort „sekundär‟ als Blasensteine weiter entwickelten. Besonders instruktiv sind hierfür jene nicht so seltenen Fälle, wo in den Nieren eine Steinproduktion en gros besteht in Form kleiner, pfeffer-

[1]) Goebel: Über Blasensteine nach in Ägypten gemachten Erfahrungen. Dtsch. Zeitschr. f. Chirurg. Bd. 131. — Pfister: Beiträge zur Histologie der ägyptischen Blasensteine. Dtsch. Zeitschr. f. Chirurg. Bd. 121.
[2]) Wien. klin. Rundschau 1900. Nr. 46.
[3]) Schabl: Zeitschr. f. Urol. 1916. S. 209.
[4]) Bulius: Charitéannalen. Bd. 35. 1911.

korngroßer Steinchen, die unter normalen Verhältnissen als solche mit dem Urin abgehen, bei bestehendem Entleerungshindernis aber in der Blase liegen bleiben und so zu großen Steinansammlungen Anlaß geben können. Vergleiche Abb. 2: multiple, etwa 140, Blasensteine von Pfefferkorn- bis Haselnußgröße aus der Blase eines Prostatikers; gleichzeitig mit der Prostata entfernt. Diese Anfangsbildung eines Steines, die wir *Kern* nennen und die sich gewöhnlich deutlich als solche auf dem Durchschnitt abhebt, ist meistens, namentlich bei den Steinen renaler Provenienz, harnsaurer Natur. Sie sind vorwiegend solitär und zentrisch gelegen, können sich aber auch zu 2 und 3 finden und exzentrisch liegen. SCHLAGINTWEIT führt nicht weniger als 216 von seinen 316 Blasensteinen auf primäre Nierensteine zurück[1]). In „sekundären" finden wir als Ausgangspunkt oft Blutgerinnsel, nekrotische Gewebsfetzen, Fremdkörper. Die schon mehrfach nach Prostatektomie beobachteten Steinbildungen dürften z. B. auf diese Provenienz zurückzuführen sein[2]). Die weitere Apposition von Steinmasse findet dann aber durchaus nicht immer kontinuierlich im gleichen chemischen Sinne statt, sondern kann wechseln, je nach der jeweiligen Beschaffenheit des Urins, und dieser Wechsel von saurem zu alkalischem Aufbaumaterial und umgekehrt führt zur Bildung verschiedener *Schichten,* die oft auffallend deutlich voneinander abgegrenzt sind; auch eine radiäre Zeichnung kommt dabei häufig zustande. Selten besteht daher ein Stein in toto aus demselben Steinbildner; vielmehr ist die Großzahl der Steine „*gemischt*", allerdings so, daß ein Element besonders vorwiegt und nach diesem werden dann die

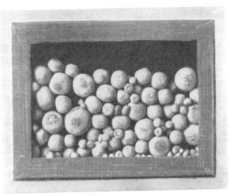

Abb. 2. (Erklärung im Text.) Zu beachten die Usuren, durch welche tiefere Schichten freigelegt werden. (Eigene Beobachtung.)

Steine als Urate, Oxalate, Phosphate usw. benannt. Es ist also leicht verständlich, daß irgend eine Gesetzmäßigkeit prozentualer Beteiligung der verschiedenen Bestandteile aus den Analysestatistiken nicht herauszulesen ist. Einige Zahlenangaben mögen diese Verhältnisse verdeutlichen:

In bezug auf die „Kerne" fand z. B. ULTZMANN bei $9/11$ von 545 Steinen Harnsäure resp. Urate, 31mal Oxalate, 45mal Phosphate. Als Hauptbestandteile gibt THOMPSON von 900 analysierten Steinen an: Harnsäure und harnsaure Salze in 58%, Phosphate 21%, Oxalate in 31%, gemischte 18%. PROCHNOW hat 501 Steine analysiert und fand: $16,96\%$ Urate, $6,98\%$ Phosphate, 1% Oxalate, $28,9\%$ Urat-Phosphate, $28,3\%$ Urat-Oxalat-Phosphate, $13,1\%$ Urat-Oxalate, $4,1\%$ Oxalat-Phosphate, je 1 Stealith und 1 Cystin. PREINDLSBERGER hatte unter 136 Steinen 36 reine, 60 vorwiegend Urate $= 71\%$, ohne Urate nur $1,2\%$. Über die Zusammensetzung „reiner" Harnsäuresteine macht KLEINSCHMIDT[3]) folgende Angaben: $88,23-98,4\%$ Harnsäure, $0-2,6\%$ Ammoniak, $0,38-4,94\%$ Calc. carbonat., $0-1,1\%$ Natrium, $0,008-0,32\%$ Magnes. carbonat.

---

[1]) Als weitere begünstigende Momente gibt er an: 194mal Prostatahypertrophie, 14mal Strikturen, 10mal Blasenlähmung und 7mal Fremdkörper. — 4. Kongr. d. Dtsch. Ges. f. Urol. Berlin 1913.

[2]) CARAVEN et LOURDEL: Journ. d'urol. Tome 14, p. 111. La lithiase vésicale dans les suites de la prostatectomie suspubienne. 3 eigene und 68 Fälle aus der Literatur.

[3]) KLEINSCHMIDT: Die Harnsteine. Berlin: Julius Springer 1911.

Die *qualitative Untersuchung* der Steine geschieht am einfachsten durch Verarbeitung des bei Durchsägung des Steines gewonnenen Pulvers, wodurch ein Gesamtresultat der Steinzusammensetzung erhalten wird, oder man untersucht die einzelnen Schichten durch Ausbrechen oder Abschaben des nötigen Materials. Die Hauptprozedur der Untersuchung ist das Ausglühen auf Platinblech, wobei die organischen Bestandteile (Harnsäuregruppe) verbrennen, die unorganischen (oxal- und kohlensaurer Kalk, Phosphate) als schwarze, dann graue Asche zurückbleiben. Ungebranntes Pulver braust durch Salzsäure auf, wenn es kohlensauren Kalk enthält; geschieht das Aufbrausen auch nach dem Glühen, handelt es sich um aus oxalsaurem Kalk entstandene Kohlensäure. Cystin verbrennt mit blauer Flamme und entwickelt Schwefelgeruch; es ist auch durch Lösung in Ammon. caust. mit Essigsäurezusatz durch Bildung seiner charakteristischen sechsseitigen Krystalltafeln nachweisbar. Durch die Murexidprobe lassen sich Urate und Xanthin unterscheiden. Zur systematischen Übersicht sei hier das bekannte Untersuchungsschema nach Ultzmann wiedergegeben:

Verbrennlich	Das Pulver verbrennt ohne sichtbare Flamme und ohne Geruch	Die Murexidprobe mit Ammoniak purpurrot, mit Kalilauge purpurviolett	*Harnsäure und harnsaure Salze*
		Die Murexidprobe mit Ammoniak gelb, mit Kalilauge orangefarben	*Xanthin*
	Das Pulver verbrennt mit schwach leuchtender blauer Flamme und mit Geruch nach brennendem Schwefel und Fett oder nach Asa fetida		*Cystin*
Nicht verbrennlich	Das native Pulver braust mit Chlorwasserstoffsäure		*Kohlensaurer Kalk*
	Das native Pulver braust nicht mit Chlorwasserstoffsäure	Das geglühte Pulver braust mit Chlorwasserstoffsäure	*Oxalsaurer Kalk*
		Das geglühte Pulver braust nicht mit Chlorwasserstoffsäure	*Erdphosphate*

Einen besonders schönen und charakteristischen Einblick in den Aufbau der Steine gewährt die mikroskopische Betrachtung von Dünnschliffen, deren Herstellung allerdings schwierig und mühsam ist. Ultzmann [1]) beschreibt den Vorteil dieser Untersuchungsmethode mit folgenden Worten:

Die mikroskopische Untersuchung der Harnsteine geschieht am besten an Dünnschliffen, welche der langen Achse eines Steines entsprechend angefertigt werden. Die Dünnschliffe müssen fein genug sein, um wenigstens bei einer Vergrößerung von 300 untersucht werden zu können. Sind die Dünnschliffe jedoch in dieser Weise angefertigt worden, so ergibt die mikroskopische Untersuchung derselben ein viel vollständigeres Bild über die Schichtenbildung und die Krystallisation der Steinbildner in der Konkretion, als dieses durch eine andere Untersuchungsmethode möglich wäre. Der Geübte wird nicht nur die einzelnen Steinbildner in der Konkretion an ihrer eigentümlichen Krystallisation, an ihrer Färbung und Schichtenbildung sofort leicht erkennen, sondern er wird auch Dinge finden, welche durch eine chemische Analyse niemals erkannt werden können. So findet man an Dünnschliffen sehr schön, wie einzelne Steinbildner die anderen durchwachsen, indem hier in einzelnen Schichten inselförmige Einlagerungen anderer Steinbildner, sogenannte „Einschlüsse", man findet die Pigmente des Harnes in den verschiedenen Schichten verschiedener Steinbildner in verschiedener Weise und in verschiedener Menge eingelagert, so z. B. das Harnindigo in großen wasserhellen Krystallen des oxalsauren Kalkes usw. Auch findet

---

[1]) Ultzmann: Die Krankheiten der Harnblase. Enke 1890.

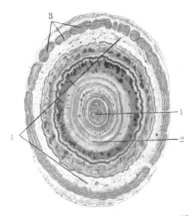

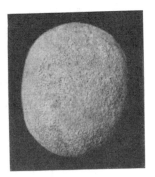

Abb. 3. 1. Kern, Harnsäure und Urate. 2. Harnsäure und Urate. 3. Krystallisationsherde. Harnsäure und Urate. 4. Weiße Zonen mit geringer Menge von Calciumphosphat. (Aus KLEINSCHMIDT: Harnsteine, Taf. 5, Nr. 65.)

Abb. 4. Phosphatstein 31,5 g. (Eigene Beobachtung.)

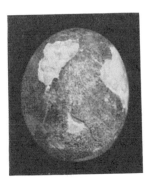

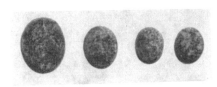

Abb. 5. Phosphatstein 40 g mit brauner Oberflächenschicht. (Eig. Beobachtung.)

Abb. 6. 4 glatte harte Harnsäuresteine aus derselben Blase. (Eigene Beobachtung.)

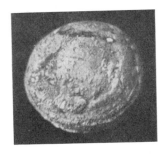

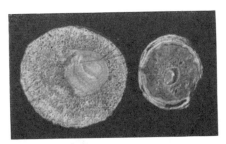

Abb. 7. Phosphatstein 36,5 g. S. Abb. 8. (Eigene Beobachtung.)

Abb. 8. a) Phosphatstein mit großem kieselharten Harnsäurekern; Durchschnitt von Abb. 7. b) Harnsäureoxalatstein mit deutlichem Kern und stellenweise unterhöhltem Phosphatmantel. (Eigene Beobachtung.)

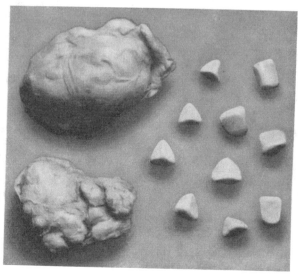

Abb. 9. Enukleierte Prostataknollen und 10 zugehörige Blasensteine von kubischer und pyramidaler Gestalt. (Eigene Beobachtung.)

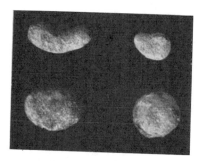

Abb. 10. 4 Steine aus der Blase eines Prostatikers; die Krümmung des „spanisch-nuß"förmigen wurde durch Aufliegen der Prostataprominenz bedingt. (Eigene Beobachtung.

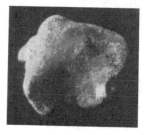

Abb. 11. Stein aus der Blase eines Prostatikers; er stellt einen vollständigen Ausguß des Blasenfundus dar; in der großen Delle (untere Hälfte) lag die Prostataprominenz. (Eigene Beobachtung.)

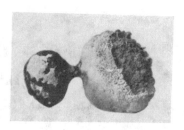

Abb. 12. Divertikelstein aus der Blase eines 72jähr. Mannes. Der kugelige Teil = Divertikelinhalt; der große stark arrodierte Teil = Blasenstein; sehr dünnes Verbindungsstück (Hals), entsprechend der engen Divertikelöffnung. (Eigene Beobachtung.)

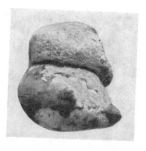

Abb. 13. Divertikelstein aus der Blase eines 65 jährigen Mannes. „Holländerschuh"förmiger Teil (unten) Divertikelstein; pilzförmig übergestülpter Teil (oben) = Blasenanteil. (Eigene Beobachtung.)

man zuweilen Lücken in der Konkretion, welche mit zelligen Gebilden (Eiterkörperchen) erfüllt sind, und dann wieder feinkörnige farblose Schichten aus kohlensaurem Kalk, welche die Umwandlungsprodukte der Blutkörperchen, das Hämatoidin, erkennen lassen. — Die Steinbildner erscheinen auf Dünnschliffen in ganz anderer Gestalt als in den Harnsedimenten und man wird vergebens nach den Wetzsteinformen der Harnsäure oder den Briefkuvertgestalten des oxalsauren Kalkes, den Dachgiebelformen der phosphorsauren Ammoniak-Magnesia usw. suchen. Die Krystallgestalten auf den Dünnschliffen sind entweder Prismen oder feine Nadeln, welche bald in unregelmäßiger Anlagerung wie bei der Harnsäure, oder in konzentrischer Gruppierung, wie bei dem oxalsauren Kalke erscheinen.

Die Konkretionen, welche ein Gefüge aus feinen Nadeln darstellen, sind sehr hart und diejenigen, welche prismatische Krystallisation zeigen, sind mürbe und leicht zerbrechlich. Steine aus reinem Kalk oder Magnesiaphosphat, aus harnsaurem Natron und aus oxalsaurem Kalk sind gewöhnlich sehr hart. Dieselben zeigen jedoch auch an ihren Dünnschliffen im polarisierten Lichte, daß sie sämtlich aus feinen Nadeln bestehen. Die Steine aus Harnsäure hingegen, aus Cystin und

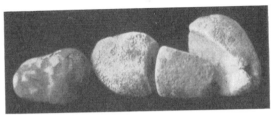

Abb. 14. „Haarnadelsteine". 3 Steine mit schön ausgebildeten „Gelenkflächen" an der Haarnadel. Der vierte Stein (links) lag bereits in der Harnröhre. (Eigene Beobachtung.)

gemischten Erdphosphaten sind weich und brüchig und die Dünnschliffe derselben zeigen, daß sie aus prismatischen, größeren Krystallen oder aus solchen gemengt mit amorpher Masse bestehen.

Wenn sich ein Stein ungehemmt in der Blase entwickeln kann und sein Aufbaumaterial annähernd einheitlicher Natur ist, so nimmt er nicht einfach eine rundliche *Form* an, sondern diese tendiert nach einem Ausdruck der petrographischen Eigenschaft seiner Krystallelemente. So sind Urate, Phosphate, Cystinsteine ein abgeflachtes Oval (rhombisch), Oxalate mehr kugelig (quadratisch), aber meistens mit drusigen Excrescenzen besetzt. Gemischte Steine sind dann eine Kombination dieser Systeme. Sind dagegen gleichzeitig Steine in Mehrzahl vorhanden oder werden sie in der Entwicklung durch die Umgebung irgendwie beengt, so paßt sich ihre *Form,* namentlich der Phosphate, weitgehend dieser Umgebung an. Mehrfache Steine reiben sich gegenseitig ab, so daß *kubische* und *Pyramidenformen* entstehen. Eine prominente Prostata kann sich im Fundus formende Steine hochgradig

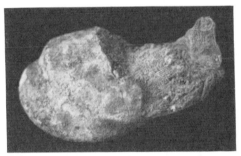

Abb. 15. „Tupferstein" aus der Blase eines Prostatektomierten. 31 g. 5 Monate und 3 Wochen nach der Prostataoperation extrahiert. (Eigene Beobachtung.)

beeinflussen. Besonders bekannt und durch ihre charakteristische Form auffallend sind die *Divertikel-* und *„Blasenhals"*steine von hantelähnlicher Bildung *(Pfeifensteine),* wovon der eine Teil sich in der Blase, der andere im Divertikel resp. in der Pars prostatica entwickelt, oft nur durch einen dünnen Hals verbunden. Bei der Entwicklung von *Steinen um Fremdkörper,* auf die hier nicht näher eingegangen werden kann (siehe Kapitel 15 dieses Werkes von Dozent Dr. PASCHKIS), bedingen diese in hohem Maße die Form. Auf diese Weise kann es manchmal zu ganz bizarren Steingebilden kommen. Das hier Gesagte möge eine Anzahl Steinbilder dokumentieren: Es sind die Abb. 3—15, die trotz ihrer Mannigfaltigkeit nur ein unvollkommenes Bild der Formenmöglichkeit geben.

In der Mehrzahl der Fälle handelt es sich um *solitäre* Steine, *mehrere* zugleich kommen aber doch in etwa 39% vor und gelegentlich kann ihre Zahl in die Hunderte gehen, ja es sind bis zu 2000 beobachtet worden. Ebenso schwankt die *Größe* außerordentlich. Wenn schon im allgemeinen der größeren Zahl kleinere Bildungen entsprechen, so gibt es doch viele Fälle, in denen eine ganze Reihe z. B. nußgroßer Steine vorhanden sind, auch bei Frauen und Kindern. Die ganz kleinen Konkremente haben wir bereits kennen gelernt; darüber finden sich alle Größen bis zu derjenigen eines Straußeneies vor, was dann Dimensionen z. B. von 15 : 20 cm bedingt; aber schon ein hühnereigroßer Stein hat die respektablen Maße von 5—6 cm und ein Gewicht um 100 g und was diese Zahlen überschreitet wird als „Riesenstein" bezeichnet. Kummer und Brutsch [1] führen in ihrer Zusammenstellung solcher Riesenexemplare, 104 an Zahl, 6 über 1000 g schwere an, max. 1815. Der größte bis heute beobachtete Blasenstein dürfte aber immer noch derjenige aus der Sammlung Pithas sein, der 2575 g wiegen soll [2]).

Die *Härte* und *Schwere* der Steine ist von ihrer Zusammensetzung abhängig. Hart sind besonders die Oxalate, die reinen Carbonate und krystallinischen Urate, weich die Phosphate und das Cystin. Sehr häufig ist die Erscheinung, daß die äußeren Schichten aus weichen Phosphaten bestehen, die inneren Partien aber aus harten Elementen. Auch die *Farbe* hat für die einzelnen Stein-bildner etwas Charakteristisches, sofern nicht fremde Farbstoffe, z. B. aus Blut, das Bild stören. Harnsaure Steine weisen eine gelb-rötlich-braune Färbung auf, Oxalate sind meist dunkel bis schwarz, Phosphate weiß bis grau, Cystin ist gelblich und fühlt sich fettig an.

Das *Wachstum* der Steine ist ein sehr verschiedenes, oft auch ein wech-selndes. Im allgemeinen entwickeln sich die Urate und Oxalate langsam, die Phosphate schnell, namentlich unter dem Einflusse einer ammoniakalischen Cystitis. So können in wenigen Monaten große Steine entstehen. Mit dem Wechsel der steinbildenden Elemente ändert auch die Schnelligkeit des Wachs-tums der verschiedenen Schichten. Namentlich bei der Bildung von Fremd-körpersteinen wird die Schnelligkeit der Entwicklung durch vorhandene Cystitis mächtig gefördert.

Der Charakter der *Steinoberfläche* hängt von der chemischen Beschaffenheit der obersten Schicht ab. Urate sind im allgemeinen glatt, oft wie polierte Kiesel-steine, die Phosphate sind rauh, am unegalsten aber die Oxalate, die häufig drusig-warzige Auswüchse produzieren (Maulbeersteine); s. Abb. 4 und 8. Schon bei Betrachtung des statistischen Verhaltens der Geschlechter mußte darauf hingewiesen werden, daß die gering prozentuale Beteiligung des weiblichen Geschlechtes an den Blasensteinen auf die Verschiedenheit der anatomischen Verhältnisse, der normalen sowohl wie der pathologischen, zurückzuführen sei. Wir sehen nämlich, daß es bei leichter und vollständiger Blasenentleerung nur höchst selten zu Steinbildung kommt. Umgekehrt — und damit kommen wir nun wieder auf den Ätiologieausgangspunkt zurück, zur Erklärung der lokalen Begünstigungsmomente, deren Wirkung nach den vorangehenden Ausführungen jetzt leichter verständlich sein sollte — müssen wir *jede erschwerte* und *unvoll-kommene Entleerung*, jede *Stagnation* von Urin in der Blase als provozierendes Moment für die Steinbildung ansehen: also alle Arten von *Atonien*, an denen gewöhnlich der Fundus der Blase am intensivsten beteiligt ist, deren Ursache wir aber gar nicht immer klar erkennen können, *Paresen*, wie sie bei *Tabes*, *Rückenmarksläsionen* und anderen *Traumen* vorkommen, *Strikturen*, vor allem

---

[1]) Kummer et Brutsch: Calculose vésicale géante etc. Journ. d'urol. Tomme 12. Nr. 3.
[2]) Finsterer: Über Harnblasensteine. Dtsch. Zeitschr. f. Chirurg. 1905. Nr. 80.

aber die *Prostatahypertrophie* mit ihren Konsequenzen, *Blasenveränderungen,* wie *Balkenblase, Divertikel, Hernien, Cystocele* usw. Immerhin ist die Steinbildung in Blasendivertikeln nicht so häufig, wie man erwarten sollte; CRENSHOW und CRAMPTON [1]) haben z. B. in 222 Divertikeln nur 28mal Steine gefunden. Nicht nur wird durch diese Blasenstörungen und Veränderungen die Expulsion eines in die Blase hinuntergewanderten Nierensteines erschwert, sondern vor allem auch die *Entstehung* von Steinen in der Blase veranlaßt. Ein die Steinentwicklung ganz bedeutend begünstigendes Moment, in Gemeinschaft mit den soeben genannten, stellt die *Cystitis,* die Infektion der Harnwege, wie bereits betont, dar. Sie ist entweder schon vor dem Auftreten eines Steines vorhanden und damit ätiologisch mitschuldig, der Stein „sekundär", oder sie tritt erst später, nachdem sich der Stein eine Zeitlang aseptisch entwickelt hat, als Komplikation hinzu. Ganz besonders scheinen in dieser Beziehung Patienten mit durch Rückenverlet-

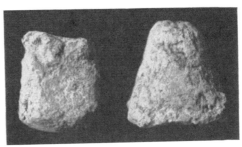

Abb. 16. 2 Phosphatsteine aus der schwer infizierten paretischen Blase eines an infektiöser Myelitis erkrankten jungen Mannes. Extraktion 1½ Jahre nach Beginn der Krankheit. (Eigene Beobachtung.)

zung bedingter Blasenparese gefährdet zu sein, indem bei ihnen durch den notwendigen Katheterismus außerordentlich leicht eine schwere Infektion ausgelöst wird (s. Abb. 16).

Die Steine gehen während ihres langen Aufenthaltes in der Blase oft *Veränderungen* ein. Die Kerne können, wie wir gesehen haben, anstatt aus Steinmaterial, aus organischen Substanzen, z. B. Blutgerinnseln oder nekrotischen Gewebsstücken bestehen, und wenn sich diese auflösen, zerfallen oder eintrocknen, kommt es zu Höhlenbildungen, zu Steinen mit „hohlem Kern". Häufiger ist eine starke Lockerung der einzelnen Schichten gegeneinander, so daß sie leicht abgehoben werden können oder gelegentlich schon bei der Extraktion in die Brüche gehen (siehe Abb. 17). Eine zwar auch nicht häufige interessante Erscheinung anderer Natur finden wir in der sogenannten *Selbstzertrümmerung,* dem *spontanen Zerfalle* in mehrere Bruchstücke. Man ist begreiflicherweise ver-

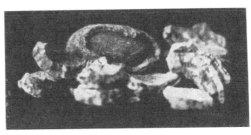

Abb. 17. „Schalenstein", bei der Extraktion in Brüche gegangen. (Eigene Beobachtung.)

sucht, diesen Vorgang ohne weiteres als Kompressionswirkung der Blasenkontraktion zu erklären. Und doch kommt eine solche nicht einmal bei den Steinen mit lockeren Schichten zur Geltung, wo sie offenbar viel leichtere Angriffspunkte hätte, als bei einem kompakten Stein. Die spontane Zerklüftung vollzieht sich in der Regel nicht schichtweise, sondern ist eine vom Zentrum ausgehende Sprengung. Daß sie nicht von der Blasenaktion bewirkt wird, geht auch daraus hervor, daß sie schon wiederholt an nach der Extraktion konservierten Steinen, also in der Ruhe, beobachtet wurde. Eine gelegentliche Mitwirkung

---

[1]) Journ. of urol. Vol. 8. p **3** 1922.

der Kompression durch die Blasenkontraktion, wenn der Prozeß bereits im Gange ist und mehrere Steine vorhanden sind, braucht deshalb nicht ganz negiert zu werden, aber das Primäre ist sie sicher nicht. Eine einheitliche Erklärung dieser spontanen Frakturierung besitzen wir bis jetzt nicht. Es bestehen zwar verschiedene Theorien [chemisch-mechanische, Eintrocknungswirkung, Gas-(Kohlensäure)entwicklung usw.]; eine jede ist aber nicht auf alle Fälle anwendbar, da die jeweiligen nötigen Voraussetzungen oft fehlen, z. B. keine Harngärung besteht, kein harnsaures Ammon vorhanden ist, eine mechanische (Katheter-) Einwirkung nicht stattgefunden hat usw. Der Vorgang spielt sich sowohl an Solitärsteinen ab, wie auch gleichzeitig an einer Mehrzahl. Es sind 2—236 Bruchstücke in einer Blase gefunden worden. Kleinere Fragmente können spontan abgehen und so den Zerfall in der Blase verraten. Die in der Blase liegenbleibenden bilden dann den Ausgangskern für neue Steinbildungen (siehe Abb. 18).

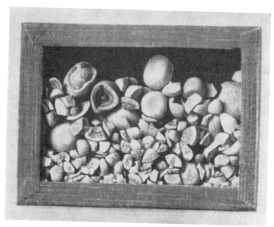

Abb. 18. Spontanzertrümmerung multipler Blasensteine. Bei der Operation (Sectio alta) noch 18 ganze erbs- bis kirschgroße Steine und 127 Bruchstücke (Harnsäure und harnsaures Natron in der Blase. Zu beachten die Pyramidenform der Bruchstücke; die Schichtung; die Sprünge, die pfefferkorngroßen Kerne. (Eigene Beobachtung beschrieben von G. Kasarnowsky: Fol. urol. Bd. 3.)

Symptomatologie. Da die normalen Steine spezifisch schwerer sind als der übrige Blaseninhalt, suchen sie, wenn sie mobil sind, stets den tiefsten Punkt der Blase auf, im Stehen also den Blasenboden und die Orificiumgegend, im Liegen die hinteren Partien des Fundus und die hintere untere Blasenwand. Eine Ausnahme machen nur die „Fett-Wachs-Paraffinsteine". die, spezifisch leichter als Wasser, obenauf schwimmen und daher im Vertex der Blase zu finden sind, wo sie auf Druck von außen oder bei Berührung mit einem Instrument lebhaft herumballotieren, woran sie im Cystoskop leicht zu erkennen sind. Erst durch stärkere Steinapposition werden sie auch schwerer und nehmen dann ebenfalls die tieferen Lagen ein. Bei Lagewechsel und einigermaßen gefüllter Blase machen die Steine ihrerseits auch eine Lokomotion mit, was namentlich bei brüsken Bewegungen, wie Reiten und Fahren, Erschütterungen usw. sich dem Patienten deutlich bemerkbar machen kann. Ist der Stein in seiner Beweglichkeit gehemmt, nennen wir ihn *fixiert* [1]). Ein eigentliches Anwachsen des Steines an die Blasenwand gibt es nicht. Inkrustationen von Ulcerationen und Tumoren sind keine richtigen Steinbildungen und verdienen daher den Namen angewachsener Steine nicht. Dagegen gibt es verschiedene Blasenzustände, welche eine Fixation eines Steines bedingen. Abgesehen von enorm großen Steinen, die das Blasencavum ausfüllen, gleichsam nur von der Blase eingehüllt werden und infolgedessen keine Beweglichkeit besitzen, können Steine z. B. im Fundus unter der Prostata eingeklemmt und fixiert werden oder es können partielle Blasenkontraktionen den Stein festhalten, wodurch er gleichsam *encystiert* wird. Der ausgesprochenste Typus dieser Art sind aber die

---

[1]) Einige Literatur über encystierte und Divertikelsteine.

eigentlichen Divertikelsteine, Steine, die sich in einem Divertikel entwickelt haben und infolge des engen Isthmus nicht herauskönnen. Auch kommt es vor, daß Konkremente so vollständig in Blutkoagula oder Fibrinmassen eingehüllt sind, daß sie weder mit der Sonde gefühlt noch mit dem Cystoskop gesehen werden können (s. Abb. 19 u. 20). Fixierte Fremdkörper bedingen naturgemäß auch fixierte Steine. Ein besonders häufiges Beispiel dieser Art waren die „Fadensteine" in weiblichen Blasen, zu der Zeit, da man bei gynäkologischen Operationen noch mehr mit Seide nähte und dabei die Blasenwand mitfaßte. An diesen „durchwandernden" Fadenschlingen pflegten sich dann Steine zu entwickeln. In der Literatur finden wir eine große Zahl solcher Beobachtungen mitgeteilt, auch Verfasser hat mehrere Beispiele erlebt.

Die *Wirkung* eines Steines auf die Blase kann nicht als spezifisch bezeichnet werden, sondern besteht mehr in einer Steigerung der vorhandenen pathologi-

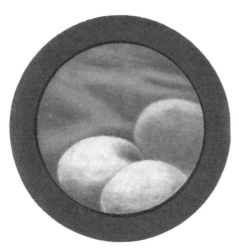 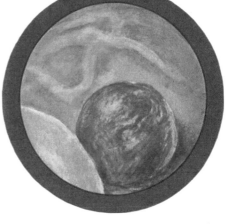

Abb. 19. Phosphatsteine in stark entzündeter Blase. (Aus JOSEPH: Cystoskopische Technik. Abb. 122.)

Abb. 20. Runder Stein hinter der vergrößerten Prostata. (Aus JOSEPH: Cystoskopische Technik. Abb. 124.)

schen Verhältnisse; er verhält sich ähnlich wie ein Fremdkörper. Bei aseptischem Zustand der Harnwege kann ein Stein lange Zeit in der Blase verweilen, ohne sie zu belästigen und zu irritieren, um so weniger, je glatter und runder er ist. Immerhin verursacht seine Anwesenheit doch wohl stets etwas Hyperämie und schafft damit günstigen Boden für Blutungen und Infektion. Die erhöhten Anstrengungen der Blase, sich ihres fremden Inhaltes zu entledigen, die bei einem Mißverhältnis zwischen Steingröße und Ausgangsweite der Blase vergebliche sein müssen, führen zu einer Detrusorhypertrophie mit Balkenbildung. Das wichtigste Moment in der Pathologie der Blasensteine bildet aber die Infektion, die *Cystitis,* sei es, daß sie das Primäre ist oder erst nachträglich hinzukommt. Auf alle Fälle gefährdet sie auch die oberen Harnwege (Nieren), steigert die Beschwerden und die Schnelligkeit der Steinbildung. Die durch die Anwesenheit eines Steines begünstigte Cystitis kann auf irgend eine der bekannten Ursachen hin (Anstrengung, Erkältung, Darmstörung, Retention, Katheterismus) sich einstellen. Es muß aber stets betont werden, daß nicht jede Trübung des Urins gleichbedeutend mit Cystitis ist. Ein Blick ins Mikroskop klärt auf, ob wir entzündliche Elemente, die einer Cystitis entsprechen, vor uns haben oder nur Bakteriurie, Hämaturie, Uraturie oder Phosphaturie. Durch die

Kombination von Stein und Cystitis wird ein wahrer Circulus vitiosus ins Leben gerufen: Der Stein provoziert und unterhält die Cystitis, diese hinwiederum trägt, namentlich in ihren alkalisch-ammoniakalischen Formen, zum rascheren Wachstum des Steines bei. Weitere Komplikationen, wie Retention, Divertikel usw. erschweren die cystitische Situation noch mehr und es ist ihr unter solchen Umständen oft kaum beizukommen. Der entzündliche Prozeß in der Blase verdickt auch seinerseits ihre Wandung, anderseits können *Ulcerationen* entstehen, die zu *Pericystitis,* bald mehr einer adhäsiven, bald einer abscedierenden führen, wodurch der Stein, wenn auch tatsächlich sehr selten, aus der Blase austreten kann, vorwiegend ins Rectum oder Cavum Retzii [1]).

Wie wir bereits gesehen haben, können Steine lange Zeit und bis zu respektabler Größe in der Blase sich aufhalten, ohne sich bemerkbar zu machen und den Träger zu belästigen. In der Literatur finden sich merkwürdige Beispiele solcher *latenter* Steine in bezug auf Größe und Dauer der Toleranz. Es handelt sich dabei in der Regel um aseptische Fälle. Umgekehrt sind bestehende pathologische Verhältnisse (Cystitis, Prostatahypertrophie, Striktur, Divertikel) oft imstande, die Entstehung oder Anwesenheit eines Steines zu verschleiern. Gelegentlich kommt es auch vor, daß bereits aufgetretene Steinsymptome durch Fixation des Konkrementes wieder verschwinden, der Stein latent wird. Etwas Alltägliches sind die reinen latenten Fälle allerdings nicht. Vielmehr machen sich schon kleine Steine meistens unangenehm bemerkbar. Es gibt verschiedene *Symptome,* die man als klassisch für Blasensteine bezeichnet hat. Aber nur der Steinabgang ist allein und absolut beweisend. Auf dieses Ereignis und seine Komplikationen soll im Kapitel „Harnröhrensteine" näher eingegangen werden. Die übrigen, wenigstens höchst verdächtigen, Symptome sind: Miktionsstörungen, Schmerzen, Blutungen. *Miktionsstörungen* kommen um so eher zustande, je mobiler, je (relativ) kleiner der Stein ist. Da kann es vorkommen, daß ein solcher Stein, der sowieso die Tendenz hat, den tiefsten Punkt der Blase aufzusuchen, bei der Miktion durch den Harnstrahl vor oder in das Orificium eingeschwemmt wird und wie ein Kugelventil wirkend den Auslauf verschließt, den *Harnstrahl plötzlich unterbricht.* Läßt die vesicale Kontraktion nach, wird der Stein wieder locker und der Harn hat wieder freien Weg — nun kann sich aber dieses Ventilspiel mehrfach wiederholen. Eine solche *Einklemmung* eines Steines in den Blasenausgang ist oft mit einem Schmerz in die Harnröhre, bis in die Eichel, verbunden. Manche Kranke machen selbst die Entdeckung, daß bei der Miktion in einer anderen Position, namentlich der Seitenlage, diese Störung nicht auftritt — weil dann der Stein nach einer anderen Seite verlagert wird. Die *Miktionsfrequenz* ist meistens gesteigert, in dem Sinne, daß Bewegung, oft nur Aufstehen vom Stuhle, Gehen, namentlich bergab, besonders aber stärkere Erschütterungen, z. B. durch Reiten oder Fahren, heftigen, imperiosen *Drang* auslöst, während derselbe Patient in der Ruhe, über die ganze Nacht, unbehelligt bleibt. Ähnlich verhält es sich mit den *Schmerzen* und *Blutungen.* Bald ist nur ein *dumpfes Druck-* oder *Schweregefühl* vorhanden, bald ausgesprochene *Blasenschmerzen* mit *Ausstrahlungen* in die Umgebung, aber auch in weitere Entfernung (Harnröhre, namentlich Eichel, Mastdarm, Beine usw.), meistens auch mit großem *Kontrast zwischen Ruhe* und *Bewegung.*

Häufig ist eine *Hämaturie* das erste Zeichen eines Blasensteines, sei es als *diffuse* oder nur *terminale* Blutung. Rauhe, höckerige Steine sind begreiflicherweise leichter imstande, die Blasenschleimhaut zu lädieren als die glatten. Während Blutungen anderer Provenienz (Tumor, Prostata usw.) meistens

---

[1]) Lauwers: Perforation de la vessie par un calcul. Ann. de la soc. Belge de chirurg. 1902, erwähnt eine Arbeit Chapplains mit 29 Fällen. Eigener Fall Perforation ins Cav. Retzii.

intensiver sind als die lithiasischen, aber oft lange Zeit wieder ausbleiben können. finden sich *bei Anwesenheit eines Steines fast kontinuierlich,* wenn der Patient nicht absolute Ruhe beobachtet, *wenigstens mikroskopische Blutmengen im Urin.* Meistens kommt auch bei den Steinblutungen der Kontrast zwischen Ruhe und Bewegung sehr deutlich zum Ausdruck im Gegensatz zu den anderen Blutungen.

Ein wesentlich intensiveres Krankheitsbild entwickelt sich, wenn sich in einer Steinblase eine *Cystitis* einstellt oder bei schon bestehender Cystitis eine Steinbildung vor sich geht. Wenn bei einer Cystitis bisher ungewohnte Schmerzhaftigkeit auftritt und sich erhöhte Neigung zu Blutungen zeigt, müssen wir stets an eine Steinentwicklung denken. Die *Schmerzen* treten dann nicht nur im Anschluß an Bewegung oder terminal bei der Miktion auf, sondern können anhaltend werden und von einer Intensität, *daß die Blasensteinkrankheit zu den qualvollsten Leiden gezählt werden muß.* Solche Patienten wagen kaum mehr zu gehen, da jeder Schritt ihnen größte Schmerzen auslöst. Reizende Sensationen in der Harnröhre veranlassen namentlich Knaben, eifrig an ihrem *Praeputium* zu zerren, zu *melken,* was zu charakteristischen Difformitäten dieses Organes führen kann. Infolge der heftigen Tenesmen kommt es häufig, ebenfalls besonders bei Kindern, zur Bildung von *Hämorrhoiden* und *Prolapsus ani,* ebenso werden dadurch *Erektionen* bis zu priapischen Zuständen ausgelöst. Bei Frauen mit *Genitalprolaps* und *Cystocele* entwickeln sich verhältnismäßig gerne in letzterer Steine, die der *Reposition* des Prolapses große *Schwierigkeiten* bereiten [1]). Ähnlich können bei Frauen Blasensteine ein *Geburtshindernis* [2]) abgeben, so daß der Stein zuerst entfernt werden muß, sei es durch vaginale Cystotomie oder Sectio alta, bevor die Geburt vonstatten gehen kann.

Diagnose. Wenn diese angeführten Symptome uns veranlassen, das Vorhandensein eines Blasensteines zu vermuten, so haben wir die Aufgabe, ihn durch unsere *Untersuchungen* nachzuweisen und uns möglichsten Aufschluß über seine Verhältnisse zu verschaffen. Als *Untersuchungsmethoden* stehen uns zur Verfügung: Die *Palpation,* die *Sondenuntersuchung,* die *Cystoskopie* und die *Radiographie.* Nur von den Bauchdecken her zu *palpieren* wie eine übervolle Blase sind natürlich nur exzeptionell große Steine. Für gewöhnlich müssen wir die bimanuelle Palpation zu Hilfe nehmen und auch dafür sind nur Leute mit dünnen und weichen Bauchdecken, also vor allem *Kinder,* einigermaßen geeignete Objekte. Wenn es möglich ist, mit den Fingern von beiden Seiten hinter der Symphyse zusammenzukommen, wird es bei diesen am ehesten gelingen, einen Stein in der Blase zu fühlen. Bei Männern verhindert die Prostata ein deutliches Palpationsergebnis, eher kann die *vaginal-bimanuelle* Untersuchung durch Erzeugung eines *Ballotements* des Steines ein Resultat zeitigen.

Die *Sondenuntersuchung* ist durch das Bekanntwerden des Cystoskopes mit seinen eminenten Vorteilen als *diagnostisches Mittel* in den Hintergrund getreten und das mit Recht. Denn mit dem Cystoskop erhalten wir viel weitgehenderen Aufschluß als mit der Sonde; zudem ist die Anwendung dieser durchaus nicht harmloser. Durch die mit ihr auszuführenden Manipulationen werden leicht Blutungen ausgelöst, vor allem, wenn Neoplasmen vorhanden sind, und sind falsche, negative Resultate und Irrtümer keineswegs ausgeschlossen. Immerhin zur raschen Orientierung und Verifikation einer sehr wahrscheinlichen Diagnose oder wenn aus irgend einem Grunde die Cystoskopie nicht ausführbar ist, leistet

---

[1]) BOECKEL: Rev. méd. de l'est. Sept. 1910. Quelques considérations sur un cas de prolapsus génital irreductible par suite de lithiase vesical. Zit. VARNIER mit 38 solchen Fällen.
[2]) WAGNER: Blasenstein als Geburtshindernis. Zeitschr. f. Geburtsh. u. Gynäkol. Bd. 59. Zusammenstellung der beobachteten Fälle. Ferner: NEER: The journ. of the Americ. med. assoc. Vol. 72. 1919. — EBBINGHAUS: Zentralbl. f. Gynäkol. 1921. — BOETTICHER: Ibid. 1922. — POTEN: Ibid. 1922.

sie wertvolle Dienste. Oft können wir schon mit dem Seidenkatheter oder mit der elastischen oder Knopfsonde den Stein fühlen, sei es, daß er sich durch ein rauhes Kratzen beim Bewegen, namentlich Herausziehen des Instrumentes verrät, oder daß man durch Anstoßen das Gefühl eines beweglichen Fremdkörpers wahrnimmt. Das richtige diagnostische Instrument ist aber die *Metallstein-sonde,* die im Gegensatz zu den gewöhnlichen Metallsonden einen kürzeren, aber schärfer abgebogenen und leicht geknöpften Schnabel hat. Am rationellsten ist ein mittleres Kaliber. Das äußere Ende ist vorteilhaft zylin-drisch verdickt und gerippt, so daß es nach der Einführung des Instrumentes ganz leicht, am besten zwischen drei Fingern (Daumen, Zeige- und Mittelfinger) gefaßt und rotiert werden kann. Diese Sonde wird auch als Katheter konstruiert, mit Bügelhahn (Thompson), um während der Untersuchung je nach Bedarf den Blaseninhalt vermehren oder vermindern zu können, und graduiert, um in der Blase die Distanzen, die Steindimensionen, messen zu können (s. Abb. 21). Zur besseren Wahrnehmung der mit der Sonde durch Anschlagen an den Stein erzeugten Geräusche hat man Resonatoren und Mikrophone angeschlossen, doch haben derartige Vorrichtungen höchstens für ein größeres Auditorium, wie eine Klinik, etwelchen Wert. — Die *Sondenuntersuchung* soll nur auf bestimmte *Indikation* hin erfolgen und wird bei bestehender stär-kerer Blutung, bei vermehrtem Reizzustand der Blase und bereits vorhandenem Harnfieber besser unterlassen, bis sich diese Zustände evtl. durch geeignete Behandlung gebessert haben. Unter solchen Umständen kann die Radiographie zur instrumentenlosen Dia-gnose verhelfen. Zur Ausführung der Sondenuntersuchung muß die Blase mäßig gefüllt sein. Nach Einführung des Instrumentes, die in üblicher Weise, vorsichtig, unter Umständen bei leichter Anästhesierung von Harnröhre und Blase, geschieht, geht man am besten systematisch auf die Suche nach dem Stein. Die Sonde wird median, horizontal, bis an die hintere Blasenwand vorge-schoben, dann unter gleichzeitigem nach links und rechts wechseln-dem Umlegen wieder zurückgezogen. Auf diese Weise sind die meisten Steine leicht zu finden, da sie sich gewöhnlich unten in der Blase aufhalten, und zwar häufiger rechts. Das gilt für die kleineren und mittleren Steine. Große lassen der Sonde keinen rechten Spiel-raum, sie stößt direkt an den Stein an. Kleine Steine sind meistens sehr mobil und entschlüpfen leicht der Berührung mit der Sonde, sie sind daher sehr sachte, mit kurzen leichten Sondenschlägen zu suchen. Das durch die anschlagende Sonde entstehende *Stein-gefühl* ist durchaus charakteristisch, das Gefühl des harten Fremd-körpers, das um so ausgesprochener ist, je härter der Stein (Urate); bei weicheren Steinen nähert es sich dem Gefühl, das auch

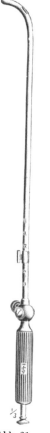

Abb. 21.
Steinsonde
nach
Thompson.

durch Anschlagen der Sonde an die Blasenwand, Trabekel, Prostatapromi-nenzen empfunden wird. Ähnlich verhält es sich mit dem durch den Stein-anschlag ausgelösten *Ton:* er erklingt um so heller, je härter und um so dumpfer, je weicher der Stein. Mit der Sonde läßt sich aber auch oft das Vorhandensein mehrerer Steine feststellen, indem deutlich verschiedene mobile Fremdkörper zu fühlen sind. Auch die Größe eines Steines ist oft zu eruieren dadurch, daß man mit dem Sondenschnabel vordere und hintere Grenze des Steins bestimmt und die Differenz der beiden Stellungen am evtl. graduierten Instrument abliest. Ist der Stein auf die bisher beschriebene Weise nicht zu finden, muß noch Vorderwand und Vertex mit dem Sondenschnabel abgesucht, abgetastet werden, vor allem aber bei Prostatahypertrophie der Recessus, der bas-fond, hinter der Prostata. Zu diesem Zwecke muß der Schnabel unter Senkung des äußeren Griffes nach unten gedreht werden. Auch bei Frauen und Kindern ist die Sonden-untersuchung ausführbar, doch ist sie infolge der mobileren Blase nicht leichter, sondern schwieriger als beim Manne, in ihrem Resultat unsicherer. Das Auf-suchen eines Steines mit kleinem Lithotriptor ist jedenfalls Ungeübten nicht zu empfehlen. Wird ein supponierter Stein auf diese Weise nicht nachgewiesen, haben die andern genannten Untersuchungsmethoden nach Möglichkeit in Funktion zu treten.

Die **Cystoskopie** sollte überhaupt für die Steindiagnose die Methode der Wahl sein, da sie uns die weitgehendsten Aufschlüsse nicht nur über die Stein-verhältnisse, sondern gleichzeitig über den Zustand der Blase vermittelt und mindestens so schonend wie eine Sondenuntersuchung ausgeführt werden kann. Für ihre Ausübung gelten die üblichen Bedingungen wie für jede andere Cysto-skopie [1]): Die Harnröhre muß für das Instrument durchgängig sein, die Blase annähernd rein zu waschen und einigermaßen füllbar sein. Allzugroße Steine und unförmliche Prostaten versperren auch dem Cystoskop den Weg, eine hoch-gradige Cystocele verunmöglicht eine Übersicht usw. Was das Cystoskop in der Steindiagnose zu leisten vermag, möge uns NITZE [2]), sein genialer Erfinder, selbst sagen:

Steine (und Fremdkörper) kann man cystoskopisch so deutlich sehen, als ob sie frei vor uns lägen. — Wir vermögen uns durch das Cystoskop über alle Eigenschaften der Steine, über ihre Anzahl, über Form und Größe auf das vollkommenste zu unterrichten. Wir können sehen, ob der Stein frei und beweglich, ob er eingeklemmt oder eingewachsen ist. Hinsichtlich der chemischen Beschaffenheit eines Steines kann uns die cystoskopische Untersuchung natürlich nur über die Zusammensetzung der äußeren Schicht Aufschluß geben, aber selbst unter dieser Beschränkung muß man die cystoskopischen Bilder mit Vorsicht beurteilen, und immer berücksichtigen, daß harnsaure Steine im cystoskopischen Bilde oft auffallend hell, ja direkt weißlich erscheinen können. — Phosphatsteine sehen meist blendend weiß wie Kreide aus, oxalsaure Steine braun resp. schwärzlich; doch ist zu bemerken, daß gelegentlich auch Phosphatsteine durch Blutfarbstoff ganz oder teilweise bräunlich, ja schwärzlich gefärbt sein können. — Um ein richtiges Urteil über ihre Beschaffen-heit zu erlangen ist es nötig, die Besichtigung bei wechselnder Entfernung vom Prisma vorzunehmen. Kleine Steine geben die schönsten Bilder. In ihrer ganzen Größe erscheinen sie samt einem Stück der umgebenden Schleimhaut im Gesichtsfeld, deutlich sieht man, wie ihre Schatten bei jeder Bewegung der Lampe Form und Lage wechseln. Man kann sie mit dem Schnabel des Instrumentes perkutieren und hin und her schieben oder mittels kräftigen Irrigationstrahles auf dem Blasenboden hin und her rollen lassen. Besonders schön gestaltet sich der Anblick, wenn mehrere Steine in der Blase vorhanden sind, die in größeren oder kleineren Gruppen beieinander liegen. Berherbergt eine Blase eine größere Anzahl kleinerer und mittelgroßer Steine, liegen sie in einem größeren Haufen übereinander, so kann das Bild ein sehr wechselndes sein. Beim Eindringen des Prismas in die Blase sieht man eine Gruppe von Steinen mit facettierter Oberfläche, wie Kalkblöcke aufeinander getürmt. Wird das Cystoskop nun langsam um seine Achse gedreht, so wechselt das Bild kaleidoskopisch, indem der Bau plötzlich zusammenzustürzen scheint und die Steine dann wieder in anderer Weise gruppiert daliegen. Bald bilden zwei größere Konkremente eine torförmige Öffnung, durch die man die entzündete Schleimhaut erblickt, im nächsten Moment erfolgt ein jäher Zusammensturz. Bald endlich legt sich ein Stein auf das Prisma und bewirkt eine völlige Verdunkelung des Gesichtsfeldes. Bei einem großen Steine kann es weiterhin vorkommen, daß man ihn mit dem Schnabel vor sich herschiebt, ohne ihn überhaupt zu Gesicht zu bekommen. Man fühlt deutlich die Berührung des Instrumentes mit einem harten Körper, kann aber letzteren nicht zur Ansicht erhalten. Man muß in solchen Fällen den Schnabel des Instrumentes nach der Peripherie des Konkrementes drängen, es gelingt auf diese Weise, wenigstens einen Teil seiner Oberfläche zu besichtigen. — Die größte Schwierigkeit bietet aber die richtige Beurteilung der Größe eines cystoskopisch erblickten Steines. Der Anfänger pflegt meist seine wirkliche Größe zu überschätzen. Kann man ein Konkrement bei verschiedenen Stellungen des Prismas, auch bei größerer

---

[1]) Über die Technik des Cystoskopierens orientiere man sich im Kapitel Diagnostik dieses Werkes.
[2]) NITZE: Lehrbuch der Cystoskopie. 2. Aufl. 1907. S. 212 u. f.

Annäherung des letzteren leicht so einstellen, daß es in seinem ganzen Umfange, ja vielleicht noch mit einem Streifen der Blasenwand umgeben im Gesichtsfelde erscheint, so ist es sicher nur klein. Je größer der Stein ist, um so schwieriger wird es, ihn so einzustellen, daß wir ihn auf einmal in seiner ganzen Größe erblicken. Um einen gewöhnlichen, brotförmigen, harnsauren Stein in der mit 150 ccm erfüllten Blase überhaupt noch auf einmal völlig übersehen zu können, dürfte sein größter Durchmesser 3 cm nicht überschreiten. Von jedem größeren Steine kann man auf einmal nur einen Teil seiner Oberfläche zu Gesicht bekommen. Niemals darf man sich bei Beobachtung von Steinen mit der Betrachtung derselben bei einer einzigen Stellung des Instrumentes begnügen. — Ihrem spezifischen Gewicht entsprechend liegen die Steine in einer sonst normalen Blase an deren tiefster Stelle am Blasenboden resp. im Fundus, und zwar mehr nach einer Seite zu. Schiebt man das eingeführte Cystoskop mit nach oben gerichtetem Schnabel hart auf den Blasenboden nach hinten, so erblickt man einen Teil des rechts oder links gelegenen Steines. Um denselben ganz und frei auf der Schleimhaut liegen zu sehen, muß man den Schnabel des Cystoskopes nach abwärts drehen und das äußere Ende des Instrumentes nach unten drängen. — Handelt es sich um frische unkomplizierte Fälle, so bietet die den Stein beherbergende Blase meist keine weiteren Veränderungen dar. Bisweilen aber zeigt die durch die Bewegungen des Steines irritierte Partie der Blasenwand, also namentlich der Blasenboden und die Umgebung der inneren Harnröhrenmündung, starke Gefäßinjektion. Selten beobachtet man an der Stelle des Blasenbodens resp. des Fundus, an der der Stein für gewöhnlich liegt, ein epitheliales Geschwür von gleicher Größe wie der Stein, das sich von der umgebenden Mucosa durch seine stumpfe Oberfläche, entzündliche Röte und dadurch auszeichnet, daß an seinem Rande meist halb abgelöste Epithelfetzen haften. — Bei Prostatahypertrophie liegen die Steine meist in dem Recessus hinter dem Wulst der Prostata. Ist dieser Recessus eng und tief, so können bei einer Anfüllung der Blase mit 150 ccm selbst große Konkremente unseren Blicken entzogen bleiben. Lassen wir in solchen Fällen in der oben angegebenen Weise allmählich mehr Flüssigkeit injizieren, so bietet sich uns namentlich bei Vorhandensein von Phosphatsteinen ein eigenartiger Anblick dar, indem der Stein aus der Tiefe plötzlich auftaucht und immer größer erscheint. Lassen wir dann die Flüssigkeit wieder abfließen, so fallen die Wände der Blase von allen Seiten kulissenartig zusammen und der bis dahin strahlende Stein verschwindet wie in einer Versenkung. — In seltenen Fällen liegen die Steine bei Prostatikern nicht in der eigentlichen Blasenhöhle, sondern in Divertikeln, wie sie in vorgeschrittenen Fällen ja oft in großer Anzahl vorkommen. Solche Steine kann man natürlich nur dann wahrnehmen, wenn sie entweder zur Öffnung des Divertikels herausragen oder wenn die Öffnung des letzteren so groß ist, daß man mit dem Instrument in seine Tiefe hineinleuchten kann. Man sieht in solchen Fällen die Steinchen wie Vogeleier im Neste liegen. — Ein heftiger Blasenkatarrh erschwert die Untersuchung durch Reizbarkeit der Blase und namentlich durch Neigung der Schleimhaut zu Blutungen, die oft durch die leiseste Berührung mit dem Instrument ausgelöst werden. Das katarrhalische Sekret läßt sich meist genügend fortspülen, um klare Bilder zu erhalten. Man sieht dann den Stein zwischen den hochroten Falten der entzündeten Schleimhaut liegen. Sind letztere noch teilweise mit anhaftenden Sekretmassen bedeckt, so wird die Mannigfaltigkeit und der Reiz der Bilder weiter erhöht, aber auch in den Fällen, in denen es nicht gelingt, einen völlig klaren Blaseninhalt zu erzielen, kann man den Stein doch meist noch so deutlich sehen, um wenigstens eine sichere Diagnose „Blasenstein" zu stellen."

Als besonderes cystoskopisches Bild sei noch der *Steineinklemmung im vesicalen Ureterteil* und des *Durchtrittes* eines Steines durch das Ureterostium gedacht. Meist lenken Koliken den Verdacht auf die Existenz eines Uretersteines, welchen Verdacht man durch Röntgenaufnahme zu verifizieren suchen wird. Sitzt der Stein einmal schon nahe dem Ausgang in die Blase, im intramuralen Ureterabschnitt, wird gewöhnlich das Ureterostium in Mitleidenschaft gezogen,; es tritt eine stark gerötete Schwellung desselben auf, die sich bis zu hochgradigem bullösem Ödem steigern kann. Der Ureterwulst selbst ist gewöhnlich stärker prominent. Gegenüber der ähnlichen tuberkulösen Affektion dieser Art unterscheidet sie sich in der Regel durch hochrote Farbe und akuteren Charakter. Ist die „Geburt" des Steines im Gange, ragt er in das Lumen des Ostiums hinaus und wird so direkt sichtbar. Während bei höherem Sitz Mobilisationsversuche, durch Dehnung des Ureters, Öleinspritzungen usw. selten zum Ziele führen, kann hier eine Spaltung des Ureterostiums auf cystoskopischem Wege, am vorteilhaftesten durch Thermokoagulation, den Austritt des Steines herbeiführen. Man ersieht aus dieser Schilderung, die Mannigfaltigkeit der Cystoskopleistung, wie sie uns keine andere Untersuchungsmethode geben kann.

Aber auch ihr sind in einzelnen Fällen Schranken gezogen und Irrtümer möglich. So ist es nicht immer leicht, den Charakter eines inkrustierten Tumors, der körperlich wie ein Stein vorspringt, dazu bei schwierigen Untersuchungsverhältnissen, richtig einzuschätzen; doch wird meistens in solchen Fällen die genaue Beobachtung, die Feststellung seiner Fixiertheit, einzelner nicht

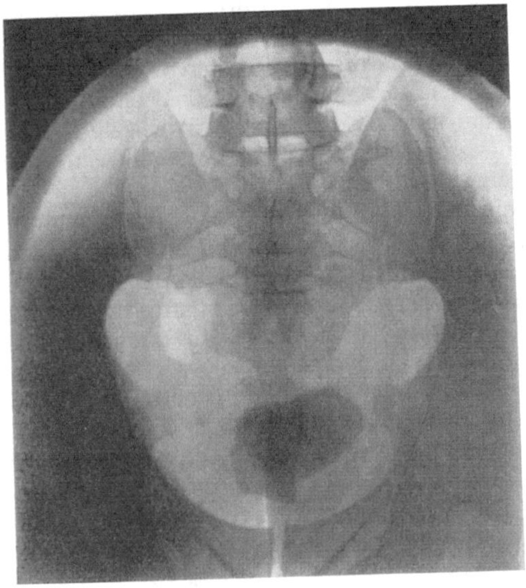

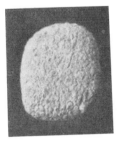

Abb. 23. Weiblicher Blasenstein, entstanden in vorübergehend puerperalparetischer Blase mit Cystitis. Extrahiert durch Sectio alta 1½ Jahre post partum. (Eigene Beobachtung.)

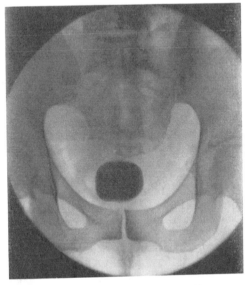

Abb. 22. Röntgenbild der beiden Phosphat-Blasensteine von Abb. 16.

inkrustierter Partien, die Blutung usw. auf den richtigen Weg führen. Aber auch Eitermassen und Blutkoagula können als solche namentlich dem Anfänger für richtige Beurteilung Schwierigkeiten bereiten, tatsächlich auch den Stein ganz einhüllen und unsichtbar machen.

Röntgenuntersuchung. Wo wir aber instrumentell nicht zukommen — aus anatomischen Gründen, bei Kindern usw. —, aber auch zur Erweiterung der Diagnose in verschiedenen Punkten, tritt die *Röntgenphotographie* in die Lücke; sie kann uns auch noch Aufschlüsse liefern, die über die Blase hinausgehen. Die Verhältnisse der Darstellbarkeit der Blasensteine durch Röntgenstrahlen sind ähnlich wie bei den Nierensteinen, immerhin sind die ersteren wohl etwas leichter auf die Platte zu bringen, selbst ohne besondere Hilfsmittel, als die letzteren. Auch da geben Phosphate und Oxalate bessere Schatten als die Urate. Der Hauptvorteil der Röntgenphotographie besteht in

Abb. 24. Röntgenbild von Abb. 23.

dem Nachweis von Steinen, die auf andere Weise nicht gefunden wurden, latenten, versteckten Uretersteinen, Divertikelsteinen und in der Aufdeckung von

Fremdkörpern in den Steinen. Vor allem gibt sie uns ein gutes Bild der Größe derselben, während die Erkennung der Zahl der Steine im Bilde oft schwieriger ist und ebenso eine genauere Lagebestimmung. Durch Aufnahme in verschiedener Richtung, wodurch oft auch der Nachweis der Beweglichkeit des Steines erbracht wird, durch Anwendung von Sauerstoff oder anderen Kontrastfüllungen, lassen sich diese Schwierigkeiten einschränken und Beckenflecken, verkalkte Drüsen, Uretersteine usw., die mit Blasensteinen verwechselt werden könnten, als solche erkennen. Je größer die Erfahrung, um so weniger werden auch da Täuschungen vorkommen (siehe Abb. 22—24).

Differentialdiagnose. Wir ersehen also aus alledem, daß die Diagnose „Blasenstein" nicht immer mit Leichtigkeit zu stellen ist und daß alle Untersuchungsmethoden gelegentlich zu Täuschungen führen können. Die Steinkrankheit kann *symptomatisch* an eine andere Affektion erinnern, tatsächlich aber auch mit ihr *kombiniert* sein (Neoplasma, Tuberkulose). *Blutungen* treten auch bei neoplastischen und entzündlichen Vorgängen auf, bei Steinen allerdings meist nur leichten Grades und deutlich von Bewegung beeinflußt. Hochgradig schmerzhafte Fälle erinnern am meisten an *Tuberkulose*. Die für Stein als mehr weniger charakteristisch bezeichneten *Miktionsstörungen* kommen auch bei mehreren *anderen* Erkrankungsformen vor: bei Prostatahypertrophie, Neurosen, medullären Affektionen usw. Die Steinsonde gibt nicht immer ein eindeutiges Steingefühl, dem Cystoskop kann ein inkrustierter Tumor Schwierigkeiten machen oder ein Stein ganz verborgen bleiben. Auch das Röntgenbild gibt nicht immer klaren Bescheid. Wir sind daher, wenn auch nur ausnahmsweise, manchmal gezwungen, zur Erreichung einer sicheren Steindiagnose alle die verschiedenen Untersuchungsmittel zu Hilfe zu nehmen.

Therapie. Ist die Diagnose gestellt, legt sich uns gleich die Frage vor, wie können wir den Steinträger am besten von seinem Fremdkörper befreien? Daß dies geschehen sollte, scheint ohne weiteres klar zu sein, denn andernfalls wird der Stein unaufhaltsam größer, die Beschwerden nehmen zu, früher oder später kommt es zur Infektion der Harnwege und damit wächst die Gefährdung des Patienten. Leider müssen wir gestehen, daß trotz allen Bemühungen seit dem Altertum es *nicht gelungen ist, Mittel* zu *finden* oder zu konstruieren, die fähig wären, einmal gebildete Steine *in vivo aufzulösen* oder wenigstens bis zur Möglichkeit des spontanen Abganges zu verkleinern. Die *Spontanzertrümmerung* ist eine so seltene Erscheinung und der Abgang der Bruchstücke niemals vollständig, so daß dieser Vorgang als Selbstheilung praktisch nicht in Betracht kommen kann. Der *Spontanabgang* ist, wenigstens beim männlichen Geschlecht, auf kleine Konkremente *beschränkt*; besser daran ist in dieser Beziehung das weibliche Geschlecht und es werden in der Literatur Spontanabgänge von Steinen erklecklicher Größe berichtet; selbst bei kleinen Mädchen. Als Beispiel dafür sei ein Fall von VOYER [1]) angeführt: 7jähriges Mädchen, seit 4 Jahren Cystitis und Inkontinenz, Ausstoßung eines Steines von 5 cm Länge, $3\frac{1}{2}$ cm Breite und 9 cm Umfang, 28 g schwer, nach 4 Monaten geheilt. Da wir durch Schwemmen mit *Tees* und *Mineralwässern,* durch *Harndesinficientien* und *Lokalbehandlung* der *Blase* nur den *Urin* und die *Cystitis* günstig beeinflussen können, *nichts aber ändern* am *einmal gebildeten Stein,* bleibt uns nur der *operative Weg* zur Entfernung desselben, und man wird aus den obigen Gründen *prinzipiell* einem jeden Steinkranken empfehlen, sich den Stein beseitigen zu lassen, je eher, desto besser. Abstrahieren wird man nur in Fällen vorgeschrittenen Stadiums, bei hochgradig dekrepiden, septischen Individuen, die sozusagen in extremis sind und einen operativen Eingriff auf keinen Fall mehr vertragen

---

[1]) Gaz. méd. de Nantes. 17. Jan. 1903.

würden, deren einziges Hilfsmittel noch die Narkotica sind. Auch ein nicht durch das Steinleiden bedingter schlechter Allgemeinzustand kann ein Veto zur Operation einlegen und seine vorgängige Beseitigung fordern. Außer der operativen Entfernung des Steines können wir einem Steinkranken therapeutisch, palliativ, nicht viel leisten. Solange der Stein in der Blase weilt, wird er Beschwerden verursachen und insbesondere die Cystitis, die infektiösen Entzündungsprozesse überhaupt, unterhalten. Es gelingt daher gewöhnlich nur in mäßigem Grade bei Anwesenheit der Steine, diese Zustände günstig zu beeinflussen. Immerhin wird und muß man versuchen, auch als *Vorbereitung* zu *einer Operation,* die Cystitis zu bekämpfen. Es stehen uns dafür die üblichen Hilfsmittel der Spülungen, der Drainage (Verweilkatheter), der Harndesinficientien zur möglichsten Ansäuerung des Urins (Hexal, Amphotropin, Camphersäure usw.) zur Verfügung. Daneben wird man durch möglichst rationelle Lebensweise, richtige, gute Ernährung usw. suchen, den Patienten in günstige Verfassung zu bringen: körperliche Anstrengungen und Erschütterungen soll er vermeiden, um nicht Blutungen und Schmerzattacken zu provozieren, in der Nahrung Alkohol, Spargeln und ähnliche, die Harnwege leicht reizende Gemüse vermeiden. Die Kost soll zwar gut, aber nicht reizend sein, von Mineralwässern dürfen nur leichte, nicht stark alkalische und nur in geringen Quantitäten genossen werden. Ein wichtiger Faktor ist auch die regelmäßige gute Stuhlentleerung. Anderweitige lokale (Prostatitis, Epididymitis) und allgemeine Komplikationen sind nach Möglichkeit zu beseitigen. Ähnlich wie bei der Prostatektomie spielt auch hier der Zustand der oberen Harnwege, die genügende Nierenfunktion, eine ausschlaggebende Rolle für jeden operativen Eingriff. Man wird daher diese Verhältnisse, wo sie gefährdet erscheinen, überwachen und nach Möglichkeit zu bessern suchen, bevor man zur Operation schreitet; ebenso Fieberzustände bekämpfen, sie deuten immer auf eine Komplikation.

Die Entfernung eines nicht ganz kleinen Steines kann beim Manne nur auf operativem Wege, d. h. nur durch den Schnitt oder die Zertrümmerung in der Blase erfolgen. Verhältnismäßig selten kommt man in den Fall, ein kleines Konkrementchen ohne solchen Eingriff, nur durch Aspiration mittels Evakuationskatheter oder mit einem Ramasseur extrahieren zu können. Mehr Möglichkeiten, wie schon für den spontanen Abgang, bieten die weiblichen Verhältnisse auch für die Extraktion von Steinen in toto per vias naturales. Die weibliche Harnröhre ist kurz, weit und dazu noch dehnbar; doch ist diese Dehnbarkeit individuell verschieden und es kann diesbezüglich nur zur Vorsicht gemahnt werden. $2-2^{1}/_{2}$ cm Dehnung sollte nicht überschritten werden; eine dauernde Inkontinenz als Folge der Steinextraktion ist keine erfreuliche Zugabe.

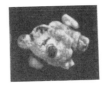

Abb. 25. Oxalatstein (mit Phosphatüberzug) aus der Blase einer Frau per urethram extrahiert. (Eigene Beobachtung.)

Die Dilatation der Harnröhre erfolgt successive durch Dilatatorien (Specula) und die Extraktion vermittels einer Kornzange, unter Leitung des Fingers oder durch ein Speculum unter Führung des Auges.

Der nebenbei abgebildete Oxalstein (Abb. 25) ist z. B. auf diese Weise ohne Schaden für die Patientin gewonnen worden. Ähnlich, oder unter Zuhilfenahme eines gewöhnlichen oder eines Operationscystoskopes [1]) ist es bei der *Frau* oft möglich, schwieriger Steinverhältnisse, die sonst eine Sectio verlangten, Herr

---

[1]) PRAETORIUS: Operation eines adhärenten Blasensteines mittels des LUYSschen Cystoskopes. Zeitschr. f. Urol. 1914. Es handelt sich um einen Fadenstein, Angabe weiterer Fälle. Dazu SAMTER: Zentralbl. f. Harn- u. Sexualorg. 1895. 5 Fälle. BERG: Blasensteinbildung um Seidenfäden nach Blasennaht. Zentralbl. f. Harn- u. Sexualorg. 1904.

zu werden. So kann es z. B. bei den erwähnten *Fadensteinen* gelingen, die Faden-schlinge dem Auge einzustellen, zu durchtrennen und herauszubefördern, sei es mit den Trümmern des nun zerdrückten Steines oder mit dem Stein in toto. Auch andere *Fremdkörpersteine* können auf diesem Wege zerlegt, der Fremdkörper von seinem Steinmantel befreit werden, so daß er extrahierbar wird und die Steinmassen ebenfalls durch die Urethra abgehen können.

Zur *operativen Entfernung* von Blasensteinen stehen uns *drei Wege* offen, *zwei Schnittmethoden* und die *intravesicale Zertrümmerung*: Die bis Mitte des vorigen Jahrhunderts fast ausschließlich ausgeübte, jetzt aber in Europa fast ganz verlassene *Lithotomia perinealis mediana* und *lateralis,* dazu die (vaginale) *Kolpocystotomie,* sodann die *Sectio alta hypogastrica,* heute die bevorzugte Schnittoperation und die *Lithotripsie* oder *Litholapaxie,* die Zermalmung des Steines in der Blase mit nachfolgender Evakuierung der Steintrümmer. Die *Wahl* der *Operationsmethode* hat gewöhnlich zwischen den beiden letzteren zu entscheiden. Ausschlaggebend hierfür sind die Verhältnisse der Blase, der Harnwege überhaupt, die Beschaffenheit des Steines, und andere komplizierende Zustände. Die Sectio alta kann technisch wohl in jedem Falle ausgeführt werden, die Lithotripsie ist an gewisse Bedingungen gebunden.

Es ist wohl ohne weiteres einleuchtend, daß eine Operation wie die *Litho-tripsie,* die ohne Eröffnung des Leibes das Übel beseitigt, dem Kranken gewöhn-lich nur ein *kurzes Krankenlager* verursacht, was namentlich für ältere Leute von Bedeutung ist, und ihn ebenso gründlich heilt wie die Schnittoperation, *prinzipiell* den *Vorzug* verdient. Sie hat sich denn auch, wie die Statistiken zeigen, wenn auch nicht ohne mancherlei Widerstände, zur Lieblingsstein-operation entwickelt. Von eingefleischten Chirurgen wurde ihr vorgehalten, sei schwierig, sie arbeite im Dunkeln und gebe zu häufigeren Rezidiven Anlaß als die Eröffnung der Blase. Schon der erste Punkt ist nicht stichhaltig; wie die Erfahrung zeigt, kann auch diese operative Manipulation ebenso gründlich gelernt werden wie jede andere. Die Unsichtbarkeit des Operationsfeldes und die Notwendigkeit nur mit dem Gefühl operieren zu müssen, teilt sie noch mit anderen Operationen, z. B. der Uterusauskratzung. Daß eine erhöhte *Rezidiv-fähigkeit* bestehe gegenüber der Sectio alta hat die heutige Statistik widerlegt. Demgegenüber kann der Lithotripsie eine *geringere Mortalität* nachgerühmt werden. Die Rezidiv- wie die Mortalitätsfrage darf aber nicht so einseitig und nur statistisch betrachtet werden. Die Blase kann durch die Litholapaxie ebenso gründlich von jedem Steinfragment befreit werden wie durch die Eröff-nung — auch einer Schnittoperation kann einmal ein verborgener Stein ent-gehen —, wir besitzen die Möglichkeit der cystoskopischen Kontrolle über das Resultat der Operation und der nachträglichen Vollendung, falls Steintrümmer zurückgeblieben sind. Die *Rezidivfrage* gipfelt übrigens gar nicht in der Opera-tionsmethode, sondern hängt in erster Linie davon ab, ob wir die *Bedingungen* für die *Entstehung* des *Steines beseitigen* können oder nicht. Wenn wir z. B. einem Prostatiker nur seinen Stein entfernen, ihm aber seine prominente Pro-stata belassen, mit Recessus, Trabekelblase, Cystitis und Retention, wenn ein Patient mit harnsaurer Diathese immer wieder Nierensteine produziert, die die Neigung haben, in der Blase liegen zu bleiben, so liegt auch das Rezidiv nahe, ob wir so oder so operieren. Es ist auch nicht angängig, einfach die *Mortalitäts-ziffern* der einzelnen Operationsmethoden gegeneinander auszuspielen, worauf schon Zuckerkandl [1]) hingewiesen hat. Die Lithotripsie ist, wie wir gesehen haben, heute die Operation der Wahl, d. h. sie liest die ihr passenden Fälle aus und das Übrige, Schwierige, Komplizierte, im vornherein Gefährdete, überläßt

---

[1]) Wien. klin. Wochenschr. 1901. Nr. 43.

sie der Lithotomie, so daß BOUILLY mit Recht sagen konnte: La taille ne vit plus que des contre-indications de la lithotritie. Wenn diesbezüglich verglichen werden soll, so wären wenigstens nur die Angaben aus der neueren antiseptischen Operationsära zu berücksichtigen, die zeigen, daß auch bei den Schnittoperationen die Mortalität beträchtlich zurückgegangen ist. Immerhin ergibt sich auch für die Lithotripsie eine Mortalität von $1-3^0/_0$, während sie für die Schnittoperationen zwischen 3 und $30^0/_0$ schwankt. Wie sich tatsächlich die verschiedenen Operationsmethoden in der Häufigkeit ihrer Anwendung zueinander verhalten, mögen einige Zahlen illustrieren:

SCHLAGINTWEIT[1]) hat sich gegenübergestellt: 5367 Lithotripsien, 1739 Sectio alta, 774 Sectio perinealis, 73 perineale Lithotripsien und 24 Aspirationen. Diese Verhältnisse schwanken aber begreiflicherweise beträchtlich, je nach Land und Operateur. So wird z. B. im Orient die Sectio perinealis noch viel häufiger ausgeführt als bei uns und konnte KEEGAN[2]) in Indien bei 10 073 Lithotripsien und 7210 Sectiones perineales bloß 147 Sectiones altas anführen. Zum Vergleich seien noch die Zahlen der angewandten Operationsmethoden einiger Operateure einzeln erwähnt: v. FRISCH[3]) zählte auf 400 Operationen 306 Lithotripsien und 94 Schnittoperationen; FREYER hatte ein Verhältnis von 598 Lithrotripsien zu 254 anderen Operationen; PREINDLSBERGERs[1]) Operationsmaterial verteilte sich auf 177 Sectiones altas, 100 Cystotomias perineales und nur 55 Lithotripsien, obschon auch er die Lithotripsie als die Operation der Wahl bezeichnet; dazu 5 Lithotrips. perin. und 1 Sectio perinealis lateralis. PARONE[4]) hat in 32 Jahren 3224 Lithotripsien ausgeführt; daneben nur 52 Cystotom. suprapubic, 4 perineale und 3 perineale Lithotripsien. Aus diesen Angaben geht immerhin deutlich hervor, daß die Lithotripsie die weitaus bevorzugte Operation tatsächlich ist. In Verbindung mit einer Schnittoperation kann oder muß die Zertrümmerung auch angewendet werden, wenn der Stein zur Extraktion in toto zu groß ist, so kommt die *Lithotripsia perinealis,* besonders bei Kindern zustande. Die reine, zielbewußte Lithotripsie ist jetzt gerade 100 Jahre alt, indem sie 1824 zum ersten Male vollständig von CIVIALE ausgeführt wurde.

Die *Sectio perinealis* aber ist die altklassische Steinschnittoperation. Beginnen wir daher aus historischer Gerechtigkeit mit ihrer Schilderung, wennschon, wie gezeigt, sie bei uns wenig praktisches Interesse mehr besitzt, sie nur noch der Lückenbüßer ist für den Fall, daß keine der anderen Operationsmethoden angewendet werden kann. — Die Beschreibungen der Schnittoperationen sind im allgemeinen im Kapitel der Operationslehre dieses Werkes von Prof. VÖLKER nachzusehen. — Wie bereits angeführt, war ursprünglich das Instrumentarium für den Steinschnitt ein höchst einfaches (kleiner Apparat) und bestand zur Hauptsache nur aus einem Skalpell für die Incision. Diese sollte möglichst direkt auf den Stein unter Hinunterdrücken desselben gegen den Damm von der Bauchgegend oder vom Rectum her erfolgen. Das Fühlen und Herunterdrücken des Steines ist aber gewöhnlich nur bei Kindern und Jugendlichen möglich, und dementsprechend gab auch CELSUS den Rat, nur solche zu operieren. Diese Art der Operation hat etwas Rohes und Unsicheres an sich. Mit Konstruktion der ebenfalls schon erwähnten Hilfsinstrumente (großer Apparat) wurde größere Sicherheit und Ausdehnung der operativen Möglichkeit gewonnen. Heute spielt sich — um hier nur das rein Technische zu berücksichtigen — eine Sectio perinealis im Prinzip folgendermaßen ab: Die Incision (ca. 5 cm) kann median (in der Raphe zwischen Bulbus und After)

[1]) IV. Kongr. d. Dtsch. Urol.-Ges. Berlin 1913.
[2]) Encyclop. franç. d'urol. Tome 4, p. 354.
[3]) Wien. klin. Wochenschr. 1902. Nr. 13/15.
[4]) Journ. d'Urolog. Tome XIV. 1922. p. 370.

oder lateral (Raphe unterhalb Bulbus bis Mitte Verbindungslinie After-Sitzbein), auch bilateral oder durch Bogenschnitt, stets unter vorsichtigem Schutze des Bulbus, ausgeführt werden und dringt mit Durchtrennung der Haut, Unterhaut, Fascie und Raphe des Bulbus cavernosus und unter Leitung einer in die Harnröhre eingeführten Hohlsonde (Itinerarium) auf die Urethra ein. Nach Eröffnung derselben ist die Erweiterung des „Blasenhalses" die Hauptsache, um Platz zu schaffen für die Extraktion des Steines. Diese Erweiterung kann, bei geringem Platzbedürfnis für kleinere Steine digital oder mit Dilatatorien (unblutig) erfolgen, sonst muß incidiert werden (Blasensphincter, Prostata), entsprechend dem äußeren Schnitt, median oder lateral (bilateral). Nach Einführung einer breiten Hohlsonde (Gorgeret) zur Wegleitung und zum Schutz der Wunde wird mit einem Skalpell oder einem speziellen Schneideinstrument (Steinmesser, Lithotom) ein- oder beidseitig Blasenhals und Prostata durchtrennt und dadurch eine Wundspalte geschaffen, welche die *Extraktion* des nun mit einer Steinzange gefaßten Steines er-

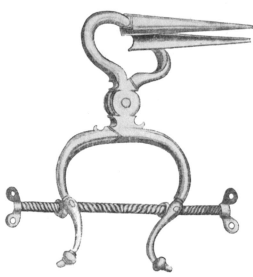

Abb. 26. „Laucher"-Dilatatorium aus dem „Kunstbuch" von Georg Bartisch.

laubt. Von diesen Lithotomen ist eine unzählige Menge von Formen angegeben worden, meist kurze, breite, ein- oder beidseitig schneidende Messer. Besondere Erwähnung verlangt das Lithotome caché, das mit gedeckter Klinge eingeführt wird. Durch Federdruck springt die Klinge vor und setzt dann erst beim Herausziehen des Instrumentes den Schnitt. Von Dupuytren wurde es mit zwei Klingen versehen und in dieser Form häufig angewendet. Auch hier soll die Extraktion des Steines möglichst schonend mit hebelnden Bewegungen ausgeführt werden, um

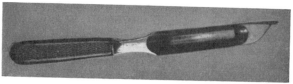

Abb. 27. Schneidendes „Gorgeret" aus der medizinisch-historischen Sammlung von Doz. Dr. Wehrli, Universität Zürich.

Nebenverletzungen und Blasenschädigungen zu vermeiden. Abtastung der Blase durch den eingeführten Finger. Dann Drainage, Tamponade, Verband. Diese Operation schafft zwar für die Nachbehandlung einfachste und günstige Verhältnisse, bietet aber der Extraktion wenig Platz, so daß größere Steine auf dem Perinealweg nicht leicht extrahiert werden können ohne vorherige Zertrümmerung, was die Operation dann wieder kompliziert und gefährdet. Die Gefahr der Rectalverletzung ist bei der medianen Blasenincision nicht klein. In Europa hat man darum, wie schon erwähnt, auf diese Art der Steinoperation fast ganz verzichtet. In gewissen Fällen, wenn aus irgend einem Grunde die Lithotripsie oder eine Sectio alta vermieden werden müssen, kann bei Frauen die Sectio *vaginalis,* die *Kolpocystotomie* zur Ausführung kommen. Man gibt allerdings auch bei Frauen der Sectio alta den Vorzug, obschon die vaginalis leicht auszuführen ist, wegen der erhöhten Gefahr der Fistelbildung. Für die Operation befindet sich die Patientin in der gynäkologischen Lage, die vordere Vaginalwand wird durch Specula gut eingestellt und der Blasenboden durch eingeführte Sonde nach unten gedrängt und auf sie eingeschnitten. Incision von mindestens

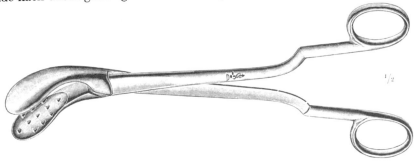

Abb. 28. Steinzange nach COLIN.

4 cm hinter Orificium urethrae gegen das Collum uteri, durch Vagina, Zwischengewebe und Blase. Zur Verminderung der Fistelgefahr können die beiden Incisionen Vagina-Blase in verschiedenen Ebenen angelegt werden, wodurch bei der Übernähung gleichsam eine Lappendeckung der Blasenwunde entsteht. Ist die Blasenöffnung groß genug, besteht gewöhnlich keine Extraktionsschwierigkeit. Exakte Naht der verschiedenen Schichten, Verweilkatheter (PEZZER). Die *Sectio alta* bietet heute kaum mehr Gefahren und erlaubt gründlichere Arbeit, zeigt auch bei Kindern gute Heilungstendenz. Das Nähere ihrer Ausführung ist im betreffenden Kapitel 1, Chirurgische Anatomie und Operationslehre von Prof. VOELCKER nachzusehen. Es sei über sie als Steinoperation nur

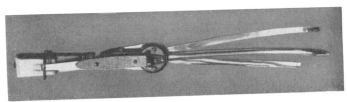

Abb. 29. „Lithotome caché" mit zwei Klingen nach DUPUYTREN. Aus der medizin.-historischen Sammlung von Doz. Dr. WEHRLI, Universität Zürich.

folgendes bemerkt. Bei bestehenden Komplikationen, wie Cystitis, Infektion der oberen Harnwege usw. tut man gut, diese Zustände vorbereitend möglichst zu bekämpfen und einzudämmen. Die *Incision* wird meistens *median* ausgeführt; für große Steine bietet aber die *quere* bessere Erweiterungsmöglichkeiten und für die Heilung der Blasenwunde ist es von Bedeutung, daß die Extraktion des Steines ohne Traumatisierung der Blasenwundränder vor sich gehe. Die Blasenöffnung wird dazu am besten durch Fadenzügel gut auseinander gehalten. Zur Extraktion bedient man sich einer Korn- oder Steinzange mit breiten, leicht gezähnten Faßflächen. Sie wird unter Leitung des linken Zeigefingers eingeführt und der Stein möglichst im kleinsten Durchmesser gefaßt, worauf die

Extraktion, bei genügender Blasenöffnung, gewöhnlich keine Schwierigkeiten bereitet. Nach der Extraktion ist die Blase gründlich darauf abzusuchen, ob kein anderes Konkrement mehr sich in einem Schlupfwinkel (Recessus, Divertikel, Trabekelnische, hintere Harnröhre) verborgen hält. Muß der Stein wegen zu beträchtlicher Größe zur Extraktion in Stücke zerbrochen werden, oder geht er infolge großer Brüchigkeit bei den Extraktionsversuchen von selbst in Trümmer, so muß die Blase nachher besonders sauber von allen Resten befreit werden durch Ausspülen und Auswischen. Auf Extraktionsschwierigkeiten stößt man,

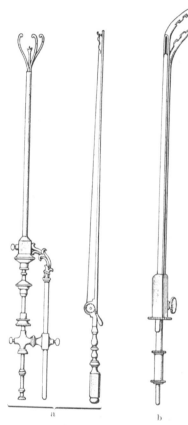

wenn in der Harnröhre eingeklemmte oder sonstwie fixierte oder Divertikelsteine vorliegen. Im ersten Falle sitzt gewöhnlich der kleinere Teil des Steines in der erweiterten hinteren Harnröhre und erlaubt der Zugang durch die Blase ohne große Schwierigkeit, ihn aus der Harnröhre zu befreien. Ebenso müssen anderweitig fixierte Steine zuerst vorsichtig mobilisiert und aus ihrem Bett luxiert werden. Schwierig kann dieser Befreiungsakt sein, wenn sich in einem *Divertikel* mit engem Hals ein Stein findet. Es kommt dann darauf an, ob der Zugang zum Divertikel durch Dehnung oder Incision derart erweitert werden kann, daß eine Extraktion des Steines in toto oder Teilen möglich ist, oder ob eine Exstirpation des Divertikels mitsamt dem Stein ausgeführt werden muß (siehe Kapitel Divertikel von Dozent Dr. Paschkis). Die Nachbehandlung nach Sectio alta wegen Stein richtet sich hauptsächlich nach den Blasen-Urinverhältnissen. Bei aseptischem Zustand wird man unbedenklich die Blase schließen (Catgutnaht mit Ausschluß der Schleimhaut in zwei Etagen), nur das Cavum Retzii drainieren und Verweilkatheter einlegen. Bei Cystitis und Komplikationen muß oben hinaus gut drainiert werden. Wie leicht verständlich, lehrt die Erfahrung, daß nur durch den Stein provozierte Cystitiden nach Entfernung desselben leichter heilen, als wenn umgekehrt der Stein das Produkt einer Cystitis oder anderer Veränderungen war. Entschließt man sich bei mit Stein kombinierter Prostatahypertrophie zur Sectio alta und

Abb. 30. a) Civialés Trilabe.
b) Heurteloups Perkuteur.

Prostatektomie, so spielt dabei die Extraktion des Steines nur eine Nebenrolle. Beschränkt man sich in solchem Falle auf die Lithotripsie, so ist nicht nur diese wegen der prostatischen Verhältnisse erschwert, sondern es bleiben auch die Rezidive veranlassenden Zustände bestehen.

Lithotripsie. Während bei den Schnittoperationen die Steine in toto durch die Wunde aus der Blase herausgeholt werden und nur exzessive Größe des Steines zu einer Zertrümmerung in der eröffneten Blase nötigt, sucht die *Lithotripsie* ohne Eröffnung der Blase, durch die Harnröhre, eine derartige Zermalmung der Steine herbeizuführen, daß ihre Trümmer ohne Gefahr für die Harnwege herausbefördert werden können. Bis dieses Ziel erreicht war, brauchte es vieler Versuche, vieler Konstruktionen und dabei ging es nicht ohne mancherlei

Autorenrivalitäten ab. Die erste Hälfte des 19. Jahrhunderts war Augenzeuge dieser Entwicklung. Um nicht ins Detail der so erfindungsreichen Zeit einzugehen, seien nur die wichtigsten Vorläufer unseres heutigen Lithotripsieinstrumentariums erwähnt. So der Ketten-Brisepierre, der vermittels einer sich in der Blase entwickelnden Kette den Stein fassen und zerdrücken wollte; vor allem aber der berühmte *Trilabe* CIVIALEs und der *Perkuteur* HEURTELOUPs. Die beiden letzteren Instrumente verdienen es, daß sie etwas genauer beschrieben werden, das Instrument CIVIALEs, weil ihm damit die ersten vollständigen Lithotripsien gelangen, dasjenige HEURTELOUPs, weil es das eigentliche Modell zu unseren heutigen Steinbrechern abgab. Das CIVIALEsche Prinzip war eine Zange aus drei federnden, bezähnten Branchen, die, aus einer Röhre vorgeschoben, sich spreizten, um den Stein zwischen sich zu fassen, durch Zurückziehen sich schlossen, den gefaßten Stein fixierend. Dann wurde axial ein kleiner Bohrer (Trepan) an den Stein herangebracht, durch die Saite eines Fidelbogens in Rotation versetzt, so der Stein angebohrt und durch Wiederholung dieser Prozedur schließlich gesprengt. HEURTELOUPs Perkuteur hatte die Form einer schnabelförmig gebogenen Sonde und bestand aus zwei Teilen, von denen der innere in einer Rinne des äußeren lief, so daß der Schnabel durch Verschieben der beiden Teile sich zangenartig öffnete und den Stein fassen konnte. War das erreicht, mußten Hammerschläge auf den in der Rinne laufenden Teil die Zertrümmerung des Steines herbeiführen (Abb. 30). An Stelle dieser Kraftquelle wurde dann von CHARRIÈRE die Schraubenwirkung eingeführt. Große Schwierigkeiten bereitete stets die Herausbeförderung der Steintrümmer, die mit Pinzetten und Spülungen versucht, vielfach aber dem Patienten selbst überlassen wurde. Der erste Aspirationsgummiballon wurde von CLOVER 1866 angewendet, aber erst von 1876 an durch BIGELOW zielbewußt und ausgiebig in Gebrauch genommen und damit die heutige Litholapaxie geschaffen. Die erste vollständige, beglaubigte und kontrollierte Lithotripsie wurde im Frühjahr 1824 von CIVIALE [1]) an einem jungen Manne ausgeführt, den er in drei Sitzungen von seinem Steine völlig befreite, was ihm große Ehren einbrachte. Nun wurde die Methode mehr und mehr ausgebaut, der Streit aber, wie man operieren solle, ob möglichst radikal und gründlich in einer Sitzung oder unter Berücksichtigung der Blasenverhältnisse zu ihrer Schonung in wiederholten Sitzungen, wurde erst durch das Vorgehen BIGELOWs, das Gründlichkeit und Schonung vereinigt, entschieden; es haben sich ihm auch die großen Meister der Lithotripsie THOMPSON und GUYON angeschlossen und damit wurde die *vollständige Durchführung dieser Operation in einer Sitzung* als das erstrebenswerteste *Normale* anerkannt. Mit beigetragen zur Vervollkommnung dieser Operation hat auch der gleichzeitige Ausbau der Anästhesierungsverfahren.

Wenn wir uns nun vorstellen, was bei der *Lithotripsie* vorgeht, und was sie bezweckt, wie der Stein zwischen die Schnabelteile des Instrumentes gefaßt und von ihnen zermalmt werden muß, wie die Bruchstücke auf dieselbe Weise weiter zerkleinert werden, bis sie geeignet sind, herausgeschwemmt und aspiriert zu werden, so leuchtet ein, daß für die Ausführbarkeit einer solchen Operation gewisse Möglichkeiten gegeben sein müssen, ohne welche sie nicht praktikabel oder wenigstens sehr gefährlich ist. Es sei zwar im vornherein betont, daß selbstverständlich Erfahrung und individuelle Geschicklichkeit einen gewissen größeren Spielraum in der Ausführbarkeit einer solchen Operation schaffen, und sich ein Geübter noch an eine Lithotripsie heranwagen darf, die ein anderer ablehnen muß. Dennoch sind ihr auch Grenzen gezogen, hauptsächlich durch folgende Umstände: Da wir es bei den Lithotriptoren und Evakuationskathetern

---

[1]) BOULANGER: La première lithotritie. Journ. d'urol. 1924. I.

mit Instrumenten bis zu Nr. 30 Charr. zu tun haben, muß die Harnröhre entsprechend durchgängig sein. Die größten Nummern braucht man zwar nur ausnahmsweise, nur für die ganz großen und harten Steine, aber 25/26 ist doch das meist gebrauchte Kaliber. Die Instrumente dürfen in ihrer Beweglichkeit nicht gehemmt sein. Häufig läßt sich ein Hindernis in Form eines zu engen Orificium urethrae oder einer Striktur durch Meatotomie oder Dilatation heben. Eine unüberwindliche Schwierigkeit kann der Einführung eine ausgebildete Prostatahypertrophie bereiten, wie sie überhaupt die ganze Operation erschwert. Schon äußerlich können große Hernien und Hydrocelen oder bei Frauen Cystocelen hinderlich sein, doch lassen sich solche Schwierigkeiten meistens beseitigen. Da brauchbare und genügend kräftige Lithotriptoren nur bis zu Nr. 16 herunter gebaut werden können, ist ihre Anwendbarkeit für das *Kindesalter* eine beschränkte, doch ist es fast unglaublich, wie bei nur mehrjährigen Knaben die Lithotripsie schon öfter ausgeführt worden ist [1]), hauptsächlich im Orient, wo die körperliche Entwicklung eine frühere ist als bei uns. Wie die Harnröhre den Instrumenten freie Passage bieten muß, so darf auch ihre Bewegungsfreiheit in der Blase selbst keine Hemmung erfahren, zu geringe Kapazität und Unregelmäßigkeiten der Blasenwand können die Beweglichkeit der Instrumente derart hindern, daß ein Erfassen des Steines zur Unmöglichkeit wird und die Blase selbst dabei gefährdet ist. Wenn sich diese Schwierigkeiten auch nicht durch die Narkose beseitigen lassen, muß auf die Ausführung der Lithotripsie verzichtet werden. Auch der Stein selbst kann der Zertrümmerung durch seine *Größe* und *Härte* ernsthafte Widerstände bereiten. Der Härte ist zwar auf verschiedenem Wege eher beizukommen, aber die Größe kann derart sein, daß für einen Lithotriptor neben dem Stein kein Platz mehr in der Blase ist, oder sie überhaupt den Aktionsradius des Instrumentes übersteigt. Die Erfahrung hat gelehrt, daß im allgemeinen die obere Grenze für die Lithotripsierfähigkeit mit einem Durchmesser von 5—6 cm erreicht wird. Aber nicht nur die absolute Größe des Steines und die persönliche Geschicklichkeit geben den Ausschlag für die Operabilität auf diesem Wege, sondern auch noch andere Blasen- und Steinverhältnisse. Irgendwie fixierte Divertikelsteine usw. sind mit dem Lithotriptor nicht anzugehen, da sie meistens nur partiell erreichbar sind, es sei denn, daß es gelinge, sie zuerst frei zu machen und ins Blaseninnere zu bringen, wie z. B. in einem Kolpokleisis-Steinfall des Verfassers [2]). Steine mit Fremdkörper, deren Inangriffnahme mit dem Lithotriptor die Blase gefährden könnte, sind der Cystotomie zu überlassen. Einen besonders wichtigen Punkt in der Erwägung pro und contra Lithotripsie bildet der Zustand der Harnwege. Wenn man sich auch bestreben wird, vor einer derartigen Operation die entzündlichen Zustände, Retentionen usw. möglichst zu reduzieren, so ist nicht immer der gewünschte oder nötige Grad von Besserung zu erreichen und dann zu bedenken, daß die Lithotripsie sowieso, besonders aber unter diesen Umständen, mit ihrem wiederholten Einführen größerer Metallinstrumente, ihrer Zertrümmerung des Steines zu größeren, dann kleineren Bruchstücken, oft unter erschwerten Bedingungen und endlich die Auspumpung für eine entzündete Blase einen ungleich größeren traumatischen Reiz bedeutet als eine Incision mit nachfolgender Drainage. Mit zu berücksichtigen in dieser Hinsicht ist insbesondere auch der Zustand der oberen Harnwege. Es kann nämlich eine

---

[1]) Z. B. Gimlette: Brit. med. journ. 1891. — 40 glückliche Litholapaxien bei Knaben von 2—16 Jahren. — Keegan: Lancet. Oct. 1890. Litholapaxie bei 125 Knaben unter 15 Jahren; 3,2% Mortalität. — Dagegen: Nuzzi: La pedo-cisto-litiasi. Rif. med. Vol. 38. Nr. 13. 1922.

[2]) Ein anderer Kolpokleisis-Steinfall: Tuffier: Calcul vesico-vaginal. Presse méd. 1900. Nr. 40.

derartige Steigerung der Cystitis, der Pyelonephritis, der Urosepsis durch eine Lithotripsie provoziert werden, daß in der Folge der Exitus eintritt. Man könnte die Ausführung der Lithotripsie in solchen Fällen wohl dahin einschränken, daß sie um so weniger ausgeführt werde und an ihre Stelle die Cystotomie zu treten habe, je wünschenswerter der Zustand der Harnwege eine gründliche Drainage der Blase mache. Mit anderen Worten: Je gefährlicher und komplizierter die Lithotripsie erscheint, um so mehr tritt die Cystotomie in ihr Recht. So wird man im allgemeinen auch nicht lithotripsieren bei Kombination von Blasentumor mit Stein wegen der Gefahr größerer traumatischer Blutungen, ebenso bei Tuberkulose, wo Phosphatkonkretionen nicht so selten sind. Immerhin gibt es unter diesen Fällen Ausnahmen, in denen nach gründlicher Orientierung, wenn z. B. nur ein kleiner Stein und ein kleiner günstig situierter Tumor vorliegen, eine vorsichtige Lithotripsie erlaubt und erfolgreich sein kann. Es heißt also, in jedem Falle abwägen, welche Operationsmethode angezeigt sei; mit zunehmender Übung in der Lithotripsie werden zwar immer mehr Schwierigkeiten überwunden und die Cystotomie zurückgedrängt, aber auch sie ist vervollkommnet worden und hat viel von ihrer ursprünglichen Gefährlichkeit verloren.

Aus den vielerlei erfindungsreichen Konstruktionen heraus hat sich ein heute ziemlich einheitliches Instrumentarium krystallisiert, dank nicht nur der ärztlichen Praktiker, sondern auch der Bemühungen berühmter Instrumentenmacher (WEISS, LUER, CHARRIÈRE, RELIQUET). Es besteht nunmehr aus den Instrumenten verschiedenen Kalibers zur Zertrümmerung des Steines, den Evakuationskathetern (mit Mandrin) und der Aspirationspumpe; als weitere Hilfsinstrumente kommen dazu der Hammer und die sonst gebräuchlichen Katheter und Spritzen zur Blasenbehandlung. Um ein Instrument, wie einen *Lithotriptor* richtig anwenden und beherrschen zu können, muß man mit seiner *Konstruktion* und *Funktion* vertraut sein. Im Prinzip lassen sie sich etwa folgendermaßen wiedergeben: Ein Lithotriptor besteht aus zwei Teilen, die ineinander verschieblich sind, einem äußeren (weiblichen) und einem inneren (männlichen), dessen Schaft in einer Rinne des ersteren läuft. Dieser Schaft bildet den vorderen Teil des Instrumentes, den hinteren das „Schloß" oder der Griff. Die Länge der einzelnen Abschnitte beträgt ca. 25 cm für den Schaft und ca. 15 cm für den Griff, für das ganze

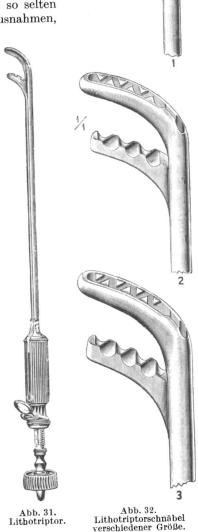

Abb. 31.
Lithotriptor.

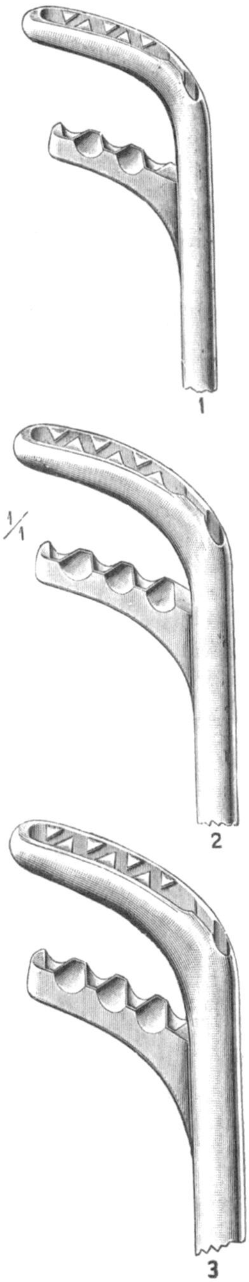

Abb. 32.
Lithotriptorschnäbel
verschiedener Größe.

Instrument also ca. 40 cm. Der Schaftteil hat im geschlossenen Zustand das Aussehen eines etwas scharf abgebogenen kurzschnabligen Katheters. Die üblichen Durchmessergrößen variieren je nach Beanspruchung des Instrumentes zwischen 18 und 30 Charrière, für Kinder gibt es Instrumente von Nr. 16. Wie die Schäfte des geraden Teiles ineinander laufen, so greifen auch die abgebogenen und leicht löffelförmig verbreiterten Enden ineinander ein, derart, daß dem weiblichen zackig ausgeschnittenen (gefensterten) Teil eine Zähnung des männlichen entspricht, wodurch sie ineinander passen und geschlossen

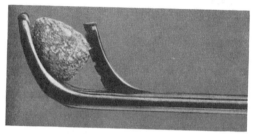

Abb. 33. Stein von Lithotriptor gefaßt.

werden können. Diese Zähnung kann von verschieden starker Ausprägung sein und, abnehmend, schließlich in eine nicht mehr offene Vertiefung im weiblichen Teil und eine leichte Rillung des männlichen Teiles übergehen, wodurch ein Instrument entsteht (Ramasseur), das nicht nur zum Abschluß der Lithotripsie, sondern auch zur Extraktion anderer Fremdkörper Verwendung findet.

Wie durch diese gezähnten Schnabelpartien eine zermalmende Wirkung auf einen gefaßten Stein ausgeübt werden kann, ist leicht verständlich. Die dazu immerhin nötige Kraft wird durch den Mechanismus des Griffes vermittelt. Dieser Griff stellt eine entweder nur seitlich begrenzte, daher offene (siehe Abb. 31, 32, 33, 34) oder walzenförmig geschlossene Erweiterung des weiblichen Lithotriptorendes dar. Das männliche Stück besitzt im Bereich dieser Partie in seiner Achse eine durch ein Rad als Schraube ohne Ende drehbare

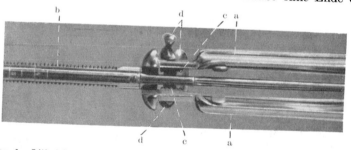

Abb. 34. Bau des Lithotriptorschlosses. a Griff des weiblichen Teiles, b ausgezogener männlicher Schaft mit der axialen drehbaren Schraube, c gezähnte Lamella an der Innenseite des Griffes zum Einschalten in die männliche Schraube vermittels des d Bügels.

Schraubenwindung, welche dadurch zur wirksamen geschlossenen Schraube wird, daß am weiblichen Teil fixierte, federnde, gezähnte Lamellen durch Keilwirkung vermittels eines umlegbaren Bügels oder eines verschieblichen Ringes in den männlichen Schraubenteil als äußeren Schraubengang eingeschaltet werden können. Auf diesem Mechanismus nun beruht die Technik der Lithotripsie. Sobald er in Funktion gesetzt wird, sind die beiden Lithotriptorteile nicht mehr frei ineinander beweglich, sondern fixiert und können nur noch durch Drehung des Schraubenrades gegeneinander verschoben werden. Der „offene" Zustand mit den frei beweglichen Teilen wird dazu benutzt, den Stein zu suchen und zu fassen. Ist das erreicht, wird der Lithotriptor geschlossen, d. h. die Schraube durch Umlegen des Bügels hergestellt und die Schraubenwirkung, deren Kraft sich nun den den Stein zwischen ihren Zähnen fixiert haltenden

Schnabelteilen mitteilt, in Aktion gesetzt und der Stein zerdrückt. Ist die Zerkleinerung des Steines und seiner Bruchstücke durch wiederholtes Fassen und Zermalmen bis zur „Pulverisation" gediehen, so tritt die Evakuierung der Blase in Tätigkeit. Zum Ausschwemmen der leicht beweglichen Bruchmassen bedient man sich vorgängig der eigentlichen Aspiration des Katheters und der Handspritze. Zur gründlichen Säuberung der Blase besitzen wir heute die wirksamen Aspirations-

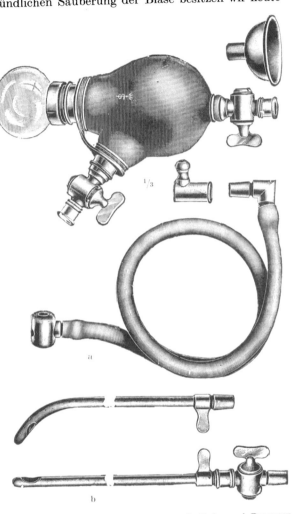

pumpen. Diese Aspiratoren sind im allgemeinen mehr weniger birnförmige Kautschukballone, welche oben einen Trichteransatz tragen zur bequemen Füllung mit Spülflüssigkeit, seitlich einen Fortsatz, der sich mit dem Evakuationskatheter verbindet, beide durch Hähne verschließbar und unten einen kugeligen Glasrezipienten mit engem Hals, in dem sich die durch die Pumpe aus der Blase aspirierten Steintrümmer sammeln. Die Anordnung dieser verschiedenen Teile (Modelle von BIGELOW, THOMPSON, GUYON, COLIN u. v. a.) kann variieren, muß aber derart sein, daß ein richtiges Funktionieren des Aspirationsvorganges gewährleistet ist. Der durch den Evakuationskatheter mit der Blase kommunizierende Balloninhalt wird durch Handdruck in die Blase gepreßt, durch das Einströmen entstehen Flüssigkeitswirbel, in welche die Steintrümmer mit einbezogen werden. Läßt nun die komprimierende Hand den Ballon los, dehnt er sich, seiner Elastizität fol-

Abb. 35. a Aspirator und b Evakuationskatheter nach BIGELOW.

gend, wieder aus und aspiriert die Flüssigkeit aus der Blase zurück. Die darin mitgeschwemmten Steintrümmer fallen nun der Schwere nach in den Rezipienten hinunter und bleiben dort ruhig liegen, unberührt von neuem Hin und Her des Wasserstromes. Die Evakuationskatheter (siehe Abb. 35, 36) sind großkalibrige und weitgefensterte Instrumente, die dem Ballonansatz durch Bajonettverschluß angefügt werden. Am häufigsten werden die kurzschnabeligen gebraucht, es gibt aber auch gerade, mit der Öffnung am Ende. Die Fenster sind dem Kaliber entsprechend, damit möglichst große Steinstücke den Katheter passieren können. Erwähnen wir noch den Hammer, um einem widerspenstigen Stein im Lithotriptor durch Schläge beizukommen, Mandrins, um verstopfte Evakuationskatheter frei zu machen, so ist das engere Instrumentarium für eine Lithotripsie aufgezählt. Von Lithotriptoren sollten mehrere Größen präsent sein. Die größte Nummer wird nur für die erste Zertrümmerungsetappe großer Steine gebraucht, sie ist wegen ihrer Dimensionen in ihrer Beweglichkeit beschränkt. Für die meisten Fälle sind die mittleren Größen die bevorzugten, die kleinen und die Ramasseure dienen der finalen Zerkleinerung. Die Instrumente müssen aus bestem Material hergestellt sein, was heute wohl durchweg der Fall ist, weil sie sonst bei stärkster Kraftanwendung Gefahr laufen, zu verbiegen oder abzubrechen, ein Ereignis, das die Fortführung der Lithotripsie

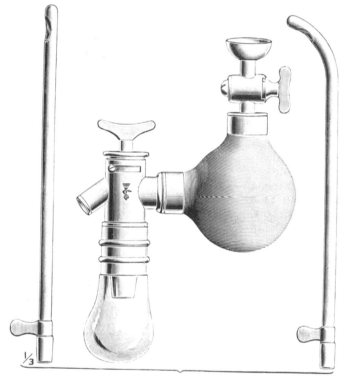

Abb. 36. Aspirator mit Evakuationskatheter nach Thompson.

natürlich verunmöglicht und an ihrer Stelle die sofortige Cystotomie erheischt, um den verbogenen Teil abzutragen oder den abgebrochenen herauszuholen. Infolge dieser hohen Ansprüche an solche Instrumente sind der Herstellung kleiner Formen Grenzen gesteckt.

Auf die Lithotripsie hin braucht der Patient selbst keine großen Vorbereitungen. Über die Vorbehandlung der Blase und der Harnwege überhaupt sowie des Allgemeinbefindens ist bereits gesprochen worden; man will dadurch möglichst günstige Verhältnisse schaffen. Vor der Operation erhält der Patient eine gründliche Reinigung, speziell der Bauch- und Oberschenkelgegend, eine Darmentleerung wird veranlaßt. Für die Operation wird der Patient horizontal, mit leicht erhöhtem Kreuz, auf einen Operationstisch oder ein Bett gelagert, nahe an den Rand gegen den Operateur (also rechts), damit dieser sich nicht über den Patienten und den Tisch beugen oder sonst eine unbequeme Haltung einnehmen muß. Der Patient spreizt die Beine, damit zwischen denselben Raum ist für die Handgriffe an den gesenkten Instrumenten. Unterbauchgegend und Oberschenkel werden eingedeckt, so daß nur der Penis freiliegt und dieser wird noch besonders desinfiziert. Eine Hauptfrage betrifft die bei der Lithotripsie anzuwendende Art der Anästhesie. Bei unkomplizierten Fällen mit kleinen Steinen und nicht reizbarer Blase, in denen sich die ganze Operation mit einigen Handgriffen und in wenigen Minuten durchführen läßt, kommt man gelegentlich mit leichter Anästhesierung durch eine Morphiuminjektion und Antipyrin-Novocain-Applikation in Blase oder Rectum aus. Sobald aber die Verhältnisse nicht so einfach liegen, die Operation länger dauern wird, die Blase wegen Reizbarkeit einer besonderen Ruhigstellung bedarf — und diese ist für die Ausführbarkeit der Steinzertrümmerung ausschlaggebend —, müssen wir eine tiefere Anästhesie zu Hilfe nehmen. Die französische Schule mit GUYON an der Spitze zieht dafür die Chloroformnarkose vor, nicht nur weil Chloroform für die Harnorgane harmloser ist als Äther, sondern vor allem deshalb, weil sich mit Chloroform die Blase tiefer narkotisieren lasse und eine bessere Regelung des narkotischen Zustandes möglich sei, indem für das Stadium der Evakuation das wünschenswerte Nachlassen desselben sicherer zu erreichen sei. Dafür erzielt man mit der Sakral- resp. Lumbalanästhesie eine so völlige Ruhigstellung der Blase, daß auch schwierigere Zertrümmerungen durch keine Blasenkontraktionen gestört werden. Die Evakuierung ist gleichwohl durchführbar, zudem erwacht bei Nachlaß der Anästhesierungswirkung die Blase auch wieder und kann die Evakuierung noch unterstützen. Die Blase ist nach einer Reinigungsspülung mit einer nicht reizenden und nicht toxischen Flüssigkeit zu füllen, am vorteilhaftesten mit 100—150 ccm; eine größere Menge gibt dem Stein zu viel Spielraum, kleinere dem Instrument zu wenig. Die Einführung des Lithotriptors — natürlich in geschlossenem Zustand — geschieht nach den Regeln des Katheterismus mit Metallinstrumenten. Ist man nicht bereits durch Sonde oder Cystoskop über die momentane Lage des Steines orientiert, so sucht man ihn mit dem Lithotriptor zu tuschieren, damit man weiß, in welcher Richtung man die Fassungsversuche zu dirigieren hat, ob median, links oder rechts. Bei normalen Blasenverhältnissen gleitet das Instrument mit seiner Unterseite dem Blasenboden entlang und wird eingeführt, bis sein Schnabel die hintere Blasenwand erreicht. Nun wird das Schloß geöffnet in der beschriebenen Weise durch Umlegen des Bügels (oder Verschieben des Ringes), wodurch der männliche Teil seine Bewegungsfreiheit erlangt. Er wird jetzt bei ruhiger Haltung bis gegen die vordere Blasenwand zurückgezogen und so der Schnabel weit geöffnet. Alle diese Manipulationen werden am zweckmäßigsten in der Weise ausgeführt, daß der Griff (des weiblichen Teiles) in der vollen linken Hand festgehalten wird, während die rechte den Bügel und das Schraubenrad, also den männlichen Teil bedient. Das so geöffnete Instrument wird nun nach der Seite, wo man den Stein weiß oder vermutet, umgelegt, unter leichtem Andrücken an den Blasenboden und der männliche Teil sachte zurückgeschoben, wie wenn man das Instrument wieder schließen wollte. Liegt nun der Stein im Bereich der Schnabelteile, wird er zwischen dieselben gefaßt und der Operateur erhält deutlich das Gefühl des harten Widerstandes, ja er kann bei weichen Steinen das Eingreifen der Zähne in die Steinmasse wahrnehmen. Bevor er aber nun das Instrument schließt, um mit der Zertrümmerung durch die Schraubenkraft zu beginnen, muß er sich überzeugen, daß er nur den Stein und nicht etwa noch Blasenteile gefaßt hat. Für das erstere spricht die Möglichkeit, das Instrument ohne Widerstand in die Sagittalebene zurückdrehen zu können, während im anderen Falle es sich als fixiert erweist. Einem feinen Gefühl teilt sich das Fassen von Weichteilen ohne weiteres mit. Unter diesen Umständen darf natürlich die Zertrümmerung nicht vorgenommen werden wegen der sonst unausbleiblichen evtl. schweren Verletzung der Blasenschleimhaut oder gar der ganzen Blasenwand. Vielmehr muß das Instrument wieder geöffnet und der Stein von neuem, richtig, gefaßt werden. Haben wir uns von der korrekten Erfassung des Steines überzeugt, darf die Zertrümmerung in Angriff genommen werden, die Schraubenwirkung wird eingeschaltet und nun das Rad gedreht, was mehr oder weniger Kraft erfordert, je nach der Härte des Steines. Häufig hört man deutlich das Knacken des zerspringenden Steines. Man dreht nun weiter, solange man Widerstand spürt oder bis das Instrument wieder ganz geschlossen ist und dann beginnt das Spiel von neuem, d. h. nun werden die Bruchstücke in Angriff genommen, was meistens an derselben Stelle möglich ist, da sie sich neben das Instrument gelegt haben. Hat man beim ersten Fassen das Glück gehabt, den Stein im größten Durchmesser zwischen die Zähne zu bekommen, was sich an der Graduierung am Griff kontrollieren läßt, so zerspringt er in kleinere Bruchstücke. Hat man ihn aber nur seitlich oder in einem kleineren Durchmesser erwischt, so können die Bruchstücke zur Überraschung des Operateurs sich größer erweisen als der Durchmesser des zuerst gefaßten ganzen Steines. Eine Verschiedenheit der Durchmesser kann aber auch auf der Anwesenheit mehrerer Steine beruhen. Diese Prozedur des Zertrümmerns wird nun fortgesetzt, bis sich keine größeren Bruchstücke mehr fassen lassen. Handelt es sich um einen größeren Stein, der reichlich Bruchmasse ergibt, ist es vorteilhaft zwischenhinein eine oder wiederholte Evakuationen vorzunehmen, sonst leistet man durch immer wieder Fassen des Sandes nur unnötige Arbeit und hat mehr Schwierigkeit die größeren Bruchstücke zu finden.

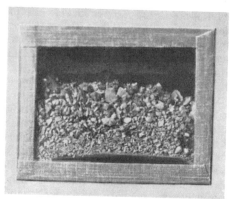

Abb. 37. Produkt der Lithotripsie eines größeren Uratsteines. (Eigene Beobachtung.)

Die Lithotriptoren dürfen immer nur im geschlossenen, entleerten Zustande herausgezogen werden und dieser muß durch kräftiges Schließen evtl. mit Nachhilfe von Hammerschlägen erzwungen werden, denn gefaßte, scharfe, über den Rand des Schnabels vorstehende Bruchstücke können die Harnröhre bei der Passage schwer verletzen. Bei Gelegenheit dieses Wechsels geht man dann meistens zu einer kleineren Nummer des Lithotriptors über, weil auch die Steintrümmer kleiner geworden sind. Schließlich sollen nur noch Sand und kleine Stückchen übrig bleiben (siehe Abb. 37), der Stein pulverisiert sein. Die Evakuation wird am besten eingeleitet durch kräftige Spülung mit der Handspritze durch einen Evakuationskatheter. Dadurch entleeren sich gewöhnlich schon reichlich Sand- und Bröckelmassen. Dann aber tritt der Aspirator, die Kautschukpumpe, in Funktion. Sie wird, selbstverständlich in gefülltem aber geschlossenem Zustand, an den Evakuationskatheter angesetzt, der Hahn des Verbindungsstückes geöffnet und so die Kommunikation zwischen Blase und Pumpe hergestellt. In diesem Moment darf die Blase nicht ganz leer sein, weil die Blasenschleimhaut aspiriert werden könnte, was eine Verletzung herbeiführen und die Evakuation stören würde, wenn gerade nur das Füllungsquantum Flüssigkeit des Evakuators in Zirkulation käme. Die Spülflüssigkeit wird nun durch anfänglich kurze, später ausgiebigere und kräftigere Kompressionsstöße aus dem Ballon in die Blase befördert. Dort entwickelt die einströmende Flüssigkeit Wirbel, welche die Sandmassen aufjagen. Mit dem Loslassen des Ballons beginnt aber sofort wieder der Rückfluß in den sich wieder ausdehnenden Ballon und ein Teil der in Bewegung gesetzten Steintrümmer wird mitgerissen und in den Ballon befördert, wo er sich der Schwere nach abwärts in den Rezipienten senkt und dort liegen bleibt. Dieser Moment muß jeweils abgewartet werden, bevor man zu einer neuen Kompression anhebt, um nicht die Steinteile wieder in die Blase zurückzustoßen. Auf diese Weise wird einige Zeit gepumpt, hin und her, bis nichts mehr aus der Blase herauszuholen ist. Falls sich während dieser Manöver der Katheter durch ein größeres Steinfragment verstopft, so daß die Pumpe nicht mehr funktioniert, muß der Ballon geschlossen und abgenommen und der Katheter durch Einführen eines Mandrins freigemacht werden. Der Katheter darf nicht einfach herausgezogen werden, da wir ja nicht wissen, ob nicht ein größeres verletzendes Steinstück in seinem Auge sitzt. Der Wirkungsradius der Einflußwirbel in der Blase ist nicht so groß, wie man annehmen möchte, man muß daher den Evakuationskatheter mit seinem Auge verschiedene Stellungen einnehmen lassen und so den Steintrümmern etwas nachgehen. Sind noch größere Bruchstücke vorhanden, die nicht durch den Katheter abgehen können, so schlagen sie häufig bei der Aspiration mit deutlich klingendem Geräusch an denselben an. Auf dieses Signal hin tritt der Lithotriptor nochmals in Funktion, dann wieder die Pumpe bis gar nichts mehr von Stein nachweisbar ist. Weitaus die meisten Steine lassen sich auf die beschriebene Art, relativ leicht, mitten in der Blase fassen, zertrümmern und ausschwemmen. In anderen Fällen macht das Aufsuchen des Steines größere Schwierigkeiten, das eine Mal, weil er weiter hinten, das andere Mal weiter vorn gesucht werden muß. In diesem Falle geht man mit dem Lithotriptor von der vorderen Blasenwand als Stützpunkt aus, fixiert den männlichen Teil und schiebt den weiblichen zurück in die Blase. Häufig genügt ein etwas stärkeres Andrücken des Instrumentes an den Blasenboden, um ein Einrollen des Steines in die so entstandene Trichtervertiefung zu veranlassen, oder eine Steigerung der Beckenhochlagerung, damit der Stein in der Blase mehr nach hinten rollt. Kritischer gestalten sich die Verhältnisse, wenn der Stein in der Tiefe eines stärkeren Recessus, z. B. hinter der Prostata, liegt. Dann kann es nötig werden, nicht nur einen Lithotriptor mit längerem Schnabel zu wählen, sondern auch, ihn zum Fassen des Steines ganz umdrehen zu müssen. Die Beweglichkeit des Instrumentes wird dadurch allerdings beeinträchtigt und die Gefahr der Blasenverletzung erhöht. Hier kommt die Geschicklichkeit und das Feingefühl des Operateurs zur besonderen Geltung, während für weniger Geübte diese Schwierigkeiten der Ausführung der Lithotripsie eine Grenze setzen. Auch die Größe und Härte des Steines bedingen, wie wir gesehen haben, gewisse Schwierigkeiten und Gefahren. Wenn ein Stein der zulässigen Pression nicht nachgeben will, können wir versuchen, durch Hammerschläge auf die Achse des Instrumentes — natürlich ohne Einschaltung der Schraube — ihn zu sprengen. Ein anderes bewährtes Verfahren in solchem Falle besteht darin, den gefaßten Stein mit der Schraube unter hohen Druck zu setzen und dann abzuwarten. Durch die gleichmäßig anhaltende Pressionswirkung wird schließlich der Stein gesprengt und zerfällt. Die weitere Zerkleinerung der Bruchstücke stößt dann gewöhnlich auf keinen so großen Widerstand mehr. Die Abwicklung der Zertrümmerung kann sich auch dadurch komplizieren, daß Bruchstücke sich in Trabekelnischen oder Recessus verlieren, von wo sie schwierig hervorzuholen sind. Kommt durch die Aspiration nichts mehr von Steinfragmenten zum Vorschein und ist kein Anschlag an den Katheter mehr zu fühlen oder zu hören, sind mit der Steinsonde oder dem kleinen Lithotriptor auch keine solchen mehr nachzuweisen, kann die Operation als vollendet betrachtet und abgeschlossen werden, am besten durch Spülung mit einer desinfizierenden Lösung, wie Argentum nitricum.

Stärkere Blutungen sollen normalerweise bei der Lithotripsie nicht vorkommen; die gewöhnlichen leichten, auf kleinen Läsionen der Schleimhaut durch Instrumente und Steinfragmente beruhend, brauchen keine besondere Behandlung. Eine sofortige Cystoskopie zur Revision ist im allgemeinen nicht zu empfehlen, weil meistens unter den momentanen Verhältnissen kein einwandfreies Resultat gebend. Im Zweifelsfall kann sie erfolgreicher in einer Woche, wenn alle Reaktionserscheinungen abgeklungen sind, ausgeführt werden. Nach leichten kurzen Lithotripsien ist die Applikation eines Verweilkatheters nicht nötig, geboten aber nach intensiveren Zertrümmerungen, bei infizierten Blasen, bei Aussicht auf Miktionsschwierigkeiten, Retentionen usw. Meistens genügt seine Funktion für 2—3 Tage, er muß gut überwacht werden. Wenn er nicht vertragen wird, ist gegebenenfalls regelmäßig zu katheterisieren. Stärkere Schmerzen, Krämpfe, Blutungen sind mit Narkoticis und nach den üblichen Verfahren zu bekämpfen, ebenso andere Komplikationen wie Fieber, stärkere Cystitis usw. Gelegentlich kommt es auch zu einer Epididymitis, Funiculitis, Prostatitis, d. h. einer Propagation bereits bestehender, nun operativ gesteigerter intensiverer Infektion, so kann es auch zur Entwicklung einer Pyelonephritis kommen. Alle diese Komplikationen werden manchmal durch Schüttelfröste eingeleitet und können der Ausgangspunkt allgemeiner Urosepsis werden. Bei normalem Verlaufe aber sollen die Patienten, namentlich ältere Herren, möglichst bald wieder aufstehen, was ja einen Hauptvorteil dieser Operationsmethode bedeutet.

Die Ausführung und Vollendung der Lithotripsie kann aus mancherlei Gründen auf unvorgesehene Schwierigkeiten stoßen, die unter Umständen zum Abbrechen der Operation nötigen, sei es, daß sie später fortgesetzt werden kann, oder die Sectio alta an ihre Stelle treten muß. So kann z. B. die angewandte Anästhesierungsmethode versagen, die Blase bleibt empfindlich, rebellisch und entleert spontan ihren Inhalt, wobei die Harnröhre mit Steinfragmenten überschwemmt wird, so daß ein Arbeiten in der Blase unmöglich ist. Je geringer der Blaseninhalt, um so schwieriger und auch gefährlicher gestaltet sich die Ausführung der Lithotripsie. Den erwähnten Schwierigkeiten der Instrumenteneinführung hat man versucht durch Zuhilfenahme von Leitbougies beizukommen. Der Wechsel der Instrumente ist in solchen Fällen oft unmöglich und wenn auch die Hindernisse überwunden werden, so stehen stärkere postoperative Reizungen in Aussicht und die Neigung zu Blutungen ist bedeutend erhöht. Die Versuche, optische Lithotriptoren herzustellen, um unter Leitung des Auges die Operation vornehmen zu können, sind mehr Wunsch geblieben als brauchbare Wirklichkeit geworden. Solche Instrumente, wie dasjenige Nitzes, können höchstens für ganz kleine Konkremente gebraucht werden, sie sind schwerfällig und ihr Arbeitsfeld durch die leichte Störung der Optik während der Operation und die geringe Kraftentfaltungsmöglichkeit ein sehr beengtes. Eine spezielle Gefahr droht der Aspiration in der Ruptur der Blase. Wenn sich Verdünnungen der Blasenwand ausgebildet haben, so kann die plötzliche Pression durch die Injektion des Evakuatorinhaltes genügen, ein Einreißen solch dünner Stelle zu verursachen. Das fatale Ereignis macht sich dadurch kenntlich, daß das Injektionswasser nicht mehr oder nur zum kleinsten Teil wieder zurückkommt und dann blutiger gefärbt ist. Im Leib kann man evtl. den Erguß nachweisen und es stellt sich rasch peritonitische Reizung ein. Das einzig mögliche Vorgehen in solchem Falle ist die sofortige Cystotomie-Laparotomie; Verschluß der Blase. Zum Glück sind aber solche Rupturen sehr selten. Heute, im Zeitalter der Prostatektomie, werden die mit Stein komplizierten Fälle von Prostatahypertrophie meistens nicht erst lithotripsiert, sondern jener unterworfen, wodurch der Patient sein doppeltes Leiden auf einen Schlag los wird. — Es ist bereits erwähnt worden, daß die Lithotripsie auch schon bei mehrjährigen Kindern ausgeführt werden kann. Ähnlich wie bei ihnen ist bei Frauen, abgesehen vom Einführen der Instrumente, diese Operation infolge der beweglicheren Blase eher schwieriger.

Zusammenfassung. Wir sind am Ende unserer Blasensteinbetrachtungen. Überblicken wir das Gesamtbild dieser Erkrankung, so müssen wir in *prognostischer* Würdigung der Ansicht Ausdruck geben, daß ein Blasenstein, so harmlos er anfänglich auftreten kann, doch eine *Gefahr* für die *Zukunft* bedeutet und zu qualvollen Verhältnissen, die den *Tod* im Gefolge haben können, führt. Fast stets, über kurz oder lang, gesellt sich zum aseptischen Blasenstein die *Infektion*, die schon an und für sich die Beschwerden steigert, aber auch einer weiteren Ausbreitung, einer Erkrankung der oberen Harnwege Tür und Tor öffnet, die schließlich in Form der Urosepsis, nach langen peinvollen Leiden, den Tod herbeiführt. Beschleunigt wird der Kräftezerfall, insbesondere älterer Leute durch die beständigen Schmerzen und die gestörte Nachtruhe. Im selben Sinne wirken auch die Steine, die sekundär bei oder infolge schon bestehender pathologischer Blasenveränderungen sich entwickeln, sie bedeuten eine schmerzvolle Steigerung der vorhandenen Beschwerden. Es ist daher Aufgabe des Arztes, bei all den erwähnten Anzeichen an die Möglichkeit eines Steines zu denken und darauf bedacht zu sein, ihn nachzuweisen und dann den Patienten von ihm zu befreien, bevor unheilbare Komplikationen sich ausgebildet haben. Dank den Fortschritten der Untersuchungs- und Operationstechnik ist es gelungen, den Nachweis eines Steines mit Sicherheit zu erbringen und die Mortalität der operativen Eingriffe durch Wahl der geeigneten Methode wesentlich zu verringern. Die leidende Menschheit hat daher alle Ursache, all der Männer, die sich im Lauf der Jahrhunderte bemühten, dies Ziel zu erreichen, dankbar zu gedenken.

II. Die Steine der Harnröhre.

Über die **Häufigkeit** der *Harnröhrensteine* sind wir nicht so gut unterrichtet wie über diejenige der Blasensteine; sie sind aber naturgemäß auch nicht so zahlreich. Es besteht zwar eine reiche Literatur darüber, aber die meisten Arbeiten beschäftigen sich nur mit einzelnen Fällen oder bestimmten Kategorien. Nach der von GÜTERBOCK zitierten Statistik des St. Thomas-Hospitals kamen auf 130 Blasensteine 33 Steine der Harnröhre. In seinem Bericht: „Urinary Calculus at the Cantonhospital", der zwar bis auf 1844 zurückgeht, zählt THOMSON 2962 Blasen- und 409 Harnröhrensteine auf, dazu 116 des Präputialsackes und nur 5 der Niere.

Das **Schicksal** der *Harnröhrensteine* ist ein mannigfaltig wechselndes, je nach dem *Wie* und *Wo* ihrer *Entstehung* und *Entwicklung.* Die Großzahl dieser Steine sind auf ihrer Abgangswanderung durch die Harnwege *steckengebliebene Nierenkonkremente,* meist von Erbsen- bis Haselnußgröße, sei es, daß bei anatomisch normalen Verhältnissen die *Beschaffenheit* des *Steines* allein, seine *Form, Größe, Rauhigkeit* das Festsitzen bedingt, oder daß *pathologische Veränderungen* der *Urethra,* als da sind alle Arten Verengerungen oder Ausbuchtungen ein Passagehindernis abgeben. Die aus den oberen Harnwegen stammenden Harnröhrensteine werden als *sekundäre* bezeichnet, sie sind an Zahl die weitaus *vorwiegenden.* Die soeben genannten Passagehindernisse repräsentieren aber auch, weil Harnstauung bedingend, die für die Bildung *primärer, autochthoner* Urethralsteine geeigneten Ausgangspunkte.

Die „Eingewanderten" können, wenn sich der erste Chok der Einkeilung verflüchtigt hat, auf lange Zeit so wenig Symptome machen, daß sie, namentlich von indolenten Individuen, *Jahrzehnte herumgetragen* werden, bis sich dann doch noch schwere Komplikationen einstellen, Verhaltungen, Harnphlegmonen usw. So berichten, um nur zwei Beispiele zum Beweise anzuführen, Pinault von einem *60jährigen* Patienten mit Stein der Pars prostatica, der *von Jugend auf* Beschwerden hatte, und Hirsch von einem 65jährigen, dessen Urethralstein auf eine mit 12 Jahren verschluckte, sich aber bald in der Harnröhre bemerkbar machende Stecknadel zurückgeführt wird; *Dauer also 53 Jahre.* Es gibt vieler solcher Fälle, die sich so manche Jahre mit ihren Steinsymptomen mehr weniger herumquälen, sei es, daß von ärztlicher Seite die Diagnose nicht gemacht wird, oder daß die Leute sich mit ihrem Zustande abgefunden haben und keine ärztliche Hilfe aufsuchen.

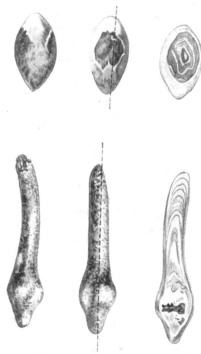

Wird ein Konkrement, das vielleicht unter ausgesprochenen Koliken von der Niere in die Blase hinuntergewandert ist, nun mit dem Harnstrahl in die Harnröhre geschwemmt, so drohen ihm, schon unter normalen Verhältnissen, an verschiedenen Stellen Passageschwierigkeiten, in der Pars prostatica und membranacea sowohl wie im Bulbus, in der Pars pendula durch Falten und Lacunen und in der Fossa navicularis, hinter einem engen Orificium. Noch mehr aber wachsen die Hindernisse, wenn pathologische Verengerungen, Strikturen vorliegen. Die Einkeilung eines Steines kann sehr *plötzlich* erfolgen, mit deutlichem „Ruck" und *Schmerz* für den Patienten. Es kommt nun darauf an, ob der *Verschluß* des Harnröhrenlumens ein *vollständiger* ist, so daß kein Tropfen Urin mehr durch kann und eine komplette *Retention* sich entwickelt, oder ob sich der Stein so einstellt, daß noch, wenn auch nur in schwachem Strahl oder nur *tropfenweise* mit Pressen *uriniert* werden kann. Im ersten Falle muß der Kranke aus Not den Arzt zu-

Abb. 38. 2 Urethrasteine in toto und im Durchschnitt nach Adrian. (Zeitschr. f. Urol. 1910. Nr. 4.)

ziehen und der Stein wird so oder so entfernt; im zweiten Falle läßt er oft den Zustand sich entwickeln wie er will und so kommt es zu den lange dauernden Fällen.

Bleiben Steine irgendwo in der Harnröhre länger liegen, so ändert sich ihre ursprünglich gewöhnlich mehr rundlich-ovale *Form* durch Neuapposition von Harnsalzen. Da diese hauptsächlich in der Richtung gegen den anströmenden Urin, also gegen die Blase, erfolgt, entstehen mit der Zeit *längliche, walzenförmige Gebilde,* die mehrere Zentimeter lang werden können, sich etwas krümmend der Harnröhrenform anpassen und gelegentlich *in mehrere Stücke zerfallen,* deren Bruchflächen sich gegenseitig zu „Gelenkflächen" abreiben. Doch kommen natürlich auch andere Formen vor, je nach den Verhältnissen der Harnröhre, denen sich die Steinbildung anpaßt (siehe Abb. 38).

Als besonders eklatante Beispiele dieser Art seien angeführt die Beobachtungen von Isenberg: Stein 7 cm lang, 2 cm dick, 6 zusammenpassende Stücke, Kurbatow (zit. bei Finsterer) 9 : 9,5 cm, 390 g, und Loumeau-Darlau, 9 cm lang.

Eine Folge dieser Art der Weiterbildung ist die *exzentrische Lage* des „*Kerns*", des ursprünglichen Blasen-Nierensteines; er kommt durch das einseitige Wachstum in Richtung Blase *peripherwärts* zu liegen und während diese Kerne naturgemäß meistens Urate oder Oxalate sind, findet das weitere Wachstum häufiger durch Phosphat-Carbonate statt, entsprechend dem durch das Leiden alterierten Urin. Die meisten Harnröhrensteine sind daher zur Hauptsache *Phosphate*, doch kommen auch *Urate* und *Oxalate*, namentlich in Divertikeln, wie noch zu erwähnen sein wird, häufiger vor, als man bisher angenommen hat.

Nach ENGLISCH sind sogar 22,3 % Urate und 17 % Oxalate. Die Angaben über die *Verteilung* der Harnröhrensteine auf die *verschiedenen Abschnitte der Harnröhre* lauten sehr ungleich. So gibt ENGLISCH für die Fossa navic. 11,3 % an, für die übrige Pars pendula 14,68 %, 13,85 % für die Pars scrotalis, 18,84 % für die Pars bulbosa und 41,27 % für die Pars membranacea-prostatica. Nach anderen Angaben saßen $3/11$ vorn und $8/11$ hinten, dann wieder $1/3$ hinten und $2/3$ vorn. In der Mehrzahl der Fälle handelt es sich um *solitäre* Steine, in $1/3-1/4$ sind sie aber doch *multipel*, dies hauptsächlich in Divertikeln; es werden Fälle mit 162 (ENGLISCH) und 230 (GÜTERBOCK) Stück zitiert. Die Harnröhrensteine kommen in *allen Altern* vom Säugling bis zum Greis vor.

Die mit der Zeit erfolgende *Zunahme* der Steine bedingt gleichzeitig eine *Erweiterung* der *Harnröhre*, oft zu beträchtlichen Dimensionen, denn es können so *Steingebilde* von *Faustgröße* entstehen, von *mehreren hundert Gramm Gewicht*. In der Literatur finden sich zahlreiche Beschreibungen solcher Monstra über 100 g; so hat RÖRIG eines von 250 g beobachtet, zitiert BRITNEW zwei russische von 400 g. Den größten dürfte der von ENGLISCH angeführte Fall BENOITs mit 1050 g repräsentieren. Häufig schafft sich der immer über dieselbe Stelle fließende Urin eine *Rinne*, so daß ihm der Abfluß gesichert bleibt, trotz der zunehmenden Größe des Steines. Damit ist aber die *pathologische Wirkung* desselben nicht ausgeschaltet oder paralysiert, vielmehr hat seine *dauernde irritierende Anwesenheit* begreiflicherweise *entzündliche Prozesse* zur Folge, es kommt zur *Urethritis, Periurethritis*, zur *Usur* der *Harnröhre*, zur *Harninfiltration*, unter „*Tumor*"bildung zur *Harnphlegmone*, mit dem bekannten Bilde des *Penis-* und *Scrotalödems*, zu *Abscessen* und *Fistelbildungen* und gelegentlich kann auf diesem Wege ein Stein *durchbrechen* und nach außen *abgehen*. Während der Entwicklung dieser Zustände kommt es dann auch oft zu *Harnverhaltungen*, die erst den Patienten zur Inanspruchnahme ärztlicher Hilfe veranlassen. Wird dabei die Natur des Leidens, der in der Tiefe sitzende Stein, *verkannt*, so daß nicht gleich radikal vorgegangen und der Stein entfernt wird, entwickelt sich ein sehr *komplizierter Verlauf*, mit Wechsel von Besserungen und Verschlimmerungen, die *zahlreiche Eingriffe* veranlassen. Als Beispiel solcher Art sei eine Beobachtung von Prof. SUTER, Basel, kurz resümiert:

G. F., geb. 1880. Keine Gon. Seit 1900 dysurische Beschwerden. 1908 wird ein Absceß am Damm eröffnet, im Anschluß an „lokale Behandlung". 1912 werden von Prof. SUTER chronische Cystitis und Urethralstrikturen, 8 und 14,5 cm hinter dem Orific. konstatiert. Sondagen und Blasenspülungen. 1913 harte Verdickung des Bulbus (Paraurethritis). 1917 schwere cystitische Symptome; Patient trägt ein Urinal. Immer noch harte Infiltration des Bulbus. In Blase nußgroßer Stein nachgewiesen und durch Sectio alta entfernt, dann abscedierende Orchitis. Die auch die folgenden Jahre stets zu konstatierende dolente Härte am Bulbus wird 1922 fingerdick, im September Perinealabsceß, wird incidiert, enthält kleines Steinchen, in der Tiefe sitzt in einem derben Divertikel ein größerer (s. Abb. 39). Zuerst Abtragung der Divertikelkuppe, dann nochmals Entfernung von 3 erbsengroßen Steinchen aus der Blase und schließlich Exstirpation des übrigen perinealen Divertikels, das mit dem hinteren Abschnitt des Bulbus kommuniziert, mit Defekt in der Harnröhre von 1,5 : 1,0 cm. Histologischer Befund nach Prof. RÖSSLE: Mit Epithel, das durchaus dem Harnröhrenepithel entspricht, ausgekleidetes Harnröhrendivertikel.

Zu diesen schweren Folgen und Komplikationen kommt es manchmal ziemlich rasch nach erfolgter Steineinklemmung, sehr oft aber auch erst, nachdem sich der Stein lange Zeit verhältnismäßig ruhig verhalten hat. Bis dahin bleibt die *Miktion* meistens mehr weniger erschwert. Der Kranke kann sich die Schwierigkeiten manchmal durch irgendwelche Nachhilfe, z. B. Ziehen am Penis, erleichtern. Oft fühlt er auch das Miktionshindernis, den Stein, selbst ganz gut und ist imstande, durch dessen Verschiebung, das Urinieren zu befördern. Bei Sitz des Steines vor der Pars membranacea stellen sich die Zeichen der *Urethritis* ein, ein oft übelriechender, selbst blutiger Ausfluß. Auch *Schmerzen* machen sich vielfach bemerkbar, bei der Miktion, beim Sitzen und Gehen, ausstrahlend in Glans, Rectum usw. Sehr häufig besteht ein lästiges *Nachträufeln*. Steine der Pars prostatica, die den „Blasenhals" in Mitleidenschaft ziehen, verursachen oft dauernde *Inkontinenz*. Auch eine *Störung* der *Facultas coeundi* kann sich einstellen (Schmerzen), doch wird in vielen Krankengeschichten von solchen Steinträgern ausdrücklich erwähnt, daß sie sich verheirateten und mehrere Kinder zeugten.

Die **Divertikelsteine** und die Steine der *hinteren Harnröhre* erheischen besondere Berücksichtigung, die ersteren wegen ihrer Lagerung außerhalb der Harnröhre, wodurch die Verhältnisse kompliziert und oft schwer erkennbar werden, die letzteren wegen ihrer Beziehungen zu Prostata und Blase. *Divertikel* der männlichen wie der weiblichen Harnröhre sind oft angeboren, dann wahre vollständige Divertikel, es können sich aber auch nur sonstige Ausbuchtungen durch Urindruck, hinter Strikturen, Vaginalsenkungen usw. zu divertikelähnlichen Gebilden ausdehnen. Ebenso können „*Nebenhöhlen*" verschiedensten Ursprungs, wenn sie mit der Urethra kommunizieren, die Funktion von Divertikeln übernehmen, d. h. es können darin „primär" Steine entstehen, oder solche bei ihrem Durchgang durch die Harnröhre darin wie in einer Falle abgefangen werden. Schon *Fistelgänge,* nach Operationen von Strikturen, Verletzungen bilden genügende Hohlräume für Steinbildung verursachende Harnstagnation. Das Wesentliche all dieser Höhlen, ob ihre Auskleidung nun den vollen Charakter der Harnröhrenwandung besitze oder nicht, ist ihre mehr oder weniger weite *Kommunikation* mit dem Harnröhrenkanal, ihre *Berieselung* mit *Urin,* der darin *verweilt.* Dadurch kommt es häufig nur in diesen Divertikelräumen zu einer *Urinzersetzung,* während der übrige Urin normal bleiben kann. Mit wachsendem Inhalt werden auch diese Gebilde größer und imponieren dann von außen als „*Tumoren*", namentlich bei *Frauen,* von harter oder fluktuierender Konsistenz. Beherbergen sie multiple Steine, kann man oft *Crepitation* in ihnen wahrnehmen und damit den Charakter des Tumors leicht erkennen. Sitzen sie aber z. B. *in der Tiefe des Perineums,* sind sie nicht leicht zu diagnostizieren und kommen oft erst durch die Operation zum Vorschein (Beispiel: Mitgeteilte Krankengeschichte). Ihre Erkennung ist aber auch dadurch erschwert, zumal sie sehr häufig keine wesentlichen Beschwerden verursachen, daß per urethram mit der Sonde kein Stein zu fühlen ist, wenn er nicht durch die Divertikelöffnung in die Harnröhre hineinragt, oder wenn es nicht gelingt, mit der Sonde in das Divertikel hinein zu gelangen.

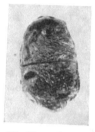

Abb. 39. Harnröhren-Divertikelstein bei einem Manne. (Beobachtung von Prof. F. Suter, Basel.) Der Stein besteht aus Carbonatphosphaten; die schwarze Farbe rührt von Instillationen mit Arg. nitr. her.

In 70 von Müller zusammengestellten Urethrocelen waren 15 mit Stein kompliziert. Bei den 34 „eingesackten" Harnröhrensteinen Englischs handelte es sich 10mal um primäre Divertikel.

Die Steine der *prostatischen Harnröhre* werden vielfach *fälschlicherweise* als *Prostatasteine* bezeichnet. Echte Prostatasteine, wie sie Posner beschrieben hat, sind selten, meist nur klein und treten nur ausnahmsweise mit der Harnröhre in Zusammenhang. Umgekehrt entwickeln sich häufig die *Steine* der *Pars prostatica* auf Kosten der Prostata, indem sie sich ganz in sie *einsenken*, so daß sie schließlich *ausgehöhlt* wird. Die Entwicklungstendenz dieser Steine geht aber auch *nach* der *Blase* zu, und, da sie dort weniger beengt sind als in der Urethra, entwickelt sich der Blasenanteil oft schneller und mächtiger. Die beiden Teile sind dann meistens durch ein dem Blasenhals entsprechendes dünnes Verbindungsstück verbunden (s. Abb. 40). Diese Steingebilde führen den Namen von *Hantel-, Sanduhr-* oder *Pfeifensteinen.* Durch ihre Ausdehnung wird der Blasenverschluß gestört und es kommt, wie schon erwähnt, häufig zu ausgesprochener *Inkontinenz.*

Aus den bisherigen Ausführungen ist ersichtlich, daß wohl die plötzliche Einkeilung eines Steines an irgend einer Stelle der Harnröhre *akute Symptome* auslöst, die zum Eingreifen drängen, daß aber ebensooft solche Steine *liegen bleiben* und dann, *wie primär entstehende,* in langsamem Verlauf zu schweren Zuständen führen können. Während sich in den ersten Fällen die *Diagnose*

Prostatischer Anteil   Vesicaler Anteil

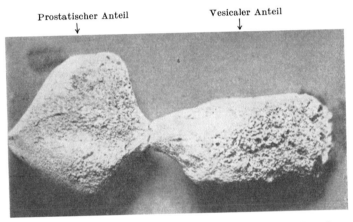

Abb. 40. Prostata-Vesicalstein nach Sophronieff (Ann. m. génito-urinaires. Tome 2, p. 1688. 1910).

fast aufdrängt und „handgreiflich" ist, oft unterstützt durch *frühere Koliken* oder gar *Steinabgänge,* wird sie in der zweiten Kategorie wesentlich *erschwert* durch die im Vordergrund stehenden *Komplikationen,* Strikturen, Schwellungen, Indurationen, verborgene Divertikelgebilde, ob all das nun das Primäre war, oder der Stein, und es hängt dann in erster Linie davon ab, ob man an die *Möglichkeit* eines *Steines hinter diesen Zuständen denkt,* um ihn zu *suchen.* Sitzt ein *Stein hinter* dem *Orificium urethrae,* läßt er sich *direkt sehen;* bei Sitz weiter hinten kann er in vielen Fällen auch im *Endoskop sichtbar* gemacht werden, wenn man mit dem Tubus bis an ihn herankommt, auch wenn er nur aus einer Nebenhöhle herausschaut. Am wichtigsten aber ist das *Fühlen,* sei es durch *Palpation* von *außen,* evtl. auf einer *eingeführten Sonde* oder mit derselben im Harnröhrenkanal. Wenn nicht ausgedehnte Schwellungen und Indurationen vorliegen, sind die Steine nicht nur in der Pars pendula, sondern auch in den übrigen Teilen der Harnröhre zu fühlen als harte *Fremdkörpergebilde.* Liegen mehrere Steine zusammen, wie oft in Divertikeln, kann man charakteristisches *Krepitieren* wahrnehmen. Häufig aber fühlt man nur einen harten „*Tumor*", den man nicht näher definieren kann. Läßt sich eine *Sonde* einführen, durch keine Striktur gehemmt, so *stößt* man an den im Harnröhrenlumen liegenden Stein *an* und kann ihn deutlich wahrnehmen. Ist er aber irgendwie „*eingesackt*", gleitet die Sonde über ihn weg, ohne ihn zu fühlen. Nur wenn er etwas aus seinem Versteck herausragt, wird ein „Kratzen" erzeugt; in solchen Fällen geben oft elastische *Knopfsonden* besonders deutliche Resultate. Namentlich auch bei Steinen der hinteren Harnröhrenpartien kann die *Palpation* per *rectum auf der Sonde* zum Ziele führen. Nicht unterlassen sollte man die *Sondierung* von *Fistelgängen,* in deren Tiefe oft Steine sitzen. Wenn alle diese Nachforschungen zu keinem Ergebnis führen, haben wir heute in der *Röntgenaufnahme* noch ein ausgezeichnetes Mittel, uns auch Steine der Harnröhrenregion sichtbar zu machen. Im Zweifelsfalle ist eine *Imprägnation* mit Kollargol zu empfehlen. Manchmal geben alle diese Untersuchungsmethoden einen positiven Befund, andere Male nur einzelne.

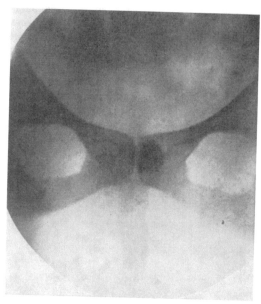

Abb. 41. Röntgenbild eines mit Steinen gefüllten Harnröhren-Divertikels. Siehe Text. (Beobachtung von Prof. F. SUTER, Basel.)

Das *Röntgenbild* von Abb. 41 (Beobachtung von Prof. SUTER, Basel) zeigt in der Symphysenregion einen rundlich unregelmäßigen Schatten, der von einem kirschgroßen *Divertikeltumor,* etwas links an der unteren Urethralwand einer 44jährigen Frau herrührt. Keine Beschwerden, nur Konstatierung des Tumors. Deutliches Krepitieren zu fühlen, auch mit Glaskatheter Steingefühl in der Urethra. Durch Incision werden

1 größerer und 38 kleine Steine (Abb. 42 — Carbonate) zutage gefördert. Divertikel wird reseziert, Heilung. — Röntgenbild 43 (eigene Beobachtung) entspricht einem *Urethralstein der Perinealgegend* eines Mannes. Mit Sonden, die in kleineren Nummern leicht passieren, deutliches Kratzen. Patient uriniert gut, hat leichte Schmerzen beim Sitzen.

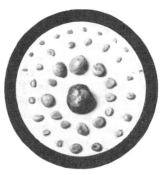

Abb. 42. Steine aus dem Urethraldivertikel von Abb. 41. S. Text.

Ist das Vorhandensein eines Harnröhrensteines nachgewiesen, gibt es nur eine *Therapie*: Die Entfernung des Steines, denn, wenn nicht schon vorhanden, drohen stets die angeführten schweren Komplikationen bis zur Urosepsis, auch der oberen Harnwege und damit wird die sonst *gutartige Prognose* immer *dubioser.* Frisch eingeklemmte Steine wird man vorerst auf möglichst einfache Weise herauszubringen suchen, unter Mithilfe des Patienten. Dazu gehört das *Herausschwemmen* mit dem durch Kompression des Orificiums gestauten Urinstrahl oder *Mobilisation* durch dehnende Injektionen; auch das *Ausstreichen* von hinten her kann günstig nachhelfen. Sitzt der Stein hinter einem zu *engen Orificium,* genügt die *Erweiterung* desselben, am besten durch *Schnitt (Meatotomie),* um den Stein in toto extrahieren zu können; sonst läßt er sich hier auch mit einer Pinzette zerbröckeln. Befindet sich der Stein weiter hinten und besteht bei Berücksichtigung seiner Größe die Möglichkeit der *Extraktion,* so dürfen Versuche gemacht werden; man bedient sich dazu am besten der bekannten *Urethral-Fremdkörperzangen* und *-pinzetten*, wie sie HUNTER, MATHIEU, COLLIN, GRÜNFELD u. a. angegeben haben. Die Hauptsache bei ihrer Anwendung ist, daß man die Schleimhaut nicht mitfaßt. Erleichtert wird die Manipulation durch *endoskopische Einstellung* des Steines, anderseits wirkt das Endoskop einigermaßen raumbeschränkend. Erwähnt sei noch die LEROYsche aufstellbare *Curette*. Bedingung für ihre Verwendung ist die Möglichkeit, mit ihrem Schaft an dem Stein vorbeizukommen, damit die Curette hinter demselben aufgestellt werden und er durch sie nach außen geschoben werden kann. JACOBS verlangt für seine Methode die Einführung von 15—20 olivären, filiformen Fischbeinbougies über den Stein hinaus, um ihn in deren Netz, gleichsam wie in einer Fischreuse, zu fangen und, mit einem Ruck alles fassend und extrahierend, mitzureißen, was nur in Ausnahmefällen möglich sein dürfte. Bei *Striktur* genügt oft die *Erweiterung* derselben und die Heranführung einer möglichst großen Sonde an den Stein heran, um ihn folgen zu lassen. MINET hat für die Erweiterung der Striktur in solchen Fällen den *galvanischen Strom* empfohlen. Unter den von ENGLISCH zusammengestellten 405 Harnröhrensteinen gelang die

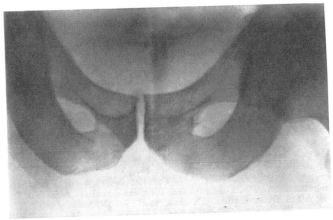

Abb. 43. Röntgenbild eines Harnröhrensteines, Pars perinealis. Siehe Text. (Eigene Beobachtung.)

Extraktion in 53 *Fällen*. Von einer *Zertrümmerung* des Steines in der Harnröhre wird allgemein *abgeraten* wegen der großen Gefahr der Verletzung. Für manche Steine der hinteren Harnröhre besteht die Möglichkeit, sie vermittels Sonde *in die Blase zurückzubefördern*. Entweder erfolgt dann bei kleinen Steinen der *Spontanabgang* bei einer nächsten Miktion unter günstigerer Einstellung in die Harnröhre, oder der Stein wird einer *Lithotripsie* unterzogen. Sobald es sich aber um größere, unregelmäßige und Steine in Nebenhöhlen handelt, kommt für ihre Entfernung nur die *Schnittoperation* in Betracht, die *Urethrotomia externa*, für größere Steine der Pars prostatica, an denen sich ja oft die Blase mitbeteiligt, auch die *Sectio alta*. Von WEHNERs 18 Fällen prostatischer Urethralsteine wurden 11 suprapubisch operiert, 6 durch Harnröhrenschnitt und 1 lithotripsiert nach Zurückstoßen in die Blase. Über die Operationen selbst ist hier nicht viel zu sagen. Bei einfachen Verhältnissen genügt eine *Incision* auf den Stein und nach der Extraktion *Naht* der Harnröhre. In mit Striktur, Harninfiltration, Fisteln usw. komplizierten Fällen muß das Vorgehen diesen Zuständen angepaßt werden, also nach Extraktion des Steines Strikturen und Fisteln excidiert, Phlegmonen incidiert und entsprechend drainiert werden und so weiter. Bei der Sectio alta wegen Steins der Pars prostatica kann zur Entwicklung desselben aus der Harnröhre ein Gegendruck vom Rectum her, wie bei der Prostatektomie, förderlich sein.

Literatur.

I. Blasensteine.

Geographische Verbreitung.

Awerbuch: Über die Häufigkeit der Harnsteine in der Schweiz. Folia urologica. Bd. 4. — v. Bokay: Die Lithiasis in Ungarn auf Grund von 1836 Fällen. Orvosi Hetilap. 715. 1912. — Coudray: Contribution à l'étude de la lithiase vésicale primitive de l'enfant et de l'Adulte jusqu'à 40 ans chez les muselmans de l'Afrique du nord. Journ. d'urol. Tome 5. — Crenshow: Les calculs vesicaux. The journ. of the Americ. med. assoc. Chicago. Vol. 3. p. 77. 1921. — A discussion on stone in the tropics. Brit. med. journ. Sept. 1914. — Fontoynont: Sur les calculs de la vessie chez les enfants malgaches de la race Hova. Société de chirurg. 1902. — Hirsch: Handbuch der historisch-geographischen Pathologie. 1886. 3. — Kukula: Lithiasis in Böhmen. Zentralbl. f. Harn- u. Sexualorg. 1896. S. 311. — Küttner und Weil: Über die Verbreitung und Ätiologie der Blasensteinkrankheit in Württemberg. Beitr. z. klin. Chirurg. Bd. 63, 2. — Loewenhardt: Über die Stein- krankheit der Harnwege, speziell der Blase und deren Behandlung nach in Schlesien ge- sammelten Erfahrungen. Monatsberichte für Urologie. 1906. — Nash: The prevalence and distribution of vesical calculus in Australia. Brit. med. journ. 1894. — Owen: The collective investigation committee on calculus. Brit. med. journ. 1889. — Pfister: Die Blasensteine in China. Zeitschr. f. Urol. 1913. — Pothérat: Fréquence des calculs vési- caux chez les enfants hovas. Société de chirurg. 1901. — Preindlsberger: Über Lithiasis in Bosnien. Wien. klin. Rundschau 1900. — Puech et Sousa: Calculose urinair de la première enfance-dans l'état de Sao Paulo. Annals Paulistas de medicina e chirurgia. 1918. — Rodsewitsch: Studien über die Steinkrankheit in Nordrußland. Zentralbl. f. Harn- u. Sexualorg. 1901. — Rennvall: Über Harnsteine in Finnland. Verhandl. des 8. Kongr. d. Nordischen chirurg. Vereins in Helsingfors. 1909. — Schneider: Der endemische Blasen- stein in Siam. Zeitschr. f. Urol. 1922. — Serguiewsky: Etude sur la distribution géo- graphique de la lithiase urinaire. Ann. genito-urinaires. 1902. — Thomson: Urinary calculus at the Canton hospital. China. Surg. gynecol. a. obstetr. Vol. 32. 1921.

Selbstzertrümmerung.

Adrian: Selbstzertrümmerung von Steinen. Dtsch. med. Wochenschr. 1911. 28. — Bastos: Fracture spontanée des calculs de la véssie. Fol. urolog. Tome 8, p. 81. — Christian: Un cas de fragmentation spont. d'un calcul vésical. Journ. d'urol. 1913. 3. Nr. 2. — Englisch: Über spontane Zertrümmerung der Harnsteine in der Blase. Arch. f. klin. Chirurg. Bd. 76, S. 4. 1905. — v. Frisch: Beiträge zur Kenntnis der Spontan- zertrümmerung von Harnsteinen. Wien. med. Wochenschr. 1911. Nr 37. — Görl: Spontan- zertrümmerung eines Blasensteines. Münch. med. Wochenschr. 1913. Nr. 14. — Kap- sammer: Über Spontanfraktur der Blasensteine. Wien. klin. Wochenschr. 1903. Nr. 18. — Kasarnowsky: Über einen Fall spontaner Steinzertrümmerung. Fol. urolog. Bd. 3, S. 469. — Klauser: Über Selbstzertrümmerung von Blasensteinen. Beitr. z. klin. Chirurg. 1914. 94. — Kraft: Ein Fall von Spontanzertrümmerung von Blasensteinen. Wien. klin. Wochenschr. 1913. Nr. 51. — Miller: Un cas de rupture spont. de calcul vésical. Americ. journ. of urol. Tome 12, p. 10. 1913. — Pasteau et le Fur: Associat. Franc. d'Urologie 1920. Journ. d'urol. 10, 4. — Schaller: Über einen Fall spontaner Stein- zertrümmerung. Diss. Straßburg 1913. — Severiano: Ein Fall von spontaner Stein- zertrümmerung. Zentralbl. f. Harn- u. Sexualorg. 1897. S. 594.

Encystierte Steine und Divertikelsteine.

Catapotis: Calculs adhérents de la vessie chez l'enfant. La clinique. Oct. 1908. — Cimino: Diverticule congénital contractil de la vessie avec calcul intermittent. Atti d. Reale Accad. d. scienze med. Juni 1913. Palermo. — Crenshow and Crompton: Calculs et Diver- ricules de la vessie. Journ. of urol. 8. Sept. 1922. — Englisch: Über Pfeifensteine. Zentral- blatt f. d. ges. Therap. 1904. — Über Steine in Blasendivertikeln. Wien. med. Wochenschr. 1903. — Fenwick: Encystierte Steine. Lancet. Nov. 1888. — Ferrero: Calcul enchatonné. Ann. gen.-ur. 1907. p. 1464. — Frank: Zur Kenntnis der eingesackten Blasensteine bei der Frau. Zeitschr. f. Urol. 1910. S. 167. — Gayet et Fayol: Calculs diverticulaires de la vessie. Lyon méd. Tome 119, Nr. 29. — Gouriou: Etude sur les calculs diverticulaires de la vessie. Thèse. Paris 1913. — Legueu: Gros calcul diverticulaire. Soc. franç. d'urol., Mars 1922. — Moreau: Etude sur les calculs enchatonnés de la vessie. Thèse. Paris 1903. — Pasteau: Diagnostic et traitement das calculs diverticulaires de la vessie. Société belge d'urol. Juni 1913.

Lithotripsie.

Albarran: 80 cas de lithotritie. 9. congrès franc. de chirurg. 1895. Ann. g.-u. p. 1079. — Alexandrow: Die Lithotritie bei Kindern. Dtsch. Zeitschr. f. Chirurg. Bd. 32. —

CABOT: Present standing of the operation of litholapaxy. Journ. of the Americ. med. assoc. Nov. 1912. — CATHELIN: Pourquoi la lithotritie est-elle supérieure à la taille? Journ. des praticiens. Août 1908. — CATHELIN: Manuel pratique de la lithotritie. Paris: Vigot 1911. — GUYON (PROUST-HERESCO): Technique de la lithotritie. Ann. génito-urinaireas. 1899. — GOUYON-MOREAU: Technique illustré de la lithotritie. Ann. génito-urinaires. 1900. — FREYER: A recent series of 100 operations for stone in the bladder. Lancet. 14. May 1898. — HAGMANN: Zur Technik der Lithotripsie. Russki Wratsch. Mai 1909. — HARRISON: Lithotritie perinéal. Congrès de Rome. Ann. génito-urinaires. 1894. p. 396. — KREPS: 145 Litholapaxien. Zeitschr. f. Urol. 1911. S. 497. — MALHERBE: Note sur 76 séances de lithotritie. Ann. génito-urinaires 1893.. — PAVONE: Klinische Beobachtungen über 1000 Fälle von Litholapaxie. Rif. med. 1908. Nr. 24.

II. Harnröhrensteine.

Lehrbücher der Urologie von CASPER, ROTHSCHILD, WILDBOLZ.

ADRIAN: Einige Konkretionen der unteren Harnwege. Zeitschr. f. Urol. 1910. — ASHBURN: A urethral calculus of large size. 30 Jahre. Med. News. 1895. — ALCINA: Urethralsteine. Rev. española de urol. y de dermatol. 1921. Jg. 23.' — BASE: A case of periurethral abscess with the formation of calculus. 14 Oxalsteine. Brit. med. journ. 2. Juli 1906. — BOEMINGHAUS: Harnröhrendivertikelstein. Zeitschr. f. Urol. 1923. — BORMACHER: Über Harnröhrensteine mit besonderer Berücksichtigung der bei ihrer Bildung in Betracht kommenden formgebenden Momente. Diss. Erlangen 1921. — BRITNEW: Zur Kenntnis der Harnröhrensteine. Zeitschr. f. Urol. 1912. 5/6. — BURKHARDT: Handbuch der Urologie. 1905. — COMBY: Calculs de l'urèthre chez les enfants. Arch. de méd. des enfants. 1913. April. — DETON: Calculs de l'urèthre. Scalpel. 1921. Jg. 74. — DIAMANTIS: L'uréthrotomie externe pour calculs de l urèthre chez les enfants en bas âge. Journ. d'urol. Tome 10, p. 132. — DUPONT: Calculs de l'uréthre chez l'enfant. 12- und 13jährige Knaben mit Oxalsteinen. Ann. génito-urinaires. 1906. 1. — DURAND: Infiltration d'urine due à un calcul chez un nourrisson de 15 mois. Rev. de chirurg. 1899. 3. — ENGLISCH: Über eingesackte Harnsteine; Steine des prostatischen Teiles der Harnröhre. Zentralbl. f. Harn- u. Sexualorg. 1904. — FINSTERER: Ein Beitrag zur Kenntnis der Harnröhrensteine. Dtsch. Zeitschr. f. Chirurg. Bd. 81. 1906. — GENOUVILLE: Présentation d'un calcul urétro-périneal. 160 gr. Ann. génito-urinaires. 1906. 2. — GLÄSEL: Calculi prostatici veri. Zeitschr. f. Urol. 1914. — GÜTERBOCK: Die chirurgischen Krankheiten der Harn- und männlichen Geschlechtsorgane, Steine. Bd. 1—3. 1894. — GUYON: Des calculs de la région prostatique. Ann. génito-urinaires 1899. — HINTERSTOISSER: Beitrag zur Kasuistik der Harnröhrensteine. Wien. klin. Wochenschr. 1919. Nr. 5. — HIRSCH: Harnröhrenstein, der 53 Jahre getragen wurde. Zeitschr. f. Urol. 1923. — HOTTINGER: Uratsteine in einem Urethraldivertikel einer Frau. Zentralbl. f. Harn- u. Sexualorg. 1895. — JACOBS: A new nonoperation technic for removal of impacted calculus in urethra. Journ. of the Americ. med. assoc. Vol. 77. 1921. — JOSWOSEKO: Zur Kasuistik der Harnröhrensteine. Annal. d. russisch. Chirurg. 1898. — ISENBERG: Über Steine der männlichen Harnröhre. Ibid. — KARVONEN: Über urethritis petrificans und Steine der Harnröhre. Dermatol. Zentralbl. Bd. 6, S. 1. — LEGUEU: Des calculs de la portion prostatique de l'urèthre. Ann. génito-urinaires. 1905. — LOUMEAU: Calculs uréthro-prostatiques consecutifs à l'opération de FREYER. 12 phosphorsaure Steine, 2½ Jahre nach der Operation. Journ. de méd. de Bordeaux. März 1912. — LOUMEAU et DARLAU: Ibid. April 1893. 9 cm langer Urethralstein. — MINET: Application du courant galvanique à l'extraction de calculs de l'urèthre rétrécie. Progr. méd. 1904. 20. — MORTON: A series of cases in which collections of stones founded in the prostatic urethra. Brit. med. journ. 1906. — MÜLLER: Über Urethrocele. Zeitschr. f. Urol. 1918. — PINAULT: Calculs de l'urèthre prostatique. Journ. d'urol. Tome 8. — POLYA: Zur Kasuistik der Steine der prostatischen Harnröhre. Zentralbl. f. Harn- u. Sexualorg. 1906. — REBAUD: Calculs de l'urèthre chez un enfant de six ans. Ann. génito-urinaires. 1898. — ROITH: Ein Fall von ungewöhnlich großem Divertikelstein der Harnröhre, 125 g. Beitr. z. klin. Chirurg. Bd. 57. 1908. — RÖRIG: Ein Harnröhrenstein. Therap. Monatshefte. 1896. — QUÉNU-PASTEAU: Etude sur les calculs uréthreaux chez la femme. Ann. génitio-urinaires. 1910. 2. — Soc. Franç.: D'urologie. Annales 1907. Journ. d'urol. Tome 13. — STEINER: Beiträge zur Chirurgie der Blasen-, Prostata-Harnröhrensteine. Fol. urologica. Bd. 7. — STRASSMANN: Urethraldivertikelstein (7 Oxalate) bei einer 50jährigen Frau. Zeitschr. f. Geburtsh. u. Gynäkol. 1915. — THOMSON: Urinary calculus at the Canton hospital. Surg., gynecol. a. obstetr. Vol. 32. 1921. — TYSGAT: Un cas de calcul uréthro-vésical chez une fille de 14 ans. Journ. d'urol. Tome 6. — WEHNER: Beitrag zur Klinik und Operation der prostatischen Harnröhrensteine und ein Fall von spontaner Perforation eines Riesenharnröhrensteines. Zeitschr. f. Urol. 1922.

Die Hydronephrose.

Von

O. RUMPEL - Berlin.

Mit 69 Abbildungen.

Die Veränderungen einer Niere, die infolge behinderten Harnabflusses aus dem Nierenbecken entstehen, pflegen wir als *Hydronephrose* zu bezeichnen.

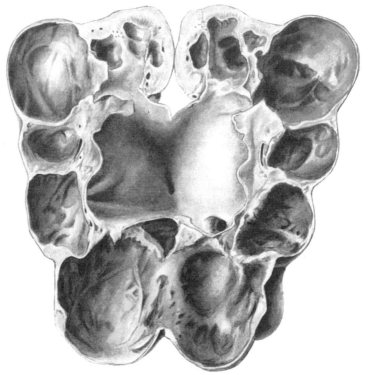

Abb. 1. Übermannskopfgroße vielkammerige Hydronephrose, wahrscheinlich kongenitalen Ursprungs. Ureter frei durchgängig. Nur am oberen Pol noch erhaltenes Nierenparenchym. 25jähriger Mann.

Wir verbinden mit diesem Namen den bestimmten Begriff der ursächlichen aseptischen Harnstauung. Der Druck der verhaltenen Flüssigkeit, der durch ihre stete Vermehrung zunimmt, ist der Ausgangspunkt aller Veränderungen, die mit der Erweiterung des Nierenbeckens beginnen und mit dem völligen Schwund des Drüsengewebes endigen.

Während der ganzen Entwicklung der Hydronephrose kann ihr Inhalt aseptisch bleiben, oder aber durch Einwanderung von Bakterien — sei es auf dem Blut- oder Lymphwege oder aufsteigend durch den Ureter — nachträglich infiziert und eitrig werden. Wir sprechen dann von einer infizierten oder vereiterten Hydronephrose.

Wohl zu trennen von dieser Krankheitsform ist die ursprünglich infektiöseitrige Erkrankung der Niere (Pyelonephritis), die in ihrem Verlauf ebenfalls zur Harnverhaltung und Erweiterung des Nierenbeckens führen kann. Die in der Niere gebildeten Hohlräume beruhen aber nicht nur auf einer mechanischen Dehnung der Kelche, sondern auch auf einer primären eitrigen Einschmelzung des Nierengewebes (Pyonephrose im ursprünglichen Sinne).

Hält man sich an diese, schon von ISRAEL, KÜMMELL u. a. durchgeführte und durchaus bewährte Einteilung der sog. Retentionsgeschwülste der Niere, so erscheinen alle übrigen Bezeichnungen, die von früheren Autoren (KUESTER, GUYON, ALBARRAN) teils im zusammenfassenden, teils im unterscheidenden Sinne angegeben sind (Sackniere, Uronephrose, Uropyonephrose usw.), entbehrlich.

Die Hydronephrose wird in jedem Lebensalter beobachtet; sie kann bereits im Fetalleben bestehen und — wie ROKITANSKY schon erwähnt hat — ein Geburtshindernis werden. Am häufigsten sehen wir sie im jugendlichen Alter und etwa bis zum 30.—40. Lebensjahr; in späteren Jahren tritt sie — wenigstens nach den klinischen Erfahrungen — seltener auf. Sie kann sich einseitig und doppelseitig entwickeln. Die Statistik zeigt bekanntlich in dieser Beziehung große Verschiedenheiten, je nachdem es sich um chirurgisch-klinische oder um pathologisch-anatomische Beobachtungen handelt. Unter den ersteren überwiegen bei weitem die einseitigen, unter den letzteren die doppelseitigen Erkrankungen.

Auch die Angaben über die Beteiligung der Geschlechter an der Erkrankung, sowie über die Bevorzugung einer Seite schwanken. Nach KUESTERs erster größerer Sammelstatistik sollen die Frauen viel häufiger erkranken als die Männer und die rechtsseitige Hydronephrose soll bedeutend überwiegen. Nach meinen eigenen Beobachtungen an 70 Fällen besteht kein großer Unterschied in der Beteiligung der Geschlechter (32 männlichen Erkrankungen stehen 38 weibliche gegenüber). Dabei fand ich im ganzen 37mal die linke und 33mal die rechte Niere erkrankt. Bei den Männern war die linke Niere häufiger erkrankt als die rechte (23 : 9), bei den Frauen die rechte häufiger als die linke (24 : 14). Das kann selbstverständlich auf Zufall beruhen und soll auch nicht als Beweis dafür dienen, daß die eine Niere im allgemeinen anfälliger sei wie die andere. Vielmehr zeigen die Zusammenstellungen anderer Autoren, daß in dieser Beziehung nicht die Übereinstimmung herrscht, die bestimmte Schlußfolgerungen erlaubt.

Ätiologie.

Unsere Kenntnisse von der *Entstehung* der Hydronephrose weisen noch manche Lücken auf. Wir wissen zunächst, daß es *angeborene* Formen gibt, d. h. solche, die bereits bei der Geburt bestehen, oder aber auf Grund eines Entwicklungsfehlers sich später ausbilden (KUESTER). Zweifellos nehmen diese einen großen Raum ein, wofür schon die starke Beteiligung der Jugendlichen an der Erkrankung spricht. Diesen werden zusammenfassend gegenübergestellt die *erworbenen* Hydronephrosen. In beiden Gruppen ist die Ursache der Harnstauung ein anatomisch nachweisbares Abflußhindernis, das irgendwo und -wie auf dem langen Wege von den Kelchen bis zur äußeren Harnröhrenmündung den Weg sperrt. Die Erfahrung hat nun gelehrt, daß diese Unterscheidung manchmal sehr schwierig, wenn nicht unmöglich ist. Ja, es können begründete Zweifel entstehen, ob die vorgefundene anatomische Veränderung des abführenden Weges als erste Ursache oder als Folgezustand der bereits in Entwicklung begriffenen hydronephrotischen Entartung aufzufassen ist. Endlich treffen wir häufig genug Formen an, bei denen die genaueste Untersuchung und auch die Operation kein nachweisbares Abflußhindernis erkennen läßt. Jedenfalls bleibt bei dieser engen Fassung der Entstehungsmöglichkeiten eine gewisse Zahl von Hydronephrosen übrig, deren Zustandekommen ungeklärt ist. Sie bilden keineswegs — wie man früher gern annahm — seltene Ausnahmen, sondern sie nehmen bei strenger Kritik eher zu als ab.

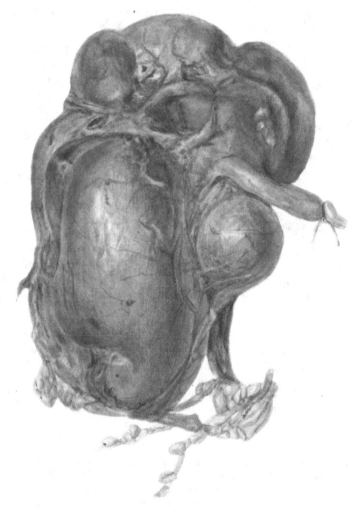

Abb. 2. Hydronephrose eines 19jährigen jungen Mädchens bei kongenitalem Tiefstand der Niere. Hoher Abgang des Ureters, der frei durchgängig war. Sackwand sehr dünn mit durchscheinenden Gefäßen. Der wie geblähte Darmschlingen aussehende Tumor lag auf der Beckenschaufel.

Meines Erachtens werden wir das Wesen der zur Hydronephrose führenden Harnstauung viel besser verstehen, wenn wir von vornherein ihre Ursache nicht so einseitig, wie bisher im allgemeinen, nur in einer rein mechanischen Wegverlegung durch Verengerung der Lichtung der abführenden Kanäle suchen, sondern auch in einer davon unabhängigen Störung der lebendigen Kräfte, denen die Austreibung des Harns obliegt. Der in die Kelche ausgeschiedene Harn bedarf der gesetzmäßig arbeitenden peristaltischen Welle, um aus dem

Nierenbecken in den Ureter und durch diesen in die Blase befördert zu werden. Dieser einheitliche Bewegungsvorgang wird durch ein in der Wandung des Nierenbeckens und Ureters gelegenes System von Nerven geregelt. Nicht nur örtliche, sondern auch zentrale Beeinflussung der verschiedensten Art spielt bei der Regulierung eine wichtige Rolle. Störungen sowohl im hemmenden wie im reizenden Sinne können ungenügende Entleerung des Nierenbeckens zur Folge haben und einen Schwächezustand der Muskelwand bedingen, der zur Erweiterung führt. Primäre Atonie der abführenden Harnwege finden wir z. B. bei den bekannten Abweichungen der allgemeinen Körperbeschaffenheit, die mit Störungen des vegetativen Nervensystems einhergehen. Schon BAZY u. a. haben auf diese mögliche Entstehungsart der Hydronephrose hingewiesen, ihre Anschauung hat aber im allgemeinen wenig Beachtung gefunden. ISRAEL beschrieb eine Form von Atonie des Nierenbeckens und Ureters, die er auf „dynamische" Abflußstörung zurückführte.

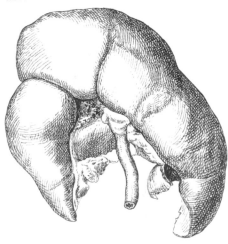

Abb. 3. Hydronephrotische Beckenniere eines 21 jährigen Mannes. Der abnorm inserierende Ureter ist aus der Wand des — teilweise fehlenden — Nierenbeckensackes herauspräpariert. Mißgebildete sichelförmige Niere.

Wir wissen jetzt auf Grund zahlreicher pyelographischer Befunde, daß beträchtliche Erweiterungen des Nierenbeckens ohne anatomisch nachweisbare Weghindernisse entstehen können. Wir werden also neben den organischen Veränderungen auch selbständige Störungen der Innervation für die Erweiterung der oberen Harnwege verantwortlich machen müssen, ebenso wie wir das schon längst bei ähnlichen Erkrankungen anderer Hohlorgane zu tun pflegen. Ob die eine oder die andere Hemmung zu Beginn der Erkrankung im Vordergrund gestanden hat, ist — wie wir noch sehen werden — nicht immer klar zu erkennen. Sicher erscheint, daß gewisse Formen der Hydronephrose unter der Wechselwirkung dieser Störungen entstehen.

Zum Zwecke einer übersicht-

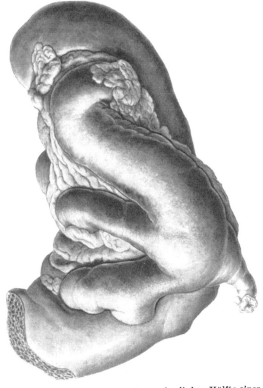

Abb. 4. Infizierte Hydronephrose der linken Hälfte einer Hufeisenniere. Dreiteiliges Nierenbecken. Resektion im Isthmus. 60 jährige Frau.

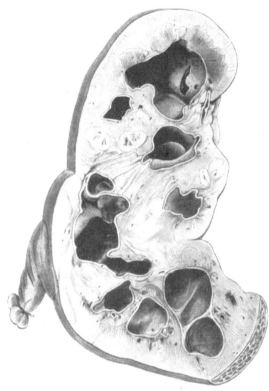

Abb. 5. Hydronephrotische Hälfte einer Hufeisenniere. Sektionsschnitt durch das Präparat (s. Abb. 4).

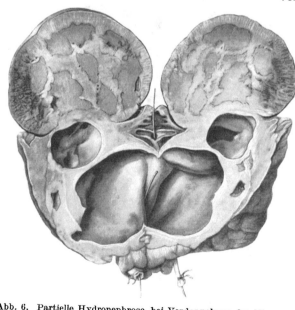

Abb. 6. Partielle Hydronephrose bei Verdoppelung des Nierenbeckens und Ureters. 52 jähriger Mann. Pyelogramm siehe Abb. 53.

lichen Zusammenstellung der verschiedenen, bisher bekannten Entstehungsursachen kann man die Hydronephrosen in *drei große Gruppen* einteilen. In der ersten Gruppe beruht die Harnstauung auf einer Hemmung, die von der *Niere* selbst ausgeht; in der zweiten Gruppe auf einer von der Niere unabhängigen *Ureterveränderung* im weitesten Sinne; in der dritten Gruppe auf gestörter *Blasenentleerung*. An der Erweiterung der oberen Harnwege, die wir als Wirkung der Harnstauung vorfinden, ist demnach entweder das Nierenbecken allein oder auch der Ureter, und zwar abschnittweise oder im ganzen beteiligt. Auch vom praktisch-diagnostischen und therapeutischen Standpunkt aus läßt sich die Gruppierung verwerten.

Das Wesentliche und Gemeinsame der Hydronephrosen *der ersten Gruppe* ist, daß die Erweiterung der Harnwege erst oberhalb des Ureterabganges vom Nierenbecken beginnt. Der Harnleiter ist, wenn überhaupt, nur passiv mit seinem Anfangsteil an der Veränderung beteiligt. Diese Formen werden von den Chirurgen mit am häufigsten beobachtet, sie sind in der großen Mehrzahl der Fälle einseitig und bilden einen Hauptbestand der klassischen Hydronephrose. Zweifellos spielen Entwicklungsfehler bei ihrer Entstehung eine große Rolle. Zunächst gehören hierhin die Hydronephrosen, die bei *Mißbildung* der Niere so häufig beobachtet werden. Mißgebildete Organe neigen von vornherein zu Funktionsstörungen jeder Art.

Bei der gelappten, klumpigen, kugeligen oder abgeplatteten Niere pflegt Hilus und Nierenbecken abnorm gestaltet zu sein (Abb. 3). Auch der Verlauf der Gefäße ist regelwidrig. Das Nierenbecken kann auf die vordere Fläche verlagert sein, und sich in mehr horizontaler Richtung entwickeln. Dadurch erhält von vornherein die Abgangsstelle des Ureters eine für den freien Abfluß des Harns ungünstige Lage. Der Ureter bildet nicht mehr die natürliche Fortsetzung des sich nach abwärts verjüngenden Nierenbeckens, sondern er verläßt es hoch und spitzwinklig und kann Klappen- oder Ventilverschluß verursachen. Ist mit der Mißbildung der Form — wie das meist der Fall — abnorme Lage

der Niere (Tiefstand, Drehung um ihre Achse usw.) verbunden, so sind weitere Hemmungsmöglichkeiten durch das veränderte Lageverhältnis zwischen Nierenbecken und Anfangsteil des Ureters gegeben. Hydronephrose der Beckenniere und der Hufeisenniere werden verhältnismäßig häufig beobachtet — in meinem Material befinden sich allein 6 derartige Fälle (z. B. Abb. 3, 4, 49, 50, 69). Auch Doppelbildungen des Nierenbeckens und Ureters, die gar nicht selten einseitig oder auch doppelseitig vorkommen, können Veranlassung zur hydronephrotischen Entartung geben — worüber in der nächsten Gruppe noch zu sprechen sein wird (Abb. 6, 53, 54, 68).

Nicht jeder sog. hohe oder spitzwinklige Ureterabgang bei Hydronephrose ist ohne weiteres als das ursprüngliche und ange-

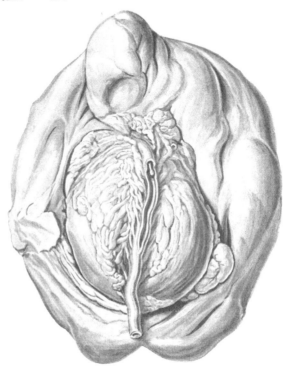

Abb. 7. Hydronephrose einer 32 jährigen Frau. Der hoch abgehende — teilweise aufgeschnittene und sondierte — Ureter ist in seinem Anfangsteil mit der Nierenbeckenwand fest verwachsen.

borene Abflußhindernis aufzufassen. Das unter dem zunehmenden Druck der Harnstauung stehende Nierenbecken dehnt sich unter Umständen ungleichmäßig aus. Die hintere Wand des untersten Abschnittes, die dem Flüssigkeitsdruck besonders ausgesetzt ist, kann zuerst nachgeben und sich wie ein Blindsack nach außen vorwölben. Hierdurch erscheint die Abgangsstelle des Ureters höhergerückt, er selbst verläßt nunmehr spitzwinklig das im unteren Umfange am stärksten erweiterte Nierenbecken. Bei zunehmender Stauung wird sein der Nierenbeckenwand fest anliegender Anfangsteil ventilartig zusammengedrückt (siehe Abb. 7, 8 u. 60). Gar nicht selten entstehen Verwachsungen zwischen Nierenbeckenwand und Ureteranfang infolge entzündlicher Vorgänge in der Fettkapsel des an Umfang stets zunehmenden Nierensackes oder es bilden sich Bindegewebsstränge, die den Ureter abknicken und zusammendrücken können. Eine Unterscheidung zwischen Ursache und Wirkung der Harnstauung ist bei weit vorgeschrittenen Hydronephrosen nicht mehr möglich. Nur bei den Anfangsformen läßt sich das ursprüngliche mechanische Hindernis unter Umständen erkennen. Mit Sicherheit können wir Klappenbildung und falschen Ureterabgang nur dann als angeborene Veränderungen ansprechen, wenn noch andere deutliche Zeichen der Nierenmißbildung vorhanden sind.

Ob sog. *überzählige Nierenarterien* die erste Veranlassung zur Harnstauung geben können, ist eine in neuerer Zeit viel besprochene Frage. Von vornherein ist die Wahrscheinlichkeit nicht groß, da die Nierenarterien ungemein häufig (nach CORNING in 25% aller Fälle) anormal verlaufen, die in Betracht kommenden Hydronephrosen immerhin selten sind. Die Tatsache, daß ein Gefäßast der Nierenarterie den Ureter abknicken und verschließen kann, ist schon von ROKI-

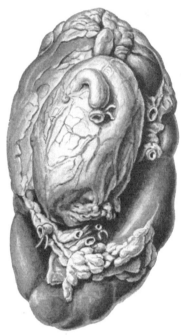

TANSKY erwähnt worden. Er, wie auch spätere Autoren, wiesen ihr nur eine nebensächliche Rolle bei der Entstehung der Hydronephrose zu. Seitdem EKEHORN eine ausführliche Beschreibung der anatomischen Verhältnisse, die bei Kreuzung des Ureters mit überzähligen Gefäßen zur Harnverhaltung führen können, gegeben hat, behandeln neuerdings zahlreiche Arbeiten diese Frage teils in bejahendem, teils in verneinendem Sinn. ECKEHORN schreibt nur den anormalen Nierengefäßen eine Bedeutung für die Entstehung der Harnverhaltung zu, die entweder vor dem Ureter zum hinteren Rand des Hilus oder hinter dem Ureter zum vorderen Rand des Hilus ziehen. BORELIUS nimmt die Kreuzung nicht als primäre Ursache an, sondern glaubt, daß in den meisten Fällen noch ein anderes ursächliches Moment für die beginnende Erweiterung des Nierenbeckens vorliegt. MERKEL sieht als auslösendes Moment die veränderte gegenseitige Lagebeziehung zwischen Ureter und Gefäß bei heranwachsenden Individuen oder die durch irgendwelche Gründe eintretende Beweglichkeit der Niere, oder die Schleimhautschwellung bei Pyelitis an. W. MAYO glaubt, daß von 29 Fällen von Hydronephrose seiner Beobachtung 20 durch abnorme Gefäße verursacht worden seien, von denen er 13 für beweisende hält,

da die Hydronephrose nach Durchtrennung des Gefäßes zum Schwinden gebracht worden sei (zitiert nach BORELIUS). Nach meinen Beobachtungen ist die Ureterknickung nicht als ursprüngliches Abflußhindernis, sondern viel natürlicher als Folge einer bereits vorhandenen Nierenbeckenerweiterung aufzufassen. Zunächst ist festzustellen, daß nicht nur „anormale" Arterien die Störung verursachen können. Bei den bisher beschriebenen Fällen handelt es sich nicht lediglich um überzählige, selbständig aus der Aorta entspringende und zum unteren Nierenpol verlaufende Arterien, sondern auch um normale, aus gemeinsamem Stamm kommende und zum vorderen und hinteren Rand des Hilus verlaufende Endäste der Nierenarterie, die in beliebiger Zahl vorhanden sein können, ferner um ihre regelrecht vorkommenden Verbindungsäste und endlich um die, teilweise aus der A. spermatica stammenden, zum unteren Pol hinziehenden Kapselgefäße. Normalerweise liegt das Nierenbecken in der Gabelung dieser Gefäße, die zwar seiner Wand teilweise anliegen, aber dem

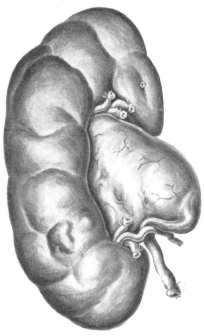

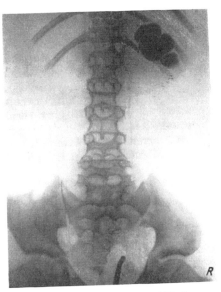

Abb. 9. Hydronephrose eines 12 jährigen Knaben. Abknickung des Ureterhalses durch einen normal verlaufenden Ast der Nierenarterie. Das erweiterte Nierenbecken hat sich durch das Gefäßdelta so weit vorge-
drängt, bis der Ureter über einem Gefäßast abknickte.
Die Niere war nicht abnorm beweglich und auffallend
hochstehend. Vgl. Pyelogramm Abb. 10.

Abb. 10. Pyelogramm zu Abb. 9.

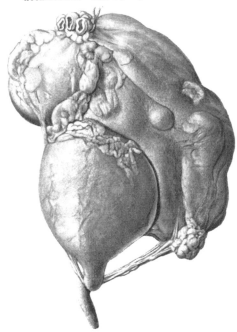

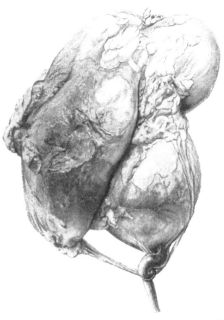

Abb. 11. Hydronephrose eines 10 jährigen Mädchens.
Abknickung des Ureterhalses durch einen perinephri-
tischen Strang (obliterierte Gefäße ?). Mißgebildete
Niere, abnorme Gefäßeinmündung am oberen Pol.

Abb. 12. Dasselbe Präparat von der Vorderseite.
Verwachsung der abgeknickten Ureterschlinge mit
der Nierenbeckenwand. Pyelogramm siehe Abb. 13.

abgehenden Ureter genügend freien Spielraum lassen. Es ist schwer, sich vorzustellen, wie der vom normalen Nierenbecken abgehende und gestreckt nach abwärts verlaufende Ureter von einem ihn kreuzenden Gefäßast gefaßt und eingeklemmt wird, ohne ausweichen zu können, selbst wenn die Eckehornschen Voraussetzungen zutreffen. Tritt dagegen aus irgendwelcher Veranlassung eine Erweiterung des Nierenbeckens auf, so wölbt es sich aus der umschließenden Gefäßgabel hervor, der Ureter muß mit seiner Abgangsstelle folgen, während er weiter abwärts durch den strangartig gespannten Gefäßast zurückgehalten und über demselben abgeknickt wird (Abb. 9 u. 10). Auch der Verlauf der Gefäße wird häufig erst durch die zunehmende Erweiterung des Nierenbeckens derart verändert, daß eine verhängnisvolle Kreuzung im Sinne Ekehorns zustande kommt.

Wie bereits vorher erwähnt, können aber auch perinephritische Stränge usw. dieselbe abknickende Wirkung haben. Es liegt also nahe, alle diese mechanischen Störungen, die der Ureter in seinem Anfangsteil erleidet, auf eine gemeinsame Ursache, nämlich die Erweiterung des Nierenbeckens, zurückzuführen und sie als Verdrängungserscheinungen aufzufassen, die durch den wachsenden Nierensack bedingt sind (Abb. 11, 12 u. 13).

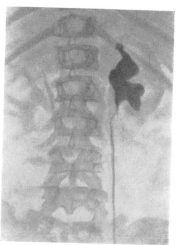

Diese Erwägungen führen zu der Erkenntnis, daß die beiden — uns klinisch wohlbekannten — Erscheinungsformen der Hydronephrose, die allmählich sich bildende, so häufig verborgene Erweiterung des Nierenbeckens und der akute, meist vorübergehende Anfall des vollständigen Verschlusses *nicht immer* die gleiche Entstehungsart haben müssen, sondern auf ganz verschiedenen hemmenden Einwirkungen beruhen können. Während die Ursache der ersteren häufig unerkannt bleibt, stehen bei der letzteren zweifellos mehr zufällige, durch die jeweilige Gestalt- und Lageveränderung der wachsenden Hydronephrose bedingte Sperrungen des Harn-

Abb. 13. Pyelogramm zu Abb. 11.

leiteranfanges im Vordergrund. Bei dieser Auffassung ist auch das ursächliche Verhältnis der *Wanderniere* zur Hydronephrose leichter zu verstehen.

Daß eine Hydronephrose aus einer Wanderniere entstehen kann, hat zuerst Landau mitgeteilt. Kuester, dem sich die meisten Autoren anschlossen, glaubte auf Grund seiner Statistik — die ein starkes Überwiegen der rechten Niere und besonders des weiblichen Geschlechtes ergeben hatte — diese Entstehungsart als die häufigste aller erworbenen Hydronephrosen ansehen zu müssen. Wie schon erwähnt, lassen sich aus Sammelstatistiken so weitgehende Schlüsse nicht ziehen. Zunächst ist es im Einzelfalle häufig schwer zu entscheiden, ob eine vorhandene Hydronephrose aus einer Wanderniere hervorgegangen ist, wenn man nicht die ganze Entwicklung der Erkrankung selbst beobachtet hat. Abnorme Beweglichkeit und Tiefstand sprechen nicht immer ganz eindeutig für Abstammung aus einer Wanderniere. Die wachsende Hydronephrose kann durch ihre Schwere herabsinken und dadurch verschieblich werden, wie wir das z. B. bei Cystennieren und anderen nicht zu Verwachsungen neigenden Nierentumoren beobachten. Umgekehrt kann die ursprüngliche Beweglichkeit einer später infizierten Hydronephrose durch Verwachsungen aufgehoben werden. Bei angeborenem Tiefstand pflegt die Niere kurz gestielt und wenig beweglich zu sein, da die Gefäße entsprechend tief aus der Aorta entspringen. Das ist z. B. für die Becken- und Hufeisenniere charakteristisch. Bei weniger ausgesprochenen Lageveränderungen ist meist der Röntgenbefund des Ureters maßgebend. Bei den angeborenen Formen ist er gewöhnlich entsprechend kurz und verläuft gestreckt (Abb. 14 u. 42), während er bei der erworbenen Tieflage manchmal eine deutliche Umbiegung seines Halses und Schlängelung in seinem weiteren Verlaufe zeigt (Abb. 15 u. 46). Es gibt allerdings auch Ausnahmen von der ersteren Regel.

Daß eine abnorm bewegliche tiefstehende Niere ursprünglich, d. h. lediglich auf Grund dieser Eigenschaft Harnverhaltung im Nierenbecken verursacht,

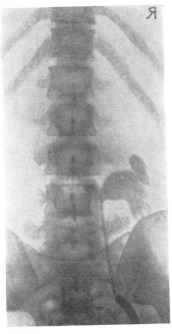

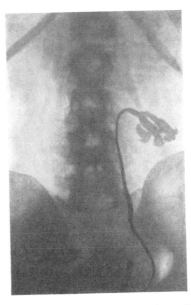

Abb. 14. Hydronephrose bei angeborenem Tiefstand der Niere. Kurzer, gestreckt verlaufender Ureter. 32jährige Frau.

Abb. 15. Tiefstand infolge Umdrehung der Niere um ihre Längsachse. 39jähriger Mann.

ist keineswegs erwiesen, von vornherein auch nicht wahrscheinlich, weil trotz ihres ungemein häufigen Vorkommens die Hydronephrose eine seltene Krankheit ist. Der altübliche, rein mechanische Erklärungsversuch, durch das Tiefertreten der Wanderniere werde der freie Anfangsteil des Ureters nach abwärts gezogen, während sein mit dem Bauchfell fest verbundener unterer Abschnitt nicht folgen könne und abgeknickt werde, ist sehr theoretischer Natur. Er setzt eine ganz erhebliche Senkung der Niere voraus, um eine wirkliche Knickung zu konstruieren: KUESTER selbst aber glaubt, daß Urinstauung mit nachfolgender Hydronephrose leichter bei nicht übermäßig beweglicher Niere, als bei ausgeprägter Wanderniere vorkomme. Und auch wir finden eigentlich selten bei hochgradigen Wandernieren, die wir operativ befestigen, stärkere Erweiterung des Nierenbeckens. Beim Herabsinken der Niere gibt das gesunde Bauchfell nach und läßt dem Ureter die nötige Bewegungsfreiheit. Der Tierversuch von HILDEBRAND und HAGA hat zwar gezeigt, daß man durch künstliches Abknicken des Ureters über einen gespannten Seidenfaden eine Hydronephrose erzeugen kann; er ist aber nicht ohne weiteres auf die normalen Verhältnisse des retroperitonealen Raumes, wo eine feste Strangbildung fehlt, übertragbar. Die wirklich absperrenden Knickungen des Ureterhalses entstehen, wie wir gesehen haben, nur bei bereits vorhandener Erweiterung des Nierenbeckens. Unter dieser Bedingung kann allerdings eine leichte Drehbewegung der Niere einen Verschluß auslösen. So würden auch jene Vorgänge zwanglos ihre Erklärung finden, die Dietl zuerst als Niereneinklemmung beschrieben hat und über deren Deutung im Sinne einer mehr oder weniger vollständigen Stieldrehung einer Wanderniere

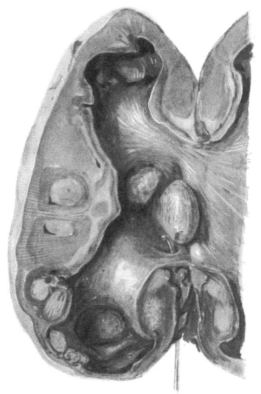

Abb. 16. Infizierte Hydronephrose infolge von Steinbildung im Nierenbecken. Übergang zur eitrigen Pyelonephritis mit Abceßbildung in den Markkegeln.

soviel gestritten ist. Plötzliche, einen Schmerzanfall auslösende Harnstauungen kommen sehr häufig im Verlauf der Erkrankung vor. Wir sehen in ihnen in der Hauptsache die Wirkung eines plötzlichen Verschlusses des Ureters einer bereits in Entwicklung begriffenen Hydronephrose. Sein Zustandekommen ist für gewöhnlich nicht von der besonderen Entstehungsart der Hydronephrose abhängig. Wir beobachten ihn bei tief- und hochstehender Niere, bei beweglicher wie bei unbeweglicher, bei Kindern und bei Erwachsenen beiderlei Geschlechtes, kurz bei allen bekannten Formen der Krankheit. Man neigte aber dazu, für diese — sagen wir hydronephrotischen Anfälle hauptsächlich die Wanderniere verantwortlich zu machen und glaubte in ihr daher eine Hauptursache der Erkrankung zu sehen. Daß diese Beweisführung nicht stichhaltig ist, habe ich bereits früher dargelegt. In einem allerdings ganz anderen Sinne könnte man die Wanderniere in verwandtschaftliche Beziehungen zu gewissen Formen der Hydronephrose bringen, wenn man sie als Teilerscheinung der Enteroptose betrachtet, die so häufig mit Neigung zu funktionellen Störungen verbunden ist. Eine Veranlagung zur Nierenbeckenerweiterung würde also die Vorbedingung darstellen, während die Lageveränderung der Niere nur unter besonderen Umständen wirksamen Anteil an der Entwicklung der Hydronephrose nimmt.

Wie ISRAEL zuerst mitgeteilt hat, kann gelegentlich in einer *Skoliose der Lendenwirbelsäule* die Ursache der Harnstauung und Nierenbeckenerweiterung gefunden werden. Durch hochgradige Drehung der Wirbelkörper kann die Niere verdrängt und derartig verlagert werden, daß schließlich der Harnleiteranfang eingeklemmt oder abgeknickt wird.

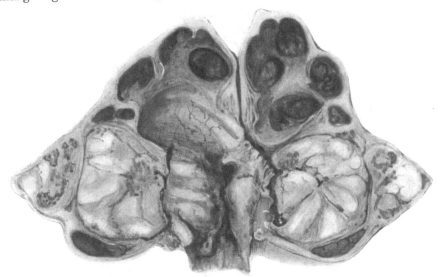

Abb. 17. Hydronephrose bei Hypernephrom. Die Geschwulst ist in das Nierenbecken durchgebrochen und hat den Ureter verstopft. 72jähriger Mann.

Steine im Nierenbecken führen sehr häufig zur Harnstauung und Erweiterung nicht nur durch Verlegung des Ureterabganges, sondern auch durch Störung der Peristaltik infolge des Fremdkörperreizes. Trotzdem sehen wir verhältnismäßig selten unter ihrer Wirkung die reine Hydronephrosenform entstehen, weil meist schon frühzeitig eine Infektion des gestauten Inhaltes hinzutritt. Wir finden daher in den meisten Steinfällen Übergänge zur Pyelonephritis und Pyonephrose (Abb. 16, 20 u. 21).

Geschwülste des Nierenbeckens und der Niere können den freien Harnabfluß aus dem Nierenbecken sperren und totale oder partielle Hydronephrose entstehen lassen (Abb. 17). Meist handelt es sich um pathologisch-anatomisch interessante Nebenbefunde der Geschwulstbildung, dagegen können bei den seltenen Nierenbeckenpapillomen die hydronephrotischen Erscheinungen ganz im Vordergrund stehen. Eine solche Form der Hämatohydronephrose zeigt Abb. 18.

Nach *Verletzungen* der Niere können sowohl Pseudohydronephrosen, d. h. pararenale Flüssigkeitsansammlungen, als auch — wenn auch selten — echte traumatische Hydronephrosen entstehen. Meist ist der Ureter in seinem Anfangsteil mitbeteiligt, sei es, daß er mitverletzt oder nachträglich durch einen retroperitonealen Bluterguß und seine Folgeerscheinungen in seiner Funktion gestört wurde.

Die *zweite große Gruppe* der Hydronephrosen unterscheidet sich von der ersten dadurch, daß der Ureter an der Erweiterung der harnabführenden Wege mit teilnimmt, und zwar abschnittweise, je nach Lage und Art des in seinem Verlaufe befindlichen Abflußhindernisses. Die durch Harnstauung bedingte Dilatation des Ureters erstreckt sich zunächst auf den oberhalb der Störungsstelle gelegenen Teil und kann sehr erhebliche Grade erreichen, doch kann auch der periphere Abschnitt infolge Unterbrechung der regelmäßigen Peristaltik atonisch und abnorm weit werden. Als Ursache dieser Hydronephrosenform,

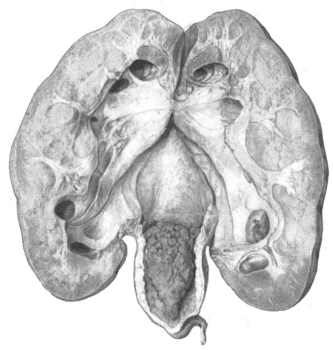

Abb. 18. Hydronephrose infolge eines Papilloms des Nierenbeckens. Der Stiel des Papilloms saß am Ureteranfang. Klinisch bestanden Koliken mit Hämaturie bei fühlbarem Nierentumor. 59 jähriger Mann.

die sowohl einseitig wie doppelseitig vorkommt, finden wir eine Verengerung oder einen Verschluß der Lichtung des Ureters oder eine sonstige örtliche Störung seiner Funktion infolge einer von ihm selbst ausgehenden oder ihn von außen treffenden Schädigung. Derartige Harnleitersperrungen zeigen eine große Mannigfaltigkeit in ihrer Entstehung und Form. An erster Stelle stehen auch hier angeborene oder aus Entwicklungsstörungen sich herleitende Veränderungen, die nicht nur im Kindesalter, sondern auch in späteren Lebensjahren zur Hydronephrose führen. Der Ureter kann ganz oder teilweise obliteriert sein. Unter solchen Umständen kann die Uretermündung in der Blase ganz fehlen, es besteht eine ausgesprochene Asymmetrie des Blasenbodens, die auch cystoskopisch erkennbar ist. Abnorme Insertion des Ureters am Nierenbecken ist bereits in der vorigen Gruppe erörtert. Angeborene Stenosen, vielleicht auf Grund fetaler Entzündung (Sudeck, Albrecht) sind in allen Abschnitten des Ureters beobachtet worden, wir finden sie besonders an den „physiologischen" Engen, am Ureterhals, an der Kreuzungsstelle der großen Gefäße und oberhalb der Blasenmündung. Atresie des pelvinen und vesicalen Ostiums mit cystischer Dilatation des intramuralen Abschnitts sind wiederholt beschrieben. Auch *ein Teil* jener eigentümlichen Schleimhautfaltungen und Klappenbildungen im Inneren des abnorm geschlängelt verlaufenden Ureters, Knickungen und Torsionen, Divertikelbildung usw. ist zweifellos kongenitalen Ursprungs (Abb. 19, 55 u. 56). Durch die Untersuchungen von GARDENER, POSNER u. a. ist festgestellt, daß der fetale Ureter gewöhnlich weit angelegt ist und kein durchweg glattes Rohr darstellt, sondern sehr häufig Engen und Ausbuchtungen, Faltenbildung und Knickung aufweist. Mangelnde Rückbildung dieser Unregelmäßigkeiten der Wand, die für gewöhnlich erst durch die dauernde Inanspruchnahme als Harnleiter verschwinden,

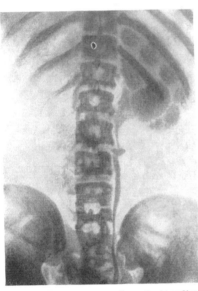

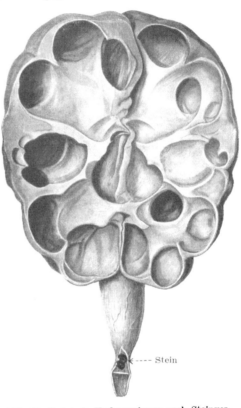

Abb. 19. Pyelogramm einer hochgradigen Hydronephrose eines 18jährigen jungen Mannes. Knickung und Stenose des Ureters wahrscheinlich kongenitalen Ursprungs.

Abb. 20. Infizierte Hydronephrose nach Steinverschluß des Ureters. Der hochgradig erweiterte Ureter verengt sich 10 cm unterhalb des Nierenbeckens; an der engsten Stelle fest eingekeilt ein zackiger Stein. 35jährige Frau.

dürfte also gar nicht so selten die spätere Funktionsstörung veranlassen. Doppelte Anlage der Ureteren, die häufig vorkommt, kann ebenfalls die Funktion beeinträchtigen, zumal bei fehlerhafter, enger Ausmündung eines überzähligen Ureters (vgl. Abb. 55 u. 56).

Strikturen können nach den verschiedensten entzündlichen Vorgängen der Ureterschleimhaut auftreten und aseptische Harnstauung mit Dilatation verursachen. Die Bestimmung ihrer Herkunft ist für gewöhnlich ziemlich unsicher, da es sich meist um zeitlich weit zurückliegende primäre Erkrankungen handelt. KÜMMELL u. a. machen besonders gonorrhoische und auch tuberkulöse Teilerkrankungen des Ureters für Narbenbildung verantwortlich. Echte traumatische Strikturen des Ureters sind wiederholt einwandfrei nachgewiesen. Meist handelt es sich um stumpfe Bauchverletzungen mit direkter oder indirekter Läsion des

Ureters, besonders bei Beckenbrüchen. Im Kriege sind wiederholt Schuß-
und auch Stichverletzungen des Ureters mit nachfolgender Hydronephrose
beobachtet. Auch die zufälligen Verletzungen des Ureters bei großen Operationen
im kleinen Becken mögen hier erwähnt werden. Sehr häufig entstehen Ureterengen
mit nachfolgender Dilatation der oberen Harnwege durch *Steine* (Abb. 20), sei es,
daß sie an irgendeiner Stelle — mit Vorliebe in seinem peripheren Abschnitt
— stecken bleiben, oder infolge Verletzung der Schleimhaut nach ihrem Abgang eine narbige Striktur hinterlassen. Sie können sich lange Zeit unentdeckt

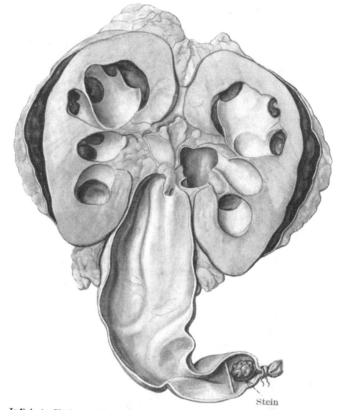

Abb. 21. Infizierte Hydronephrose und Pyoureter infolge Steinverschlusses des Ureters.
Der geschlängelte und mehrfach geknickte Ureter ist auf Dünndarmstärke erweitert bis zum Eintritt
in das kleine Becken; daselbst eine klappenförmige Enge durch einen haselnußgroßen Stein bedingt.
Von der — cystoskopisch unveränderten — Blasenmündung ließ sich ein Katheter bis in das
Nierenbecken vorschieben. Pyelogramm siehe Abb. 22. 29jährige Frau.

im Ureter aufhalten, weil sie durchaus nicht immer die Lichtung völlig verschließen, sondern nur eine — gerade die Dilatation begünstigende — ungenügende
Harnaustreibung verursachen. Die so entstandene hochgradige Erweiterung
und Verlängerung des Ureters, die mit Knickungen und Drehungen verbunden
sein kann, tritt häufig erst in Erscheinung, wenn — wie gewöhnlich früher oder
später — eine Infektion des gestauten Harns hinzutritt und zum vollständigen
Verschluß der Ureterenge führt (Abb. 21 u. 22).

    Von den sonstigen selbständigen Erkrankungen des Ureters, die Stenosen
bedingen können, mögen noch die selten vorkommenden Tumoren, namentlich
die Papillome, erwähnt werden.

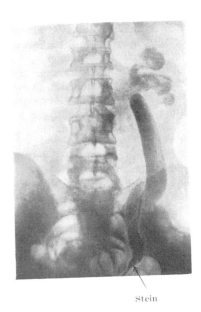

Stein

Abb. 22. Pyelogramm zu Abb. 21.
Infizierte Hydronephrose und Pyoureter infolge
Steinverschlusses.

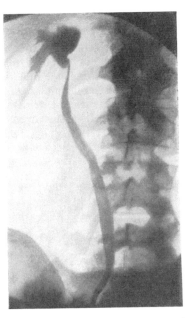

Abb. 23. Beginnende Hydronephrose und
Ureteratonie. 25jähriges Mädchen mit Nierenkoliken. Bewegliche Niere. Bei der Operation
wurde ein den Ureterhals abknickender Strang
gefunden und beseitigt. Nephropexie. Seitdem
— 2½ Jahre — kein Anfall mehr.

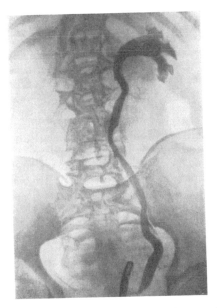

Abb. 24. Erweiterung des Nierenbeckens und
Harnleiters bei intakter Ausmündung. Leichte
Coli-Infektion der Harnwege. 46jähriger Mann.

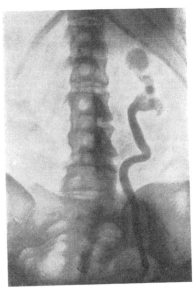

Abb. 25. Infizierte Hydronephrose.
Nierenbeckenstein. Ureter schlaff erweitert und
geschlängelt. Keine nachweisbare Stenose.
41jährige Frau.

Alle die bisher geschilderten Abflußhindernisse im Ureter haben das Gemeinsame, daß sie als anatomisch nachweisbare, örtlich mehr oder weniger begrenzte
Engen zu erkennen sind, über deren ursächliches Verhältnis zur Hydronephrose
kaum ein Zweifel bestehen kann. Wahrscheinlich aber sind im allgemeinen
noch häufiger andere, den Ureter von außen treffende Schädigungen für die
Störung seiner Funktion und das Zustandekommen der Harnstauung verantwortlich zu machen. Sein langer Weg bringt ihn mit den verschiedensten Organen
der Bauchhöhle und mit der Beckenwand in enge Beziehungen. Alle möglichen
Veränderungen, die diese Organe erleiden, können seine lebenswichtigste Eigenschaft, die freie Bewegung, in irgendeiner Weise beeinträchtigen. Durch die
Last des schwangeren Uterus, der ihn gegen die Beckenwand drückt, werden
seine peristaltischen Wellen so gehemmt, daß Harnstauung auftritt. Bei einem
großen Prozentsatz von Frauen, die ge-
boren haben, besteht Nierenbeckenerweiterung. Nicht nur durch wachsende Tumoren oder entzündliche Exsudate und
ihre Nachwirkungen (Narbenstrangbil-
dungen usw.) kann die Lichtung des
Ureters eingeengt oder seine Wand fixiert
werden, sondern auch rein toxische Schädigungen — ausgehend von benachbarten
infektiösen Krankheitsherden — können
seine Peristaltik lähmen und ungenügende
Harnaustreibung bedingen. Die Möglichkeit, daß auf irgendeine derartige Weise
die erste Erweiterung des Nierenbeckens
und damit die Vorbedingung mancher
Formen der Hydronephrosen zustande
kommt, ist demnach eine außerordentlich
große.

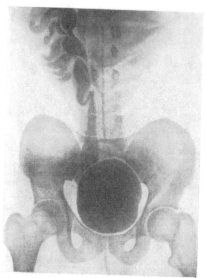

Abb. 26. Infizierte Hydronephrose
und Hydroureter mit divertikelartiger Erweiterung der Uretermündung nach traumatischer Harnröhrenstriktur. 35jähriger Mann.
Röntgenaufnahme nach Füllung der Blase
mit Kollargol. (Baetzner.)

Die Frage, ob „primäre" Atonie des
Ureters und Nierenbeckens vorkommen
kann, scheint mir nach dem früher bereits
Gesagten zu bejahen zu sein. Sie würde
dann als Teilerscheinung einer Systemerkrankung aufzufassen sein. Daß sie bisher meist nur in Verbindung mit Infektion
der Harnwege beobachtet ist, beweist noch
nicht zwingend, daß sie lediglich als Wirkung derselben anzusehen ist. Für
gewöhnlich finden wir Atonie als Begleit- oder Folgeerscheinung einer anderweitig bedingten Hemmung bzw. Unterbrechung der fortlaufenden Ureterwelle.
Eine besonders charakteristische Form sehen wir in der *unterhalb* einer Stenose
auftretenden Dilatation des Ureters (Abb. 23). Aber es kommen auch beträchtliche Erweiterungen des Ureters vor ohne örtlich nachweisbare Störungsstelle und ohne durch Blasenspasmen bedingte rückläufige Stauung. In Abb. 24
u. 25 sind die Röntgenbilder derartiger Fälle wiedergegeben.

In die *dritte Gruppe der Hydronephrosen* gehören die Formen, die offensichtlich auf Störung der Blasenentleerung und dadurch bedingter allgemeiner Stauung in den oberen Harnwegen beruhen. Sie sind in der großen Mehrzahl der Fälle
doppelseitig und durch Erweiterung der Ureteren in ihrem ganzen Verlaufe
gekennzeichnet. Der ventilartige Verschluß des schräg die Blasenwand durch-
setzenden Ureters wird durch den erhöhten Druck, den Harnstauung und Blasen-
stauung bewirken, überwunden. Die Folge ist Erweiterung und schließlich

dauerndes Offenstehen der Uretermündung. Der Inhalt von Blase und Hydronephrose kann ein zusammenhängendes Ganzes bilden (Abb. 26 u. 27). Die
Hauptveranlassung zu dieser Form der Harnstauung geben Prostatahypertrophie, Geschwülste, Steine und Divertikel der Blase, ferner die weiter abwärts
gelegenen Hindernisse, Harnröhrenstrikturen und -Stenosen, Phimose, Hypo-
spadie usw. und endlich das große Heer der auf Erkrankung des Nervenzentrums
beruhenden Störungen der Blasenfunktion. Die reinen, aseptischen Formen
dieser Gruppe finden wir selten, gelegentlich bei Jugendlichen. Im späteren
Leben mehren sich die Möglichkeiten der Infektion der gestauten Harnmengen.
Trotzdem diese Form der hydronephrotischen Entartung wahrscheinlich die
am häufigsten vorkommende ist, finden wir sie verhältnismäßig selten in der
chirurgischen Statistik vertreten. Meist steht das die Harnstauung veranlassende

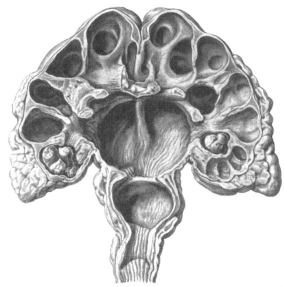

Abb. 27. Infizierte Hydronephrose. Sekundäre Steinbildung in einem unteren Kelch. Totale Dilatation des Ureters einschließlich seiner Ausmündung. 24jähriger Mann, der als Kind wegen einer
angeborenen Blasenspalte nach TRENDELENBURG operiert worden war.

Leiden so im Vordergrund, daß ihm zunächst die Behandlung gilt, während die
gewöhnlich doppelseitige Erkrankung der Nieren seltener operative Eingriffe
erfordert.

Pathologische Anatomie und Physiologie.

So vielgestaltig auch die Entstehungsursache der Hydronephrose sein mag,
ihr *pathologisch-anatomisches Bild* ist — sofern es sich um die reine aseptische
Form handelt, ein durchaus einheitliches. Der Grad der Erweiterung des Nierenbeckens und der durch sie bedingten Atrophie des Nierenparenchyms hängt
weniger von der Art und Lage, als von der Vollständigkeit und Dauer der
Harnsperre ab. Man pflegt dementsprechend geschlossene und offene, be-
ständige und aussetzende Formen der Hydronephrose zu unterscheiden. Ureter-
unterbindungen im Tierversuch (COHNHEIM u. a.) erzeugen Hydronephrosen
von nur mäßiger Größe, d. h. das Nierenbecken erweitert sich bis zur äußersten
Dehnbarkeit, jedoch läßt die Urinabsonderung unter dem dauernden Druck
der Flüssigkeit allmählich nach und versiegt bald völlig. Das Parenchym ver-
fällt der Atrophie, die meist ein weiteres Wachsen des Nierensackes verhindert.

Diese Form der beständig geschlossenen Hydronephrose kommt beim Menschen verhältnismäßig selten vor. Wir beobachten sie z. B. bei angeborener Ureterstenose, bei vollständigem Steinverschluß des Ureters, nach traumatischer Läsion oder nach zufälliger operativer Unterbindung bei gynäkologischen Operationen. Viel häufiger handelt es sich um offene Hydronephrosen, die sich gelegentlich völlig verschließen. Diese Formen bilden sich in der überwiegenden Mehrheit ganz allmählich infolge dauernd erschwerten Harnabflusses, einerlei, wo und wie die Hemmung zustande gekommen ist. Da dauernd mehr Harn von der Niere ausgeschieden wird, als abfließen kann, bleibt ein Restharn im Nierenbecken. Die austreibende Kraft des Nierenbeckens reicht nicht aus, um die Hemmung zu überwinden, es kommt zur Insuffizienz, die durch Mehrarbeit nicht ausgeglichen werden kann, sondern zur Erweiterung führt. In diesem Stadium können, wie wir gesehen haben, sehr leicht zufällige Wegverlegungen, z. B. Knickungen des Ureterhalses, hinzutreten und eine akute vollständige Sperrung des Harnabflusses bewirken. Spontane Lösungen eines solchen Verschlusses können eintreten und den früheren Zustand der offenen Hydronephrose wieder herbeiführen. Eine Unterscheidung zwischen „intermittierenden" und „remittierenden" Formen kommt meines Erachtens praktisch weniger in Betracht, da die meisten Hydronephrosen remittierende im Sinne Israels sind. Der Nachweis, daß sich das durch akute Harnstauung erweiterte Nierenbecken zur Norm zurückbilde, ist meines Erachtens nicht erbracht, vielmehr zeigen Pyelographien, die nach derartigen Anfällen vorgenommen werden, daß die Erweiterung eine bleibende ist.

Unter dem Druck des gestauten Harns dehnt sich das Nierenbecken sackartig aus. Sein freierer Abschnitt wölbt sich zuerst aus dem Hilus vor, auch seine Verästelungen nehmen an der Erweiterung teil, die bald eine allgemeine wird. Aus den Kelchen entstehen kugelige Hohlräume auf Kosten des plattgedrückten Nierenparenchyms, die Papillen werden abgeflacht und verschwinden in den Aushöhlungen, die als Buckel die Nierenoberfläche vorwölben und der hydronephrotischen Niere das charakteristische Aussehen geben. Bei dem gewöhnlich langsam fortschreitenden Vorgang kommt es ganz allmählich zur Druckatrophie des

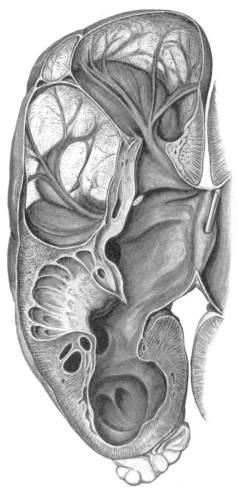

Abb. 28. Große, vielkammerige Hydronephrose eines 19jähr. jungen Mannes; wahrscheinlich kongenitalen Ursprungs. Kein nachgewiesenes Abflußhindernis. Sackwand teilweise serosaähnlich durchscheinend. Pyelogramm siehe Abb. 48.

gesamten Parenchyms und es entstehen schließlich große ein- oder mehrkammerige Säcke, an deren Wand man manchmal nur noch vorspringende Leisten und geringe Reste von Drüsengewebe findet (Abb. 28). An den Polen pflegt es sich meist am längsten zu erhalten. Die Wand kann stellenweise dünn und serosaähnlich durchscheinend, wie eine geblähte Darmwand, sein und unter Gewalteinwirkung einreißen. Mikroskopisch handelt es sich bei der aseptischen Form um einen rein parenchymatösen Vorgang in der Niere, der zur Degeneration und Atrophie der Harnkanälchen führt und als hydronephrotische Schrumpfniere bezeichnet wird. Die Glomeruli bleiben am längsten erhalten (ORTH). Regeneration und kompensatorische Hypertrophie der übriggebliebenen

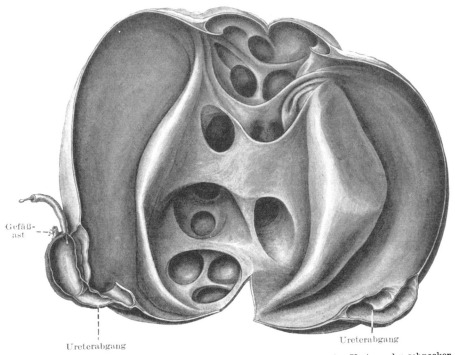

Gefäß-
ast

Ureterabgang   Ureterabgang

Abb. 29. Riesige Hydronephrose einer 45jährigen Frau. Ventilklappe des Ureters, der schneckenförmig gewunden das Nierenbecken verläßt. Sekundäre Abknickung durch einen Gefäßast.

Reste des Parenchyms kommt vor, solange das Epithel noch erhalten ist; neben den geschrumpften Abschnitten der Rinde findet man stellenweise noch ungeschädigtes Drüsengewebe, welches die Harnausscheidung weiter unterhält. So entstehen bei Fortdauer der unvollständigen Entleerung jene riesigen, viele Liter Inhalt bergenden Hydronephrosensäcke, die gar nicht so selten beobachtet werden (Abb. 29). Anderseits können bei doppelseitiger Erkrankung oder bei vorhandener Einzelniere erfahrungsgemäß diese geringen sezernierenden Parenchymreste genügen, um das Leben noch lange Zeit zu erhalten.

Der von der hydronephrotischen Niere ausgeschiedene Urin wird mit der zunehmenden Entartung immer leichter an spezifischem Gewicht, weil ärmer an N-haltigen Molekülen. Die qualitativen Unterschiede zwischen dem von der kranken Niere und dem gleichzeitig von der gesunden abgesonderten Harn können — wie wir noch sehen werden — unter Umständen ein wichtiges Erkennungsmittel des verborgenen Krankheitszustandes werden. Allerdings ist

40*

hierbei das Schwanken der Konzentration während und unmittelbar nach einem akuten völligen Verschluß der Hydronephrose zu berücksichtigen. Auf die Hemmung der ausscheidenden Tätigkeit — die sich auch reflektorisch auf die andere Niere übertragen kann — folgt eine überreiche Absonderung von sehr verdünntem Urin aus beiden Organen. Hat sich die Harnflut aber gelegt, besteht wieder der Zustand der „offenen" Hydronephrose, so sind in der Tat sehr erhebliche Unterschiede der molekularen Konzentration der Nierenurine nachweisbar vorhanden. Sonst zeigt der Hydronephrosenurin keine besonderen Veränderungen, er enthält im wesentlichen dieselben Bestandteile, die auch gelegentlich sonst im Harn vorkommen. Blutbeimengungen, als Folge von Stauungsblutungen der Schleimhaut (ISRAEL) werden nicht selten beobachtet. In alten, lange abgeschlossenen Säcken findet auch eine Resorption und Eindickung statt, die zu kolloider Umwandlung führen kann. Der in den Buchten der ausgeweiteten Kelche auch bei offenen Hydronephrosen verhaltene Harn ist, wie schon erwähnt, leicht der Infektion ausgesetzt. Je nach Art und Virulenz der Bakterien ist die Schädigung, die das Nierenparenchym mit erleidet, eine mehr oder weniger schnell fortschreitende und die weitere Sekretion hemmende. An den chronisch entzündlichen Vorgängen in der Niere kann sich auch die Fettkapsel beteiligen, es kommt zu Verdickungen der Sackwand und zu Verwachsungen mit der Umgebung. Ist dauernd noch Abfluß vorhanden, so können auch diese Zustände lange fortbestehen. Kommt es dagegen zu einem völligen Verschluß, der auch auf toxischer Lähmung der peristaltischen Tätigkeit beruhen kann, so kann eine akute Vereiterung des gestauten Inhalts eintreten und zur Pyonephrose führen.

Symptome und Verlauf.

Weitaus die meisten Hydronephrosen, die der Chirurg sieht, verlaufen unter dem Bilde gelegentlich oder auch periodisch auftretender Schmerzanfälle, die einen kolikartigen Charakter haben. Die Anfälle, die nach sehr verschieden langen Zwischenräumen auftreten und sich über Jahre und Jahrzehnte erstrecken können, finden sich gewöhnlich in jeder Krankengeschichte. Manchmal lassen sie sich zurückverfolgen bis in die Kinderjahre, manchmal ist es nur ein einziger, der erst bei weit vorgeschrittener Erkrankung beobachtet wird. Nur in seltenen Fällen fehlen die Anfälle ganz. Die klinischen Beobachtungen decken sich also durchaus mit der Annahme einer mehr oder weniger lange verborgenen Entwicklungszeit, innerhalb derer sich die Erweiterung der oberen Harnwege allmählich vollzieht. Die meist ganz plötzlich einsetzenden Schmerzen sind gewöhnlich von größter Heftigkeit. Sie werden meist in die entsprechende Oberbauchgegend verlegt oder auch als allgemeine Bauchkrämpfe geschildert. Namentlich bei Kindern finden wir häufig diese Form. Die Schmerzen können nach der Blase hin ausstrahlen und gelegentlich auch das Gefühl von vermehrtem Harndrang verursachen. Der krampfartige Schmerzzustand, der stundenlang andauern kann, löst meist schwere Allgemeinerscheinungen aus. Erbrechen, kalter Schweiß, kollapsähnliche Zustände begleiten den Anfall. Leichte Temperatursteigerungen kommen auch bei den aseptischen Formen vor, während Schüttelfrost und hohes Fieber den infektiösen Charakter der Harnstauung kennzeichnen. Meteorismus und Bauchdeckenspannung erschweren häufig, während des akuten Anfalls — namentlich bei den beginnenden Formen — den Nachweis des erkrankten Organs. Verwechslung mit Gallensteinkoliken oder akuten spastischen Zuständen des Magendarmkanals ist sehr häufig.

Der Schmerzanfall ist in der Hauptsache der Ausdruck einer akuten Harnstauung infolge plötzlichen Verschlusses des Ureters bei bereits vorhandener

Erweiterung des Nierenbeckens. Der Anfall läßt, wie wir bereits gesehen haben, für gewöhnlich keinen sicheren Schluß auf die Entstehungsart der Hydronephrose zu. Es liegt auch meines Erachtens kein Grund vor, aus der Art der Erscheinungen eine Unterscheidung jener sog. Anfälle von Stieldrehung der Wanderniere von den „rein hydronephrotischen" vorzunehmen, denn es handelt sich nicht um den einzelnen Vorgang einer Harnstauung oder einer intrarenalen Blutstauung oder einer Nervenzerrung des Nierenstieles und der Nierenkapsel, sondern am natürlichsten um ein durch die Überdehnung des erweiterten Nierenbeckens bedingtes Zusammenwirken dieser Faktoren. Die Heftigkeit der Schmerzen und die Schwere der Allgemeinerscheinungen mag von der Schnelligkeit des Einsetzens des Verschlusses und von dem Grade der Abklemmung abhängig sein.

Eine äußere Veranlassung für das Zustandekommen des Anfalls ist nicht immer zu erkennen. Bei langsam zunehmender Überfüllung des Nierenbeckens

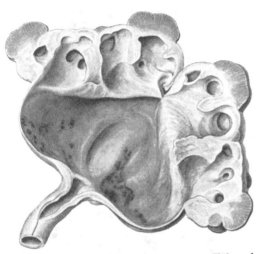

Abb. 30. Hydronephrotische Zwergniere von Hühnereigröße. Der hoch unter dem Rippenbogen liegende Tumor konnte niemals gefühlt werden. 40jähriger Mann. Pyelogramm siehe Abb. 31.

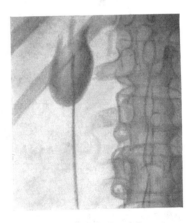

Abb. 31. Zwerghydronephrose. Präparat Abb. 30.

infolge gestörter Peristaltik der harnabführenden Wege kann allein durch plötzlich einsetzende und durch irgendwelche Reize hervorgerufene Harnflut eine derartige Größenzunahme des Sackes erfolgen, daß der Ureter oben am Nierenbecken auf mechanische Weise, wie vorher geschildert, zugedrückt wird. Daß hierbei auch geringe Lageveränderungen der Niere als auslösendes Moment mitwirken können, ist wohl verständlich. Häufig tritt der Anfall wie ein Blitz aus heiterem Himmel auf, gelegentlich auch nachts während des Schlafes. Bei den periodisch wiederkehrenden fühlen sich manchmal die Kranken schon vorher nicht ganz wohl. Sie ahnen den kommenden Anfall. Seltener werden bestimmte Ursachen angeführt, die den Anfall hervorzurufen pflegen: Diätfehler, übermäßiger Alkoholgenuß, besondere körperliche Anstrengungen, seelische Aufregungen, Menstruation, auch vorausgegangene Erkältungen. Daß Infektionen häufig die Veranlassung zur plötzlich einsetzenden Harnsperre geben, ist bereits vorher erwähnt.

Der Schmerzanfall ist begleitet von der Bildung einer durch Harnverhaltung im erweiterten Nierenbecken bedingten Geschwulst, die mit Recht als das wichtigste äußere Zeichen der Hydronephrose gilt. Die gewöhnlich unterhalb des

Rippenbogens gelegene Geschwulst braucht anfänglich nicht groß zu sein und ist auch während des Anfalles infolge von Bauchdeckenspannung nicht immer deutlich zu fühlen. Sie verschwindet gewöhnlich wieder, wenn der Anfall mit der Aufhebung des Ureterverschlusses abklingt. In der anfallsfreien Zeit können die Patienten völlig beschwerdefrei sein. Nur wenige haben, wenn es sich bereits um größere Nierensäcke handelt, ein lästiges Druck- oder Völlegefühl, das mit Verdauungsstörungen oder sonstigen Verdrängungserscheinungen verbunden sein kann. Tritt in einem solchen Fall erstmalig der hydronephrotische Anfall ein, so kann in kürzester Zeit ein Tumor von außerordentlicher Größe entstehen, der die schwersten Allgemeinerscheinungen macht. Der Rippenbogen wölbt sich vor, das Zwerchfell wird nach oben gedrängt, die Atmung ist erschwert,

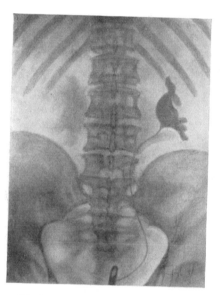

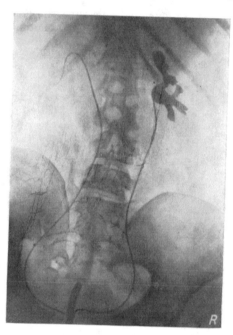

Abb. 32. Beginnende Hydronephrose bei tiefstehender Niere. 57jähriger Mann.

Abb. 33. Beginnende Hydronephrose bei hochstehender Niere. 28jährige Frau.

der Druck auf die Gefäße der Bauchhöhle kann schwere Stauungserscheinungen verursachen. Es gibt auch ganz *kleine* Hydronephrosen bei angeborener Kleinheit einer Niere. Eine solche Zwerghydronephrose, die im prall gefüllten Zustande nur die Größe eines kleinen Hühnereies hatte und niemals palpabel war, zeigt Abb. 30 u. 31.

In den meisten Fällen ist der cystische Nierentumor durch Betastung feststellbar, manchmal auch sichtbar. Der palpatorische Nachweis kann fehlen, wenn das zwar vergrößerte, aber in der anfallsfreien Zeit schlaffe Organ nicht deutlich genug abgrenzbar ist. Es kommt gelegentlich vor, daß der Nierentumor gewissermaßen unter den Händen verschwindet infolge einer durch die Untersuchungen bewirkten Lösung der Sperre und beschleunigten Entleerung der gestauten Harnmenge. Auch gibt es zahlreiche Fälle, bei denen die Niere überhaupt nicht wesentlich vergrößert zu fühlen ist. Derartige Befunde schließen eine Erweiterung des Nierenbeckens keineswegs aus. Vielmehr zeigen *Pyelographie* und Funktionsprüfung, daß bereits zu Beginn der krankhaften

Erscheinungen das Nierenbecken beträchtlich erweitert und die Funktion der Niere herabgesetzt ist. Zahlreiche derartige Befunde liegen vor. Sie stellen die uns früher fehlenden Bindeglieder der Entwicklung bzw. die Anfangsformen der Hydronephrose dar. Einige typische Formen zeigen Abb. 32, 33, 34.

Eine deutliche Verminderung der *Harnmenge* während des Anfalles infolge reflektorischer Oligurie der anderen Niere mit nachfolgender Harnflut nach Lösung der Hemmung kann vorkommen, steht aber nicht immer im Vordergrunde. In vielen Fällen sind keine nachweisbaren Schwankungen der Harnmenge vorhanden, weil schon frühzeitig die gesunde Niere die ausgleichende Mehrarbeit übernommen hat und ungestört verrichtet. Anurie ist nur selten beobachtet worden. Hält sie längere Zeit an, so handelt es sich wohl stets um eine Einzelniere oder um eine gleichzeitige Erkrankung des Schwesterorgans.

Hämaturie ist gar nicht so selten. Ich habe sie in etwa 10% meiner Fälle beobachtet. Diese Stauungsblutungen der Nierenbeckenschleimhaut kommen sowohl bei den beginnenden Formen, als auch bei weit vorgeschrittener Erkrankung vor. Manchmal ist die Blutung eine ständige Begleiterscheinung der Anfälle. Sie tritt für gewöhnlich erst in Erscheinung, wenn nach Lösung der Sperre der gestaute Harn frei abfließen kann, sie verschwindet mit der Druckentlastung. Bei großen, vielbuchtigen Nierensäcken mit dauernder Harnverhaltung kann die Blutbeimengung tagelang vorhanden sein.

Auf die übrigen *Harnveränderungen* wird bei der Besprechung der Diagnose noch zurückzukommen sein.

Infektionen des gestauten Inhaltes von Sacknieren gehören, wie schon erwähnt, zu den sehr häufigen Erscheinungen. Die Bakterien können auf dem Blut- und Lymphwege, sowie auch aufsteigend durch den Ureter in das Nierenbecken gelangen. Der letztere Weg braucht nicht gerade der bevorzugte zu sein.

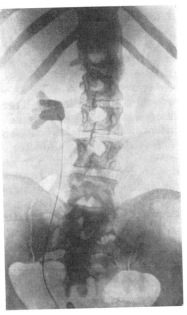

Abb. 34. Beginnende Hydronephrose. Bewegliche Niere mit Koliken. 31jährige Frau.

Manchmal lassen sich vorausgegangene fieberhafte Erkrankungen nachweisen; so beobachtete ich Angina, Darmkatarrh, Rippenfellentzündung, Typhus, Furunkel; manchmal steht ein Blasenkatarrh im Vordergrund. Häufiger als die unter den schwersten Erscheinungen (Schüttelfrost, hohes Fieber, starke Schmerzen usw.) einhergehenden Formen, ist eine schleichende Entwicklung bei anscheinend geringerer Virulenz der Bakterien und genügender Abflußmöglichkeit des gestauten Urins. Zwar pflegen auch bei diesen während eines Anfalles hohe Temperaturen zu bestehen, doch geht das Fieber meist bald nach dem Abklingen des Anfalles zurück. Während aber bei der aseptischen Hydronephrose der Kranke in der anfallsfreien Zeit im allgemeinen beschwerdefrei ist, bestehen bei diesen Formen gewöhnlich dauerndes Unbehagen und eine Störung des Allgemeinbefindens, häufig auch leichte ziehende Schmerzen in der Nierengegend. Der Urin ist meist trübe und enthält zahlreiche Eiterkörperchen und Bakterien. Kommt es in solchen Fällen zum Verschluß des Ureters, so pflegt der aus der Blase entleerte Urin während der

Dauer des Anfalls klar und frei von pathologischen Bestandteilen zu sein, da er lediglich der gesunden Niere entstammt.

Zu den schwersten *Komplikationen* gehört die *Ruptur* einer Hydronephrose, die spontan oder durch äußere Gewalteinwirkung entstehen kann. Die Erscheinungen, die ein Erguß der in großen Nierensäcken gestauten Flüssigkeitsmenge in das retroperitoneale Gewebe hervorruft, sind meist sehr schwere. Heftige Schmerzen und hohes Fieber setzen ganz plötzlich ein, der Leib ist aufgetrieben, die betreffende Bauchgegend ist äußerst druckschmerzhaft; Ödem der Bauchwand, besonders in der Lendengegend, zeigt die fortschreitende Harninfiltration an. Äußerst gefahrdrohend wird der Zustand, wenn das Bersten des Sackes von einer stärkeren Blutung begleitet war, oder wenn gleichzeitig eine Verletzung des Peritoneums stattgefunden hat und etwaiger infektiöser Inhalt der Hydronephrose sich in den freien Bauchraum ergießt. Die Erscheinungen der akuten Anämie und der beginnenden Peritonitis stehen im Vordergrund.

Der weitere, unkomplizierte Verlauf der Hydronephrose führt, wie schon erwähnt, zum vollständigen Schwunde des Nierenparenchyms. Der Sack kann ins Riesenhafte wachsen. Die Erscheinungen sind die gleichen, wie sie durch alle großen Cysten der Bauchhöhle verursacht werden. Die größte Ausdehnung erreichen bekanntlich die Formen, bei denen niemals akute Verschlußerscheinungen auftreten. In einigen Fällen ist eine spontane Rückbildung beobachtet, indem nach Verschluß des Sackes allmählich eine Verödung durch Resorption und Eindickung des Inhaltes eintritt. Jedenfalls ist diese Art der Ausheilung außerordentlich selten. Von größter Bedeutung für die weitere Lebensfähigkeit des an Hydronephrose Erkrankten ist der Zustand des Schwesterorgans. Ist die andere Niere nicht imstande, stellvertretend zu arbeiten, oder handelt es sich um Einzelniere oder um eine doppelseitige Erkrankung, so können auch urämische Erscheinungen auftreten. Auffallend ist allerdings, mit wie wenig Nierenparenchym noch der Organismus haushalten kann. Man sieht gar nicht selten Kranke mit nachgewiesener doppelseitiger vorgeschrittener hydronephrotischer Entartung jahrelang ein verhältnismäßig erträgliches Dasein führen. Aufsteigende Infektion führt schließlich zur eitrigen Nephritis, die den geringen Parenchymrest derselben zerstört und somit die Lebensfähigkeit aufhebt.

Diagnose.

Wie wir gesehen haben, können in einer genauen und weit zurückgreifenden Anamnese sehr wichtige Hinweise auf die Erkennung des Leidens liegen. So finden wir manchmal bei Kranken, die sich gut zu beobachten verstanden, derartig genaue Angaben über die Art und Lage einer anfallsweise entstehenden Geschwulst in der Nierengegend, über ihr Verschwinden und über entsprechende Harnveränderungen, daß die Diagnose nicht schwer ist. Demgegenüber stehen die recht zahlreichen Fälle, in denen viel unbestimmtere Erscheinungen vorhanden sind. Nicht nur die beginnende Krankheit zeigt sich häufig unter einer falschen Flagge, auch die ganz großen Hydronephrosen werden auch heute noch häufig genug verkannt und unter falscher Diagnose operiert.

Die Sicherung der Diagnose hängt in erster Linie davon ab, ob ein fluktuierender Nierentumor vorhanden ist oder nicht. Kleinere Hydronephrosen sind im allgemeinen leichter als Nierentumoren zu erkennen wie die ganz großen Sacknieren, deren enorme Ausdehnung oft die Bestimmung der Herkunft palpatorisch unmöglich macht.

Bei mäßiger Größe tastet man die Geschwulst in der üblichen Weise zwischen den beiden Händen am besten bei tiefer Einatmung des Untersuchten, bei der die Niere entsprechend ihrer natürlichen Beweglichkeit etwas nach abwärts tritt. Die Geschwulst ist rundlich, meist von glatter Oberfläche und fühlt sich prall-elastisch an. Sie liegt meist mehr nach vorn wie der normale untere Nierenpol, da sich das Nierenbecken bei der zunehmenden Füllung und Dehnung nach vorn zu drehen pflegt. Sie wird häufig mit der vergrößerten Gallenblase verwechselt. Bei straffen Bauchdecken ist manchmal nur ein vermehrter Widerstand der erkrankten Seite zu fühlen. Erst die zunehmende hydronephrotische Entartung bewirkt eine mehr gleichmäßige Vergrößerung des Organs nach allen Richtungen. Die Oberfläche erscheint dann gewöhnlich unregelmäßig gebuckelt. Der unterhalb des Rippenbogens liegende Abschnitt des Tumors ist mit beiden Händen zu umgreifen und ballotiert. Durch Druck der Hand vom Rücken her ist bei mageren Kranken manchmal deutlich eine Vorwölbung sichtbar zu machen. Die Abgrenzung von der Leber ist nicht immer leicht; manchmal gelingt sie besser als in der Rückenlage in der Seitenlage (ISRAEL), bei der ein beweglicher Nierentumor etwas nach abwärts sinkt. Die wachsende Geschwulst drängt die Darmschlingen vor sich her; das Colon, das nicht ausweichen kann, bleibt beiderseits vor ihr liegend. Durch Lufteinblasung vom Rectum aus läßt sich das Lageverhältnis deutlich machen. Das geblähte Colon erscheint vor dem Tumor, der für die tastende Hand verschwindet. Das weitere Wachsen der Hydronephrose erfolgt in der Richtung des geringsten Widerstandes, also nach der Bauchhöhle zu. Gar nicht selten erreicht sie die Mittellinie und überschreitet sie sogar, ihr unterer Pol kann bis in das Becken herabsteigen. Die Unterscheidung von Ovarialcystomen und anderen intraperitonealen Cysten ist nicht immer leicht. So kann sie den größten Teil des Bauchraumes einnehmen. Das nach oben gedrängte Zwerchfell verursacht Störungen der Atmung und der Herztätigkeit; der Rippenbogen kann deutlich vorgewölbt erscheinen. Die Perkussion ergibt über der Geschwulst — mit Ausnahme des Abschnittes des vorgelagerten Colons — vollständige Dämpfung, die — zur Unterscheidung vom freien Ascites — bei Lageveränderung bestehen bleibt.

Ist auch der *Ureter* mitdilatiert, so können seine fühlbaren oft ganz ungleichmäßigen Aufweitungen wie geblähte Darmschlingen erscheinen und große diagnostische Schwierigkeiten machen, zumal, wenn plötzlich einsetzende Stauungen des meist infizierten Inhaltes hinzutreten. Verwechslung mit abscedierender Appendicitis, Ileus, Darmtumoren usw. ist häufig genug vorgekommen, da der Urinbefund zur Zeit des Verschlusses ganz normal sein kann. Unter solchen Umständen kann nur die Cystoskopie verbunden mit der Röntgenuntersuchung Aufklärung bringen, die den vorhandenen Hydro- oder Pyoureter aufs deutlichste erkennen läßt (vgl. Abb. 22). Wir werden hierauf, sowie auf die differential-diagnostischen Schwierigkeiten bei Lageanomalien und sonstigen Mißbildungen der Niere an der Hand der Pyelogramme noch zurückkommen.

Eine ganz neue Anschauungsweise der durch Harnstauung bedingten Veränderung der oberen Harnwege brachten die *Cystoskopie* und die sich darauf aufbauenden Untersuchungsmethoden. Sie ermöglichen es heute, die beginnenden und verborgenen Formen zu erkennen und die vorgeschrittenen, nicht eindeutigen, von anderen Organerkrankungen sicher zu unterscheiden; sie bringen uns häufig Aufschluß über die jeweilige Entstehungsart des Falles und können für die Wahl der Operationsart ausschlaggebend sein.

Von grundsätzlicher Bedeutung für die Diagnose sind zunächst die verschiedentlich nachweisbaren Funktionsstörungen der hydronephrotischen Niere. Das cystoskopisch geschulte Auge, das die Austreibungsart der beiden Ureterenmündungen vergleicht, vermag bei einseitiger Erkrankung eine deutliche Hemmung der austreibenden Kraft des betreffenden Ureters zu erkennen. Die peristaltische Bewegung erscheint seltener, träger, der Flüssigkeitsstrahl schwächer, verglichen mit der Tätigkeit des anderen Ureters. Die Störungsstelle der in den Kelchen beginnenden und den Ureter herablaufenden Wellenbewegung liegt häufig schon am Ausgang des sackartig erweiterten Nierenbeckens. Man kann diesen Ausgangspunkt gelegentlich während der Operation an der freigelegten Niere beobachten. So sah ich mehrmals bei beginnender Hydronephrose, wie eine kräftige peristaltische Bewegung des Nierenbeckens am Ureterhals Halt machte und zunächst nicht auf die durch einen Strang abgeknickte Ureterschlinge überging. Erst nach mehreren Anläufen entstand im Ureter unterhalb der Sperre eine ganz schwache und träge nach abwärts kriechende Welle. Wo und wie auch derartige Unterbrechungen der Peristaltik entstehen mögen, sie lassen sich cystoskopisch am gehemmten Auslauf der Bewegung erkennen.

Die praktisch sehr wertvolle Indigcarminprobe (Voelcker-Joseph), die wir stets im vergleichenden Sinne anwenden, erleichtert diese Beobachtung und zeigt auch die Störung der sekretorischen Leistung der hydronephrotischen Niere an. Schon bei der beginnenden Erkrankung ist die Blauausscheidung — zeitlich und in der Farbstärke — gewöhnlich beeinträchtigt, die vorgeschrittenen Formen sondern den reinen Farbstoff überhaupt nicht ab. In dieser Beziehung liefert die Methode ganz eindeutige Befunde.

Läßt man während der Beobachtung die hydronephrotische Niere zusammendrücken, so sieht man häufig eine schnellere und ergiebigere Harnentleerung. Bei geschlossener Hydronephrose geht der Ureter leer. Bestand der Verschluß schon lange Zeit, so liegt die Uretermündung ganz still, während die andere regelrecht funktioniert. Besteht eine ausgesprochene Hydro-Pyonephrose, so sieht man häufig, besonders bei Druck auf den Nierentumor, den trüben, eiter-

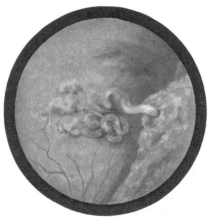

Abb. 35. Cystoskopisches Bild. Wurstförmiger Eiter entleert sich aus der linken Harnleitermündung, deren Umgebung ödematös ist. Infizierte Hydronephrose einer 35 jähr. Frau.

haltigen Urin bei den Entleerungen wie Pulverdampf herausschießen oder wurmförmige Eitergerinnsel aus dem Ureter austreten (Abb. 35).

Äußere Veränderungen an der Uretermündung fehlen meist bei der Hydronephrose. Nur wenn es sich um eine schwere Infektion ihres Inhaltes handelt, können entzündliche Erscheinungen, hofartige Rötung und Ödem beobachtet werden. Bei den leichteren, chronisch infizierten Formen fehlen sie meist. In manchen Fällen ist cystoskopisch die Ursache der Harnstauung deutlich nachweisbar. In der Ureteröffnung steckengebliebene Steine, Papillome in seiner unmittelbaren Nachbarschaft, kongenitale Atresie, cystische Dilatation des vesicalen Ureterendes sind mit größter Genauigkeit zu erkennen, wobei der lebendige Vorgang der Harnstauung beobachtet werden kann. Ureterwulst und Mündung können auch ganz fehlen, wenn es sich um kongenitale Atrophie eines Ureters handelt. Bei Atonie und totaler Dilatation der Ureteren infolge gestörter Blasenentleerung stehen ihre Mündungen dauernd weit offen und können divertikelartig erweitert sein. Man sieht den Urin ohne rhythmische Zusammenziehungen ständig herausrieseln.

Erst nach Abschluß der Beobachtung durch das Auge wird der Ureterkatheter angewandt: Die Einführung des Katheters in das Nierenbecken kann durch Engen des Ureters verhindert werden. Wirkliche Stenosen können als

Ursache der Harnstauung entdeckt und ureterographisch dargestellt werden (vgl. Abb. 19). Man erkennt den völligen Verschluß daran, daß Kochsalzlösung, die man injiziert, sofort am Katheter vorbei in die Blase zurückfließt oder sich überhaupt nicht ohne Schmerzen einspritzen läßt. Zufällige Hemmungen beim Vorschieben des Katheters beseitigt man gewöhnlich durch dieses Hilfsmittel. Ein etwa bestehender Ventilverschluß oder eine Knickung des Ureters am Nierenbecken kann manchmal ohne Schwierigkeit durch den aufsteigenden Katheter beseitigt werden. Gelangt er in das erweiterte Nierenbecken, so entleert sich der gestaute Urin in lebhafter und ununterbrochener Tropffolge. Durch bimanuellen Druck auf die Niere wird manchmal — prompt wie im Experiment — die Entleerung beschleunigt. Man kann auch gelegentlich mit der Spritze große Flüssigkeitsmengen absaugen und eine sichtliche Verkleinerung einer Nierengeschwulst und Abnahme der vorher bestehenden Spannungsbeschwerden des Kranken bewirken. Damit ist — auch ohne Pyelographie — der Nachweis einer Hydronephrose erbracht.

Die vergleichende Untersuchung der Nierenurine gibt weiteren Aufschluß über die Funktionsstörungen der hydronephrotischen Niere. Schon äußerlich pflegt sich der hydronephrotische Urin von dem gleichzeitig von der gesunden anderen Niere abgesonderten zu unterscheiden. Er ist wässeriger, weniger gefärbt und meist infolge der längeren Verhaltung im Nierenbecken etwas trüber. Häufig enthält er Eiweiß, während der gleichzeitig von der anderen Niere aufgefangene davon frei sein kann. Vor allen Dingen aber ist er viel ärmer an gelösten N-haltigen Molekülen, was sich sehr genau durch die *Gefrierpunktsbestimmungen* der Urine bestimmen läßt. Durch zahlreiche Untersuchungen in verschiedenen Entwicklungsstadien der Hydronephrose ist erwiesen, daß mit dem Schwunde des Nierenparenchyms eine kryoskopisch nachweisbare Konzentrationsverminderung des Urins Hand in Hand geht. Die Unterschiede, die auch durch Harnstoffbestimmung usw. nachzuweisen sind, können gering sein im Beginn der Erkrankung: Sie sind aber in der Regel deutlich vorhanden bei der fortschreitenden Atrophie des Nierenparenchyms. Auch bei den physiologischen Schwankungen des Stoffwechsels bleiben die relativen Unterschiede zwischen dem hydronephrotischen Urin und dem der anderen Niere bestehen, was durch wiederholte, zu verschiedenen Zeiten bei denselben Patienten angestellte Untersuchungen festgestellt ist. Nur durch plötzlich einsetzende Polyurie können die Konzentrationsunterschiede vorübergehend ausgeglichen werden. Daß die sekretorische Leistungsfähigkeit einer geschlossenen Hydronephrose nicht nach der Beschaffenheit des unter hohem Druck stehenden Inhaltes beurteilt werden kann, ist schon vorher erwähnt. Diese Fehlerquellen, die sich vermeiden lassen, vermindern nicht den hohen praktisch-diagnostischen Wert der Methode. Bei infizierter Hydronephrose sind die Unterschiede der getrennt aufgefangenen Nierenurine noch auffallender. Der hydronephrotische Urin enthält meist massenhaft Leukocyten und Bakterien. Latente Formen, die mit eitrigem Blasenkatarrh einhergehen, sind manchmal nur durch den Ureterenkatheterismus zu entdecken.

Die *Pyelographie*, die von VOELCKER und v. LICHTENBERG in die Praxis eingeführt wurde, ist insofern allen übrigen Untersuchungsmethoden überlegen, als sie die durch Harnstauung bewirkte Veränderung der oberen Harnwege in der anschaulichsten Weise dem Auge zugänglich macht. Sie gibt, indem sie das Bild des künstlich gefüllten Nierenbeckens und Ureters scharf wie einen Schattenriß auf die Röntgenplatte zeichnet, nicht nur Aufschluß über den Grad der Erweiterung, sondern auch über die veränderte Lage dieser Organe. Für gewöhnlich finden wir das Nierenbecken im Röntgenbild in dem Raum, der gebildet wird durch die Wirbelsäule, die 12. Rippe und eine etwa durch den oberen Rand des 2. Lendenwirbels gelegte Horizontalebene (Abb. 36). Lage, Form und Fassungsvermögen schwanken auch unter normalen Verhältnissen in gewissen Grenzen. Entweder bildet das Becken einen gemeinsamen weiten Raum, in den die Kelche einzeln oder mehrere vereint, einmünden, Abb. 37 R; oder es teilt sich von vornherein in einen aufsteigenden und absteigenden Ast, von denen sich die Kelche abzweigen, Abb. 37 L. Dazwischen liegen alle möglichen Variationen. Auch eine Dreiteilung des Beckens bis zum Ureterabgang kommt vor (Abb. 38). Die Grenze des „normalen" Fassungsraumes ist nicht genau zu bestimmen. Die Ansichten der Autoren sind dementsprechend verschieden. Praktisch kann man von einer pathologischen Erweiterung sprechen, wenn sich mehr als 5—6 ccm injizieren lassen, ohne daß ein Druckgefühl sich bemerkbar macht.

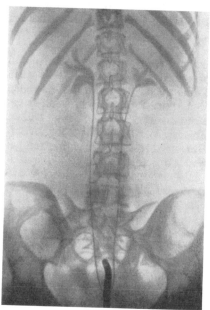

Abb. 36. Normale Lage und Form der Nierenbecken.

Der frei im Hilus liegende Abschnitt des Nierenbeckens[1]) pflegt sich unter der Wirkung der Harnstauung zuerst zu erweitern, während die mehr intrarenal gelegenen Kelche, die größtenteils eine festere Begrenzung haben, meist sich erst später verändern. Bei größerem, gemeinsamen Sammelraum, in den alle Kelche unmittelbar einmünden, kann die Erweiterung dieses Abschnittes dauernd im Vordergrund stehen (Abb. 39, 40, 41, 42). Bei den anderen Formen finden wir schon frühzeitig eine gleichmäßige Dilatation des verästelt angelegten Nierenbeckens (Abb. 43). Unter der fortwirkenden Harnstauung verlieren die Kelche ihren schlauchartigen Charakter und nehmen kugel- oder eiförmige Gestalt an (Abb. 44 usw.). Die Niere erscheint vergrößert und gebuckelt. Auch bei hochgradiger hydronephrotischer Entartung kann die Niere ihre normale Lage behalten (Abb. 45). Häufig finden wir sie tiefstehend, auch auffallend lateral gelegen infolge einer seitlichen Drehung um ihre Längsachse (Abb. 40). Mediale Verlagerung des Nierenbeckens infolge Verdrängung, z. B. durch einen Nierentumor, kann vorkommen (Abb. 47). Die ganz großen, meist vielkammerigen Säcke können sich vom Rippenbogen bis zum Beckenkamm erstrecken (Abb. 48). Auch durch vollständige Umdrehung einer Hydronephrose um ihre Längsachse kann ihre tiefe Lage bewirkt sein (Abb. 46). Bei angeborenem Tiefstand finden wir häufig einen kurzen, gestreckt verlaufenden Ureter. Die Hydronephrose der kongenitalen Beckenniere, deren klinische Erscheinungen oft äußerst schwer zu deuten sind (cystischer, meist ziemlich median gelegener Tumor der Beckenhöhle), ist durch die Pyelographie

---

[1]) Neuerdings ist häufig von einer Unterscheidung zwischen „chirurgischem" und „anatomischem" Nierenbecken die Rede. Meines Erachtens liegt kein Grund für die nicht glücklich gewählte Benennung vor. Auch für die chirurgische Betrachtung ist das Nierenbecken ein anatomisch und physiologisch zusammenhängendes Ganze, an dem man von jeher den gemeinsamen Sammelraum, den aufsteigenden und absteigenden Ast, und die zuführenden Kelche unterscheidet. Diese Einteilung genügt auch für die chirurgische Lokalisierung.

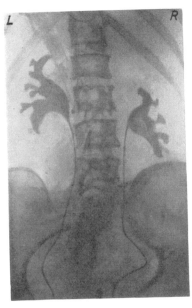

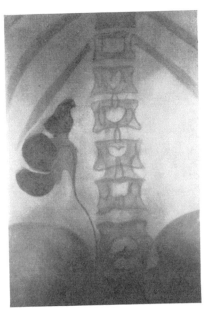

Abb. 37. Erweiterung beider Nierenbecken bei
Tiefstand beider Nieren. 2 verschiedene Typen
der Nierenbeckenform. 40jährige Frau mit
allgemeiner Enteroptose.

Abb. 38. Weit vorgeschrittene Hydronephrose mit
Dreiteilung des Beckens. Tiefstand. 45jähr. Frau.

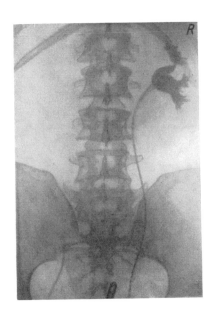

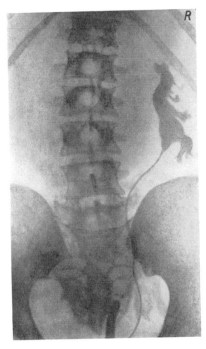

Abb. 39. Beginnende Hydronephrose. Kolik mit
Hämaturie. 46jähriger Mann.

Abb. 40. Beginnende Hydronephrose. Tiefstand
und auffallend laterale Lage. 27jähriger Mann.

einwandfrei nachzuweisen. Abb. 49 zeigt die typische Lage im kleinen Becken vor oder unterhalb der Linea innominata. Die kurzen Stielgefäße entspringen

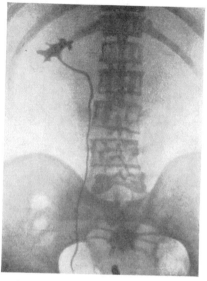

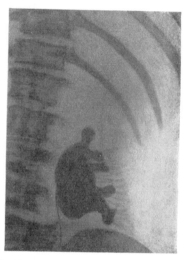

Abb. 41. Beginnende Hydronephrose mit Kolikanfällen. Abknickung des Ureters. 38jähriger Mann.

Abb. 42. Angeborener Tiefstand einer Hydronephrose. Präparat siehe Abb. 8.

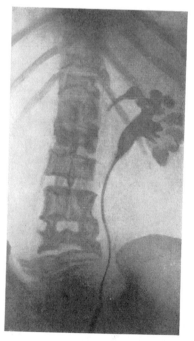

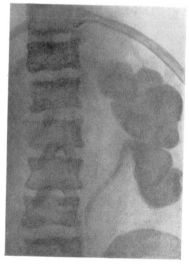

Abb. 43. Große infizierte Hydronephrose.
50jährige Frau.

Abb. 44. Riesige Hydronephrose. Kugelförmige
Erweiterung der Kelche.

aus der A. und V. iliaca communis. Der ursprünglich viel größere Nierensack war geschrumpft. Der Fall war vorher anderwärts unter falscher Diagnose operiert worden, es bestand eine Fistel in einer Operationsnarbe in der Blinddarmgegend. Die Exstirpation ist in Abb. 69 dargestellt.

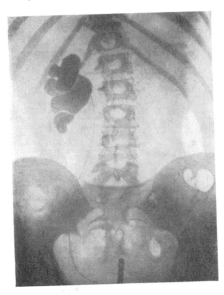

Abb. 45. Weit vorgeschrittene Hydronephrose. Typische gebuckelte Form der Niere.

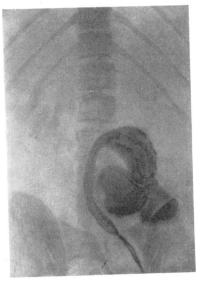

Abb. 46. Durch vollständige Umdrehung um die Längsachse bewirkter Tiefstand einer Hydronephrose.

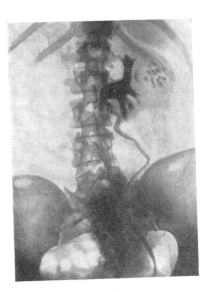

Abb. 47. Mediale Lage des erweiterten Nierenbeckens. Verdrängung durch Hypernephrom mit Kalkeinlagerungen. 39jährige Frau.

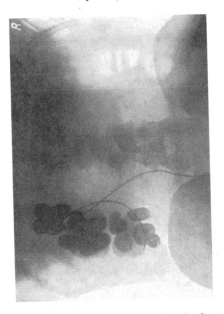

Abb. 48. Große Hydronephrose. Traubenform. Präparat siehe Abb. 28.

In einem anderen Fall von hydronephrotischer Beckenniere, den ich noch in der v. BERGMANNschen Klinik beobachtete, konnte — ohne die damals noch nicht angewandte Pyelographie — durch den Ureterkatheterismus allein die Diagnose gestellt werden. Der linke Ureterkatheter ließ sich nur bis zur Linea innominata vorschieben, und entleerte große Mengen des infizierten, hydro-

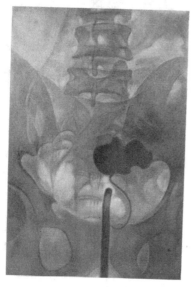

Abb. 49. Hydronephrotische Beckenniere eines 30jährigen Mannes. Vgl. Abb. 69.

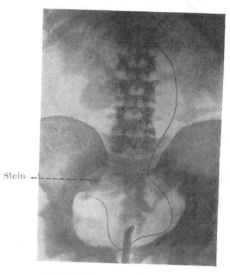

Stein

Abb. 50. Ureterenkatheterismus bei hydronephrotischer Beckenniere mit Stein. 27jähriger Mann.

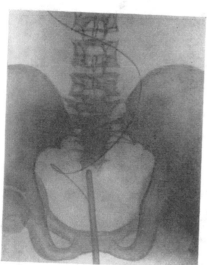

Abb. 51. Ureterenkatheterismus einer hydro-nephrotischen Beckenniere. Der Katheter bildet eine große Schleife in dem riesigen median gelegenen Sack. 35jähriger Mann.

nephrotischen Urins. Im Röntgenbild lag nicht weit von der Katheterspitze der Schatten eines Steines, der bei der Operation im Nierensack gefunden wurde (Abb. 50). In einem dritten, ebenfalls sehr viele Jahre zurückliegenden Fall aus der Bierschen Klinik gelang auch der Nachweis der hydronephrotischen Beckenniere durch den Ureterkatheter. Der Katheter ließ sich in seiner ganzen Länge einführen und bildete eine große Schleife in dem median in der unteren Bauchhöhle gelegenen riesigen Nierensack (Abb. 51).

Sehr lehrreich ist auch die Darstellung des Ureters im Röntgenbild, die Ureterographie. Wenn man bei der Füllung des Nierenbeckens — was stets anzuraten ist — dünne Katheter anwendet, so wird für gewöhnlich etwas Flüssigkeit durch die Beckenperistaltik neben dem Katheter durch den Ureter in die Blase befördert, was man cystoskopisch beobachten kann. Ist seine Lichtung nicht nennenswert verändert und der Weg frei, so sieht man auf der Platte in der Hauptsache nur den Schatten des Katheters. Sind dagegen Engen und Erweiterungen vorhanden, so staut sich die zurückfließende

Flüssigkeit im Ureter und läßt im Röntgenbild die veränderte Lichtung erkennen. Antiperistaltische Füllungen des Ureters — durch den nicht bis in das Nierenbecken vorgeführten Katheter — sind im allgemeinen zu

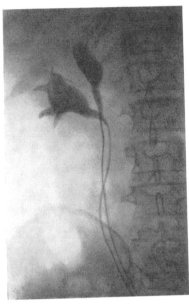

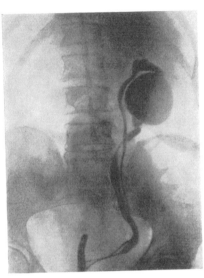

Abb. 52. Verdoppelung des Nierenbeckens und Harnleiters der linken Niere einer 30 jährigen Frau. Erweiterung beider Nierenbecken.

Abb. 53. Doppeltes Nierenbecken. Vorgeschrittene infizierte Hydronephrose der unteren Nierenhälfte. Totalexstirpation. 54jähriger Mann. Präparat siehe Abb. 6.

vermeiden. Sie verursachen bei nicht vorhandener Erweiterung Schmerzen und können leicht artifizielle Überdehnung bewirken.

Das Röntgenbild des Ureters zeigt uns zunächst seinen Verlauf und sein Lageverhältnis zum Nierenbecken. Wir sehen, ob er die natürliche Fortsetzung des sich nach abwärts verjüngenden Nierenbeckens bildet (Abb. 43 u. a.) oder von einer höhergelegenen Stelle des sackartig erweiterten Beckens abgeht (Abb. 42); ob er den geraden oder leicht S-förmig gebogenen Verlauf nach abwärts nimmt oder eine abnorme Krümmung oder winklige Knickung an der Abgangsstelle oder weiter unten (Abb. 41) aufweist, ob er abnorm lang oder kurz ist.

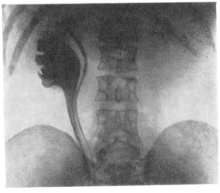

Abb. 54. Doppeltes Nierenbecken mit partieller Hydronephrose. Resektion der unteren Nierenhälfte mit Erhaltung der oberen. 35jähr. Mann. Operationsbefund siehe Abb. 68.

Die vielgestaltigen Erweiterungen des Ureters, deren klinische Erkennung und Unterscheidung von anderen Erkrankungen der Bauchhöhle, wie erörtert, äußerst schwierig ist, werden durch das Röntgenbild ausgezeichnet dargestellt. Einfache Röntgenuntersuchung vor der Pyelographie ist stets anzuraten, da Steine — eine häufige Ursache der

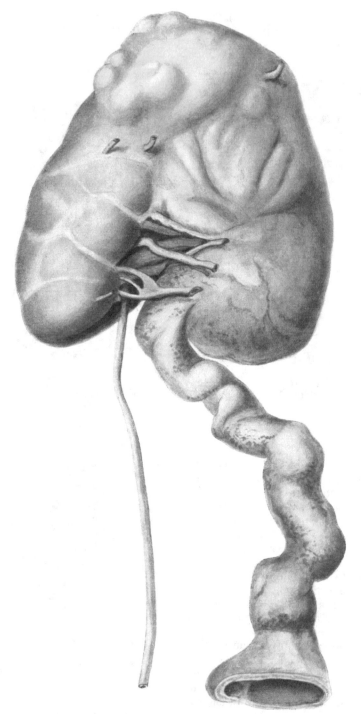

Abb. 55. Doppelniere. Hochgradige, infizierte Hydronephrose der oberen Hälfte. Der eine in seinem
ganzen Verlaufe hochgradig erweiterte und geschlängelte Ureter mündete abirrend in die Vagina,
der andere, zur normalen Nierenhälfte gehörige an regelrechter Stelle in die Blase. Totalexstirpation.
50jährige Frau. Ureterographie siehe Abb. 57.

Dilatation — nur auf diese Weise sicher nachweisbar sind. Die enorme Erweiterung des Ureters in Abb. 22 beruhte auf unvollständigem Steinverschluß und war jahrelang nicht erkannt worden. Schlängelung und Knickung des auch in der Längsrichtung überdehnten Ureters ist nicht selten. Atonie des Ureters, deren Ursache nicht anatomisch festgestellt werden konnte, zeigen Abb. 24 u. 25. In beiden Fällen war eine einseitige Funktionsstörung deutlich nachweisbar — klinisch bestanden Schmerzanfälle der betreffenden Niere — die Uretermündung war schlußfähig, cystoskopisch normal, nur im letzteren Fall war eine chronische Coliinfektion der Harnwege vorhanden. Hydronephrose mit totaler Dilatation des Ureters bei divertikelartiger Erweiterung der Blasenmündung, hochgradige Schlängelung und Knickung des Ureters zeigt Abb. 26. Das Bild ist entstanden durch einfache Füllung der Blase mit Kollargollösung

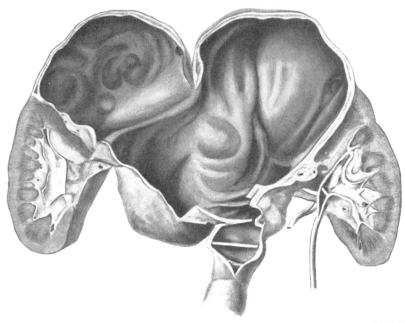

Abb. 56. Doppelniere mit partieller Hydronephrose. Das aufgeschnittene Präparat. Vgl. Abb. 55.

bei Beckenhochlagerung. Der andere Ureter war ebenfalls erweitert, füllte sich aber nicht mit. Ursache der Harnstauung war eine seit der Jugend bestehende traumatische Harnröhrenstriktur des 35jährigen Mannes.

Ein besonders dankbares Gebiet für die Pyeloureterographie stellen die Doppelbildungen des Nierenbeckens und Ureters mit ihren mannigfaltigen Erweiterungsformen dar (Abb. 52—54). In dem Fall Abb. 54 gelang mir zuerst der Nachweis der partiell hydronephrotisch erkrankten Doppelniere vor der Operation. Die Resektion der erkrankten Hälfte führte in diesem, wie im zweiten, damals beschriebenen Falle, zum vollen Erfolg[1]. Ein schwer lösbares diagnostisches Rätsel gab der in Abb. 55 u. 56 dargestellte Fall auf, den ich vor vielen Jahren in der Bierschen Klinik beobachtete. Der Ureter der schwer infizierten hydronephrotischen Hälfte einer Doppelniere mündete abirrend in die Vagina und unterhielt eine putride Absonderung, die nicht an Harn erinnerte, während der zur gesunden Hälfte gehörende Ureter ordnungsmäßig in die Blase mündete

---

[1] Zeitschr. f. urol. Chir. Bd. 3.

und normalen Urin entleerte. Der große, tiefliegende hydronephrotische Tumor konnte bei der sehr fettleibigen Patientin nicht einwandfrei diagnostiziert werden. Der schwer aufzufindende, in die Vagina mündende Gang wurde schließlich sondiert und mit Wismutlösung gefüllt und das Röntgenbild führte auf die richtige Spur nach dem Eiterherd (Abb. 57).

Auch zur Unterscheidung der Hydronephrose von anderen cystischen Tumoren der Niere kann die Pyelographie dienen. Das charakteristische Bild des sehr in die Länge gezogenen, aber nicht besonders erweiterten Nierenbeckens bei kongenitaler Cystenniere zeigt Abb. 58.

Intraperitoneal gelegene cystische Geschwülste, deren Größe den Nachweis ihrer Herkunft erschwert, aber auch kleinere, von benachbarten Organen, z. B. der Gallenblase ausgehende, die so häufig mit der Hydronephrose verwechselt werden, lassen sich von ihr

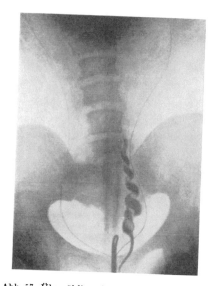

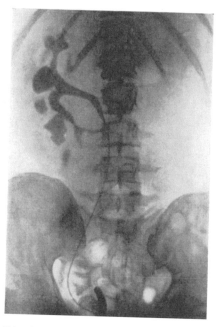

Abb. 57. Überzähliger, in die Vagina mündender Ureter. Injektion mit Bismutlösung. Doppelniere mit partieller Hydronephrose. Vgl. Abb. 55 u. 56.

Abb. 58. Große kongenitale Cystenniere. Nierenbecken außerordentlich in die Länge und Breite gezogen, aber trotz des riesigen cystischen Tumors nicht sonderlich erweitert. Die andere Niere war vor einigen Jahren exstirpiert.

gewöhnlich schon durch die einfachste Funktionsprüfung der Niere unterscheiden. Relative Funktionsgleichheit beider Nieren bei der Indigcarminprobe spricht mit höchster Wahrscheinlichkeit dafür, daß der Tumor *nicht* von der Niere ausgeht. Die Methode hat sich mir bisher *stets ohne Ausnahme* als zuverlässig erwiesen.

Daß die einfache Röntgenuntersuchung auch ohne Anwendung von Kontrastmitteln bei der Diagnose der Hydronephrose nicht vernachlässigt werden darf, ist schon vorher erwähnt. Abgesehen von dem praktisch immer wichtigen Steinnachweis in den oberen Harnwegen bringt sie wertvollen Aufschluß über Lage, Größe und Form der Nieren. Eingedickter Inhalt lange verschlossener Nierensäcke, die pyelographisch manchmal nicht darstellbar sind, gibt auf der Röntgenplatte einen deutlichen Schatten. Die Pneumoradiographie kommt für den Nachweis der Hydronephrose weniger in Betracht.

Therapie der Hydronephrose.

Allgemeine Bemerkungen über die Indikationsstellung.

Die Behandlung der Hydronephrose ist — abgesehen von palliativen Maßnahmen, die nur unter besonderen Umständen anzuwenden sind — eine rein chirurgische. Sie hat zwei verschiedene Aufgaben zu erfüllen: entweder die noch erholungsfähige — unter Umständen auch unentbehrliche — Niere durch Beseitigung der Ursache der Harnstauung zu erhalten *(kausale* oder *konservative Therapie)*, oder das irreparabel geschädigte Organ — bei genügendem Ersatz durch die andere Niere — zu entfernen *(radikale Therapie)*. Für die erste Methode kommen vorwiegend die beginnenden, für die letztere nur die vorgeschrittenen Formen in Betracht.

Die Indikationsstellung beruht also auf der Beurteilung der Erholungsfähigkeit der erkrankten und der Leistungsfähigkeit der anderen Niere und auf der sicheren Erkennung der Entstehungsursache des einzelnen Falles.

Die Erholungsfähigkeit bezieht sich nicht nur auf die sekretorische Leistung des Parenchyms, sondern auch auf die Entleerungskraft des Nierenbeckens. Als noch wiederherstellungsfähig in diesem Sinne sind im allgemeinen die Formen anzusehen, bei denen die Erweiterung des Nierenbeckens noch nicht zur auffallenden Vergrößerung und Formveränderung der Niere geführt hat. Das Pyelogramm kann zwar bereits eine beträchtliche Ausdehnung des frei im Hilus gelegenen Abschnittes zeigen, aber die Kelche haben noch ihre schlauchartige Gestalt, die auf Kontraktionsfähigkeit schließen läßt, bewahrt. Die vergleichende Untersuchung der Nierenurine auf Konzentration, Harnstoffgehalt usw. ergibt noch genügendes Absonderungsvermögen des Parenchyms.

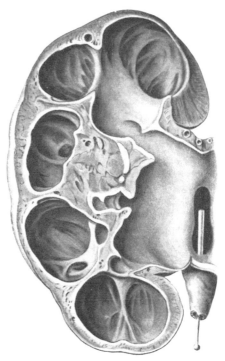

Abb. 59. Hydronephrose eines 24 jährigen Mannes. Spornbildung der Nierenbeckenwand am Ureterabgang. Kein nachgewiesenes Abflußhindernis im Ureter. Irreparable Form der Hydronephrose.

Als irreparable Schädigung der Niere kann man den Zustand des hochgradig allgemein erweiterten Nierenbeckens bezeichnen, bei dem bereits die Kelche auf Kosten der Nierensubstanz zu großen kugeligen Hohlräumen verwandelt sind (Abb. 59). Die stark vergrößerte dünnwandige Niere zeigt die typische buckelige Oberfläche mit deutlicher Fluktuation. Die verhältnismäßig geringe sekretorische Leistung der hydronephrotischen Schrumpfniere kann durch vergleichende Funktionsprüfung festgestellt werden. Aber selbst wenn noch sekretionsfähiges Parenchym vorhanden ist — und das pflegt auch meist bei den ganz großen Nierensäcken noch der Fall zu sein — ist der Versuch der Erhaltung unzweckmäßig, wenn offensichtlich ungenügende Entleerungskraft des in allen Abschnitten hochgradig erweiterten Nierenbeckens besteht. Daß ein nur teilweise überdehntes und erweitertes Nierenbecken durch Druckentlastung wieder funktionsfähig werden kann, ist wohl für die beginnenden Formen zutreffend.

Bei den vorgeschrittenen Formen dagegen findet man gewöhnlich seine Wand
fibrös entartet, eine Regeneration ihrer Muskulatur ist wenig wahrscheinlich.
Meist genügt die Pyelographie, um diese irreparabeln Formen der Hydronephrose
zu erkennen. Die mehrkammerigen Säcke werden — selbst wenn der Ureter
wegsam geworden ist — nicht mehr durch die eigene peristaltische Kraft ihrer
Wände vollkommen entleert, es bleibt in den Ausbuchtungen der Kelche, die
sich nicht mehr völlig kontrahieren können, ein Restharn zurück. Die Übel-
stände, die jede Stagnation mit sich bringt, lassen sich nicht beseitigen. Das
durch wechselnde Füllung in seiner Größe oft schwankende Nierenbecken bedingt — trotz etwaiger Nephropexie — Lageveränderungen des Ureterabganges,
die zu Sperrungen und Knickungen führen und die Funktion des Ureters dauernd
schädigen können. Für diese Formen ist im allgemeinen die radikale Behandlung
angezeigt, es sei denn, daß ganz besondere Gründe vorliegen, das in seiner Funktion dauernd geschädigte Organ zu erhalten.

Die Beurteilung der Leistungsfähigkeit der zweiten Niere geschieht nach allgemeinen klinischen Gesichtspunkten und auf Grund der verschiedenen in Betracht kommenden besonderen Untersuchungsmethoden.

Die sichere Erkennung der ursprünglichen Abflußstörung, die im einzelnen
Falle zur Hydronephrose geführt hat, ist manchmal der schwierigste Teil der
Indikationsstellung der kausalen Therapie, zugleich die „conditio sine qua non"
ihrer Anwendung. Stenosen des Ureters (zumal die mehr peripher gelegenen)
sind meist mit einem hohen Grad von Wahrscheinlichkeit als primäre Stauungsursache festzustellen. Bei diesen Formen treten die konservativen Operationsmethoden in ihr Recht. Handelt es sich dagegen um Wegverlagerungen der Abgangsstelle des Ureters vom erweiterten Nierenbecken (hohe Insertion, Spornbildung, Knickung durch Bindegewebsstränge und Gefäße u. dgl.), so entstehen
— wie vorher ausführlich dargelegt, berechtigte Zweifel, ob die vorgefundene
Hemmung des Harnabflusses die erste und alleinige Ursache der Harnstauung
oder vielleicht nur die Wirkung des überfüllten und überdehnten Nierenbeckens
auf den Ureterhals darstellt. Durch die operative Beseitigung des zeitig allerdings wirksamen Abflußhindernisses kann man zwar den gegenwärtigen Zustand einer mehr oder weniger vollständigen Harnverhaltung aufheben, aber
nicht immer mit Sicherheit die Wiederkehr ähnlicher Sperrungen verhüten.
Die peripheren Abschnitte des Ureters sind bei Hindernissen dieser Art stets
auf das genaueste auf ihre gute Funktion zu untersuchen. Nicht die technische
Schwierigkeit, sondern die Unsicherheit des funktionellen Dauererfolges, bei
nicht ganz eindeutiger Stauungsursache, ist vorläufig noch der schwächste Punkt
der plastischen Operationen am Nierenbecken. Man wird sie daher bei allen
ätiologisch zweifelhaften Fällen nur im Notfalle — d. h. wenn die Erhaltung
der hydronephrotischen Niere unumgänglich notwendig ist — anwenden.

Was die Indikationsstellung bei den infizierten Hydronephrosen anlangt, so
ist praktisch zwischen der leichten und schweren Infektionsform zu unterscheiden.
Bei geringem Leukocytengehalt des Urins und anscheinend schwacher Virulenz
der Bakterien kann — unter sonst gleichen Bedingungen — die Hydronephrose
noch als erholungsfähig angesehen werden, während die schwer infizierte, eitrige
Hydronephrose fast immer als irreparabel geschädigt gelten muß.

Die Anschauung, möglichst jede Hydronephrose konservativ zu behandeln
und erst nach etwaigem Mißlingen des Versuches die Nephrektomie folgen zu
lassen, ist entschieden abzulehnen. Bei den Grenzfällen entscheidet nicht die
Menge des noch vorhandenen Nierenparenchyms, sondern die operative Wieder-
herstellungsmöglichkeit des freien Harnabflusses. Ist eine sichere Gewähr für
gute Funktion der abführenden Wege vorhanden, so dient auch die Erhaltung
von verhältnismäßig wenig Nierensubstanz zum Vorteile des Ganzen. Ist

dagegen die Störung der Harnaustreibung nicht dauernd zu beseitigen, so hat der Organismus von dem erhaltenen sezernierenden Parenchym in der Regel mehr Nachteile als Vorteile zu erwarten, weil erfahrungsgemäß die Hauptarbeit schon frühzeitig von der gesunden zweiten Niere übernommen wird und diese durch ein funktionsuntüchtiges Schwesterorgan reflektorisch gehemmt oder sonst irgendwie geschädigt werden kann. Nur wenn die ausgleichende Tätigkeit einer zweiten Niere fehlt oder zweifelhaft ist, kann die Erhaltung auch eines geringen Restes von Parenchym in einem funktionell minderwertigen Organ Nutzen bringen. Endlich kommt ganz allgemein für die Indikationsstellung der Gesamtzustand der Kranken sehr wesentlich in Betracht. Alle plastischen Eingriffe erfordern erfahrungsgemäß eine längere Dauer der Operation und meist auch der Nachbehandlung und stellen somit erhöhte Ansprüche an die Leistungsfähigkeit des Kranken, besonders was seine Kreislauf- und Atmungsorgane anlangt. Die radikale Operation ist demgegenüber meist als der schonendere Eingriff anzusehen.

Palliative Behandlungsmethoden.

Durch den *Ureterkatheterismus* läßt sich der Inhalt einer Hydronephrose auf die natürlichste Weise entleeren. Abknickungen und sonstige Sperrungen des Ureters können gelegentlich durch den von der Blase aus antiperistaltisch vorgeschobenen Katheter vorübergehend beseitigt werden. Die Methode eignet sich daher unter besonderen Umständen zu einer palliativen Behandlung akuter Stauungszustände im Nierenbecken. Große, hydronephrotische Säcke, die infolge plötzlichen Verschlusses schwere Erscheinungen von Raumbeengung hervorrufen, können durch den Ureterkatheter, wenn auch nicht immer völlig, so doch so weit entleert werden, daß die quälenden Spannungsbeschwerden vorübergehend beseitigt werden. Bestehen gewichtige Bedenken (schlechter Allgemeinzustand, Schwangerschaft u. dgl.) gegen einen sofortigen operativen Eingriff, oder handelt es sich um eine doppelseitige Erkrankung oder eine Einzelniere, so kann auch die Wiederholung des Verfahrens von Nutzen sein. Wirkliche Heilerfolge werden durch das Katheterisieren von Sacknieren, auch wenn sie mit antiseptischen Spülungen verbunden werden, nicht erreicht. Wohl sieht man nach Entleerung akut und chronisch infizierter Hydronephrosen und nach — meist diagnostischer — Kollargolinjektion Temperaturabfall und eine auffallende Klärung des Urins eintreten, aber mit der wieder zunehmenden Stauung des Urins im allgemein erweiterten Nierenbecken kehren Fieber und Eitergehalt des Urins bald wieder. Nur bei der *beginnenden* partiellen Erweiterung kann unter Umständen eine nachhaltige Wirkung der Nierenbeckenspülungen erwartet werden. Es kommen hier namentlich die Übergangsformen der Hydronephrose zur chronischen rezidivierenden Pyelitis bzw. Pyelonephritis in Frage.

Die *Punktion* einer Hydronephrose ist nach Möglichkeit zu vermeiden. Bei gleicher Indikation leistet sie nicht mehr wie der Ureterenkatheterismus, ist aber mit größeren Gefahren verbunden. Durch das Nachsickern von infizierter Flüssigkeit aus der Punktionsstelle sind wiederholt schwere retroperitoneale Phlegmonen beobachtet worden. Nur wenn die Einführung eines Katheters infolge einer Unwegsamkeit des Ureters nicht möglich ist, kommt die Punktion für den Notfall in Betracht. Bei ihrer Anwendung ist vor allen Dingen eine Verletzung des Peritoneums bzw. des Kolons zu vermeiden. Die Einstichstelle soll (nach ISRAEL) dem äußeren Rande des M. quadratus lumborum entsprechen und in der Mitte zwischen 12. Rippe und Darmbeinkamm, etwa 8 cm lateral von den Dornfortsätzen liegen.

Die *Punktionsdrainage*, d. h. die Einführung eines dünnen Gummischlauches durch die Kanüle eines dicken Troikarts zwecks dauernder Ableitung des Harns ist, als veraltete Methode, nicht zu empfehlen und kommt nur für Ausnahmefälle in Betracht. Ihre ehemalige diagnostische Verwertung ist durch den Ureterenkatheterismus, der viel sicherer und schonender über die Funktion beider Nieren Aufschluß gibt, ersetzt worden.

Operative Behandlungsmethoden.

Nephrotomie und Pyelotomie. Spaltungen der Niere und des Nierenbeckens kommen als selbständige Behandlungsmethode der Hydronephrose nicht mehr in Betracht, es sei denn, daß es sich etwa um Steinextraktion aus dem Nierenbecken handelt. Auch die früher viel angewandten Methoden der Einnähung des Hydronephrosensackes in die Bauchwand zwecks Dauerdrainage (Nephrostomie und Pyelostomie) betrachten wir heute als einen Notbehelf, den man nach Möglichkeit vermeiden soll. Sie wurden früher hauptsächlich ausgeführt, wenn man über Vorhandensein oder Funktion der anderen Niere im Zweifel war. Daß sie in einem Teil der so behandelten Fälle schließlich zur Heilung geführt haben, spricht nicht für eine allgemeine Anwendung dieser in ihrem Erfolg stets unsicheren Methoden. Mit der besseren diagnostischen Einsicht und dadurch bedingten genaueren Indikationsstellung verschwinden diese Operationsarten mehr und mehr. Angezeigt sind sie nur bei Fehlen oder Funktionsuntüchtigkeit der anderen Niere, bei elendem Allgemeinzustand und in Fällen der Not, z. B. bei Anurie und Urämie, die keinen Aufschub vertragen, oder aber — und das ist ihr jetziges Hauptanwendungsgebiet — in Verbindung mit den konservativen, das Abflußhindernis beseitigenden Operationsarten. In letzterem Falle dienen sie als Hilfsmittel zur Ausführung einer plastischen Operation und zur Herstellung einer *postoperativen* Nierenbeckendrainage, um die Heilung dieser Eingriffe durch Druckentlastung des Nierenbeckens sicherzustellen. Die *vorbereitende* Nierenbeckendrainage bei allgemeiner hochgradiger Erweiterung des Beckens und bei den infizierten Formen, mit der Absicht, durch länger durchgeführte Druckentlastung eine Schrumpfung und dadurch verbesserte Austreibungskraft des Nierenbeckens zu erzielen oder durch antiseptische Spülungen bessere Heilungsbedingungen für eine spätere plastische Operation zu schaffen, kann nicht als allgemeine Methode empfohlen werden. Sie ist in den Erfolgen durchaus unsicher und nicht ungefährlich wegen der Gefahr der Sepsis. Die Erfahrung hat gezeigt, daß bei den „erholungsfähigen" leichter infizierten Formen erfolgreiche konservative Operationen einzeitig ausgeführt werden können. Unter Umständen kann man Spülungen durch den Ureterkatheter vorausschicken. Bei schwerer Infektion des Sackinhaltes dagegen, bei den sog. Hydropyonephrosen, kommt die Erhaltung nur ausnahmsweise und im Notfalle in Betracht. Liegt ein solcher vor, so wird man — wie schon erwähnt — selbstverständlich eine Nephrostomie oder Pyelostomie vornehmen. Ob man später noch eine Plastik ausführt, hängt von der weiteren Entwicklung des örtlichen und allgemeinen Zustandes ab.

Im allgemeinen soll der Drainagezustand des Nierenbeckens nach Möglichkeit gekürzt werden. Das längere Bestehen einer Urinfistel bedingt — abgesehen von der Belästigung des Trägers — die sehr erhebliche Gefahr einer sekundären Infektion der Niere und ihrer Fettkapsel mit nachfolgenden Phlegmonen und Abscessen mit Beteiligung der Nachbarorgane (Leber, Kolon usw.). Schließt sich eine Nierenfistel nicht spontan, so ist stets eine Funktionsstörung des Ureters vorhanden. Gelingt es nicht, sie zu beseitigen, so soll man mit der Nephrektomie nicht lange zögern, vorausgesetzt, daß eine zweite funktionsfähige Niere vorhanden ist. Nachgewiesenermaßen nimmt der funktionelle Wert einer Fistelniere rasch ab.

Bei der *Ausführung der plastischen Operationen* haben einige technische Maßnahmen allgemeine Geltung. Grundsätzlich ist der lumbale Zugang zur Freilegung der Niere zu wählen. Die transperitoneale Operation ist wegen der Gefahr der Infektion der Bauchhöhle infolge der unvermeidlichen Eröffnung der Harnwege zu vermeiden. Ausnahmen können kongenitale Nierendystopien machen. Die Niere muß aus ihrer Umgebung so weit losgelöst und frei beweglich gemacht werden, daß Nierenbecken und Ureterabgang gut zu übersehen sind und das eigentliche Operationsfeld frei zugänglich ist. Die Lösung des Ureters muß sehr schonend geschehen, er darf nicht auf weite Strecken von seiner Gefäß- und Nervenhülle entblößt werden. Kurzgestielte, hochstehende Nieren, übergroßer Fettreichtum und gedrungener Körperbau können der Freilegung die größten Schwierigkeiten entgegenstellen, vielleicht die Ausführung der geplanten Operation verhindern. Bei sehr großem Hydronephrosensack, der aus besonderen Gründen erhalten werden muß, kann man durch Punktion und nicht vollständige Entleerung des Inhaltes den vorher nicht vorhandenen Zugang zum Ureterabgang erreichen. Eine gewisse Füllung des Nierenbeckens — unter Umständen durch den Ureterkatheter zu bewerkstelligen — erleichtert die Übersicht der Lageverhältnisse und die Erkennung eines mechanischen Abflußhindernisses. Ein Ureterkatheter soll vor der Operation — wie es KÜMMELL stets gelehrt hat — cystoskopisch eingeführt werden. Gelangte er bis in das Nierenbecken, so ist damit die oft schwierige Aufsuchung des inneren Ureterabganges gesichert für den Fall eines transpelvinen Vorgehens. Ließ der Katheter sich nur bis zu einer Stenose am Ureterhals vorführen, so leistet er trotzdem gute Dienste. Man kann z. B. bei einer beabsichtigten Uretero-Pyeloneostomie oder einer Anastomose auf ihn einschneiden und seine Spitze herausziehen und ihn gleich zur Anlegung des neuen Weges benutzen. Wenn ein Katheter sich überhaupt nicht cystoskopisch höher in den Ureter einführen ließ, ist retrograder Katheterismus entweder vom eröffneten Nierenbecken oder von einer Incision des Ureters aus unter allen Umständen erforderlich. Keine Plastik sollte am Nierenbecken usw. ausgeführt werden, wenn nicht zum mindesten die freie Durchgängigkeit des Ureters bis zur Blase einwandfrei festgestellt ist.

Ob man vor der plastischen Operation das Nierenbecken — sei es durch Nephrotomie, sei es durch Pyelotomie — eröffnen soll, ist nicht allgemein, sondern nach der Lage des Falles zu entscheiden. Ist die Ursache der Harnstauung durch Pyelographie oder Befund in situ klar zu erkennen, handelt es sich z. B. um eine einwandfreie Stenose des Ureters, so kann man auf die breite Eröffnung verzichten. Herrscht dagegen bei einer gewissen Größe des Nierensackes einige Unklarheit über die Lage und Art der Abflußstörung und erscheint eine postoperative Drainage erforderlich, so ist ein breiter Zugang zwecks Betrachtung seines Inneren erforderlich. Wählt man die Nephrotomie zu diesem Zweck, so ist der Nierenstiel in der üblichen Weise digital oder durch federnde Klemmen zusammenzudrücken. Die Niere wird an der Konvexität, etwas mehr nach der Rückseite zu, so weit gespalten, daß nach Einsetzen von stumpfen Haken das Nierenbecken gut zu übersehen ist. Bei der Pyelotomie wird der Schnitt radiär angelegt, um die Verletzung größerer Gefäße nach Möglichkeit zu vermeiden. Beide Methoden haben ihre Vor- und Nachteile. Die Nephrotomie schafft meist die bessere Übersicht, stellt aber den schwereren Eingriff dar und bedingt erheblichere Komplikationen. Der Nierenbeckenschnitt ist weniger verletzend und kann unter Umständen für die Plastik selbst mitverwendet werden.

Eine vorbereitende Nephrostomie und planmäßige zweizeitige Operation ist — wie bereits erwähnt — nur für besondere Ausnahmefälle angezeigt.

Für eine Drainage nach der Operation stehen verschiedene Methoden zur Verfügung. Entweder näht man ein dünnes Gummidrain in die Nephrotomie-

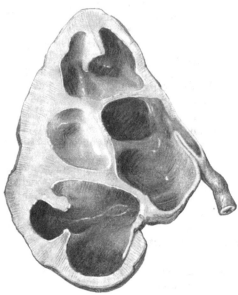

oder Pyelotomiewunde ein, welches den Urin nach außen ableitet. Oder man läßt den vorher cystoskopisch eingeführten Ureterkatheter als Verweilkatheter liegen. War die Einführung vorher nicht möglich, so kann man — nach KÜMMELL — den retrograd durch den Ureter in die Blase geleiteten Katheter mit dem Lithotriptor fassen und durch die Harnröhre nach außen führen. Bei den beginnenden Formen der aseptischen Hydronephrose mit klar erkennbarem Abflußhindernis, dessen Beseitigung oder Umgehung technisch einwandfrei gelingt, soll man auf jede Drainage verzichten. Ist dagegen ein sehr geräumiger Nierensack vorhanden, der trotz der verbesserten Abflußverhältnisse Harnstauung begünstigt, oder handelt es sich um irgendeine Art von Notoperation, so ist die Drainage durchaus angezeigt.

Abb. 60. Hydronephrose unbekannter Entstehung. Das gefüllte Nierenbecken bewirkt einen Ventilverschluß des hoch und spitzwinklig abgehenden Ureters.

Nach Beendigung des Eingriffes an den Harnwegen muß die vollkommen aus ihrer Verbindung mit der Umgebung gelöste Niere an geeigneter Stelle wieder befestigt werden. Welche Methode man dazu wählt, ist nicht von Belang, sie muß nur ein richtiges Lageverhältnis von Niere und Ureter gewährleisten. Jede Zugwirkung der zu hoch fixierten Niere auf den Ureter ist vom Übel, sie verhindert den natürlichen Ablauf der peristaltischen Welle. Das vor der Operation hergestellte Pyelogramm gibt den besten Aufschluß über eine etwa notwendige Korrektur der Lage der Niere.

Über die besondere Indikation der einzelnen konservativen Methoden wird bei der folgenden Schilderung der Operationsarten kurz zu sprechen sein. Es sollen hier nur die typischen Methoden,

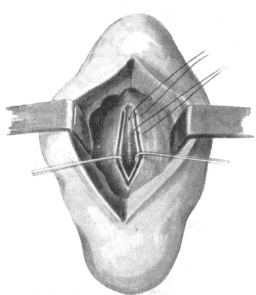

Abb. 61. Die TRENDELENBURGsche Spornoperation.

durch die man ein Abflußhindernis beseitigen oder umgehen kann, dargestellt werden. Sie lassen sich im gegebenen Fall, wie alle plastischen Methoden, in der mannigfachsten Weise umändern und den gegebenen Verhältnissen anpassen.

Eine auf alle Einzelheiten eingehende Schilderung der verschiedenen Operationsmethoden und der bisher nach ihnen operierten Fälle findet sich bei KROISS, WEINBERG und OEHLECKER.

Die TRENDELENBURGsche Spornoperation. Die erste plastische Operation am Nierenbecken wurde im Jahre 1886 von TRENDELENBURG ausgeführt. Sie kann angezeigt sein, wenn eine blindsackähnliche Erweiterung des unteren Abschnittes des Nierenbeckens auf ursprünglicher hoher und spitzwinkliger Insertion des Ureters beruht. Die Operation bezweckt eine Durchschneidung des am Ureterabgang befindlichen „Sporns", d. h. der ventilartigen Klappe, die von den eng aneinanderliegenden Wänden des Nierenbeckens und Ureters gebildet wird (Abb. 60). Die Operation wird von dem durch Nephrotomie eröffneten Nierenbecken aus vorgenommen. Mit einer feinen Schere oder einem Messer wird — von der Ureteröffnung beginnend — die Doppelwand in ganzer Ausdehnung durchtrennt (Abb. 61). Durch Auseinanderziehen der so entstandenen 4 Schnittflächen erhält die Wunde die Gestalt eines V, dessen Schenkel in der aus vorstehender Abbildung ersichtlichen Weise mit feinem Catgut so vernäht werden, daß die Schleimhaut des Ureters mit der des Nierenbeckens wieder vereinigt wird. Die Ausmündung fällt nunmehr mit der Abgangsstelle des Ureters von der Nierenbeckenwand zusammen.

Nach MORRIS kann die Operation auch von einer Pyelotomiewunde aus vorgenommen werden. Man führt von dem

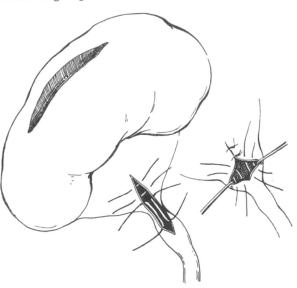

Abb. 62. Die FENGERsche Operation (Ureteropyeloplastik).

oberhalb des Ureterabganges eröffneten Nierenbecken aus die eine Branche einer Schere in den Ureter, die andere in das Nierenbecken ein und durchtrennt auf diese Weise den aneinanderliegenden Teil der Wände. Die Nahtvereinigung der gespaltenen Wände wird von außen bei klaffender Wunde vorgenommen.

Die FENGERsche Operation (Ureteropyeloplastik). Zur Beseitigung einer Stenose des normal inserierenden Ureters an seiner Abgangsstelle wandte FENGER zuerst das Prinzip der Pyloroplastik nach HEINECKE-MIKULICZ an. Das Verfahren hat sich besonders bei Stenosen des Ureterhalses bewährt. Die Operation kann man entweder nach Eröffnung des Nierenbeckens oder, wenn die Sachlage von vornherein gut zu übersehen ist, auch ohne vorherige Pyelo- oder Nephrotomie ausführen. Durch einen Längsschnitt, der oberhalb der Striktur das Nierenbecken und unterhalb derselben den Ureter eröffnet, wird die Verengerung gespalten. Die Wundränder werden quer auseinandergezogen und in dieser Stellung durch feine Catgutnähte wieder vereinigt (vgl. Abb. 62). Hat man einen Ureterkatheter bis zur Striktur vorher eingeführt, so kann man ihn nach Eröffnung der Stenose in das Nierenbecken vorschieben und auf ihm die Naht vollenden.

Die Methode läßt sich auch verwerten zur Beseitigung eines klappenförmigen Verschlusses des Ureterabganges am Nierenbecken und auch zur Beseitigung tiefer sitzender Stenosen des Ureters.

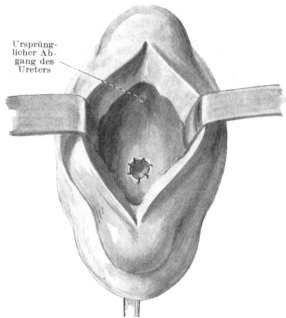

Ursprünglicher Abgang des Ureters

Die Neueinpflanzung des Ureters in das Nierenbecken [nach KÜSTER (Ureteropyeloneostomie)]. Die Operation ist angezeigt sowohl bei Stenosen des Ureters am Beckenausgang, sowie bei hoher Insertion am sackartig erweiterten Becken. Sie stellt eine vollständige Umgehung des Hindernisses dar, indem der unterhalb desselben resezierte Ureter in die tiefste Stelle des Nierenbeckens neu eingepflanzt wird. Die ursprüngliche Operation wurde nach Eröffnung des Beckens mittels Sektionsschnittes der Niere ausgeführt, doch läßt sie sich unter Umständen auch ohne dieselbe ausführen (siehe Abb. 64). Dicht unterhalb der Stenose wird der Ureter nach Abbindung

Abb. 63. Die KÜSTERsche Operation (Ureteropyeloneostomie).

(bzw. nach Resektion einer längeren unwegsamen Stelle) abgeschnitten. An der tiefsten Stelle des Beckens wird eine kleine Öffnung angelegt, durch die das distale Ureterende durchgezogen wird. Nach Längsspaltung seines freien Randes wird das Ende im Nierenbecken ausgebreitet und dort mit feinen Catgutnähten mit der angefrischten Schleimhaut des Nierenbeckens vernäht (vgl. Abb. 63 u. 64).

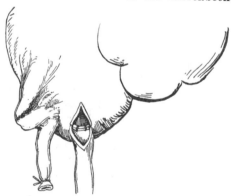

Laterale Pyelo-Uretero-Anastomose (nach ALBARRAN). Dieselbe Idee der Umgehung des Hindernisses liegt `der seitlichen Anastomosenbildung zwischen Nierenbecken und Ureter zugrunde, die zuerst von ALBARRAN ausgeführt wurde. Die Operation setzt voraus, daß man den Ureter leicht an eine tiefgelegene Stelle des Nierenbeckens anlegen kann, die Herstellung der seitlichen Vereinigung erfolgt in der aus der Abb. 65 ersichtlichen Weise, am

Abb. 64. Ureteropyeloneostomie. (Nach KROGIUS.)

besten nach Einführung eines Ureterkatheters. v. LICHTENBERG benutzt bei hohem Ureterabgang den ganzen, dem Nierenbecken anliegenden Abschnitt des Ureters zur Herstellung einer sehr breiten Anastomose.

Pyeloplicatio nach ISRAEL. Die Methode bezweckt durch Einfaltung der überschüssigen Beckenwand ·eine unterhalb des Ureteraustritts gelegene blindsackähnliche Ausstülpung und die dadurch bedingte Harnstauung zu beseitigen. Als selbständige Operation kommt sie nur selten in Frage, kann aber wohl zur Unterstützung anderer plastischer Eingriffe dienen. Die Anlegung der zur Einfaltung nötigen Nähte ist aus der nebenstehenden Abbildung 66 ersichtlich.

Ovaläre Excision und Resektion des Blindsackes. Ovaläre Excisionen des Nierenbeckens, die von KÜMMELL u. a.

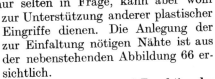

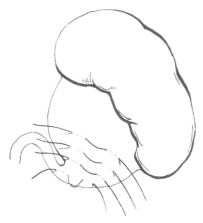

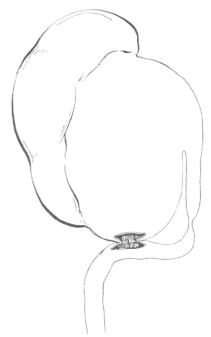

Abb. 65. Laterale Uretero-Pyeloanastomose. (Nach ALBARRAN.)

Abb. 66. Pyeloplicatio. (Nach ISRAEL.)

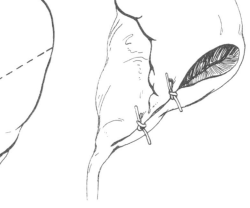

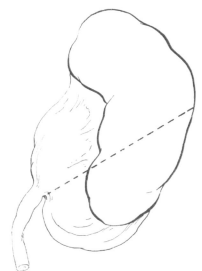

Abb. 67. Partielle Resektion. (Nach ALBARRAN.)

vorgenommen sind, bezwecken ebenfalls den Umfang des Sackes zu verringern und seine Form so umzugestalten, daß das Ureterostium an seine tiefste Stelle zu liegen kommt. Sie werden auch gelegentlich in Verbindung mit anderen

Verfahren angewandt werden können. Die Anwendung des Verfahrens läßt sich nur von Fall zu Fall beurteilen.

Resektion des unterhalb des Ureterabganges ausgebuchteten Nierenbeckens mitsamt der abhängigen Partie der entarteten Niere hat Albarran als *Reséction orthopédique* beschrieben (Abb. 67). Die eröffneten Hohlräume des Nierenbeckens werden durch exakte Naht geschlossen, so daß der Ureterabgang sich an der tiefsten Stelle des verkleinerten Nierenbeckens befindet.

Resektionen sind ferner angezeigt bei partieller Hydronephrose (Abb. 68). So kann z. B. bei doppeltem Nierenbecken die eine Nierenhälfte völlig entartet, die

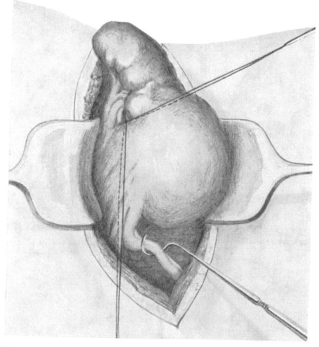

Abb. 68. Resektion der hydronephrotischen Hälfte einer Doppelniere. (Nach einer während der Operation gezeichneten Skizze.) Von dem breiten Stiel sind die zur oberen normalen Nierenhälfte führenden Gefäße und der zugehörige Ureter abgesondert. Der zur Resektion bestimmte Abschnitt liegt zwischen den beiden um Niere und Stiel herumgeführten Fadenzügeln. Am unteren Pol verlaufen beide Ureteren, die noch zu isolieren sind, gemeinschaftlich. Näheres über die Operation siehe „Zeitschrift für urologische Chirurgie", Band 3. Pyelogramm siehe Abb. 54.

andere dagegen gesund und funktionsfähig sein. Auf Grund der Röntgenbilder (vgl. Abb. 53 u. 54) konnte ich mehrmals die Diagnose und Indikation stellen und in zwei Fällen die Resektion erfolgreich ausführen. Auch bei Hufeisenniere tritt bei hydronephrotischer Entartung der einen Hälfte die Resektion in ihr Recht (vgl. Abb. 4).

Anastomosenbildung zwischen Hydronephrose und Harnblase. Die Methode bezweckt, wenn kein anderer Ausweg übrig bleibt, durch direkte Verbindung eines großen hydronephrotischen Sackes mit der Harnblase den funktionsunfähigen Ureter in seinem ganzen Verlaufe auszuschalten. Sie setzt besonders günstige Lageverhältnisse der beiden zu vereinigenden Organe voraus, wie das in der Tat bei sehr großen in das Becken herabreichenden Hydronephrosensäcken, besonders bei der der Blase eng benachbarten Beckenniere der Fall sein kann. Auch die Blase muß beweglich gemacht werden können, damit ein Zipfel derselben an die Sackwand angenäht werden kann. Bei den wenigen bisher so operierten Fällen (REISINGER, SCHLOFFER, BIER u. a.) wurde der intraperitoneale Weg gewählt, der wohl übersichtlichere Verhältnisse schafft wie der von WITZEL vorgeschlagene, extraperitoneale. Einen ausgezeichneten dauernden funktionellen Erfolg erreichte SCHLOFFER bei einer hydronephrotischen Einzelniere. Die Methode ist nicht im allgemeinen anzuwenden, um große Nierensäcke mit unwegsamem Ureter um jeden Preis zu erhalten, sondern nur dann, wenn die Erhaltung eine Lebensnotwendigkeit darstellt.

Operative Beseitigung von „überzähligen" Nierenarterien und Bindegewebssträngen, die den Ureter an seinem Abgang vom Nierenbecken abknicken und verschließen, werden mit zu den konservativen Eingriffen gerechnet, können aber nur sehr bedingt als kausale Therapie gelten (Näheres darüber siehe S. 614). Ist die Ureterschlinge noch nicht mit der Nierenbeckenwand fest verwachsen, so mag eine einfache Durchtrennung des Stranges zunächst den Weg wieder freimachen. Größere Arterien dürfen, wegen der Gefahr einer — von HELFERICH beobachteten — Nekrose des zugehörigen Nierenbezirkes, nicht durchschnitten werden. Bestehen bereits Verwachsungen des Ureters mit der Nierenbeckenwand, so ist es — wenigstens nach meinen Beobachtungen — auch nach Lösung derselben nicht immer möglich, den normalen gestreckten Verlauf wieder herzustellen, auch nicht durch hohe Befestigung der Niere. Für solche Fälle käme also als konservative Behandlung nur eine Ureteropyelo-Anastomose oder die Resektion und Neueinpflanzung des Ureters in Frage.

Die **Nephropexie** als selbständige Methode zur Beseitigung etwaiger durch Nierentiefstand bedingter Abflußstörungen dürfte — allgemein angewandt — immer eine etwas unsichere Behandlungsart bleiben. Sie kommt nur für ganz bestimmte Anfangsformen in Betracht, bei denen eine akute Harnstauung auf Ureterknickung infolge einer Achsendrehung der Niere beruht. Besteht Strangbildung, die den Ureter fixiert, und läßt sich diese Ursache durch Röntgenuntersuchung und Befund bei der Operation sicher feststellen, so kann man sie operativ beseitigen und die Nephropexie folgen lassen (Abb. 23). Auf eine gute Befestigung der Niere zur Verhinderung einer Achsendrehung — ich bevorzuge die Vernähung der gespaltenen Nierenkapsel mit dem Rand der Fascia lumbodorsalis — ist mehr Wert zu legen, als auf die möglichst hohe Anheftung der Niere, die, wie schon erwähnt — unter Umständen die Ureterfunktion schädigen kann.

Über die Erfolge der konservativen Methoden gibt die erwähnte Sammlung aller bis dahin operierten Fälle von KROISS, die von WEINBERG und OEHLECKER vervollständigt wurde, Aufschluß. KROISS berechnete auf 102 Operationen (bei 97 Patienten) 70 Erfolge, 20 Mißerfolge und 7 Todesfälle. Als Erfolge sind in der Statistik größtenteils Heilungen im klinischen Sinne zu verstehen, nur bei verhältnismäßig wenigen Fällen konnte ein funktioneller Dauererfolg festgestellt werden. Erfahrungsgemäß können Stauungszustände in einer Hydronephrose über lange Zeit hinaus verborgen bleiben, sie offenbaren sich nur gelegentlich unter besonderen Umständen. Zur Beurteilung des Wertes der Methode sind also Funktionsprüfung und Röntgenbefund nach längerer Beobachtungszeit unbedingt erforderlich. Das zahlenmäßige Verhältnis der Erfolge zu den Mißerfolgen muß daher noch vorläufig als ziemlich unsicher gelten. Trotz dieser Bedenken sind die Methoden in den geeigneten Fällen anzuwenden. Gelingt es in Zukunft häufiger wie bisher, frühzeitig die Hydronephrose zu erkennen und die Ursache der Harnstauung zu entdecken, so werden auch gute Resultate zu erwarten sein.

Nephrektomie. Die Indikation und Voraussetzung der Nephrektomie ist im allgemeinen vorhin schon besprochen. In der Praxis wird ihr Anwendungsgebiet immer ein großes bleiben, da häufig die Hydronephrose erst in ihrem Endstadium klinisch in Erscheinung tritt. In den meisten Fällen kann man auf Grund der vorher im einzelnen geschilderten Untersuchungsbefunde bereits vor der Operation die Nichtwiederherstellungsfähigkeit des Organes erkennen. Das ist besonders wichtig für die infizierten Formen der Hydronephrose. Die Exstirpation des uneröffneten Sackes schafft die günstigsten Heilungsbedingungen. Bei rein eitrigem Inhalt der Hydronephrose ist die primäre Nephrektomie die zweckmäßigste Operation. Meist zwingt schon der Allgemeinzustand zur schnellen und radikalen Abhilfe. Zweizeitige Ausführung ist unter diesen Umständen als der gefährlichere Eingriff zu betrachten.

Die Nephrektomie ist ferner angezeigt, wenn eine konservative Operation nicht den gewünschten Erfolg gehabt hat, oder wenn es nicht möglich ist, eine hartnäckige Nierenfistel auf andere Weise zu beseitigen.

Für die Ausführung der radikalen Operation eignet sich am besten der alte v. Bergmannsche schräge oder bogenförmige Lendenschnitt, der nach Belieben nach vorn und unten verlängert werden kann. Auch die größten Hydronephrosen — nötigenfalls mitsamt dem bis an die Blase erweiterten Ureter — lassen sich auf diesem Wege extraperitoneal entfernen. Er ist zweifellos mit weniger Gefahr für den Kranken verbunden, als das transperitoneale Vorgehen. Eine Resektion der 12. Rippe habe ich bisher niemals für nötig befunden. Technisch schwierig ist mitunter das Freipräparieren des großen Nierensackes aus seinen Verwachsungen mit der Umgebung, namentlich dem Peritoneum. Dieser Akt der Operation läßt sich am besten im Füllungszustand der Hydronephrose ausführen. Dagegen erleichtert man sich die Freilegung des Nierenstieles unter Umständen durch Entleerung des Inhaltes mittels Punktion. Kleine, etwa entstandene Einrisse des Peritoneums werden sogleich durch genaue Naht verschlossen. Die Abbindung der Gefäße und Versorgung des Ureters geschieht in üblicher Weise. Ist man bei vorhandenem Hydro- oder Pyoureter gezwungen, einen größeren Abschnitt desselben mit zu resezieren, so wird der Lendenschnitt nach abwärts parallel dem Lig. Poupartii weitergeführt. Nach Durchtrennung des Nierenstieles folgt der dickwandige Ureter auf den durch die herausgewälzte Niere ausgeübten Zug und läßt sich, gewöhnlich leichter als man denkt, aus seinen retroperitonealen Verbindungen befreien. Man kann ihn bis weit in das kleine Becken loslösen und resezieren. Sorgfältiger Verschluß des Stumpfes ist notwendig, um eine rückläufige Urinfistel zu vermeiden. Vollständige Naht der Lumbalwunde unter Belassung eines drainierenden Rohres für die große Wundhöhle beendet die Operation.

Auch die Hydronephrose der *Hufeisenniere* kann auf dem lumbalen Wege ohne Eröffnung des Peritoneums reseziert werden. Durch Zurückschieben des Bauchfells mit seinem Inhalt erhält man gute Übersicht über den Isthmus der Hufeisenniere. Nach Lösung der hydronephrotischen Hälfte aus allen ihren Verbindungen und nach Unterbindung des Gefäßstieles und des Ureters läßt sich das Mittelstück durch Zug an dem beweglichen Abschnitt gut zugänglich machen zur Resektion, die sich — evtl. nach Unterbindung einiger, direkt aus der Aorta entspringender Gefäße — nach Anlegen einer federnden Klemme ganz übersichtlich vollziehen läßt. Der Stumpf wird durch durchgreifende Catgutnähte versorgt. Ich habe in zwei Fällen nach dieser Methode erfolgreich operiert. Die in der Literatur mitgeteilten Fälle von transperitonealer Exstirpation wurden meist in der Annahme intraperitonealer Tumoren operiert.

Durchaus angezeigt dagegen erscheint der transperitoneale Operationsweg bei der hydronephrotischen *Beckenniere*. Ihre fast mediale Lage im kleinen

Becken, ihre durch kurzen Gefäßstiel bedingte Unbeweglichkeit und ihre schwierige Lösung von den benachbarten Organen erfordert den breiten Zugang von der Mittellinie bei Beckenhochlagerung. Bei dem in Abb. 69 wiedergegebenen Falle handelte es sich um eine kleine geschrumpfte Hydronephrose, deren Erkennung durch die Pyelographie gelungen war (vgl. Abb. 49). Nach Spaltung des hinteren Peritonealblattes konnte der der Beckenwand fest aufsitzende cystische Tumor unter guter Übersicht des Operationsfeldes freipräpariert, aus

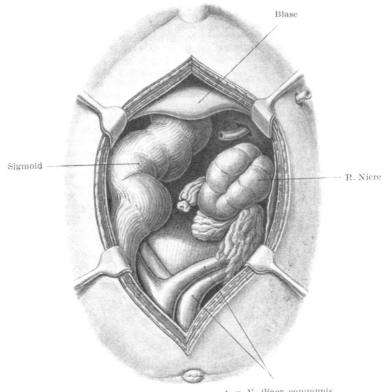

Abb. 69. Exstirpation einer hydronephrotischen Beckenniere. Schematische Zeichnung nach einer Operationsskizze. Medianschnitt und transperitoneales Vorgehen in Beckenhochlagerung. Ansicht nach Spaltung des hinteren Peritonealblattes und Freipräparierung der Niere, die unterhalb des Promontoriums im kleinen Becken liegt und mit der Gefäßscheide der Iliaca communis verwachsen war. 30jähriger Mann. Pyelogramm siehe Abb. 49.

seinen Verwachsungen mit der Gefäßscheide der A. iliaca comm. gelöst und mit vollem Erfolge exstirpiert werden.

Die Erfolge der lumbalen Nephrektomie sind mit der allgemeineren Anwendung der neueren Untersuchungsmethoden im Laufe der letzten Jahrzehnte immer besser geworden. Die Gefahren der Operation bei der aseptischen Hydronephrose sind geringe. Die postoperative Niereninsuffizienz braucht man nicht zu fürchten, wenn die Leistungsfähigkeit der zurückbleibenden Niere einwandfrei festgestellt werden konnte, sie verschwindet mehr und mehr aus den chirurgischen Statistiken. Bei den schwer infizierten Formen ist die Prognose der Erkrankung von vornherein ernst. Trotzdem ergibt auch bei diesen die primäre Nephrektomie im allgemeinen günstige Resultate. Unter meinen sämtlichen

Nephrektomierten sind nur 3 ältere Personen im Anschluß an die Operation gestorben, und zwar ausschließlich aus dieser Gruppe. Die Dauererfolge der Nephrektomie wegen Hydronephrose sind im Vergleich mit den wegen anderer Erkrankung ausgeführten Nierenexstirpationen bei weitem die günstigsten, da die doppelseitige Erkrankung bei den „chirurgischen" Hydronephrosen sehr selten ist.

Literatur.

Ein sehr ausführliches Literaturverzeichnis über die Jahre 1900—1921 bei FRANK und GLAS: Zeitschr. f. urol. Chirurg. Bd. 9. 1922.

ALBRECHT: Pathologie der Hydronephrose. Urologenkongreß Wien 1921. — BAETZNER: Diagnostik der chirurgischen Nierenerkrankungen 1921. — BARD, L.: Du charactère idiopathique de la dilatation du bassinet etc. Journ. d'urol. Tom. 9. 1920. — BORELIUS: Anormale Nierengefäße usw. Fol. urol. 7. — ECKEHORN: Arch. f. klin. Chirurg. 82. — HÄBLER: Funktion der Nierenkelche. Zeitschr. f. Urol. Bd. 16. 1922. — HILDEBRAND und HAGA: Experimentelle Untersuchungen über die Entstehung der Hydronephrose. Dtsch. Zeitschr. f. Chirurg. Bd. 49. 1898. — ISRAEL, J.: Chirurgische Klinik der Nierenkrankheiten 1901. — KROISS: Plastische Operationen am Nierenbecken usw. Bruns' Beitr. z. klin. Chirurg. 58. — KÜMMELL und RUMPEL: Chirurgische Erfahrungen über Nierenkrankheiten usw. Bruns' Beitr. z. klin. Chirurg. 37. — v. LICHTENBERG: Zur Pathologie der Hydronephrose bei Wanderniere. Urologenkongreß 1921. — OEHLECKER: Therapie der Hydronephrose. Urologenkongreß Wien 1921. — POSNER, C.: Untersuchungen über den Harnleiter Neugeborener. Arch. f. klin. Chirurg. 106. — PRIMBS (v. LICHTENBERG): Einwirkung von Toxinen usw. Zeitschr. f. urol. Chirurg. 1. — RUMPEL: Symptomatologie und Diagnose der Hydronephrose. Urologenkongreß Wien 1921. — Entstehung der Hydronephrose. Bruns' Beitr. z. klin. Chirurg. Bd. 126. — Über Nierenresektionen usw. Zeitschr. f. urol. Chirurg. 3. — WEINBERG: Plastische Operationen am Nierenbecken. Bruns' Beitr. z. klin. Chirurg. 72. .

„Da, wo es sich um die Lösung eines
mechanischen Problems handelte, war die
Chirurgie ohne Einschränkung erfolgreich.
Aber überall dort, wo zusammengesetzte
und schwierig zu erkennende Bedingungen
bestanden, unter denen die Krankheit verlief, blieb chirurgisches Handeln sehr oft
unbefriedigend.“

FERD. SAUERBRUCH: Der Stand der
klinischen und operativen Chirurgie. Münch.
med. Wochenschrift 1920. Nr. 34.

Die Wanderniere.

Von

H. FLÖRCKEN-Frankfurt a. M.

Mit 30 Abbildungen.

A. Umgrenzung des Begriffs „Wanderniere", Synonyma, kurzer historischer Überblick.

Die Ansicht der alten Anatomen, die die Nieren als an Ort und Stelle absolut
befestigt betrachteten, widerlegten J. ISRAEL, LITTEN, GLÉNARD, die zeigten,
daß die Organe mit der Atmung sich auf- und abwärts bewegen. Diese Bewegung variiert zwischen 2 und 5 cm, sie beträgt im Mittel 3,5 cm (CHILDS und
SPITZER, KELLY und BURNHAM). Verbunden mit der Atmungsverlagerung nach
unten ist zuweilen eine Drehung des Organs um seine Längs- und Querachse.
ROSENTHAL zeigte, daß bei *Frauen* die Niere ein größeres Maß von Beweglichkeit hat, die freiere respiratorische Verschieblichkeit der *rechten* Niere wird von
BILLINGTON, SOUTHAM u. a. hervorgehoben.

Außer der respiratorischen Verschieblichkeit lassen sich aber auch ganz normale Organe rein mechanisch in geringem Grade auf- und abwärts bewegen;
man kann diese Beweglichkeit, die nach unseren Erfahrungen rechts entschieden
größer ist als links, bei jeder Operation im Oberbauchraum feststellen, und zwar
läßt sich das Organ hinter dem Periton. parietale verschieben, sowohl in der
Richtung von kranial- nach caudalwärts, wie auch in frontaler Richtung.

Daß ferner beim Übergang des Körpers aus der Rückenlage in aufrechte
Stellung die normale Niere 10—20 mm sinkt, ist von HITZENBERGER und REICH
durch Beobachtungen des mit Kontrastflüssigkeiten gefüllten Nierenbeckens
vor dem Röntgenschirm festgestellt.

Diese physiologische Verschieblichkeit des Organs deckt sich ebensowenig
mit dem Bilde der Wanderniere, wie die Möglichkeit, einen Teil der Niere —
gewöhnlich den unteren Pol — zu tasten. Es kommen nämlich recht beträchtliche Verschiedenheiten im Hochstand der Niere vor. Die Stellung des unteren
Pols zur Crista iliaca gibt besonders gute Aufschlüsse über den Stand der Nieren.
Die umstehende Abbildung (Abb. 1) nach CORNING zeigt jederseits zwei
Nieren, die obere kürzere gibt die äußerste Variation in kranialer Richtung,

während das lange schraffierte Organ in caudaler Richtung die Crista iliaca beträchtlich überschneidet. Die Nieren können demnach in der Ausdehnung der zwei untersten Brust- und aller Lendenwirbel angetroffen werden. Häufiger als der Hochstand ist der Tiefstand. Bei Männern erreicht die rechte Niere den Darmbeinkamm einmal in 9 Fällen, bei Frauen einmal in $2^1/_2$ Fällen (nach HELM).

Aus Untersuchungen von WOLF BECHER und RUDOLF LENNHOFF (nach KÜMMELL und GRAFF) geht hervor, daß *die palpable Niere* sich bei einem ganz bestimmten Körperbau findet, nämlich bei schlankem und lang gebautem Thorax, während sie bei gedrungenem Wuchse fehlt. BECHER und LENNHOFF legten ihren Untersuchungen einen Index zugrunde, der sich ergibt, wenn man die Entfernung des Jugulum vom oberen Rande der Symphyse durch den geringsten Umfang des Unterleibs dividiert und das Ergebnis mit 100 multipliziert. Der Index variiert zwischen 63 und 95 und betrug im Durchschnitt bei 24 Samoanerinnen 75, bei 300 Berlinerinnen 77. *Bei den Durchschnitt übersteigenden Indexziffern kann man sicher die Niere tasten,* nur vereinzelt kommen palpable Nieren auch bei kleinerem Index vor. Menschen mit schlankem langem Thorax und palpablen Nieren disponieren zur Wanderniere.

Eine Wanderniere darf aber erst dann angenommen werden, wenn sich das Organ infolge Insuffizienz seines Haftapparates zeitweise von seinem Platze entfernt. *Der Verlust der normalen Befestigungsmittel macht das Wesen der Wanderniere aus, nicht die Beweglichkeit des Organs an sich.*

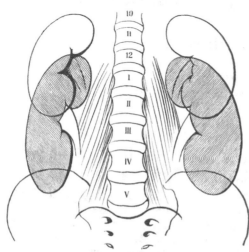

Abb. 1. Extreme der Variationen in der Länge und Lage der Nieren. (Nach CORNING.)

Da ein derartig verlagertes bewegliches Organ zuweilen sekundär an tiefer Stelle durch entzündliche Vorgänge fixiert wird, so ergibt sich nach FEDOROW und BUTKEWITSCH folgende brauchbare Nomenklatur:

Die verlagerte gesenkte Niere (Nephroptose)
1. beweglich,
a) reponibel,
b) nicht vollständig reponibel;
2. fixiert, sekundär unbeweglich.

Wenn auch diese Bezeichnungen pathologisch-anatomisch exakt sind, so werden wir in der Praxis trotzdem an der alteingebürgerten Bezeichnung „Wanderniere" festhalten, die wie keine andere die pathologische Beweglichkeit zum Ausdruck bringt; wir gebrauchen die Bezeichnung synonym mit „verlagerter gesenkter Niere bei beweglichem Organ". Synonyma: Wanderniere (Ren mobilis), verlagerte gesenkte Niere (Nephroptosis, Ren dislocatus).

Französisch: Rein mobile, italienisch: Rene mobile, englisch: Movable kidney.

Unter „Floating kidney" (französisch: Rein flottant) versteht man nach LLOYD und SOUTHAM eine *angeborene* Anomalie der Niere, sie besitzt ein „Mesonephron", ist ganz vom dorsalen Peritoneum eingehüllt und infolgedessen ganz frei beweglich.

Klinisch ist die Wanderniere dadurch charakterisiert, daß sich bei bestimmten Untersuchungsmethoden (vgl. Diagnose!) das ganze Organ oder dessen größter Teil zeitweise umgreifen läßt; man kann das Organ abtasten, an tiefer Stelle fixieren, es schlüpft dann beim Loslassen in sein Bett zurück (SIMON). Da aber die Palpationsresultate nach der Konstitution des Patienten und der Geschicklichkeit des Untersuchers wechseln, so müssen wir mit ZONDEK zugeben, daß eine absolute Festlegung des Begriffs „Wanderniere" durch die äußere klinische Untersuchung nicht möglich ist.

Da die Lockerung des Befestigungsapparates das Charakteristicum der Wanderniere ist, so stellt sie ein *erworbenes Krankheitsbild* dar im Gegensatz zu der „Dystopie" der Niere, die angeboren ist. Diese ist gekennzeichnet durch die Form, die Kürze des Ureters und durch den abnorm tiefen Ursprung ihrer Gefäße, sie ist *links* häufiger wie rechts und *gewöhnlich im Gegensatz zur Wanderniere gut fixiert.*

Auch Fälle von sekundärer Senkung der Niere durch Tumoren, entzündliche Erkrankungen der Nachbarorgane, Exsudate der Pleura usw. gehören nicht zum Kapitel der Wanderniere.

Die ersten Berichte in der medizinischen Literatur über die Wanderniere finden sich bei FRANCISCUS PEDEMONTANUS (1581) und bei JEAN RIOLAN (1649), die ersten klinischen Beobachtungen der Wanderniere am Menschen machte der Engländer BAILLIE (1825) [nach KÜSTER]. RAYER berichtet in seinem Werke „Traité des maladies des reins" 1839—41 über 7 Fälle von Wanderniere. Er kennt schon die größere Häufigkeit bei der Frau und seitens der rechten Niere, den fördernden Einfluß der Schwangerschaft und des Hebens schwerer Lasten, er erwähnt auch, daß die Patientinnen gewöhnlich „mager und schwermütig" sind und erwähnt Heilungen durch Bandagen.

FRITZ stellte 1859 35 Fälle aus der Literatur zusammen, 1864 beschrieb DIETOL die „Krisen", die sich in bestimmten Fällen von Wanderniere finden, als „Einklemmung der Niere", ROLLET schrieb 1866 eine Monographie über die Wanderniere. 1870 entfernte der Amerikaner GILMORE bei einer 32jährigen graviden Negerin erfolgreich die Wanderniere mittels Lumbalschnitt und führte damit als *erster eine operative Behandlung der Wanderniere* aus. 1878 machte MARTIN-Berlin denselben Eingriff auf Anraten seines Assistenten KEPPLER, danach wurde diese Behandlungsart aufgenommen und 42 mal von verschiedenen Chirurgen ausgeführt. KEPPLER selbst bespricht 11 Fälle, darunter befinden sich mehrere Männer. MARTIN operierte 2 dieser Fälle, beide verliefen gut, die Symptome schwanden. Die Operation wurde sowohl vom Bauchschnitt wie vom Lendenschnitt aus gemacht, die lumbalen Resultate waren besser. Trotzdem waren die Gesamtergebnisse so schlecht — 11 von 42 Patienten starben unmittelbar nach dem Eingriff, davon 6 an Urämie —, daß man die Methode aufgab, es fehlte damals eben die Möglichkeit, sich über die Funktion der anderen Niere zu orientieren.

HAHN-Berlin fixierte als erster 1881 die Wanderniere, er nannte seine Methode *„Nephrorrhaphie".* HAHN ging bei 2 Patienten, bei denen die Nephrektomie ausgeschlossen war, so vor, daß er mit SIMONschem Schnitt die Capsula adiposa freilegte, die Niere zurückdrängte und die Fettkapsel mit 6—8 Catgutnähten an die Wundränder festnähte. Ausstopfen der Wundhöhle mit Carbolgaze. In beiden Fällen bewegte sich später nach anfangs gutem Resultate die fixierte Niere wieder auf- und abwärts. Deshalb modifizierte HAHN (Mitteilung von SCHWERDTFEGER) seine Methode so, daß er die Fettkapsel spaltete, sie teilweise von der Rückenfläche der Niere ablöste und sie an beide Schnittränder annähte, gleichzeitig wurde eine Naht durch die Capsula propria gelegt. 5 solche

Operationen zeigten kein Rezidiv, damit war eine anscheinend zuverlässige Methode der Nierenfixation gefunden.

In der Folgezeit wurden Methoden der Nephropexie ausgedacht so zahlreich, daß es kaum möglich ist, alle Verfahren aufzuzählen, die kühnste Phantasie kann sich nicht ausmalen, was alles ersonnen wurde, um die Nieren zu fixieren. Hemmungslos wie die Technik waren zum Teil die Ansichten über die Bedeutung der Wanderniere und die Indikationsstellung zur Nephropexie. Wenn z. B. C. W. Suckling behauptet, daß die Wanderniere „eine häufige Ursache des Selbstmordes ist, daß sie hilft, unsere Irrenanstalten zu füllen", so ist das eine ebenso verhängnisvolle Selbsttäuschung des Verfassers, wie seine Ansicht, daß 80% der Fälle von Neurasthenie, Hysterie und Epilepsie durch die Nephropexie geheilt werden. Auf der anderen Seite setzte eine vollkommene Resignation ein, die dazu führte, daß viele und nicht die schlechtesten Chirurgen die Operation überhaupt verwarfen.

Erst durch die neueren urologischen Untersuchungsmethoden, vor allem durch die *Pyelographie* nach Völcker und A. v. Lichtenberg ist es möglich geworden, die richtige Indikation für die Nephropexie zu finden, die bei vorsichtiger Anwendung zweifellos großen Nutzen bringen kann.

B. Die Pathologie der Wanderniere.

I. Lage, Syntopie und Aufhängeapparat der Nieren.

Das Verständnis der Pathogenese der Wanderniere erfordert ein Eingehen auf den normalen Befestigungsapparat der Nieren und ihre Beziehungen zu den Nachbarorganen.

Die Nieren liegen beiderseits der Lendenwirbelsäule im obersten Teil des *Cavum retroperitoneale, der Fossa paravertebralis* oder dem *Recessus renalis.* Die Längsachsen verlaufen schief proximal- und etwas ventralwärts. Der Abstand der oberen Nierenpole beträgt etwa 11 cm, der der unteren Pole etwa 7 cm. Die linke Niere steht im Durchschnitt zwischen 11. Brustwirbel und Intervertebralscheibe des zweiten und dritten Lendenwirbels, die rechte Niere liegt infolge der mächtigen Entwicklung des rechten Leberlappens in Zweidrittel der Fälle tiefer, sie reicht von der Höhe des 12. Brustwirbels bis zur Mitte des dritten Lendenwirbels. Auf die Möglichkeit weitgehender Differenzen wurde schon hingewiesen.

Die *Nebennieren* sind mit den Nieren innig verbunden, sie liegen einem Teil des oberen Pols und der vorderen Nierenfläche auf und stehen in bindegewebigem Zusammenhang mit der Nierenkapsel.

Die Beziehungen zu dem *Peritoneum* sind an beiden Seiten verschieden. Sie werden am besten illustriert durch die nebenstehenden Abbildungen von Cunningham aus Corning (Abb. 2).

Danach ist der größte Teil der Vorderfläche der *rechten* Niere, deren Facies hepatica, vom Peritoneum bedeckt, dagegen bleibt medial ein Stück peritonealfrei, nämlich die Anlagerungsfläche für die Pars descendens duodeni und in der Nähe des unteren Pols für das Colon ascendens und die Flexura coli dextra. *Links* ist die dem Magen und der Milz angelagerte Vorderfläche vom Peritoneum bedeckt. Zwischen diesen beiden Peritonealblättern biegt der Schwanz des Pankreas mit der Arteria und Vena lienalis zum Milzhilus ab. Der untere Pol ist ebenfalls vom Peritoneum bedeckt, während der Ansatz des Mesocolon und die Anlagerungsfläche für das Colon descendens peritonealfrei sind. Am Ende des Ansatzes des Mesocolon transversum zieht sich die Peritonealduplikatur als *Lig. phrenicocolic.* auf das Zwerchfell aus.

Auch *rechts* entstehen Bauchfellfalten, die vielleicht geringes zur Befestigung der Niere beitragen: das *Lig. hepatorenale,* das vom medialen Teil des rechten Leberlappens auf die Vorderfläche des unteren Nierenpols übergeht, es steht in Verbindung mit dem Lig. hepatoduodenale, an dessen Kante der Ductus cysticus verläuft (WEISKER, MEYER), der so unmittelbar durch Lageveränderungen der Niere beeinflußt werden könnte. Eine weitere Peritonealfalte zieht von der Ansatzstelle des Lig. hepatoduodenale zur Niere und wird Lig. *duodenorenale* genannt.

Wichtig für die *Pathogenese* der Wanderniere ist die Tatsache, daß bei der Frau die Lendengegend sich nach unten ausweitet und das Aussehen eines Konus

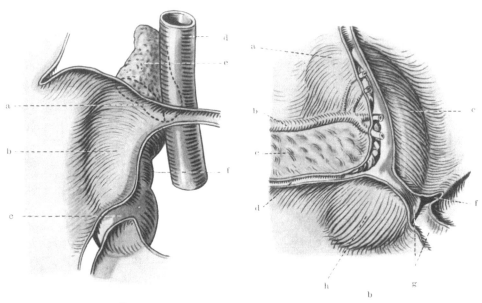

a

Abb. 2a und b. Beziehungen der Nieren zum Peritoneum. (Nach CUNNINGHAM.)

Abb. 2a. a Vom Periton. überzogene Fläche der Gland. suprarenalis. b Facies hepat. renis. c Direkte Anlagerung des Colon ascendens und der Flex. coli dextra. d V. cava inf. e Vordere Fläche der Gland. suprarenalis, sie entspricht der Impressio suprarenalis hepatis. f Hilus renis, direkte Anlagerungsfläche für die Pars descend. duodeni.

Abb. 2b. a Glandula suprarenalis (Facies gastrica). b A. lienalis. c Pankreas. d Mesocolon. e Facies lienalis. f Lig. phrenico-colium. g Anlagerungsfläche für das Colon descendens. h Facies colica.

mit cranialwärts gerichteter Spitze hat, während sie beim Mann zylindrisch ist mit dem Bestreben, unten enger zu werden. Bedingt ist dieser Zustand durch die größere Weite des weiblichen Beckens und in einigen Fällen durch die erworbene Enge der unteren Thoraxapertur, während beim Manne diese weiter ist wie der Umfang in Höhe des Darmbeinkammes.

Durch Untersuchungen an der Leiche mit Hilfe von Gipsausgüssen des Nierenrecessus von WOLKOW und DELITZIN und neuerdings von SOUTHAM ist ferner festgestellt, daß beim Manne der Nierenrecessus birnenförmig ist mit der größeren Enge nach caudalwärts, während er bei der Frau zylindrisch ist und caudalwärts sogar weiter werden kann. Außerdem ist der rechte Recessus beim Mann weiter und tiefer wie der linke, während die Recessus bei der Frau nach Breite und Tiefe gewöhnlich gleich sind, bei größerer Breite des transversalen Durchmessers der rechten Seite (vgl. Abb. 3).

Durch eine Änderung des Tonus der Lendenmuskeln wird der Umriß der Fossa renalis ebenso geändert wie durch einen Schwund des Fettgewebes zwischen Fascia renalis und Fossa iliaca.

Für die operative Therapie der Wanderniere sind noch kurz die Beziehungen der Niere zur unteren Thoraxapertur zu schildern:

Die zwölfte Rippe zeigt nach Länge und Verlauf Verschiedenheiten. Ihre Länge schwankt nach Corning zwischen 1,5 und 14 cm. Eine lange Rippe verläuft parallel der elften Rippe schräg nach abwärts, der laterale Teil einer solchen Rippe kann zur Nephropexie benutzt werden, ohne daß die Gefahr einer Pleuraverletzung besteht, während eine kurze zwölfte Rippe in ganzer Ausdehnung der Pleura anliegt und für die Nephropexie ohne Verletzung unbrauchbar ist.

Welche *anatomischen Befestigungsmittel* besitzt die Niere?

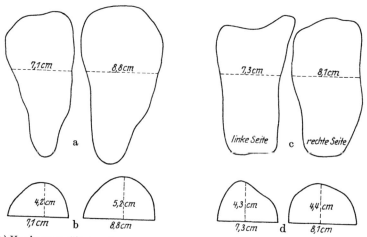

Abb. 3. a) Umrisse von Gipsausgüssen zur Demonstration der Gestalt der Fossa renalis beim Manne. Birnförmige Gestalt, unten enger als oben. Die Maße in Höhe des 1. Lendenwirbels zeigen die größere Breite der rechten Fossa im transversalen Durchmesser. b) Transversaler Schnitt von Abb. a in Höhe des 1. Lendenwirbels, die rechte Fossa ist tiefer wie die linke. c) Dasselbe bei der Frau, die Fossae sind unten offen, Maße in Höhe des 1. Lendenwirbels zeigen die größere Breite der rechten Fossa. d) Dasselbe wie Abb. b, die Fossae sind gleich tief. (Nach Southam.)

1. Die *Fascia renalis,* sie hat für die Fixation der Niere die weitaus größte Bedeutung. Daneben spielen eine Rolle:

2. die *Fettkapsel* der Niere,

3. der *Gefäßstiel* der Niere,

4. die *Nebenniere* (Albarran),

5. die *peritonealen* Beziehungen der Niere, dazu kommen noch *dynamische* Faktoren,

6. der *intraabdominelle* Druck,

7. die sog. *Aspirationskraft* des Zwerchfelles (Landau, Mathes).

1. Nieren und Nebennieren werden von Hüllen umschlossen, die teils jedem Organ für sich zukommen, teils beide Organe umgeben (Corning). Während die Capsula fibrosa renis der Drüse unmittelbar aufsitzend für die Befestigung keine Bedeutung hat, gilt das in hervorragendem Maße von der *Fascia renalis,* die Niere und Nebenniere umschließt (Fascia perirenalis der englischen Literatur). Testut (1894): Sie ist ein Abkömmling der „Fascia propria“, die das parietale Blatt des Bauchfells verdoppelt. Gerota (1895) gibt eine genaue Beschreibung der Fascia renalis. Sie ist von der Niere getrennt durch ein lobäres Fettgewebe,

die Nierenfettkapsel (Capsula adiposa renis). Die Fascia renalis besteht aus zwei Schichten, einer vorderen und einer hinteren, die vordere perirenale Schicht oder TOLDTsche Fascie ist eine dünne fibröse Membran zwischen Peritoneum und Vorderfläche der Niere. Entgegen früheren Annahmen besteht nach neueren Untersuchungen von SOUTHAM keine Verbindung zwischen rechter und linker Fascie über die Mittellinie hinaus. Die Fascie kann jederzeit verfolgt werden bis zum Pankreas und der Mesenterialwurzel, hier verliert sie sich im Bindegewebe dieser Gegend. Die hintere Schicht — ZUCKERKANDLsche Fascie — ist eine dicke Membran, die die Nieren von der Lendenmuskulatur trennt, sie erreicht medial die Wirbelsäule und setzt sich in Höhe des Psoasursprungs an der Wirbelsäule an, diese Schicht breitet sich über die Mittellinie nach der anderen Seite aus.

Die viel mächtigere Ausbildung der ZUCKERKANDLschen Fascie links wird mit der erhöhten Disposition der rechten Niere zur Senkung in Verbindung

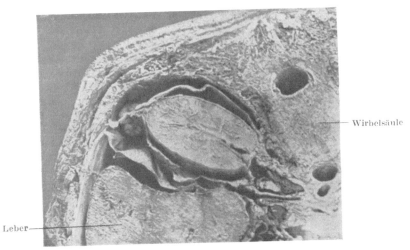

Abb. 4. Querschnitt durch die rechte Niere eines Erwachsenen in Höhe des Hilus. Das Peritoneum ist vorn durchtrennt und die vordere und hintere Schicht der Fascia perirenalis können frei gesehen werden. Die 2 Schichten vereinigen sich außen und nach Einschluß von etwas Fettgewebe vereinigen sie sich als Band mit der Fascia transversalis hinter dem Peritoneum. Am inneren Pol ist die Fascia verbunden mit der Wirbelsäule und den großen Gefäßen. (Nach SOUTHAM.)

gebracht. Die Verbindungen des vorderen und hinteren Teils der Fascie wechseln nach der Höhe: Oberhalb des Nierenhilus verbindet sich die vordere mit der hinteren Schicht, unterhalb sind die Schichten getrennt durch Nierengefäße und Ureter. Lateral kommen beide Schichten zusammen und verbinden sich zu einem Bande, das hinter dem Peritoneum nach außen geht und an der Fascia transversa ansetzt (vgl. Abb. 4 u. 5).

Auf dem Vertikalschnitt zeigt sich, daß die vordere und hintere Schicht nach Einschluß der Nebenniere am oberen Pol zusammenkommen, um in Form eines kräftigen Bandes zum tendinösen Teil des Zwerchfells zu ziehen — ein wichtiges Befestigungsmittel bei aufrechter Haltung.

Die Nebenniere ist von der Niere nur durch ein fibröses Gewebe getrennt. Bei der Senkung der Niere bleibt angeblich fast stets die Nebenniere zurück[1].

---

[1] Ich glaube, diese Ansicht muß revidiert werden. Zahlreiche Operationen an der Nebenniere haben mir gezeigt, daß die Verbindungen der Nebenniere mit der Niere gewöhnlich außerordentlich fest sind, sie bestehen größtenteils aus venösen Gefäßen.

Am unteren Pol der Niere verschmelzen die beiden Schichten nicht, sie bilden einen durch das Fettgewebe der Capsula adiposa ausgefüllten Trichter mit einigen verbindenden Bindegewebszügen. *Die Fascia renalis bildet durch ihre feste Verbindung mit dem Zwerchfell, der Wirbelsäule und den Nachbarorganen das wichtigste Fixationsmittel der Niere.* Die Öffnung des Fascientrichters nach unten ermöglicht allerdings unter bestimmten Verhältnissen eine Senkung des Organs.

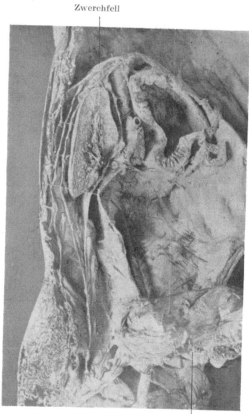

Zwerchfell

Colon sigmoid.

Abb. 5. Vertikalschnitt durch die linke Niere eines Erwachsenen. Oben sieht man das Zwerchfell, den Magen und das Pankreas. Unten sind das Sigmoid und das Peritoneum nach rechts geschlagen. Die Schicht der Fascia perirenalis ist von den umgebenden Geweben getrennt und klar dargestellt. Unten vereinigen sie sich nicht und es entsteht so ein Kanal. Oben vereinigen sie sich und verbinden sich mit dem Zwerchfell. Reste von Fascien sieht man über den Lumbalmuskeln als deutliche Schicht. Alles Fett wurde entfernt. (Nach Southam.)

Die physiologische Verschieblichkeit der Nieren bei der Atmung wird bedingt durch die Fixation der Fascia renalis am Zwerchfell. Tandler leugnet das Bestehen einer Fascia renalis, für die praktische Chirurgie ist der Begriff kaum zu entbehren.

2. *Die Fettkapsel der Niere* füllt den Raum zwischen der Fascia renalis und der Capsula propria aus, sie findet sich im Gegensatz zu früheren Annahmen schon beim Fetus, jedoch ist die Menge des Fettgewebes nach Alter, Geschlecht und Ernährungszustand sehr verschieden. Ventral fehlt die Fettgewebsschicht vielfach, dorsal und um die Hilusgefäße ist das Gewebe gut entwickelt, besonders massig ist es ausgebildet in dem unteren Trichter der Fascia renalis, wo es eine Art Lager für die Niere bildet. Das Fettgewebe wird durchkreuzt von dünnen Bindegewebszügen, die von der fibrösen Kapsel zur Innenwand der Fascia renalis ziehen, die Züge sind besonders zahlreich im Bereich des unteren Nierenpols.

Wohl als Teil des retroperitonealen Fettgewebes findet sich außerdem konstant eine Fettschicht zwischen Fascia renalis einerseits und Fascia transversa (kranialwärts) und iliaca (caudalwärts) andererseits.

Die Fettkapsel scheint für die Befestigung der Niere nur eine untergeordnete Rolle zu spielen. Southam betont, daß zuweilen gerade bei der Wanderniere die Capsula adiposa ausgezeichnet entwickelt ist, während bei Kindern, die fast nie eine Wanderniere haben, eine nur sehr geringe Ausbildung dieses Fettgewebes besteht.

Die Beobachtungen Fedorows aus den Jahren 1918—1921 in Sowjetrußland scheinen dem zu widersprechen. Es fanden sich bei den ausgehungerten Leuten fast als Regel Verlagerungen einer oder beider Nieren. Unter 109 Leichen fand PAWLENKO in derselben Zeit 76 mal verschiedene Grade von Nephroptose, und zwar war sie im Gegensatz zu allen anderen Beobachtungen häufiger bei Männern als bei Frauen. Nun wird in all diesen Fällen der Schwund dieses Fettgewebes nur ein Teilfaktor gewesen sein, der erst in Verbindung mit der Erschlaffung des gesamten Bindegewebsapparates und der Atonie der Muskulatur zur Nierensenkung führen konnte.

3. Daß bei der Wanderniere der *Gefäßstiel* der Niere beträchtlich verlängert sein kann, zeigen manche Beobachtungen (z. B. BILLINGTON). Diese Veränderung muß aber als sekundär aufgefaßt werden. LEGUEU und SOUTHAM stellten fest, daß nach Durchtrennung der Hilusgefäße die Beweglichkeit des Organs sich nicht vergrößert; ferner sind Nieren mit langem Gefäßstiel nicht beweglicher wie solche mit kurzem. CORDIER untersuchte die Hilusverhältnisse an 88 Leichen, Gefäßanomalien waren rechts und links gleich häufig, die Nierenvene ist rechts häufiger kürzer wie links. Wenn die linke Nierenarterie die Niere an ihrem Platze hielte, müßte die Vene rechts dieselbe Rolle spielen. Einer exzessiven Wanderung des Organs wird allerdings der Hilus hinderlich sein.

Im *Gefäßstiel* der Niere, besonders um die A. renalis, verläuft ein dichtes Geflecht von Nervenfasern, der Plexus renalis, an dem sich die Splanchnici, die Phrenici, die Vagi und Sympathicusfasern beteiligen. Die Wirkung der Fasern ist wesentlich vasomotorisch, jedoch kommen auch sensible Fasern vor, die bei Zerrungen des Hilus Reaktionen auslösen können und bei der sog. „Einklemmung" eine Rolle spielen.

4. Die strittige Rolle der *Nebenniere* für die Fixation der Niere wurde schon erwähnt.

5. Während das Peritoneum selbst für die Fixierung der Niere ohne Bedeutung ist, tragen die bereits erwähnten *Peritonealduplikaturen* zur Befestigung des Organs bei: Rechts das Lig. hepatorenale und duodenorenale, links das Lig. phrenicocolicum; außerdem ist links von KEITH (nach SOUTHAM) eine im dritten Fetalmonat erscheinende breite Adhäsion zwischen Niere und Milz als Lig. lienorenale beschrieben, das ganz wesentlich zur Festigkeit der linken Niere beizutragen scheint.

6. Der *intraabdominelle Druck* ist nach MELCHIOR den hydrostatischen Gesetzen weitgehend unterworfen, er ändert sich je nach der Körperstellung und wird beeinflußt durch die Spannung der muskulären Bauchwand, sowie die Hohlorgane in der Bauchhöhle. Daß der Muskeltonus der Bauchwand für die Fixation der Nieren eine wichtige Rolle spielt, geht hervor aus Untersuchungen von WOLKOW und DELITZIN: Nach Beseitigung der vorderen Bauchwand ohne Eröffnung des Peritoneums wurden die Leichen in eine senkrechte Körperhaltung gebracht, die Niere senkte sich so weit, daß ihr unterer Pol die Crista iliaca und sogar die Fossa iliaca erreichte. Der Vergleich der vorderen Bauchwand mit einer Bandage, der die Darmmasse als elastische Pelotte eingefügt ist, erscheint sehr passend. HASSELWANDER hat neuestens (Münch. med. Wochenschrift 1925) wieder nachdrücklich darauf hingewiesen, daß die Stütze der Organe und besonders auch der Nieren im wesentlichen auf der Gesamtkonfiguration des Körpers beruht.

7. LANDAU und MATHES haben die *Aspirationskraft des Zwerchfelles*, das durch den elastischen Lungenzug aspiriert wird und die an der Unterfläche fixierte Fascia renalis mitzieht, als weiteres dynamisches Befestigungsmittel der Niere bewertet.

II. Der Wanderungsmechanismus, verschiedene Grade der Verlagerung, Häufigkeit der Wanderniere, Bevorzugung des weiblichen Geschlechtes.

Der Wanderungsmechanismus: Die Fettkapsel weitet sich aus und verlängert sich unter Dehnung des feinen Bindegewebsgerüstes zwischen Capsula propria und Fascia renalis oder die Fettkapsel sinkt zusammen mit der Niere herab, der Teil der Fascia renalis, der sich von der Capsula adiposa zur Nebenniere herüberschlägt, wird überdehnt und der Kontakt mit der Nebenniere aufgehoben. Bei einfachem Schwund der Fettkapsel oder Lockerung der Fascia renalis aus irgend einem Grunde steigt die Niere gewöhnlich längs der hinteren Bauchwand nach abwärts; da der Hilus das Organ an Aorta und Vena cava fixiert, wird es dabei den Abschnitt einer Kugel durchlaufen, deren Radius der Länge der Arteria und Vena renalis entspricht. Gleichzeitig erfolgt eine rotierende Bewegung um eine transversale Achse, wobei der obere Pol nach hinten und der untere nach vorne verlagert wird (Retroversion), nach Wuhrmann tritt meistens eine Anteversion des oberen Pols ein, Anteversionen des unteren Poles beobachtete er nur zweimal. Außer der Rotation um die transversale Achse beschreibt Albarran noch eine Rotation um die vertikale Achse, dadurch wird der normalerweise nach hinten gerichtete konvexe Rand nach vorne verlagert. Auch Anteversion, Neigung der vorderen Nierenfläche nach vorne wurde beschrieben (Potin). Bei sehr langem Gefäßstiel bleibt die Drehung aus, die Niere senkt sich dann einfach parallel zur Wirbelsäule. Bei länger bestehender Wanderniere wird durch zunehmende Verlängerung des Gefäßstiels die Rotation verloren gehen. Die Niere senkt sich dann hemmungslos nach unten und kann dabei das Peritoneum taschenförmig ausdehnen. Solche Organe liegen gewöhnlich quer, der obere Pol nach außen, Hilus nach oben, unterer Pol nach innen.

Wichtig für die Praxis ist, daß Rotationen des Organs vorkommen können, die heftige Beschwerden auslösen, ohne daß dabei eine nennenswerte Senkung der Niere festzustellen ist (Fedorow).

Verschiedene Grade der Nierenverlagerung.

Eine schematisierungsfrohe Zeit hat je nach der Tiefe der Verschieblichkeit verschiedene Einteilungen der Wanderniere versucht. Glénard unterschied vier Grade der Nierenbeweglichkeit, Hilbert und Alglave je drei. Mit Recht betont Fedorow den geringen klinischen Wert solcher Einteilungen. „Die Schmerzen und andere Symptome, derentwegen die Kranken den Arzt aufsuchen, hängen gar nicht von dem Grade der Nierenverlagerung ab, sehr oft verursacht eine verlagerte, in der ganzen Bauchhöhle wandernde Niere keinerlei schmerzhafte Empfindung, während eine nur schwer fühlbare Niere einen schweren klinischen Symptomenkomplex verursacht." Außerdem sind die Grenzen zwischen physiologischer Verschieblichkeit und Verlagerung flüssige. Auch ich bin mit Fedorow der Ansicht, daß man mit der Botkinschen Einteilung: hohe und niedrige Verlagerung der Niere vollständig auskommt, wenn man außerdem die Drehung der Niere in ihren verschiedenen Achsen mit *Lateroversio, Retroversio* und *Anteversio* bezeichnet.

Der Nachweis dieser Stellungen wird vielfach nur mittels Pyelographie möglich sein.

Häufigkeit der Wanderniere.

Die Zahlen über die Häufigkeit der Wanderniere gehen sehr auseinander. Klinische Beobachtungen der Wanderniere:

a) Bei Männern: Küster = 0,48 %, Mackenzie = 1 %.

b) Bei Frauen: Küster = 4,4 %, Mackenzie = 18,4 %, Larrabée = 41,5 %, Lindner und Kuttner = 20 %, Glénard = 22 %, Godard, Dembrieux, Verhoogen = 46 %. Sektionsbefunde:

Es hatten nach Alglave von 50 männlichen Leichen eine bewegliche Niere = 6 %, von 50 weiblichen Leichen = 38 %.

Aus diesen Statistiken geht ohne weiteres hervor, daß *die Wanderniere bei der Frau sehr häufig, beim Mann dagegen selten ist.* Zu ähnlichen Zahlen kommen Schultze (Verhältnis der Frau zum Mann wie 100 : 18), Eppstein (100 : 15), Dietl (100 : 1), Mathé 1925 (100 : 25).

Die Beteiligung des Alters ist nach Küster so, daß von 100 Patienten mit Wanderniere 36 im vierten Dezennium, je 35 im dritten und fünften Dezennium standen, während die übrigen Altersklassen nur mit kleinen Zahlen beteiligt waren.

Ferner ist die rechte Seite bedeutend häufiger befallen wie die linke: nach Botkin kommen von 81 Fällen von Wandernieren 76 auf die rechte, zwei auf die linke und drei auf beide Seiten. Auf eine Erklärung dieser Tatsache wird noch eingegangen werden.

III. Pathogenese und Ätiologie.

1. Wanderniere und Konstitution. Enteroptose.

Zum Verständnis der Ursache der Nierenverlagerung müssen wir auf die Befestigungsmittel zurückgreifen. Diese können verändert und gelockert sein durch angeborene und erworbene Ursachen.

Die angeborene Anlage zur Wanderniere.

Wenn auch von einer angeborenen Wanderniere nicht die Rede sein kann — bei Neugeborenen verlagerte Nieren sind fixiert und gehören in das Kapitel der Nierendystopie —, so sind doch von Stiller, Rosenthal und Blum (nach Southam) Wandernieren bei kleinen Mädchen beschrieben, die ohne angeborene Anlage nicht zu erklären wären. Diese angeborene Anlage ist besonders bedingt durch eine schwache Entwicklung der bindegewebigen Befestigungsmittel der Niere, vor allen Dingen der Fascia renalis; dazu kommt als unterstützendes Moment die flache, nach unten breit offene Form der Nierennische, die ein Hinabgleiten der Niere begünstigt.

Die angeborene Veranlagung zur Nierensenkung ist einem bestimmten Konstitutionstypus eigen: dem sog. asthenischen Habitus Stiller, der sich mit jener Art des Körperbaues deckt, bei dem nach Becher und Lennhoff die palpable Niere besteht.

Das Wesen dieses Typus ist nach früheren Annahmen von Bier und Payr, nach neueren Forschungen K. H. Bauers eine hereditäre Systemanomalie in dem Sinne, daß in der Ausbildung des Mesenchyms, speziell der Bindegewebsfasermasse eine Störung eintritt, die die Schwäche bedingt. Man findet bei derartigen Patienten Hernien, Prolapse, Varicen, Senkungen der Baucheingeweide und gewöhnlich eine *doppelseitige* Wanderniere. Glénard faßte schon lange die Wanderniere als Teilerscheinung einer allgemeinen Enteroptose auf, aber auch bei *einseitiger* Nierenverlagerung darf man mit Israel, Stiller, Albarran u. a. vermuten, daß eine lokale vererbte Schwäche der Nierenfascie — als Teilvariante im Sinne von Martius — die abnorme Beweglichkeit der Niere verschuldet. Daß diese Abnormität gerade *rechts* in die Erscheinung tritt, hängt mit der viel besseren Fixation der linken Niere sowohl durch die besser ausgebildete Zuckerkandlsche Fascie, als auch die Ligamente zusammen (nach C. Posner).

Potel und Cordier haben neuerdings die größere Disposition der rechten Niere zur Senkung aus embryologischen Untersuchungen über die Fixation zu erklären gesucht. Besonders wird von ihnen hervorgehoben die viel bessere Befestigung der linken Niere durch das Colon descendens, das so gut wie nie ein Mesenterium hat. Von Lonyear und auch von Zuckerkandl sind bestimmte Darmabschnitte, so besonders rechts das Coecum und Colon ascendens für die größere Neigung der rechten Niere zur Senkung verantwortlich gemacht.

Auch die flache, nach unten breit offene Form der paravertebralen Nierennische ist den Patienten mit Stillerschem Habitus eigen, der klinisch noch durch eine außergewöhnliche Beweglichkeit der 10. Rippe in Erscheinung tritt (Stillersches Zeichen).

Von Landau ist die Bedeutung der Vorfälle der Gebärmutter, der Scheide, der Blase, der Retroflexio uteri für die Entstehung der Wanderniere betont. Bei dem gemeinsamen konstitutionellen Momente ist ein Zusammentreffen dieser Veränderungen ohne weiteres verständlich.

2. Einfluß der Unterernährung, der Schwangerschaft, der Kleidung usw.

Spielt so die *Konstitution* in der Ätiologie der Wanderniere sicher die Hauptrolle, so gibt es trotzdem noch eine Reihe von Schädigungen im späteren Leben, die als erworbene Ursachen in Betracht gezogen werden müssen. Sie verursachen teils selbständig Nierensenkungen, teils haben sie die Bedeutung des auslösenden Momentes, das den konstitutionell disponierten Organismus trifft.

Hierher gehört eine *starke Abmagerung* infolge von Unterernährung oder Kachexie. Es wurde schon erwähnt, daß der Verlust des normalen Fettgewebes, wie er in den Hungerjahren in Rußland auftrat, eine mehr oder weniger hochgradige Beweglichkeit der Nieren zur Folge hatte. Es kommt allerdings in diesen Fällen die Erschlaffung des gesamten Bindegewebsapparates und der Verlust des Muskeltonus hinzu.

Die *Erschlaffung der Bauchdecken*, wie sie nach vollendeter Schwangerschaft, nach Entfernung großer Tumoren, nach Ablassen großer Mengen Ascites auftritt, wird dann zur Nierensenkung führen können, wenn nicht die Bauchmuskeln durch Bandage und Massage eine entsprechende Stütze und Kräftigung erfahren. Die Rolle des *Schnürens* für die Entstehung der Wanderniere ist ganz erheblich überschätzt. Becher und Lenhoff stellten unter 24 Samoanerinnen sechsmal Wanderniere fest und Zuckaki fand bei $^2/_5$ der Ägypterinnen das Leiden. All diese Frauen hatten nie ein Korsett oder schnürende Kleider getragen.

Daß *Tumoren* durch ihr Gewicht die Niere aus ihrer Nische herabziehen können, ist durch Experimente von Wollkow und Delitzin bewiesen, die das Organ durch Injektion von Quecksilber bis zur Verdoppelung seines Gewichtes verlagerten. Durch Verwachsung mit der Umgebung wird vielfach eine Senkung der von Tumoren befallenen Nieren ausbleiben.

3. Wanderniere und Traumen. Unfallpraxis.

Von großer Bedeutung, besonders im Hinblick auf die *Unfallpraxis,* ist die Frage: kann ein Unfall, d. h. ein einmaliges *Trauma* eine Wanderniere verursachen?

Das Trauma kann entweder die Lendengegend treffen: Schlag gegen die Lende, Fall auf die Lende, oder indirekt die Niere beeinflussen: Heben eines schweren Gewichtes, Sprung, unglückliche Drehung des Körpers usw. Bei all diesen Bewegungen wird eine plötzliche Verengerung des unteren Abschnittes des Brustkorbes durch Adduktion der freien Rippen gegen die Wirbelsäule zustande kommen. Dadurch kann die Niere immerhin in ihrer Lage gelockert und nach unten gedrängt werden, ohne allerdings sofort erheblich beweglich zu sein, oder es kommt zur Bildung eines perirenalen Hämatoms, das nach Resorption zu einer Lockerung des umgebenden Bindegewebes führt. Jedenfalls wird die abnorme Beweglichkeit des Organes erst einige Zeit nach dem Trauma nachweisbar sein.

Zum Bilde der traumatischen Wanderniere gehört demnach 1. unmittelbar nach dem Unfall der Nachweis von Symptomen seitens der Niere (Hämaturie, einseitiger Druckschmerz), 2. einige Zeit nach dem Unfalle manchmal anschließend an eine erneute Erschütterung, z. B. durch Husten oder Niesen das Auftreten der Wanderniere.

Eine andere Möglichkeit ist dadurch gegeben, daß das akute Trauma die bewegliche exponierte Niere trifft und sie schädigt. In diesem Falle besteht natürlich unmittelbar nach dem Unfalle die Wanderniere, die dann außerdem abnorm druckempfindlich und vergrößert erscheint, evtl. bestehen alle Erscheinungen der sog. „Einklemmung", die den Patienten sofort zum Niederlegen der Arbeit veranlassen. G. POHLMEIER hat eine Reihe von Fällen von sog. traumatischer Wanderniere begutachtet, nur in den wenigsten Fällen lag ein Unfall im Sinne des Gesetzes tatsächlich vor, nach seiner Ansicht entsteht eine Wanderniere nur in den seltensten Fällen durch einen Unfall plötzlich.

C. THIEM nimmt in der Frage Unfall und Wanderniere folgenden Standpunkt ein: „Das plötzliche Hervorschnellen der festgelagerten Niere aus ihrer Nische weit in den Bauchraum hinaus ist ohne Verletzung des Nierenstiels, namentlich der Gefäße nicht denkbar. Sie stellt eine *schwere, meistens tödlich endende* Verletzung dar." Im großen und ganzen nimmt das Reichsversicherungsamt in der Frage Wanderniere und Trauma einen ähnlichen Standpunkt ein wie bei der Frage der traumatischen Entstehung der Hernien.

Öfters sich wiederholende Traumen spielen bei einer zur Senkung disponierten Niere leicht die Rolle des auslösenden Moments, hierher gehören häufige Hustenstöße, Drängen, Pressen, häufiges Erbrechen usw. All diese Traumen wirken durch die exspiratorische Verengerung des Brustkorbes und starke Verschiebung des Zwerchfelles nach unten.

4. Zusammenfassung.

Die Ätiologie und Pathogenese der Wanderniere läßt sich kurz folgendermaßen zusammenfassen: „Die wichtigste Ursache für die Wanderniere ist gegeben durch jenen Konstitutionstypus, der sich mit dem Habitus asthenicus STILLERs deckt und der durch eine konstitutionelle Minderwertigkeit des Mesenchyms zu einer Schwäche des gesamten Bindegewebsapparates führt, u. a. zur Enteroptose und speziell zur Nephroptose. Eine Eigenheit des Typs ist auch die Abflachung der Nierennische, die weiterhin der Senkung des Organes entgegenkommt. Der Habitus STILLERs führt entweder zur ausgesprochenen Wanderniere oder schafft doch Verhältnisse, die lediglich eines auslösenden Momentes bedürfen zur Ausbildung der Verlagerung. Solche Momente sind gegeben durch starke Abmagerung, Erschlaffung der Bauchdecken, einmalige oder wiederholte Traumen, Gewichtszunahme der Niere durch Tumoren. Die überwiegende Beteiligung der Frau erklärt sich durch den an sich schwächeren Bindegewebsapparat, dazu kommt die größere Breite des Beckens im Vergleich zur engen unteren Thoraxapertur, die Form und Flachheit der Nierennische mit nach unten zunehmendem Durchmesser, Schwangerschaften ohne sorgfältige Wochenbettpflege. Die Disposition der rechten Seite erklärt sich durch den normalerweise größeren Tiefstand der rechten Niere, die viel bessere Ausbildung des

Befestigungsapparates der linken Niere, die Beeinflussung der rechten Niere durch den Zug des Coecums und Duodenums."

Wenn auch das konstitutionelle Moment für die Entstehung der Wanderniere durchaus im Vordergrunde steht, so beobachten wir doch zuweilen immer wieder Fälle, in denen eine Wanderniere allein ohne Beteiligung anderer Organe vorkommt. Eine Erklärung für diese Fälle gibt die Annahme einer konstitutionellen Teilvariante im Sinne von MARTIUS.

IV. Spezielle Pathologie der Wanderniere und ihr Einfluß auf die Nachbarorgane.

1. Pathologische Anatomie und Histologie der Wanderniere, Veränderungen des Gefäßstiels und des Ureters.

Form und Größe der Wanderniere ist im allgemeinen nicht verändert, fetale Lappung des Organes kommt nicht häufiger vor wie bei Nieren mit normaler Fixierung; auf hydronephrotische Veränderungen des Organes wird noch einzugehen sein. Die Fettkapsel erscheint manchmal besonders stark entwickelt, Verdickungen der Capsula propria, narbige Umwandlung, Verwachsungen mit der Umgebung wurden von ALBARRAN, ISRAEL, ALGLAVE und anderen beschrieben. Die Capsula propria haftet stellenweise fest an der Rinde (ALBARRAN), kleine, schon mit bloßem Auge sichtbare Retentionscysten in der Rinde beschreibt FEDOROW.

FEDOROW machte bei zahlreichen Nephropexien Probeexcisionen aus Wandernieren, die von MOISEEW histologisch untersucht wurden. Es fand sich 1. Vermehrung des interstitiellen Gewebes, 2. trübe Schwellung und fettige Entartung des Epithels der Harnkanälchen, 3. Erweiterung oder Atrophie der MALPIGHIschen Knäuel, 4. Dehnung der Venen und Capillaren, 5. Vorkommen von Eiweißmassen, Detritus und hyalinen Zylindern im Lumen der Harnkanälchen. FEDOROW faßt die Veränderungen als degenerativer Natur auf und rechnet sie zur Nephrose.

Der *Nierenstiel* ist bei dem Ren mobilis gewöhnlich verlängert, die A. renalis kann bis zu 12 cm lang sein, die Vene erreicht diese Zahl nicht. GLANTENAY und GOSSET beobachteten bei normal langer V. renalis eine Konvexität der V. cava an der Stelle des Zuges.

Der *Ureter* kann bei seiner Elastizität und Beweglichkeit den Lageveränderungen der Niere folgen, schließlich kommt es aber zur Überdehnung, er wird zu lang und zeigt dann Knickungen und Windungen. Kommt es zur Fixierung des Ureters durch Adhäsionen, so besteht die Möglichkeit einer vollständigen Abknickung, die zu einem Verschluß des Ureters und allmählich zur Ausbildung einer *Hydronephrose* führen kann. Die Schwere des Hydronephrosensackes kann die Abknickung vergrößern (ISRAEL); anderseits kann das hydronephrotische Organ an seine normale Stelle zurücksinken, der Urinabfluß stellt sich wieder her, es bildet sich eine sog. „intermittierende Hydronephrose" aus.

2. Wanderniere und Hydronephrose.

Bis vor kurzem hat man die Wanderniere als die häufigste und wichtigste Ursache für die Hydronephrose angesehen. KÜSTER fand unter 336 Hydronephrosen 127 Wandernieren als ursächliches Moment, wobei er die intermittierende Hydronephrose nicht mitzählte. RUMPEL betonte schon 1921, daß bei der Hydronephrose das Geschlecht gar keine Rolle spielt und daß die *linke* Niere *häufiger* betroffen ist wie die *rechte*. Damit ist ein Hauptbeweismittel KÜSTERs für die Bedeutung der Wanderniere für die Entstehung der Hydronephrose hinfällig geworden. FRANK und GLASS machen weiterhin darauf aufmerksam, daß natürlich das hydronephrotische Organ sich der Schwere nach senkt, diese Senkung ist aber nicht das Primäre, sondern sie entsteht sekundär, ferner beseitigt bei der Hydronephrose in den seltensten Fällen die Reposition des Organes und die Nephropexie nach irgend einer Methode allein die Harnstauung.

Von besonderem Interesse ist eine Beobachtung SUTERs, der viermal nach Nephropexie von Wandernieren bei normalem, nicht erweitertem Nierenbecken einige Jahre später eine Hydronephrose beobachtete, die sekundär zur Nephrektomie führte.

Die anscheinend traditionell feststehende Lehre von der überwiegenden Bedeutung der Wanderniere für die Entstehung der Hydronephrose hat somit einen erheblichen Stoß erhalten. Gewiß wird eine Wanderniere bei entzündlich fixiertem Ureter einmal zur Hydronephrose führen können, jedoch tut man gut, sich für die meisten derartigen Fälle die Anschauung A. v. LICHTENBERGs zu eigen zu machen, der in einer großen Zahl der Fälle von Hydronephrose bei bestehender Wanderniere die Harnstauung auf eine *funktionelle Störung* des Harnabflusses durch infektiöse Lähmung der Uretermuskulatur zurückführt.

A. v. LICHTENBERG unterscheidet: 1. Erweiterungen, die eine proportionale Vergrößerung des normalen Nierenbeckens vorstellen, der Ureter ist in diesen Fällen mehr oder weniger erweitert, er füllt sich bei der Pyelographie und zeigt bisweilen Abknickungen und Schleifenbildung. Das Hindernis sitzt im Verlauf des Ureters und ist vielfach bedingt durch funktionelle Störungen des Harnabflusses durch infektiöse Lähmung der Harnleitermuskulatur. Für diese Möglichkeit wurde der experimentelle Nachweis erbracht. 2. Sackförmige Erweiterung mit leerem Ureter, das Hindernis sitzt am Abgang des Ureters am Nierenbecken, meistens in Form eines Ventilverschlusses. Danach ist der Begriff der hydronephrotischen Wanderniere nicht einheitlich, sondern er zerfällt in zwei gut zu sondernde Gruppen.

3. Die sekundär fixierte Wanderniere.

Die wiederholten Senkungen des Organes mit Zirkulationsstörungen führen manchmal zu entzündlichen Prozessen in der Umgebung, die Verklebung und Verwachsung des Organes zur Folge haben. Nur selten wird dabei die Niere an normaler Stelle fixiert, meistens steht sie zu tief, ist vergrößert und zeigt eine hydronephrotische Erweiterung des Nierenbeckens mit mehr oder weniger hochgradigen Beschwerden. Der Anlaß zu den Verwachsungen geht nicht immer von dem gestauten Organ selbst aus, eine Para- oder Perinephritis, durch irgend eine andere Infektion des Körpers bedingt, kann ebensogut zu Verwachsungen des Organes führen. So beobachtete ich bei einem Patienten mit ausgesprochener rechtsseitiger Wanderniere die Fixation des Organs im Anschluß an eine eitrige Appendicitis.

4. Disposition der Wanderniere zu anderen Erkrankungen.

Von einigen Autoren wird betont, daß die Wanderniere besonders für anderweitige Erkrankungen disponiere (Tumor, Tuberkulose). Neuerdings weist C. POSNER wieder darauf hin, daß die exponierte Lage der Wanderniere sie gegen äußere Reize empfindlicher macht, verursacht doch schon ein leichter Druck eine vorübergehende Schädigung, die sich durch Eiweißabsonderung bemerkbar macht (renalpalpatorische Albuminurie). Traumen scheinen in der Wanderniere eine Nephrose auslösen zu können und vielleicht ist das sonst nicht recht verständliche Auftreten der einseitigen Nierentuberkulose in einer Wanderniere durch eine lokale Minderwertigkeit des Organes erklärt.

5. Der Einfluß der Wanderniere auf Magen-Darmkanal und Gallenwege, Wanderniere und Skoliose.

Bei den nahen Beziehungen der rechten Niere zum Duodenum sind Magen-Darmstörungen bei rechtsseitiger Wanderniere verständlich. Sie werden rein mechanisch durch Druck des Organs auf das Duodenum oder durch Zug am Duodenum mit folgender Behinderung der Duodenalpassage erklärt. LINDNER konnte bei der Sektion durch Zug an der rechten Niere regelmäßig eine Knickung des Duodenums etwa 2—3 cm unterhalb der Einmündung des Ductus choledochus herbeiführen und CLARKE fand häufiger die rechtsseitige Wanderniere am Duodenum durch Adhäsionen fixiert, nach Lösung und Nephropexie verschwanden die begleitenden Magensymptome. Zugunsten dieser Erklärung sprechen auch von WYSS, PICQUE, ALGLAVE, LOTHEISEN u. a. beobachtete Fälle. Andere Autoren (BOTKIN) nehmen eine reflektorische Entstehung der Magen-Darmerscheinungen an.

Erscheinungen von akuter Atonie des Magens und Darms, wie sie hier und da bei Wanderniere beobachtet werden, erklärt PLENZ durch Reizung der im Gefäßstiel der Niere verlaufenden sympathischen und parasympathischen Fasern.

EDEBOHLS fand in 80—90% der Fälle von rechtsseitiger Wanderniere eine chronische Appendicitis, die dadurch entstehen soll, daß das verlagerte Organ auf den Kopf des Pankreas drückt, dadurch die V. mesenterica sup. komprimiert und so eine Stauung im venösen Apparat des Wurmfortsatzes hervorruft. Schon BUTKEWITSCH (1911) lehnt die durch nichts bewiesene Hypothese EDEBOHLS ab. Seine Zahlen sind ganz außergewöhnlich hoch, FEDOROW entfernte nur in 20 Fällen von 113 Nephropexien den veränderten Wurmfortsatz. Einleuchtender für die Erklärung der Schmerzen im rechten Unterbauchraum und die manchmal vorhandenen Dickdarmsymptome sind die anatomischen Untersuchungen ALGLAVEs, der feststellte, daß durch die verlagerte rechte Niere es zuweilen zu Verwachsungen und zu fixierten Knickungen des Dickdarmes kommt.

Ikterus bei beweglicher Niere wird zuerst von BRONCHIN beschrieben und auf Kompression des Ductus choledochus durch das Organ zurückgeführt. Die erste ausführliche Beschreibung stammt von LITTEN (1880), BUTKEWITSCH (1911) erwähnt bereits 40 Fälle, in denen die verlagerte Niere die Ursache von Erkrankungen der Gallenwege war. Der bei einer solchen Beeinflussung der Gallenwege manchmal eintretende Ikterus ist nach FEDOROW charakteristisch: er tritt plötzlich ohne ersichtliche Ursache auf, hält sich nicht lange und schwankt in der Intensität, beim Liegen verschwindet er und erscheint wieder beim Aufstehen und Gehen, manchmal kann man dabei die vergrößerte Gallenblase durchfühlen.

Ikterus und vergrößerte Gallenblase entstehen, wie Operationsbefunde und anatomische Untersuchungen (WEISKER) zeigen, teils durch direkten Druck der verlagerten Niere auf den Ductus cysticus und choledochus, teils durch Knickung des Duodenum mit Schwellung der Papilla Vateri. Auf eine andere Möglichkeit weist G. PLENZ (l. c.) hin, der den Ikterus durch das zerstörte Gleichgewicht der beiden Antagonisten Vagus und Sympathicus erklärt. Reizung des Splanchnicus, hervorgerufen durch die Zerrung der im Gefäßstiel der Niere verlaufenden sympathischen und parasympathischen Fasern, führt zu Lähmung der Gallenblase bei gleichzeitigem Verschluß der Papilla Vateri.

Auf ein Zusammentreffen von rechtsseitiger Wanderniere mit Gallensteinen ist wiederholt hingewiesen, jedoch halten wir die Angabe MARWEDELs, daß bei 80% der Patienten mit Wanderniere Gallensteine vorkommen sollen, für entschieden übertrieben. Dagegen ist das gleichzeitige Bestehen der sog. Stauungsgallenblase, d. h. eines großen, nicht ausdrückbaren Organs (SCHMIEDEN) mit einer Wanderniere, auch von uns häufiger beobachtet, jedoch glauben wir, daß gemeinsame konstitutionelle Momente für diese Tatsache verantwortlich gemacht werden müssen. In derselben Weise muß wohl das von HECKER beschriebene häufige Zusammentreffen von Hydrops der Gallenblase mit rechtsseitiger Wanderniere erklärt werden.

Daß bei *seitlicher Verbiegung der Wirbelsäule* eine mehr oder weniger hochgradige Beschränkung des Platzes für die Baucheingeweide und besonders auch für die Niere eintreten kann, so daß die Skoliose eine Verlagerung des Organs veranlaßt, ist lange bekannt. Weniger klar erscheinen die Fälle, in denen die *Wanderniere als Ursache der Skoliose* angegeben wird. So soll ein Patient BENDERs (1903) zur Behebung des schmerzhaften Drucks, den die Niere am Peritoneum erzeugte, unwillkürlich die Lendenwirbelsäule nach der kranken Seite geneigt haben, dadurch gewann das sinkende Organ eine Stütze auf der Beckenschaufel. DIEULAFÉ (1817), BAGOZZI (1918) und LIONTI (1923) beschreiben ähnliche Fälle und betonen den reflektorischen Charakter der Skoliose in solchen Fällen, die praktisch deshalb erwähnt werden müssen, weil alle drei Autoren hervorheben, daß die Nephropexie die Heilung der Skoliose herbeiführte.

C. Symptomatologie und Klinik der Wanderniere.

I. Symptomatologie.

1. Allgemeines und Symptome der unkomplizierten Wanderniere.

Daß viele, vielleicht die meisten Fälle von Wanderniere, vollkommen symptomlos verlaufen, lehrt die tägliche Praxis. Man findet häufig bei Patienten, die wegen irgend eines anderen Leidens zur Untersuchung kommen, zum Teil ausgesprochene Senknieren ohne die geringsten Erscheinungen. Die Patienten haben von ihrer Wanderniere keine Ahnung, von 526 Patienten MACKENZIES hatten 411 keine subjektiven Empfindungen. Der gewissenhafte Arzt wird sich besonders bei nervösen Patientinnen hüten, das ominöse Wort in Gegenwart der Untersuchten auszusprechen, jedoch halten wir eine entsprechende Aufklärung der Angehörigen über die Harmlosigkeit des Leidens für durchaus berechtigt, weil damit zu rechnen ist, daß der Patient von einem weniger erfahrenen anderen Arzt doch darüber unterrichtet wird, daß er an ,,einer Wanderniere leidet".

Andere Fälle allerdings zeigen mehr oder weniger schwere Erscheinungen, die teils vorwiegend auf das Organ selbst zu beziehen sind, teils die Nachbarorgane betreffen, teils allgemeiner nervöser Natur sind.

Vielfach im Anschluß an Wochenbetten oder längere Krankheiten kommt es nach längerem Stehen, Gehen oder körperlichen Anstrengungen zu unklaren Schmerzen in der betreffenden Nierengegend im Rücken oder in der Bauchseite (ISRAEL); die anfangs undeutlichen Sensationen steigern sich langsam zu ziehenden, bohrenden Schmerzen, die von der befallenen Seite nach dem Oberbauch, dem Rücken oder Oberschenkel ausstrahlen. Zuweilen besteht Brechneigung, die Patienten haben vielfach das Gefühl, als dränge etwas nach unten. Die in Kreuz, Rücken, Oberschenkel, Labien, Blase ausstrahlenden Schmerzen können eine Ischias (DIETL), Crural-, Intercostalneuralgien oder Lumbago vortäuschen (LANDAU), im Liegen klingen die Erscheinungen gewöhnlich rasch ab, da die Niere in ihr Bett zurückgleitet.

Schon früh wird geklagt über Magen-Darmbeschwerden: Appetitlosigkeit, Aufstoßen und Erbrechen, Druck und Schmerzen in der Magengegend, hartnäckige Verstopfung, so daß die Patienten erheblich in ihrer Ernährung herunterkommen können. Eine begleitende Gastroptose kann die Beschwerden steigern. In anderen Fällen ist das Bild so ernst, daß an *Magencarcinom* gedacht werden muß:

Beispiel: 60jährige Frau, Mutter eines Kollegen; seit Jahresfrist stärkere Abmagerung und Schmerzen im rechten Oberbauchraum und in der rechten Lende, zeitweise Erbrechen. Der Sohn stellt in der Pylorusgegend einen Tumor fest und schickt die Mutter wegen Magencarcinom zur Operation.

Befund: Abgemagerte Frau, unter dem rechten Rippenbogen ein Tumor mit glatter Oberfläche und großer Verschieblichkeit, in Rückenlage besteht die Neigung des Tumors, unter den Rippenbogen zu verschwinden.

Röntgendurchleuchtung nach Kontrastmahlzeit (Dr. R. STEPHAN). Magen zeigt normale Entleerungszeit, der Tumor gehört dem Magen *nicht* an. Cystoskopie und Ureterenkatheterismus: beiderseits flotte rhythmische Sekretion eines normalen Urins, Indigocarminausscheidung beiderseits nach 8 Minuten.

Pyelographie: Rechtes Nierenbecken steht handbreit tiefer wie links, geringgradig erweitert, in Rückenlage mit Untertischröhre deckt sich der fühlbare Tumor genau mit dem Schatten des rechten Nierenbeckens.

Diagnose: Wanderniere mit sekundären Magensymptomen, auf Liege- und Mastkur in Verbindung mit einer Leibbinde sind nach 6 Wochen alle Beschwerden geschwunden mit erheblicher Gewichtszunahme der Patientin.

Ähnliche Fälle sind beschrieben von O. WYSS und LOTHEISEN, die zur Probelaparotomie führten.

2. Die „Einklemmung" der Wanderniere (DIETLsche Krisen, Stilattacken, Torsionen).

Das klinische Bild der Wanderniere kann häufig einen ganz bestimmten Charakter erhalten durch plötzlich auftretende, sehr heftige Koliken mit Erbrechen, Schwindel, Übelkeit, Kollaps. Die Schmerzen entstehen in der Lendengegend und strahlen nach unten in die Gegend der Harnblase oder der Leiste aus. Trotz des bestehenden Harndranges wird Urin nur in geringen Mengen abgegeben.

Bei der Untersuchung fällt die reflektorische Muskelspannung im Oberbauchraum auf und meistens läßt sich unterhalb des Rippenbogens eine sehr empfindliche, nur wenig bewegliche Geschwulst — die Niere — feststellen, nach Stunden oder Tagen klingen die Schmerzen ab, die Geschwulst wird kleiner und verschwindet, die Urinmenge nimmt zu, zuweilen setzt eine erhebliche Harnflut ein. Die Untersuchung des Urins ergibt jetzt manchmal: Albumen, rote und weiße Blutkörperchen, in seltenen Fällen findet sich schon makroskopisch Blut. Die Anfälle können sich nach Tagen, Wochen, Monaten oder Jahren wiederholen.

DIETL, der 1863 das Krankheitsbild zuerst beschrieb, und nach dem es die Bezeichnung „DIETLsche Krisen" führt, nahm als Ursache an, daß „das Organ in den Maschen des Bindegewebes gefangen werde", er spricht von einer „Einklemmung der Niere". Andere Theorien der Einklemmung „zwischen die mit harten Kotmassen gefüllten Därme (HEHR, SCHÜTZE) zwischen Wirbelsäule und 12. Rippe" (GELEWSKY) seien nur erwähnt. FEDOROW sieht den Grund der Niereneinklemmung in einer Knickung der Hilusgefäße mit sekundärer Vergrößerung des Organs durch venöse Stauung. ALBARRAN und SCHEDE führen die Einklemmungserscheinungen auf eine plötzliche Urinansammlung im Nierenbecken zurück.

Neuere Autoren sehen den Grund der Störung in einer Achsendrehung der Niere, von besonderem Interesse ist das Präparat einer Wanderniere, die BACHARACH wegen Einklemmung exstirpierte. Das vergrößerte, stark gespannte Organ war descendiert und dorsoventral um die Längsachse gedreht, das Nierenbecken war auf Faustgröße erweitert, der Ureter schlängelte sich um ein

akzessorisches Gefäß. Auch histologisch fanden sich deutlich Stauungserscheinungen. Die sog. „Einklemmung" ist demnach aufzufassen als *Stil-
drehung,* genau wie etwa bei der Ovarialcyste. Dabei spielt das Vas aberrans eine
unterstützende Rolle. Auch nach HANDERSON, SULZER, DÖRING ist die Drehung
der Niere um eine ihrer Achsen als Hauptursache der Krisen anzusprechen.

Trotzdem kommen zweifellos Fälle vor, in denen lediglich eine Fixierung
des gesenkten gestauten Organs festgestellt wurde, und zwar mit oder ohne
Ureterknickung und sekundärer Pyelektasie. Praktisch wichtig ist, daß sowohl
eine Torsion des Hilus, wie eine Senkung der Niere mit Abknickung des Hilus
das Krankheitsbild der „Niereneinklemmung" hervorrufen kann. Die Bezeichnung „Stilattacken" erscheint deshalb gut, weil sie beiden Möglichkeiten gerecht wird.

Bei weiblichen Patienten treten schmerzhafte Krisen der Wanderniere besonders gern zu Beginn der Menses auf, die prämenstruelle Hyperämie der
Nieren führt eben leichter zur Stauung. Anderseits setzen Einklemmungserscheinungen während der Schwangerschaft zuweilen aus, weil der gravide
Uterus das Organ in der richtigen Lage hält und seine Senkung verhindert.

3. Temperatur und Urin.

Solange keine komplizierende Pyelitis besteht, ist die *Temperatur* normal,
während der Schmerzanfälle beobachtet man zuweilen mäßige Temperatursteigerungen. Daß in seltenen Fällen langdauernde subfebrile Temperaturen
vorkommen können, beweist ein Fall FEDOROWs, der acht Wochen ohne Tuberkulose oder begleitende Pyelitis subfebrile Temperaturen feststellte, die am
sechsten Tage nach der Nephropexie zur Norm absanken.

Abgesehen von der Verminderung der Urinmenge im Schmerzanfall mit
darauffolgender Harnflut gibt es keine für die Wanderniere charakteristische
Erscheinungen der Urinsekretion und der Miktion. *Polyurie* mit täglichen Harnmengen von 5—15 Litern ist beschrieben: sie soll durch die Behebung der Nierensenkung prompt aufgehört haben.

Daß die *Pollakisurie,* wie BILLINGTON meint, ein gewöhnliches Symptom der
Nierensenkung ist, kann ich ganz und gar nicht bestätigen, wenn auch solche
Fälle mit quälendem Harndrang ohne jede andere Ursache von FEDOROW u. a.
beobachtet wurden.

Nach meinen Beobachtungen fehlen in unkomplizierten Fällen von Wanderniere pathologische Harnbestandteile gewöhnlich. Die Angaben von ALBARRAN
und von BILLINGTON, die die Albuminurie als gewöhnliche Begleiterscheinung
der Nierensenkung auffassen, muß auf unrichtiger Beobachtung beruhen. In
wenigen Fällen finden sich Eiweiß und hyaline Zylinder, manchmal nach dem
Modus der „orthostatischen Albuminurie": bei Stehen und Körperbewegung.
Die Störungen der Blutzirkulation in der gesenkten Niere bieten eine Erklärung
für diese Erscheinung, die auch in dem von FEDOROW beschriebenen histologischen Bilde der Wanderniere zum Ausdruck kommt.

Mit der Albuminurie verbunden ist manchmal eine Erhöhung des *Blutdrucks*
(um 16—20 mm Hg, RIVA-ROCCI nach FEDOROW). Durch Fixierung der Niere
kommt die Albuminurie zum Verschwinden, der Blutdruck geht herunter.

Hämaturie bei der Wanderniere ist besonders von den Franzosen beschrieben.
Blutharnen im Anschluß an eine „Einklemmung" kommt bestimmt vor, jedoch
handelt es sich meistens um keine großen Mengen. Von den zahlreichen beschriebenen Fällen, in denen eine Hämaturie nach Nephropexie aufhörte, dürfen
nur die verwendet werden, bei denen die Operation *ohne Dekapsulation* gemacht
wurde, die übrigen können in das Kapitel der „essentiellen Hämaturie" gehören,

die gewöhnlich nach der Dekapsulation ausheilt. Nach Gautier bleiben bei dieser Einschränkung 10 Fälle übrig, die 6 Monate bis $3^{1}/_{2}$ Jahre nach der Operation beobachtet wurden, ohne daß es wieder zu Blutungen kam.

In länger bestehenden Fällen kann natürlich außer der Stauung die Nephritis des gesenkten Organes zur Blutung führen (Albarran, Pousson u. a.). Butkewitsch fand in der Literatur 3 Fälle von Glykosurie bei Wanderniere mit einer Zuckerausscheidung bis 10%, durch Nephropexie soll Heilung eingetreten sein. Neue exakte Untersuchungen in dieser Richtung scheinen dringend geboten.

4. Allgemeine nervöse Erscheinungen.

Bei vielen Patientinnen — meistens handelt es sich um solche — stehen „nervöse Erscheinungen" durchaus im Vordergrunde; sie sind reizbar, leicht verstimmt, ermüden leicht, klagen über Kopfschmerzen, Schwindel, Herzklopfen. Solche Patientinnen zeigen gewöhnlich typische *hysterische Stigmata*: Parästhesien, Anästhesie der Haut und Schleimhaut, Hyperästhesie, Areflexie der Cornea, Gesichtsfeldeinschränkungen usw. Eine rein mechanistisch eingestellte medizinische Vergangenheit hat sich bemüht, diese Erscheinungen mit der Wanderniere in Beziehung zu bringen. Man sprach von „Reizung des Nervengeflechts der Niere und der benachbarten Organe" (Plexus solaris, renalis, spermaticus, aorticus, Nn. splanchnici und vagus [Albarran, Aufrecht, Bazy, Küster]). Lucas-Championnière erklärte die Erscheinungen durch Zug an der Nebenniere und deren Nervengeflecht, Suckling und Billington sprechen von einer chronischen Intoxikation des Organismus durch Urinretention, dabei sieht man bei der wirklichen Hydronephrose solche Symptome so gut wie niemals! Botkin ist der Ansicht, daß es sich um reflektorische Erscheinungen handelt: durch Vermittlung peripherischer Nervenbahnen wirken die Bewegungen der Niere auf verschiedene zum Teil recht entfernte Organe ein.

Fedorow schließt sich dieser Ansicht auch neuestens an und erblickt in einem von Vernet und Gallart an der Ursprungsstelle der A. mes. inf. entdeckten Ganglion, das sich mit dem Sympathicus verbindet und Abzweigungen zu dem Nervengeflecht der Niere, des Ureters, der Harnblase, der Prostata und der Urethra abgibt, die Überleitungsstelle des Reizes der Senkniere auf das sympathische Nervensystem. So sollen besonders die Dyspepsie, die Obstipation, die Colitis membranacea leicht erklärbar sein.

Unseres Erachtens liegen die Verhältnisse anders:

1. Ein Teil der Magen-Darmstörungen erklärt sich zwanglos in den Fällen, in denen die Wanderniere nur Teilerscheinung einer allgemeinen Enteroptose ist.

2. Die Erscheinungen seitens des Nervensystems sind größtenteils funktioneller Natur. Faßt man die Asthenie Stillers als Grundursache der Wanderniere auf, so ist ein Zusammentreffen mit funktionellen Neurosen nicht wunderbar, beide sind der Ausdruck einer minderwertigen Konstitution.

3. Heilungen und Besserungen funktioneller Erscheinungen durch die Nephropexie sind ebenso zu erklären, wie die Beeinflussung durch andere Eingriffe und Scheineingriffe, nämlich *rein suggestiv*. Ob dieser Erfolg eintritt, ist allerdings niemals vorauszusagen, es kommt mindestens ebensooft zu Rückfällen und Verschlimmerungen. Schon aus diesem Grunde ist vor der Nephropexie bei Kombination mit funktioneller Neurose dringend zu warnen.

II. Prognose und Verlauf.

In der großen Mehrzahl der Fälle stellt die Nierensenkung *kein ernstes* Leiden dar. Trotz der geschilderten histologischen Veränderungen wird ein Übergang in eine schwere Nephritis klinisch nicht beobachtet. Dennoch können bestimmte

Gruppen der Wanderniere den Patienten gefährden. Die Gefahren liegen 1. in der Blutung; wiederholte Hämaturie bei Wanderniere ist eine Indikation zum Eingriff, wenn auch die sichere Feststellung, ob die Blutung tatsächlich nur die Folge einer Senkniere ist, vielfach ganz unmöglich sein wird; 2. in der Ausbildung einer Hydronephrose mit oder ohne Infektion des Nierenbeckens. Ferner kann in seltenen Fällen die Beeinflussung des Magen-Darmkanals und der Gallenwege durch die Wanderniere die Patienten sehr herunterbringen; es sollten aber alle klinischen Untersuchungsmethoden erschöpft werden, bevor eine Nierensenkung als Ursache der Magen-Darm-Gallensymptome angesehen wird.

III. Diagnose.

Die Diagnose der Wanderniere hat zweierlei zu berücksichtigen: 1. es handelt sich um die Feststellung des beweglichen Organs; 2. es ist die tatsächliche Abhängigkeit der Beschwerden von der beweglichen Niere zu sichern.

Die Aufnahme der *Anamnese* hat sich zu erstrecken auf die Art und Dauer der Beschwerden, deren Abhängigkeit von aufrechter Körperhaltung, An-

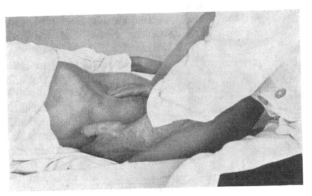

Abb. 6.   Palpation der Niere in Rückenlage.

strengungen, besondere Abmagerung in der letzten Zeit, Beobachtungen der Patienten über Miktionsstörungen, Blutharnen.

1. Palpation.

Die *Inspektion* hat nur in denjenigen Fällen einen gewissen Wert, in denen sich bei hochgradig mageren Patienten das gesenkte Organ durch die Bauchdecken abhebt. Wertvoller ist die Palpation: In Rückenlage des Patienten, dessen Oberschenkel gebeugt sind, dringt die rechte Hand des Untersuchers — zur Untersuchung der rechten Niere — in den rechten Oberbauchraum des Patienten unter den Rippenbogen ein, während die linke Hand von der Lende her das Organ entgegendrückt (vgl. Abb. 6).

Dabei empfindet auch diese Hand zuweilen Bewegungen des Organs, die als „Ballottement rénal" treffend geschildert werden. Auf der linken Seite tastet umgekehrt die linke Hand bei rechter Hand in der Lende. Der Patient wird dabei aufgefordert, tief ein- und auszuatmen. Während normalerweise gewöhnlich nur der untere Pol der rechten Niere tastbar ist, kann bei der Senkniere meistens mühelos das ganze Organ umgriffen werden, das dabei die Neigung zeigt, nach oben in die Nierennische zurückzuschlüpfen. Wenn es Schwierigkeiten macht, das Organ aus seiner Nische „herauszuholen", so empfehlen wir einen alten Kunstgriff: der Patient wird aufgesetzt, der Untersucher stellt sich hinter ihn, umgreift die Schulterhöhe mit beiden Händen (Abb. 7) und bewegt kurz schüttelnd den Oberkörper des Patienten in der Richtung von vorne nach hinten; legt sich der Patient jetzt rasch auf den Rücken, so gelingt es manchmal, das vorher in der Nische versteckte Organ zu tasten. In seltenen Fällen kann die Untersuchung des stehenden Patienten zu Hilfe genommen werden, sie hat aber den Nachteil der größeren Muskelspannung.

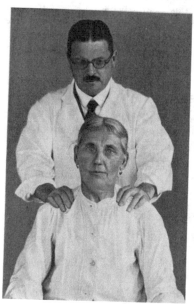

Abb. 7. Auslösung von Schüttelbewegungen, die die Niere zur Senkung bringen.

Die Untersuchung in *Seitenlage* hat nach meinen Erfahrungen nur Vorzüge, wenn es sich darum handelt, geringfügige Verlagerungen, besonders Drehungen des Organs, festzustellen oder bei der Abgrenzung der Wanderniere gegenüber der geschwollenen hydrophischen Gallenblase und einen Schnürlappen der Leber.

Der Patient liegt (vgl. Abb. 8) bei Untersuchung rechts auf der linken Seite, die Hände des Untersuchers werden genau wie bei der Untersuchung in Rückenlage angelegt. Die hydropische Gallenblase sinkt mit der Leber nach der vorderen Bauchwand zu und kann jetzt mit Leichtigkeit getastet werden, bei Nachlassen des Drucks strebt sie der Mittellinie zu, ihre seitliche Verschieblichkeit ist im Gegensatz zur Wanderniere immer größer wie die Verschieblichkeit von oben nach unten, dabei besteht ein tastbarer Stiel zwischen Gallenblase und Leber, während die Niere sich ganz von der Leber abgrenzt und nach unten und hinten sinkt.

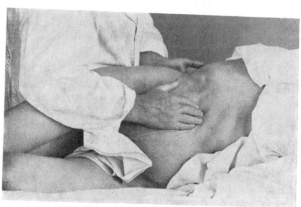

Abb. 8. Palpation der Niere in Seitenlage.

Eine Verwechslung mit einem Schnürlappen der Leber ist besonders dann gegeben, wenn der Lappen nicht eine platte Form mit scharfer Kante hat, sondern rundlich ist. Auch in solchen Fällen läßt sich in Seitenlage gewöhnlich ein Zusammenhang mit der Leber nachweisen.

Beachtenswert für die Diagnose erscheint eine schon erwähnte Beobachtung von MENGE, daß nach Massage der gesenkten Niere eine Albuminurie auftritt, die ³/₄—2 Stunden anhält. Von POSNER, SCHREIBER und FEDOROW wird der diagnostische Wert dieser Methode bestätigt.

Meistens wird schon die Palpation die Wanderniere erkennen lassen: die charakteristische Form und Konsistenz der Niere, ihre Beweglichkeit, ihre Neigung, unter den Rippenbogen zurückzuschlüpfen. Gleichzeitig mit der Feststellung des Grades der Beweglichkeit läßt sich evtl. eine Drehung um eine Längs- oder Querachse erkennen. *Differentialdiagnostisch* ist bei der Palpation folgendes zu berücksichtigen: 1. diffuse Erkrankungen der Niere führen zu einer gleichmäßigen Vergrößerung des Organs, so daß größere Teile der Niere tastbar werden, dabei fehlt aber gewöhnlich die abnorme Beweglichkeit. 2. Tumoren und Cysten der Niere können zur Vergrößerung besonders eines Nierenpols führen, auch hier kann das Organ besser tastbar werden; führt der Tumor gleichzeitig zur Nierensenkung, so ist die Diagnose nur mit anderen Untersuchungsmethoden möglich. 3. Fühlt man eine tiefsitzende oder unbewegliche Niere — gewöhnlich im Becken oder vor der Wirbelsäule —, so handelt es sich meistens um eine kongenitale Nierendystopie. Im Gegensatz zur Wanderniere ist die dystopische Niere nach S. C. PLUMMER u. a. meistens auf der linken Seite. 4. Die primär bewegliche Niere kann durch entzündliche Prozesse ihre Beweglichkeit verlieren und an richtiger oder falscher Stelle anwachsen.

Mit der bloßen Erkennung der Senkniere wird man sich nur in Fällen begnügen dürfen, die beschwerdefrei sind, in anderen Fällen wird man den ganzen Apparat der neueren Untersuchungsmethoden zu Hilfe nehmen, um die Art der Verlagerung, die Funktion des verlagerten Organs, den Einfluß der Senkung auf das Nierenbecken genau kennen zu lernen; manchmal wird es auch nötig sein, Tumoren oder Verlagerungen anderer Organe durch bestimmte Methoden mit Sicherheit auszuschließen.

2. Ureterenkatheterismus und Funktionsprüfung.

Untersucht man die Wanderniere mit Ureterenkatheterismus und Funktionsprüfung in der anfallsfreien Zeit, so bekommt man meistens keine von der gesunden Seite abweichenden Ergebnisse. Ich fand ab und zu vermehrtes Sediment im Urin der Wanderniere mit Albumen und spärlichen hyalinen Zylindern Indigcarminausscheidung war nie verzögert. Im Gegensatz dazu stellte GAUDIANI, der Harnstoffbestimmungen, Gefrierpunktsbestimmung und Phloridzinprobe ausführte, fest, daß in allen Fällen von Wanderniere eine Funktionsherabsetzung der kranken Seite bestand. Zu ähnlichen Ergebnissen kommen RUGGI und KUSZNETZEW (nach FEDOROW).

Anders bei der *Untersuchung während der „Einklemmung"*; hier findet man ganz gewöhnlich Eiweiß, hyaline Zylinder, Leukocyten, rote Blutkörperchen bis zur äußerlich sichtbaren Blutung, Verzögerung der Indigcarminausscheidung in der betroffenen Seite. Ferner beobachtet man in solchen Fällen, daß mit der Einführung des Ureterenkatheters bis zum Nierenbecken eine reichliche Harnflut der betroffenen Seite einsetzt, und daß darauf schlagartig die Beschwerden verschwinden.

3. Pyelographie, Pneumoradiographie, Pneumoperitoneum.

Das beste Hilfsmittel zur exakten Diagnose der Wanderniere ist die Pyelographie nach VÖLCKER und v. LICHTENBERG. Wir benutzen zur Füllung des Nierenbeckens 24%ige Bromnatriumlösung (nach BRAASCH und WELD), in letzter Zeit verwenden wir das von JOSEPH empfohlene Jodlithium, das in 25%iger

Lösung von Kahlbaum-Berlin unter dem Namen „Umbrenal" fertig geliefert wird. Das Pyelogramm gibt Aufschluß 1. über die Form und Stellung des Nierenbeckens und damit der Niere selbst, sie ermöglicht daher die Diagnose von Achsendrehungen, auch wenn sie ohne Senkung des Organs verlaufen.

2. Über die Stellung der Niere beim liegenden und stehenden Patienten und damit über den Grad der Senkung.

3. Über die Ursachen der Nierenschmerzen. Es finden sich bei der Senkung der Niere Abknickungen am Nierenbecken selbst, am Ureterabgang und manchmal auch im weiteren Verlauf des Ureters, nämlich dann, wenn dieser irgendwo fixiert war. Ferner finden sich Schlängelung und Schleifenbildung des Harnleiters, die mit einem peripherisch gelegenen Abflußhindernis zusammenhängen. Durch Achsendrehung der Niere sind kombinationsreiche Formveränderungen des Beckens und des Harnleiters möglich.

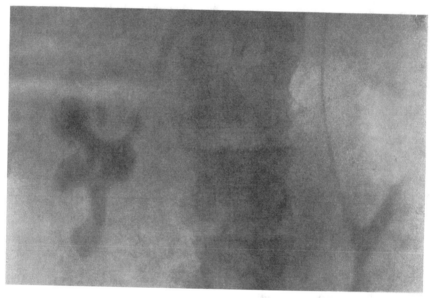

Abb. 9. Tiefstehende rechte Niere bei allgemeiner Enteroptose (ohne Beschwerden, Behandlung überflüssig).

4. A. von Lichtenberg fand zuweilen eine besondere Form des Nierenbeckens bei Wanderniere, die als Disposition zur Hydronephrose angesehen werden kann. Bei Patienten mit häufig wiederkehrenden Nierenschmerzen ist das noch nicht oder kaum erweiterte Nierenbecken sackförmig, extrarenal entwickelt. Die ins Becken injizierte Kontrastflüssigkeit fließt *nicht* in den Ureter zurück, auf dem Röntgenbild zeigt sich also ein gefülltes Nierenbecken bei leerem Ureter, es muß demnach ein Abflußhindernis am Nierenbecken bestehen, sobald ein bestimmter Füllungsgrad erreicht wird. Füllt man das Nierenbecken etwas praller, so wird sofort ein typischer Schmerzanfall ausgelöst. Die Beckenform stimmt in diesen Fällen überein mit der Form bei der sog. „intermittierenden Hydronephrose", es handelt sich also um eine morphologisch präexistente Anfangsform der Erkrankung, die rechtzeitig ausgeführte Nephropexie rettet hier das Organ vor dem Untergang. Bezeichnung dieser Form nach von Lichtenberg: hydronephrotische Wanderniere (nicht sekundär bewegliche hydronephrotische Niere).

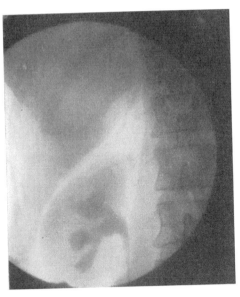

Abb. 10. Hochgradige Senkniere mit beginnender
Erweiterung des Beckens.
(Nach PAUL ROSENSTEIN.)

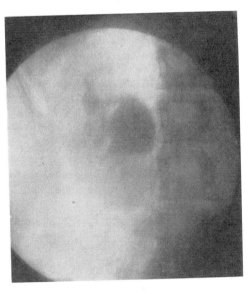

Abb. 12. Gesenkte Niere mit Entwicklung einer
Hydronephrose.
(Nach PAUL ROSENSTEIN.)

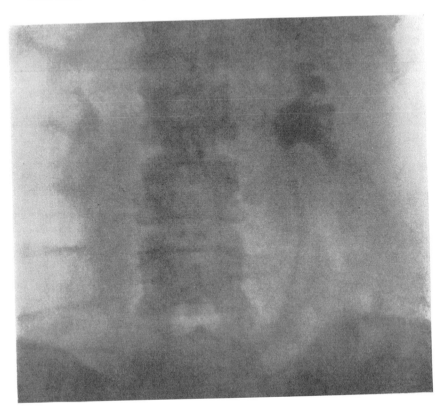

Abb. 11. Nierensenkung mit Ureterknickung.

5. Endlich wird das Pyelogramm bei komplizierender Nephrolithiasis in den meisten Fällen Aufschluß geben.

Die *Pneumoradiographie* nach PAUL ROSENSTEIN-Berlin besteht darin, daß Sauerstoff mit Hilfe des BRAUERschen Pneumothoraxapparates in das perirenale Fettgewebe eingeblasen wird; im Röntgenbild hebt sich die Niere mit der Nebenniere manchmal mit wunderbarer Klarheit ab. Das Verfahren hat sich trotz aller Bedenken siegreich durchgesetzt. Es soll hauptsächlich angewandt werden zur allgemeinen topischen Diagnostik, sowie zur Erkennung sonst unklarer Tumoren der Niere und Nebenniere. Für die Diagnostik der Wanderniere kann es von Nutzen sein bei der Unmöglichkeit des Harnleiterkatheterismus. Sehr in-

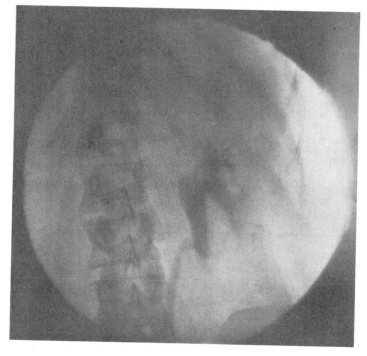

Abb. 13. Tütenförmiges, tiefstehendes Nierenbecken mit Abknickung und Schleifenbildung des zu langen Harnleiters. Die Niere muß operativ fixiert werden. Umbrenal-(Jodlithium)-Füllung. (Nach JOSEPH.)

struktive Bilder bekommt man, wenn man die Pyelographie mit der Pneumoradiographie des Nierenlagers kombiniert.

Endlich hat man das Pneumoperitoneum (nach GOETZE-RAUTENBERG) auch zur Diagnose der Wanderniere herangezogen. Es wird besonders dann in Frage kommen, wo es sich darum handelt, einen unklaren abdominellen Tumor zu identifizieren, vor allem wird es wertvoll sein zur Abgrenzung von Tumoren der Leber, der Gallenblase und der Milz gegenüber der Wanderniere. Nach Luftfüllung der Bauchhöhle wird der Patient in Seitenlage von etwa 50° gebracht mit erhöhtem Kopfende. Eine Senkniere findet sich im Profil auf der Wirbelsäule liegend in Höhe des 3. oder 4. Lendenwirbels oder noch tiefer (vgl. Abb. 15). Die Bedeutung des Pneumoperitoneums für die Differentialdiagnose zwischen Leber und Schnürlappen und Wanderniere ergibt sich klar aus der Abb. 16.

Zusammenfassung über die Methoden der Diagnostik.

Das wichtigste Verfahren wird stets die Pyelographie bleiben, sie gibt wie keine andere Methode Aufschluß über die Form und Größe des Nierenbeckens und evtl. Abflußhindernisse und gibt damit eindeutige Winke für die Indikations-

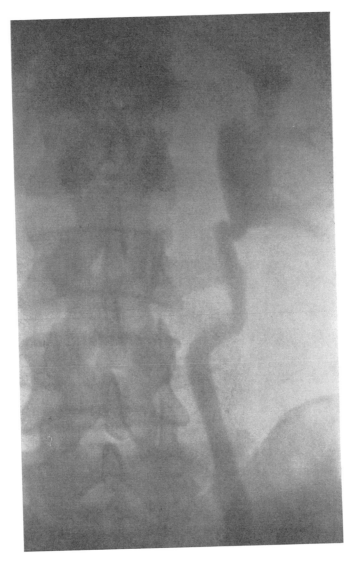

Abb. 14. Durch Senkung der Niere ist der Harnleiter zu lang geworden und hat eine korkzieher-ähnliche Gestalt angenommen. Dadurch ist es zu Störungen am Urinabfluß, zur Verbreiterung des Nierenbeckens und der Nierenkelche gekommen. Es besteht eine absolute Indikation zur Fixation der Niere. Kollargolfüllung. (Nach JOSEPH.)

stellung zur Nephropexie. Die Pneumoradiographie soll da angewandt werden, wo das Pyelogramm aus irgend einem Grunde unmöglich ist. Gleichzeitig aus-geführt mit der Pyelographie gibt sie vollkommenen Aufschluß über die Größe der

Niere und deren Beziehungen zur Umgebung. Bei differentialdiagnostischen Schwierigkeiten gegenüber anderweitigen Tumoren der Bauchhöhle ist das Pneumoperitoneum die Methode der Wahl.

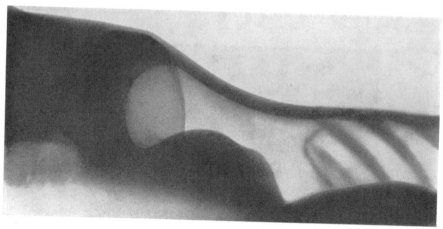

Abb. 15. Die Röntgendiagnostik bei Erkrankungen. (Nach BAENSCH und BOEMINGHAUS.

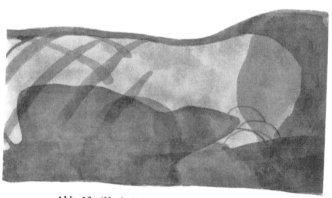

Abb. 16. (Nach BAENSCH und BOEMINGHAUS.)

IV. Differentialdiagnose.

Die Möglichkeit der Unterscheidung der rechtsseitigen Wanderniere von der hydropischen Gallenblase und einem Schnürlappen der Leber wurde schon besprochen. Das gleichzeitige Bestehen eines Schnürlappens und einer rechtsseitigen Wanderniere kann zu der Fehldiagnose einer Hydronephrose oder eines Nierentumors verleiten. Hier wird die Funktionsprüfung der Niere in Verbindung mit dem Pyelogramm eine Entscheidung treffen lassen.

Tumoren des *Colon* können, besonders wenn sie stark beweglich sind, zu Verwechslungen Anlaß geben. Das gilt besonders rechts für die verschieblichen Tumoren des Coecum, jedoch zeigt der Cöcaltumor keine respiratorische Verschieblichkeit, er läßt sich meistens gut seitlich, aber schwer in der Richtung von oben nach unten bewegen. Entscheidend sind die klinischen Erscheinungen der Darmtumoren (Blut im Stuhl, Stenoseerscheinungen, die Röntgenuntersuchung des mit Kontrastbrei gefüllten Darmes), während anderseits das Pyelogramm über die Niere aufklärt.

Die *Wandermilz* hat einen charakteristischen, tief eingekerbten Rand, der sich von der linksseitigen Wanderniere unterscheidet.

Cysten des Pankreas, des Mesenteriums, Pyloruscarcinome lassen sich nie zwanglos in die Nierennische zurückbringen, sie „kleben" am Ort ihrer Entstehung. In zweifelhaften Fällen wird das Pneumoperitoneum oder die Untersuchung des Magens mit Kontrastmahlzeit zur richtigen Diagnose führen.

Cysten und Tumoren der Ovarien und Adnexe lassen sich bei exakter gynäkologischer Untersuchung besonders durch ihre Verbindung mit den Beckenorganen meistens richtig abgrenzen.

Ist man im Zweifel, ob ein festgestellter abdominaler Tumor eine Wanderniere ist, so wird von WILDBOLZ u. a. empfohlen, die Nierennische bei tiefer Atmung auszutasten, fühlt man den unteren Nierenpol neben dem Tumor, so ist eine Wanderniere ausgeschlossen.

Der akute Anfall der *Nierenkrise* bei der Wanderniere kann mit einer Reihe von anderen Krankheitszuständen verwechselt werden, die ich kurz in ihrer Symptomatologie anführe; sie soll dem Praktiker die Möglichkeit einer raschen Differenzierung geben.

1. Die *akute Appendicitis:* vielfach kurz vorher Verdauungsstörungen, Schmerzen selten sehr heftig, meistens erträglich, zuweilen geringer Ikterus, belegte Zunge, Bauchdeckenspannung wie bei der „Einklemmung", jedoch meistens tiefer, Druckschmerz in der Lendengegend fehlt gewöhnlich, ist jedoch bei rectocöcal gelegenem Wurmfortsatz auslösbar; Fieber fehlt fast nie, ebensowenig Pulsfrequenz, schon bald hohe Leukocytenzahlen, Miktion kann erschwert und schmerzhaft sein, Urin enthält in seltenen Fällen Erythrocyten, Spuren von Eiweiß.

2. Der *Gallensteinkolikanfall:* Charakteristische Vorgeschichte, meistens sehr heftiger, nach Rücken und *Schulter* ausstrahlender Schmerz, Temperatursteigerung mäßigen Grades, Druckschmerz an typischer Stelle am rechten Rippenbogen mit Bauchdeckenspannung, gewöhnlich rasches Abklingen.

3. Die akute *Cholecystitis:* Vorgeschichte wie unter 2.: gewöhnlich starker, nach Rücken und rechter Schulter ausstrahlender Schmerz, Fieber fehlt nie, keine höhere Pulsfrequenz, Ikterus kann bestehen, Druckschmerz am rechten Rippenbogen mit Nachweis einer Resistenz und Leberschwellung mäßigen Grades, Leukocyten mäßig erhöht, Urin: zuweilen Bilirubin, fast immer Urobilin und Urobilinogen.

4. Die *akute Perforation* eines Magen- oder Duodenalgeschwüres in die freie Bauchhöhle: meistens, aber nicht immer, charakteristische Vorgeschichte (Blutungen, intermittierende Schmerzattacken mit Abhängigkeit von der Nahrungsaufnahme), bretthrte Spannung im ganzen Oberbauchraum, Nachweis einer freien Luftblase in der Bauchhöhle, hohe Pulsfrequenz, Urin ohne Befund.

5. Die *akute Pankreatitis:* Gewöhnlich Gallensteinanamnese, plötzlicher Beginn nach reichlicher Mahlzeit, Schmerzen in der Mitte des Oberbauchraumes, Spannung und Meteorismus, mittlere bis hohe Leukocytenzahl.

6. *Tabische Krisen:* Charakteristische Vorgeschichte, Pupillenreaktion aufgehoben oder träge, entrundete Pupillen, fehlende Patellarreflexe, Puls gewöhnlich unverändert.

Nieren- und Uretersteine können Attacken auslösen, die der Einklemmung klinisch durchaus gleichen. Gerade in diesen Fällen ist sorgfältige Untersuchung mit Ureterenkatheterismus, Funktionsprüfung, Pyelogramm unerläßlich.

Mindestens ebenso wichtig wie die Erkennung der Wanderniere ist der Nachweis, daß die Beschwerden der Patienten tatsächlich durch die Wanderniere verursacht werden. Wo typische Krisen bestehen bei gleichzeitig eindeutigem klinischen und pyelographischen Befunde, ist dieser Nachweis erbracht; es kann allerdings auch in solchen Fällen noch eine komplizierendere Krankheit der Nieren vorliegen, besonders ist zu denken an Nierensteine, die sich meistens durch das Röntgenogramm nachweisen lassen; auch die sog. essentielle Nierenblutung kann die Wanderniere komplizieren. Bei Krisen mit lebhafter Blutung soll man sich bei der Diagnose der Wanderniere erst dann begnügen, wenn der diagnostische Apparat nichts anderes erkennen läßt.

Einen unleugbaren Fortschritt in der Erkennung der Ursachen akuter Schmerzzustände im Bereich des Abdomens bedeutet die Heranziehung der Paravertebralanästhesie zu diagnostischen Zwecken nach Läwen (Münch. med. Wochenschr. 1924 und 1925): Akute Schmerzen, verursacht durch eine Erkrankung der Gallenblase hören durch Ausschaltung des 10. Dorsalsegments durch paravertebrale Injektion von 7,5 ccm 1% Tutocain- oder Dolantinlösung mit Suprareninzusatz auf. Es ist sowohl der Spontanschmerz, als auch meistens der Druckschmerz beeinflußbar. Bei Magengeschwüren in der Nähe des Pylorus erwies sich die rechtsseitige Injektion in D 7 oder 8, bei Ulcera der kleinen Kurvatur die beiderseitige Injektion in diese Nerven als wirksam. Für die Niere dagegen ist die Ausschaltung von D 12 und L 1 notwendig. Daraus ergibt sich die Möglichkeit, einen unklaren Schmerzanfall auch ohne außergewöhnliche diagnostische Hilfsmittel nach dem verursachenden Organ richtig zu erkennen.

Auch die *Nierentuberkulose* kann anfallsweise Schmerzen mit Blutung auslösen, sorgfältige Untersuchung des Sediments mit Tierversuch schützt vor Fehldiagnose.

Die Abhängigkeit von *Magen-Darmbeschwerden* von einer Wanderniere ist besonders schwer zu beurteilen. Bei Nachweis der einseitigen Wanderniere, Ausschluß einer allgemeinen Splanchnoptose und eines organischen Magen-Darmleidens (Magensaft-Stuhl-Röntgenuntersuchung) ist der Zusammenhang der Beschwerden mit der Wanderniere mindestens wahrscheinlich. Ich empfehle in solchen Fällen das Tragen einer Leibbinde (vgl. Therapie); werden dadurch die Beschwerden behoben, so ist die Nephropexie berechtigt.

Lediglich auf das Coecum und Colon ascendens beschränkte Beschwerden (Druckgefühl, Blähungen und Stuhlunregelmäßigkeit) können von einer rechtsseitigen Wanderniere abhängen. Über das ganze *Colon* ausgedehnte Prozesse haben mit der Senkniere meistens nichts zu tun, das gilt besonders von der „Colica mucosa" oder „Myxoneurosis intestinalis", die von englischen und amerikanischen Autoren immer wieder in Zusammenhang mit der Wanderniere gebracht wird. Es handelt sich um eine „sekretorische Neurose", die meistens keinerlei Beziehungen zu einer gleichzeitig bestehenden Wanderniere hat.

Dieselbe Vorsicht ist, wie schon erwähnt, bei Fällen von allgemeiner Enteroptose oder funktioneller Neurose am Platze.

V. Therapie.

Alle jene Fälle, in denen die Wanderniere symptomlos bleibt, brauchen keine Therapie. Ist das Organ die Ursache der Beschwerden, so soll besonders in allen Fällen, wo keine Veränderung des Nierenbeckens besteht, eine *konservative Therapie* versucht werden.

Hierher gehören 1. die sog. orthopädische oder Bandagenbehandlung; 2. hygienisch-diätetische Maßnahmen einschließlich Massage.

1. Die früher üblichen Binden mit Pelotte zur Zurückhaltung der Niere sind wohl allgemein verlassen, ein wirklich wirksamer Pelottendruck wird von dem Patienten nicht ausgehalten, läßt der Druck nach, so senkt sich die Niere und wird an unrichtiger Stelle gedrückt. Die Zurückhaltung der Wanderniere durch direkten Pelottendruck ist somit praktisch unmöglich, die Bandage soll viel-

mehr die schlaffen Bauchdecken künstlich verstärken und durch Druck auf die luftgefüllten Eingeweide die Niere hochhalten. Zu diesem Zwecke empfiehlt ROVSING den Unterleibsgürtel nach VERMEHREM, dessen Anwendung aus der untenstehenden Abbildung ohne weiteres ersichtlich ist (vgl. Abb. 17).

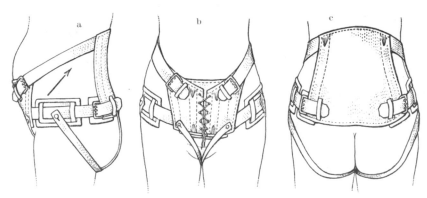

Abb. 17 a—c. VERMEHREMS Unterleibsgürtel. a Seitenansicht, b Vorderansicht, c Rückansicht.
(Nach ROVSING.)

Prophylaktisch wird der Gürtel erfolgreich getragen nach Entbindungen und Bauchoperationen, wenn nach Entfernung abdominaler Tumoren eine Erschlaffung der Bauchdecken eintritt.

Ich selbst habe gute Erfahrungen gemacht mit dem „Marsgürtel" der Firma W. Julius Teufel in Stuttgart; der Gürtel ist hergestellt aus Gummigewebe, zuweilen ist eine bessere Fixierung durch Anbringung von Schenkelbändern zweckmäßig (vgl. Abb. 18).

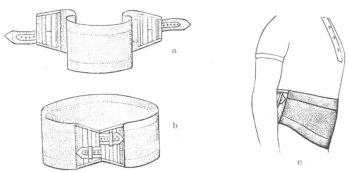

Abb. 18 a—c. Marsgürtel nach Teufel.

Alle Bandagen sollen im Liegen angelegt werden.

Die Bandagenbehandlung ist erfolglos: 1. bei Patienten mit virgineller kräftiger Bauchwand, 2. bei kahnförmig eingezogenem Leib mit stark hervortretenden Beckenknochen. Nach GOLLOWIN (1869) erzielte schon BOTKIN durch Bandagenbehandlung eine wesentliche Besserung in 68% der Fälle. Zur Unterstützung der Bandagenbehandlung ist die Einleitung von Mastkuren, Elektrisieren und Massage manchmal von Nutzen. OLDEVIG hat für die asthenischen Zustände der Unterleibsorgane ein ganzes System ausgearbeitet, er legt den Hauptwert auf aktive Muskelübungen.

Im *Schmerzanfalle* ist natürlich Bettruhe und Wärmeapplikation erforderlich; durch Ureterenkatheterismus läßt sich bei Ureterabknickung oder Torsion und Urinretention im Nierenbecken zuweilen der Anfall prompt coupieren.

VI. Operative Therapie.

a) Indikationen für die Nephropexie, ihre Grundbedingungen, Anästhesie. Allgemeine Technik.

Ein großer Teil der Patienten kann zweifellos durch diese Behandlung geheilt oder weitgehend gebessert werden. In anderen Fällen häufen oder steigern sich die Schmerzanfälle und dann bleibt als Heilung die Festheftung der gesenkten Niere, die *Nephropexie*, übrig.

Man soll sich klarmachen, daß durch den Eingriff nur die mechanischen Folgen der übergroßen Nierenbeweglichkeit beeinflußt werden: die Zerrungen am Nierenstiel hören auf, die Harnstauung wird behoben. Auf andere Beschwerden, besonders die nervösen Klagen der Patienten, hat der Eingriff gar keinen Einfluß, besonders ist auch zu warnen vor der Operation bei allgemeiner Enteroptose.

In der Indikationsstellung hat sich, wie ich feststellen konnte, in den letzten Jahren ein erfreulicher Wandel vollzogen. Aus meiner Anfrage bei einer Reihe deutscher chirurg. Universitätskliniken, Krankenhäuser und Urologen entnehme ich: 1. die Nephropexie ist eine seltene Operation geworden (Enderlen-Heidelberg, von Eiselsberg-Wien, Poppert-Gießen, Hotz-Basel, Schmieden-Frankfurt, Öhlecker-Hamburg, E. Müller-Bernburg u. a.).

2. Übereinstimmend werden als Indikation für die Nephropexie angesehen wiederholte heftige Schmerzen mit Stauungserscheinung der Niere, Stieltorsionen, beginnende Hydronephrose, schwere Neuralgien, für die keine andere Erklärung vorliegt.

3. Allgemein *gewarnt* wird vor der Fixation der Wanderniere bei Enteroptose oder bei nervösen Erscheinungen allgemeiner Natur.

Maßgebend für die Ausführung des Eingriffes ist außer den klinischen Erscheinungen vor allem der Nachweis einer erheblichen Harnstauung im Nierenbecken, die sich in jedem Falle im pyelographischen Bilde zeigen wird, die Torsion des Ureters, die sackförmige Ektasie des Nierenbeckens mit Abflußbehinderung (von Lichtenberg).

Albarran stellt an die Operation folgende Anforderungen: sie soll Nieren- und Harnleiter gut übersehen lassen, die Niere soll in richtiger Höhe und richtiger Achsenstellung fixiert werden, beide Pole und die Kante sollen festhaften, so daß ein Schlingern, Schaukeln und Achsendrehung unmöglich ist; Schädigungen des Parenchyms sind nach Möglichkeit zu vermeiden, da sie gefolgt sein können von Infarktbildung, Infektion des Nierenbeckens, Urinfisteln und Steinbildung.

Bei Ausführung der Nephropexie ist außerdem folgendes zu berücksichtigen: wo eine *infizierte, bewegliche* Niere vorliegt, deren Behandlung allen Maßnahmen (Vaccinetherapie, Spülungen usw.) Trotz bietet, wird die Nephropexie durch Schaffung besserer Abflußmöglichkeiten die Heilung der Infektion bedingen; gleichzeitig soll bei Infektionen mit Bacterium coli die Möglichkeit der Reinfektion vom Darm her ausgeschaltet werden. Das geschieht auf der rechten Seite durch die gleichzeitige *Appendektomie* evtl. in Verbindung mit der Coecoplicatio.

Allgemeines zur Nephropexie.

Anästhesie. Wir bevorzugen für den Eingriff die Äther-Sauerstoffnarkose nach vorheriger Mo.-Atropininjektion, wenn nicht wichtige Gründe gegen die

Anwendung des Äthers sprechen. Die Chloroformnarkose macht in $33-100\%$ (Lutze und Goodwin) Albuminurie und Cylindrurie. Auch nach paravertebraler Leitungsanästhesie fand Kappis Ausscheidung von Albumen und Zylindern.

Lagerung des Patienten. Bei Ausführung eines der Lendenschnitte liegt der Patient auf der gesunden Seite mit gehobener und unterpolsterter Lende, Schrägstellung des Operationstisches im Sinne der schiefen Ebene mit Abfall nach fußwärts erleichtert die Freilegung des Organs: wo das Königsche Lagerungsbänkchen verwendet wird, achte man auf gute Polsterung (Gefahr der Schädigung des gesunden Organs durch Druck [Bunge]).

Die beste und für den Patienten durchaus ungefährliche Lagerung erzielt man durch ein aufblasbares Gummikissen, dessen Luftfüllung durch einen Blasebalg mit Fußbetrieb geschieht.

b) Die verschiedenen Methoden der Operation und ihre Wertung.

Die verwirrend große Zahl der Operationsmethoden der Nephropexie fügt sich zwanglos in folgende Gruppen ein: 1. Befestigung der Niere durch Nähte, die durch das *Nierenparenchym* gelegt werden — transparenchymatöse Nephropexie.

2. Anheftung der Niere durch Nähte, die nur die Capsula fibrosa fassen, meistens in Verbindung mit der Dekapsulation des Organs — kapsuläre Nephropexie.

3. Fixation der Wanderniere durch Muskelzügel — Myonephropexie.

4. Befestigung mittels frei transplantierter Fascienstreifen.

5. Der Raffverschluß der Fascia renalis nach Klapp.

6. Mannigfaltige Kombinationen.

Unter den Verfahren verdienen diejenigen den Vorzug, die mit möglichst geringer Schädigung des Organs eine einigermaßen sichere Fixation verbinden. Dieser Forderung entsprechen eine Reihe von Methoden, die wir kurz skizziert an Hand von Abbildungen bringen.

Bei weitem die meisten Operationen schaffen sich Zugang durch einen der Lendenschnitte, die schräg (Kümmell) oder längs (Simon) oder winklig (Rovsing) angelegt werden können. Wir bevorzugen einen etwas steilen Schrägschnitt, Freilegung der Niere in gewöhnlicher Weise (vgl. die Technik der Nierenoperationen). Die Fettkapsel soll stets so weit abgeschoben werden, daß das Nierenbecken und der Ureter gut sichtbar werden.

1. Methode Guyon, Fixation der Niere ohne Dekapsulation, Nähte durch fibröse Kapsel und Parenchym (vgl. Abb. 19).

Die Niere wird durch drei Doppelfäden, die mit Reverdinscher Nadel durch die Nierensubstanz geführt werden, oben an die 12. Rippe und an die Fascie und Muskulatur der Lende fixiert. Der erste Doppelfaden soll, $12-15$ cm vom konvexen Rande entfernt, zwischen oberem und mittleren Drittel des Organs gelegt werden, die Fadenschlinge wird durchschnitten, die beiden Enden werden geknüpft, so daß sie jederseits die Capsula propria berühren, der zweite Faden kommt ungefähr durch die Mitte, der dritte $2-2,5$ cm tiefer. Vier Wochen nach der Operation kann der Patient ausgehen. Der Nachteil der Methode wie aller transparenchymatöser Methoden ist die Möglichkeit der Verletzung der Nierenkelche.

2. Diese Gefahr erscheint wesentlich geringer bei Anwendung der Methode Kümmell, der ähnlich vorgeht, aber die Fäden weniger tief durch das Parenchym legt (vgl. Abb. 20).

Drei Seitennähte werden durch Haut, Muskulatur und Fascie gelegt und durch den oberen Pol, die Mitte und den unteren Pol der Niere etwa 3 cm vom

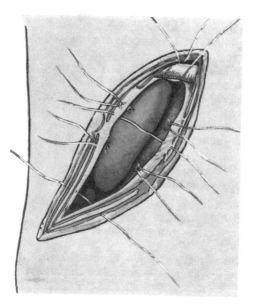

Abb. 19. Nephropexie. (Nach GUYON.)

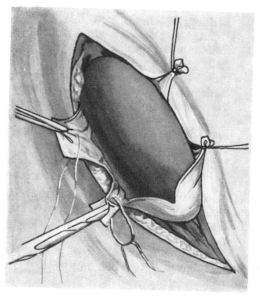

Abb. 21. Nephropexie. (Nach ALBARRAN.)

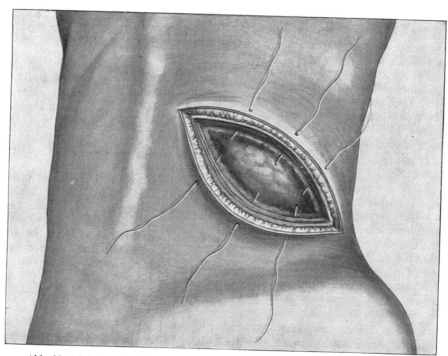

Abb. 20. Fixierung der Wanderniere. Drei Fäden durch die Nierensubstanz gelegt.
(Aus BIER, BRAUN und KÜMMELL: Chirurgische Operationslehre. 4. u. 5. Aufl. Bd. 4. 1923.)

Nierenrande entfernt geführt, auf der gegenüberliegenden Seite werden sie wieder durch die ganze Dicke der Lendenwand ausgestochen. Naht der Fascie mit Catgutnähten, von denen einige die Capsula propria und Nierenrinde noch mitfassen, Naht der Muskulatur, Hautnaht. Wir knüpfen die drei Seidenfäden über je einen Tupfer, der Patient steht nach einigen Tagen auf, die Fixationsnähte werden nach drei Wochen entfernt.

3. Ein einfaches und nach KÜMMELL brauchbares Verfahren stammt von EDUARD REHN-Freiburg, der die freigelegte Niere in möglichst normale Lage bringt, den unteren Pol in ganzer Dicke mit einer großen Hagedornnadel durchsticht und den starken Seidenfaden um die letzte Rippe herumführt, ihn fest anzieht und knotet (E. REHN).

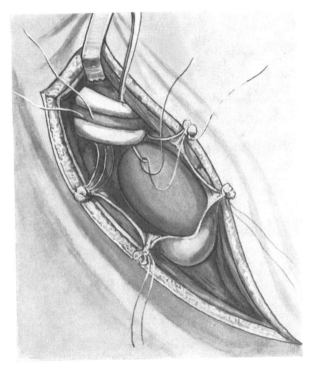

Abb. 22a. Nephropexie. (Nach MARION.)

Die meisten Chirurgen wenden Methoden an, die die Niere dekapsulieren und die Capsula propria zur Fixation benutzen. Das dekapsulierte, diffus blutende Organ verwächst fest mit der Umgebung, die Capsula propria bietet gleichzeitig meistens ein vorzügliches Fixationsmaterial.

4. L. CASPER begnügt sich mit der Dekapsulation allein und überläßt die Stelle der Fixation dem Zufall. Trotz seiner guten Erfahrungen besteht die Möglichkeit, daß das zu tief fixierte Organ Beschwerden macht und hydronephrotisch entartet.

5. Sehr viel ausgeführt in Frankreich und in neuerer Zeit auch in Deutschland wird die Methode ALBARRAN (vgl. Abb. 21).

Die Niere wird durch steilen Schrägschnitt freigelegt, Resektion der Fettkapsel, besonders an der Hinterwand, Incision der Capsula propria an der Konvexität, Abziehen bis zum Hilus, sowohl der vordere wie der hintere Kapselteil wird quer inzidiert, so daß im ganzen vier Kapsellappen entstehen. Jeder Lappen wird nahe der Basis mit einem Catgutfaden ligiert. Die Fäden der beiden oberen Lappen werden um die 12. Rippe geführt und geknüpft, der hintere untere Lappen wird am M. quadratus lumb., der vordere untere vorn an die Muskulatur angenäht.

6. Marion (vgl. Abb. 22a und b) bildet die Kapsellappen genau in derselben Weise, fixiert aber die oberen Blätter viel höher als Albarran; das obere hintere Blatt wird durch eine Naht fixiert, die durch den 11. Intercostalraum geht, während der Faden des vorderen Blattes durch den 10. Intercostalraum hindurchgeführt wird. Davon, daß die Nähte durch Pleura gehen, sah Marion bei 53 Operationen keinen Nachteil.

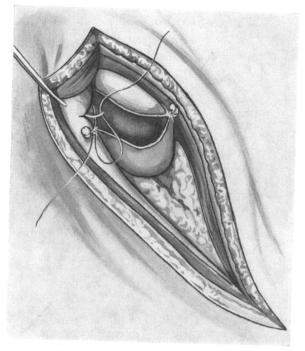

Abb. 22 b. Nephropexie. (Nach Marion.)

7. Thorkild Rovsing (Abb. 23) operierte etwa 300 Fälle in folgender Weise: Schnitt beginnend in Höhe der 10. Rippe nach abwärts längs des Erector trunci bis 2 cm unter die 12. Rippe, wo er fast rechtwinklig nach vorn umbiegt, Durchtrennung der Fascia lumbodorsalis und der Muskulatur, Eröffnung der Fettkapsel, Auslösen der Niere, besonders des unteren Pols. I-förmige Spaltung der Capsula propria mit den Querschnitten an den Polen, Ablösen der Kapsel in 2 cm Ausdehnung auf jeder Seite; ein mit zwei großen Hagedornnadeln versehener Seidenfaden wird durch den adhärenten Teil der Capsula propria am unteren Pole geführt, so daß der Faden wie eine Schlinge um den unteren Pol zu liegen kommt, Reposition der Niere, die hintere Nadel wird durch den hinteren Rand der Muskelwunde außerhalb der 12. Rippe und durch die Haut der hinteren Wundlippe ausgestochen, die vordere Nadel vorn gegenüber, Zeige- und Mittelfinger der einen Hand folgen dem unteren Nierenpol und stützen ihn, während die andere Hand den Seidenfaden anzieht. Wenn nur etwa der 4. Teil der Niere

noch sichtbar ist und eine gewisse respiratorische Verschieblichkeit des Organs noch möglich ist, wird der vertikale Teil der Operationswunde genäht und der Seidenfaden über eine Gazerolle geknüpft. Unter die Niere kommt ein Zigarettendrain. Naht der übrigen Wunde. Am 4. Tag Entfernung des Drains, am 14. Tag der Hautnähte, am 21. Tage des Nierenfadens, am 28. Tage steht der Patient auf.

8. FEDOROW geht in ganz ähnlicher Weise vor mit dem Unterschiede, daß der untere Polfaden gleichzeitig die Ränder der abgelösten Kapsel umsäumt und darauf um die 12. Rippe geknüpft wird (vgl. Abb. 24).

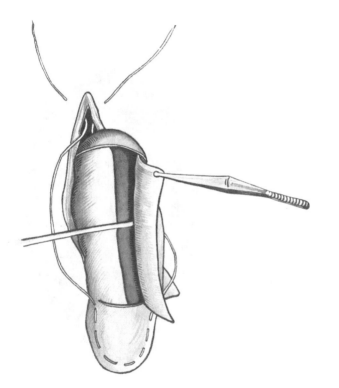
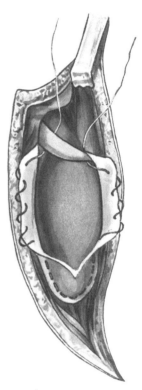
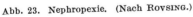

Abb. 23. Nephropexie. (Nach ROVSING.)

Abb. 24. Nephropexie.
(Nach FEDOROW.)

9. In Deutschland ziemlich häufig angewandt wird die Methode von VOGEL-Dortmund. Aus der Hinterfläche der Niere wird ein Kapsellappen gebildet (vgl. Abb. 25a), der etwas jenseits des oberen Pols hochgeklappt und der Länge nach in zwei Zügel gespalten wird, diese werden durch einen 1,5 cm langen Weichteilschnitt dicht an der 12. Rippe um diese herumgeführt und mit dem Kapselrest auf der Niere wieder vereint, dabei ist gleichgültig, ob der Rippenschlitz sub- oder extraperiostal angelegt wird. Um der Niere einen gewissen Spielraum zu geben, soll die 12. Rippe nahe dem Querfortsatz gebrochen werden.

Um das Organ noch höher zu fixieren, wurden die Kapselzügel etwas anders angelegt, so daß durch diese Modifikation die Niere zur Hälfte hinter die 12. Rippe zum Verschwinden gebracht wird.

10. Einfacher ist das Verfahren von Narath: Die Kapsel wird durch einen Schrägschnitt und zwei Längsschnitte gespalten und über der 12. Rippe zu-sammengelegt (vgl. Abb. 26a) oder die Rippe wird — bei sehr beweglicher Niere — durch einen subkapsulären Tunnel der Niere geführt. (Abb. 26b.)

11. Fritz König benutzte das Periost der 12. Rippe, das subkapsulär am oberen Nierenpol durchgeführt wurde, erfolgreich zur Fixation (nach Tichy).

Die Myonephropexie, Fixation der Niere mittels benachbarter Muskeln oder abgespaltener Sehnenstreifen, haben sich nie recht eingebürgert. Jakobo-wici und Amza Iianu (nach Jakobowici) benutzten den Musculus iliopsoas zur Fixation, das Verfahren erscheint recht kompliziert.

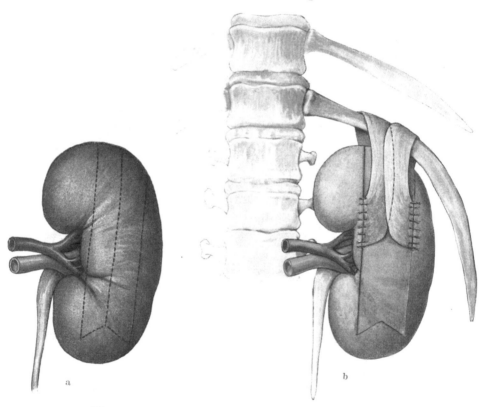

Abb. 25 a u. b. Die Operation der Wanderniere. (Nach Vogel.)

Geradezu gefährlich dürfte die Methode Kukula (Kostlivy) sein, der den unteren Nierenpol in eine Lücke des Musculus quadratus lumb. einlegt. Es war eigentlich selbstverständlich, daß man die Erfolge der freien Fascien-transplantation auch den Zwecken der Nephropexie dienstbar zu machen suchte. Von allen diesen Methoden — die meisten unterminieren die Capsula propria und ziehen Fascienstreifen durch — erscheint mir die von Henschen-Basel deshalb als die beste, weil sie nicht die geringste Schädigung der Niere bedingt. Nach Freilegung der Niere wird der Fascia lata ein 20 : 15 cm großer Fascien-lappen entnommen, ein Längsschnitt in der Fascienrichtung halbiert den Lappen bis zur Mitte, wo ein ovaler Defekt herausgeschnitten wird (vgl. Abb. 27a). Der mit Haltefäden versehene Lappen wird nun so um die Niere herumgeführt,

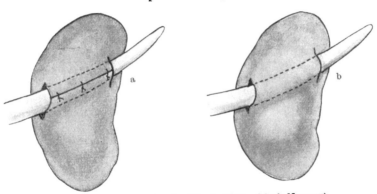

Abb. 26 a u. b. Fixation der Wanderniere. (Nach NARATH).

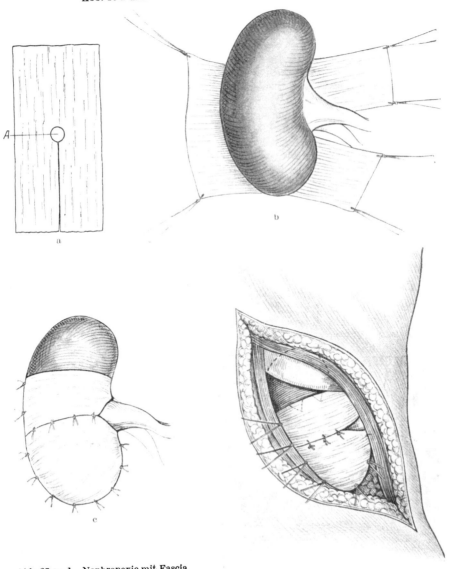

Abb. 27 a—d. Nephropexie mit Fascia
lata. (Nach HENSCHEN.)

daß der gespaltene Teil oberhalb und unterhalb des Hilus zu liegen kommt und der Hilus genau in den ovalen Ausschnitt paßt (vgl. Abb. 27 b). Die Lappenränder werden untereinander mit feinen Seidenknopfnähten vernäht, so daß das Organ „nestartig" eingepackt ist (vgl. Abb. 27 c). Der hintere obere Rand, der vernähte Außen- und Unterrand dieser Fascienkapsel werden sodann noch mit festen Seidenknopfnähten an die muskulöse Hinterwand der Nierennische und an den Außenrand des Quadratus lumb. und die Fascia lumb. dorsalis angeheftet (vgl. Abb. 27 d).

HENSCHEN hat mit seiner Methode durchaus gute Erfahrungen gemacht (persönliche Mitteilung). Ich erwähne noch ein Verfahren, das jüngst KLAPP als Nephropexie durch „Fascienreffung" beschrieb. Durch die Methode wird der Trichter der Fascia renalis unterhalb der Niere mit Reffnähten verschlossen.

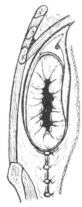

Die Technik wird von KLAPP folgendermaßen angegeben: Hautschnitt nach VON BERGMANN-ISRAEL, schichtweise Durchtrennung der Bauchmuskulatur und der dünnen Fascia transversa, nach Abschieben des Bauchfelles hat man die Fascia renalis vor sich, diese wird gespalten und bei mäßigem Grade von Wanderniere damit diese an ihrem unteren Pol freigelegt; bei hochgradiger Senkung der Niere liegt das Organ medialwärts und beckenwärts und muß erst nach oben geschoben werden. Die Fascia renalis wird dann von unten nach oben fortschreitend mit Reffnähten gefaßt und geschlossen, die Niere rückt damit höher und höher, bis sie so hoch als möglich auf dem verschlossenen Gleitschlauch ruht und durch diesen in der Lage festgehalten wird (vgl. Abb. 28).

Transperitoneale Methoden.

Abb. 28.
Fascienreffung.
(Nach R. KLAPP
und N. KLEIBER.)

Stellt sich bei der Laparotomie die Notwendigkeit heraus, eine Nephropexie anschließen zu müssen, so kann man vom eröffneten Peritoneum aus die Operation ausführen. Von den Methoden schildere ich kurz die „Transfixation" nach MARWEDEL. Der Assistent drängt die Därme nach abwärts, der Operateur schiebt die Niere nach aufwärts gegen die 12. Rippe in die Nähe des alten Betts. Von innen nach außen werden jetzt zwei Matratzennähte angelegt, die Peritoneum, Nierenwand, Muskulatur und Haut durchsetzen und über einer Gazerolle über der Haut in der Lumbalgegend unter der 12. Rippe geknüpft werden, die eine Naht soll am unteren Pol, die zweite am äußeren konvexen Rand der Niere liegen. MARWEDEL verwendet Silkworm und benutzt lange gerade Nadeln, die Nähte bleiben drei Wochen liegen.

MEISEL-Konstanz, der stets transperitoneal operiert, bildet einen Lappen aus dem M. iliacus, die Niere wird hochgeschoben und der Lappen unter dem unteren Nierenpol an der vorderen Bauchwand unter dem Rippenbogen angelegt.

Extraperitoneale Nephropexie vom vorderen Nierenschnitt aus.

FRANGENHEIM beschreibt neuerdings eine Methode der Nephropexie vom vorderen Nierenschnitt aus. Er macht den sog. extraperitonealen Bauchschnitt nach K. HOFMANN. Von diesem pararectalen Längsschnitt aus läßt sich ohne Verletzung der Muskulatur das Colon stets mühelos medial verlagern, außen vom Colon wird das retroperitoneale Bindegewebe durchtrennt und die gesamte Bauchfellblase mit Inhalt von der Vorderseite der Niere abgetrennt; Niere, Hilus und Ureter lassen sich gut übersehen, die Fettkapsel auf der Hinterseite wird abgelöst, die Niere in die normale Lage gebracht und das Peritoneum zur Stütze der Niere mit einer Anzahl von Seidenknopfnähten an die Muskulatur der Hinterwand der Bauchhöhle, sowie an die 12. Rippe angenäht, die Rippe wird dabei in ihrem knöchernen Anteil umstochen, in ihrem knorpligen Anteil durchstochen (Abb. 29 a u. b). Nachuntersuchungen zeigten, daß auch bei hochgradigen Fällen von Wandernieren das Organ in der Bauchfelltasche liegen bleibt. Die

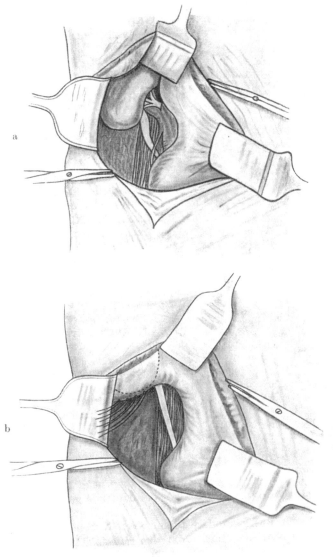

Abb. 29 a u. b. Nephropexie. (Nach FRANGENHEIM.)

Methode hat sicher Vorteile: Ausführung in richtiger Rückenlage des Patienten ohne Verdrehung durch Abkrümmung der Lende, gute Kontrolle, Vermeidung jeder Schädigung des Parenchyms.

Auch ÖHLECKER-Hamburg (persönliche Mitteilung) geht so vor.

Überblickt man die geschilderten Methoden, so ergibt sich, daß von den lumbalen Verfahren die Methoden der kapsulären Nephropexie (ALBARRAN,

ROVSING, FEDOROW) den Vorzug verdienen, sie schädigen das Parenchym nicht und vermeiden eine zu starre Fixation des Organs, dieselben Vorzüge hat die Methode HENSCHEN und endlich das Verfahren von FRANGENHEIM. Die Auswahl wird sich letzten Endes nach den Umständen und der Einstellung des betreffenden Chirurgen richten. Verfahren, die eine Verletzung der Pleura oder eine schwere Läsion des Nierenparenchyms setzen, sind trotz der günstigen Autorenberichte abzulehnen, weil sie den Eingriff verhängnisvoll komplizieren können.

Ergebnisse der Operation.

Die Mortalität des Eingriffs ist gering, man rechnet mit etwa 1% (BILLINGTON 500 Operationen mit 4 Todesfällen, ROVSING 300 Operationen mit 4 Todesfällen). Die früher so hoch bewertete Verletzung des Peritoneums hat keinerlei Nachteile, im Gegenteil, es sollte auch jede lumbale Nephropexie auf eine gleichzeitige Kontrolle der Bauchorgane eingestellt werden. Es ist ein leichtes, die kranke Gallenblase oder den Wurmfortsatz auch vom lumbal eröffneten Peritoneum zu entfernen.

Bezüglich der Resultate ist zu unterscheiden 1. das anatomische Ergebnis, 2. die Beeinflussung der Beschwerden durch die Operation.

Durch Umfrage konnte ich feststellen, daß die meisten deutschen Chirurgen, die in überwiegender Zahl mit einer der kapsulären Methode operieren, sowohl mit den anatomischen Ergebnissen der Nephropexie, als auch mit der Beeinflussung der Beschwerden in unkomplizierten Fällen durchaus zufrieden sind. ROVSING hat seine Methode der Nephropexie in 300 Fällen gemacht, 85% vollkommen geheilt, 10,4% gebessert.

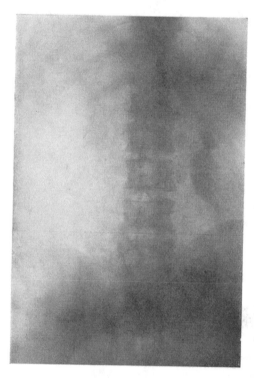

Abb. 30. Sekundäre Hydronephrose nach Nephropexie.

Eine nach der Operation wieder auftretende geringfügige Beweglichkeit des Organs ist meistens kein Unglück. Urinfisteln und sekundäre Bildung von Nierensteinen, wie sie früher bei Verletzung des Nierenbeckens durch den Aufhängefaden vorkamen, sind mit den beschriebenen Methoden unmöglich.

Sekundäre Hydronephrose.

SUTER beobachtete, wie schon erwähnt, in vier Fällen von Wanderniere nach einigen Jahren eine Hydronephrose, es mußte sekundär nephrektomiert werden. Eine ähnliche Beobachtung machte R. FRANZ, der bei einer asthenischen Patientin 1½ Jahre nach der Nephropexie durch das Pyelogramm eine Erweiterung des Nierenbeckens und der Nierenkelche feststellte. Ich selbst verfüge über eine Beobachtung: 45jährige, asthenische Frau, 2 Jahre nach der von anderer Seite ausgeführten Nephropexie bestanden wieder erhebliche Beschwerden, das Pyelogramm (vgl. Abb. 30) ergab eine ziemlich hochgradige Dilatation des Nierenbeckens und der Nierenkelche. Erst die Nephrektomie befreite die Patientin von ihren Beschwerden. Weitere Fälle von sekundärer Hydronephrose konnte ich nicht feststellen, ich glaube nicht, daß der Chirurg jemals imstande sein wird, solche Fälle primär zu erkennen, rate aber bei Beschwerden, nach der Operation stets die Kontrolle durch das Pyelogramm zu machen. Eine zu tiefe Fixation des Organs ist sicher verkehrt, sie kann Gelegenheit geben zur Ausbildung einer sekundären Hydronephrose wie meine eigene Beobachtung, bei der das Organ zu tief fixiert war, zeigt.

Zusammenfassend stelle ich fest: die Nephropexie soll eine seltene Operation bleiben, indiziert ist sie nur bei einwandfrei pyelographisch festgestellter Wanderniere mit Veränderung des Nierenbeckens, ferner bei Magendarmstörungen, wenn alle diagnostischen Hilfsmittel in anderer Richtung erschöpft sind. Bei allgemeiner Splanchnoptose ist die Operation ebenso wie bei funktioneller Neurose nicht nur nutzlos, sondern sogar schädlich, weil sie manchmal einen Reigen unnötiger Eingriffe eröffnet, denen der Patient schließlich erliegt. Für die Operation gilt durchaus das Wort SAUERBRUCHS, das als Motto der Abhandlung vorangestellt wurde.

Anhangsweise erwähne ich drei weitere Indikationen für die Nephropexie: 1. die Fixation der polycystischen Niere, die zuerst GARRÉ ausführte, und die neuerdings wieder von DE QUERVAIN-Bern empfohlen wurde. 2. Die Fixation der dystopischen Niere (FEDOROW) und 3. die Fixation der Hufeisenniere (FEDOROW); bezüglich Indikation und Technik verweise ich auf die einschlägigen Kapitel.

Literatur.

Eine gute, ziemlich vollständige Literaturübersicht findet sich bei JAKOB FRÄFEL (vgl. unten!), außerdem verweise ich auf die Arbeiten von TICHY und von SCHEUERMANN.

ABBOT: Movable kidney, St. Thomas hosp. Reports Vol. 22, p. 2660. London 1894. — ACH: Über die operative Behandlung der Wanderniere. Bruns' Beitr. z. klin. Chirurg. Bd. 93, S. 262—268. — ALBARRAN: Etude sur le rein mobile. Ann. des maladies des org. gén.-urin. Tome 13, p. 578—673. Paris 1895. — Operative Chirurgie der Harnwege. Ins Deutsche übertragen von E. GRUNERT. Jena: G. Fischer 1910. — ALGLAVE P.: Dispositions vicieuses du colon ascendant provoquées par l'abaissement du rein droit. Rev. de chirurg. 1904. p. 730. — Contributions a l'étude des accidents provoqués par l'abaissement du rein droit au 3. degré. Ann. des maladies des org. gén.-urin. 1907. Nr. 1. Ref. Zentralbl. f. d. Grenzgeb. 1907. S. 349. — AUFRECHT: Zur Empfehlung der Nephropexie bei Geistesstörung infolge von Nephroptose. Therapeut. Monatsh. 1907. Nr. 9, S. 460. — BACHARACH: Zeitschr. f. urol. Chirg. Bd. 6, H. 1—2. — BÄTZNER: Diagnostik der chirurgischen Nierenerkrankungen. Berlin: Julius Springer 1921. — BELL, E. L.: Movable kidney. Americ. journ. of surg. 1909. p. 33. Ref. Zeitschr. f. Urol. Bd. 3, S. 828. 1909. — BENDER: Zentralbl. f. Chirurg. 1903. — BERGMANN: Handbuch der prakt. Chirurgie. 5. Auflage. Stuttgart 1923 (KÜMMELL und GRAFF). — BEYEA: Floating kidney, its significanze and treatment with spezial referenze to a method of performing nephropexy. Univ. Perm. M. Bull. Philad. Vol. 19, p. 199—207. 1906—7. — BILLINGTON: Movable kidney from a surgical standpoint. Brit. med. journ. 1907. Nr. 30. Ref. Zentralbl. f. Chirurg. 1908. Nr. 4. — The resultat of nephropexy. Brit. med. journ. p. 856. London 1914. — BRONCHIN: Gaz. des hôp. civ. et milit. 7. — BÜDINGER, C.: Über Wanderniere. Grenzgeb. d. Med. u. Chirurg. Bd. 4. 1899. — BÜRGER, L.: Wanderniere und Trauma. Ärztl. Sachverst.-Zeitg. 1908. Nr. 22. — BUNGE: Bruns' Beitr. z. klin. Chirurg. 1919. Bd. 115. — BUTKEWITSCH, T. G.: Die Wanderniere und ihre Behandlung. Inaug.-Diss. St. Petersburg 1911. — CASPER, L.: Zentralbl. f. Chirurg. 1910. — Lehrbuch d. Urologie. Berlin 1921. — CASTELLINO, FABRIZIO: La nephroptose. Tommasi, Napoli 1910. Tome 5, p. 779—786. — CHAMPIONNIÈRE: Wanderniere. Acad. de méd. de Paris. Sitzung vom 11. Juni 1907. — CLARKE: Handbook of the surgery of the kidneys. London 1911. Hodder & Stoughton. — CORDIER, A. H.: Movable kidney. Local and remote results. Americ. assoc. of abst. and gyn. 9. New York Med. Record 1896. T. 50, p. 527. — Thèse de Lille 1919. — CORDIER, P.: Pourquoi le rein mobile est-il plus frequent à droite qu'à gauche? Journ. d'urol. Tome 15, Nr. 3, p. 161—180. 1923. — CORNING, H.: Lehrbuch der topographischen Anatomie. 2. Auflage. Wiesbaden:

J. F. Bergmann 1909. — DEALE, H. B.: Movable kidney. Americ. journ. of obstetr. a. gynecol. Vol. 33, p. 703. 1896. — DELVOIE: Pathogénie et traitement du rein mobile. Ann. de la soc. roy. des sc. méd. et nat. Bruxelles Tome 4, p. 97—161. 1895—96. — DEPAGE: De la pathogénie du rein mobile et de son traitement. Journ. de méd. chirurg. et pharm. Bruxelles 1892. p. 885. — DIETL: Wandernde Nieren und deren Einklemmung. Wien. med. Wochenschr. 1864. Nr. 36—38. — DIEULAFÉ: Soc. de chirurg. 1907. — DOERING: Dtsch. Zeitschr. f. Chirurg. Bd. 84. — DUPUY: Traitement du rein mobile. Thèse de Paris 1908. — DURET: Du traitement des reins mobiles ou flottants par la nephrorrhaphie. Bull. de l'acad. de méd. de belgique 1888. p. 456. — EDEBOHLS: Notes on movable kidney and nephrorrhaphy. Americ. journ. of obstetr. a. gynecol. Vol. 31, p. 161—169. 1895. Ref. Zentralbl. f. Gynäkol. Bd. 19, S. 1282. 1895. — EINHORN, M.: Movable kidney and its treatment. New York med. journ. a. med. record 1908. — FEDOROW, S. C.: Über die Wander- niere. Russki Wratsch 1908. Nr. 1. — Chirurgie der Nieren. Handbuch Moskau-St. Peters- burg 1923 (Russ.)[1]). — FRÄFEL, JAKOB: Kritische Übersicht über die Operationsindikationen und Operationsmethoden der Wanderniere. Inaug.-Diss. Zürich 1918. — FRANGENHEIM: Zeitschr. f. urol. Chirurg. Bd. 13, H. 1 u. 2. — FRANK und GLASS: Zeitschr. f. urol. Chirurg. Bd. 4. 5. Heft. — FRANKENBERG, RICH.: Die Behandlung der Wanderniere. Inaug.-Diss. Halle 1913. — FRANZ, R.: Arch. f. Gynäkol. Bd. 117. — GAUDIANI: Policlinico, sez. prat. 1905. H. 14. — GAUTIER: Thèse de Paris 1908. — GEROTA: Beiträge zur Kenntnis des Befestigungsapparates der Niere. Arch. f. Anat. u. Entwicklungsgesch. Leipzig 1895. — GILBERT: The diagnosis and treatment of renal mobility. Brit. med. journ. 1908. — GILMORE: Americ. journ. of obstetr. a. gynecol. 1871. — GLANTENAY et GOSSET: Bull. de la soc. de Paris 1897. — GLÉNARD, F.: Nephroptose et enteroptose. Bull. et mém. de la soc. méd. des hôp. de Paris 1893. — Les ptoses viscerales. Paris 1899. — GUYON: Rein mobile. Rev. de thérap. méd. et chirurg. Tome 57, p. 747. 1895. — Die Krankheiten der Harnwege. Klinische Vorlesungen aus dem Hospital Necker. Übersetzt von KRAUS und ZUCKERKANDL. Bd. 2. 1897. — HAHN: Zentralbl. f. Chirurg. 1880. — HAIDENHAIN: Wandernieren bei Frauen. Therapeut. Monatsschr. Berlin Bd. 20, S. 70—78. 1906. Ref. Münch. med. Wochenschr. 1906. Nr. 28. — HANDERSON: Practitioner 1907. — HELM: Inaug.-Diss. Berlin 1895. — HENSCHEN: Arch. f. klin. Chirurg. Bd. 100, H. 4. — HERZBERG: Über Dauererfolge der Nephrorrhaphie, Diss. Göttingen 1895. — HILDEBRAND, O. und HAGA: Experimentelle Untersuchung über die Entstehung der Hydronephrose und den Zusammenhang zwischen Hydronephrose und Wanderniere. Dtsch. Zeitschr. f. Chirurg. Bd. 49. 1898. — HITZENBERGER und REICH: Wien. klin. Wochenschr. 1921. — JAKOBOWICI: Dtsch. Zeitschr. f. Chirurg. Bd. 110. 1911. — JOHNSTON, On movable kidney. Americ. surg. Philad. Vol. 21, 129—139. p. 1895. Ref. Zentralbl. f. Chirurg. 1895. S. 1020. — JOSEPH, EUGEN: Technik der urologischen Untersuchungsmethoden. Berlin: Julius Springer 1923. — ISRAEL: Chirurgische Klinik der Nierenkrankheiten. Berlin 1901. — KEEN: Nephrorrhaphie. Ann. of surg. Vol. 12, p. 81—115. 1891. Ref. Zentralbl. f. Chirurg. Bd. 18, S. 432. 1891. — KELLER: Die Wander- niere der Frauen, insbesondere die Wichtigkeit ihrer Berücksichtigung für den Geburts- helfer und Gynäkologen. Berlin: J. Karger 1898. — KELLY: Movable kidney and neur- asthenia. Transact. of the Americ. surg. assoc. Philad. Vol. 28, p. 513—524. 1910. — KELLY and BURNHAM: Diseases of Kidney etc. London u. New York 1914. — KEPPLER: Langen- becks Arch. Bd. 23. 1879. — KLAPP und KLEIBER: Dtsch. Zeitschr. f. Chirurg. Bd. 181, H. 1/2. 1924. — KOSTLIVY: Langenbecks Arch. Bd. 91. 1910. — KÜSTER: Zur Ent- stehung der subcutanen Nierenzerreißungen und der Wanderniere. Verhandl. d. dtsch. Ges. f. Chirurg. Bd. 24, T. II, S. 366—376. Berlin 1895. — Die Nierenchirurgie im 19. Jahrhundert. Ein Rück- und Ausblick. Verhandl. d. dtsch. Ges. f. Chirurg. 1901. S. 103. — Die chirurgischen Krankheiten der Nieren. Dtsch. Chirurg. Lief. 52 b. 1896—1902. — LANDAU: Die Wandernieren der Frauen. Berlin: August Hirschwald 1881. — LARRABÉE: A clinical study of 112 cases of movable kidney. Boston med. a. surg. journ. Vol. 159, p. 586—590. 1903. — LEGUEU: Quelques considérations sur l'anatomie pathologique du rein mobile. Bull. et mém. de la soc. anat. de Paris Tome 70, p. 565—574. 1895. — LICHTENBERG, A. v.: Über die Indikationen für die Behandlung der Wander- nieren durch Nephropexie. Therapeut. Halbmonatsschr. Nr. 35, S. 328—332. — Zur Patho- logie der Hydronephrose bei der Wanderniere. Zeitschr. f. urol. Chirurg. Bd. 8, H. 1—2. — LINDNER, H.: Über Wanderniere. Münch. med. Wochenschr. 1890. Nr. 15 u. 16. — LIONTI: Rif. med. Jg. 38, Nr. 9. — LITTEN: VI. Kongreß f. inn. Medizin. — LLOYD: Nephro- pexy. Med. Rec. New York Vol. 91, p. 790. 1917. — LOCHHEAD: Die Wandernieren und Hydronephrosen der Heidelberger Klinik. Bruns' Beitr. z. klin. Chirurg. Bd. 27, S. 251. 1900. — LOEB, F.: Untersuchungen über die Ätiologie der Ren mobilis. Diss. Leipzig 1902. — LONGYEAR: Nephrocoloptosis. Transact. of the Americ. obstetr. a. gynecol. assoc. New- York Vol. 22, p. 93—115. 1910. — LOTHEISEN: Arch. f. klin. Chirurg. Bd. 52. 1896. —

---

[1]) Die Übersetzung verdanke ich meinem früheren Assistenten Herrn Dr. FEITELBERG in Paderborn.

LUCAS-CHAMPIONNIÈRE: Rein mobile et néphrorrhapie, résultats éloignés et nombreux de la fixation du rein. Journ. de méd. et de chirurg. pract. Paris 1903. Tome 74, p. 807—817. — LUZON, J.: De la nephropexie (procédé d'ALBARRAN-MARION). Paris: G. Steinheil 1913. Ref. Zentralbl. f. Chirurg. 1914. S. 1168. — MACKENZIE: Lancet 1907. — MARWEDEL: Bruns' Beitr. z. klin. Chirurg. Bd. 34. 1902. — MARION: De la néphropexie technique, resultats et indications. Journ. d'urol. méd. et chirurg. Tome 5, p. 729—753. Paris 1914. Ref. Zentralbl. f. Chirurg. 1914. S. 1578. — MENGE: Münch. med. Wochenschr. 1900. Nr. 23. — MEYER: Inaug.-Diss. Halle 1902. — MILLER: The movable kidney. Med. rev. St. Louis 1896. T. 34, p. 223. — NARATH: Zentralbl. f. Chirurg. 1912. Nr. 48. — NEW-MANN, D.: Movable kidney. Lancet 1896. T. 1, p. 360. — Movable displacements of the kidney (Forts. aus dem Jahr 1904). The Glasgow med. journ. 1905. Ref. Jahresber. üb. d. Fortschr. d. Chirurg. 1905. S. 943. — NOLTE, L. G.: Floating and movable kidneys, their symptoms, diagnosis and treatment (nephrorrhaphy). Milwaukee med. journ. Vol. 4, p. 145. 1896. — OBALINSKI: Zur modernen Nierenchirurgie. Samml. klin. Vortr. Neue Folge. Nr. 16. — OBLADEN: Über die Wanderniere. Inaug.-Diss. Bonn 1891. — OLDEVIG: Therap. Halbmonatshefte. Nov. 1910. — PAWLENKO: Neues chirurg. Arch. 1922 (russ.). — PLENZ: Dtsch. med. Wochenschr. 1922. Nr. 40 — PLUMMER, S. C.: Surg., gynecol. a. obstetr. 16. 1913. — POHLMEIER, G.: Inaug.-Dissert. Bonn 1919. — POSNER, C.: Urologie und Konstitutionsprobleme. Zeitschr. f. Urol. 1924. Bd. 18. — POTER, G.: Pourquoi le rein mobile est-il plus frequent à droite qu'à gauche? Journ. d'urol. Tome 15, Nr. 3, p. 161—180. 1923. — POTIN: Gaz. des hôp. civ. et milit. 1890. — DE QUERVAIN: Schweiz. med. Wochenschr. 1924. Nr. 2. — RAMMRATH: Über Wanderniere mit besonderer Berücksichtigung der operativen Behandlung. Berlin: Schade 1894. — REHN, E.: Zentralbl. f. Chirurg. 1920. Nr. 20. — ROSENTHAL: Therap. Monatsh. 1896. — ROVSING: Die Krankheiten der Harnorgane in WULLSTEIN-WILMS. Lehrb. d. Chirurg. 1910. 2. Aufl. — SCHEUERMANN: Die operative Behandlung der Wanderniere. Mit Bericht über 189 von 1897—1911 nach ROVSINGS Methode operierte Fälle. Arch. f. klin. Chirurg. Bd. 104, S. 183—276. Berlin 1914. — SIMON: Beiträge zur Kenntnis und Behandlung der Wanderniere. Zeitschr. f. Urol. Berlin. Bd. 8, S. 609—667. Leipzig 1914. — STILLER: Bemerkungen über die Wanderniere, Enteroptose und Dyspepsie im Anschluß an ein neues Symptom der Neurasthenie. Orvosi Hetilap 1896. Nr. 41 u. 42. Ref. Pester med.-chirurg. Presse Bd. 32, S. 1128. 1896. — STONE, J.: Nephroptosis, movable kidney. Med. news. Philad. Vol. 68, p. 713. 1896. — SOUTHAM, A. H.: The fixation of the kidney. Quart. journ. of med. Vol. 16, Nr. 64. — SUCKLING, C. W.: Neurasthenia and movable kidney. Practitioner 1911. Ref. Zentralbl. f. Chirurg. 1911. S. 1170. — Lancet Vol. 110. 1913. — SULZER, M.: Über Wanderniere und deren Behandlung durch Nephrorrhaphie. Dtsch. Zeitschr. f. Chirurg. Bd. 31, S. 506 bis 589. 1891. — SUTER: Wiener Urologenkongreß 1921. — THIEM, C.: Handbuch der Unfallkrankheiten 1910. — TICHY: Klinischer und experimenteller Beitrag zur Operation Wanderniere. Dtsch. Zeitschr. f. Chirurg. Bd. 130, S. 17—56. 1914. — TUFFIER: Rein mobile et néphropexie. Arch. gén. de méd. 1890. p. 23. — Die Ergebnisse von 153 Nierenoperationen. Ins Deutsche übertragen von Dr. ERNST FRANK. Zentralbl. f. d. Krankh. d. Harn- u. Sexualorgane Bd. 9, H. 1/2. Paris XI. 2. — VERNET et GALLARD: Arch. des maladies de l'appar. dig. et de la nutrit. Paris XI. 2. — VOGEL: Zentralbl. f. Chiurg 1912. Nr. 41. — WATSON: Movable kidney, its frequency, its causal relation to certain symptoms, the measure of relief afforded by nephrorrhaphy a new method of appling sutures in the operation. Med. News New York Vol. 69, p. 164. 1897. — WEISKER: Schmidts Jahrbücher 1888. — WILDBOLZ: Lehrbuch der Urologie. Berlin: Julius Springer 1923. — WINKLER, J.: 100 Nephropexien. Inaug.-Diss. Marburg 1894. — WOLKOW und DELITZIN: Die Wanderniere. Ein Beitrag zur Pathologie des intraabdominalen Gleichgewichts. Berlin: August Hirschwald 1899. — WYSS: Zwei Dezennien Nierenchirurgie. Bruns' Beitr. z. klin. Chirurg. Bd. 32. 1902 (Sonderdruck). — ZONDEK: Chirurgenkongreß 1905.

Die soliden Geschwülste der Nieren, des Nierenbeckens, der Nierenhüllen der Nebennieren und der Nierenechinokokkus.

Von

F. Voelcker und **H. Boeminghaus**-Halle a. d. S.

Mit 17 Abbildungen.

Einleitung.

Die Geschwülste der Nieren, des Nierenbeckens, der Nierenhüllen und der Nebennieren werden in diesem Abschnitt nebeneinander gestellt, weil sie sowohl hinsichtlich der Topographie als auch in bezug auf Symptomatologie, Diagnose und Therapie viel Gemeinsames haben. Bei allen handelt es sich um retroperitoneale Tumoren, deren Unterscheidung wohl bei einer Autopsie in vivo oder in mortuo sicher gelingt, am Lebenden aber trotz aller Fortschritte nicht immer erzwungen werden kann. Es wird unser Bestreben sein, bei der Darstellung die differential-diagnostischen Merkmale und die therapeutischen Gesichtspunkte besonders hervorzuheben.

Gegenstand der Besprechung sind nur die primären Tumoren dieser Organe; Metastasen von Tumoren anderer Organe in die Nieren (vgl. Abb. 6) oder in die benachbarten retroperitonealen Gebilde werden nicht erörtert.

Der Nierenechinokokkus gehört streng genommen nicht zu den Geschwülsten, er wird aus rein praktischen Gründen hier mit besprochen.

A. Die Geschwülste der Nieren.

Pathologische Anatomie. Gutartige Nierengeschwülste, die ihre histologische Gutartigkeit auch auf die Dauer ihres Bestandes beibehalten, sind im Vergleich zu den malignen Geschwülsten recht selten und hat die Praxis nur ein geringes Interesse, da sie nur ausnahmsweise Gegenstand ärztlicher Hilfe sind. Im allgemeinen kann man sagen, daß eine Nierengeschwulst, sobald sie klinisch in Erscheinung tritt, damit gleichzeitig ihre maligne Natur kundgibt. Zu den gutartigen Geschwülsten gehören die seltenen, meist bei Obduktionen als Zufallsbefunde beobachteten Fibrome, Myome, Angiome, Lymphangiome und Adenome. Diese Geschwülste sind in der Regel von geringem Umfang und verändern daher die Form und Funktion der Niere nur unwesentlich. Nach einer Statistik aus der Mayo-Klinik waren unter 283 Nierengeschwülsten nur 3 gutartiger Natur.

Maligne Tumoren sind dagegen viel häufiger und von großer klinischer Bedeutung und pathologisch-anatomischem Interesse. Trotz zahlreicher und eingehender Untersuchungen begegnet die Einreihung der malignen Nierentumoren in die sonst bekannten Geschwulstgruppen großen Schwierigkeiten und für manche Geschwulstformen sind die Ansichten bezüglich ihrer Zugehörigkeit noch immer recht geteilt.

Bei dem Studium der Abhandlungen, die sich auf Grund histologischer Untersuchungen mit der Klassifizierung dieser Tumoren befassen, gewinnt man unbedingt den Eindruck, daß Geschwulstformationen, die von den einen Untersuchern den Carcinomen zugerechnet wurden, von anderen als Sarkome oder Hypernephrome bezeichnet werden. Die Ursache dieser unterschiedlichen Beurteilung wird verständlich, wenn man einen auch nur flüchtigen Blick in den histologischen Aufbau mancher Nierentumoren wirft und die Fülle der wechselnden Strukturformen kennen lernt und in ein und demselben Tumor Gewebe von carcinomatösem und sarkomatösem Charakter, mehr oder weniger scharf getrennt und verschieden weit differenziert, dicht beieinander erblickt.

Aus den vielgestaltigen histologischen Formen der Nierengeschwülste hat GRAWITZ im Jahre 1883 mit glücklichem Griffe eine Gruppe von Tumoren abgesondert, von denen er zeigen konnte, daß sie in ihrem histologischen Aufbau große Ähnlichkeit mit der Struktur der normalen Nebennierenrinde haben. Sie charakterisieren sich durch die Anwesenheit heller, großer, glasiger, polygonaler, fett- und zuweilen auch glykogenhaltiger Zellen, die sich um ein feines Capillarnetz herumgruppieren. Makroskopisch haben diese Geschwülste in der Regel eine grobknollige Form und sind auf dem Schnitt schon durch ihre buttergelbe Farbe und durch die häufigen Hämorrhagien in ihrem Innern, die ihnen ein buntfarbiges Aussehen verleihen, kenntlich (vgl. Abb. 1 u. 2). Neben diesen *typischen* soliden GRAWITZschen Tumoren kennt man noch eine *atypische* Form, die sich durch einen größeren Polymorphismus und wechselnde Gruppierung der Zellen auszeichnet und durch das Auftreten von drüsigen, cystischen Gebilden, sowie durch eine größere Neigung zum Zerfall und zur Degeneration des Stromas gekennzeichnet ist. Diese Formen bekommen zuweilen infolge einer starken Wucherung sowohl der Parenchymzellen als auch der Bindegewebszellen des Stromas histologisch ein mehr carcinomatöses bzw. sarkomatöses Aussehen.

Während manche dieser GRAWITZschen Tumoren (typische Formen) histologisch einen gutartigen Charakter zeigen und diese Eigenschaft oft auch in ihrem klinischen Verhalten durch ein langsames Wachstum während vieler Jahre zum Ausdruck kommt, ist in anderen Fällen (atypische Formen) der maligne Charakter schon histologisch kenntlich und wird klinisch durch die Metastasierung des Tumors in entfernte Organe offenbar. Nicht selten zeigen die Metastasen im Gegensatz zum primären Tumor einen ausgesprochen atypischen, malignen Aufbau. Für die Praxis ist es richtig, die GRAWITZschen Tumoren immer als maligne zu betrachten; die sich daraus ergebenden therapeutischen Konsequenzen dürfen nicht durch den histologisch gutartigen Charakter mancher dieser Geschwülste beeinflußt werden.

Nicht selten sind diese Tumoren gegen die Niere durch eine mehr oder weniger deutliche bindegewebige Kapsel abgegrenzt (vgl. Abb. 5), wobei die Niere dann hauptsächlich durch den zunehmenden Druck des wachsenden Tumors geschädigt wird und langsam der allmählichen Druckatrophie anheimfällt. Vielfach aber zerstört der Tumor schon frühzeitig durch sein infiltrierendes Wachstum schrittweise die Niere, bis diese ganz in dem Tumor aufgegangen ist. Die Entwicklung des Tumors nimmt dabei nicht immer im oberen Pol ihren Anfang, sondern oft auch in den mittleren Abschnitten und im unteren Pol (vgl. Abb. 4).

45

Sehr gern brechen diese Tumoren in das Nierenbecken ein (vgl. Abb. 3). Eine Epithelbekleidung fehlt diesen Zapfen, sie bestehen aus dem weichen, leicht blutenden und leicht nekrotisierenden Geschwulstgewebe; sie sind die häufigste Ursache der für die Tumoren charakteristischen Hämaturien und bewirken, wenn sie nekrotisieren, auch entzündliche Vorgänge im Nierenbecken.

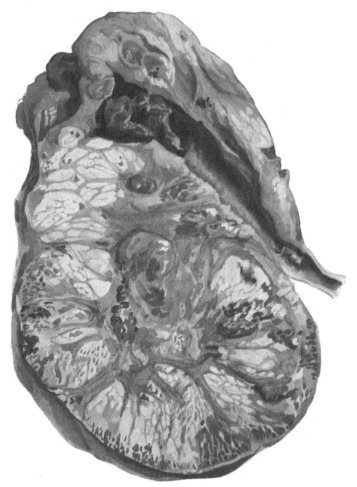

Abb. 1. Hypernephrom der Niere. Die ganze Niere ist in den Tumor aufgegangen, im Nierenbecken Blutgerinnsel.

Viele dieser Tumoren brechen mit einer gewissen Vorliebe in die Venen ein, namentlich in der Vena renalis findet man solche Geschwulstzapfen; sie füllen das Lumen des Gefäßes aus, haften der Wandung mehr oder weniger fest an, wachsen in der Vena cava in der Richtung des Blutstroms weiter und sind, vom strömenden Blute dauernd umspült, eine stete Gefahr für die weitere Verschleppung von Geschwulstkeimen und Bildung ferner Metastasen.

Grawitz hat diese Tumoren wegen ihres, der Nebennierenrinde ähnlichen Aufbaues, als aus versprengten Nebennierenkeimen entstanden aufgefaßt und sie als *Hypernephrome* bezeichnet. Eine Stütze fand diese Auffassung durch

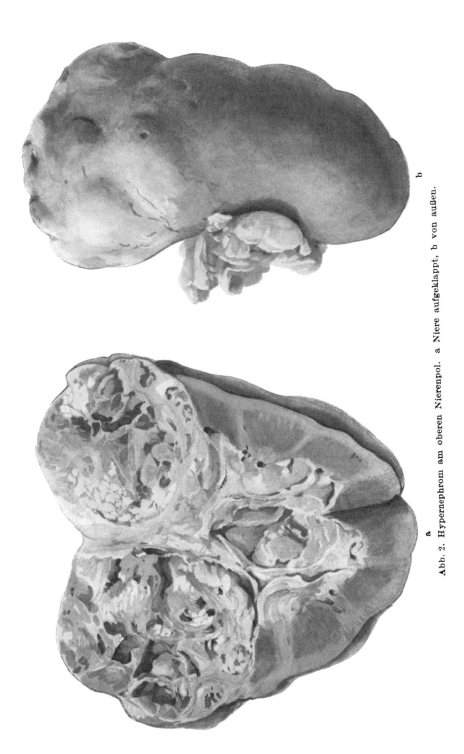

Abb. 2. Hypernephrom am oberen Nierenpol. a Niere aufgeklappt, b von außen.

45*

die Versuche Neuhäussers, dem es experimentell bei Kaninchen durch Transplantation von Nebennieren neugeborener Tiere unter 84 Versuchen zweimal gelang, hypernephromähnliche Gebilde zu erzeugen. Des weiteren wurde die Hypernephromtheorie gestützt durch den Nachweis, daß diese Tumoren Adrenalin enthalten. Der Grawitzschen Theorie trat 1893 Sudeck entgegen, doch drang seine Meinung erst durch, als sich 1908 Störk der nephrogenen Entstehungstheorie Sudecks anschloß und ihr weitere Geltung verschaffte. Nach

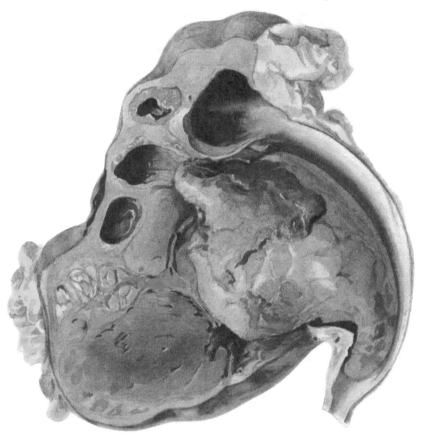

Abb. 3. Hypernephrom der Niere (mächtiger Tumorzapfen das Nierenbecken ausfüllend).

Störk haben diese Tumoren nichts mit versprengten Nebennierenkeimen zu tun, nach seiner Auffassung handelt es sich um Adenome der Niere, die sich bei degenerativem Wachstum zu den histologischen Bildern, wie sie die Grawitzschen Tumoren bieten, entwickeln können.

Da die Meinungen über die Natur dieser Geschwülste noch geteilt sind, so empfiehlt es sich statt der Bezeichnung „Hypernephrom", womit etwas besagt wird, was nicht allgemein anerkannt ist, dem Vorschlag von Lubarsch zu folgen und diese Tumoren als *Hypernephroide* zu bezeichnen. Dieser Autor faßt die Anschauungen über diese Tumoren folgendermaßen zusammen: Es ist sicher, daß in der Niere nicht selten bald einfach, bald destruierend wachsende Gewächse vorkommen, deren Bau dem Urbild der Zona fascicularis der Nebenniere entspricht *(typische Hypernephroide)*. Es ist bei weitem das Wahrscheinlichste, die Entstehung dieser Gewächse auf ortsfremde Einlagerungen, die von der Nebennierenrinde herrühren, zurückzuführen, wobei die zu wirklichen Nebenorganen entwickelten Nebennierenknötchen nicht so sehr in Betracht kommen, als unregelmäßig ausgebildete Absprengungen. Die *atypischen Hypernephroide* — besonders die gemischt hypernephroid-tubulär gebauten Neubildungen — sind am ehesten durch das überaus häufige Vorkommen von Ein- und Anlagerungen ausgebildeten Nierengewebes in die ortsfremden Nebennierenteile zu erklären. Bei einem nicht unerheblichen Teil der destruierend wachsenden atypischen Hypernephroide ist es unmöglich, zu einer Entscheidung über ihre Abstammung und Entwicklung zu kommen. Das verhältnismäßig häufige Vorkommen *sarkomatöser Teile* in den hypernephroiden Gewächsen ist zum Teil dadurch zu erklären, daß auch mesenchymale ortsfremde Gewebe in und neben den Nebennereneinlagerungen der Niere vorkommen.

Die hypernephroiden Tumoren stellen bei weitem die Mehrzahl aller bei Erwachsenen vorkommenden Nierentumoren dar, was sowohl aus den Berichten der Pathologen als auch der Operateure hervorgeht. So fand, um einige Zahlen zu nennen, TADDEI bei einer Zusammenstellung von 434 Nierentumoren allein 218, und FEDOROFF unter 42 Nierentumoren sogar 36 Hypernephrome. Nach den Statistiken sind die Männer sehr viel häufiger beteiligt als Frauen.

Den hypernephroiden Tumoren folgen an Häufigkeit die *teratoiden Geschwülste*. Man unterscheidet zwischen 1. den einfachen, keinen echten Geschwulstcharakter zeigenden, cystischen Bildungen nach Art der sog. Dermoidcysten, 2. den Abkömmlingen

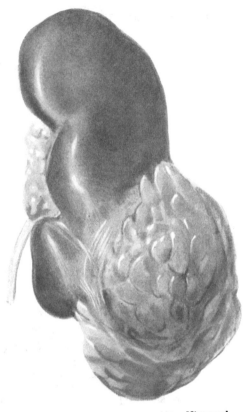

Abb. 4. Hypernephrom am unteren Nierenpol. (Nach v. LICHTENBERG.)

aller drei Keimblätter und 3. den vorwiegend aus mesenchymalen Bestandteilen zusammengesetzten embryonalen Tumoren. Die unter 1 und 2 genannten Formen sind sehr selten, es handelt sich bei den embryonalen Geschwülsten meist um die dritte Gruppe.

Die Entstehung dieser Geschwülste aus fehlerhaft angelegten bzw. fehlerhaft entwickelten embryonalen Keimanlagen ist heute allgemein anerkannt. BIRCH-HIRSCHFELD führte diese Tumoren auf versprengte Keime des WOLFFschen Körpers zurück, wofür ihm in erster Linie die häufige Anwesenheit von drüsigen Elementen maßgebend war. Nach WILMS reicht der entwicklungsgeschichtliche Determinationspunkt noch weiter zurück bis in die Zeit des ursprünglichen Mesoderms vor seiner Differenzierung in Myotom, Sklerotom und Nephrotom. ROBERT MEYER, der eine embryonale Keimausschaltung oder Versprengung ablehnt, erblickt die Ursache der Geschwulstentwicklung vor allem in der

Neigung des caudalen Urnierenganges zu illegaler Zellverbindung mit indifferenten Mesoderm- und Mesenchymkeimen. Dadurch, daß diese Zellverbindungen die normalen Wachstumsverschiebungen des Urnierenganges mitmachen, entfernen sie sich mehr und mehr von ihrer Ursprungsstelle und werden dadurch an ihrer Weiterdifferenzierung gehemmt. Aus unbekannten Gründen beginnen diese Zellgruppen schon intrauterin oder kurz nach der Geburt zu wuchern und sich zu differenzieren.

Die Entstehung dieser Geschwülste aus noch völlig undifferenziertem embryonalen Gewebe läßt auch das ungemein abwechslungsreiche histologische Bild dieser Geschwülste und besonders die Anwesenheit von Muskelfasern,

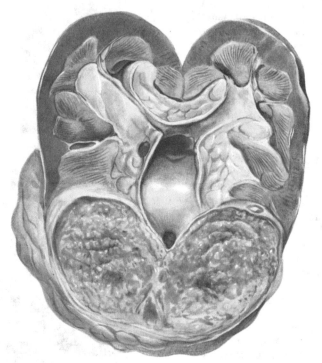

Abb. 5. Hypernephrom am unteren Nierenpol. Die Niere aufgeklappt. Die Geschwulst ist noch gut abgekapselt. (Nach v. Lichtenberg.)

Knorpel und Knochengewebe neben epithelialen Gebilden verständlich erscheinen. Der embryonale Charakter dieser, in einem geringen Prozentsatz auch doppelseitig auftretenden Geschwülste, kommt weiter in der Zeit ihres Auftretens zum Ausdruck; diese teratoiden Tumoren werden mit vereinzelten Ausnahmen, wo man auf ein sehr langsames Wachstum schließen muß, nur bei Kindern, ja oft schon angeboren beobachtet. Am häufigsten sind Kinder in den ersten beiden Lebensjahren betroffen. Als Teratome zwar nicht obligat maligne, entarten diese Nierentumoren doch durchweg sarko- oder carcinomatös, sind sehr bösartig und zeigen meist ein rapides Wachstum, was ja auch durch die Tatsache, daß man bei Erwachsenen diese Geschwülste so gut wie nicht mehr antrifft, beleuchtet wird.

Ihrem embryonalen Charakter und ihrer Bösartigkeit würde die allgemein gehaltene Bezeichnung *maligne Nierengeschwulst der Kinder* (Voelcker), *malignes Nephrom* (Trappe), *maligne embryonale Nieren* (Albrecht, Busse) gerecht

werden. Es handelt sich meist um große, derbe, rundliche, in der Regel gut abgegrenzte, respiratorisch und palpatorisch verschiebliche Tumoren von glatter
Oberfläche. Es ist für diese Tumoren charakteristisch, daß sie sich bei ihrem
Wachstum lange innerhalb der Kapsel halten und nicht wie andere maligne
Tumoren schon frühe alle Scheidewände durchbrechend, in die Nachbarschaft
einwuchern, sondern die Nachbargewebe nur durch Verdrängung zur Seite
schieben. Sie haben wenig oder keine Neigung, in die Lymphbahnen einzudringen und die regionären Lymphdrüsen zu infizieren; auch Metastasen auf
dem Blutwege sind nicht so häufig, dagegen sind lokale Rezidive nach Operationen hier nicht selten.

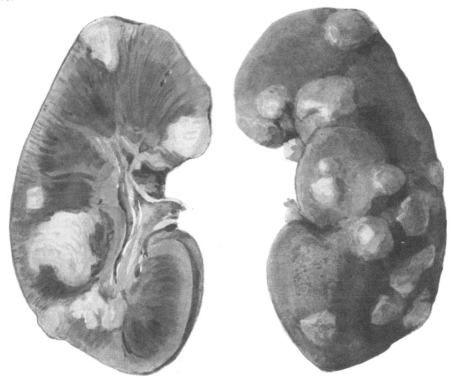

Abb. 6. Multiple Carcinommetastase in der Niere.

Die fehlerhaft sich entwickelnden und zur Geschwulstbildung neigenden
embryonalen Keime müssen nicht selten die ganze Keimanlage der Niere betreffen, da bei den durch Operation gewonnenen Tumoren auch allerjüngster Kinder häufig nirgends normalen Nieren ähnliches Gewebe anzutreffen ist. Weiter
ist es kennzeichnend für die fehlerhafte Keimanlage und auch diagnostisch
bedeutungsvoll, daß sehr häufig der Hoden der betreffenden Seite vermißt wird.
Zu diesen bisher beschriebenen zwei Gruppen, den hypernephroiden Tumoren
der Erwachsenen und den malignen Nephromen der Kinder, gehört die überwiegende Mehrzahl der zur Beobachtung kommenden Nierentumoren; auch
manche Tumoren, die von dem oder jenem Untersucher als Carcinome oder
Sarkome bezeichnet werden oder bezeichnet wurden, gehören hierher.

Gegenüber diesen beiden Geschwulstformen sind die *reinen Carcinome* und
Sarkome sehr viel seltener.

Früher, ehe die Abgrenzung der hypernephroiden Tumoren erfolgte, nahm man an, daß das Carcinom die häufigste Geschwulstform der Niere sei, seither wurde der Nierenkrebs immer seltener diagnostiziert, und in manchen Zusammenstellungen neueren Datums nimmt er nicht mehr als 2% aller Tumoren ein. Die Angaben der Operateure sind in dieser Beziehung vielfach nicht sehr genau, da ihnen, die ja in erster Linie ein praktisches therapeutisches Ziel verfolgen, die histologische Natur der entfernten Geschwülste eine unwesentlichere Angelegenheit gegenüber der klinischen Seite der Erkrankung erscheint, und daher bei den Chirurgen für jede bunt aussehende Nierengeschwulst die Bezeichnung Hypernephrom Mode geworden ist. Wenn dies auch im allgemeinen, ganz abgesehen von der noch umstrittenen Natur der Hypernephroide zutrifft, so können doch auch reine Carcinome und Sarkome grobanatomisch äußerlich und auf dem Durchschnitt ganz das gleiche Aussehen wie die hypernephroiden Tumoren aufweisen.

Aber nicht nur die makroskopische, ja selbst die histologische Untersuchung bereitet oft große Schwierigkeiten hinsichtlich der Entscheidung Carcinom oder Hypernephroid. Je mehr eine Geschwulst histologisch dem Aufbau der Nebennierenrinde entspricht, um so mehr wird man geneigt sein, von einem Hypernephroid zu sprechen, je mehr diese Analogie verloren geht, um so mehr kann man jenen zustimmen, die diese Tumoren als (papilläre oder alveoläre) Carcinome aufgefaßt wissen wollen.

Unter den reinen *Nierenkrebsen* unterscheidet man 1. das Adenocarcinom, 2. den medullären und 3. den cirrhösen Krebs. Meist entwickelt sich das Carcinom von der Rindenschicht aus und wächst hauptsächlich nach außen gegen die Oberfläche der Niere zu. Am häufigsten ist die knotige Form, die an der Oberfläche oft gelappt ist und auf dem Durchschnitt eine weißliche bis blaßgelbe Farbe aufweist. Zuweilen aber ist die Kapsel und auch das Innere der Geschwulst auffallend gefäßreich, wodurch der Tumor dann außen wie innen ein buntes Aussehen erhält. Durch Blutungen, Nekrosen, Verfettungen usw. können bei diesen reinen Carcinomen ganz die gleichen makroskopischen Bilder entstehen, wie sie bei den hypernephroiden Tumoren die Regel sind.

Ähnlich liegen die Verhältnisse bei den noch selteneren reinen *Sarkomen,* bei denen man Rund- und Spindelzellensarkome, sowie polymorphkernige Formen unterscheidet. Die Rund- und Spindelzellensarkome wachsen in der Regel diffus, haben eine weiche Konsistenz und auf dem Schnitt ein weißliches, gefäßarmes, homogenes Aussehen. Dagegen können die vielgestaltigen (gemischtzelligen) Sarkome infolge fettiger-myxomatöser Entartung, durch Nekrosen und Blutungen makroskopisch ganz das gleiche Aussehen bekommen wie die Carcinome bzw. wie die Hypernephrome, so daß also die äußere Beurteilung einer Nierengeschwulst zu weitgehenden Irrtümern führen kann.

Ein Teil dieser Sarkome, aber auch der Carcinome, kommt schon kongenital zur Beobachtung und es scheint das doch darauf hinzuweisen, daß viele dieser Geschwülste eigentlich in die Gruppe der malignen Nephrome gehören (siehe oben), nur mit dem Unterschied, daß sich hier die Entwicklung der fehlerhaften Anlage exquisit in der Richtung des Carcinoms oder des Sarkoms abgespielt hat.

Hinsichtlich der *Malignität* stehen die echten Carcinome und Sarkome an erster Stelle, die malignen Nephrome der Kinder geben ihnen darin nicht viel nach, und nur die hypernephroiden Tumoren lassen, wenigstens nach ihrer relativ langsamen Entwicklung zu schließen, zuweilen eine gewisse Gutartigkeit erkennen.

Die Ausbreitung der Tumoren kann auf verschiedenen Wegen vor sich gehen. Durch direktes Übergreifen kann die Geschwulst die Nachbarorgane, also die

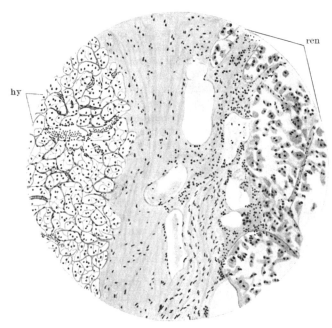

Abb. 7. Gemischt hypernephroid - adenomatöser Krebs. Hypernephroider (hy) und adenomatöser (ren) Teil durch bindegewebige Stränge voneinander getrennt. Leitz 7, Obj. 3, Oc. 1. (Nach O. LUBARSCH aus HENKE u. LUBARSCH: Handbuch der speziellen patholog. Anatomie und Histologie.)

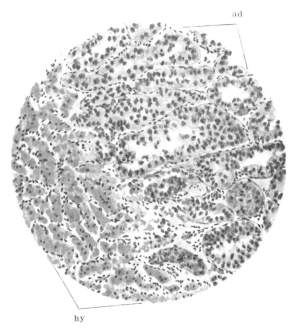

Abb. 8. Unscharfe Abgrenzung zwischen hypernephroiden und drüsig-renalen Abschnitten. Leitz, Obj. 5, Oc. 1. Scharlach-Hämalaun. hy hypernephroider Teil; ad adenomatöser Teil. (Nach O. LUBARSCH.)

Nebennieren, Leber, Zwerchfell, Pleura, Peritoneum, Dickdarm, Coecum, Duodenum, Lendenmuskulatur, Rippen, Wirbelsäule usw. ergreifen. Durch die Verwachsungen mit der Nachbarschaft verliert der Tumor seine Beweglichkeit, was klinisch für die Frage der Operabilität von Bedeutung ist. Die Fixierung des Tumors kann auch durch entzündliche Prozesse, die sich manchmal in der Umgebung des Tumors abspielen, zustande kommen. Weiter spielt für die Verbreitung, wie bei allen malignen Geschwülsten, die Metastasierung auf dem Blut- und Lymphwege eine große Rolle. Auf dem Lymphwege erkranken zunächst die regionären Drüsen am Hilus und den großen Bauchgefäßen, während die entfernten Metastasen auf dem Blutwege zustande kommen.

Die hypernephroiden Tumoren nehmen bezüglich der Metastasen eine Sonderstellung ein. Diese Geschwülste zeigen zum Unterschied von allen anderen Nierentumoren eine ausgesprochene Neigung in die Blutbahn einzubrechen und in diesen fortzuwachsen. Aus diesem Verhalten erklären sich denn auch die häufigen Fernmetastasen, weil nur zu leicht Teile der in den Venen wuchernden Geschwulstthromben abgerissen und verschleppt werden können. Diese Geschwulstthromben erstrecken sich zuweilen weit in die Gefäßbahn; so wurden z. B. von Gerber, Kirschner, Rosenstein, Winkler, Oberndorfer u. a. ein Fortwuchern der Geschwulst durch die Vena renalis und Vena cava inf. in den rechten Ventrikel, ja in einem Falle sogar bis in die Art. pulmonalis beobachtet. Es kommt gelegentlich vor, daß solche Geschwulstzapfen kanalisiert werden und infolgedessen die Zirkulation wenig leidet, häufig aber ist das nicht. Bei völliger Unwegsamkeit der unteren Hohlvene, was übrigens auch durch

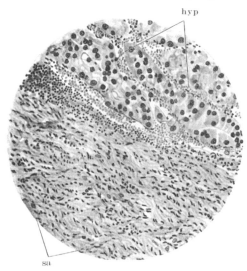

Abb. 9. Sarkomatöse (sa) und hypernephroide (hyp) Abschnitte aus einem Nierenkrebs. Fall 1. (Nach O. Lubarsch.)

Kompression von Drüsenmetastasen oder durch den Tumor selbst bedingt sein kann, ist das Blut gezwungen, sich einen anderen Weg zu suchen. Die Ausbildung des Kollateralkreislaufes (Vena epigastrica inf. — mammaria — cava sup.), dessen Nachweis prognostisch bedeutungsvoll ist, macht dem Organismus keine Schwierigkeiten, da die Verlegung nur allmählich vor sich geht und die Kolateralbahnen daher genügend Zeit haben, sich auf die steigende Belastung einzustellen. Hin und wieder wurde auch der Einbruch der Geschwulst in die Arterienbahn beobachtet.

Für die Ausbreitung der Geschwülste kommt endlich noch die Verschleppung mit dem Harnstrom in Betracht, was den Einbruch des Tumors in das Nierenbecken voraussetzt. Für diese Möglichkeit sprechen die nicht gerade häufigen Metastasen, die man im Ureter und in der Blase gefunden hat. Sie können als Inokulationsmetastasen gedeutet werden, wenn natürlich auch die Möglichkeit einer Geschwulstembolie auf dem Blutwege nicht immer sicher ausgeschlossen werden kann. Auf jeden Fall spielt die Verschleppung der Geschwulst mit dem Harnstrom nicht die gleiche Rolle wie bei den Nierenbeckenpapillomen (siehe S. 749).

Über die von den Metastasen zumeist befallenen Organe gibt eine Zusammenstellung von KÜSTER Aufschluß, danach werden in erster Linie die Lungen betroffen, dann folgen Leber, Lymphdrüsen, die zweite Niere, Knochen, Brust- und Bauchfell, Nebennieren und das Gehirn. Von ganz seltenen Hypernephrommetastasen seien noch die genannt, die in der Schilddrüse, der Oberhaut und im Rückenmark beobachtet wurden.

Statistisches. Was die relative Häufigkeit der verschiedenen Tumoren und ihre Verteilung auf das Lebensalter anlangt, so geben darüber folgende Angaben Auskunft. Nach einer Londoner amtlichen Statistik aus den Jahren 1901—1911 entfallen von allen Nierentumoren weitaus die Mehrzahl auf die ersten fünf Lebensjahre, danach nimmt die Häufigkeit schnell ab. MONTI sah unter 55 kindlichen Nierentumoren allein 44 davon innerhalb der ersten fünf Lebensjahre und STEFFEN bei einer Sammelstatistik von 222 Fällen allein 194 innerhalb der ersten sechs Lebensjahre. Es sei hier noch die KÜSTERsche Sammelstatistik von 773 Tumoren angeführt, worunter sich 652 Nierentumoren, 70 Tumoren der Nierenhüllen und 51 Nebennierentumoren befanden. Davon fielen

auf Neugeborene	6 Tumoren
in das 1.— 5. Lebensjahr	128 ,,
,, ,, 5.—10. ,, ...	41 ,,
,, ,, 10.—20. ,, ...	16 ,,
,, ,, 20.—30. ,, ...	30 ,,
,, ,, 30.—40. ,, ...	55 ,,
,, ,, 40.—50. ,, ...	125 ,,
,, ,, 50.—60. ,, ...	128 ,,
,, ,, 60.—70. ,, ...	69 ,,
,, ,, 70.—80. ,, ...	21 ,,
,, ,, 80.—90. ,, ...	2 ,,

Danach wird das früheste Kindesalter und das Alter der vollsten körperlichen Reife von den Nierentumoren bevorzugt.

Die häufigen Geschwülste der Kinder sind, wie schon gesagt, mit verschwindenden Ausnahmen maligne Nephrome; hypernephroide Tumoren sind hier ganz selten, während diese bei den Erwachsenen 60—70% aller hier vorkommenden Nierengewächse ausmachen.

Aus der obengenannten Sammelstatistik konnte KÜSTER ein geringes Überwiegen der rechtsseitigen Tumoren errechnen. Doppelseitige primäre Nierentumoren sind Raritäten, die wenigen Fälle wurden als Nierensarkome beschrieben. Auch das Zusammentreffen von Hypernephrom der einen Niere und Nierenbeckencarcinom des anderen Organs mag noch als ein seltenes Vorkommnis von beiderseitigen primären Nierengeschwülsten Erwähnung finden.

Ätiologie. Über die Ätiologie der Nierentumoren fehlt, wie ja überhaupt bei den meisten malignen Tumoren, zur Zeit noch jede sichere Grundlage. Die Erkenntnis, daß den meisten Nierentumoren fehlerhaft angelegte bzw. entwickelte embryonale Keime zugrunde liegen, besagt über die kausale Genese, über die Ursache der Mißbildung, nichts. Neben der fehlerhaften Anlage muß man noch eine auslösende Ursache annehmen, die die zur Geschwulstbildung disponierten Gewebe zu hemmungslosem Wachstum anregt. Auch über die Qualitäten dieser auslösenden Faktoren kann man nur Vermutungen äußern. Wie überall bei malignen Tumoren, so wird auch bei den Nierentumoren der Einfluß einer *chronischen Entzündung* und des *Traumas* (akut, sowie chronisch) erörtert. Für die Tumoren der Niere selbst spielt die Entzündung nicht die Rolle wie bei den Nierenbeckentumoren (s. dort). Auch den Nierensteinen wird durch ihren dauernden Fremdkörperreiz ein vermittelnder Einfluß für die Tumorbildung zugesprochen; bei der großen Zahl lang bestehender Steinbildungen in den Nieren *ohne* Geschwulstbildung hat diese Annahme statistisch nur eine geringe

Überzeugungskraft. Diese Faktoren finden aber immer wieder Erwähnung, und für den Laien liegt ja die Annahme eines inneren Zusammenhanges zwischen einem sinnfälligen Trauma der Nierengegend und der später bemerkbar werdenden Geschwulst sehr nahe. Bei unbeeinflußter Stellungnahme zu dieser, auch für die Beurteilung der *Unfallentschädigung* wichtigen Frage ist doch zu überlegen, daß von irgendeiner erkennbaren Gesetzmäßigkeit keine Rede sein kann. Vielmehr ist auf die vielen Unfälle, die die Nierengegend treffen, hinzuweisen, denen keine Geschwulstbildung folgt, während es andererseits sicher sehr häufig zutreffen dürfte, daß ein sich seiner Nierengeschwulst noch unbewußter Träger einen Unfall erleidet, und nun nur zu leicht geneigt ist, diesen mit der nach einiger Zeit erkennbar werdenden Geschwulst in ursächlichen Zusammenhang zu bringen.

Da man aber einen Zusammenhang trotz der Unwahrscheinlichkeit im gegebenen Fall nicht absolut ausschließen kann, so wird man sich in gutachtlichen Fragen mit Gruber in dubio pro reo auf folgenden Standpunkt stellen müssen: Der Zusammenhang zwischen Unfall und Geschwulstbildung dürfte im Sinne der Gesetzgebung als erbracht anzusehen sein, wenn vor der Verletzung keine verdächtigen Symptome bestanden, wenn vor und unmittelbar nach der Verletzung kein Tumor nachzuweisen war, wenn der Unfall die Nierengegend getroffen hat und wenn die Entwicklung der Geschwulst eine ihrer Größe entsprechende Zeit gebraucht hat. Des weiteren muß man sich der Auffassung *der* Gutachter anschließen, die sich auf den Standpunkt stellen, daß durch einen örtlich und zeitlich sichergestellten Unfall der tödliche Ausgang bei einem bestehenden älteren Geschwulstleiden der Niere infolge Begünstigung des Einbruchs und Fortwucherns der Geschwulst im Blutadergebiet beschleunigt werden kann, da dieser Vorgang besonders bei den hypernephroiden Tumoren der Niere sehr große Wahrscheinlichkeit für sich hat.

Symptome und Diagnose. Es ist leider eine Erfahrungstatsache, daß die Nierentumoren im Beginn ihrer Entwicklung keine Beschwerden verursachen, oder doch nur so geringe Störungen bedingen, daß der Patient sich nicht veranlaßt sieht, ihnen größere Beachtung zu schenken. Wird zu dieser Zeit eine ärztliche Untersuchung vorgenommen, so dürften die vagen, uncharakteristischen Sensationen, und wie es nicht anders sein kann, unklaren Angaben des Kranken höchst selten den Arzt veranlassen, ausgerechnet den Nieren besondere Aufmerksamkeit zu schenken, besonders dann nicht, wenn die chemische und mikroskopische Harnuntersuchung negativ ausfällt. Fahndet man bei Nierentumoren nach den Resultaten älterer, frühzeitiger Untersuchungen, so stößt man meist auf Diagnosen, wie Ischias, Intercostalneuralgie, Gallensteinleiden, Appendicitis, Magenleiden usw. Wenn Patienten und Arzt auf die Nieren als den mutmaßlichen Sitz der Beschwerden hingewiesen werden, hat die Geschwulst in der Regel schon lange bestanden und eine beträchtliche lokale Größe erreicht. An dieser bedauerlichen Tatsache hat sich heute gegen früher leider nicht viel geändert und das bleibt der Hauptgrund, wenn trotz gewaltiger Fortschritte in der spezialistischen Diagnostik der berechtigte Wunsch nach einer Frühdiagnose und Frühoperation der Nierengeschwülste nicht in Erfüllung gegangen ist.

Nur in wenigen Fällen, wo charakteristische Symptome, wie besonders die Hämaturie, schon frühzeitig im Beginn der Geschwulstentwicklung auftreten und dadurch den Verdacht einer Nierenerkrankung wachrufen, liegen die Bedingungen für eine frühzeitige Erkennung der Krankheit günstiger, wenn andererseits natürlich der sichere Nachweis einer kleinen Geschwulst auch viel größere Anforderungen an die Kunst des Arztes stellt.

Unter der großen Menge von Erscheinungen, die ein Nierentumor im Laufe seiner Entwicklung auslösen kann, sind die wichtigsten der fühlbare *Tumor*, die *Schmerzen* und die *Hämaturie.* Die Wichtigkeit dieser klassischen Tumor-symptome leuchtet ohne weiteres ein. Jedes dieser drei Symptome fällt, wenn vorhanden, dem Kranken auf und führt ihn über kurz oder lang zum Arzt. Der fühlbare Tumor spricht mit großer Wahrscheinlichkeit für eine solide Geschwulstbildung und die Hämaturie weist Patient und Untersucher unbedingt auf die Harnwege. Von diesen Erscheinungen, von denen zur Zeit der Untersuchung oft nur die eine oder andere vorhanden zu sein pflegt, kommt dem sicheren Nachweis eines der Niere angehörenden Tumors die größte diagnostische Bedeutung zu.

Der Nachweis einer Nierengeschwulst. Die Anwesenheit einer *Geschwulst* verrät sich bei großen Tumoren zuweilen schon bei der Betrachtung des Leibes. Da die derbe Rückenwand des Abdomens verstärkt durch Wirbelsäule und Rippen eine Deformierung durch eine Geschwulst im Bauchinnern nicht

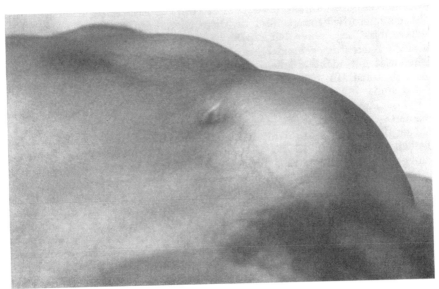

Abb. 10. Deformierung des Bauches bei stark beweglichem linksseitigen Nierentumor.

zuläßt, so werden große Geschwülste der Nieren, die bei ihrem Wachstum in der Richtung des geringsten Widerstandes, d. h. gegen das Becken und die vordere Bauchwand zu sich vorschieben, dadurch die natürliche symmetrische Form des Bauches ebenso wie intraabdominelle Geschwülste verändern können (vgl. Abb. 10). Bei der Inspiration werden die Grenzen des Tumors deutlicher, da durch die Kontraktion des Zwerchfells die Geschwulst nach abwärts gedrängt und gleichzeitig der Bauchraum verkleinert wird, wodurch der ausweichende Tumor noch mehr der vorderen Bauchwand genähert wird. Es kann also schon die aufmerksame Betrachtung des Bauches in Rückenlage einen Anhalt für einen rechts- oder linksseitig entwickelten Tumor geben; Sache der Palpation ist es, ihn anatomisch-topographisch näher zu identifizieren.

Palpatorischer Nachweis des Tumors. Die *Palpation* ist eine Kunst, die in der Hand mancher Kliniker eine staunenswerte Vollkommenheit erfahren hat, und wenn auch das erfolgreiche Erlernen der Palpation viel von dem Tastsinn und der Eignung des Einzelnen abhängt, so wäre eine planmäßige

Unterweisung in dieser Untersuchungsmethode im klinischen Unterricht nicht weniger wichtig wie die Unterweisung in der Perkussion und Auscultation.

Im allgemeinen muß die Geschwulst einer Niere schon eine gewisse Größe erreicht haben, wenn sie bei der tiefen versteckten Lage des Organs der Palpation zugängig sein soll, denn eine solche Kunstfertigkeit, der sich z. B. J. Israel, dem der palpatorische Nachweis kirschgroßer Geschwulstknoten gelang, rühmen konnte, wird für die Allgemeinheit kaum erreichbar sein. Ob ein Nierentumor zu tasten ist, hängt neben seiner Größe auch von seinem Sitz ab. Ein Geschwulstknoten, der vom unteren Pol der Niere ausgeht, wird leichter und infolgedessen auch meist früher durch die Palpation nachgewiesen werden können, als ein Tumor in der Mitte oder gar am oberen Pol der Niere, vorausgesetzt, daß die Niere an ihrer normalen Stelle liegt. Ganz unmöglich ist der palpatorische Nachweis eines kleinen intrarenalen Geschwulstknotens, der weder Form noch Größe der Niere beeinträchtigt hat. Bei den Geschwülsten ektopischer Nieren (Beckennieren, überzählige Nieren) bietet zwar die Erkennung einer Geschwulst meist geringere Schwierigkeiten, da diese Nieren in der Regel nicht so versteckt in ihrer Loge unter den Rippen liegen, doch ist der Nachweis, daß es sich um einen *Nieren*tumor handelt, ungleich schwieriger und durch die Palpation allein meist gar nicht möglich, da für die Organdifferenzierung eines Tumors, wie auch sonst, in erster Linie anatomisch-topographische Momente maßgebend sind.

Für die Palpation ist eine gute Darmentleerung und Entspannung der Bauchmuskulatur erforderlich, letztere sucht man durch gleichmäßige, ruhige, aber nicht zu tiefe gewaltsame Atmung und Beugung der Beine in Knie- und Hüftgelenken zu erreichen. Da bei älteren Patienten und besonders bei Frauen, die öfters geboren haben, die Bauchdecken schlaffer sind, so liegen die Bedingungen für eine erfolgreiche Palpation hier wesentlich günstiger als bei jugendlichen muskelkräftigen Männern. Überzählige Rippen, geringer Abstand des unteren Rippenbogens von der Darmbeinschaufel und Wirbelsäulenverkrümmungen können eine erfolgreiche Palpation sehr erschweren oder gar ergebnislos machen. Daß infolge zu starker Fettleibigkeit die Untersuchung oft resultatlos verläuft, braucht kaum gesagt zu werden. Erleichtert wird die Palpation in schwierigen Fällen wesentlich durch die Untersuchung im Bade und in der Narkose. Unter günstigen Verhältnissen ist der untere Pol einer normalen Niere zu tasten, was rechts etwas leichter ist als links, da die rechte Niere im allgemeinen etwas tiefer steht als die linke.

Am vorteilhaftesten übt man folgende Methode der Palpation. Der Patient, der in bequemer, *horizontaler Rückenlage* liegt (den Kopf nicht zu hoch, die Beine in Hüft- und Kniegelenk gebeugt), wird aufgefordert, gleichmäßig und langsam mit offenem Munde, und wenn möglich nicht costal, sondern abdominal mit dem Zwerchfell zu atmen. Der Untersucher setzt sich neben den Patienten auf *die* Seite, die er untersuchen will; die gleichnamige Hand kommt auf den Bauch, die andere in die Lende, so, daß die Fingerspitzen den Winkel zwischen unterster Rippe und dem Musculus erector trunci gerade erreichen. Die hintere Hand sucht ohne Gewalt mit gestreckten Fingern die Lendengegend mit leichtem Druck nach vorne zu drängen und behält diese Lage bei. Die vordere Hand sucht dann anfangs ohne jeden Druck durch eine Art streichende Bewegung sich von der Anwesenheit einer größeren Resistenz zu überzeugen, welche Konsistenz sie gegebenenfalls hat, und wie die Konturen, bzw. die Oberfläche gestaltet ist. Erst wenn man sich darüber Rechenschaft gegeben hat, bzw. nichts Pathologisches zu fühlen war, führt man die obere Hand unter langsamer Steigerung des Druckes in die Tiefe und nach oben unter den Rippenbogen vor, wobei die hintere Hand als Widerlager dient. Dies Vortasten der oberen Hand hat anfangs ganz sanft zu geschehen, und auch wenn die Hand kräftiger vorrückt, soll jede ruckartige Bewegung vermieden werden, um eine unerwünschte Kontraktion der Bauchdeckenmuskulatur zu vermeiden. Man erleichtert sich das Eindringen in die Tiefe, wenn sich die vordere Hand den Atembewegungen anpaßt, indem sie bei der Inspiration etwas nachgibt und bei der Exspiration jedesmal ein wenig tiefer dringt wie vorher. Die Finger sind auch bei der vorderen Hand gestreckt zu halten; mit gekrümmten Fingern fühlt man nichts, wenigstens keine Organoberflächen oder Konturen und erschwert dem Patienten die notwendige Erschlaffung der Bauchdecken.

Auf diese Weise gelingt es sehr häufig, den unteren Pol einer normalen Niere zu tasten. Bei sehr schlaffen Bauchdecken und beweglichen Nieren ist es möglich, mit der oberen Hand unter dem Rippenbogen einzudringen und die Niere aus ihrer Loge mit Unterstützung der Inspiration herauszuholen. Es ist dann bei der Organdifferenzierung für eine Niere charakteristisch, wenn das fragliche Organ in die Nierenloge ohne Gewalt, fast von selbst wieder zurückgleitet. Bei normalen Nieren fühlt man einen bei der Atmung von oben nach unten verschieblichen und auch passiv etwas beweglichen, ovalen bzw. konischen Körper von glatter Oberfläche, der sich nach oben fortsetzt und sich hier nicht abgrenzen läßt. Je beweglicher die Niere ist, um so mehr läßt sich von ihr tasten.

Fühlt man nichts, oder nur einen normalen unteren Nierenpol, so spricht das natürlich nicht mit Sicherheit gegen die Anwesenheit eines Tumors, dieser kann sich, wie es häufig der Fall ist, am oberen Pol entwickelt haben und vorerst nach oben gegen die Zwerchfellkuppe wachsen, wo er sich dem palpatorischen Nachweis einstweilen entzieht. Beim weiteren Wachsen solcher Geschwülste des oberen Pols wird infolge des beschränkten Raumes, der für die Ausdehnung nach oben zur Verfügung steht, die Niere mit ihrem normalen unteren Pol tiefer rücken, so daß beim Verdacht auf eine Nierengeschwulst ein einseitig auffallend gut fühlbarer, tiefstehender, wenn auch normal konturierter Nierenpol für Nierentumor spricht, besonders, wenn es nicht gelingt, die Niere nach oben in ihre Loge zurückzuschieben. Der Tumor, der die Niere abwärts drängt, braucht natürlich nicht immer eine Nierengeschwulst zu sein, dasselbe wird beobachtet bei anderen retroperitonealen Tumoren oberhalb der Niere, in erster Linie also bei Nebennierentumoren. Die gleichen Erscheinungen kann rechterseits auch ein Lebertumor auslösen, wenn durch diesen die Niere herabgedrückt wird; bei Milztumoren beobachtet man das in der Regel nicht.

Fühlt man bei der beschriebenen Methode der Palpation in der Tiefe zwischen beiden Händen einen verdächtigen oder deutlich pathologischen Befund, so ist das Gefühl eines vorhandenen Tumors noch zu verstärken durch das sog. *Ballotement* der fraglichen Geschwulst. Erst bei dieser Phase der Palpation werden die Finger der hinteren Hand gekrümmt und suchen durch kurz abgesetzte Stöße den Tumor gegen die vordere Hand zu stoßen. Bei der normalen Niere empfindet die vordere Hand von diesem Ballotieren nicht viel, je größer die Geschwulst ist, bzw. je weniger zwischen ihr und den beiden Händen liegt, um so deutlicher werden die kurzen Stöße von der vorderen Hand wahrgenommen; daher ist ein deutliches Ballotieren der Geschwulst kennzeichnend für einen retroperitonealen, der hinteren Bauchwand dicht anliegenden Tumor.

Bei einer anderen Methode der Palpation wird der Patient in *halber Seitenlage* untersucht; der Kranke liegt auf der gesunden Seite, die Beine werden in Hüft- und Kniegelenken angezogen. Durch die Seitenlage sinken die Eingeweide aus der zu untersuchenden Bauchhälfte nach der Mitte des Leibes und nur die retroperitonealen Gebilde verharren in ihrer Lage. Bewegliche Nieren bzw. Nierentumoren treten dabei aus ihrer versteckten Lage unter dem Rippenbogen etwas hervor und sind so der Palpation leichter zugänglich.

Von einer Untersuchung in *Knieellenbogenlage* oder im *Sitzen* sind bei Erwachsenen bessere Ergebnisse nicht zu erwarten; wohl dagegen bei Kindern, die bei der Palpation des Bauches in Rückenlage meist aus Angst schreien, und pressen, und dadurch eine genaue Untersuchung vereiteln. Tritt man dagegen nicht von vorne an die Kinder heran, sondern hebt sie, wenn sie auf dem Bauche liegen oder im Bett sitzen, von hinten mit beiden Händen den Leib umfassend auf, so schreien sie in der Regel nicht, weil ihnen das ein nicht ungewohnter Handgriff der Mutter beim Emporheben ist. Man legt dabei über dem Kinde stehend seine flachen Hände von rechts und links so um den Leib, daß der Zeigefinger beiderseits der untersten Rippe anliegt, während der Daumen im Rücken rechts und links in den Winkel zwischen der untersten Rippe und den M. erector trunci zu liegen kommt. Unter leichtem Zudrücken beider Hände hebt man dann das Kind etwas empor. Bei dieser doppelseitigen Palpation beider Nierengegenden gewinnt man besser als bei der getrennt vorgenommenen Untersuchung jeder Seite Eindrücke von einseitigen Veränderungen bzw. von vorhandenen Tumoren.

Eine diagnostische Rolle kommt bei der Palpation auch dem *Verhalten des Kolons* gegenüber den Nieren zu. Normalerweise wird an der rechten Niere das untere Drittel der Nierenvorderfläche von der Flexura coli dextra bedeckt; an der linken Niere ist der Verlauf des Kolons viel variabler, da hier der Darm sowohl über den unteren als auch oberen Pol der Niere hinwegziehen kann; als Colon descendens steigt der Darm am lateralen Rand der Niere herab. Die Verbindung dieser Darmteile mit der Nierenvorderfläche bleibt auch erhalten, wenn die Niere sich vergrößert und ihre Lage allmählich verändert, wobei sie den Darm nach medial und beckenwärts vor sich herschiebt. Bei Tumoren der Niere, die sich am unteren Pol der Niere entwickeln, kann das Colon transversum zuweilen auch nach oben verdrängt werden. Um den Verlauf des entleerten Kolons der Palpation besser zugänglich zu machen, bläht man den Darm vom Anus her unter leichtem Druck mit Luft auf; auf diese Weise kann man bei schlaffen Bauchdecken die Konturen des schrittweise sich füllenden Dickdarms verfolgen. Das Wesentlichste für die Charakterisierung einer der Niere angehörenden Geschwulst bei der Beurteilung der Kolonlage ist die Feststellung, daß bei Nieren, wie überhaupt bei retroperitonealen Tumoren, der Darm nicht hinter der Geschwulst angetroffen wird. Man darf aber umgekehrt nicht erwarten, daß man vor dem Tumor immer Darm findet, denn große Tumoren der Nieren schieben bei ihrem Wachstum die Därme zur Seite und nach abwärts und liegen dann der vorderen Bauchwand ebenso dicht an wie der hinteren. Diese Feststellung hat zweifellos eine diagnostische Bedeutung, ist aber durch die Perkussion und durch eine Röntgenaufnahme bei kontrastgefülltem Dickdarm besser und überzeugender zu erbringen als durch die Palpation.

Für Tumoren der Niere spricht also der palpatorische Nachweis eines seitlich, aus der Tiefe der Lende gegen das Hypochondrium zu vorwachsenden Bauchtumors, neben dem eine normale Niere nicht zu tasten ist. Die Oberfläche der Tumoren ist im Gegensatz zur normalen Niere meist durch eine grobhöckerige Beschaffenheit ausgezeichnet. Die Nierentumoren zeigen, wenn nicht Verwachsungen entzündlicher oder neoplastischer Art den Tumor fixiert haben, eine respiratorische Verschieblichkeit wie die Nieren. Verstärkt wird der Eindruck einer retroperitonealen, der hinteren Bauchwand unmittelbar anliegenden Geschwulst durch die Ergebnisse des Ballotements. Des weiteren ist der Verlauf des Kolons für die Entscheidung retroperitoneal oder abdominal zu verwerten.

Manchmal liegen vor dem Nierentumor irgendwelche andere Gebilde, z. B. Netzmetastasen, Peritonealmetastasen u. dgl.; die Diagnose solcher Kombinationen kann recht schwierig sein und wird es um so mehr, wenn Ascites hinzukommt, der alle palpatorischen Ergebnisse verschleiert.

Im Gegensatz zur überwiegenden Mehrzahl aller malignen Tumoren haben die recht seltenen, diffus wachsenden Tumoren (meist Sarkome) eine glatte Oberfläche und vergrößern die Niere nur gleichmäßig unter Erhaltung ihrer Form. Die Erkennung solcher Geschwülste ist begreiflicherweise sehr schwierig (Unterscheidung gegen vikariierende Hypertrophie bei Atrophie oder Verlust der zweiten Niere). Handelt es sich um solche neoplastischen Prozesse, die sich primär in beiden Nieren gleichzeitig entwickeln, dann kann die Auswertung des palpatorischen Befundes unüberwindliche Schwierigkeiten machen. Man darf dabei aber einen abwartenden Standpunkt einnehmen, von der Erwägung ausgehend, daß bei doppelseitiger Geschwulstbildung die Therapie sowieso machtlos ist.

Noch in einer anderen Beziehung hat die Palpation eine diagnostische Auswertung gefunden, nämlich in Form der sog. *palpatorischen Albuminurie*. Drückt oder ballotiert man eine Niere bzw. einen Nierentumor während einiger Minuten zwischen den Händen, so beobachtet man danach eine kurz anhaltende Eiweißausscheidung. Dies Zeichen kann differentialdiagnostisch mit herangezogen werden. Der Harn ist vorher auf seinen Eiweißgehalt zu prüfen, die Blase zu entleeren und der nach der Palpation zuerst gelassene Harn für die Untersuchung zu benutzen. So unbestritten hierdurch die Diagnose einer Nierengeschwulst gefördert werden kann, so muß doch darauf hingewiesen werden, daß eine längere, stärkere Palpierung bzw. Massierung des Tumors auch gefährlich werden kann. Durch eine derartige Bearbeitung eines Nierentumors kann es zumal bei den hypernephroiden Tumoren zur Lösung von Geschwulstthromben in den Gefäßen kommen und auf diese Weise unbeabsichtigt und unbemerkt einer Metastasierung der Geschwulst Vorschub geleistet werden. Da auch bei der Operation durch das Hantieren an der Geschwulst diese Gefahr heraufbeschworen wird, ist dort nochmals die Rede davon.

Die Wichtigkeit einer sorgfältigen Palpation wird beleuchtet, wenn man bedenkt, daß in etwa 85% aller Nierengeschwülste ein Tumor mehr oder weniger deutlich nachzuweisen ist. So beobachteten ALBARRAN und IMBERT in 84% der Fälle, FEDOROFF 44 mal unter 53 Nierentumoren eine fühlbare Geschwulst, und ISRAEL fand unter 113 Nierentumoren nur viermal keinen Tumor. Die häufige Anwesenheit eines bereits fühlbaren Tumors findet durch die symptomlose Entwicklung der Nierengeschwülste ihre Erklärung. Das Ziel der Palpation muß die Erkennung auch kleinster Geschwülste sein, da fast alle anderen Symptome wie Funktionsausfall, Schmerzen, venöse Stauungserscheinungen einen großen, oft schon inoperablen Tumor voraussetzen. Eine Ausnahme macht nur die Hämaturie, die häufig schon frühzeitig vorhanden sein kann.

Bei den kindlichen Tumoren kommt der Palpation eine noch größere Bedeutung zu, da bei dieser Tumorform die beiden anderen Hauptsymptome, die Hämaturie und die Schmerzen, in der Regel zu fehlen pflegen, oder wie die Schmerzangaben nicht zu verwerten sind. Da auch eine eingehende instrumentelle Untersuchung sich hier aus anatomischen Gründen häufig von selbst verbietet, so kommt bei Kindern dem palpatorischen Nachweis eines der Niere angehörenden Tumors die größte diagnostische Bedeutung zu. Bei den kindlichen Tumoren ist der Prozentsatz, in dem sich ein Tumor nachweisen läßt, noch größer, da diese Tumoren sehr schnell wachsen und die Kinder ja meist von der Mutter zum Arzt gebracht werden, weil diese beim Baden oder Aufheben des

Kindes eine Geschwulst im Leibe gefühlt hat oder ihr eine Deformierung des Bauches aufgefallen ist.

Röntgenologischer Geschwulstnachweis. Auch das Röntgenverfahren hat den Nachweis der Nierentumoren gefördert. Die bei kontrastgefülltem Darm im Röntgenbild nachweisbare Verlagerung des Dickdarms wurde schon erwähnt. Fahndet man auf einen linksseitigen Nierentumor, so gibt man den Kontrastbrei per rectum als Einlauf in linker Seitenlage, bei Tumoren der rechten Bauchseite läßt man besser eine Kontrastmahlzeit essen und kontrolliert vor der eigentlichen Aufnahme vor dem Röntgenschirm, ob sich der Brei bereits im Dickdarm befindet. Eindeutig für Nierentumoren sind die dabei zu beobachtenden Verdrängungen des Kolons aber nicht, denn nicht nur alle anderen retro-peritonealen Tumoren können die gleichen Lageveränderungen bedingen, sondern auch intraperitoneale Gebilde wie Leber- und Gallenblasentumoren, im übrigen findet sich eine Darmverdrängung nur bei großen Tumoren.

Weit wichtiger für den Geschwulstnachweis ist die *einfache* Röntgenuntersuchung der Niere. Auf gut gelungenen Nierenplatten ist mit großer Regelmäßigkeit und genügender Schärfe bei normalen Nieren der untere Pol darstellbar, gar nicht wird der obere Pol der Niere wiedergegeben. Sehr dicke und muskelkräftige Personen bieten für diese Art der Röntgenaufnahme oft nicht zu überwindende Schwierigkeiten, da infolge der dicken Weichteile Absorptionsunterschiede der einzelnen Organe nicht genügend deutlich hervortreten. Der kotgefüllte Darm erschwert ebenfalls eine brauchbare Aufnahme, aber auch bei gasgefülltem Kolon werden die Nierenaufnahmen häufig schlecht. Man möchte eigentlich das Gegenteil erwarten, doch sieht es bei geblähtem Kolon häufig so aus, als ob von der Niere ein Stück fehle, gerade dort, wo sie von einer geblähten Darmschlinge überlagert wird. Anderseits wird bei fetten Personen erst durch eine künstliche Luftaufblähung des Dickdarms der untere Nierenpol darstellbar. Man wird darum auf jeden Fall vor jeder Nierenaufnahme eine gründliche Entleerung des Darmes anzuordnen haben.

Bei richtiger Einstellung muß auf dem Röntgenfilm die Wirbelsäule vom 11. Brust- bis 4. Lendenwirbel, die 12. Rippe ganz und die 11. Rippe teilweise sichtbar sein. Es gilt als Zeichen einer gut gelungenen Platte, wenn sich der seitliche Rand des Psoas deutlich heraushebt, weil dadurch der Beweis einer wünschenswerten Weichteildifferenzierung, wie sie für die Wiedergabe eines weichen parenchymatösen Organs erforderlich ist, erbracht wird. Bei normaler Lage wird der Nierenschatten von der untersten Rippe — bei normaler Rippenzahl — etwa an der Grenze des oberen und unteren Drittels in schräger Richtung überquert. Bei beweglichen Nieren werden je nach dem Grad der Beweglichkeit weitere Teile der Niere unterhalb des Rippenbogens sichtbar, womit fast stets auch eine Richtungsänderung der Längsachse verbunden ist, indem der untere Pol einer gelockerten Niere sich in der Regel der Medianlinie nähert.

Die Lage des Nierenschattens hängt auch von der angewandten Kompression und der Strahlenrichtung ab. Bei schräger Tubuseinstellung unter dem Rippenbogen muß man damit rechnen, daß der Nierenschatten durch die Projektion in der Längsrichtung eine etwas andere Form bekommt als bei senkrechter Strahlenrichtung. In bescheidenen Grenzen ist für die Größe des Nierenschattens auch der Abstand des Tubus von Einfluß.

Schon mit diesem einfachen Röntgenverfahren ist man bei guter Apparatur und Technik und bei nicht zu fetten Personen in der Lage, eine Vergrößerung der Niere und abnorme Konturierung, soweit sie die untere Hälfte der Niere betreffen, nachzuweisen. Aber gerade die Veränderungen am oberen Nierenpol, von dem ja die Geschwülste recht häufig ihren Ausgang nehmen, und wo sie der Palpation lange Zeit unzugänglich bleiben, erfahren bei dem geschilderten Vorgehen leider keine Aufklärung. Durch besondere Methoden sind wir heute imstande, auch diese Teile und damit die ganze Niere röntgenologisch darzustellen.

Die Aufgabe, die Umgebung der Niere künstlich für die Röntgenstrahlen durchlässiger zu machen, um dadurch die Niere deutlicher hervortreten zu lassen, hat ROSENSTEIN durch die Einführung der *Pneumoradiographie* gelöst. Bei dieser Methode wird durch eine Kanüle Sauerstoff oder auch Kohlensäure in das Nierenlager insuffliert.

Die Pneumoradiographie ist nicht ganz ungefährlich und soll nur im klinischen Betrieb zur Anwendung kommen. Die so gewonnenen Nierenbilder sind überraschend gut und hinsichtlich der Nierendiagnostik hat dies Verfahren das

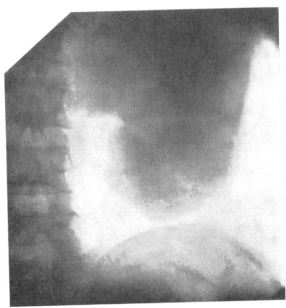

Abb. 11. Röntgenaufnahme eines Hypernephroms am oberen Pol der Niere. (Die Niere in der oberen Hälfte stark verbreitert; ihr unterer Pol steht nahe dem Darmbeinkamm.)

Pneumoperitoneum an der Halleschen Chirurgischen Klinik ganz verdrängt. Wenn somit der Pneumoradiographie unleugbare Vorteile zukommen, so möchten wir aber ihre Anwendung in jedem Fall von einer sorgfältigen Indikationsstellung abhängig machen und von ihrer wahllosen Anwendung abraten. Zu dieser Auffassung nötigen uns unter einer großen Zahl von pneumoradiographischen Untersuchungen zwei Fälle, bei denen recht bedrohliche, allerdings vorübergehende Erscheinungen beobachtet wurden (BOEMINGHAUS).

Die röntgenologische Untersuchung kann weiter durch die von VOELCKER und von LICHTENBERG eingeführte *Pyelographie* eine Förderung für die Tumordiagnose bringen. Besonders die Pyelographien, wo gleichzeitig das Nierenlager mit Gas gefüllt wurde, geben die denkbar besten Aufschlüsse über Größen- und Formveränderungen der Niere. Die Pyelographie klärt einwandfrei die Lage der Niere und läßt so schon oft einen vorhandenen Tumor als renal oder extrarenal erkennen.

Bei Nierentumoren erfährt das Nierenbecken häufig eine Verlagerung und Verunstaltung. Die Feststellung eines tiefstehenden Nierenbeckens mit rechtwinkliger oder gar spitzwinkliger Abknickung des Ureters kann ebenso wie die Palpation eines abnorm tiefstehenden unteren Nierenpols unter Ausschluß einer Ren mobilis, die Annahme eines Nierentumors nahelegen bzw. verstärken. Durch den Druck der Geschwulst auf das Nierenbecken kann dies im pyelographischen Bild seine normale Form verlieren und ganz bizarre Gestalt annehmen. Sehr häufig ist das Nierenbecken stark verkleinert und zuweilen ist der Flüssigkeitsschatten stellenweise unterbrochen; am verdächtigsten ist ein plattgedrücktes, schmal ausgezogenes und tiefstehendes, teilweise fehlendes Nierenbecken. Der Tiefstand des Beckens bei verkleinertem Volumen ist hauptsächlich darum suspekt auf einen Tumor, weil sonst mit dem Tiefstand in der Regel eine mehr oder weniger starke Dilatation des Beckens einherzugehen pflegt. Diese Verdrängung des Nierenbeckens, die, wie gesagt, unter den mannigfachen Formen, die die Pyelogramme bei Nierentumoren annehmen können, am meisten verdächtig ist, kann durch den Druck der Geschwulst, aber auch durch den Einbruch des Tumors in das Nierenbecken zustande kommen und das normale Pyelogramm bis auf einige zarte Schattenstriche reduzieren. Gar nicht so selten ist das Nierenbecken überhaupt nicht darstellbar, sei es, daß es durch Tumormassen ganz ausgefüllt wird, oder daß die Geschwulst, bzw. ihre Meta-

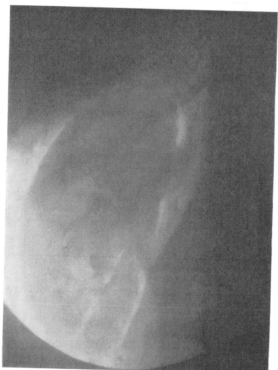

Abb. 12. Vikariierende Hypertrophie der Niere infolge Exstirpation des anderen Organs (Pneumoradiographie).

stasen, den Ureter komprimieren. Aus diesen Gründen verstärkt bei vorhandener Geschwulstbildung das Fehlen eines Nierenbeckenschattens bei vorgenommener Pyelographie die Annahme eines Nierentumors. Auch das Studium des Harnleiterverlaufes durch Röntgenographie einer in den Ureter eingeführten Sonde kann manchmal wertvolle Fingerzeige geben.

In der geschilderten Art kann die Pyelographie für die Nierengeschwulstdiagnose wertvoll sein. Die Deutung der pyelographischen Bilder erfordert reiche Erfahrung, da man leicht Täuschungen unterliegen kann, denn auch extrarenale Tumoren sind imstande, Niere und Nierenbecken zu verdrängen und zu komprimieren und gelegentlich auch den Ureter zu verlegen. Anderseits können auch ganz große Nierentumoren normal geformte und gelagerte Pyelogramme aufweisen. Man wird daher die Ergebnisse der Pyelographie zusammen mit dem klinischen Bild und den Resultaten anderer Untersuchungsmethoden verwerten müssen.

Die Schmerzen bei Nierentumoren. Viel unwichtiger als der Geschwulstnachweis sind die Angaben über *Schmerzen* bei Nierentumoren, da sie wenig
konstant und charakteristisch sind. Im allgemeinen entwickelt sich eine Geschwulst, solange sie die Grenzen der Niere nicht überschreitet und diese nur
vergrößert, so gut wie schmerzlos, das gilt besonders von den Mischgeschwül-
sten. Die Beschwerden bei größeren Geschwülsten sind vorwiegend durch den
unbehaglichen Druck des raumbeanspruchenden Tumors auf die Nachbarorgane wie Leber, Magen, Duodenum, Kolon usw. zu erklären. Die Verdrängung
des Dickdarms durch den Tumor kann zu ileusartigen Zuständen führen.
Regelrechte Schmerzen neuralgischer Art werden durch den Druck des Tumors
auf die Nervenstränge in der Nachbarschaft ausgelöst. Meist ist es nicht der
Nierentumor selbst, als vielmehr seine Drüsenmetastasen, die die Fasern des
Plexus lumbalis und den letzten Dorsalnerven umwachsen und so die Schmerzen
auslösen. Damit wird der heftige neuralgische Schmerz bei Nierentumoren
zu einem prognostisch ungünstigen Zeichen gestempelt, insofern er die Anwesenheit von Metastasen nahelegt.

Diese neuralgischen Schmerzen sind zuweilen außerordentlich quälend,
sie strahlen von der Wirbelsäule bzw. der Lendengegend in den Bereich des
Nerv. ileohypogastricus, ileoinguinalis und genitofemoralis aus, also entlang
dem Harnleiter in das Becken, die Hüfte, die Schamlippen, Hoden und die Oberschenkel und zuweilen auch nach Art der Ischias in die unteren Extremitäten
bis in die Zehen. Die Schmerzen haben entweder einen kontinuierlichen, meist
aber einen anfallsweise sich steigernden Charakter. Nicht selten, besonders bei
den hypernephroiden Tumoren werden Schmerzen auch an entfernten Stellen
des Körpers empfunden, die hier durch Metastasen bedingt sind und in der
Regel lange Zeit falsch beurteilt werden, zumal wenn der primäre Nierentumor noch nicht diagnostiziert wurde. Gerade in scheinbar unmotivierten
Schmerzen an den Knochen liegt ein diagnostischer Hinweis für das Vorhandensein eines Hypernephroms, bzw. eines anderen mit Vorliebe in die
Knochen metastasierenden Tumors, z. B. Prostatacarcinom.

Die Schmerzen haben nicht immer diesen neuralgischen Typus, vielfach
klagen die Kranken auch über einen anhaltenden dumpfen oder bohrenden
Schmerz in der Tiefe der Lende, der auf Druck nicht zunimmt, sondern eher
nachläßt. Diese Schmerzen sind natürlich für einen Nierentumor ebensowenig
eindeutig, wie die neuralgischen Schmerzen; das gleiche gilt von den regel-
rechten Koliken bei Nierentumoren. Typische Nierenkoliken bei Tumoren
werden in der Regel nach einer Blutung beobachtet und erklären sich durch eine
Verlegung des Ureters durch ein Blutgerinnsel oder auch durch einen eingeklemmten Geschwulstzapfen. Die Koliken unterscheiden sich in ihrer Art
in nichts von den Koliken bei eingeklemmten Steinen oder anderen Abfluß-
hindernissen. Der Ansicht, daß eine Steinkolik im Gegensatz zu einer Blutungs-
kolik durch Bettruhe günstig zu beeinflussen ist, kann man in dieser allgemeinen
Fassung nicht unbedingt zustimmen.

Man sieht, die Schmerzen können sowohl in ihrer Art, als auch bezüglich der
Ursache sehr mannigfaltig sein. Sie sind, wenn vorhanden, natürlich diagnostisch
mit zu verwerten, besonders zur Lokalisation der Erkrankung, doch darf
anderseits selbst ein völlig schmerzfreier Verlauf nicht in negativem Sinne aus-
gewertet werden, da Schmerzen auch bei nachweislich 8—10jährigem Bestehen
des Tumors ganz vermißt werden können. Daß die Schmerzangaben bei kleinen
Kindern mit Vorsicht oder besser gar nicht bei der Diagnose Berücksichtigung
finden sollen, wurde schon gesagt.

Wenn hier die Schmerzen bei Nierengeschwülsten in der Regel als wenig
charakteristisch und wenig konstant geschildert wurden, so ist doch zuzugeben,

daß vereinzelt der Schmerz als erstes Symptom vorhanden sein kann. Man wird aber in solchen Fällen, wo alle anderen sinnfälligen Hinweise für eine Nierengeschwulst fehlen, sich veranlaßt fühlen, die Schmerzen durch eine landläufigere Erkrankung, wie Ischias, Intercostalneuralgie, Nierensteine usw. zu erklären, als durch einen nicht nachweisbaren Nierentumor.

Die Hämaturie bei Nierentumoren. Eine ganz andere diagnostische Wertigkeit als den Schmerzen kommt dem Auftreten einer *Hämaturie* zu. Dies Zeichen spricht mit Sicherheit für eine Erkrankung der Harnwege, denn die wenigen, meist nicht ganz klargestellten Fälle von ein- oder auch mehrmaligen Hämaturien aus anatomisch ganz intakten Harnwegen und Organen werden bei sorgfältiger Untersuchung und längerer Beobachtung immer seltener. Jede auch noch so kurzdauernde Hämaturie ist als ein ernstes Krankheitszeichen zu betrachten, das es dem Arzt zur Pflicht macht, mit allen Mitteln der Diagnostik der Quelle und Ursache der Blutung nachzugehen.

Leider beruhigt sich der Kranke, so alarmierend auch für ihn der Anblick des blutigen Harns gewesen sein mag, mit dem Aufhören der Blutung nur zu gerne wieder und sucht sich und dem Arzt die Bedenken mit dem Hinweis auszureden, daß er sich doch ganz wohl fühle und keine Beschwerden habe, und der weitere beschwerde- und blutfreie Verlauf scheint dem Patienten vorerst auch Recht zu geben. Dem Kundigen werden aber gerade diese Umstände verdächtig auf eine Tumorentwicklung in den Harnwegen sein.

Die Hämaturie findet sich bei Tumoren der Niere in etwa $^4/_5$ aller Fälle und, was sie diagnostisch so wertvoll macht, und dies Symptom über die anderen Erscheinungen heraushebt, ist der Umstand, daß die Hämaturie oft schon im Beginn der Erkrankung, wo die Geschwulst noch klein, lokal beschränkt ist und noch keine anderen Symptome zeigt, auftritt.

Voraussetzung für eine Hämaturie ist im allgemeinen, daß der Tumor mit dem Nierenbecken bzw. den Kelchen in Verbindung steht. Die Blutung stammt dann aus der gefäßreichen Geschwulst selbst. Daß unter solchen Verhältnissen ein Trauma den Tumor zur Blutung veranlassen kann, liegt nahe und kommt natürlich auch vor, häufig ist aber ein solcher sinnfälliger Zusammenhang nicht: das Gegenteil, die scheinbare grundlose Blutung ist vielmehr typisch für Nierentumoren. Die genannte Entstehung der Blutung trifft aber nicht für alle Hämaturien bei Nierentumoren zu, da zuweilen am Operations- oder Obduktionspräparat nirgends ein Einbruch der Geschwulst ins Nierenbecken festzustellen ist und Hämaturien auch bei deutlich gegen das gesunde Nierenparenchym abgegrenzten Tumoren, ja selbst bei anderen retroperitonealen Geschwülsten, so z. B. bei Tumoren der Nebennieren und der Nierenhüllen, die die Niere selbst gar nicht ergriffen haben, beobachtet werden. Die Blutungen werden in solchen Fällen teils als nephritische, teils als venöse Stauungsblutungen aufgefaßt, indem man annimmt, daß durch den Tumor oder seine Metastasen die abführenden Blutwege verlegt werden.

Nierentumoren, vornehmlich die hypernephroiden Tumoren, die den Darm kontinuierlich oder durch Metastasen ergriffen haben, können ihre Anwesenheit durch heftige Darmblutungen zu erkennen geben. Auch Blutungen in das Nierenlager kommen bei Nierentumoren vor.

Fragt man, wodurch sich die Hämaturie, die bekanntlich ein sehr vieldeutiges urologisches Symptom ist, bei den Nierengeschwülsten auszeichnet, so kann man in der Hauptsache nur Negatives zur Charakteristik anführen. Die Hämaturie der Nierentumoren tritt unvermittelt, ohne jede wahrnehmbare Vorboten auf, ist von ganz unbestimmter Dauer, hält aber anfangs meist nur einige Stunden oder Tage an, um dann ebenso plötzlich wie gekommen, wieder zu verschwinden.

Die nächste Blutung kann bald, am nächsten Tage, aber auch erst nach vielen Jahren wieder auftreten. Mit dem Wachsen der Geschwulst verliert sich der intermittierende Typus der Hämaturie, die Blutungen werden häufiger und halten dann auch längere Zeit, ja Wochen und Monate hindurch, mit wechselnder Stärke an. Da der tägliche Blutverlust in der Regel recht beträchtlich ist, so kommen solche Patienten natürlich sehr herunter. Die Kranken bekommen wie bei anderen Krankheiten mit starken anhaltenden Blutverlusten, eine fahle, gelbliche Hautfarbe mit einem leichten Stich ins Grünliche, und man kann deshalb, ganz abgesehen von der Frage der Malignität der Geschwulst, von einer sog. Blutungskachexie sprechen. Durch dies charakteristische Aussehen sind solche Patienten von vornherein auf Blasen-, Prostata- oder Nierentumoren verdächtig, da so hohe Grade der Anämie und Kachexie bei Blutungen infolge andersartiger Erkrankungen der Harnwege nicht beobachtet werden.

Entgegen der Hämaturie aus anderweitigen Ursachen (s. Differentialdiagnose) geht die Tumorblutung in der Regel ohne jede Schmerzempfindung oder körperliche Störung vor sich, und man darf wohl sagen, daß ein Blinder mangels jeder anderen subjektiven Begleitsymptome seine eigene Tumorblutung nicht bemerken würde. Allerdings kann manchmal die Blutung die Ursache von Schmerzen werden, dann nämlich, wenn die Hämaturie so profus auftritt, daß das Blut im Nierenbecken und in der Blase gerinnt und nicht entleert werden kann. Solche für die Kranken äußerst quälenden Zustände sind nicht so selten. Die Schmerzen haben dabei den Charakter von Nieren- und Ureterkoliken, oft begleitet von heftigsten Blasentenesmen. Bei Erkennung der Sachlage kann man versuchen, mit einem dicken Katheter das Blut aus der Blase abzusaugen, und, wenn das nicht gelingt, gezwungen sein, die Blase durch Sectio alta von dem geronnenen Blut zu befreien.

Harnbeschwerden fehlen sonst gewöhnlich vollkommen. Ab und zu besteht gleichzeitig eine Cystitis, die begünstigt durch Zersetzung von Blutgerinnseln, welche in der Blase längere Zeit liegen und eine Reizung verursachen, entsteht. In der Regel gehen diese Erscheinungen von selbst zurück. Daß alte Blutkoagula in der Blase inkrustieren und sich mit Schleim und Fibrin überziehen können und dadurch cystoskopisch auch einen Erfahrenen irrtümlich zur Diagnose eines Steines oder Blasentumors verleiten können, sei hier nur zusammenhangsweise erwähnt. Die Erörterung solcher Fehlerquellen gehört in das Gebiet der Blasenpathologie und Diagnostik.

Bei Nierentumoren, aber auch bei anderen Erkrankungsformen der Niere mit stärkeren Blutungen werden teils kürzere, teils längere Blutgerinnsel von verschieden starkem Kaliber entleert. Die Unterscheidung von Blutausgüssen der Urethra anterior ist nicht schwer. Feine, dünne, kurze Blutgerinnsel stammen im allgemeinen aus der Niere selbst, dickere, und vor allem längere, dürften im Ureter entstanden sein.

Aber weder aus der Gerinnselbildung, noch aus der Art des Blutes oder der Stärke der Hämaturie ist ein bindender Schluß auf die Quelle der Blutung oder die Krankheitsform möglich. In der Regel ist das entleerte Blut bei Nierentumoren frisch, reinem Blut gleich. Altes, ausgelaugtes Blut findet man seltener, oft ist schon nach beendeter Blutung der Harn der nächsten Miktion wieder makroskopisch blutfrei. Finden sich nach einer Blutung noch eine Zeitlang Reste alten Blutes im Harn, so stammen sie von geronnenen, jetzt zerfallenden Blutkoagula in den Harnwegen. Makroskopisch sieht der Harn bei Nierentumoren daher während der Blutung fast stets kräftig rot aus und ist ohne weiteres als Blutharn zu erkennen. Vor einer Täuschung durch eine Hämoglobinurie schützt die mikroskopische Untersuchung. Fleischwasserfarbene

Harne, oder solche mit einem leicht grünlichen Farbenton enthalten nur wenig Blut; bei Nierentumoren ist der Blutgehalt in der Regel recht beträchtlich und der Harn meist blutig rot.

Die Stärke der Blutung sowie ihr unvermitteltes, schmerzfreies Auftreten und Ende legt zwar, wie gesagt, den Verdacht einer Tumorbildung nahe, läßt aber nicht den Ort der Geschwulstbildung (rechte bzw. linke Niere oder Blase) erkennen. Wenn auch durch das Vorhandensein weiterer Symptome wie z. B. durch eine nachweisbare Geschwulst und andere noch zu besprechende Erscheinungen der Verdacht einer Nierenblutung sich für einen sorgfältigen Untersucher bis zu größter Wahrscheinlichkeit verdichten kann, so ist die sichere Entscheidung über die Herkunft der Blutung doch nur durch die *Cystoskopie*, und zwar im Stadium der Blutung möglich.

Für kaum eine andere Frage der urologischen Diagnostik hat die Erfindung des Cystoskops so fördernd gewirkt und eine so überragende Bedeutung erlangt, als eben für die Entscheidung über den Sitz und die Ursache einer Blutung. Eine unmittelbare Klärung dieser Frage kann die Cystoskopie aber oft nur dann bringen, wenn sie während der Blutung vorgenommen wird. Leider wird dieser Vorteil nicht immer ausgenützt, da die Patienten vielfach erst nach beendeter Blutung zur fachärztlichen Untersuchung kommen. An diesem bedauerlichen Mißstand ist zuweilen auch der hausärztliche Berater der Kranken nicht ganz unbeteiligt, wobei in den diagnostischen Überlegungen keineswegs der Wert der Blasenspiegelung verkannt wird, sondern die Endoskopie nur vorderhand als zwecklos angesehen wird, da bei der Blutung ja doch nichts zu sehen sei.

Es ist richtig, daß in seltenen Fällen die Blutung so abundant sein kann, daß jede auch noch so kurze endovesicale Orientierung vereitelt wird. Bei entsprechender Technik sind heute bei Benutzung der modernen Spülcystoskope solche vergeblichen Cystoskopien aber doch recht selten, da ja für den Geübten in einer sonst normalen Blase die Entscheidung, Blutung aus der Blase oder einer der beiden Ureterenmündungen, nur Bruchteile einer Minute in Anspruch nimmt. Den wenigen ergebnislosen Cystoskopien wegen zu heftiger Blutung steht die entscheidende diagnostische Förderung gegenüber, die das Krankheitsbild durch die Spiegelung der Blase während der Blutung in der Regel gewinnt.

In weitaus der Mehrzahl aller Fälle von Hämaturien klärt die Blasenspiegelung mit einem Schlage die Frage Blasen- oder Nierenblutung und läßt nach Ausschluß der Blase die Seite der Blutung erkennen. Es handelt sich bei Nierentumoren ja in der Regel um Blasen, die bezüglich der Form und Größe nicht pathologisch sind und in denen auch eine die Orientierung und Diagnose erschwerende stärkere Entzündung meist fehlt. Man sieht bei Nierenblutungen, wie durch die Peristaltik des Ureters ein Strahl blutig gefärbten Harns bzw. reinen Blutes aus der vesicalen Uretermündung hervorsprudelt (vgl. Abb. 13) und auf dem Blasenboden sich niederschlagend die Blasenflüssigkeit mehr und mehr trübt. Geringe Blutbeimengungen im austretenden Ureterharn können bei der cystoskopischen Betrachtung, besonders bei lichtschwachen Lampen, leicht übersehen werden; bei der meist recht starken Blutung der Nierentumoren ist eine Täuschung selten. Bei sehr heftiger Blutung kann sich die rhythmische, an die normale Peristaltik des Ureters gebundene Ausstoßung des Blutes verlieren und man sieht dann eine kontinuierliche Entleerung eines dicken Blutstroms; schon geronnene Blutmassen werden dabei ruckartig aus der klaffenden Uretermündung geboren.

Während durch die Cystoskopie die Quelle der Blutung ermittelt werden kann, ist damit aber die Ursache der Blutung, ob durch Tumor oder infolge einer andersartigen Erkrankungsform der Niere, noch nicht geklärt; hierfür bietet, wie schon gesagt, die Art der Blutung einen gewissen Anhalt. Die Entscheidung ist unter Berücksichtigung anderer Symptome zu treffen, wobei für die Tumordiagnose der Nachweis einer der blutenden Seite zugehörigen Geschwulst am meisten in die Wagschale fällt. Sprechen andere Erscheinungen gleichfalls für einen Nierentumor, so ist im Verein mit einer gleichseitigen Hämaturie die Diagnose so gut wie gesichert.

Ist man aber in seinen diagnostischen Schlußfolgerungen nur auf die Blutung aus dem rechten oder linken Ureter angewiesen, so kann die Entscheidung sehr schwer sein und man wird versuchen müssen, durch weitere noch zu berücksichtigende Untersuchungsmethoden die Ursache der Blutung weiter zu klären. *Immer aber sollte eine einseitige stärkere renale Blutung so lange unter dem Verdacht einer Nierengeschwulst geführt werden, als eine andere Ursache der Blutung nicht ermittelt worden ist.*

Man muß sich in solchen Fällen, wo außer der Hämaturie weitere Anhalte fehlen, erinnern, daß die beobachtete Blutung auch aus dem zugehörigen Ureter (Papillom) stammen kann, und daß gelegentlich ein Nierentumor auf der einen Seite vorhanden sein kann, während aber die *andere* Seite aus anderen pathologischen Gründen blutet. Nicht zuletzt müssen bei den Überlegungen, die durch Mißbildungen, wie z. B. gekreuzte Dystopie der Nieren usw., bedingten abnormen anatomischen Verhältnisse Berücksichtigung finden. Das sind natürlich Seltenheiten, man sieht aber daraus, wie vorsichtig man in anatomischer Hinsicht selbst eine cystoskopisch einwandfrei beobachtete Blutung aus dem einen

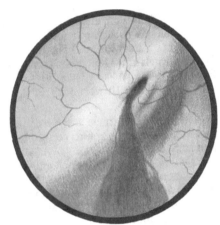

Abb. 13. Cystoskopische Beobachtung einer renalen Hämaturie bei Nierentumor.

oder anderen Ureter bewerten muß, besonders wenn die Hämaturie als sonst willkommenes Frühsymptom die einzige Handhabe für die Diagnose bietet. Hier hilft nur eine ganz systematische Untersuchung des ganzen Harnsystems mit allen Mitteln der Diagnostik, wobei der Pyelographie besonders für die Topographie der Nieren eine überragende Bedeutung zukommt. Es ist hier wie überall in der Diagnostik, wer selbst solche Fehlerquellen erlebt hat, den werden diese Möglichkeiten in der Zukunft vor übereilten Diagnosen und Konsequenzen, die nur auf Grund des einen oder anderen Symptoms erhoben wurden, am ehesten schützen.

Die Cystoskopie im sog. *blutfreien Intervall* ist häufig ergebnislos. Zwar läßt sich die Blase meist ausschließen und den Ort der Blutung auf die Nieren beschränken, aber welche von beiden Nieren geblutet hat, bleibt völlig ungewiß, so daß man in solchen Fällen, wo andere Hinweise fehlen, durch die Cystoskopie nicht viel klüger wird als zuvor und auch dort, wo ein Tumor palpabel ist, nicht mit Sicherheit sagen kann, ob dieser nun geblutet hat oder nicht. Damit soll natürlich der Cystoskopie im blutfreien Intervall nicht jeder Wert aberkannt werden (vgl. Blasentumoren usw.), es gilt das nur für die Feststellung einer Nierenblutung. Als Seltenheit soll noch erwähnt werden, daß JOLY eine von der Niere im Ureter herab gewachsene Geschwulst, die zur Uretermündung heraus in die Blase ragte, beobachtet hat.

Wenn sich Veränderungen in der Blase, wie Varicen, Prostatahypertrophie mit auffälliger Gefäßerweiterung, Ulcerationen usw. finden, Veränderungen, von denen man weiß, daß sie gleichfalls die Ursache heftiger Blutungen sein können, so liegt es bei der Cystoskopie im blutfreien Intervall nahe, bei dem Nebeneinanderbestehen solcher Blasenveränderungen mit einem Nierentumor, den letzteren zu übersehen, da man ja scheinbar in der Blase eine ganz befriedigende Ursache der Hämaturie gefunden zu haben glaubt.

Bei Kindern verbietet sich die Spiegelung der Blase häufig schon aus anatomischen Rücksichten, da aber die kindlichen Tumoren auch nur selten bluten, und die Hämaturie dadurch diagnostisch gegenüber dem Geschwulstnachweis ganz zurücktritt, so wird hier die Unmöglichkeit einer Cystoskopie nicht sehr unangenehm empfunden.

Bekommt man die Patienten, wie häufig, erst nach beendeter Blutung zur Untersuchung, so muß man den Angaben über die stattgehabte Hämaturie, wenn sie nicht von einem Arzt als solche sichergestellt wurde, aufs genaueste nachgehen, da es sich gar nicht so selten nur um sehr hochgestellten Harn von dunkelrotem Farbton und Niederschlägen von Uraten handelt, der den Kranken den Eindruck eines blutigen Harns gemacht hat. Bei Frauen ist selbstverständlich nur der katheterisierte Blasenurin zu verwerten, da die beliebten „gleich mitgebrachten" Urinproben natürlich Verunreinigungen aus den Genitalien enthalten können.

Ist eine Hämaturie aber anamnestisch sichergestellt, zur Zeit der Untersuchung aber nicht mehr vorhanden, und fehlt bei gesunder Blase, trotz aller weiteren Untersuchungen jeder andere Anhalt für eine Nierenerkrankung, so kann man sich für zweierlei entscheiden. Entweder man steht auf dem Standpunkt, und das halten wir im Sinne des Patienten für das Gewissenhafteste, daß gerade die sonst symptomlose Art einer kräftigen Blutung für eine Nierengeschwulst charakteristisch ist, und rät deshalb unter Ausnutzung der als Frühsymptom vorhandenen Hämaturie zur Probefreilegung beider Nieren, oder aber, und das wird von dem sich völlig wohlfühlenden Patienten fast stets vorgezogen, man behält den Patienten in ständiger Kontrolle und wartet auf eine weitere Blutung, um bei dieser Gelegenheit cystoskopisch zu entscheiden, welche der beiden Nieren blutet.

Man könnte daran denken, beim Fehlen einer cystoskopisch kontrollierbaren Blutung den *Ureterenkatheterismus* heranzuziehen, um durch die Untersuchung der getrennt aufgefangenen Nierenharne weitere Aufschlüsse zu bekommen; dem ist aber nicht so. Entzündliche Produkte fehlen meist und besonders im Beginn der Geschwulstentwicklung und haben, wenn vorhanden, auch nichts Charakteristisches für einen Tumor. Das gleiche gilt vom Eiweißgehalt und dem Vorhandensein von Zylindern, sie gehören auch nicht obligat zu dem Bilde eines Nierentumors, können aber vorhanden sein und werden dann entweder durch eine gleichzeitige echte Nierenentzündung, oder als Zeichen einer toxischen Nephrose, ausgelöst durch Resorption von Zerfallsprodukten des Nierentumors bzw. der Niere, erklärt, wobei von mancher Seite diese Stoffe als elektiv toxisch für die andere Niere angesehen werden. Der Nachweis einer Albuminurie ist natürlich äußerst vieldeutig und spricht als einzig nachweisbares Krankheitszeichen immer eher zugunsten einer andersartigen Nierenerkrankung als gerade für einen Nierentumor.

Mit einem nur mikroskopisch feststellbaren Blutgehalt im katheterisierten Ureterharn ist nicht viel anzufangen. Bekanntlich können solche Blutbeimengungen als artifizielle Blutungen infolge einer kleinen Schleimhautverletzung durch den Ureterkatheter, oder auch schon durch den Reiz der einige Zeit im Ureter liegenden Sonde zustande kommen, so daß man im gegebenen Falle selbst bei einseitigem mikroskopischem Blutgehalt nicht in der Lage ist, die Ursache der Blutung, ob artifiziell oder nephrogen, mit Sicherheit zu entscheiden. Nur wenn bei mehrfach wiederholtem Ureterenkatheterismus immer wieder der Harn auf der gleichen Seite blutig ist, oder wenn er altes Blut (Blutschatten) enthält, kann man daraus die artifizielle Blutung mit einiger Sicherheit ausschließen.

Die Rolle der Harnuntersuchung bei Nierentumoren. Die *Harnuntersuchung* kann zuweilen, wenn sich Geschwulstpartikelchen im Harn nachweisen lassen, auch direkt den Beweis einer Tumorbildung in den Harnwegen liefern. Die Feststellung, ob es sich bei solchen Stückchen um abgestoßene Teile eines Tumors handelt, kann nur durch eine exakte mikroskopische Untersuchung, meistens erst nach Einbettung des Präparats und Anfertigung von feinen Schnitten, gestellt werden. Meistens scheitern solche Untersuchungen daran, daß die Gewebsstückchen bereits längere Zeit abgestorben sind und daß infolgedessen weder eine Zell- noch Kernfärbung möglich ist, so daß die mikroskopische Struktur nicht erkannt werden kann. In den meisten Fällen bestehen übrigens solche tumorverdächtigen Partikelchen aus ausgelaugten Blutgerinnseln.

Werden von einem malignen Tumor, der in das Nierenbecken eingewachsen ist, Teilchen abgestoßen, so sind es fast immer nekrotische Teile des Tumors. Nur bei Papillomen oder papillomatösen Tumoren werden manchmal Zotten in verhältnismäßig frischem Zustande abgestoßen, so daß eine Färbung und mikroskopische Diagnose möglich ist. Über den Sitz der vermuteten Geschwulst kann man durch die mikroskopische Untersuchung solcher Bröckelchen nichts herausbringen.

Von manchen wird die Ansicht vertreten, daß man in den zelligen Elementen des Urinsediments charakteristische Tumorbestandteile, sog. Tumorzellen, nachweisen könne. Epithelien der verschiedensten Form und Größe, mit und ohne fettige Degeneration, finden sich schon normalerweise im Harn und in vermehrtem Maße bei allen möglichen Erkrankungsformen der Harnwege. Man kann diesen Epithelien nicht ansehen, ob sie aus dem Nierenbecken, dem Ureter oder der Blase stammen. Einzelne Zellen, auch wenn sie noch so sehr an Tumorzellen erinnern, besagen nichts, lediglich aus etwas größeren, zusammenhängenden Gewebsfetzen ist durch die abweichende der normalen Schleimhautauskleidung der Harnwege unähnliche Anordnung ein Schluß auf das Vorhandensein einer Geschwulstbildung gestattet. Verhornte Epithelien, die zuweilen im Blasen- oder Ureterharn gefunden werden, weisen auf eine Cancroidbildung hin. Es muß aber ausdrücklich betont werden, daß solche Befunde doch recht selten sind, und man mit dem Fahnden auf Tumorbestandteile im Harn nicht lange und vielleicht kostbare Zeit verlieren darf.

Die Rolle der funktionellen Nierenuntersuchung. Viel ist über den Wert der *funktionellen Nierenprüfung* für die Tumordiagnose diskutiert worden, die Ansichten gehen dabei recht auseinander. Es gibt einzelne Autoren, die, auf reichliche Erfahrung gestützt, den Funktionsproben, ganz gleich welcher Art, fast jeden diagnostischen Wert für die Nierentumoren absprechen und die diese Auffassung auch mit Beispielen, in denen die Untersuchungen ein falsches Urteil gaben, belegen können.

Wenn diese völlige Ablehnung wohl auch zu weit geht, so ist doch zuzugeben, daß bei schematischer, unkritischer Anwendung und Auswertung die funktionelle Untersuchung gelegentlich ein falsches Bild geben kann. Eine schlechte Funktion, vorausgesetzt, daß der Harn der betreffenden Niere überhaupt nach außen bzw. in die Blase entleert werden kann, kann durchweg als Zeichen einer schweren Nierenerkrankung gelten. Viel zurückhaltender ist der normale Ausfall der Funktionsproben zu beurteilen. Die funktionelle Untersuchung bezweckt, das wird oft nicht richtig auseinandergehalten, ja nicht die Feststellung einer Erkrankung an sich, bzw. die anatomische Diagnose, sondern nur den Nachweis einer durch irgendeine Erkrankung eingetretene Funktionsstörung und die bleibt gerade bei den Tumoren der Niere lange Zeit aus.

Vorsicht ist darum bei Bewertung der Untersuchungsresultate sehr am Platze. So wie man aus einer guten Nierenfunktion nicht auf die Abwesenheit eines Tumors schließen darf, so braucht die fehlende Nierenfunktion auf der Seite eines palpablen Tumors nicht unbedingt zu beweisen, daß der Tumor der Niere angehört. Tumoren in der Nähe des Ureters können den Harnleiter, evtl. auch die Gefäße der Niere so komprimieren, daß diese Niere keinen Harn produziert, bzw. der Harn nicht entleert werden kann. Uns sind solche Fehlerquellen, z. B. bei einem Koloncarcinom, vorgekommen.

Weitere tumorverdächtige Erscheinungen. Neben den bisher geschilderten drei Haupterscheinungen, der Geschwulstbildung, den Schmerzen und der Hämaturie, treten andere Symptome, die bei Nierentumoren noch gelegentlich angetroffen werden, an diagnostischem Werte sehr zurück, weil sie wenig konstant sind und auch in der Regel erst in vorgeschrittenen Stadien in Erscheinung treten. Diese Symptome können zwar den bestehenden Verdacht auf eine Nierengeschwulst weiter verdichten, allein betrachtet aber haben sie nichts eindeutig Spezifisches für Nierentumoren.

Unter diesen Erscheinungen spielt die *Stauung in den Venen* des Unterbauchs, des Plexus pampiniformis (Varicocele) und der unteren Extremitäten mit Ödemen in diesen Gebieten eine besondere Rolle. Diese Erscheinungen sind nicht pathognomonisch für Nierentumoren, sie kommen in gleicher Weise auch bei anderen Erkrankungen vor, die zu einer Verlegung der unteren Hohlvene und der V. spermatica führen. Die Varicocele findet sich bekanntlich häufig auch als selbständige Erscheinung bei jugendlichen Personen; da sie meist links auftritt, so ist die rechtsseitige Varicocele beim Verdacht auf rechtsseitigen Nierentumor diagnostisch wertvoller als eine linksseitige Varicocele, wenn man auf die linke Niere Verdacht hat.

Diese venösen Stauungserscheinungen bei vorhandenem Nierentumor haben ihre Bedeutung hauptsächlich in prognostischer Hinsicht, da sie dem aufmerksamen Untersucher anzeigen, daß aller Wahrscheinlichkeit nach bereits Metastasen in den Lymphdrüsen entlang den Gefäßen vorhanden sind, oder daß, wie bei den hypernephroiden Geschwülsten, ein Einbruch der Geschwulst in die venöse Blutbahn stattgefunden hat. Eine durch solche Ursachen bedingte Varicocele verschwindet nicht im Liegen (Guyon, Hochenegg), was im Gegensatz zu der gewöhnlichen Varicocele differentialdiagnostisch wichtig ist.

Bei der Vorliebe der hypernephroiden Tumoren zur Metastasenbildung kommt es nicht allzu selten vor, daß die Metastase vor dem Primärtumor in die Erscheinung tritt, d. h. daß die Metastase sich zu einer Zeit bemerkbar macht, wo noch gar keine Symptome auf einen Nierentumor hinweisen. Es treten bisweilen Schmerzen in einem Knochen auf, die auffallend hartnäckig sind, oder es entwickelt sich an irgendeinem Knochen ein Tumor, ja es werden Spontanfrakturen beobachtet, auch ohne daß eine Geschwulstbildung oder auffallende Schmerzhaftigkeit an dem Knochen vorausgegangen sind. Man sollte bei allen anhaltenden umschriebenen Knochenschmerzen, bei denen eine plausible Erklärung für die Ursache der Schmerzen fehlt, und wo die üblichen therapeutischen Maßnahmen fehlschlagen, eine röntgenologische

Untersuchung des Knochens nicht unterlassen. Ein vorhandener Tumor macht sich im Röntgenbild durch eine deutliche Aufhellung des Knochenschattens kenntlich. Die häufigsten Fehldiagnosen sind Rheumatismus und Gicht; in Fällen von Auftreibung des Knochens chronische Osteomyelitis, Ostitis, primäre Knochensarkome usw. Nicht selten wird die Natur des Prozesses erst erkannt, wenn der Knochenherd operativ angegangen und das Material einer sachkundigen mikroskopischen Untersuchung unterzogen wird.

Mit einer gewissen Vorliebe treten bei den hypernephroiden Tumoren auch Lungenmetastasen auf (vgl. Abb. 14); sie sind anfangs schwer zu erkennen,

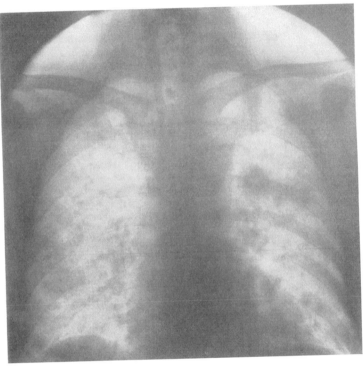

Abb. 14. Hypernephrommetastasen in der Lunge.

da sie, solange sie klein sind, keine auffallenden klinischen Erscheinungen machen. Meistens verursachen sie nur einen hartnäckigen Reizhusten oder leichtblutigen Auswurf, der als einziges Symptom wohl zu beachten ist. Man darf nicht versäumen, durch genaue physikalische und röntgenologische Untersuchung der Lungen einem solchen Verdachte nachzugehen. Lebermetastasen sind nicht so häufig, sie müssen durch Palpation erkannt werden. Andere sonst noch bevorzugte Lokalisationen der Metastasen wurden bereits im pathologisch-anatomischen Teil aufgeführt. Hier sollen nur noch die Metastasen in der Haut und die cystoskopisch in seltenen Fällen nachzuweisenden Metastasen bzw. Implantationen in der Blase nochmal erwähnt werden.

Die Betrachtung der Haut kann insofern eine weitere Stütze für die Diagnose eines Nierentumors (Hypernephrom) liefern, als sich manchmal eine fleckige *Pigmentierung* vorfindet.

Es handelt sich um zahlreiche, meist gruppenweise angeordnete, sehr scharf begrenzte, hell bis dunkelbraunschwarze, punkt-hirsekorngroße Pigmentflecken. Das Pigment liegt in der obersten Hautschicht und findet sich außer in der Deck-

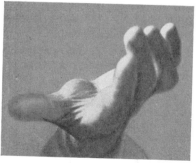

haut, gelegentlich auch in den Schleimhäuten. Vorzugsweise sind die Streckseiten der Vorderarme pigmentiert, während in der Regel die Prädilektionsstellen für die Pigmentierung beim Morb. Addisonii (Achselhöhlen, Genital- und Analfalten) frei bleiben. Der innere Zusammenhang dieser Hautpigmentation ist noch unklar. Die Hautverfärbung findet sich übrigens auch bei den Geschwülsten der Nebennieren, hier sogar etwas häufiger als bei den hypernephroiden Tumoren der Niere.

Abb. 15. Hypernephrommetastasen in der Muskulatur des Daumenballen.

Als interessanter Befund, diagnostisch aber von untergeordnetem Wert, ist noch die von manchen Autoren (Fr. Müller) beobachtete starke *Blutdrucksteigerung* bei Nierengeschwülsten zu nennen, wobei die Tatsache, daß der Blutdruck nach Exstirpation des Tumors zu Normalwerten zurückkehrte, besondere Beachtung verdient. Da diese Erscheinung mit einer vermehrten Adrenalin-

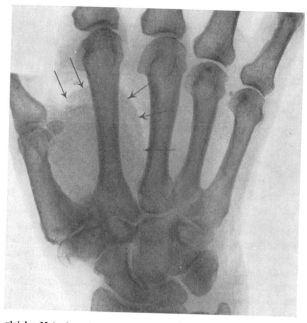

Abb. 16. Die gleiche Metastase im Röntgenbild, ohne Zusammenhang mit den Knochen.

bildung in den Grawitzschen Geschwülsten in Zusammenhang gebracht wird, so könnte ein auffallend hoher Blutdruck bei vorhandener Nierengeschwulst einen Hinweis auf die histologische Natur der Geschwulst abgeben.

Gelegentlich beobachtet man bei Nierentumoren auch *Atemstörungen*. Die Ursachen können Metastasen in der Lunge sein, in anderen Fällen ist das

Zwerchfell von dem Tumor ergriffen, oder seine Exkursionsbewegungen werden durch den raumbeengenden in der Zwerchfellkuppe fixierten Tumor behindert, was begreiflicherweise eine beträchtliche Größe der Geschwulst voraussetzt. Atemstörungen sind daher in jedem Falle als ein ungünstiges Zeichen anzusehen. Eine Behinderung der Zwerchfellbewegungen kann natürlich durch alle Arten von Geschwülsten im subdiaphragmatischen Raum bedingt sein und findet sich denn auch bei Nebennierentumoren aus topographischen Gründen relativ häufiger als bei Nierentumoren.

Von anderen Begleiterscheinungen sind die häufigen Beschwerden von seiten des Magens, des Duodenums, des Dickdarms und auch der Gallenblase zu nennen. Diese *gastrointestinalen* Symptome können subjektiv derartig im Vordergrund stehen, daß die Kranken Spezialisten für Erkrankungen dieser Organe zu Rate ziehen und auch längere Zeit in dieser Richtung intern behandelt werden, bis dann eines Tages die Anwesenheit einer Geschwulst bemerkt wird, oder eine Hämaturie die Diagnose auf den richtigen Weg führt. Die Beschwerden von seiten des Magens und Duodenums haben in der Regel den Charakter von nervösen Störungen. Durch den Druck der Geschwulst auf den Dickdarm bzw. durch Verdrängung des Darms können hartnäckige Obstipationen bedingt sein, deren Ursache durch die Röntgenaufnahme bei kontrastgefülltem Darm am besten erkannt wird. Diese Verdrängungserscheinungen führen gelegentlich zu chronischen ileusartigen Zuständen und sind, wenn die erste Untersuchung zu dieser Zeit vorgenommen wird, in Unkenntnis des vorhandenen Nierentumors leicht mit einem obturierenden Darmtumor zu verwechseln, zumal bei dem vorhandenen Meteorismus der schuldige Nierentumor der Palpation entgehen kann. Ein Irrtum ist um so leichter möglich, als man sich auf Grund der mehr oder weniger dringlichen Ileussymptome zu einem baldigen Einschreiten veranlaßt sieht. Der begreifliche Wunsch, den Darm zwecks besserer Palpation zu entleeren, stößt beim Versuch, dies durch rectale Einläufe zu erreichen, natürlich auf Hindernisse, und Abführmittel zu geben ist bei solchen Zuständen immer mißlich, da dadurch der Zustand akut verschlimmert werden kann.

Bei den Tumoren der rechten Niere können durch den wachsenden Tumor außer dem Duodenum und dem Magenausgang auch die Gallengänge komprimiert werden, was zur Stauungsgallenblase, Gallenblasenkoliken und gelegentlich auch mal zum Ikterus führen kann. Die Schmerzhaftigkeit im rechten Hypochondrium erschwert dabei die Tiefenpalpation, und es ist unter solchen komplizierten Verhältnissen nicht zu verwundern, wenn hier unter den objektiven Symptomen einer Gallenblasenaffektion die Diagnose irrtümlich in diesem Sinne gestellt wird. Die diagnostischen Komplikationen von seiten des Magens, Darms und der Gallenblase sind aber in dieser ausgesprochenen Form selten und finden sich auch nur bei sehr großen Geschwülsten, während über leichtere Störungen dieser Organe häufig geklagt wird.

Eine in ihrem Wesen nicht ganz geklärte Erscheinung ist das Auftreten von *Fieber* bei Nierentumoren. Die Möglichkeit, daß pyelitische Entzündungen eine Rolle dabei spielen, ist bei den hypernephroiden Tumoren um so mehr gegeben, als sie manchmal mit nekrotisierenden Zapfen in das Nierenbecken hineinragen. Wo infektiöse Prozesse nicht in Frage kommen, wird das Fieber auf Resorption von toxischen Zerfallsprodukten der Niere oder des Tumors zurückgeführt. Auch im Anschluß an Blutungen in das Innere der Geschwülste können Temperatursteigerungen nach Art des Resorptionsfiebers auftreten. Die Temperatursteigerungen sind von ganz uncharakteristischem Gepräge und können auch schon ganz im Beginn der Tumorentwicklung vorhanden sein.

Außer durch solche Einzelsymptome kann sich auch im *Gesamteindruck*, den der Kranke bietet, durch eine nachweisbare Abmagerung, die fahle Gesichtsfarbe, die Mattigkeit als Zeichen einer allgemeinen Kachexie, das Vorhandensein einer malignen Geschwulst, aber natürlich nicht nur der Nieren, verraten. Die Kachexie kann, wie das schon gesagt wurde, auch durch dauernde Blutverluste bedingt sein; in vorgeschrittenen Stadien stellt sie sich infolge des Aufbrauchs der Körperkräfte durch die maligne Geschwulst ein. Sonst muß man im Gegensatz zu vielen malignen Geschwülsten anderer Organe betonen, daß bei den Tumoren der Niere häufig lange Zeit, besonders bei den hypernephroiden Tumoren, ein ausgesprochenes Mißverhältnis zwischen der Größe und Ausbreitung der Geschwulst und dem allgemeinen Kräftezustand bzw. dem subjektiven Wohlbefinden der Patienten besteht.

Die Entscheidung, welche *Art* von Nierentumor im Einzelfall vorliegt, ist nur in den seltensten Fällen möglich, und bei dem vielgestaltigen histologischen Bild können selbst im Harn nachgewiesene sichere Geschwulstelemente vor Täuschungen nicht schützen. Den besten Anhalt gibt das Lebensalter, da bei Kindern fast ausschließlich maligne Nephrome vorkommen, und die Tumoren der Erwachsenen in 80% von der von Grawitz beschriebenen Art sind. Die Anwesenheit eines solchen Tumors wird durch die relativ lange Krankheitsdauer, den hohen Blutdruck, eine auffällige Hautpigmentierung und frühzeitige Knochenmetastasen nahegelegt. Echte Carcinome wird man bei Erwachsenen bei sehr progressivem Wachstum des Tumors und bei frühzeitiger Kachexie vermuten dürfen. Durch die speziellen urologischen Untersuchungsmethoden ist eine Förderung der *histologischen* Geschwulstdiagnose nicht zu erwarten; diese ist in der Praxis für den in erster Linie maßgebenden therapeutischen Standpunkt auch von ganz untergeordneter Bedeutung, denn jede nachweisbare Nierengeschwulst soll, wenn noch operabel, möglichst bald entfernt werden, wobei der histologische Charakter keinen Unterschied macht. Auch für die seltenen gutartigen Geschwülste, sofern sie nachweisbar sind oder Beschwerden machen, ist diese Forderung geltend zu machen; dabei beeinflußt die Möglichkeit einer malignen Entartung einer vorerst klinisch und histologisch noch gutartigen Geschwulst diesen Standpunkt wesentlich. Hinzukommt, daß man auf Grund des klinischen Bildes doch nie in der Lage sein wird, eine Nierengeschwulst mit Sicherheit als gutartig zu bezeichnen, während anderseits allzudeutliche Erkennbarkeit der Malignität vielfach schon die Unmöglichkeit einer radikalen Therapie in sich schließt.

Differentialdiagnose. Bevor die Indikationen für die Therapie näher erörtert werden, soll noch einigen *differentialdiagnostischen Überlegungen* Raum gegeben werden.

Die Geschwülste des Nierenbeckens, der Nierenhüllen und der Nebennieren, welche differentialdiagnostisch in erster Linie in Betracht zu ziehen sind, bleiben vorerst unberücksichtigt, da sie gesondert abgehandelt werden. Es wird bei ihrer Besprechung vornehmlich auf *die* Symptome aufmerksam zu machen sein, die eine Sonderung dieser Geschwülste von den Tumoren der Niere selbst ermöglichen. Die Tumoren dieser Organe gleichen aber, das soll gleich hier vorweg betont werden, klinisch einander so sehr, daß häufig eine Trennung nur vermutungsweise, in nicht wenigen Fällen überhaupt nicht möglich sein wird.

Sind die wichtigsten der vorgenannten Tumorsymptome vorhanden, so kann die Diagnose einer Nierengeschwulst leicht und zweifelsfrei sein. Da dies in der Regel und in erster Linie für die frühen Stadien der Erkrankung an deren richtiger Erkennung gerade wegen der hier noch möglichen Radikalheilung gelegen ist, nicht zutrifft, so ist man in der Praxis im wesentlichen auf die Auswertung nur der einen oder anderen vorhandenen Erscheinung angewiesen. Die Fälle, in denen die klassische Trias, Blutungen, Tumor und Schmerzen die Diagnose leicht machen, sind keine Frühfälle und daher im allgemeinen prognostisch auch nicht günstig zu beurteilen. Je nachdem nur das eine oder andere der drei Hauptsymptome, Schmerzen, Geschwulst, oder die Hämaturie vorhanden ist, müssen eine Anzahl von Erkrankungen sowohl der Niere als auch anderer (intraperitonealer) Gebilde, denen diese Symptome einzeln gleichfalls eigen sind, in den Kreis der differentialdiagnostischen Erwägungen gezogen werden. Wir wollen uns bei ihrer Erörterung aber kurz fassen, da sonst letzten Endes die ganze Nieren- und Bauchdiagnostik zur Sprache kommen müßte.

Die *Hämaturie* ist dabei insofern wiederum am wertvollsten, als sie die differentialdiagnostischen Erwägungen auf das Gebiet der Harnwege einengt. Ist ihre renale Herkunft cystoskopisch sichergestellt, so können sehr verschiedenartige Nierenerkrankungen die Ursache einer Blutung sein. Den Ausschlag geben dann neben gewissen Eigentümlichkeiten der Blutung selbst vor allem die anderen Begleiterscheinungen. Auszuschließen sind von vorweg die *toxischen* Hämaturien, wie sie zuweilen nach der Aufnahme von Canthariden, Sublimat, Terpentin, Phenol, Urotropin, Blei- und Zinkverbindungen vorkommen, sowie die Blutungen beim Skorbut, der Leukämie, der perniziösen Anämie und anderen allgemeinen Erkrankungen; dabei ist vor allem differentialdiagnostisch wichtig, ob es sich nicht nur um eine Hämoglobinurie ohne Anwesenheit von Erythrocyten handelt.

Bei der *Nierentuberkulose* kommen im Beginn der Erkrankung zuweilen profuse Blutungen vor, oft noch ehe Eiter und Tuberkelbacillen die tuberkulöse Natur der Erkrankung haben erkennen lassen. Auch in späteren Stadien pflegen tuberkulöse Nieren zu bluten, doch ist die von der Eiterung begleitete Blutung in der Regel nur gering.

Die Unterscheidungen gegen eine *nephritische* Blutung dürfte sich vornehmlich auf den Nachweis einer beiderseitigen Nierenerkrankung bzw. Blutung, den Eiweißgehalt, die Anwesenheit von Zylindern, Herzerscheinungen, und evtl. von Ödemen stützen. Stärkere Schmerzen — sie sind vorhanden bei der sog. Nephritis dolorosa — sowie eine einseitig vorhandene Nierenvergrößerung sprechen im allgemeinen gegen Nephritis. Die embolische eitrige Nephritis tritt auch fast stets doppelseitig auf, ihre Erkennung gründet sich hauptsächlich auf den anamnestischen Nachweis einer Furunculose usw. als Ausgang der Niereneiterung und auf die Untersuchung beider Nierenharne (Eiter und Bakterien); profuse Hämaturien sind hier selten.

Praktisch ist es wichtig, bei einer unklaren rechtsseitigen Hämaturie auch an *Appendicitis* zu denken. Auch diese bei Blinddarmentzündung vorkommenden Blutungen sind häufig nephritischer Art, doch befriedigt diese Erklärung, wie aus der kritischen Abhandlung von Gottlieb über diesen Gegenstand hervorgeht, nicht in allen Fällen. Wo die entzündete Appendix mit dem Ureter innig verwachsen ist, können die Blutungen auch aus dem Harnleiter stammen. Ausschlaggebend für diese Art der Blutung ist der Nachweis von anderen appendicitischen Erscheinungen.

Größere diagnostische Schwierigkeiten kann eine *hydronephrotische* Blutung bereiten. Hier erlebt man, wenn auch selten, heftige einseitige Blutungen wie bei den Nierentumoren und kann oft obendrein noch einen der Niere angehörenden Tumor nachweisen. Für Hydronephrose ist die Feststellung einer wechselnden Größe der Geschwulst charakteristisch, wobei die Vergrößerung meist mit Schmerzen und die Abnahme des Tumors mit vermehrtem Harndrang und größeren Urinmengen einhergeht. Die Blutung bei

Nierentumoren beginnt schmerzlos, während der Blutung bei der Hydronephrose die Schmerzen infolge der Harnstauung häufig voranzugehen pflegen,
um beim Eintritt der Hämaturie in der Regel nachzulassen. Sog. Blutungs-
koliken durch verstopfende Gerinnsel können natürlich beiden Krankheitsbildern gemeinsam sein. Die Pyelographie klärt die Symptome nicht immer
auf, da manche Tumoren durch Verlegung des Harnabflusses eine erhebliche
Nierenbeckendilatation bedingen und sich Tumoren auch in hydronephrotischen
Nieren entwickeln können.

Die Abgrenzung gegen *Nierensteine* macht nur selten Schwierigkeiten. Die
Hämaturien bei Steinen sind fast nie sehr heftig; vor allem ist der Beginn und
das Ende der Blutung nicht so unvermittelt, wie das für die Geschwulst-
blutung typisch ist. Spuren von Blut sind bei Nierensteinen fast stets nachzuweisen und können, was besonders kennzeichnend ist, künstlich durch Bewegungen ausgelöst bzw. verstärkt werden. Stärkere Blutungen schließen sich
bei Nierensteinen meist an voraufgehende Schmerzen an; letztere finden sich
bei Steinen so gut wie stets, entweder kontinuierlich oder vornehmlich zu bestimmten Zeiten (morgens), oder in Form von Koliken, während die Tumoren,
man muß sagen, leider allzu häufig ganz schmerzfrei verlaufen. Ein Tumor
ist bei infizierten Steinnieren allerdings häufig auch vorhanden. Die palpatorisch
nachweisbare Vergrößerung der Steinniere kommt durch eine Umwandlung
des lockeren perirenalen Fettgewebes in derbe, dicke Schwarten zustande,
die innig mit der Niere und dem Nierenbecken zusammenhängend den Eindruck einer Geschwulstbildung erwecken können. Im allgemeinen wird die
Röntgenuntersuchung durch den Nachweis der Konkremente die Diagnose entscheiden. Eine Ausnahme bilden die seltenen Fälle, wo es sich um ein gleichzeitiges Vorhandensein von Geschwulstbildung und Steinen in der Niere
handelt. Getäuscht werden kann man auch durch Verkalkungen bzw. durch
Knochenbildungen im Inneren der Tumoren, deren Schatten irrtümlich als
Steinschatten gedeutet werden können.

Bei der *cystischen Nierendegeneration* beobachtet man in gleicher Weise wie
bei den Geschwülsten Blutungen und Geschwulstbildung. Im allgemeinen
ist die cystische Degeneration an beiden Nieren (zuweilen auch noch an anderen
Organen) annähernd gleichmäßig entwickelt, so daß der palpatorische Nachweis von beiderseitig deutlich vergrößerten Nieren, mit buckliger, aber glatter
Oberfläche bei prall elastischer Konsistenz und beiderseitig schlechter Nierenfunktion die richtige Diagnose nahelegt. In den selteneren Fällen, wo der Prozeß
einseitig oder vorwiegend einseitig ist und also auch nur auf einer Seite ein
Nierentumor nachweisbar ist, stößt die Abgrenzung gegen die soliden Geschwülste
zuweilen auf unüberwindliche Hindernisse. Charakteristische Harnveränderungen besitzt die cystische Nierendegeneration nicht und der cystische
Charakter ist durch die Palpation auch meist nur vermutungsweise festzustellen
und auch dann nur, wenn zufällig besonders große Cysten der Palpation zugänglich sind. Die Pneumoradiographie ist vielleicht imstande, auch an der zweiten
Niere schon Veränderungen erkennen zu lassen, die der Palpation noch entgangen sind, und die die Doppelseitigkeit des Leidens erkennen lassen. Man
kann hier mit scharfen Konturen der Niere rechnen, da bei der cystischen Degeneration Entzündungserscheinungen in der Umgebung der Niere erfahrungsgemäß so gut wie stets fehlen. In der Regel aber werden die diagnostischen
Überlegungen bei vorwiegend einseitig entwickelter cystischer Nierendegeneration von solchen Möglichkeiten nicht beeinflußt werden, da der einseitige
Nachweis eines Tumors und eine evtl. noch hinzukommende Blutung so sehr
den Eindruck einer soliden Nierengeschwulst hervorrufen und hervorrufen
müssen, daß für andere relativ seltenere Möglichkeiten kein Raum mehr bleibt.

Die *traumatische Hämaturie* kennzeichnet sich durch eine entsprechende Vorgeschichte. Gelegentlich kann das Trauma auch eine Geschwulstniere treffen und diese dadurch erstmalig zur Blutung veranlassen. Das Palpationsergebnis kann insofern irreführend sein, als das Trauma häufig auch zu perirenalen Blutungen führt, die anfangs eine exakte Nierenpalpation verhindern und später durch die Organisation eine Nierenvergrößerung vorzutäuschen geeignet sind. Tumorverdächtig sind auch solche traumatischen Blutungen, die nach längerer blutfreier Pause ohne sinnfällige Ursache auftreten. Solche Spätblutungen erlebt man zuweilen nach Traumen, auch ohne daß ein Nierentumor vorhanden ist, sie nötigen jedoch, den Fall mißtrauisch zu betrachten und genauer zu untersuchen.

Die seltenen Blutungen bei *Wandernieren*, die als venöse Stauungsblutungen infolge Knickung oder Drehung des Nierenstils aufgefaßt werden, sind durch die vorangehenden Koliken und durch den Nachweis einer abnorm beweglichen, aber nicht vergrößerten Niere kenntlich.

Mit der Annahme einer *essentiellen* Blutung darf man sich, nur gestützt auf negative klinische Untersuchungsmethoden, *nie* zufrieden geben. Für den Kliniker sollte der Ausdruck „essentiell" nicht mehr besagen, als daß man eben keine Ursache für die Blutung hat feststellen können. Dabei ist es uns wohl bekannt, daß es in der Tat Fälle gibt, in denen auch die Sektion der Niere und sorgfältigste histologische Untersuchung keine befriedigende Erklärung für die Blutung gegeben hat, aber erst dann, also nach erfolgter ergebnisloser histologischer Untersuchung sollte es erlaubt sein, von einer essentiellen Nierenblutung zu sprechen, denn bis auf ganz verschwindende Ausnahmen konnten an den Nieren in solchen Fällen von sog. essentieller Blutung nephritische oder sonstige Veränderungen (Aneurysmen, Gefäßwandveränderungen, Tuberkulose, kleine intrarenale Hypernephromknoten, Angiome u. a.) nachgewiesen werden.

Die differentialdiagnostischen Erwägungen über die *Schmerzempfindungen* sind ziemlich wertlos, da der Schmerz bei den Nierentumoren, wie geschildert, die verschiedensten Formen und Grade annehmen kann und eine nur einigermaßen sichere Entscheidung durch diese Symptome im Zweifelsfalle daher nicht angängig ist.

Fehlt die Hämaturie und ist von der Trias der Haupterscheinungen nur der Tumor vorhanden, so fehlen *die* Symptome, die unmittelbar auf die Harnwege hindeuten. Ist man hauptsächlich auf die Anwesenheit einer *Geschwulstbildung* angewiesen, so müssen außer einigen anderen Nierenerkrankungen auch intraperitoneale Geschwülste differential-diagnostisch berücksichtigt werden. Von den Nierenerkrankungen, die gelegentlich mit einer soliden Nierengeschwulst verwechselt werden können, sind noch die Aktinomykose, die geschlossene Pyonephrose und die solitären Nierencysten zu nennen. Der Nierenechinokokkus wird besonders besprochen.

Nur solche Fälle von *Aktinomykose* können diagnostische Schwierigkeiten bereiten, wo keine Fisteln bestehen, und wo andere manifeste aktinomykotische Herde als Hinweis fehlen, wo also die Niere bzw. der paranephritische Raum klinisch alleine erkrankt ist. Für Aktinomykose spricht eine diffus abgegrenzte Tumorbildung, entzündliche Produkte im Harn, Druckschmerz in der Lende und ein entzündliches Ödem in der Flanke unter dem Rippenbogen, wie es meist auch beim paranephritischen Abszeß der Fall ist. Finden sich im Harn kleine weißliche Körnchen, die sich unter dem Mikroskop als Aktinomycesdrusen herausstellen, so ist damit natürlich die Diagnose entschieden. In den wenigen einschlägigen Fällen in der Literatur, wo die

Erkrankung nur die Niere betraf, war einige Male auf diese Weise die Erkennung der Aktinomykose möglich.

Große Schwierigkeiten kann die Abgrenzung gegen eine *solitäre Nierencyste* machen, besonders wenn diese ihren Sitz am oberen Pol hat. Ist man infolge günstiger Lage der Cyste oder wegen abnormer Beweglichkeit der Niere und bei schlaffen Bauchdecken in der Lage, eine kugelige fluktuierende, der Niere angehörende Geschwulst von glatter Oberfläche zu tasten, so liegt neben der Möglichkeit eines Echinokokkus die Annahme einer Nierencyste sehr nahe. Die Nierencysten sind aber nicht gerade häufige Erscheinungen, auch nicht im Vergleich zu den echten Geschwülsten der Niere und auch sonst von so unbestimmten Erscheinungen begleitet, daß trotz fehlender Hämaturie und trotz der guten Funktion und normaler Harnbeschaffenheit in der Praxis vielfach die Wahrscheinlichkeitsdiagnose auf eine solide Nierengeschwulst gestellt wird. Operiert man in solchen Fällen unter der Annahme eines malignen Nierentumors und kann man nur eine Cyste von serösem oder serös-blutigem Inhalt eröffnen, so ist der Irrtum kein Unglück, sondern für den Patienten ein so glücklicher Umstand, daß man wünschen möchte, daß es häufiger der Fall wäre.

Bei fehlender Hämaturie können durch den oft buckeligen Tumor einer *Pyonephrose* Zweifel in der Diagnose entstehen, aber auch nur dann, wenn die Pyonephrose abgeschlossen ist und dadurch ihren Charakter als eitrige Sackniere verdeckt. Das Fieber gibt hier, wie auch bei anderen entzündlichen Nierenerkrankungen keinen zuverlässigen Ausschlag, da, wie erörtert, auch bei den Tumoren der Niere Fieber in jeder Form auftreten kann. Immerhin muß anhaltendes inter- oder remittierendes Fieber doch unbedingt den Gedanken an eine entzündlich-eitrige Erkrankung nahelegen. Eine sorgfältige Anamnese und der Ausfall des Ureterenkatheterismus liefern doch meist Beweise für die entzündliche Natur des Tumors.

Mit dem Hinweis, daß auch bei *Solitärnieren, Kuchennieren,* wie auch bei *vikariierender Hypertrophie* einer Niere (vgl. Abb. 12) infolge angeborenen Mangels des Schwesterorgans palpatorisch ein ,,Tumor'' vorhanden sein kann, der seiner Natur nach nicht ohne weiteres klar ist, sollen die nierendifferentialdiagnostischen Erörterungen abgeschlossen werden. Vor Täuschungen der letztgenannten Art schützt am besten die Pyelographie.

Wenn auch, wie oben bei der Besprechung der Hämaturie gesagt wurde, in Ausnahmefällen eine intraperitoneale Geschwulst eine einseitige renale Hämaturie auslösen kann, so ist dieser Fall doch höchst ungewöhnlich. Das Fehlen einer Hämaturie bei negativem Harnbefund muß bei vorhandenem Tumor die Möglichkeit einer *intraperitonealen Geschwulstbildung* eröffnen. Im allgemeinen ist es häufiger, daß ein Nierentumor nicht als solcher erkannt wird, als daß eine intraperitoneale Geschwulst irrtümlich für einen Nierentumor gehalten wird. Tumoren fast aller Bauchorgane (Milz-, Leber- [Riedelscher Lappen], Gallenblasen-, appendicitische Tumoren, Ovarialtumoren, Dünn- und Dickdarmtumoren, Pankreascysten und Magentumoren, Netz- und Mesenterialgeschwülste) haben schon im gegebenen Falle zur Verwechslung mit Nierentumoren Veranlassung gegeben. Die Abgrenzung gegen eine intraabdominelle Geschwulst stützt sich auf topographische Merkmale, die Lage der Därme (Kolon) zum Tumor, seine Beweglichkeit, die palpatorische Albuminurie, den Ausfall der Funktionsproben usw. Alle diese Merkmale können aber täuschen und verhindern dann durch den positiven Ausfall in dieser oder jener Richtung eine weitere objektive Beurteilung anderer Untersuchungsergebnisse. Im einzelnen soll auf die Möglichkeiten der Verwechslung mit intraabdominellen Prozessen nicht eingegangen werden, da sie zu zahlreich sind, jeder neue Fall auch wieder besondere Merkmale trägt und neue Schwierigkeiten mit sich bringt. Neben einer guten Palpationstechnik kommt für die Entscheidung in erster Linie dem Röntgenverfahren, und zwar in Form der Pyelographie evtl. kombiniert mit der Gasfüllung des Nierenlagers die größte Bedeutung zu. Diese Methoden weisen bei intraperitonealen wie auch anderweitigen extrarenalen Tumoren normal geformte, wenn auch zuweilen verdrängte Nieren nach, und die Pyelographie ist eigentlich allein in der Lage, die Tumoren ektopischer Nieren, deren Unterscheidung gegen intraabdominelle Geschwülste wegen der veränderten Topographie besonders schwierig ist, als solche kenntlich zu machen.

Eine sorgfältige, unvoreingenommene Bewertung aller klinischen Merkmale und die Ausnützung der modernen urologischen Untersuchungsmethoden wird zumeist in differentialdiagnostisch schwierigeren Fällen die richtige Diagnose ermöglichen. Man darf aber nicht etwa annehmen, daß die Beherrschung der spezialistischen Untersuchungsmethoden und selbst große Erfahrung in jedem Falle die vorhandenen Schwierigkeiten zu meistern in der Lage sei. Es kommen immer wieder Fälle zur Beobachtung, die trotz aller Fortschritte unklar bleiben und deren Natur weder durch den positiven noch negativen Ausfall einzelner Untersuchungen ausschlaggebend beleuchtet wird. Das trifft besonders für manche Bauch- bzw. Nierentumoren zu, die ohne Hämaturien und ohne Harnveränderungen verlaufen. Hier ist es oft zwecklos, die Untersuchungen bis in die letzten Möglichkeiten zu verfeinern, und da die Untersuchungen an sich dem Kranken ja nichts nützen, so ist ihre Vornahme davon abhängig zu machen, ob aus ihrem Ausfall nach irgendeiner Richtung eine weitere Klärung der Verhältnisse und eine Befruchtung der einzuschlagenden Therapie noch zu erwarten ist. Es gibt Tumoren so unklarer Art, die durch weitere spezialistische Untersuchungsmethoden nicht mehr gefördert werden können und die offensichtlich eine *Probefreilegung* verlangen. Damit wird die Probefreilegung als ultima ratio zu einem bedeutungsvollen diagnostischen Hilfsmittel, von dem in der Praxis bei unklaren Tumoren zum Wohle der Patienten gelegentlich Gebrauch gemacht werden sollte. Handelt es sich noch um ganz kleine Nierentumoren [Angiome (STIEDA), kirschgroße, intrarenale Hypernephrome (RUBRITIUS)], die, im Innern der Niere gelegen, die Form und Größe der Niere nach außen noch in keiner Weise verändert haben, so kann selbst nach erfolgter Freilegung die Ursache einer Blutung unklar bleiben und die Entscheidung: Nephrektomie — Dekapsulation — Nephrotomie oder Rückzug, recht unangenehme Situationen schaffen. Die früher häufiger zu Rate gezogene *Probepunktion* ist ganz zu widerraten. Sie liefert nur selten brauchbare Aufschlüsse und ist trotz des scheinbar kleineren Eingriffs sowohl bei soliden Tumoren als auch bei infizierten Nierengeschwülsten wegen der möglichen Verschleppung und Ausbreitung des Prozesses im Punktionskanal viel gefährlicher als die Probefreilegung.

Therapie. Die *Indikation* für die Therapie ergibt sich aus den lebensbedrohenden Eigenschaften der Geschwülste, die in ihrer überwiegenden Mehrzahl maligne sind oder es doch über kurz oder lang werden, weshalb nur von ihrer radikalen Beseitigung ein dauernder Erfolg zu erhoffen ist. Die wenigen gutartigen Tumoren scheiden sich in zwei Gruppen, solche, die wie die Nierenfibrome meist ganz klein bleiben und nicht die geringsten Erscheinungen und Beschwerden machen und darum auch intra vitam gar nicht diagnostiziert werden, und solche, die ein deutlich progressives Wachstum aufweisen und sich durch Verdrängungserscheinungen, Schmerzen und evtl. auch durch Blutungen bemerkbar machen. Da die Gutartigkeit einer Geschwulst erst durch den weiteren Verlauf, also letzten Endes erst post mortem, endgültig zu beurteilen und nicht immer durch klinische Untersuchungsmethoden zu ermitteln oder vorauszusagen ist, und da weiter bei der relativen Seltenheit gutartiger Nierengeschwülste die Wahrscheinlichkeit, daß es sich im gegebenen Fall um eine maligne Geschwulst handelt, immer sehr groß ist, so erfordert in der Praxis *jede klinisch nachweisbare Nierengeschwulst* eine radikale Beseitigung.

Da zur Zeit durch eine *medikamentöse* oder *Röntgen-* und *Radiumbehandlung* der Nierentumoren keine sichere Heilung zu erwarten steht, so ist in jedem Falle die *operative* Beseitigung erforderlich. Dabei sind im Hinblick auf die Bösartigkeit dieser Tumoren alle Versuche, bei kleinen auf den oberen oder unteren Pol beschränkten Geschwülsten, durch konservative Eingriffe (Nierenresektionen), anscheinend gesunde Teile der Niere zu erhalten, prinzipiell abzulehnen, denn selbst an der freigelegten Niere kann man auf keine Weise sicher feststellen, wieweit im Innern der Geschwulstprozeß fortgeschritten ist. Durch solche Versuche entäußert man sich der in diesen Frühfällen vorhandenen Möglichkeit einer Radikalheilung, und es dürfte für den Arzt nichts Deprimierenderes geben, als beim Auftreten einer Rezidivgeschwulst sich sagen zu müssen, daß man die Chancen einer radikalen Heilung nicht genügend ausgenutzt hat. Derartige konservative Operationen sind nur bei Tumoren in Solitärnieren gestattet.

Bei dieser allgemein anerkannten Notwendigkeit einer *operativen* Therapie gipfelt darum die Indikationsstellung nur noch in der Frage, ob die Nephrektomie noch Aussicht auf Erfolg hat oder nicht. Da muß man leider auch heute noch bekennen, daß eine recht große Zahl von Nierentumoren, wenn sie in Behandlung kommen, schon inoperabel sind. Das liegt nicht an der mangelnden Einsicht einer operativen Notwendigkeit, sondern an dem bedauerlichen Umstand, daß bezüglich der Frühdiagnose keine wesentlichen Fortschritte gemacht worden sind. Israel hat daher mit seiner für die hypernephroiden Tumoren gemünzten Äußerung, „wenn die Tumoren jung genug sind, um operabel zu sein, kann man sie meist nicht diagnostizieren, wenn wir sie diagnostizieren können, sind sie meist nicht mehr operabel", auch heute noch recht.

Ebenso wie man bestrebt ist, durch frühzeitige Entdeckung der Nierentumoren die Patienten möglichst bald der Operation zuzuführen, muß man anderseits auch trachten, in zu weit vorgeschrittenen Fällen die Operation zu vermeiden. Abgesehen von der selbstverständlichen Funktionstüchtigkeit einer zweiten Niere ist die Frage der Operabilität hauptsächlich von dem Nachweis entfernter Metastasen (Lunge — Leber — Knochen usw.) und von dem Verhältnis der Geschwulst zu seiner unmittelbaren Umgebung abhängig zu machen. Wenn natürlich auch bei vorhandenen Fernmetastasen eine radikale Heilung aussichtslos ist, so dürfte doch auch in diesen Fällen hin und wieder die Exstirpation des primären Nierentumors noch zu erwägen sein, wenn durch die Beseitigung anhaltender Blutungen und quälender Schmerzen der Zustand des Kranken zeitweise eine nennenswerte Besserung erfährt.

Das Hauptaugenmerk bei der Beurteilung der Operabilität gebührt weiter dem lokalen Befund an der Tumorniere. Ist die Geschwulst von mäßiger Größe und gut beweglich, so bestehen keine Einwände gegen die Nephrektomie und da in diesen Fällen lokale und entfernte Metastasen vielfach noch fehlen, so ist diese Gruppe von Nierengeschwülsten hinsichtlich der Dauerresultate auch am günstigsten zu betrachten. Wesentlich ungünstiger liegen die Verhältnisse bei größeren Tumoren, besonders wenn nachweislich Verwachsungen mit den Nachbarorganen bestehen und Drüsenmetastasen bzw. Geschwulstzapfen in den Gefäßen vorhanden sind. Schon die Größe des Tumors an und für sich erschwert die Operation und erhöht die Gefahren. Sehr wichtig wäre es, wenn man in jedem Falle den Einbruch des Tumors in die Vena renalis oder in die Vena cava vor der Operation erkennen könnte; oft aber ist das erst während der Operation möglich. Bestehen deutlich ausgebildete kollaterale Venenbahnen der Bauchhaut, die auf eine Erschwerung des Blutkreislaufes in der Vena cava hindeuten, so liegt darin ein Zeichen von übler Vorbedeutung. Da aber die Inoperabilität trotz solcher Anzeichen nicht immer sicher festzustellen ist, so wird man bei dieser Gruppe von Nierentumoren doch meist eine operative Entfernung anstreben, sich aber nicht selten intra operationem von der Aussichtslosigkeit einer radikalen Entfernung überzeugen müssen. Man mag in dieser Hinsicht bei allen jenen Fällen etwas mißtrauisch sein, bei welchen die Diagnose des Nierentumors sehr sicher und leicht ist.

Bei einer dritten Gruppe, bei der die Tumoren sehr groß und ganz unbeweglich sind, hat die Operation keine Aussicht auf Erfolg mehr, sie ist zwecklos, verläuft vielfach letal und ist daher besser gar nicht erst zu versuchen. Die Operation solcher Geschwülste hilft dem Kranken nichts und ist nur geeignet, die Operation und den Operateur in Mißkredit zu bringen.

Größe und Fixierung der Geschwülste sind daher relative bzw. absolute Kontraindikationen der Nephrektomie. Vorhandene Stauungszustände sind prognostisch ungünstig, aber keine unbedingte Gegenanzeige, sie verraten aber, daß man aller Wahrscheinlichkeit nach Drüsenmetastasen entlang den Gefäßen oder Geschwulstzapfen in den Gefäßen vorfinden wird. Manchmal ist es auch nur der Druck der Geschwulst auf die Gefäße, der die Zirkulationsstörungen bedingt. Eine Albuminurie der zweiten Niere, selbst mit Zylindern, ist kein Hinderungsgrund für die Operation. Im übrigen ist, wie bei allen anderen größeren Eingriffen, Rücksicht auf den allgemeinen Kräftezustand zu nehmen. Bei den kindlichen Nierentumoren spielt die Größe der Geschwulst nicht die einschränkende Rolle wie bei den Tumoren der Erwachsenen.

Operationstechnik. Meistens ist die Operation bei den kindlichen Tumoren, selbst bei sehr großen Geschwülsten, auffallend leicht auszuführen; insbesondere macht die Ausschälung des Tumors aus seinem Lager gewöhnlich keine Schwierigkeiten. Die Operation vollzieht sich so, daß man den kleinen Patienten in Seitenlage bringt und einen ausgiebigen Querschnitt anwendet, welcher im Winkel zwischen der 12. Rippe und der Wirbelsäule beginnt und quer über den Leib, je nach der Größe des Tumors mehr oder weniger weit, bis in die Gegend des Nabels verläuft. Das Peritoneum parietale wird am besten ausgiebig eröffnet; dann liegt der Tumor vor, ist aber noch von dem hinteren Blatt des Bauchfells bedeckt; dieses wird nach außen vom Colon ascendens resp. descendens ebenfalls breit incidiert. Man kommt jetzt in das lockere, bei diesen kleinen Patienten sehr fettarme retroperitoneale Zellgewebe, aus dem sich der Tumor stumpf aushülsen und schließlich vorwälzen läßt. Selbstverständlich muß man bei dieser Arbeit auf das Kolon, Duodenum, Pankreas, die Gefäße des Mesokolons usw. achten. Ist der Tumor so weit isoliert, daß er nur noch an den Hilusgefäßen und am Ureter hängt, so kommt die wichtige und verantwortungsvolle Aufgabe, ihn hier abzutrennen. Man lasse sich nicht verleiten, wie es sonst manchmal bei Nierenexstirpationen zweckmäßig sein kann, eine große Klemme an den Stiel zu setzen und ihn en masse abzubinden, das Gewicht des schweren, aus der Wunde luxierten Tumors zieht die Gefäße stark aus und führt evtl. zu Täuschungen. Es sind Fälle bekannt, wo die um den Stiel gelegte Massenligatur nicht nur die Nierengefäße, sondern auch die Vena cava gefaßt hatte. Begreiflicherweise ist diese Gefahr bei rechtsseitigen Tumoren größer als bei linksseitigen. Die Unterbindung der Vena cava muß im übrigen nur dann unbedingt letal verlaufen, wenn die Ligatur oberhalb der Einmündungsstelle der zweiten Vena renalis stattfindet.

Ebenso wie man sich auf der rechten Seite vor der Vena cava hüten muß, so muß man auf der linken Seite sich bewußt bleiben, daß die Aorta in der Nähe des Tumors liegt und daß sie evtl. beim Vorwälzen der Geschwulst spitzwinklig ausgezogen werden kann. Nur eine exakte Präparation und isolierte Unterbindung der einzelnen Gefäße schützt hier vor Irrtümern, schützt aber auch sicher. Bei linksseitigen Tumoren ist es häufig notwendig, die Vena spermatica, die bekanntlich auf dieser Seite in die Vena renalis einmündet und die durch diese Lage nähere Beziehungen zum Tumor hat als auf der rechten Seite, ein Stück weit mit wegzunehmen. Nach der Entfernung des Tumors, welche mit der Durchtrennung des Ureters leicht beendet ist, wird die Peritonealhöhle durch fortlaufende Naht wieder geschlossen; dann wird die Muskulatur der Bauchwand genäht und der retroperitoneale Raum durch ein Glasdrain nach außen drainiert. Auch bei radikaler Operation sind die Heilungsaussichten dieser kindlichen Nierentumoren nicht günstig; die operative Mortalität ist ziemlich hoch, sie beträgt auch nach neueren Zusammenstellungen noch 30—40%; mindestens ebensoviele Patienten sterben nachträglich an Rezidiven. Die Prognose dieser Fälle ist also eine außerordentlich ungünstige.

Bei *Erwachsenen* lassen sich kleine Tumoren, bei denen die Niere nicht mehr als die 2—3fache Größe des normalen Organs hat, gut auf extraperitonealem Wege mittels eines lumbalen Schrägschnitts entfernen. Die Operation wird erleichtert, wenn die Niere tief steht, wie z. B. bei mehrgebärenden Frauen mit schlaffen Bauchdecken. Bei Männern mit ihren straffen Muskeln und hochstehenden Nieren ist die Operation wesentlich schwieriger. Im übrigen kann man sich im allgemeinen auf um so mehr Schwierigkeiten gefaßt machen, je größer der Tumor ist und je mehr er an Beweglichkeit eingebüßt hat.

Bei großen Nierentumoren sind es im wesentlichen drei Momente, welche die Operation erschweren und manchmal auch unmöglich machen. Zunächst sind es die *erweiterten Venen der Fettkapsel*. Eine gesunde Niere kann man meistens ohne jede, oder nur mit ganz unbedeutender Blutung aus ihrem Fettlager aushülsen, denn ihr Gefäßsystem hat keine nennenswerten Anastomosen durch die Fettkapsel hindurch nach außen; man kann dreist bis zum Hilus vordringen und findet in der Arteria und Vena renalis alle Gefäße im Stamme vereinigt. Anders ist es bei den großen Nierentumoren; bei ihnen haben sich meistens stark geschlängelte Venen in der Fettkapsel gebildet. Manchmal sind diese Kapselvenen fingerdick und überziehen als geschlängelte Konvolute die ganze Oberfläche des Tumors. An und für sich würden diese Venen die stumpfe Auslösung des Tumors nicht hindern, wenn sie nur in den Hauptstamm der Nierenvenen einmünden würden. Das ist aber nicht der Fall; sie stehen mit anderen Gefäßgebieten im Zusammenhang; meist münden sie nach oben in Venen ein, welche das Zwerchfell durchbohren und nach unten kommunizieren sie mit den Geflechten der Vasa spermatica. Wenn es auch bei diesen unteren Gefäßen manchmal gelingt, durch eine Reihe von Ligaturen die Verbindungen zu durchtrennen, so ist bei den oberen Venen, die sich unter dem Rippenbogen und dem Zwerchfell verlieren, eine exakte Unterbindung nur selten durchzuführen. Gelingt sie nicht, so ist die Aushülsung des Tumors nicht ungefährlich, denn ein stumpfes Auslösen des Tumors muß unbedingt zu einer Durchreißung dieser Venen führen, und eine heftige Blutung ist die Folge. Tamponade hilft hier nicht, höchstens kann man versuchen, den Tumor angesichts einer solchen Blutung möglichst rasch, ungeachtet aller weiteren Venenverbindungen, herauszuwälzen und zu entfernen, um, wenn man dann mehr Platz hat, die Blutstillung zu versuchen. Das ist aber eine Art von Verzweiflungsakt, der begreiflicherweise für den Patienten sehr gefährlich ist. Manchmal kann man aber unter günstigen Umständen auch mit stark dilatierten Kapselvenen fertig werden, wenn es gelingt, den Tumor zusammen mit der Fettkapsel zu luxieren.

Eine weitere Schwierigkeit bei der Exstirpation großer Tumoren bilden die *Verwachsungen mit dem Bauchfell* und mit intraabdominellen Organen. Je größer der Tumor, um so größer ist die Gefahr, daß er die natürlichen Grenzen seiner Kapsel schon überschritten hat. An der Vorderfläche kommt es dann leicht zum Einbruch in das hintere Blatt des Peritoneums und zu Verwachsungen mit Organen, die in der Nachbarschaft des Tumors liegen, hauptsächlich mit dem Duodenum, der Hinterwand des Coecums, oder gewisser Kolonabschnitte; auch Verwachsungen mit dem Mesokolon oder Mesocoecum und dessen Gefäßen wird beobachtet. Das sind selbstverständlich sehr unangenehme Komplikationen, da man dann gezwungen ist, einzelne Darmabschnitte mit zu entfernen. Die Operation wird dadurch sehr verlängert und ihr Gelingen in Frage gestellt.

Die unangenehmsten Überraschungen erlebt man aber am *Gefäßstiel großer Nierentumoren*. Hier liegt der Schwerpunkt der Operation. Meist ist der Tumor am Hilus stark vorgewachsen und hüllt den Gefäßstiel von außen ein, rechts dringt er bis an die Vena cava, links bis an die Aorta vor und ist evtl. mit diesen Gefäßen innig verwachsen, oder es sind — was nicht weniger unangenehm ist — Geschwulstzapfen in die Vena renalis bzw. Vena cava eingewachsen. Auch Lymphdrüsenpakete können die Gefäße umgeben und sie vor dem Operateur verbergen. Diese Überraschungen sind um so unerfreulicher, als man sie erst gegen Schluß der Operation antrifft. Man hat sich in anstrengender Arbeit dem Gefäßstiel genähert, hat ihn endlich erreicht, und muß nun einsehen, daß alles vergebens war und der Tumor eigentlich inoperabel ist. Ein Abbrechen der Operation in diesem Stadium ist nicht mehr möglich, und es bleibt dem Chirurgen manchmal nichts übrig, als kurz entschlossen mit dem Messer durch die Geschwulstmassen des Hilus hindurchzugehen und ein Stück des Tumors an den großen Gefäßen zurückzulassen, nur um die Operation überhaupt zu beenden. Manchmal kann man mit einer seitlichen Naht der Vena cava oder auch der Aorta die kritische Situation meistern, aber alle diese Maßnahmen sind trotz ihres Heroismus nur von geringem Wert für den Patienten, selbst wenn er die Operation zunächst übersteht.

Es wird bei der Exstirpation von Nierentumoren von dem Chirurgen besonders der Umstand unangenehm empfunden, daß er die Entscheidung über die Beschaffenheit des Gefäßstiels erst treffen kann, wenn er mit der Operation fast fertig ist. Es wäre natürlich besser, wenn man zuerst den Stiel untersuchen und sich vergewissern könnte, ob man die Operation radikal ausführen kann oder nicht. Um diese Entscheidung in frühen Stadien der Operation zu ermöglichen, hat man den Rat gegeben, gleich zu Beginn das Peritoneum breit zu öffnen und den Nierenstiel freizulegen. Leider kommt man gerade bei großen Tumoren, bei denen die Untersuchung des Stiels besonders erwünscht wäre, nur sehr schlecht an ihn heran, und der Vorteil der transperitonealen Operation ist gerade von diesem Standpunkt aus betrachtet nicht so groß, wie man von vornherein erwarten möchte. Im übrigen erleichtert die Eröffnung des Peritoneums die Exstirpation von Nierentumoren, besonders von großen, auf alle Fälle, weil man sich über eventuelle Verwachsungen des Tumors mit dem Darm, Bauchfell, Mesokolon usw. von der Bauchhöhle aus viel besser orientieren kann, als vom retroperitonealen Raume aus, und weil man die Ablösung des hinteren Bauchfellblattes vom Tumor besser kontrollieren kann. Die absichtliche Eröffnung des Peritoneums zu Beginn der Operation ist also um so mehr geboten, je größer der Tumor ist.

Glaubt man am Nierenstiel auf Schwierigkeiten zu stoßen, so ist es zweckmäßig, den lumbalen Schnitt nicht schräg nach unten in der Richtung des Leistenbandes, sondern mehr horizontal nach vorne etwa bis zur Mittellinie auslaufen zu lassen. Dadurch erleichtert man sich den Zugang zum Nierenstiel, dessen Höhe im allgemeinen dem äußeren Ende der 11. Rippe entspricht. Diesem lumboabdominalen, extraperitonealen Schnitt, der erforderlichenfalls an jeder Stelle zum Bauchschnitt erweitert werden kann, ist im allgemeinen der Vorzug zu geben, da er einen genügenden Zugang und Überblick gewährt und für alle überhaupt noch operablen Fälle ausreicht. Bei hochgradigen Skoliosen kann der lumbale Weg allerdings unmöglich werden.

Bei entsprechender Technik in der Lagerung des Patienten hat man auch bei größten Tumoren kaum je die Resektion der untersten Rippe nötig; der dadurch gewonnene Vorteil wird auch überschätzt. Hat man sich aber doch dazu entschlossen, so soll man sich vorher vergewissern, ob die Rippe, die man resezieren will, die 12. oder 11. Rippe ist, da bei Resektion der 11. Rippe die Gefahr der Pleuraverletzung besteht. Bei Emphysematikern reicht die untere Umschlagsfalte der Pleura tiefer herab als normalerweise. Um eine unerwünschte Pleuraverletzung nach Möglichkeit zu verhüten, ist die 12. Rippe subperiostal zu resezieren.

Die rein transperitoneale Methode hat den Nachteil der Abkühlung der Bauchhöhle, die Gefahr der Peritonitis, die schlechteren Drainageverhältnisse und keine Vorteile gegenüber dem beschriebenen Vorgehen.

Um eine unbeabsichtigte Verletzung des Peritoneums und des Kolons zu vermeiden, nephrektomiert Fedoroff bei Nierentumoren intrakapsulär. Nach Beendigung wird die Wunde genau untersucht, um alle verdächtigen Stellen der Kapsel zu entfernen. Oehlecker bevorzugt eine besondere Art des transperitonealen Vorgehens. Er eröffnet die Bauchhöhle durch einen abdominalen Schnitt am Rande des Rectus, umschneidet dann einen halbkreisförmigen Bezirk des parietalen Peritoneums, verlagert den Dickdarm medial und extraperitonisiert den Tumor vor der eigentlichen Operation. Zum Schluß wird die Wundhöhle nach hinten drainiert.

Die ausgesprochene Neigung mancher Nierentumoren, in die Blutbahn einzubrechen und dort zapfenartig weiterzuwuchern, bringt es mit sich, daß man häufig, um die Geschwulst radikal zu beseitigen, genötigt ist, an den *Gefäßen* in erster Linie an den Venen zu operieren. Es bestehen hier verschiedene Möglichkeiten. Entweder man versucht den Geschwulstthrombus unter Erhaltung der venösen Gefäßbahn zu entfernen, oder man unterbindet die Vene ober- und unterhalb der thrombosierten Stelle und reseziert das Zwischenstück unter Verzicht auf die Wiederherstellung der Kontinuität.

Die Untersuchungen über die Unterbindung der Vena cava haben gezeigt, daß diese unterhalb der Einmündung der Nierenvenen (bei Nephrektomien unterhalb der zurückbleibenden zweiten Nierenvene) möglich ist, während die Unterbindung oberhalb beider Nierenvenen stets tödlich endet. Für die Praxis ist es daher wichtig, sich zu erinnern, daß die rechte Nierenvene in etwas mehr als 50% tiefer einmündet als die linke, nächsthäufig münden beide in gleicher Höhe und weniger oft mündet die linke Nierenvene tiefer als die rechte. Darum sind die Verhältnisse für die Cava-Unterbindung bei rechtsseitigen Nierentumoren günstiger als bei Tumoren der linken Niere. Die Cava-Unterbindung ist dann prognostisch günstig anzusehen, wenn deutlich sichtbare Venen in der Bauchhaut anzeigen, daß sich Kollateralbahnen zwischen der Vena epigastrica inf. und der Vena mammaria gebildet haben.

Das Hantieren an der Geschwulst und das Operieren an den Gefäßen selbst soll nach Möglichkeit schonend geschehen, da die lockeren, brüchigen Geschwulstthromben sich leicht lösen und mit dem Blutstrom verschleppt, Metastasen machen können. Es ist darum, wenn man sich vor der Cava-Unterbindung scheut oder nach Lage der gesunden Nierenvene eine Unterbindung unmöglich ist, ratsam, die Cava oberhalb bzw. zentral vom Thrombus temporär abzuklemmen oder anzuschlingen. Das gleiche empfiehlt sich auch unterhalb, um nicht durch die Blutung die Übersicht zu verlieren. Diese Vorsicht gilt auch für die Thromben in der Vena renalis. Nach zentraler und peripherer Abklemmung der Cava zieht man den vorhandenen Thrombus aus der Vena renalis heraus, ligiert das Gefäß und gibt dann erst die Cava wieder frei. Auf diese Weise kann man auch wagen, die Cava selbst zu eröffnen und erkrankte Teile der Gefäßwand durch umschriebene partielle Resektionen mit anschließender seitlicher Naht der Cava (REHN) zu entfernen. Auch die Resektion der Cava mit nachfolgender zirkulärer End-zu-Endvereinigung ist gelungen. Vom lumbalen Nierenschnitt aus sind, wie jeder, der die Verhältnisse aus eigener Erfahrung kennt, die technischen Schwierigkeiten einer exakten Cavanaht aber sehr groß und bei größeren Defekten überhaupt unmöglich. Die Fälle, wo die zirkuläre Cavanaht nicht zu umgehen ist, werden meist als inoperabel gelten.

Weiteren Vorschlägen, wie z. B. der Reimplantation der zweiten Vena renalis in den zentralen Cavastumpf (End zu Seit) nach Unterbindung der Cava oberhalb der Einmündungsstelle, wie es E. JEGER und W. ISRAEL im Tierversuch gelungen ist, dürfte beim Menschen vorerst keine praktische Bedeutung zukommen.

Was die Resultate der Operation bei den Tumoren der Erwachsenen, also in erster Linie bei den hypernephroiden Tumoren angeht, so kann man berechnen, daß die primäre Mortalität durchschnittlich fast $20^0/_0$ erreicht, daß ungefähr 50 bis $60^0/_0$ an Rezidiven sterben, und daß $20—30^0/_0$ der Patienten dauernd gesund bleiben. Im allgemeinen wird man bei 4—5 jähriger Rezidivfreiheit von Dauerheilungen sprechen dürfen, wenn anders gerade bei den Hypernephromen auch noch nach viel längeren Zwischenräumen Rezidive beobachtet worden sind. Die operativen Erfolge werden hauptsächlich durch zwei Momente beeinträchtigt. Das sind die nicht radikal operablen Fälle, die sich als solche erst bei der Operation herausstellen und dann die häufigen Frührezidive bzw. Metastasen vornehmlich in den Lungen und Knochen, die wohl nicht mit Unrecht in einem hohen Prozentsatz auf intra operationem zustande gekommene Geschwulstembolien zurückzuführen sind.

B. Die Tumoren des Nierenbeckens.

Pathologische Anatomie. Die Geschwülste, die vom Nierenbecken ihren Ausgang nehmen, sind viel seltener als die Tumoren des Nierenparenchyms. Ihrer Histologie nach sind es fast ausnahmslos epitheliale Tumoren. Die bindegewebigen Neubildungen, Myome, Lympho-Angiosarkome usw. sind so selten, daß man sie in der Praxis vernachlässigen kann. Die epithelialen Neubildungen gruppiert man in

1. gutartige, papilläre Geschwülste (Papillome, Fibro-Epitheliome),
2. bösartige papilläre Geschwülste (Zottenkrebse),
3. Carcinome nicht papillären Charakters.

Die Mehrzahl der Nierenbeckentumoren gehört der ersten und zweiten Gruppe an, sind also papilläre Geschwülste. Diese Neubildungen haben die größte Ähnlichkeit sowohl hinsichtlich ihres histologischen Aufbaues, als auch in bezug auf ihr klinisches Verhalten mit den Papillomen der Harnblase.

Die erste Gruppe, die *gutartigen Papillome,* bestehen aus weichen zarten Auswüchsen mit feinen Ausläufern, welche entweder gestielt wie ein Baum oder etwas breitbasiger wie ein Strauch der Schleimhaut aufsitzen. Sie sind aus einem zarten bindegewebigen, gefäßführenden Gerüst aufgebaut, das sich bis in die feinsten Ausläufer verzweigt und mit einer mehrschichtigen Lage eines zylindrischen Epithels überkleidet ist. Vom pathologisch-anatomischen Standpunkt aus sind diese Papillome als Fibroepitheliome zu bezeichnen. Im mikroskopischen Bilde zeigt die Epithelschicht überall eine regelmäßige Begrenzung gegen das Bindegewebsgerüst, und auch dort, wo das Gewächs der Nierenbeckenschleimhaut aufsitzt, fehlt jedes Tiefenwachstum des Epithels. Trotz dieser histologischen Gutartigkeit besitzen diese Papillome die Neigung, sich über die Schleimhautoberfläche zu verbreiten.

Die zweite Gruppe, die *malignen Papillome*, ähneln in ihrem makroskopischen und mikroskopischen Aussehen und Aufbau sehr der ersten Gruppe, sind aber in ihrem klinischen Verlauf durch deutliche Bösartigkeit ausgezeichnet, vor allem dadurch, daß sich in späteren Stadien Metastasen einstellen. Im mikroskopischen Bilde findet sich wieder ein feines gefäßführendes Bindegewebsgerüst, das von mehrschichtigem Epithel überkleidet ist. Die Grenze zwischen Epithel und Stützsubstanz ist auch hier durchweg scharf, so daß man geneigt ist, die Geschwülste als gutartig anzusprechen und in die erste Gruppe einzureihen. Eine genauere Durchsuchung auf Serienschnitten, besonders des Geschwulstbodens, läßt aber auch histologisch häufig schon ihre Malignität erkennen, indem sich Zellatypien, Nesterbildungen und Tiefenwachstum des Epithelbelags nachweisen lassen. Der carcinomatöse Charakter kann sich dabei auf eine umschriebene Stelle des Papilloms beschränken oder aber auch die ganze Geschwulst mehr oder weniger betreffen. Die papillomatösen Tumoren des Nierenbeckens sind, wie gesagt, im Vergleich zu den Tumoren des Nierenparenchyms recht selten; so konnte z. B. Scholl aus der Mayo-Klinik aus den Jahren 1910—1922 nur über 8 solche Beobachtungen berichten.

Der dritten Gruppe der Nierenbeckentumoren fehlt der zottige Charakter. Es handelt sich hier um *Carcinome*, welche von Anfang an als feste, meist flache infiltrierende Tumorbildungen in der Schleimhaut auftreten und bald in die Submucosa und Muscularis einwuchern. Es sind echte Carcinome, welche in die Gruppe des Carcinoma solidum gehören. Ein Teil dieser Tumoren neigt zur Verhornung.

Die Beurteilung der Gut- oder Bösartigkeit der ersten Gruppe stößt ebenso wie bei den Papillomen der Blase auf Schwierigkeiten. Der histologische Nachweis der Gutartigkeit, also das Fehlen atypischer Zellwucherungen, das fehlende infiltrative Wachstum allein verbürgt nicht mit Sicherheit einen gutartigen Charakter im weiteren Verlauf. Auch die Fähigkeit der Metastasierung, eine Eigenschaft, die man sonst nur malignen Geschwülsten zuerkennt, erschwert die Beurteilung dieser Tumoren und räumt ihnen eine Sonderstellung ein. Wenn es auch sowohl im Nierenbecken, wie ja auch an der Blase, Papillome gibt, die während des Lebens des Trägers ihren gutartigen Charakter bewahren, so ist doch erwiesen, daß die Mehrzahl dieser anfänglich gutartigen Papillome mit der Zeit in die zweite Gruppe, den sog. Zottenkrebs übergeht, also maligne wird. Wenn man auch vom pathologisch-anatomischen Standpunkt aus nicht alle Papillome als maligne ansprechen kann, so bleibt doch die häufige Entartung maßgebend für eine sehr vorsichtige Prognosenstellung und rechtfertigt die Forderung der Praxis, allen diesen Tumoren, ohne Rücksicht auf ihren derzeitigen histologischen Charakter, eine potentielle Malignität zuzuerkennen und sie wie sicher maligne Neubildungen zu behandeln. Es ist hier ebenso wie bei den Blasenpapillomen, wo über die Gut- oder Bösartigkeit letzten Endes auch nur der klinische Verlauf entscheidet.

Die Größe der Nierenbeckenpapillome ist sehr wechselnd, entweder man findet einen mehr oder weniger gestielten Tumor von geringen Dimensionen bis zu solchen Größen, die das ganze Nierenbecken ausfüllen, oder es handelt sich um multiple Wucherungen (Papillomatose), die über das ganze Nierenbecken verteilt aufsprießen und auch den Ureter nicht verschonen. Dabei ist oft das eine Papillom histologisch gutartig, während ein anderes bereits deutlich malignen Charakter aufweist. Je breiter die Tumoren aufsitzen und je gröber ihre Ausläufer sind, um so mehr sind sie carcinomverdächtig.

Haben die Tumoren ein infiltrierendes Wachstum, so greifen sie auch bald destruierend auf die Nierensubstanz über. In der Regel handelt es sich um ein direktes Durchbrechen durch die Nierenbeckenwand, doch kann auch, wie FRANK und GRUBER das in einem Fall nachweisen konnten, der Tumor auf dem Lymphwege in die Niere eindringen.

Da die Papillome die Entleerung des Nierenbeckens behindern können, so folgt daraus eine weitere sekundäre Schädigung des Nierenparenchyms nach Art der Hydronephrose; in der Tat werden denn auch relativ häufig die papillären Nierenbeckentumoren in mehr oder weniger stark dilatierten Nierenbecken bzw. Hydronephrosen gefunden.

Die weitere Ausbreitung der Geschwülste geschieht meist durch Metastasierung auf dem Blut- oder Lymphwege, teils auch, wie von mancher Seite angenommen wird, durch den Urinstrom. Die letztere Annahme, die vornehmlich zur Erklärung der gleichzeitig im Ureter auffallend häufig (bis zu 50%) gefundenen Papillome herangezogen wird, genießt aber keine allgemeine Anerkennung. Diese sog. ,,Implantationstumoren'' können ebensogut durch eine gleichzeitige multilokuläre Entwicklung erklärt werden, oder einem kontinuierlichen Wachstum entlang dem Ureter und endlich einer Verschleppung von Tumorzellen in den Lymphbahnen des Ureters (HARTMANN, MOCK) ihre Entstehung verdanken. GRAUHAN macht auf diese verschiedenen Möglichkeiten aufmerksam und sieht ebenfalls den scheinbar sehr naheliegenden Modus der Implantation als nicht erwiesen an. Die histologischen Befunde sprechen seiner Meinung nach nicht für diesen Werdegang und legen eher eine auf gleicher Ursache beruhende, koordinierte, multilokuläre Entwicklung nahe.

Über die *Ursachen* der Tumorentwicklung im Nierenbecken weiß man letzten Endes sehr wenig, aber wie bei den Tumoren der Blase, so scheinen auch hier manche Faktoren die Rolle eines auslösenden Reizes für die Geschwulstentwicklung zu übernehmen. Die Überlegungen bei der Frage nach der Ätiologie bewegen sich in den üblichen, aber nicht gerade sehr befriedigenden Bahnen. Über das schwierigste Problem hilft, oder besser soll die Annahme einer lokalen, angeborenen Disposition des Mutterbodens zur Geschwulstbildung hinweghelfen, also ein entwicklungsgeschichtliches Moment. In der chronischen Entzündung, in traumatischen Einwirkungen (Steine) und endlich auch in chemischen Noxen, so besonders bei Arbeitern in chemischen Betrieben (REHN), erblickt man die das Wachstum auslösenden äußeren Reize. Diesen letzten Faktoren kommt sicherlich eine große Bedeutung zu; ob sie jedoch für sich allein imstande sind, durch fortgesetzte Schädigung der Zellstruktur ein atypisches, progressives, schrankenloses Wachstum auszulösen, oder ob eine besondere Anlage (illegale Zellverbindung usw.) vorhanden sein muß, bleibt vorerst ungeklärt. Da Entzündungen, sowie chronisch-traumatische oder chemische Reize die Schleimhaut bekanntlich zu proliferierenden, tumorartigen Bildungen anregen können, so sind manche Autoren geneigt, der Intensität des einwirkenden Reizes den Ausschlag zu geben, ob die Geschwulstbildung einen gutartigen bzw. bösartigen Charakter annimmt. Dieser Auffassung widerspricht aber die Erfahrung, daß gerade bei sehr heftiger und lang dauernder Entzündung, wie es doch die Tuberkulose zweifellos darstellt, maligne Neubildungen so außerordentlich selten angetroffen werden.

Wie an der Blase, so wird auch am Nierenbecken die Leukoplakie der Schleimhaut, jener Folgezustand chronischer Entzündungen, mit der Entwicklung der Nierenbeckencarcinome (solide Formen) in Zusammenhang gebracht, insofern man annimmt, daß durch diese prosoplastische Veränderung des Epithelcharakters der Boden für eine atypische Zellwucherung vorbereitet wird. Von mancher Seite (Kretschmer) wird daher die Leukoplakie als ein Vorstadium der Krebsbildung betrachtet. Lavonius hat unter 24 Leukoplakien des Nierenbeckens 8 Fälle gefunden, wo gleichzeitig Cancroide im Nierenbecken bestanden. Das ist ein auffallend hoher Prozentsatz und veranlaßt denn auch Lavonius, bei Leukoplakie des Nierenbeckens die Nephrektomie zu empfehlen, wenn aus anderen Gründen die Zweckmäßigkeit dieser Maßregel zweifelhaft erscheinen sollte.

Während das Nierenbecken normalerweise von geschichtetem Epithel ausgekleidet ist, bei dem die Zellen der oberflächlichsten Schicht zylindrisch oder kubisch geformt sind, findet sich bei den soliden Nierenbeckencarcinomen häufig eine Metaplasie des Epithels nach Art eines verhornenden Plattenepithels (Cancroid). Dem Übergangsepithel soll nach Ribberts Ansicht unter der Einwirkung besonderer Reize die Qualifikation als Epidermis (Verhornung) in weit größerem Maße innewohnen als der gewöhnlichen Schleimhaut.

Bei den soliden Carcinomen des Nierenbeckens ist die Kombination mit Steinen so häufig (40—60 %), daß ein auslösender Zusammenhang sehr nahe gelegt wird. Möglich bleibt es natürlich, und für manche Beobachtung trifft es auch sicher zu, daß die Tumorbildung das Primäre war und die Steinbildung, begünstigt durch Harnstauung und morphologische Bestandteile im Nierenbecken wie Blut und Zelldetritus, erst sekundär hinzutrat. Daß andererseits der Reiz der Steine allein zur Entwicklung maligner Tumoren nicht ausreicht und daß noch ein weiterer bisher noch unbekannter Faktor hinzukommen muß, dafür sprechen die viel häufigeren Beobachtungen von lang bestehenden Nierensteinen ohne gleichzeitige Tumorbildung.

Symptome und Diagnose. Im großen und ganzen machen die Nierenbeckentumoren ähnliche Erscheinungen wie die Geschwülste des Nierenparenchyms, man begegnet auch hier der Trias: Hämaturie, Geschwulstbildung und Schmerzen. Wenn auch bislang die Diagnose bei den Nierenbeckentumoren fast durchweg auf Tumor der Niere lautete und nur vereinzelt ante operationem die Diagnose eines Nierenbeckentumors gestellt, oder ein solcher wenigstens mit hoher Wahrscheinlichkeit vermutet werden konnte, so darf man doch für die Zukunft in dieser Hinsicht einen Fortschritt erwarten, da in jüngster Zeit durch einige sorgfältige klinische Studien (Grauhan, Brütt, Steinthal u. a.) unsere Kenntnis dieser Tumoren, insbesondere der papillären Tumoren, erweitert wurde und dabei auf die Besonderheiten dieser Neubildungen im Gegensatz zu den anderen Tumoren der Niere bewußt hingewiesen worden ist. Es lohnt sich daher in dieser Richtung die einzelnen Symptome und zu Gebote stehenden Untersuchungsmethoden zu betrachten, wobei wir in erster Linie die papillären Tumoren des Nierenbeckens im Auge haben.

Im Vordergrund der Erscheinungen steht auch hier die *Hämaturie*, was ja bei dem Sitz der Tumoren im Nierenbecken nicht weiter wundernehmen kann. Es sind meist sehr heftige intermittierende Blutungen mit unvermitteltem Beginn und Ende, für die sich nur in den seltensten Fällen eine greifbare auslösende Ursache ermitteln läßt. Bei den feinen, zarten Zotten genügt ja schon eine geringe Gewalteinwirkung, um sie zur Blutung zu bringen, und es ist daher denkbar, daß schon ungewöhnlich starke Kontraktionen des Nierenbeckens dazu imstande sind. Gelangen die Zotten mit dem Harnstrom in den Uretereingang und werden sie hier gequetscht bzw. abgerissen, so resultiert daraus natürlich

eine Blutung. Äußere Gewalteinwirkungen wie Sturz oder Stoß in die Nierengegend, stumpfe Bauchquetschungen usw. sind gleichfalls geeignet eine Blutung auszulösen. Sehr häufig ist dieser Zusammenhang zwischen Trauma und
Blutung aber auch bei diesen Tumoren nicht. Bei älteren Papillomen kann
es auch durch Abstoßung nekrotischer Zotten zu einer Hämaturie kommen. Anfangs liegen zwischen den einzelnen Blutungen oft sehr große Zeiträume, mit
der Zeit werden die Blutungen häufiger und können dann auch ohne Unterbrechung in wechselnder Stärke andauern. Ist die Hämaturie das einzigste bzw.
erste Symptom, und das ist bei den Nierenbeckenpapillomen noch viel häufiger
der Fall als bei den Tumoren des Parenchyms, so ist, wie das schon in dem
vorigen Abschnitt ausgeführt wurde, die Cystoskopie durch die Beobachtung
der Blutung aus dem einen oder dem anderen Ureterostium das souveräne
Mittel zur Lokalisation der Blutung.

Für die Entscheidung zwischen Parenchym- und Nierenbeckentumoren bietet
diese spontane Hämaturie aber keine Handhabe. LICHTENSTERN hat zuerst darauf
aufmerksam gemacht, daß der Ureterenkatheterismus, also das Einführen einer
Sonde in das Nierenbecken, geeignet sei, die zarten Papillomzotten zu verletzen
und auf diese Weise ziemlich regelmäßig und willkürlich eine Blutung auszulösen sei. Wiederholt sich dies Ereignis mehrere Male und ist die Blutung stark,
wenn auch kurzfristig, so liegt darin in der Tat ein bedeutsamer Hinweis für das
Vorhandensein eines Nierenbeckenpapilloms. Geringe Blutbeimengungen im
katheterisierten Ureterharn sind in diesem Sinne nicht zu verwerten, da ja auch
unter normalen Verhältnissen geringfügige artifizielle Blutungen häufig auftreten.

Die *Blasenspiegelung* und der *Ureterenkatheterismus* liefern unter günstigen
Umständen noch weitere Anhaltspunkte für die Existenz eines Nierenbeckenpapilloms. Findet sich auch in der Blase ein Papillom und blutet es gleichzeitig aus einer der Ureterenmündungen, so legt die Anwesenheit des Blasen-
papilloms die Vermutung nahe, daß der Blutung aus dem Harnleiter gleichfalls
ein papillomatöser Tumor entweder im Ureter selbst oder in der zugehörigen Niere
bzw. Nierenbecken zugrunde liegt.

Weitere Aufschlüsse kann der Ureterenkatheterismus geben. Meist läßt
sich durch ihn bei Nierenbeckenpapillomen eine Dilatation des Nierenbeckens
nachweisen, da, wie schon im pathologisch-anatomischen Teil gesagt wurde,
die Papillome häufig den Ureterabgang verlegen und so eine Harnstauung
im Nierenbecken erzeugen. Die Dilatation kann man aber nicht immer ätiologisch mit den Papillomen in Zusammenhang bringen, da die Lokalisation
mancher Papillome in hydronephrotischen Nieren eine Abflußstörung unmöglich macht. In der Regel ist der Inhalt des überdehnten Nierenbeckens bei
Anwesenheit von Papillomen nicht rein urinös, sondern stark bluthaltig und
häufig auch durch Infektion noch zersetzt, so daß die Bezeichnung einer (infizierten) Hämatonephrose dem klinischen Bild am meisten gerecht wird.

Die *Untersuchung* des getrennt aufgefangenen *Nierenharns* liefert zuweilen
den direkten Nachweis eines Nierenbeckenpapilloms. Finden sich im Ureterharn
(ALBARRAN, ISRAEL) oder aber auch im Gesamtharn Zottenfragmente, bei
papillomfreier Blase und nachgewiesener Blutung aus einer Niere, so ist die
Anwesenheit eines Nierenbeckenpapilloms so gut wie gewiß. Bei den verhornenden Plattenepithelcarcinomen des Nierenbeckens kann die mikroskopische
Untersuchung des Harnsedimentes ebenfalls einen entsprechenden Hinweis
geben. ZONDEK weist auf Grund einer eigenen Beobachtung darauf hin, daß
bei reichlichem schüppchenartigen Sediment in dem durch Ureterenkatheterismus gewonnenen Harn der Befund von dicht aneinandergelagerten, zum
Teil verhornten Epithelien für ein Cholesteatom oder Carcinom des Nierenbecken zu verwerten sei.

Von den *funktionellen* Untersuchungsmethoden ist eine Klärung, ob Tumor des Nierenparenchyms oder des Nierenbeckens, nicht zu erwarten. Ein schlechtes funktionelles Resultat bei Nierenbeckentumoren zeigt eine bereits erfolgte Beteiligung des Parenchyms an, sei es, daß der Tumor die Niere bereits selbst ergriffen hat oder daß, was häufiger der Fall ist, eine sekundäre Hydronephrose oder Infektion die Ursache der Störung ist.

Der palpatorische Nachweis eines Tumors ist bei den Nierenbeckentumoren kein notwendiger regelmäßiger Befund und fehlt bei *den* Papillomen, die infolge ihres Sitzes kein Abflußhindernis für den Harn darstellen. Der bei Nierenbeckentumoren nachweisbare Tumor verdankt in der Regel der durch Retention bedingten Entwicklung einer Hydro- bzw. Hämatonephrose seine Entstehung. Darin liegt ein besonderes Merkmal der Geschwulstbildung bei den Nierenbeckentumoren, insofern als die Geschwulst hier gleich den Hydronephrosen aus anderen Gründen wechselnde Größenverhältnisse erkennen läßt, je nachdem der Abfluß aus dem dilatierten Nierenbecken bzw. der Sackniere verlegt oder frei ist (Israel). Läßt sich also bei einem blutenden Nierentumor feststellen, daß der Tumor unter reichlichem Abgang von braun-blutigem Harn kleiner wird, und sich zu anderen Zeiten bei klarem Harn wieder vergrößert, so sprechen derartige Beobachtungen begreiflicherweise gegen einen Tumor des Nierenparenchyms und unter Berücksichtigung des vorher Gesagten sehr zugunsten eines Nierenbeckenpapilloms. Die Symptome einer intermittierenden Hämatonephrose sind daher die sinnfälligsten Begleiterscheinungen der Nierenbeckenpapillome. Die Geschwulst bei Nierenbeckenpapillomen hat, soweit es sich um eine hydronephrotische Vergrößerung handelt, keine grob höckerige, sondern glatte Oberfläche und keine derbe, sondern eine elastische Konsistenz.

Auch die *Schmerzen* haben bei den Nierenbeckenpapillomen ein besonderes Gepräge. Im allgemeinen sieht man, daß bei diesen Tumoren viel häufiger und auch frühzeitiger über Schmerzen geklagt wird als bei den Tumoren des Nierenparenchyms. Das hat ebenfalls seinen Grund in der nur selten fehlenden Harnretention im Nierenbecken. Die Schmerzen haben ganz den gleichen kolikartigen Charakter wie bei Hydronephrosen; sie setzen ein, wenn der Abfluß aus dem Nierenbecken behindert ist, die Niere sich fühlbar vergrößert und der vorher trübe bzw. blutige Harn klarer wird. Beim Abklingen der Schmerzen tritt mit einer stärkeren Harnflut in der Regel die Blutung wieder auf, und der fühlbare Tumor verschwindet oder bildet sich doch merklich zurück. Gerinnselkoliken kommen auch vor.

Das klinische Bild hat also viel Ähnlichkeit mit dem der Hydronephrose und darin liegt, wenn andere Momente, wie z. B. Blutungen auch in tumor- und schmerzfreien Perioden, den Verdacht einer Neubildung nahelegen, ein brauchbarer Anhalt für die Existenz eines Nierenbeckenpapilloms. Die klinische Ähnlichkeit mit einer Hydro-Hämatonephrose wird auch noch durch die *Pyelographie* verstärkt, indem durch diese der sinnfällige Beweis einer Nierenbeckenerweiterung erbracht wird. Die Nierenbeckendilatation spricht im allgemeinen gegen Tumoren des Nierenparenchyms, da diese keine Retention bedingen, vielmehr das Nierenbecken durch Druck oder Einbruch der Geschwulst ins Nierenbecken komprimieren bzw. verdrängen und darum ein schmales, fein ausgezogenes, teilweise unterbrochenes Pyelogramm bedingen. Ganz zuverlässig sind diese Überlegungen natürlich auch nicht, denn es gibt ja auch Nierenbeckenpapillome, die keine Harnretention, also auch eine Erweiterung des Nierenbeckens höchstens durch ihr Größenwachstum zur Folge haben. In solchen Fällen kann das Nierenbeckenpapillom sich durch einen Füllungsdefekt (Aussparung) im pyelographischen Bild kenntlich machen. Das gleiche gilt am Ureter für die hier lokalisierten Papillome (Grauhan).

Die frühzeitigen heftigen Blutungen und die Schmerzen bringen es mit sich, daß die Patienten mit Nierenbeckentumoren den Arzt in der Regel eher aufsuchen als die Träger von Nierenparenchymgeschwülsten. Darum sieht man bei den Papillomen auch seltener eine echte Geschwulstkachexie. Daß diese Kranken dennoch häufig einen sehr elenden Eindruck machen, liegt außer der Harnretention und Infektion in erster Linie an dem starken Blutverlust, dessen Wirkung in das rechte Licht gesetzt wird, wenn man den Hämoglobingehalt des Blutes solcher Patienten feststellt. Der Hämoglobingehalt erreicht gerade bei den Papillomen die niedrigsten Werte.

Überblickt man die Erscheinungen, so ergeben sich daraus eine Reihe von mehr oder weniger brauchbaren Unterscheidungsmerkmalen gegenüber den Tumoren des Nierenparenchyms. Man darf hoffen, daß bei sorgfältiger klinischer Beobachtung und Ausnutzung der technischen Hilfsmittel in Zukunft die Diagnose der Nierenbeckentumoren, besonders der Papillome, häufiger als bisher auch vor der Operation möglich sein wird. Die Differenzierung zwischen Nieren- und Nierenbeckentumor ist nicht gleichgültig, da man beim Verdacht auf einen Nierenbeckentumor bei der Freilegung nicht enttäuscht sein wird, evtl. eine normalgeformte Niere vorzufinden.

Therapie. Über die *Behandlung* der Nierenbeckentumoren ist nicht viel zu sagen; daß die malignen Formen eine radikale Beseitigung, die Nephrektomie erfordern, ist selbstverständlich. Bei den gutartigen Papillomen möchte vielleicht manchem die Nephrektomie scheinbar ein zu radikales Vorgehen darstellen. Eine Methode der endopelvinen Therapie, analog der endovesicalen Behandlung der Blasenpapillome besitzen wir nicht; durch Instillationen in das Nierenbecken, z. B. von 10—20% Kollargol, wird zwar die Blutung in der Regel günstig beeinflußt, eine radikale Beseitigung der Geschwülste ist aber nicht zu erwarten. Auch die operative Eröffnung des Nierenbeckens durch Pyelotomie oder Nephrotomie und Abtragung der Papillome unter Erhaltung des Organs ist zu verwerfen, weil kleine Papillome, die tief in den Nierenbeckenkelchen versteckt sitzen, übersehen werden können, weil auch die Gefahr der Aussaat in die frische Wunde besteht und weil vor allem mit einem lokalen Rezidiv gerechnet werden muß. Es ist aus diesen Gründen unbedingt für sämtliche Tumoren die Nephrektomie zu fordern, zumal man ja wohl für die Malignität eines Papilloms, nicht aber für das Gegenteil sichere Beweise erbringen kann.

Die *Prognose* der Nierenbeckenpapillome gestaltet sich bei operativer Therapie nicht ungünstig, da sich diese Tumoren, wie hervorgehoben, frühzeitig durch Blutungen und Schmerzen kundgeben und anderseits lange Zeit, zum wenigsten länger als andere Tumorformen, auf die Niere beschränkt bleiben, ehe sie Fernmetastasen verursachen.

Die Tatsache, daß sich bei den Papillomen des Nierenbeckens sehr häufig gleichartige Tumoren im Ureter finden und Rezidive, ausgehend vom Ureterstumpf, relativ häufig sind, muß bei der Operation entschieden Berücksichtigung finden. Der Ureter muß nach Möglichkeit in seiner ganzen Länge bis zur Blase mit entfernt werden. Von dieser totalen Ureterektomie sollte man sich auch nicht abbringen lassen, wenn der obere Ureterenanteil scheinbar oder sicher frei von Papillomen ist, denn erfahrungsgemäß schließt das die Anwesenheit von Papillomen im distalen Ureterabschnitt nicht aus.

Bei kleinen Papillomen kann es vorkommen, daß man selbst nach Luxierung der Niere, ja selbst nach Eröffnung des Nierenbeckens, ein vorhandenes Papillom nicht findet. In solchen Fällen kann die Entscheidung, ob man die Niere entfernen oder den Rückzug antreten soll, unbehaglich werden. Man sollte in solcher Lage unter Berücksichtigung des klinischen Eindrucks (schwere

Blutungen, Kachexie, Schmerzen), vorausgesetzt natürlich, daß ein Irrtum hinsichtlich *der* Niere, die geblutet hat, ausgeschlossen ist, den Mut haben, die Niere zu entfernen. Man mag bedenken, daß die Schwere der Blutungen in keinem Verhältnis zur Größe des Tumors zu stehen braucht, und daß kleine in Nierenkelchen verborgene Papillome, wie es Pels-Leusden in einem Falle sah, selbst durch den Sektionsschnitt während der Operation nicht zu finden waren und erst an der herausgenommenen Niere entdeckt wurden.

Da man Grund hat, bei den Papillomen der Harnwege eine allgemeine Disposition dieser Schleimhaut zur Papillombildung anzunehmen und diese Disposition natürlich durch die Nephro- bzw. Ureterektomie nicht beseitigt ist, so empfiehlt es sich, solche Patienten auch nach der Operation längere Zeit hindurch cystoskopisch auf das Auftreten von weiteren Papillomen in der Blase hin zu kontrollieren.

C. Die Tumoren der Nierenhüllen.

Pathologische Anatomie. Die hierher gehörigen Geschwülste nehmen ihren Ausgang von der fibrösen Kapsel oder von dem perirenalen Fett bzw. der Capsula adiposa. Zu den ersteren gehören außer den gutartigen Fibromen, die oft multipel, teilweise gestielt sind und meist nur geringe Dimensionen haben, die bösartigen Fibrosarkome; ein Gliom der Nierenkapsel haben Lapointe und Lecène beschrieben. Die Fibrome sind harmlos, machen kaum je Beschwerden und sind daher in der Regel Obduktionsbefunde. Von der Fettkapsel bzw. dem perirenalen Fettgewebe gehen die lipomatösen Tumoren aus. Es sind das Lipome, Fibrolipome, Myxo-Fibromyxolipome, Myxo- und Liposarkome, in denen sich gelegentlich auch weiter differenzierte Bestandteile der Bindegewebsgruppe wie glatte Muskelfasern, Knorpel- und Knochenbildungen finden. Mischformen dieser Tumoren werden am häufigsten angetroffen. Aus der Zusammenstellung von Liebermann, v. Wahlendorf (165 Fälle von retroperitonealen Lipomen) kommt das nicht in dem Maße zum Ausdruck. Unter den 165 Tumoren fanden sich 46% reine Lipome, 20% Fibrolipome, 10% Myxolipome, 10% Fibromyxolipome und 14% sarkomatös entartete Geschwülste. Bei *den* Tumoren der Fettkapsel, die dem Träger Beschwerden machen, bzw. zur Operation kommen, sind auf jeden Fall die Mischformen in der Überzahl.

Die retroperitonealen Tumoren, bei denen der Lipomcharakter vorherrscht, sind meist gut abgegrenzt und wachsen bisweilen zu ganz riesigen und schweren Geschwülsten (Gewichte bis zu 63 Pfund sind beobachtet worden) heran, die, alles verdrängend, das ganze Abdomen ausfüllen können. Infolge ihres Fettreichtums und der häufig myxomatösen Entartung haben diese Geschwülste eine weiche, teigige, stellenweise Fluktuation vortäuschende Konsistenz. Ihre Oberfläche ist entweder glatt oder grobknollig; derbe Stellen sind meist fibröser Natur und sarkomverdächtig. Histologische Untersuchungen legen es nahe, daß die Mischformen unter diesen Tumoren mit der Zeit in einem hohen Prozentsatz maligne entarten. Die Mehrzahl der Nierenkapseltumoren zeigt einen relativ langsamen Verlauf, nur die Geschwülste, die bereits im Kindesalter auftreten, wachsen schneller; Metastasen sind selten.

Die Niere selbst bleibt auch bei den größten Exemplaren dieser von der Fettkapsel ausgehenden Tumoren, selbst bei den malignen Formen, meist verschont, wenigstens in dem Sinne, daß die Niere nur höchst selten in dem Tumor aufgeht. Dagegen erleidet die Niere oft eine deutliche Abplattung durch den Druck der Geschwulst (vgl. Abb. 17) und verändert auch aus dem gleichen Grund ihre normale Lage, indem sie je nach der Richtung, in der der Tumor sich entwickelt, nach oben, unten oder medial abgedrängt wird.

Die Niere ist meist in ein dünnes, flächenhaftes Organ verwandelt und liegt dem Tumor eng an; aber fast stets besteht eine scharfe Grenze zwischen der Niere und der Neubildung, auch dann noch, wenn die Niere, wie es zuweilen der Fall ist, allseitig von der Geschwulst umwachsen ist. Den malignen Formen kommt natürlich ein infiltrierendes Wachstum zu, es ist aber, abgesehen von den Sarkomen der Capsula fibrosa, charakteristisch, daß andere Organe in der Nachbarschaft, wie Peritoneum, Mesokolon, Darm, Gefäße usw. häufiger und früher Verwachsungen mit der Geschwulst eingehen und destruiert werden als die Niere selbst.

Aus den Statistiken (KÜSTER, THEVENOT) geht hervor, daß diese Tumoren der Nierenhüllen bei Frauen häufiger angetroffen werden als bei Männern; sie werden, wenn auch selten, schon im Kindesalter beobachtet. Dieser Umstand, daß auch schon bei Kindern von 1—2 Jahren solche lipomatösen Mischtumoren vorkommen, hat die Anschauung, daß diese Geschwülste auf

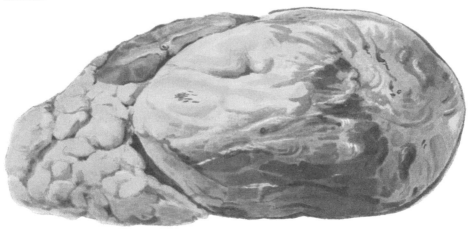

Abb. 17. Nierenkapselgeschwulst (Myxo-Lipo-Sarkom). Die plattgedrückte Niere liegt der Geschwulst dicht an.

kongenitale Anlagen zurückgehen, gestärkt. Außer solchen entwicklungsgeschichtlichen Faktoren wird auch mechanischen Reizen, vasomotorischen Schädigungen, der Entzündung und auch der Ernährung eine ätiologische Bedeutung zugeschrieben. Der Einfluß solcher Momente für die Geschwulstentwicklung kann natürlich nur ein unterstützender sein und selbst diese Wirkung ist nur schwer verständlich.

Außer den bereits genannten Geschwulstformen werden hier noch vereinzelt cystische Tumoren, Dermoid-, Lymph- resp. Chyluscysten gefunden. Sie stellen große Seltenheiten dar und werden hier nur aus topographischen Gründen und der Vollständigkeit halber erwähnt.

Symptome und Diagnostik. Sind die Geschwülste noch klein, so machen sie keine Beschwerden und bleiben daher lange unerkannt, zumal sie oft auch sehr langsam wachsen. Je mehr sie an Größe zunehmen, um so mehr treten Beschwerden durch den Druck der Tumoren auf die Nachbarorgane auf. Die Schwere der Geschwulst und die Deformierung des Abdomens fällt dem Kranken zuerst auf, eigentliche Schmerzen fehlen dabei, oder werden, wie gesagt, erst sekundär durch die Beeinträchtigung der Nachbarorgane bedingt. So beobachtet man gelegentlich in gleicher Weise wie bei den Tumoren der Niere Obstipationen infolge Kompression des Dickdarms und ebenfalls Magen- und

Darmstörungen. Ferner sieht man auch Verlegungen der unteren Hohlvene durch den Tumor mit Ausbildung eines Kollateralkreislaufes in den Venen der Bauchhaut; Stauungsascites ist wie bei den Nierentumoren sehr selten, da die Verlegung der Cava nur ganz allmählich vor sich geht und der Ausbildung des Kollateralkreislaufes genügend Zeit gelassen ist. Auch Atemnot, bedingt durch Empordrängen der Zwerchfellkuppe und Einschränkung der respiratorischen Exkursionen, wird beobachtet.

Erscheinungen von seiten der Niere fehlen in der Regel völlig; eine Kompression des Ureters und dadurch bedingte Stauungszustände in der Niere kommen selten vor, häufiger ist schon eine Verlagerung des normalen Ureterverlaufes durch den Tumor. Veränderungen im Harn, chemischer wie morphologischer Art, sowie Hämaturien, gehören nicht zum eigentlichen Bilde dieser extrarenalen Tumoren. Blutungen aus der Niere sind aber doch hin und wieder beobachtet worden und konnten in diesen Fällen als nephritische oder auch als Stauungsblutungen erklärt werden.

Bei nicht zu großen Geschwülsten, mit denen man es heute wohl in der Hauptsache zu tun haben wird, läßt sich die Diagnose manchmal mit einer gewissen Wahrscheinlichkeit stellen. Als das Wichtigste muß die Feststellung einer retroperitonealen Geschwulst angesehen werden (Palpation, Perkussion, Kolonverlauf, respiratorische Verschieblichkeit usw.). Diese Feststellung in Verbindung mit der teigigen, bisweilen geradezu fluktuierenden Beschaffenheit des Tumors, dem langsamen schmerzlosen Wachstum, dem Fehlen von Blutungen und anderen Harnveränderungen bei gutem Allgemeinbefinden und guter Nierenfunktion, sowie endlich die relative Häufigkeit bei Frauen mittleren Alters (Küster), sind die wesentlichsten Faktoren für die Diagnose. Gelingt es obendrein durch Palpation oder das Röntgenverfahren in Verbindung mit der Pyelographie und eventuell der Pneumoradiographie neben dem Tumor eine normale Niere nachzuweisen, so gewinnt die Diagnose dadurch außerordentlich an Wahrscheinlichkeit.

Bei ganz großen Geschwülsten, die die halbe Bauchhöhle und mehr ausfüllen, kann die Entscheidung über den Ausgang der Geschwulst unmöglich sein. Die den kleineren Tumoren eigentümliche respiratorische Verschieblichkeit geht mit zunehmender Größe verloren. Der Tumor liegt dann nach Beiseitedrängung der Abdominalorgane der vorderen Bauchwand unmittelbar an, und mangels aller „urologischen" Symptome, wie Blutungen, Harnveränderungen und typischer Nierenschmerzen, fehlt jeder Hinweis auf die retroperitoneale Natur der Geschwulst. Daher kommen differentialdiagnostisch alle Arten von Abdominaltumoren in Betracht (s. oben), ohne daß aber die Überlegungen durch irgendeine Untersuchungsmethode in dieser oder jener Richtung entscheidend beeinflußt werden könnte.

Therapie. Die Behandlung der Nierenkapselgeschwülste kann nur eine operative sein und muß in möglichst gründlicher Exstirpation bestehen. Bei gutartigen Tumoren kann man versuchen, die Niere zu erhalten. Es ist über einige derartige Fälle in der Literatur berichtet worden, bei denen die Niere nach der Operation funktionstüchtig blieb. Handelt es sich um maligne oder der Malignität verdächtige Tumoren, so ist die Erhaltung der Niere nicht angezeigt und oft auch nicht möglich; man muß dann die Niere in Zusammenhang mit dem Tumor entfernen. Die Operation der Nierenkapselgeschwülste ist häufig sehr leicht, vereinzelt aber noch wesentlich schwerer als die der Nierentumoren, denn die Gefäße finden sich hier nicht wie dort in einem Stiel zusammengedrängt, sondern sind über die ganze Oberfläche verteilt. Entsprechend diesen Schwierigkeiten sind denn auch die Operationsresultate wenig günstig. Küster stellte 56 solche Operationen zusammen; fast die Hälfte der

Patienten (27) starb in direktem Anschluß an die Operation, nur 7 von den Operierten blieben $^1/_4$—2 Jahre am Leben und nur 1 Kranker war 8 Jahre geheilt. Diese Zahlen beweisen nur zu deutlich, wie wenig erfreulich die Prognose dieser Tumoren ist. HARTMANN und LECÈNE haben ausgerechnet, daß die direkten Operationsresultate bei der Geschwulstexstirpation *mit* Nephrektomie günstiger sind als wenn die Nieren zurückgelassen werden.

Bei den malignen Formen muß man, wie bei den malignen Tumoren der Niere selbst, mit Komplikationen von seiten der Nachbarorgane rechnen. So mußte NEUMANN bei der Exstirpation eines Lipoms der Fettkapsel ein 18 cm langes Kolonstück, dessen Gefäße mit dem Tumor zusammenhingen, resezieren, und LEXER sah sich bei einer Mischgeschwulst der Nierenkapsel zur Resektion eines 4 cm langen Stückes der Vena cava genötigt. In beiden Fällen handelte es sich um kindliche Patienten in den ersten Lebensjahren, beide überstanden den schwierigen Eingriff.

Hinsichtlich der Schnittführung und operativen Technik gilt in analoger Weise das bei den Tumoren der Niere hierüber Gesagte.

D. Die Tumoren der Nebennieren.

Pathologische Anatomie. Die Geschwülste der Nebennieren werden hier anhangsweise aus rein praktischen Gründen kurz berücksichtigt, da die Geschwülste dieser Organe infolge der gleichen topographischen Verhältnisse hinsichtlich ihrer Diagnose und Therapie den Tumoren der Niere sehr nahestehen.

Die histologischen Formen der gutartigen Geschwülste sind sehr mannigfaltig, man kennt Fibrome, Fibromyome, Lipome, Adenome, Lymph- und Hämangiome; von den malignen Tumoren werden Carcinome, maligne Adenome, die häufig cystisch und hämorrhagisch entartend (KÜTTNER), alle Übergänge zu den sog. GRAWITZ-Tumoren erkennen lassen, und auch Sarkome mit und ohne Pigmentgehalt beobachtet. Daneben kommen noch, von der Marksubstanz der Nebenniere ausgehend, Tumoren teils gut-, teils bösartigen Charakters vor, die mit den Tumoren des Sympathicus oder der Paraganglien an anderen Stellen des Organismus weitgehend übereinstimmen (ASCHOFF, KÜTTNER). In der Hauptsache erkranken Kinder und besonders weibliche Personen.

Die Tumoren der Nebennieren und die hypernephroiden Tumoren der *Niere* müssen streng auseinandergehalten werden. Schon aus diesem Grunde ist die Bezeichnung „Hypernephrom" auszumerzen, da vielfach auch die Tumoren der Nebennieren so bezeichnet werden und infolgedessen eine Verwirrung verursacht wird, bzw. in der Literatur bereits eingetreten ist, indem vielfach beide Geschwulstformen miteinander verwechselt oder zusammengeworfen wurden.

Symptome und Diagnose. Eine Gruppe von Nebennierentumoren, denen man, da sie mit auffallenden *Anomalien* bzw. *Veränderungen des Sexualcharakters* des Kranken einhergehen, zum wenigsten in diagnostischer Beziehung eine Sonderstellung einräumen darf, sei vorweggenommen. Über solche Beobachtungen haben GOLDSCHWEND, HOLMES, SACHS, SCABELL, SCHMIDT und KRABBE u. a. berichtet. Verschiedentlich konnte man bei normal entwickelten Frauen gleichzeitig mit dem Auftreten einer Nebennierengeschwulst einen als „Virilismus" zu bezeichnenden Umschwung in bezug auf die somatischen Sexualzeichen und die sexuellen Empfindungen feststellen. Bei diesen bis dahin somatisch und psychisch normal entwickelten Frauen wurde eine Rückbildung der Mammae, des Uterus, zugleich mit Menopause, Abneigung gegen Männer, dazu Entwicklung eines starken Haarwuchses nach Art der männlichen Behaarung, männliche tiefe Stimme, Hypertrophie der Klitoris usw. beobachtet. Da man auch bei neugeborenen Zwittern und bei jugendlichen Mädchen mit iso- und heterosexueller

Frühreife (Pseudohermaphroditismus) solche Tumoren fand und außerdem fand, daß diese heterosexuellen Erscheinungen, soweit es sich um Erwachsene handelte, nach operativer Entfernung des Nebennierentumors zurückgingen, so war man veranlaßt, einen kausalen Zusammenhang anzunehmen und sah in diesen Beobachtungen einen Beweis für die innersekretorische Bedeutung der Nebennieren hinsichtlich des Sexualcharakters.

So naheliegend diese Gedankengänge auf den ersten Blick auch sein mögen, so scheinen sie doch irrig zu sein. Es muß doch auffallen, daß man solche Veränderungen des Sexus, soweit es mir bekannt ist, nur bei weiblichen Individuen hat beobachten können. Sodann kann man doch nicht annehmen, daß durch die Zerstörung einer Nebenniere durch den Tumor derartig folgenschwere Störungen der inneren Sekretion ausgelöst werden, während der plötzliche Ausfall einer Nebenniere, sei es aus experimentellen oder therapeutischen Zwecken, ohne derartige Folgen vertragen wird. Der Beweis dafür, daß die innere Sekretion der Nebennieren überhaupt von ausschlaggebender Bedeutung für die Entwicklung der Sexualorgane sei, steht noch aus. Nach der Ansicht KRABBES, die uns viel wahrscheinlicher erscheinen möchte, ist der Zusammenhang zwischen Pseudohermaphroditismus und Nebennierenrindengeschwülsten wohl so zu erklären. Die Anlagen der Nebennierenrinde und der Geschlechtsdrüsen liegen im frühen Fruchtleben dicht beieinander. Geschlechtsdrüsen männlicher Früchte sind stets rein testikulär; die weiblichen Früchte sind in frühen Stadien bisexuell und es ist der testikuläre, heterosexuelle Anteil der Geschlechtsdrüse, welcher in Beziehung zur Nebennierenrinde steht. Daher Virilismus bei Frauen mit derartigen Nebennierentumoren, die nach KRABBES Ansicht in Wirklichkeit vom testikulären Anteil der Geschlechtsdrüsenanlage und nicht von der Nebenniere ausgehen.

Wie dem auch sei, praktisch ist festzuhalten, daß ein Tumor in der Nierengegend, bei dessen Entwicklung sich solche sexuellen Veränderungen (Virilismus) einstellen, bzw. von Geburt an vorhanden sind, höchst verdächtig auf einen „Nebennierentumor" ist. Diese Begleitumstände sind so auffällig, daß für den Kundigen die Diagnose nicht schwer ist. Fehlen solche Symptome, so ist die Differenzierung einer Nebennierengeschwulst gegenüber anderen Tumoren viel schwieriger.

Das Wesentlichste der sonstigen Erscheinungen ist die *Geschwulstbildung.* Leider erfolgt diese Feststellung hier in der Regel noch später als bei den Tumoren der Niere, da bei der für die Palpation ganz ungünstigen Lage unter dem Zwerchfell die Geschwulst schon eine beträchtliche Größe erreicht haben muß, wenn sie der Tastung zugänglich sein soll. Da durch die Nebennierentumoren die Niere nach abwärts gedrängt wird, so kann in der gleichen Weise wie bei den für die Palpation ebenso ungünstigen Tumoren des oberen Nierenpols ein einseitig auffallend tiefstehender, normaler unterer Pol einer Niere, die sich nicht in ihre Loge zurückschieben läßt, den Verdacht auf einen Tumor der Nebenniere aufkommen lassen. Im übrigen wachsen die Nebennierentumoren, wenn sie von normal gelagerten Nebennieren und nicht, wie das auch der Fall sein kann, von dystopischen Keimen entlang den Gefäßen (Spermatica) ausgehen, allmählich unter dem Rippenbogen vor und werden hier zum Unterschied von den Nierentumoren medial von diesen der Palpation zugänglich. Je größer aber die Geschwulst ist, um so geringeren Wert hat dies Merkmal, da mit zunehmender Größe die Nebennierentumoren auch die seitlichen Partien des Hypochondriums ausfüllen. Der Palpationsbefund ist sonst der gleiche wie bei den Nierentumoren und nur dann in differentialdiagnostischer Hinsicht zu verwerten, wenn es gelingt, neben dem Tumor die normale Niere zu palpieren. Wie aber die bisherige Kasuistik zeigt, ist das nur ganz selten möglich gewesen.

Die *Hämaturien,* welche für die Tumoren der Niere so charakteristisch sind, fehlen in der Regel bei den Nebennierentumoren, kommen aber, auch ohne daß der Tumor auf die Niere übergegriffen hat, vor und unterscheiden sich dann hinsichtlich der Art, Stärke, Beginn, Ende und Dauer usw. in nichts von den Blutungen der Nierentumoren. ISRAEL erklärte die Blutungen bei Nebennierentumoren als venöse Stauungsblutungen infolge Verlegung, Kompression oder Thrombose der Vena renalis bzw. Vena cava, entweder durch den Tumor selbst oder durch Drüsenmetastasen. Abgesehen von der Blutung fehlen andere morphologische Harnveränderungen, falls nicht unabhängig vom Tumor der Nebenniere eine Erkrankung der Niere besteht, wodurch das Krankheitsbild begreiflicherweise recht kompliziert wird.

Erscheinungen, wie z. B. Stauungszustände im Venengebiet des Unterbauchs und der unteren Extremitäten, Obstipationen, Störungen der Magen- und Darmtätigkeit, nervöse Dyspepsien usw., die auf Verdrängung durch die Raum beanspruchende Neubildung zu erklären sind, sind von der gleichen Art wie bei den Nierentumoren auch.

Von den Symptomen, die bis zu einem gewissen Grad für Nebennierengeschwülste charakteristisch sind, und daher vielleicht eine Abgrenzung ermöglichen können, ist noch die Hautpigmentierung und das Fieber zu nennen. Solche Hautpigmentationen bei Nebennierentumoren haben CLAIRMONT, ADRIAN u. a. beschrieben. In dem von CLAIRMONT beobachteten und operierten Fall ging die Pigmentation nach der Entfernung der Geschwulst zurück. Die Hautverfärbungen stellen sich als zahlreiche, herd- oder gruppenweise angeordnete, scharf begrenzte, hellbraune bis tief dunkelschwarze, punkt- bis linsengroße Pigmentanhäufungen in den oberflächlichsten Hautschichten dar. Eine ganz gleichartige abnorme Pigmentation wird, wenn auch nicht mit dieser Häufigkeit, bei den hypernephroiden Tumoren der Niere gelegentlich beobachtet (siehe dort). Der richtige Morbus Addisonii ist bei Nebennierentumoren selten. Nach neueren Untersuchungen (JONAS, THOMPSON) soll übrigens die Bronzefärbung (Morbus Addisonii) nicht direkt von einer Nebennierenerkrankung herrühren, sondern mit einer Affektion der den Nebennieren dicht anliegenden sympathischen Ganglien in Verbindung stehen.

Auf das Fieber bei Nebennierentumoren hat besonders ISRAEL hingewiesen; er sah unter 91 Nierentumoren nur 1—2mal Fieber, während er bei seinen Nebennierentumoren in 57% Fieber von verschiedenem Typus feststellen konnte.

Auch Schmerzen fehlen bei Nebennierentumoren nicht, sie sind sogar sehr heftig und treten als Schmerzanfälle im Hypochondrium, oder als Neuralgien, ausstrahlend in das Gebiet des Plexus lumbalis, häufig schon so frühzeitig auf, oft schon ehe ein Tumor nachzuweisen ist, daß darin nach den Erfahrungen ISRAELs ein Kennzeichen gegenüber den Nierentumoren liegt. Die Schmerzen kommen, so nimmt man allgemein an, durch Kompression bzw. Zerstörung der in der Nachbarschaft der Nebennieren verlaufenden Nervenstränge zustande. Nach OEHLECKER ist zur Identifizierung einer fraglichen Geschwulst als Nebennierentumor der Schmerz in der Schulter ein sehr wertvoller Anhalt; der Schulterschmerz wird auf Irritierung der im Zwerchfell verlaufenden Phrenicusfasern zurückgeführt.

Unter allen Erscheinungen der Nebennierentumoren kommen für die Abgrenzung gegen eine Nierengeschwulst in erster Linie die Veränderungen des Sexus, die Hautpigmentation, das Fieber, die Schmerzen in der Schulter und im Plexus lumbalis (Parästhesien) in Betracht. Diese Symptome ermöglichen unter Umständen auch eine Frühdiagnose, da sie bereits vorhanden sein können, ehe der Tumor palpatorisch deutlich erkennbar ist.

Wenn man auf Grund dieser Erscheinungen einen Nebennierentumor vermutet, so sollte man nicht unterlassen, den Fall durch die Pneumoradiographie in Verbindung mit der Pyelographie weiter zu klären. Da durch die Pneumoradiographie außer dem oberen Nierenpol auch der Schatten der normalen Nebenniere sichtbar wird, so ist die Hoffnung, auf diese Weise gelegentlich zu einer Frühdiagnose zu kommen, nicht übertrieben.

Therapie. Bisher war es leider so, daß diese Tumoren, wenn sie diagnostiziert wurden, sehr häufig streng genommen nicht mehr operabel waren. Die Prognose ist auch mit Operation noch ungünstiger als die der Nierentumoren. Bogoljuboff hat 28 Exstirpationen von festen Nebennierentumoren aus der Literatur gesammelt; davon starben 17 Patienten unmittelbar im Anschluß an den Eingriff, 10 Patienten überstanden den Eingriff $1/2-6$ Jahre. Im ganzen sind etwa ein halbes Dutzend Dauerheilungen bekannt. Die hohe primäre Mortalität erklärt sich teilweise aus den großen technischen Schwierigkeiten des Eingriffs und der frühzeitigen Verwachsungen mit den Nachbarorganen. Symptome von seiten der Pleura und Stauungserscheinungen sind in dieser Hinsicht ungünstige Zeichen. Für die Operation kommt der transperitoneale oder der lumbo-abdominale Weg in Frage. Ob, was meist der Fall ist, die Niere mitentfernt werden muß, ergibt oft erst der Operationsbefund.

E. Der Echinokokkus der Nieren und des retroperitonealen Gewebes.

Pathologische Anatomie. Die Tänie des Echinokokkus lebt im Hundedarm, die Finne des Echinokokkus in verschiedenen Säugetieren, so im Schwein, Rind, Schaf und den Menschen. In manchen Gegenden, wie in Mecklenburg, ist der Echinokokkus häufig, während man ihm in anderen Gegenden nur selten begegnet.

Durch Verschlucken gelangen die reifen Bandwurmeier in den Magen und die oberen Darmabschnitte, wo die Eihülle dann zerfällt. Der freigewordene Embryo dring in die Magen- bzw. Darmwand ein und wird auf dem Blutwege (Pfortadergebiet) oder mit dem Lymphstrom fortgeschwemmt. Neben diesem passiven Ausbreitungsweg hat Küster, dem wir eine grundlegende Arbeit über den Echinokokkus verdanken, auch eine aktive Fortbewegung des Echinokokkus wahrscheinlich gemacht. Hierfür spricht vor allem die häufige Ansiedlung des Wurms in der Nachbarschaft des Magens und Zwölffingerdarms. Käme nur die passive Ausbreitung mit dem Blut- oder Lymphstrom in Frage, so wäre nur dies Verhalten nicht recht erklärlich. Auch die relativ häufige Entwicklung im perinephritischen Raum, im Vergleich zur Häufigkeit des Echinokokkus in der Niere selbst (27 mal unter 128 Beobachtungen [Küster]), wird durch die Möglichkeit einer aktiven Fortbewegung des Embryos besser verständlich. Im Vergleich zu anderen Organen (Leber) ist die Entwicklung des Echinokokkus in der Niere nicht häufig. Von dem großen Material (2474 Fälle), das Küster gesammelt hat, fallen $4,52\%$ auf die Nieren bzw. die nähere Umgebung der Nieren. Eine Bevorzugung des männlichen oder weiblichen Geschlechtes, sowie eine besondere Disposition der rechten oder linken Niere läßt sich nicht sicher erweisen. Beide Nieren werden nur ganz ausnahmsweise gleichzeitig oder nacheinander befallen. Daß die Ansiedlung des Echinokokkus, wie behauptet, durch ein Trauma und durch eine Schwangerschaft begünstigt werden soll, läßt sich schwer beweisen. Dagegen ist es sehr wohl möglich und wird durch klinische Beobachtungen auch bestätigt, daß diese Faktoren das Wachstum der Echinokokken befördern können.

Hat der Embryo seine Wanderung beendet, so wirft er seine Haken ab und entwickelt sich zur Echinokokkusblase, in deren mit wasserklarer Flüssigkeit gefülltem Inneren sich im Laufe des Wachstums weitere Tochter- und Enkelblasen bilden. Es kommen aber auch Echinokokken vor, die nur aus einer großen Blase bestehen.

Außer der eigentlichen Blasenhülle ist der Echinokokkus noch von einer fibrösen Kapsel umgeben, die im Laufe der Zeit immer mehr an Dicke zunimmt und bei alten Exemplaren an ihrer Innenwand häufig Verkalkungen aufweist. An ihrer Außenseite geht die Cyste mit den Organen der Nachbarschaft innige Verbindungen ein. Die Cysten wachsen sehr langsam, erreichen aber auf die Dauer ganz beträchtlichen Umfang, nur wenige machen aus unbekannten Gründen, und ohne daß ein Absterben des Wurms eingetreten ist, nach einiger Zeit in ihrer Größenentwicklung halt. Die Nachbarorgane, zumal die Niere, ob sie nun selbst der Sitz des Echinokokkus ist oder nicht, werden durch den Druck der prallen Cyste beiseite gedrängt und komprimiert; eine infiltrierende Zerstörung des Organs findet nicht statt.

Gelegentlich kommt es spontan durch den zunehmenden Innendruck oder auch unterstützt durch ein Trauma zum Platzen der Cyste, und die Flüssigkeit und die Tochterblasen entleeren sich in die Umgebung. Durch die sich daran anschließende Einwanderung von Bakterien kann der Echinokokkus vereitern und absterben. Eine Vereiterung des Echinokokkus ist auf hämatogenem Wege auch ohne voraufgegangene Ruptur möglich und kann dann sekundär zum Durchbruch der Cyste und Entleerung ihres Inhalts in den Darm, den Peritonealraum, die Pleura oder den paranephritischen Raum (unter dem Bilde eines paranephritischen Abscesses) führen.

Die Echinokokken der Niere selbst brechen mit einer gewissen Vorliebe (nach Küster unter 153 Fällen in 48%) auch ohne Vereiterung der Blase in das Nierenbecken durch und entleeren ihren Inhalt durch den Ureter und die Harnblase nach außen. Tritt keine Entzündung hinzu, so braucht der Echinokokkus auch beim Platzen nicht zugrunde zu gehen. Die Cyste kann sich wieder schließen, bis es unter dem zunehmenden Innendruck wieder zum Durchbruch in das Nierenbecken kommt, was sich auf diese Weise mehrmals wiederholen kann.

Symptom und Diagnose. Anfangs macht die Entwicklung des Echinokokkus in der Niere oder ihrer Umgebung keine Beschwerden, diese treten erst auf, wenn die Cyste eine gewisse Größe erreicht hat und als Tumor schon palpabel ist. Eigentliche Schmerzen fehlen auch dann noch. Die Kranken haben die deutliche Empfindung eines Tumors im Leibe und klagen bei großen Exemplaren über Darm- und Atemstörungen. Der nachweisbare Tumor zeigt die Eigenschaften einer retroperitonealen Geschwulst und hat in der Regel eine glatte, seltener eine flach-bucklige Oberfläche, läßt aber eine Fluktuation, also den cystischen Charakter nur selten erkennen. Durch die starke Spannung im Innern und infolge der Derbheit der fibrösen, zuweilen auch verkalkten äußeren Hülle fühlt sich der Tumor meist wie eine feste, solide Geschwulst an. Solange die Cyste mit der Nachbarschaft nicht fest verwachsen ist, besitzt sie eine respiratorische Verschieblichkeit. Hydatidenschwirren ist selten nachzuweisen, und das Fehlen dieses Symptoms ist daher differentialdiagnostisch nicht zu verwerten, auch dann nicht, wenn es vorhanden ist, denn diese Erscheinung zeigen gelegentlich auch andere cystische Tumoren.

Harnveränderungen fehlen und sind, wenn vorhanden, auf eine gleichzeitige Nephritis oder Pyelonephritis zu beziehen; auch funktionell zeigt die Niere an sich keine Beeinträchtigung.

Diese beschwerdefreie und ganz allmähliche Entwicklung des Echinokokkus kann, wie das mehrfach beobachtet worden ist, plötzlich einem schnelleren Wachstum Platz machen. Verschiedentlich schloß sich die gesteigerte Wachstumstendenz an Traumen, die die Nierengegend trafen, oder auch an Schwangerschaften an. Aber selbst bei stärkerem Wachstum bleibt die Entwicklung, abgesehen von dem zunehmenden Druckgefühl und der Schwere, auch dann ohne nennenswerte Schmerzempfindungen.

Dies friedliche Bild ändert sich plötzlich, wenn der Echinokokkus vereitert und in die Nachbarschaft durchbricht, was am häufigsten, sei es mit oder ohne Entzündung, in das Nierenbecken erfolgt. Geht dem Durchbruch eine Vereiterung vorauf, so besteht hohes Fieber und jetzt auch stärkere Schmerzen. Das Platzen der Blase empfinden die Patienten häufig ganz deutlich als ein Bersten im Innern des Leibes. Der Durchbruch in das Nierenbecken macht sich durch den gleich danach auftretenden Harndrang und die Entleerung einer größeren Flüssigkeitsmenge kenntlich, die anfangs meist blutig gefärbt ist. Sind Tochterblasen vorhanden, und werden diese mit ausgestoßen, so löst ihr Durchtritt durch den Ureter zumeist heftige Koliken aus. Die Entleerung der Blasen kann längere Zeit, mit Unterbrechungen monatelang anhalten. Dann schließt sich die Echinokokkuscyste wieder, füllt sich und bricht eventuell nach einiger Zeit unter den gleichen Erscheinungen wieder ins Nierenbecken durch. War die Cyste vereitert, oder vereitert sie erst im Anschluß an den Durchbruch, so finden sich entsprechende Veränderungen im Harn. Obwohl die Vereiterung der Cyste ein schwereres Krankheitsbild bedingt, so kann sie doch im allgemeinen als günstig betrachtet werden, da infolge der Infektion der Echinokokkus sehr häufig abstirbt, und nach einiger Zeit auch die Hauptblase meist in Fetzen unter erheblichen kolikartigen Schmerzen abgestoßen wird.

Beim Durchbruch des Echinokokkus in das Nierenbecken ist die Diagnose nicht schwer. Der Nachweis von Echinokokkusblasen bzw. Hakenkränzen im Harn, bei gleichzeitiger merklicher Verkleinerung der Geschwulst, macht die Diagnose gewiß. Fehlen solche charakteristischen Erscheinungen, so bleibt die Sachlage unklar. Die Eosinophilie des Blutes beim Echinokokkus hat sich nicht als zuverlässig erwiesen, das gleiche gilt bislang von der Serumreaktion.

Für Echinokokkus spricht die langsame, schmerzlose Entwicklung einer glatten Geschwulst, zumal wenn sie Fluktuation erkennen läßt, sodann das Fehlen jeder pathologischen Harnveränderung, die fehlende Hämaturie, sowie das gute Allgemeinbefinden der Kranken. Eine Blutung, der nicht über kurz oder lang der Durchbruch der Cyste bzw. die Entleerung der Cyste folgt, spricht sehr gegen die Anwesenheit eines Echinokokkus. Fehlt die Fluktuation, wie es häufig der Fall ist, und damit jeder Hinweis auf die cystische Natur, so wird im allgemeinen der Tumor auf Grund seiner derben Beschaffenheit als solider Nieren- bzw. Nierenhüllentumor angesprochen werden.

Die Probepunktion der Cyste durch die Bauchhöhle bzw. von der Flanke aus kann zwar durch die Anwesenheit von Scolices in einem wasserklaren, eiweißfreien Punktat die Diagnose sichern, wird aber heute allgemein abgelehnt, da es im Stichkanal zur Inokulation des Wurmes kommen kann.

Im Vergleich zu den soliden malignen Geschwülsten der Nieren ist der Echinokokkus natürlich eine gutartige Erkrankung. Da aber durch den Durchbruch der Cyste in das Abdomen, die Pleura usw. und auch durch die Infektion lebensgefährliche Komplikationen auftreten können, darf man nicht auf das seltene Ereignis einer Spontanheilung oder auf den wenn auch nicht so seltenen Durchbruch in das Nierenbecken warten, sondern muß die Beseitigung des Wurmes möglichst bald anstreben.

Therapie. Früher hat man häufig versucht, durch Injektion von ätzenden Lösungen (Jodtinktur, Carbolsäure usw.), in die Cyste, den Echinokokkus zum Absterben zu bringen und damit auch gelegentlich Erfolg gehabt. Heute wird die Injektionsbehandlung, weil langwierig und unsicher, nicht mehr geübt; an ihre Stelle ist die operative Freilegung der Blase und Entleerung getreten. Man kann hierfür den abdominalen oder den lumbalen Weg wählen. Der lumbale Weg ist vorzuziehen und wir empfehlen, wenn in Verkennung des Tumors zuerst das Abdomen eröffnet wurde, bei nachträglicher Feststellung seiner Echinokokkennatur den Bauch wieder zu verschließen und die Cyste retroperitoneal anzugehen. Bei diesem Vorgehen kann man nach Freilegung der Cyste diese anstechen, den Inhalt nach außen entleeren und versuchen, die eigentliche Mutterblase herauszuziehen. Ob dies letztere nun gelingt oder nicht, immer muß die Cystenhöhle längere Zeit drainiert werden, um einen zu frühen Verschluß zu verhindern. Es ist vorteilhaft, die Cyste vor der Eröffnung an die äußeren Wundränder anzunähen und die Eröffnung erst dann oder noch besser nach einigen Tagen, wenn Verklebungen eingetreten sind, anzuschließen. Die Einnähung der Cystenwand und das sog. zweizeitige Vorgehen ist unbedingt anzuraten beim transperitonealen Zugang, um das Eindringen von Tochterblasen und Haken in den Peritonealraum zu vermeiden. Die entleerte Cyste sinkt zusammen und schrumpft bzw. obliteriert mit der Zeit, was durch die Infektion der offengehaltenen Höhle sowie durch Spülungen mit ätzenden Lösungen noch befördert wird.

Diese Behandlung eignet sich sowohl für die retroperitonealen Echinokokken, wie auch für die, die sich in der Niere selbst entwickelt haben. Da die Niere funktionell kaum je ernstlich gelitten hat, so ist die früher manchmal gleichzeitig angeschlossene Nephrektomie an sich nicht berechtigt, auch dann nicht immer, wenn ein Durchbruch ins Nierenbecken stattgefunden hatte. Wie die Erfahrung gezeigt hat, bleiben Urinfisteln auch unter diesen Umständen nicht zurück. Eine Entfernung der Niere ist nur dann angezeigt, wenn gleichzeitig eine die Nephrektomie erfordernde anderweitige Erkrankung, wie Entzündung oder Hydronephrose usw., vorliegt.

Da die Obliteration der Cyste nach der Incision und Drainage längere Zeit in Anspruch nimmt, so hat man bei den Echinokokken, die sich in der Niere selbst entwickelt haben, einige Male mit Erfolg durch eine umschriebene Resektion an der Niere die Nachbehandlung abzukürzen versucht.

Literatur.

ADRIAN, C.: Zur Klinik der Nebennierengeschwülste. Zeitschr. f. Urol. Bd. 4, H. 2. — ALAPI: Transperitoneale Nephrektomie wegen Sarkom. Orvosi Hetilap 35. — ALBARRAN, J.: Néoplasmes primitifs du bassinet et de l'uretère. Ann. des maladies d. org. gén.-urin. Tom. 19, p. 701. — ALBARRAN et IMBERT: Les tumeurs du rein. Paris 1913. — ALBRECHT, P.: Beiträg- zur Klinik und pathologischen Anatomie der malignen Hypernephrome. Arch. f. klin. Chirurg. Bd. 77, H. 4. 1905. — ALLEMANN, R. und R. BAYER: Beiträge zur Klinik der malignen Nierentumoren. Zeitschr. f. urol. Chirurg. Bd. 14, S. 119 u. ff. 1924. — ANDRES, MARIO: Un ipernefroma del rene. La clin. chirurg. Vol. 1, p. 84. 1912. — ANDRUS, F. M.: Dermoid cyst of left kidney. Nat. electic. med. assoc. quart. Vol. 14, Nr. 3, p. 208 bis 210. 1923. — ANGIONI, G.: Contributo alla patologica e chirurgia renale. Tumori. Jg. 7, H. 4, p. 362—402. 1921. — ARRALZA, JUARISTIY: Sarcoma de la capsula renal. Progr. de la clin. 9. Nr. 112. 1921. — ASCHNER, P. W.: Tumors (3) of the kidney pelvis and of the ureter. Proc. of the New York pathol. soc. Vol. 21, Nr. 6/8, p. 175—177. 1921. — ASCHNER, P. W.: Perirenales Angiosarkom. Proc. of the New York pathol. soc. Vol. 24, p. 31. 1924. — ASCHOFF: Über die sog. Hypernephrome der Niere. Verein Freiburg. Ärzte. Sitzg. vom 28. Februar 1910. Ref. Münch. med. Wochenschr. Nr. 47, S. 2496. — AUSENDA: Contributo allo studio dei tumori della glandule surrenale. Osped. magg. 1920. Dez. 31. — AUTELAWA, N.: Beitrag zur Kenntnis der retroperitonealen Mischgeschwülste der Nierenkapsel. Zeitschr. f. urol. Chirurg. Bd. 15, S. 131. 1924. —

Ayres, Winfield: Report of two cases of tumor of the kidney treated by radium. Internat. journ. of surg. Vol. 35, Nr. 4, p. 124—126. 1922. — Baetzner, W.: Diagnostik der chirurgischen Nierenerkrankungen. Berlin: Julius Springer 1921. — Baldwin, C. F.: Dermoids of the kidney. Surg., gynecol. a. obstetr. Vol. 20, Nr. 2. 1915. Febr. — Ball, C. Arthur: An unusual tumor of the kidney. The Practitioner. March 1906. — Ball, W. G.: Specimen showing transitional-celled growth of the kidney. Proc. of the roy. soc. of med. Vol. 16, Nr. 7, Sech. of urol. p. 35. 1923. — Baggio, G.: Due casi di tumore renale congenito. Fol. urol. Vol. 4, Nr. 5. — Baradulin, G. J.: Beitrag zur Chirurgie der Nierengeschwülste (Hypernephrome). Russki Chirurgischeski Archiv Bd. 5, I. 24. 1908. — Barjou et Sapitot: Deux observations de cancer du rein a évolution latente. Lyon méd. Tom. 16. p. 886. 1912. — Barney, J. D.: Papillome of renal pelvis. Americ. urol. assoc., Boston. Febr. 21. 1922. Boston med. a. surg. journ. Vol. 188, Nr. 19, p. 716—717. 1923. — Barth: Nierenbeckencarcinom. Dtsch. med. Wochenschr. Bd. 35, S. 83. — Bauer, Th.: Zur Kenntnis der malignen Geschwülste der Niere. Beitr. z. pathol. Anat. u. z. allg. Pathol. 1911. S. 50. — Zur Kenntnis der malignen Geschwülste der Niere und des Nierenbeckens. Beitr. z. pathol. Anat. u. z. allg. Pathol. Bd. 50, Nr. 3. — Baumann, W.: Ein Fall von embryonalem Mischtumor der Niere bei einem 59jährigen Manne (chirurg. Univ.-Klinik Kiel). Dtsch. Zeitschr. f. Chirurg. Bd. 179, H. 1/2, S. 102—108. 1923. — Bazy, L.: Papillom du bassinet. Néphrite hématurique. Société anatomique, juillet. Ref. Ann. des maladies des org. génito-urin. Tom. 1, Nr. 7. — Becker, J.: Über Nierenechinokokken. Dtsch. med. Wochenschr. 1918. Nr. 50, S. 1390—91. — Beeh, E. F.: A case of primary round celled sarcoma of the kidney in an adult. Urol. a. cut. review Vol. 25, Nr. 2, p. 658 bis 659. 1921. — Beer, Lowsley, Mackenzie, Hymann, Michel, Sinclaire and Keyes: Discussion of Dr. Keyes paper. Americ. urol. assoc., New York soc. Vol. 27, p. 4. 1921. Internat. journ. of surg. Vol. 34, Nr. 7, p. 244—46. 1921. — Beneke: Zur Lehre von der Versprengung von Nebennierenkeimen in die Niere usw. Beitr. z. pathol. Anat. u. z. allg. Pathol. 9. — Bengolea, J. A.: Über einen Fall von Nierenlipom. Soc. de cirurg. Buenos Ayres. 10 Mai 1921. Semana méd. Jg. 29, Nr. 22, p. 914—15. 1922. — Berg, A. A.: Malignant hypernephroma of kidney, its clinical course and diagnosis with description of authors method of radical operative cure. Surg., gynecol. a. obstetr. Oct. 1913. — Berlstein, Karl: Beiträge zur Klinik und pathologischen Anatomie der malignen Hypernephrome. Zeitschr. f. urol. Chirurg. Bd. 4, S. 1 u. ff. 1919. — Bernasconi et H. A. Duboucher: Volumineux néoplasme de rein gauche, généralisation péritonéale. Soc. franç. d'urol. de Paris 13. Dezember 1920. Journ. d'urol. Tom. 2, Nr. 2, p. 145—150. 1921. — Birch-Hirschfeld: Beiträge zur pathologischen Anatomie der Nierengeschwülste. Beitr. z. pathol. Anat. u. z. allg. Pathol. Bd. 24, S. 343. — Sarkom. Drüsengeschwulst der Niere im Kindesalter. Beitr. z. pathol. Anat. u. z. allg. Pathol. Bd. 24, S. 343. 1898. — Bittorf: Die Pathologie der Nebennieren und des Morbus Addisoni. Klinische und anatomische Untersuchungen. Jena: G. Fischer 1908. — Bloch: Über 126 Fälle von Herrn Prof. Israel operierter Nierentumoren. Verhandl. d. dtsch. Ges. f. Urol. April 1909. — Blum: Über Carcinom des Nierenbeckens. Zeitschr. f. Urol. 1909. 2. Kongr. d. dtsch. Ges. f. Urol. — Blum, Viktor: Über Carcinome des Nierenbeckens. Ref. Dtsch. Ges. f. Urol. April 1909. — Boeminghaus, H.: Zur Pneumoradiographie des Nierenlagers. Zeitschr. f. urol. Chirurg. Bd. 9, S. 51. 1922. — Bogoljuboff, W. L.: Zur Chirurgie der Nebennierengeschwülste. Arch. f. klin. Chirurg. Bd. 80, H. 1. — Beitrag zur pathologischen Anatomie und Klinik der Hypernephrome. Russki Chirurgischeski Archiv Bd. 3. 1906. — Über embryonale Adenosarkome der Niere. Russki Chirurgischeski Archiv Bd. 2. 1906. — Boland-Frank, K.: Spontaneous haematome in sarcoma of kidney. Ann. of surg. Vol. 77, Nr. 3, p. 311—313. 1923. — Bollin, M.: Sarcome du rein droit. Bull. et mém. de la soc. anat. de Paris 1905. p. 98. Ref. Zentralbl. f. d. Krankh. d. Harn- u. Sexualorgan. 1905. Nr. 2. — Bork: Beitrag zur Kenntnis der Nierenkapselgeschwülste. Arch. f. klin. Chirurg. 1901. — Borst: Die Lehre von den Geschwülsten. 1902. — Pathologische Histologie. Leipzig 1922. — v. Borza, J.: Über die Leukoplakie in den Harnwegen mit Bemerkungen über die Ätiologie des Krebses. Zeitschr. f. urol. Chirurg. Bd. 19, S. 194. 1926. — Brandeis, R.: Sur l'agencement périvasculaire des cellules néoplasiques dans certaines tumeures à cellules claires du rein (Première notè). Cpt. rend. hebdom. des séances de la soc. de biol. Tom. 68, p. 845—847. 1. Abt. — Origine mésodermique d'une tumeur du rein considérée comme épithélioma à cellules claires (Deuxième note). Cpt. rend. hebdom. des séances de la soc. de biol. Tom. 68, p. 847/48. — Branden, Fr. van den: Tumour embryonaire du rein. Scalpel. Jg. 75. Nr. 2, p. 256—259. 1922. — Brieger: Zur Differentialdiagnostik der Nierentumoren. Zentralbl. f. Chirurg. 1921. Nr. 18, S. 630—631. — Zur Differentialdiagnose von Nierentumoren. a) Polycystische Niere und Cystosarkom der Niere. (Chirurg. Ges. Breslau. Sitzg. vom 17. Januar 1921. Zentralbl. f. Chirurg. Jg. 48, Nr. 18, S. 630. 1921. — Zur Differentialdiagnose von Nierentumoren. b) Lipom der Nierenkapsel. Chirurg. Ges. Breslau. Sitzg. vom 17. Januar 1921. Zentralbl. f. Chirurg. Jg. 48, Nr. 18, S. 630—631. 1921. — Zur Differentialdiagnose von Nierentumoren. c) Neuroblastom, wahrscheinlich Sympathicoblastom. Chirurg. Ges. Breslau. Sitzg. vom 17. Januar 1921. Zentralbl. f. Chirurg. Jg. 48, Nr. 18, S. 631. 1921. — BROWN, G. VAN AMBER: Observations with comments on a study of the urinary tract of eigthy fetuses and young infants. Americ. journ. of obstetr. a. gynecol. Vol. 5, Nr. 4, S. 358—369. 1923. — BRUCE, H. A.: Tumors of the kidney. Canadian. med. assoc. journ. Vol. 13, p. 13. 1923. — BRÜTT, H.: Über papilläre Geschwülste des Nierenbeckens. Zeitschr. f. urol. Chirurg. Bd. 4, S. 155 ff. 1919. — Weitere Beiträge zur Kenntnis der Zottengeschwülste des Nierenbeckens und des Ureters. Zeitschr. f. urol. Chirurg. Bd. 10, S. 50 u. ff. 1923. Festschrift KÜMMELL. — BRUGNATELLI, E.: Tumore misto del rene, con nodulo osteo-blastomatoso. Fol. urol. Bd. 6, Nr. 1. — BRYANT, WILLIAM CULLEN: Chronic abscess and papilloma of kidney. Urol. a. cut. review Vol. 26, Nr. 9, p. 544—545. 1922. — BUCCHERI, R.: Deux cas de tumeures malignes du rein chez l'enfant. Arch. générales de chirurg. Febr. 1911. p. 139. — BUGBEE, H. G.: Primary carcinoma of the kidney with impactet ureteral calculus. Journ. of urol. Vol. 5, Nr. 4. p. 267—278. 1921. — BULL, P.: Tumor renis permagnus (10,7 kg schwer), Nephrectomie, Heilung. Norsk. magaz. f. laegevidenskaben Jg. 84, Nr. 3, p. 223—228. 1923. — BURCKHARDT: Die klinische und pathologisch-anatomische Stellung der malignen Nebennierenadenome der Niere. Dtsch. Zeitschr. f. Chirurg. 1900. S. 55. — BUSSE: Über Bau, Entwicklung und Einteilung der Nierengeschwülste. Virchows Arch. f. pathol. Anat. u. Physiol. Bd. 175. — CAHN, ALFRED: Einige bemerkenswerte Fälle aus der Nierenchirurgie. Fol. urol. Bd. 6, Nr. 2. — CANTONI, V.: Ein seltenes Lipom der Niere. Tumori Bd. 2, Jg. 8. — CARLIER: Valeur de la polyurie expérimentale dans les tumeurs du rein. Assoc. franç. d'urol. 15. Session Paris 1911. — CARPI: Un caso di carcinoma sarcomatode teratoide del rene. Gazzetta med. italian. Dec. 1910. — CARRASCO: Nierentumor, als Ovarialtumor diagnostiziert. Exstirpation. Heilung. Siglo med. Vol. 70, Nr. 3582, p. 128—131. 1922. — CASTANE, ERRIQUE: Über drei Fälle von Nierenechinokokkus. Semana méd. Jg. 29, Nr. 21, p. 839—844. 1922. — CASTANO, CARLOS ALBERTO and ARTURO J. RISOLIA: Zum Studium der Nierentumoren (Hypernephrome oder GRAWITZsche Tumoren). Semana méd. Jg. 30, Nr. 21, p. 993—1006. 1923. — CHANCE, B.: A case of secundary hypernephroma of the iris an ciliary body. Journ. of the Americ. med. assoc. Febr. 1907. — CHATON, M.: Trois observations de néphrectomies pour néoplasme du rein. Soc. franç. d'urol., Paris, 3 juillet 1922. Journ. d'urol. Tom. 14, Nr. 2, p. 138—144. 1922. — CHEVASCU, MAURICE: Syphilome du rein gauche. Bull. et mém. de la soc. de chirurg. de Paris 1914. p. 717. — CHUTE, A. L.: Presention of specimens and reports of cases. (Americ. urol. assoc., Boston, 16. Sept. 1920.) Journ. of urol. Vol. 5, Nr. 2, p. 133/40. 1921. — CIFUENTES, PEDRO: Die Operationsindikationen bei Nierentumoren. Anales de la acad. med.-quirurg. española Jg. 8, Nr. 5, p. 222—236. 1921. — COLMERS, FR.: Zur Behandlung der Hypernephrome mit Solitärmetastasen. Zeitschr. f. urol. Chirurg. Bd. 10, S. 214 ff., 1922. Festschrift. — COLSTON, J. A. C.: The value of pyelography in the diagnosis of neoplasms of kidney. (James Buchanan Brady urol. inst. Johns Hopkins hosp. Baltimore, Md.) Journ. of urol. Vol. 5, Nr. 1, p. 67—87. 1921. — CONNERTH, O.: Hygroma perirenalis. Zeitschr. f. urol. Chirurg. Bd. 2, S. 169. 1923. — COPE, ZACHARY: Haemato-nephrosis due to papilloma of the renal pelvis. Proc. of the roy. soc. of med. Vol. 14, Nr. 4. Sect. of urol. p. 24. 1921. — CORRYEL, JOHN R.: Renal cancer associated with renal stone. Bull. of John Hopkins hosp. Vol. 26, Nr. 290, p. 93. 1915. — CORSDRESS: Leukoplakie des Nierenbeckens. Ztschr. f. urol. Chirurg. Bd. 13. 1923. — COTTE, G.: Tuberculose rénale à forme de tumeur abdominale. Soc. de chirurg. Lyon. 27 avril 1922. Lyon chirurg. Tom. 19, Nr. 6, p. 714/15. 1922. — CRISPOLTI: Die Nierenhypernephrome. Tipografia Umbra-Perugia 1906. — CUMSTON, C. G.: Neoplasm of the renal pelvis and ureter: Report of a case. Americ. journ. of urol., vener. a. sexual dis. Jan. 1913. — A case of chronic nephritis with a renal neoplasm. Med. rec. Vol. 99, Nr. 25, p. 1060/61. /1921. — CUNO, F. und TRAPPE: Exstirpation einer bösartigen Nierengeschwulst. (Embryonales Adenosarkom.) Dtsch. med. Wochenschr. Nr. 3. — CURSCHMANN: Hypernephroma malignum. Ärztlicher Kreisverein Mainz. Sitzg. vom 28. Okt. 1913. Ref. Münch. med. Wochenschr. 1913. Nr. 49, S. 2761. — DAM, G. VAN: Typische Nebennierengeschwülste. Nederlandsch tijdschr. v. geneesk. Bd. 68, S. 1846. 1924. — DAMSKI: Nierencarcinom bei einem Tuberkulösen. Wratschebnaja Gaseta 1912. S. 68. — DARNALL, WM. EDGAR and JOHN KOLMER: Malignant papilloma of the kidney. Americ. journ. of obstetr. a. gynecol. Vol. 4, Nr. 3, p. 273/75 and 319/20. 1922. — DARNALL, WILLIAM EDGAR: Malignant papilloma of the kidney. Surg., gynecol. a. obstetr. Vol. 35, Nr. 4, p. 493/95. 1922. — DAVIDOFF, M. S.: Ein Fall von Echinokokkus-cyste der Niere. Russki Wratsch. Nr. 36. — DAVIS, JAMES E.: Neoplasie of the kidney. With reports of five primary cases: 1. Papillary epithelioma. 2. Hypernephroma. 3. Malignant teratoma. 4. Squamous celled carcinoma. 5. Lymphoblastoma. Americ. journ. of obstetr. a. gynecol. Vol. 3, Nr. 5, p. 478—492. 1922. — DAX: Cancer et abcès du rein. (Soc. anat.-clin. Bordeaux. Jg. 25, Nr. 4. 1921.) Journ. de méd. de Bordeaux. Jg. 92, Nr. 16, p. 485/86. 1921. — DEBEULE, FRITZ: Néphrectomie pour hypernéphrome très volumineux. A cette occasion quelques considérations sur le choix de la incision la plus appropriée à l'exstirpation des grosses tumeures vésicales. La belgique méd. 1910. Nr. 2. — Delamare, G. et Lecène: La présence de lécithines dans les hyper-néphromes. La presse méd. Nr. 27. — Deming, Cly de Leroy: Congenital sarcoma of kidney in a child od Twenty-nine days. (Sect. of surg., Yale med. a. surg. clin., New Haven hosp., New Haven.) Journ. of the Americ. med. assoc. Vol. 80, Nr. 13, p. 902/1005. 1923. — Derevenko, W. N.: Beitrag zur Frage der Nierenbeckenpapillome. Abhandl. d. chirurg. Hospitalklinik der kaiserl. milit.-med. Akademie. Bd. 1. 1906. — Derrick, Edward H.: The pathogenesis of renal tumours. (Walter a. Elisa Hall inst., Melbourne.) Med. journ. of Australia Vol. 1, Nr. 23, p. 623/34. 1922. — Desnos, E.: Sur deux cas d'ostéo-fibrome du rein. Journ. d'urol. Tom. 2, Nr. 5/6, p. 529/49. 1921. — Note sur une tumeur mixte du rein (fibro-lipo-ostéo-adenome atypique). Bull. de l'acad. de méd. Tom. 85, Nr. 12, p. 284/86. 1921. — Note sur une tumeur mixte du rein (fibro-lipo-ostéo-adenome atypique). Bull. de l'acad. de méd. Paris. Tom. 85, Jg. 85, p. 384. 1921. — v. Deusch: Zur spezifischen Diagnostik der menschlichen Echinokokkenerkrankung usw. Dtsch. med. Wochenschr. 1925. S. 1319. — Dewerenko, W. N.: Papillome des Nierenbeckens. Wratschebnaja Gaseta Nr. 6. Ref. Monatsschr. f. Urol. Bd. 11, S. 375. — Zur Frage der papillären Neubildungen des Nierenbeckens und Ureters. Ref. Zeitschr. f. Chirurg. Bd. 36, S. 654. — Dienst, Arthur: Über den Bau und die Histogenese der angeborenen Nierengeschwülste. Zeitschr. f. gynäkol. Urol. Bd. 4, H. 1. — Döderlein, H. und Fr. Birch-Hirschfeld: Embryonale Drüsengeschwulst der Nierengegend im Kindes-alter. Zentralbl. f. d. Krankh. d. Harn- u. Sexualorg. Bd. 5. 1894. — Draudt, M.: Über Cavaresektion in einem Fall von Mischgeschwulst der Nierenkapsel. Dtsch. Zeitschr. f. Chirurg. Bd. 88, H. 1—3. — Dretzka, Leo: Malignant teratoma of the kidney. Case report, patient 6 years old. Journ. of the Michigan state med. soc. Vol. 21, Nr. 3, p. 134/36. 1922. — Duchinowa, Z. J.: Zehn Fälle von Neubildungen der Niere. (Chirurg. Fakult. med.-klin. Hochschule St. Petersburg.) Festschr. z. 25jähr. Amtsjubiläum Prof. Grekows, St. Petersburg, Teil 7. 1921. S. 447—471. — Duffield, W. L.: A clinical study of hypernephroma of the kidney with a report of two cases. New York med. journ. a. med. record May 1. 1909. — Dumont, F. L.: Kasuistischer Beitrag zur Kennt-nis der Nierenkapselgeschwülste. Zeitschr. f. urol. Chirurg. Bd. 2, S. 13 u. ff. 1914. — Ebner: Über retroperitoneale Lipombildung mit spezieller Berücksichtigung der mesen-terialen Lipome. Beitr. z. klin. Chirurg. Bd. 86. 1913. — Eftinescu: Echinokokkencyste der rechten Niere. Nephrostomie. Heilung. Spitalul. Jg. 41, Nr. 4, S. 130. 1921. — v. Eiselsberg: Diagnostik und Therapie der Nierentumoren. 1. Kongr. d. dtsch. Ges. f. Urol. Wien, Okt. 1907. Ref. Fol. urol. Bd. 1, H. 6. — Diagnose und Therapie der Nieren-tumoren. Zeitschr. f. Urol. 1908. — Enroth, E.: Zwei Fälle von metastasierendem Neben-nierensarkom, das eine unter dem Bilde einer progressiven Paralyse verlaufend. Finska läkaresällskapets handl. Vol. 2, p. 799. 1909. — Ehrlich, S. L. und M. M. Frisch-mann: Zur klinisch-mikroskopischen Diagnostik bösartiger Neubildungen der Nieren. Vir-chows Arch. f. pathol. Anat. u. Physiol. Bd. 259, p. 565. — Fabricius, Joseph: Über partielle Nierenresektion wegen eines cystisch-epithelialen Tumors. Dtsch. Zeitschr. f. Chirurg. Bd. 110, S. 323. — Sollen wir die Hypernephrome zu den gutartigen oder bösartigen Neu-bildungen rechnen? Verhandl. d. dtsch. Ges. f. Urol., Wien 1911. — Federici, Nicolino: Nefrectomie per epitelioma del rene destro. Guarigione. Riv. med. Jg. 29, Nr. 11, p. 164/67. 1921. — Fedoroff, S. P.: Über feste Nierentumoren und ihre chirurgische Behandlung. Zeitschr. f. Urol. Bd. 16, H. 9, S. 393/406. 1922. — Fedoroff: Papillom der Niere. Ref. Dtsch. med. Wochenschr. Bd. 35, S. 1581. — Fillenz, K.: Über Nieren-echinokokkus. V. Sitzg. d. ungar. Ges. f. Urol. Juni 1925. Ref. Zeitschr. f. Urol. Bd. 20, S. 64. 1926. — Fischer, A. W.: Zur Differentialdiagnose der Dünndarm-geschwüre: Ulcera auf dem Boden einer zerfallenen Hypernephrommetastase. Zentralbl. f. Chirurg. 1921. Nr. 31. — Fischer, Walter und Kota Mura Kaeni: Über eine Mischgeschwulst des Nierenbeckens. Virchows Arch. f. pathol. Anat. u. Physiol. Bd. 208, H. 2 u. 3. — Flatau: Malignes Hypernephrom nach Birch-Hirschfeld. Nürnberger med. Ges. u. Poliklinik. Sitzg. vom 26. Mai 1910. Ref. Münch. med. Wochenschr. Nr. 42, S. 2212. — Flörcken, H.: Außergewöhnliche Metastasenbildung bei einem kindlichen Nierensarkom. Beitr. z. klin. Chirurg. Bd. 52, H. 3. — Foster, G. B. and C. H. Gerhard: Two instances of the simultaneous occurence of hypernephroma and carcinoma. New York med. journ. Jan. 23. 1909. — Foulds, G., A. Scholl and W. F. Braasch: A study of histo-logy and mortality in renal tumors. Surg., clin. of North America Vol. 4, p. 407. 1924. — Franck, Otto: Das maligne Hypernephrom im Kindesalter. Beitr. z. klin. Chirurg. Bd. 66, S. 1. — Franck, P. und Gg. B. Gruber: Klin.-pathol. Beiträge zum Gebiet der Urologie. Lymphangiosis carcinomatosa renis aus primärem Krebs des Nierenbeckens. Zeitschr. f. urol. Chirurg. Bd. 13, S. 116 u. ff. 1923. — François, Jules: Un second cas de diagnostic précoce de tumeur rénale par les rayons X (Pneumorein et pyélographie). Scalpel Jg. 75, Nr. 48, p. 1165—1169. 1922. — Frangenheim, Paul: Die chirurgisch wichtigen Lo-kalisationen des Echinokokkus. Samml. klin. Vorträge (Volkmann). Chirurgie 116/117.

— Die Diagnose, besonders Frühdiagnose der Nierentumoren. Zentralbl. f. d. Grenzgeb. d. Med. u. Chirurg. Bd. 15, Nr. 4. — FROELICH: Tumeur du rein à début insolite chez une fillette. (Soc. méd. Nancy, 9 février 1921.) Rev. méd. de l'est. Tom. 49, Nr. 7, p. 233/34. 1921. — GALLIEUR D'HARDY, A.: Signes cliniques des tumeurs du rein d'origine surrénale. Gaz. des hôp. civ. et milit. Nr. 69. — GARROW, A. E. et C. B. KEENAN: Latent hypernephroma with solitary metastasis in spuce. Med. record 27 janv. 1912. — GASPARIAN: Hypernephrome (1903—1920). Chirurg. Klinik FEDOROFF-Petersburg. Nowy Chirurgischeski Arch. 1922. p. 498. — GAUDIER et P. BERTEIN: Contribution à l'étude des tumeurs mixtes du rein. Arch. de méd. expériment. et d'anatomie pathol. Tom. 21, Nr. 5. — GAULTIER, R.: Cancer latent du rein chez une femme enceinte, avec lésions congestives et hémorrhagiques dans le rein et la capsule surrénale du foetus. Bull. et mém. de la soc. anat. de Paris 1905. p. 94. Ref. Zentralbl. f. d. Krankh. d. Harn- u. Sexualorg. 1905. Nr. 2. — GAUTHIER, CH.: Cancers du rein. Lyon méd. Tom. 131, Nr. 1, p. 17—20. 1921. — GAUTHIER, M. CH.: Cancer du rein. Lyon méd. Tom. 131, p. 17. 1922. — GAYET, M.: Cancer du rein gauche. Soc. nat. de méd. de Lyon. Janv. 15. Lyon méd. Tom. 8, p. 416. 1912. — GENEROPITOMTZEFF, E. N.: Zur Kasuistik der Hypernephrome. Russki Wratsch. 1910. Nr. 30. — GESSNER, H. B.: Sarcoma of kidney. Journ. of the Americ. med. assoc. Nov. 1909. — GIORDANO, ALFRED S. and HERMON C. BUMPUS, jun.: Carcinoma in the uretero-pelvic juncture metastatic from the prostate. Report of a case. (Sect. on urol. Mago clin., Rochester, Minnesota.) Journ. of urol. Vol. 8, Nr. 5, p. 445—450. 1922. — GIRONCOLI, FRANCO DE: Su di un adeno-carcinoma del rene in una bambina di nove anni. (Osp. civ. Venezia.) Rif. med. Jg. 37, Nr. 42, p. 990/93. 1921. — GLANNAN, MC ALEXIUS: Carcinoma of the pelvis of the kidney. Ann. of surg. Vol. 73, Nr. 3, p. 310—313. 1921. — GOLDSCHWEND: Symptomatologie und Diagnose der Nebennierentumoren. Prag. med. Wochenschr. 1910. Nr. 37/38. — GOSCH, C.: Ein Fall von Nierenechinokokkus. Inaug.-Diss. Marburg 1905. — GOTTLIEB, J. G.: Zur Frage der Hämaturie bei Appendicitis. Zeitschr. f. urol. Chirurg. Bd. 15, S. 30. — GOULLIOUD et GIULIAN: Coincidence d'un kyste hématique unique et volumineux avec un cancer du rein au début. Lyon méd. Tom. 131, Nr. 1, p. 20—21. 1922. — DE GRAEUVE et WANTHY: Epitheliomà papillaire du bassinet. Journ. de chirurg. et annales de la société belge de chirurgie. Mai 1906. Ref. Ann. des maladies des org. génito-urin. Tom. 1, Nr. 5. — DE GRAEUVE, A.: Quelques cas de tumeurs du rein et de la capsule surrénale (hypernéphromes et cancers). Soc. d'anat. pathol. de Bruxelles. 7 déc. 1911 et La clinique. 16 déc. 1911. p. 900, 907. — Traitement chirurgical des tumeurs du rein. Rev. pratique des maladies des org. génito-urin. 1909. Nr. 34/35. — GRANDJEAU, A.: Epithélioma du rein gauche: néphrectomie. Récidive dans la cicatrice, exstirpation; métastase vaginale: exstirpation. Conservation d'excellent état général. Journ. d'urol. 5 mars 1914. — GRAUHAN, MAX: Zur Anatomie und Klinik der epithelialen Neubildungen des Nierenbeckens. (Chirurg. Univ.-Klinik Kiel.) Dtsch. Zeitschr. f. Chirurg. Bd. 174, H. 1/4, S. 152—184. 1922. — GRAUHAN, M.: Die Tumorniere im Röntgenbild. Zeitschr. f. urol. Chirurg. Bd. 17, S. 1. 1925. — GRAVES, ROGER C. and EARL R. TEMPLETON: Combined tumors of the kidney. (Peter Bent Brigham hosp., Boston, Mass.) Journ. of urol. Vol. 5, Nr. 6, p. 517/37. 1921. — GRAVES, R. C.: An unusual case of renal cell adenoma. (New England branch of the Americ. urol. assoc., Boston. Febr. 17. 1921.) Journ. of urol. Vol. 7, Nr. 6, p. 440—443. 1922. — GRAWITZ: Die Entstehung von Nierentumoren aus Nierengewebe. Arch. f. klin. Chirurg. Bd. 30, S. 824. 1884. — GRÉGOIRE, R.: Procédé de néphrectomie pour cancer. Ann. des maladies des org. génito-urin. Tom. 1, Nr. 3. 1905. — GRISANTI, S.: Contributo alla terapia del sarcoma renale. (Inst. di clin. pediatr. univ. Palermo.) Pediatria Jg. 31, H. 14. p. 766—771. 1923. — GROSGLIK, S.: Beiträge zur Nierenchirurgie. Monatsschr. f. Urol. Bd. 11, H. 8. — GRUBER, GG. B.: Klinisch-pathologische Beiträge zur Urologie. Trauma und hypernephroider Tumor. Zeitschr. f. urol. Chirurg. Bd. 13, S. 66 u. ff. 1923. — HAAS, N. C.: Tumoren in Hufeisennieren. Zeitschr. f. Urol. Bd. 19, S. 81. 1925. — HÄRTING: Melanosarkom der Niere. Med. Ges. Leipzig. Sitzg. vom 7. Dez. 1909. Münch. med. Wochenschr. 1910. Nr. 3, S. 164. — HAGEN-TORN, J.: Zur Frage der Nierentumoren und der retroperitonealen Geschwülste. Arch. f. klin. Chirurg. Bd. 15, S. 4. — HALLAS, E. A.: Fibro-Myo-Endothelioma capsulae renis. Beitr. z. pathol. Anat. u. z. allg. Pathol. Bd. 55, H. 1. — v. HANSEMANN: Über Nierengeschwülste. Zeitschr. f. klin. Med. Bd. 44. — HARTTUNG, HEINRICH: Über einen extrarenalen Nebennierentumor. Beitr. z. klin. Chirurg. Bd. 83, H. 1. — Über Hypernephrome der Niere. Dtsch. Zeitschr. f. Chirurg. Bd. 121, H. 5/6. 1913. — HAUSMANN, TH.: Über die Lagebeziehungen der Kolonflexuren zur Niere und zu den Nierentumoren. Zentralbl. f. Chirurg. 1911. Nr. 51. — HEINLEIN: Hypernephrome. Nürnberger med. Ges. u. Poliklinik. Sitzg. vom 14. Juli 1910. Ref. Münch. med. Wochenschr. Nr. 46, S. 2445. — HENSCHEN: Über Struma suprarenalis cystica haemorrhagica. Bruns' Beitr. z. klin. Chirurg. Bd. 49, S. 217. 1906. — HEPPNER, ERNST: Zur Kasuistik der Nierengeschwülste. Zeitschr. f. urol. Chirurg. Bd. 6, H. 3/4, S. 145 u. ff. 1921. — HERBST, ROBERT H.: Tumor of kidney. (Presbyterian hosp., Chicago.) Surg. clin. of North America, Chicago number Vol. 2, Nr. 3, p. 827—830. 1922.

— Herczel: Über Hypernephrome. Orvosi Hetilap 1905. p. 441. — Herhold: Adenom der
Niere. Arch. f. klin. Chirurg. Bd. 88, S. 3. — Hickey, P. M.: Die bösartigen Nierengeschwülste vom Standpunkt des Röntgenologen. Southern med. journ. Vol. 18, p. 103.
1925. — Hildebrandt: Beitrag zur pathologischen Anatomie der Nierengeschwülste.
Arch. f. klin. Chirurg. 1901. — Hinman, F. und A. A. Kutzmann: Bösartige Nieren-
tumoren mit besonderer Berücksichtigung der Diagnose. California a Western med.
Vol. 23, p. 429. 1925. — Hoffmann, E.: Über Hypernephrommetastasen. Dtsch. med.
Wochenschr. Nr. 7. — Hofmann, E.: Zur Kasuistik der Nierentumoren. v. Bruns' Beitr. z.
klin. Chirurg. Bd. 89, H. 1. — Hofmann, Konrad: Der extraperitoneale Bauchschnitt
bei Nierengeschwülsten. Zentralbl. f. Chirurg. 1919. Nr. 42, S. 841/44. — Holmes, G.:
Ein Fall von Virilismus mit Nebennierengeschwulst; Heilung nach deren Entfernung.
Quart. journ. of med. Vol. 18, p. 143. 1925. — Hood, A. J. and Henry Albert:
Unusual malignant „mixed" tumor (adenosarcoma) of the kidney in a young child. California state journ. of med. Vol. 21, Nr. 7, p. 281—282. 1923. — Horowitz-Wlassowa:
Zur Frage des serologischen Nachweises der Echinokokkeninfektion. Dtsch. med. Wochenschrift 1926. S. 147. — Hryntschak, Theodor: Über Nierenpapillome. Eine pathol.-
anat. Studie. Zeitschr. f. urol. Chirurg. Bd. 5, S. 46 u. ff. 1920. — Hyman, A.: Tumors
of the kidney. Surg., gynecol. a. obstetr. Vol. 32, Nr. 3, p. 216—225. 1921. — Interesting
radiograph of renal tumor. (New York acad. of med. April 20. 1921.) Internat. journ. of
surg. Vol. 34, Nr. 9, p. 315. 1921. — Tumors of the kidney with and without vein in volve-
ment. Internat. journ. of med. a. surg. Vol. 37, p. 230. 1924. — Klinisches und chirurgisches Verhalten bei Neubildungen der Niere. Surg., gynecol. a. obstetr. Vol. 41,
p. 298. 1925. — Hyman, A. and P. W. Aschner: Series of malignant tumors of the
kidney. (Americ. urol. assoc., New York soc. Febr. 23. 1921.) Internat. journ. of surg.
Vol. 34, Nr. 7, p. 239—240. 1921. — Illyés, G. v.: Über Hypernephrome. Orvosi Hetilap.
H. 27. — Erfahrungen über Nierenchirurgie. Fol. urol. 8. — Iselin: La néphrectomie
pour cancer du rein. (Soc. franç. d'urol. Paris, 13 févr. 1922.) Journ. d'urol. Tom. 14,
Nr. 6, p. 479—485. 1922. — Israel, J.: Nierentumor von achtjähriger Dauer. Berlin.
Ges. f. Chirurg. 28. Juli 1913. Ref. Berlin. klin. Wochenschr. 1913. S. 1586. — Über
Fieber bei malignen Nieren- und Nebennierengeschwülsten. Dtsch. med. Wochenschr.
Nr. 2. — Chirurgische Klinik der Nierenkrankheiten. 1901. — Zur Diagnose der
Nebennierengeschwülste. Dtsch. med. Wochenschr. 1905. Nr. 44. — Tumor des Nieren-
beckens. Berlin. klin. Wochenschr. Bd. 33, S. 1009. — Israel, Wilhelm: Hyper-
nephrommetastase im linken Humerus. Berlin. Ges. f. Chirurg. 28. Juli 1913. Ref.
Berlin. klin. Wochenschr. 1913. S. 1586. — Zur Arbeit von E. Rehn: Gefäßkompli-
kationen und ihre Behandlung beim Hypernephrom. Zeitschr. f. urol. Chirurg. Bd. 11,
S. 131 u. ff. 1923. — Zur Klinik der Nierengeschwülste im Kindesalter. Zeitschr.
f. Urol. Bd. 17, H. 6, S. 345 bis 351. 1923. — Carcinom des Nierenbeckens. 4. Kongr.
d. dtsch. Ges. f. Urol. Berlin, 28. Sept. bis 1. Okt. 1913. — Israel, J. und W. Israel:
Die Chirurgie der Nieren und des Harnleiters. Berlin: Julius Springer 1924. — Jakimiak:
Fibroadenoma papillare der Niere. Przeglad lekarski 1912. Nr. 25, S. 435. — Janssen, P.:
Zur Frage der Nierenblutungen aus nicht erkennbarer Ursache (essentielle Hämaturie).
Zeitschr. f. urol. Chirurg. Bd. 16, S. 87. — Zur Klinik der intrarenalen Aneurysmen.
Zeitschr. f. urol. Chirurg. Bd. 10, S. 130. 1922. — Jeanbreau, E. et Etienne: Epi-
thélioma papillaire du bassinet, néphrectomie lombaire. Guérison maintenant depuis unan.
Examen histologique. Journ. d'urol. Tom. 2, Nr. 2. — Jeanbreau, E. et E. Etienne:
Néoplasme rénal du volume d'une cerise révélé par d'abondantes hématuries. Néphr-
ectomie (avec figures). Journ. d'urol. Tom. 3, Nr. 6. — Jemma: Sarcoma bilaterale de
rene in una bambina di 12 Mesi. (Soc. ital. di pediatr., Napoli, 23. Febbraio 1922.)
Pediatria Vol. 30, Nr. 7, p. 314—315. 1921. — Jenckel: Nierenpapillome. Zentralbl.
f. Chirurg. 1922. Nr. 17, S. 619. — Joly, I. Swift: Three unusal cases of renal
tumour, with a discussion of the operative treatment of the condition. The Practitioner
Aug. 1913. Nr. 542, p. 179. — Jordan: Die Nephrektomie bei malignen Tumoren. Bruns'
Beitr. z. klin. Chirurg. 1895. Nr. 25. — Sarkomatöser Nierentumor bei einem 2½ jähr.
Kinde. Naturhist.-med. Verein Heidelberg. 6. Juli 1909. Münch. med. Wochenschr. 1909.
Nr. 38. — Joseph, Eugen: Drei nierenchirurgische Fälle. Niederrhein. Ges. in Bonn.
10. Juli 1907. Ref. Dtsch. med. Wochenschr. Nr. 16. — Demonstrationen zur Nierenchirurgie.
(Berlin. urol. Ges., Sitzg. vom 5. April 1921.) Zeitschr. f. Urol. Bd. 15, H. 11, S. 469—470.
1921. — Junkel: Beiträge zur Kenntnis der embryonalen Nierengeschwülste. v. Langen-
becks Arch. Bd. 103, H. 4. 1904. — Kablukow: Kasuistik des Echinokokkus. Arch. f.
klin. Chirurg. Bd. 79, S. 581. — Kaestner, Hermann: Nierensarkom bei einem sieben-
monatlichen Fetus. (Stadtkrankenhaus Dresden-Johannstadt.) Frankf. Zeitschr. f. Pathol.
Bd. 25, H. 1, S. 1—15. 1921. — Karewski: Primärer retroperitonealer Bauchechinokokkus.
Berlin. klin. Wochenschr. 1899. S. 725. — Karo, W.: Leukoplakie des Nierenbeckens und
Ureters. Zeitschr. f. Urol. Bd. 20, S. 208. 1926. — Kasogledoff, W. M.: Adrenalin in Hypernephromen. Russki Wratsch (russ. Arzt). 1909. Nr. 51. — Kaspar: Fall von Grawitzschem

Nierentumor. Ärztl. Ver. in Nürnberg. Sitzg. vom 7. Aug. 1913. Ref. Münch. med. Wochenschrift 1913. Nr. 44, S. 2486. — Keitel: Papilläres Nierenadenom. 4. Kongr. d. dtsch. Ges. f. Urol. Berlin, 28. Sept. bis 1. Okt. 1913. Ref. Dtsch. med. Wochenschr. — Kezler: Tumeur kystique du rein droit. Bull. de la soc. d'obstétr. et de gynécol. de Paris. Jg. 11, Nr. 8, p. 654—655. 1922. — Key, E.: Diagnose und Operationen maligner Nierentumoren. Zentralbl. f. Chirurg. 1916. S. 861. — Kielleuthner: Nierenbeckencarcinom. 4. Kongr. d. dtsch. Ges. f. Urol. Berlin, 28. Sept. bis 1. Okt. 1913. Ref. Dtsch. med. Wochenschr. — Kirpicznik, Jos.: Ein Fall von tuberöser Sklerose und gleichzeitigen multiplen Nierengeschwülsten. Virchows Arch. f. pathol. Anat. u. Physiol. Bd. 202, H. 3. — Kirschner, Max: Nierentumor (Grawitz), bis ins Herz fortgewuchert. Berlin. klin. Wochenschr. 1911. Nr. 39. — Kleinschmidt, P.: Zur Kasuistik der primären Nierenaktinomykose. Arch. f. klin. Chirurg. Bd. 120, S. 658. 1922. — Klose, Heinrich: Über das Nephroma embryonale malignum. Beitr. z. klin. Chirurg. Bd. 74. — Kohlhardt, H.: Über eine Zottengeschwulst des Nierenbeckens und Ureters. Virchows Arch. f. pathol. Anat. u. Physiol. Bd. 148, S. 565. — Kostenko, M. T.: Zur Kenntnis der Hypernephrome. Dtsch. Zeitschr. f. Chirurg. Bd. 112, H. 4/6. — Krabbe, K. H.: Die Beziehungen zwischen Nebennierenrindengeschwülsten und Pseudohermaphroditismus. Hospitalstidende Vol. 67, p. 561. 1924. — Kraft, Siegfried: Selbstheilung bei Hypernephrom. Zeitschr. f. urol. Chirurg. Bd. 5, S. 16 u. ff. 1920. — Kretschmer, Hermann L.: Echinococcus disease of the kidney. Surg., gynecol. a. obstetr. Vol. 36, Nr. 2, p. 196—207. 1923. — Kretschmer, H. L. and A. M. Moody: Malignant papillary cystadenoma of the kidney with metastases. Surg., gynecol. a. obstetr. Vol. 19, Nr. 6. Dec. 1914. — Die Frühdiagnose der bösartigen Nierentumoren. Southern med. journ. Vol. 18, p. 92. 1925. — Leukoplakia of the kidney pelvis. Arch. of surg. 1922. p. 348. — Kreyberg, P. C.: Ein Fall von Nebennierenkrebs. Med. Revue Bd. 22, S. 8. — Krönlein: Die Prognose und Therapie der Nierentumoren. Fol. urol. Bd. 3, Nr. 1. — Krogius, A.: Zur Kenntnis der sog. retroperitonealen Lipome. Dtsch. med. Wochenschr. 1926. S. 618. — Über Diagnostik und Therapie der Nierentumoren. Fol. urol. Bd. 3, H. 1. 1909. — Über Nierengeschwülste. Korresp.-Blatt f. Schweiz. Ärzte 1905. Nr. 13. — Kümmell: Die neuen Untersuchungsmethoden und operativen Erfolge bei Nierentumoren. Chirurg. Kongr. 1903. — Nierengeschwülste. Ärztl. Ver. Hamburg. Sitzg. vom 21. Dez. 1909. Münch. med. Wochenschr. 1910. Nr. 1, S. 44. — Kümmell, H.: Die Sklerose des Nierenlagers. Zeitschr. f. urol. Chirurg. Bd. 3, S. 1. 1917. — Die malignen Tumoren der Niere, des Nierenbeckens, der Nebennieren, Nierenhüllen usw. Klinik der malignen Geschwülste II. Payr-Zweifel. Leipzig 1926. — Kümmell und Graff: Chirurgie der Nieren und Harnleiter. Handb. d. prakt. Chirurg. Bd. 4. — Küster: Diagnostik und Therapie der Nierentumoren. 1. Kongr. d. dtsch. Ges. f. Urol. Wien, Okt. 1907. Ref. Fol. urol. Bd. 1, H. 6. — Diagnostik und Therapie der Nierentumoren. Zeitschr. f. Urol. 1908. S. 2. — Über Gliome der Nebennieren. Virchows Arch. f. pathol. Anat. u. Physiol. Bd. 180, S. 117. — Küttner, Hermann: Beiträge zur Kenntnis und Operation der Struma suprarenalis cystica haemorrhagica. Beitr. z. klin. Chirurg. Bd. 82, H. 2, S. 291. — Cholesteatom der Harnwege. Bruns' Beitr. z. klin. Chirurg. Bd. 114. 1919. — Kukolka, O.: Zur Diagnose der bösartigen Nierengeschwülste. Časopis lékařův českých 1915. Nr. 1. — Kunith: Ein Fall von primärer Nierenaktinomykose. Dtsch. Zeitschr. f. Chirurg. Bd. 92. — Kunz, H.: Hypernephrom als Ursache spontaner Massenblutungen im Nierenlager. Mitt. a. d. Grenzgeb. d. Med. u. Chirurg. Bd. 38. — Landon and Alter: Carcinomatous papilloma of the renal pelvis. (Transact. of the Philadelphia acad. of surg. Oct. 3. 1921.) Americ. journ. of surg. Vol. 75, Nr. 2, p. 242—243. 1922. — Landon, Lyndon Holt and Nicholas M. Alter: Carcinomatous papilloma of the renal pelvis. (Surg. div. a. pathol. dep., Western Pennsylvania Hospital.) Ann. of surg. Vol. 75, Nr. 5, p. 605 bis 614. 1922. — Lapointe, A. et P. Lecène: Gliome primitif de la capsule surrénale. Arch. de méd. expériment. Nr. 1. — Laurie, Thomas F.: Tumors of the kidney. Report of three cases. New York state journ. of med. Vol. 21, Nr. 8, p. 279—282. 1921. — Tumors of the kidney. (Med. soc. of the state of New York, Brooklyn May 3.—5. 1921.) Journ. of the Americ. med. assoc. Vol. 76, Nr. 23, p. 1601—1602. 1921. — Tumors of the kidney. (Med. soc. of the state of New York, Brooklyn May 3.—5. 1921.) Med. rec. Vol. 99, Nr. 20, p. 850. 1921. — Leclerc et Ch. Gauthier: Cancer rénal bilateral. Lyon méd. Tom. 9, p. 411. 1909. — Le Fur, R.: Embryome périrénale. Soc. de Chirurg. de Paris. 10 Oct. 1911. — A propos de 3 cas de cancer du rein. (22. sess. ann. de l'assoc. franç. d'urol. Paris, 4—7 oct. 1922.) Journ. d'urol. Tom. 14, Nr. 4, p. 339—340. 1922. — Legueu: Carcinome du bassinet. Journ. des practiciens. Jg. 35, Nr. 12, p. 200. 1921. — Legueu, F.: Papillome des Nierenbeckens. Ann. des maladies d. org. gén.-urin. Tom. 27, p. 1808. — Die Carcinome der Niere. Journ. des practiciens Tom. 39, p. 595. 1925. — Legueu, F. und B. Fey: Die Frühdiagnose des Nierenkrebses und die Pyelographie. Bd. 15, S. 108. 1925. — Cancer du rein avec prolongement exceptionnel dans l'urétère. Journ. d'urol. Tom. 15, Nr. 1, p. 58—59. 1923. — Lenoble et Guichard: Carcinome mélanique du rein gauche primitif. Phlébite cancéreuse de la veine rénale et de la veine porte. Diagnostic de la localisation sur le rein par l'examen du sang. Bull. et mém. de la soc. anat. de Paris 1907. Nr. 2. — Leotta: Anat.-pathologische und klinische Beobachtungen über Hypernephrome. 20. Kongr. der Società Italiana di Chirurgia. Okt. 1907. — Lexer: Mischgeschwulst der rechten Niere bei einem zweijährigen Kinde. Ver. f. wiss. Heilk. in Königsberg i. Pr. 19. Febr. 1906. Ref. Dtsch. med. Wochenschr. 1906. Nr. 26. — Lichtenstern: Ein Fall von Nierenbeckentumor. Wien. klin. Rundschau Bd. 30, H. 11 u. 12. 1916. — Liebmann, Max: Zur Diagnostik der malignen Nierentumoren. (Chirurg. Univ.-Klinik Frankfurt a. M.) Zeitschr. f. Urol. Bd. 16, H. 8, S. 347—364. 1922. — Lindström, Ludwig J.: Studien über maligne Nierentumoren. (Pathol. Anat. u. Klinik.) Arb. a. d. pathol. Inst., Univers. Helsingfors (Finnland). Neue Folge. Bd. 2, H. 3/4, S. 299—434. 1921. — Lorrain et Chatton: Cancer du rein avec thrombose cancéreuse de la veine rénale. Bull. et mém. de la soc. anat. de Paris 1907. Nr. 2. — Lubarsch: Beiträge zur Histologie der von Nebennierenkeimen ausgehenden Nierengeschwülste. Virchows Arch. f. pathol. Anat. u. Physiol. Bd. 135. — Luger, Alfred: Zur Kenntnis der radiologischen Befunde am Dickdarm bei Tumoren der Nierengegend. Wien. klin. Wochenschr. Nr. 7. — Mc Alpine, J.: Simple papilloma of the renal pelvis. Proc. of the roy. soc. of med. Vol. 16, Nr. 7. Sect. of urol. 1923. p. 37. — Malignant papilloma of the renal pelvis. Proc. of the roy. soc. of med. Vol. 16, Nr. 7. Sect. of urol. 1923. p. 37—38. — Mc Carthy, J. F.: Papilloma of the renal pelvis. (New York acad. of med., sect. in genito-urin. surg. Febr. 15. 1922.) New York med. journ. a. med. record. Vol. 116, Nr. 9, p. 544. 1922. — Mc Cown, O. S.: Report of a case of papilloma of the pelvis of the kidney. Southern med. journ. Vol. 15, Nr. 10, p. 841—843. 1922. — Macdonald, S. G.: Hydronephrosis; papilloma of pelvis. (Pathol. meet. London, Jan. 7. 1921.) West London med. journ. Vol. 26, Nr. 2, p. 72. 1921. — Pyonephrosis: Papilloma of pelvis. (Pathol. meet. London, Jan. 7. 1921.) West London med. journ. Vol. 26, Nr. 2, p. 73. 1921. — Magoun, James A. H. and William C. Mac Carthy: Malignant neoplasia of the kidney occurring in infancy. Surg., gynecol. a. obstetr. Vol. 36, Nr. 6, p. 781—786. 1923. — Manasse: Über die hyperplastischen Tumoren der Nebennieren. Virchows Arch. f. pathol. Anat. u. Physiol. Bd. 133, S. 391. 1893. — Zur Histologie und Histogenese der primären Nierengeschwülste. Virchows Arch. f. pathol. Anat. u. Physiol. Bd. 142, S. 164. 1895. Bd. 143, S. 278. 1896. Bd. 145, S. 113. 1896. — Marqués de Santos: Sur un cas de „kystadéno-chondro-sarcome" du rein gauche. Bull. de l'assoc. franç. pour l'étude du cancer. Tom. 11, Nr. 7, p. 493—497. 1922. — Mayburg, B. C. und S. C. Dyke: Ungewöhnliche Ausbreitungsweisen durch Implantation von Papillomen der Harnwege. Brit. journ. of surg. Vol. 13, p. 377. 1925. — Mekus, F.: Zwei Fälle von Nierentumoren bei Kindern, durch Operation gewonnen, und ihre mikroskopischen Bilder. Dtsch. Zeitschr. f. Chirurg. Bd. 57, H. 4/6. — Merle, P.: Epithélioma végétant du rein simulant une tumeur du bassinet. Soc. anat. Paris 1908. Ann. des maladies des org. génito-urin. Tom. 7, p. 535. 1907. — Meyer, R.: Beitrag zur Frage nach der Genese der im Urogenitalgebiet vorkommenden Geschwülste und Teratome. Charité-Annalen 1910. — Michaelsson: Über die Resultate der operativen Behandlung beim Hypernephrom. Arch. f. klin. Chirurg. Bd. 65. 1921. — Michou, E.: De la suppression complète de la sécrétion urinaire dans un rein cancereux. Assoc. franç. d'urol. 14. Session. Ref. Ann. des maladies des org. génito-urin. 1911. Nr. 2, p. 139. — Miller, Edwin M. and Rob. H. Herbst: Papillary epithelioma of the kidney pelvis. Journ. of the Americ. med. assoc. Vol. 76, Nr. 14, p. 918—921. 1921. — Minet, Henry: Kyste hydatique rénal crétifié. Journ. d'urol. Tom. 12, Nr. 1, p. 13—14. 1921. — Mixter, Charles G.: Tumors of the kidney in infancy and childhood. Ann. of surg. Vol. 76, Nr. 1, p. 52—63. 1922. — Mock, Jack: Les tumeurs primitives du bassinet. Journ. d'urol. méd. et chirurg. Tom. 3, Nr. 5. 1913. — Tumeurs du bassinet. Symptomes, diagnostic et traitement. Journ. de méd. de Paris Jg. 49, Nr. 33, p. 619—621. 1921. — Moffit, H. C.: Tumors of adrenal origin with particular reference to hypernephroma of the kidney. Boston med. a. surg. journ. Oct. 1908. — Moggi, D.: Sarkom der Nierengegend mit spinalen Symptomen. Riv. di clin. pediatr. Vol. 23, p. 376. 1925. — Monti: Perivasculäres Sarkom der linken Nierengegend. Demonstration in der Ges. f. inn. Med. u. Kinderheilk. Sitzg. vom 13. Juni 1912. Wien. klin. Wochenschr. 1912. Nr. 28. — Morris, Henry: Renal adenomata. Practitioner Vol. 87, Nr. 1. 1911. — Morton, Charles A.: A clinical lecture on a case of gigantic retroperitoneal tumour, intimately connectet with the kidney, which simulatet ascites from tuberculous peritonitis. The Lancet Vol. 65, p. 520—521. 1. Abt. — Mosti, Renato: Contributo allo studio dei tumori ipernefroidi del rene. (Osped. San Giovanni di Dio, Firenze.) Ref. med. Jg. 37, Nr. 25, p. 584—586. 1921. — Mouchet, Albert: Les tumeures du rein chez l'enfant. Ann. des maladies des org. génito-urinaires Tom. 1, Nr. 5. — Mousarrat, K. W.: Nephrectomy for renal sarcoma in children. The Lancet, March 23. 1907. p. 807. — Müller, George P.: Embryonal adenomyosarcoma of kidney. (Jefferson hosp., Philadelphia.) Surg. clin. of North America, Philadelphia Nummer Vol. 2, Nr. 1, p. 149—153. 1922. — Muscholl, E.: Zur Kenntnis Grawitzscher Geschwülste. Dtsch. Zeitschr. f.

Chirurg. Bd. 176, S. 22. 1922. — NARATH: Retroperitoneale Lymphcysten. Arch. f. klin. Chirurg. Bd. 50, S. 763. 1895. — NEUHÄUSER: Das hypernephroide Carcinom und Sarkom. Arch. f. klin. Chirurg. Bd. 79, S. 468. 1906. — Experimentelle Beiträge zur Genese der Nierentumoren. Med. Ges., 26. April 1911. Ref. Dtsch. med. Wochenschr. Nr. 19. — NEUMANN, A.: Retroperitoneales Lipom der Nierenfettkapsel im Kindesalter. Arch. f. klin. Chirurg. Bd. 77, H. 2. 1905. — NEVINNY, H.: Über mesoblastische Mischgeschwülste (Keimgewebsgeschwülste) der Niere. Zeitschr. f. urol. Chirurg. Bd. 20, S. 295. 1926. — NEWTON, ALAN: The treatment of renoal tumours. Med. journ. of Australia. Vol. 1, Nr. 23, p. 634—636. 1922. — NOGUEIRA: Hydatid cysts of the kidney. Urol. and cutaneous Review St. Louis. Vol. 21, Nr. 5. 1917. — NOVOTNY, FR.: Röntgennachweis von Nierentumoren. Časopis lékařův českých Jg. 61, Nr. 27, p. 612—615. 1922. — OBERZIMMER, J.: Beiträge zur pathologischen Anatomie drüsiger und hypernephroider Nierengeschwülste bösartigen Charakters. Virchows Arch. f. pathol. Anat. u. Physiol. Bd. 260, S. 176. — OEHLECKER, F.: Zur Klinik der malignen Tumoren der Nebennieren. Zeitschr. f. urol. Chirurg. Bd. 1, S. 44 u. ff. 1913. — Die teils transperitoneale und teils extraperitoneale Nierenoperation. (Extraperitoneale Operation nach Verkleinerung des Peritonealsackes.) Die Nephrektomie der infizierten Beckenniere. Zeitschr. f. urol. Chirurg. Bd. 2. — OSHIMA, T.: Zur Kasuistik der malignen Tumoren der Nierengegend im Kindesalter. Wien. klin. Wochenschr. Nr. 4. — PARMENTER, F. J.: Die cytologische Untersuchung des Harns als eine Stütze für die Diagnose von Geschwülsten des Urogenitaltraktes. Surg., gynecol. a. obstetr. Vol. 40, p. 531. 1925. — PASCHEN: Das Schicksal der wegen Hypernephrom Operierten. Arch. f. klin. Chirurg. Bd. 107. 1915. — PASCHKIS, RUD.: Zur Kasuistik der Nierenbeckengeschwülste. Zeitschr. f. Urol. Bd. 3, Nr. 8. — PASMAN: Über einige Fälle von Nierenechinokokkus. Bol. y trabajos de la soc. de cirurg. de Buenos Aires Vol. 6, Nr. 19, p. 603—614. 1922. — PAVONE, M.: Cancro primitivo del bacinetto. (Istit. di med. operat. univ., Palermo.) Tumori. Jg. 9, H. 1, p. 44—53. 1922. — PAYR: Cystenniere und Carcinom. Med. Ges. zu Leipzig. Sitzg. vom 20. Mai 1913. Ref. Münch. med. Wochenschr. 1913. Nr. 25, S. 1408. — Nierentumor. Med. Ges. zu Leipzig. Sitzg. vom 1. Juli 1913. Ref. Münch. med. Wochenschr. 1913. Nr. 32, S. 1800. — PEDERSEN, V. C.: Adenosarcoma of the left kidney in a child, nephrectomie, recovery. Med. record Aug. 1911. — PEICIC, ROBERT: Nierencarcinom im Kindesalter. Zeitschr. f. urol. Chirurg. Bd. 9, S. 9 u. ff. 1922. — PELLOUX: Néoplasme du rein. Soc. des sciences méd. de Lyon. 6 nov. 1913. Lyon méd. 1913. Nr. 19. p. 952. — PELS-LEUSDEN: Nierenbeckentumoren. Zentralbl. f. Chirurg. 1922. Nr. 17, S. 619. — Über papilläre Tumoren des Nierenbeckens in klinischer und pathologischanatomischer Hinsicht. Arch. f. klin. Chirurg. Bd. 68, H. 3. — PETRAHISSA, E. T.: Beitrag zur Kenntnis der pararenalen Tumoren. La Rif. med. Nr. 5. — PETTERSSON, CONST.: Ein Fall von Hypernephroma renis. Hygiea, April. — PEUCKERT, F.: Über die von versprengten Nebennierenkeimen ausgehenden Geschwülste der Niere. Inaug.-Diss. Leipzig 1905. Ref. Zentralbl. f. Krankh. d. Harn- und Sexualorg. Bd. 16, Nr. 11. 1905. — PFEIFFER, D. B.: Mixed tumors of the kidneys. University of Pennsylvania. Med. Bulletin, Oct. 1910. — PIANESE, GUISEPPE: Su di un rabdomioma del rene. (Accad. med.-chirurg. Napoli, 25. Febr. 1922.) Policlinico, sez. prat. Jg. 29, H. 21, p. 693. 1922. — PICOT, GASTON: Epithélioma papillaire du bassinet, hématonéphrose, greffes urétérales et vésicales. Journ. d'urol. Tom. 2, Nr. 5. — PILLET: Néoplasme du rein avec accès de goutte intercurrent. Journ. d'urol. Tom. 2, Nr. 1. — PINNER, H.: Beitrag zur Nierenaktinomykose. Zeitschr. f. Urol. Bd. 16, S. 187. 1922. — PISARSKI: Nierenechinokokkus. Przeglad lekarski 1918. Nr. 36. — PLESCHNER, H. G.: Beiträge zur Klinik und pathologischen Anatomie der malignen Hypernephrome. Zeitschr. f. urol. Chirurg. Bd. 1, S. 309 u. ff. 1913. — PRICE, H. T.: Urinary calculi and sarcoma of the kidney in children. Pennsylvania med. journ. Vol. 26, p. 355. 1923. — PRYM, P.: Circumrenale Massenblutungen bei Nierengeschwülsten. Virchows Arch. f. pathol. Anat. u. Physiol. Bd. 251, S. 451. 1924. — QUINBY, WM. C.: Report of two cases of papilloma of the renal pelvis. (Americ. urol. assoc. Boston, June 16. 1920.) Journ. of urol. Vol. 5, Nr. 2, p. 165—169. 1921. — QUINLAND, WILLIAM S.: Two cases of carcinoma of the kidney, one with invasion of the inferior vena cava and right heart. (Pathol. laborat., Peter Bent Brigham hosp., Boston, Mass.) Boston med. a. surg. journ. Vol. 185, Nr. 13, p. 367—374. 1921. — RACHMANINOW, I. M.: Maligne Nierentumoren bei Kindern. Arch. f. Kinderheilk. Bd. 44, H. 4—6. — RAFIN: Cancer du rein. Lyon méd. 1908. Nr. 1, p. 34. — Résultats de la néphrectomie pour cancer du rein. Assoc. franç. d'urol. 15. Session Paris 1911. — RANZI: Ein Fall von Myom der Nierenkapsel. 82. Vers. dtsch. Naturforsch. u. Ärzte. 19. Sept. 1910. Berlin. klin. Wochenschr. 1910. Nr. 40, S. 1853. — RATHBUN, NATHANIEL P.: Adeno-carcinoma of the kidney-case report-specimen. Internat. journ. of surg. Vol. 35, Nr. 2, p. 56—58. 1922. — RAUBITSCHEK, H.: Über eine bösartige Nierengeschwulst bei einem kindlichen Hermaphroditen. Frankf. Zeitschr. f. Pathol. Bd. 10, S. 206. — READ, JON STURDIVANT: Papillary carcinoma of kidney. New York med. journ. a. med. record Vol. 116, Nr. 9, p. 530—531. 1922. — REHN, E.: Gefäßkomplikationen und ihre Beherrschung bei dem Hypernephrom. Zeitschr. f. urol. Chirurg. Bd. 10. — Erwiderung zu der Bemerkung von W. Israel. Zeitschr. f. urol. Chirurg. Bd. 11, S. 136—137. 1923. — Rejsek, J.: Beitrag zur Diagnose der Nierenbeckenpapillome mit Hilfe der Pyelographie. Arch. ital. di urol. Vol. 1, p. 405. 1924. — Reynolds, E. and R. G. Wadsworth: Retroperitoneal perirenal lipomata. Ann. of surg. July. — Ribbert: Geschwulstlehre. 1914. — Robins, Charles R.: Sarcoma or embryoma of the kidney in infants. Ann. of surg. Vol. 77, Nr. 3, p. 306—310. 1923. — Rochet und Thévenot: Vernunftgemäße Grenzen der Operabilität des Nierenkrebses. Lyon chirurg. Tom. 22, p. 549. 1925. — Rodler - Zipkin: Doppelseitige maligne Hypernephrome. Nürnberg. med. Ges., Univ.-Poliklinik. Sitzg. vom 14. Nov. 1912. Ref. Münch. med. Wochenschr. 1913. Nr. 10, S. 561. — Roosing: Über Diagnose und Behandlung der malignen Nierengeschwülste. Arch. f. klin. Chirurg. 1895. S. 49. — Rosenburg, A.: Über einen Fall von Nierenkrebs mit diffusen Hautmetastasen am Locus minoris resistentiae. Arch. f. klin. Chirurg. Bd. 130, S. 581. 1924. — Rosenstein: Die Aktinomykose der menschlichen Harnorgane. Berlin. klin. Wochenschr. 1918. Nr. 5. — Rossi, F.: Intorno alla conoscenza dei tumori delle capsule surrenali. Clin. chirurg. fasc. 1. Giulio 1925. — Rost: Zur Differentialdiagnose von primärem Knochenendotheliom und Hypernephrommetastasen. Virchows Arch. f. pathol. Anat. u. Physiol. 1912. S. 208. — Roth, H. und B. Schwörer: Beobachtungen über Nierengeschwülste. Bruns' Beitr. z. klin. Chirurg. Bd. 133, S. 277. 1925. — Roubier, Ch.: Cancer primitif du rein droit volumineuse métastase pleurale gauche chez une jeune femme enceinte. Journ. d'urol. Tom. 14, Nr. 4, p. 285—288. 1922. — Sabolotnoff, P.: Hypernephroma renis. Russki chirurgiascheski Arch. Vol. 3. 1906. — Sand: Adenosarcome du rein. Bull. de l'acad. méd. belgique. Tom. 26, Nr. 2. — Sand et Marque: Tumeur du rein. Soc. belge de chirurg. Dec. 1913. Arch. générales de chirurg. Tom. 2, p. 188. 1913. — Sarbazès, J. et P. Husnot: Sarcôme des deux reins et des deux surrénales. Arch. de méd. expérimentale et d'anat. pathologique. 19. Année. Nr. 6. — Névromes et fibromes des surrénales. Arch. de méd. et d'anat. pathol. Jg. 20, Nr. 2. 1908. — Sachs, F.: Hypergenitalismus durch Nebennierentumor. Arch. f. Kinderheilk. Bd. 74, S. 151. 1924. — De Sanctis, C.: Nierenechinokokkus und differentielle Palpation nach Spurr. Semana med. Vol. 31, p. 545. 1924. — Saviozzi, V.: Studio-anatomo patologico e clinico delle propagazioni dei tumori maligni del rein con spoziale riguardo alla loro obiettività epatica. Tumori Vol. 3, p. 3. 1913. — Scabell: Über den suprarenalen Virilismus. Dtsch. Zeitschr. f. Chirurg. Bd. 185. 1924. — Scalone, Ignazia: Sulla istologia, istogenesi e diagnosi istologica di alcuni speziali tumori del rene. Fol. urol. Vol. 6, Nr. 3. — Schäfer, Friedrich: Ein Fall von primärem Nierenbeckencarcinom. Inaug.-Diss. Leipzig 1919. — Scheel, P. F.: Über ein eigenartiges Cancroid der Niere. Virchows Arch. f. pathol. Anat. u. Physiol. Bd. 20, H. 2/3. — Scheele, Karl: Beiträge zur Klinik der Nierengeschwülste. Zeitschr. f. urol. Chirurg. Bd. 10, S. 283 u. ff. 1922. Festschrift Kümmell. — Schilling: Operativ geheiltes Nebennierenkystom. Münch. med. Wochenschr. Nr. 6. — Schloffer, Hermann: Zur Nierenchirurgie. Verein dtsch. Ärzte Prag. 29. Nov. 1912. Ref. Prag. med. Wochenschr. Nr. 2. — Schmidt, R.: Beitrag zur Kenntnis der Nierensarkome im Kindesalter. Inaug.-Diss. München 1905. — Schmidt, H.: Das suprarenal-genitale Syndrom (Kraus). Virchows Arch. f. pathol. Anat. u. Physiol. Bd. 251. — Schmieden: Nebennierengeschwülste. Zeitschr. f. Chirurg. 1924. S. 867. — Scholl, A. J.: Die papillären Tumoren des Nierenbeckens. Surg., gynecol. a. obstetr. Vol. 38, p. 186. 1924. — Schukowisky, W. P.: Angeborenes Sarkom der Nebenniere. (Fall bei einem achttägigen Kinde.) Wratschebnaja Gaseta (Ärztezeitung). 1908. Nr. 46. — Schwarzwald, Raimund Th.: Die Bedeutung der Pyelographie für die Diagnose der Nierentumoren. Wien. klin. Wochenschr. 1921. Nr. 49, 40 u. 42. — Schwers, Henry und Albrecht Wagner: Über ein primäres Rundzellensarkom beider Nieren bei einem Kinde. Dtsch. Zeitschr. f. Chirurg. Bd. 130, S. 57. — Selzer, M. und Léuko: Zur Diagnostik der Nierentumoren. Sitzg. d. Lemberg. Ärztevor. Lwowski tygodnik lekarski 1910. Nr. 25. — Sennels, Aage: Zwei Fälle von blutenden Angiomen in der Niere. Hospitalstidente Jg. 65, Nr, 20, p. 329—332. 1922. — Seulberger, Paul: Über primäre Sarkombildung in beiden Nieren. (Landeskrankenhaus Braunschweig.) Dtsch. Zeitschr. f. Chirurg. Bd. 179, H. 3/4, S. 249/58. 1923. — Sirami, E.: Contributo allo studio dei tumori primitive del rene. Klin. Chirurg. 22. Nov. 1914. — Slye, Maud, Harriet and H. Gidson Wells: Primary spontaneous tumors in the kidney and adrenal of mice. Studies on the incidence and inheritability of spontaneous tumors in mice. 17. comm. (Otho S. A. Sprague Memorial inst. a. dep. of pathol., univ., Chicago.) Journ. of cancer research. Vol. 6, Nr. 4, p. 305—336. 1922. — Primary spontaneous tumors in the kidney and adrenal of mice: Studies on the incidence and inheritability of spontaneous tumours in mice. Seventh report. (Americ. assoc. f. cancer research. Washington, May 1. 1922.) Journ. of cancer research. Vol. 7, Nr. 2, p. 185—187. 1923. — Smith, G. G. und A. B. Shoemaker: Endresultate beim Hypernephrom. Journ. of urol. Oct. 1925. — Spencer, W. G.: Endothelioma of the left kidney extending down the ureter and projecting into the bladder. Removal: Death four months later. Brit. journ. of surg. Vol. 10, Nr. 39, p. 423—424. 1923. — SPIESS: Die primären epithelialen Tumoren des Nierenbeckens und des Ureters. Zeitschr. f. allg. Pathol. u. pathol. Anat. Bd. 26. — SQUIER, J. B.: Neoplasms of the kidney and ureter. Boston med. a. surg. journ. Oct. 1909. — SSISSOEFF, TH. TH.: Über die Hypernephrome. Russki Wratsch 1910. Nr. 46. — STEFFEN: Die malignen Geschwülste im Kindesalter. 1905. — STEINER, PAUL: Un cas de tumeur leucémique d'un rein. (Inst. pathol. Lausanne.) Schweiz. med. Wochenschr. Jg. 52, Nr. 4, S. 89—92. 1922. — STEINTHAL: Zur Kenntnis der Zottengeschwülste des Nierenbeckens. Münch. med. Wochenschr. 1924. S. 1238. — STEVENS, A. RAYMOND: Pathologic lesions of the kidney associated with double ureteres. Report of a case of hypernephroma. Journ. of the Americ. med. assoc. Dec. 28. 1912. — STEVENS, WILLIAM E.: Diagnosis and surgical treatment of malignant tumors of the kidney. California state journ. of med. Vol. 21, Nr. 2, p. 60—62. 1923. — STEVENS: Nierentumoren. Zeitschr. f. urol. Chirurg. Bd. 15. 1925. — STIEDA, ALEXANDER: Angiom einer Nierenpapillenspitze als Ursache schwerster Blutung. (Ehemal. Versorg.-Krankenh. u. pathol. Inst. Halle.) Beitr. z. pathol. Anat. u. z. allg. Pathol. Bd. 71, H. 3, S. 545—553. 1923. — STOSSMANN, RUDOLF: Papillom des Nierenbeckens. Orvosképzés Jg. 12, Extrah., S. 156—157. 1922. — STRICKER, O.: Zur Kenntnis der retroperitonealen Echinokokkuscysten. Zeitschr. f. urol. Chirurg. Bd. 15, S. 50. 1924. — Über papillomatöse Geschwülste des Nierenbeckens. Arch. f. klin. Chirurg. Bd. 140, S. 663. — STÜSSER, FR.: Über die primären epithelialen Mißbildungen des Nierenbeckens. Beitr. z. klin. Chirurg. Bd. 80, S. 563. 1912. — STUTZIN, J. J.: Der extraperitoneale Bauchschnitt bei Nierengeschwülsten. Zentralbl. f. Chirurg. 1920. Nr. 1, S. 10—11. — SUDECK: Zur Lehre von den aberrierten Nebennierengeschwülsten in der Niere. Virchows Arch. f. pathol. Anat. u. Physiol. Bd. 133, S. 405. — SWAN, R. H. JOCELIN: Angioma of kidney. Proc. of the roy. soc. of med. Vol. 14, Nr. 8, Sect. of urol., p. 35—38. 1921. — TADDEI:. Beitrag zum Studium der Hypernephrome der Niere. Il Policlinico, sez. prat. 1909. Nr. 8. — TADDEI, D.: Beitrag zum Studium der diagnostischen Hilfsmittel beim sog. Hypernephrom der Niere. La Rif. med. 1909. Nr. 16. — Patologica e clinica dei tumori del rene. Fol. urol. Vol. 2, 1909. — TÉDENAT: Hypernéphromes du rein. Ann. des maladies des org. génito-urin. Tom. 2, Nr. 24. — THEVENOT: Tumeurs paranéphrétiques. Encyclopédie française d'urolog. 1914. p. 461. — THOMAS, GILBERT: Papillary adeno-carcinoma of the kidney in a girl of 23 years, with a peculiar pelire filling defect. (Chicago urol. soc., March 24. 1921.) Urol. a. cut. review. Vol. 25, Nr. 7, p. 418—419. 1921. — THOMAS, G. and E. A. REGNIER: Tumors of the kidney pelvis and ureter. Journ. of urol. Vol. 11, Nr. 3, p. 205. 1924. — TICE, FREDERICH and VINCENT I. O'CONOR: RIEDELS lobe of the liver simulating renal tumor. (Washington Boulevard hosp., Chicago.) Med. clin. of North America Vol. 5, Nr. 1, p. 169—175. 1921. — TIXIER, L.: Tumeur paranéphrétique de dix kilos (lipo-fibro-myxome). Ablation avec conservation du rein. (Soc. de chirurg., Lyon, Febr. 25. 1920.) Lyon chirurg. Tom. 18, Nr. 1, p. 69—74. 1921. — TREU: Operativ behandelte Nebennierengeschwülste. Inaug.-Diss. Jena 1909. — TROTTER. W. A.: A clinical lecture on hypernephroma. The Lancet Vol. 5, p. 1581—1586. 6 Abb. 1909. — TUFFIER, M.: Hématome sous-péritonéal diffus par rupture spontanée d'un sarcome du rein droit. Bull. et mém. de la soc. de chirurg. 11 juillet 1906. — TURNER, PHILIPP: Melanotic sarcoma of the kidney. Proc. of the roy. soc. of med. Vol. 14, Nr. 8, Sect. of urol. p. 38—40. 1921. — USENER, W.: Maligne Tumoren im Kindesalter. Dtsch. med. Wochenschr. 1912. Nr. 47. — VARIOT, G. et F. CAILLIAU: Un cas d'adeno-lymphosarcome du rein gauche opére, chez un nourrisson de dix mois. Examen histologique de la tumeur. (Bull. et mém. de la soc. méd. des hôp. de Paris Jg. 37, Nr. 21, p. 907—911. 1921.) — VARRIALE, RAFFAELE: Di alenni tumori renale. Gazz. internaz. med.-chirurg. 1910. Nr. 50. — v. VEGESACK: Über retroperitoneale Lipome. Bruns' Beitr. z. klin. Chirurg. Bd. 69, S. 578. 1910. — v. VELITS: Über Leber- und Nierenechinokokkus in der Gynäkologie. Monatsschr. f. Geburtsh. u. Gynäkol. Bd. 23, H. 4. — VIDAL et BOIDIN: Adénomes des capsules surrénales. Athérome généralis et hypertension. Soc. méd. des hôp. Séance de 21 juillet 1905. Nr. 59. — VOELCKER und WOSSIDLO: Urologische Operationslehre. — VOELCKER: Die Neubildungen der Niere. In „Pathol. u. Therapie inn. Krankheiten" von KRAUS und BRUGSCH-Berlin. Urban u. Schwarzenberg. — VOGLER, K.: Das Nierenaneurysma. Dtsch. Zeitschr. f. Chirurg. Bd. 176, S. 295. 1922. — WAGNER, P.: Die Verletzungen und chirurgischen Erkrankungen der Nieren und Harnleiter. Handb. d. Urol. Bd. 2, herausgegeben von A. v. FRISCH und ZUCKERKANDL, Wien 1905. — Zur Kasuistik primärer doppelseitiger maligner Nierentumoren. Fol. urol. Bd. 6, Nr. 9. — WALTHER: Hypernephrome avec localisation secondaire dans l'olécrane gauche. Soc. bat. de chirurg., Nov. 1912. Arch. gén. chirurg. Tom. 2, p. 103. 1913. — WEIL, E. et OCT. CLAUDE: Les hémorrhagies et les troubles de coagulation du sang dans les néphrites. Soc. méd. des hôp. 19 avril 1907. Ref. La Presse méd. Nr. 33. — WEIL, R.: Hypernephroma of the kidney. Ann. of surg. Sept. 1907. — WELLS, H. GIDEON: Primary sqamous-cell carcinoma of the kidney as a sequel if renal calculi. (Dep. of pathol., Univ. of Chicago a Otho S. A. Sprague mem. inst., Chicago.) Arch. of surg. Vol. 5, Nr. 2, p. 356—365. 1922. — Wendel: Zur Chirurgie der Nebennierengeschwülste. Arch. f. klin. Chirurg. Bd. 73, S. 988. 1904. — Chirurgie der Harnorgane. Med. Ges. Magdeburg. Sitzg. vom 18. Nov. 1910. Münch. med. Wochenschr. Nr. 8, S. 431. — Embryonaler Nierentumor. Med. Ges. Magdeburg. Sitzg. vom 30. Jan. 1913. Nr. 19, S. 1067. — Wengraf, Fritz: Zur Kenntnis des sog. embryonalen Adenosarkom der Niere. Virchows Arch. f. pathol. Anat. u. Physiol. Bd. 214, H. 2. — Wilms: Die Mischgeschwülste. H. 1. 1899. — Winkler: Zur Pathologie der Nebennierengeschwülste. Allg. med. Zentralzeit. Nr. 49. — Winternitz: Nephrotomie bei einem 11 Monate aelten Kinde. Orvosi Hetilap 1905. S. 206. — Die transperitoneale Entfernung großer Ninrengeschwülste. Urol. Szemle 1908. S. 61. — Winternitz, A.: Über die transperitoreale Nephrektomie. Orvosi Hetilap S. 215. — Witherington, C. F.: Case simulating cirhosis of liver due to carcinoma of kidney and vena cava. Boston med. a. surg. journ. Febr. 1907. — Wohl, M. G.: Malignant papillary adenoma of the kidney. Surg., gynecol. a. obstetr. Vol. 24, Nr. 1. 1917. January. — Wossidlo: Über Nierentumoren. Zeitschr. f. Urol. Bd. 19, S. 829. — Wright, H.: A study of the surgical pathology of hypernephroma. Brit. journ. of surg. Vol. 9, Nr. 35. 1922. — Zarri, Guiseppe: Due casi di ipernefroma del rene. La clin. chirurg. Aug. 1913. p. 1671. — Zehbe, Max: Untersuchungen über Nierengeschwülste. Virchows Arch. f. pathol. Anat. u. Physiol. Bd. 201, H. 1/2. — Zimmermann, A.: Echinokokkus der rechten Niere. Wien. klin. Wochenschr. 1905. Nr. 2. — Zondek, M.: Zur Diagnostik der Nieren- und Bauchtumoren. Berlin. klin. Wochenschr. Jg. 58, Nr. 33, S. 951—954 und Nr. 25, S. 680—681. 1921.

Stoffwechselstörungen und Niere.
Pathologische Harnbefunde bei gesunden Nieren.

Von

A. Renner-Altona.

Mit 1 Abbildung.

Einleitung.

Das Gemeinsame der Störungen, die in diesem Abschnitt behandelt werden, liegt darin, daß als führendes — oft einziges — Symptom eine sichtbare Veränderung des Harnes vorhanden ist, daß aber anatomische Veränderungen an Niere oder Harnwegen fehlen. Die Veränderung ist entweder eine Trübung durch Sedimentbildung (Cystin-, Oxal-, Urat-, Phosphaturie) oder eine Verfärbung (Alkapton- und Porphyrinurie). Bei dem Fehlen anatomischer Veränderungen hat man die Störungen als Stoffwechselkrankheiten aufgefaßt oder als Sekretionsneurosen der Niere. Für Alkapton-, Cystin- und Porphyrinurie ist die Stoffwechselstörung sichergestellt. Für die übrigen ist sie ursprünglich angenommen worden, wobei mit einem Scharfsinn, der an Haarspalterei grenzte, Symptomenkomplexe aufgebaut wurden, die in sich zusammenbrechen mußten. Als man in der Gicht eine Erkrankung des Harnsäurestoffwechsels kennen lernte, die keinerlei Beziehungen zur Uraturie und den ihr zugeschriebenen Störungen des Gesamtorganismus hatte, ließ sich die alte Anschauung nicht mehr halten.

Bei der Oxal-, Phosphat- und Uraturie wird seither nicht in einer vermehrten Ausscheidung, sondern in der Form der Ausscheidung — als Sediment — das pathologische Charakteristicum gesehen. Diese Bezeichnungen bedeuten also nur, daß die Fähigkeit des Harns, diese Stoffe in Lösung zu halten, vermindert ist. Um Wiederholungen zu vermeiden, wird die Frage der *Sedimentbildung* für alle Störungen gemeinsam besprochen.

Der normale Harn kann diese Stoffe in Lösungen halten selbst, wenn sie in höheren Konzentrationen vorhanden sind, als ihrer Löslichkeit in Wasser entspricht. Er ist also eine übersättigte Lösung. Diese wird durch die Anwesenheit von Schutzkolloiden stabilisiert. Lichtwitz hat zuerst die Schutzkolloide des Harnes nachgewiesen. Es bestehen keine Beziehungen zwischen der Menge der Schutzkolloide und ihrer Schutzkraft. Die Schutzkraft hängt in weitem Maße von dem Verteilungsgrad der Kolloide ab. In einer Reihe von Fällen kann man durch Aufkochen die Schutzkraft des Harnes erheblich verbessern, weil sich hierbei die Kolloide feiner verteilen (höherer Dispersionsgrad). Lichtwitz konnte durch Aufkochen von Harnen, in denen sich schon ein Sediment gebildet hatte, die Stabilitätsbedingungen so verbessern, daß das Sediment erst nach 3 Tagen wieder ausfiel; es war sogar durch Impfen mit einem Krystall und Veränderung der Reaktion kein Ausfall zu erzielen. Bei Patienten, bei denen die Menge des Sediments stark schwankte, konnte er feststellen, daß zu Zeiten größerer Sedimentbildung kleine Spuren Eiweiß vorhanden waren. Das Eiweiß verringerte den Verteilungsgrad der Schutzkolloide. Die außerordentlich starke Schutzkraft der Kolloide erklärt sich LICHTWITZ dadurch, daß schon in der Niere eine Vereinigung mit den Salzteilchen, wie sie als Sphaerolithen für die Harnsäure mikroskopisch nachgewiesen sind, stattfindet.

Zwischen Sediment und Steinbildung eine Beziehung anzunehmen, ist naheliegend. Die meisten Fälle von Cystin-, Oxal-, Urat-, Phosphaturie werden erst erkannt, wenn Steinbeschwerden auftreten. Es ist freilich durchaus denkbar, daß die Mehrzahl der Betroffenen wegen des Fehlens ernsterer Beschwerden unserer Aufmerksamkeit entgeht, daß also die klinische Beziehung nur scheinbar so eng ist. Wir finden jedoch auch bei den Steinen dieselbe Erscheinung wie bei den Sedimentstörungen, daß nämlich die Art der ausfallenden Substanz wechseln kann. Wie ein Phosphaturiker nach einiger Zeit ein Oxaluriker sein kann, so überwiegen bei den Steinen die Mischformen über diejenigen, die aus einer einheitlichen Substanz aufgebaut sind.

Die Steinbildung galt von je als ein besonders interessantes Phänomen, über das sich Ärzte und Laien den Kopf zerbrochen haben. Konnte man im 17. Jahrhundert noch so einfache Vorstellungen äußern, wie, daß die Nierensteine in zu heißen Nieren entstünden, gleichsam wie Ziegel im Backofen, so sind die neueren Theorien immer verwickelter geworden. In Frankreich ist die Ursache der Steinbildung von CHAUFFARD und seinen Schülern in einer Cholesterinämie gesehen worden. Diese Auffassung hat viel Bestechendes. Es wird eine Brücke geschlagen zu Gicht, Fettsucht und Diabetes. Die Steinkrankheit — gleichgültig, ob in Gallenblase oder Niere — hat eine gemeinsame Ursache. Das Auftreten beider Steinarten beim gleichen Individuum oder in der gleichen Familie wird plausibel; ebenso die Begünstigung der Gallensteinbildung bei Frauen, die geboren haben, sowie der nach klinischer Erfahrung besonders dazu disponierten dicken Frauen. Trotzdem hat sie sich nicht durchgesetzt, weil die Methode der Cholesterinbestimmung zu schweren Bedenken Veranlassung gibt. Nach LICHTWITZ geht der Steinbildung ein Kolloidausfall voraus. Dieser bedingt die konzentrische Schichtung. In dieses Kolloidmaterial diffundieren die im Harn gelösten Salze hinein und werden adsorbiert. Die radiäre Streifung bezeichnet das Wachstum der Krystalle in der Richtung des Diffusionsstromes. Ein Krystall oder Veränderungen der Wand der Nierenwege geben den Anlaß zur Steinbildung. LICHTWITZ hält es für möglich, daß die erhöhte Absorbierbarkeit (Steinbildung) und die Neigung zum Ausflocken (Sedimentbildung) Ausdruck derselben physikalischen Veränderungen der Kolloide sind. Keine dieser Theorien über die Steinbildung läßt sich bisher prophylaktisch nutzbar machen. Darin sind sie der oben erwähnten Theorie ABRAHAM DE LA FRAMBOISIÈRES (Lyon 1669) unterlegen, die sogar, was bei medizinischen Theorien selten sein dürfte, auf die Kleidermode Einfluß gewann. Man schnitt ihretwegen in der Nierengegend den Kleiderstoff aus und setzte buntfarbige dünne Seidenstöffchen an ihre Stelle. In der Prophylaxe ist heute das erste, die Substanz, die zur Sediment- oder Steinbildung Veranlassung gab, in der Nahrung einzuschränken. Die allgemeineren Theorien haben insofern jedoch Einfluß gewonnen, als man diese Einschränkung auf alle Substanzen überträgt, die als Steinmaterial dienen können.

1. Die Oxalurie.

Das Bild des Oxalatsediments ist so auffallend, daß es den Ärzten schon bald nach Einführung des Mikroskops bekannt wurde. Es lag nahe, sich an diesen auffallenden Befund zu halten in allen den Fällen, in denen sonst keine objektiven Anzeichen für die vom Kranken vorgebrachten Beschwerden vorhanden waren. Theoretisch wurde diese Auffassung dadurch gestützt, daß man das Ausfallen des Sediments nach den damaligen physikalisch-chemischen Kenntnissen als Niederschlag in übersättigter Lösung ansah, d. h. darin eine vermehrte Ausscheidung zu sehen, berechtigt war.

1876 hat FÜRBRINGER als Erster am Menschen die gelöste Oxalsäure und das Oxalsäuresediment im Harn bestimmt und dabei festgestellt, daß zwischen der Menge der ausgeschiedenen Oxalsäure und dem Auftreten von Krystallen nicht die erwartete Gesetzmäßigkeit besteht. Bei geringer Oxalsäureausscheidung kann ein Briefkuvertsediment vorhanden sein und bei großer fehlen. Damit war festgestellt, daß man nicht, wie man bisher geglaubt hatte, durch Auszählen der Krystalle im Sediment quantitativ eine vermehrte Ausscheidung nachwies, sondern daß das Sediment nur eine andere Art des Erscheinens der Oxalsäure im Harne ist. Das Krankheitsbild der Oxalurie, wie es PROUT und andere aufgestellt hatten, hängt also nicht mit einer vermehrten Oxalsäureausscheidung zusammen, sondern ist eine Harnanomalie. Damit war die Berechtigung, die Oxalurie als ein den ganzen Körper in Mitleidenschaft ziehendes Krankheitsbild anzusprechen, zum mindesten zweifelhaft geworden. GALLOIS, BENCE JONES und BENECKE hatten sie bereits nur als Symptom bewertet. Seither hat nur CANTANI einen Versuch gemacht, der alten Auffassung wieder Geltung zu verschaffen, einen Versuch, den LÜTHJE als scharfsinnig, aber durch Tatsachen nicht gestützt bezeichnet. Seit 1910 hat LÖPER das Studium der Oxalsäure unter anderen Gesichtspunkten als dem einer Harnanomalie wieder aufgenommen.

Die Oxalsäure findet sich bei normaler Ernährung etwa in einer Menge von 20 mg im 24-Stundenharn. Es ist möglich, daß der gelöste Anteil als Alkalioxalat — ein solches ist das in Pflanzen weitverbreitete Kaliumsalz, das Kleesalz — und auch als Harnstoffverbindung, Oxalursäure, im Harn vorkommt. Es ist jedoch nicht sicher, ob die Oxalursäure nicht ein Kunstprodukt ist. Von KHOURI ist sie neuerdings zur Bestimmung der Oxalsäure empfohlen worden. Von den vielen Methoden hierzu gilt die SALKOWSKIsche Methode als die beste. Aber auch sie ist vielfach angefochten worden. Nach mündlicher Mitteilung von Prof. HEUBNER, Göttingen, haben unveröffentlichte Untersuchungen, die er und GADAMER angestellt haben, ergeben, daß nach SALKOWSKI nicht alle Oxalsäure wiedergefunden wird, aber andere Substanzen als Oxalsäure mitbestimmt werden. Es haften also allen Untersuchungen über die Oxalsäure erhebliche methodische Fehler an, so daß unsere Kenntnisse auf unsicheren Füßen stehen.

Die im Harn als *Sediment* ausfallende Oxalsäure ist an Calcium gebunden. Berechnet man, wieviel Calcium auf 20 mg Oxalsäure verbraucht wird, so ergeben sich, da das Verhältnis der Molekulargewichte 90 zu 40 ist, weniger als 10 mg Calcium, also nur ein ganz verschwindender Anteil des Harncalciums. Der therapeutische Rat, das Calcium einzuschränken, hat also von diesem Gesichtspunkt aus keine Berechtigung. Das Calciumoxalat tritt gewöhnlich im Sediment als tetragonaler Oktaeder auf mit einer Seitenlänge von 0,03—0,15 mm (Briefumschläge). Aber es kommen auch sphärische Formen vor, Hantel- und Biskuitformen, spitze Nadeln und Sterne. Im Zweifelsfalle saugt man Wasser unter das Deckglas, wobei sich die ähnlichen NaCl-Krystalle auflösen, oder Essigsäure zur Unterscheidung von Calciumcarbonat. Das Sediment muß im möglichst frisch gelassenem Harn betrachtet werden. Die *Löslichkeit* der Oxalsäure hängt nicht nur von der Konzentration ab — nach KLEMPERER sind 1,8 mg in 100 ccm löslich —, sondern auch von der Anwesenheit anderer Salze. Nach MODDERMANN wird sie durch Kochsalz in bestimmter Konzentration begünstigt, sowie durch die Anwesenheit sauren Phosphats. Dieses tritt nur im sauren Harn in größeren Mengen auf, der an sich nicht dsa Ausfallen des Oxalatsedimentes verhindert. Von der Reaktion des Harnes ist die Sedimentbildung weitgehend unabhängig; sie tritt sowohl im sauren wie im alkalischen Harn auf, im sauren vielleicht noch häufiger. Durch Zufuhr von Natriumbicarbonat per os gelingt es, manchmal ein Sediment zu erzielen, ohne daß die Oxalatmenge vermehrt ist. Nach KLEMPERER sind die optimalen Lösungsverhältnisse gegeben, wenn in 100 ccm 1—1,5 mg Oxalsäure und 20 mg Magnesium bei einem Verhältnis $\frac{CaO}{MgO} = \frac{1}{0,8}$ bis $\frac{1}{1,2}$ vorhanden sind. Das entspricht ungefähr den normalen Verhältnissen. Die Zahlen für Magnesium, die KLEMPERER bei zwei Oxalurikern fand, scheinen etwas tief zu liegen. LICHTWITZ und BUCHHOLZ konnten die Versuche von KLEMPERER nicht bestätigen. LICHTWITZ führt die Wirkung des Magnesiums bei Oxalurie auf die Abstumpfung der Magensäure und schlechtere Resorption zurück. In der späteren Literatur finden sich genügend Beispiele, die zeigen, daß die KLEMPERERsche Angabe über die Menge der löslichen Oxalsäure nicht zutrifft. UMBER fand bei einer Oxalsäurevergiftung 77,6 mg in 775 ccm Harn ohne Sedimentbildung, und sogar 126,1 mg in 530 ccm Harn, d. h. 23,7 mg statt 1,8 in 100 ccm. In diesem Falle bildete sich erst nach längerem Stehen ein Oxalatsediment. Diese Werte fallen in das Stadium der Eiweißausscheidung. Als die Nephritis abgeheilt war, wurden noch mehrmals Werte über 7 mg in 100 ccm gefunden.

Wenn auch die Sedimentbildung nicht in einfacher Abhängigkeit von der Oxalsäuremenge steht, die im Harne ausgeschieden wird, so ist die Beziehung doch deutlich genug, um schon aus therapeutischen Gründen sich mit dem Stoffwechsel der Oxalsäure zu beschäftigen. Die Fragen, die beantwortet werden müssen, sind: Welche Ausscheidungswege stehen zur Verfügung? Was geschieht mit der präformierten Oxalsäure, die wir in der Nahrung zuführen? Wird sie verbrannt? gestapelt? Gibt es eine von der Nahrungszufuhr unabhängige — endogene — Oxalsäurebildung?

Während der pflanzliche Organismus große Mengen Oxalsäure enthalten kann, ist sie im tierischen Organismus nur in geringer Menge vorhanden. CIPOLLINA schätzt den Gehalt eines erwachsenen Menschen auf 0,2 g. Relativ oxalsäurereich sind Gehirn, Muskeln, Leber, Lunge, Niere und Milz, von denen nur die letzten beiden über 10 mg auf das Kilogramm enthalten. Werte über 20 mg sind für Rindergalle und Kalbsthymus gefunden worden.

Als Ausscheidungsorgan ist am längsten die Niere bekannt. Unter gewöhnlichen Verhältnissen beträgt die Oxalsäuremenge im 24 Stunden-Harn 20 mg. Werte über 55 mg sind beim Normalen kaum zu erreichen (KLEMPERER). Nach Oxalsäurevergiftung, bei Oxalurie und Ikterus werden höhere Zahlen beobachtet. Der relativ hohe Gehalt der Rindergalle (SALKOWSKI) und die Vermehrung der Oxalsäure im Harn bei Verschluß der Gallenwege lassen LICHTWITZ an die Leber als ein zweites Ausscheidungsorgan denken. LÖPER, der nach experimenteller subcutaner Oxalsäurevergiftung in Magen und Darm einen hohen Oxalsäuregehalt fand, schließt, daß auch der Verdauungstractus sich an der Ausscheidung beteiligt.

Wenn nur mit Harn und Galle Oxalsäure ausgeschieden wird, so beträgt die tägliche Ausscheidung nicht mehr als 40 mg. Demgegenüber enthalten schon 100 g Spinat mehr resorbierbare Oxalsäure, als der Mensch in einem Tage ausscheidet. Im sauren Magensaft können 0,11 g aus 100 g Spinat resorbiert werden (KLEMPERER und TRITSCHLER). Wo bleibt diese Oxalsäure?

Die nächstliegende Antwort ist: Sie wird verbrannt. Dies war auch die allgemeine Anschauung früherer Autoren. Seit WÖHLER aus Harnsäure über die

Parabansäure Harnstoff und Oxalsäure gewann, wurde die Oxalsäure als Oxydationsprodukt der Harnsäure angesehen. Ihr Auftreten im Harn galt den einen als Zeichen vermehrter Oxydation gegenüber der Harnsäureausscheidung, den anderen als Zeichen einer unvollständigen Verbrennung. FÜRBRINGER kommt in seiner grundlegenden Arbeit zu keinem eindeutigen Ergebnis über diese Frage.

Uneindeutige und widersprechende Ergebnisse sind bei den Stoffwechselversuchen über Oxalsäure häufig und leicht erklärlich. Daran ist nicht nur die ungenaue Methodik schuld, sondern es kommt hinzu, daß wir über die *Resorption* der Oxalsäure nur aus Reagensglasversuchen, die ihre Löslichkeit betreffen, Schlüsse ziehen. Diese dürften der Größenordnung nach richtiger sein, als wenn man nur die in Harn und Galle ausgeschiedenen Mengen als resorbiert ansieht. Die bei Oxalurie und Vergiftungen festgestellten Werte sprechen für die bessere Resorptionsfähigkeit.

Sodann können wir nicht wie bei anorganischen Substanzen eine Harn- und Kotbilanz machen, weil die Darmbakterien die Oxalsäure fast völlig zerstören (KLEMPERER).

Eine weitere Schwierigkeit ist durch die *endogene Oxalsäurebildung* gegeben. Sie wird allgemein angenommen. Sicher bewiesen wäre sie nur, wenn ausgeschlossen wäre, daß Oxalsäure im Körper gestapelt werden kann. So ist der Einwand möglich, daß gestapelte Oxalsäure bei oxalsäurefreier Kost im Harn auftritt und nicht endogen gebildete. LÜTHJE fand beim hungernden Hund nach 12—16 Tagen noch einen Tageswert von 9 mg im Harn. Für den Menschen geben bei oxalsäurefreier Kost FÜRBRINGER, DUNLOP und AUTENRIETH 15—20 mg an, einen Wert, dem sich UMBER anschließt. Sowohl bei MOHR und SALOMON, wie bei KLEMPERER und TRITSCHLER finden sich jedoch noch erheblich geringere Werte, bis herab zu Spuren. Bei der Mehrzahl der Versuchspersonen läßt sich die Ausscheidung nicht soweit hinuntertreiben. Bei den meisten Stoffwechselversuchen ist der Wert bei oxalsäurefreier Kost in der Vorperiode 15—20 mg und steigt im Versuch nur selten über 25 mg.

Die Beweiskraft dieser geringen Ausschläge wird aber noch dadurch beeinträchtigt, daß die Werte von Tag zu Tag stark schwanken. KLEMPERER fand z. B. bei oxalsäure- und harnsäurefreier Kost Tageswerte von 7,8, 5,2, 5,3, 1,9 (Versuch 6). Bei einem 27jährigen Arzt lauten die Zahlen 15,1; 19,8; 16,1—21,6; 20,6; 20,9; hier werden vom 4. bis 6. Tage 11,6 mg mehr ausgeschieden als in den drei vorhergehenden Tagen. Diese Steigerung ist größer als der positiv gewertete Ausschlag von 9 mg, der die Oxalsäurebildung nach Glykokoll beweisen soll. Maximal- und Minimalwerte im 1. Versuch liegen um +56%—60% vom Mittelwert ab. Diese große Streuung findet sich in der Mehrzahl aller Vorperioden. Auch bei MOHR und SALOMON (S. 497) betragen die Werte nach 1½ Wochen gleichmäßiger Kost: 4,6; 5,6; 2,6; 8,2; in einem anderen Versuch (S. 501) 8,0; 5,0; 4,9; — Spuren. Dazu kommt, daß die Ausscheidung der Oxalsäure nicht prompt der Belastung im Stoffwechselversuch zu folgen braucht, sondern in der Regel um einige Tage nachhinkt. MOHR und SALOMON fanden manchmal nach einigen Tagen einen zweiten Gipfel.

Über die Frage, ob die im Stoffwechselversuch nicht wiederzufindende Oxalsäure verbrannt wird, besteht in Deutschland nahezu Einigkeit, daß dies nicht oder jedenfalls nicht in nennenswertem Maße geschieht (KLEMPERER, UMBER, LICHTWITZ). Als experimentelle Stützen dienen die Versuche von FAUST und KLEMPERER. FAUST verabfolgte an Hunde täglich steigende Dosen von Oxalsäure und machte im Harn Stichproben in mehrtägigen Abständen. Dabei fand er im Harn nahezu quantitativ die am gleichen Tage eingenommene Menge wieder. Diese prompte Ausscheidung steht in schroffem Gegensatz zu allen übrigen Versuchen. Es handelt sich offenbar um einen Zufall der Stichproben-tage. KLEMPERER injizierte das Oxalat subcutan, um die Einwirkung der Darmbakterien auszuscheiden und fand in einem Versuch die injizierten 10 mg quantitativ im Harn, in einem zweiten Versuch nach 10 mg jedoch 27 mg. Darin ist ein Beweis für die Unzerstörbarkeit der Oxalsäure nicht zu sehen, so wenig, als LAVOISIER das Gesetz von der Erhaltung der Materie aufgestellt hätte, wenn sich die Materie unter seinen Händen verdreifacht hätte. Man muß diesen Gewinn an Oxalsäure als scheinbares Plus ansehen, entweder durch Fehler der Methodik oder dadurch entstanden, daß die Oxalsäureinjektion irgendwelche intermediäre Vorgänge ausgelöst hat. Daß es solche gibt, darauf weist das Auf-treten von Indican nach Oxalsäureinjektion hin (HARNACK) und die von CASPARI danach beobachtete CaO-Vermehrung im Harn. Nur so ist es erklärlich, daß bei diesen Versuchen bald zu wenig, bald zu viel und zufällig auch einmal die injizierte Menge quantitativ ausgeschieden wird.

Auf der Gegenseite stehen außer Versuchen von DAKIN, der die subcutan injizierte Oxalsäure im Harn nicht völlig wiederfinden konnte, verschiedene Versuche mit Organbrei. STOKVIS, SALKOWSKI und CIPOLLINA fanden, daß Leber-brei die Oxalsäure zerstört, KLEMPERER und TRITSCHLER das gleiche für Blut. Nach LÖPER ist die oxalsäurezerstörende Wirkung von Blut und Knochenmark mäßig, die der Niere etwas stärker, die der Leber am größten. SARVONAT kam zum gleichen Ergebnis. In Depotversuchen, bei denen zum Teil das Calcium-oxalat in Kollodiumhüllen in die Bauchhöhle versenkt wurde, fand LÖPER nach 4 Wochen nur noch 80% des Oxalates, den Rest als Carbonat. PINKUSSEN erhielt bei Kaninchen 70—80% der subcutan injizierten Oxalsäuremenge im Harn, nach Bestrahlung nur die Hälfte. Die experimentellen Befunde sprechen dafür, daß die Oxalsäure in gewissem Umfange verbrennbar ist.

Aus klinischen Erfahrungen läßt sich die Frage nicht klar entscheiden. Die verzögerte Ausscheidung bei Belastungsversuchen, sowie die über Wochen sich hinziehende Ausscheidung nach Oxalsäurevergiftung (UMBER) sprechen dafür, daß die Verbrennbarkeit nur eine beschränkte ist. Durch sie kann also das Bilanzdefizit, das sich schon bei 100 g Spinat zeigt, nicht völlig erklärt werden. Es bliebe der Ausweg einer Stapelung der Oxalsäure, die infolge zu kurzer Ver-suchsdauer der Feststellung entgeht. Die Stapelung würde es unmöglich machen, die endogene Oxalsäurebildung zu beweisen, und ist — vielleicht deshalb — in Abrede gestellt worden. Dies ist jedoch keinesfalls angängig. Bei den er-wähnten Vergiftungen, die UMBER beobachtet hat, betrug die Gesamtmenge der in 12 bzw. 14 Tagen ausgeschiedenen Oxalsäure 1,03 und 1,58 g, davon 0,56 und 1,2 nach Ablauf der ersten Vergiftungswoche. Diese Mengen, die die CIPOL-LINAschen Zahlen des Gesamtgehaltes um das Mehrfache übertreffen, sind also über eine Woche gestapelt worden. Als Ort der Stapelung kommen nach Tier-experimenten Knochen, Niere und Gehirn in Betracht. Unter pathologischen Verhältnissen fand LÖPER beim Menschen bis zu 3% der Trockensubstanz im gichtischen Tophus, verhältnismäßig große Mengen im Gehirn eines Diabetikers, Krystalle im Nervus ischiadicus und Plexus abdominalis. Diese Befunde stehen einstweilen isoliert. Die Vergiftungsfälle beweisen aber, daß Depotmöglichkeiten beim Menschen vorhanden sind.

Die Möglichkeit, daß die resorbierte Oxalsäure in den Darm ausgeschieden wird, wird nur von LÖPER erwähnt. Auf diese Weise ließe sich das Bilanz-defizit zwanglos erklären.

Die Quelle der endogenen Oxalsäure ist viel umstritten. Es ist praktisch wichtig, sie zu kennen, weil bei Oxalurie die Nahrungsmittel, aus denen sich Oxalsäure bilden kann, zu verbieten wären. Die Untersuchungsmethodik — Zufuhr bestimmter Nahrungsmittel und Bestimmung der Harnoxalsäure —

wird mehr diesen praktischen Zwecken gerecht, als daß sie theoretisch der Kritik standhalten könnte. Denn nach dem, was über die Bilanzversuche mit präformierter Oxalsäure ausgeführt ist, ist die Oxalsäure des Harns nur ein kleiner Bruchteil der resorbierten.

Im Reagensglas kann man Oxalsäure aus zahlreichen Nahrungsstoffen gewinnen. Die Bildung aus Harnsäure (WÖHLER) wurde schon erwähnt; auch aus Milch-, Traubenzucker, Leucin, Tyrosin, Kreatin, Guanin, Apfel-, Citronen-, Milch-, Valerian-, Butter- und Bernsteinsäure kann sie entstehen. Die Bildung aus Harnsäure durch Leberbrei oder Blut wurde schon erwähnt. In den Tierversuchen an harnsäuregefütterten Kaninchen fand PINKUSSEN eine Zunahme an Oxalsäure im Urin, wenn er die Tiere bestrahlte. In den Versuchen am Menschen fanden die Mehrzahl der Untersucher ein Minimum der Oxalsäureausscheidung bei Fettkohlenhydratkost (SALKOWSKI, LÜTHJE, WESLEY MILLS). Nur von französischer Seite wird der Zucker als Oxalsäurequelle noch ernstlich in Betracht gezogen. Eiweißnahrung ist ohne Einfluß; Verdoppelung der Eiweißration führt zu keiner Steigerung der Oxalsäureausfuhr.

Die alten Versuche von FRERICHS und WÖHLER, nach denen Harnsäurefütterung zu einer Vermehrung des Sediments führt, wurden von NEUBAUER und GALLOIS nicht bestätigt. FÜRBRINGER bekam keine eindeutigen Resultate. LOMMEL fand nach Verfütterung großer Mengen Thymus eine Vermehrung. LICHTWITZ macht darauf aufmerksam, daß die Mehrausscheidung mit dem von CIPOLLINA festgestellten Gehalt der Thymus an präformierter Oxalsäure fast übereinstimmt. Spätere Untersucher (LÜTHJE, MOHR und SALOMON, KLEMPERER und TRITSCHLER) lassen die Frage zum mindesten offen. Dagegen ist die von LOMMEL gefundene Ausscheidungsvermehrung nach Gelatineverfütterung von allen Seiten bestätigt worden. Meist tritt die Vermehrung erst am 2. Tage auf. Die Verfütterung von reinem Glykokoll, als der Substanz, die die Oxalsäurequelle in der Gelatine sein könnte, führte zu Ergebnissen, die von KLEMPERER und TRITSCHLER als positiv gewertet wurden. Einer ihrer Versuche wurde schon oben als besonders deutliches Beispiel für die starke Streuung in der Vorperiode angeführt. In einem anderen Versuch (VII) lauten die Zahlen 13; 19,2; 20,7; 23—26,8; 24,6 mg. Am ersten Tage sind 2 ccm Ac. mur. dil. gegeben worden, am 5. Tage das Glykokoll. Um eine Steigerung durch Glykokoll zu errechnen, wird angenommen, daß die Einzelgabe verdünnter Salzsäure 4 Tage lang nachwirkt, indem sie die Oxalatausfuhr von Tag zu Tag mehr steigert, und daß dann am 5. Tag plötzlich die Wirkung erlischt. Diese an sich unsichere Annahme wird widerlegt durch einen Versuch von MOHR und SALOMON, in dem 12 ccm, in 2 Tagen genommen, an diesen beiden Tagen selbst 2 mg mehr, für die viertägige Periode aber sogar einen geringeren Wert ergeben als den der Vorperiode. So viel geht jedenfalls aus diesen Salzsäureversuchen bei oxalsäurefreier Kost hervor, daß nur die Resorption, aber nicht Stoffwechsel und Nierensekretion durch diese Säureverabreichung beeinflußt werden. LICHTWITZ und THÖRNER fanden bei der Nachprüfung keine Steigerung der Oxalsäureausscheidung nach Glykokoll. Man weiß also nicht, welche Substanz in der Gelatine die Oxalsäurequelle ist. Versuche von KLEMPERER und TRITSCHLER, mit denen sie die KÜHNESCHE Theorie der Bildung aus Kreatin belegen wollen, sind ebensowenig zwingend wie ein Gegenversuch von LICHTWITZ und THÖRNER, der durch einen Diätfehler gestört ist.

Das Verhalten der Oxalsäure bei pathologischen Zuständen hat keine wesentliche Aufklärung gebracht, wenn man von der schon erwähnten Vermehrung bei vollständigem Gallengangverschluß absieht. Hierbei fand FÜRBRINGER den höchsten bisher festgestellten Wert 500 mg (ein von KAUSCH bei Diabetes gefundener Wert von mehr als 1 g wird von UMBER als unwahrscheinlich angesehen). Der FÜRBRINGERsche Wert ist schon doppelt so hoch als die nächst-hohen, die bei Kleesalzvergiftungen gefunden wurden. LICHTWITZ und THÖRNER fanden bei Ikterus nicht mehr als 40—60 mg. Sehr hohe Werte bis zu 0,12 g fand ROSENBERG nach Darmkatarrhen. Zur Zeit dieser starken Ausscheidung bestanden heftige Nierenkoliken. Bei Typhus kann die Ausscheidung bis zu 39 mg betragen (LÜTHJE), MAYER fand jedoch keine Vermehrung. Bei Pneumonie und Leukämie sind der Harnsäureausscheidung entsprechende Steigerungen der Oxalsäureausscheidung nicht sicher festzustellen.

Die Vermehrung der Oxalsäure bei Darmkrankheiten beruht wahrscheinlich auf der Darmflora. Es gibt nicht nur oxalsäurezerstörende, sondern auch oxal-säurebildende Bakterien (ZOPF, EMMERLING, BANNING, DE SANDRO). Neuer-dings glauben PICCININNI und LOMBARDO eine bestimmte Colibacillusart aus dem Stuhl von Oxalurikern gezüchtet zu haben und durch Verfütterung az Normalpersonen bei ihnen Oxalurie erzeugt zu haben. In der Trockensubstann des Gärungsstuhles können 1—2% Oxalsäure enthalten sein. Die bekanntesten Oxalsäurebildner sind die Schimmelpilze. FÜRBRINGER fand Oxalsäure im hämorrhagischen Sputum eines Diabetikers, in dessen gangränöser Lunge Aspergillus niger wuchs. Zucker ist die Oxalsäurequelle des Schimmelpilzes. Nach den Untersuchungen von A. MAYER vermögen auch Streptokokken und Staphylokokken auf Blut oder Serum Oxalsäure zu bilden. Dementsprechend konnte er bei Erysipel und Sepsis eine vermehrte Oxalsäureausscheidung im Harn feststellen, ebenso bei kavernöser Lungentuberkulose, die er als sekundär infiziert auffaßt. In den meisten Fällen fand sich daneben Indican, was an den schon erwähnten Versuch HARNACKs erinnert. Das Auftreten von Oxalat-krystallen im Asthmatikersputum faßt LÖPER als diathetisch auf; es könnte auch auf der Tätigkeit von Mikroorganismen beruhen. Die VULPIANsche An-schauung, daß die Oxalsäure des Harns erst in den Harnwegen durch Bakterien gebildet würde, war eine geniale aber falsche Vorstellung.

Die Beziehung der Oxalsäure zu den Stoffwechselkrankheiten galt früher als Dogma. Aber KISCH konnte bei Fettsucht keine Vermehrung finden, MOHR und SALOMON vermißten sie bei der Gicht und beim Diabetes. VON NOORDEN und LICHTWITZ lehnen jeden Zusammenhang ab. UMBER stellt ein auffallend häufiges Zusammentreffen von Oxalatsediment mit Gicht und Diabetes fest. Die Wiener und französischen medizinischen Schulen halten im Gegensatz zur deutschen an einem Zusammenhang fest. Neuerdings hat LÖPER um-fassende Versuche über die Oxalsäure gemacht und dabei auch eine Methode zur Bestimmung im Blute ausgearbeitet. Der Normalwert beträgt danach 2 mg %, also die gleiche Konzentration wie im Harne. Bei Diabetes fand er Werte bis zu 6,7 mg %, bei Gicht bis zu 18 mg %. Nach französischer Auf-fassung sind Diabetes, Gicht, Fettsucht, Steinkrankheit, Neurasthenie eine Krankheitsgruppe, die auf einem durch üppiges Leben und geistige Überan-strengung von Generationen geschaffenen degenerativem Boden gedeiht. Da-neben spielen diejenigen Fälle, in denen die Krankheit im eigenen Leben er-worben wird — die Parvenus —, eine geringe Rolle. Ihr zur Synthese besonders befähigter Intellekt liebt es, das Gemeinsame in den Vordergrund der Betrachtung zu stellen und das Trennende zu vernachlässigen. So spricht LÖPER von einer Trias: Urikämie, Cholesterinämie, Oxalämie, die häufig zusammen vorkommen und parallelgehende Störungen des innig verbundenen Stoffwechsels der Nucleo-proteide, der Fette und des Zuckers anzeigen. Er belegt seine Ansicht unter anderem durch Analysen von Nierensteinen und gichtischen Tophi, in denen er Harnsäure, Oxalsäure und Cholesterin nebeneinander nachwies. Die Oxalsäure gilt ihm als Derivat des Zuckers. In diesem Zusammenhang seien die auffallenden Versuche erwähnt, die unabhängig voneinander HILDEBRANDT, P. MAYER und

WEGRZYNOWSKI mit dem gleichen Ergebnis angestellt haben. Kaninchen, die nach mehrtägiger Haferkost eine Zulage von 20—40 g Traubenzucker erhalten, sterben. Wird ihnen in der Haferzeit außerdem Kalk verabreicht, so sterben sie nicht, dafür tritt ein starkes Oxalatsediment nach der Zuckerzulage auf. Am Menschen konnte WEGRZYNOWSKI nach Hafer-Kalkkost durch 300 g Traubenzucker keine Vermehrung des Oxalats erzielen; freilich trat auch keine alimentäre Glykosurie bei seiner Versuchsperson auf. Zur Erklärung dieser Versuche kann an eine Umstimmung der Darmflora gedacht werden. Doch ist, da eine Resorption in den alkalischen Darmteilen nicht anzunehmen ist, bei diesen als Curiosa anmutenden Versuchen eine Beeinflussung des Stoffwechsels wahrscheinlicher.

Die *Oxalurie*, d. h. die Ausscheidung eines Sediments von Calciumoxalat, verursacht bei einer Reihe von Individuen, nicht bei allen Beschwerden; in leichten Fällen nur Brennen beim Wasserlassen in der Harnröhre, in schwereren Fällen auch Nierenschmerzen mit typischer Ausstrahlung, ohne daß deshalb ein Stein, der ja durch Röntgenuntersuchung leicht ausgeschlossen werden kann, vorhanden zu sein braucht. Ja sogar tödliche Blutungen bei Oxalurie ohne Steinbildung ist beobachtet worden (UMBER). Die allgemeinen Erscheinungen Neurasthenie, Abgeschlagenheit, Müdigkeit, Depressionszustände sind nur zum Teil Folgen von Beschwerden oder Schmerzen. In vielen Fällen sind sie schon vorher in mehr oder weniger starkem Grade vorhanden gewesen. Der von MINKOWSKI für die Sedimentbildungsanomalien geprägte Ausdruck „Sekretionsstörungen der Niere" hat nicht nur seine Berechtigung in dem starken Wechsel der Beschwerden und der Menge des Sedimentes und in der neurotischen Anlage des Patienten, sondern auch in dem bunten Bilde der Störung, daß Zeiten der Phosphaturie mit solchen der Oxalurie abwechseln können. PEYER beschreibt einen Fall, in dem einige Stunden nach Abgabe eines milchigen Phosphaturins unter Qualen wenige Tropfen eines dicken, fast nur aus Calciumoxalaten bestehenden Urins entleert wurden. In solchen Fällen ist ganz deutlich, daß die Neigung zur Sedimentbildung von größerer Bedeutung ist als der Überschuß an Sedimentmaterial. Für sie ist das Verhalten der Harnkolloide die einzige Erklärung. KLEMPERER hat für einige Fälle durch getrennte Analyse des Sediments und des gelösten Oxalates den Nachweis erbracht, daß eine verminderte Löslichkeit bestehen kann. Als Beispiel dienen folgende Zahlen von einem Fall mit Nierenkoliken:

Harnmenge	Oxalat	
	Sediment	Filtrat
1200 ccm	28,9 mg	3,8 mg
1170 ccm	8,8 mg	6,9 mg

Ein anderer Oxaluriker hatte bei einer Gesamtmenge von 16,2 Oxalsäure nur etwa $1/3$ gelöst, $2/3$ waren im Sediment. In diesen Fällen besteht zweifellos eine Unfähigkeit des Harnes, die normale oder unternormale Oxalatmenge in Lösung zu halten. Ob bei der von POSNER beschriebenen *Cystitis acutissima* die Oxalatmenge vermehrt ist, scheint nicht untersucht zu sein. Bei ihr sind die Beschwerden außerordentlich stark und durch auffällig große Krystalle verursacht.

In anderen Fällen ist die normale Oxalsäuremenge gelöst und das Sediment stellt tatsächlich einen Überschuß von ausgeschiedener Oxalsäure dar. UMBER hat eingehend einen 11 jährigen Knaben untersucht, der wegen eines Steines

in der Pars pendula in seine Behandlung kam. Unter oxalsäurefreier Kost
ging die Ausscheidung auf 11,1 mg herab, wobei ein Sediment bestand. Dann
bekam der Knabe am 30. September, am 1. Oktober eine oxalsäurereiche Kost,
die aus je 400 g Spinat und 40 g Kakao bestand, also insgesamt 0,95 g resorbierbare Oxalsäure enthielt. Außerdem Fleisch und Milch.

Datum	Ernährung	Harnmenge ccm	Oxalsäure mg	Sediment
30. Sept.	oxals.-reich	1580	15,9	
1. Okt.	,,	790	51,4	
2. ,,	gemischt	380	47,2	+
3. ,,	oxals.-frei	2140	139,4	
4. ,,	,,	2080	96,2	
weitere 18 Tage oxalsäurearme Kost und Magnesiatherapie				
22. Okt.	oxals.-frei	1480	12,6	
23. ,,	+2 g Magnesia	1100	13,6	
24. ,,	dasselbe ohne	1550	24,2	
25. ,,	Magnesia	1650	23,0	
26. ,,	oxals.-reich	1400	14,4	
27. ,,	oxals.-frei	2400	15,6	keins
28. ,,	ebenso	1820	22,6	
29. ,,	ebenso	1020	23,4	
30. ,,	oxals.-reich+Magn.	1000	16,1	
31. ,,	oxals.-frei	1420	22,9	
1. Nov.	,,	1650	19,9	

Dieser Knabe hat zunächst ein Sediment bei oxalsäurefreier Kost, obwohl
die Löslichkeitsgrenze für normalen Harn nicht überschritten ist. Dagegen
ist sie später, als der Knabe als geheilt anzusehen ist, am 29. Oktober, überschritten, denn hier sind 2,3 statt 1,8 mg in 100 ccm gelöst. Besonderes Interesse hat jedoch dieser Fall durch die doppelte Belastung mit oxalsäurereicher
Kost. Bei der ersten Belastung erreicht die Oxalsäureausscheidung ihr
Maximum erst am 4. Tage, dem 2. Tage nach Absetzen der oxalsäurereichen
Kost. Sie ist an diesem Tage höher als an den drei vorhergehenden Tagen
zusammen. Diese späte Ausscheidung ist nicht durch die langsame Resorption
zu erklären, sondern das Oxalat muß irgendwo deponiert gewesen sein. Als
kein Sediment im Urin sich mehr absetzt, schwanken die Werte zwischen 12,6
und 24,2 mg am 22.—25. Oktober; die niedrigen Werte fallen auf die Tage mit
Magnesiumgaben. Ein Zusammenhang dürfte jedoch nicht bestehen, denn am
26. und 27. Oktober werden wieder nur etwa 15 g ausgeschieden, obwohl kein
Magnesia verabreicht wird, am 26. Oktober sogar trotz oxalsäurereicher Kost.
Die Steigerung in den Tagen nach der Belastung, am 28. und 29. Oktober,
ist geringfügig, die ausgeschiedene Menge nicht größer als unmittelbar vor der
Belastung. Das gleiche gilt für die Belastung vom 30. Oktober. Sie fällt trotz
Magnesiumgabe genau so aus, wie die vorige. Die Steigerung liegt also jetzt
nach 4 Wochen Behandlung innerhalb der für den Knaben als normal anzu-
sehenden Schwankung und unterscheidet sich auch nicht von den Zahlen, die
Klemperer bei normalen Versuchspersonen gefunden hat. Der Junge ist
also kein Oxaluriker mehr, er hat kein Sediment, sogar nicht nach Belastung
mit oxalreicher Kost. Das Besondere an diesem Fall ist, daß bei der ersten
Belastung eine vermehrte Ausscheidung im Harn zu beobachten war, bei der
zweiten nicht. Das kann nicht an veränderten Resorptionsverhältnissen liegen,
der Knabe hatte zwar 3 Wochen lang Magnesia erhalten, aber die Belastung

erfolgte erst nach zweitägigem Aussetzen. Es kann also weder die Bildung von Magnesiumoxalat noch die Abstumpfung der Magensäure durch Alkalien die Resorption verschlechtert haben. Die Belastung zu der Zeit der starken Ausscheidung war nicht besonders hoch; die gewählte Kost entspricht einem üblichen Küchenzettel; es ist nicht anzunehmen, daß ein Normaler sie mit erhöhter Oxalsäureausscheidung beantwortet hätte. Es gibt also Oxaluriker, die nicht in dem heute üblichen Sinne gedeutet werden können, daß es sich um eine veränderte Form der Oxalsäureausscheidung allein handelt, sondern bei denen zweifellos die Oxalsäureausscheidung vermehrt ist. Man hat für einen Teil dieser Fälle eine neurasthenische Hypersekretion im Magen angenommen, die eine stärkere Resorption als beim Normalen ermöglichte, und aus dem gleichen Gesichtspunkt die Alkalitherapie empfohlen. Damit ist aber schon eine Bresche geschlagen in die Definition der Oxalurie als einer einfachen Harnanomalie. Bei diesem von UMBER untersuchten Knaben, bei dem für die Annahme einer Resorptionsverschlechterung kein Anhalt vorliegt, und die Ausscheidung der Oxalsäure die des Normalen um das 7fache übertrifft, kommt man nicht um die Erklärung herum, daß intermediäre Störungen außer der zweifellos vorliegenden Sedimentanomalie vorhanden sind. Die schon erwähnten Fälle von ROSENBERG, bei denen im Anschluß an Darmkatarrhe ähnlich hohe Werte beobachtet wurden, lassen daran denken, daß in manchen Fällen eine Ausscheidung des Oxalats in den Darm unmöglich ist und infolgedessen die Absonderung in den Nieren erfolgt. Zu dieser Annahme fehlen im UMBERschen Fall die Unterlagen. Hier bieten die schon erwähnten Versuche von HEUBNER und GADAMER über die Zerstörbarkeit der Oxalsäure eine Erklärungsmöglichkeit.

Da es somit nicht angängig ist, die Harnverhältnisse isoliert zu betrachten, ist zu erwarten, daß die Stoffwechselstörung bei der Oxalurie wieder eine größere Beachtung findet. Falls sich die LÖPERsche Methode zur Bestimmung der Oxalsäure im Blut bei der Nachprüfung durch andere als exakt erweist, was nach den bisherigen Erfahrungen mit den Oxalsäurebestimmungen nicht sicher ist, so würde man durch sie ein Kriterium gewinnen zur Beurteilung, ob eine Stoffwechselstörung vorliegt oder nicht, und auch die Resorptionsverhältnisse mit ihrer Hilfe untersuchen können. ACHARD, TEISSIER und LÖPER sprechen von einem oxalämischen Symptomenkomplex, dessen kleine Zeichen in allgemeinen neurasthenischen Beschwerden und Obstipation bestehen. Ob die von ihnen beschriebene Mucorrhoe intestinale oxalique hiermit zusammenhängt oder nur auf einer vermehrten Darmausscheidung beruht, scheint noch nicht klargestellt. Als große Zeichen beschreiben sie krisenartige Leibschmerzen derart, wie sie heute in Deutschland von manchen Autoren auf Gefäßspasmen zurückgeführt werden, und eine mit dem Lebensalter kontrastierende Hypotonie. Diese stimmt zu der auch schon von den alten Autoren angegebenen depressiven Stimmung. Als sog. Zufälle betrachten die Franzosen Rheumatismen, Arthritis deformans und HEBERDENsche Knoten, falls nach Oxalsäurezufuhr lokale Schmerzen auftreten, sowie die Darmsteine, von denen LÖPER selbst 7 beobachtet hat. Sie enthalten bis zu 25°/₀ Oxalat. Mehrere von ihnen saßen im Gastroduodenalabschnitt und führten zu Blutbrechen, das einmal tödlich war.

Über die Oxalatsteine wird an anderer Stelle des Handbuches berichtet, so daß hier nur einige Bemerkungen über die Beziehung zur Oxalurie Platz finden. KÜHNE und SALKOWSKI fanden bei Oxalatsteinen normale Werte, VON NOORDEN einmal einen höheren, MOHR und SALOMON zweimal Normalzahlen bei Mischsteinen. Dies sind keine Gegenbeweise, da die zur Steinbildung verbrauchte Oxalsäure natürlich nicht im entleerten Harn erscheint. ORR und

50

Keysser berichten über atypische Krystallformen bei Oxalatsteinen und deuten ihren Befund im Sinne eines kausalen Zusammenhangs. Experimentelle Versuche bei Kaninchen, Oxalatsteine zu erzeugen, führten nur in dem einzigen Fall zum Erfolg, in dem auch ein atypisches Sediment auftrat. Posner hat schon vorher im Polarisationsmikroskop atypische kleine Krystalle bei Kranken mit Oxalatsteinen beobachtet. Gelegentlich kann man solche finden. Es handelt sich vielleicht um abgebröckelte Steinteilchen, denn im Oxalatstein ist die Krystallform nicht die der typischen Briefumschläge. Nur diese sind aber in der Mehrzahl der Fälle auch im Sediment der Kranken mit Oxalatsteinen vorhanden.

Bei der *Therapie*, die nicht nur für die Fälle von reiner Oxalurie, sondern auch zur Prophylaxe nach Oxalatsteinen von Bedeutung ist, ist der erste Gesichtspunkt, den Oxalatgehalt des Harnes möglichst zu verringern. Das geschieht zunächst durch die Wahl einer oxalsäurearmen Kost. Von den Stoffen, die größere Mengen Oxalsäure enthalten, stehen Rhabarber, Spinat und Sauerampfer an erster Stelle. Der Oxalatgehalt der übrigen in der Liste angeführten Nahrungsmittel ist erheblich geringer. Kartoffeln freilich können, in größeren Massen genossen, schon recht beträchtliche Mengen zuführen. Schokolade wird man vermeiden. Bei Kakao und schwarzem Tee ist die Gefahr geringer, weil sie nur in kleinen Mengen genossen werden. Trotzdem wird meistens vor ihnen gewarnt. Von Noorden hat aber nachgewiesen, daß in den sog. Schnelltee, der nur 1—1$^1/_2$ Minuten zieht, keine Oxalsäure übergeht. Getrocknete Feigen, Stachelbeeren und Erdbeeren sind zu verbieten. Pfirsiche, Pflaumen und Äpfel sind nach Arbenz erlaubt. Birnen, die nach Esbach nur wenig Oxalsäure enthalten, sind nach Arbenz daran reicher als die Erdbeeren. Es herrscht Übereinstimmung darüber, daß Thymus, Leber und Lunge, sowie Kalbsfüße (wegen Gelatinegehalt) vermieden werden. Die nachfolgende Tabelle stützt sich auf die Angaben von Arbenz, soweit nicht anders vermerkt (bezogen auf 1000 g).

	g		g
Rhabarber	3,2	Heidelbeeren	0,2
Spinat	2,9	Gartenerdbeeren	0,1
Sauerampfer	2,7	Orangen	0,1
Getrocknete Feigen	1,2	Spargel	0,09
Walderdbeeren	0,5	Tomaten	0,08
Himbeeren	0,5	Kirschen	0,08
Bohnen	0,45	Weintrauben	0,08
Kartoffeln	0,4	Kohlrabi	0,07
Johannisbeeren	0,3	Kohlarten	0,06—0,0
Rote Rüben	0,3	Schwarzwurzel	0,04
Birnen	0,2		

Nur Spuren enthalten: Pilze, Sellerie, Pfirsiche, Citronen, Pflaumen und Äpfel. Frei sind: Kastanien und getrocknete Erbsen.

Tee	3,7	
Kakao	4,5	} Esbach.
Schokolade	0,9	

Durch Verschlechterung der Resorption kann man ebenfalls den Oxalsäuregehalt im Harne herabsetzen. Zu diesem Zwecke ist die *Alkalitherapie* schon lange geübt. Die einen bevorzugen das Natrium bicarbonicum, andere Magnesiumcarbonat oder Magnesia usta, von Noorden den kohlensauren Kalk in Mengen von dreimal täglich 1,5 g. Diese Empfehlung stützt sich auf seine Beobachtung, daß bei Milchdiät die Oxalsäureausscheidung auf sehr geringe Werte heruntergeht, was von Noorden auf ihren Kalkgehalt zurückführt. Umber dagegen rät, Milch (und Eier) wegen ihres Kalkgehaltes aus der Kost wegzulassen. Noch andere empfehlen alkalische Wässer (Vichy, Fachinger,

Gießhübler, Biliner) beim Essen zu trinken. Hierdurch wird gleichzeitig die Harnmenge erhöht, die Konzentration der Oxalsäure im Harn also erniedrigt. (Die von den Franzosen empfohlene Verabreichung von Diuretica dürfte sich erübrigen.) UMBER hat zur Verminderung der Salzsäureausscheidung im Magen noch die intermittierende Verabreichung von Atropin ($^1/_2$ mg als Stuhlzäpfchen) empfohlen.

Daß die kalkreiche Kost von der einen Seite empfohlen, von der anderen für schädlich gehalten wird, wurde schon erwähnt. Es gibt noch mehr solche Widersprüche. Sie rühren daher, daß ein und dieselbe Substanz bei der Oxalurie aus drei Gesichtspunkten heraus als günstig oder ungünstig betrachtet werden kann: Beeinflussung der Resorption, Zusammensetzung des Harnes oder Bedeutung als Quelle für die Oxalsäurebildung. Nicht in jeder Beziehung braucht die Wirkung günstig zu sein. Je nach der Wertung, die man in dem besonderen Falle dem einen oder anderen dieser Gesichtspunkte zukommen lassen muß, wird man sich entscheiden, z. B. bei einem Fall mit nicht besonders hohen Salzsäurewerten im Magen die Kalktherapie vorziehen, da das Calciumoxalat auch in schwach saurer Lösung ausfällt, also die Resorption verhindert wird. Das Magnesiumoxalat ist hingegen auch in schwach saurer Lösung noch löslich. Beim Fleisch hält UMBER die Gefahr, einen Oxalsäurebildner einzuführen, für geringer als den Vorteil, durch das Fleisch saure Phosphate in den Harn zu bringen. MINKOWSKI und LICHTWITZ erlauben das Fleisch nur in mäßiger Menge, offenbar weil sie die Reaktion des Harnes nicht für so wichtig halten. Bei der Magnesiazufuhr glaubt LICHTWITZ, daß sie nur durch Abstumpfung der Magensäure wirkt, UMBER, daß der günstige Einfluß hauptsächlich hierauf zurückzuführen ist. Für das häufig benutzte Magnesiumsulfat, das neutral reagiert, ist diese Wirkungsweise nicht möglich. Ob die leicht abführende Wirkung (Verbesserung der Oxalsäureausscheidung in den Darm?) therapeutisch in Betracht kommt, weiß man nicht. Der alte Rat, für guten Stuhlgang zu sorgen, ist sicher nicht zu vergessen, da es sich bei den Oxalurikern oft um Neuropathen handelt, nach LOEPER mit Neigung zur Obstipation. Wegen der besseren Löslichkeit des Magnesiumoxalates gilt die Anreicherung des Harnes an Magnesia als wünschenswert. Wie weit eine solche Anreicherung sich durch Magnesiagaben erzielen läßt, darüber liegen nur einige Versuche von KLEMPERER vor. Unsere Kenntnisse über Magnesiumkalkstoffwechsel und ihre gegenseitige Vertretung stecken erst in den Anfängen. Sicher spielen da nicht nur die Mengenverhältnisse eine Rolle. ACHARD empfiehlt unter den Nahrungsmitteln solche auszuwählen, die besonders reich an Magnesium sind und arm an Calcium. Mais, Reis, Kartoffeln, Fleisch und Brot enthalten etwa gleichviel Calcium (0.30—0,50 g auf das Kilogramm). Der Magnesiagehalt von Reis und Kartoffeln ist 2—3mal, von Brot 4mal, von Mais beinahe 7mal so hoch als der Kalkgehalt. Das Fleisch enthält nur $^1/_3$ mehr Magnesia. In Gemüsen, Früchten und in Kuhmilch überwiegt der Kalk, in der Milch um das 8fache. Selbst unter der Berücksichtigung der magnesiareichen Nahrungsmittel läßt sich ein ganz brauchbarer Speisezettel zusammenstellen, der dem Kranken jahrelang zugemutet werden kann. Auch die strenge oxalsäurefreie Kost, die in dem tabellarisch wiedergegebenen Fall von UMBER benutzt wurde, kann einige Wochen mit leichten Modifikationen ohne Schwierigkeiten genommen werden. Sie besteht aus 1000 g Haferschleim, 450 g Fleisch, 100 g Brot, 40 g Butter. Der Erfolg dieser Kost mit 2 g Magnesia war ausgezeichnet. Gewarnt sei vor zu hohen Alkaligaben. Die alkalische Reaktion ist nicht so wesentlich, da auch bei ihr ein Oxalatsediment auftreten kann. Sie begünstigt andererseits das Ausfallen eines Phosphatsediments. Der therapeutische „Erfolg" einer zu starken Alkalitherapie kann also eine „Phosphaturie" sein.

2. Uraturie.

Die Harnsäure kommt im Harne als freie Säure und als Salz vor. Von beiden sind 2 tautomere Formen bekannt, die Laktam- und die Laktimform (EMIL FISCHER), von denen die letztere die beständigere ist.

$$
\begin{array}{cc}
\begin{array}{l}
\text{HN——CO} \\
\quad| \qquad | \\
\text{O=C} \quad \text{C–NH} \\
\quad| \qquad || \qquad\;\;\; \text{CO} \\
\text{HN——C–NH} \\
\qquad\text{Laktam}
\end{array}
&
\begin{array}{l}
\text{N=C——OH} \\
\quad| \qquad | \\
\text{OH–C} \quad \text{C – NH} \\
\quad|| \qquad || \qquad\;\;\; \text{COH} \\
\text{N—C———N} \\
\qquad\text{Laktim}
\end{array}
\end{array}
$$

Die Laktamform des Natriumsalzes ist besser löslich (2,13 g) als die Laktimform (1,408 g auf 1000 ccm Wasser). Diese Zahlen gelten für 37° (GUDZENT). In Kochsalzlösung und im Serum ist die Löslichkeit (GUDZENT und KOHLER) erheblich geringer, da die Anwesenheit der Natriumionen die Ionisation zurückdrängt. Die Löslichkeit beträgt nur etwa $1/10$, während die Löslichkeit der Harnsäure im Serum mehr als 10 mal so hoch ist als im Wasser (910 mg gegen 64,9 mg im Liter). Das Kaliumurat ist etwa doppelt so gut löslich, das Ammoniumurat halb so gut löslich als das Natriumurat. Bei Zimmertemperatur ist die Löslichkeit geringer; sie beträgt für Harnsäure nur 25,3 mg, für das Natriumurat (Laktim) etwa 0,9. Alle Salze der Harnsäure im Harn sind Monosalze bzw. Mischformen mit der Harnsäure.

Die bei der gewöhnlichen Kost ausgeschiedene Harnsäuremenge beträgt 0,5—1 g; bei purinfreier Kost schwankt sie zwischen 0,2 und 0,6 g; bei vollständigem Hunger schied der Hungerkünstler Succi am 30. Tage noch über 0,1 g aus.

Das *Harnsäuresediment* fällt in den meisten Fällen erst beim Stehen aus infolge der geringeren Löslichkeit bei Zimmertemperatur. Das Sediment der *freien Harnsäure* findet sich nur in sauren Urinen, die meistens hell sind. Das Sediment besteht aus Körnern, die gelb bis dunkelbraun sind, knirschen und nicht am Glase kleben. Im Mikroskop sieht man die bekannten Wetzstein-, Hantel-, Tonnenformen und Drusen. Das Sediment löst sich bei Zusatz von Natronlauge auf infolge der besseren Löslichkeit des Natronmonourats. Das Sediment des *Mononatriumurates* (Ziegelmehlsediment) ist gelblichrot, durch Uroerytrin gefärbt. Wenn das Sediment schon mit dem Harne entleert wird, ist es meist wenig gefärbt. Im Mikroskop ist eine Färbung nicht zu erkennen. Hat sich ein Sediment gebildet, so kann man es durch Aufkochen nicht wieder zum Verschwinden bringen; der Harn bleibt leicht getrübt. Das beruht auf der Eiweißgerüstsubstanz, die EBSTEIN als Ursache der Steinbildung ansah, von der aber MORITZ nachwies, daß sie auch in jedem einzelnen Harnsäurekrystall vorhanden ist. Das Natriumurat klebt fester am Glas als das Harnsäuresediment; im Mikroskop sieht man feine Kügelchen, die nach Zusatz von verdünnter Kalilauge verschwinden (bessere Löslichkeit des Kaliummonourates). Bei Zusatz konzentrierter Salzsäure kann man nach 10—20 Minuten den Ausfall von Harnsäurekrystallen beobachten. Das *Monoammoniumurat* findet sich nur im alkalischen Urin; es krystallisiert in kleinen Kugeln aus, die manchmal Fortsätze haben (Stechapfelform).

Die Harnsäure ist im Harn nicht kolloidal, sondern echt gelöst, wie LICHTWITZ durch Kompensationsdialyse nachwies. Ein großer Teil der in der Einleitung erwähnten Versuche über Sedimentbildung ist am Harnsäuresediment gemacht. Saure Urine sind meist an Harnsäure übersättigt, alkalische Urine können noch zugesetzte Harnsäure lösen. BLATHERWIK fand bei mehreren Versuchspersonen, deren Harn er durch saure und alkalische Kost sauer und alkalisch machte, Harnsäurewerte von 0,429—0,52 g für den alkalischen Urin. Die Menge der zusetzbaren, d. h. in Lösung bleibenden Harnsäure schwankte in diesen alkalischen Urinen zwischen 0,045 und 2,191 g, eine außerordentlich hohe Schwankung, wenn man bedenkt, daß die ausgeschiedenen Mengen ungefähr gleich sind. Wie nach den LICHTWITZschen Untersuchungen zu erwarten ist, besteht kein strenger Parallelismus zwischen Löslichkeit und pH des Harnes. Die höchste im Tagesharn lösbare Menge betrug 2,62 g in 1350 ccm, d. h. 192 mg in 100 ccm. Der entleerte Harn enthielt nur $^1/_6$ dieser Menge; pH war 8,35. Ein anderer Harn (pH 7,14) war mit 0,433 g auf 820 ccm zu 90$^0/_0$ gesättigt. Die sauren Harne waren dagegen alle übersättigt in zwei Tagesmengen von ungefähr $^1/_2$ l — pH 5,3 — fanden sich 0,508 und 0,6 g Harnsäure; es blieben nur 0,12 gelöst, d. h. 20—25$^0/_0$ der entleerten Menge. In einem anderen Harne pH 4,9 wurden 0,182 g entleert; nur 0,55 blieben gelöst, d. h. etwa 5 mg auf 100 ccm. Auch hier war die niedrigste Konzentration nicht im sauersten Harn, sondern in einem Harne von pH 5,7. In ihm blieben nur 0,070 g Harnsäure auf 1715 ccm gelöst, d. h. 4 mg $^0/_0$. Die höchste Löslichkeit bei saurem Harn war 24 mg, die niedrigste bei alkalischem 60 mg $^0/_0$. Aus diesen Zahlen geht hervor, daß im alkalischen Urin Harnsäuremengen löslich sind, die erheblich die ausgeschiedene Tagesmenge überschreiten, während das im sauren Urin nicht möglich ist.

Die Quelle der Harnsäure sind die Purinkörper. Bei der Gicht wird — außerhalb des akuten Anfalls — die Harnsäure in geringerer Konzentration ausgeschieden als beim Normalen. Dies genügt zur Unterscheidung gegenüber der Uraturie; hierfür ist es gleichgültig, ob man mit GARROD in der verminderten Ausscheidung die Ursache der Gicht sieht, eine Auffassung, die LICHTWITZ und THANNHAUSER mit neuen Tatsachen gestützt haben, oder nicht. Dieser grundsätzliche Unterschied wird auch nicht dadurch aufgehoben, daß beim Gichtiker Nierensteine und gerade Uratsteine häufig beobachtet werden. Ihr Auftreten kann beim Gichtiker entweder durch die Mehrausscheidung im akuten Anfall veranlaßt sein oder dadurch, daß gichtische Ablagerung in der Niere in die Harnwege durchbrechen.

UMBER hat bei einer Patientin mit Harnsäurekonkrementen bei purinfreier Kost endogene Harnsäurewerte gefunden, die hohe Normalwerte sind, nicht niedrige wie beim Gichtiker, und bei Belastung mit Thymus eine prompte Ausscheidung der exogenen Purinmenge. Der Harnsäureinfarkt des Neugeborenen ist bekanntlich eine Ablagerung von Harnsäure in den Nierenkanälchen. Klinisch zeigen sich· die Begleiterscheinungen der Sediment- und Steinbildung.

Die *Therapie* der Uraturie läßt sich in wenigen Worten geben: Einschränkung purinhaltiger Nahrungsmittel und Alkalisieren des Urins. Besonders sind die nucleoproteidreichen Nahrungsmittel zu vermeiden: Leber, Gehirn, Thymus, auch Pilze, besonders Pfifferlinge. Aber auch das Fleisch ist einzuschränken, nicht nur wegen seines Puringehaltes, sondern auch deswegen, weil es den Harn sauer macht und dadurch die Löslichkeit der Harnsäure verschlechtert. Früchte sind dagegen zu empfehlen, da die Fruchtsäuren im Organismus verbrannt werden und der Harn alkalisch wird. Als Alkali können die gebräuchlichen verabreicht werden. UMBER empfiehlt die Einnahme beim ersten Frühstück, 2 Stunden vor und 5 Stunden nach dem Mittagessen und beim Zubettgehen. Die Verabreichung besonderer Salze wie Uricedin und Lithiumsalze bietet keinen Vorteil, sie sind nur teurer. VON NOORDEN bevorzugt Calciumsalze in unlöslicher Form. GUDZENT hat außerdem gezeigt, daß Calcium lacticum, 4 mal täglich 2 g, die Blutharnsäure senkt und die Harnmenge vermehrt, so daß in doppelter Weise auf eine Verringerung der

Harnsäurekonzentration hingearbeitet wird. Von alkalischen Wässern sind Vichy und Fachinger die geeignetsten wegen ihres hohen Gehaltes an Natriumbicarbonat. Erst wenn man 1—1½ Flaschen am Tage trinkt, wird die freie Harnsäure im Harn zum Verschwinden gebracht. Die Alkalitherapie ist bei der Uraturie sehr viel wichtiger als bei der Oxalurie, sie muß energischer durchgeführt werden; darum ist die Gefahr, eine Phosphaturie zu erzielen, größer.

3. Phosphaturie (Calcariurie).

Unter *Phosphaturie* versteht man das Auftreten eines Sediments aus phosphorsauren Salzen. Das Dicalciumphosphat bildet entweder einzelne lange Nadeln und Prismen oder Rosetten und Drusen. Das tertiäre Calciumphosphat ist amorph; das Magnesiumphosphat bildet große Platten mit ausgebrochenen Rändern; das Magnesium-Ammoniumphosphat hat die bekannte Sargdeckelform; es kommt meist bei Infektionen der Harnwege vor. In stark alkalischen Harnen findet sich außerdem Calciumcarbonat als amorphes Sediment. Oxalate treten in diesen Harnen gelegentlich auf, besonders reichlich in den von v. DOMARUS beobachteten Fällen, in denen der Harn stark sauer war und die dadurch eine Sonderstellung einnehmen.

Meist sind die Harne alkalisch, amphoter oder höchstens schwach sauer. In den alkalischen Harnen bildet sich mehr oder weniger bald nach der Entleerung ein irisierendes *Oberflächenhäutchen,* das aus stark oberflächenaktiven Kolloiden besteht (LICHTWITZ). Diese reichern sich deshalb an der Oberfläche an und der übersättigten Phosphatlösung werden dadurch die Schutzkolloide entzogen. Das Sediment fällt aus. In dem Oberflächenhäutchen findet sich Magnesiumphosphat in kleinen Körnchen oder großen Platten, manchmal auch Nadeln. Alkalische Harne, die wenig Phosphat und Erdalkalien enthalten, zeigen manchmal nur das Häutchen; ein Sediment fällt nicht aus.

Die alkalische Reaktion begünstigt das Ausfallen eines Phosphatsedimentes. Man rechnet aber diejenigen Fälle nicht zur Phosphaturie, in denen der Harn aus erkennbarer Ursache alkalisch ist und infolgedessen ein Sediment ausfüllt. Es gehören also nicht hierher die Fälle von Cystitis mit alkalischem Urin, die in der älteren Literatur einen großen Teil ausmachen; auch nicht diejenigen Fälle, in denen durch vegetabilische oder sonstwie basenreiche Kost der Harn alkalisch wird. Ebensowenig rechnet man hierzu das Auftreten eines Sediments nach den Mahlzeiten und nach Erbrechen stark saurer Massen (QUINCKE). Die Ausscheidung alkalischen Urins bei Hyperacidität ist ebenfalls auszuschließen, ehe man eine reine Phosphaturie diagnostiziert. Sie ist sicher recht häufig bei den in der Literatur niedergelegten Fällen vorhanden gewesen, da sie bei den Neurasthenikern, aus denen sich die Phosphaturiker rekrutieren, verbreitet ist. LICHTWITZ hat darauf aufmerksam gemacht, daß das ursächliche Verhältnis auch umgekehrt sein kann, daß primär die Unmöglichkeit, sauren Urin zu entleeren, beim Phosphaturiker bestehen und zur Folge haben könnte, daß der Säureüberschuß nun in den Magen abgesondert wird. Beweise lassen sich hierfür noch nicht erbringen, denn in den bisher analysierten Fällen ist nur die Titrationsacidität bestimmt worden, nicht aber die aktuelle Reaktion des Harnes. Diese weicht von der Titrationsacidität ab. Die Titrationsacidität ist um so größer, je saurer ein Urin ist, aber hängt außerdem von der Konzentration der Phosphorsäure und der organischen Säuren ab und zwar steigt sie mit zunehmender Konzentration. Es kann z. B. nach phosphatreichen Mahlzeiten die aktuelle Reaktion abnehmen, während die Titrationsacidität zunimmt (FISKE). Hohe Ammoniakwerte, die sich nach der üblichen Anschauung im Sinne einer Acidose deuten lassen, hat LICHTWITZ in einigen Fällen gefunden;

in den MORACZEWSKISCHEN Fällen sind sie nicht verwertbar, weil eine Cystitis bestand. LICHTWITZ deutet seinen Befund in dem Sinne, daß die Niere, die die Phosphorsäure nur als Salz, aber nicht als freie Säure ausscheiden kann, im Bestreben, fixes Alkali zu sparen, Ammoniumsalze ausscheidet. In den Fällen von DOMARUS mit stark saurem Urin war die NH_3-Ausscheidung gering; hier bestand also keine Unfähigkeit der Säureausscheidung.

Außer der Reaktion ist für den Ausfall des Sediments die Konzentration an Phosphat und Calcium von Bedeutung. SENDTNER fand zuerst, daß bei dem Phosphaturiker der Kalkgehalt des Harnes erhöht war. SÖTBEER untersuchte das Verhältnis P_2O_5/CaO. Während es im normalen Harn 7—42 beträgt, war es in seinem Falle geringer. Wenn die Phosphorsäureausscheidung abnimmt oder die Alkaliausscheidung zunimmt, d. h. dieser Quotient klein wird, dann bilden sich mehr sekundäre, alkalische Phosphate und die Menge der sauren primären Phosphate nimmt ab. Die sekundären Salze sind erheblich schlechter löslich als die primären. Doch kann die Sedimentbildung auch bei einem niedrigeren Quotienten als 7 fehlen, und zwar nicht nur, wenn die absoluten Mengen klein sind, sondern auch bei normalen Werten (SINDTER). Andererseits schied ein Phosphaturiker, den UMBER beobachtet hat, bei einem Quotienten von 29 trüben Urin aus. Die vermehrte Ausscheidung von Calcium, die der Erkrankung auch den Namen Calcariurie eingetragen hat, ist im Sinne der Einsparung von Kalium und Natrium deutbar (LICHTWITZ). TOBLER konnte für seine Fälle nachweisen, daß mit der Vermehrung des Harnkalkes eine quantitativ entsprechende Verminderung des Darmkalks einherging. Da nun in mehreren Beobachtungen Darmstörungen vorausgegangen waren, so wurde eine primäre Insuffizienz der Dickdarmausscheidung angenommen. Sichere Beweise fehlen hierfür. Das Verhalten hat sich bei weiteren Fällen nicht immer bestätigt. UMBER fand den Kotkalk stärker vermindert als der Harnkalkvermehrung entsprach. Bei den Bilanzversuchen von DOMARUS war zur Zeit der Sedimentbildung die Gesamtkalkausscheidung bei seinen Kranken erheblich höher als bei den Kontrollversuchen, also es wurde im Harn mehr ausgeschieden als von Normalpersonen, im Kot nur unbedeutend weniger. In der Rekonvaleszenz war die Gesamtausscheidung bei den Phosphaturikern geringer als bei den Gesunden.

In den Fällen von DOMARUS läßt sich für die primäre Bedeutung des Kalks vielleicht verwerten, daß nach intravenöser $CaCl_2$-Zufuhr die Kranken mehr Kalk ausscheiden als die Gesunden, Diuretica nur bei ihnen, nicht aber beim Normalen zu vermehrter Kalkausscheidung führten. Eine Verallgemeinerung auf andere Fälle ist nicht statthaft, da sich diese Fälle durch die stark sauere Reaktion von allen anderen Fällen unterscheiden. DOMARUS beschreibt auch einen Fall, in dem der Urin große Mengen CaO enthielt (manchmal über 1 g), ohne daß ein Sediment ausfiel; auch dieser Harn war stark sauer. In zahlreichen Versuchen (KLEMPERER, LEO, DOMARUS) zeigt sich, daß die Gesamtkalkausscheidung von der Kalkzufuhr unabhängig sein kann, ebenso der Harnkalk. DOMARUS gab dem einen seiner Kranken zuerst eine kalkarme, später eine kalkreiche Diät, dem anderen Kranken umgekehrt. Beide verloren Calcium zu der Zeit, in der ein Sediment vorhanden war, und retinierten in der Rekonvaleszenz, also der eine sogar bei kalkarmer Kost. UMBERS Kranker schied im Kot weniger *Phosphorsäure* aus als eine Normalperson. Die Vermehrung der Harnphosphorsäure war nur bei kalkreicher Kost vorhanden. DOMARUS fand die Phosphorsäureausscheidung im Harn stets erhöht, im Darm stets vermindert. Wenn DOMARUS für seine Fälle zu dem Schlusse kommt, daß die Sedimentbildung von CaO-, P_2O_5-Konzentration und Säuregrad unabhängig ist, so gilt das für den Säuregrad nur mit Einschränkung; denn die titrimetrisch bestimmte Acidität geht im allgemeinen mit der P_2O_5-Ausscheidung parallel. Daß die absoluten Mengen von Kalk und Phosphat nicht von ausschlaggebender Bedeutung sind, zeigen getrennte Analysen von Sediment und gelöstem Anteil (VON KITTLITZ).

Da wir auf die wichtigen Kolloidverhältnisse keinen Einfluß besitzen, müssen wir für therapeutische Zwecke uns mit den Tatsachen begnügen, die uns der Calcium-, Magnesium- und Phosphatstoffwechsel lehrt.

Kalkstoffwechsel. Das Kalkbedürfnis des wachsenden Organismus ist größer als das des Erwachsenen. SHERMAN und HAWLEY rechnen 0,63 g für den Erwachsenen und 1 g täglich für das Kind. RUBNER gibt etwa die gleiche Zahl. Zur Zeit der Gravidität — die Mutter gibt etwa 100 mg täglich im Durchschnitt ab — und bei Callusbildung zeigen sich keinerlei Störungen, wenn die dem erhöhten Bedürfnis entsprechende Menge nicht in der Nahrung zugeführt wird. SHERMAN fand, daß in der freigewählten Kostform das Kalkminimum sehr oft nicht erreicht wird ohne erkennbaren Schaden. Der Körper besitzt offenbar in den Kalkdepots der Knochen eine hinreichend große Reserve. Daher die großen Unterschiede, die bei verschiedenen Untersuchungen für das Kalkminimum gefunden worden sind. Die Schwankungen von Tag zu Tag sind außerordentlich groß, selbst in den mehrwöchigen Selbstversuchen RENVALLs mit konstanter Kost. Der Körper ist bei knapper Zufuhr scheinbar im Gleichgewicht und zeigt bei starker Zufuhr unter Umständen eine negative Bilanz. Besonders niedrig ist der Kalkverbrauch der Japaner, 0,39 g, fast so niedrig wie bei uns im Kriege, 0,23 g. Bei der Hungerosteoporose, die als Kriegsfolge beschrieben ist, findet sich ein normaler Kalkgehalt der Knochen; der Mangel betrifft den Phosphorgehalt (LOLL).

Dieser auffallenden Anpassungsfähigkeit an die Zufuhr entsprechen die Ergebnisse der pharmakologischen Untersuchungen von HEUBNER und RONA, die das den Tieren zugeführte Calcium durch Analyse einzelner Organe wiederzufinden suchten. Sie fanden außerordentlich große Schwankungen im Normalgehalt der einzelnen Organe. Abgesehen von Niere und Haut lag nach Injektion beträchtlicher Dosen der Calciumgehalt der Organe innerhalb der normalen Schwankungsbreite. Daß diese so groß ist bei einer Substanz von so wichtiger und gut umschriebener Wirkung, ist erstaunlich und nur verständlich unter der Annahme, daß das Calcium nicht nur als Ion, sondern zum Teil auch undissoziiert und an Eiweiß gebunden vorhanden ist. Eine undissoziierte Calciumverbindung dissoziiert nach Bedarf; vielleicht handelt es sich dabei um eine Eiweißverbindung (RONA, TAKAHASHI, HASTINGS).

Das Studium des Blutcalciums — etwa 7 mg — und des Serumcalciums — etwa 10—12 mg$^0/_0$ — (DE WAARD, KRAMER und TISDALL) hat uns gelehrt, von wie vielen Faktoren der Kalkstoffwechsel abhängig ist. Unter den Inkretdrüsen kommt der Parathyreoidea die größte Bedeutung zu (Senkung nach Exstirpation, Erhöhung nach Extraktgaben bis zur tödlichen Hypercalcämie (COLLIP). Kastration senkt meist; bei *Basedow* kommen Veränderungen nach jeder Richtung vor. Trotz der Beziehungen zwischen Calcium und Sympathicus (ZONDEK, KYLIN) konnte VOLLMER keine Änderung nach Injektion von vago- und sympathico-mimetischen Stoffen feststellen. Außerordentlich hohe Werte sind bei Gicht (COATES) und Arthritis deformans (PEMBERTON) gefunden worden. Die meisten acidotischen Zustände führen zur Erhöhung — Ausnahme: $MgCl_2 =$ Acidose —, alkalotische Zustände zur Erniedrigung. Die Untersuchung verschiedener Fraktionen des Calciums bei pathologischen Verhältnissen, wieviel ionisiert ist usw., würde weitere Aufschlüsse bringen; es fehlt aber noch eine exakte Methode.

Nach dem Gesagten kann das Serumcalcium nicht ohne weiteres als Maß der *Resorption* angesehen werden. Nach HALDANE wird nach oraler Zufuhr von $CaCl_2$ im wesentlichen nur das Chlorion resorbiert, aber nicht das Calcium; das Ansteigen des Calciumspiegels beruht vielmehr auf der durch die Chlorionenresorption entstehenden Acidose. Schlußfolgerung auf Resorption von Calciumsalzen aus einem erhöhten Calciumwert im Serum sind daher nicht statthaft.

Die *Ausscheidung* des Kalks erfolgt durch Niere, Darm und Galle. Nicht nur der Dickdarm, sondern auch der Dünndarm kann Calcium ausscheiden (BERGEIM). Es ist nicht möglich im Kotkalk den nicht resorbierten Kalk vom ausgeschiedenen Kalk zu trennen. Bei Durchfällen (VOORHOEVE) und nach Abführmitteln (LOEPER) ist der Darmkalk erhöht. Der Kalkgehalt der Galle beträgt nur 0,9—1,9 mg%, er wird nicht in der Leber, sondern in den unteren Gallengängen ausgeschieden (DRURY). Beim Gallenblasenfistelhund beträgt der Gallenkalk $2/_3$ des Urinkalks (GILLERT). Die Beziehung zu Leber und Gallenbildung sind jedoch sehr verwickelt. Bei Hunden mit Okklusionsikterus sind erst größere Calciumdosen tödlich als bei normalen Hunden (BOWLER); Hunde mit ECKscher Fistel brauchen weniger Calcium als normale zur Unterdrückung der parathyreopriven Tetanie (BLUMENSTOCK).

Für den *Harn* des Erwachsenen gelten 0,2—0,5 CaO als Normalzahlen, für den des Kindes 0,01—0,1 g. Sehr großes Kalkangebot und Acidose führen nach der überwiegenden Mehrheit der Untersucher zu einer Vermehrung des Harnkalks. Alkaligaben bewirkten nach BERTRAM, BECKMANN, RÜDEL, BOGERT eine Verminderung, sind nach HALDANE (60—90 g Natr. bic. beim Menschen) fast ohne Einfluß, führen nach EPPINGERs, ULLMANNs und KISHIs Versuchen zur Vermehrung. Die gleichzeitig gegebene Kost, ob Eiweiß oder Kohlenhydrate, ist dabei von Einfluß. Die Wirkung großer NaCl-Gaben hängt von der mineralischen Zusammensetzung der Kost ab (ÖHME). Der Übergang zur Fleischkost führt zu einer Vermehrung, die aber nach SHERMAN nicht mit der Säurung des Harns zusammenhängt. Adrenalin steigert den Harnkalk, Pilocarpin hat keinen sicheren Einfluß (SCHIFF, PEIPER). Über die Wirkung der Parathyreoektomie widersprechen sich die Versuche von GREENWALD und MAC COLLUM, VÖGTLIN. Bei der Acidose wie bei der Bestrahlung geht die Steigerung des Harnkalks mit einer Abnahme des Kotkalks einher. Der prozentuale Anteil des Harnkalks schwankt zwischen 18 und 72%. Basenreiche Kost (Obst, Milch, Kartoffeln) oder Alkaligaben erhöhen den Kotkalk.

Auffallend niedere Kalkwerte im Harn finden sich bei Osteogenesis imperfecta, 0,02 g (AF KLERCKER), bei Tetanie (EPPINGER) und bei Lepra (UNDERHILL).

Der *Magnesiumstoffwechsel* zeigt nahe Beziehungen zum Kalkstoffwechsel. BENEDICT und MENDEL fanden Steigerung der Magnesiumausfuhr nach Kalkgaben und umgekehrt. UNDERHILL konnte dies nicht bestätigen, BOGERT und MAC KITTRICK nur in beschränktem Maße. Bei EPPINGERs Versuchen, durch Belastung mit einwertigen Ionen die zweiwertigen zu verdrängen, gehen Magnesium und Calcium nicht parallel. Die Magnesiumausscheidung beträgt bei den in Europa gemachten Versuchen $1/_5$—$1/_3$ der Calciumausscheidung, ist nach amerikanischen Untersuchungen bei manchen Individuen sogar größer. Der Bedarf beträgt nach BERTRAM 0,45 g, nach SINDTER etwa 1 g. In einem Fall von Phosphaturie (SÖTBEER) ist der Magnesiumgehalt des Harns auffallend gering.

Während der Kalkgehalt des Körpers sich zum größten Teil in den Knochen befindet, der übrige Körper nur 0,07—0,14% enthält, besteht nicht nur die Knochenasche, sondern auch die Asche von Leber, Hirn, Milz und Muskeln etwa zur Hälfte aus P_2O_5. Der Gesamtgehalt des Körpers beträgt 2%. Die *Phosphorsäure* findet sich nicht nur in anorganischer Form, sondern auch in

Eiweiß (Nucleoproteiden), in Verbindung mit Kohlenhydraten (Lactacidogen, Monohexose-Phosphorsäure) und in Lipoiden. Der Körper kann aus anorganischer Phosphorsäure alle diese Verbindungen aufbauen. Der Bedarf beträgt nach Sherman 4 g. Da alle Nahrungsmittel mit Ausnahme der Frauenmilch mehr P_2O_5 als CaO enthalten, wird meistens die Kost reicher sein, als dem Bedarf entspricht. Die Resorption des Phosphors ist nach Heinelt mit einer Steigerung des säurelöslichen Erythrocytenphosphors verbunden. Der Gesamtphosphor im Blut beträgt 4—6 mg (Bell und Doisy, Briggs). Man unterscheidet verschiedene Fraktionen: den Lipoidphosphor und den säurelöslichen Phosphor, von dem im Serum 90% anorganisch, in den Blutkörperchen 90% organisch ist. Der organische wird wieder unterteilt in den durch das Knochenferment spaltbaren und den dadurch nicht spaltbaren P. Der Gesamtphosphor sowie die einzelnen Fraktionen und ihre Verteilung auf Körperchen und Serum schwanken nach Lebensalter, Jahreszeiten und Krankheitszuständen. Der durch das Knochenferment nicht spaltbare organische Phosphor deckt nach Robison und Kay die Verluste, die z. B. bei Acidose entstehen. Der durch das Knochenferment spaltbare Phosphor ist für die Knochenbildung von Bedeutung. Eichholz und Brüll glauben auch, daß dieses Ferment in der Niere den anorganischen Harnphosphor aus den organischen Blutverbindungen bildet. Die engen Beziehungen, besonders zur Muskeltätigkeit und den Kohlenhydratstoffwechsel machen die mannigfachen Beziehungen des Blutphosphors zu Inkretdrüsen verständlich.

Die Ausscheidung erfolgt durch Darm und Niere. Nach Bergeim wird P_2O_5 schon im mittleren Dünndarm ausgeschieden, im unteren resorbiert; der Dickdarm ist wieder Ausscheidungsstätte.

Die im Kot und Harn ausgeschiedene Menge beträgt je nach der Kost 2—8 g. Davon können bis zu 5 g auf den Harn entfallen. Die Ausscheidung im Harn verläuft mit einem Minimum in den frühen Morgenstunden. Die Ausscheidungskurve verläuft auch im Hunger wie bei Nahrungsaufnahme (Zucker). Nach Nagayama wird die Phosphorausscheidung durch Harnstoffgaben vermehrt. Alkaligaben vermindern manchmal, aber nicht regelmäßig, den Harnphosphor (Strauss, Collip). Im Frühjahr ist der Harnphosphor nur 29% der Gesamtausfuhr, im Winter beträgt er bis zu 50% (Heinelt). Bestrahlung steigert den Harnphosphor auf Kosten des Kotphosphors. Im Hunger wird Phosphor aus den Knochendepots ausgeschieden (Friedrich Müller).

Über nervöse Einflüsse auf Calcium und Phosphorausscheidung wissen wir nur einiges. Die Gesamtsäureausscheidung und die Phosphorsäureausscheidung sowie die Ammoniakausscheidung wird durch den Nervus splanchnicus major gefördert, durch den unteren Grenzstrang gehemmt. Eine vermehrte Kalkausscheidung beobachtete Dünner bei eitriger Meningitis und vorübergehend bei Polyneuritis.

Die *Therapie* scheint in einigen Fällen sehr leicht, in anderen wieder begegnet sie den größten Schwierigkeiten. Fast alle Kenner sind sich darüber einig, daß durch Diätvorschrift wenig erreicht wird. Kleinschmidt verordnete zwei Kindern, die in poliklinischer Behandlung standen, eine bestimmte Diät, die, wie er versichert, eingehalten wurde, aber keinen Erfolg brachte. Als die Kinder in die Klinik aufgenommen waren, verschwand die Harntrübung sofort; der Harn blieb sogar nach kalkreicher Kost (1—$1^1/_2$ Liter Milch und Gaben von 3—6 g Calcium lacticum) klar. Zwar blieb der Harnkalk hoch, aber es war kein Sediment vorhanden. An Spontanheilungen — wenn sie auch nur vorübergehend sind — ist nicht zu zweifeln. Perioden von Oxal- und Phosphaturie können wechseln trotz der ganz verschiedenen Ausfällungsbedingungen. Peyer beobachtete diesen Wechsel in wenigen Stunden, Moraczewski sah eine Oxalurikerin, die in den Tagen vor den Menses Phosphaturikerin war. Der Spontanwechsel erschwert natürlich das Urteil über die Wirksamkeit therapeutischer Eingriffe.

In allen Fällen mit *Hyperacidität* empfiehlt sich die UMBERsche *Atropinkur*. Man beginnt mit $^1\!/_2$ mg täglich für den Fall einer Atropinüberempfindlichkeit und steigert auf 3—4mal täglich 1 mg nach der Mahlzeit in Tropfen, Pillen oder Suppositorien. Dies wird 14 Tage lang durchgeführt und dann allmählich in der Dosis heruntergegangen; die Kur ist nach 3—4 Wochen beendet. Die Harntrübung war in der Regel dann verschwunden. Nach UMBER reagieren auch Menschen mit normaler Magensekretion auf diese Therapie. Ihre Vorteile sind: schlechte Kalkresorption infolge geringer Säuremengen im Magen und Steigerung der Harnacidität.

MINKOWSKI empfahl die Harnacidität durch Mineralsäuren zu steigern. Versuche eine Acidose durch NH_4Cl und ähnlichwirkende Substanzen zu erzeugen, sind noch nicht gemacht. Eine Erhöhung der Harnacidität verspricht keinen Erfolg, wenn der Harn schon sauer ist wie in den Fällen von DOMARUS. Er konnte durch *Alkaligaben* die Calciummmenge im Harn vermindern, die Sedimentbildung war jedoch stärker als vorher. Diese Alkalitherapie empfiehlt sich in den Fällen, in denen der Harn schon vorher alkalisch ist. Man erreicht damit eine schlechte Resorption. Wenn jedoch gleichzeitig der Magensaft subacid ist, kann man nichts davon erwarten; so im Falle LEO. LEO spricht wegen der Magensubacidität von einer allgemeinen Unfähigkeit, saure Valenzen auszuscheiden. Er erzielte mit Phosphorsäure eine vorübergehende Besserung. Diese Wirkung beruht nach VON NOORDEN auf der Bindung des Kalks durch die Phosphorsäure. Dadurch wird ebenfalls die Resorption des Kalks eingeschränkt. Diese Therapie hat vor der Alkalitherapie den Vorteil, daß sie länger durchführbar ist und sich auch für Fälle von hartnäckiger Phosphaturie eignet. Längere Alkalizufuhr in hohen Dosen hat nach amerikanischen Erfahrungen bei der Ulcustherapie zu lebensbedrohlichen Zuständen geführt.

Da konzentrierte Urine saurer sind als alkalische, empfiehlt VON NOORDEN, so wenig als möglich trinken zu lassen. Bei den stark sauren Harnen (VON DOMARUS) läßt sich ein Einfluß der Urinmenge auf die Sedimentbildung nicht feststellen; er braucht auch bei den alkalischen Urinen nicht vorhanden zu sein (KITTLITZ); hier ist bei gleicher Kost und annähernd gleichen Urinmengen die gelöste Kalkmenge einmal 0,22, ein anderes Mal 0,40 g. UMBER empfiehlt im Gegensatz dazu reichliches Durchspülen mit einfachen Säuerlingen (Selters, Sauerbrunnen, Apollinaris). VON NOORDEN rät weiter durch Muskelarbeit die Harnacidität zu steigern. Die Phosphorausscheidung wird nach vorübergehender Senkung dadurch vermehrt.

KLEMPERERs Empfehlung der Oxalsäure hat in den klinischen Fällen nicht den deutlichen Ausschlag auf die Ausscheidung des Kalkes gezeigt, den GROSS in seinen Tierexperimenten gefunden hat. Diuretica, die ebenfalls empfohlen worden sind, haben beim Phosphaturiker von DOMARUS, dem einzigen, in dem die Kalkausscheidung danach bestimmt worden ist, im Gegensatz zum Gesunden eine vermehrte Kalkausscheidung bewirkt.

Für schwere Fälle rät UMBER den Kalkgehalt der Nahrung einzuschränken, d. h. Milch, Eier und Gemüse tunlichst zu verbieten. Die *Allgemeinbehandlung* der nervösen Symptome ist nicht zu vergessen. Besondere Beachtung fand sie früher in Arsen-, Phosphor- und Strychnintherapie. Berücksichtigung der jeweiligen Reflexzone (Magen-, Darm-, Sexualneurasthenie) gebietet sich von selbst.

In hartnäckigen Fällen, die jeder Behandlung trotzen, kommt die Dekapsulation der Niere in Betracht. Die Erfolge von MYSCH sind von BIRD bestätigt worden.

4. Cystinurie (Aminosurie, Diamiurie).

Unter *Cystinurie* verstand man bisher das Auftreten von Cystin im Harn. Man glaubte, daß der Normale kein Cystin ausscheide; dies scheint nach den Untersuchungen Looneys doch der Fall zu sein. Beim Normalen treten jedoch nie Krystalle auf. Von anderen Erkrankungen mit einem Cystinbefund sind nur die schweren Leberschädigungen, z. B. nach Phosphorvergiftung bekannt.

Die übliche *Krystallform* ist die sechseckiger farbloser Tafeln. In seltenen Fällen kommen auch Nadeln vor. Die Krystalle sind in verdünnten Säuren und Ammoniak löslich. Bei Erhitzen mit Natronlauge und Bleiacetat geben sie die Schwefelbleireaktion.

Um in einem Stein Cystin schnell nachzuweisen, empfiehlt Denigès, ein kleines Körnchen (etwa 1 mg) auf den Objektträger zu bringen und vom andern Ende des Objektträgers vorsichtig einen Tropfen konzentrierter Salzsäure zufließen zu lassen. Enthält der Stein Cystin, so bilden sich Nadeln und Prismen. Diese lösen sich in Wasser, im Gegensatz zu den Harnsäurenadeln. Verdampft man das Wasser, läßt abkühlen und betrachtet dann unter dem Deckglas, an dessen Rand man einen Tropfen Wasser gebracht hat, so sieht man die bekannten hexagonalen Platten.

Die alten Untersuchungen über Cystinurie beschränken sich auf den Krystallnachweis. Spätere chemische Untersuchungen, die auf der Schwefelbestimmung beruhen, geben über den Cystingehalt des Harns keine genügende Auskunft. Zur Bestimmung des gelösten Cystins gibt es jetzt drei Methoden: Gravimetrisch (Gaskell), polarimetrisch (Magnus-Levy), colorimetrisch (Looney).

Die colorimetrische Methode soll mit weniger Verlust arbeiten als die beiden anderen.

Bei der gravimetrischen Methode wird der Harn filtriert, mit Ammoniak leicht alkalisch gemacht und nach Zusatz von Calciumchlorid, wodurch Oxalate und Phosphate ausfallen, filtriert. Das Filtrat wird mit dem $^1/_2$ Volumen Aceton, $^1/_2$ Volumen Alkohol, $^1/_2$ Volumen Äther versetzt und mit Essigsäure angesäuert. Aus dieser Lösung krystallisiert Cystin aus. Der Verbesserungsvorschlag von Magnus-Levy gibt nach Looney keine besseren Resultate. Dies sei angeführt, um die Schwierigkeit der Methode darzutun.

Nach Magnus-Levy versetzt man 300 ccm konzentrierten Urin mit 12 ccm 10% $CaCl_2$-Lösung und 18 ccm 10% NH_3-Lösung. Eine Menge des Filtrates, die 200 ccm Urin entspricht, wird mit Essigsäure schwach angesäuert, mit dem gleichen Volumen Alkohol versetzt und 3 Tage im Eisschrank aufbewahrt. Der Niederschlag auf ein kleines Munktellpapierfilter und nach Abtropfen mit 50% Alkohol, der mit Essigsäure angesäuert ist, in heißer Normalsalzsäure in Lösung gebracht. Das Filtrat dann auf 10, höchstens 15 ccm eingeengt. Eine 1%$_{00}$ige Lösung dreht im 2 dm-Rohr um 0,45° nach links; 1° Linksdrehung entspricht einer 0,223%igen Lösung. Die Drehung schwankt nach Andrews je nach pH, Art der Säure und Gegenwart von Elektrolyten.

Bei der Looneyschen Methode wird nicht gefällt. Man braucht eine Standardlösung: Cystin wird in 5%iger Schwefelsäure gelöst, so daß 2 mg im Kubikzentimeter vorhanden sind. In je einen Meßkolben zu 100 ccm werden 20 ccm gesättigte Natriumcarbonatlösung, 10 ccm 20%iger Natriumsulfitlösung und 1 ccm 20%iger Lithiumsulfatlösung gemischt, in den einen 1 ccm der Standardlösung, in den andern 1—10 ccm — meist 2 ccm — Harn gegeben. In einen dritten Meßkolben kommen die gleichen Substanzen wie in den zweiten, dem der Urin beigegeben ist; nur wird Natriumsulfit fortgelassen. In jede Flasche werden 3 ccm Harnsäurereagens von Folin und Denis gegeben und geschüttelt. Nach 5 Minuten wird auf 100 ccm aufgefüllt; die Ablesung im Colorimeter erfolgt nach 8 Minuten. Der Wert der dritten Flasche muß von dem der zweiten abgezogen werden.

Die Überlegenheit dieser Methode zeigt sich nicht in wässerigen Cystinlösungen, sondern wenn man normalem Harn Cystin zusetzt. Sie ist besonders deutlich bei kleinen Mengen, 40—80 mg auf 200 ccm (Lewis und Wilson). Nach dieser Methode werden auch im normalen Harn geringe Mengen Cystin gefunden, bis zu 10 mg in 100 ccm, im Durchschnitt 4 mg. Dieses gibt für den Tagesharn recht beträchtliche Mengen, die etwa $^1/_3$ dessen betragen, was Cystinuriker täglich ausscheiden. Damit fiele also der grundsätzliche Unterschied zwischen Normalen und Cystinurikern fort, an den auch Baumann nicht geglaubt hatte.

Cystin verschwindet beim Stehen auch aus aseptisch aufbewahrtem Harn (MAGNUS LEVY); die quantitativen Untersuchungen müssen also sofort vorgenommen werden.

Das Cystin ist eine schwefelhaltige Aminosäure. Während nach früherer Ansicht Stickstoff und Schwefel am gleichen Kohlenstoffatom saßen, erbrachten FRIEDMANN und NEUBERG den Beweis für die Formel:

$$\begin{array}{cc} CH_2S & —SCH_2 \\ | & | \\ CH(NH_2) & CH(NH_2) \\ | & | \\ COOH & COOH \end{array}$$

Durch reduktive Spaltung entstehen aus dem Cystin 2 Moleküle Cystein, durch oxydative Spaltung 2 Moleküle Cysteinsäure:

$$\begin{array}{cc} CH_2SH & CH_2SO_3H \\ | & | \\ CH(NH_2) & CH(NH_2) \\ | & | \\ COOH & COOH \\ \text{Cystein} & \text{Cysteinsäure} \end{array}$$

Cystein adsorbiert ultraviolette Strahlen, und zwar gerade die im Sonnenspektrum enthaltenen Strahlen bis zu 3000⁰ A.E. Es schützt also in Haar- und Hornsubstanz und der Linse vor diesen Strahlen. Wegen der starken Adsorptionsfähigkeit nimmt WARD eine Ringstruktur an:

$$\begin{array}{ccccccc} & H & H & & H & H & \\ & | & | & & | & | & \\ H— & C & —S & —S— & C & —H & \\ & | & & & | & & \\ H— & C & —N & —N— & C & —H & \\ & | & | & & | & | & \\ & HOOC & H & & H & COOH & \end{array}$$

Ob es zwei Cystinarten gibt, wie NEUBERG und MAYER glauben, Proteincystin und Steincystin, ist nicht sicher. Von EMIL FISCHER und SUZUKI wird es bezweifelt; ihre Erklärung des NEUBERGschen Befundes trifft nach NEUBERG jedoch nicht zu. NEUBERG selbst läßt die Frage offen.

Das *Taurin*, das an Cholalsäure gebunden in der Galle vorkommt, ist das Amin der Cysteinsäure, entsteht also aus ihr durch Absprengung der COOH-Gruppe. BERGMANN erhielt beim Hunde nach Fütterung von Cystin und Cholalsäure eine vermehrte Ausscheidung von Taurocholsäure. Damit ist der Abbau des Cystins durch Oxydation über die Cysteinsäure bewiesen.

Ein reduktiver Abbau über Cystein ist für den Hund nachgewiesen. Dieser entgiftet eingeführtes Brombenzol durch Bildung von Bromphenylmercaptursäuren, in denen Bromphenyl an S gebunden ist. Der Schluß auf den Menschen ist nicht ohne weiteres statthaft, da zwischen dem Cystinstoffwechsel von Mensch und Hund Unterschiede nachgewiesen sind.

Auf beiden Wegen des Abbaus wird die S-S-Bindung gesprengt. LICHTWITZ hält es für möglich, daß die Störung beim Cystinuriker an dieser Stelle liegt. Einen Schritt weiter würde man durch Untersuchung der Galle kommen können. Die Duodenalsondierung ist beim Cystinuriker bisher zweimal versucht worden und merkwürdigerweise beide Male mißlungen. EPPINGER hat die Blasengalle eines Cystinurikers nach dem Tode untersucht und fand nur etwa halb so viel Taurocholsäure als in zwei Kontrollfällen. Das Verhältnis zur Glykocholsäure war 1 : 4, während es in den Kontrollfällen 1 : 1,1 und 1 : 2 betrug. Nach den Analysen von HAMMARSTEN ist aber auch ein Verhältnis von 1 : 8 normal; auch für die absoluten Zahlen lassen sich nach Hammarsten Werte berechnen, die es nicht erlauben, für den Eppingerschen Cystinuriker eine Störung der Taurocholsäurebildung anzunehmen.

Die Bedeutung des Cystins geht jedoch über die des Strahlenschutzes und über die Bildung von Taurin weit hinaus. Cystin ist auch für das *Wachstum* erforderlich. Die Ernährung mit cystinarmem Eiweiß ist für den wachsenden Organismus ungenügend, z. B. mit Casein, das nur 0,25% Cystin enthält (Barnett und Sure). Beim Erwachsenen wird durch Anwesenheit von Cystin in der Nahrung die Stickstoffbilanz gebessert. Die Steigerung des Stoffwechsels geht nicht über die durch andere Eiweißkörper hinaus (Rapport). In der Milch ist das Lactalbumin der Cystinträger, es enthält etwa 4%. Das Konalbumin des Eies ist etwa ebenso cystinreich, während Ovalbumin und Ovovitelin weniger als 1% enthalten. Fibrin enthält auch etwa 4%, Blutalbumin 2,88%, das Wittepepton etwa 2%, die übrigen untersuchten Eiweißarten nur 1% oder noch weniger, wenn man von dem unverdaulichen Haar- und Hornsubstanzen und der Linse absieht; deren Gehalt beträgt 6,67—16,5%. Die Zahlen sind den Untersuchungen von Folin und Looney und von Jones, Gersdorff, Möller entnommen und liegen höher als die mit anderen Methoden gewonnenen. Das cystinreichste Nahrungsmittel ist das chinesische Vogelnest, in dem 5% des Gesamtstickstoffs auf Cystin entfällt (Wang). Bei weißen Mäusen soll nach Mitchell das Cystin durch Taurin ersetzt werden. Für die Ratte gilt dies nach Lewis und nach Rose Hudleton nicht; Beard konnte es auch nicht an weißen Mäusen bestätigen.

Durch die Arbeiten Hopkins kennen wir das *Glutathion,* die Cysteinglutaminsäure

$$HS \cdot CH_2 \cdot CH \cdot NH_2 \cdot CO{-}NHCH{-}CH_2 \cdot CH_2 \cdot COOH$$
$$\overset{|}{C}OOH$$

Dies ist vermutlich ein Bestandteil des Coferments der Atmung und vermittelt die Sauerstoffübertragung, wobei nach Warburg kleine Eisenspuren von Bedeutung sind. Dies wird von Abderhalden zwar bestritten, von Meyerhof und Harrison aber bestätigt. Ob Oxydation oder Reduktion stattfindet, wird weitgehend durch die Reaktion bestimmt; bei pH 7,5 ist die oxydierte Form, das Disulfid, beständig, bei pH 6,8 die Sulfhydrilform. Da die Gewebe die Naphthochinonreaktion (Sullivan) erst nach Hydrolyse geben, kann man die Anwesenheit von freiem Cystin oder Cystein im Gewebe ausschließen; es ist als Glutathion vorhanden, und dieses zu über 90% in der SH-Form. Der Gehalt des Embryos ist größer als der des Neugeborenen; weitere Abnahme erfolgt im Laufe des Lebens. Am reichsten ist die Leber mit 150—261 mg auf 100 g. Diese Zahlen beziehen sich auf Ratten. Das Serum ist bei allen Tieren frei, die Blutzellen enthalten bei verschiedenen Tierarten 79—150 mg %, wobei die Verteilung auf S- und SH-Form von Tierart zu Tierart verschieden ist. Im Tumorgewebe überwiegt die SS-Form; bei der Kachexie nimmt der Glutathiongehalt des übrigen Körpers ab (Thompson und Vögtlin). Geringer Gehalt an hydrierter Form wurde an Beri-Beritauben durch Sullivan festgestellt.

Schließlich wird der Schwefel des Cystins noch zur *Entgiftung* verwandt, nicht nur bei der schon erwähnten Mercaptursäurebildung, sondern auch bei der Bildung von Ätherschwefelsäuren und Phenylschwefelsäuren (Rohde). Es ist durch Taurin nicht ersetzbar (Lewis).

Versuche, durch Untersuchung des Taurins beim Cystinuriker weiter in das Wesen der Störung einzudringen, sind, wie schon erwähnt, bisher nicht gelungen. Vergiftungsversuche zur Prüfung der Fähigkeit, den Schwefel des Cystins zu

SO_4 zu verbrennen, sind begreiflicherweise nicht unternommen worden. Über verminderten Strahlenschutz ist nichts bekannt. Die Bedeutung für das Wachstum und Erhaltung des Eiweißbestandes ist klinisch bisher nur in einigen Fällen beobachtet worden.

Die klinische Untersuchung des Cystinurikers beschränkte sich in der Hauptsache darauf, Belastungsproben mit Cystin, und, da man in einigen Fällen auch andere Aminosäuren im Urin nachweisen konnte, mit diesen auszuführen. Das Verdienst, diese Methodik eingeführt zu haben, haben LÖWY und NEUBERG.

Die bei der Cystinurie gefundenen Aminosäuren sind Leucin und Tyrosin (MOREIGNE, ABDERHALDEN und SCHITTENHELM), Tryptophan (GARROD HURTLEY), Lysin (ACKERMANN und KUTSCHER). FISCHER und SUZUKI fanden in einem Cystinstein Tyrosin. Die Feststellung der *Diamine* Cadaverin und Putrescin in zwei Fällen von Cystinurie durch BAUMANN und UDRANSKI wurde kurz darauf in zwei weiteren Fällen (BRIEGER und STADTHAGEN) bestätigt. Das Cadaverin entsteht aus Arginin, das Putrescin aus Lysin durch Abspaltung der Carboxylgruppe. Es sind basische Körper, die Beziehungen zu den Alkaloiden haben (PICTET). Sie entstehen im Darm durch Fäulnis (auch bei Cholera). BAUMANN stellte die Theorie auf, daß die Cystinurie nur eine Folge der Diaminbildung sei, indem die Aminosäure sich mit den giftigen basischen Diaminen verbände und sie dadurch entgifte. Eine Darmerkrankung ist nach seiner Anschauung die Ursache der Cystinurie. Späterhin wurden aber nur noch in 2 Fällen (BÖDTKER und SIMON) Diamine im Harn gefunden. Therapeutische Versuche in dieser Richtung schlugen auch fehl, so daß diese Theorie zusammengebrochen ist.

Der Kranke von LÖWY und NEUBERG schied bei Belastung mit Tyrosin, Asparaginsäure und Proteincystin (je 5—6 g) 80—100% davon im Harn aus, von Steincystin merkwürdigerweise nichts. Lysin und Arginin führten bei ihm zur Ausscheidung der entsprechenden Diamine. In anderen Fällen war die Ausscheidung nach Belastung geringer. WILLIAMS und WOLFF fanden nur 20% der Cystingabe im Harn. Der Kranke von WOLF und SHAFFER schied nur 24% der verabreichten Asparaginsäure aus; bei diesem führte die Belastung mit 10 g Cystin zu keiner Cystinausscheidung. Auch die Cystinuriker von SIMON, ALSBERG FOLIN, GARROD HURTLEY, THIELE, HELE, ROSENFELD verbrannten die Cystinzulage. BAUMANN und UDRANSKI sind die einzigen, die mit positivem Ergebnis Diamine verfüttert haben. Von 3,0 g Putrescin-Chlorhydrat erschienen 1,6%, von 10 g Cadaverin-Acetat 7,2% im Harn. GARROD untersuchte einen Kranken, der 5 Jahre vorher Putrescin ausgeschieden hatte; nach Belastung mit Arginin trat es jetzt nicht auf. ACKERMANN konnte nach Lysingaben nur geringe Mengen Lysin, aber kein Cadaverin im Harn nachweisen. Er hält es für möglich, daß der weitere Abbau des Cadaverins schneller vor sich geht als die Bildung des Cadaverins aus Lysin und daß hierauf der negative Ausfall beruht.

Nach dem Auftreten von Aminosäuren und Diaminen hat man eine Einteilung der Cystinurie vorgenommen:

1. Reine Cystinurie.

2. Spontane Cystinurie; Ausscheidung von Aminosäuren und Diaminen nur bei Belastung.

3. Cystinurie mit spontaner Ausscheidung anderer Aminosäuren oder Diaminen.

Diese Einteilung hat rein chemisches Interesse. Klinische Unterschiede sind in den verschiedenen Gruppen nicht nachzuweisen; die einzelnen Kranken gehören zu verschiedenen Zeiten verschiedenen Gruppen an. Die oft gezogene Parallele zwischen Cystinurie und Diabetes mellitus läßt sich nicht durchführen; denn zahlreiche Fälle spontaner Cystinurie verbrennen zugelegtes Cystin. Hier eine geringe Cystinschwelle der Niere anzunehmen, d. h. die Cystinurie zum sog. Diabetes innocens in Parallele zu setzen, hat deshalb keinen Sinn, weil im normalen Serum bisher Cystin nicht nachgewiesen werden konnte. Im Serum des Cystinurikers ist es noch nicht bestimmt worden. Wie bei der Seltenheit der Erkrankung leicht verständlich, sind wir noch über verschiedene Punkte im Dunkeln. Die Versuche mit stickstofffreier Ernährung, bei der Cystin aus den Körperbeständen ausgeschieden wird (LÖWY und NEUBERG) zeigen, daß die Störung nicht im Darm sitzt, weder eine Abbaustörung durch Fehlen der Verdauungsfermente noch eine Störung der Synthese in der Darmwand vorliegen kann. Unerklärlich ist die von diesen beiden Forschern gefundene Tatsache, daß höhere Peptide besser verträglich sind als Dipeptide. Bei subcutaner Zufuhr wird weniger Cystin verbrannt als bei oraler. Hier liegen jedoch zu komplizierte Verhältnisse vor, als daß sich bindende Schlüsse ziehen ließen. Auch der Einbau des Cystins in das Eiweißmolekül des Körpers muß dem Cystinuriker in völlig genügendem Umfange möglich sein; eine cystinärmere Zusammensetzung des Körpereiweißes ist nicht vorstellbar. Auch die — lebensnotwendige — Glutathionbildung muß der Cystinuriker zustande bringen. Hiervon sind nur einige Ausnahmen bekannt; sie betreffen Kinder. So bleibt nur die Annahme übrig, daß der Abbau gestört ist. Dabei ginge also dem Cystinuriker nur der Brennwert von 0,5—1,8 g Cystin täglich verloren, ein geringer Verlust, dem auch das vollkommene Gesundheitsgefühl der meisten Cystinuriker entspricht. Ob die Unfähigkeit zum Abbau durch Anlagerung an die Aminogruppe oder S-Gruppe, oder beide erfolgt — hierdurch kann im Tierexperiment die Verbrennung verhindert werden —, weiß man nicht. Die chemischen Eingriffe, durch die man im Experiment das Cystin unverbrennbar machen kann, sind von Tierart zu Tierart verschieden.

Im Gegensatz zu der vielseitigen biologischen Bedeutung des Cystins — in neuerer Zeit wurde sie auch für die Wirkung von Heilmitteln festgestellt —, und zu den interessanten Aufschlüssen über die Biologie verschiedener Tierarten, die man aus weiterer Forschung erwarten kann, steht die Eintönigkeit des klinischen Krankheitsbildes der Cystinurie. Der erste bekannt gewordene Fall betraf eine Cystinsteinbildung (WOLLASTON 1810). Im Jahre 1879 waren 57 Fälle, 1900 103, jetzt sind 175 Fälle bekannt. Weit über die Hälfte der Fälle stammen aus germanischen Ländern, was jedoch mit der medizinischen Ausbildung und dem Interesse an chemischen Fragen zusammenhängen kann und nicht auf Unterschieden der Rasse, des Klimas, der Ernährungsweise zu beruhen braucht. Auch aus Japan sind Cystinsteine berichtet, nach der Statistik von NAKANO 7mal unter 600 Fällen. Dies würde, wenn kein Zufall vorliegt, einen außerordentlich großen Prozentsatz darstellen. Bei der kleinen Zahl bekannter Fälle kann das Übergewicht der Männer über die Frauen Zufall sein. Die Störung tritt nicht zu selten familiär auf, etwa in einem Viertel der bekannten Fälle waren mehrere Mitglieder betroffen, einmal eine Mutter und 6 Kinder (COHN). Das familiäre Vorkommen kann jedoch noch häufiger sein, denn in einem großen Teil der Untersuchungen wurde nur das Sediment berücksichtigt. Außerdem ist eine einmalige Untersuchung nicht beweisend, da mehrmals vorübergehende Cystinurien nachgewiesen worden sind. Die Menge des ausgeschiedenen Cystins beträgt 0,5—1,5 g, im Fieber sogar 1,8 (MAGNUS LEVY).

Ehe die Arbeiten von BAUMANN und NEUBERG die Aufmerksamkeit auf die chemischen Verhältnisse lenkten, wurde auf die Cystinurie eine Reihe von Beschwerden zurückgeführt: Rheumatismus (SALISBURY), Verdauungsbeschwerden (LOEBISCH). Diese Ansichten haben sicher keine allgemeine Geltung. Ganz dürften sie jedoch nicht abzulehnen sein. UMBER sah bei einem Cystinuriker ein schmerzhaftes Infiltrat im Musculus pectoralis, dessen Größe und Schmerzhaftigkeit sich bei stärkerer Cystinzufuhr steigerte. Danach ist die Möglichkeit von Ablagerung des Cystins im Muskelgewebe und von rheumatischen Beschwerden gegeben.

Die häufigsten Beschwerden sind jedenfalls die *Steinbeschwerden.* Auch sie treten nicht in allen Fällen auf. Der Cystinuriker von LÖWY und NEUBERG war über 50 Jahre alt und wurde zufällig entdeckt; später bekam auch er einen Cystinstein. In einem Fall von ACHILLES-MÜLLER wurde dagegen dreimal in 6 Jahren die Nephrotomie gemacht. In anderen Fällen ist nach der Operation die Cystinurie fortgeblieben (post nicht propter). Für die Cystinsteinbildung gilt dasselbe, was über die anderen Steine schon gesagt ist, daß als Grundlage eine Steindiathese angenommen werden muß. Es gibt reine Cystinsteine, aber daneben auch Mischsteine, deren Zusammensetzung in verschiedenen Schichten wechselt; bei Cystinurikern sind außer Cystinsteinen Phosphat- und Oxalatsteine beobachtet worden (MÖRNER, LÖWY-NEUBERG, BLEY, MACPHALL, EBSTEIN, ABDERHALDEN, ROSENFELD). Nicht in allen Fällen wurde beim Cystinstein Cystin in Lösung oder im Sediment nachgewiesen. Relativ oft wurde neben dem Cystin ein Oxalatsediment beobachtet (CONTI, LÖBISCH, ABDERHALDEN und SCHITTENHELM). Die Steine sind röntgenologisch feststellbar (KIENBÖCK, eine schöne Abbildung bei SCHOTTMÜLLER).

Bei Colicystitis wurde Schwefelwasserstoffbildung im Urin von BÖDKER und UMBER festgestellt; bei gleichzeitiger Gegenwart von Traubenzucker im Urin könnte nach KONDO Mercaptan gebildet werden. Sonst wird von klinischen Symptomen nur einmal ein schlecht heilender Knochenbruch mit verzögerter Callusbildung erwähnt (SIMON). Das ist der einzige Fall beim Erwachsenen, in dem die Stoffwechselstörung sich ausgewirkt zu haben scheint. Früher glaubte man, daß, obwohl das Befinden der Cystinuriker im allgemeinen gut war, die Cystinurie mit langem Leben nicht vereinbar sei. Ein Fall von SOUTHAM war der einzige, der einen Menschen über 50 Jahre betraf. THOMPSON stellte später die Cystinurie sogar bei einem 80 jähr. Manne fest. Die alte Auffassung ist also nicht haltbar.

Dagegen scheinen bei Kindern die Verhältnisse doch anders zu liegen. Ein von KAUFMANN-ABDERHALDEN in Basel beobachteter Fall stellte lange ein Kuriosum dar. Es handelte sich um ein atrophisches cystinurisches Kleinkind, bei dem in mehreren Organen Cystinablagerungen gefunden wurden. LIGNAC hat später aber drei ähnliche Fälle beobachtet. Zwei Geschwister des Baseler Kindes sind unter ähnlichen Erscheinungen der Atrophie gestorben — freilich ohne ärztliche Beobachtung. Man darf annehmen, daß die Cystinurie für Kleinkinder nicht harmlos ist, vielmehr die Ursache der tödlichen Atrophie sein kann. Diese klinische Anschauung entspricht völlig den Befunden, die BARNETT und SURE am wachsenden Tier erhoben haben. Höhere Grade der Cystinurie, in denen freilich dann anzunehmen ist, daß nicht nur der Abbau des Cystins gestört ist, sondern auch der Einbau ins Eiweißmolekül oder die Bildung von Glutathion, wären also mit dem Leben unvereinbar. Auf die Verhältnisse des Glutathion müßten spätere Fälle untersucht werden.

In den Fällen von LIGNAC waren mannigfache Störungen vereint; bei einem Kinde bestand außerdem schwere Rachitis, Glykosurie und Pentosurie. Zweimal war Hydrocephalus vorhanden. Die Sektion ergab einmal Nierenstein, zweimal trübe Schwellung der Niere. An 7 Mäusen erzielte LIGNAC ebenfalls durch Cystininjektionen 6 mal eine trübe Schwellung, 1 mal eine eitrige Pyelonephritis. LEWIS erhob ähnliche Befunde am Kaninchen. Eiweißreiche Nahrung mit verhältnismäßig großen Cystinmengen kann (NEWBURGH), braucht aber nicht (ADDIS) zur trüben Schwellung zu führen. Die auch beim Erwachsenen festgestellte Nierenschädigung braucht also nicht immer Folge der Steinbildung zu sein, sondern kann auch durch die Cystinausscheidung zustande kommen. Das Auftreten von Eiweiß könnte auch in diesen Fällen, wie LICHTWITZ es für die Harnsäure nachgewiesen hat, die Sedimentbildung befördern. Wie KAUFMANN fand auch LIGNAC Cystinablagerungen und zwar in Leber, Milz, Lunge, Mesenterialdrüsen, Leukocyten. Die Krystalle liegen zum Teil in den Zellen und buchten den Kern gelegentlich deutlich ein. Bei den experimentellen Mäusebefunden wurden Cystinablagerungen im Peritonealüberzug in Leber und Milz gefunden. Für einen der ältesten Fälle von Cystinurie (MAROWSKI 1868) besteht eine entfernte Möglichkeit, daß er hierher gehört. Ein 44 jähriger Mann, der vor 12 Jahren Malaria durchgemacht hatte, erkrankte mit Gelbsucht, acholischem Stuhl, kleiner Leber und großer Milz; Cystin wurde im Harn nachgewiesen. Es ist freilich wahrscheinlicher, daß hier eine der Phosphorvergiftung analoge schwere Leberschädigung vorgelegen hat, als daß hier die Cystinablagerung Ursache des Leidens gewesen sind.

Die *therapeutischen* Ratschläge sind widerspruchsvoll. Da die Cystinausscheidung stark schwanken kann, Spontanbesserungen, vielleicht auch Dauerheilungen vorkommen, ist der Erfolg der Therapie bei einer so seltenen Krankheit schwer zu beurteilen. Das erstrebenswerte Ziel, die Cystinausscheidung durch Beschränkung der Zufuhr herabzusetzen, wird wegen der Lebenswichtigkeit des Cystins nur in beschränktem Maße sich durchführen lassen. Es ist zweckmäßig, die Feststellung, wie weit bei cystinarmer Ernährung die Cystinausscheidung heruntergeht, in der *Klinik* zu machen. Die Auswahl der Nahrungsmittel muß den Cystingehalt berücksichtigen. Oben wurde der Gehalt verschiedener Eiweißarten schon angegeben. Aber der Cystingehalt ist sicher nicht allein maßgebend. LOONEY sah Fälle, in denen die Cystinausscheidung nach Belastung mit reinem Cystin geringer war als nach Eierkost mit entsprechendem Cystingehalt. Er fand bei eiweißarmer Kost in 6 Fällen eine Abnahme der Cystinausscheidung. Der Unterschied bei dieser und eiweißreicher Kost war sehr viel geringer als der zwischen eiweißarmer Kost ohne und mit Zulage von Natrium bicarbonicum. Danach wäre die Eiweißeinschränkung nicht von so wesentlicher Bedeutung. Dies kann jedoch von Fall zu Fall verschieden sein. In einem Fall von KLEMPERER und JAKOBY war der sog. endogene Cystinwert außerordentlich gering. Dieser müßte jedenfalls festgestellt werden, ehe man den Kranken die eiweißarme Kost verordnet. Pflanzenkost wurde schon von LÖBISCH und MESTER empfohlen; TOEL, EBSTEIN (nach Linsen), CANTANI fanden jedoch danach erhöhte Ausscheidung.

PROUT hat im Gegensatz zu allen andern die Säuretherapie empfohlen. Zur *Alkalitherapie* riet schon CANTANI; KLEMPERER und JAKOBY haben sie durch Analysen belegt und zur Anerkennung gebracht. Es ist sicher nicht ohne weiteres richtig, daß im alkalischen Urin eine geringere Sedimentbildung erfolgt. Die Kranken von SIMON und SCHOTTMÜLLER hatten meist alkalischen Urin; ein Kranker von EBSTEIN hatte das stärkste Sediment in der alkalischen Morgenportion. Der Harn des Falles von KLEMPERER hatte vor der Alkalibehandlung bis zu 0,5697 g Cystin in Lösung und später während der Behandlung blieben nicht einmal 0,03 gelöst. Aber die Gesamtmenge nahm beträchtlich ab. KLEMPERER und JAKOBY nehmen deshalb an, daß im alkalischen Milieu das Cystin leichter verbrannt werde. SMILLIE fand nur eine Abnahme des Sediments, nicht des Gesamtcystins. LOONEY stellte in den schon erwähnten Untersuchungen den Neutralschwefelgehalt des Harns fest; dieser blieb gleich. LOONEY glaubt daher, daß das Cystin nicht verbrannt, sondern nur in einer Bindung ausgeschieden werde, in der es dem Nachweis entzogen ist; wäre Cystin verbrannt worden, so hätte der Neutralschwefel abnehmen müssen.

Es sind also von drei verschiedenen Forschern drei verschiedene Ergebnisse festgestellt worden. In dem therapeutisch wesentlichen Punkt der Abnahme des Sediments stimmen sie überein. ROSENFELD sah in einem Fall zunächst keine Wirkung, später gute Wirkung auf die Sedimentbildung; wobei die Gesamtmengen manchmal hoch, manchmal niedrig waren. Der Neutralschwefel war bei ihm auch oft hoch.

Die Versuche mit Abführmitteln, entsprechend der BAUMANNschen Fäulnistheorie, waren ergebnislos. Nur MESTER behauptet mit Lac sulfuris Erfolge gesehen zu haben. Die CANTANIsche Terpentintherapie (Diureticum? Oxydationsbegünstigung?) scheint niemand nachgeprüft zu haben. SIMON und CAMPBELL haben auf Grund der BERGMANNschen Versuche Cholalsäure verabreicht, um das Cystin als Taurocholsäure in die Galle abzulenken. Sie bezeichnen selbst die Ergebnisse als nicht eindeutig; doch sind weitere Versuche in dieser Richtung zu empfehlen. Eine Quecksilberkur wurde, wie es scheint, mit Erfolg in einem Falle von EBSTEIN durchgeführt.

5. Alkaptonurie.

Der Harn des Alkaptonurikers wird hell entleert und dunkelt an der Luft. Diese Dunkelfärbung wird durch Zusatz von Alkali begünstigt; deshalb gab der Entdecker dieser Störung, BÖDEKER (1851), ihr den Namen Alkaptonurie (ἅπτειν-haften). Praktisch wichtiger ist, daß der Alkaptonurikerharn die TROMMERsche Probe gibt. Dadurch ist schon mehrmals die Diagnose auf Diabetes irrtümlich gestellt worden. Aber der Harn reduziert Wismutoxyd nicht; auch die Gärungsprobe ist negativ. Zur quantitativen Bestimmung dient ammoniakalische Silberlösung (BAUMANN). Außer der dunklen Farbe kommen auch die rote und rötliche vor. Der Farbton hängt nach MÖRNER nicht nur von der Konzentration des Stoffes ab, der die Färbung gibt, sondern auch des Ammoniaks und Sauerstoffs. Die Harnsalze können bei zu großer Konzentration die Reaktion hemmen. KATSCH hat durch Zusatz verschiedener Mengen H_2O_2 eine ganze Farbskala erhalten; bei der niedrigsten Konzentration tritt die Schwarzfärbung ein, bei der höchsten Entfärbung. Eine sehr feine Reaktion haben KATSCH und NÉMET angegeben.

Man schüttelt eine Harnprobe mit einigen Kubikzentimetern Äther aus und gießt diesen auf ungebrannten Kalk. Nach schöner, aber flüchtiger Blaufärbung bleibt ein gelblicher oder bräunlicher Fleck zurück.

Wegen der vorübergehenden Blaufärbung mit Eisenchloridlösung vermuteten EBSTEIN und MÜLLER ein Brenzcatechinderivat im Urin. BAUMANN gelang der Nachweis, daß es sich um die Hydrochinonessigsäure — die Homogentisinsäure — handelt. In einzelnen Fällen tritt außerdem die Uroleucinsäure auf (KIRK, MEYER-LANGSTEIN, UMBER). HUPPERT hat sie als höheres Homologe der Homogentisinsäure (Hom. S.) als Hydrochinonmilchsäure aufgefaßt. Die von NEUBAUER dargestellte Hydrochinonmilchsäure stimmte jedoch in ihren Eigenschaften, Schmelzpunkt usw. nicht mit der Uroleucinsäure überein.

BAUMANN fand weiter, daß die Ausscheidung von der Eiweißzufuhr abhängig ist und daß verfüttertes Tyrosin mehr oder weniger vollständig als Homogentisinsäure im Harn erscheint. Nachdem ERICH MEYER darauf aufmerksam gemacht hatte, daß der Tyrosingehalt der Nahrungsmittel nicht genügt zur Bildung der ausgeschiedenen Homogentisinsäure, fanden FALTA und LANGSTEIN im Phenylalanin eine weitere Muttersubstanz. Die dritte aromatische Aminosäure, das Tryptophan, führt nicht zur Homogentisinsäureausscheidung.

Die Frage, ob die Homogentisinsäure ein normales Abbauprodukt dieser beiden Aminosäuren darstellt, wird von den meisten Forschern bejaht, seit ABDERHALDEN nach 50 g Tyrosin Homogentisinsäure im Harn nachgewiesen hat. Da der Alkaptonuriker zugeführte Homogentisinsäure nicht verbrennt, wohl aber der Normale dazu imstande ist, wurde das Wesen der Störung darin gesehen, daß der Alkaptonuriker ein normales Stoffwechselprodukt nicht weiter abbauen kann. NEUBAUER hat eine Reihe Substanzen verabreicht, über die der Abbau des Tyrosins zur Homogentisinsäure denkbar ist, und fand, daß der Weg über die Oxyphenylbrenztraubensäure gehen muß, die der Normale verbrennt, nach der der Alkaptonuriker jedoch Homogentisinsäure ausscheidet. ERICH MEYER stellte den Quotienten Homogentisinsäure : N auf (N = 100). Dadurch war eine Beziehung zu dem Gesamteiweißstoffwechsel geschaffen. Bei mehreren Kranken war dieser auch, wenn die Kostform wechselte, konstant; wobei man freilich vom ersten Tage des Wechsels absehen muß, weil die Ausscheidung der Homogentisinsäure einen Tag früher erfolgt als die des Stickstoffs. Alle Tatsachen stützten die FALTAsche Lehre von der absoluten Verbrennungs-insuffizienz beim Alkaptonuriker.

GROSS und ALLARD äußerten die ersten Zweifel, da ihr Fall einen höheren Quotienten bot als die bisher bekannten. Das gleiche gilt für die Fälle von ZIMPER und FROMHERZ. FROMHERZ nahm deshalb die Versuche DAKINs über die Verbrennbarkeit m- und p-methylierter aromatischer Aminosäuren wieder auf und erweiterte sie. Seine Versuche ergaben, daß noch ein zweiter Abbauweg bestehen muß. Sein Alkaptonuriker schied Homogentisinsäure quantitativ aus, verbrannte aber über $2/3$ der NEUBAUERschen Zwischenstufe, der Paroxyphenylbrenztraubensäure. Man kann sich also den Abbau des Tyrosins auf folgende Weise vorstellen (das Phenylalanin wird zunächst in Tyrosin umgewandelt):

Da Homogentisinsäure eine Säure ist und in recht großen Mengen entleert wird, hat schon ERICH MEYER eine Acidose für möglich gehalten und deshalb den Ammoniakgehalt des Harns bestimmt. Er war nicht hoch, weshalb ERICH MEYER eine Acidose für seinen Fall ablehnte. Im Falle von GROSS und ALLARD waren die absoluten Ammoniakzahlen höher, wenn die Homogentisinsäure-ausscheidung groß war, z. B. 3 g NH_3 bei 16 g Homogentisinsäure, 0,85 NH_3 bei 9,8 Homogentisinsäure; aber bei nur wenig höherer Homogentisinsäureaus-scheidung von 10,6 g betrug die Ammoniakausscheidung 3,2 g. Wenn man nicht mit FRIEDRICH MÜLLER die absoluten NH₃-Werte, sondern mit SCHITTEN-HELM den prozentualen Anteil des Ammoniakstickstoffs am Gesamtstickstoff als Maß der Acidose auffaßt, so kann man für die beiden letzten Tage des GROSS-ALLARDschen Versuches diesen aus einer angeführten Tabelle berechnen; er beträgt bei einer Homogentisinsäureausscheidung von 9—10 g, 4,2—4,7⁰/₀, d. h. er ist normal. Für die Tage mit der hohen Ammoniakausscheidung finden sich keine N-Werte angegeben; man kann aber errechnen, daß die Gesamtstickstoffausscheidung an diesen Tagen mehr als 33 g betragen müßte, um einen SCHITTEN-HELMschen Koeffizienten unter 7⁰/₀ zu erhalten; es wird also eine Acidose hier bestanden haben. In dem 14 tägigen Versuch von SCHUMM wechselte die Homogentisinsäureausscheidung zwischen 6 und 16 g, der prozentuale NH₃-N war stets normal: 5—7⁰/₀ des Gesamt-N. Es bestand also keine Beziehung zwischen Hom.-Säureausscheidung und Ammoniakkoeffizient. In einem Versuche von UMBER verändern sich die Ammoniak- und die Homogentisinsäureausscheidung immer gleichsinnig; die Ammoniakausscheidung ist sehr hoch. Der SCHITTENHELMsche Koeffizient NH₃-N : N freilich beträgt 16,1⁰/₀ in der Periode mit der geringsten Homogentisinsäureausscheidung (4,2 g), nur 5,8⁰/₀ in der Periode mit der höchsten Homogentinsinsäureausscheidung (13,6 g) (Periode 3 u. 4). GIBSON HOWARD fand eine geringe Acidose von 7—8⁰/₀ in seinem Fall. Eine Gesetzmäßigkeit der NH₃-Ausscheidung bei Alkaptonurie gibt es also nicht. Eine Homogentisinsäureacidose besteht sicher nicht in jedem Fall, z. B. nicht in den Fällen von ERICH MEYER und von SCHUMM. Die NH₃-Ausscheidung ist jedoch kein eindeutiges Maß der Acidose. Die Auffassung, daß gesteigerte NH₃-Werte im Harn begrifflich und quantitativ der Acidose gleich zu setzen seien, besteht nicht zu Recht.

Mit den Methoden der Blutanalyse ist das Säurebasengleichgewicht bisher nie untersucht. KATSCH hat bei seinen Beobachtungen die Acetonkörper des Harns und der Atemwege als Maß der Acidose genommen. Da wir wissen, daß auch bei alkalotischen Zuständen eine Vermehrung der Acetonkörperausscheidung vorkommt, so sind diese Bestimmungen auch nicht strikt beweisend. Klinisch handelt es sich in seinen Fällen um Hunger- und Fieberacidose bei einem Kind, wobei nach neueren Untersuchungen wieder fraglich ist, ob im Fieber eine Acidose vorliegt.

Die Ergebnisse von KATSCH widersprechen der Anschauung von einer Homogentisinsäure-Acidose. Denn er findet, daß im Zustand der Acidose die Homogentisinsäureausscheidung abnimmt und sogar fehlen kann. In dem Versuch der ersten Arbeit sinkt die Homogentisinsäure entsprechend der Steigerung der Acetonkörper; in dem Versuch der zweiten Arbeit ist diese Gesetzmäßigkeit nicht so deutlich ausgesprochen. KATSCH unterscheidet eine geringe Homogentisinsäureausscheidung bei Eiweißhunger — in diesen Fällen nimmt auch die N-Ausscheidung ab, der Quotient Homogentisinsäure : N bleibt gleich — und einem Absinken der Homogentisinsäure bei Kohlenhydratkarenz — mit Acidose; der Quotient wird kleiner, evtl. 0. Es liegt nahe daran zu denken, daß bei der Acidose keine Homogentisinsäure aus Tyrosin entsteht, sondern der andere Abbauweg eingeschlagen wird. Hierbei spielen jedoch noch andere unbekannte Faktoren eine Rolle außer der Acidose. Denn ein Hungerkünstler, der Homogentisinsäure vor seinem Hungerversuch verbrannte, schied im acidotischen Zustand des Hungerversuches unter den gleichen Bedingungen Homogentisinsäure aus. Im Fieber machte KOOPMANN die gleiche Beobachtung wie KATSCH, GROSS und ALLARD aber fanden eine Steigerung des Quotienten Homogentisinsäure : N. HIRSCH, der über eine vorübergehende Alkaptonurie berichtet, fand die Homogentisinsäureausscheidung nur an Fiebertagen.

Im Serum wurde Homogentisinsäure nur von ABDERHALDEN nachgewiesen. In UMBERS Fall war es nicht zu finden, obwohl dieser Kranke außerordentliche hohe Säuremengen ausschied. Gross fand, daß das Serum des Normalen zugesetzte Homogentisinsäure zu zerstören vermag, das des Alkaptonurikers aber nicht. Katsch wies nach, daß es sich bei dieser Zerstörung um die Bildung von Alkaptochrom handelt, daß aber nicht, wie Gross glaubte, fermentative Prozesse vorliegen, sondern oxydative. Er nimmt an, daß im Serum des Alkaptonurikers Hemmungskörper für die Oxydation vorhanden sind und daß der acidotische Zustand irgendwie die oxydativen Prozesse begünstige. Durch große Tyrosingaben erzielte Soederbergh einen Umschlag einer negativen Wassermannschen Reaktion in eine positive.

Der von Erich Meyer eingeführte Quotient Homogentisinsäure : N, d. h. die Betrachtung der Homogentisinsäureausscheidung im Rahmen des Eiweißstoffwechsels hat sich wiederholt fruchtbar bewiesen. Die Faltasche Lehre von der absoluten Abbau-Insuffizienz stützte sich nicht nur darauf, daß dieser Quotient in den damals untersuchten Fällen gleich war, sondern auch darauf, daß die gefundene Höhe des Quotienten dem Gehalt der Eiweißkörper an Tyrosin und Phenylalanin etwa entsprach. Ein Quotient Homogentisinsäure : N = 50 entspricht 50 g Homogentisinsäure auf 625 g Eiweiß = 8% Gehalt an diesen beiden Aminosäuren. Sieht man von Hornsubstanzen ab, so ist es der höchste Gehalt, den Eiweißkörper besitzen; bei den meisten Eiweißkörpern ist er geringer. Die Feststellung eines höheren Quotienten (Gross und Allard, Zimper, Fromherz, Umber) bedeutet für den Körper einen stärkeren Verlust an Tyrosin und Phenylalanin als an den übrigen Aminosäuren. Umber denkt an Retention mit ungleichmäßiger Ausscheidung. Sein Kranker hatte bei der ersten eiweißreichen Periode schon eine zu hohe Homogentisinsäureausscheidung im Verhältnis zur N-Ausscheidung. Die Erklärung deckt sich auch nicht mit der Erfahrung, daß die Homogentisinsäure sehr schnell ausgeschieden wird; so fiel bei 4tägiger Plasmonfütterung mit dem Tage des Aussetzens die Homogentisinsäure von 18 g auf den Normalwert von 3,9 g (Meyer-Langstein). Für den dreiwöchentlichen Versuch Umbers beträgt der Quotient 83. Der Harn-N von 227 g würde 113,5 g Homogentisinsäure entsprechen, wenn alles Eiweiß als 8%ig — also zu hoch — angesehen würde. Er scheidet aber 187 g aus. Rechnet man, daß alles Phenylalanin und Tyrosin resorbiert und abgebaut wurde, also weder für die Kot-N, noch für das retinierte Eiweiß in Betracht kommt, so könnten die zugeführten 293,31 g Stickstoff nur etwa 146,7 g Homogentisinsäure bilden. Der Fromherzsche Fall hatte ebenfalls einen hohen Quotienten, und das, obwohl hier die Möglichkeit bestand, einen Teil des Tyrosins zu verbrennen. Die methodischen Fehler liegen in der Richtung, daß man zu wenig Homogentisinsäure findet, aber nicht zu viel. Es bleibt also keine andere Erklärung, da Haar- und Nägel-Analysen des Alkaptonurikers einen normalen Gehalt an Aminosäuren ergeben haben, als die Annahme, daß die Bildung der Homogentisinsäure auch noch aus anderen Substanzen möglich ist.

Nach den vorliegenden Untersuchungen bestehen also nicht nur große Unterschiede zwischen verschiedenen Alkaptonurikern, sondern auch die Theorie der Alkaptonurie ist, wie Katsch hervorhebt, noch in verschiedenen Punkten dunkel. Die Menge der ausgeschiedenen Homogentisinsäure schwankt zwischen 2 und 20 g bei Normalkost, der Quotient Homogentisinsäure : N zwischen 40 und 140. Die NH_3-Ausscheidung ist in einigen Fällen normal bei hoher Homogentisinsäureausscheidung, geht manchmal dieser parallel, ist manchmal völlig unabhängig von ihr.

Klinisch sind etwas über 100 Fälle bekannt. Das Leiden geht bis auf die frühe Kindheit zurück (schwarze Flecke in den Windeln), wird aber nicht immer so früh bemerkt, da der Harn, besonders wenn er sauer ist, sehr lange — bis zu 14 Tagen — hell bleiben kann. Alkalischer Harn kann statt der schwarzen

Farbe eine rötliche aufweisen, weshalb schon die Vermutungsdiagnose auf *Porphyrinurie* gestellt wurde. Die positive TROMMERsche Probe im hellen Harn hat schon mehrmals zu einer Verwechslung mit *Diabetes* geführt.

In einer beträchtlichen Zahl der Fälle trat das Leiden familiär auf. GARROD beobachtete es 19mal bei 43 Mitgliedern von 9 Familien. Mehrmals wurde es bei Geschwistern beobachtet (KIRK, OSLER, KOLACZEK, EBSTEIN, DEBENEDETTI). In den Fällen DEBENEDETTI, CUTHBERT, POULSEN waren die Eltern blutsverwandt. Die Männer werden häufiger befallen als die Frauen. Mehrere Stammbäume sind schon veröffentlicht, der folgende stammt von PIETER (St. Domingo).

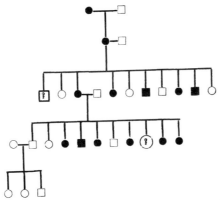

Abb. 1. Kreis männlich; Quadrat weiblich; ? Totgeburten; dunkel Alkaptonuriker. Alle Glieder der dritten Generation haben Kinder, aber Alkaptonuriker finden sich nur in der hier wiedergegebenen vierten Generation, nicht in den anderen Familien. (Wiedergegeben nach ACHARD.)

In vielen Fällen haben die Kranken keine Beschwerden, einige Male ist Brennen beim Wasserlassen angegeben worden (STANGE, GROSS und ALLARD, EBSTEIN). Die Störung galt lange als harmlos. Vorübergehende Alkaptonurie unter dem Einfluß von Krankheiten wurde einige Male beobachtet: einmal bei Bauchfelltuberkulose, einmal bei Pyonephrose, einmal bei Diabetes. Eine verminderte Toleranz wurde ebenfalls bei Diabetes gefunden (FALTA) und einmal bei ADDISONscher Krankheit (KATSCH).

ALBRECHT wies zuerst auf die Möglichkeit eines Zusammenhangs mit der *Ochronose* hin. Der erste beweisende Fall stammt von OSLER 1904. Seither sind 26 Fälle bekannt geworden. UMBER sieht in der Ochronose eine ernste Gefahr, die jedem Alkaptonuriker droht, wenn er sie erlebt. Die von VIRCHOW entdeckte Ochronose besteht in einer Verfärbung von knorpeligem, sehnigem und bindegewebigem, d. h. durchweg gefäßarmem Gewebe. Nach PICK entsteht das Pigment aus Oxyphenylen; außer den intermediären Abbauprodukten des Tyrosins kommt noch Carbol bei chronischem Gebrauch in Betracht. PICK vermutet Entstehung durch Fermentwirkung. Dies ist durch die neuesten Versuche von KATSCH widerlegt. Die Schwarzfärbung des Knorpels durch Homogentisinsäure haben GROSS und ALLARD im Experiment schon nachgewiesen. KATSCH fand, daß auch die übrigen Gewebe des Körpers sich schwarz färben, wenn auch nicht so intensiv. Er nimmt an, daß in vivo die Pigmentbildung an den übrigen Stellen fehlt, weil die gute Sauerstoffversorgung zur Entfärbung führt. Außerdem ist es denkbar, daß der Knorpel sich deshalb intensiver färbt, weil das Knorpelgewebe nicht die Fähigkeit hat, das Tyrosin in seine Eiweißmoleküle einzubauen. Gelenkerkrankungen, Arteriosklerose und Endokarditis sind auf die Pigmentablagerung zurückgeführt worden. Die Beziehungen zwischen

Gelenkerkrankung und Pigmentablagerung wird von den einen so aufgefaßt, daß die Pigmentablagerung die Ursache der Gelenkerkrankung ist. Auffallend ist jedoch, daß die mannigfachsten Erkrankungen vorkommen: deformierende, ankylosierende, auch osteomalacische Knochenerkrankungen (Söderbergh, Puhl). Die Ochronotiker von Albrecht und Hansemann hatten intakte Gelenke, Poulsen fand bei starker Gelenkveränderung fast keine Pigmentablagerung. Dieser Fall legt es nahe, die Pigmentablagerung als sekundär aufzufassen. In dem von Umber veröffentlichten Stammbaum zeigten jedoch alle Alkaptonuriker Gelenkerkrankungen, nicht aber die übrigen Familienmitglieder, was stark für die primäre Rolle der Pigmentablagerung spricht.

Im Tierexperiment ist die Erzeugung von Ochronose bisher nicht gelungen. Alkaptonurie ist beim Tiere zweimal beobachtet worden, einmal beim Pferd (Meyer und Wolff), einmal beim Kaninchen (Lewis).

Klinisch sind bis jetzt 42 Fälle von Ochronose beschrieben, davon 26 bei Alkaptonurie. Typisch ist nach Fishberg nur die Ablagerung in den Knorpeln. Nasenknorpel und Ohrenknorpel (wobei die Helix freibleibt), gelegentlich auch der Lidknorpel schimmern bläulich durch. Die Skleren können bräunlich verfärbt sein, manchmal in ganzer Ausdehnung, manchmal nur in der Gegend der Pinguecula. Auch blaue Nägel sind beobachtet worden. Die bläulichgrüne Verfärbung in der Achselhöhle, der Leistengegend und den Interdigitalfalten beruht nicht auf Absonderung des Pigments mit dem Schweiß (Garrod, Umber), sondern durch die Talgdrüsen. Comedonen und Cerumen können tiefschwarz sein. Dunkle Nierensteine (Pick, Ebstein) und melanotische Zylinder sind beobachtet worden. In manchen Fällen scheinen die kleinen Fingergelenke blau durch (Osler). Der Fall Kolaczek wurde erst am amputierten Fingergelenk als Alkaptonurie erkannt. Äußere Pigmentationen fehlten auch in den Fällen Gross-Allard, Clemens-Wagner. Die jüngsten Kranken waren 23 Jahre (Poulsen) und 30 Jahre alt (Kolaczek), die überwiegende Mehrzahl stand jenseits des 40. Lebensjahres.

Die *Therapie* begnügt sich einstweilen damit, den Eiweißgehalt der Nahrung, besonders der tyrosin- und phenylalaninhaltigen Nahrungsmittel (Käse, Fleisch) einzuschränken. Die Homogentisinsäureausscheidung läßt sich durch kohlenhydratarme Kost verringern (Mateyka). Dies entspricht den Erfahrungen von Katsch und Koopmann. Ob man dadurch aber der Ochronose vorbeugt, darüber liegen noch keine Erfahrungen vor. Koopmann prüfte den Einfluß verschiedener Inkretpräparate und fand nach Thyreoidin eine Vermehrung der Ausscheidung. Baar hat nach Seruminjektion einen bedeutenden Abfall erzielt. Abführmittel, nach der Baumannschen Theorie, daß eine Darmerkrankung zugrunde liege, sind nutzlos; mehrmals stieg danach die Homogentisinsäureausscheidung (Embden, Mittelbach).

6. Porphyrinurie (Hämatoporphyrinurie).

Die Bezeichnung Hämatoporphyrinurie stammt aus den Zeiten, in denen nur Hämato- und Meso-Porphyrin bekannt waren (Hoppe-Seyler, Nencki), und man ohne weiteres annahm, daß das im Organismus gebildete Porphyrin mit dem Hämatoporphyrin identisch sei. Seitdem aber nachgewiesen ist, daß die vom Menschen ausgeschiedenen Porphyrine chemisch von diesen Hämatoporphyrinen verschieden sind, ist der neutrale Name Porphyrinurie zweckmäßiger. Günther spricht von nativem Hämatoporphyrin im Gegensatz zu den früher bekannten, die er durch den Eigennamen des Entdeckers unterscheidet. Diese Bezeichnung gibt aber 1. zu Verwechslungen Anlaß und 2. haben neuere Untersuchungen wahrscheinlich gemacht, daß die biologischen

Porphyrine gar nicht vom Hämoglobin des Blutes abstammen wie die künstlichen.

Die Chemie der Porphyrine ist in den letzten Jahrzehnten durch WILLSTÄTTER, HANS FISCHER, SCHUMM und ihren Mitarbeitern gefördert worden. Die Ergebnisse der einzelnen Forscher decken sich nicht in allen Punkten, weshalb es zweckmäßig ist, sich bei der Darstellung an die Anschauungen eines einzigen Forschers zu halten. Da die biologisch interessierenden Porphyrine in der Hauptsache durch die Untersuchungen von HANS FISCHER aufgeklärt wurden, wird hier seiner Darstellung gefolgt.

Die Porphyrine, die aus dem Blut- oder Blattfarbstoff gewonnen werden, sind eisen- bzw. magnesiumfrei. WILLSTÄTTER hat zahlreiche Porphyrine aus Chlorophyll dargestellt und in gemeinsamen Arbeiten mit MAX FISCHER das Ätioporphyrin gewonnen, eine sauerstofffreie, hochmolekulare Substanz, die sich sowohl aus Chlorophyll als aus dem Blutfarbstoff gewinnen läßt; freilich sind die 4 Pyrrolkerne des Ätioporphyrins im intakten Chlorophyll nicht vorhanden. Durch Einführung von Magnesium bzw. Eisen konnte er in die Reihe des Chlorophylls oder Hämoglobins hineingelangen, ein neuer Beweis für die enge Verwandtschaft beider Farbstoffe.

Die verschiedenen Porphyrine unterscheiden sich durch ihre Löslichkeit und durch ihr Spektrum. Die verschiedene Löslichkeit wird zur Trennung benutzt. Gemeinsam ist allen Porphyrinen, daß sie im sauren Medium 3, im alkalischen 4 Streifen zeigen. Die Unterscheidung der verschiedenen Porphyrine durch die spektroskopische Untersuchung beruht auf verschiedener Lage der Streifen. Die Unterscheidung kann jedoch in Gemischen versagen, weil dort statt zweier Spektren ein Mischspektrum auftritt. Dann ist die Überführung in den krystallisierten Ester und die Schmelzpunktbestimmung erforderlich. Eine Reihe von Porphyrinen werden heute noch nach Eigennamen oder Löslichkeitsbedingungen bezeichnet. Die chemische Konstitution weitgehend geklärt zu haben, ist das Verdienst von HANS FISCHER. Die verschiedenen Porphyrine unterscheiden sich nach ihm durch die Anzahl der Carboxylgruppen. Bei dem am längsten bekannten künstlich aus Hämoglobin gewonnenen sind nur zwei Carboxylgruppen, beim Koproporphyrin 4, bei Uroporphyrin 8 vorhanden. Entsprechend ist die Formel für das Mesoporphyrin $C_{34}H_{36}O_4N_4$ und für Kopro- und Uroporphyrin 2 bzw. 6 Kohlenstoffatome und 4 bzw. 12 Sauerstoffatome mehr. Die Porphyrine sind amorphe braune Stoffe, die sich in verdünnter Salzsäure purpurähnlich, in verdünnter Natronlauge mehr gelblich lösen. Man kennt auch die farblosen Porphyrinogene, die als Leukoverbindungen bezeichnet werden. Die Überführung des Koproporphyrins in seine Leukoverbindung und die Rückverwandlung ist FISCHER gelungen. Das Auftreten des Urobilins bei dieser Reaktion ist ein Beweis für die Verwandtschaft der Porphyrine mit dem Gallenfarbstoff. Daß ihr Auftreten im Organismus auf einer Störung der Gallenfarbstoffbildung beruht, ist möglich, aber nicht sichergestellt. Auf der Fluorescenz der Porphyrine beruht die LANGEKERsche Probe. Die Porphyrine haben lichtsensibilisierende Eigenschaften, sind aber außerdem im Dunkeln giftig. Die Dunkelgiftigkeit entspricht nicht der Giftigkeit bei Belichtung. Nach H. FISCHER ist Hämatoporphyrin am giftigsten, dann Kopro-, am wenigsten Uroporphyrin für Tiere, die in der Dunkelheit gehalten werden. Die Lichtschädigungen sind jedoch am deutlichsten nach Uroporphyrin.

Das *Koproporphyrin* findet sich schon beim Normalen im Stuhl und auch im Harn. Im Serum ist es nachweisbar. Bei perniziöser Anämie ist es im Kot und Serum vermehrt. FISCHER hat es in der Kuhmilch nachgewiesen. Danach ist anzunehmen, daß es unabhängig von animalischer Kost gebildet wird. Das Auftreten von Porphyrin im Harn und Stuhl des Normalen hat schon GARROD nachgewiesen; FISCHER hat festgestellt, daß es sich hier immer um das Kopro-porphyrin handelt.

Der Organismus hat die Fähigkeit das Koproporphyrin in Uroporphyrin zu verwandeln durch Einführung von 4 weiteren Carboxylgruppen. Dieser Stoff wurde zuerst von FISCHER bei dem bekannten Porphyrinuriker Petry nach-gewiesen. Mit der höheren Zahl von Carboxylgruppen steigt die Harnfähigkeit des Porphyrins und ebenso die Giftigkeit bei Lichtsensibilisierung, während die Dunkelgiftigkeit geringer wird. Von Zwischensubstanzen ist nur eine mit 5 Carboxylgruppen isoliert worden; aber die Existenz weiterer ist deshalb wahrscheinlich, weil der Schmelzpunkt des Uroporphyrin-Methylesters häufig zu niedrig gefunden wird. Auch das Auftreten eines Porphyrins, das im Gegen-satz zum Uroporphyrin ätherlöslich war, aber sich vom Koproporphyrin trennen ließ, im Serum von Petry spricht für die Existenz solcher Zwischenprodukte. Die Ätherlöslichkeit des Koproporphyrins wird zur Trennung benutzt, das Uroporphyrin ist in allen gebräuchlichen Lösungsmitteln unlöslich. Die Carboxy-lierung wurde von FISCHER zuerst in die Niere verlegt, eine Ansicht, die hinfällig wurde, als er das Uro. P. im Serum, SCHUMM es im Pleuraexsudat nachwies. Bei der Organanalyse des Porphyrikers Petry wurde Uro. P. in Leber, Niere, Knochen und Knochenmark gefunden. Das Knochenmark sieht FISCHER als Hauptbildungsstätte des Uro. P. an.

Ein weiteres Porphyrin kommt im Kote nach Blutgenuß und bei Blutungen vor. Dies Porphyrin wurde zuerst von SNAPPER gefunden. PAPENDIEK hat eine Methode zur Trennung dieses Porphyrins vom Koproporphyrin ausgearbeitet (mit heißem Eisessig). Dieses Porphyrin ist nach FISCHER identisch mit dem KÄMMERER-Porphyrin. KÄMMERER erhielt es durch Verimpfung von Stuhl-proben auf bluthaltigem Nährboden. Es entsteht nur, wenn gewisse Bakterien-gemische, darunter Anaerobier, zur Bebrütung benutzt werden. Das KÄMMERER-Porphyrin läßt sich vom Koproporphyrin auch spektroskopisch trennen. Der Nachweis dieses Porphyrins im Stuhl ist eine sehr scharfe Blutprobe.

Man findet also beim Menschen und Tier drei schärfer charakterisierte Porphyrine, von denen eines, das KÄMMERER-Porphyrin, durch Fäulnis von Blut gewonnen wird, ein anderes das Koproporphyrin, sich nach FISCHER aus allen Organen gewinnen läßt außer aus Blut, das dritte, das Uroporphyrin an unbe-kanntem Orte aus Koproporphyrin durch Carboxylierung entsteht. Das Koproporphyrin findet sich schon unter normalen Verhältnissen, das Uro-porphyrin ist ein pathologisches Produkt, das KÄMMERER-Porphyrin ist ein Zeichen der Blutfäulnis. Der Umstand, daß Kopro- und Uroporphyrin unter experimentellen Bedingungen nicht aus Blut gewonnen werden können, hat FISCHER veranlaßt, in Analogie zum Chlorophyll A und B (WILLSTÄTTER) im tierischen Organismus zwei Hämoglobine A und B anzunehmen.

Das Hämoglobin A, das des Blutes, ist die Muttersubstanz des KÄMMERER-Porphyrin, das Hämoglobin B die des Koproporphyrins. FISCHER hat seine ursprüngliche Ansicht, daß Hämoglobin B der Muskelfarbstoff sei, fallen lassen, weil er bei der paroxysmalen Hämoglobinämie der Pferde, bei der bekanntlich der Muskelfarbstoff schwindet, das gewöhnliche Hämin im Harn beobachtet hat. Ein solcher Dualismus war schon früher von MAC MUNN an-genommen worden, aber wegen HOPPE SEYLERS autoritativen Widerspruch hatte sich diese Ansicht nicht durchgesetzt. FISCHER hat die Untersuchungen Mc MUNNs bei niederen Tieren wieder aufgenommen. Er hat dabei in den Eier-schalen der Vögel das Oo.-Porphyrin gefunden. Dieses stammt vom Hämo-globin A und ist isomer mit dem Mesoporphyrin. Das Eisensalz seines Esters ist identisch mit dem von KÄMMERERs Porphyrin und dem PAPENDIEKschen Schwefelwasserstoffporphyrin. In Muskeln von Säugetieren, Vögeln und

Fischen fanden FISCHER und seine Mitarbeiter nur Koproporphyrin (SCHUMM nicht). Über die Zugehörigkeit des Porphyrins, das in der Rückenhaut der Regenwürmer sich findet, läßt sich nichts Bestimmtes sagen. In der Winterhefe konnte FISCHER zusammen mit SCHNELLER Koproporphyrin nachweisen; das in der Sommerhefe auftretende KÄMMERER-Porphyrin beruht auf Verunreinigung, läßt sich also nicht für den Dualismus bei der Hefe deuten. Die Hefe hat jedoch die Fähigkeit, aus Rinderblut KÄMMERER-Porphyrin zu bilden. FISCHER hat auch in der Milch der Kokosnüsse und in sorgsam gereinigtem Gras Porphyrine gefunden; diese stimmten weder mit KÄMMERERs Porphyrin noch mit Koproporphyrin spektroskopisch überein. FISCHER hält es für möglich, daß das Koproporphyrin, dessen Vorhandensein in der Hefe er nachgewiesen hat, die gemeinsame Muttersubstanz von Blut- und Blattfarbstoffen ist. Seine umfassenden Untersuchungen zeigen, wie verbreitet die Porphyrine in der organischen Welt sind. Es liegt nahe, ihnen eine physiologische Bedeutung zuzusprechen wegen ihrer lichtsensibilisierenden Fähigkeit und ihrer Ätherlöslichkeit. FISCHER denkt an Beziehungen zu den Vitaminen. Jedenfalls sind die Stoffe biologisch nicht nur Curiosa, wie es dem Arzt leicht scheinen könnte.

Die Wege, die dem Organismus zur *Entgiftung* der Porphyrine offen stehen, sind uns nur dürftig bekannt. Die schöne Färbung in den Schwungfedern des afrikanischen Vogels Turakus beruht auf dem Kupfersalz des Uroporphyrin, das auf diese Weise seiner lichtsensibilisierenden Eigenschaft beraubt wird. Der menschliche Organismus scheint nur die Fähigkeit zu haben, das Kupfersalz des Kopro. P. zu bilden (FISCHER). Der braune Farbstoff, der im Urin des Porphyrinurikers entleert wird, hat ebenfalls entgiftende Eigenschaften. Er ist wie FISCHER und ZERWECK nachwiesen, in der chemischen Zusammensetzung dem gewöhnlichen gelben Harnfarbstoff sehr ähnlich. In beiden findet sich Leucin, Tyrosin, Histidin, Arginin. Die Menge des Farbstoffes scheint dem Porphyringehalt des Urins parallel zu gehen. FISCHER leitet den Farbstoff aus der Eiweißkomponente des Hämoglobins B ab. Die giftige Wirkung des Porphyrins auf Paramäcien bei Belichtung bleibt aus, wenn man der Porphyrinlösung Harnfarbstoff zusetzt.

Mit der *Klinik des Porphyrins* haben sich besonders GARROD und GÜNTHER beschäftigt. Bei diesen klinischen Untersuchungen, die schon zum guten Teil viel weiter zurückliegen als die FISCHERschen Arbeiten, ist in der Mehrzahl der Fälle eine Unterscheidung der Porphyrine nach den FISCHERschen Kriterien nicht vorgenommen worden. Den Nachweis der Porphyrinausscheidung im Harn des Normalen, auch des Vegetariers und des Säuglings hat GARROD erbracht. GÜNTHER fand im Meconium einen Porphyringehalt, der auf die Trockensubstanz berechnet prozentual höher liegt als beim Erwachsenen. Diese Tatsache ist deshalb wichtig, weil sie die Porphyrinausscheidung, unabhängig von aufgenommener Nahrung und der Darmflora beweist. GÜNTHER hat dann weiter in zahlreichen Versuchen bei Normalen und bei verschiedenen Krankheitszuständen Normalzahlen aufgestellt und Anhaltspunkte gesucht, bei welcherlei Erkrankungen eine vermehrte Ausscheidung stattfindet, um auf diese Weise das Geheimnis der Porphyrinurie zu lichten. Durchschnittlich werden im Harn weniger als 0,1 mg täglich und im Kot weniger als 1 mg (auf 100 g Trockensubstanz berechnet) ausgeschieden. Die Schwankungen sind jedoch groß. Pathologisch sind erst Harnwerte, die über $^3/_4$ mg im Liter betragen. Bei diesem Grenzwert zeigt der porphyrinhaltige Urin, mit Salzsäure angesäuert, in 5 cm-Schicht ein deutliches Spektrum. Die Schwankungen, die bei verschiedenen Krankheiten getroffen werden, sind nicht größer als die beim Normalen. GÜNTHER legt für die Pathogenese der Porphyrinurie großen Wert auf die Tatsache, daß die Werte bei Vergiftungen und Anämien (Malariaanfälle, Vergiftungen mit chlorsaurem

Kali und Nitrobenzol, Hämoglobinurie, hämorrhagischen Erkrankungen) nicht erhöht sind, dagegen bei Leberkranken relativ hoch liegen. Daraus schließt er die Bedeutungslosigkeit des Blutzerfalls. Günther und Garrod sind unabhängig voneinander zu der Vermutung gekommen, daß in der Leber ein Enzym vorhanden sei, das den Umbau des Porphyrins besorgt. Die Beziehungen zwischen Porphyrin und Gallenfarbstoff wurden schon erwähnt. Dafür spricht auch der hohe Gehalt der Galle an Kopro. P. und der Nachweis von Kopro. P. in Gallensteinen (Weiss, Fischer). In hämorrhagischen Exsudaten beim Nichtporphyriker ist Porphyrin bisher nicht gefunden worden.

Die Vermehrung des im Kot ausgeschiedenen Porphyrins hat schon Stokvis in Fällen gefunden, in denen keine Porphyrinurie vorlag. Es wurde schon erwähnt, daß sich dieses Porphyrin vom Blut ableitet und nicht das gewöhnliche Koproporphyrin ist. Nach Snapper ist zur Bildung dieses Porphyrins die Gegenwart von Galle notwendig, auch Robitschek fand im acholischen Stuhl nie Porphyrin. Andererseits hat jedoch Kämmerer bei seinen Versuchen gefunden, daß Galle die Bildung des Porphyrins verzögert. Fischer fand es in der Galle des Porphyrikers Petry. Noch ein zweiter Widerspruch findet sich über das im Kot ausgeschiedene Porphyrin. Nach Papendiek, der zwei Selbstversuche machte, findet sich bei fleischfreier Kost kein Koproporphyrin im Stuhl, nach Fischer ist dies wohl der Fall. Es steht Befund gegen Befund. Porphyrin im Sputum hat Kämmerer nachgewiesen. Es stammte aus gangränösen Lungenherden. Es ist mit dem Porphyrin, das durch Fäulnis aus Blut entsteht, identisch. Beziehungen zur Porphyrinurie bestehen natürlich nicht. Günther hat Versuche angestellt, die Darmflora von Porphyrikern umzustimmen und dabei keinen Einfluß auf die Ausscheidung von Porphyrin erzielt. Das war nach Fischers Anschauungen zu erwarten; denn die Bakterien bilden Porphyrin aus Hämoglobin A; bei der Porphyrinurie ist jedoch ein vom Hämoglobin B abgeleitetes Porphyrin vermehrt.

Tierexperimente mit Porphyrininjektionen haben unsere Kenntnis vom Krankheitsbild und vom Wesen der Porphyrinurie nicht wesentlich gefördert. Günther hat starke Dilatation der oberen Darmteile, Streckkrämpfe und Lähmungserscheinungen beobachtet. Sensibilisierungsversuche an weißen Mäusen (Haussmann) sind positiv ausgefallen, doch unterschieden sich die Symptome wesentlich von den bei Menschen beobachteten. Es treten zwar Nekrosen auf, bei stärkerer Belichtung sogar Ödeme, aber nicht die charakteristischen Eruptionen. Dies liegt nicht an der Tierart, denn in den berühmten Selbstversuchen von Meyer-Betz trat auch nur Ödem und Rötung auf. Fränkel hat in Versuchen an Meerschweinchen eine Ablagerung des Porphyrins in den wachsenden Knochen festgestellt, beim erwachsenen Tier nur im Callus. Wurde die Injektion ausgesetzt, so schwand allmählich das Porphyrin wieder aus den Knochen. Diese Ablagerung wird auch in klinischen Fällen beobachtet, z. B. bei Kindern an den Zähnen. Nach Fischer und Königsdörffer ruft nur Uro. P. diese Knochenfärbung hervor. Nach Lignac sollen Calciumchloridinjektionen, nach Awoki Natriumsulfit die akute Porphyrinvergiftung bei weißen Mäusen verhindern können. Über die therapeutische Ausnutzung ist nichts bekannt.

Werden größere Mengen als die erwähnten Normalzahlen ausgeschieden, so liegt nach denjenigen Autoren, die sich eingehend damit beschäftigt haben, die Störung vor, die man früher als Hämatoporphyrinurie bezeichnet hat, die Günther, weil die Ausscheidung im Urin nur ein Symptom ist, aber nicht einmal ein wesentliches, Hämatoporphyrie nennt. Am zweckmäßigsten wäre es wohl, die Vorsilbe Hämato wegzulassen und sie nur Porphyrie zu nennen. Die Namengebung in dieser seltenen Krankheit ist zwar schon wirr genug, aber unsere geringen Kenntnisse machen es uns zur Pflicht, möglichst einen

Namen zu wählen, der uns nicht auf die heutigen Kenntnisse und Anschauungen festlegt.

Diese Störung tritt in 2 Formen auf. Bei der einen beobachtet man Darmkoliken, Obstipation und Erbrechen, die anfallsweise auftreten, bei der anderen führt die Lichtempfindlichkeit zu Hauterscheinungen. GÜNTHER hat die erste Form als akute, die zweite nicht als chronische, sondern als kongenitale bezeichnet, weil in der Mehrzahl der Fälle die Lichtempfindlichkeit von Geburt an besteht. Diejenigen Fälle, die sich nicht bis auf die ersten Lebensjahre zurückverfolgen lassen (bis 1922 8 Fälle), hat er in der neuesten Zusammenfassung gar nicht mehr berücksichtigt.

Es ist auffallend, daß die Trennung dieser beiden Formen ganz scharf ist und Mischformen nicht vorkommen. Es ist völlig dunkel, weshalb in der einen Gruppe die glatte Muskulatur des Verdauungskanals — nicht auch andere Organe mit glatter Muskulatur —, in der anderen Gruppe nur die Haut betroffen ist. Es liegt nicht an verschiedenen Porphyrinen. Uroporphyrin wurde in Erkrankungen beider Gruppen schon nachgewiesen; vielleicht bestehen quantitative Unterschiede.

Danach liegen Besonderheiten in der Anlage der betreffenden Individuen vor, die zusammen mit der Tatsache, daß die experimentelle Porphyrinvergiftung andere Erscheinungen hervorruft, dazu führen muß, die Porphyrine nicht als alleinige Ursache der krankhaften Erscheinungen anzusehen, sondern nur als eine mit anderen Anlagestörungen verbundene Anomalie des Hämoglobinstoffwechsels. Dabei scheint es zwangsläufig gegeben zu sein, daß entweder eine Überempfindlichkeit der Haut, oder eine der Darmmuskulatur, aber nie beide und nie keine von beiden — es gibt keine Porphyrinurie ohne Beschwerden der einen oder der anderen Art — besteht. Die Porphyrie wird von GARROD unter die „chemischen Mißbildungen" gerechnet, von GÜNTHER als „sehr seltene Stoffwechselanomalie" angesehen. Das heißt, die krankhafte Anlage wird von beiden betont, wie sie auch äußere Momente nur als auslösend oder begünstigend gelten lassen.

Auslösende Ursachen kennen wir nur bei der akuten Form, von der bis 1925 im ganzen 110 Fälle bekannt waren, davon 79, bei denen die Erscheinungen nach Sulfonal oder Trional aufgetreten sind, d. h. in 72% der Fälle ist eine äußere Ursache bekannt. Unter den übrigen 31 sind 2 Fälle im gleichen Hause zu gleicher Zeit aufgetreten (RANKING-PARKINTON), für die GÜNTHER einen toxischen Einfluß annimmt. 2 Personen (WEISS) waren an gleicher Stelle beschäftigt, so daß dieselbe Annahme sich hier aufdrängt. Wenn somit nur knapp 25% der Fälle „Idiopathisch" sind, so läge es nahe, auch für sie eine exogene Ursache zu suchen und die Berechtigung einer idiopathischen Form abzustreiten. Die allgemeinen Grundsätze statistischen Denkens lassen sich jedoch nicht auf Krankheiten übertragen, die so selten sind wie die Porphyrie. In diesem Falle wird man sich auch nicht dadurch abschrecken lassen, daß für eine Konstitutionsanomalie die zu erwartende Erblichkeit fehlt. Es gibt nur einen Fall (PARKES und ESTEN), in dem 2 Schwestern erkrankt sind und angeblich die Großmutter die gleichen Erscheinungen geboten hat. Es bestehen auch keine Beziehungen zu der Gruppe Diabetes, Gicht usw. Angaben über Nervosität in der Familie sind nur einige Male gemacht; trotzdem stehen alle Kenner des Gebietes auf dem Standpunkte, daß es ein konstitutionelles Leiden ist, und auch diejenigen, die die Fruchtbarkeit des Zweifels an Begriffen wie „Idiopathisch" hochschätzen, schließen sich ihnen an. Denn es handelt sich um ein im Vergleich zu anderen Krankheiten auffallend gleichmäßig verlaufendes Krankheitsbild. Schon die Monotonie der verschiedenen Krankengeschichten erweckt die Überzeugung einer „inneren Gesetzmäßigkeit".

Die *Anlage* wird von Günther dahin charakterisiert, daß die befallenen Individuen meist Neuro- oder Psychopathen sind, dunkle Haare und Hautfarbe haben. Eine vermehrte Porphyrinausscheidung findet sich auch in Zeiten, in denen klinische Störungen nicht vorliegen.

Der porphyrinhaltige *Urin* fällt in der Mehrzahl der Fälle durch seine Färbung auf. Diese schwankt zwischen rötlich und braunschwarz, wobei nach gutem medizinischen Brauch die Farbnüancen durch Vergleich mit Weinsorten (Malaga, Portwein, Burgunder usw.) näher bezeichnet werden. Die intensive Färbung rührt nicht vom Porphyrin her, sondern von Begleitfarbstoffen (Urobilin, Urofuscin). Manchmal verrät nur eine rötliche Fluorescenz dem Kundigen die Ausscheidung. Wichtig ist, daß der Harn auch normal gefärbt sein kann, nämlich, wenn das Porphyrin als Leukobase ausgeschieden wird. Nach Müller macht solch klarer Harn in Wäsche aus Pflanzenfasern jedoch rötliche Flecke.

Für den spektroskopischen Nachweis sowohl als die Fluorescenzprobe wird der Harn zunächst alkalisch gemacht, wobei die Phosphate das Porphyrin mitreißen. Für die Fluorescenzprobe wird der Niederschlag auf dem Filter ausgewaschen, dann in einem Schälchen mit Alkoholsalzsäure (8 Teile Alkohol, 2 Teile Salzsäure) gut verrieben und 3 Minuten auf dem Wasserbad ausgezogen. Das dann gewonnene Filtrat zeigt die Fluorescenz am deutlichsten in einem Licht, das reich an ultravioletten Strahlen ist. Porphyrin zeigt tiefrote Fluorescenz.

Auch eine Verwechslung mit anderen Harnfarbstoffen ist möglich (Skatolrot, Urorosein usw.). So lag eine Porphyrie vor in den Fällen von Maase, Gutstein und vielleicht auch von Forschbach.

Die *akute Form* ist durch Anfälle von Darmkolik gekennzeichnet. Diese treten manchmal so leicht auf, daß an Porphyrin nicht gedacht wird, weil das schwere Krankheitsbild bekannter ist. In ausgesprochenen Fällen kann der Zustand so bedrohlich sein, daß der Verdacht auf Ileus oder Perforation entsteht. Es sind solche Fälle operiert worden. Dabei wurden hochgradige Dünndarmspasmen festgestellt. Diese Spasmen können so stark sein, daß die Dünndarmschlingen an der hinteren Bauchwand zusammengedrängt liegen. Die Röntgenuntersuchung zur Zeit der Anfälle zeigt ebenfalls die hochgradigen Dünndarmspasmen. Weiss fand 2 Stunden nach Einnahme der Probemahlzeit noch den ganzen Speisebrei im Magen und Duodenum; das Ileum, das nach 6 Stunden leer zu sein pflegt, war nach 36 Stunden noch voll Speisebrei. Das Duodenum ist stets hochgradig erweitert, der Magen kann auch spastisch sein. Der Dickdarm ist dilatiert oder kontrahiert. Diese Spasmen bedingen die klinischen Symptome: *Schmerzen, Erbrechen, Obstipation.* Trotz stärkster Schmerzen ist der Leib weich, was die Unterscheidung von bedrohlichen Erkrankungen, die chirurgischen Eingriff erfordern, möglich macht. Man muß freilich die Aufmerksamkeit ablenken, da die stark erregten und ängstlichen Kranken sonst Abwehrbewegungen machen, sobald sich die Hand der Bauchwand nähert. Die Schmerzen werden meist in der Mitte des Leibes angegeben; sie können aber auch anders lokalisiert sein, auch ausstrahlen, z. B. in die Oberschenkel. Im Erbrochenen kann Blut und Porphyrin nachweisbar sein. Die Obstipation kann über eine Woche anhalten, wobei Spasmen sowohl als Atonien ursächlich in Betracht kommen. Leichte Grade erinnern an den Symptomenkomplex des Ulcus. Im Falle Weiss war diese Diagnose sechs Jahre vorher gestellt worden, vermutlich mit Unrecht. Die neuropathische Grundlage findet sich bei beiden Erkrankungen. Sie äußert sich im Anfall auf mannigfache Weise: Erregung, Angst, Schlaflosigkeit, Delirien, Parästhesien usw. Einen Teil dieser „nervösen" Erscheinungen darf man als toxisch auffassen (vielleicht auch manches Nervöse in der anfallsfreien Zeit); denn häufig schließen sich an den Anfall *Neuritiden* an. Manchmal sind einzelne Nerven betroffen. In der großen

Mehrzahl der Fälle verläuft die Polyneuritis unter dem Bilde der aufsteigenden Lähmung (LANDRYsche Paralyse). Aber es kommen auch ganz ungeregelte Bilder vor: Neuritis optica, Lähmung der Hirnnerven, Nystagmus, Pyramidenzeichen.

Die schon in der Anlage bestehende stärkere *Hautpigmentation* nimmt während des Anfalls zu, manchmal auch schon vorher. Die Verfärbung kann in einzelnen Flecken (Chloasma) oder diffus auftreten. Sie kann sich auf einzelne Körperteile beschränken (Gesicht, Skleren, Unterleib, Haare) oder die ganze Haut befallen. Farbtöne vom chinesengelb bis kaffeebraun werden angegeben. Schleimhautpigmentationen kommen nicht vor.

Der *Harn* ist stark sauer und zeigt in den typischen Fällen die schon erwähnte rote Farbe. Auch diese Verfärbung kann schon *vor* dem Anfall eintreten. Wenn die ungefärbten Vorstufen des Porphyrins ausgeschieden werden, dunkelt der Harn beim Stehen nach. Eiweiß und Zylinder treten in der Hälfte der Fälle auf. Auffallend ist, daß in vier Fällen eine paroxysmale Kältehämoglobinurie bestand (QUERNER, PAL, MONRO, GARROD). GÜNTHER hält dies für ein zufälliges Zusammentreffen; er glaubt nicht, daß das Porphyrin beim Abbau des Hämoglobins entsteht, sondern bei der Synthese. In einem Falle von WEISS wurde Cystin und Leucin gelegentlich im Harn gefunden.

Die *Prognose* ist schlecht. Von den 31 bekannten Fällen sind 19 gestorben. Der Tod kann im schweren Anfall in 4 Tagen eintreten. Die höchste Zahl der beobachteten Anfälle beträgt 7 (Grund). Pausen bis zu $3^1/_2$ Jahren zwischen den Anfällen sind beobachtet. Auch schwerste Anfälle und ausgedehnte Lähmung können überstanden werden. Ein Kranker von GÜNTHER mit ausgedehnten Lähmungen wurde nach 10 Monaten als geheilt entlassen, starb aber einen Monat später. Nach mehreren Anfällen leidet der Allgemeinzustand (Gewichtsabnahme, Anämie).

$68^0/_0$ der bekannten Fälle betreffen Frauen. In einigen Fällen wurden Beziehungen zu den Menses festgestellt (BOSTROEM, MAASE, GUTSTEIN, WEISS I). Im Fall WEISS II verschwand die Porphyrie nach der Entbindung. FISCHER erinnert daran, daß die Porphyrinbildung auch in der Vogelwelt beim weiblichen Geschlecht größer ist (Oo.-Porphyrin als Farbstoff der Eierschalen).

Die Sektionsbefunde (nach GÜNTHER 8) haben einmal eine Cystenniere ergeben, sonst nur leichte Veränderung an dieser oder jener Inkretdrüse. Außerdem hat SNAPPER zwei Fälle klinisch beobachtet, bei denen sich in der Gegend der großen Ganglien des Oberbauchs ein Befund erheben ließ, einmal eine Tuberkulose, einmal eine Pyonephrose. Es bestanden hier weder Koliken noch Neuritiden. SNAPPER glaubt, daß hier die Nerven geschädigt waren, die den Porphyrinstoffwechsel der Leber regulieren. Daß mit den üblichen Methoden der Leberfunktionsprüfung sich bisher nie eine Schädigung nachweisen ließ, kann an den Methoden liegen, die jeweils nur eine der zahlreichen Leberfunktionen prüfen. EHRENBERG veröffentlichte, durch SNAPPERs Arbeit veranlaßt, einen Fall, bei dem ebenfalls dem Porphyrinanfall vor mehreren Jahren eine Bauchfelltuberkulose vorangegangen war.

Die akute Form ist 68 mal nach *Sulfonal* und 11 mal nach *Trional* beobachtet worden. Auch sie befällt meistens Frauen ($90^0/_0$) und verläuft fast immer tödlich. GÜNTHER hat diese Fälle als *Haematoporphyria acuta toxica* abgegrenzt. Es wurde schon erwähnt, daß er die Bezeichnung toxisch nicht im üblichen Sinne verstanden haben will, wie man von toxischer Anämie und toxischem Darmkatarrh spricht, sondern daß er das Gift nur als auslösend ansieht. Der in der Literatur beschriebene Verlauf dieser Fälle zeigt in einigen Fällen Abweichungen von dem der idiopathischen Form. Pigmentationen sind seltener. Der Charakter eines „Anfalls", wenn man darunter nicht nur den hohen Grad der Symptome, sondern auch den plötzlichen Beginn und steilen Anstieg versteht, ist nicht immer gewahrt. Obstipation und Leibschmerzen können sich schon einige Tage und Wochen vorher melden; Krankheitsgefühl und Apathie sind nach Angabe der Psychiater, die die meisten Fälle beobachtet haben, Warnungssignale. Das typische Bild der LANDRYschen Paralyse ist häufiger, die Mortalität daher noch größer. Über das Auftreten weiterer Anfälle, nachdem die Schlafmittel weggelassen waren, ist nichts berichtet. Wie bei allen Vergiftungen bestehen große Unterschiede in der toxischen Dosis. Bei den einen treten Erscheinungen auf nach ein- bis dreimaliger Verabreichung (4 bis 6 g), in anderen Fällen werden ungeheuere Mengen vertragen (über 1500 g in 6 Jahren). Auch bei Tieren läßt sich die Porphyrinurie nur in einer geringen Anzahl der Fälle erzeugen. Wenn auch Trional und Sulfonal heute nur noch wenig gebraucht werden, tut man doch gut, sich bei diesen Symptomen ihrer zu erinnern, die Kranken danach zu fragen, und wenn man selbst diese Mittel verordnet, gerade wegen des schleichenden Einsatzes sorgsam auf die ersten Anzeichen zu achten.

Das Auftreten bei *Typhus* hält GÜNTHER auf Grund seiner Untersuchungen für ein zufälliges Zusammentreffen. Dem Porphyrinnachweis im Harn als Frühsymptom der gewerblichen *Bleivergiftung* spricht er jegliche Bedeutung ab. Die Porphyrinausscheidung auch bei schwerer Bleivergiftung liegt im Bereich des Normalen. Er sieht in der Ausscheidung eines Arbeiters aus dem Betriebe wegen dieses Befundes einen Eingriff in die persönlichen Verhältnisse, der medizinisch in keiner Weise gerechtfertigt ist.

Die *Therapie* ist rein symptomatisch. Atropin ist gegen die Spasmen machtlos. Opium und seine Derivate können Linderung verschaffen, ebenso Wärmeapplikation (lokal und Bäder). Leichte, flüssige Kost, Einläufe gegen die Obstipation empfehlen sich von selbst. Wegen des stark sauren Harns ist Alkalitherapie empfohlen worden. Ihre Zweckmäßigkeit ist nicht erwiesen. Man weiß nicht, ob eine Acidose vorliegt. Wenn sie besteht, könnte sie ebensogut eine Abwehrmaßnahme des erkrankten Körpers sein als ein Schaden. Die Kastration in den Fällen, in denen ein Zusammenhang mit den Menses besteht, scheint noch nie versucht worden zu sein. Es ist auch nicht sicher, daß sie Erfolg bringen würde nach Erfahrung mit anderen Krankheiten, bei denen sich Anfälle und Verschlimmerungen an diesen Zyklus halten und die nach der Kastration im alten Turnus auftraten.

Die *Prophylaxe* beschränkt sich darauf, für regelmäßigen Stuhlgang zu sorgen und dem Patienten den „guten" Rat zu geben, sich zu schonen und nicht aufzuregen, ein Rat, der leider nicht immer durchführbar ist.

Bei der mit *Hauterscheinungen einhergehenden* Störung unterscheidet GÜNTHER 2 Formen, die *kongenitale*, bei der sich das Leiden bis in die Kindheit zurückverfolgen läßt, und die *chronische* Form, bei der dies nicht der Fall ist. Von der *kongenitalen* Form sind 18 Fälle bekannt, von der chronischen 8 Fälle. Als Folge der Belichtung tritt — meist im Frühjahr — eine bläschenförmige Hauteruption auf, die *Hydroa aestivalis*; in einem Falle ist auch Sklerodermie beobachtet. Der zeitliche Zusammenhang mit vermehrter Porphyrinausscheidung ist nicht so ausgesprochen. Bevorzugt sind Nase, Ohren, Wangen, Handrücken; verschont bleiben meist Kinn, Unterlippe, Stirn und die Greiffläche der Hände. In den ersten Schüben kann die Heilung ohne oder mit geringer Narbenbildung erfolgen. Später kommt es zu tiefgehenden Narben und schwerer Zerstörung, an der Nase zu lupusartiger, an den Händen zu der von der Lepra bekannten Verstümmelung. Die Augenlider schrumpfen, was zu den bekannten Folgeerscheinungen führt: Conjunctivitis, Keratitis (meist schon vor dem 14. Lebensjahr), Iritis, Staphylom der Sklera. Bei dem ursprünglich von

GÜNTHER beobachteten Kranken Petry hat die Schrumpfung der Oberlippe zur Alveolarpyorrhöe und diese zur Sepsis geführt (Endokarditis, Gelenkmetastasen, schwerste Nierenschädigung, starke Anämie). In stark marantischem Zustand ist dieser bestuntersuchte Fall gestorben. Ob für die Spontanfrakturen der Rippen besondere Porphyrinwirkungen verantwortlich zu machen sind, ist nicht entschieden.

Analog zu den von FRÄNKEL experimentell festgestellten Porphyrinablagerungen in Knochen und Zähnen hat man bei einigen Kindern rote Schneidezähne gefunden (MACKEY GARROD und ASHBY) und rote Knochen bei Petry.

Künstliche Bestrahlung (Höhensonne und Röntgenlicht) ruft keine Hydroa aestivalis hervor (ARZT und HAUSSMANN, GÜNTHER, MARTENSTEIN). Die beiden Letztgenannten stellten fest, daß bei diesen Kranken nach Bestrahlung ein Erythem sofort (ohne die übliche Latenzzeit) eintreten kann. Es schwindet auch schneller als beim Normalen. Die von GÜNTHER dabei beobachtete Pigmentierung war durch ein eisenfreies Pigment hervorgerufen; dieses saß im Epithel, nicht in der Cutis. Die bisher bekannten Fälle, bei denen sich die Lichtempfindlichkeit im späteren Lebensalter bemerkbar machte, verliefen leichter. Verstümmelungen sind nicht beschrieben. Zweimal sind vorher Magen-Darmstörungen erwähnt, die aber nichts mit den bei der akuten Form beobachteten gemein haben.

Die Therapie ist auch hier symptomatisch. Die Prophylaxe beschränkt sich auf Lichtschutz (Schleier, Brillen, Salben); Nachtarbeit ist zu empfehlen.

7. Paralytische Hämoglobinurie.

Die beim Pferde als „schwarze Harnruhr" bekannte Krankheit ist beim Menschen nur in zwei Fällen beobachtet worden. Bei Pferden tritt sie besonders nach Ruhe und reichlicher Fütterung mit Kraftfutter auf (Feiertagskrankheit). Sie wird auf Anhäufung sauerer Stoffwechselprodukte in den Muskeln zurückgeführt. Die Milchsäure ist im Blut vermehrt; durch intramuskuläre Milchsäureinjektion konnte HERTHA die beiden Kardinalsymptome erzeugen. Diese sind Hämoglobinurie und Lähmung. Anatomisch findet man in den fischfleischähnlichen Muskeln ZENKERsche Degeneration. Nicht zu selten werden urämische Symptome beobachtet. Der Tod erfolgt durch Sepsis, die von Decubitusstellen ausgeht.

Der erste beim Menschen beobachtete Fall betraf einen 12jährigen Knaben (MEYER-BETZ). Bei diesem war, obwohl die Lähmung nicht progressiv war, die Diagnose auf progressive Muskelatrophie gestellt worden. Seit drei Jahren bestand bei ihm häufig ein- bis zweitägiges Blutharnen. Die Diagnose wurde erst gestellt als der Knabe, fast ausgeblutet, ins Krankenhaus eingeliefert wurde. Der Knabe genas, die Lähmungen gingen zurück. In dem zweiten von PAUL beschriebenen Fall starb eine 42jährige Frau innerhalb 14 Tagen nach Beginn der Erkrankung an einer hypostatischen Pneumonie. Der Verlauf war fast fieberfrei. Exantheme und Ödeme bestanden nicht. Die Lähmung war sehr ausgedehnt, ein Teil der gelähmten Gliedmaßen geschwollen. In beiden Fällen bestanden Durchfälle bis zu 8mal am Tag; sie waren zum Teil blutig. Eine mäßige Anämie von nicht ganz 4 Millionen roten Blutkörperchen war beide Male vorhanden. Im Falle PAUL enthielt der Harn nur Hämoglobin, im Falle MEYER-BETZ auch einige ausgelaugte Erythrocyten. Im Serum war kein Hämoglobin; der DONATH-LANDSTEINERsche Versuch war negativ; auch die WASSERMANNsche und die MEINICKEsche Reaktion waren negativ. Es besteht also keine Beziehung zur paroxysmalen Kältehämoglobinämie. PAUL vermutet für seinen Fall eine Urämie. Sie ist nicht durch Blutuntersuchungen gestützt. Auch Milchsäure-

bestimmungen im Blut sind in beiden Fällen nicht gemacht. Im Falle PAUL ergab
sich bei der Sektion eine hochgradige, wachsartige Degeneration der Muskeln mit
außerordentlich starken Kalkeinlagerungen, außerdem Darm- und Nierenschädigung. PAUL glaubt nicht, daß die am Menschen beobachteten Fälle durch den
Glykogenzerfall in den Muskeln bedingt sind. Quantitativ ist die Muskelmasse
beim Pferd viel größer, ebenfalls der Glykogengehalt der Muskeln. Die beim
Menschen beobachtete Marschhämoglobinurie geht ohne Muskelbeschwerden
einher, und die einzige Analogie betrifft die schweren Muskeldegenerationen,
die MINAMI nach Verschüttungen beobachtet hat; hier tritt eine Methämo-
globinurie auf. PAUL glaubt, daß zu den Krankheitsbildern der Polymyo-
sitis und Dermatomyositis acuta engere Beziehungen bestehen. Er faßt diese
drei Krankheiten zusammen unter dem Begriff Myopathia degenerativa acuta
und bezeichnet die von ihm beobachtete Krankheit als *myopathische Hämo-*
globinurie. Er nimmt an, daß sie durch eine infektiöse Noxe, vielleicht vom
Magendarmkanal, hervorgerufen wird.

8. Diabetes renalis (Diabetes innocens).

Die Glykosurie hängt nicht nur vom Grade der Glykämie ab, sondern
auch von der Empfindlichkeit der Niere. Eine besonders geringe Empfindlichkeit, d. h. hohen Blutzucker und geringen Harnzucker, beobachten wir
bei Schrumpfnieren; aber auch bei der Entzuckerung von Diabetikern
bleibt der Blutzucker meist erhöht, wenn der Harn schon zuckerfrei ist. Eine
erhöhte Empfindlichkeit wird angenommen, wenn im Harn Zucker auftritt
bei Blutzuckerwerten, wie sie auch beim Normalen vorkommen. Am häufigsten beobachtet man dies in der *Gravidität,* nach REICHENSTEIN in 12% der
Fälle, nach LÉPINE, STOLPER noch häufiger. Als *Diabetes innocens* ist eine
Reihe von Fällen beschrieben (WEINTRAUD, SALOMON usw.), bei denen — oft
intermittierend — Harnzuckermengen auftreten, die selten über 1% im Gesamtharn betragen. In manchen Fällen ist das Leiden familiär (SALOMON, BRUGSCH
und DRESEL). In reinen Fällen ist es nicht progredient. Da im Gegensatz
zum Diabetes mellitus der Kohlenhydratstoffwechsel nicht geschädigt ist,
und die Glykosurie schon bei normalem Blutzucker eintritt, ist in typischen
Fällen die ausgeschiedene Zuckermenge vom Kohlenhydratgehalt der Nahrung
unabhängig. Die Blutzuckerkurve verhält sich bei Belastungsproben wie beim
Normalen. Es gibt aber Fälle, die sich einem leichten Diabetes mellitus
nähern, d. h. nur bei Kohlenhydratkost Zucker ausscheiden. In den reinen
Fällen bestehen nur nervöse Beschwerden. Beobachtet ist eine renale Glykosurie in einigen Fällen von Darmkatarrh, bei Nierenblutungen und bei Jod-
basedow.

FRANK hat diesen Diabetes renalis als Krankheit sui generis scharf abgegrenzt. Diese Abgrenzung ist jedoch in der Praxis nicht möglich und kann
in ihren therapeutischen Konsequenzen zu schweren Schädigungen des Patienten
führen. Es gibt nicht nur Übergangsformen zum echten Diabetes, was die schon
erwähnte Abhängigkeit der Glykosurie von der Kost angeht. Auch der Nüchtern-
Blutzucker kann bei häufigen Untersuchungen gelegentlich erhöht sein, die
Blutzuckerkurve nach Belastung ebenfalls hoch steigen und lange anhalten,
die Adrenalinempfindlichkeit groß sein (Beispiele bei SALOMON). Die Blut-
zuckergrenze, die FRANK als niedrig bezeichnet und unterhalb deren er von
einem Diabetes renalis spricht (0,150—0,18%), findet sich auch in dem Anfangsstadium des echten Diabetes. *Es besteht also auch beim Diabetes mellitus eine*
renale Komponente. SALOMON, WYNHAUSEN und ELSAZ, FABER und NÖRGAARD,
GALAMBOS haben Harnzuckermengen bis zu 150 g am Tag beobachtet. Acidose

kommt nicht nur beim echten Diabetes vor, sondern auch beim renalen Diabetes z. B. in der Gravidität (BAUDOUIN). UMBER beobachtete sogar einen tödlichen Fall. Auch GALAMBOS beschreibt eine Acidose bei renalem Diabetes. Was das familiäre Auftreten und die Heredität betrifft, so können Fälle von renalem Diabetes und Diabetes mellitus in der gleichen Familie vorkommen. Den Übergang eines renalen Diabetes in echten Diabetes hat v. NOORDEN beobachtet.

Jedes der sogenannten Charakteristica, die den renalen Diabetes vom Diabetes mellitus unterscheiden sollen, kann also im Einzelfalle fehlen. Die Feststellung eines niedrigen Blutzuckers bei Glykosurie erlaubt eine mildere Behandlung daher nur nach *genauester klinischer Untersuchung*. Gleichzeitig ist aber eine dauernde strenge Überwachung erforderlich, um den an Diabetes „innocens" leidenden Kranken nicht zu „Schaden" kommen zu lassen.

Literatur.

Es werden nur Arbeiten angeführt, die in LICHTWITZ: Stoffwechselkrankheiten. Handbuch d. inn. Med. 2. Aufl., und UMBER: Stoffwechselkrankheiten, nicht angegeben sind.

Oxalurie.

CASPARI: Berlin. klin. Wochenschr. 1897. S. 126. — HARNACK: Zeitschr. f. physiol. Chemie. Bd. 29. — KHURI: Zit. nach Kongreß-Zentralbl. Bd. 30, S. 60. — LOEPER: Travaux scientif. Paris 1925. — MAYER, A.: Dtsch. Arch. f. klin. Med. Bd. 90, S. 425. — PICCININNI und LOMBARDI: Rif. Med. 1925, p. 726. — PINKUSSEN: Biochem. Zeitschr. Bd. 99, S. 276; Bd. 126, S. 82. — WEGRZYNOWSKI: Zeitschr. f. physiol. Chemie. Bd. 83. S. 112.

Uraturie.

BLATHERWIK: Arch. of internal med. Vol. 14, p. 409. 1914.

Phosphaturie.

BERGEIM: Journ. of biol. chem. Vol. 70, p. 32. — BLUMENSTOCK: Journ. of biol. chem. Vol. 61, p. 91. — BOGERT, MC KITTRICK: Journ. of biol. chem. Vol. 54, p. 363 u. f. — BOWLER: zit. nach RONAS Berichten. Bd. 30, S. 331. — BRULL und EICHHOLTZ: Zit. nach RONAS Berichten. Bd. 53, S. 694. — COATES: Biochem. Journ. Vol. 18. p. 925. — COLLIP: Journ. of biol. chem. Vol. 63, p. 493. — v. DOMARUS: Dtsch. Arch. f. klin. Med. Bd. 122, S. 117. — DRURY: Journ. of exp. Med. Vol. 40, p. 797. — EICHHOLTZ: Klin. Wochenschr. 1925. S. 1959. — EPPINGER, ULLMANN: Wien. Arch. f. klin. Med. Bd. 1, S. 633. — FISKE: Journ. of biol. chem. Vol. 49. p. 171. — GILLERT: Zeitschr. f. exp. Med. Bd. 43, S. 539. — GIVENS: Journ. of biol. chem. Vol. 50, p. 34. — GREENWALD, GROSS: Journ. of biol. chem. Vol. 66, p. 185. — GROSS: Journ. of biol. chem. Vol. 55, p. 729. — HASTINGS und Mitarbeiter: Journ. biol. of chem. Vol. 71, p. 723. — HEINELT: Münch. med. Wochenschr. 1926. S. 729 und Zeitschr. f. d. ges. exp. Med. Bd. 45, S. 616. — HEUBNER: Biochem. Zeitschr. Bd. 156, S. 171. — KAY: Journ. of biol. chem. Vol. 18, p. 755 und 1133. — KLEINSCHMIDT: Berlin. klin. Wochenschr. 1915. Nr. 3. — AF KLERCKER: Monatsschr. f. Kinderheilk. Bd. 25, S. 338. 1923. — LOLL: Biochem. Zeitschr. 135. S. 493. — MAGNUS LEVY: Biochem. Zeitschr. Bd. 156, S. 150. — MARK: Journ. of metabolic. research. Vol. 4, p. 135. — ROBISON: Biochem. Journ. Vol. 17, p. 286. — SCHIFF, PEIPER: Jahrb. f. Kinderheilk. Bd. 93, S. 160. — SHERMAN: Journ. of biol. chem. Vol. 44, p. 21. — SINDTER: Pflügers Arch. f. d. ges. Physiol. Bd. 197, S. 386. — UNDERHILL usw.: Journ. of exp. med. Vol. 32, p. 41. — VOLLMER: Klin. Wochenschr. 1924. S. 2285. — ZUCKER: Zit. nach Kongreß-Zentralbl. Bd. 22, S. 323.

Cystinurie.

ADDIS MC KAY: Journ. of biol. chem. Vol. 71, p. 139. — ANDREWS: Journ. of biol. chem. Vol. 65, p. 147 and 161. — CONTI: Zit. Kongreß-Zentralbl. Bd. 21, S. 453. — DENIGÈS: Zit. nach RONAS Berichten. Bd. 3, S. 255. — FOLIN and LOONEY: Journ. of biol. chem. Vol. 51, p. 421. — HARRISON: Biochem. Journ. Vol. 18, p. 9. — HOPKIN: Journ. of biol. chem. Vol. 54, p. 727. — JONES usw.: Journ. of biol. chem. Vol. 62, p. 183. — LIGNAC: Krankheitsforschung. Bd. 2, S. 43 und Nederlandsch tijdschr. v. geenesk. 1924.

p. 2987 u. 2998, 1925. p. 819 u. 2203. — LEWIS: Journ. of biol. chem. Vol. 69, p. 589. — LOONEY: Journ. of biol. chem. Vol. 54, p. 171 and Vol. 57, p. 515. — MEYERHOF: Pflügers Arch. f. d. ges. Physiol. Bd. 200, S. 123. — NAKANO: Zit. Kongreß-Zentralbl. Bd. 31, S. 129. — NEWBURGH, J.: Americ. Med. Ass. 1925, p. 1703, zit. nach ADDIS. — RAPPORT: Journ. of biol. chem. Vol. 60, p. 497. — ROHDE: Zeitschr. f. physiol. Chem. Bd. 124, S. 15. — ROSE-HUDDLETUN: Journ. of biol. chem. Vol. 69, p. 599. — ROSENFELD: Ergebn. d. Physiol. Bd. 18, S. 118. — SCHOTTMÜLLER: Virchows Arch. f. pathol. Anat. u. Physiol. Bd. 246. — SULLIVAN: Journ. of biol. chem. Vol. 63, p. 11. — THOMPSON und VOEGTLIN: Journ. of biol. chem. Vol. 70, p. 793. — WANG: Journ. of biol. chem. Vol. 49, p. 429. — WARBURG, SAKUMA: Pflügers Arch. f. d. ges. Physiol. Bd. 200, S. 213. — WARD: Biochem. Journ. Vol. 17, p. 893.

Alkaptonurie.

ACHARD: Troubles des échanges nutritifs. Paris 1926. II. — BAAR: Klin. Wochenschr. 1925. S. 2388. — FISHBERG: Virchows Arch. Bd. 251, S. 376. — KATSCH: Dtsch. Arch. f. klin. Med. Bd. 151. — LEWIS: Journ. of biol. chem. Vol. 70, p. 659. — SOEDERBERGH: Neurol. Zentralbl. 1914, Nr. 1.

Porphyrinurie.

AWOKI: Zit. nach Kongreß-Zentralbl. Bd. 42, S. 372. — FISCHER: Strahlentherapie. Bd. 18, S. 185. 1924, und Zeitschr. f. physiol. Chem. Bd. 150, S. 44. — GÜNTHER: In Krankheiten des Blutes und blutbildender Organe. (SCHITTENHELM). Bd. 2. — WEISS: Dtsch. Arch. f. klin. Med. Bd. 149, S. 255.

Paralytische Hämoglobinurie.

MEYER BETZ: Dtsch. Arch. f. klin. Med. Bd. 101, S. 85. — PAUL: Wien. Arch. f. klin. Med. Bd. 7, S. 531.

Tropenkrankheiten.

Von

E. PFISTER †-Dresden.

Mit 21 Abbildungen.

I. Die Bilharziakrankheit.

Synonyma: Bilharziose, Bilharziosis, Hématurie bilharzienne, Haematuria Aegyptica, Endemie Hematuria, Schistosomiasis urogenitalis.

Geschichtliches. *Der Erreger* das Distomum s. Schistosomum haematobium wurde 1851 von TH. BILHARZ aus Sigmaringen in der Medizinschule in Kairo entdeckt. Als er bei der Autopsie eines an Blasen- und Nierenkrankheit gestorbenen Arabers das Mesenterium gegen das Licht hielt, bemerkte er einen sich hin und her bewegenden Faden in einer Darmvene, der, als Wurm erkannt, der Klassifikation Schwierigkeiten bereitete, da getrennt geschlechtliche Saugwürmer (Trematoden) dazumal noch unbekannt waren. Etwas später entdeckte er den Parasiten auch in der Blase und schreibt darüber in einem Briefe an seinen Lehrer SIEBOLD vom 16. März 1852: „Ich schnitt die größte der Excrescenzen der Blase durch und am Messer blieb ein weißer Faden hängen. Ich betrachte ihn näher und erkenne unser Distomum haematobium. Ich suche in der Tiefe des Schnittes nach und ziehe noch mehrere heraus. Die Excrescenz hatte in ihrem Innern mehrere miteinander kommunizierende Höhlungen, ziemlich geräumig und mit den genannten Würmern gefüllt. Diese Höhlungen hatten glatte Wandungen und mündeten rückwärts in Gefäße, so daß ich sie für nichts anderes halten konnte als für sehr erweiterte Capillaren. Die Würmer waren Männchen und hielten fast alle Weibchen in ihrem Canalis gynaecophorus eingeschlossen. Letztere unterschieden sich von den in den Darmvenen gefundenen durch ungeheuren Reichtum an Eiern, die in allen Entwicklungsstadien vorhanden waren."

Dem Entdecker zu Ehren wurde nach dem Vorschlage von COBBOLD der Wurm als Bilharzia haematobia [1]) benannt und die von ihm erzeugte Krankheit als Biharziakrankheit. Die von ihm bewirkten Krankheitserscheinungen waren aber schon längst bemerkt worden, wie denn eine Hämaturie nicht leicht übersehen werden kann, wenn sie so reichlich ist, daß sie, wie hier so oft der Fall, dem Urine eine blutige Farbe verleiht. So finden sich in dem ältesten

---

[1]) *Synonyma*: Distomum haematobium, sexu distincto, BILHARZ 1851. 1. Dezember. Schistosoma haematobium (BILHARZ). WEINLAND 1858. 5. August. Gynaecophorus haematobius. DIESING 1858. Bilharzia haematobia, COBBOLD 1859. Thecosoma haematobium (BILHARZ), MOQUIN-TANDON 1860. Distoma capense, HARLEY 1864. Bilharzia capensis, HARLEY 1864. Bilharzia haematobia magna (COBBOLD), KOWALEWSKI 1895. Schistosomum haematobium (BILHARZ), BLANCHARD 1895. Bilharzia sanguinis, H. QUINCKE und G. HOPPE-SEYLER 1899. Distoma haematobium Bilharzii (MEINEKE). Bilharzia COBBOLD (LIEBREICH).

medizinischen Werke, dem Papyrus Ebers (1600 v. Chr.) die Blasenstörungen und entsprechende Heilmittel erwähnt; auch in dem nur wenig jüngeren Papyrus: „Der große medizinische Papyrus des Berliner Museums (Pap. Berolin 3038)" sind uralte Rezepte gegen die Hämaturie angeführt. Prosper Alpinus erwähnt in seiner Medicina Aegyptiorum (1591) die Häufigkeit der Blasensteine in Ägypten. Auch die in den genannten Papyri erwähnte AAA-Krankheit ist wahrscheinlich nichts anderes als die Bilharziasis. In einem Grab der vorgeschichtlichen Begräbnisstätte zu El Amrah in Oberägypten wurde von Ellioth Smith ein aus Harnsäure bestehender, mindestens 7000 Jahre alter Blasenstein gefunden, jedenfalls der älteste bisher entdeckte Blasenstein; A. Ruffer fand in den Nieren von Mumien aus der 20. Dynastie (1250 bis 1000 v. Chr.) sowohl Bilharziaeier als Abscesse, Atrophien usf. v. Oefele wies nach, daß die Darstellung des Nilgottes als Hermaphroditen wahrscheinlich von der periodischen Rotfärbung des Nilwassers als Gegenstück zu dem als „Menstruatio virilis" aufgefaßten Blutabgange im Harne des Mannes aufzufassen ist. Sollte einmal eine Geschichte der Urologie geschrieben werden, so werden solche interessante Tatsachen aus dem Altertum wohl als eine Art von „Paläourologie" ihren Platz finden müssen; auf jeden Fall ist aus ihnen ersichtlich, daß ohne Zweifel die Bilharziasis die älteste in der Literatur erwähnte und schon im grauen Altertume, ja schon in der prähistorischen Zeit nachweisbare urologische Krankheit ist. Erwähnenswert ist noch, daß während der Besetzung Ägyptens durch Napoleon (1798/99) nach den Berichten von Renault die französischen Truppen zahlreich von Hämaturie befallen wurden, also ähnlich wie spät er die englischen in Südafrika, wo die Parasiten 1864 von Harley gefunden wurden (Distomum capense, identisch mit dem D. haematob.). Allmählich folgten rasch zunehmend Berichte aus verschiedenen anderen Ländern Afrikas, Asiens und Amerikas.

Was die **geographische Verbreitung** der Bilharziasis anbetrifft, so ist zu unterscheiden zwischen der Blasen- und der Darmbilharziasis, in dem es zweifellos Länder gibt, wo nur die eine Form vorkommt, die andere aber nicht, und spricht manches dafür, wie später erläutert werden soll, daß es sich um zwei verschiedene Gattungen dieses Trematoden handelt. Für die Blasenbilharziasis ist in erster Linie zu nennen Ägypten als Hauptherd, wofür einige Zahlen den Beleg bringen sollen. So fanden Griesinger und Bilharz bei 363 Autopsien 117mal diese Krankheit, Sonsino bei 91 Obduktionen 42mal; unter 120 Medizinstudierenden in Kairo fand H. Wildt 110 Bilharziakranke, Kautsky Bey unter 124 Schulkindern 97 Infizierte. So darf behauptet werden, daß fast jeder Ackerbautreibende in Ägypten einmal infiziert gewesen ist, oft ohne dessen gewahr zu werden. So wurden in Kairo bei 100 gemischten Krankheiten 35% als Eierträger im Urin als Nebenbefund festgestellt, von welchen sich aber nur zwei über gewisse Urinsymptome beklagten. In Ägypten ist die Krankheit unregelmäßig verteilt, in dem weitaus die Mehrzahl in Unterägypten vorkommt, während z. B. in Assuan in Oberägypten unter 52 Schulkindern kein Fall gefunden werden konnte, und man kann mit Trekaki annehmen, daß von sämtlichen Fällen in Ägypten 80% auf Unter-, und 20% auf Oberägypten kommen. Als Herde sind bekannt geworden außerdem in Afrika besonders die Kapkolonie, Transvaal, Zentralafrika, Griqualand, wo nach Franskei in manchen Schulen fast alle Kinder erkrankt sind, im Gebiete des Zambesi, aber nur in dessen unterem Verlaufe, also ähnlich den Verhältnissen am Nil. In Deutsch-Ostafrika fand Wolff von 836 Männern 34,8% erkrankt, von 78 Weibern 17,9%, von 86 Kindern 33,7%. Weniger verbreitet ist die Bilharziasis in anderen Teilen Afrikas, z. B. in Algier, Tunis, Marokko, Senegal- und Nigergebiet, Massana, Tschadsee, Darfur, Kordofan, Kongostaat. In Asien ist kein Hauptherd vorhanden, doch kommt die Krankheit vor in Mesopotamien, Cypern, wo WILLIAMSON in zwei Dörfern im Norden der Insel 8 Fälle, darunter 5 Kinder feststellte, in Persien, Mekka, in Indien bei früheren Mekkapilgern, Syrien usf. In Amerika scheint mit Ausnahme von Mittelamerika die Bilharziakrankheit fast ausschließlich als Darmbilharziasis vorzukommen, besonders in Westindien. Daß auch in nördlichen Gegenden sporadische Fälle vorkommen, die ihr Geburtsland nie verlassen hatten, also auch die Krankheit nicht im Auslande erworben haben konnten und deshalb als autochtone Fälle zu betrachten sind, beweist nach H. FAICHNIC eine in Kent geborene Frau, die England niemals

verlassen hatte. Ähnliches berichtete A. RAFFERTY aus Illinois und H. S. PATTERSON aus New York; ein kleiner Herd wurde neuerdings auch aus Portugal gemeldet. Da die klimatischen Verhältnisse in solchen nördlicheren Gegenden ein Fortkommen des Parasiten in den Gewässern als unmöglich erscheinen lassen, lassen solche kleinere sporadischen Herde wohl nur die Erklärung zu, daß die Krankheit aus dem Auslande eingeschleppt wurde von Leuten, welche durch ihre Ausscheidungen das Wasser vorübergehend infizieren und so einzelne Infektionen verursachen konnten. Die hier erwähnten Länder enthalten also Herde mit Bilharziasis des Urogenitalsystemes, während die Bilharziasis des Darmes nicht weiter berücksichtigt ist.

Wenn man sich von dem **Distomum haematobium,** nach GRIESINGERs Ausdruck (Abbildung 1) „einem der gefährlichsten menschlichen Parasiten" eine Vorstellung machen

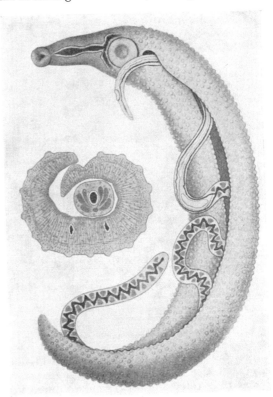

Abb. 1. Schistosoma haematobium.

will hinsichtlich seiner Größe und seines Farbe, stelle man sich einen weiblichen Oxyuris vor und erinnere sich der eingangs erwähnten Worte BILHARZ', daß ihm am Messer ein weißer Faden hängen geblieben sei. Dieser Wurm gehört zu der Klasse der Trematoden, von deren Mehrzahl er sich aber dadurch unterscheidet, daß er getrennt geschlechtlich ist. Äußerlich gleicht er einer kleinen Nematode und trägt am Vorderleibe je einen Mund- und einen Bauchsaugnapf, von welchem der erste in einen meist mit Blut gefüllten, am hinteren Körperende ausmündenden Darm führt. *Das Männchen* ist 12—15 mm lang, schmutzigweiß, zylindrisch im ganzen, nur der Vorderleib etwas abgeplattet und schmäler. Es ist kürzer und kräftiger als das Weibchen und zeigt auf der Rückenfläche kleine Stacheln und Wärzchen, auf der Bauchseite tiefe Rinnen. Dadurch, daß sich die Bauchränder wie ein Paletot zusammenlegen, entsteht ein kanalartiger Raum, der Canalis gynaecophorus, der zur Aufnahme der fast nematodenhaft dünnen Weibchen nach Eintritt der Geschlechtsreife dient und in welchem sie dann fast ständigen Aufenthalt nehmen. Am Vorderende dieses Kanales ist eine penislose Geschlechtsöffnung, so daß bei Mangel eines Cirrus eine Immissio penis nicht möglich ist und der Samen durch Aufsaugen in die Vulva des Weibchens gelangt. Die Kriechwärzchen und die kräftige Muskulatur ermöglichen dem Tiere die weiten Wanderungen innerhalb der Venen und den Transport des Weibchens. Der Hoden besteht aus fünf sackartigen Erweiterungen, die Saugnäpfe bestehen wie üblich aus Radiär- und Äquatorialfasern, sind schüsselförmig mit vortretenden Rändern; der vordere saugt sich an der Unterlage fest, nimmt die Nahrung, d. h. also Blut auf, der hintere dient als Haftorgan und entsteht die Bewegung durch Streckung des Raumes dazwischen, indem sich der hintere dicht hinter den vorderen setzt und der vordere, loslassend, nach vorne weitergreift.

Das *Weibchen* ist viel dünner und länger als das Männchen, 16—20 mm lang und bis 0,2 mm dick, entbehrt der kräftigen Muskulatur der letzteren, ist also für seine Wanderungen auf dessen Hilfe angewiesen und liegt mit dem Kopfe nach vorne gerichtet in dessen Canalis gynaecophorus, meist mit hervorragendem Vorder- und Hinterende, da es viel länger ist als das Männchen; doch kann es auch in ganzer Länge innerhalb des Kanales verweilen. Die Vulva, nicht bloß zu der Entleerung der Eier, sondern auch zur Aufnahme des Spermas dienend, ist eine klaffende Öffnung hinter dem Bauchsaugnapfe, der Uterus, ebendaselbst gelegen, nimmt an Weite zu nicht durch Erweiterung seines Lumens, sondern durch Verdickung der Ringfasern, so daß er eine Ampullenform annimmt. In dem Uterus der geschlechtsreifen Weibchen liegen die *Eier*, anfänglich weniger zahlreich, bei voller Geschlechtsreife oft in ungeheuren Mengen.

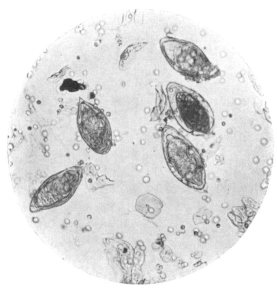

Abb. 2. Bilharzia aus dem Harn.

Die *Eier* sind gelblich, oval, hell, durchsichtig und tragen am Hinterende (Abb. 2) einen spitzen Dorn, der auch seitlich sitzt oder auch ganz fehlen kann, die seitenstachligen besonders oft vorkommend im Uterus von jungen Weibchen. Die frisch entleerten enthalten entweder einen völlig ausgebildeten und zum Ausschlüpfen bereiten Embryo oder sie sind durch Verkalkung ihres Inhaltes abgestorben und undurchsichtig. C. Göbel hat hierbei mit Hämatoxylin eine Metachromasie festgestellt, indem die Eier mit lebendigem Inhalte blau, die anderen violett gefärbt werden. Nach A. Looss besteht innerhalb der festen, aus Chitin bestehenden äußeren Schale eine zweite sog. Dotterhaut (Hüllmembran), welche schwach lichtbrechend, am vorderen und hinteren Ende mehr oder weniger verdickt ist. Die erwähnten dornartigen Fortsätze können bis zu kleinen Knöpfchen sich reduzieren oder ganz fehlen. Abgestorbene Eier sind beträchtlich kleiner als normale, sie nehmen also nach A. Looss bei der

Entwicklung an Größe zu. So entsteht eine variable Größe derselben, indem sie nach LEUCKART 0,12 mm : 0,04 mm, nach SONSINO 0,16 mm : 0,06 mm beträgt; nach A. Looss ist ihre Totallänge 0,197 mm, die größte Breite 0,073 mm und der Dorn kaum je mehr als 0,0081 mm. Der Streit, ob es sich bei den seitenstachligen Eiern um eine besondere Abart des Parasiten, das Schistosom Mansoni handelt, oder ob sie beruht auf seitlicher Einstellung des Eies in dem Ootyp, kann uns hier nicht beschäftigen; sicher ist jedenfalls, daß Eier mit Seitenstachel besonders im Mastdarm gefunden werden, während die in der Harnblase meist Endstachel tragen und daß die Komplementbindungsreaktion für getrennte Arten spricht. Daneben aber findet man seltenerweise auch Eier mit beiden Arten von Stacheln zugleich im Urin und Faeces, ja auch solche, welche an

beiden Polen solche Spitzen zeigen, wie sie schon TH. BILHARZ sah und zeichnete; ja — auf Abb. 3 der Dissertation von FR. GLÄSEL (Contribution a l'étude de la Bilharziose) sind gar nicht weniger als fünf verschiedene Typen von Eiern in demselben Präparate von M. LETULLE abgebildet, so daß zur Zeit diese Frage noch nicht völlig geklärt erscheint.

Bringt man solche Eier in Wasser, so sieht man sofort Bewegungen und ruckweise Stöße des *Embryo* auftreten, indem das Wasser auf ihn einen belebenden Einfluß ausübt. Es diffundiert nach A. Looss durch die Eischale hindurch nach innen, und zwar stärker als die dort vor-

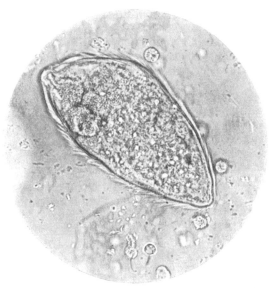

Abb. 3. Ei von Distomum haematobium mit Miracidium.

handene Flüssigkeit nach außen dringt, so daß ein immer stärkeres Anschwellen des Eies bis zum Platzen auftritt, woran das letztere nicht den mindesten Anteil nimmt. Das Platzen der Eischale erfolgt fast stets zwischen Stachel und Medianlinie.

Für das *Aufsuchen* und *Konservieren* der *Eier* wird von F. MAZZEI folgendes Verfahren vorgeschlagen: Verteilung von großen Mengen des Urinsedimentes auf einige Objektträger und Ausbreitung in breiter Schicht, Trocknen bei gelinder Wärme bis zur völligen Beseitigung des Wassers, Waschen 5—10 Minuten lang in einer 3%igen wässerigen Salzsäurelösung und Beobachtung unter dem Mikroskop, ob alle Salze gelöst sind, Waschen 5—10 Minuten in einer 30% Lösung von Ätznatron oder Ätzkali, um den Schleim und alle anderen fremden organischen Elemente aufzulösen, Trocknen bei gelinder Wärme, bis alles Wasser verdunstet ist. Um die Eier besser sichtbar zu machen, kann man mit einer Boraxmethylenblaulösung färben; dann bringt man das Präparat rasch in eine entfärbende Flüssigkeit (Salzsäure 1%), um denjenigen Teil fremder Bestandteile zu entfärben, welcher bei der Präparation übrig geblieben ist. Trocknen, Entwässern und Einschließen in Balsam. An Stelle der Färbung mit Methylenblau mit Borax kann man auch Carbolthionin und das gewöhnliche oder das EHRLICHsche Hämatoxylin anwenden. A. Looss empfiehlt zur Konservierung der Eier: 100 Teile 70% Alkohols mit 5 Teilen Glycerin bis zum Kochen erhitzt, die mit etwas Wasser verdünnte Sedimentmasse langsam unter Umrühren hineinfüllen und offen 2 Tage verdunsten lassen. Für die mikroskopische Untersuchung der Würmer wird von Leiper folgendes Verfahren beschrieben: die Egel werden aus 70%igem Alkohol in Kreosot übertragen, wodurch sie nach ½—2 Stunden durchsichtig werden. Nach der Untersuchung werden sie erst in Alkohol 90%ig, später 70%ig zurückgebracht und wird gewarnt vor der Konservierung in starkem Alkohol, Formalin, da sie darin zu steif werden. — Zur Fixierung der Eier, deren Chitinschale schwer zu durchdringen ist, kann auch das Verfahren von Vialleton empfohlen werden: Fixierung mit Osmium-säure 1%, Übertragen auf einen Streifen Albumin, Trocknen, Passage in Alkohol 90%, Färbung mit Boraxcarmin, Balsam. — Wenn man die Präparate sich einige Tage frisch erhalten will, sind nach K. Däubler (Tropenhygiene 1900) die Ränder des Präparates von der Luft abzuschließen, indem man auf dem Objektträger ein dem Deckgläschen entsprechendes Feld mit Paraffin begrenzt und das mit der Urinflocke beschickte Deckglas vorsichtig mit dem Objektträger aufnimmt. In solchen Flocken, Krümeln und Koagula am Boden des Uringlases findet man oft die Eier besonders zahlreich. Für Dauerpräparate von Eiern wird von A. Loos ferner Glyceringelatine empfohlen: „Man bringt ein Tröpfchen auf den Objektträger, entnimmt dem Sediment mit einer Nadel oder Platindraht eine kleine Probe und rührt sie in dem Gelatinetröpfchen um, bedeckt dann mit dem Deckglase und erwärmt nochmals leicht, damit die Gelatine sich gleichmäßig ausbreitet. Die Gelatine muß möglichst wenig Wasser enthalten."

Der *Embryo* (Miracidium) hat, wie er von A. Looss beschrieben ist, die Form eines gestreckten Zylinders, dessen Seitenränder etwas einwärts gebogen sind, seine Form unter lebhaften Bewegungen (Abb. 3) im Wasser stets ändernd. Zwei Querreihen feiner Zäpfchen laufen kurz hinter dem Kopfe und etwas hinter dem Körperäquator ringförmig um den Körper herum, der außerdem ein dichtes Flimmerkleid trägt. An dem etwas dickeren Vorderrande sitzt ein papillen-ähnlicher Ansatz ohne Flimmerbesatz, mit einer zentralen Öffnung, welche in den embryonalen Magensack führt, einem sackförmigen Organe mit zahlreichen kleinen lichtbrechenden Körnchen. Zu dessen Seiten findet sich eine birnförmige einzellige Drüse, der Hinterleib ist mit zahlreichen Keimzellen angefüllt. Ein kräftig entwickeltes Gefäßsystem, welches in zwei Paare von Flimmertrichtern mündet, ist meist zu erkennen.

In Wasser gebracht, reißt die Schale in wenigen Minuten in der geschilderten Weise, der Embryo tritt aus, schwimmt lebhaft herum, hält sich aber lebend darin nicht länger als 24—48 Stunden, indem das Flimmern der Cilien und die Bewegungen langsam aufhören. Meist tritt der Kopf zuerst aus der Schale, doch kann es vorkommen, daß der Embryo falsch eingestellt ist und sich erst im Ei herumdrehen muß, bevor er es verlassen kann; denn die Cilien schlagen alle in der gleichen Richtung. Seine Länge beträgt 170 μ, die Breite 75 μ. Zusatz von Harn kürzt die Lebensdauer ab. —

Zahlreiche Versuche, den Embryo durch Kultur länger am Leben zu erhalten und zur Entwicklung zu bringen mit Serum, Blutagar, Milch usf., blieben bis vor einigen Jahren erfolglos, als es 1917 M. Zulzer[1]) in dem Laboratorium von H. Strauss in Berlin gelang, dieselben zu züchten. Während in kaltem Wasser die Eier in einigen Stunden abstarben, ließen sie sich lebend erhalten, wenn möglichst frischer Urin zentrifugiert und der Bodensatz

_____
[1]) Zulzer, M.: Kurzer Beitrag zur Kenntnis der Jugendstadien von Bilharzia haematobia. Arch. f. Schiffs- u. Tropenhyg. Bd. 21, Nr. 16. 1917.

mehrfach in RINGERscher Lösung ausgewaschen wurde und dann die Eier in dieser Lösung bei niederer Temperatur aufbewahrt wurden. Auf diese Weise konnten die Eier unverändert und lebend 18 Wochen gehalten werden bei 4—10°, ohne daß es zum Ausschlüpfen der Miracidien gekommen wäre. Als optimale Temperatur wurde, wie früher stets, 37° C gefunden und 95% der Eier schlüpften nach 15 Minuten im Leitungswasser aus. Auch die Übertragung auf Tierkörper gelang endlich. Von in RINGERscher Lösung aufbewahrten Eiern wurde je $1\frac{1}{2}$ ccm von Aufschwemmungen vier Meerschweinchen intraperitoneal injiziert; weder nach 20 Minuten noch nach 2 Stunden ließen sich die Eier in der mit Capillaren entnommenen Peritonealflüssigkeit nachweisen. Bei der Sektion der Tiere aber, zwei nach zwei Tagen, die anderen nach acht Tagen getötet, wurden die Eier im Netz gefunden, dicht umgeben von Rundzellen. Auch aus diesen Eiern — dies ist die Hauptsache! — schlüpften im Leitungswasser bei 37° die Miracidien aus, welche also unverändert und lebensfähig geblieben waren im Tierkörper, obwohl dieser keineswegs der Bilharz. haemat. angepaßt ist. Es zeigte in Übereinstimmung damit das Meerschweinchenserum keine Wirkung auf Eier und Miracidien; anders hingegen bei dem Serum des Patienten, eines Ägypters. Dasselbe war wesentlich stärker wirkend auf die Miracidien, nicht die Eier, als normales Serum sowohl in aktivem als inaktivem Zustande, womit Immunisierungsvorgänge auch für die Bilharziakrankheit bestätigt wurden.

Dies waren die ersten gelungenen Versuche, Eier und ihre Miracidien im Tierkörper lebend zu erhalten, wenn schon eine Bilharziasis bei den Meerschweinchen nicht auftrat, auch nicht auftreten konnte, da diese Tiere dafür nicht empfänglich sind.

Nach dem Beispiel anderer Distomen war zu erwarten, daß das Miracidium in irgend ein Wassertier eindringt, sich dort in einen Keimschlauch (Sporocyste, Redien) umwandelt, der in seinem Leibe Cercarien erzeugt, welche nach ihrem Freiwerden mit oder ohne ihres Trägers, von dem Menschen, dem letzten Larven werden, die innerhalb ihres Trägers, von dem Menschen, dem letzten und definitiven Wirte, einverleibt und hier zum erwachsenen Tiere werden. Solche Versuche hatten schon COBBOLD und SONSINO mit Süßwasserschnecken, kleinen Crustaceen, Fischen, Limneen u. dgl. vergeblich ausgeführt. Der Embryo des Schistom. haemat. gleicht am meisten demjenigen der Fasciola hepatica (Leberegel), besonders auch hinsichtlich der großen Drüsen, die zum Aufweichen der Epidermis des Zwischenwirtes dienen, wodurch die Annahme eines ähnlichen Entwicklungsganges um so näher gerückt wurde. Um die Infektion ohne Zwischenwirt durch direkte orale Invasion in dem Magen zu studieren, fütterte A. LOOSS Affen mit embryonenhaltigem Wasser, fand aber, daß die Salzsäure des Magensaftes schon in der starken Verdünnung von 1 : 1000 die Embryonen sofort, von 1 : 2000 in zwei Minuten tötet, weshalb er eine Infektion durch die Haut ohne Zwischenwirt annahm, indem der Embryo im Menschen zur Sporocyste werde, welche die Cercarien direkt an ihn abgebe. Wie es scheint, ist Licht in diese Frage gebracht worden durch die englische Bilharziamission in Ägypten, worüber R. T. LEIPER[1]) berichtete. Nachdem es gelungen war, in China den Zwischenwirt des Schistos. japon. in der Limneaart. Katayama nosophora zu entdecken, fanden LEIPER und seine Mitarbeiter bei der Untersuchung der Mollusken des Wassers eines stark mit Bilharzia infizierten Dorfes bei Kairo Mollusken (Abb. 4), welche für frisch ausgeschlüpfte Bilharzia-Miracidien Anziehungskraft zeigten, und zwar Planorbis boissyi, Bullinus,

---

[1]) LEIPER, R. T.: Report on the Results of the Bilharziamission in Egypten 1915. Journ. of the roy. army med. corps. Vol. 25, p. 1 u. 147. 1915.

Pyrgophysa und vor allem Limnea trunculata, in deren Leber sich die Larven zu Cercarien (Abb. 5) auswachsen. Infektionsversuche an Meerschweinchen, weißen und Wüstenratten, schwarzen Mäusen und Mangabeaffen mit Cercarien waren erfolgreich und konnten in den am Leben gebliebenen Tieren nach 7—8 Wochen weibliche Würmer mit endstacheligen Eiern gefunden werden. Affen konnten sowohl vom Munde als von der Haut aus infiziert werden; für den Menschen ist bei der von A. Looss nachgewiesenen Empfindlichkeit der Larven gegen Salzsäure und einer ebensolchen nach Leiper auch für die Cercarien wohl die Hautinfektion die wichtigere, weil das Baden eine viel ausgedehntere Berührung des Körpers mit dem infizierten Wasser mit sich bringt, obwohl auch die Mundinfektion vorkommt. Damit stimmt überein, daß sich nach dem Bade oft ein Hautausschlag, oft auch nur Jucken einstellt, der mit der Invasion der Cercarien zusammenhängen soll. Cawston zog sich jedenfalls eine Autoinfektion durch die ungeschützten Finger zu beim Sammeln und Sezieren von künstlich mit Bilharzia infizierten Schnecken (Physopsis). Leiper kam hinsichtlich der seitenstacheligen Eier in der Bilharziablase auch zu dem Schlusse, daß es sich bei denselben um eine besondere Spezies des Parasiten handle, und die bisherige Abtrennung derselben als Schistom. Mansoni im Gegensatz zu A. Looss aufrecht zu erhalten sei und begründet er seine Ansicht mit feineren Unterschieden bei den Würmern in betreff der Hoden, Ovarien, Lage der Dotterdrüsen und ihre verschiedene Große; auch die Cercarienarten zeigten Unterschiede hinsichtlich der Saugnäpfe und der Schwanzlänge. Vor allem jedoch

Abb. 4. Als Zwischenwirte von Trematoden dienende Schnecken. (Orig. nat. Größe.) 1 und 2 Physopsis africana. Zwischenwirt von Schistosomum haematobium (in Südafrika). 3 und 4 Bullinus contortus. Zwischenwirt von Schistosomum haematobium (in Ägypten). (Aus Mayer: Exotische Krankheiten. Berlin: Julius Springer 1924.)

Abb. 5. Cercarie von Schistosomum haematobium. (Mach Manson-Bahr.) (Aus M. Mayer.)

entwickelten sich aus der Schneckenart Physa Alexandrina stets Eier mit Endstachel, aus denen von Planorbis boissyi immer solche mit Seitenstachel. Eine Bestätigung der Mitteilung von Leiper wurde aus Natal von F. G. Cawston[1]) erbracht. Er fand in einigen Flüssen eine Schneckenart, Physopsis africana, welche zwei Cercarienformen mit Gabelschwanz und ohne Pharynx enthielt. Die eine Art ist auf die Bilharziose der Enten zurückzuführen, während die andere ein Vorstadium der menschlichen Bilharziose darzustellen scheint, indem sie jedenfalls die größte Ähnlichkeit mit den von Leiper in Ägypten entdeckten Cercarien zeigte, welche Bilharziainfektion in Affen, Ratten und Mäusen zu erzeugen vermögen.

Blutbild. Wie den Wurmkrankheiten eigen, zeigt *das Blut* der Patienten Eosinophilie und toxische Anämie bei leichter Gerinnbarkeit (C. Göbel, Kautsky). Kautsky fand bei 50 Kindern Hämoglobinwerte von 60—80% (E. = 4—5$\frac{1}{2}$ Millionen), die Eosinophilie 5—53%, E. Zweifel bei 16 Erwachsenen

---

[1]) Cawston, F. G.: Some observations on the possible intermediary hosts of Schistosomum in Natal. Journ. of trop. med. a. hyg. Vol. 19, Nr. 13, p. 154. 1916.

durchschnittlich 70% (E. = 4 511 500). Die *Eosinophilie* (zuerst COLES, BAL-FOUR) ist sehr erheblich, meist verbunden mit mäßiger Hyperleukocytose. HARDY und DOUGLAS fanden unter 50 Fällen nur zweimal unter 6% (einmal 1,3%) und mag folgende, von A. LOOSS zusammengestellte Tabelle darüber orientieren:

Autor	Fälle	Leukocytenzahl	Bac.	Eosin.	N.	Ly.	Gr. M.
DOUGLAS und HARDY	50	Hyperleukocyt.	0,563	16,149 (1,3—40)	45,42	25,76	12,526
KAUTSKY . .	22	leichte Hyperleukocytose	—	17 (5—53)	—	25—	64%
DAY	15	9476	—	23,7	45,3	21,4	9,5
ZWEIFEL . . .	16	9737 (4525—17 550)	—	14,4 (2,7—34)	—	8,1	50
CONOR und BEHAZET	50	—	—	16,5 (4—48)	vermindert	19,4	14,2 + 4,1Ub

WALKER HALLs Durchschnittsergebnisse waren:

Eosinophilie (normal 1—4%)	Polymorphnucleäre (normal 60—70%)	Große Mononucleäre (normal 5—8%)
16—48%	44—58%	12,5%

Von Wert sind auch vergleichende Leukocytenzahlen der bekannten Forscher auf dem Gebiete der Tropenkrankheiten BLANCHARD und MANSON:

Auf 1000 Leukocyten	Normal	Nach MANSON	nach BLANCHARD 1. Zählung	2. Zählung
Polynucleäre neutrophile. .	640—650	490	636	560
,, eosinophile . .	10—20	120	77	86
Mononucleäre	320—330	170	161	220
Labrocyten.	2,5—5	—	—	—
Intermediäre	—	10	—	—
Lymphocyten	—	210	126	129

Bei Injektion von acht jungen Würmern beobachtete DAY schon am vierten Tage 6% statt 3,5% Eosinophilie und etwas Hyperleukocytose, durch Injektion von 1000 Miracidien am 7. Tage 6,75% statt 2,5% Eosinophile mit gleichzeitiger absoluter Lymphocytose. Dabei zeigte die Injektionsstelle Eosinophilie, indem die eosinophilen Zellen offenbar chemotaktisch angezogen, nicht lokal entstanden sind. Septische Infektionen führten Sinken der Eosinophilen und Zunahme der Neutrophilen herbei nebst gesteigerter Anämie (E. = 3 354 000 i. D.).

Eine besonders starke Eosinophilie von 5—77% neben Myelocyten wurde von NATHAN-LARRIER und PARVU beobachtet. CONOR und BENAZET fanden bei der ARNETHschen Methode Verschiebung nach rechts auch bei den Eosinophilen, wobei immerhin 16 von 50 Fällen als Zeichen von Knochenmarkreizung 1—3% eosinophile Myelocyten aufwiesen. Zur Erkennung von septischen Komplikationen ist die Verschiebung wertvoll.

Ein Hilfsmittel zur Sicherung der Diagnose in zweifelhaften Fällen ist durch den Antikörpernachweis im Serum gegeben, wobei man sich zweckmäßig des Komplementablenkungsverfahrens analog der Wassermannreaktion bedient, 1919 von Fairley ausgearbeitet, indem er als Antigen alkoholischen und NaCl-Extrakt aus Bilharziawürmern und Schneckenlebern benutzte, die mit den Zwischenstufen der Parasiten infiziert waren. Bei bis zu 2 Jahren alten Fällen war die Reaktion in 88% der Fälle positiv, bei älteren in fast 74%. Der Wert der Reaktion besteht nicht nur für klinisch unklare Fälle, vielmehr gestattet sie auch serologische Kontrolle der therapeutischen Wirkung, indem, von wenigen Fällen abgesehen, auf welche Cawston und Low besonders hinweisen, die positive Reaktion bald negativ wird nach gelungener Kur. Höppli benutzt die Leber von Fasciola hepatica in alkoholischem Extrakt, anscheinend mit Erfolg, der aber nicht unbestritten blieb.

In der Pfortader also sind die jungen Würmer, deren Aktivität noch nicht begonnen hat, noch ohne Kopulation, die Weibchen ohne Eier. Zu ihrem leichteren Auffinden empfahl Schiess Bey, die Pfortader doppelt abzubinden, den Inhalt auf einem Glasteller bei durchfallendem Lichte zu untersuchen, während Kaufmann sie gewann durch Zerschneiden der Leber in Stücke und Ausdrücken in Wasser, worauf man die Würmer im Filtrat findet. Zum Eiernachweise in den Organen empfahl Looss, die Stücke in 3—5% kaustische Potasche zu legen bei 60—80° und das Sediment nach zwei Stunden in einer Petrischale bei schwacher Vergrößerung zu untersuchen.

Auch in der Vena cava inferior und Vena iliaca communis werden Würmer angetroffen, die Eier in sämtlichen Organen des Körpers. Das Hauptgefäß jedoch, durch welches die Würmer, geschlechtsreife und kopulierte nach ihrem letzten Bestimmungsort, d. h. also Blase und Enddarm reisen, ist die Vena mesenterica inferior. Diese Reise gegen den Blutstrom dauert einige Wochen.

Die pathologische Anatomie wird beherrscht durch die Eierablage, die als Grundkörper wirken; das Chitin der Schalen erzeugt seinerseits Veränderungen, während die Würmer selbst in den Gefäßen zurücktreten im allgemeinen. Denn die Chitinkapsel hat giftige, nekrotisierende Wirkung auf die Gewebe des Trägers, also ist stets anliegend eine Schicht nekrotischen Gewebes, häufig mit Kalksalzen; darauf folgt kernloses fibröses Gewebe. So ist wenigstens die Wirkung größerer Chitinmengen, z. B. von Echinokokken auf die Gewebe, welche sich im kleinen wiederholt bei den Bilharziaeiern.

Die toxische Wirkung der Würmer zeigt sich in der Eosinophilie und der von Letulle beschriebenen Endophlebitis der Eingeweidevenen, die aber nicht häufig zu sein scheint. Wenn zur Zeit der Geschlechtsreife die Würmer ihr Hauptquartier, die Pfortader, wo die jungen, noch nicht sexuell aktiven Exemplare leben, verlassen und in das weitverzweigte System der Pfortader (Abb. 6) sich verteilen, legen sie überall Eier in den Geweben, welche entzündliche Reaktion hervorrufen; die andern werden leberwärts geschwemmt durch den Blutstrom, so daß Letulle die Ansicht äußerte, die von ihm gefundene Endophlebitis habe den biologischen Zweck, dieses Zurückschwemmen der Eier zu verhüten und ihr Verbleiben an der Peripherie zu ermöglichen. Die Ansammlung der Eier, sodann meist verkalkt und mit Leukocyten gefüllt, kann in den Geweben so reichlich sein, daß deren Struktur durch Eier, Leukocyten und junges Bindegewebe ersetzt ist und man dann von „Infarcimento bilharzico" (Sonsino) und der „Bilharzialinfiltration" spricht.

Einzelne Eier oder kleine Gruppen von solchen finden sich in allen Organen, in welche sie durch den Blutstrom verschleppt werden; daneben gibt es aber noch eine Wanderung innerhalb der Gewebe gleich anderen Fremdkörpern; ob der Eistachel, wie behauptet wird, dabei als eine Art von Steuerruder wirkt, erscheint fraglich, indem die Eier des Schistosom. japon. auch ohne Stachel zu wandern vermögen. Größere Ansammlungen von Eiern dürften an Ort und Stelle erfolgt sein, und sind solche Ansammlungen, oft in kolossalen Massen besonders ausgeprägt im Mastdarm und der Harnblase; geht doch der Trieb der Würmer dahin, ihre Produkte an die Außenwelt zu bringen. Um in die Blase zu gelangen, haben also die Würmer einen Umweg zu machen und möchte ich darüber B. Scheube zu Worte kommen lassen: „Betreffs des Zusammenhanges zwischen Blasenvenen und Pfortader ist zu bemerken, daß erstere durch

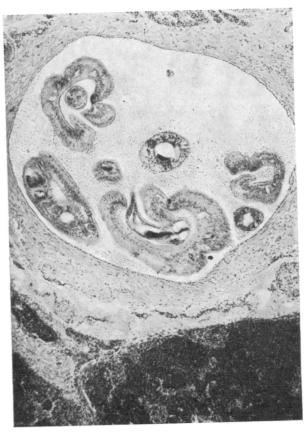

Abb. 6. Mesenterialvene mit Distomenpärchen.

den Plexus prostaticus, in welchen ein Teil von ihnen sich entleert, mit den Mastdarmvenen in Verbindung stehen und diese teils durch die Vena haemorrhoidalis super. direkt in die Pfortader übergehen, teils durch die Vena haemorrhoidalis med. und infer. und den damit verbundenen Plexus Santorini in die untere Hohlvene einmünden, welche ihrerseits gleichfalls mit der Pfortader zusammenhängt. Die Venen der Harnleiter und Nieren stehen in direkter Verbindung mit der Vena mesenterica inferior (Sachs Bey: Über die Wanderung des Distom. haemat. aus der Pfortader in die Harnblase. Wien. med. Bl. 1880. Nr. 50)".

Auf diesen Umwegen in der *Blasenwand* angekommen, beginnen die Weibchen ihre Eier in ungeheuren Massen abzulagern; auch sollen sie nach einigen

Autoren, wenn das Männchen (Abb. 7) wegen Enge der Vene nicht weiter vordringen kann, den Canalis gynaecophorus vorübergehend verlassen und selbständig noch etwas weiter vordringen peripheriewärts zur Eiablage, wozu ihre schwache Muskulatur ausreicht. Gelegentlich, wenn auch selten, können sie die Blasenwand ganz durchwandern; sind sie doch schon frei im Urine gefunden worden und in Konkrementen eingeschlossen; auch einzelne cystoskopische Befunde z. B. von BÄTZNER lassen den Schluß zu, daß sie frei in die Blase hinein-

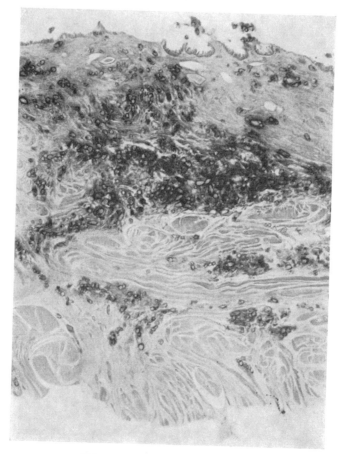

Abb. 7. Blasenwand mit Eierinfarkt.

ragen können; öfters findet man sie noch lebend innerhalb der Blasenwände, in glattwandigen, submukösen Hohlräumen ohne Endothel, entweder erweiterten Gefäßen oder Lymphspalten. Die Hauptveränderungen aber sind durch die Eiermassen bedingt und hervorgerufen. Die leichtesten Erscheinungen sind Schwellung, stärkere Vascularisation, Rötung und kleine Blutungen der Schleimhaut; dringen die Eierhäufchen bis an die Oberfläche derselben, so bilden sich kleine weißliche Knötchen, aus verkalkten Eiern bestehend; durch deren Zerfall werden Geschwüre gebildet. Mit der Schwellung, Rötung und Krustenbildung geht Hand in Hand die Abscheidung eines zähen blutigen, eierhaltigen Schleimes. Die Knötchen haben erst die Größe eines Hirsekornes, bei Wachsen der Tuberositäten werden aber Platten gebildet, oft rundlich, gelb, grau oder braun, von lederartiger oder noch härterer Konsistenz, so daß sie beim Durchschneiden unter dem Messer knirschen wegen des Gehaltes an verkalkten Eiern und Harnsalzen. Die Oberfläche ist rauh, sandig. Daneben zeigen sich polypenförmige, zottige, an Hahnenkämme erinnernde Excrescenzen, von weicher Konsistenz, oft ulceriert und wegen ihres Gefäßreichtumes an Angiome erinnernd, welche gelegentlich in Hohlräumen noch lebende Würmer enthalten. Am häufigsten und frühesten wird Trigonum und Fundus ergriffen, doch nimmt allmählich das ganze Blaseninnere an dem Prozesse teil und für solche Blasen (Abb. 8), welche mit der Sandschicht, „la quatrième tunique de la vessie" überzogen ist, haben die Engländer den Namen „Sandy bladder — Sandblase" eingeführt. Bald hypertrophiert die Muskulatur der Blase und sekundäre Infektion des Harnes, meist mit Bact. coli, läßt nicht lange auf sich warten.

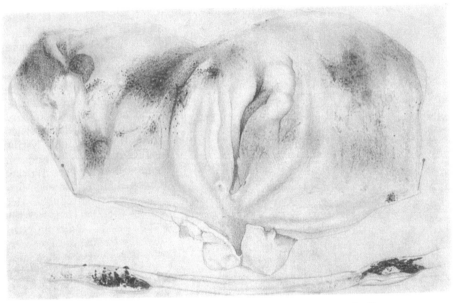

Abb. 8. Blase und Harnleiter mit Sandauflagerungen und Konkretionen.
(Zeichnung von Dr. A. BILHARZ-Sigmaringen.)

Mitunter lassen sich bis 2% Fett in ihm nachweisen, stets aber starke Eosinophilie des Eiters, bis 70% und mehr, so daß das eitrige Sediment fast nur aus Eosinophilen besteht.

Der Prozeß greift auch auf die Nachbarschaft über und erzeugt eine *sklerosierende Pericystitis,* welche oft durch die Bauchdecken über der Symphyse zu fühlen ist, und die Verdickung der Blase mit der Pericystitis kann so stark werden, daß sie bis zum Nabel reichen kann, mit oder ohne Infiltration der Bauchwand. Hahnenkämme sind schon von GRIESINGER auf dem Peritoneum der Blase gefunden worden.

Als Prädilektionsstelle der Papillome dient auch hier das Trigonum und die Hinterwand der Blase; wenn sie sich weiter verbreiten über die Schleimhaut, können sie so reichlich werden, daß das Blasencavum sehr klein wird, weil die Blase sozusagen ausgefüllt ist von den Geschwülsten. Eine vorgeschrittene Bilharziablase stelle man sich nach F. C. MADDEN ungefähr so vor: „Die Blase ist im Innern dick infiltriert mit ausgedehnten trockenen Sandschichten, so daß Teile der Wandung völlig umgewandelt sind in Kalkplatten; oder sie ist angefüllt mit Papillomen von verschiedener Größe, sehr unregelmäßig verteilt über die Schleimhaut. Die Wände der Blase sind stark verdickt und infiltriert und das Blasencavum sehr verkleinert. Infolge dieser Verdickung und dieser Papillome ist der Raum für den Urin sehr klein und oft exzentrisch gelegen. Wegen der Verkalkung der Blasenwand ist die Wirkung der Muskelkontraktion fast aufgehoben und die Blase ist mehr wie die Erweiterung einer starren Röhre als der Hohlraum eines kontraktilen Organes."

Die Platten und kondylomartigen Excrescenzen werden hauptsächlich von der Submucosa gebildet, welche wie Mucosa und Muscularis mit Leukocyten durchsetzt ist, oft so dicht, daß kleine Abscesse entstehen. Am zahlreichsten findet man meist die Eier in der Submucosa, offenbar, weil die Würmer bis dorthin vorzudringen vermögen, stets solche Orte bevorzugend, wo die Eier leicht nach außen befördert werden können. In die Mucosa gelangen sie durch die Kontraktionen der Blase und durch Risse in der Epitheldecke in das Blaseninnere.

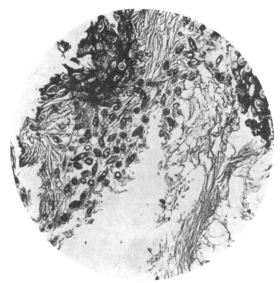

Abb. 9. Blasenpolyp mit Eiern als Kern eines Blasensteines. (Schwache Vergr.)

„An der Bildung der gutartigen Bilharziatumoren, ausgehend vom subepithelialen Bindegewebe der Mucosa beteiligt sich, meist sekundär, auch das Epithel, das in vielen Fällen die Bilder der Cystitis cystica darbietet, in anderen mehr drüsenähnliche Wucherungen mit Cylinderzellen aufweist, nicht unähnlich der Mucosa uteri bei Endometritis glandularis (C. Goebel)." Im allgemeinen sind die Tumoren von den Vegetationen der Cystitis chronica gemäßigter Breiten kaum verschieden. Sie bieten einen mehr weniger dem Rundzellensarkom ähnelnden Bau mit Bilharziaeiern dar, welche oft von Riesenzellen begleitet sind. Oft findet sich ein myxomatöses, an das Stroma von Nasenpolypen erinnerndes Gewebe, auch ausgesprochen teleangiektatischer Bau (Abb. 9). Die Neigung und Fähigkeit der Bilharziacystitis zur Tumorbildung führt C. Goebel auf den langdauernden, sozusagen aseptischen Reiz zurück, die relative Größe und Dauerhaftigkeit der Tumoren auf die starke Epithelwucherung.

In einem außerordentlich hohen Prozentsatze der Fälle bilden sich in der Bilharziablase die Bilharziacarcinome. H. Fenwick und Kartulis wiesen zuerst darauf hin und fand letzterer bei 300 Autopsien von Bilharziafällen 10mal Carcinom und 1 Sarkom der Blase. Besonders aber war es C. Goebel, welcher diese wichtige Fage durch genauere histologische Untersuchungen klärte und von Blasentumoren 50% maligne fand. Goebel teilt die Bilharziacarcinome der Blase ein in Carcinoma solidum, dessen Zellen am meisten den Blasenepithelien ähneln, in Cancroide, neben denen sehr oft Leukoplakie (epidermoidale Metaplasie) der Blasenschleimhaut besteht, und Schleimkrebse (Carcinoma adenomatosum cylindro cellulare papilliferum gelatinosum). Neben dem letzteren konnte eine Umwandlung einzelner Teile der Blasenmucosa in darmdrüsenartige Bildungen (entodermale Metaplasie) nachgewiesen werden, wie sie von ENDERLEN, EHRICH in anderen und gerade oft in exstrophierten Blasen ohne und mit Carcinom gefunden ist. Numerisch stellte sich das Verhältnis bei C. GOEBEL dar: von 19 Carcinomfällen waren:

6 das Carcinoma solidum,

2 das Carcinoma adenomatodes cylindrocellulare

11 das Cancroid (mit Neigung zur Verhornung),

wonach also hier das Cancroid bedeutend häufiger hier auftrat als bei europäischen Blasentumoren. C. GOEBEL unterscheidet nach dem Sitze der Geschwülste drei Typen:

1. Tumoren des Trigonum und der Gegend des Orificium urethrae internum und der Harnleiter.

2. Tumoren des Vertex.

3. Tumoren, welche die ganze Schleimhaut einnehmen.

Er wies ferner statistisch das häufigere Vorkommen des Blasenkrebses in Ägypten nach und stellt das Bilharzia-carcinom den Narben-, Ruß-, Paraffin-, Anilin- und mannigfachen sog. Reizcarcinomen (Lippenkrebsen der Raucher Oesophaguskrebsen der Trinker usw.) an die Seite. Die Eier erzeugen jedenfalls eine ausgesprochene prämaligne Erkrankung. Darunter versteht man bekanntlich Gewebsveränderungen durch chemisch-toxischen, mechanischen oder thermischen Reiz, auf deren Boden sich mit Vorliebe Geschwülste entwickeln (S. LÖWENSTEIN) und ein solcher,

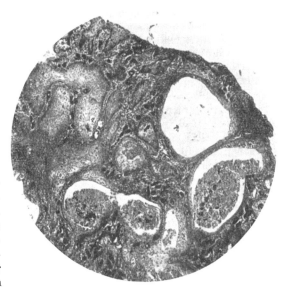

Abb. 10. Blasencarcinom mit Eiern im Stroma.
(Schwache Vergr.)

besonders langdauernder, intensiver Reiz ist bei Bilharziasis ausgesprochen gegeben durch die großen Eiermassen in mechanischem Sinne, vielleicht auch chemisch, indem der Chitingehalt der Eischalen nicht indifferent ist für die Umgebung. Diese mechanische Reiztheorie genügt aber nicht allen; so nehmen z. B. C. LEWIN, ALBARRAN-BERNARD, LETULLE eine toxische Wirkung von Seite der Würmer als Ursache der Tumorbildung an. Daß auch diese Distomen Toxine erzeugen wie die anderen Würmer, ist fast selbstverständlich. Dafür spricht die starke Eosinophilie im Blute der Bilharziakranken und des Harnsedimentes, welches ja bis 80% aus eosinophilen Zellen bestehen kann, wie die raschere Gerinnung des Blutes. Die Lösung dieser Fragen wird der Zukunft vorbehalten bleiben, da sie mit dem Geschwulstproblem unmittelbar zusammenhängt. Der Übergang benigner Tumoren in maligne wurde von C. GOEBEL niemals beobachtet.

Das Charakteristische dieser Geschwülste sind — meist vorhanden — die Eier, welche sowohl im Bindegewebsstroma verteilt, als auch in den Krebsalveolen vorkommen (s. Abb. 10) und es ist wohl mehr Zufallssache, ob und wie sie angetroffen werden, indem sie bei dem Wachstum der Geschwulst umwachsen und emporgetragen, und auch in Metastasen gelegentlich angetroffen werden können; an der Basis und den Übergangsstellen sind sie wohl stets vorhanden. Die Verteilung der Eier ist entweder eine diffuse, mehr gleichmäßige, oder aber sie werden in Haufen an verschiedenen Punkten oder auch nur an der Peripherie gefunden, wobei aber eine bloße Anschwemmung aus eierhaltigem Urine ausgeschlossen werden kann.

Die neueste größere Arbeit auf diesem Gebiete stammt von FERGUSON in Kairo, der von „Irritation-Cancer of Egypt" spricht und bei 40 Fällen maligner Bilharziatumoren der Blase 34 Carcinome und 6 Sarkome fand, wonach die Sarkome hier häufiger waren als z. B. bei dem Anilinkrebs. Besonders häufig waren die Metastasen im Herzmuskel, indem bei diesen 40 Fällen fünfmal im Myokard Metastasen sich fanden, gegenüber europäischen Zahlen ein ins Auge fallender Unterschied. FERGUSON glaubt an eine besondere Eigenschaft der Blasenvenen bei Bilharziasis für Tumorinvasion, fügt aber hinzu, daß auch so die Erscheinung immer noch schwer zu erklären sei. Und in der Tat wäre dies ja auch nur eine Erklärung für häufigere Metastasierung überhaupt, nicht aber für eine erhöhte Metastasenbereitschaft des Herzmuskels, falls sich eine solche tatsächlich herausstellen sollte auch bei größeren Vergleichszahlen.

Über die Häufigkeit des ägyptischen endemischen Blasenkrebses ist zu bemerken, daß nach C. GOEBELS Statistik 5% aller Bilharziafälle ein Blasencarcinom bekommen; 20% aller Carcinomfälle in Ägypten sind solche Blasengeschwülste. Daß in der Tat die Bilharziasis die Ursache davon ist, wurde von der Statistik erwiesen, indem bei Eingeborenen ohne Bilharziasis und dem weiblichen Geschlecht, bei welchem die Bilharziacystitis sehr zurücktritt, das Carcinom nicht häufiger ist als sonstwo. In FERGUSONs 40 Fällen war unter 40 Fällen eine einzige Frau.

Daß *Blasensteine* in solchen Blasen sehr häufig sind, kann nicht Wunder nehmen; die Sand- und Phosphatmassen können leicht genug die Kerne von Konkrementen werden. Umstritten war lange nur der direkte Einfluß der Eier als Centra der Steine, z. B. in Ägypten, über dessen Steine mikroskopische Untersuchungen in diesem Sinne existieren von C. GOEBEL und E. PFISTER. Während einzelne dortige Chirurgen, wie z. B. H. MILTON sämtliche Steine mit der Bilharziasis in Beziehung bringen wollen, gelang der Nachweis TRÉKEKIS nur achtmal unter 100 Steinpatienten; diejenigen, welche wie E. LEAR und H. WILDT 80—85% Bilharziosis bei ihren Steinfällen annehmen, werden ungefähr das Richtige getroffen haben. Viel schwerer als der Nachweis der Bilharziasis überhaupt bei den Patienten ist es, die Eier oder Würmer in den Steinen selbst nachzuweisen; dies hat C. GOEBEL versucht, indem er den durch Mahlen im Mörser gewonnenen Detritus der Steinkerne nach Eiern und Würmern in Glycerin, Alkalien und Säuren untersucht und kam dabei zu dem Befunde, daß unter 68 ägyptischen Steinen achtmal unzweifelhaft, sechsmal mit Wahrscheinlichkeit Eier darin vorhanden waren; auch betont er, daß der Fund von Eiern usf. in den Steinen noch gar kein Beweis ist, daß sie nun auch wirklich die eigentliche Ursache der Steinbildung sei, sie könnten auch zufällig hineingeraten sein; deshalb ist er denn auch geneigt, eher den durch die Bilharziasis erzeugten epithelialen Katarrh im Sinne von MECKEL (Mikrogeologie 1856) als Hauptursache in Anspruch zu nehmen. Als sehr seltenen Befund, den zweiten in seiner Art beschriebenen, gelang es E. PFISTER, als Steinkern einen eierhaltigen Polypen darzustellen, der aus der Submucosa hervorgegangen war.

Bei seinen eigenen Steinuntersuchungen versuchte E. PFISTER durch Einlegen der Steine in langsam stärker werdende Lösungen von Salzsäure, Kalilauge, Antiformin und Formalin eine weiche, schneidbare Konsistenz herbeizuführen, worauf Fixierung, Härtung in Celloidin und Färbung der Schnitte erfolgte und seine Ergebnisse deckten sich völlig mit denen von C. GOEBEL: Bei 34 Steinen gelang der Nachweis von Eiern darin dreimal, mit Wahrscheinlichkeit ebenfalls dreimal und die Voraussetzung, daß auf die beschriebene histologische Methode häufiger als bisher Eier, Würmer, nekrotisches Gewebe, Fibrin, Eiter, Blut, Bakterien, Epithel, Schleim, Polypen usf. nachzuweisen sein werden, war eine irrige. Dagegen fand er auf 14 Steinschliffen auffallend häufig — neunmal — blaue Plättchen und Schollen, oft in Spitzen auslaufend und dem rhombischen System angehörig, welche als Krystalle des Indigoblaus, früher auch Uroglaucin genannt, anzusprechen waren, eines Zersetzungsproduktes des Indican. Durch Vergleich mit deutschen Steinschliffen ergab sich in der Tat die Häufigkeit dieser Indigokrystalle in ägyptischen Steinen, welche wohl bei diesen Hämaturikern durch Metamorphose des Blutfarbstoffes zu erklären sind. —

Jedenfalls also sind die Eier nicht häufig in den Steinen zu finden, sondern die Krankheit führt eher indirekt, und zwar durch durch diese Erkrankung angeregten Katarrhe zur Steinbildung, wie es schon W. EBSTEIN aufgefaßt hat. Ob man nun nach H. SCHADE den Kolloiden vor den Krystalloiden, oder nach O. KLEINSCHMIDT den Krystalloiden vor den Kolloiden den Vorrang bei der Steinbildung geben soll — auf jeden Fall bieten die bei Bilharziasis typischen Veränderungen Gelegenheiten genug, beide Körper überreichlich zu liefern; es sind überall im Harnsystem günstige Angriffspunkte für Ablagerung von Salzen in Entzündungsprodukte (Krystallisationspunkte) vorhanden. Die ägyptischen Steine bestanden sehr oft aus Oxalaten und Phosphaten. Auffallend ist, daß sonst Bilharziasis nicht gerade viel Steine zu erzeugen scheint, so daß G. A. TURNER bei seinem großen Bilharziamateriale in Südafrika niemals

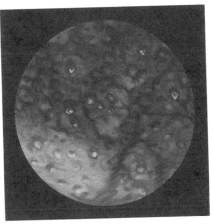

Abb. 11. Cystoskopisches Bild von Bilharzia-Blase. (Nach G. MARION-Paris.)

Steine gesehen haben will, was vielleicht zusammenhängt mit der bekannten, wenn auch in den Ursachen unbekannten Tatsache, daß Neger überhaupt fast keine Steine bekommen sollen. Jedenfalls begreift man ganz wohl den Standpunkt ägyptischer Ärzte, z. B. von TRÉKEKI, der den Mineraliengehalt des unfiltrierten Nilwassers für wichtiger hält als die Bilharziasis für die Steinbildung bei Bilharziasis und der im Sommer das Zehnfache beträgt des sonstigen.

Von der **Cystoskopie** darf mit Recht gesagt werden, daß es gar keine andere urologische Krankheit gibt, welche eine solche Mannigfaltigkeit der Bilder ergibt wie die Bilharziasis. Nur ist hierbei mit MARION zu unterscheiden, was als spezifisch für Bilharziasis zu betrachten ist und was als nichtspezifisch, d. h. auch sonst noch vorkommend, von MARION als „banal" bezeichnet, z. B. Rötung, Ödem, Granulationen, Narben, Polypen, die nichts Charakteristisches besitzen, während als spezifisch gelten dürfen, kleine, weiße Pünktchen, rund oder oval, von 1—2 mm Diameter, auch bläschenartig und die nichts anderes sind als Eieranhäufungen, so daß die Schleimhaut wie mit Reiskörnern gepudert aussieht (s. Abb. 11). Die erste Beschreibung eines cystoskopischen spezifischen Befundes dürfte von FENWICK (Lancet 1887) herstammen, dem CURTIS (Brit. med. journ. 1897) folgte, der ein Ulcus durch Resektion heilte. Dann blieb es lange sehr still, offenbar weil in den Bilharzialändern keine Cystoskopiker vorhanden waren. Vereinzelte Befunde wurden mitgeteilt als Raritäten von Nitze, Kutner, A. Wulf, Minet, H. Wilson, Marion, Jeanbreau, Ernst R. W. Frank, W. Baetzner, Cristol, Rumpel, Chajes u. a. und werden die Beschreibungen in der neueren Zeit immer häufiger und vielseitiger. Miliare Granulationen unter dem Epithel in frischeren, Epithelnekrosen und Schleimhautwülste bei älteren Fällen, kleine Blutungen, linsen- bis markstückgroße Plaques von silbergrauem Glanze ohne Gefäßzeichnung, erdbeerförmige Protuberanzen, honigähnliche, durch Eier und Krystalle gebildete glänzende Massen werden abwechselnd beschrieben, manchmal auch abgebildet. H. Wilson wurde meist an das Bild der tuberkulösen Cystitis erinnert, bis er bei einem sechsjährigen Falle auf der hinteren Blasenwand opake Verfärbung der Schleimhaut mit papilliformen, polypoiden Massen und stellenweise stecknadelkopfgroßen gelblichen runden Körperchen vorfand. W. Baetzner fand am Vertex einen größeren Bezirk, wo auf der dunkelbraunen Schleimhaut sandartige, hellglänzende gelbliche Körnchen saßen, welche auch die kegelförmig aufgeworfenen Ureterwülste inkrustierten. Hinter dem Orificium int. waren kleine, runde Vorbuckelungen, von welchen aus schwarze längliche Gebilde zum Teile in die Blase hineinragten, wie „Speilen ausgerupfter Gänsefedern", zum Teil staken sie in der Blasenwand und werden vom Verfasser als in den Venen und Lymphspalten der Blasenwand sitzende Distomen gedeutet, die Körnchen als Eierablagerungen in den Wandschichten.

Manchmal sind Excrescenzen und Granulationsgeschwülste durch himbeermaulbeerförmige Form und einen dunkelblauen oder violetten Farbenton ausgezeichnet, wie dies z. B. in einem Falle von E. Joseph der Fall war, was wohl zu erklären ist durch angiomatösen Bau der Geschwülste oder durch venöse Stauung, also als Cyanose infolge von Verstopfung und Kompression der ableitenden Venen durch Eieranhäufungen und Kalkablagerungen. Jedenfalls kann schon aus dem cystoskopischen Bilde die Diagnose oft gestellt werden ohne Mikroskop.

Bezüglich der Differentialdiagnose mit Tuberkelknötchen glaubte man lange, daß diese den Gefäßen folgen, während Bilharziaknötchen unabhängig davon die Schleimhaut bedecken, gewissen Glanz zeigen und des hyperämischen Hofes oft entbehren. Doch zeigte Cristol, daß sie auch innerhalb der Gefäße auftreten können. Da dieser Autor ein größeres Material einheitlich zu cystoskopieren in der Lage war, sei seine dabei aufgestellte Klassifikation hier kurz wiedergegeben. Er unterscheidet:

1. Die vasculäre Form: in den injizierten Gefäßen sind gelegentlich Eierkonglomerate als glänzende Knötchen zu erkennen.

2. Die granuläre: nadelkopfgroße, runde oder ovale, isolierte oder zu Gruppen vereinigte, weißliche oder rosarote Knötchen unterhalb des Epithels.

3. Maulbeerförmige, unregelmäßige, erhobene knochen- oder hufeisenförmige, violette Excrescenzen.

4. Die lederartige Schleimhaut, welche blaß, graulich, gegerbt aussieht mit kleinen, an Lederhaut erinnernden Erhöhungen. Die Läsionen waren manchmal vereinzelt, öfters in Gruppen stehend, Prädilektionsstellen die Uretermündungen, oft nach innen, oft nach außen und hinten und am Vertex, besonders für die maulbeerförmigen Gebilde.

Die röntgenologische Diagnostik und Untersuchung (Abb. 12) wurde von Lotsy unternommen und begründet, und zwar ohne Kontrastmittel, wie sie sonst nötig sind, da die Infiltration mit verkalkten Eiern allein genügt zur Schattenbildung, die intensiver sein kann als Knochenschatten, aber auch so geringfügig, daß sie sich kaum von der Umgebung abzeichnet. Oft waren auch keine Schatten zu sehen, auch wenn cystoskopisch Phosphatniederschläge auf der Schleimhaut nachgewiesen waren, so daß Lotsy zu der Ansicht kam, daß die Schattenbildung hauptsächlich durch Infiltration mit verkalkten Eiern zustande komme. In den Nieren und oberem Harnleiterteile konnten nur sehr selten solche Befunde erhoben werden.

Die *Prostata* ist sehr häufig im Zustande chronischer Entzündung und man darf sagen, daß bei allen älteren Fällen eine Prostatitis Bilharzica vorhanden ist; je stärker die Veränderungen in der Blase werden, um so ausgesprochener ist nach Kartulis auch die Vergrößerung der Prostata, die apfelgroß werden kann, von harter Konsistenz. Eier finden sich fast in allen Fällen, sowohl am Übergange der Harnröhrenschleimhaut in die Prostata, als auch interstitiell. Das Gewebe erscheint im Durchschnitt homogen; mit dem bloßen Auge erkennt man, daß hier die Hypertrophie vermittels Bindegewebswucherung zustande gekommen ist (Kartulis). Die Eier liegen besonders in den Muskelschichten, aber auch gelegentlich in den Drüsen und deren Ausführungsgängen, so daß sie F. Milton auch im Prostatasekret nachweisen konnte. Auch Atrophien sind nach Madden nicht selten. Wenn sonst für die Prostatitiden 80% gonorrhoischer Natur angenommen werden, so trifft dies für Bilharzialänder nicht zu; nähere Zahlen fehlen noch. Auch im Plexus prostaticus wurden gelegentlich schon Würmer gefunden. Die Eier in der Prostata wurden relativ spät gesehen. Bilharz selbst fand sie nicht dort, wohl aber in den *Samenblasen,* welche so oft wie die Prostata, wenn nicht noch häufiger erkrankten. Sie sind dann ebenfalls vergrößert und von harter Konsistenz und betrifft die Hypertrophie vornehmlich die Muscularis, wo die Eier auch am zahlreichsten vorhanden sind; aber man trifft auch solche in der Submucosa, welche von verkalkten Eiern durchsetzt sein kann. Man trifft solche auch auf der Schleimhaut und im Ausführungsgange und wurden sie auch schon im Samen selbst nachgewiesen, wofür E. Pfister den Ausdruck „Ovispermia Bilharzica" vorgeschlagen hat. Bei Beteiligung der Samenblasen sollen nach Sonsino sich oft abnorme Ejaculationen oder Spermatorrhöen mit Blut gemischt finden und bei einem englischen Soldaten in Kairo war nach Madden eine solche Hämospermie das Initialsymptom der Krankheit, der Blasensymptome erst viel später folgten.

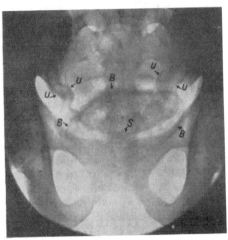

Abb. 12. Bilharzia-Blase ohne Kontrastfüllung. (Nach Lotsy-Kairo.)
20 jähr. Fellach. Totaler Umriß der Blasenwand, am gewundenen und dilatierten Ureteren, und in der Mitte zwischen beiden Ureteren ovaler, bohnengroßer Steinschatten, zusammenfallend mit dem Schatten des Sakralwirbelkörpers. *Cystoskop.* Seitenwände und Fundus mit diffusen, zerklüfteten Tumoren bedeckt, frei von Kalkablagerung.

Impotentia virilis war schon oft bei Bilharziakranken aufgefallen, so von J. Petrie in Zanzibar, wo 1/3 der Bevölkerung bilharziakrank ist mit auffallend viel Impotenten und es ist wohl möglich, daß Entzündung der Prostata, Samenblasen, Colliculus usf. dies hervorbringt. Als historische Notiz diene, daß der Pharao Snofru I. der erste wegen Impotenz erwähnte Patient ist; bei ihm kann Bilharziasis mit Recht vermutet werden.

Auch im *Vas deferens* sind Eier gefunden worden, besonders in der Muskelschicht mit sklerosierenden Stellen in deren Nähe, welche auch auf die Nachbarschaft übergreifen können, so daß eine Perifuniculitis entsteht.

Daß auch eine *Orchitis* und *Epididymitis Bilharzica* besteht, wurde wahrscheinlich, als E. Pfister zweimal in Hydrocelenflüssigkeiten Bilharziaeier auffand, welche doch wohl aus dem Hoden hergewandert zu sein schienen. Der sichere Beweis wurde aber durch F. C. Madden erbracht, der wegen Tuberkuloseverdacht einen Hoden entfernte, dessen Nebenhoden gänzlich ersetzt war durch gelbliches, knotiges Gewebe, welches sich auch am Samenstrang ein Stück breit hinauf erstreckte. Der pathologische Anatom Prof. Ferguson fand: „Es handelt sich nicht um Tuberkulose, sondern um Bilharziainfiltration. Die Knötchen zeigen als Zentrum eine Gruppe von Bilharziaeiern." Auch fand E. Pfister später in einer Hodenfistel im Eiter Bilharziaeier.

Neben dieser spezifischen Affektion mag aber noch manche Hodenschwellung, resp. Epididymitis, beruhen auf Herabsteigen von Bakterien längs der Vasa deferentia, ähnlich den gonorrhoischen Prozessen.

Die erwähnten Organe Prostata, Samenblasen, Funiculus, Hoden können Eier enthalten, ohne daß man dies ihnen makroskopisch ansieht. Zur Untersuchung auf Eier ist es nicht nötig, die umständliche Prozedur der histologischen Untersuchung vorzunehmen, sondern es genügt, zu macerieren nach dem Vorschlage von A. Looss: Die Stücke werden einige Tage in Salzsäure $1/_{15}$ normal bei 50—60⁰ C gelegt, hierauf Auswaschen und Sammeln des Sedimentes. Die Säure ist oftmals mehr zu wechseln.

Penis und *Urethra* sind nicht selten ebenfalls befallen; die Venen der Prostata stehen ja mit der Vena dorsalis penis und den Venen der Harnröhre in Verbindung. Beim Weibe sind Carunkeln mit Eiern an der Mündung der Urethra beobachtet worden, und von Madden ein Papillom, welches, mit einem Stiele am Blasenboden verankert, durch die Urethra prolabiert war. Beim Manne zeigt sich ein tripperähnlicher Ausfluß, der neben starker Eosinophilie des Eiters Eier zeigt. Auch Mischformen mit Gonorrhöe kommen vor, wie sie z. B. F. Böhme sah, indem sich ein Bilharziakranker noch eine Gonorrhöe holt und sowohl Eier als Gonokokken ausscheidet; auch bedingt die Anwesenheit der Bilharziaveränderungen in der Urethra oft eine Verzögerung der Heilung der Gonorrhöe. Solche bestehen in allgemeiner Infiltration der Schleimhaut, Geschwüren und kleinen, traubenartigen Excrescenzen, besonders in der Pars prostatica, wo zuerst jene schmalen, leicht erhobenen, bräunlichen, aus Eiern bestehenden Zonen, Epitheldefekte und Granulationspolypen auftreten, die sich über die ganze Urethra allmählich ausdehnen können. Die Kalk- und Sandablagerungen erzeugen das Bild der Urethritis calcificans und kann der Geschwürsprozeß zu einer Obliteration der Harnröhre führen, so daß der Urin sich aus einer Anzahl von Fisteln gießkannenartig entleeren muß. Denn der entzündliche Prozeß geht bald als Periurethritis in die Umgebung über auf die Corpora cavernosa und bildet der Penis dank dem formativen Reize der Eier alsdann ein starres, Eiter mit Eiern und eosinophilen Zellen absonderndes Rohr, auf dem das Carcinom nicht selten sich entwickelt. Daß *Strikturen* hierbei nicht selten sind, kann nicht wundernehmen und kommen im Verlaufe des ganzen Kanales vor weniger in Form callöser Narben als weicher Granulationsmassen besonders im Pars posterior. Durch Verstopfung von Lymphgefäßen entsteht eine Art von falscher Elephantiasis und kann Scrotum und Penis ganz bizarre Formen und Verziehungen durch Narbenstränge aufweisen, zumal wenn die Bilharziainfarzierung auch zur Fistelbildung geführt hat.

Diese *Bilharziafisteln* sind eine sehr häufige Komplikation der Krankheit. Die Statistik von

Milton ergibt auf 925 Kranke 113 Fisteln = 12⁰/₀,
Goebel   ,,   ,, 1512   ,, 243   ,, = 18⁰/₀,
Trékeki ,,   ,, 109   ,, 43   ,, = 40⁰/₀.

Sie kommen hauptsächlich vor bei Eingeborenen, sehr selten bei Europäern, mit anderen Worten also bei älteren, vorgeschrittenen Fällen. Verursacht werden sie durch die Infarzierung mit Eiern und Durchbruch nach außen, und die Harnröhrenverengerungen, hinter welchen durch Epitheldefekte der Urin sich unter Eiterung einen Weg nach außen bahnt. Sie sind nach TURNER in Südafrika viel seltener als in Ägypten. Sie können ausmünden auf der Vorderfläche des Scrotums, auf dem Penis bis zur Basis der Glans, über der Symphyse, am After und auf den Oberschenkeln, sind meist multipel und wurden bis zu 50 Öffnungen (ALI LABIB) gezählt. Der von englischen Autoren gemachte Unterschied in „Dach-“ und „Bodenfisteln“, je nachdem sie auf der Vorder- oder Hinterwand der Harnröhre einmünden, läßt sich kaum durchführen und

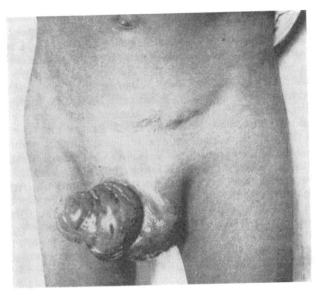

Abb. 13. Polypöse Wucherung am Penis bei Bilharzia. (Nach F. C. MADDEN-Kairo.)

sind die Fisteln besser einzuteilen, zumal sie auch lateral einmünden, in perineale, scrotale, suprapubische und Penisfisteln. Sie sind oft nicht scharf voneinander getrennt und kommunizieren miteinander. Ihre Wand besteht aus dichtem Bindegewebe, von harter, fest fibromatöser, keloider Beschaffenheit; meist sind Eier und gelegentlich auch erwachsene Würmer darin nachweisbar. Um ihre äußeren Öffnungen bilden sich oft wirkliche Fibrome, bis 5 kg schwer. Diese erklären sich unschwer aus der Tatsache, daß als Folge chronisch-entzündlichen Reizes exzessive Bindegewebsneubildung am gesamten Harnsystem auftreten kann.

Die Harnleiter sind bei schwerer Blasenerkrankung sehr oft in ihren unteren Teilen erkrankt, und zwar finden sich dieselben Veränderungen wie in der Blase: Strikturen, Polypen, Cysten, Plaques aus Eiern und neugebildetem Bindegewebe, Konkremente; besonders charakteristisch sind die bräunlichen bis schwarzen Sandauflagerungen. Da aus letzteren Uretersteine (s. Abb. 8) sich bilden können, müssen diese als primäre Uretersteine aufgefaßt werden, in loco entstanden, im Gegensatze zu den europäischen, welche meist descendiert, sekundär sind. Die obere Partie der Ureteren wird nur selten ergriffen. Wenn die Läsionen fortgeschritten sind, verdickt sich die Schleimhaut, verhärtet sich und es bilden sich wirkliche Strikturen, über welcher Dilatation Platz greift. Mikroskopisch sieht man, daß das Epithel ganz verschwindet, die Schleimhaut und Submucosa sind nur noch in einzelnen sklerosierten Bindegewebsstreifen vorhanden, zwischen welchen sich Eier und Leukocyten ansammeln (C. Goebel). Zahlreiche Venen zeigen die Endophlebitis (Letulle) unter dem Peritoneum und im periureteralen Gewebe. C. Goebel fand die Muskelschichten der Ureteren immer viel stärker affiziert, als in der Blase; die Harnleiter haben oft den Umfang einer Aorta. In Papillomen des **Nierenbeckens** wurden ebenfalls Eier nachgewiesen; die Schleimhaut des Nierenbeckens ist rauh und uneben, wenn sie ergriffen wird.

In die **Nieren** gelangen die Würmer und deren Eier aus der Pfortader durch ziemlich konstante Verbindungen der Vena mesenterica superior mit den Vv. renales, den von Lejars und Tuffier sogenannten „Anastomoses porto-rénales directes" und wohl auch von unten her durch die Uretervenen. Bei der Untersuchung von Mumien aus der 20. Dynastie (1250—1000 v. Chr.) fand A. Ruffer, daß Nierenkrankheiten auffallend häufig gewesen zu sein scheinen: Von sechs Mumien hatte eine kongenitalatrophische Nieren, zwei multiple Abscesse mit noch nachweisbaren Colibacillen, zwei Bilharziaherde und nur eine normale Nieren. Schon früher hatte Kartulis Eier in den Nieren bei Autopsien gefunden, Goebel in Begleitung von Riesenzellen; aber häufig dürften solche Befunde nicht sein und auch selten zu wirklichen Schädigungen des Nierenparenchyms führen, da sie nur spärlich vorhanden sind und also toleriert werden; sie fanden sich meist in den Sammelröhrchen, offenbar durch Embolie verschleppt. Sehr viel häufiger und auch viel schwerer als durch direktes Einwandern in die Nieren sind diejenigen infolge von Erkrankungen der Blase und Ureteren, als die indirekten, durch aufsteigende Infektion bedingten, wie sie in der Urologie auch sonst bekannt sind. Wer die geschilderten Veränderungen der Blase und Ureteren überschaut, wird leicht verstehen, daß hier die besten Vorbedingungen für Hydro-, Pyonephrosen, Nierenabscesse, Nephritis usf. gegeben sind, welche bei der meist doppelten Erkrankung der Ureteren ebenfalls meist doppelseitig sind und sehr häufig den Tod herbeiführen, so daß als direkte Todesursache bei Bilharziasis Nierenerkrankungen und maligne Degeneration von Blasentumoren anzusehen sind. Bei solchen infizierten letalen Nierenfällen konnte A. Ruffer ausnahmslos den Colibacillus nachweisen. Da bei Tieren durch Injektion von Cercarien eine toxische Nephritis erzielt werden kann, ist es nicht ausgeschlossen, daß auch beim Menschen eine toxische Nephritis vorkommen mag.

Während die **Inkubationszeit** der *Bilharziosis* bei Eingeborenen sich nur schwer berechnen läßt in der Regel, ist dies meist viel leichter bei Europäern — nicht nur wegen genauerer Auskunft, sondern auch weil sich das Datum der Ankunft im Bilharzialande und das erste Auftreten der Symptome genauer bestimmen lassen. So fand W. O. Beveridge unter 206 Mann, aus England frisch angekommen, nach einiger Zeit 6 Bilharziakranke, und zwar erkrankten einer 12 Wochen, der andere 14 Wochen, drei 4 Monate und einer 7 Monate nach der Ankunft. Ph. G. Stock fand unter 43 erkrankten Husaren im Mittel eine Inkubation von 1—2 Monaten. F. M. Sandwith nimmt nach seinen ägyptischen Erfahrungen 4—6 Monate und eine Dauer von 3—18 Jahren an. Andere Beobachter hingegen, z. B. W. S. Crosthwait, E. C. Freeman und W. E. Harding glauben 4—5 Jahre Inkubation gesehen zu haben. Dies erklärt sich auch leicht aus dem Umstande, daß viele Kranke eben gar keine Beschwerden und Symptome zeigen und sich so der Krankheit gar nicht bewußt sind.

Die *Hämaturie*, welche das erste Zeichen zu sein pflegt, ist meist terminal, erst später wird sie eine totale; so fanden z. B. Douglas und Hardy bei

50 Soldaten sozusagen alle mit terminaler Hämaturie als erstem Zeichen behaftet; doch wurden von R. D. Campbell und Grothusen zu Beginn auch monatelanger Ausfluß aus der Harnröhre, eitrig-schleimig, tripperähnlich, beobachtet; mit der Zeit treten Jucken an der Peniswurzel, Schmerzen am Damme, Harndrang und Brennen in der Harnröhre hinzu. Der Urin fängt an ein Sediment aus roten und weißen Blutzellen zu zeigen und sind dann wohl stets Bilharziaeier darin zu finden. Im Anfang kann man sagen, daß in den leichten Fällen die Hämaturie intermittierend und terminal, in den schweren konstant und total ist. Der Blutgehalt läßt sich ferrometrisch bestimmen und durch diese Bestimmung des Eisens aus dem Hämoglobin wurden bis 175 g täglicher Blutausscheidungen gemessen, also beträchtlicher Quantitäten, welche die oft schwere Anämie der Kranken erklären, als deren Folge Schwindel, Pulsbeschleunigung, Kopfschmerz, leichte Ermüdbarkeit, Herzklopfen oft angegeben werden. Griesinger glaubte, daß von Juni bis August die Krankheitsfrequenz besonders hoch sei in Ägypten, was mit der Entwicklung der Parasiten zusammenhänge.

Mohammed Chaker stellte 1890 in seiner Dissertation in Paris drei Perioden auf:

I. Periode: 2—6 Jahre, Urin sauer, gutes Wohlbefinden, Remissionen und Heilungen nicht selten, Hämaturie terminal.

II. Periode: Urin in ganzer Menge blutig, Reaktion neutral und alkalisch, Geruch ammoniakal. Schmerzen, lebhafter Tenesmus der Blase und des Mastdarmes, Abmagerung.

III. Periode: Fieber, Albuminurie, Urämie, purulente Infektion, Kachexie.

Der Charakter der Krankheit ist nicht überall gleich schwer, am schwersten verläuft sie zweifellos in Ägypten, so daß die Beschreibung des letzten Stadiums von F. C. Madden in Kairo hier wiedergegeben sei: „Der Patient ist gewöhnlich ein Mann — auch unter Frauen werden solche schweren Fälle gefunden — und er ist sehr erschöpft und anämisch, abgemagert und äußerst elend. Er zeigt konstante Miktion und Tröpfeln mit Schmerzen im Penis und tief drin im Perineum nächst dem Mastdarm. Er zieht oft am Scrotum, um die Schmerzen zu erleichtern. Das Orificium externum des Penis ist feucht und tröpfelt stets etwas Flüssigkeit ab. Beim Urinieren wird eine sehr kleine Menge entleert unter Schmerzen, gefolgt von leichter vorübergehender Linderung. Der Urin variiert in seiner Erscheinung, ist aber gewöhnlich sehr trübe, dunkelrot und sedimentiert in Phosphaten, Blut und Eiern. Oberhalb der Symphyse wird eine harte Masse gefühlt, unregelmäßig und steinig, und diese kann sich erstrecken bis zum Nabel und weit seitwärts. Eine oder beide Nieren können als vergrößert gefühlt werden, ebenso die Ureteren als stark erweitert durch die ungewöhnlich dünnen Bauchwände. Die ganze Urethra kann verhärtet sein und mit der Sonde können Massen von Bilharziagewebe gefühlt werden, oft verkrustet. Eine perineale Cystostomie wird in der Regel ausgeführt zur Linderung der unaufhörlichen Schmerzen."

Längst bekannt ist das starke Überwiegen der männlichen Morbidität gegenüber der weiblichen — nach Madden sind 94% Männer und nur 6% Weiber befallen —, was wohl mit der Feldarbeit zusammenhängt, der sich die Weiber viel seltener aussetzen als die Männer und soll an Orten, wo beide Geschlechter sich gleichmäßig an derselben beteiligen, auch die Krankheit sich gleichmäßig auf beide verteilen. Vielleicht aber liegen auch im weiblichen Blute gewisse Schutzstoffe; jedenfalls gerinnt es etwas rascher, hat ein etwas niedrigeres spezifisches Gewicht, einen größeren Gehalt an Wasser und einen niedrigeren Gehalt an festen Stoffen als dasjenige des Mannes; der Gehalt an Blutkörperchen und Hämoglobin ist etwas kleiner beim Weibe; der Hämoglobingehalt ist beim Manne im Mittel 146%$_{00}$, beim Weibe 138%$_{00}$. In der

Jugend ist jedenfalls nach A. Ruffer und Elgood das weibliche Geschlecht ebenso häufig infiziert wie das männliche und tritt die Differenz der Geschlechter erst mit dem Wachstum auf. Auch über intrauterine Infektion mit Hämaturie durch Bilharziaeier wird berichtet bei Neugeborenen mit Blasensteinen.

Die **Prognose** ist bei Vermeidung von Reinfektionen, am besten also Verlassen des infizierten Landes und gründlicher Behandlung mit Antimon oder Emetin nicht ungünstig; trotz jahrelangen Bestehens heilt das Leiden oft völlig aus. Schwerere Formen mit Tumorenbildung, Steinen, bakterieller Sekundärinfektion, Nierenaffektion pflegen sich ja nur bei Reinfektionen auszubilden. Von Interesse ist eine Statistik von W. S. Harrison, der die Prognose der Bilharziasis an den von Cottell beobachteten 466 Fällen durch teilweise Weiterverfolgung der Fälle hat studieren können. Wenn eine Neuinfektion nicht eintritt, so kann sie in einzelnen Fällen in 3—4 Jahren ausheilen, andere in 5 bis 7 Jahren. Öfters jedoch sind diese Heilungen nur Scheinheilungen, indem der Harn, jahrelang frei von Blut und Eiter, noch nach 7 Jahren wieder Eier zeigen kann, worauf das Leiden 11—13 Jahre dauern kann. Bei Europäern, welche die endemische Zone verlassen, beträgt die Mortalität 1%, meist bedingt durch aufsteigende Infektion und maligner Degeneration von Blasentumoren. In einem Falle von Chajes wurden noch 20 Jahre nach Verlassen des betreffenden Landes lebende Miracidien in den Eiern gesehen und zum Ausschlüpfen gebracht.

Daß **therapeutisch** bei dieser besonders im Harnsystem sich abspielenden Krankheit die Harnantiseptica sämtlich angewendet wurden, ist leicht zu begreifen. In einer von mir verfaßten Zusammenstellung der therapeutischen Versuche (Menses Arch. 1910), in der auch die intravenösen Versuche zur Abtötung der Parasiten erwähnt sind, sind angeführt Salol, Methylenblau, Balsam. copaiv., Ol. Santali, Ac. benzoic., Urotropin, Extract. fluid. filic. mar., Blasenwaschungen mit Kal. hypermang., Atoxyl, Kollargol per rectum und intravenös, Stypticin, Kalomel, Adrenalin, Chinin. sulfur., künstliche Fiebererzeugung mit Wrightschem Serum, Ac. carbol., Blasenspülungen mit Arg. nitr., Borsäure, Sublimat, intravenöse Sublimatinjektionen, Arsen, Salvarsan, Infus. Buchu, Röntgenbestrahlung der Pfortader, Diathermie. Wenn für eine einzige Krankheit eine ganze Menge von Medikamenten und Behandlungsmethoden empfohlen werden, dann pflegt sich der Verdacht zu regen, daß kein Vorschlag dabei besonders viel Nutzen stifte — und so war es auch hier. Immerhin mögen die inneren Mittel, die in den Harn übergehen, oft entzündungsdämpfend und den Harndrang lindernd wirken und den Urin etwas aufklären, wie auch die Blasenspülungen. Besonders pessimistisch war A. Looss, der eine Abtötung der Würmer im Blute, selbst wenn sie gelänge, für zwecklos erklärte. „Denn die unmittelbare Krankheitsursache sind nicht die Parasiten, sondern ihre Eier und der von ihnen ausgeübte Reiz. Derselbe bleibt bestehen, solange noch Eier vorhanden sind, gleichgültig, ob die Würmer zu dieser Zeit noch leben oder nicht." Dies zugegeben, scheint es doch nicht ganz gleichgültig, ob man den Würmern überhaupt Zeit läßt, Millionen von Eiern im Körper abzusetzen, oder ob man Mittel findet, sie schon am Anfang ihrer Tätigkeit wirksam zu bekämpfen; denn mit einer geringen Anzahl von Eiern kann der Organismus schon selbst fertig werden, nicht aber mit einer Unmenge derselben.

Jedenfalls wurde eine völlige Umwälzung der bisherigen Therapie herbeigeführt durch die Einführung der intravenösen Injektionen von Tartar. stibiat. durch Christopherson[1]) in Chartum, eines Mittels, welches in der Tierheilkunde schon manches Jahr vorher als Anthelminticum Verwendung gefunden hat. Durch diesen Brechweinstein wird erzielt, daß das Blut aus dem Harne

---

[1]) Christopherson: The Lancet. Sept. 1918.

verschwindet nebst den Eiern, daß der cystoskopische Befund normal wird und Rückfälle bei genügend langer Behandlung nicht vorkommen. Es wird in 1%iger wässeriger Lösung verwendet für Erwachsene; bei 100° 10 Minuten erhitzt und dunkel aufbewahrt ist es 2—3 Wochen haltbar; dann wird es gelblich und weniger gut ertragen. Durchschnittsdosis ist 0,1 g Tart. stib., also 10 ccm der 1%igen Lösung, angefangen wird mit 6 ccm = 0,06 g, erst täglich, dann 1—2 täglich injiziert, so daß 12 Spritzen in 3 Wochen appliziert werden; nach 1—2 Wochen beginnt die neue Serie, eventuell noch 1—2mal wiederholt. Bei Kindern wird je nach Alter mit 0,02 begonnen. Unangenehme Nebenwirkungen sind oft Rötung des Gesichtes, Dyspnoe, Reizhusten, metallischer Geschmack im Munde, Muskelschmerzen. Tartar. stib. soll nicht auf vollen Magen gegeben werden, sondern 2—3 Stunden nach dem ersten Frühstück, hierauf Bettruhe.

Von TSYKALAS wurde als angeblich ungefährlicher das Emetin, also ein Derivat der Ipecacuanhawurzel, eingeführt; die Dosierung beträgt 0,1—0,12 pro Tag, im ganzen 1,0—1,2 intravenös in 8—10 Tagen. Von 2000 Fällen 90% Heilungen; doch scheint auch dieses Mittel mit Vorsicht zu gebrauchen zu sein; seine Wirkung ist offenbar derjenigen des Brechweinsteines äquivalent. CAWSTON hat beide Mittel versucht und empfiehlt den Antimon für Erwachsene, Emetin für junge Leute und Kinder, aber nicht als intravenöse Einspritzung, sondern als intramuskuläre, da es intravenös leicht Herzschwäche erzeugt und die intramuskuläre Einverleibung zu seiner Überraschung so rasch Heilung herbeiführte wie die intravenöse. —

Auch der rectale Weg wurde beschritten. Von der Auffassung ausgehend, daß Parasiten im Pfortadersystem auf dem direktesten Wege anzugreifen sind, wählte H. F. WILSON die Rectalschleimhaut zur Resorption des Antimons, von wo es durch die V. haemorrhoid. sup. in die Pfortader und den Plexus vesical. gelangt, wie es von E. PFISTER 1910 schon vorgeschlagen wurde für andere Mittel, z. B. Kollargol. Einige hohe Dosen sollen, so appliziert, zur Abtötung der Würmer, besonders der jungen Exemplare in der Leber genügen, wodurch Zeit gespart werde gegenüber der intravenösen Einverleibung.

Möge man Antimon oder Emetin benutzen, so zeigt sich meist Besserung nach der vierten Injektion, die Hämaturie verschwindet nach der achten, die Eier nach der 12. Injektion und sind Dauererfolge für einige Jahre doch schon genügend zahlreich vorhanden. (Für das Emetin. hydrochlor. beansprucht übrigens M. MAYER die Priorität.) Aber jedenfalls müssen die Kuren gründlich sein und nach der Heilung noch fortgesetzt werden für einige Zeit zur Verhütung von Hämaturierückfällen. Ob die Angabe von TSYKALAS, daß Emetin 90% Heilungen erziele, das Antimon nur 60%, richtig ist, kann wohl nur durch längere Beobachtung entschieden werden. Nach CHRISTOPHERSON tötet der Brechweinstein nicht nur die erwachsenen Würmer in den Venen, sondern auch die Embryonen in den Eiern ab. Er sah Besserung des Urines nach 0,21 g, d. h. nach 5 Tagen, völliges Schwinden der Eier nach 0,36 g. Im Mittel sind für eine Kur 1,5 g nötig und er ist der Ansicht, daß genug Antimon gegeben sei, wenn alle abgehenden Eier schwärzlich, geschrumpft, mit schattenlosem Innern und unfähig sind, auszuschlüpfen. —

Sonst hat sich für Europäer ein Klimawechsel stets als sehr nützlich erwiesen nach nördlicheren Gegenden, kommt doch z. B. am Zambesi von gewisser Höhe an die Bilharziasis überhaupt nicht mehr vor.

Für die chirurgische Behandlung sind bestimmt die Blasensteine, wobei zu beachten ist, daß die Kranken oft so heruntergekommen sind, daß sie weder Lithotripsie noch Steinschnitt noch ertragen; der letztere hat den Vorzug,

daß stets eine Auskratzung der Blase folgen kann, die der Excrescenzenauf-
lagerungen wegen fast stets nötig erscheint. Für Harnfisteln empfehlen Milton
und Goebel die Excision des ganzen von den Fisteln durchsetzten narbigen
Gewebes kegelförmig bis in die Harnröhre und Wundheilung durch Granulation.
Da die Würmer, bevor sie zur Blase gelangen, den Umweg über den Mastdarm
zu nehmen haben, warf E. Pfister die Frage auf der Möglichkeit, diesen Weg
wenigstens teilweise operativ zu sperren: Wenn durch prärectalen Bogenschnitt
die vordere Mastdarmwand von Prostata und Samenblasen bis zum Peritoneum
abgelöst wird, könnte durch Tamponade des so entstandenen Raumes es vielleicht gelingen, wenn nicht alle, so doch eine größere Anzahl von Venenkommuni-
kationen zwischen Blase und Mastdarm durch ein Narbengewebe zwischen Blase
und Mastdarm zu ersetzen, welches für die Entozoen vielleicht als Barrière
wirken könnte. Durch Antimon und das Emetin sind aber solche Vorschläge
überflüssig geworden, da nunmehr auch in der Blase eingedrungene Würmer
nebst Eiern und Embryonen zu töten gelingt. Bei Tumoren hat die Fulguration schon gute Dienste getan.

Der Perinealschnitt, den Zeiful über 700mal mit 6% Mortalität ausführte,
wurde von ihm durch den suprasymphysären ersetzt, den er 200mal mit 4%
Mortalität vornahm. F. Milton operierte 159 Steine durch Lithotripsie, die
über 50 g schwer waren. F. C. Madden bemerkte während einer Steinzertrümmerung plötzlich Emphysem der Bauchwand; trotz sofortiger Naht des
in der rechten Blasenwand sitzenden Loches Tod an Peritonitis (Pyonephrose
dabei vorhanden).

Bei Obliteration der Harnröhre und irreparabeln Verstümmlungen am Penis
wird oft die Urethrostomia perineal. in Frage kommen müssen.

Die Prophylaxe knüpfte schon frühe, noch bevor man die Infektionswege
kannte, an das Wasser instinktiv an, indem gekochtes oder filtriertes Trinkwasser empfohlen wurde, ebenso eine Unschädlichmachung der nach außen
gelangten Eier dadurch, daß die Entleerung aus Blase und Darm niemals an
das Wasser abgegeben werden, sondern an abgeschlossene, trockene Orte
(Latrinen), wo die Miracidien überhaupt nicht ausschlüpfen können. So ist
es als weitsichtige Maßregel der australischen Regierung anzusehen, daß sie
bilharziakranke Soldaten auf Inseln isolierte bis zur Heilung und die Verseuchung
so der indischen Gewässer verhütete. Infiziertes Wasser wird nach zwei Tagen,
wenn es vor neuen Verunreinigungen geschützt wird, von selbst infektions-
unfähig, da die Miracidien nicht länger zu leben vermögen (A. Looss). Den
Eingeborenen Ägyptens wird neuerdings ein illustriertes Merkblatt, den Infektionsmodus durch das Nilwasser zeigend, nach Abschluß der Behandlung
mitgegeben zur Prophylaxe der Reinfektionen. Für nördlichere Gegenden
ist eine Einschleppung der Krankheit nicht zu befürchten, da die Temperatur
des Wassers den Miracidien nicht günstig ist.

Um die Zwischenwirte, also Schnecken, ebenfalls zu bekämpfen wird von
Cawston die Desinfektion der Gewässer mit Kupfersulfat 1,0/500 000 empfohlen,
welche solche Tiere zu töten vermag; ebenso solle die Bevölkerung zur Ver-
tilgung der Schnecken zum Halten von Enten veranlaßt werden.

II. Die Filariakrankheit.

Synonyma: Filariasis, Filariose, Filaria disease, Maladie filarienne.

Diese vom Lymphsystem ausgehende, von der Filaria Bancrofti verursachte
Krankheit ist urologisch wichtig in tropischen und subtropischen Ländern,
wo sie endemisch ist, dadurch daß sie die Hämatochylurie, die Elephantiasis

scroti und des Penis und das Lymphscrotum erzeugt, wie auch Orchitis, Hydrocele und Chylocele.

Zuerst wurden in der durch Punktion gewonnenen Hydrocelenflüssigkeit
eines Havannesen 1863 von DEMARQUAY in Paris mikroskopisch kleine Würmer
entdeckt, die Embryonen eines Rundwurmes, welche einige Jahre später auch
in dem Urine eines an Hämaturie Leidenden von WUCHERER in Brasilien gefunden
wurden. Unabhängig hiervon fand 1868 LEWIS dieselben auch in dem Urine
bei einem Falle von Chylurie, einige Jahre darauf auch in dem Blute von Patienten,
welche an Elephantiasis scroti mit Hämaturie litten. Den Schluß ziehend,
daß diese Befunde im Urin und Blut zusammenhängen und von der Anwesenheit eines Blutparasiten herrühren, gab er demselben den Namen „Filaria sanguinis hominis". 1876 wurde von BANCROFT in Brisbane (Australien) der reife
Parasit, eine Nematode, entdeckt und von COBBOL zur Ehrung des Entdeckers
als „Filaria Bancrofti"[1]) bezeichnet. Die Krankheit selbst war schon viel früher
Gegenstand der Beschreibung geworden. Eine solche stammt von arabischen
Ärzten des 9. und 10. Jahrhunderts, welche den Namen Dâ-al fil, Elefanten-
krankheit, Elephantiasis, einführten. Die endemische Hämatochylurie wurde
zuerst 1812 von CHAPOTIN auf der Insel Mauritius erwähnt. Besonders von
PATRICK MANSON wurde die Krankheit in Amoy (Südchina) genauer erforscht,
welcher das periodische Schwärmen der Filarien im Blute (Filarial periodicity,
COBBOLD) nachwies und der Entwicklungsgeschichte des Parasiten näher trat.

Die geographische Verbreitung der Krankheit begrenzt sich auf tropische
und subtropische Gebiete, besonders solche mit sumpfigen flachen Gegenden,
wo auch kleine circumscripte Herde öfters zu bemerken sind. Äquatorialafrika,
Marokko, Ägypten, Kapland, Oranje-Freistaat, Mauritius, Madagaskar, Réunion,
die Komorn, Vorder- und Hinterindien, Ceylon, China, Japan, Neu-Caledonien,
Brasilien, Südsee-Inseln, die Antillen, die Südstaaten von Nordamerika, Australien sind die Hauptherde. Sporadische Fälle sind von SOLIERI, BIONDI, FONT
auch aus Süd-Europa berichtet worden.

Rassenunterschiede hinsichtlich der Verteilung des Leidens bemerkten VER-
DON für Marokko, wo die Araber häufiger erkrankten als die Juden, RAPUC für
Äquatorialafrika, wo Neger mehr infiziert werden als die Araber, ROUFFIANDIS
für die Komorn, wo die Eingeborenen stark, Mischlinge wenig, Europäer niemals
befallen werden, BRUNWIN für die Fidschi-Inseln, wo die Eingeborenen infiziert
sind, die eingewanderten Inder aber fast verschont bleiben, so daß er, ebenso
wie ROUFFIANDIS eine erworbene Immunität annimmt. Unter den Geschlechtern
scheint eine stärkere Bevorzugung des einen nicht vorhanden zu sein; immerhin
ist in den einen Gegenden manchmal das männliche, in anderen das weibliche
mehr befallen.

Um die Frequenz des Leidens zu beleuchten, seien einige Zahlen mitgeteilt:
In Amoy fand MANSON einen Filariafall auf 8 Menschen, auf den Fidschiinseln
THORPE 25%, auf den Freundschaftsinseln 32% der Eingeborenen filariakrank;
nach UNDERWOOD ist an der Südspitze von Vorderindien $1/10$ der Bevölkerung
erkrankt. Doch gibt es auch Gegenden wo 80 und 90% der Bevölkerung filariakrank ist. Bemerkenswert erscheint, daß in derselben Gegend die Krankheits-
zahl sehr wechseln kann; z. B. in dem Gebiete der Komorn sind in Mohéli 90%
krank, in dem benachbarten Großkomorn nur 5% und TODD und WHITE fanden
in einem Dorfe in der Nähe von Kairo 47,5% der Bevölkerung als Träger von
Blutfilarien, während in den benachbarten Dörfern nur 25, 13 und 2% sich
nachweisen ließen.

---

[1]) *Synonyma*: Filaria sanguinis Lewis 1872. Filaria sanguinis hominis nocturna Manson
1891, Filaria nocturna Manson 1891, Filaria Demarquai Zurne 1892; non Manson 1897.
Filaria Taniguchii Panec 1904, Filaria philippinensis Ashburn u. Craig 1907.

Das *Weibchen* des Parasiten, eines Nematoden, gleicht einem Menschenhaar, ist weiß, fadenförmig, 85—95 mm lang (Abb. 14) und wurde zuerst in einem Lymphabsceß entdeckt. Der Kopf ist kugelig und besitzt eine runde Mundöffnung. Der After befindet sich an der stumpfen Schwanzspitze, die Geschlechtsöffnung liegt in der Nähe des Kopfes. Mit Ausnahme des Verdauungsschlauches wird das Körperinnere von den Uterinschläuchen ausgefüllt, welche zahllose Eier enthalten, deren Durchmesser 0,016—0,026 mm durchschnittlich beträgt. Das Weibchen ist vivipar, nur ausnahmsweise ovipar.

Das *Männchen*, erst später entdeckt, 1888 durch Sibthorpe, ist ungefähr halb so lang als das Weibchen und ist auch dünner als das letztere, trägt am stark gekrümmten Schwanzende zwei ungleiche Spiculae, indem die längere einen Haken bildet und die kürzere sich der Kloakenöffnung nähert, an welcher

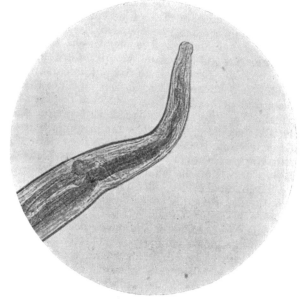

Abb. 14. Filaria Bancrofti ♀. Vorderende. (Photogr. des Instituts für Tropenhygiene Hamburg.)

drei rudimentäre Paare postanaler Papillen sitzen. Gewöhnlich findet man Männchen und Weibchen zusammen, manchmal in Kopulation.

Die *Embryonen (Mikrofilarien)* (Abb. 15) sind, wie man sie im Blute und Urine findet, zarte, zylindrische, glatte Würmchen mit rundem Kopf- und spitzerem Schwanzende und lassen besondere Organe nicht erkennen, wie es den Nematodenembryonen eigen ist. Sie stecken in einer sehr zarten, homogenen Scheide, vermutlich einer abgestreiften Embryonalhülle, welche, dem Körper dicht sich anschmiegend, Kopf- und Schwanzende überragt als feine Geißel oder auch als sackartige Ausstülpung. Sie sind in ständiger, schlängelnder Bewegung innerhalb der Blutkörperchen, wo man sie tagelang mit dem Schwanze peitschend beobachten kann, wenn die Präparate vor Eintrocknen geschützt werden, und nehmen im Tode eine halbgebeugte oder auch gestreckte Haltung ein. Ihre Länge wird verschieden angegeben, durchschnittlich dürften sie 0,216 mm lang und 0,004 mm dick sein (B. Scheube) und ihr Kaliber dem eines roten Blutkörperchens entsprechen, so daß die Capillaren noch zu passieren sind. Ihre Menge im Urin, Blut usf. wechselt oft sehr, so daß man sie in demselben

Blutstropfen oft massenhaft findet, ein anderes Mal aber auch mehrere Präparate ohne Erfolg durchmustern kann. So empfiehlt es sich bei nur wenig Embryonen im Harne oder dergleichen zu filtrieren und den Rückstand zu untersuchen.

Der Nachweis der Blutfilarien kann im frischen Präparate erfolgen, das durch Wachs oder Vaseline vor dem Eintrocknen geschützt wird und lassen sich die Filarien bei schwacher Vergrößerung als schwarze feine Linien unterscheiden. Harn kann zentrifugiert werden, besonders bei Spärlichkeit der Embryonen. Für Dauerpräparate können die allgemein üblichen bakteriologischen Methoden Verwendung finden, für Doppelfärbungen die von ROMANOWSKY oder GIEMSA. Auch die Vitalfärbung nach FÜLLEBORN mit Lösungen (1 : 3000) von Neutralrot, Methylenblau, Brillantkrystallblau oder Azur II in Kochsalzlösung 0,9% als Zusatz zu den filarienverdächtigen Flüssigkeiten ergab beachtenswerte Resultate. Zum Studium der feineren Strukturen, z. B. der Scheide sind besondere

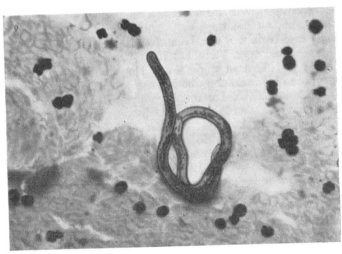

Abb. 15. Mikrofilaria aus dem Blut. (Photogr. des Instituts für Tropenhygiene, Hamburg.)

Methoden angegeben worden, worüber die Lehrbücher über Tropenkrankheiten Auskunft erteilen.

Außerhalb des Wirtskörpers können sie, wie es FÜLLEBORN gelang, bei steriler und kalter (4°C) Aufbewahrung 4—6 Wochen lebend erhalten werden. Ihre Lebensdauer mag einige Monate im Durchschnitte betragen im Blute, doch liegt auch die Möglichkeit vor, daß sie über drei Jahre leben können, hierbei an Wachstum zunehmend. Dann sterben sie im Wirte ab und konnte sie RODENWALDT dann besonders in den Markkegeln der Niere und der Leber nachweisen, worauf sie allmählich verkalken.

Ein wichtiges Charakteristicum der Filariaembryonen ist deren Periodizität des Auftretens im Blute (Filarial periodicity), indem sie tagsüber gar nicht oder nur spärlich im Blute zu finden sind, dagegen sehr zahlreich nachts, maximal um Mitternacht, um gegen Morgen wieder zu verschwinden, so daß für Blutuntersuchungen 11—12 Uhr nachts die beste Zeit ist. Verschiedene Theorien zur Erklärung dieses Phänomens sind in den Werken über Tropenkrankheiten, ohne zu befriedigen. v. LINSTOW trifft vielleicht das Richtige mit seiner Annahme, daß im Schlafe die peripheren Hautgefäße sich erweitern, aber enger sind beim Wachen, so daß die Mikrofilarien nur nachts die Hautcapillaren passieren können, sonst aber in den tieferen Partien sich aufhalten.

Die Embryonen wachsen nicht aus zu reifen Würmern, solange sie im menschlichen Körper verweilen. Erst müssen sie denselben verlassen, in einen Zwischenwirt gelangen zur Entwicklung und dann wieder in den Menschen zurückkehren. Als Zwischenwirte wurden von Manson 1879 die Moskitos entdeckt, Anopheles- und Culexarten. Er wies nach, daß die Moskitoweibchen mit dem Blute des Menschen auch deren Embryonen aufnehmen, aber nicht wie das Blut verdauen, denn diese gelangen nach Durchbohrung der Magenwand in die Thoraxmuskeln des Moskitos, wo sie sich zu Larven metamorphosieren, aus denen die Würmer entstehen, 1,63 mm lang und 0,031 breit. Diese wandern nach dem Kopfe und Stachel des Moskitos, der sie durch Stich dem Menschen einimpft. Die Zeit für die Entwicklung im Moskito dürfte 2—3 Wochen betragen, der Ausbruch der Krankheit kann sich um mehrere Jahre hinausziehen, als Lebensdauer der Filarien werden einige Jahre angenommen, für die Embryonen einige Monate.

Die ausgewachsenen Würmer bewohnen die größeren Lymphstämme, welche durch sie blockiert werden, wozu es je nach Größe des Gefäßes weniger oder mehr Wurmknäuel bedarf. Dazu kommt entzündliche Verdickung der Gefäßwand, die zu Stenose oder Verschluß führt, so daß in den distalen Gefäßen Druckerhöhung und Varicen und in der Umgebung Lymphödem entstehen. Die Gefäße werden oft sackartig und können solche Ausbuchtungen durch Verschmelzung zu miteinander kommunizierenden Hohlräumen werden. Solche Wohnsitze wurden gefunden in den verdickten, erweiterten und ausgebuchteten Lymphgefäßen des Samenstranges, des Scrotums, in kavernösen geschwollenen Lymphdrüsen, einmal auch im Hoden, von Lewis bei Incision einer Elephantiasis scroti in einem Coagulum, von Hillis im Harne eines Chylurikers, welcher nie Eier oder Embryonen geführt hatte. Der Aufenthaltsort kann aber begreiflicherweise meist nicht festgestellt werden innerhalb des Lymphsystemes.

Die *Eier* sind, wie bei Nematoden üblich, oval mit großer undurchsichtiger Eihülle, die Embryonen schlüpfen schon im Mutterleibe aus, so daß die Würmer lebendig gebärend sind.

Eine deutliche Anämie besteht bei Filariose gewöhnlich nicht, dagegen *Eosinophilie*, oft hohen Grades, nach Remlinger bis 75%. Ob eine solche auch auftritt zur Zeit des Kreisens der Mikrofilarien, ist zur Zeit noch nicht klargestellt. Bei Fehlen von Mikrofilarien im Blute und von Eingeweidewürmern ist Eosinophilie verdächtig für Filariose. Experimentell bemerkte Bahr das Ansteigen der Eosinophilen von 1—2% auf 10%. Besonders deutlich ist die lokale Eosinophilie, welche aller Wahrscheinlichkeit nach aus dem Blute mit Nachschub aus dem Knochenmarke entsteht, ohne daß eine lokale Zunahme der angesammelten Eosinophilen als unmöglich erschiene. Diese lokale Eosinophilie spricht wie bei der Bilharziasis für direkte Beteiligung von Sekretions- oder Zerfallsprodukten des Parasiten und läßt sie sich durch Punktion der Infiltrate nachweisen und verwerten für die Diagnose. Die Filarien erzeugen im benachbarten Gewebe starke Eosinophilie, wie z. B. Bahr im Nebenhoden um eine tote Filaria herum eine solche bemerkte; auch in Abscessen war sie vorhanden und zwar viel reichlicher als in gonorrhoischen Eiterungen. Dagegen fehlt sie bei Elephantiasis, welche als sekundäre Veränderung aufzufassen ist und nur dann noch Eosinophilie zeigen kann, wenn die Wirkung der Würmer noch fortbesteht. So fand in acht Fällen von Elephantiasis Tribondeau:

	Neutr.	Ly.	Eos.	Gr. M.
im gesunden Finger	41,88	45,16	11,98	0,98
im elephant. Gewebe	38,25	47,95	13,10	0,7

und BAHR 8,9%—12,7% Eosinophile unabhängig von dem Nachweise von Mikrofilarien als nicht regelmäßiger Befund.

Von urologischem Interesse sind bei der Filariasis

a) Die Chylurie, Hämatochylurie.

Sie tritt bei den farbigen Rassen häufiger auf als bei Weißen, gewöhnlich im mittleren Lebensalter, bei etwas stärkerer Beteiligung des weiblichen Geschlechtes meist anfallsweise, um nach Wochen und Monaten zu verschwinden, viel seltener von kontinuierlichem, jahrelangem Verlaufe; in den freien Pausen ist der Harn völlig normal. Die Anfälle, die oft von selbst oder auch nach Gemütsbewegungen, Exzessen, körperlichen Anstrengungen auftreten, sind bei Beginn öfters von Fieberattacken, Rückenschmerzen, Schmerzen am Damm und Scrotum begleitet. Im chylurischen Anfalle ist der Harn milchartig, also undurchsichtig, bei Beimengung von Blut pfirsichrot. Beim Stehenlassen bilden sich mehrere Schichten, zu unterst liegen die Blutgerinnsel, der darüber stehende Harn ist weißlich oder gelblich, undurchsichtig wie stark verdünnte Milch, während sich zu oberst eine rahmartige, aus großen Fetttropfen bestehende Schicht bildet. Kalt geworden wird er zu einer gallertartigen Masse oder ein rotes Coagulum schwimmt in der milchigen Mischung. Nach R. RUGE und ZUR VERTH (Tropenkrankheiten) besteht bei der Hämatochylurie eine gewisse Regelmäßigkeit beim Sedimentieren, indem beim Stehenlassen im Uringlas von den drei sich bildenden Schichten $^3/_8$ auf die oberste, $^4/_8$ auf die mittlere und $^1/_8$ auf die unterste Schicht kommen (s. Abb. 16). Während des Anfalles selbst treten Schwankungen auf, indem die stärkste Trübung am Vormittag zu sehen ist, die nachmittags wieder so weit sinken kann, daß der Mitternachtsurin fast normal aussieht; doch kann auch das umgekehrte Bild sich zeigen, daß der frühe Morgenurin am meisten getrübt ist. Ist bereits in der Blase schon Gerinnselbildung aufgetreten, kann es zu Harnverhaltung mit den üblichen unangenehmen Symptomen kommen, welche nach Abgang wurmförmiger Gerinnsel schwinden. Mikroskopisch findet man Fetttropfen in wechselnder Menge, die meisten in der Oberflächenschicht, schon weniger in der Mittelschicht, am spärlichsten im Bodensatze, der daneben aus Krystallen und zelligen Bestandteilen besteht. Durch Schütteln mit Äther erfolgt Auflösung des Fettes und Klärung des Harnes, eingetauchtes Fließpapier zeigt getrocknet einen Fettfleck. In dem Bodensatze sind neben den staubähnlichen Fettkörnchen, roten und weißen Blutzellen auch die Filariaembryonen zu finden, besonders in den roten Coagula, Eier nur sehr selten. Zur Erleichterung des Nachweises von Embryonen sei noch das Verfahren von MANSON angeführt: Urinierenlassen in großes Spitzglas, Zerteilung des sich bildenden Gerinnsels mit einem Glasstabe, Glas einige Stunden stehen lassen, von dem Sedimente mit Pipette einen Tropfen auf Objektträger bringen, über dessen Mitte zwei Streifen nassen Papiers $1^1/_2$ cm voneinander entfernt liegen, welches das Deckgläschen trägt.

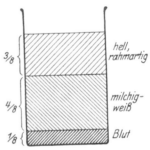

Abb. 16. Hämatochylurie
bei Filaria.
Schema der Harnsedimentierung.

Chylöser Harn reagiert gewöhnlich schwach sauer, das spezifische Gewicht bei beträchtlichem Fettgehalt ist vermindert, die Menge meist normal. Außer Fettsäuren und neutralen Fetten enthält er auch Lecithin und Cholesterin, meist auch Eiweiß, während Zucker und Peptone bisher nicht nachgewiesen wurden. Die Beimischung von Blut, Hämatochylurie, erklärt sich daraus, daß gleichzeitig mit dem Reißen der Lymphgefäße auch eine Ruptur der Blutgefäße stattfindet.

Cystoskopische Befunde sind bisher nur vereinzelt mitgeteilt worden, so z. B. von HARTMANN-KOPPEL, der über drei Fälle aus Ägypten berichtet: im ersten zeigte sich die Schleimhaut des Bas-fond livide, unregelmäßig gewulstet, mit Lymphvaricen, im zweiten ein Strang von unregelmäßiger Gestalt, quer über den Bas-fond verlaufend, aller Wahrscheinlichkeit nach ein erweitertes Lymphgefäß; im dritten Falle ergab die Cystoskopie, daß bei normaler Blase der milchige Urin aus dem rechten Ureter kam. So zeigte die Cystoskopie, daß der Chylus sowohl aus Lymphgefäßen der Blase, wie auch solchen der Harnleiter und Nieren stammen kann. Vermutlich ließe sich durch Sondierung der Harnleiter auch eine Vorstellung gewinnen über den Sitz der Einbruchstelle des Chylus aus den Lymph- in die Harnwege; denn oberhalb derselben ist der Harn als normal zu vermuten.

Das Leiden kann sich ohne erhebliche Gesundheitsstörungen über viele Jahre hinziehen und kann damit ein hohes Alter erreicht werden. Nur in Ausnahmefällen treten Anämie, Abmagerung und Schwächezustände auf, welche den Tod herbeiführen können.

Die Therapie gründete sich auf Bekämpfung der Grundkrankheit, der Filariasis, also auf parasiticide Mittel, z. B. Benzoesäure, benzoesaures Natron, Borsäure, Thymol, pikrinsalpetersaures Kali, ohne daß damit viel erzielt worden wäre. Selbst nach dem Tode der Parasiten würden die durch ihre Anwesenheit bedingten Störungen nicht verschwinden.

Für Chylurie selbst wirkt Bettruhe mit Beckenhochlagerung günstig, da damit der Druck in den Chylusgefäßen herabgesetzt wird, was den Schluß der Chylus-Harnfistel begünstigt. Ob hierbei auch ein Ureterenkatheter unterstützend wirken kann, darüber fehlen wohl noch Erfahrungen. Als Diät wird von DE ARZE aus Eiweiß und Mehl bestehende, wasser- und fettarme Nahrung empfohlen.

Von FLINT wurde Methylenblau (0,1 pro die) empfohlen; die Embryonen wurden blau, aber in ihrer Vitalität nicht geschädigt; von MONOCORVO Ichthyol (0,5—2,0 pro Tag in Pillenform), von SONSINO das Ol. Santali, von TANAKA Jodkali, von REMLINGER und HODARA BEY Terpentin in Kapseln (0,5—1,5 g pro die) mit gleichzeitiger Ausspülung der Blase mit Argent. nitr. $1/_{2000}$—$1/_{500}$, Atoxyl (LEMOINE) Emetique d'aniline u. a. m.

Als modernste, und wie es den Anschein hat, wirksamste Behandlung der Chylurie darf die von MC DILL und WHERRY, später von WELLMANN und V. ADELUNG empfohlene kombinierte Behandlung mit Chinin (Chin. sulf. 3—4 g pro die für 14 Tage) und Röntgenstrahlen (fünfmalige Bestrahlung von wechselnder Dauer in derselben Zeit). Schon nach wenigen Tagen erschien der Harn klar und eiweißfrei unter Abnahme der Mikrofilarien. Ob der so vielfach in der Tropenpathologie bewährte Antimon auch hier etwas zu leisten vermag, ist noch nicht entschieden.

b) Die Orchitis, Hydro- und Chylocele (Linfocele Sonsino).

Unter hohem Fieber (40—41° C), oft auch Schüttelfrost, Erbrechen, rapider Schwellung des befallenen Organes kann nicht selten bei Filariakranken eine akute Orchitis auftreten, an der auch Nebenhoden und Samenstrang teilnehmen, unter starker Schmerzhaftigkeit. Meist bildet sich dazu bei entzündlicher Schwellung des Scrotums ein seröser oder milchiger Erguß in die Scheidenhaut (Hydro- bzw. Chylocele). Man hat den Eindruck, als ob eine Sekundärinfektion in den erkrankten Lymphgefäßen im Spiele sei. Die Hydrocele, meist ja ein sekundärer Prozeß nach primärem im Hoden, eine Orchidomeningitis, wird dann zur Chylocele, wenn ein Lymphgefäß sich in die Scheidenhaut geöffnet und ergossen hat; doch ist auch in klarer Hydrocelenflüssigkeit schon einmal eine Filaria gefunden worden, ebenso im Hoden selbst und von ZIEMANN (Kamerun) in zwei Fällen von Orchitis im Hodensaft bei Punktion Mikrofilarien. Reine Hydrocelen pflegen sich nach Abklingen der Orchitis zu resorbieren, während die Chylocelen weiter bestehen, doch werden sie selten sehr groß und unterscheiden sich von den Hydrocelen schon dadurch, daß sie beim Liegen erschlaffen und erst beim Umhergehen der Kranken wieder sich spannen; auch sind sie überhaupt weniger gespannt als seröse Ergüsse, nach MAGALHAES besonders frühmorgens und ermangeln der Perlucidität. Ihr Inhalt, eine milchige oder blaßrötliche Flüssigkeit, koaguliert öfters rasch nach der Entleerung und enthält manchmal nach MANSON ganz besonders zahlreiche lebendige oder tote Mikrofilarien, vielmehr als in varikösen Leistendrüsen oder im Lymphscrotum gefunden werden. Da ENGELAND und MANTEUFEL bei Operationen gewöhnlicher Hydrocelen manchmal im Unterhautbindegewebe des Scrotum elephantiastische Veränderungen fanden ohne Blutmikrofilarien, so schlossen sie daraus, daß solche Hydrocelen oft als Vorläufer einer Elephantiasis scroti aufzufassen seien. Die Orchitis und Orchidomeningitis tritt selten isoliert auf, meist kombiniert mit varikösen Leistendrüsen, Hämatochylurie usf. Hierbei sitzen die reifen Würmer vermutlich im Ductus thoracicus und dehnen sich die Varicositäten des Abdomens auch auf die Lymphgefäße des Samenstranges fort und durch Platzen eines solchen in die Scheidenhaut bildet sich die Chylocele.

Die Behandlung der Orchitis besteht in Hochlagerung, Bettruhe, leichter Kost, Stuhlregelung, Narkotica bei starker Schmerzhaftigkeit, Wärme, Umschlägen usf. Die Hydro- und Chylocelen werden meist nicht so groß, daß sie punktiert werden müßten. MARTIN rät, die Scheidenhaut zu spalten und das offene Lymphgefäß zu exstirpieren bzw. durch Naht zu schließen.

c) Die Erkrankungen des Samenstranges bei Filariasis. (Lymphvaricocele und Funiculitis.)

Sie bestehen hauptsächlich aus Lymphgefäßvaricen des Samenstranges und Entzündung derselben. Während bei der Chylurie die ausgewachsenen Parasiten im Ductus thoracicus oder seinen Wurzeln zu vermuten sind, sitzen sie hier in erweiterten, ausgebuchteten und verdickten Lymphgefäßen des Funiculus und in gleicher Weise erkrankten Lymphdrüsen und sind durch Eier und Embryonen bzw. die erwachsenen Würmer die Lymphbahnen verstopft in dieser Gegend.

Die Varicen der Lymphgefäße des Samenstranges, eine der selteneren Formen der Filariose, erinnern an die Varicocele, sind aber weicher anzufühlen als die Venektasien, auch unregelmäßiger als diese.

Neben dieser chronischen Form gibt es eine akute Entzündung des Samenstranges, die akute Funiculitis. Diese verläuft unter Fieber, Erbrechen, Bauchschmerzen, Obstipation, also an Peritonitis mahnend; dabei ist unterhalb des Lig. Pouparti der Samenstrang ohne Mitbeteiligung der Haut schmerzhaft und stark geschwellt. Nach WISE werden in Britisch-Guyana Farbige von 20 bis 35 Jahren bei sonstigem Wohlbefinden plötzlich befallen. Bei der Autopsie findet man den Samenstrang bis zu 5 cm Durchmesser verdickt, oft bis in die Bauchhöhle hinein, daneben akute eitrige Hydrocele (Pyocele) ohne Beteiligung der Hoden, Entzündung und Schwellung der Lymphgefäße der Umgebung. Da in dem Eiter neben toten Mikrofilarien viele Streptokokken sich finden, beruht auch hier die akute Erkrankung auf Sekundärinfektion.

Als Therapie der Lymphvaricen benutzte BOISSIÈRE zweimalige tägliche Einspritzungen von Antipyrin und Natriumsalicylat, dabei Einreibungen mit einer guajacol- und mentholhaltigen Salbe, bei gleichzeitiger Bettruhe und Milchdiät; auch Druckverband soll sich bewährt haben. Operative Eingriffe sind nach MANSON nur im Notfalle und unter besonders strenger Asepsis auszuführen, da sonst Lymphangitis mit schweren Folgen auftreten kann. Bei der akuten eitrigen Funiculitis ist aber sofortige breite Spaltung indiziert, schon der bedrohlichen peritonitischen Symptome wegen.

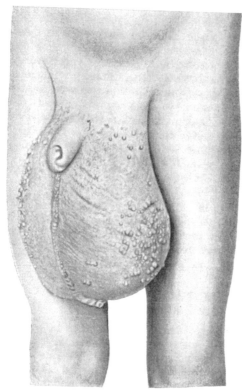

Abb. 17. Lymphscrotum. (Nach MURRAY.)
(Aus M. MAYER.)

d) Lymphscrotum, Elephantiasis scroti.

Das *Lymphscrotum* ist eine Krankheit des Hodensackes, welche meist bei varikösen Leistendrüsen unter Fieber, Rötung und Schwellung auftritt, es bilden sich Blasen von Nadelkopf- bis Fingerspitzengröße (Abb. 17), welche nach Aufbrechen eine Flüssigkeit entleeren, welche wasserklar oder milchig oder sanguinolent ist und an der Luft gerinnt und fast stets Mikrofilarien enthält, gelegentlich auch Eier (MANSON). Solche Anfälle werden immer häufiger, so daß diese Flüssigkeitsausscheidungen kontinuierlich werden und in 24 Stunden mehrere Liter betragen können. Nach PRIMROSE bleiben in kühlerem Klima solche Anfälle aus. Schließlich verbleibt eine ständige Schwellung des Scrotums, welches eine sulzigweiche, elastische Beschaffenheit annimmt, glatt oder runzelig, lederartig wird und beim Einschneiden zahlreiche, unter sich kommunizierende, mit Lymphe gefüllte Hohlräume zeigt. Die Hoden sind manchmal vergrößert, auch kann Hydrocele einer oder beider Seiten vorhanden sein. Leichte Traumen, z. B. Reiben des Scrotums an den Kleidern gelten als begünstigend für das Auslösen neuer Attacken.

Das Leiden ist nicht gefährlich, kann aber durch die Schwere des Hodensackes lästig und durch die andauernde Lymphorrhagie schädlich werden. In solchen Fällen ist die operative Entfernung angezeigt, bei welcher nach MANSON das Scrotum nach unten angespannt, der Hoden möglichst nach vorn geschoben und das erkrankte Gewebe im Gesunden abgesetzt wird.

Oft kann das Lymphscrotum in *Elephantiasis scroti* übergehen, welche aber auch allein unter mit Fieber einhergehenden erysipelatösen oder lymphangitischen Symptomen einhergehen kann. Es wurde 1714 zuerst von DIONIS beschrieben. Als begünstigend für die akuten Fieberanfälle (Elephantoid fever, Filaria fever) werden Erkältungen, körperliche Anstrengungen, langes Stehen,

Reibung des Scrotums an den Kleidern und Oberschenkeln, Kratzen usf. angesehen. Nach dem lymphangitischen Anfalle geht die Hautschwellung zurück unter Hinterlassung von Ödem, welches langsam anwächst. Die Haut wird dann derber, fester und adhärent, ihre Oberfläche ist entweder glatt (Elephantiasis glabra, laevis) oder warzig, höckerig (Elephantiasis verrucosa, tuberosa). Die Epidermisverdickung kann auch zu ichthyotischen Veränderungen führen und zu Pigmentationen; aus Excoriationen können Geschwüre mit callösen Rändern sich bilden.

Diese Elephantiasis (Abb. 18) tritt besonders bei den farbigen Rassen auf unter Bevorzugung des 20.—50. Lebensjahres. Sie kann ganz enorme Größe erreichen. Gewichte von 20—30 Pfund sind keine Seltenheit; CLOT BEY entfernte ein Scrotum von 110 Pfund, das höchste bisher bekannte Gewicht, von CHEVERS mitgeteilt, betrug 224 Pfund, PELLETIER operierte neuerdings einen solchen Tumor von 100 kg Gewicht. Das Scrotum wird zu einem drüsigen, von der Leistengegend gestielt ausgehenden Anhängsel, der bis zu den Knien, ja selbst bis zu den Knöcheln herabhängen kann. Der Penis kann darin völlig verschwinden oder auch, wenn er an der Erkrankung teil nimmt, sich gleichmäßig verdicken, oder auch ungleichmäßig, so daß er unförmlich und als Membrum virile nicht mehr zu erkennen ist.

Pathologisch-anatomisch zeigt die harte, lederartige, dicke Haut, die nach der Basis des Hodensackes dünner wird, ein schwammiges, mit seröser Flüssigkeit durchtränktes, gelbliches, kolloiddegeneriertes oder verfettetes Bindegewebe. Arterien und Venen sind stark erweitert. Nach ROUFFIANDIS tritt im 3.—4. Jahre des Leidens Degeneration von Penis und Hoden auf und ist dies nach seiner Ansicht die Ursache davon, daß auf den Komorn 35% der männlichen Bevölkerung nach dem 30. Lebensjahre keine Fortpflanzungsfähigkeit mehr besitzen.

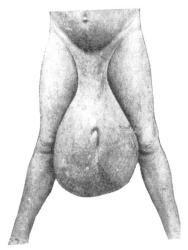

Abb. 18. Elephantiasis des Scrotum durch Filariainfektion (Araber in Algier). (Fall und Abbildung von Professor RAYNAUD in Algier.) (Aus LESSER: Haut- und Geschlechtskrankheiten, 14. Aufl., bearb. von Geh. Rat JADASSOHN.)

Diese Tumoren sind trotz ihrer Größe nicht gefährlich, können aber sehr hinderlich werden und verunstalten und die Bewegungsfähigkeit des Kranken erheblich einschränken.

Therapeutisch wurde von ROUFFIANDIS und DUBRUEL, welche von einer operativen Behandlung als einer temporärer Besserung abraten, nach dem Vorgehen von ROSSITER empfohlen Eisenchlorid, 60—120 Tropfen täglich, 20 Tropfen pro dosi, wodurch nach einigen Monaten die Schwellung stark zurückgeht. Bei Intoleranz sollen Injektionen von Antistreptokokkenserum gemacht werden, je 20 ccm in Intervallen von 8—14 Tagen 7—8 mal, wodurch nach Auslösung lymphangitischer Anfälle jedesmal Abnahme der Schwellung herbeigeführt wird. Von YOSHINAGA und CHOSA werden Streptokokkenkulturen nach vorheriger Erhitzung auf 53° C einzuimpfen vorgeschlagen.

Die operativen Methoden zur Entfernung der Scrotaltumoren haben mehr Anhänger gefunden als die inneren und sind solche angegeben worden von MANSON, R. H. CHARLES, E. H. GEWAND, GROTHUSEN, H. INNES, JONES, JOURDAN, ALI BEY, LOTHROP, WERNER, FINUCANE, MURRAY. Die einzelne

Beschreibung würde zu weit führen, zumal als Prinzip im wesentlichen zugrunde liegt, durch Hochlagerung des Scrotums zum Abflusse der Flüssigkeit vor der Operation eine Abschwellung des Organes herbeizuführen, den Geschwulst-stiel elastisch zu ligieren behufs Blutleere, und nur im ganz Gesunden vorzugehen, wenn Rezidive vermieden werden sollen. Die Grenzen der Hautlappen für Hoden und Penis haben sich danach zu richten und sind also individuell ver-schieden; gesunde Haut ist soviel als möglich zu belassen. Man beginnt mit Auslösung des Penis und der Hoden, Hydrocelen werden durch Entfernung des parietalen Blattes der Scheidenhaut beseitigt und schließlich wird der Tumor abgetragen. Nach Vernähung der gesunden Hautlappen ergibt sich eine T- oder S-förmige Linie, auch Hauttransplantationen sind gegebenenfalls, notwendig. Faserige Stoffe sollen nach MANSON nicht auf die frische Wunde direkt gelegt werden, da sie beim Lösen durch ihr Festkleben Schmerzen verursachen.

GROTHUSEN wendet die künstliche Blutleere nicht an, da so leicht Hernien übersehen werden könnten, dagegen für 24 Stunden die Hochlagerung des Hodensackes, Hernien sollen vorher operiert werden. Da das innere Blatt des Praeputiums selbst bei älteren Fällen noch intakt ist, empfiehlt er es zur Deckung des Penis, auch soll daran gedacht werden, daß bei großen, schweren Tumoren die hintere Harnröhre oft vom Penis abgezogen wird und leicht abgerissen werden kann; ein Katheter kann diesem beim Auslösen des Penis vorbeugen. Vielleicht erscheint es empfehlenswert, nach operativer Entfernung eine Nachkur mit Eisenchlorid noch vorzunehmen, obwohl auch so die Amputation günstige Resultate zeitigt und Rezidive in der Regel nicht vorkommen, wenn im Gesunden operiert werden konnte.

III. Das venerische Granulom.

Synonyma: Grain ulceration, Ulcerating granuloma of the pudenda, Sclerotising granu-loma of the pudenda, Chronic venereal sores, Granulome ulcéreux des organes génitaux etc., Serpiginous ulceration of the genitals.

Diese auch als „vierte Geschlechtskrankheit" bezeichnete Affektion ist charakterisiert durch große, flächenhafte granulierende Geschwüre von chroni-schem Verlaufe und durch den Geschlechtsverkehr übertragbar; ohne Beziehung zu Syphilis und Ulcus molle, auf die Genitalien und ihre nächste Umgebung sich erstreckend.

Dieses Leiden wurde zuerst 1896 beschrieben von CONGERS und DANIELS, die es bei Negern in Britisch-Guyana beobachteten, worauf ähnliche Fälle gemeldet wurden aus den Fijs-Inseln, Neu-Hebriden, Salomoninseln, Ost- und Westindien, Süd-China, Tripolis, der Westküste von Afrika, der Ostküste von Südamerika, sporadische Fälle aus Australien und London. Fast alle Fälle betrafen Neger beiderlei Geschlechtes, doch wurden aus Nordamerika in neuerer Zeit auch weiße Patienten gemeldet. So berichteten WINFIELD und HOPPE von einer weißen Frau, bei welcher sich 6 Wochen nach der Heirat mit einem Neger eine kleine rote Papel an der linken kleinen Schamlippe bildete, die sich zu einer hellroten, papillomatösen Ulceration auswuchs. Bei dem Neger bestand seit einem Jahre eine ähnliche Affektion an den Genitalien. In Philadelphia herrscht das Leiden endemisch.

Gewöhnlich entsteht eine gesund aussehende Granulation, nicht ulceriert, leicht erhaben, rot, bedeckt mit etwas schleimigem Exsudat. Mit Ausbreitung der Affektion bildet sich eine hellrote, glänzende Granulationsfläche, deren fötider Geruch von manchen als charakteristisch angesehen wird. Die Ränder zeigen meist die üppigsten Granulationen, die Mitte ist meist vertieft. Die Sekretion ist spärlich und erzeugt Borken, kann aber auch so reichlich werden, daß Tropfen herunterlaufen. Der Sitz bei beiden Geschlechtern (Abb. 19 und 20) sind meist die Genitalien und deren Nachbarschaft: Leistengegend, Pubes,

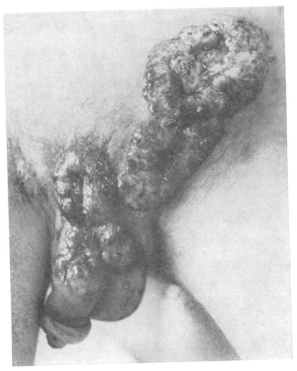

Abb. 19. Venerisches Granulom. (Nach ARAGAO und VIANNA aus M. MAYER.)

Oberschenkel, Damm, After. Mitunter geht der Prozeß von der Haut auf die benachbarte Schleimhaut über, also auf die Harnröhre, Scheide, Mastdarm und kann durch Vernarbung entsprechende Strikturen erzeugen. Auch kann sie an Penis und Scrotum zu elephantiastischen Bildungen Anlaß geben.

Meist beschränkt sich der Prozeß auf die oberflächlichen Gewebe, die Cutis und Subcutis; doch wurde von FOWLER auch ein Fall beschrieben, bei welchem das Geschwür von der linken Leiste aus bis zur Blase sich durchgefressen hatte und so eine Harnfistel entstanden war. Auch die Bauchhöhle wurde schon eröffnet (HOFFMANN). So ist es nicht verwunderlich, daß das Leiden von manchen als besonders bösartiger phagedänischer Schanker

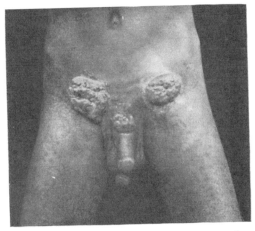

Abb. 20. Venerisches Granulom, Wendland phot. (Aus M. MAYER.)

aufgefaßt wurde, obwohl niemals der Ducrey-Unnabacillus dabei gefunden wurde und die benachbarten Lymphdrüsen in der Regel nicht erkranken.

Das Allgemeinbefinden ist gewöhnlich nicht gestört bei den leichteren Fällen; doch sind auch solche gesehen worden, bei welchen das ganze Perineum zerstört wurde und Vagina, After und Harnröhre eine große Kloake bildeten, ohne daß maligne Degeneration nachweisbar gewesen wäre.

Der Verlauf, anfänglich rasch, verlangsamt sich, wird chronisch und kann sich über 10 oder mehr Jahre erstrecken. Da das primäre Auftreten meist an Penis oder Vagina statthat, oft nach Coitus, muß es als venerisch aufgefaßt werden, und ist auch autoinokulabel, aber auf das Tier nicht übertragbar; vor der Pubertät ist es niemals beobachtet worden. Es gehört, vielfach verwechselt mit Cancroid, Syphilis, Tuberkulose, Phagedänismus, Kondylomen, Frambösie, zu den infektiösen Granulationsgeschwülsten nach seinem histologischen Bau.

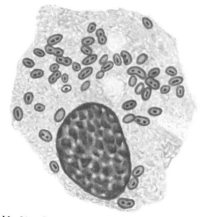
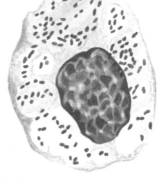

Abb. 21 a. Bakterien mit Kapsel in einer Zelle.

Abb. 21b. Bakterien ohne Kapsel in Schleimhülle eingeschlossen.

Abb. 21a und b. Venerisches Granulom. Ausstrichpräparat. Ca. 1000fach vergrößert. (Originalpräparat aus Madras.) (Aus M. Mayer.)

Mikroskopisch findet man kleinzellige Infiltration, besonders viel Plasmazellen im oberen Teile des Coriums, mit beträchtlicher Verlängerung der interpapillären Zapfen. Mit dem Schwinden des Bindegewebes und Atrophie und Nekrotisieren des Oberflächenepithels und Erweiterung der Gefäße entsteht das Granulationsgewebe, ohne Neigung zu Vereiterung und Verkäsung, auch ohne Riesenzellen.

Obwohl die Ätiologie noch nicht mit aller Sicherheit geklärt ist, scheinen doch die 1905 von Donovan beschriebenen Zelleinschlüsse immer mehr als Erreger anzusprechen zu sein. Es sind dies bohnenförmige, nach Giemsa blaugefärbte Gebilde mit rotviolettem Kern, meist zu 15—50 in großen mononukleären (Abb. 21a und b) Zellen eingeschlossen, gramnegativ, manchmal in Reinkulturen züchtbar, manchmal nicht, Geißeln waren nicht nachweisbar. Während Donovan selbst sie für Entwicklungsstadien von Gregarinen hielt, Carter für Krithidien oder Herpetomonaden, vermutete Flu Chlamydozoen in ihnen, Siebert einen Kapseldiplokokkus, Aragao und Vianna eine besondere Art von Schizomyceten, Campbell Kapselbacillen, kurz, plump, gramnegativ, unbeweglich, keine Sporen bildend, ohne Indolbildung, in sog. Nadelkulturen wachsend, Zucker verflüssigend mit schleimigem Wachstum, zu jener Gruppe von Kapselbacillen gehörig, von denen der Bacillus mucosus capsulatus Fried-

LÄNDER wohl der bestbekannte ist. Wie auch die Auffassung der DONOVANSCHEN Körperchen verschieden sein mag, auf alle Fälle sind sie mit ziemlicher Sicherheit als die Erreger des Granuloma venereum anzusprechen, wenn schon das 3. Postulat von R. KOCH sich nicht erfüllen ließ; denn Impfungen von Meerschweinchen, Hunden, Kaninchen und Affen cutan, intracutan, subcutan erzeugten wohl Abscesse, doch ließen sich die Bacillen jedenfalls daraus nicht wieder nachweisen, noch weniger züchten. Auch der Name „Chlamydobacterium granulomatis" wird oft gebraucht.

Von der früheren, nur wenig wirksamen Therapie seien erwähnt Auskratzung mit scharfem Löffel, Ferrum candens, Chlorzink, Salpetersäure, Carbolsäure, Wiener Ätzpaste, Excision der Granulations- und Narbenmassen, innerlich Jodkali; etwas mehr schien Röntgenbestrahlung zu leisten. Als sicheres Heilmittel aber erwies sich nur der Tartar. stibiat., intravenös injiziert, ähnlich der Behandlung der Bilharziasis. Von einer $1^0/_0$igen Lösung in physiologischer Kochsalzlösung wird mit 0,04 g beginnend täglich um 0,01 steigend bis Maximum 0,1 g injiziert. Nach der Heilung sollen noch 12 Injektionen gemacht werden zur Verhütung von Rezidiven.

IV. Die Urogenitalorgane bei tropischen Infektionskrankheiten.

Lepra. Die Nieren sind oft von entzündlichen und degenerativen Prozessen befallen, während eigentliche lepröse Infiltrate mit Bacillen, in den Hoden so häufig, hier viel seltener sind. So findet man in ungefähr dem vierten Teile der Fälle bei der Autopsie die akute und chronische Nephritis in ihren verschiedenen Bildern und Mischformen. So zeigt das vorgeschrittene Leprastadium fast stets Albuminurie und chronische Nephritis, welche ohne direkte Einwanderung von Leprabacillen in die Nieren vielleicht durch Stoffwechselprodukte des Körpers, vielleicht durch Bakterientoxine entstehen (STICKER). Vielleicht entsteht auch manche Albuminurie durch Lymphstauung infolge von Erkrankung der Lymphdrüsen und bei Kachexie durch Nierenamyloid.

Die Hoden und Nebenhoden zeigen bei vorgeschrittener Hautlepra öfters knotige Entzündungsherde, innerhalb welcher das Drüsengewebe zugrunde geht, durchsetzt von intra- und intercellulären Infiltraten und sind in den Samenresten meist zahlreiche Leprabacillen, in körnigem Zerfall begriffen, zu finden; schließlich bleibt Schrumpfung und Atrophie des Hodens zurück mit Verminderung oder Aufhebung der Potenz. Der vorher oft zu beobachtende Sexualtrieb mancher Lepröser beruht wohl auf der anfänglichen Reizung der Samenwege.

Nach L. GLÜCK[1]) verursacht die Lepra tuberosa und anaesthetica in $95^0/_0$ der Beobachtungen Veränderungen an den Sexualorganen; Auftreten der Lepra vor oder während der Pubertät führt bei der wachstumshemmenden und atrophisierenden Wirkung der Lepra zu auffälliger Kleinheit der Genitalien, besonders der Hoden, wobei der Geschlechtstrieb überhaupt nicht zur Entwicklung kommt; dieser Infantilismus kann auch mit den geschilderten spezifisch leprösen Erscheinungen kombiniert sein. Am Penis tritt die Lepra als Knoten und Infiltrat auf, oft schon im ersten Krankheitsjahre; am häufigsten an der Eichel, dann am äußeren Vorhautblatte, am Saume des Praeputiums und an der Penishaut, während am inneren Vorhautblatte und in der Eichelfurche lepröse Veränderungen bisher nicht gefunden wurden. Ulceration an der Eichelspitze kann Stenosierung des Orific. ext. herbeiführen wie Knoten am Präputialsaume

---

[1]) L. GLÜCK: Zur Klinik der Lepra des männlichen Geschlechtsapparates. Arch. f. Dermatol. u. Syphilis Bd. 52, S. 197.

Phimose. Auch das Scrotum wird oft von Knoten und Infiltraten befallen, welche zu circumscripter Pachydermie führen können. Am häufigsten ist die Epididymitis leprosa (67% der Kranken), die chronischen Verlaufes, öfter doppel- als einseitig ist, oft schon im ersten Krankheitsjahre auftritt und die Entwicklung der Azoospermie bzw. Aspermie begünstigt. In dem Belege der leprösen Geschwüre und im Urethralsekret bei verengtem Orific. ext. sind regelmäßig Leprabacillen nachzuweisen.

Die lepröse Bacillurie wurde besonders von französischen Autoren beschrieben; denn wie in der Milch lepröser Frauen Bacillen gefunden wurden, waren sie auch im Urine oft nachzuweisen. Ob dieselben als reine Ausscheidungsbacillurie aus den Nieren, oder als aus dem Hoden stammend oder auf Blasengeschwüre zu beziehen sind, wird ohne Cystoskop oft unentschieden bleiben müssen. Jedenfalls sind bei Autopsien auch schon in der Blasenschleimhaut Knoten und Ulcerationen bemerkt worden, welche aber cystoskopisch offenbar noch von Niemandem gesehen worden sind und der Beschreibung noch harren.

Pest. Die Nieren zeigen deutliche trübe Schwellung und fettige Degeneration, auch häufig Glomerulusveränderungen. Die Nierenrinde zeigt öfters metastatische Herde und das Nierenbecken Hämorrhagien, während an den Genitalien bis jetzt noch keine typischen Veränderungen bekannt geworden sind. Albuminurie ist häufig; besonders stark bei toxischer Nephritis. Hämaturie ist selten, häufiger in bestimmten Epidemien, so z. B. in Ägypten 1834—1865. Der Pestbacillus findet sich besonders in der letzten Krankheitsperiode, zumal bei den septicämischen Formen.

Cholera bringt meist, wie bekannt, Harnverminderung bis zur Anurie, Cylindrurie, Albuminurie, Indicanurie mit sich; schwerere Fälle zeigen stets komplette Anurie und ist die Urinsekretion insofern prognostisch wichtig, als annähernd normale Harnausscheidung am ersten und zweiten Tage einen günstigen Verlauf erwarten läßt; aber auch eine längere Anurie, 10 Tage dauernd, kann noch mit Genesung enden. Rumpf fand unter 3000 Fällen von Cholera nur 698, welche keine Anurie hatten in den ersten Tagen. Nach Hoppe-Seyler besteht erhebliche Vermehrung der Ätherschwefelsäuren und Acetessigsäure. Kochsalz, Magnesium- und Calciumsalze zeigen starke, Phosphorsäure unbedeutende oder keine Herabsetzung. Sulfatschwefelsäure, Aceton und Ammoniak zeigen hohe Werte.

Das Mittelmeer- oder Maltafieber bringt selten Albuminurie hervor bei spärlichem und hochgestelltem Harne. In 15% der Fälle aber tritt eine äußerst schmerzhafte Komplikation auf in Form einer Hodenneuralgie oder Orchitis, welche, meist einseitig, rasch zu verschwinden pflegt ohne Spuren. In Hodenabscessen wird der Micrococcus melitensis gefunden. Die Nieren werden selten angegriffen. Dagegen ist der Micrococcus melitensis sehr oft im Urin zu finden, auch bei anscheinend Gesunden (Bacillenträgern) und solche Urine agglutinieren gut den Kokkus.

Das Pappatacifieber (Phlebotomenfieber) zeigt im Harne meist nur geringe febrile Albuminurie; eine stärkeren Grades und typische akute Nephritis sind seltene Vorkommnisse.

Die Dengue zeigt den Fieberharn, meist ohne Eiweiß, die Diazoreaktion ist negativ.

Die Psittakosis erzeugt Schwellung und Erweichung der Nieren neben trüber Schwellung des Epithels der Tubuli.

Die tropischen Aphthen zeigen einen charakteristischen Unterschied zwischen Tages- und Nachturin, indem recht oft der Nachturin reichlicher ist als der Tagesurin, welches Verhältnis bei zunehmender Besserung sich wieder ausgleicht. Spezifisches Gewicht und Menge hängt von dem durch die Durchfälle herbeigeführten Wasserverluste ab, die Farbe von der Konzentration und dem Urobilingehalte.

Die Beriberi oder Kakke *(Polyneuritis endemica)* zeigt in ihrer hydropischen Form starke Verminderung des Urins bis 200 ccm, welcher bräunlich und von hohem spezifischem Gewicht ist, oft ohne Eiweiß, mit spärlichen hyalinen Cylindern und vereinzelten weißen Blutkörperchen. Von dem nephritischen Ödem unterscheidet sich der Hydrops dadurch, daß die Schwellung des Scrotum und des Praeputiums und der Augenlider nie so stark wird wie bei nephritischem und das Ödem sich hauptsächlich an Nacken, Schulter und Brust ansammelt. Indican ist häufig. In den Nieren entzündliche und degenerative Prozesse. Albuminurie ist selten und nur bei akuten Fällen vorkommend. Im Momente des Verschwindens der Ödeme tritt meist Polyurie auf.

Das Gelbfieber zeigt Oligurie, bis zur Anurie sich steigernd, mit Steigen des Eiweißgehaltes treten im Sedimente körnige, hyaline epitheliale Cylinder auf, gelegentlich auch Erythrocyten auf bei Verminderung der Ausscheidung von Harnstoff und Chloriden, während Hämaturie nur sehr selten, Hämoglobinurie noch niemals beobachtet wurde.

Die Bacillenruhr zeigt ausgesprochene Giftwirkung der Bacillen auf die Nieren; denn bei den schweren gangränösen Formen zeigt sich fast stets Komplikation mit Nephritis. In chronischen Fällen findet man in den Nieren degenerative Prozesse, auch Infarkte kommen vor. Nach C. SCHILLING (Tropenhygiene) sind auch Urethritiden nicht selten, beruhend auf Toxinwirkung der Bacillen.

Die Malaria zeigt Albuminurie in verschiedenen Graden je nach der Form der Krankheit, indem bei Perniciosa sie häufiger ist als bei Tertiana und Quartana, aber meist nur leichten Grades. Die verschiedenen Formen der Nephritis können alle durch Malaria hervorgerufen werden, Nephrose bei Tertiana und Quartana nicht so häufig vorkommend als bei Perniciosa. Orchitis als Folge von Malaria tritt als akute Schwellung von Hoden und Nebenhoden auf ohne vorhergehendes Trauma oder Gonorrhöe und soll die Schmerzhaftigkeit die bei Epididymitis gonorrhoica noch übertreffen. Das remittierende Fieber schwindet wie auch die Schwellung rasch nach Chinin; gelegentlich aber soll Hodenatrophie oder Verdickung, oft auch Hydrocele zurückbleiben. Fast konstant findet sich im Urin Urobilin.

Das Schwarzwasserfieber, eine Folgeerscheinung der Malaria, ist in den Werken über Tropenkrankheiten, z. B. in MENSEs Handbuch, Bd. 5 von H. ZIE-MANN nachzusehen, da es für kurze Beschreibung zu kompliziert erscheint.

Bei der **Amöbenruhr** wird oft Urobilinurie mittlerer Stärke beobachtet. Sie ist wichtig als Hinweis auf Hepatitis dysenterica, welche so oft schon bei Beginn erkannt und behandelt werden kann. Mit der Amöbendysenterie in Zusammenhang steht die *Amöburie,* Amoebic Infection of the genito-urinary tract, Cystite amoebienne. Die betreffende Amöbe wurde genannt: Entamoeba urogenitalis BACH 1883, E. histolytica SCHAUDINN 1903, E. tetragéne VIERECK 1907, E. africana HARTMANN 1907, Amoeba urinae granulata. Sie ist wohl identisch mit der Dysenterieamöbe und das Leiden als sekundär zu betrachten nach Dysenterie. Immerhin können Dysenteriesymptome fehlen und reine Bacillenträger vorhanden sein. Dabei besteht trüber Urin mit Eiter und Blut, bewegliche Amöben im präcystitischen Stadium treten auf, Tenesmus und Lendenschmerzen; meist wird nur die Blase, seltener auch das Nierenbecken befallen. Neuerdings sind auch gewisse Ulcerationen mit dem Cystoskop beobachtet und als spezifisch für die Amöbencystitis aufgefaßt worden und erschien auffallend die Divergenz zwischen den nur leichten cystitischen Symptomen und der Geschwürsbildung. Auch eine Amöbennephritis und Amöbenurethritis wurden

beschrieben in einzelnen Fällen. Das Emetin, Specificum bei der Dysenterie-
behandlung, zeigte sich auch bei diesem Leiden als sehr wirksam.

Bei dem Leberabsceß als Folge der Dysenterie findet sich als Ausdruck der
Zerstörung des Leberparenchyms eine Verminderung der Ausscheidung des
Harnstoffes, proportional dem Grade der Zerstörung in der Leber.

Bei der **Schlafkrankheit** zeigen die Nieren, abgesehen von gelegentlicher
aktiver oder passiver Hyperämie, auch der Nebennieren, nichts Krankhaftes.
Eiweißspuren wurden manchmal nachgewiesen, andere Male vermißt. Eigentliche Nephritis wurde bisher nur einmal gefunden. Die Blase funktioniert in
manchen Fällen bis zum Eintritt allgemeiner Schwäche normal; doch sah
C. Mense bei einem jungen Neger Inkontinenz schon bei den ersten nervösen
Störungen auftreten; auch bei Europäern kann allmählich Blasenlähmung sich
zeigen. Eine Orchitis tritt gelegentlich bei Fieberanfällen auf; die Potenz pflegt
bei dem Manne schon früh zu erlöschen; doch kann es auch vorkommen, daß
schlafkranke Eingeborene bis kurz vor dem Tode ihre Geschlechtsfunktionen
besitzen und ausüben. Nach Tierversuchen scheinen die Trypanosomen eine
Vorliebe für das Hodengewebe zu besitzen, so daß es nicht wundernehmen kann,
daß von P. Clapier bei zwei alten Negern in der durch Punktion gewonnenen
Hydrocelenflüssigkeit besonders zahlreiche Exemplare von Trypanosoma Gam-
biense gefunden wurden und somit die Hydrocelenflüssigkeit besonders günstig
erscheint für die Entwicklung dieser Parasiten.

Ankylostomiasis. Albuminurie ist selten, ungefähr in 8% der Fälle beobachtet. Aus dem Urin sollen spezifische Toxine isoliert werden können durch
Eindampfen bis zur Sirupkonsistenz.

V. Andere Tropenkrankheiten.

Schistosomiasis japonica. In geringer Zahl, oft von Knötchenbildung umgeben,
sind Eier beobachtet in der Niere (Nakamura), im hinteren Teile der Prostata
(Nakamura), in der äußeren Wand der Blase (Catto) und dem Gewebe zwischen
Blase und Rectum (Nakamura). Alles seltene Befunde.

Pellagra. Der Urin ist von niedrigem spezifischem Gewicht, schwach sauer,
arm an Harnstoff und Kochsalz und enthält oft Eiweiß in geringer Menge,
Aceton, Epithel der Nierenkanälchen, Cylinder. Ab und zu werden große Mengen
Kochsalz ausgeschieden. Häufig wird von den Patienten über Brennen und
Schmerzen beim Urinieren geklagt; Tyrosinkrystalle im Harne wurden von
Brugnola gefunden. Die Nieren zeigen oft Entzündung in allen Formen,
die Nebennierenkapseln ausgedehnte Nekrobiosen.

Lathyrismus. Platterbsenkrankheit. Es besteht oft Harnverhaltung, Inkontinenz und Impotenz.

Fabismus. Bohnenkrankheit. Hämoglobinurie oder Hämaturie kommen
dabei vor.

Siriasis *(Hitzschlag, Sonnenstich).* Der Urin ist vermindert, oft ganz unterdrückt. Als Prodrom erscheint oft Blasenreizung mit Pollakiurie; bei den
letalen Fällen kann Inkontinenz und Samenverlust gegen das Ende hin auftreten.

VI. Andere urologische Krankheiten in warmen Ländern.

Die endemische Funiculitis *(Funiculite lymphotoxique, Cirsoitis, Cellulitis
of the spermatic cord),* ist eine bisher aus Ägypten, Ceylon, Havanna, berichtete
akute Entzündung des Samenstranges, die gelegentlich einen förmlich epide-
mischen Charakter annimmt. Anfangssymptome sind Schüttelfrost, Fieber,

Erbrechen, Schmerzen in Kreuz und Nebenhoden, sehr schweres Allgemein-befinden. In der Inguinalgegend besteht eine breite cylindrische Schwellung in der Richtung des Samenstranges, der Nebenhoden und Hoden ist manchmal vergrößert, die Affektion meist einseitig, bei der Incision durch die stark serös durchtränkten Gewebe findet man die Venen des infiltrierten Samenstranges eitrig thrombosiert, es quillt gelblicher, rahmiger Eiter aus den Venen des Plexus pampiniformis und des Vas deferens. Das Peritoneum erscheint entzündet und frisch adhärent, mikroskopisch findet man die Venen des Plexus kleinzellig infiltriert, das Vas deferens ist in Schleimhaut und Muskelschicht ebenfalls infiltriert. Der Tod kann an Peritonitis erfolgen oder Sepsis, indem sich der eitrige Prozeß dem Retroperitonealraum nach im Beckenzellgewebe ausbreitet, die Testikel oft frei.

MENOCAL in Havanna beobachtete 37 Fälle mit solcher Entzündung von Venen und varikösen Lymphgefäßen, bei denen achtmal Abscesse des Funiculus auftraten, viermal Tod an Peritonitis und akuter Sepsis. Da es ihm gelang, zehnmal die Filaria nocturna nachzuweisen, ist die Filariasis ätiologisch sicher-gestellt in diesen Fällen, da die Erkrankung ausgeht von varikös erweiterten Lymphgefäßen des Samenstranges.

CASTELLANI auf Ceylon fand in fünf bakteriologisch untersuchten Fällen einen Diplostreptokokkus, der zweimal auch im Blute nachzuweisen war. Der Kokkus selbst war paarweise angeordnet in kurzen oder langen Ketten; wenn er paarweise angeordnet ist, gleicht er einigermaßen dem Gonokokkus, ist aber grampositiv und läßt CASTELLANI die Frage offen, ob dieser Kokkus die primäre Ursache der Erkrankung ist oder, wie er persönlich geneigt ist zu glauben, nur eine sekundäre Rolle spielt.

Daß dem Auftreten der Funiculitis aber auch eine Urethritis vorausgehen kann, beweisen die Fälle von WEBB JONES in Alexandria und mag es sich der Beschreibung nach um die Bilharziaurethritis gehandelt haben, wofür auch der urethroskopische Befund spricht. Auch hier fand sich der erwähnte Diplo-streptokokkus.

Auch im Funiculus selbst kommt die Bilharziasis vor, indem um die Vasa deferentia herum und in ihrer Muskelschicht Eier und Eischalen zu finden sind, gefüllt mit Leukocyten; das Gewebe der Schleimhaut in der Nachbarschaft solcher Eierdepots zeigt offensichtliche Sklerosierung, reich an elastischen Fasern. Man kann sich leicht vorstellen, daß ein solches geschädigtes Organ durch Ein-wanderung von Eiterkokken aus der Urethra usf. akut entzündlich erkranken kann unter dem Bilde der eitrigen Funiculitis.

Für diese lymphangitischen und phlebitischen Formen der Funiculitis sind als ätiologisch von Tropenkrankheiten die Filariasis und Bilharziasis in Betracht zu ziehen, oft mit Beteiligung der Sekundärinfektion mit dem von CASTELLANI gefundenen Diplostreptokokkus oder wohl auch anderen Eiterkokken. Die Loosssche Ansicht, daß Bilharziasis sowohl wie Filariasis nur zufällige, von der Örtlichkeit abhängige Komplikationen der Funiculitis sind, hat gewiß weniger für sich als diese Krankheiten ätiologisch direkt in Anspruch zu nehmen.

Die Funiculitis ist ein ernstes Leiden wegen der Gefahr der Peritonitis und Sepsis. Dementsprechend muß auch die Therapie sein: Schleunigstes operatives Vorgehen mit oder ohne Orchidektomie, je nach Beteiligung des Hodens an der Erkrankung und dem Alter des Patienten; nur durch rasche Unterbindung und Exstirpation der vereiterten Venen des Samenstranges ist zu verhüten, daß die lokale Pyämie zu einer ausgebreiteten wird.

Die Hydrocele ist in subtropischen und äquatorialen Gegenden viel häufiger als in nördlichen, so daß in manchen von endemischem Leiden gesprochen werden kann, z. B. in Rosette in Unterägypten, wo der dritte Teil der Araber daran leidet. Bereits in den südlichen Ländern Europas, z. B. in Spanien, Malta, Türkei läßt sich eine Zunahme der Hydrocele bemerken, welche besonders sich ausprägt in Indien, dem indischen Archipel, Takti, Caledonien, Guayana, Brasilien, Antillen, Uganda; ein ausgesprochenes Hydrocelenland ist ganz besonders auch Ägypten.

Als Erklärung dieser Tatsache wurden vor allem mechanische Momente herangezogen: Erschlaffung des Scrotums in den Tropen, die eine Zerrung des Samenstranges und Behinderung der venösen Blutzirkulation nach sich ziehe, dann wieder geschlechtliche Ausschweifungen, Mißstände in der Bekleidung, Bewegung, welche Reizzustände der Hoden und seiner Häute hervorrufen können, so die mangelhafte Bekleidung der Oberschenkel, welche den Hodensack ohne Stütze frei herabhängen läßt, ferner der Mißbrauch der täglich mehrmals ausgeführten kalten Waschungen der sonst warm gehaltenen Genitalien, mechanische Insulte beim Reiten besonders in den türkischen Sätteln, die, in der Mitte sehr eng, die Hoden erschüttern u. a. m. Jedenfalls erkranken Europäer in den Tropen viel seltener an Hydrocele als die Eingeborenen.

Für die ägyptische Hydrocele wies E. Pfister eine Tendenz zur Doppelseitigkeit der Erkrankung nach, während sie makro- und mikroskopisch sich nicht von der europäischen unterschied. Bei Beurteilung jeder Hydrocele (Orchidomeningitis), sei sie nun tropisch oder nicht, muß man sich darüber klar sein, daß es sich fast immer um einen sekundären Prozeß handelt nach primärer Erkrankung des Hodens bzw. Nebenhodens, sei dieselbe nun entzündlicher, traumatischer, neoplastischer oder infektiöser Art; eine primäre Erkrankung der Scheidenhaut ohne Erkrankung des Testikels tritt wohl nur bei Ausnahmefällen ein. Für europäische Länder liegen bekanntlich in der Gonorrhöe und dem Trauma die häufigsten Ursachen für chronische seröse Ergüsse in die Scheidenhaut, in warmen Ländern kommen aus anderen Gründen solche vor; so vor allem durch die Orchitis bei Filariasis (Grothusen fand in 5 von 27 Fällen Mikrofilarien in der Flüssigkeit), Malaria, Mittelmeerfieber und anderen fieberhaften Tropenkrankheiten. Dann fand E. Pfister zweimal in Hydrocelenflüssigkeiten Bilharziaeier, welches auf primäre Bilharziaerkrankung des Hodens hinwiesen, was später als Orchitis Bilharzica von F. C. Madden und E. Pfister bestätigt wurde. Wenn man sich dann der sehr großen Häufigkeit der Gonorrhöe in warmen Ländern erinnert, so gibt dies und die erwähnten Tropenkrankheiten eine bessere und wissenschaftlichere Erklärung der Häufigkeit der Hydrocelen in warmen Ländern für einen großen Teil derselben als die erwähnten mechanischen Momente, welche in zweiter Linie allerdings auch Beachtung verdienen, zumal für einen Teil sich vorläufig überhaupt keine Erklärung wird finden lassen mangels ätiologischer Faktoren.

Die Gonorrhöe ist die verbreitetste der venerischen Krankheiten in den warmen Ländern. Immerhin gibt es noch Völker, die davon verschont sind, z. B. die Batta an der Westküste von Sumatra und die Papua in Kaiser-Wilhelmsland und in Britisch Neu-Guinea. Ob der Tripper leichter oder schwerer verläuft, darüber lauten die Urteile verschieden; es wird wohl auf die Behandlung und den eventuellen Alkoholmißbrauch mehr ankommen als auf das Klima. In Chile werden öfter als sonst hierbei Hodenabscesse beobachtet, was damit begründet wird, daß die Chilenen auch mit dem Tripper so viel als möglich zu Pferde sitzen, meist den ganzen Tag. In Samoa ist der Tripper anscheinend viel seltener als anderswo.

In der Verbreitung der **Urolithiasis** steht das asiatische Festland an erster Stelle. Sie kommt vor in Kleinasien, häufiger noch in Syrien, in Mesopotamien, Persien, Afghanistan, Kabal, Chiwa; Hauptsitze aber sind Vorderindien und in China die Provinz Canton und Siam. In Afrika kommt besonders Ägypten in Betracht, speziell Unterägypten, viel spärlicher ist die Krankheit in Arabien, den Negerländern, Südafrika, auch dem Kaplande, obwohl hier die Bilharziasis zu Hause und sehr verbreitet ist, so daß auch hier die für Steinbildung überhaupt einwirkenden Einflüsse des Bodens, Klimas, Wassers, Ernährung usf. von Bedeutung sind wie in den europäischen Ländern. Die Häufigkeit der Nierensteine in Kalkutta ist nach FINK auf den starken Teegenuß und der damit verbundenen Aufnahme von Oxalsäure zurückzuführen, womit aber nicht erklärt ist, warum in China nicht überall, sondern nur in bestimmten Bezirken die Steinkrankheit so häufig ist.

Bemerkenswert erscheint, daß die Negerrasse eine, wenn auch nicht vollständige, so doch sehr ausgeprägte Immunität gegen die Steinkrankheit zeigt, so daß LIVINGSTONE in seinem Reisebericht über Zentralafrika erklärt: „Gleicherweise unbekannt ist der Blasenstein und Grieß; ich begegnete niemals einem Falle, ... selbst in Nordamerika ist er so selten bei den Negern, daß die beschäftigtsten Steinoperateure niemals einen Neger operiert haben." Immerhin sollen nach neueren Berichten die Neger in Amerika eine leichte Zunahme der Steinfrequenz zeigen gegenüber ihrer afrikanischen Heimat.

Bezüglich der **Prostatahypertrophie** muß das gleiche gesagt werden: denn über die Negerrasse berichten G. BUSCHAN und R. RUGE und M. ZUR VERTH, daß sie viel seltener von diesem Leiden befallen wird. Soweit Berichte überhaupt vorhanden sind, darf gesagt werden, daß diese Krankheit selten in Ägypten, China, Japan und am seltensten auf den Philippinen vorkommt, so daß es den Anschein hat, als ob die gelbe und Negerrasse viel weniger an Prostatahypertrophie leidet als die weiße und semitische.

Literatur.

I. Bilharziakrankheit.

FERGUSON, R.: Associated Bilharziosis and primary malignant disease of the urinary bladder, with observations on a series of forty cases. Journ. of pathol. a. bacteriol. Vol. 16. — GLAESEL, M.: Contribution à l'étude de la Bilharziose. Paris 1909. — GOEBEL, C.: Chirurgie der heißen Länder. Ergebn. d. Chirurg. u. Orthop. 1911. — HUBER, J. C.: Bibliographie der klinischen Helminthologie 1894. — KHOURI, J.: Urologie pathologique des pays chauds. — LOOSS, A.: Würmer und die von ihnen hervorgerufenen Erkrankungen. Handb. d. Tropenkrankh. 2. Aufl. Bd. 2, S. 364. 1914. — MADDEN, F. C.: Bilharziosis. London 1907. — PFISTER, E.: Ein Dezennium Haematuria aegyptica (Bilharzia). Fol. Urolog. Bd. 6. 1911 (Literatur 1901—1910). — Beiträge zur Histologie der ägyptischen Blasensteine (Bibliographie der ägyptischen Steinkrankheit). Dtsch. Zeitschr. f. Chirurg. Bd. 121. 1913. — SCHEUBE, B.: Die Krankheiten der warmen Länder.

II. Filariakrankheit.

GOEBEL, C.: Chirurgie der heißen Länder. Ergebn. d. Chirurg. und Orthop. 1911. — HUBER, J. CH.: Bibliographie der klinischen Helminthologie 1895. — KHOURI, J.: Urologie pathologique des pays chauds. — LOOSS, A.: Würmer und die von ihnen hervorgerufenen Krankheiten in C. MENSE: Handb. d. Tropenkrankheit. 2. Aufl. Bd. 2, S. 278. 1914. — SCHEUBE, B.: Die Krankheiten der warmen Länder.

III. Granuloma venereum.

CAMPBELL, M. F.: Journ. of the Americ. med. assoc. Vol. 5. III. S. 648. 1921. — PLEHN, A.: Die tropischen Hautkrankheiten in C. MENSE: Handb. d. Tropenkrankheiten. Bd. 2, S. 213. — SCHEUBE, B.: Krankheiten der warmen Länder.

IV. Die Urogenitalorgane bei tropischen Infektionskrankheiten.

HIRSCH, A.: Die Organkrankheiten vom historisch-geographischen Standpunkte. Bd. 3. 1886. — RUGE, R. und M. ZUR VERTH: Tropenkrankheiten. — SCHEUBE, B.: Die Krankheiten der warmen Länder. C. MENSE: Handb. d. Tropenkrankheiten.

Namenverzeichnis.

Die *kursiv* gedruckten Zahlen beziehen sich auf die Literaturverzeichnisse.

56

Sachverzeichnis.

Handbuch der Urologie

---

[1]) Jeder Band enthält ein Namen- und Sachverzeichnis. General-Namen- und Sachverzeichnis im Schlußband.

Verlag von Julius Springer in Berlin W 9.

Handbuch der Urologie

Vierter Band.
Spezielle Urologie. Zweiter Teil.

Fünfter Band.
Spezielle Urologie. Dritter Teil.

Die einzelnen Bände erscheinen nicht der Reihe nach; vielmehr werden diejenigen Bände zuerst gedruckt, von denen alle Beiträge eingelaufen sind. Im Satz (Mai 1927) befinden sich Band II (Allgemeine Urologie II), Band III und V (Spezielle Urologie I und III).

Erschienen ist:

Band I: Mit 312 Abbildungen (764 Seiten). 1926. RM 93.—; gebunden RM 96.60.

Verlag von Julius Springer in Berlin W 9.

Ulcus molle und andere Krankheiten der Urogenitalorgane.
Bearbeitet von F. Callomon, J. Fabry, F. Fischl, W. Frei, R Frühwald, B. Lipschütz, M. Mayer, H. da Rocha Lima, G. Scherber, G. Stümpke. Mit 151 meist farbigen Abbildungen. („Handbuch der Haut- und Geschlechtskrankheiten", Band XXI.) IX, 558 Seiten. 1927.
RM 87.—; gebunden RM 93.—

Pathologische Anatomie und Histologie der Harnorgane und männlichen Geschlechtsorgane.
Bearbeitet von Th. Fahr, Georg B. Gruber, Max Koch, O. Lubarsch, O. Stoerk. Erster Teil: Niere. Mit 354 zum Teil farbigen Abbildungen. („Handbuch der speziellen pathologischen Anatomie und Histologie", herausgegeben von F. Henke-Breslau und O. Lubarsch-Berlin, Band VI.) VIII, 792 Seiten. 1926.
RM 84.—; gebunden RM 86.40

Studien zur Anatomie und Klinik der Prostatahypertrophie.
Von Dr. Julius Tandler, o. ö. Professor, Vorstand des Anatomischen Instituts an der Universität Wien, und Otto Zuckerkandl †, a. o. Professor der Chirurgie an der Universität Wien. Mit 121 zum Teil farbigen Abbildungen. VI, 130 Seiten. 1922.
RM 12.—

ⓦ Die Endoskopie der männlichen Harnröhre. Von Dr. Alois
Glingar. (Aus der Urologischen Abteilung des Sophienspitals Wien. Vorstand: Professor Dr. V. Blum.) Mit einer Einführung von V. Blum. Mit 30 mehrfarbigen Abbildungen auf 4 Tafeln und 12 Abbildungen im Text. 72 Seiten. 1924.
RM 7.20; gebunden RM 7.80

Die Innervation der Harnblase. Physiologie und Klinik. Von Dr. med.
Helmut Dennig, Assistent der Medizinischen Klinik Heidelberg, Privatdozent für innere Medizin. Mit 13 Abbildungen. (Monographien aus dem Gesamtgebiete der Neurologie und Psychiatrie, Bd. 45.) VI, 98 Seiten. 1926.
RM 6.90

Die Bezieher der „Zeitschrift für die gesamte Neurologie und Psychiatrie" und des „Zentralblattes für die gesamte Neurologie und Psychiatrie" erhalten die Monographien mit einem Nachlaß von 10%.

Die Drei-Drüsentheorie der Harnbereitung. Von Dr. August
Pütter, o. Professor, Direktor des Physiologischen Instituts der Universität Heidelberg. Mit 6 Abbildungen. V, 173 Seiten. 1926.
RM 9.60

ⓦ Die klinische Bedeutung der Hämaturie. Von Professor Dr. Hans
Rubritius, Vorstand der Urologischen Abteilung der Allgemeinen Poliklinik in Wien. („Abhandlungen aus dem Gesamtgebiet der Medizin".) 34 Seiten. 1923.
RM 1.05

Für Abonnenten der „Wiener klinischen Wochenschrift" ermäßigt sich der Bezugspreis um 10%.

ⓦ Die Überpflanzung der männlichen Keimdrüse. Von Primarius
Dr. Robert Lichtenstern, Wien. Mit 16 Textabbildungen. 113 Seiten. 1924.
RM 4.40

ⓦ Praktikum der Urologie. Für Studierende und Ärzte. Von Dr. Hans
Gallus Pleschner, Privatdozent der Urologie an der Universität Wien. Mit 5 Textabbildungen. VII, 61 Seiten. 1924.
RM 1.70

Die mit ⓦ bezeichneten Werke sind im Verlag von Julius Springer in Wien erschienen.

Lehrbuch der Urologie und der chirurgischen Krankheiten der

männlichen Geschlechtsorgane. Von Professor Dr. Hans Wildbolz, Chirurgischer Chefarzt am Inselspital in Bern. Mit 183 zum großen Teil farbigen Textabbildungen. (Aus: „Enzyklopädie der klinischen Medizin", Spezieller Teil.) VIII, 546 Seiten. 1924.

RM 36.—; gebunden RM 38.40

Diagnostik der chirurgischen Nierenerkrankungen. Praktisches

Handbuch zum Gebrauch für Chirurgen und Urologen, Ärzte und Studierende. Von Professor Dr. Wilhelm Baetzner, Privatdozent, Assistent der Chirurgischen Universitätsklinik Berlin. Mit 263 größtenteils farbigen Textabbildungen. VIII, 340 Seiten. 1921.

RM 31.50; gebunden RM 34.—

Die chirurgischen Erkrankungen der Nieren und Harnleiter.

Ein kurzes Lehrbuch von Professor Dr. Max Zondek. Mit 80 Abbildungen. VI, 254 Seiten. 1924.

RM 12.—; gebunden RM 13.20

Kystoskopische Technik. Ein Lehrbuch der Kystoskopie, des Ureteren-

katheterismus, der funktionellen Nierendiagnostik, Pyelographie, intravesikalen Operationen. Von Dr. Eugen Joseph, a. o. Professor an der Universität Berlin, Leiter der Urologischen Abteilung der Chirurgischen Universitätsklinik. Mit 262 größtenteils farbigen Abbildungen. V, 221 Seiten. 1923. RM 16.—; gebunden RM 18.—

Die Praxis der Nierenkrankheiten. Von Professor Dr. L. Lichtwitz,

Ärztlicher Direktor am Städtischen Krankenhaus Altona. Zweite, neubearbeitete Auflage. Mit 4 Textabbildungen und 35 Kurven. („Fachbücher für Ärzte", herausgegeben von der Schriftleitung der „Klinischen Wochenschrift", Band VIII.) VIII, 315 Seiten. 1925.

Gebunden RM 15.—

Die Bezieher der „Klinischen Wochenschrift" erhalten die „Fachbücher" mit einem Nachlaß von 10%.

Die Nierenfunktions-Prüfungen im Dienst der Chirurgie.

Von Dr. Ernst Roedelius, Privatdozent an der Chirurgischen Universitätsklinik zu Hamburg-Eppendorf. Mit 9 Abbildungen. VIII, 171 Seiten. 1923. RM 6.—

ⓦ Urologie und ihre Grenzgebiete. Dargestellt für praktische Ärzte

von V. Blum, A. Glingar und Th. Hryntschak, Wien. Mit 59 zum Teil farbigen Abbildungen. VI, 318 Seiten. 1926.

Gebunden RM 16.50

ⓦ Schrumpfniere und Hochdruck. Von Dr. A. Sachs, Assistent der I.

Med. Abteilung des Allgemeinen Krankenhauses in Wien (Vorstand: Professor Dr. Pal). („Abhandlungen aus dem Gesamtgebiet der Medizin"). III, 55 Seiten. 1927.

RM 3.60

Lehrbuch der Kystoskopie einschließlich der nach M. Nitzes Tod erzielten

Fortschritte. Von Dr. Otto Ringleb, a. o. Professor der Urologie an der Universität Berlin. Mit 187 zum großen Teil farbigen Abbildungen. VIII, 334 Seiten. 1926.

RM 66.—; gebunden RM 69.—

Die mit ⓦ bezeichneten Werke sind im Verlag von Julius Springer in Wien erschienen.

Printed in the United States
By Bookmasters